EVA | ATLAS DE Anatomia

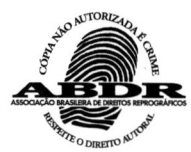
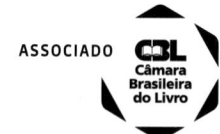

G493e Ginés, Josep María Potau.
　　　　EVA atlas de anatomia : a nova era da anatomia / Josep María Potau Ginés, Àlex Merí Vived; tradução: Tiele Patricia Machado; revisão técnica: Marco Aurélio Rodrigues da Fonseca Passos. – Porto Alegre : Artmed, 2025.
　　　　xv,744 p. : il.: color. ; 28 cm.

ISBN 978-65-5882-275-2

1. Anatomia humana. I. Vived, Àlex Merí. II. Título.

CDU 611

Catalogação na publicação: Karin Lorien Menoncin – CRB 10/2147

Josep María Potau Ginés
Àlex Merí Vived

EVA | ATLAS DE Anatomia

A nova era
da anatomia

Tradução:
Tiele Patricia Machado

Revisão técnica:
Marco Aurélio Fonseca Passos
Médico. Chefe do Departamento de Anatomia da Universidade do Estado do Rio de Janeiro (UERJ).
Mestre em Anatomia pela Universidade Federal do Rio de Janeiro (UFRJ). Doutor em Ciências pela UERJ.

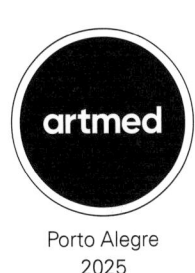

Porto Alegre
2025

Obra originalmente publicada sob o título *EVA Anatomía Atlas*
ISBN 9788491103431

The original Spanish language of the work has been published by:
Editorial Médica Panamericana, S.A.
Madrid, Spain
Copyright © 2024. All Rights Reserved.

Portuguese language translation edition copyrigtht © 2025 by GA Educação LTDA. All rights reserved.

Gerente editorial: *Alberto Schwanke*

Editora: *Tiele Patricia Machado*

Leitura final: *Marquieli de Oliveira*

Editoração: *Clic Editoração Eletrônica Ltda.*

Arte sobre capa original: *Márcio Monticelli*

Nota

A medicina é uma ciência em constante evolução. À medida que novas pesquisas e a própria experiência clínica ampliam o nosso conhecimento, são necessárias modificações na terapêutica, onde também se insere o uso de medicamentos. Os autores desta obra consultaram as fontes consideradas confiáveis, num esforço para oferecer informações completas e, geralmente, de acordo com os padrões aceitos à época da publicação. Entretanto, tendo em vista a possibilidade de falha humana ou de alterações nas ciências médicas, os leitores devem confirmar estas informações com outras fontes. Por exemplo, e em particular, os leitores são aconselhados a conferir a bula completa de qualquer medicamento que pretendam administrar, para se certificar de que a informação contida neste livro está correta e de que não houve alteração na dose recomendada nem nas precauções e contraindicações para o seu uso. Essa recomendação é particularmente importante em relação a medicamentos introduzidos recentemente no mercado farmacêutico ou raramente utilizados.

Reservados todos os direitos de publicação, em língua portuguesa, ao
GA EDUCAÇÃO LTDA.
(Artmed é um selo editorial do GA EDUCAÇÃO LTDA.)
Rua Ernesto Alves, 150 – Bairro Floresta
90220-190 – Porto Alegre – RS
Fone: (51) 3027-7000

SAC 0800 703 3444 – www.grupoa.com.br

É proibida a duplicação ou reprodução deste volume, no todo ou em parte, sob quaisquer formas ou por quaisquer meios (eletrônico, mecânico, gravação, fotocópia, distribuição na Web e outros), sem permissão expressa da Editora.

IMPRESSO NO BRASIL
PRINTED IN BRAZIL

AUTORES

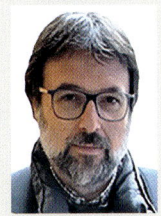

Josep María Potau Ginés

- Doutor em Medicina e Cirurgia pela Universitat de Barcelona.
- Professor titular da Unidade de Anatomia e Embriologia Humanas da Universitat de Barcelona, onde lidera a linha de pesquisa em Anatomia Evolutiva e Comparada.
- Membro do Grupo de Pesquisa reconhecido pelo Governo da Catalunha "Anatomia evolutiva e patológica de humanos e outros primatas".
- Membro do Grupo de Inovação Docente em Anatomia Humana da Universitat de Barcelona.
- Membro do Instituto de Arqueologia da Universitat de Barcelona.

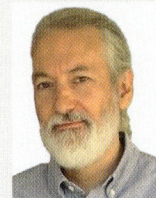

Àlex Merí Vived

- Professor associado de Anatomia, Faculdade de Ciências da Saúde e da Vida, Universitat Pompeu Fabra, Barcelona.
- Professor associado de Anatomia, Faculdade de Medicina, Campus Clinic, Universitat de Barcelona.
- Professor associado de Anatomia do Aparato Locomotor, Faculdade de Medicina da Universitat de Vic-Universitat Central de Catalunya.
- Diploma de estudos avançados em organogênese e anatomia clínica e aplicada, Faculdade de Medicina da Universitat de Barcelona.
- Pós-graduação em Biomecânica do aparato locomotor, Faculdade de Medicina da Universitat de Barcelona.

PREFÁCIO

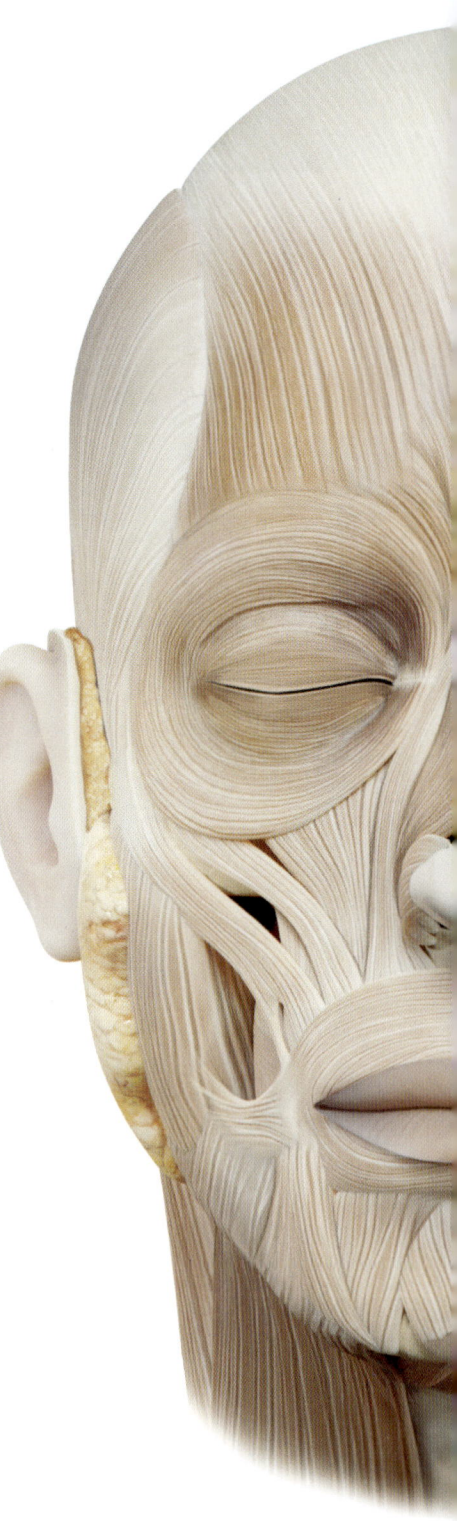

Atualmente, a anatomia humana é uma disciplina básica em todos os cursos das ciências da saúde, incluindo os de atividade física e esportes, entre muitas outras disciplinas. Essa relevância é histórica, pois o ensino da anatomia sempre foi acompanhado por recursos de ponta para a época, como a contratação dos melhores ilustradores e grandes esforços para a produção de livros da mais alta qualidade. Os grandes manuais dos séculos XIX e XX eram publicados em vários volumes e continham uma enorme quantidade de dados, ilustrações e detalhes que os tornavam extremamente valiosos para aqueles que amam a anatomia. No entanto, os currículos dos diferentes cursos estão reduzindo e ajustando os créditos e a carga horária dessa disciplina e, da mesma forma, o conteúdo e a bibliografia tiveram que ser adaptados, reduzindo-se sua extensão e produzindo-se atlas mais fáceis de assimilar.

Sinal dos tempos, não podemos ignorar a transição do uso do livro físico para o uso de plataformas e modelos tridimensionais, que esperamos ser lenta contra todas as probabilidades. É verdade que, sem um plano de estudo organizado, esses modelos se tornam apenas "manequins" que podemos mover e aos quais adicionamos e removemos estruturas, mas eles também são extremamente úteis para entender a tridimensionalidade do corpo humano e suas camadas. O livro convencional é em 2D, e o estudante, por meio de diferentes imagens ou perspectivas, deve construir mentalmente esse modelo 3D. Trata-se de um exercício muito útil, da mesma forma que o estudo de diferentes cortes em uma tomografia computadorizada ou incidências em uma radiografia pode ajudar a gerar mentalmente uma imagem tridimensional. A vantagem do modelo tridimensional é a possibilidade de obter novas perspectivas em relação às imagens "estáticas" no papel, adicionar e remover elementos, torná-los transparentes, expandi-los ou selecionar uma estrutura específica.

Um aspecto que nos parece fundamental é a análise dos novos papéis que estudantes e professores desempenham no modelo educacional atual. Muitas vezes, os livros de anatomia não levavam em conta muitos de seus destinatários finais: os estudantes. Entre estes, encontraremos pessoas que se entusiasmam com a anatomia; outras, apesar de entusiasmadas, sentem que há muito a aprender em pouco tempo; outras ainda podem querer apenas ser aprovadas em uma avaliação. Assim, passamos de um ensino baseado no professor, a pessoa de referência que estrutura todo o aprendizado, para o foco no aluno, a pessoa que precisa aprender, em grande medida de forma autônoma, usando grandes manuais e consultas em páginas da internet, algumas de qualidade duvidosa. No entanto, os estudantes que precisam enfrentar o estudo da anatomia percebem imediatamente as dificuldades envolvidas em aprender e identificar a infinidade de estruturas anatômicas que compõem os programas de estudo e que, por fim, são cobradas em avaliações.

Agora perguntamo-nos: como podemos contribuir como autores desta obra e como podemos melhorar a experiência do aluno? Não há uma resposta fácil, mas, para isso, contamos com a participação de ilustres professores que praticam ensino teórico e prático, incluindo um laboratório de dissecação, além de uma talentosa equipe de ilustradores e modeladores 3D da Editorial Médica Panamericana que deixaram sua marca na obra, destacando-se o excelente trabalho, contribuição e entusiasmo de Tomás Blanco.

De tudo isso, nasceu este ambicioso projeto editorial, cujos pontos centrais são descritos a seguir:

- **Muito mais do que um atlas.** Mesmo que vejamos apenas um livro, este é, na verdade, um projeto muito maior. Nos últimos anos, o editorial tem trabalhado em um modelo anatômico 3D completamente novo e original, com base no conhecimento e nos conselhos de especialistas e feito por designers profissionais de alto nível. A partir desse modelo, foram extraídas as imagens realistas que ilustram este trabalho, bem como outras imagens mais esquemáticas que ajudam na compreensão conceitual.

- **Modelo tridimensional.** Partir de um modelo padronizado tem muitas vantagens, incluindo: foi possível manter as relações entre as diferentes imagens da obra; as proporções das diferentes estruturas anatômicas foram mantidas; cada elemento tem texturas muito realistas baseadas em órgãos reais e uma profundidade de campo excepcional foi alcançada; além disso, a manipulação do modelo nos permite gerar perspectivas novas que são incomuns em outros atlas.

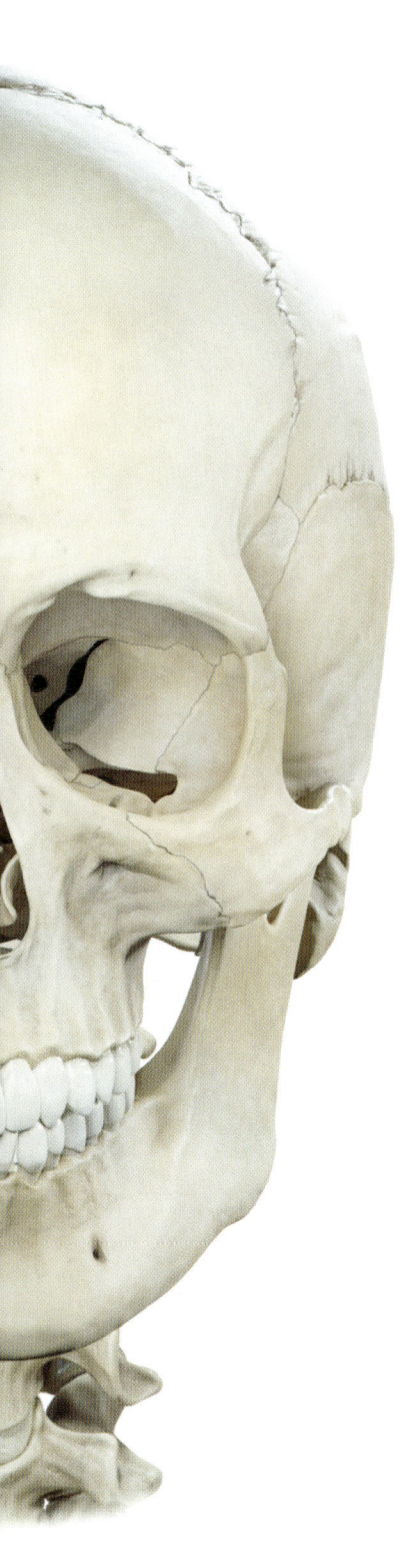

- **Organização de acordo com a anatomia básica regional.** A obra é estruturada em seis seções com uma visão da anatomia topográfica, mas sem esquecer o uso necessário e complementar de outras visões anatômicas, como funcional, seccional e radiológica.

- **Metodologia adaptada à aprendizagem.** Esta obra não trata apenas de mostrar todas as estruturas do corpo humano, mas também de colocar o aluno no epicentro, com a intenção de ajudá-lo a aprender e entender o que está vendo. Para tanto, usa-se a aprendizagem construtiva, começando com uma metodologia sistemática, onde o corpo é formado pouco a pouco, até alcançar a anatomia topográfica, onde todos os elementos são vistos em conjunto.

- **Priorização das imagens em relação ao texto.** Escolhemos fazer um atlas comentado em vez de um texto ilustrado, pois muitas das descrições em anatomia se referem a estruturas que são claramente visíveis na imagem. No entanto, para facilitar a compreensão, uma breve introdução foi incluída em cada capítulo, e, nas imagens, encontram-se legendas que ajudarão a interpretar as imagens e a concentrar o estudo nas partes mais importantes, além de notas úteis para integrar o conhecimento.

- **Uma obra panorâmica.** Na maior parte da obra, tentamos mostrar conteúdos semelhantes em páginas opostas. Assim, as imagens têm um caráter contínuo, de forma que, por exemplo, pode-se ver de forma panorâmica a dissecação sequencial de uma parte do corpo. Isso facilita ao estudante acompanhar as mudanças entre as imagens mostradas, apresentando muito mais informações sem necessidade de virar as páginas constantemente.

- **Vídeos em 3D.** Para aumentar a compreensão das imagens do livro, vídeos relacionados podem ser acessados pelo celular através de códigos QR. Os vídeos mostram a estrutura tridimensional de diferentes ângulos ou perspectivas, com uma narração que facilita a compreensão.

- **Auxílio para o estudo sistemático.** Ao longo de uma disciplina, o estudante precisa memorizar diferentes tipos de informações; para isso, foram introduzidas várias tabelas de resumo e diagramas que facilitam a aprendizagem desses dados. Por exemplo: origem, inserção, inervação e função de um músculo; limites e conteúdo de regiões específicas; raízes nervosas que formam um nervo e a inervação motora e sensitiva que ele fornece, e assim por diante.

- **Nomenclatura anatômica.** Este livro contém a grande maioria das estruturas anatômicas descritas na *Terminologia Anatômica Internacional*, em grande parte com base na tradução da Sociedade Brasileira de Anatomia, para seguir uma linguagem padronizada e moderna.

- **Notas clínicas.** A maioria dos estudantes de anatomia continuará seus estudos com algum tipo de especialização profissional. O estudo dessa disciplina faz muito mais sentido quando se enfatiza a importância do que está sendo estudado, e, por meio de notas clínicas funcionais, esse conhecimento é compreendido e consolidado.

- **Imagens de técnicas de diagnóstico e anatomia seccional.** Muitos profissionais visualizam a anatomia todos os dias por meio de exames de diagnóstico por imagem. Os estudantes precisam se familiarizar com esses exames e sua relação com as estruturas anatômicas. Além disso, estão incluídas ilustrações de anatomia seccional que auxiliam na interpretação dos exames e na identificação das principais estruturas.

- **Autoavaliação.** Todos os capítulos incluem questões de múltipla escolha, disponíveis no *site* **paginas.grupoa.com.br/eva_atlas_anatomia**, que permitem aos alunos consolidar e autoavaliar seu aprendizado.

Esperamos que este projeto editorial empolgante e ambicioso ajude todos os interessados em anatomia humana a alcançarem seus objetivos de aprendizagem, seja por motivos profissionais, acadêmicos ou simplesmente porque gostam do estudo desta que é uma das disciplinas mais interessantes das ciências da saúde.

Os autores

viii Prefácio

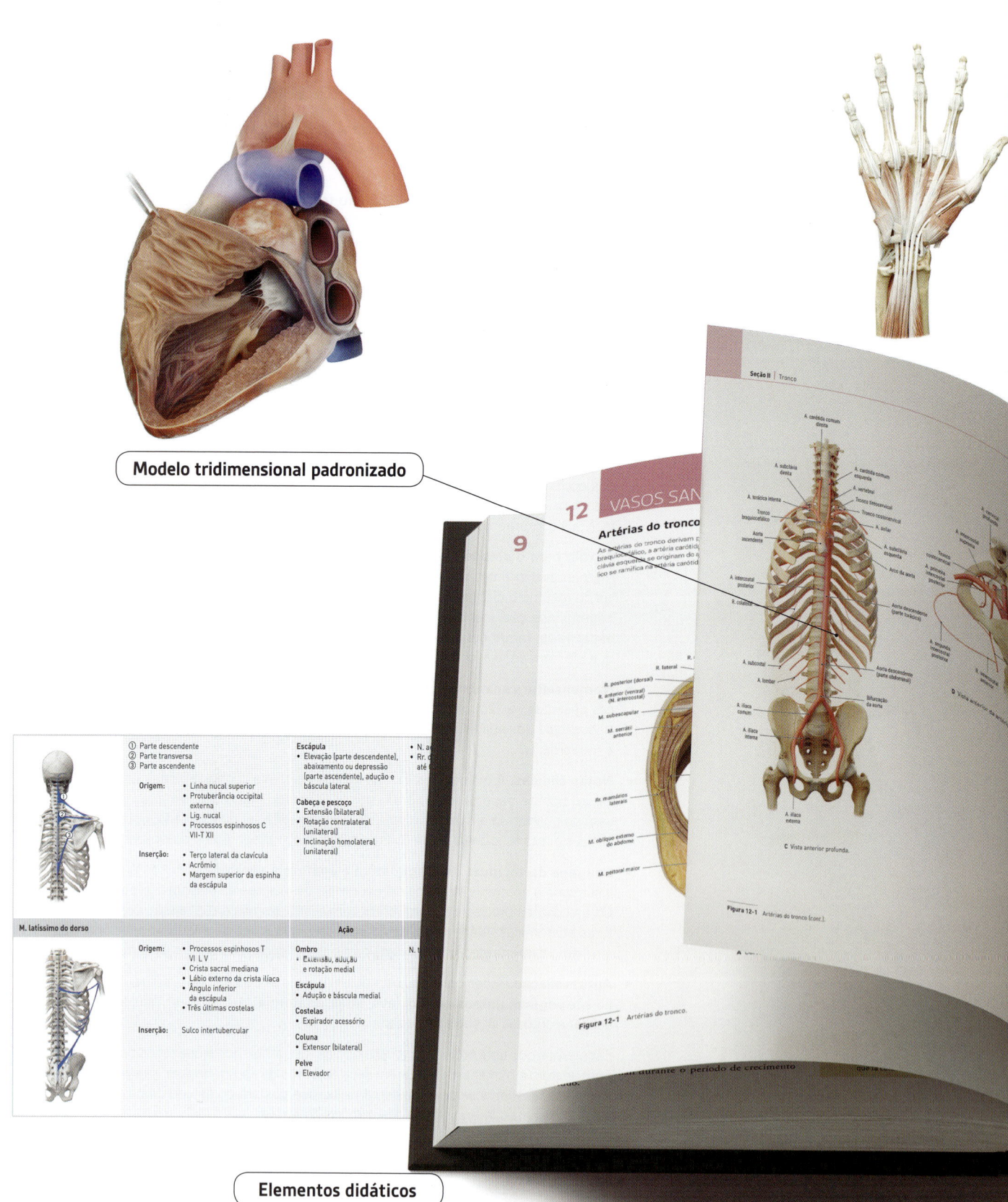

Modelo tridimensional padronizado

Elementos didáticos

Prefácio ix

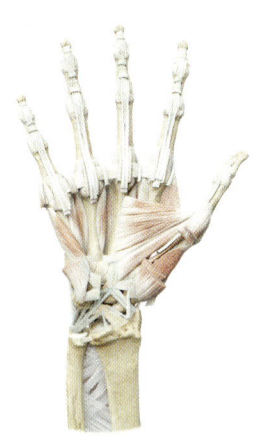

Obra panorâmica

Pergunta 24: Qual plano corporal divide o corpo em uma parte anterior (ventral) e uma posterior (dorsal)?
A) Plano sagital
B) Plano coronal ou frontal
C) Plano horizontal
D) Plano transverso

Pergunta 25: Qual dos seguintes NÃO é um plano corporal em anatomia?
A) Plano sagital
B) Plano frontal
C) Plano central
D) Plano transverso

Questões de autoavaliação

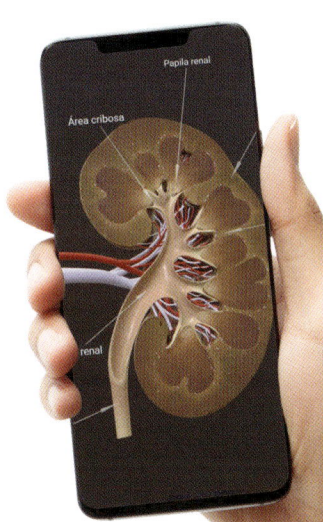

Códigos QR com vídeos 3D

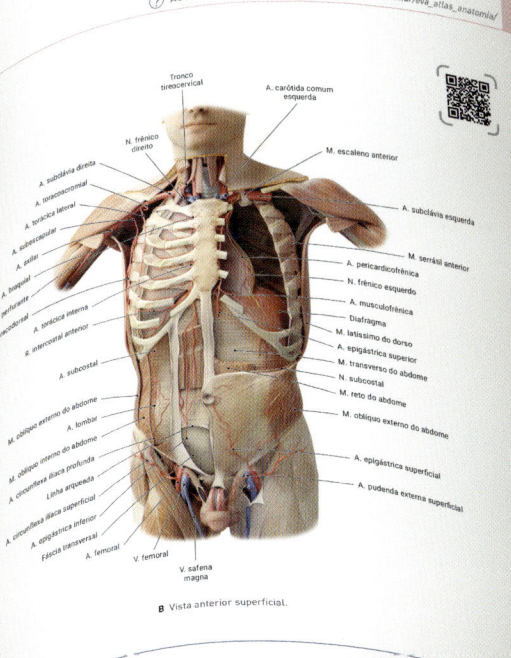

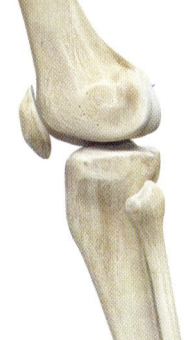

Imagens de técnicas de diagnóstico

Nota clínica

Hérnias lombares. As hérnias lombares mais comuns estão localizadas no trígono lombar inferior e no trígono lombar superior. O trígono lombar inferior (ou triângulo de Petit) é delimitado pelo músculo oblíquo externo do abdome, pelo músculo latíssimo do

Nota anatômica

Os músculos romboide menor e romboide maior podem estar fundidos em alguns indivíduos.

Ferramentas de aprendizagem

SUMÁRIO

Seção I — ANATOMIA GERAL

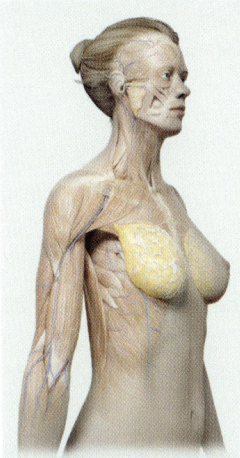

1. Aspectos gerais
2. Regiões anatômicas
3. Ossos
4. Articulações
5. Sistema muscular
6. Sistema circulatório
7. Sistema nervoso
8. Cavidades corporais

Seção II — TRONCO

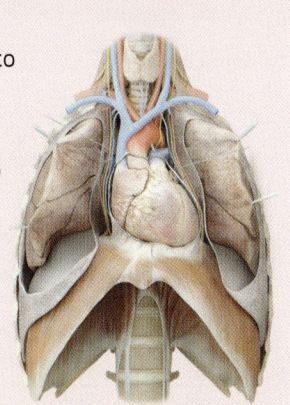

9. Ossos do tronco
10. Articulações do tronco
11. Músculos do tronco
12. Vasos sanguíneos e linfáticos do tronco
13. Medula espinal
14. Nervos do tronco
15. Vísceras do tórax
16. Vísceras do abdome
17. Vísceras da pelve

Seção III — MEMBRO SUPERIOR

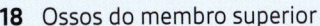
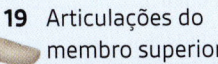

18. Ossos do membro superior
19. Articulações do membro superior
20. Músculos do membro superior
21. Vasos sanguíneos e linfáticos do membro superior
22. Nervos do membro superior
23. Anatomia topográfica, seccional e radiológica do membro superior

Seção IV — CABEÇA

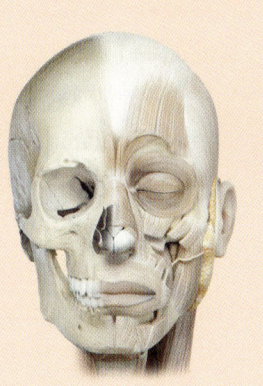

24. Ossos do crânio
25. Articulação temporomandibular
26. Músculos da cabeça
27. Olho e estruturas pertinentes
28. Orelha
29. Nariz e cavidade nasal
30. Cavidade oral
31. Encéfalo
32. Nervos cranianos

Seção V — PESCOÇO

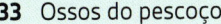

33. Ossos do pescoço
34. Articulações do pescoço
35. Músculos do pescoço
36. Vísceras do pescoço
37. Vasos sanguíneos e linfáticos do pescoço
38. Nervos do pescoço
39. Anatomia topográfica, seccional e radiológica do pescoço

Seção VI — MEMBRO INFERIOR

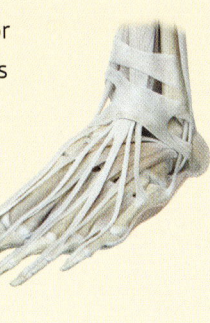

40. Ossos do membro inferior
41. Articulações do membro inferior
42. Músculos do membro inferior
43. Vasos sanguíneos e linfáticos do membro inferior
44. Nervos do membro inferior
45. Anatomia topográfica, seccional e radiológica do membro inferior

SUMÁRIO DETALHADO

Seção I
ANATOMIA GERAL

1. **Aspectos gerais** 2
   - Posição anatômica 2
   - Planos e eixos corporais 4
   - Principais linhas de orientação e movimentos corporais 5
2. **Regiões anatômicas** 8
   - Regiões anatômicas da cabeça, do tronco e do membro superior 8
   - Regiões anatômicas do membro inferior 10
3. **Ossos** 12
   - Visão geral do esqueleto humano e classificação dos ossos 12
   - Ossificação 14
4. **Articulações** 16
   - Articulações ósseas, cartilagíneas e fibrosas ... 16
   - Articulações sinoviais 18
5. **Sistema muscular** 20
   - Componentes e classificação muscular 20
6. **Sistema circulatório** 22
   - Circulação arterial, venosa e linfática 22
7. **Sistema nervoso** 24
   - Sistema nervoso 24
8. **Cavidades corporais** 26
   - Disposição das cavidades corporais 26

Seção II
TRONCO

9. **Ossos do tronco** 30
   - Coluna vertebral 30
   - Vértebras 32
   - Origens e inserções musculares nas vértebras 37
   - Esqueleto do tórax (caixa torácica) 38
   - Costelas e esterno 40
   - Origens e inserções musculares no esqueleto do tórax 42
10. **Articulações do tronco** 44
    - Articulações da coluna vertebral 44
    - Articulações costovertebrais 48
    - Articulações esternocostais 50
    - Anatomia radiológica do tronco 52
11. **Músculos do tronco** 54
    - Músculos do dorso 54
    - Músculos próprios do dorso 58
    - Músculos do tórax 62
    - Diafragma 65
    - Músculos do abdome 70
    - Região inguinal 74
    - Parede anterior do abdome 76
    - Parede posterior do abdome 77
    - Movimentos do tronco 79
12. **Vasos sanguíneos e linfáticos do tronco** 80
    - Artérias do tronco 80
    - Veias do tronco 84
    - Sistema linfático do tronco 87
13. **Medula espinal** 88
    - Morfologia externa da medula espinal 88
    - Morfologia interna da medula espinal 90
    - Vascularização da medula espinal 92
    - Meninges espinais 94
14. **Nervos do tronco** 96
    - Nervos espinais 96
    - Nervos da parede do tronco 98
    - Dermátomos do tronco 102
15. **Vísceras do tórax** 104
    - Limites, regiões e conteúdos do tórax 104
    - Mama 106
    - Vísceras do tórax I 108
    - Coração 110
    - Vísceras do tórax II 118
    - Traqueia e árvore bronquial 120
    - Pulmões 122
    - Vísceras do tórax III 126
    - Mediastino 130
    - Linfonodos do mediastino 132
    - Sistema nervoso autônomo do tórax 134
    - Anatomia seccional do tórax 136
    - Anatomia radiológica do tórax 138
16. **Vísceras do abdome** 142
    - Limites, cavidades e conteúdos do abdome ... 142
    - Vísceras do abdome I: região supramesocólica 144
    - Fígado 146
    - Estômago 148
    - Baço 150
    - Duodeno, pâncreas e vias biliares 152
    - Tronco celíaco 154
    - Vísceras do abdome II: região inframesocólica 156
    - Artérias mesentéricas 162
    - Veias das vísceras do abdome 164

- Sistema linfático das vísceras do abdome 168
- Sistema nervoso autônomo das vísceras do abdome 170
- Região retroperitoneal 172
- Vasos sanguíneos e linfáticos na região retroperitoneal 174
- Sistema nervoso autônomo da região retroperitoneal 176
- Peritônio 177
- Anatomia radiológica do abdome 180

17 Vísceras da pelve 184
- Limites, cavidades e conteúdos da pelve 184
- Corte sagital da pelve 186
- Vista superior da pelve 188
- Reto 190
- Bexiga 192
- Diafragma da pelve 194
- Períneo 196
- Órgãos genitais masculinos 198
- Órgãos genitais femininos 204
- Artérias e veias da pelve 210
- Linfonodos da pelve 218
- Nervos do períneo 220
- Sistema nervoso autônomo da pelve 222
- Anatomia seccional da pelve 226
- Anatomia radiológica da pelve 228

Seção III — MEMBRO SUPERIOR

18 Ossos do membro superior 232
- Visão geral dos ossos do membro superior 232
- Ossos do cíngulo do membro superior 234
- Ossos da parte livre do membro superior 236
- Origens e inserções dos ossos do membro superior 242

19 Articulações do membro superior 244
- Articulações do cíngulo do membro superior e do ombro 244
- Anatomia radiológica do cíngulo do membro superior e da articulação do ombro .. 250
- Articulações do cotovelo e do antebraço 252
- Anatomia radiológica do cotovelo e do antebraço 256
- Articulações do punho e da mão 258
- Anatomia radiológica do punho e da mão 264

20 Músculos do membro superior 266
- Visão geral dos músculos do membro superior 266
- Músculos do cíngulo do membro superior e do ombro 268
- Músculos do braço 274
- Movimentos do cíngulo do membro superior e do ombro 276
- Músculos do antebraço 280
- Movimentos do cotovelo e do punho 288
- Músculos da mão 290
- Bolsas do membro superior 296
- Movimentos dos dedos e articulação trapeziometacarpal 298

21 Vasos sanguíneos e linfáticos do membro superior 300
- Artérias do membro superior 300
- Veias do membro superior 305
- Vasos linfáticos do membro superior 307

22 Nervos do membro superior 308
- Plexo braquial 308
- Nervos terminais do plexo braquial 312

23 Anatomia topográfica, seccional e radiológica do membro superior 320
- Regiões do membro superior 320
- Anatomia topográfica do membro superior e do pescoço 322
- Anatomia topográfica da axila 324
- Anatomia topográfica do cotovelo 328
- Anatomia topográfica do antebraço 332
- Anatomia topográfica da mão 334
- Anatomia seccional e radiológica do membro superior 342

Seção IV — CABEÇA

24 Ossos do crânio 350
- Vista externa do crânio 350
- Origens e inserções nos ossos do crânio 354
- Cavidade do crânio 356
- Ossos do neurocrânio 358
- Ossos do viscerocrânio 368
- Anatomia radiológica do crânio 376

25 Articulação temporomandibular 378
- Articulação temporomandibular 378

26 Músculos da cabeça 380
- Músculos da mastigação 380
- Movimentos da mandíbula 383
- Músculos da face 384

27 Olho e estruturas pertinentes 388
- Órbita 388
- Bulbo do olho 389

- Estruturas oculares acessórias 392
- Nervos da órbita 398
- Artérias da órbita 400
- Veias da órbita 401

28 Orelha **404**
- Visão geral da orelha 404
- Orelha externa 405
- Orelha média 406
- Orelha interna 408
- Vasos da orelha 412

29 Nariz e cavidade nasal **418**
- Nariz 418
- Cavidade nasal 419
- Artérias da cavidade nasal 424
- Nervos da cavidade nasal 425

30 Cavidade oral **426**
- Boca 426
- Dentes 428
- Língua 430
- Vasos sanguíneos da cavidade oral ... 432
- Nervos da cavidade oral 433
- Glândulas da boca 434

31 Encéfalo **438**
- Anatomia do encéfalo 438
- Morfologia interna do prosencéfalo ... 444
- Fibras de associação telencefálicas e coroa radiada 451
- Núcleos da base 452
- Tálamo 453
- Hipotálamo 454
- Hipocampo 455
- Tronco encefálico 457
- Cerebelo 461
- Sistema ventricular do encéfalo 464
- Meninges 468
- Artérias do encéfalo 481
- Veias do encéfalo 485
- Vasos sanguíneos da hipófise 487
- Anatomia radiológica do encéfalo 490

32 Nervos cranianos **494**
- Nervos olfatórios (NC I) 494
- Nervo óptico (NC II) 495
- Nervos oculomotor (NC III), troclear (NC IV) e abducente (NC VI) 497
- Nervo trigêmeo (NC V) 498
- Nervo facial (NC VII) 502
- Nervo vestibulococlear (NC VIII) 505
- Nervo glossofaríngeo (NC IX) 506
- Nervo vago (NC X) 509

- Nervo acessório (NC XI) 514
- Nervo hipoglosso (NC XII) 515
- Resumo dos nervos cranianos 517
- Dermátomos da cabeça 518

Seção V
PESCOÇO

33 Ossos do pescoço **522**
- Visão geral da coluna vertebral cervical 522
- Vértebras cervicais 523
- Hioide 526
- Origens e inserções nas vértebras cervicais e na base do crânio 527

34 Articulações do pescoço **530**
- Visão geral das articulações do pescoço 530
- Articulações suboccipitais 531
- Articulações típicas da coluna cervical 534
- Anatomia radiológica do pescoço 536

35 Músculos do pescoço **538**
- Visão geral dos músculos do pescoço 538
- Músculos posteriores do pescoço 540
- Músculos laterais do pescoço 544
- Músculos anteriores do pescoço 546

36 Vísceras do pescoço **552**
- Visão geral das vísceras do pescoço .. 552
- Faringe e esôfago 554
- Laringe e traqueia 556
- Glândulas tireoide e paratireoides 561

37 Vasos sanguíneos e linfáticos do pescoço **562**
- Artérias do pescoço 562
- Veias do pescoço 566
- Vias linfáticas do pescoço 567

38 Nervos do pescoço **568**
- Plexo cervical 568
- Sistema nervoso autônomo simpático no pescoço 571

39 Anatomia topográfica, seccional e radiológica do pescoço **572**
- Regiões do pescoço 572
- Fáscias e compartimentos do pescoço .. 574
- Anatomia topográfica do pescoço 575
- Anatomia seccional do pescoço 582

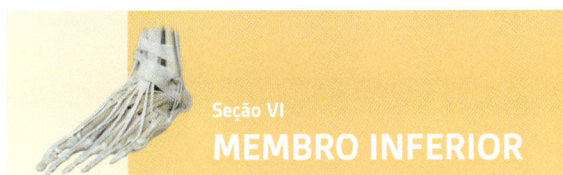

Seção VI — MEMBRO INFERIOR

40 Ossos do membro inferior **586**
- Visão geral dos ossos do membro inferior 586
- Ossos do cíngulo do membro inferior 588
- Ossos da parte livre do membro inferior 592
- Origens e inserções nos ossos do membro inferior 600

41 Articulações do membro inferior **604**
- Articulações do cíngulo do membro inferior e do quadril 604
- Anatomia radiológica do cíngulo do membro inferior 608
- Articulações do joelho 610
- Anatomia radiológica do joelho 617
- Articulações da perna, do tornozelo e do pé ... 618
- Anatomia radiológica da perna, do tornozelo e do pé 625

42 Músculos do membro inferior **628**
- Visão geral dos músculos do membro inferior .. 628
- Músculos do quadril e da coxa 630
- Movimentos da articulação do quadril 639
- Músculos da perna 640
- Movimentos da articulação do joelho 646
- Movimentos da articulação do tornozelo 647
- Músculos do pé 648
- Bolsas do membro inferior 656
- Movimentos do pé 658

43 Vasos sanguíneos e linfáticos do membro inferior **660**
- Artérias do membro inferior 660
- Veias do membro inferior 664
- Vasos linfáticos do membro inferior 665

44 Nervos do membro inferior **666**
- Plexo lombossacral 666
- Plexo lombar 668
- Plexo sacral 670
- Plexo coccígeo 674
- Inervação sensitiva e motora dos nervos espinais no membro inferior 675

45 Anatomia topográfica, seccional e radiológica do membro inferior **678**
- Regiões do membro inferior 678
- Anatomia topográfica do membro inferior 680
- Anatomia seccional e radiológica do membro inferior 690

Índice analítico **703**

I ANATOMIA GERAL

1 Aspectos gerais 2

2 Regiões anatômicas 8

3 Ossos 12

4 Articulações 16

5 Sistema muscular 20

6 Sistema circulatório 22

7 Sistema nervoso 24

8 Cavidades corporais 26

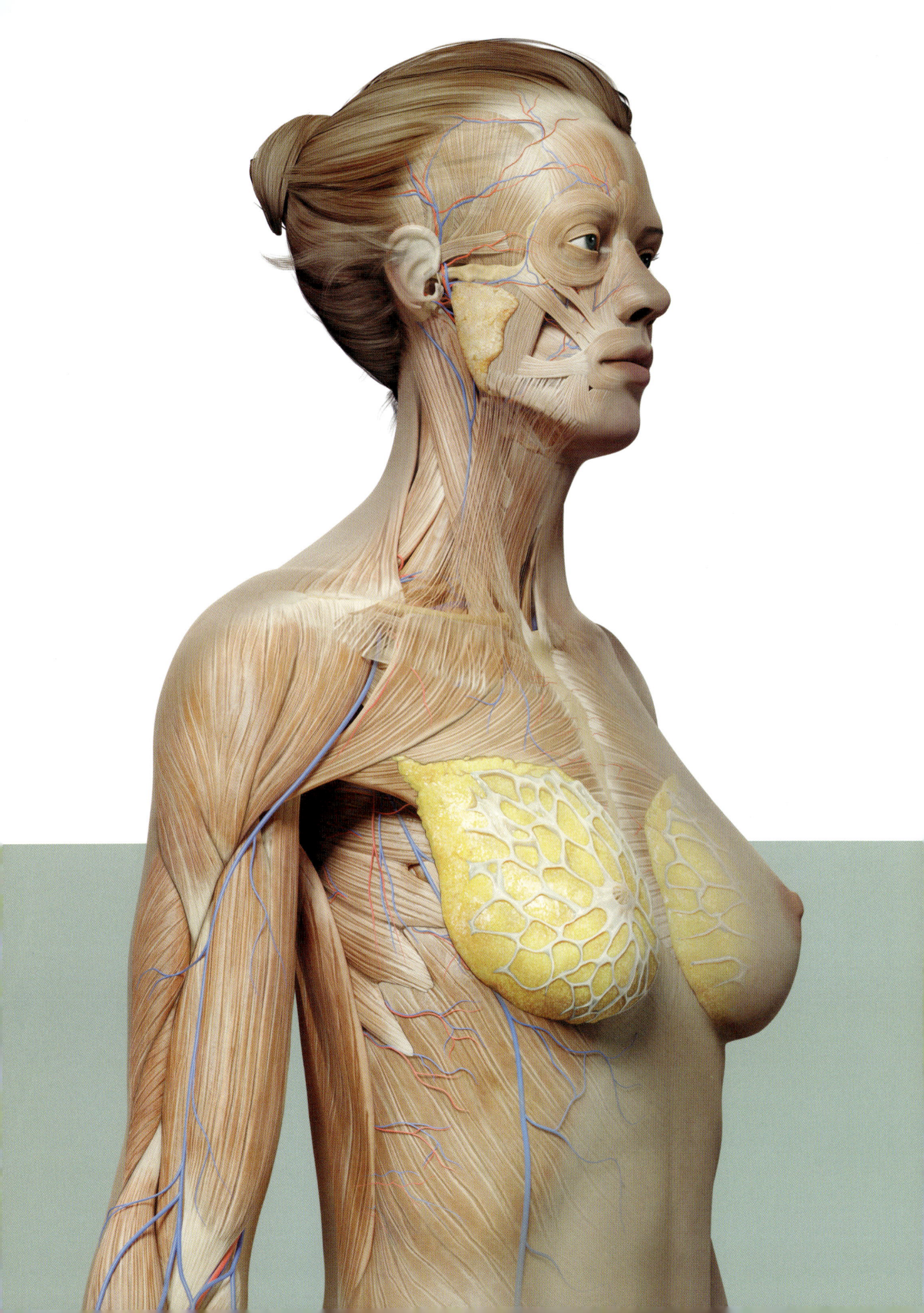

1 ASPECTOS GERAIS

Posição anatômica

A posição anatômica é a posição de referência a partir da qual se descrevem as regiões, os movimentos e as posições das estruturas anatômicas. Como é possível ver, o indivíduo encontra-se em posição ortostática, voltado para a frente, com as extremidades inferiores juntas e as superiores próximas ao tronco (em adução), e com as palmas das mãos voltadas para a frente. Em um indivíduo do sexo masculino, a posição anatômica implica que o pênis está em ereção, de modo que a região visível do pênis na **Figura 1-1 (A)** corresponde à parte posterior do órgão.

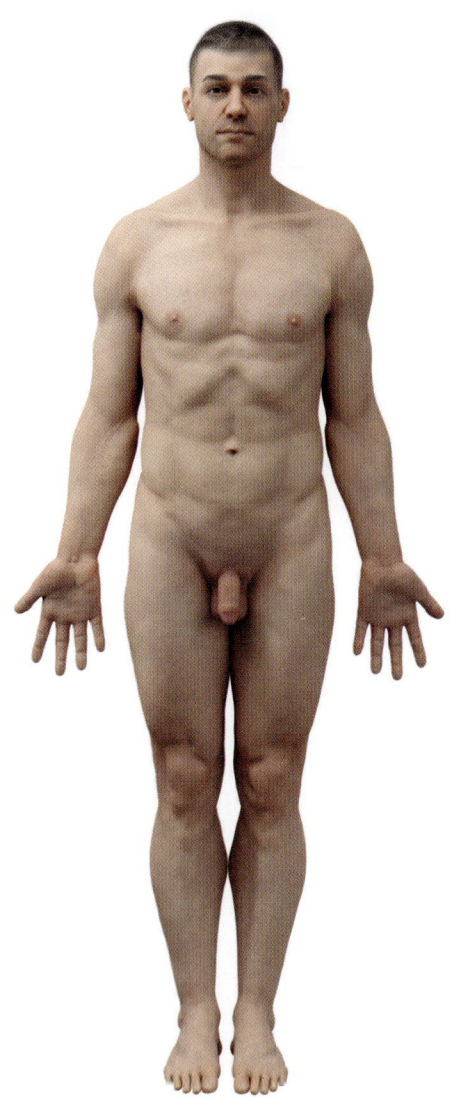
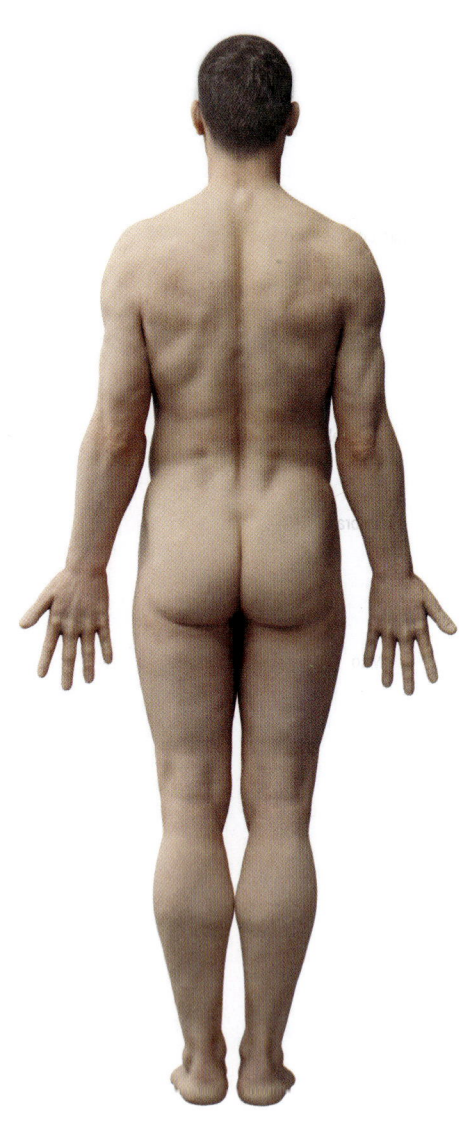

A Vista anterior de um homem adulto. **B** Vista posterior de um homem adulto.

Figura 1-1 Posição anatômica.

O eixo do corpo é formado por cabeça, pescoço e tronco. Os membros superiores se unem ao tronco pelo cíngulo dos membros superiores, e os membros inferiores se unem ao tronco pelo cíngulo dos membros inferiores.

1-1

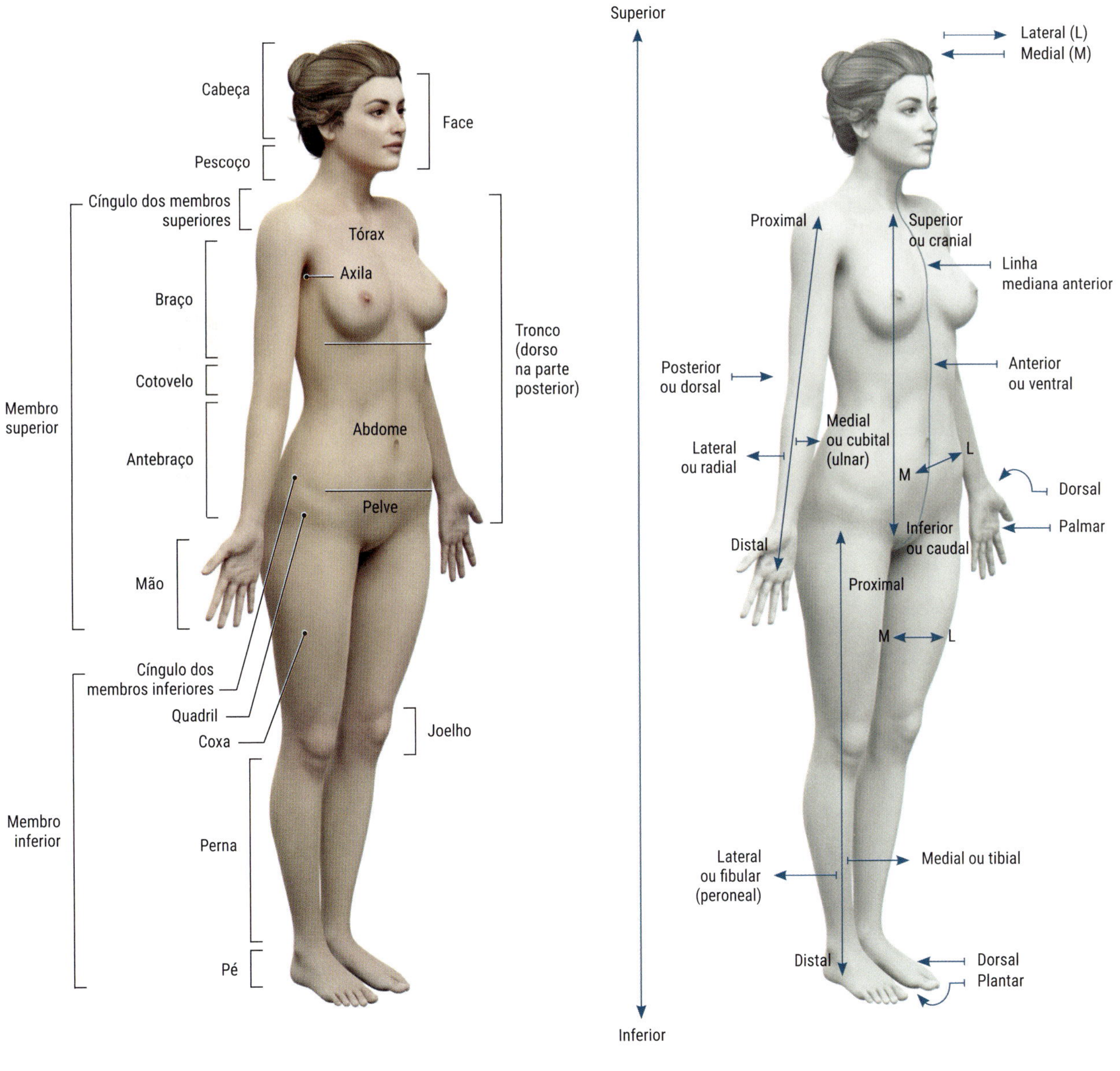

A Partes do corpo humano.

B Termos gerais.

Figura 1-2 Partes do corpo humano e termos gerais de posição.

Planos e eixos corporais

Os planos corporais são usados para o estudo dos movimentos e dos segmentos corporais. O plano sagital separa o corpo em uma parte esquerda e uma direita; o plano coronal ou frontal em uma parte anterior (ventral) e uma posterior (dorsal); e o plano horizontal ou transversal divide o corpo em uma parte superior (cranial) e uma inferior (caudal).

Os eixos do corpo cruzam um plano específico perpendicularmente. Esses eixos passam através das articulações, que, ao girar, produzem movimentos. Esse modelo de movimento (plano e eixo) ajuda a compreender o movimento do ser humano.

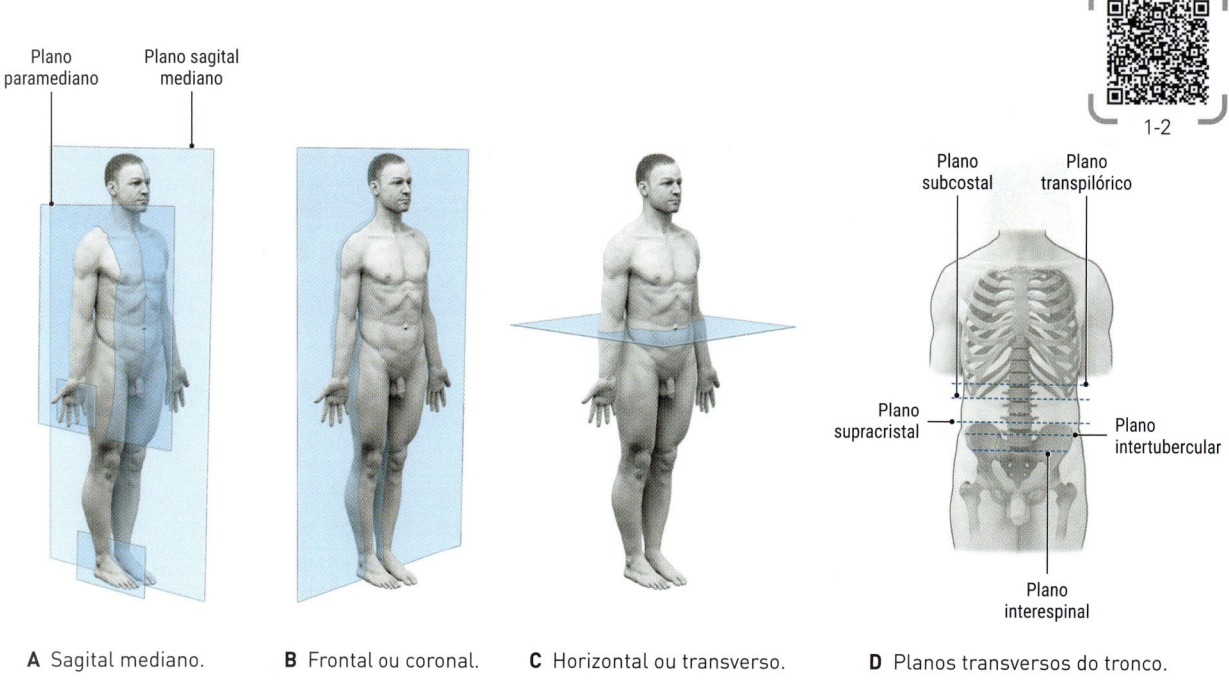

A Sagital mediano. **B** Frontal ou coronal. **C** Horizontal ou transverso. **D** Planos transversos do tronco.

Figura 1-3 Vista anterolateral dos planos corporais em posição anatômica e dos planos transversos do tronco em vista anterior.

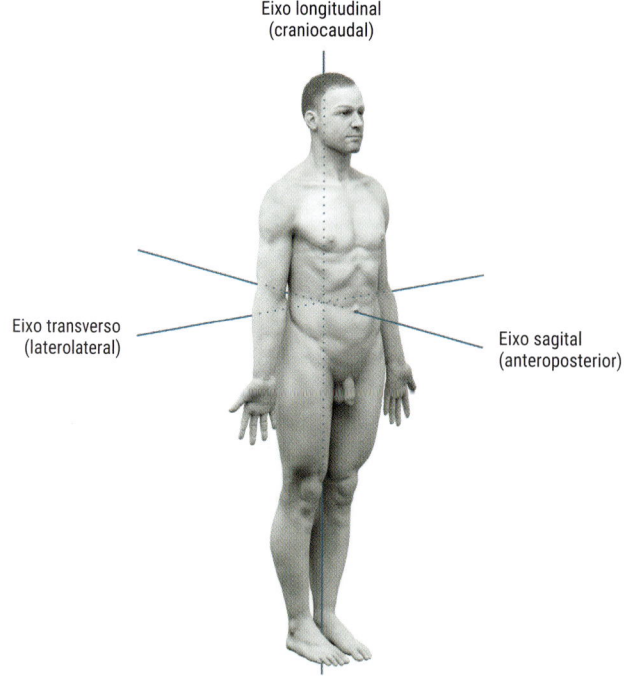

Figura 1-4 Vista anterolateral dos eixos corporais.

Principais linhas de orientação e movimentos corporais

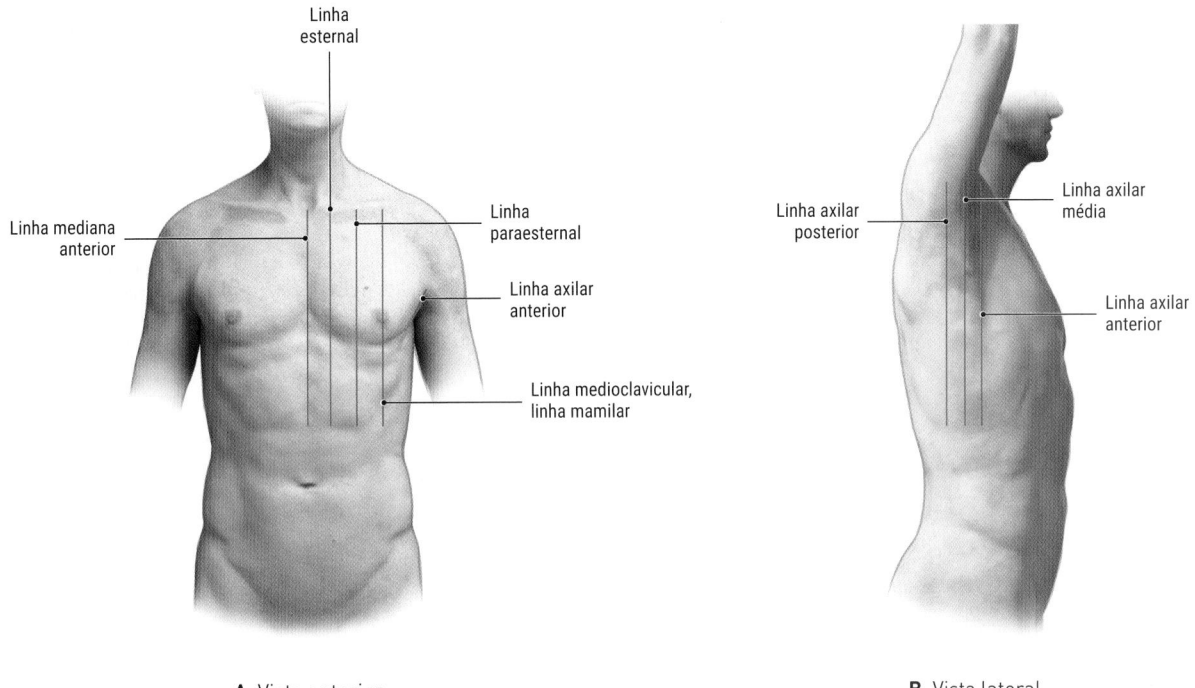

A Vista anterior.

B Vista lateral.

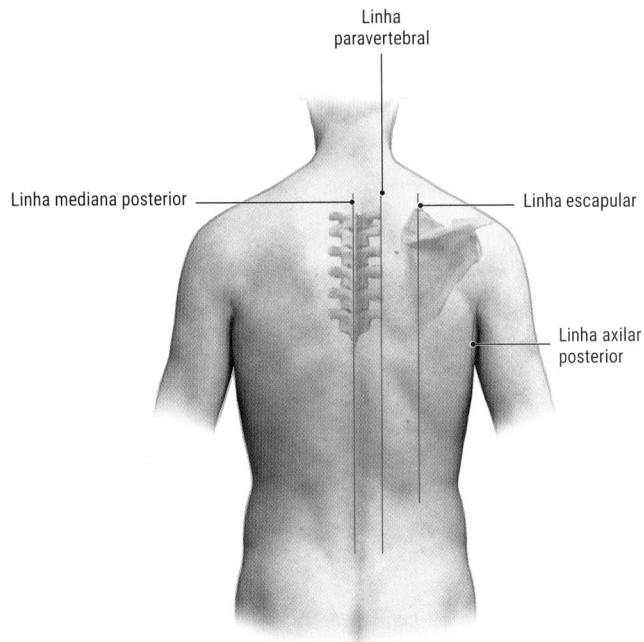

C Vista posterior.

Figura 1-5 Vistas das principais linhas de orientação corporal.

A flexão (F) e a extensão (E) são movimentos realizados em um plano sagital com eixo transverso, o que resulta em movimentos anteriores ou posteriores do corpo ou dos membros. O ângulo articular diminui na flexão e aumenta na extensão. No caso do tornozelo, a flexão é chamada de flexão dorsal (FD) e a extensão é chamada de flexão plantar (FP).

Os movimentos de abdução (Ab) e adução (Ad) são realizados no plano frontal e com um eixo sagital. Na abdução, o membro se afasta da linha mediana; na adução, ele se aproxima. O tronco pode se inclinar ou fazer flexão lateral (Fl) para a esquerda ou para a direita.

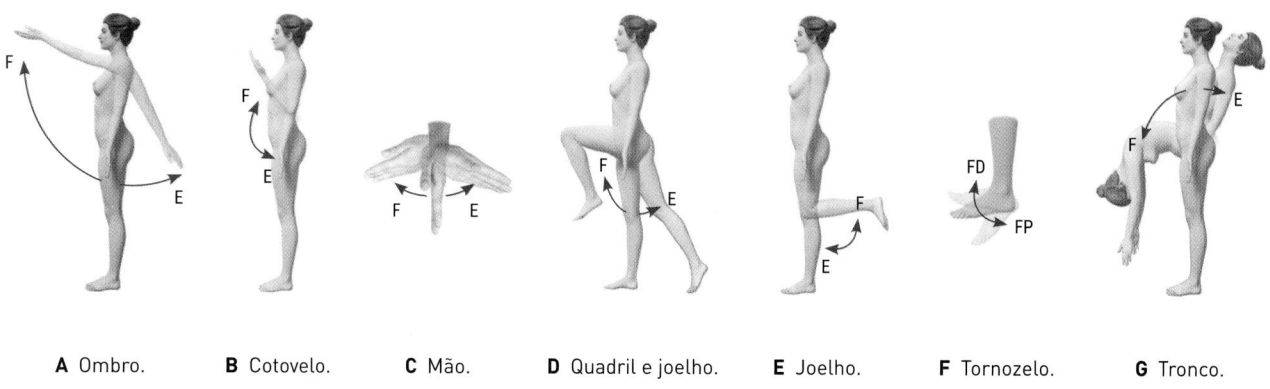

A Ombro.   **B** Cotovelo.   **C** Mão.   **D** Quadril e joelho.   **E** Joelho.   **F** Tornozelo.   **G** Tronco.

Figura 1-6   Movimentos de flexão e extensão.

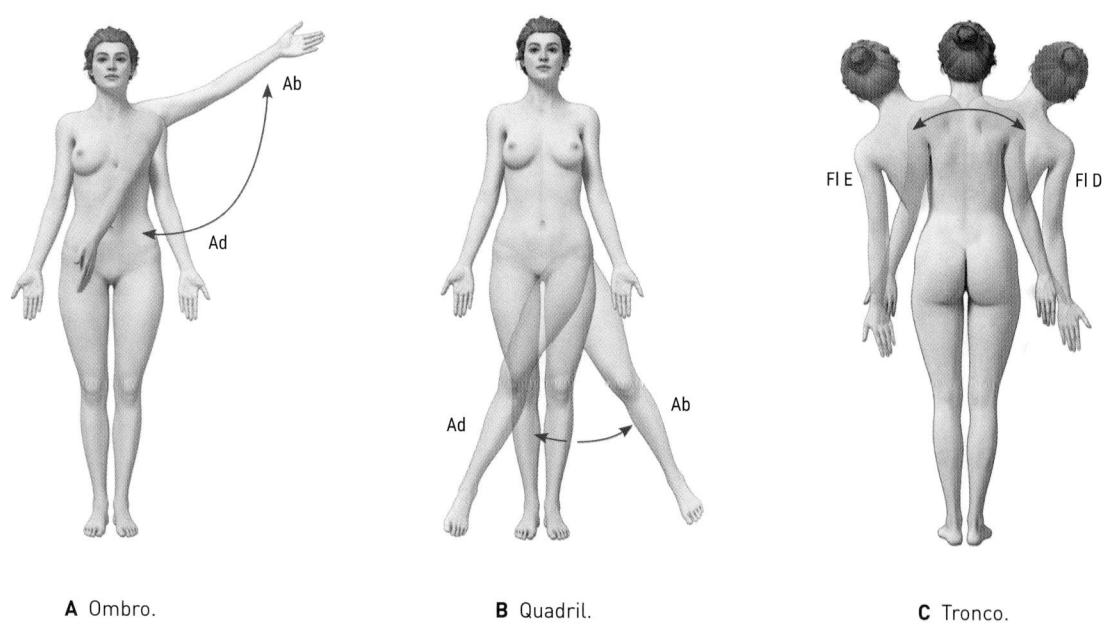

A Ombro.   **B** Quadril.   **C** Tronco.

Figura 1-7   Movimentos de abdução, adução e flexão lateral.

Nos dedos da mão, a linha de referência é a que passa pelo terceiro dedo (dedo médio); já nos dedos dos pés, a linha de referência passa pelo segundo dedo. Quando os dedos se aproximam da linha, tem-se adução; quando se afastam, tem-se abdução. No caso do punho, abdução é sinônimo de desvio radial (DR), e adução, de desvio ulnar (DU).

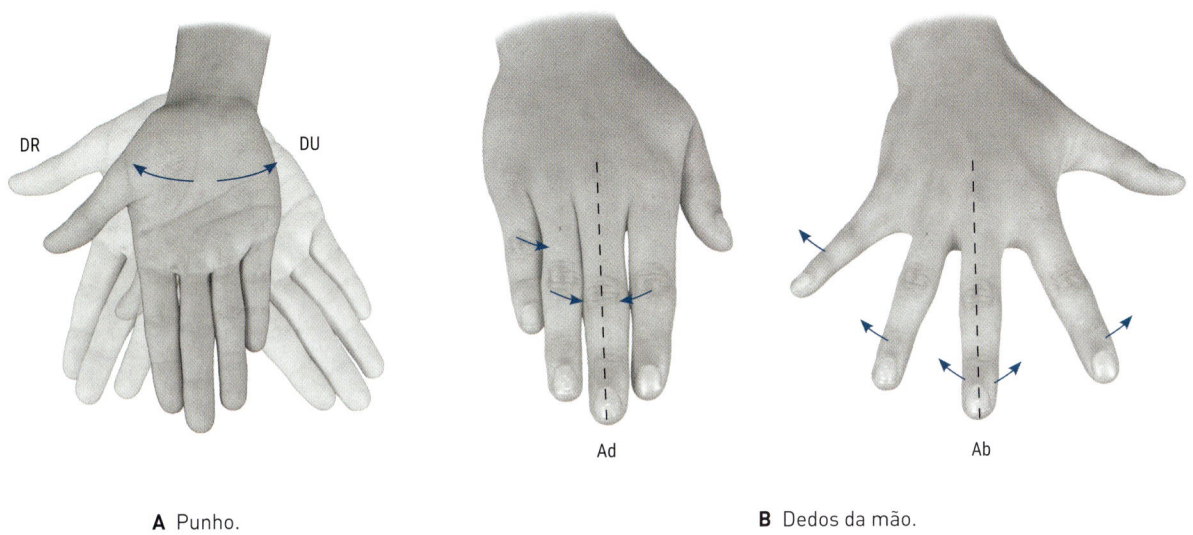

A Punho.

B Dedos da mão.

Figura 1-8 Movimentos de desvio radial ou ulnar e adução e abdução dos dedos.

Os movimentos de rotação (R) são realizados em um plano horizontal e com um eixo longitudinal, à direita (RD) e à esquerda (RE). No caso das extremidades, a rotação pode ser medial (RM) – ou interna – e lateral (RL) – ou externa.

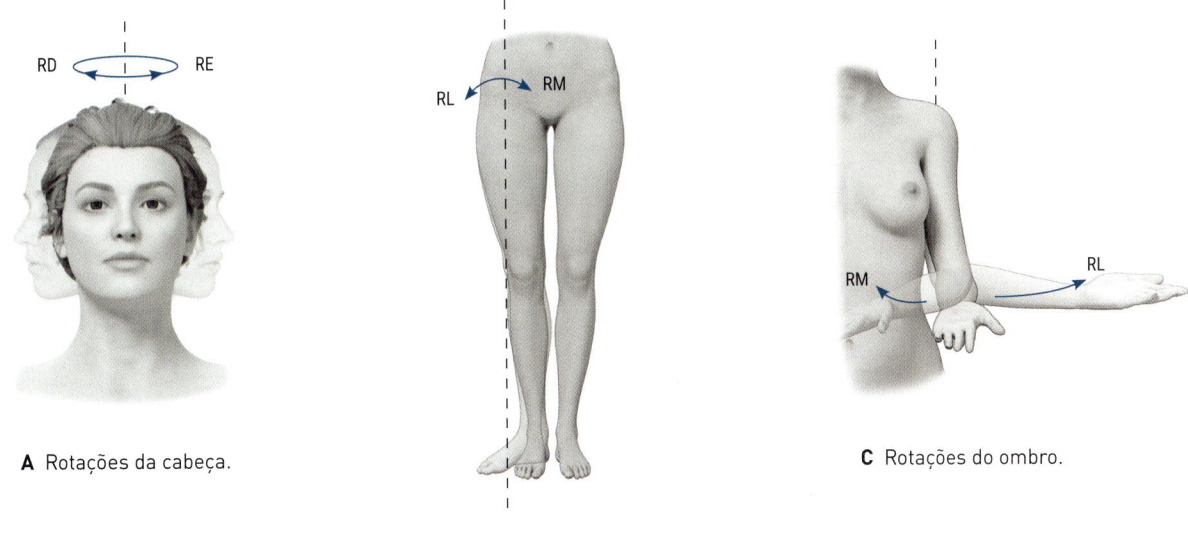

A Rotações da cabeça.

C Rotações do ombro.

B Rotações do quadril.

Figura 1-9 Movimentos de rotação.

2 REGIÕES ANATÔMICAS

Regiões anatômicas da cabeça, do tronco e do membro superior

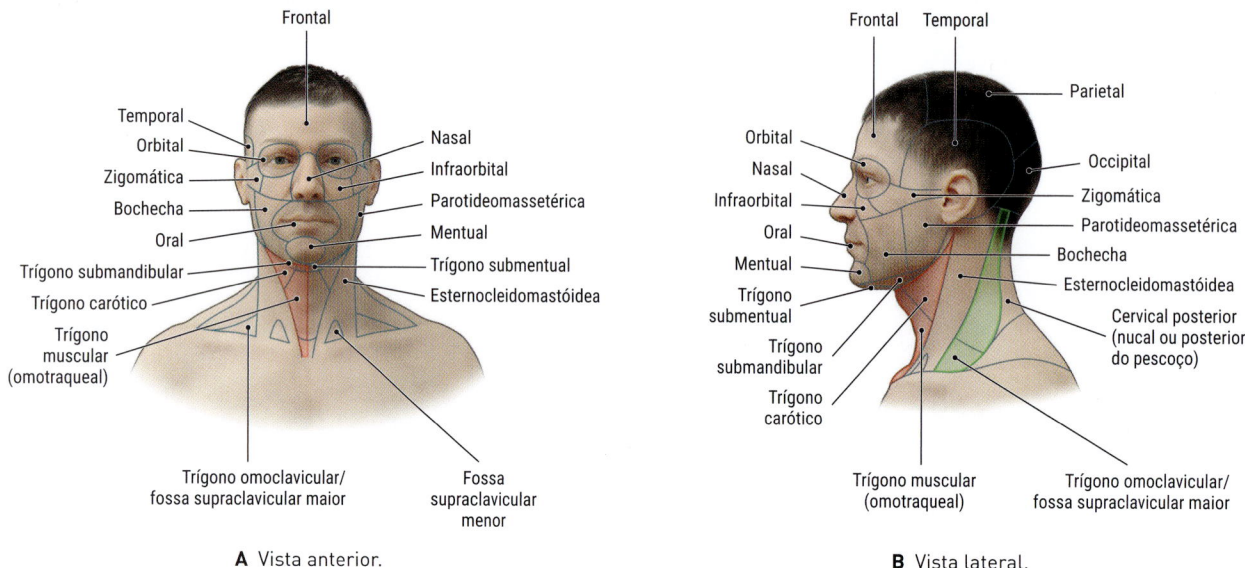

Figura 2-1 Regiões da cabeça e do pescoço (cervicais). A região anterior do pescoço está destacada em vermelho, e a região lateral, em verde. Entre elas, está a região esternocleidomastóidea.

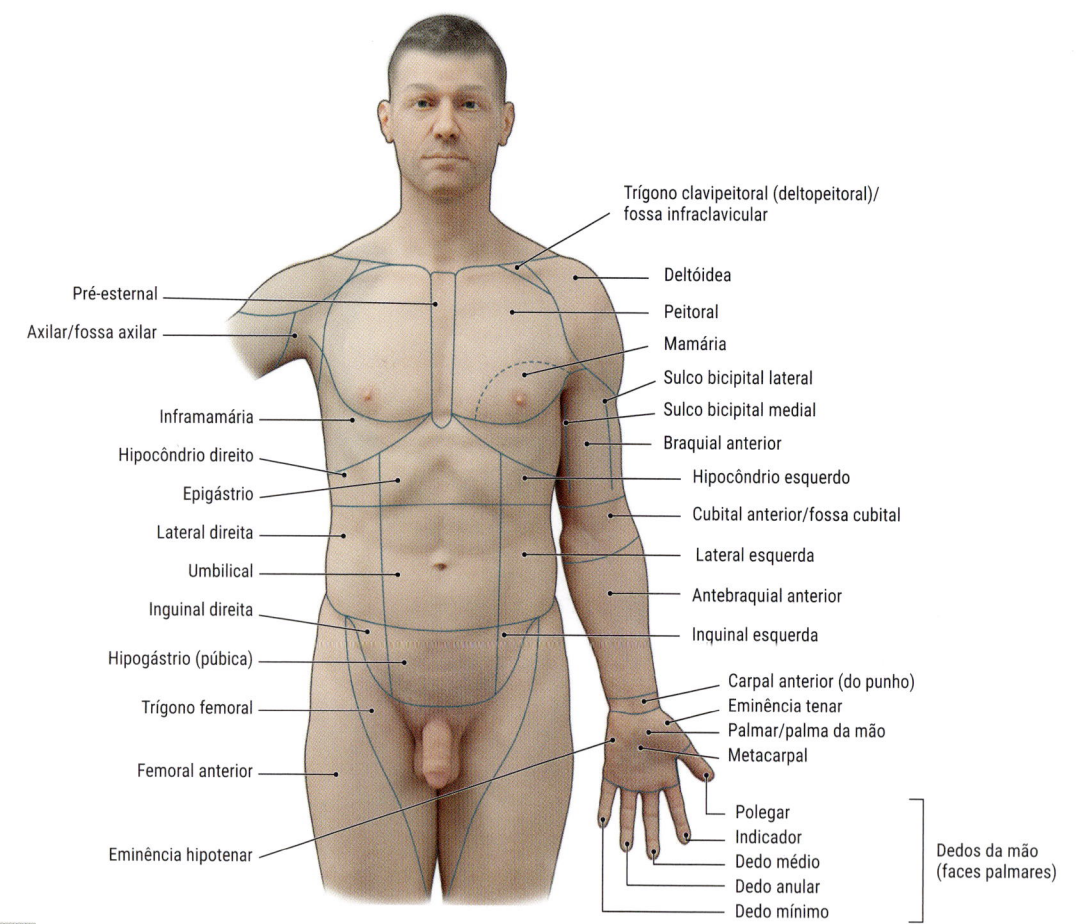

Figura 2-2 Vista anterior das regiões do tronco (tórax e abdome) e dos membros superiores.

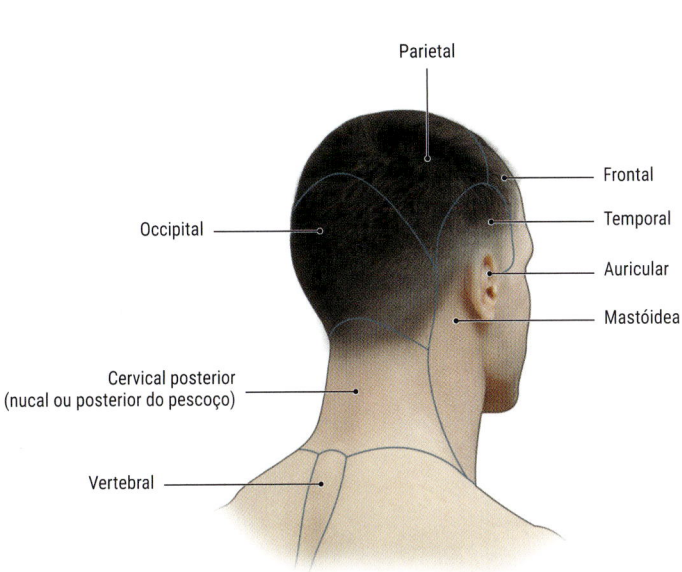

Figura 2-3 Vista posterolateral direita das regiões da cabeça e do pescoço.

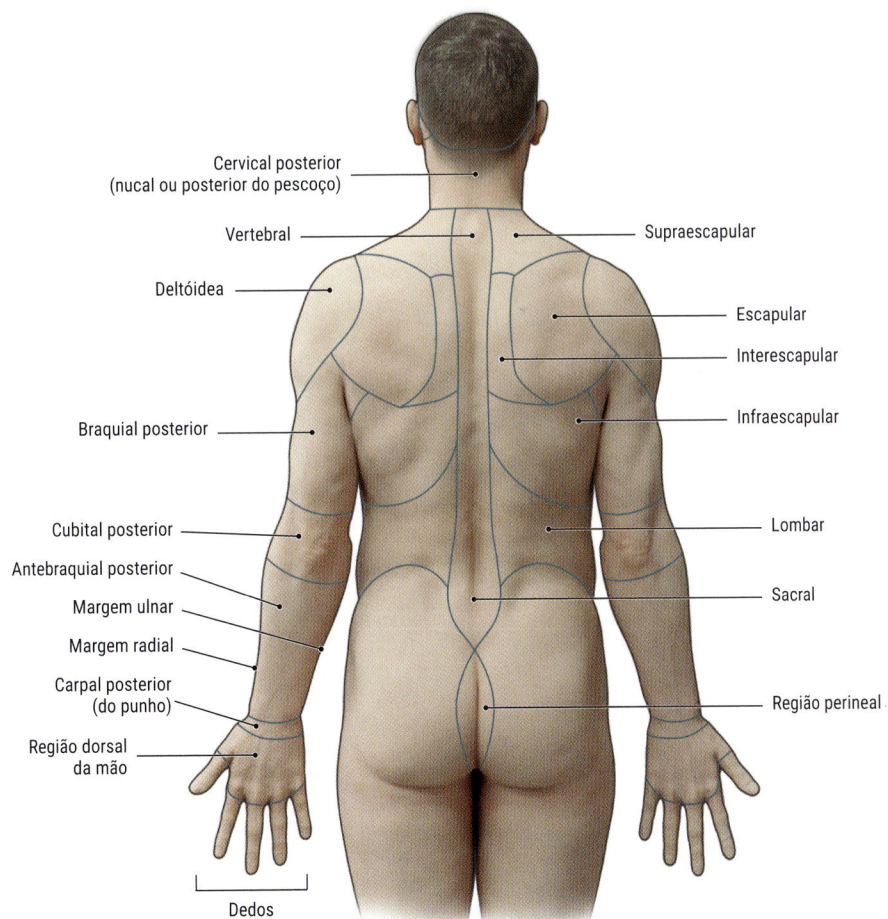

Figura 2-4 Vista posterior das regiões do dorso e dos membros superiores.

Regiões anatômicas do membro inferior

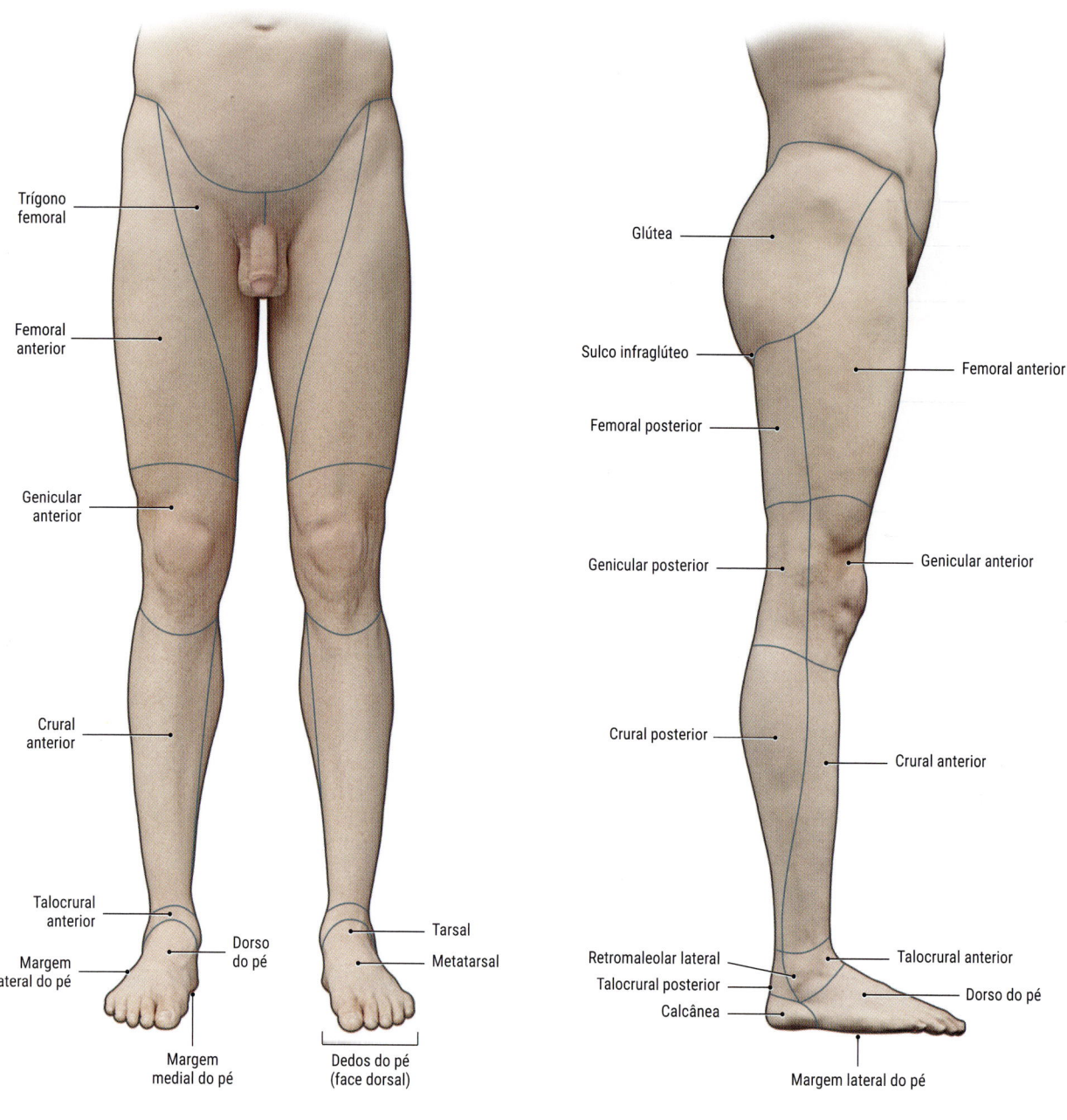

A Vista anterior.

B Vista lateral.

Figura 2-5 Regiões do membro inferior e da pelve.

2 | Regiões anatômicas

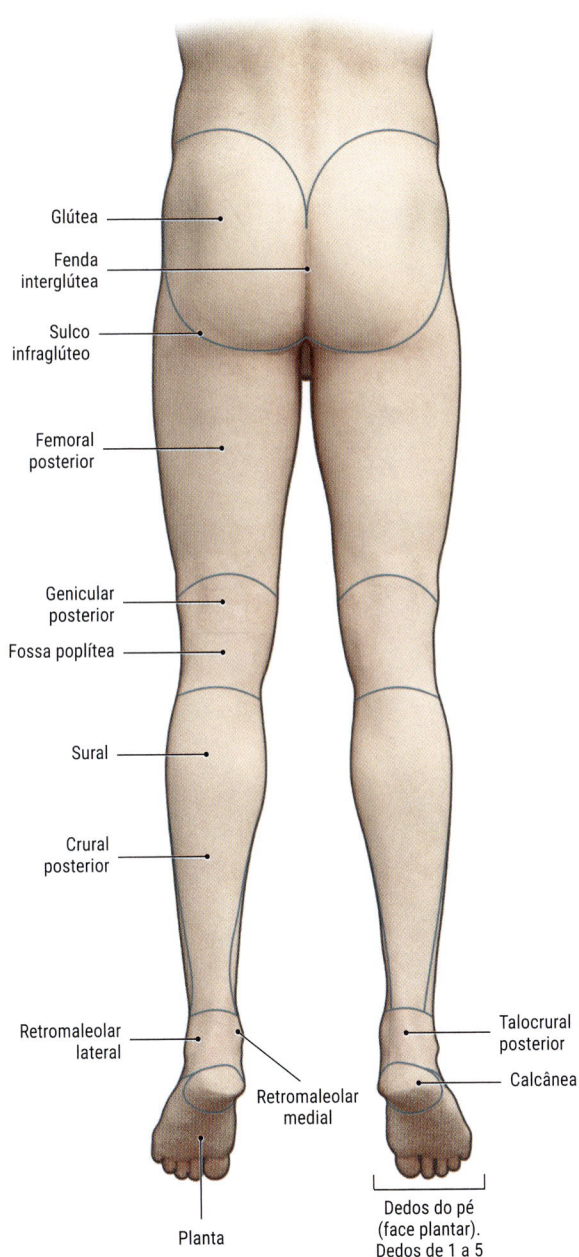

A Vista posterior do membro inferior.

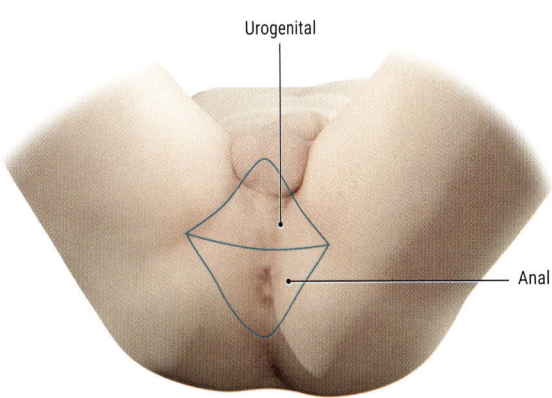

B Região perineal masculina.

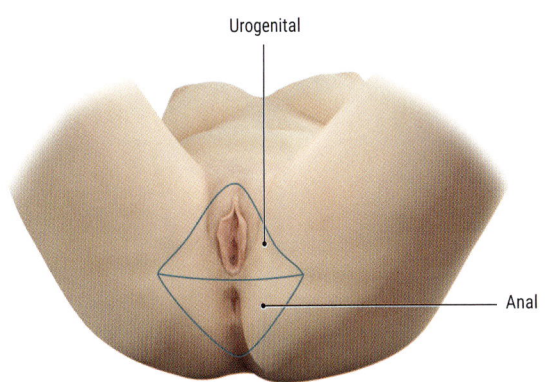

C Região perineal feminina.

> **Nota anatômica**
>
> A região perineal é dividida em dois trígonos. No trígono urogenital, encontra-se o óstio do ureter (via de saída da urina e do sêmen, no caso dos homens) e os órgãos genitais, daí o nome "urogenital". Nos homens, observam-se o pênis e o escroto com os testículos. Nas mulheres, observam-se os lábios maior e menor do pudendo, o clitóris e os óstios da vagina e da uretra. O trígono anal, como o próprio nome sugere, contém o ânus, o orifício final do sistema digestório.

Figura 2-6 Regiões do membro inferior e do períneo.

3 OSSOS

Visão geral do esqueleto humano e classificação dos ossos

Os ossos são órgãos com muitas funções: suporte estrutural, reservatório mineral, proteção de órgãos, formação de células sanguíneas, etc. A formação de células sanguíneas é conhecida como "hematopoiese" e ocorre na medula óssea vermelha, que se encontra dentro dos ossos.
Os ossos do corpo humano estão organizados no esqueleto, que define a estrutura geral do nosso corpo.

O esqueleto divide-se em partes axial e apendicular. O esqueleto axial forma o eixo do corpo, sendo composto pelo crânio, pela coluna vertebral e pelo tórax. O esqueleto apendicular, por outro lado, é formado pelos membros (ou extremidades), sendo composto pelo cíngulo dos membros superiores e pelas partes livres dos membros superiores, bem como pelo cíngulo dos membros inferiores e partes livres dos membros inferiores.

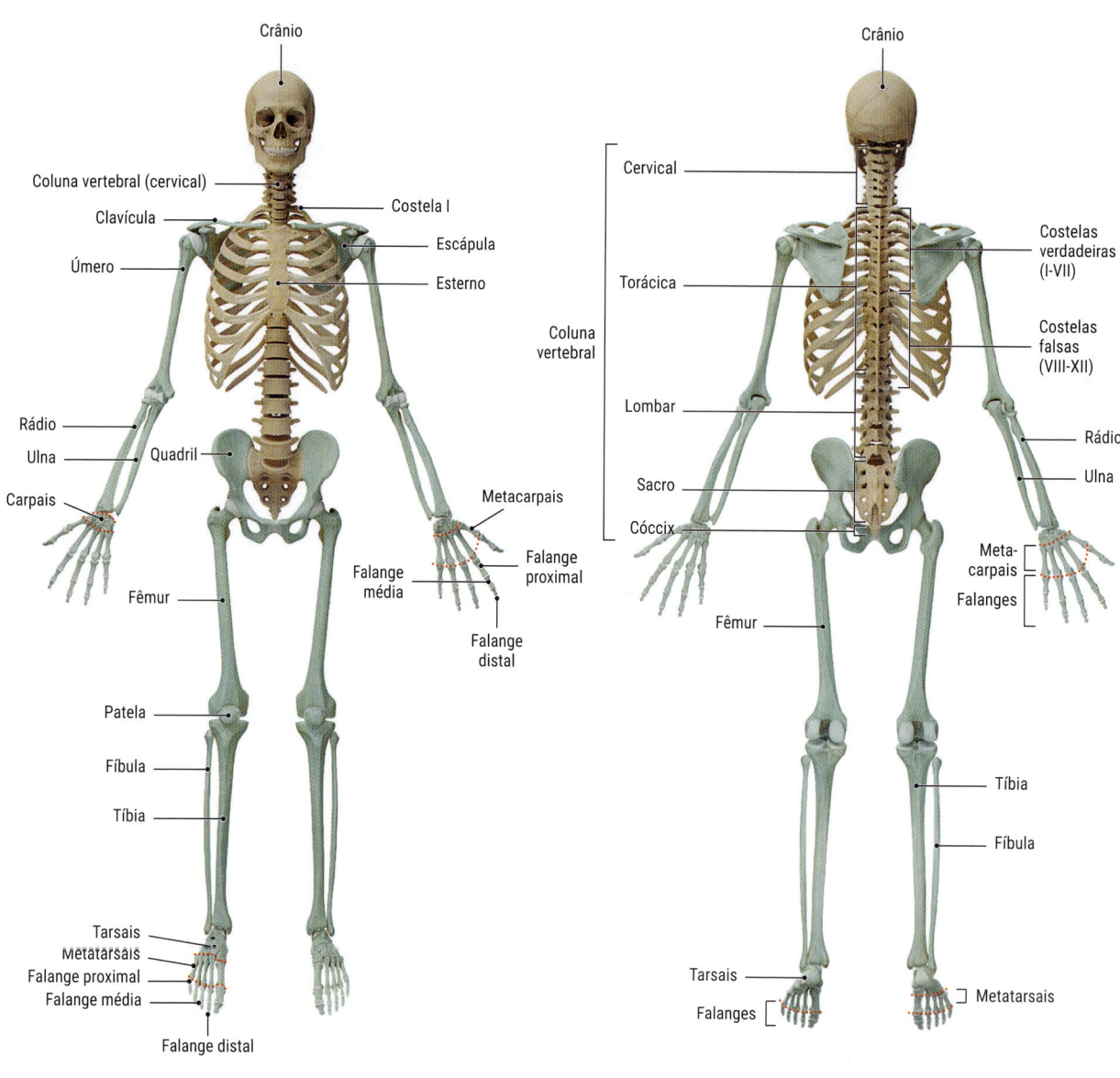

A Vista anterior.

B Vista posterior.

Figura 3-1 Esqueletos axial e apendicular (em cinza).

Os ossos são classificados de acordo com sua morfologia em: longos, planos e curtos. No entanto, alguns casos especiais, como as vértebras, não se encaixam nesses padrões, e por isso são chamados de "irregulares". Outro tipo particular de osso são aqueles que crescem dentro de alguns tendões, denominados "ossos sesamoides" devido à sua semelhança com as sementes de sésamo (gergelim). Em alguns casos, como nos ossos do crânio, formam-se cavidades de ar (seios), e esses são denominados "ossos pneumáticos", de forma separada da classificação geral. Por fim, há ossos encontrados eventualmente que podem variar em tamanho e se localizar em diferentes partes do corpo. No entanto, eles não estão presentes em todas as pessoas e são conhecidos como "supranumerários" ou "acessórios".

Tabela 3-1 Classificação e tipologia dos ossos

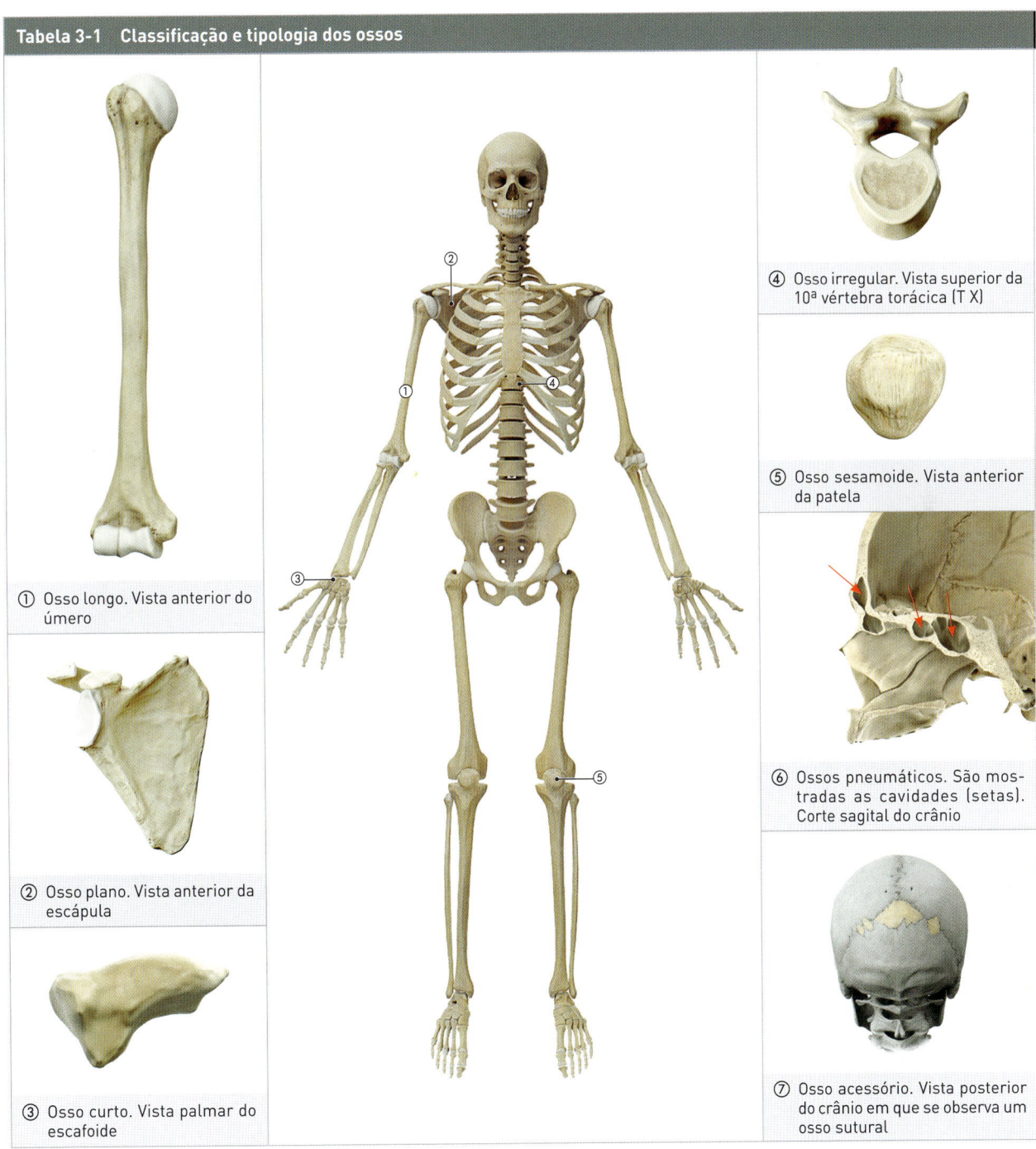

① Osso longo. Vista anterior do úmero

② Osso plano. Vista anterior da escápula

③ Osso curto. Vista palmar do escafoide

④ Osso irregular. Vista superior da 10ª vértebra torácica (T X)

⑤ Osso sesamoide. Vista anterior da patela

⑥ Ossos pneumáticos. São mostradas as cavidades (setas). Corte sagital do crânio

⑦ Osso acessório. Vista posterior do crânio em que se observa um osso sutural

Ossificação

A ossificação (formação dos ossos) segue dois modelos: ossificação intramembranosa (do tecido mesenquimal) e ossificação endocondral (de um molde cartilaginoso). A **Figura 3-2** retrata a ossificação endocrondral do fêmur (osso longo típico). O processo começa com um molde cartilaginoso inicial, seguido por um centro de ossificação primário no corpo ou diáfise à medida que chegam os vasos sanguíneos. O osso continua crescendo, e observam-se centros de ossificação secundários nas extremidades ou epífises. A zona da cartilagem de crescimento é chamada de "metáfise" e se fecha (ossifica) na idade adulta, deixando uma linha epifisial (**Fig. 3-3**). Os ossos longos são caracterizados pela diáfise (corpo) e pelas epífises (extremidades). Nas epífises, geralmente há cartilagem hialina, para a articulação com outros ossos.

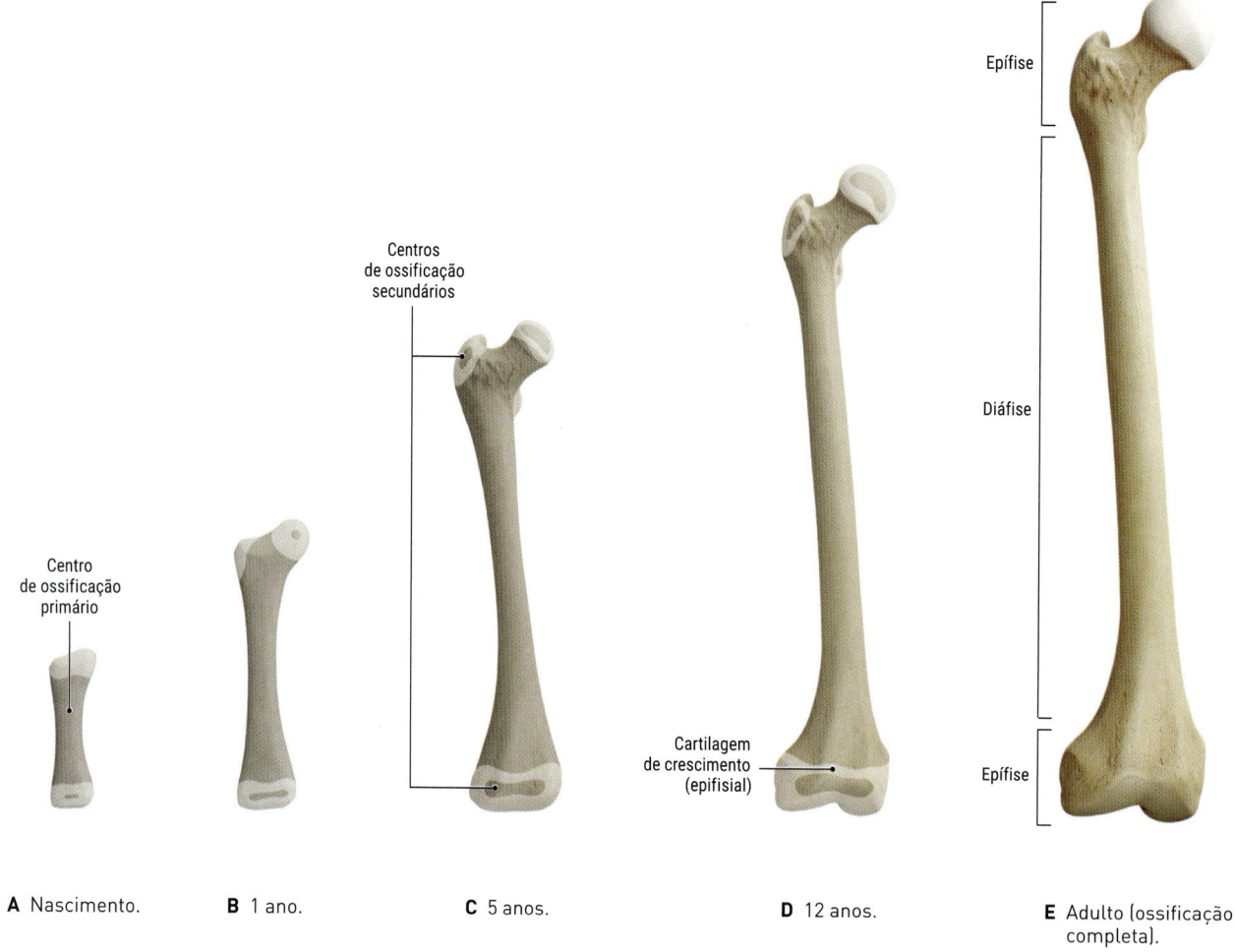

Figura 3-2 Etapas da ossificação endocondral do fêmur.

3 | Ossos

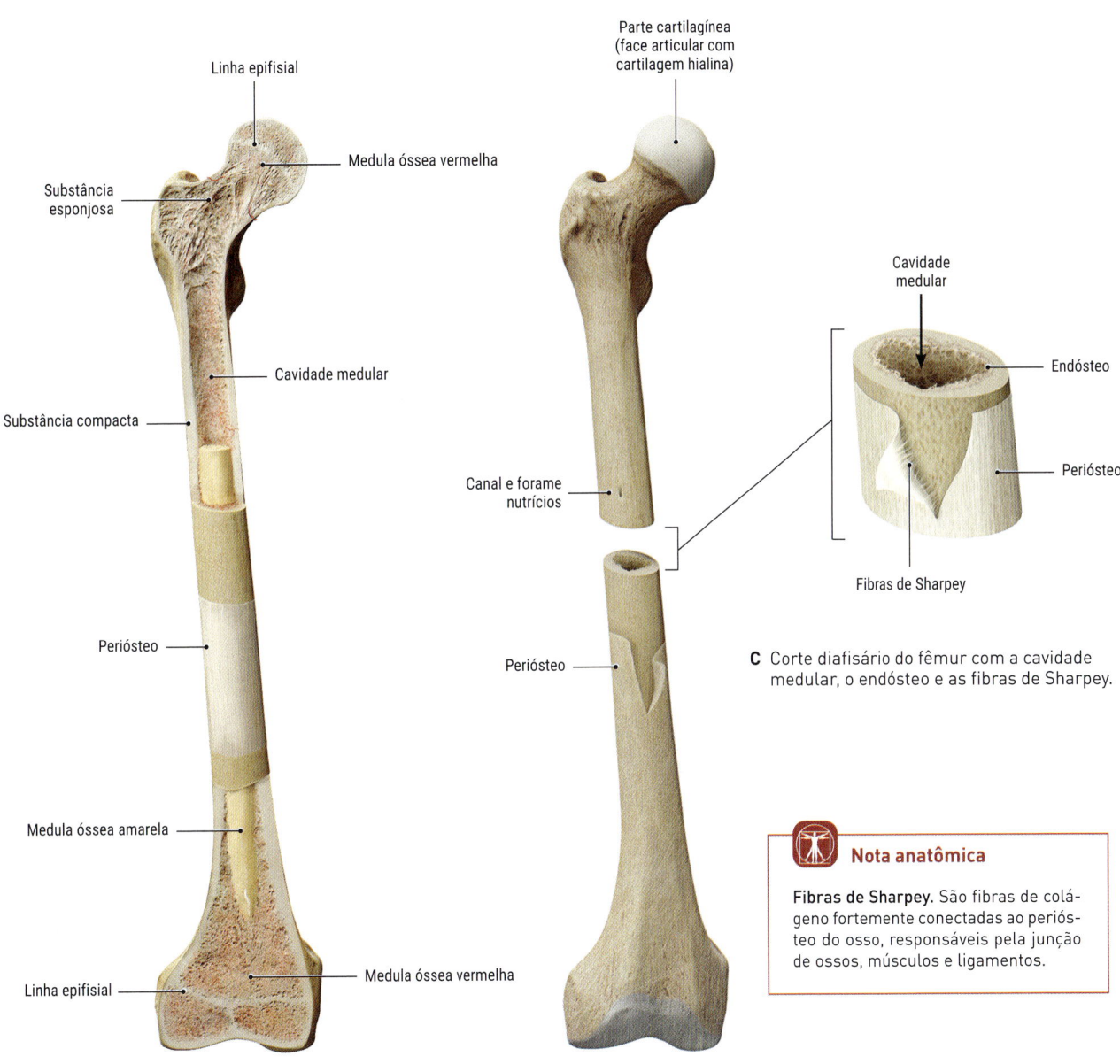

Figura 3-3 Morfologia interna do fêmur.

4 ARTICULAÇÕES

Articulações ósseas, cartilagíneas e fibrosas

As articulações são junções entre os ossos. Dependendo do tipo de junção ou material pelo qual eles estão conectados, as articulações dividem-se em:

- Sinartrose: articulações ósseas, cartilagíneas e fibrosas.
- Diartrose: articulações sinoviais.

Quando há dois elementos articulares, elas são chamadas de articulações simples; quando há mais de dois, são chamadas de articulações compostas.

Nas articulações ósseas, também denominadas "sinostose", os ossos estão unidos por osso, ou seja, estão fundidos.

O exemplo mais característico é o sacro, composto de cinco vértebras fundidas.

Nota anatômica

O termo "sinartrose" indica que não há espaços entre os ossos que se unem (*sin* = união); "diartrose" indica que há uma cavidade entre os ossos (*dia* = separação); e "anfiartrose" indica que a articulação está localizada em ambos os lados do disco (*anfi* = ambos).

Tabela 4-1 Articulações ósseas

Mobilidade	Exemplo
Imóvel	Sacro

Nas articulações cartilagíneas, um tipo de sinartrose, os ossos são unidos por um pedaço de cartilagem (sincondrose) ou por um disco fibrocartilaginoso (sínfise ou anfiartrose).

Tabela 4-2 Articulações cartilagíneas

Subtipos	Mobilidade	Exemplo
Sincondrose	Ligeiramente móvel	Primeira articulação esternocostal (A)
Sínfise (anfiartrose)	Ligeiramente móvel	• Discos intervertebrais (B) • Sínfise púbica (C)
Cartilagem epifisial (zona de crescimento ósseo)	Imóvel	(ver **Fig. 3-3**)

Nas articulações fibrosas, um tipo de sinartrose, os ossos são unidos por tecido fibroso.

Tabela 4-3 Articulações fibrosas

Subtipo 1	Subtipo 2	Mobilidade	Exemplo
Sindesmose	Gonfose	Imóvel	União dente-alvéolo (A)
	Sindesmose propriamente dita	Imóvel	Articulação tibiofibular distal (B1)
Membrana interóssea		Imóvel	Membrana interóssea da perna (B2)
Sutura (sinfibrose)	Plana	Imóvel	Sutura internasal (C)
	Escamosa		Sutura escamosa (temporoparietal) (D)
	Serrátil		Sutura sagital (interparietal) (E)
	Denticulada		Sutura occipitomastóidea (occipitotemporal) (F)
	Esquindilese		Sutura esfenovomeral (esfenoide-vômer) (G)

Exemplos de articulações fibrosas

A

B

C

D

E

F

G

Articulações sinoviais

Nas articulações sinoviais (diartroses), os ossos são unidos por uma cápsula articular ou sinovial. Elas são caracterizadas por ter uma cavidade que permite o movimento entre as superfícies articulares. A membrana sinovial, camada interna da cápsula articular, produz o líquido sinovial, que lubrifica e nutre a articulação.

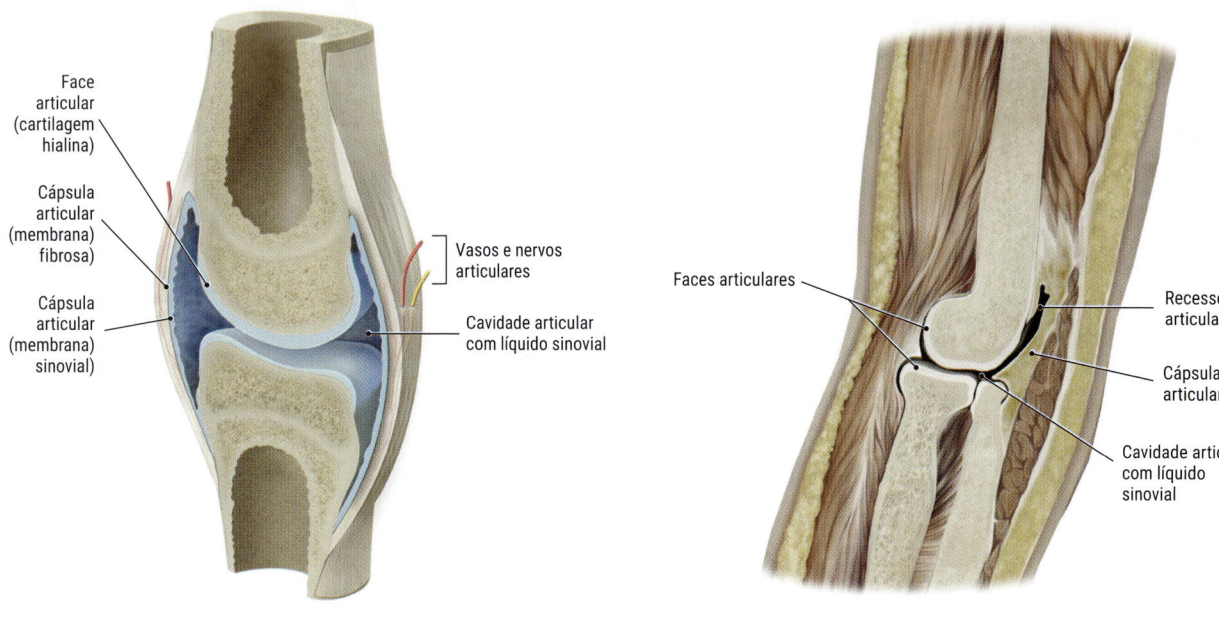

A Diagrama de uma articulação sinovial.

B Corte sagital do cotovelo mostrando os elementos de uma articulação sinovial.

Figura 4-1 Articulação sinovial (corte sagital).

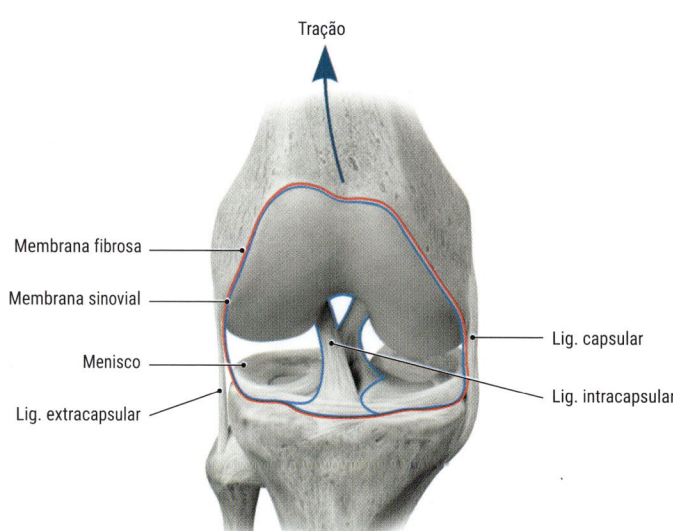

Figura 4-2 Vista anterior da articulação do joelho com as superfícies articulares separadas. Em vermelho, bordas da membrana fibrosa. Em azul, bordas da membrana sinovial.

Os ligamentos são feixes de tecido conjuntivo denso que reforçam as articulações. Há três tipos de ligamentos: capsulares, que são espessamentos da membrana fibrosa da cápsula articular; extracapsulares, que reforçam uma articulação a distância, sem entrar em contato com a cápsula; e intracapsulares, que estão localizados dentro da cápsula articular. Além disso, as articulações podem ter anexos articulares, como meniscos, discos ou lábios articulares, que aumentam sua congruência e estabilidade.

As articulações sinoviais são classificadas pelo formato das superfícies que articulam, o que, por sua vez, afeta os tipos de movimentos que elas podem realizar. As articulações planas possibilitam os deslizamentos, as articulações cilíndricas têm um eixo de movimento, as articulações elipsóideas, bicondilares e selares têm dois eixos de movimento e, por fim, as articulações esferóideas têm três eixos de movimento.

Tabela 4-4 Articulações sinoviais

Subtipo 1	Subtipo 2	Mobilidade e eixos de movimento	Exemplo
Esferóidea (enartrose)		Móvel (3 eixos)	Articulação do quadril **(A)**
Selar		Móvel (2 eixos)	Carpometacarpal **(B)**
Elipsóidea		Móvel (2 eixos)	Radiocarpal **(C)**
Bicondilar		Móvel (2 eixos)	Femorotibial **(D)**
Cilíndrica	Gínglimo	Móvel (1 eixo)	Umeroulnar **(E)**
	Trocóidea	Móvel (1 eixo)	Atlantoaxial **(F)**
Plana		Móvel (deslizamentos)	Acromioclavicular **(G)**

A

B

C

D

E

F

G

5 SISTEMA MUSCULAR

Componentes e classificação muscular

O tecido muscular é classificado como cardíaco, liso e esquelético. O músculo cardíaco forma o miocárdio (camada muscular do coração), e os músculos lisos estão localizados nas paredes da maioria das vísceras do nosso corpo, como no trato digestório. Ambos são controlados pelo sistema nervoso autônomo e, portanto, têm contração involuntária.

Em contrapartida, o músculo esquelético é encontrado no sistema locomotor e é controlado pelo sistema nervoso somático, portanto apresenta contração voluntária.

Esta seção discutirá a classificação dos músculos esqueléticos, que se baseia em diferentes características, como formato (quadrado, romboide, trapézio, etc.), função (pronador, flexor, adutor, etc.), número de cabeças (bíceps, tríceps ou quadríceps) e assim por diante.

Os músculos se inserem no osso por meio de tendões ou aponeuroses (tendão plano). Em geral, a inserção proximal e/ou medial é chamada de "origem". A parte central geralmente coincide com o ventre muscular, a parte mais volumosa com fibras musculares.

Quando as fibras se situam paralela e longitudinalmente seguindo o eixo do músculo, ele é chamado de músculo fusiforme, com a forma de um "fuso" (**Fig. 5-1 B**).

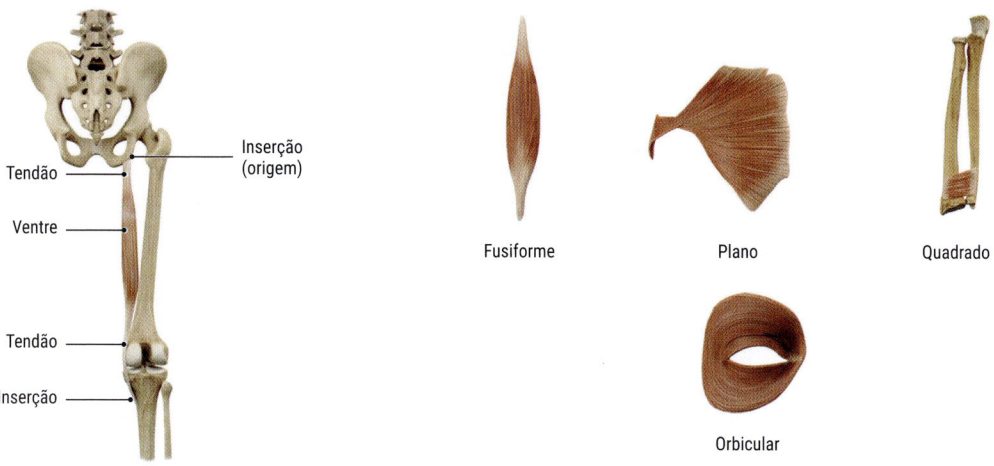

A Vista de um músculo esquelético isolado (semitendíneo) em que seus principais componentes são observados.

B Exemplos de tipos musculares de acordo com sua forma (existem muitos outros: serráteis, longos, triangulares, etc.).

Figura 5-1 Partes de um músculo e tipos de músculo segundo seu formato.

Em geral, os músculos têm um ventre muscular e dois tendões de inserção em suas extremidades. Quando têm mais de um ventre muscular, são chamados "biventre" (*bi*= dois), como pode ser visto em **(A)**. Se tiverem mais de dois ventres, são chamados de "poliventres" (*poli* = muitos), como no músculo reto abdominal. Quando a parte distal do músculo se divide em vários tendões, é chamada de músculo "policaudado", como em **(B)**. A classificação correspondente às imagens **(C)**, **(D)** e **(E)** relaciona o número de cabeças de origem do músculo. Assim, tem-se bíceps **(C)** (*bi*= dois; *ceps*= cabeças), tríceps **(D)** (*tri*= três) e quadríceps **(E)** (*quadri*= quatro).

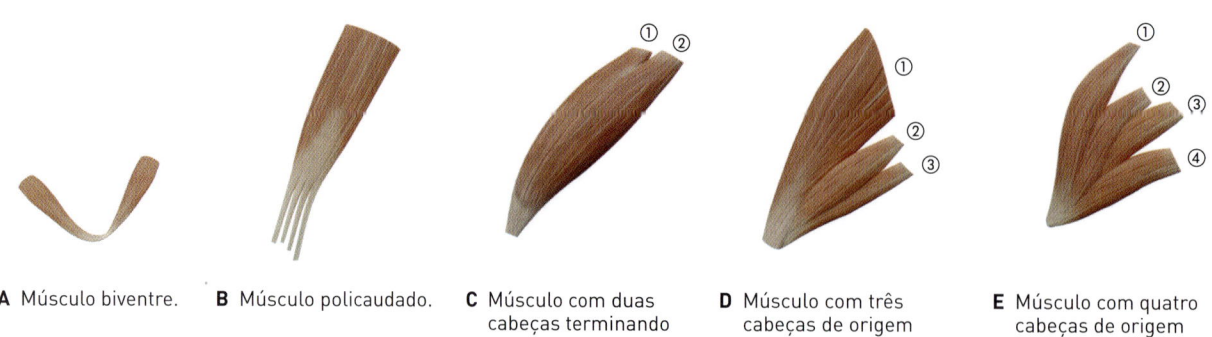

A Músculo biventre. **B** Músculo policaudado. **C** Músculo com duas cabeças terminando em um tendão comum (bíceps braquial). **D** Músculo com três cabeças de origem (tríceps). **E** Músculo com quatro cabeças de origem (quadríceps).

Figura 5-2 Tipos de músculos de acordo com sua estrutura externa.

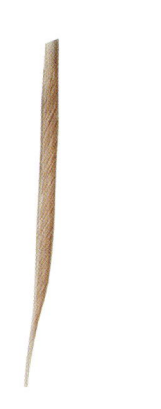

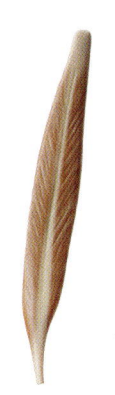

A Músculo semipeniforme (ou unipeniforme) cujas fibras oblíquas estão dispostas em um lado do tendão.

B Músculo peniforme (ou bipeniforme), semelhante a uma pena, com fibras oblíquas em ambos os lados do tendão.

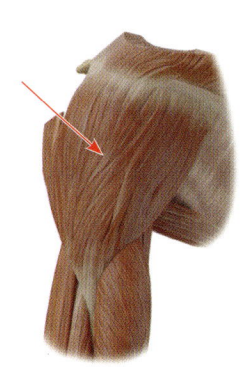

C Músculo multipeniforme com fibras oblíquas em diferentes direções (seta).

Figura 5-3 Tipos de músculos conforme a disposição de suas fibras.

O sistema musculoesquelético tem vários anexos. As bainhas tendíneas recobrem os tendões quando eles passam por túneis osteofibrosos ou quando mudam de direção; ou seja, em pontos onde pode haver atrito. Isso ocorre principalmente nos tendões das mãos e dos pés, bem como na bainha tendínea da **Figura 5-4**, que corresponde à cabeça longa do músculo bíceps braquial. Outro elemento que ajuda a minimizar o atrito entre os planos de movimento ao recobrir os relevos ósseos em áreas de pressão são as bolsas sinoviais. A bolsa subacromial pode ser vista na **Figura 5-4**. As fáscias são tecido conjuntivo que recobre músculos e grupos musculares, bem como a base estrutural da divisão interna do nosso corpo. Nessa figura, as fáscias anteriores do tórax são representadas.

Os músculos movem os segmentos ósseos por meio das articulações. Temos três tipos de alavancas, dependendo da disposição dos componentes: inserção muscular, ponto em que ocorre o movimento na articulação e a resistência. Na **Figura 5-5** ([A] alavanca de primeiro grau), o ponto de apoio ou fulcro da alavanca está entre a força e a resistência muscular. O exemplo clássico são os músculos extensores da cabeça e do pescoço, que se opõem à queda da cabeça. Em **(B)** e **(C)**, alavancas de segundo e terceiro graus, respectivamente, o fulcro está em uma extremidade, e a posição de força e resistência muda. Os músculos posteriores da perna **(B)** tracionam para se opor ao peso do corpo, possibilitando a posição "na ponta dos pés". Em **(C)**, o bíceps traciona para mover o antebraço e a mão contra a gravidade, a fim de flexionar o cotovelo.

A Alavanca de primeiro grau.

B Alavanca de segundo grau.

C Alavanca de terceiro grau.

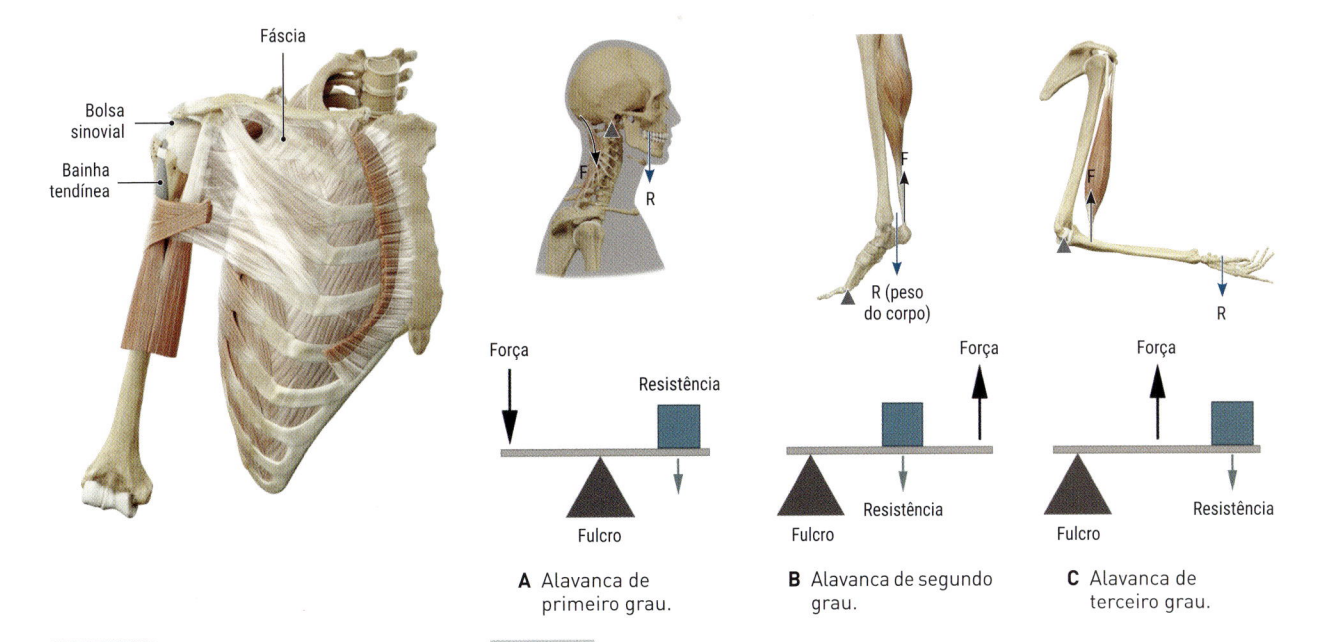

Figura 5-4 Anexos musculotendíneos.

Figura 5-5 Tipos de alavanca.

6 SISTEMA CIRCULATÓRIO

Circulação arterial, venosa e linfática

De um ponto de vista geral e simplificado, o sistema circulatório é composto de um sistema fechado de vasos sanguíneos que transportam o sangue impulsionado pelo coração. A bomba desse sistema é o próprio coração, especificamente o músculo cardíaco ou miocárdio. Os vasos que transportam o sangue do coração para os diferentes órgãos e tecidos são as artérias, enquanto as veias levam o sangue de volta ao coração. Um sistema venoso em que dois órgãos, além do coração, estão conectados é chamado de "sistema portal". O sistema linfático se conecta ao sistema venoso. Uma de suas funções é retirar líquido do espaço intersticial, transportar a linfa e escoá-la no sistema circulatório.

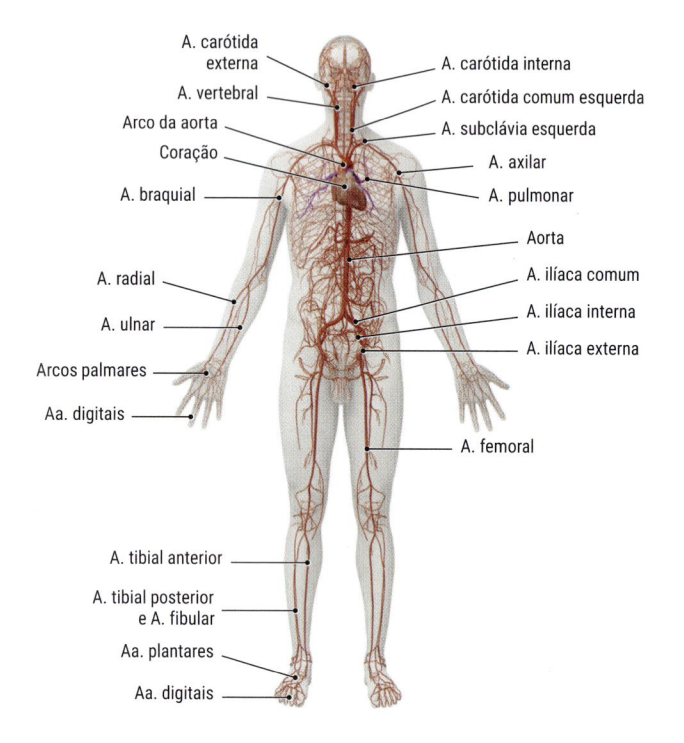

A Vista anterior da circulação arterial.

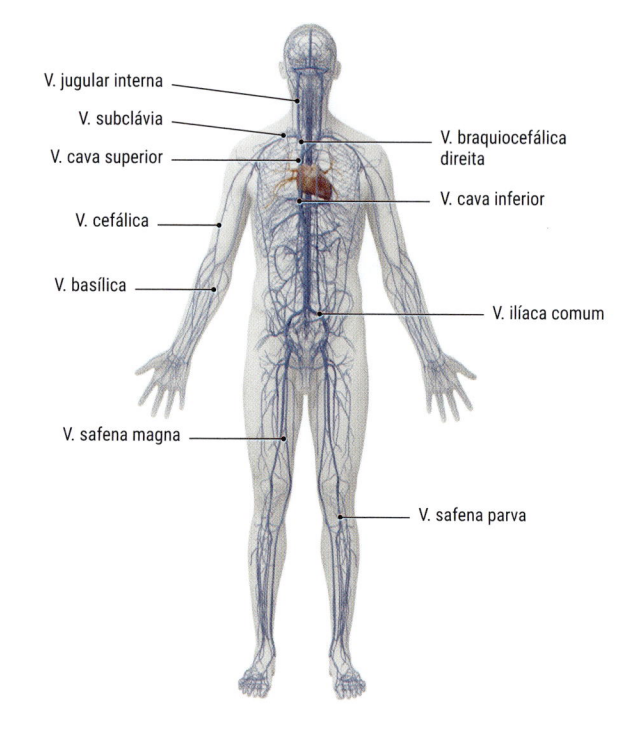

B Vista anterior da circulação venosa.

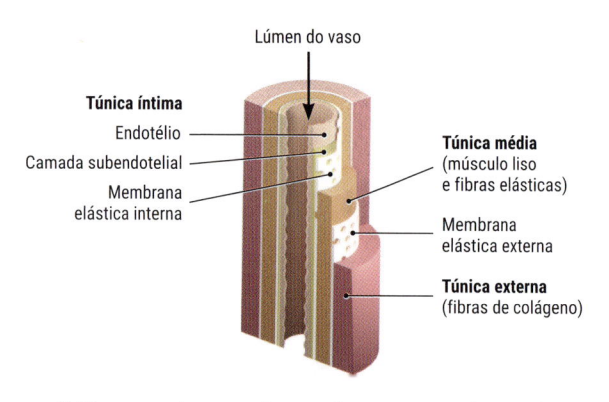

C Diagrama das camadas que formam a parede arterial.

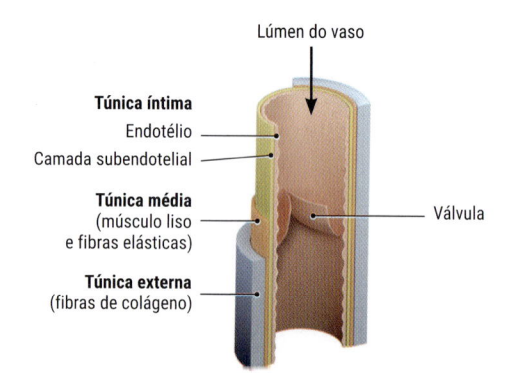

D Diagrama de um segmento venoso com as camadas que compõem a parede venosa e uma válvula venosa.

Figura 6-1 Visão geral das circulações arterial e venosa e detalhes da constituição da parede dos vasos.

As artérias têm paredes mais espessas porque formam um sistema de alta pressão, especialmente aquelas que estão mais próximas do coração. A **Figura 6-1** mostra algumas artérias relevantes, tanto superficiais como profundas. Em muitas regiões, as veias são representadas por duas veias satélites que acompanham uma artéria específica, da qual recebem seu nome, e que apresentam múltiplas anastomoses entre si. Em geral, as veias têm paredes mais estreitas do que as artérias, pois trabalham em um sistema de baixa pressão. A válvula venosa é um dos componentes dos mecanismos de retorno venoso, encontrada principalmente nas extremidades (já que o sangue precisa retornar contra a gravidade).

Uma das principais funções do sistema linfático é drenar o excesso de líquido intersticial pelos capilares linfáticos. Eles drenam pelos vasos linfáticos, que geralmente passam por diferentes estações nodais (ou linfonodos) até atingirem os troncos e coletores principais. Três quartos do corpo (metade inferior e quadrante superior esquerdo) drenam para o ducto torácico, enquanto o último quarto (superior direito) drena para o ducto linfático direito. Ambos os ductos linfáticos drenam para o ângulo jugulo subclávio (entre as veias jugular interna e subclávia) em seus respectivos lados. Outra função do sistema linfático é seu papel no sistema imune, além de transportar lipídeos após sua absorção no sistema digestório (vasos linfáticos quilíferos).

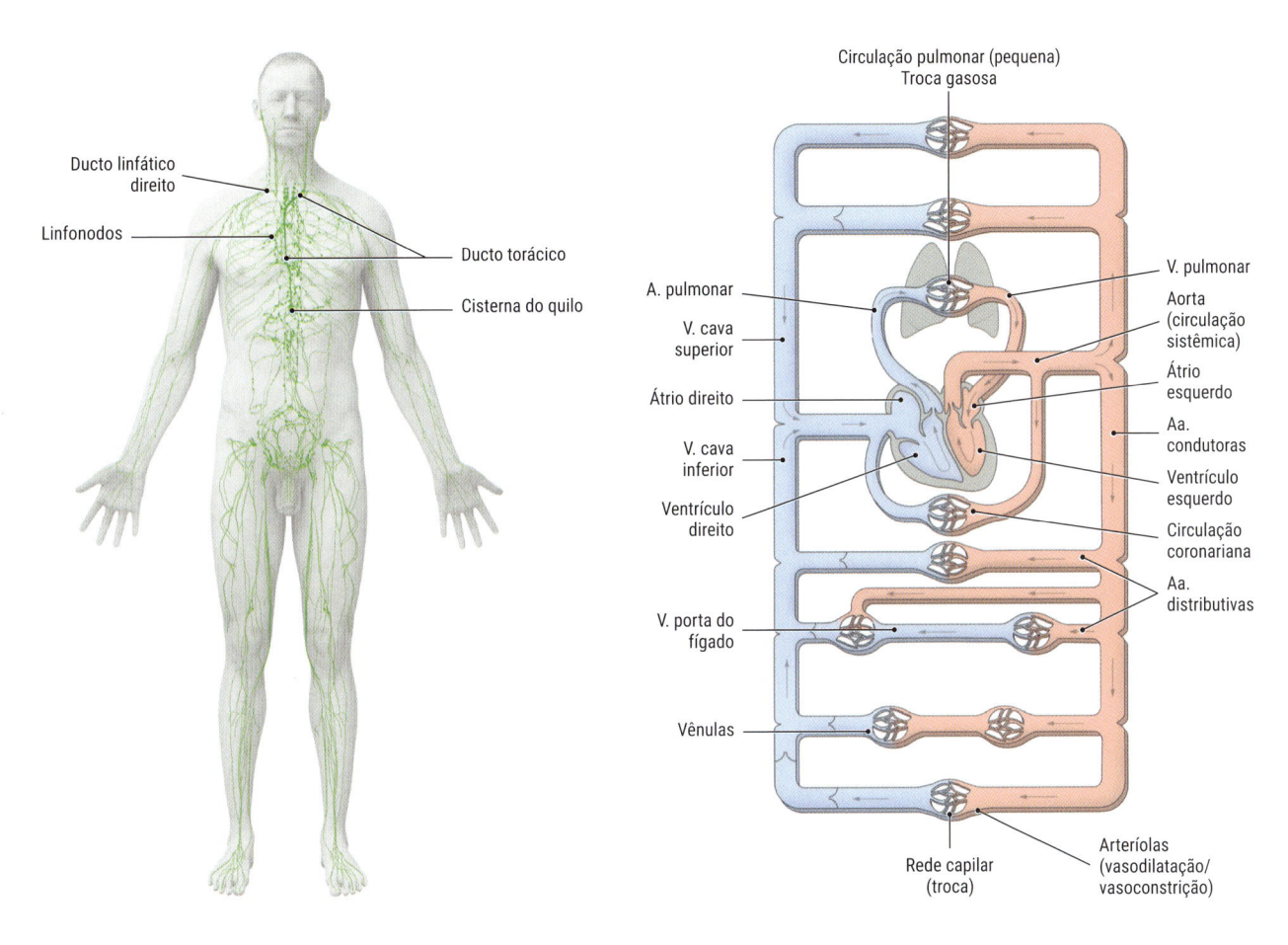

A Vista anterior do sistema linfático.

B Esquema geral da circulação.

Figura 6-2 Sistema linfático e esquema circulatório.

A grande circulação ou circulação sistêmica é aquela estabelecida entre o coração e os órgãos para o transporte de sangue oxigenado, nutrientes, etc. Ela começa no ventrículo esquerdo e termina no átrio direito. O grande vaso condutor é a artéria aorta, que se ramifica em várias artérias de distribuição que transportam sangue para os órgãos. As artérias se ramificam e diminuem de tamanho para formar arteríolas. As arteríolas têm uma musculatura lisa semelhante à dos esfincteres nas arteríolas pré-capilares que controlam o fluxo para os órgãos e a distribuição geral do sangue por meio de vasodilatação e vasoconstrição. Nos capilares, ocorre a troca entre sangue e tecidos, e os capilares arteriais continuam com os venosos. Os capilares venosos se unem para formar vênulas, que, por sua vez, formarão as veias. A veia cava superior recebe sangue da metade superior do corpo, e a veia cava inferior recebe sangue da metade inferior. Ambas as veias drenam para o átrio esquerdo. Também se observa um sistema portal, o hepático, que transporta sangue de um órgão para outro, do intestino e do baço para o fígado. A circulação pulmonar (ou pequena circulação) visa à troca gasosa nos alvéolos pulmonares e brônquios respiratórios. Ela inicia no ventrículo direito e é direcionada para os pulmões através das artérias pulmonares, com uma concentração baixa em oxigênio e alta em dióxido de carbono. A troca ocorre nos alvéolos, e o sangue retorna ao coração pelas veias pulmonares, ricas em oxigênio e pobres em dióxido de carbono, para o átrio esquerdo. A partir daqui, o sangue passa para o ventrículo esquerdo para distribuição por todo o corpo.

7 SISTEMA NERVOSO

Sistema nervoso

O sistema nervoso desempenha um papel essencial na integração do organismo, especificamente gerando respostas isoladas ou cooperativas a estímulos que alteram a homeostase (níveis ou parâmetros internos ideais para a manutenção de nossas funções e da vida). É composto de neurônios e células de suporte ou neuróglia. Os corpos dos neurônios formam a substância cinzenta, e seus axônios formam a substância branca. O sistema nervoso é anatomicamente dividido em sistema nervoso central (SNC) e sistema nervoso periférico (SNP). O primeiro é o grande centro de processamento de pensamento, memória, sensorial, etc. Para receber informações e enviar respostas, é necessário um sistema de relacionamento com o organismo, função desempenhada pelo SNP. O SNP conecta o SNC com diferentes partes do corpo por meio dos nervos. Pelas vias aferentes (de entrada), o SNC recebe informações do corpo, e, pelas vias eferentes (de saída), envia comandos motores. No diagrama da **Figura 7-2 (B)**, observam-se os diferentes componentes do sistema nervoso.

Por outro lado, funcionalmente o sistema nervoso é dividido em um sistema nervoso autônomo (com uma parte simpática e outra parassimpática) e um sistema nervoso somático. O primeiro é responsável por processos automáticos, involuntários e inconscientes que mantêm a homeostase do nosso corpo. O segundo inerva o músculo esquelético (voluntário) e recebe principalmente sensibilidade consciente. Além desses dois, também devem ser considerados os sentidos especiais.

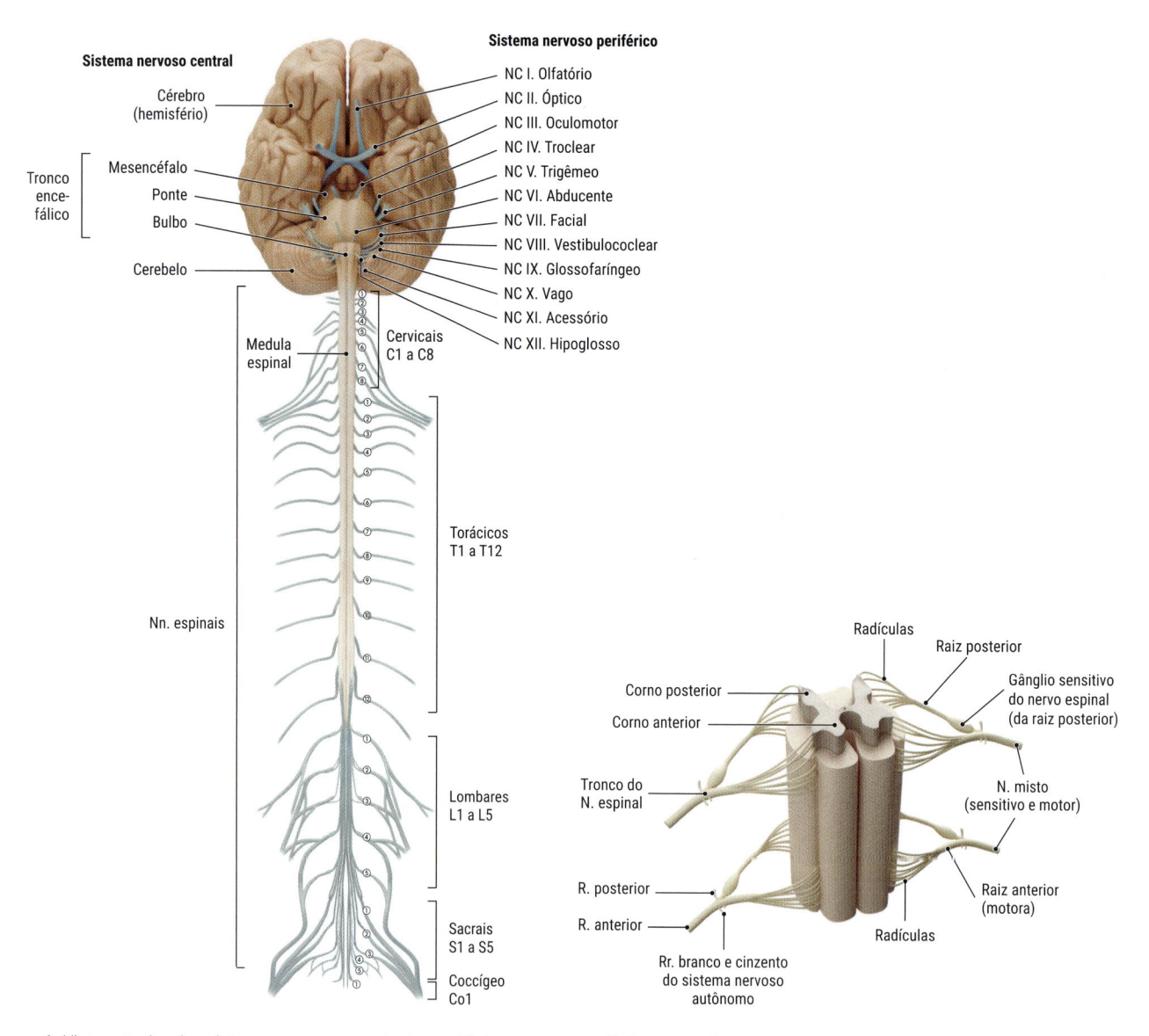

A Vista anterior dos sistemas nervosos central e periférico com seus principais componentes.

B Estrutura de um segmento da medula espinal e formação de um nervo espinal misto (sensitivo e motor).

Figura 7-1 Sistema nervoso.

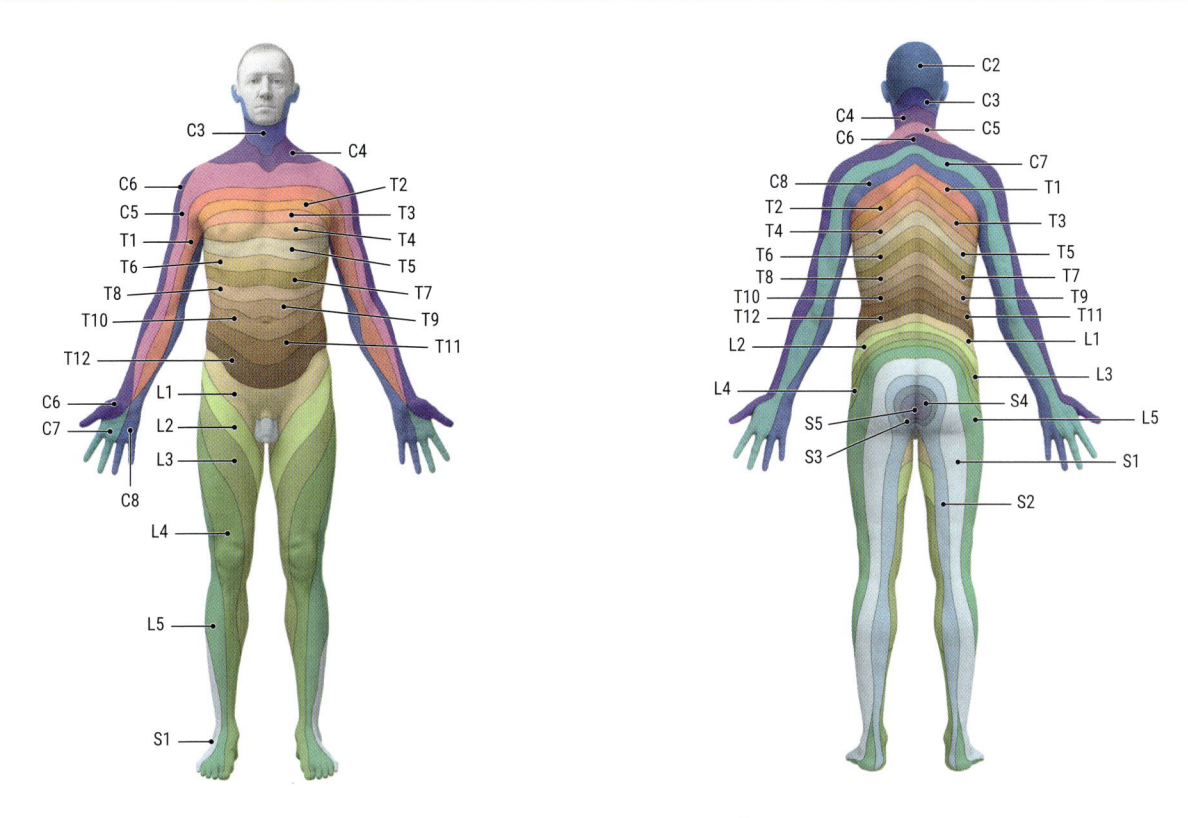

AUTOAVALIAÇÃO | disponível em *paginas.grupoa.com.br/eva_atlas_anatomia/* | 25

A Vistas anterior e posterior dos dermátomos.

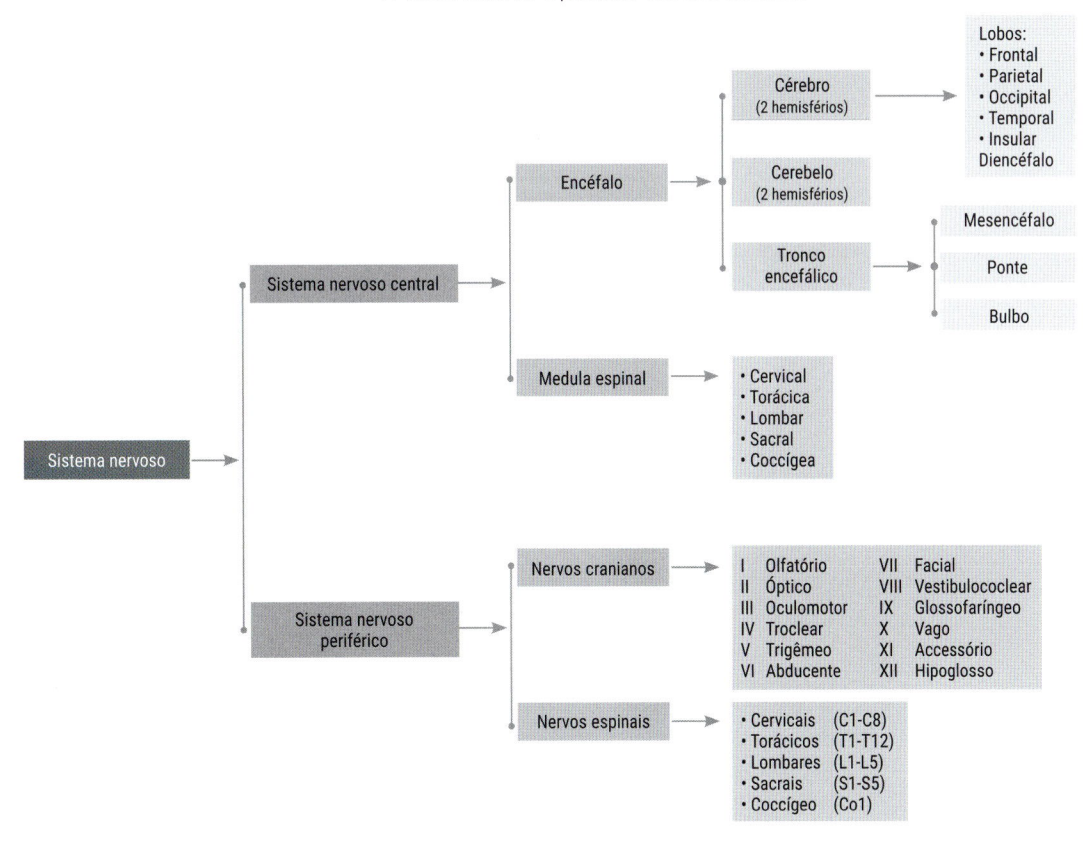

B Diagrama resumido da estrutura anatômica do sistema nervoso.

Figura 7-2 Dermátomos (áreas da pele inervadas por um nervo espinal) e estrutura anatômica do sistema nervoso.

8 CAVIDADES CORPORAIS

Disposição das cavidades corporais

A anatomia seccional ajuda na compreensão da topografia e das relações entre os diferentes órgãos. Além disso, seu estudo facilita a interpretação de exames diagnósticos por imagem baseados em cortes.

Nota: todas as figuras nas imagens seccionais são referenciadas na miniatura.

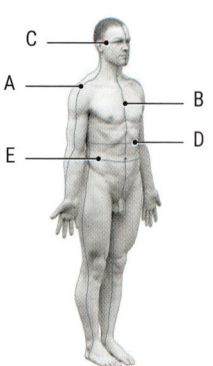

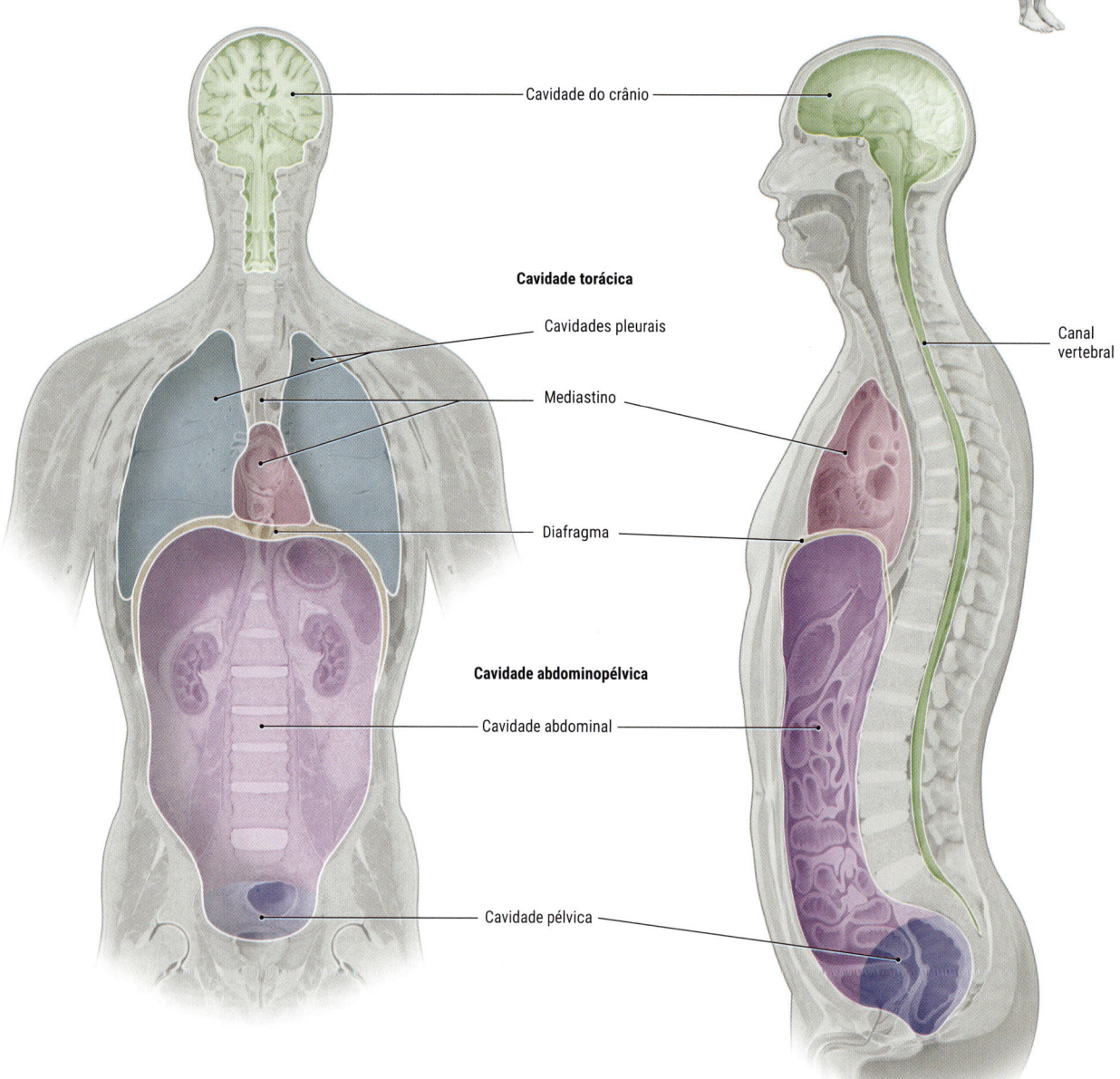

- Cavidade do crânio
- **Cavidade torácica**
  - Cavidades pleurais
  - Mediastino
  - Diafragma
- **Cavidade abdominopélvica**
  - Cavidade abdominal
  - Cavidade pélvica
- Canal vertebral

A Corte frontal.

B Corte sagital.

Figura 8-1 Cavidades corporais vistas em secções anatômicas. Para mais detalhes, ver o capítulo específico.

Tabela 8-1 Cavidades corporais	
Cavidade	**Conteúdo principal**
Cavidade do crânio	Encéfalo
Canal vertebral	Medula espinal
Cavidade torácica	
Cavidades pleurais	Pulmões
Mediastino	• Pericárdio e coração • Grandes vasos • Esôfago • Traqueia e brônquios
Cavidade abdominopélvica	
Cavidade abdominal	• Estômago • Intestinos • Fígado • Pâncreas • Baço • Rins • Ureteres

Cavidade pélvica	• Parte dos intestinos
	• Reto
	• Bexiga
	• Uretra
	• Mulheres:
	  – Útero
	  – Tubas uterinas
	  – Ovários
	  – Vagina
	• Homens:
	  – Próstata
	  – Glândulas seminais

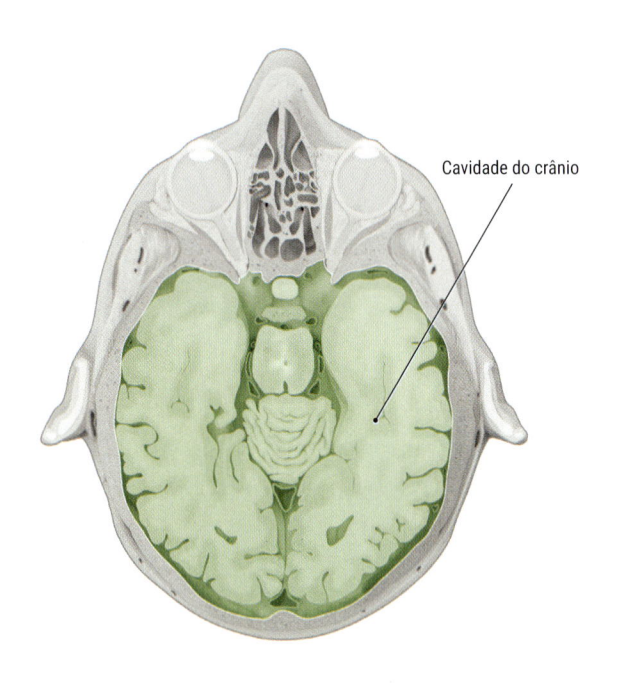

C Secção transversal da cabeça no nível das órbitas.

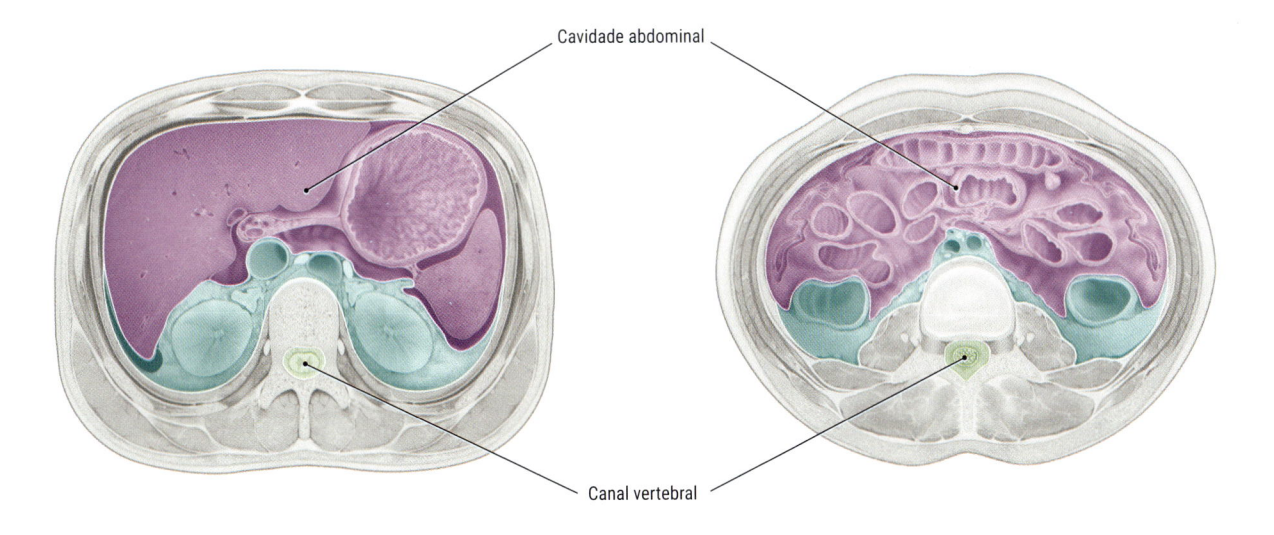

D Secção transversal do tórax no nível de T VI.

E Secção transversal do abdome no nível de L III.

II TRONCO

9	Ossos do tronco	30
10	Articulações do tronco	44
11	Músculos do tronco	54
12	Vasos sanguíneos e linfáticos do tronco	80
13	Medula espinal	88
14	Nervos do tronco	96
15	Vísceras do tórax	104
16	Vísceras do abdome	142
17	Vísceras da pelve	184

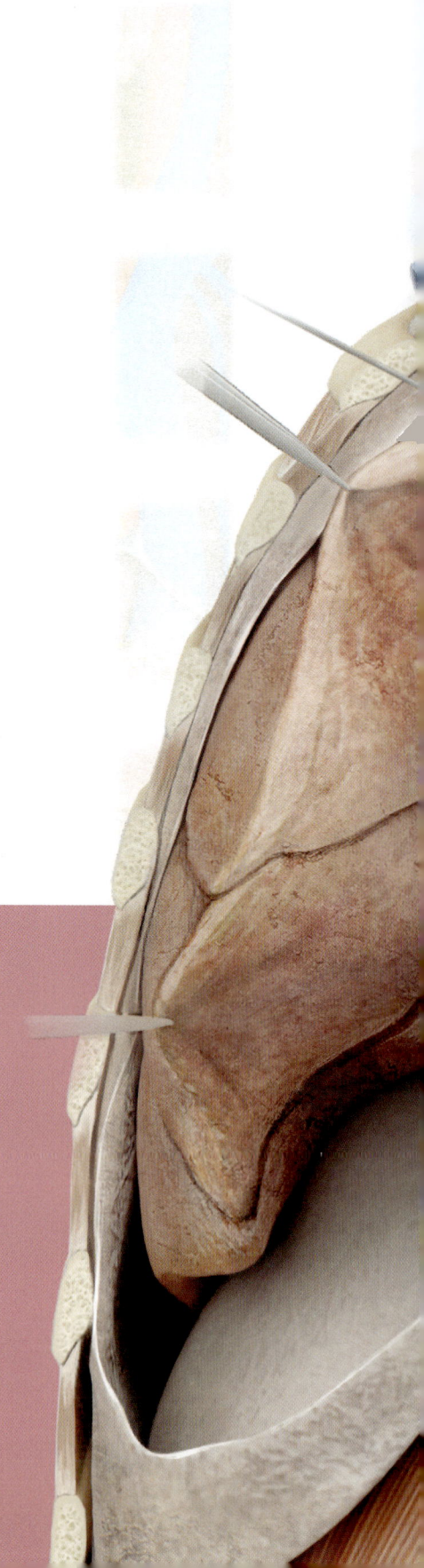

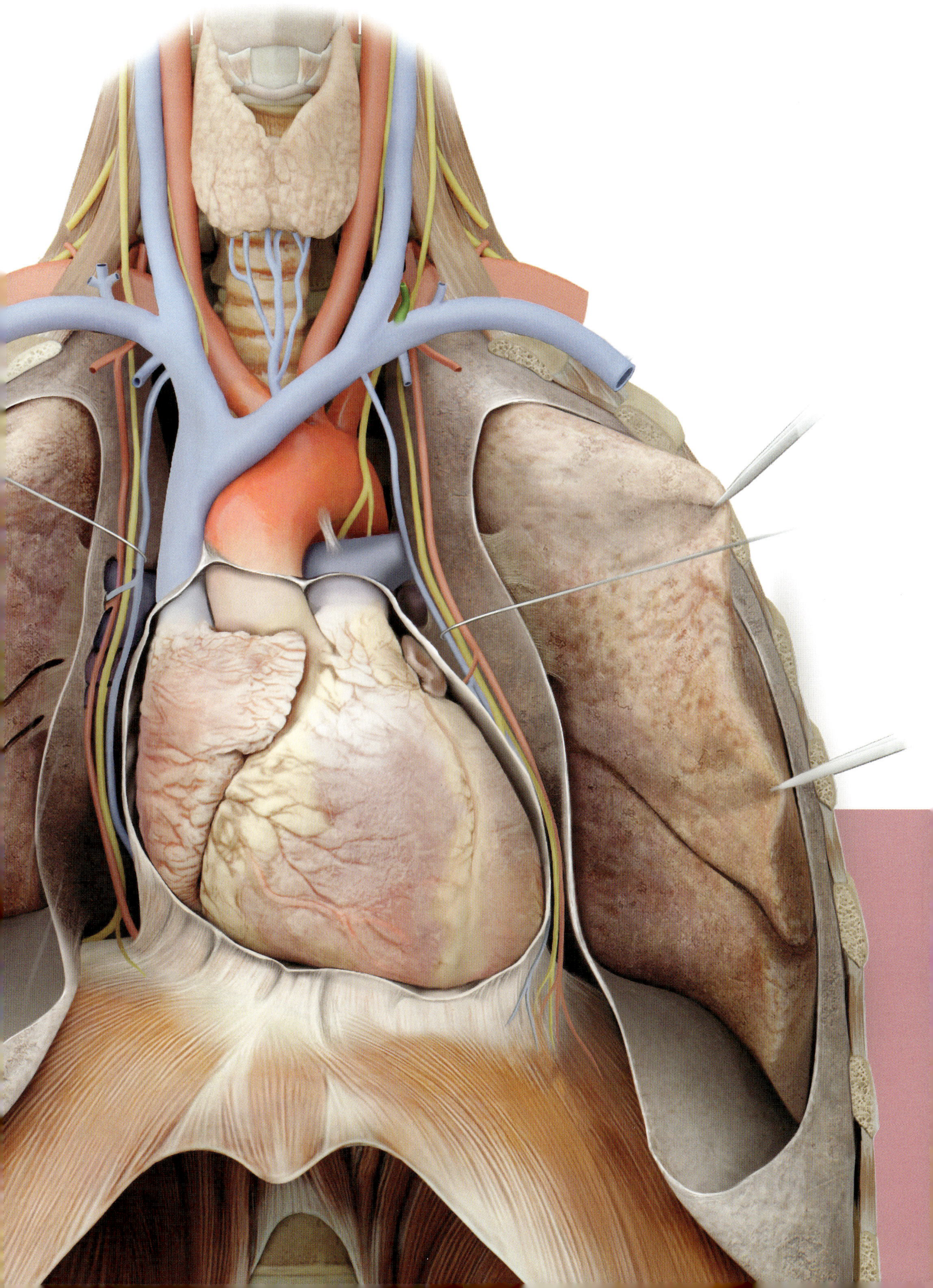

9 OSSOS DO TRONCO

Coluna vertebral

A coluna vertebral é formada pela sobreposição de 32 a 34 vértebras articuladas umas às outras, que se dividem em uma região cervical (vértebras C I a C VII), uma região torácica (vértebras T I a T XII), uma região lombar (vértebras L I a L V), uma região sacral (vértebras S I a S V, que se fundem para formar o osso sacro) e um região coccígea (3 a 5 vértebras coccígeas, que se fundem para formar o cóccix).

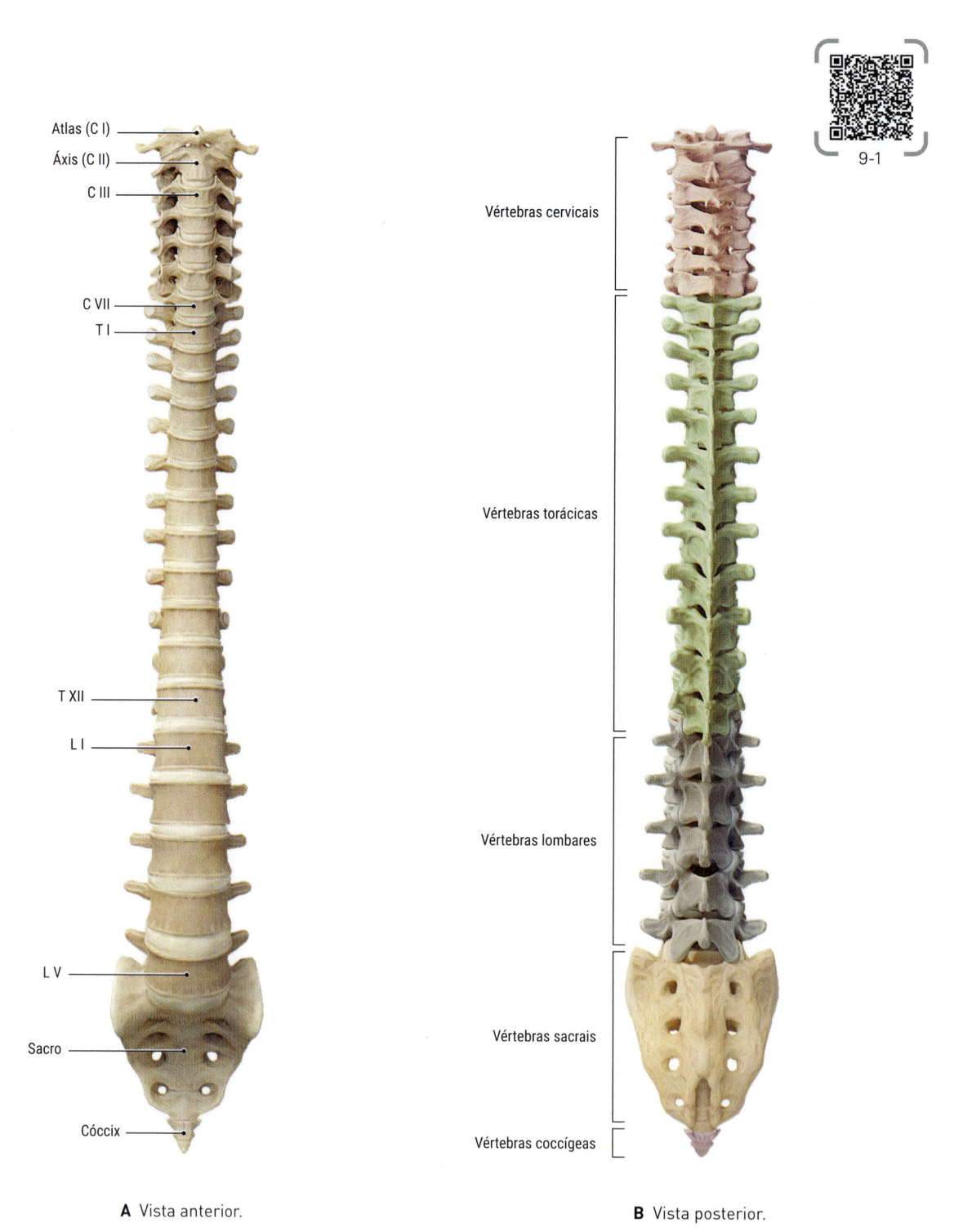

A Vista anterior.   **B** Vista posterior.

Figura 9-1 Coluna vertebral.

(?) AUTOAVALIAÇÃO | disponível em *paginas.grupoa.com.br/eva_atlas_anatomia/*

Nota anatômica

Curvaturas da coluna vertebral. A coluna vertebral humana apresenta quatro curvaturas no plano sagital. As curvaturas da concavidade anterior são denominadas cifoses (torácica e sacral), ao passo que as curvaturas da concavidade posterior são denominadas lordoses (cervical e lombar). As cifoses torácica e sacral são consideradas curvaturas primárias, uma vez que se formam já no período fetal, e as lordoses cervical e lombar são consideradas curvaturas secundárias, uma vez que se desenvolvem durante o período de crescimento do indivíduo.

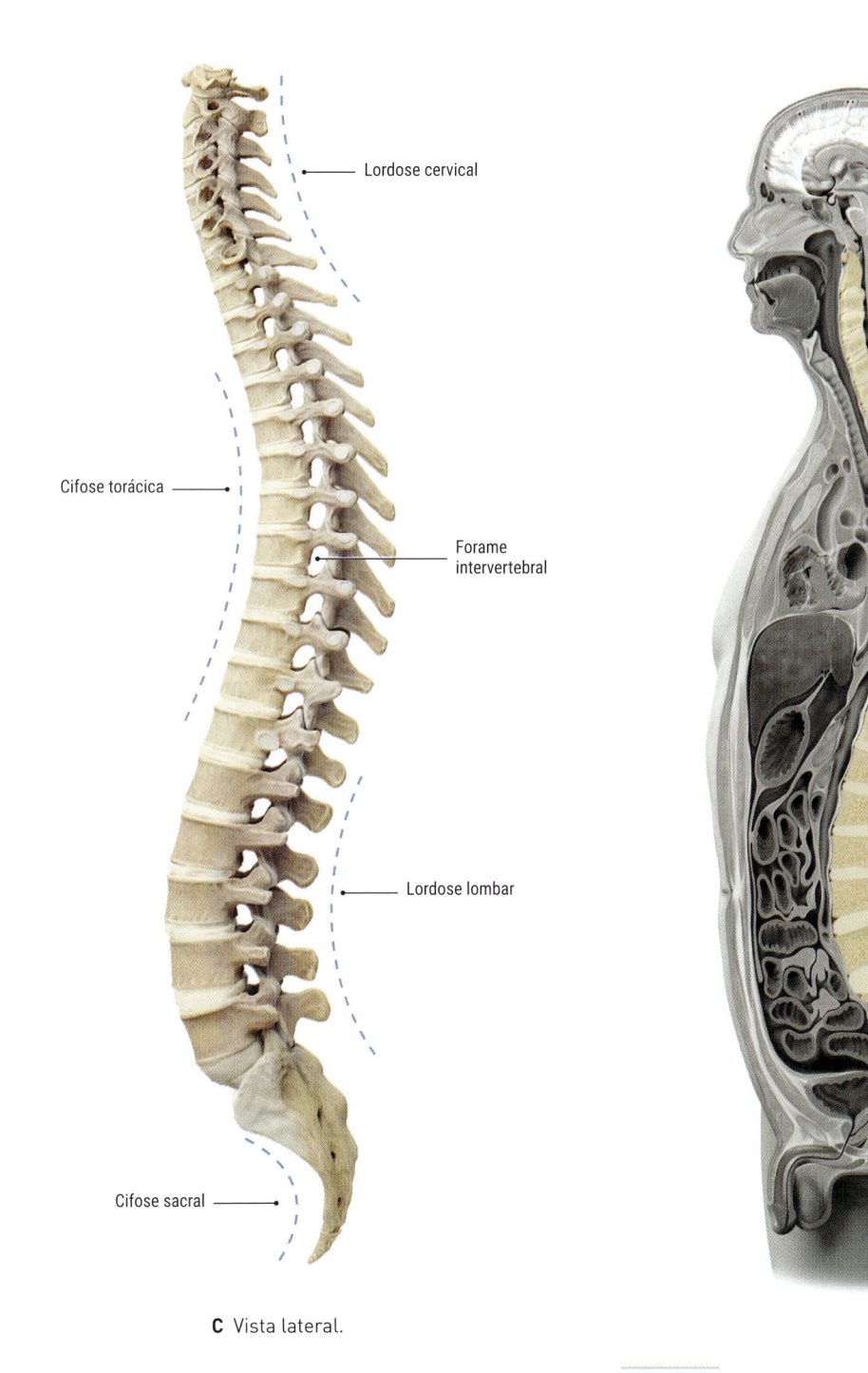

C Vista lateral.

Figura 9-2 Corte sagital.

Vértebras

Cada vértebra é formada por uma porção anterior ou corpo vertebral e uma porção posterior ou arco vertebral, formado por dois pedículos, anteriormente, e duas lâminas, posteriormente. Dois processos transversos, dois processos articulares superiores, dois processos articulares inferiores e um processo espinhoso emergem do arco vertebral. O corpo vertebral e o arco vertebral delimitam o forame vertebral, onde se encontra a medula espinal. As incisuras nos pedículos de duas vértebras vizinhas delimitam o forame intervertebral.

Nota anatômica

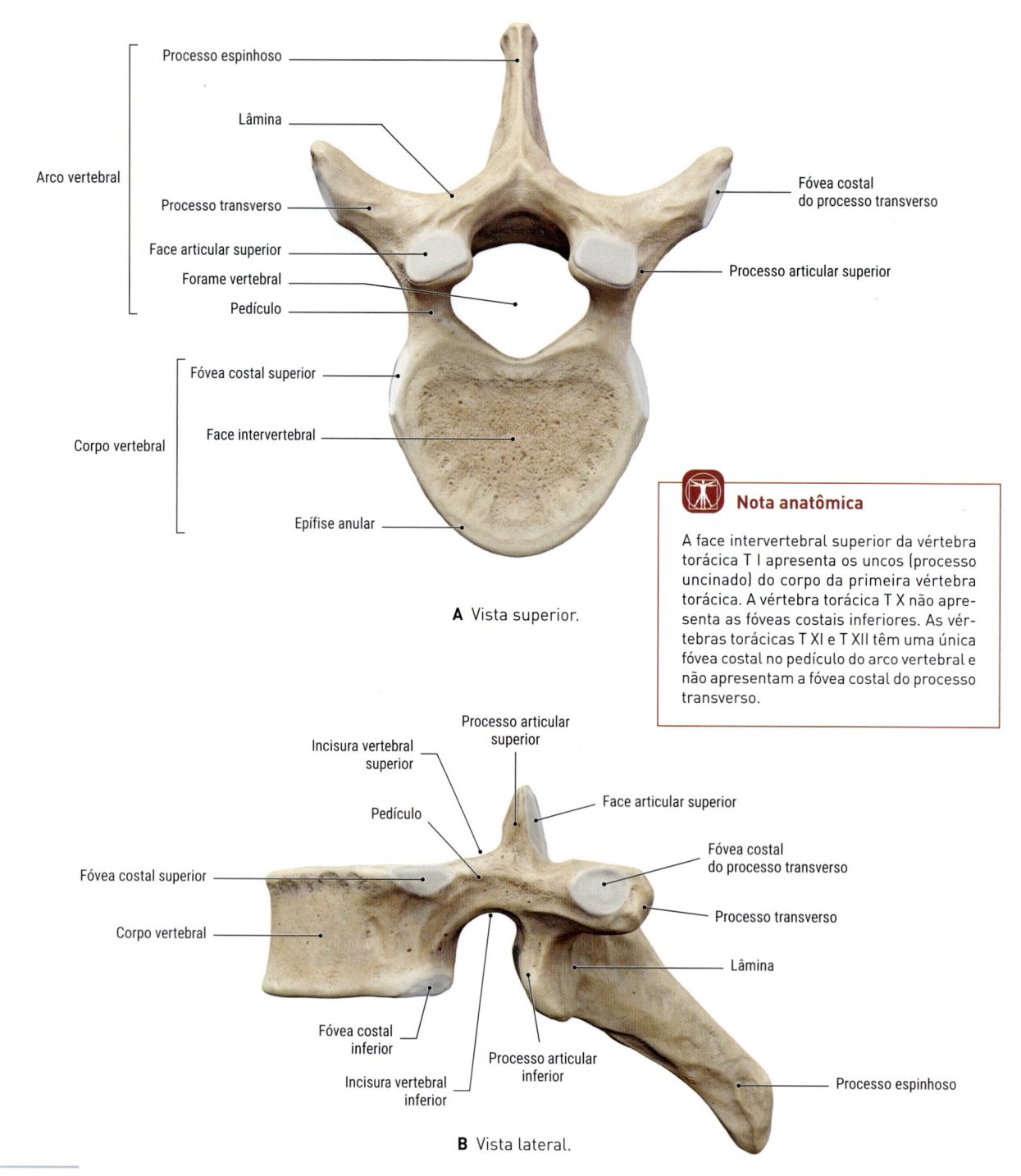

A face intervertebral superior da vértebra torácica T I apresenta os uncos (processo uncinado) do corpo da primeira vértebra torácica. A vértebra torácica T X não apresenta as fóveas costais inferiores. As vértebras torácicas T XI e T XII têm uma única fóvea costal no pedículo do arco vertebral e não apresentam a fóvea costal do processo transverso.

Figura 9-3 Vértebra torácica (T VII).

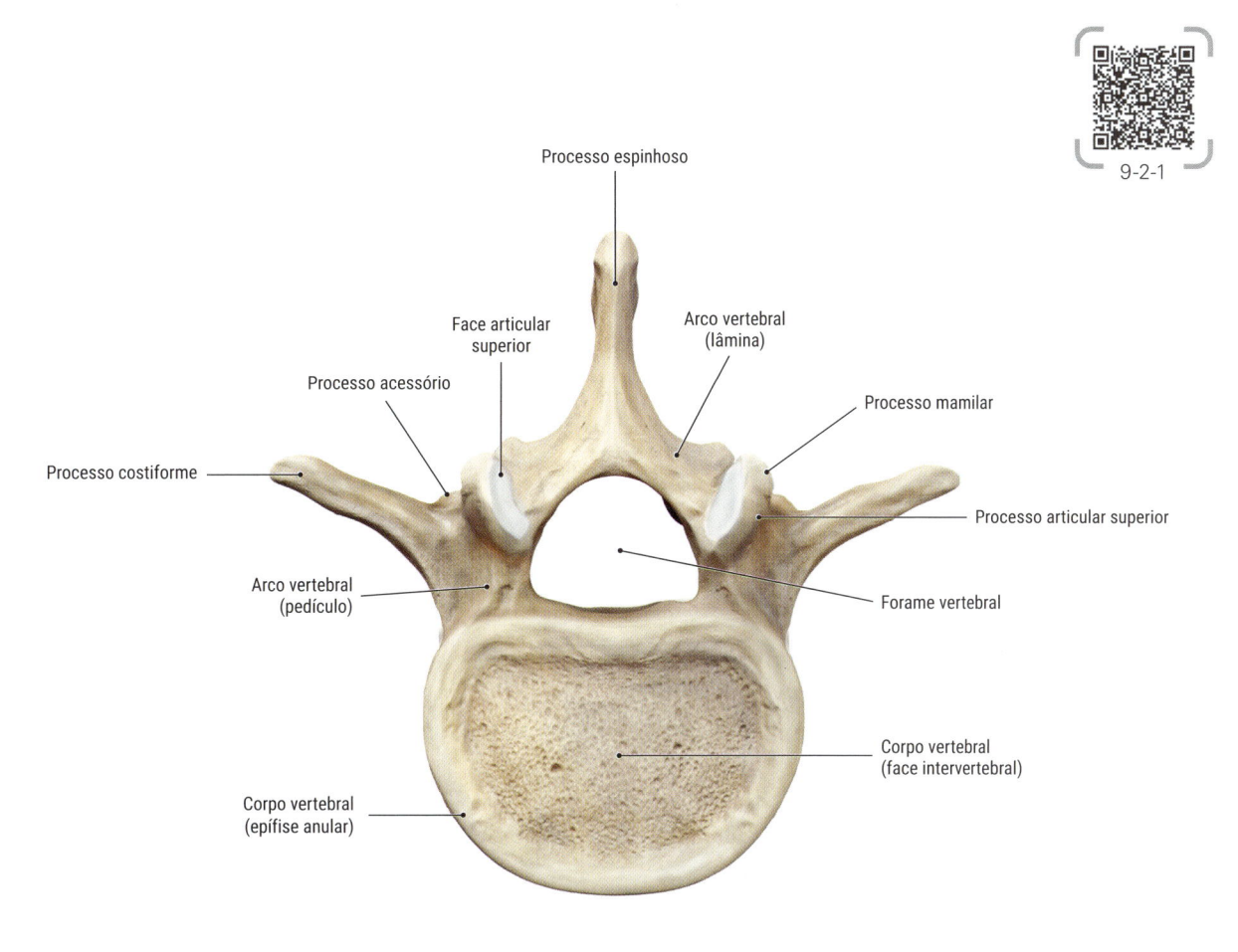

A Vista superior.

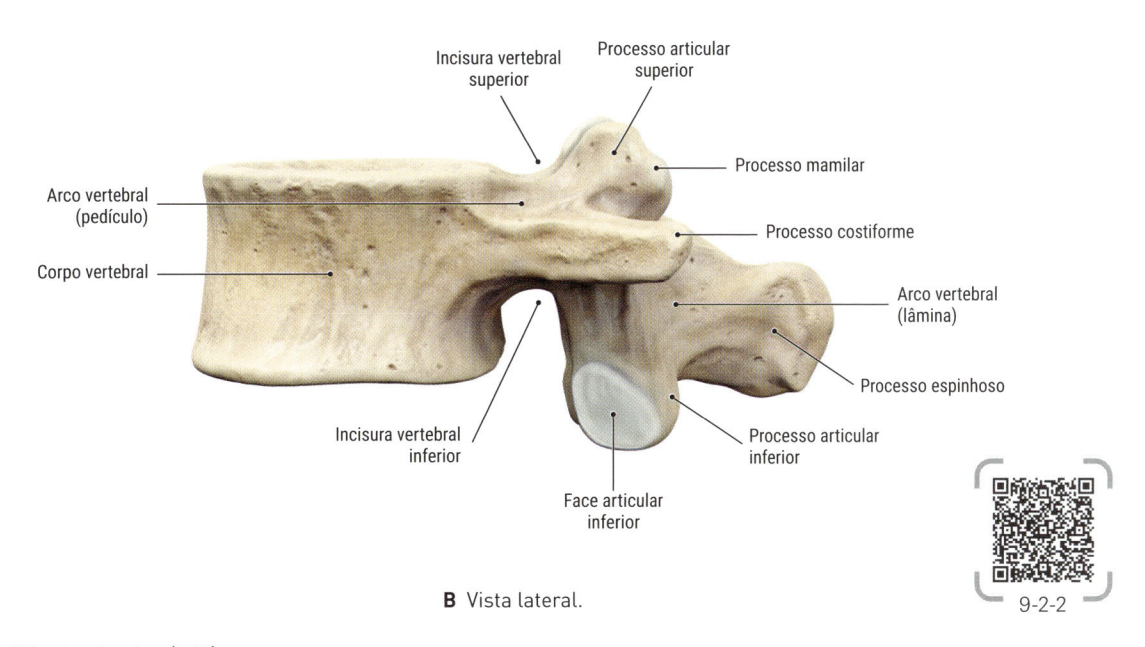

B Vista lateral.

Figura 9-4 Vértebra lombar (L III).

Seção II | Tronco

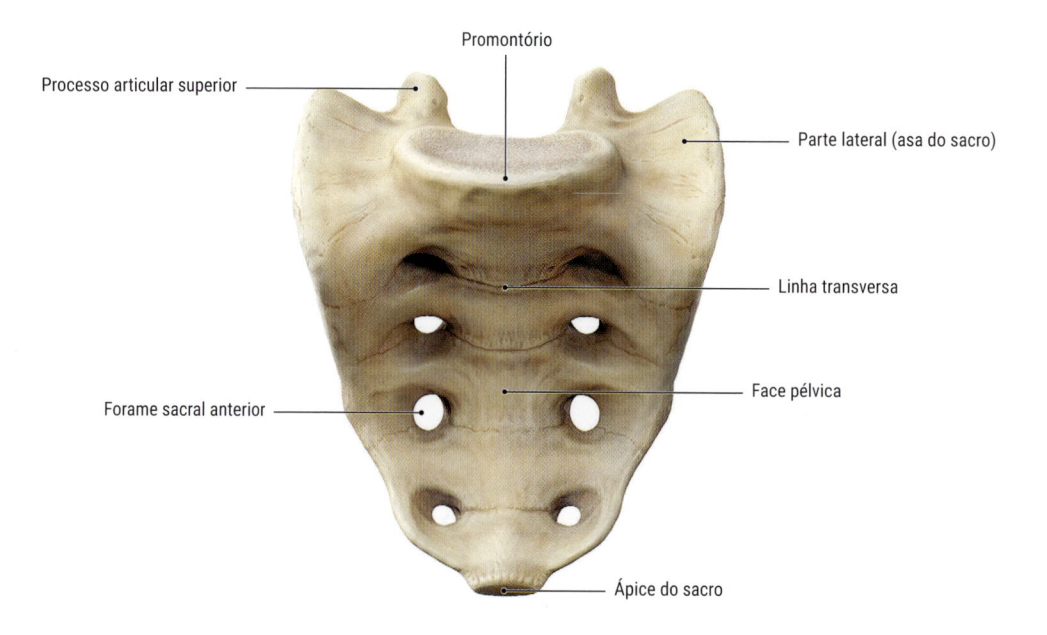

- Promontório
- Processo articular superior
- Parte lateral (asa do sacro)
- Linha transversa
- Forame sacral anterior
- Face pélvica
- Ápice do sacro

A Vista anterior.

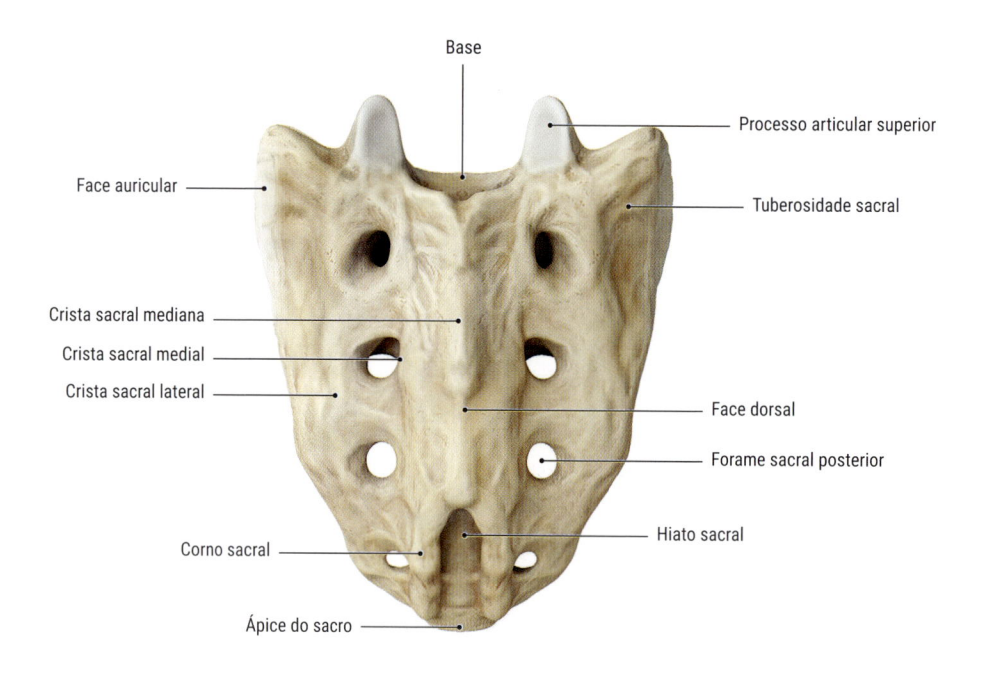

- Base
- Processo articular superior
- Face auricular
- Tuberosidade sacral
- Crista sacral mediana
- Crista sacral medial
- Crista sacral lateral
- Face dorsal
- Forame sacral posterior
- Corno sacral
- Hiato sacral
- Ápice do sacro

B Vista posterior.

Figura 9-5 Sacro.

Nota anatômica

A crista sacral mediana é formada pela fusão dos processos espinhosos das vértebras S I a S III. As cristas sacrais mediais e laterais são formadas pela fusão dos processos articulares e dos processos transversos, respectivamente, das vértebras sacrais. Os cornos sacrais correspondem aos processos articulares das vértebras S IV e S V.

9 | Ossos do tronco

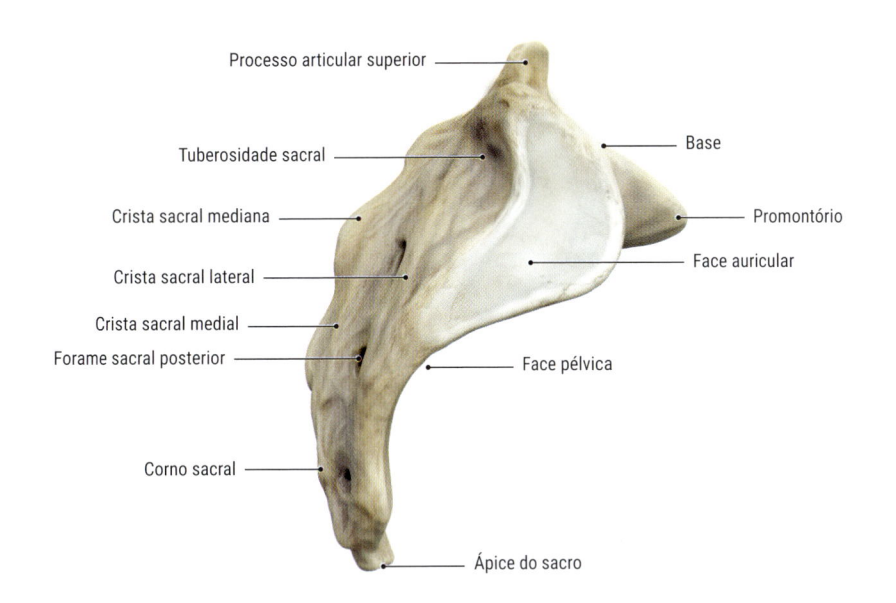

C Vista lateral.

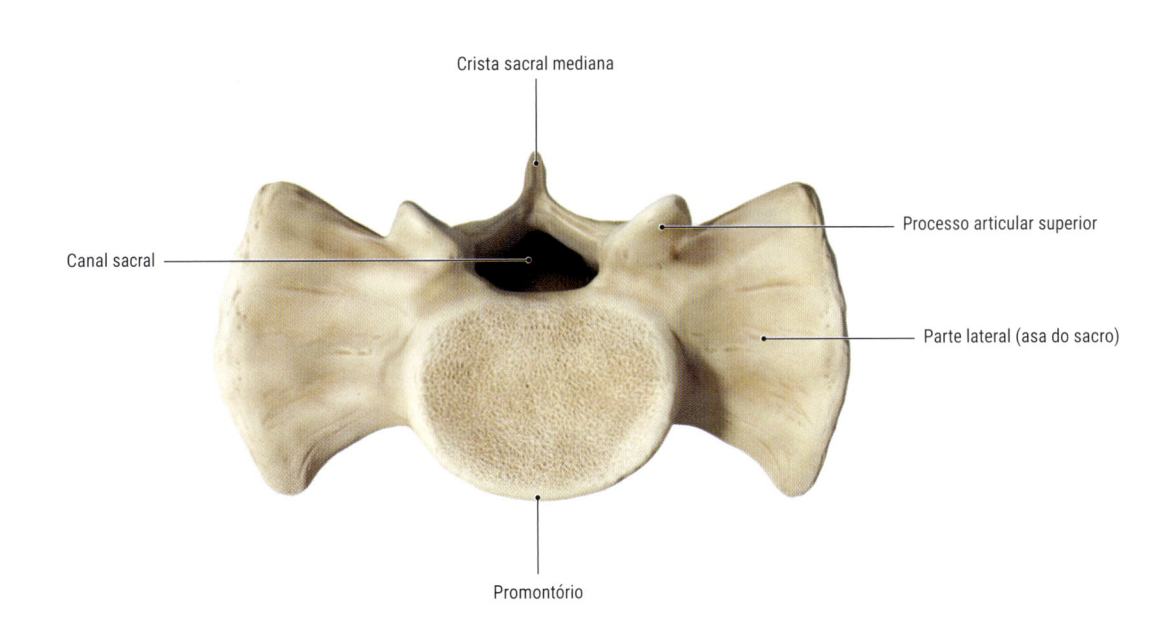

D Vista superior (base).

Nota anatômica

As porções laterais do osso sacro estão localizadas lateralmente aos forames sacrais anteriores e posteriores e são formadas pela fusão dos processos transversos das vértebras sacrais e das costelas sacrais. A fusão do processo transverso da vértebra sacral S I com a primeira costela sacral forma a asa do sacro.

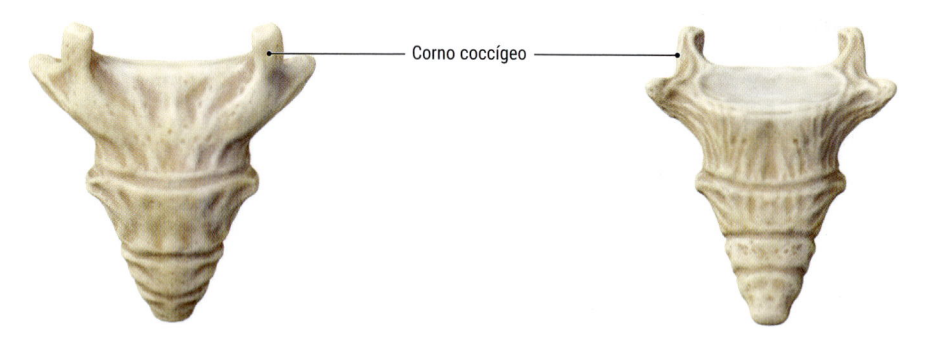

A Vista posterior.   **B** Vista anterior.

Figura 9-6 Cóccix.

Tabela 9-1	Resumo da anatomia vertebral		
Vértebras	**Partes**	**Estruturas**	**Comentários**
Parte de vértebra	Corpo vertebral	Face intervertebral	
		Epífise anular	
	Arco vertebral	Pedículo	
		Incisuras vertebrais superior e inferior	A incisura vertebral superior de uma vértebra e a incisura vertebral inferior da vértebra sobrejacente formam o forame intervertebral.
		Lâmina	
		Forame vertebral	Sua sobreposição forma o canal vertebral
		Processo espinhoso	
		Processo transverso	
		Processos articulares superiores e inferiores	Também chamadas de zigapófises superiores e inferiores
Vértebras cervicais	Ver **Cap. 33**		
Vértebras torácicas	Corpo vertebral	Fóvea costal superior	T XI e T XII têm uma única fóvea costal em cada pedículo
		Fóvea costal inferior	Ausente em T X
	Arco vertebral	Fóvea costal do processo transverso	Ausente em T XI e T XII
Vértebras lombares	Arco vertebral	Processo costiforme	Corresponde à costela no nível lombar
		Processo acessório	Corresponde ao processo transverso no nível lombar
		Processo mamilar	
Sacro	Corpo vertebral	Base	Face intervertebral superior de S I
		Promontório	
		Linhas transversas	Vestígios das articulações das vértebras sacrais
	Arco vertebral	Processo articular superior	
		Parte lateral (asa do sacro)	Fusão dos processos transversos e das costelas sacrais
		Face auricular	Articula o sacro com o íleo
		Tuberosidade sacral	Zona de inserção do Lig. sacroilíaco interósseo
		Forames sacrais anteriores	Para os Rr. anteriores dos Nn. sacrais
		Forames sacrais posteriores	Para os Rr. posteriores dos Nn. sacrais
		Crista sacral mediana	Fusão dos processos espinhosos sacrais
		Crista sacral medial	Fusão dos processos articulares sacrais
		Crista sacral lateral	Fusão dos processos transversos sacrais
		Corno sacral	Corresponde aos processos articulares de S IV e S V
		Canal sacral	Corresponde ao canal vertebral do sacro
		Hiato sacral	Para a passagem do filamento terminal
		Ápice do sacro	Face intervertebral inferior de S V
Cóccix	Arco vertebral	Corno coccígeo	Processo articular superior da primeira vértebra coccígea

Origens e inserções musculares nas vértebras

Nas vértebras torácicas e lombares estão localizadas as origens e inserções de diversos músculos, incluindo, entre outros, os músculos do dorso e os músculos próprios do dorso. No sacro e no cóccix, originam-se músculos como o ilíaco, o piriforme, o eretor da espinha, o glúteo máximo e o esfíncter externo do ânus, e se observam as inserções dos músculos coccígeo e iliococcígeo.

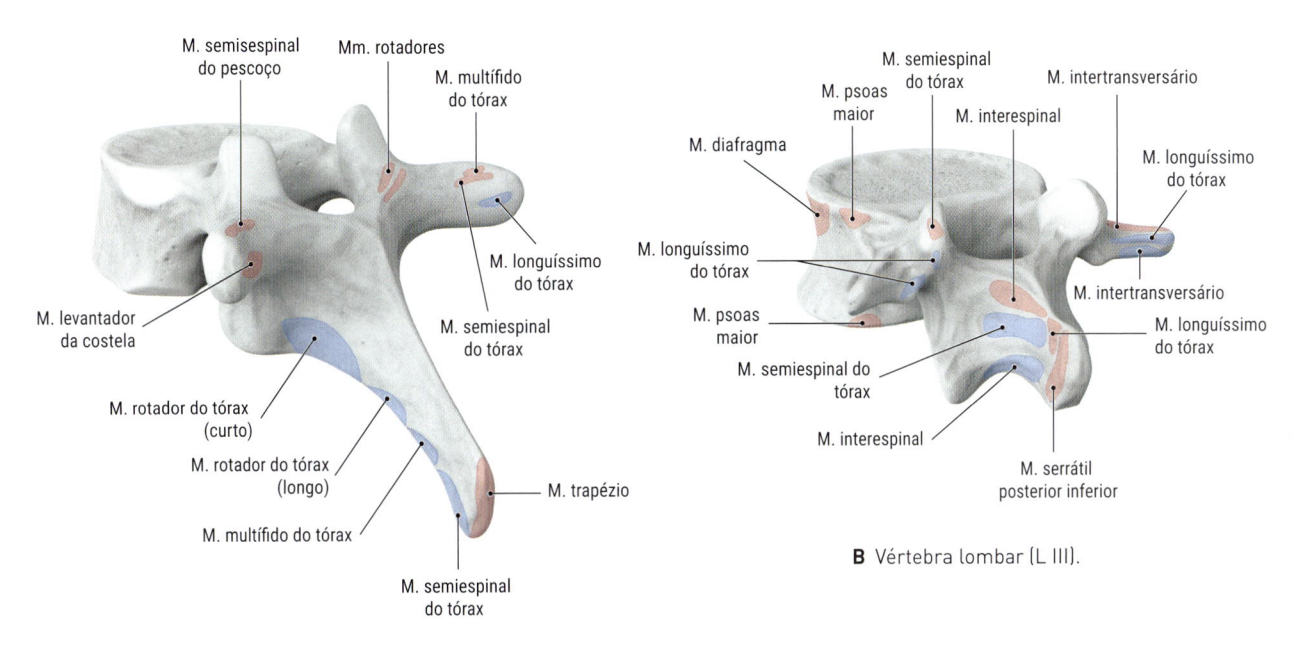

A Vértebra torácica (T VII).

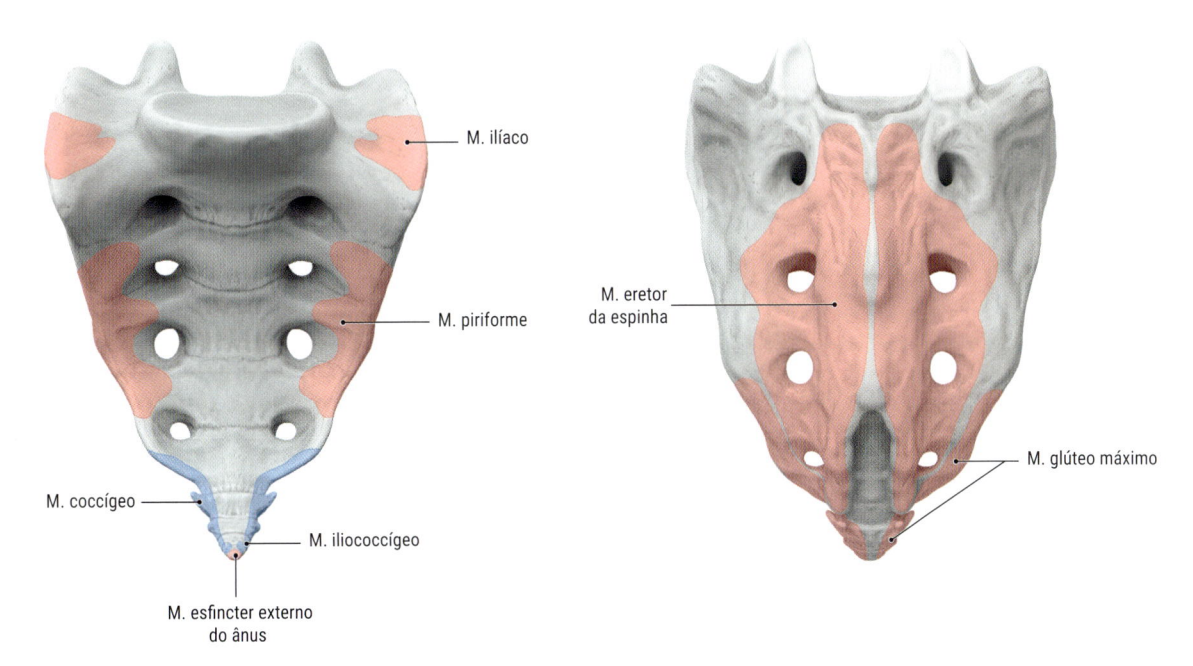

B Vértebra lombar (L III).

C Vista anterior do sacro e do cóccix.

D Vista posterior do sacro e do cóccix.

Figura 9-7 Principais origens (em vermelho) e inserções (em azul) musculares nas vértebras.

Esqueleto do tórax (caixa torácica)

O esqueleto do tórax, ou caixa torácica, é formado por 12 vértebras torácicas posteriormente, por 24 costelas lateralmente, e pelo esterno anteriormente. Os primeiros sete pares de costelas são as costelas verdadeiras, cuja cartilagem costal se articula diretamente com o esterno. As costelas VIII a XII são chamadas de costelas falsas. As cartilagens costais das costelas VIII a X se articulam com a cartilagem costal imediatamente superior, enquanto as costelas XI e XII são costelas flutuantes e têm cartilagem costal livre.

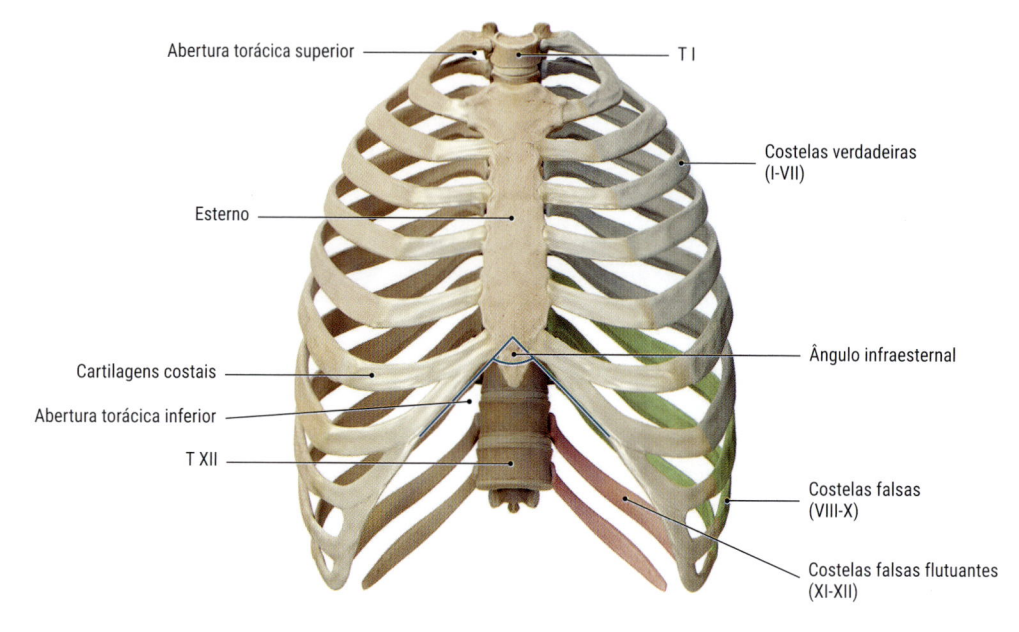

A Vista anterior.

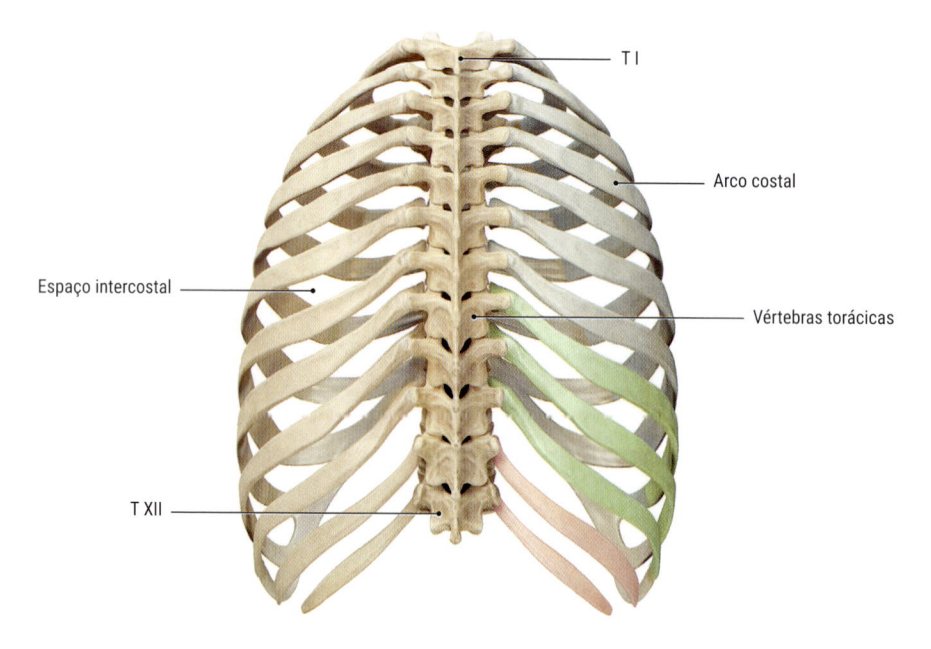

B Vista posterior.

Figura 9-8 Esqueleto do tórax (caixa torácica).

9 | Ossos do tronco

> **Nota clínica**
>
> **Costelas cervicais e lombares.** Em alguns indivíduos, pode haver o desenvolvimento total ou parcial de costelas nas vértebras cervicais ou nas vértebras lombares, sendo as costelas cervicais mais comuns. Em alguns casos, a presença de uma costela cervical pode causar compressão do plexo braquial no triângulo ou espaço interescaleno (delimitado pelos músculos escaleno anterior e escaleno médio), uma das causas conhecidas da chamada síndrome dos escalenos.

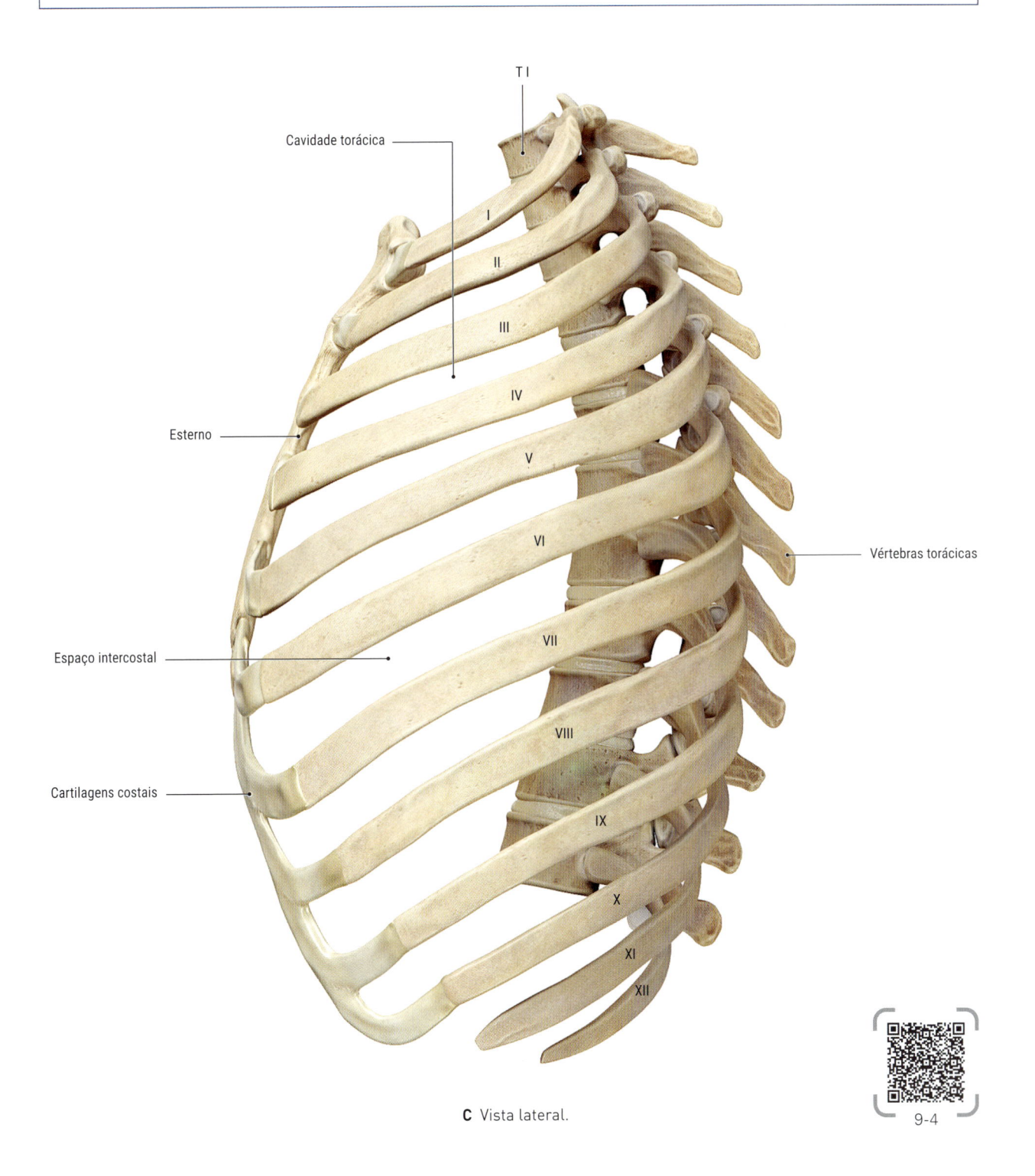

C Vista lateral.

9-4

Costelas e esterno

As costelas constituem as paredes laterais da caixa torácica e são formadas, posterior a anteriormente, por cabeça, colo e corpo. O esterno está localizado na região anterior da caixa torácica, sendo formado, de cima para baixo, por um manúbrio, um corpo e um processo xifoide. Lateralmente, apresenta as incisuras costais para a articulação com as cartilagens costais.

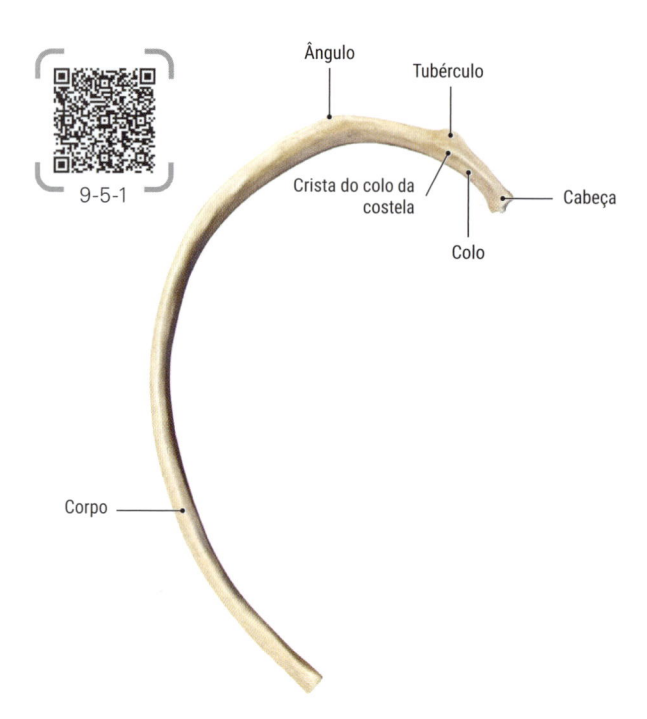

A Vista superior da costela VII.

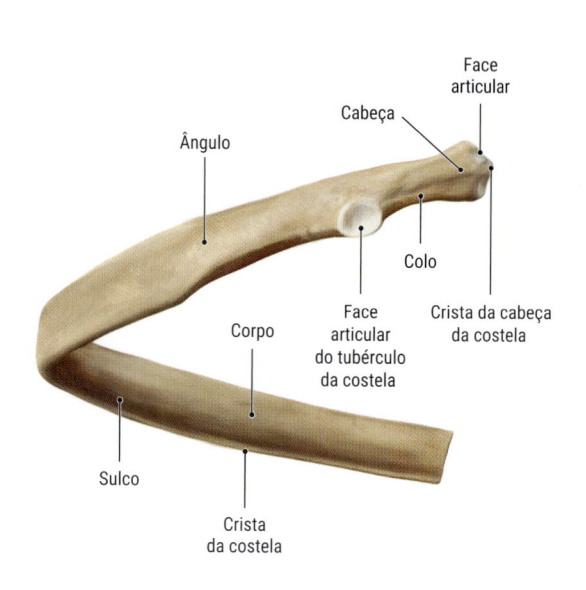

B Vista posterior da costela VII.

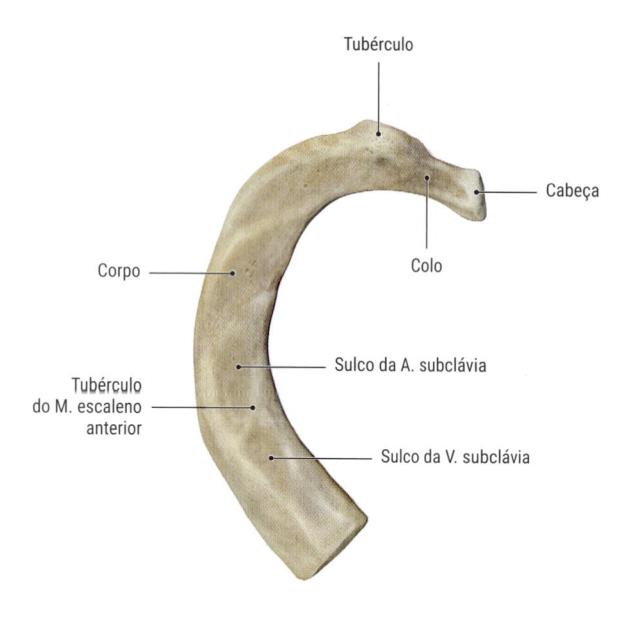

C Vista superior da primeira costela.

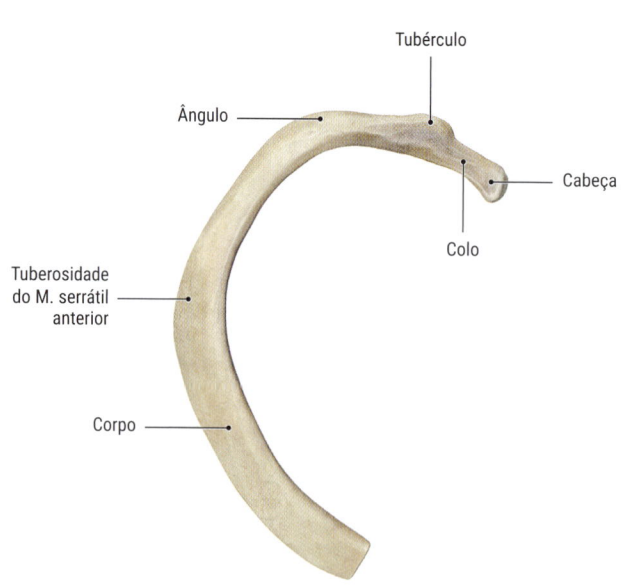

D Vista superior da segunda costela.

Figura 9-9 Características anatômicas das costelas.

9 | Ossos do tronco | 41

A Vista anterior.

B Vista lateral.

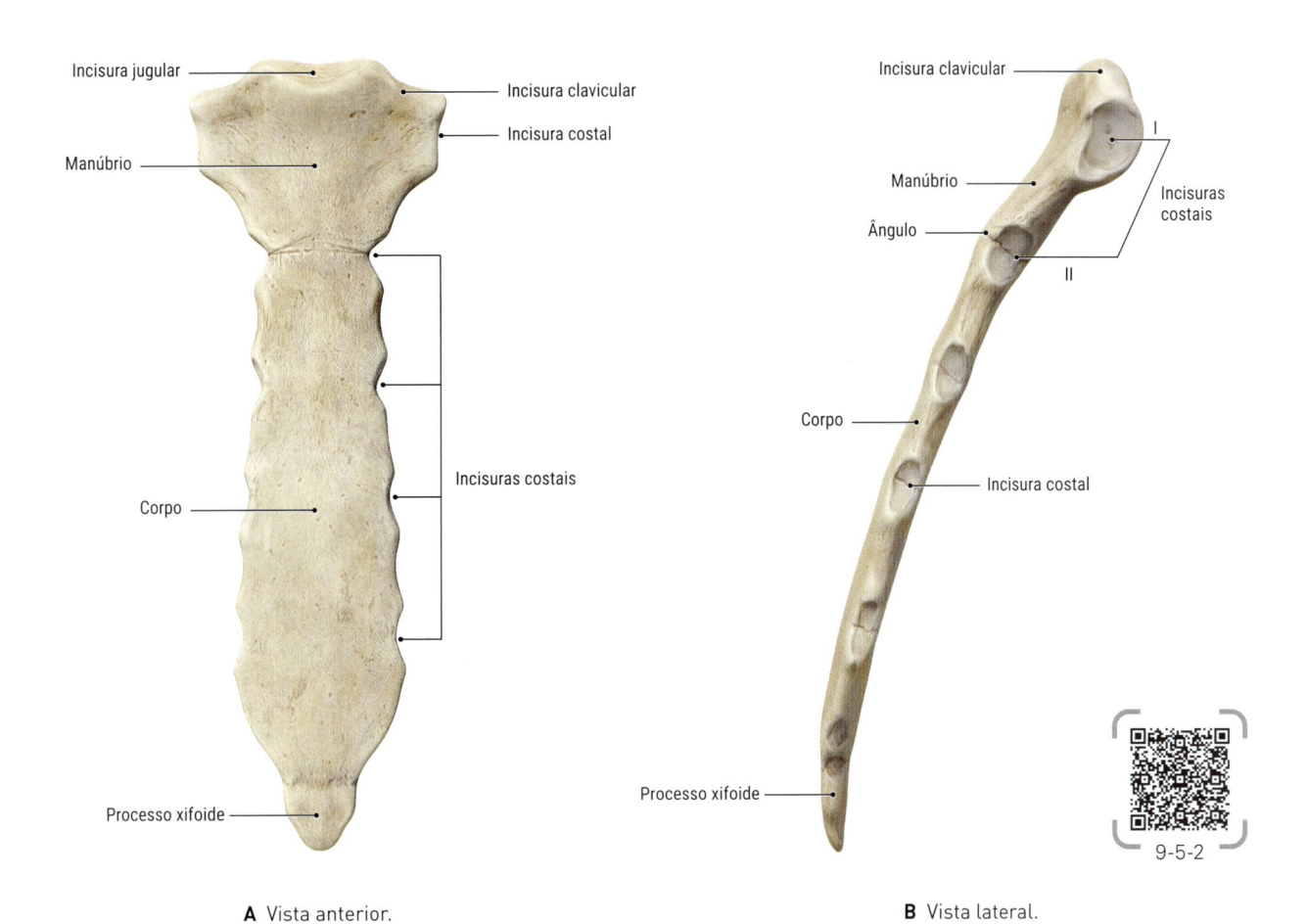

Figura 9-10 Características anatômicas do esterno.

Tabela 9-2	Resumo da anatomia das costelas e do esterno		
Ossos	**Partes**	**Estruturas**	**Comentários**
Costelas	Cabeça	Face articular	
		Crista	
	Colo	Crista	
	Corpo	Tubérculo	O tubérculo está ausente nas costelas XI e XII
		Face articular	
		Ângulo	O ângulo está ausente nas costelas I e XII
		Sulco	O sulco está ausente nas costelas I, II e XII
		Crista	
		Tubérculo do M. escaleno anterior	Na costela I (também chamado de tubérculo de Lisfranc)
		Sulco da A. subclávia	Na costela I
		Sulco da V. subclávia	Na costela I
		Tuberosidade do M. serrátil anterior	Na costela II
Esterno	Manúbrio	Incisura clavicular	
		Incisura jugular	
		Incisuras costais	Para as cartilagens costais I e II
	Ângulo		No nível das segundas cartilagens costais (também chamado de ângulo de Louis)
	Corpo	Incisuras costais	Para as cartilagens costais II a VII
	Processo xifoide		Pode ser cartilaginoso, perfurado ou bífido

Origens e inserções musculares no esqueleto do tórax

Do esqueleto do tórax se originam ou se inserem os músculos do pescoço, os músculos do dorso, os músculos próprios do dorso, os músculos do tórax e os músculos do abdome (reto do abdome, oblíquo externo do abdome, oblíquo interno do abdome, transverso do abdome e quadrado do lombo).

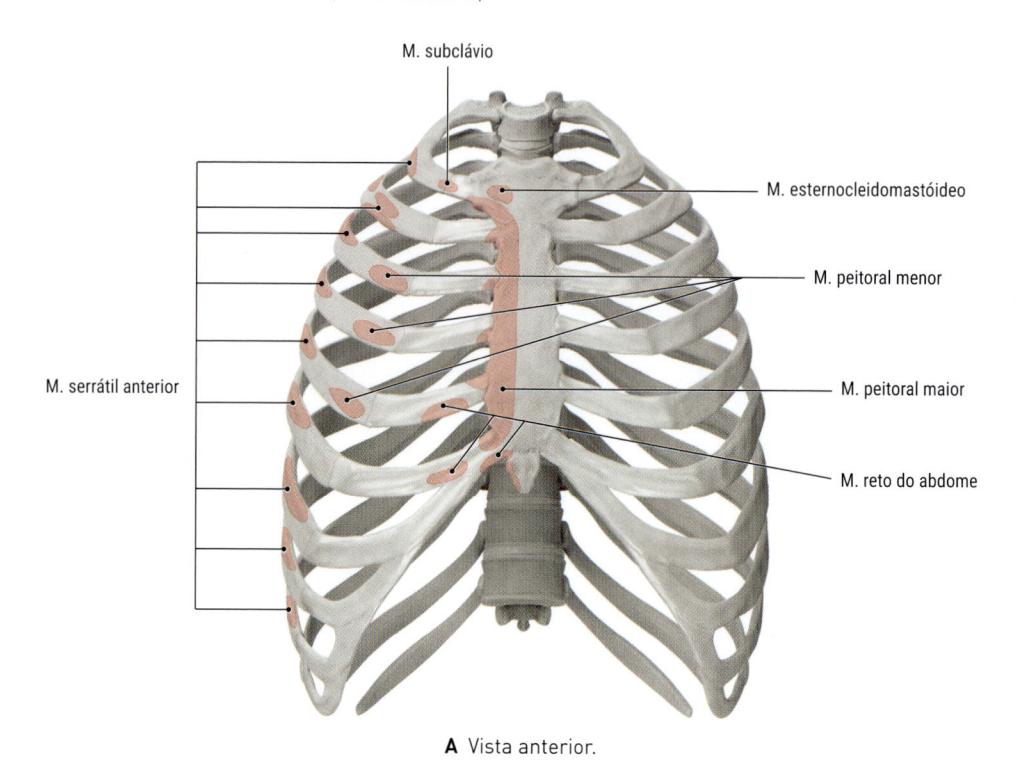

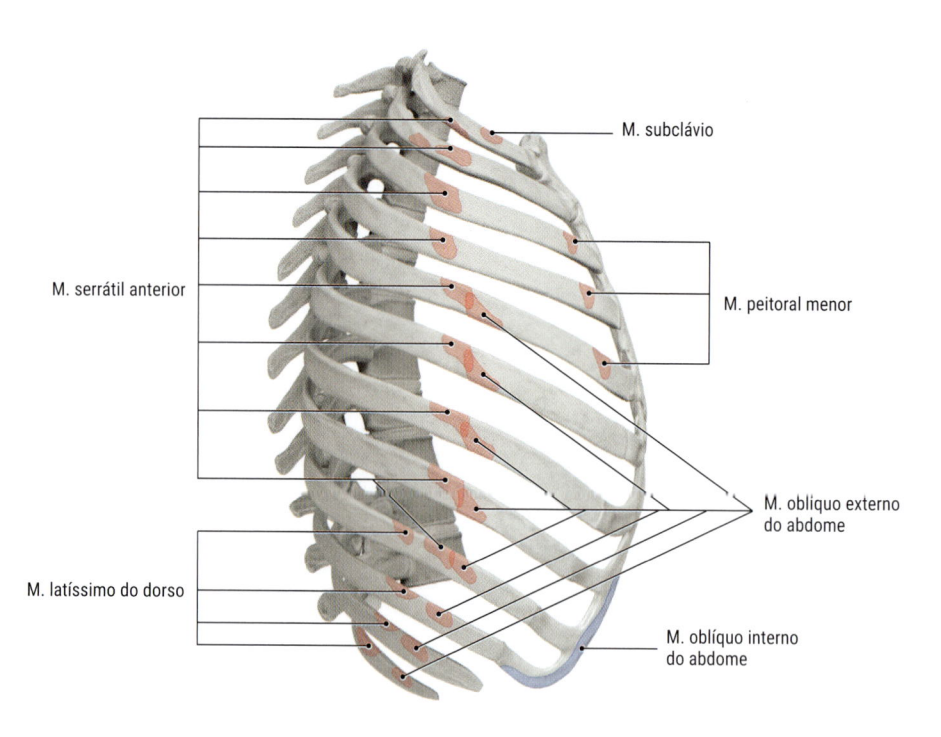

A Vista anterior.

B Vista lateral.

Figura 9-11 Principais origens (em vermelho) e inserções (em azul) musculares no esqueleto do tórax.

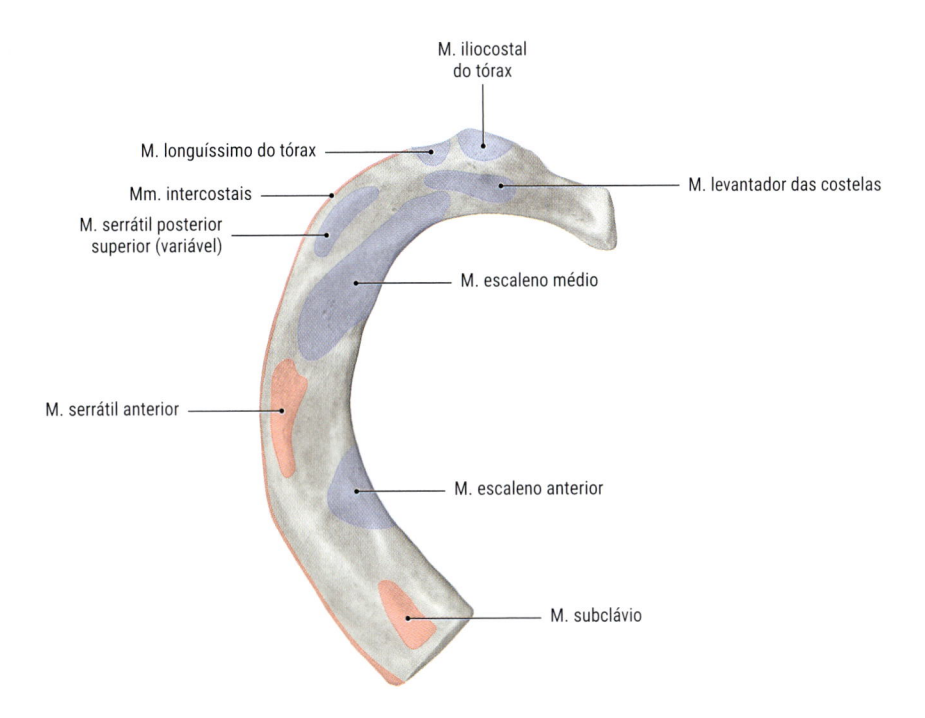

A Vista superior da primeira costela.

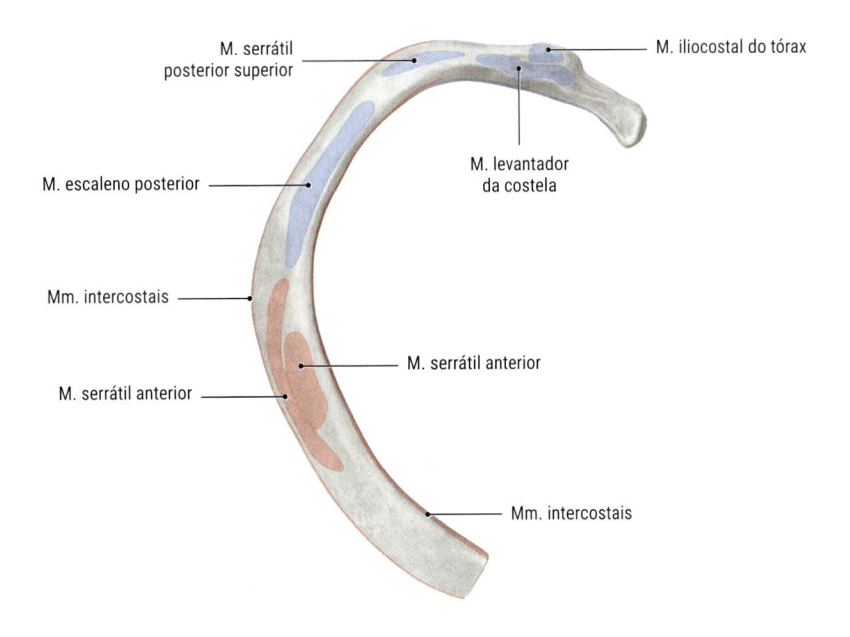

B Vista superior da segunda costela.

Figura 9-12 Principais origens (em vermelho) e inserções (em azul) musculares nas costelas.

10 ARTICULAÇÕES DO TRONCO

Articulações da coluna vertebral

As diferentes vértebras que formam a coluna vertebral são articuladas umas com as outras anteriormente pelas articulações dos corpos vertebrais e posteriormente pelas articulações dos processos articulares dos arcos vertebrais. As articulações dos corpos vertebrais são articulações cartilagíneas do tipo sínfise, nas quais se destaca a presença de um disco intervertebral fibrocartilaginoso. As articulações zigapofisárias (articulações dos processos articulares) são articulações sinoviais compostas pelos processos articulares superiores e inferiores.

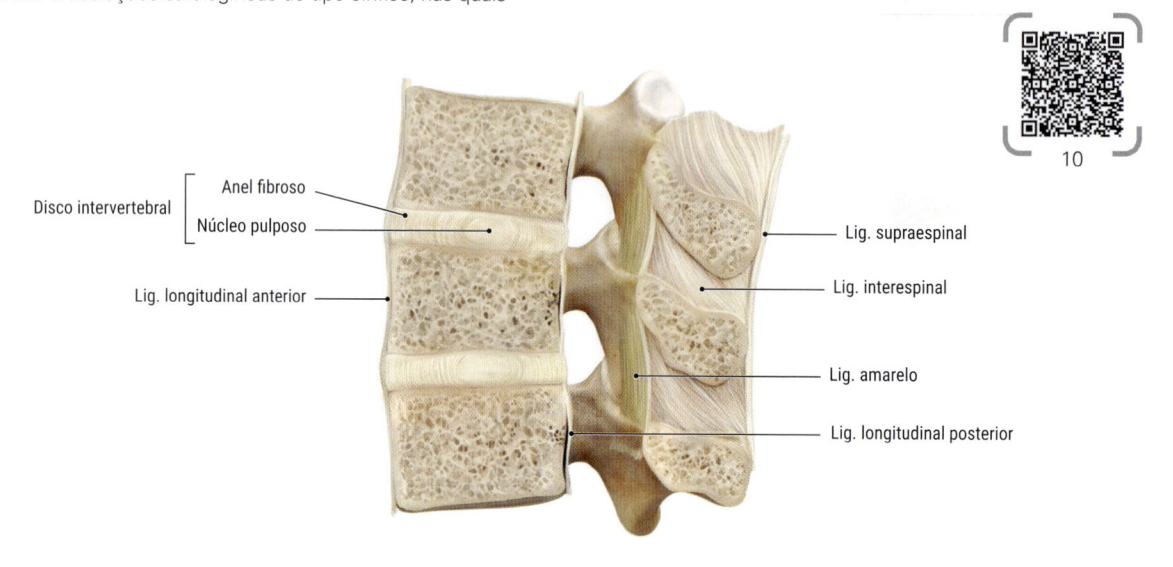

A Corte sagital das articulações da coluna vertebral no nível lombar.

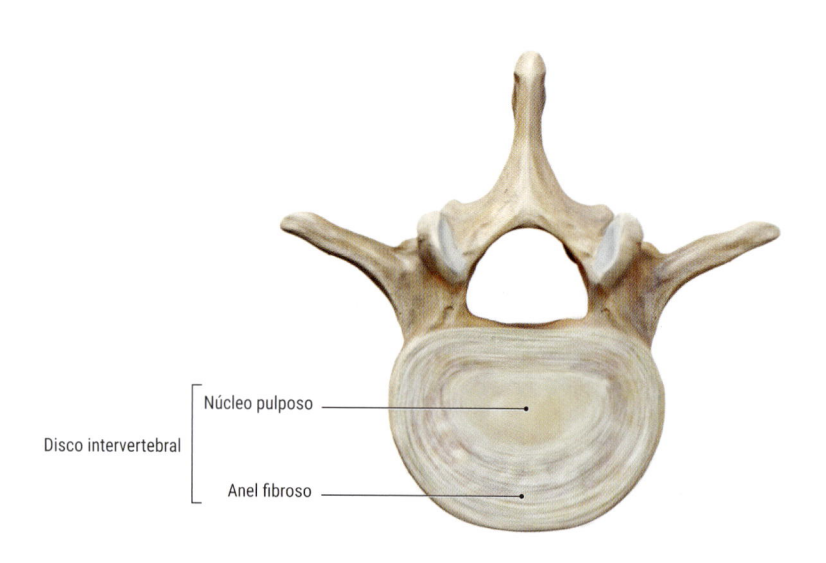

B Corte axial do disco intervertebral de L II (vista superior).

Figura 10-1 Disco intervertebral.

> **Nota clínica**
>
> **Hérnia de disco.** As hérnias de disco são herniações do núcleo pulposo através de uma lesão ou ruptura do anel fibroso. Elas podem ser assintomáticas ou causar um quadro clínico, geralmente devido à compressão dos nervos espinais. Podem ocorrer em qualquer parte da coluna, mas são mais comuns no nível lombar.

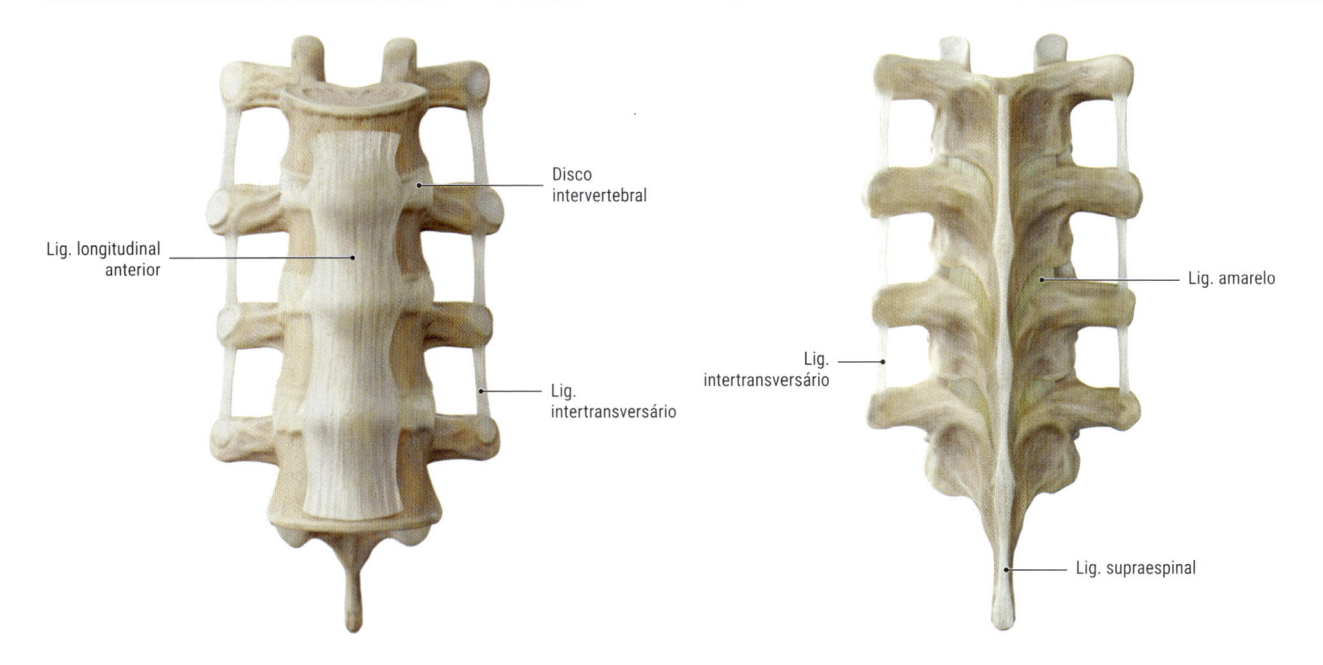

A Vista anterior das articulações da coluna vertebral no nível torácico.

B Vista posterior das articulações da coluna vertebral no nível torácico.

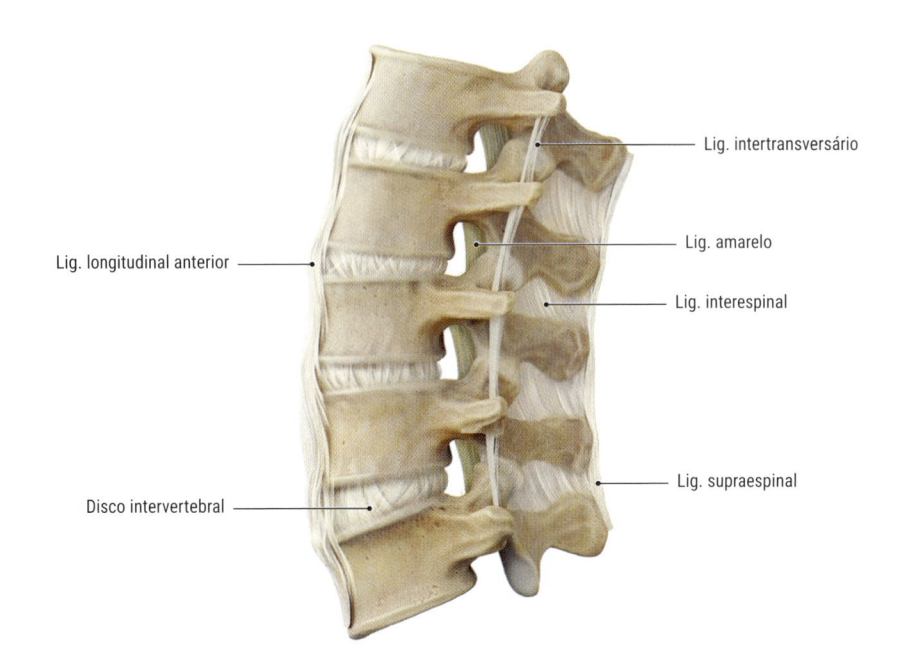

C Vista lateral das articulações da coluna vertebral no nível lombar.

Figura 10-2 Ligamentos da coluna vertebral.

Nota anatômica

Os ligamentos supraespinais formam o ligamento nucal na região cervical, e os ligamentos intertransversários que unem as vértebras L V e S I são denominados ligamentos transversos.

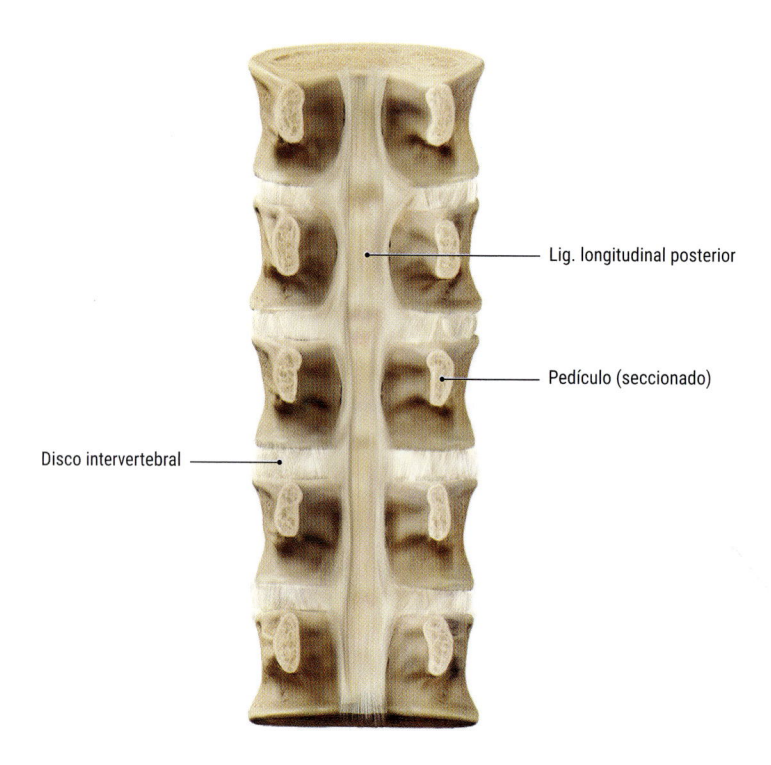

D Vista posterior das articulações dos corpos vertebrais no nível lombar.

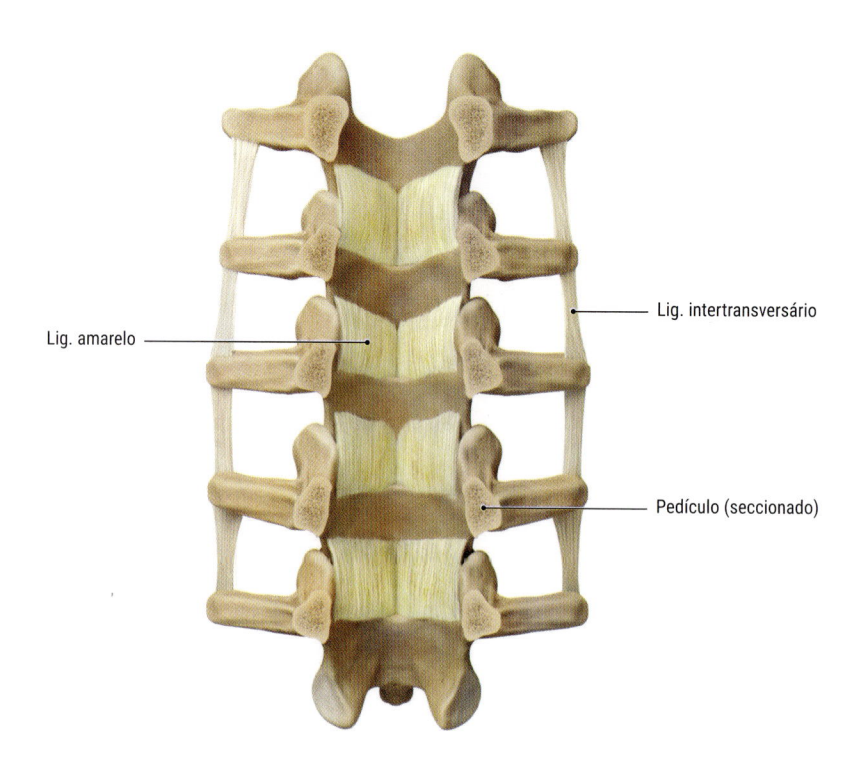

- Lig. longitudinal posterior
- Pedículo (seccionado)
- Disco intervertebral

E Vista anterior das articulações do arco vertebral no nível lombar.

- Lig. amarelo
- Lig. intertransversário
- Pedículo (seccionado)

Figura 10-2 Ligamentos da coluna vertebral (*cont.*).

10 | Articulações do tronco | 47

> **Nota anatômica**
>
> **Articulação sacrococcígea.** A articulação sacrococcígea é uma sínfise na qual o sacro e o cóccix são unidos por fibrocartilagem. Em alguns casos, entretanto, o sacro e o cóccix podem ser articulados por uma articulação sinovial.

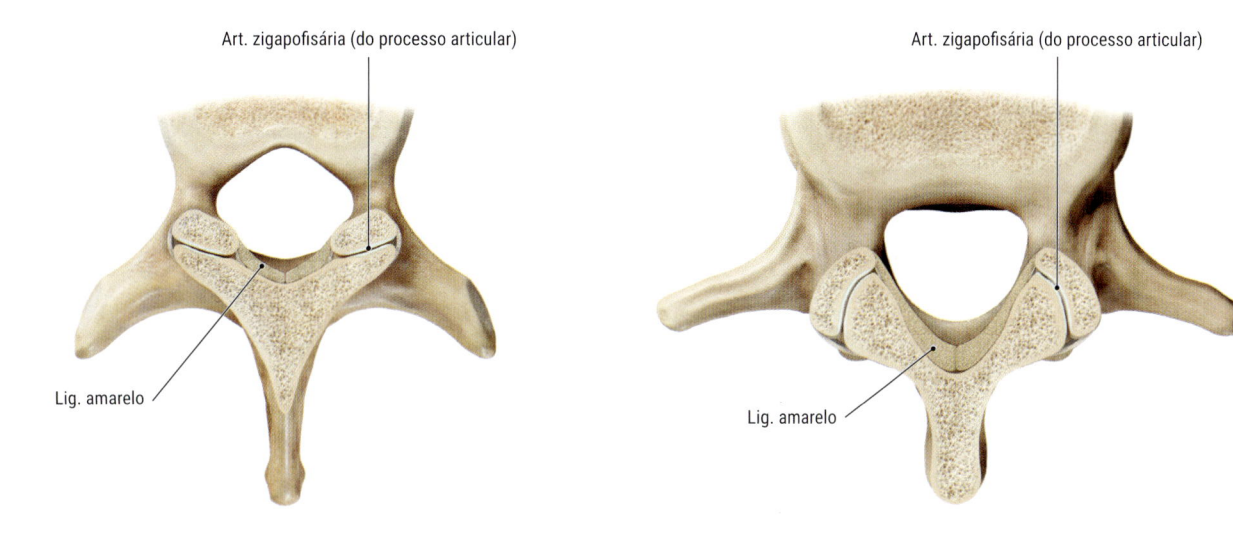

A Corte axial das articulações zigapofisárias (dos processos articulares) entre T VI e T VII.

B Corte axial das articulações zigapofisárias (dos processos articulares) entre L II e L III.

Art. zigapofisária (do processo articular)
Lig. amarelo

Figura 10-3 Articulações dos processos articulares.

Lig. longitudinal anterior
Lig. sacrococcígeo anterior
Lig. sacrococcígeo lateral

Lig. longitudinal posterior
Lig. sacrococcígeo posterior superficial
Lig. sacrococcígeo posterior profundo
Lig. sacrococcígeo lateral

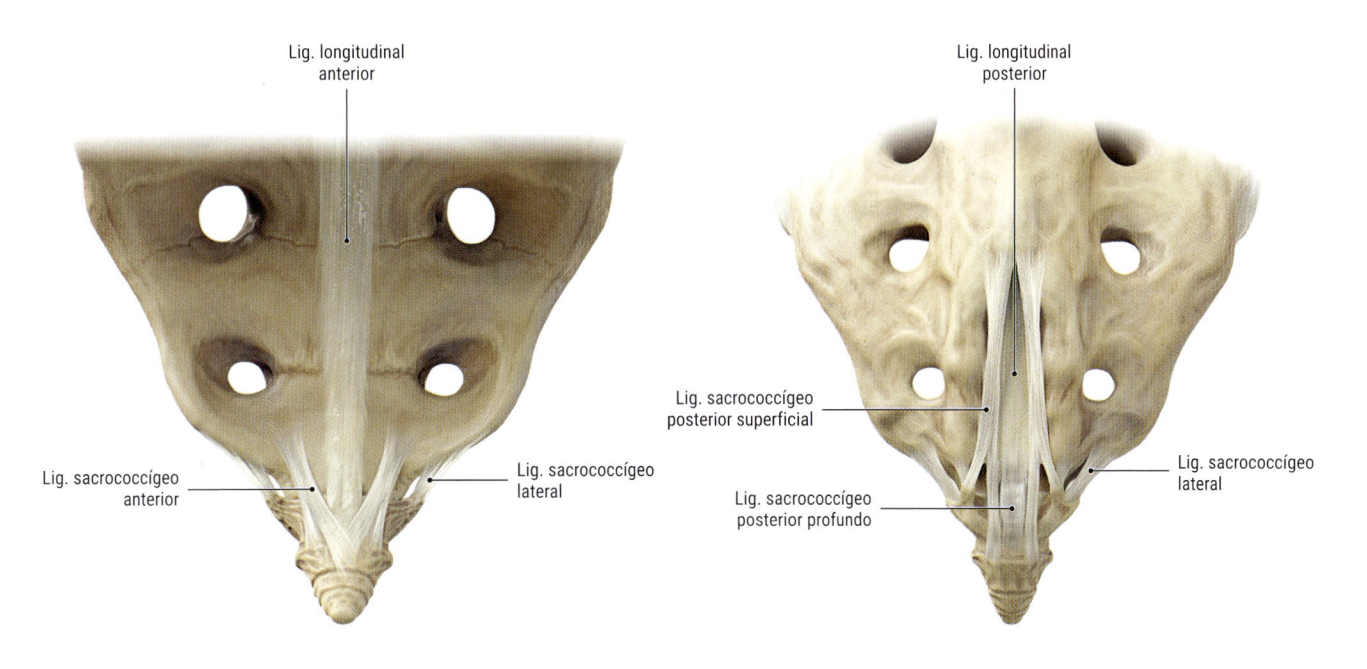

A Vista anterior.

B Vista posterior.

Figura 10-4 Articulação sacrococcígea.

Articulações costovertebrais

As articulações costovertebrais unem as costelas à coluna vertebral e são do tipo sinovial. Cada uma delas é dividida em uma articulação da cabeça da costela, que conecta as faces articulares da cabeça da costela às fóveas costais dos corpos vertebrais, e uma articulação costotransversária, que conecta a face articular do tubérculo da costela à fóvea costal do processo transverso.

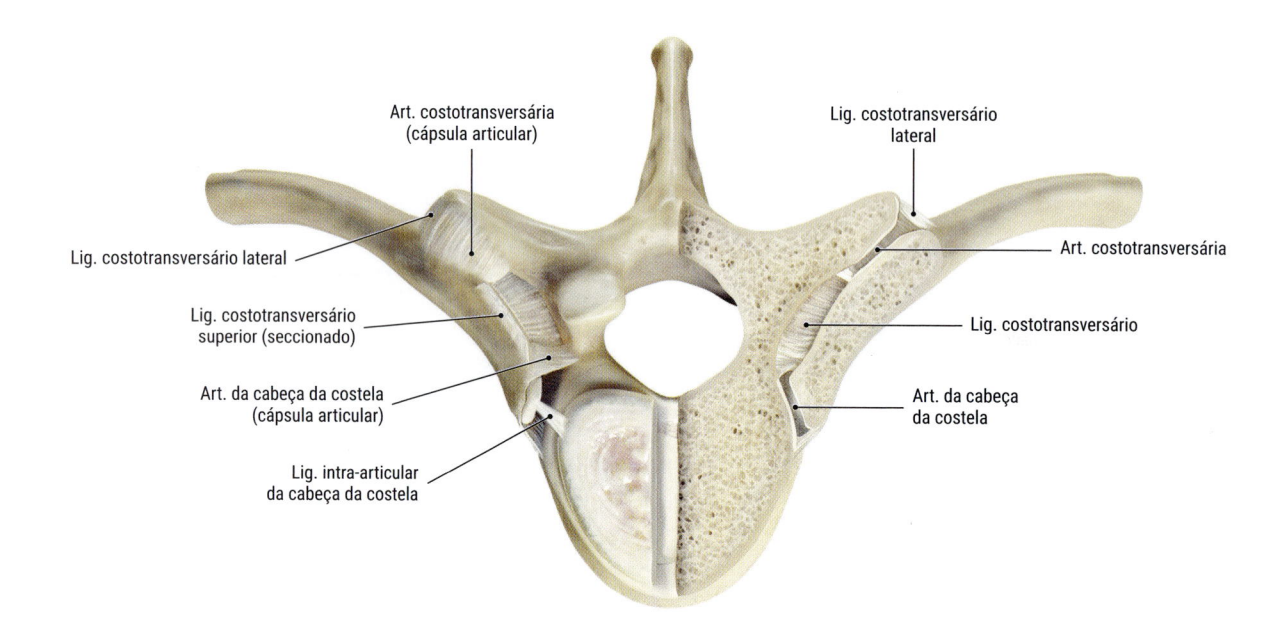

A Vista superior no nível da costela VII.

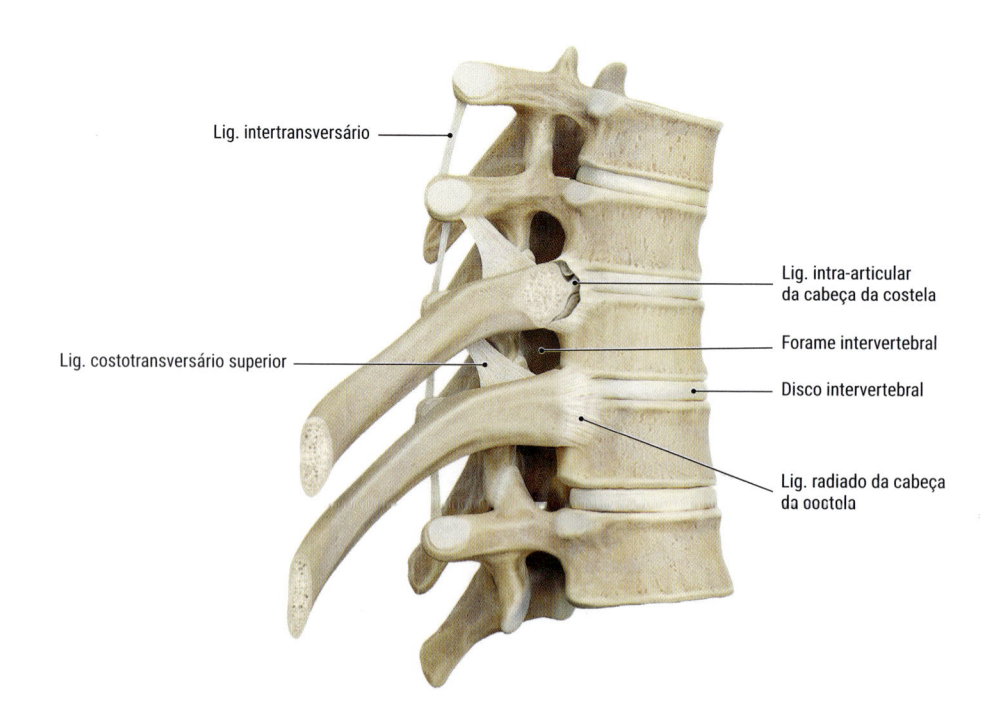

B Vista anterolateral no nível das costelas VI e VII.

Figura 10-5 Articulações costovertebrais.

10 | Articulações do tronco

> **Nota anatômica**
>
> A cabeça da costela se articula com os corpos de duas vértebras adjacentes, exceto as costelas I, X, XI e XII, que se articulam com uma única vértebra. O tubérculo da costela se articula com o processo transverso da vértebra que tem o mesmo número. Não há articulações costotransversárias nas costelas XI e XII.

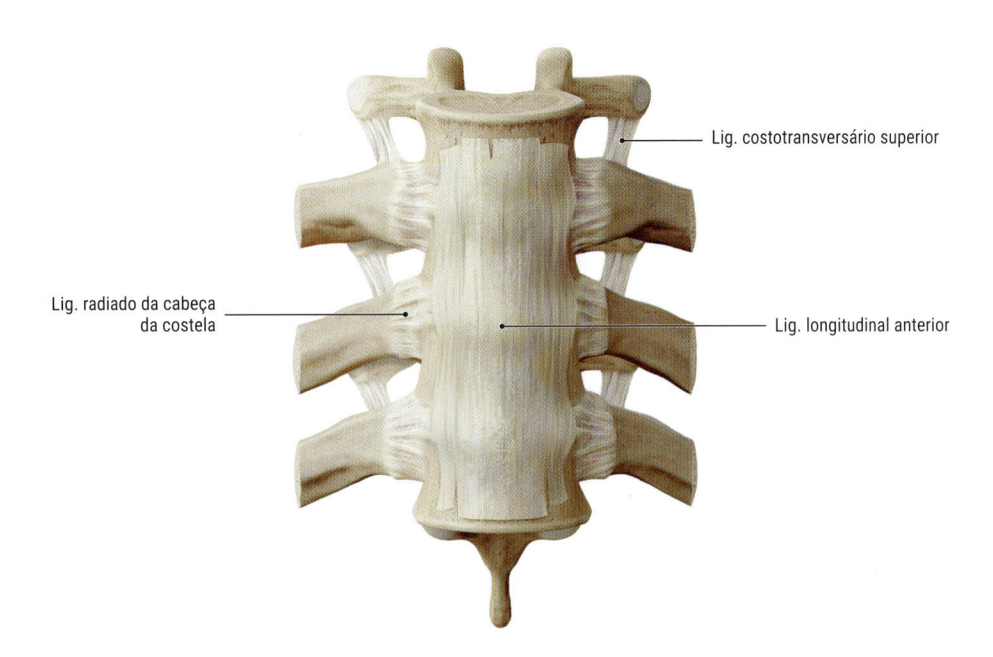

C Vista anterior no nível das costelas VI, VII e VIII.

Lig. costotransversário superior
Lig. radiado da cabeça da costela
Lig. longitudinal anterior

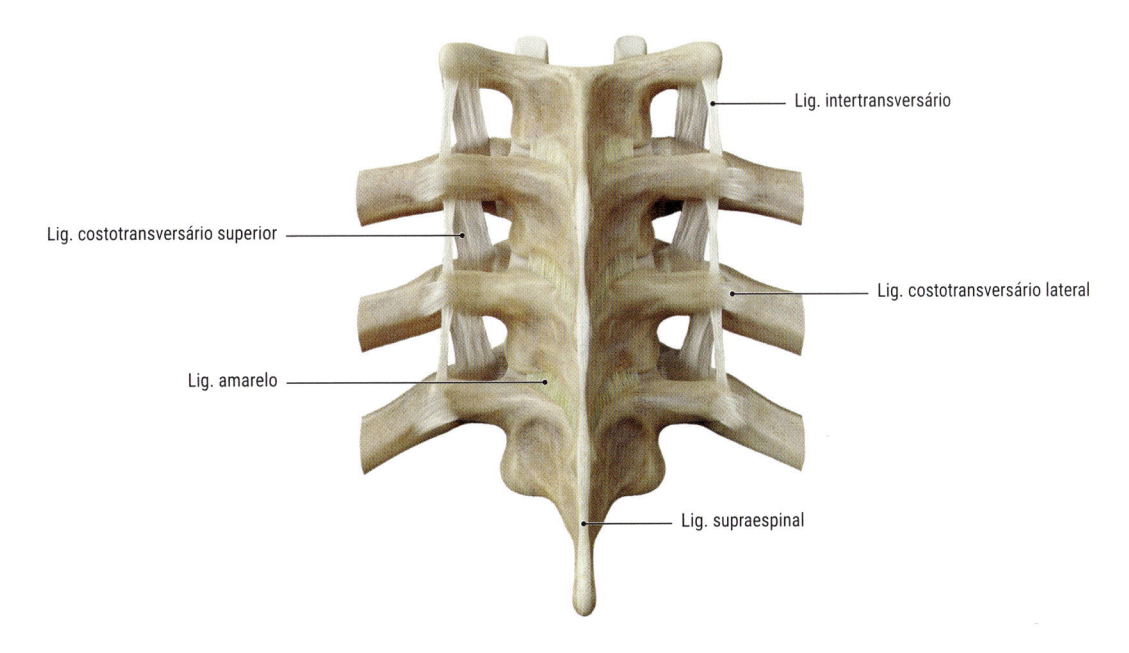

D Vista posterior no nível das costelas VI, VII e VIII.

Lig. intertransversário
Lig. costotransversário superior
Lig. costotransversário lateral
Lig. amarelo
Lig. supraespinal

Articulações esternocostais

As articulações das costelas com o esterno através das cartilagens costais formam sincondroses costoesternais. As articulações das costelas com a cartilagem costal formam as articulações costocondrais. As articulações da cartilagem costal com o esterno formam as articulações esternocostais, que são do tipo sinovial, com exceção da primeira costela, em que a cartilagem costal é inserida diretamente no esterno (sincondrose da primeira costela). A cavidade articular dessas articulações pode estar ausente, especialmente nas costelas verdadeiras inferiores. As cartilagens costais VI, VII, VIII, IX e X são articuladas umas às outras pelas articulações intercondrais, que são do tipo sinovial. As três porções do esterno são articuladas umas às outras por articulações do tipo sínfise.

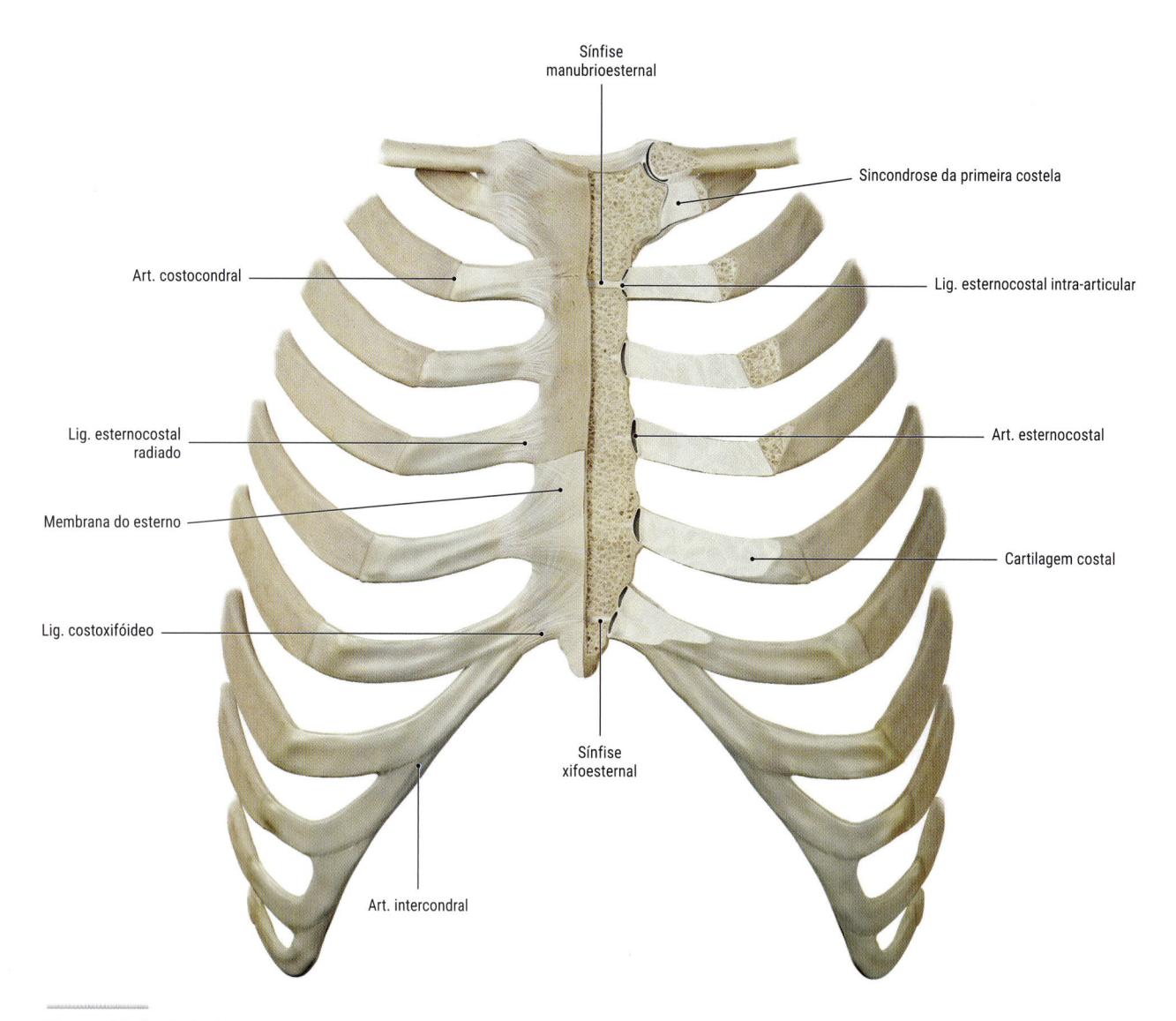

Figura 10-6 Articulações das costelas com o esterno. Vista anterior.

> **Nota clínica**
>
> **Ossificação das cartilagens costais.** As cartilagens costais são propensas à ossificação superficial na velhice, o que deve ser levado em consideração na interpretação de uma radiografia de tórax.

Tabela 10-1 Articulações do tronco

Região	Tipos de articulações			Estruturas
Coluna vertebral	Sindesmoses da coluna vertebral			Lig. longitudinal anterior
				Lig. longitudinal posterior
				Ligg. amarelos
				Ligg. intertransversários
				Ligg. interespinais
				Ligg. supraespinais
	Sínfise intervertebral			Disco intervertebral
				Anel fibroso
				Núcleo pulposo
	Artt. sinoviais das vértebras	Artt. zigapofisárias (dos processos articulares)		
		Art. lombossacral		Lig. iliolombar
		Art. sacrococcígea		Lig. sacrococcígeo anterior
				Lig. sacrococcígeo lateral
				Lig. sacrococcígeo posterior superficial
				Lig. sacrococcígeo posterior profundo
Tórax	Sindesmoses do tórax			Membrana intercostal externa
				Membrana intercostal interna
	Sincondroses do tórax	Sincondrose costoesternal		
		Sincondrose da primeira costela		
		Sincondrose do esterno	Sínfise manubrioesternal	
			Sínfise xifoesternal	
	Artt. sinoviais do tórax	Artt. costovertebrais	Art. da cabeça da costela	Lig. radiado da cabeça da costela
				Lig. intra-articular da cabeça da costela
			Art. costotransversária	Lig. costotransversário
				Lig. costotransversário lateral
				Lig. costotransversário superior
		Artt. esternocostais		Ligg. esternocostais radiados
				Membrana do esterno
				Lig. esternocostal intra-articular
				Ligg. costoxifóideos
		Artt. costocondrais		
		Artt. intercondrais		

Anatomia radiológica do tronco

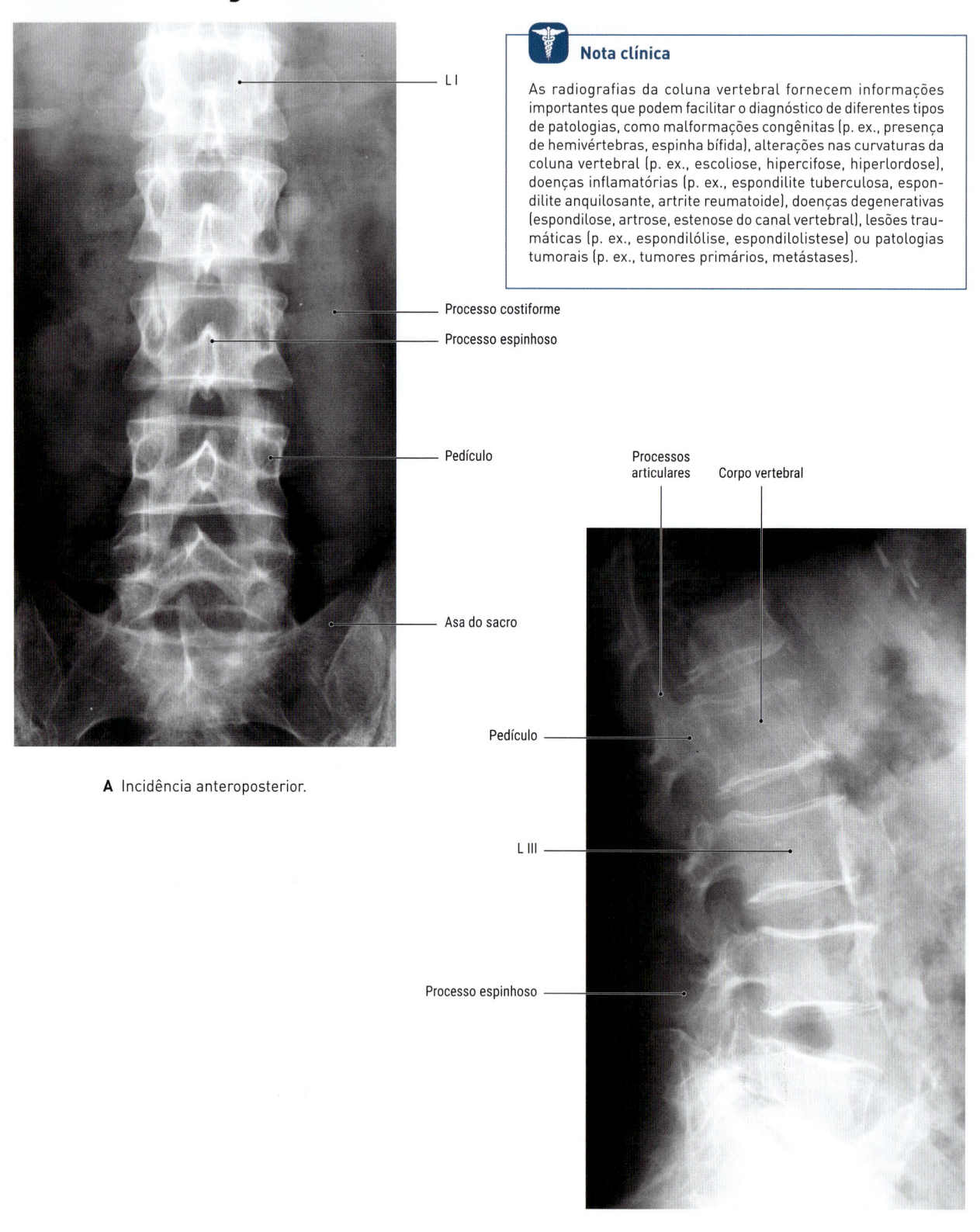

> **Nota clínica**
>
> As radiografias da coluna vertebral fornecem informações importantes que podem facilitar o diagnóstico de diferentes tipos de patologias, como malformações congênitas (p. ex., presença de hemivértebras, espinha bífida), alterações nas curvaturas da coluna vertebral (p. ex., escoliose, hipercifose, hiperlordose), doenças inflamatórias (p. ex., espondilite tuberculosa, espondilite anquilosante, artrite reumatoide), doenças degenerativas (espondilose, artrose, estenose do canal vertebral), lesões traumáticas (p. ex., espondilólise, espondilolistese) ou patologias tumorais (p. ex., tumores primários, metástases).

A Incidência anteroposterior.

B Incidência lateral.

Figura 10-7 Radiografias da coluna lombar.

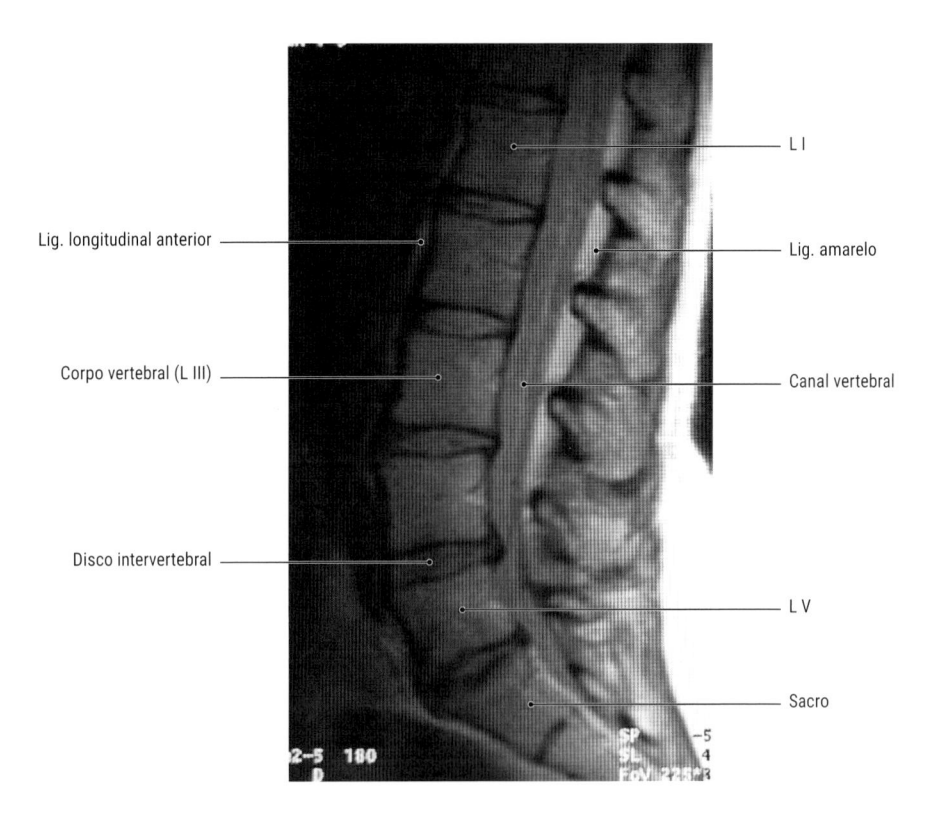

10 | Articulações do tronco

A Corte sagital.

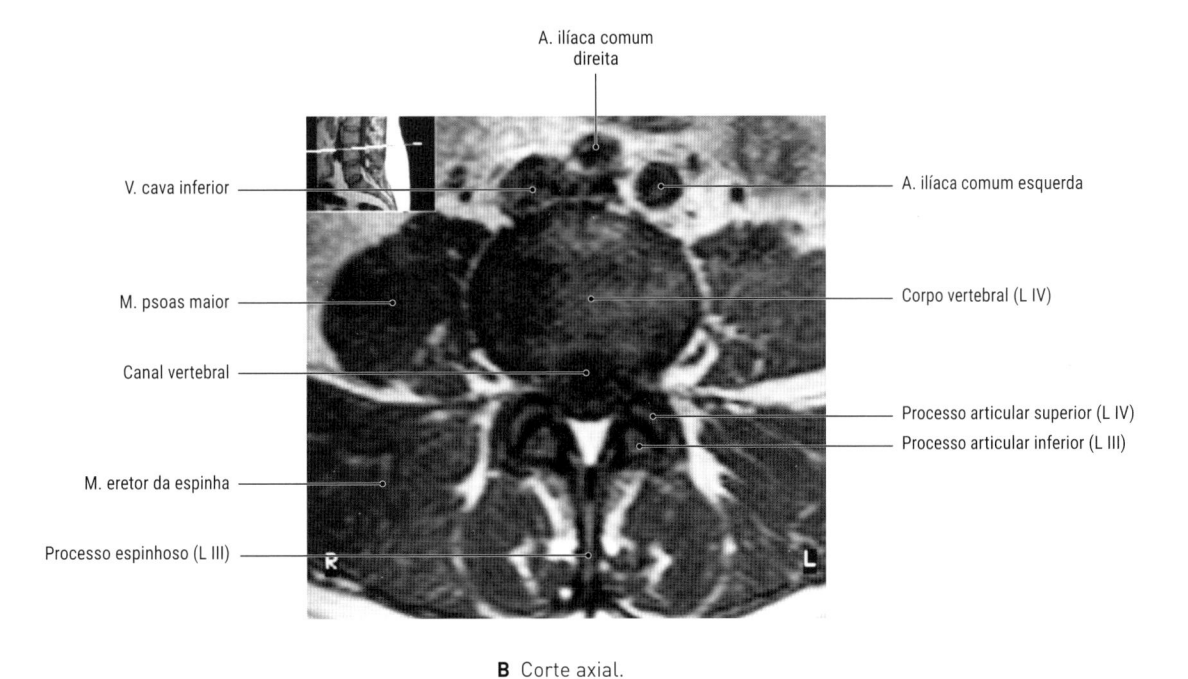

Labels:
- L I
- Lig. longitudinal anterior
- Lig. amarelo
- Corpo vertebral (L III)
- Canal vertebral
- Disco intervertebral
- L V
- Sacro

B Corte axial.

Labels:
- A. ilíaca comum direita
- V. cava inferior
- A. ilíaca comum esquerda
- M. psoas maior
- Corpo vertebral (L IV)
- Canal vertebral
- Processo articular superior (L IV)
- Processo articular inferior (L III)
- M. eretor da espinha
- Processo espinhoso (L III)

Figura 10-8 Ressonâncias magnéticas da coluna lombar.

11 MÚSCULOS DO TRONCO

Músculos do dorso

Os músculos do dorso estão localizados na região dorsal do pescoço e do tronco, com alguns chegando ao crânio. São caracterizados por serem inervados por nervos que derivam dos ramos anteriores dos nervos espinais. Do superficial ao profundo, distingue-se um primeiro plano, com os músculos trapézio e latíssimo do dorso, um segundo plano, com os músculos levantadores da escápula, romboide menor e romboide maior, um terceiro plano, com os músculos serrátil posterior superior e serrátil posterior inferior, e um quarto plano, com os músculos intertransversários anteriores do pescoço, intertransversários posteriores laterais do pescoço e intertransversários laterais do lombo.

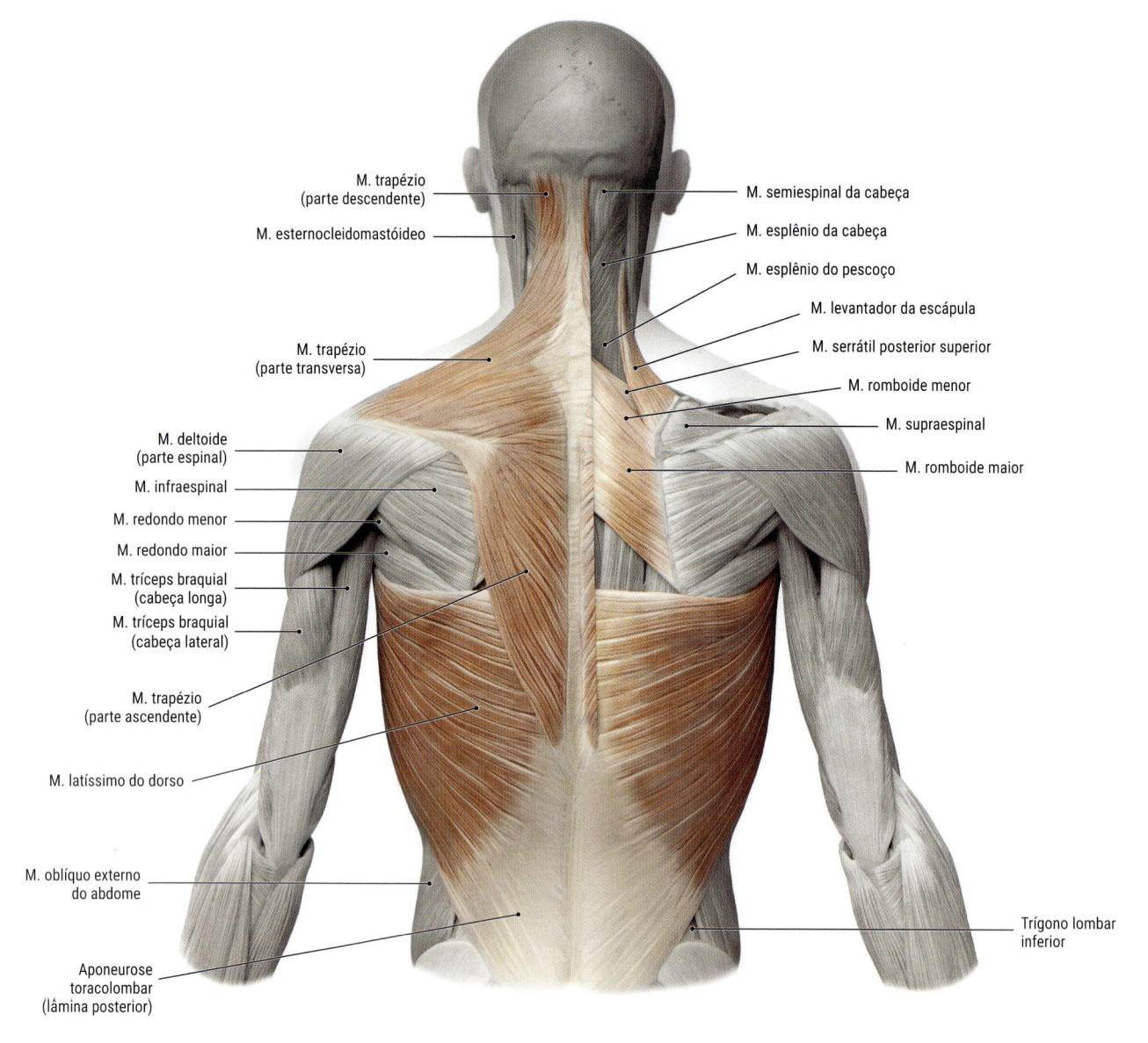

A Vista superficial do primeiro plano (à esquerda) e do segundo plano (à direita).

Figura 11-1 Músculos do dorso.

> **Nota anatômica**
>
> Os músculos romboide menor e romboide maior podem estar fundidos em um único músculo romboide em alguns indivíduos.

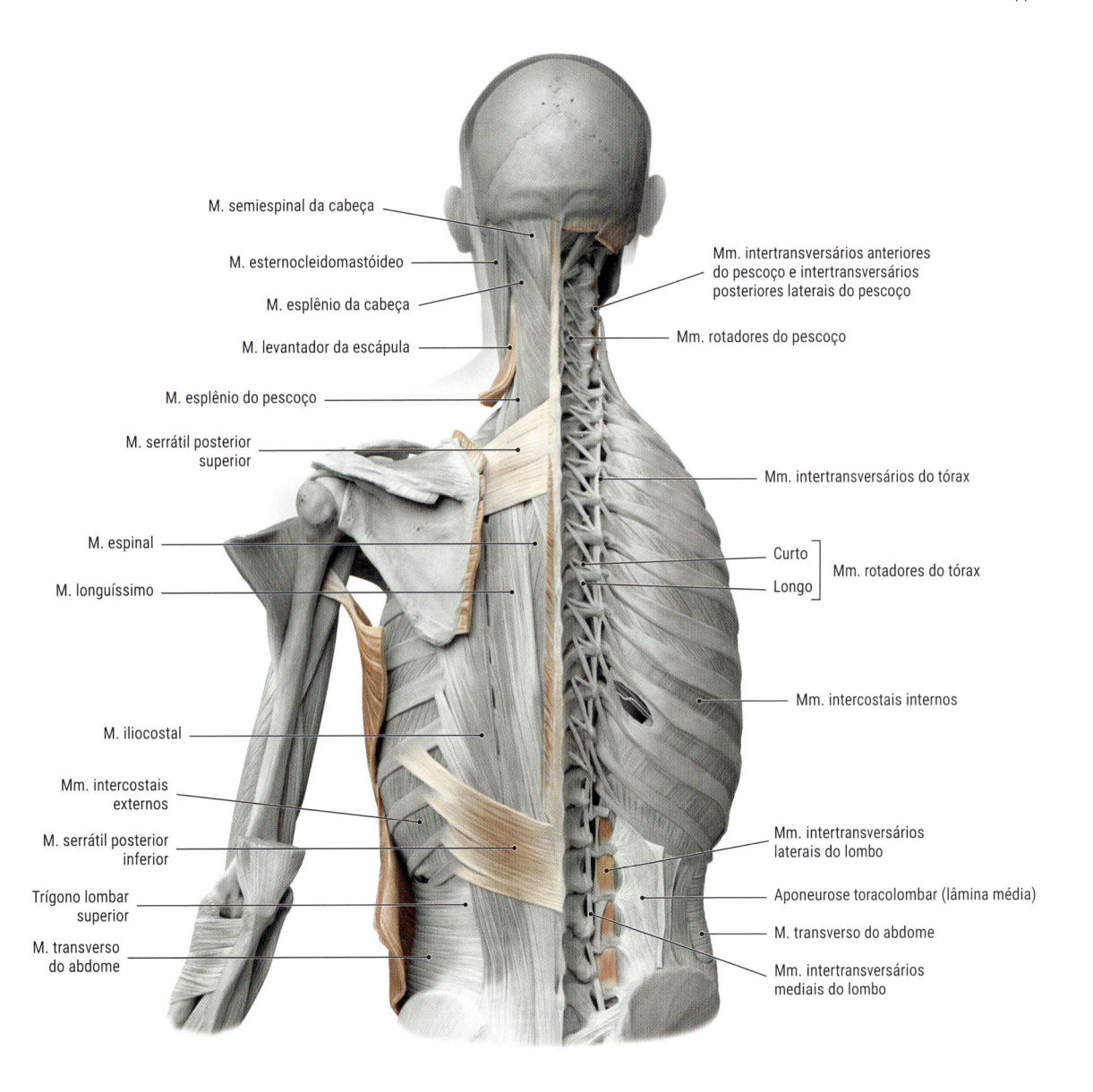

B Vista profunda com o terceiro plano (à esquerda) e o quarto plano (à direita).

Labels (from top, left side): M. semiespinal da cabeça; M. esternocleidomastóideo; M. esplênio da cabeça; M. levantador da escápula; M. esplênio do pescoço; M. serrátil posterior superior; M. espinal; M. longuíssimo; M. iliocostal; Mm. intercostais externos; M. serrátil posterior inferior; Trígono lombar superior; M. transverso do abdome.

Labels (right side): Mm. intertransversários anteriores do pescoço e intertransversários posteriores laterais do pescoço; Mm. rotadores do pescoço; Mm. intertransversários do tórax; Mm. rotadores do tórax (Curto, Longo); Mm. intercostais internos; Mm. intertransversários laterais do lombo; Aponeurose toracolombar (lâmina média); M. transverso do abdome; Mm. intertransversários mediais do lombo.

Nota clínica

Hérnias lombares. As hérnias lombares mais comuns estão localizadas no trígono lombar inferior e no trígono lombar superior. O trígono lombar inferior (ou triângulo de Petit) é delimitado pelo músculo oblíquo externo do abdome, pelo músculo latíssimo do dorso e pela crista ilíaca. O trígono lombar superior (ou espaço de Grynfelt) é delimitado pelo músculo serrátil posterior inferior, pelo músculo eretor da espinha, pelo músculo oblíquo interno do abdome e pela costela XII.

Tabela 11-1 Músculos do dorso

M. trapézio		Ação	Inervação
	① Parte descendente ② Parte transversa ③ Parte ascendente **Origem:** • Linha nucal superior • Protuberância occipital externa • Lig. nucal • Processos espinhosos C VII-T XII **Inserção:** • Terço lateral da clavícula • Acrômio • Margem superior da espinha da escápula	**Escápula** • Elevação (parte descendente), abaixamento ou depressão (parte ascendente), adução e báscula lateral **Cabeça e pescoço** • Extensão (bilateral) • Rotação contralateral (unilateral) • Inclinação homolateral (unilateral)	• N. acessório [NC XI] • Rr. do plexo cervical profundo até C4

M. latíssimo do dorso		Ação	Inervação
	Origem: • Processos espinhosos T VI-L V • Crista sacral mediana • Lábio externo da crista ilíaca • Ângulo inferior da escápula • Três últimas costelas **Inserção:** Sulco intertubercular	**Ombro** • Extensão, adução e rotação medial **Escápula** • Adução e báscula medial **Costelas** • Expirador acessório **Coluna** • Extensor (bilateral) **Pelve** • Elevador	N. toracodorsal (C6-C8)

Mm. romboide maior, romboide menor e levantador da escápula		Ação	Inervação
	① **M. romboide maior** **Origem:** Processos espinhosos T I-T IV **Inserção:** Margem medial da escápula	Elevação, adução e báscula medial da escápula	N. dorsal da escápula (C4-C5)
	② **M. romboide menor** **Origem:** Processos espinhosos C VI-C VII **Inserção:** Margem medial da escápula	Elevação, adução e báscula medial da escápula	N. dorsal da escápula (C4-C5)
	③ **M. levantador da escápula** **Origem:** Tubérculos posteriores dos processos transversos C I-C IV **Inserção:** Ângulo superior da escápula	Elevação, leve adução e báscula medial da escápula	N. dorsal da escápula (C4-C5)

Tabela 11-1 Músculos do dorso (cont.)

Mm. serrátil posterior superior e serrátil posterior inferior			Ação	Inervação
	① **M. serrátil posterior superior**		Elevação das costelas II-V	Nn. intercostais II-V
	Origem: Inserção:	Processos espinhosos C VI-T II Costelas II-V		
	② **M. serrátil posterior inferior**		Abaixamento das costelas IX-XII	Nn. intercostais IX-XII (N. subcostal)
	Origem: Inserção:	Processos espinhosos T XI-L II Costelas IX-XII		

Mm. intertransversários anteriores do pescoço			Ação	Inervação
	Origem:	Tubérculos anteriores dos processos transversos cervicais	Inclinação homolateral da coluna vertebral cervical	Rr. anteriores dos Nn. espinais
	Inserção:	Tubérculos anteriores dos processos transversos cervicais		

Mm. intertransversários posteriores laterais do pescoço			Ação	Inervação
	Origem:	Tubérculos posteriores dos processos transversos cervicais	Inclinação homolateral da coluna vertebral cervical	Rr. anteriores dos Nn. espinais
	Inserção:	Tubérculos posteriores dos processos transversos cervicais		

Mm. intertransversários laterais do lombo			Ação	Inervação
	Origem:	Processos costiformes lombares	Inclinação homolateral da coluna vertebral lombar	Rr. anteriores dos Nn. espinais
	Inserção:	Processos costiformes lombares		

Músculos próprios do dorso

Os músculos próprios do dorso estão localizados profundamente na região posterior do pescoço e do tronco e se caracterizam por serem inervados pelos ramos posteriores dos nervos espinais. Eles consistem no músculo eretor da espinha (músculo espinal, músculo longuíssimo e músculo iliocostal), nos músculos espinotransversais (músculos esplênio da cabeça e esplênio do pescoço), nos músculos transversoespinais (músculos multífidos, semiespinais e rotadores), nos músculos interespinais e nos músculos intertransversários posteriores mediais do pescoço, do tórax e mediais do lombo.

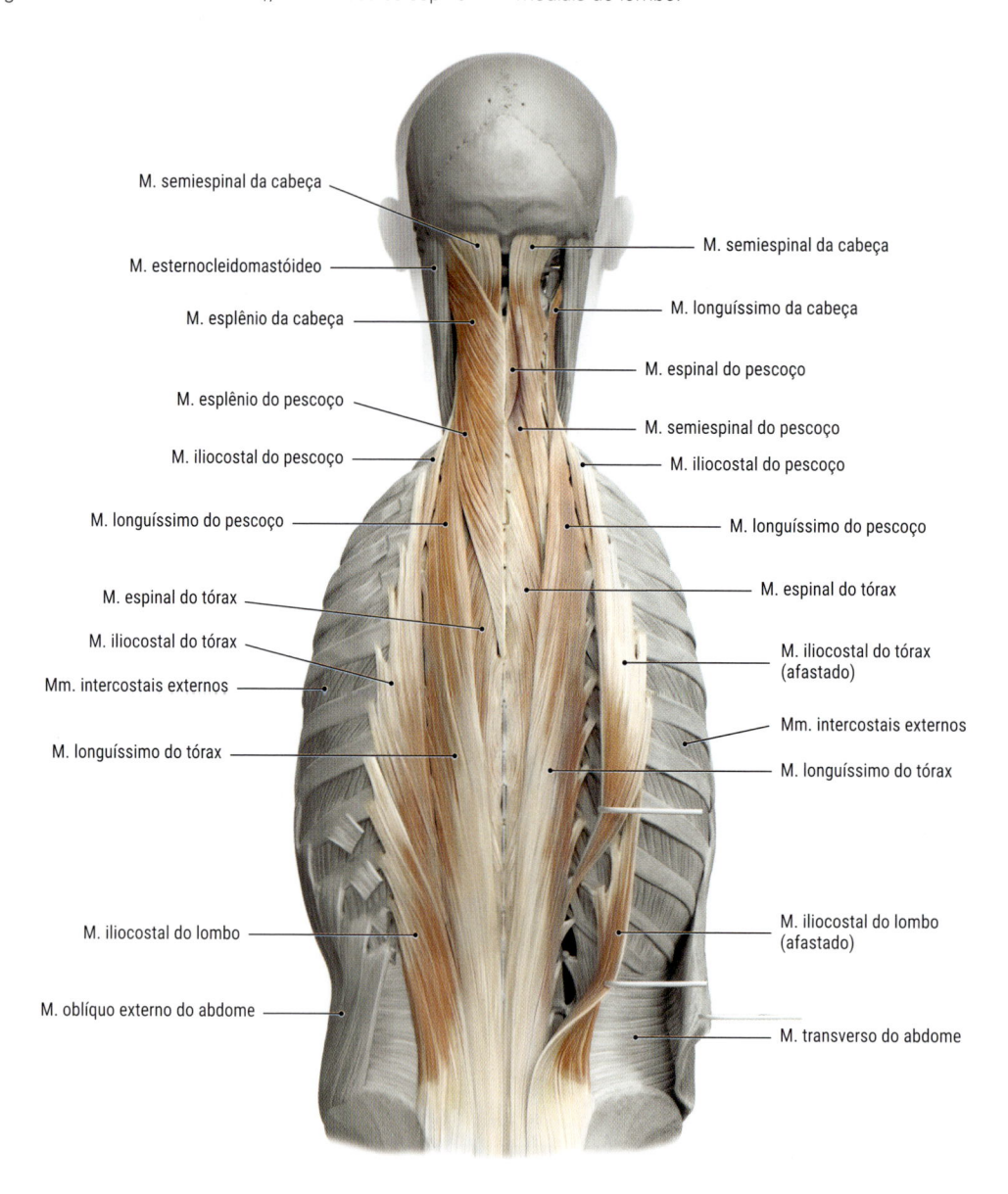

A Vista posterior. Os músculos esplênios foram removidos no lado direito.

Figura 11-2 Músculos próprios do dorso.

> **Nota anatômica**
>
> Em alguns indivíduos, o músculo espinal pode ter uma parte inconstante chamada músculo espinal da cabeça, que geralmente é difícil de diferenciar do músculo semiespinal da cabeça.

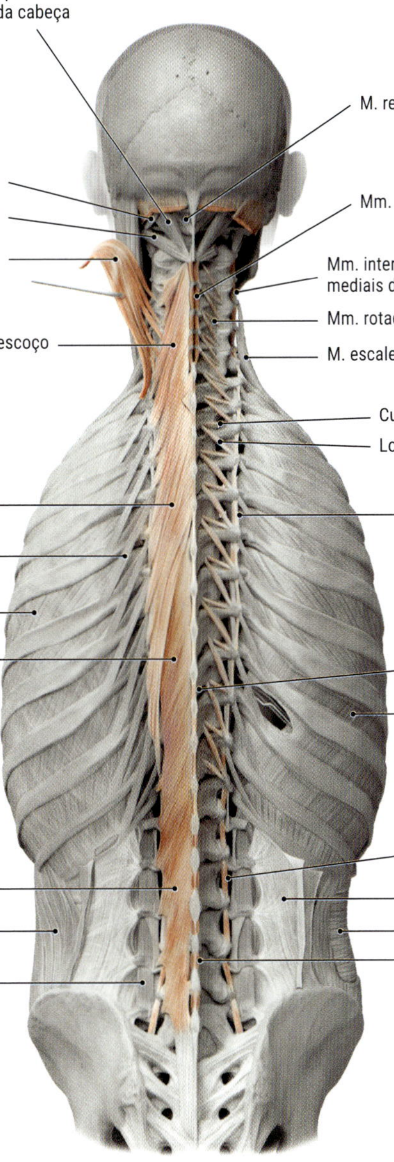
M. reto posterior maior da cabeça
M. reto posterior menor da cabeça
M. oblíquo superior da cabeça
M. oblíquo inferior da cabeça
Mm. interespinais do pescoço
M. semiespinal da cabeça (afastado)
Mm. intertransversários posteriores mediais do pescoço
Mm. rotadores do pescoço
M. semiespinal do pescoço
M. escaleno posterior
Curto
Longo
Mm. rotadores do tórax
M. semiespinal do tórax
Mm. intertransversários do tórax
Mm. levantadores das costelas
Mm. intercostais externos
M. multífido do tórax
Mm. interespinais do tórax
Mm. intercostais internos
Mm. intertransversários mediais do lombo
M. multífido do lombo
Aponeurose toracolombar (lâmina média)
M. oblíquo interno do abdome
M. transverso do abdome
Mm. interespinais do lombo
Mm. intertransversários laterais do lombo

B Vista posterior, plano profundo. Os músculos semiespinal e multífido foram removidos no lado direito.

Nota anatômica

Os músculos interespinais estão pouco desenvolvidos ou ausentes na região central da coluna torácica; os músculos rotadores do lombo também podem estar ausentes.

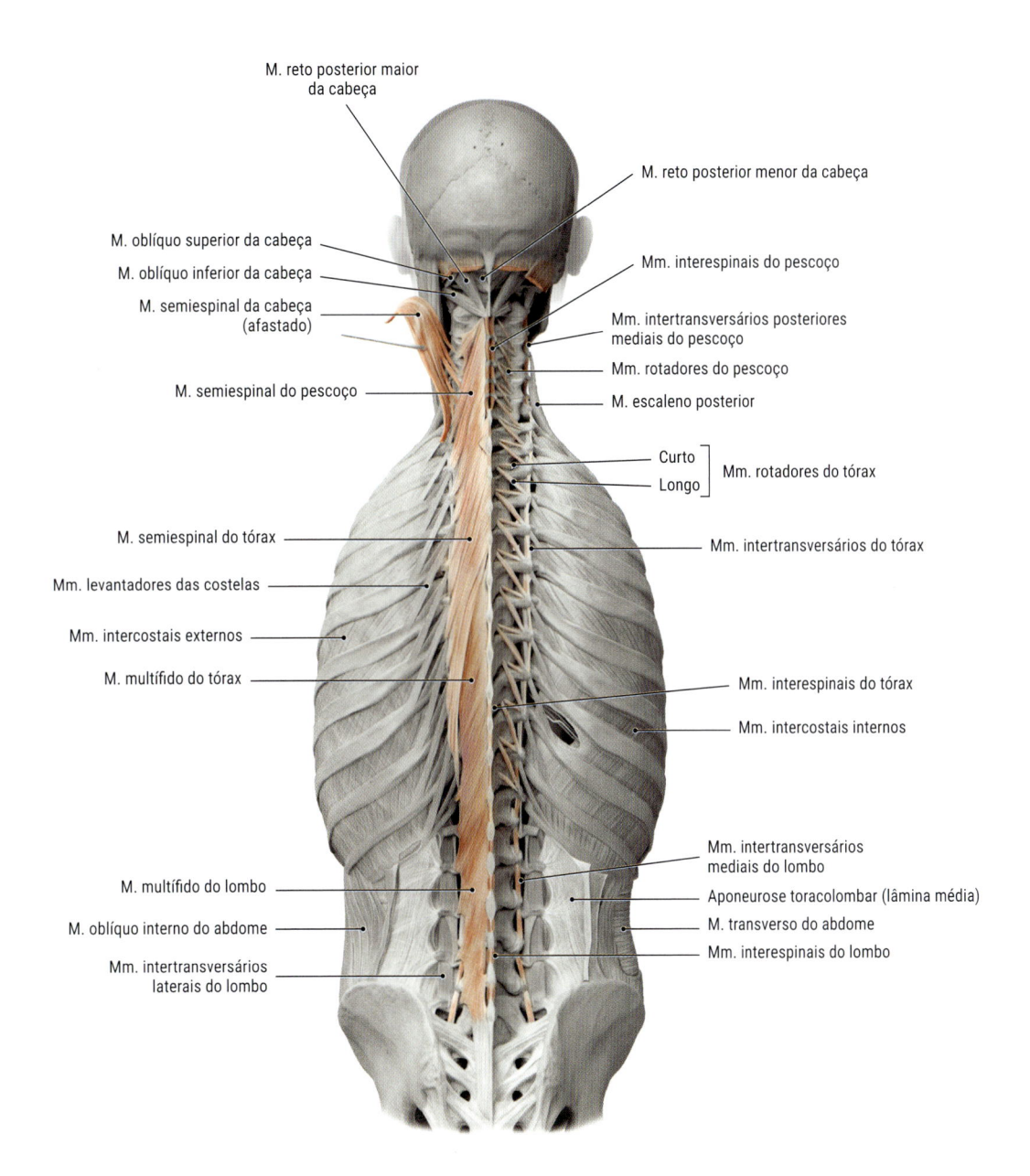

Tabela 11-2 Músculos próprios do dorso

M. espinal		Ação	Inervação
	① **M. espinal do tórax** Origem: Processos espinhosos T XI-L II Inserção: Processos espinhosos T II-T XI ② **M. espinal do pescoço** Origem: Processos espinhosos C VI-T II Inserção: Processos espinhosos C II-C IV	Extensão da coluna vertebral (bilateral)	Rr. posteriores dos Nn. espinais

M. longuíssimo		Ação	Inervação
	① **M. longuíssimo do tórax** Origem: Crista ilíaca, processos espinhosos L I-L V, crista sacral mediana, processos mamilares L I-L II, processos transversos T VII-T XII Inserção: Processos costiformes e acessórios L I-L V, ângulos das costelas II-XII, processos transversos T I-T XII ② **M. longuíssimo do pescoço** Origem: Processos transversos T I-T VI Inserção: Processos transversos C II-C VII ③ **M. longuíssimo da cabeça** Origem: Processos transversos C III-T III Inserção: Processos mastoides	**Mm. longuíssimo do tórax e longuíssimo do pescoço** • Extensão da coluna vertebral (bilateral) • Inclinação homolateral da coluna vertebral (unilateral) **M. longuíssimo da cabeça** • Extensão da cabeça (bilateral) • Inclinação homolateral da cabeça (unilateral)	Rr. posteriores dos Nn. espinais

M. iliocostal		Ação	Inervação
	① **M. iliocostal do lombo** Origem: Crista ilíaca Inserção: Ângulos das costelas V-XII ② **M. iliocostal do tórax** Origem: Ângulos das costelas VII-XII Inserção: Ângulos das costelas I-VI ③ **M. iliocostal do pescoço** Origem: Ângulos das costelas III-VI Inserção: Tubérculos posteriores de C IV-C VI	Extensão da coluna vertebral (bilateral) Inclinação homolateral da coluna vertebral (unilateral)	Rr. posteriores dos Nn. espinais

Mm. esplênios		Ação	Inervação
	① **M. esplênio da cabeça** Origem: Processos espinhosos C IV-T II Inserção: Metade lateral da linha nucal superior e processo mastoide ② **M. esplênio do pescoço** Origem: Processos espinhosos T III-T VI Inserção: Tubérculos posteriores de C I-C II	Extensão da cabeça e do pescoço (bilateral), rotação e inclinação homolaterais da cabeça e do pescoço (unilateral)	Rr. posteriores dos Nn. espinais

Tabela 11-2 Músculos próprios do dorso (cont.)

Mm. multífidos		Ação	Inervação
	M. multífido do lombo Origem: Face posterior do sacro, espinha ilíaca posterossuperior, processos mamilares L I-L V Inserção: Processos espinhosos das quatro vértebras superiores **M. multífido do tórax** Origem: Processos transversos T I-T XII Inserção: Processos espinhosos das quatro vértebras superiores **M. multífido do pescoço** Origem: Processos articulares C IV-C VII Inserção: Processos espinhosos das quatro vértebras superiores	• Extensão da coluna vertebral (bilateral) • Inclinação homolateral e rotação contralateral da coluna vertebral (unilateral)	Rr. posteriores dos Nn. espinais

M. semiespinal		Ação	Inervação
	① **M. semiespinal do tórax** Origem: Processos transversos T VII-T XII Inserção: Processos espinhosos C VI-T VI ② **M. semiespinal do pescoço** Origem: Processos transversos T I-T VI Inserção: Processos espinhosos C II-C V ③ **M. semiespinal da cabeça** Origem: Processos transversos C IV-T VI Inserção: Entre a linha nucal superior e a linha nucal inferior do occipital	**Mm. semiespinal do tórax e semiespinal do pescoço** • Extensão da coluna vertebral (bilateral) • Rotação contralateral da coluna vertebral (unilateral) **M. semiespinal da cabeça** • Extensão da cabeça (bilateral) • Inclinação homolateral da cabeça (unilateral)	Rr. posteriores dos Nn. espinais

Mm. rotadores		Ação	Inervação
	Mm. rotadores do lombo Origem: Processos mamilares L I-L V Inserção: Lâmina da vértebra sobrejacente **Mm. rotadores do tórax** Origem: Processos transversos T I-T XII Inserção: Lâmina da vértebra sobrejacente **Mm. rotadores do pescoço** Origem: Processos articulares C III-C VII Inserção: Lâmina da vértebra sobrejacente	Rotação contralateral da coluna vertebral	Rr. posteriores dos Nn. espinais

Mm. interespinais		Ação	Inervação
	Mm. interespinais do lombo Origem: Processos espinhosos lombares Inserção: Processos espinhosos lombares **Mm. interespinais do tórax** Origem: Processos espinhosos torácicos Inserção: Processos espinhosos torácicos **Mm. interespinais do pescoço** Origem: Processos espinhosos cervicais Inserção: Processos espinhosos cervicais	Extensão da coluna vertebral	Rr. posteriores dos Nn. espinais

Mm. intertransversários		Ação	Inervação
	Mm. intertransversários do lombo Origem: Processos mamilares lombares Inserção: Processos mamilares lombares **Mm. intertransversários do tórax** Origem: Processos transversos torácicos Inserção: Processos transversos torácicos **Mm. intertransversários posteriores mediais do pescoço** Origem: Tubérculos posteriores cervicais Inserção: Tubérculos posteriores cervicais	Inclinação homolateral da coluna vertebral	Rr. posteriores dos Nn. espinais

Músculos do tórax

Os músculos do tórax são divididos em um grupo superficial (localizado superficialmente ao plano formado pelas costelas), um grupo intercostal (localizado nos espaços intercostais) e um grupo profundo (localizado internamente ao plano formado pelas costelas). O grupo superficial consiste nos músculos peitoral maior, peitoral menor, subclávio e serrátil anterior, que serão estudados com os músculos do membro superior. O grupo intercostal consiste nos músculos intercostais externos, intercostais internos e intercostais íntimos e nos músculos levantadores das costelas e subcostais. O grupo profundo é formado pelo músculo transverso do tórax. Também parte dos músculos do tórax, o diafragma é um músculo respiratório em forma de cúpula que está disposto entre o tórax e o abdome.

A Corte coronal.

B Vista anterolateral.

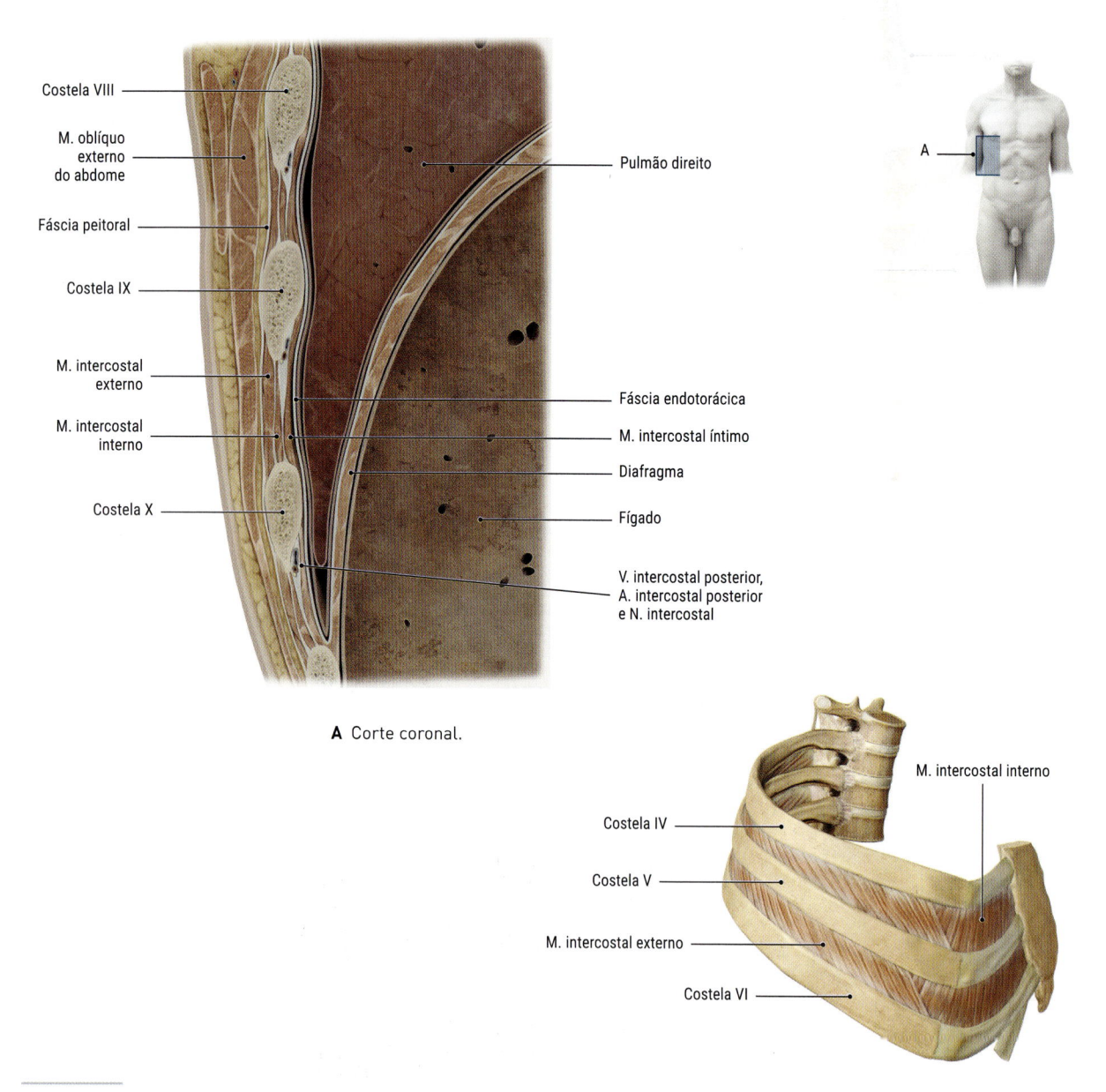

Figura 11-3 Músculos intercostais.

> **Nota anatômica**
>
> A fáscia torácica recobre a face superficial dos músculos intercostais externos e a face profunda dos músculos intercostais íntimos, formando as membranas intercostais externa anteriormente e interna posteriormente. A fáscia endotorácica é uma camada de tecido conjuntivo frouxo que separa as costelas e os músculos intercostais da porção costal da pleura parietal.

11 | Músculos do tronco

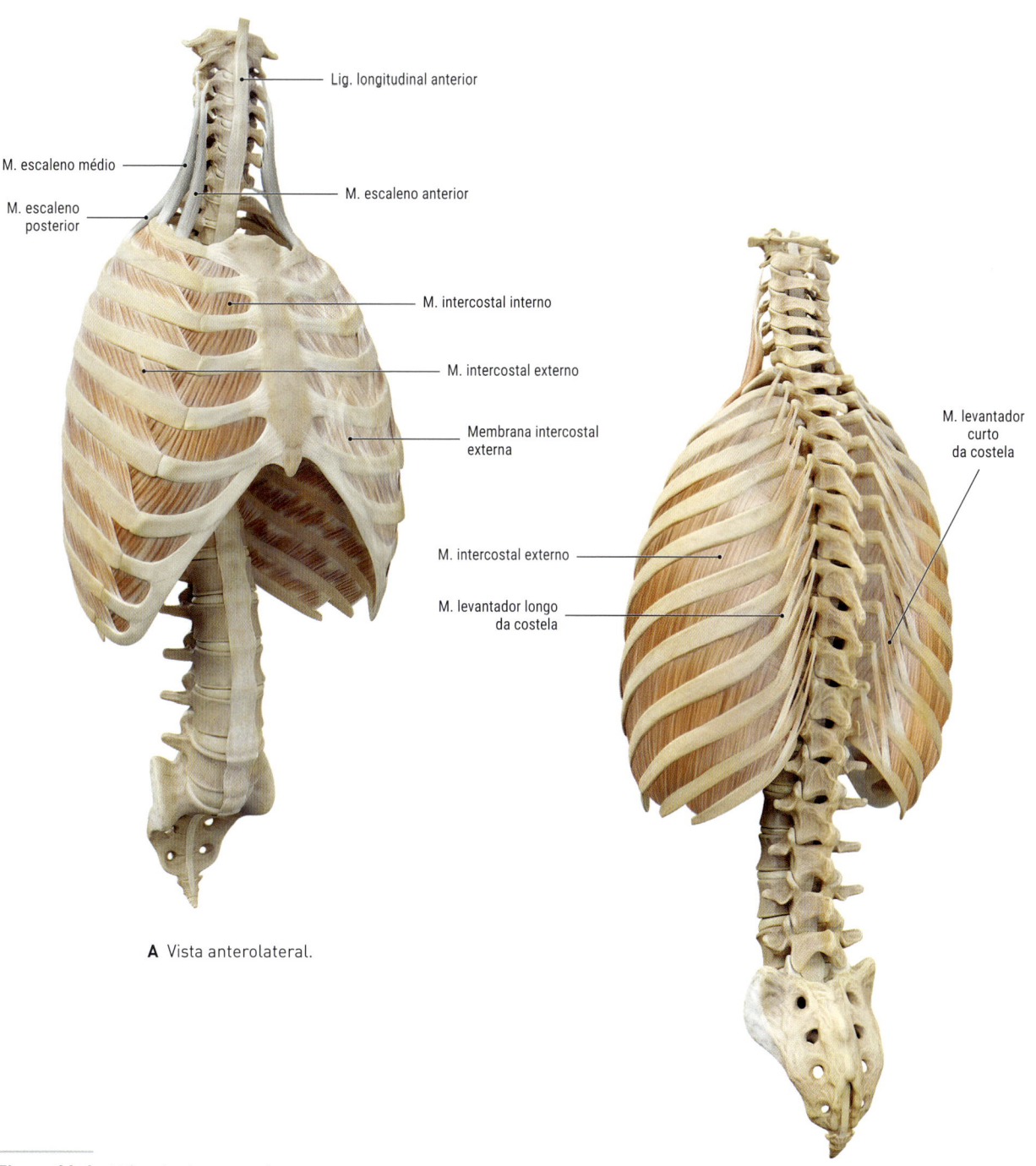

Figura 11-4 Músculos intercostais externos.

A Vista anterolateral.

B Vista posterolateral.

Labels (A): Lig. longitudinal anterior; M. escaleno médio; M. escaleno posterior; M. escaleno anterior; M. intercostal interno; M. intercostal externo; Membrana intercostal externa; M. intercostal externo; M. levantador longo da costela.

Labels (B): M. levantador curto da costela.

> **Nota anatômica**
>
> Os músculos intercostais externos se estendem desde as articulações costotransversárias até as articulações costocondrais. O espaço entre esses músculos e o esterno é recoberto pela membrana intercostal externa.

Seção II | Tronco

> **Nota anatômica**
>
> Os músculos intercostais internos e íntimos se estendem do esterno até os ângulos das costelas. O espaço entre esses músculos e a coluna vertebral é recoberto pela membrana intercostal interna.

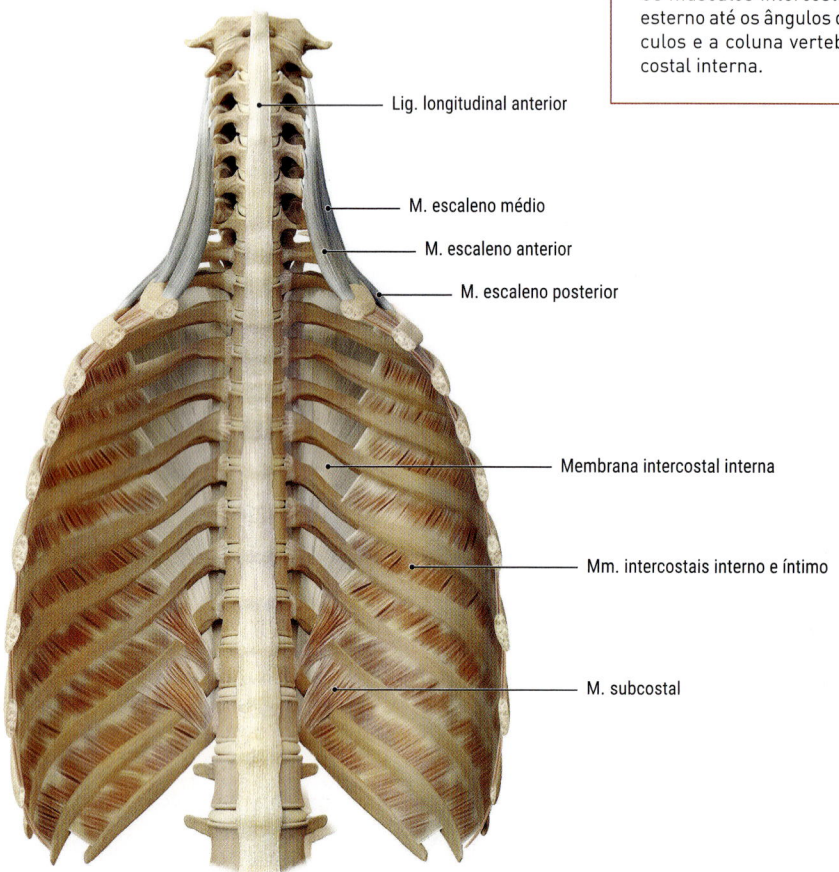

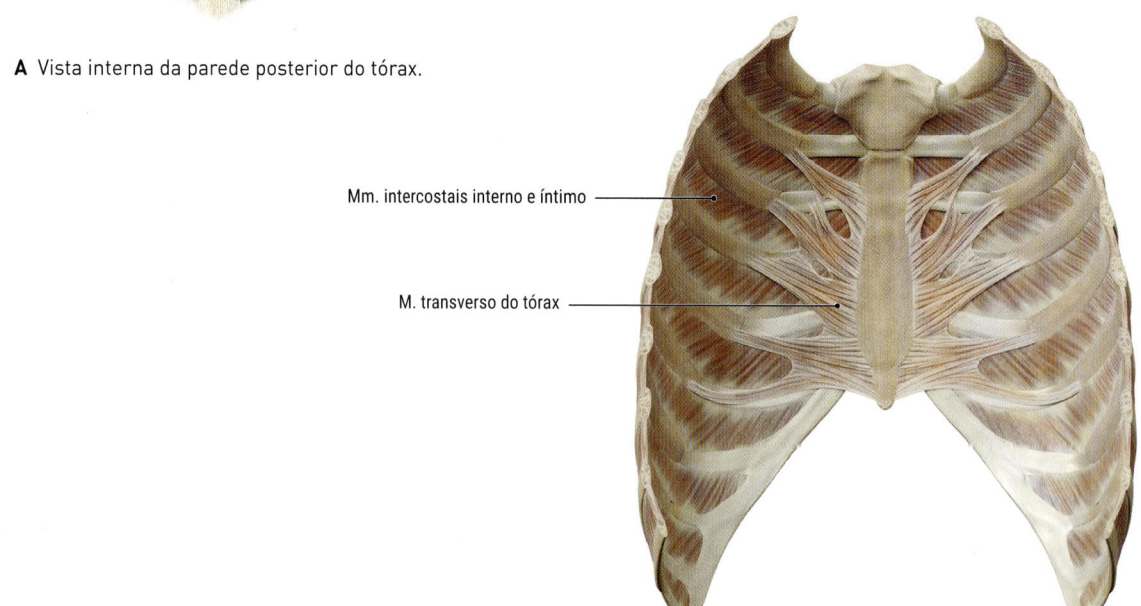

Lig. longitudinal anterior

M. escaleno médio

M. escaleno anterior

M. escaleno posterior

Membrana intercostal interna

Mm. intercostais interno e íntimo

M. subcostal

A Vista interna da parede posterior do tórax.

Mm. intercostais interno e íntimo

M. transverso do tórax

B Vista interna da parede torácica anterior.

Figura 11-5   Músculos intercostais internos, intercostais íntimos e transverso do tórax.

Diafragma

O diafragma é um músculo em forma de cúpula que separa a cavidade torácica da cavidade abdominal. Ele consiste em uma parte esternal, que se origina na face posterior do processo xifoide do esterno, uma parte costal, que se origina na face interna das últimas seis costelas, e uma parte lombar, que se origina nos ligamentos arqueados medial e lateral e no corpo de L I-L III entre os pilares direito e esquerdo. É inervado pelo nervo frênico, sendo o principal músculo para a inspiração.

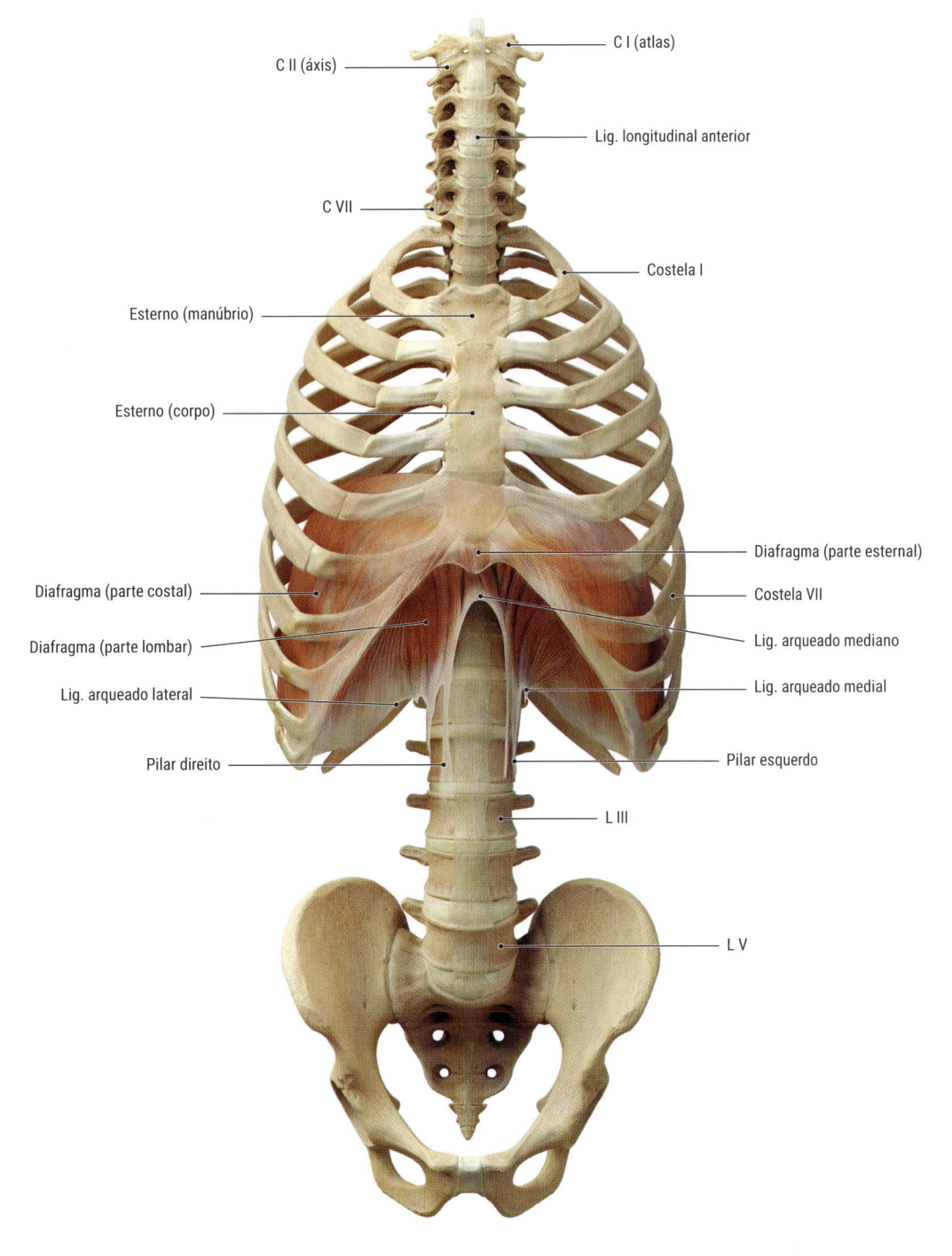

A Vista anterior.

Figura 11-6 Diafragma.

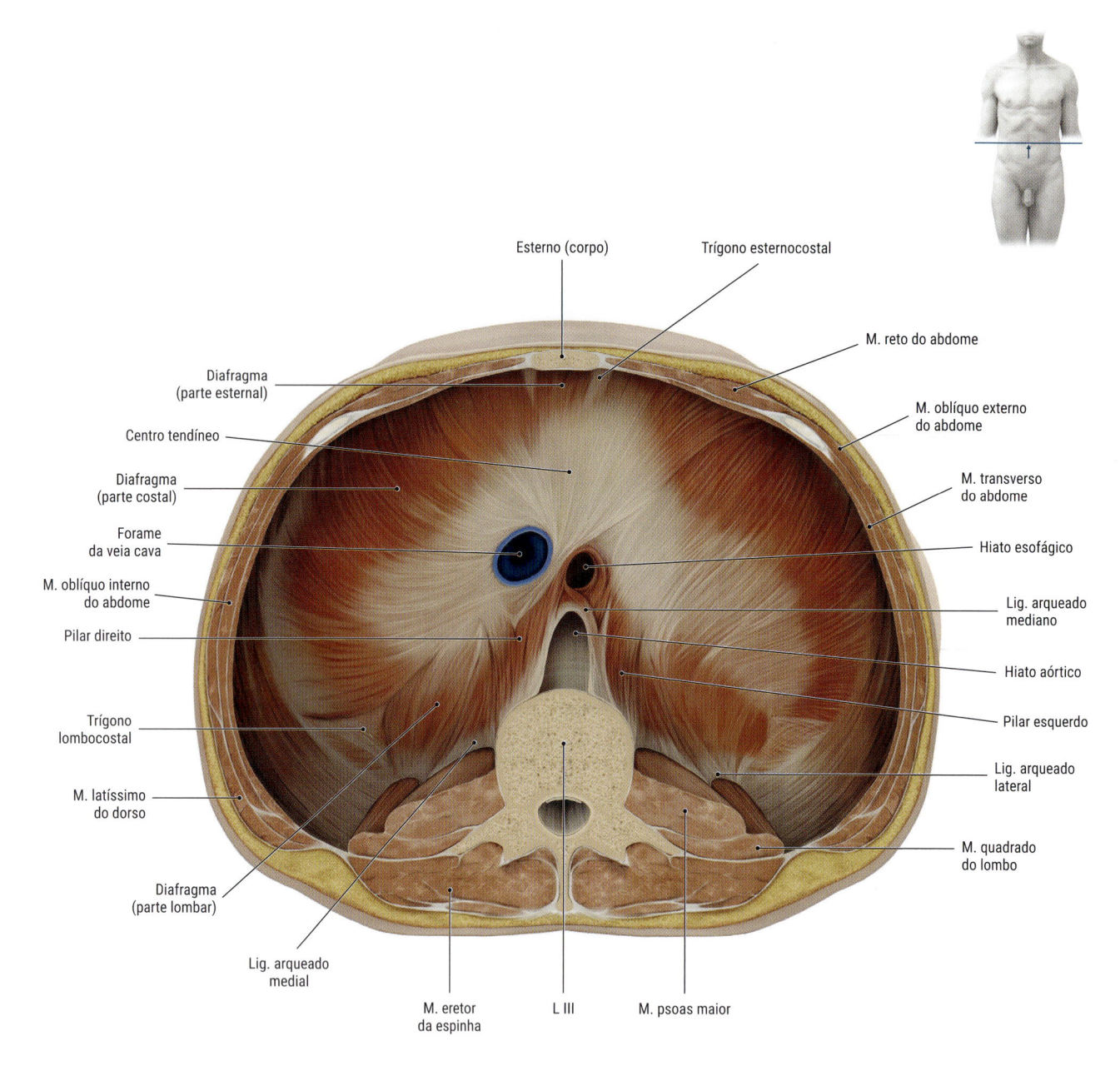

B Vista inferior.

Figura 11-6 Diafragma (cont.).

> **Nota anatômica**
>
> A parte lombar do diafragma tem uma origem complexa, que ocorre através de dois pilares musculares e quatro ligamentos arqueados. Os pilares direito e esquerdo do diafragma têm um arranjo assimétrico, com o pilar direito se originando nos corpos vertebrais de L I-L III, e o pilar esquerdo, nos corpos vertebrais de L I-L II. O ligamento arqueado medial é um espessamento da fáscia do músculo psoas maior e se estende entre o corpo vertebral e o processo costiforme de L I. Já o ligamento arqueado lateral é um espessamento da fáscia do músculo quadrado do lombo e se estende entre o processo costiforme de L I e a margem inferior da última costela.

11 | Músculos do tronco   67

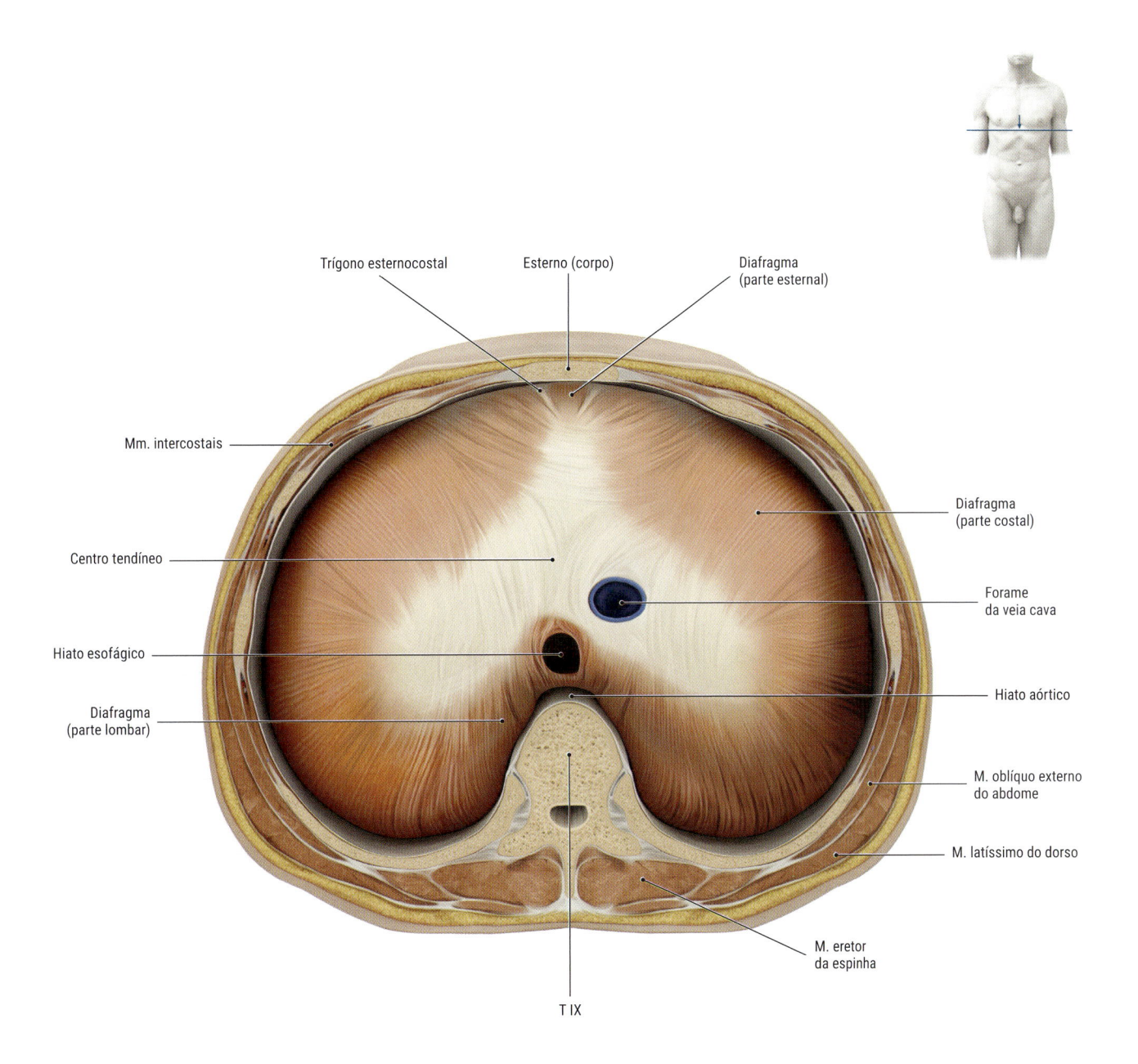

Trígono esternocostal — Esterno (corpo) — Diafragma (parte esternal)

Mm. intercostais

Centro tendíneo

Hiato esofágico

Diafragma (parte lombar)

Diafragma (parte costal)

Forame da veia cava

Hiato aórtico

M. oblíquo externo do abdome

M. latíssimo do dorso

M. eretor da espinha

T IX

C Vista superior.

Nota clínica

Hérnias diafragmáticas. Uma malformação congênita do diafragma pode resultar em uma hérnia diafragmática, na qual ocorre a passagem das vísceras da cavidade abdominal para a cavidade torácica devido à diferença do gradiente de pressão que existe entre essas duas cavidades. As principais hérnias diafragmáticas congênitas ocorrem no hiato esofágico (hérnia de hiato), no trígono esternocostal direito (hérnia de Morgagni), no trígono esternocostal esquerdo (hérnia de Larrey) ou no trígono lombocostal (hérnia de Bochdalek).

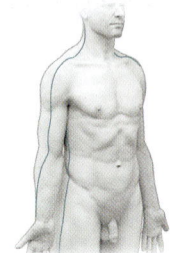

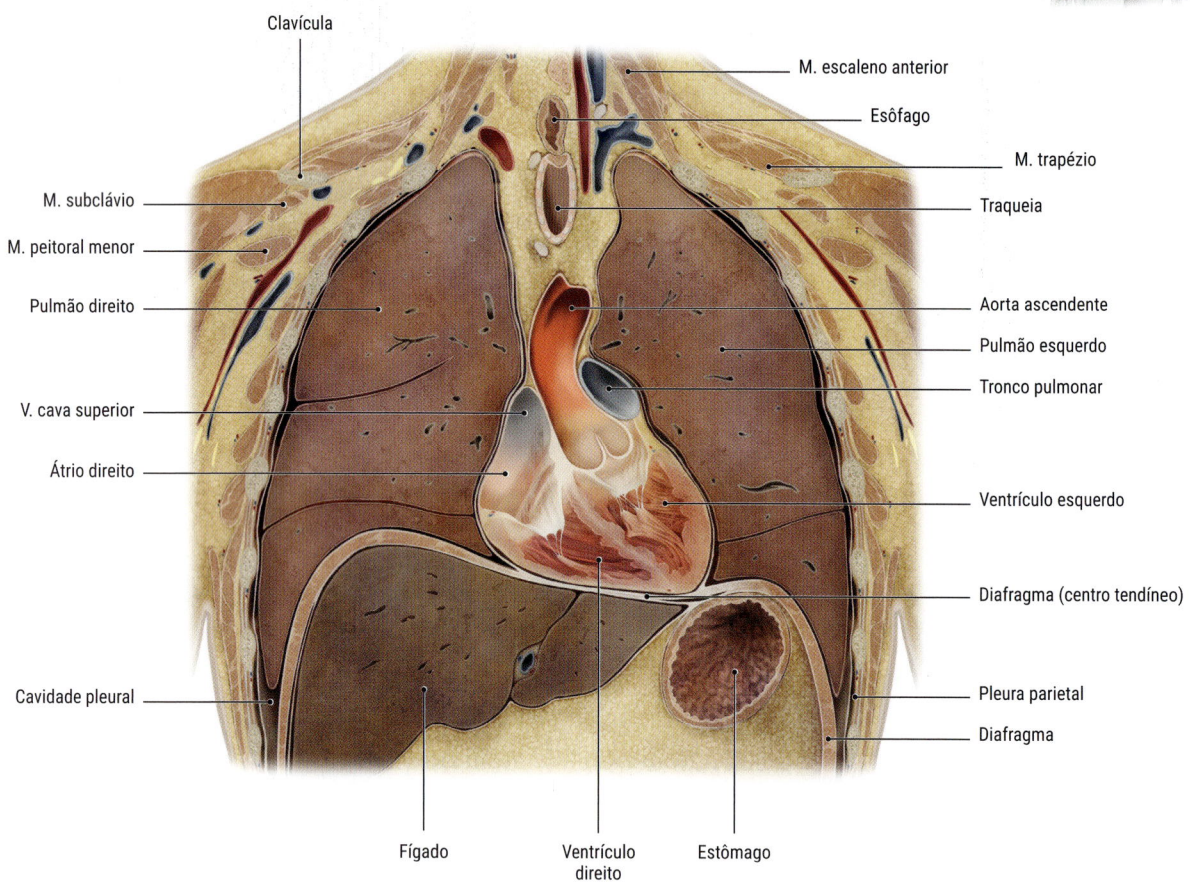

D Corte coronal do tórax.

Figura 11-6 Diafragma (cont.).

> **Nota anatômica**
>
> **Relações do diafragma.** A face superior do centro tendíneo do diafragma se relaciona com o pericárdio fibroso e com a face diafragmática ou inferior do coração; a face superior das hemicúpulas direita e esquerda do diafragma se relaciona com a parte diafragmática da pleura parietal e com a face diafragmática dos pulmões. A face inferior da hemicúpula direita do diafragma se relaciona com o lobo hepático direito, com o rim direito e com a glândula suprarrenal direita; a face inferior da hemicúpula esquerda se relaciona com o lobo hepático esquerdo, com o fundo gástrico, com o baço, com o rim esquerdo e com a glândula suprarrenal esquerda.

Tabela 11-3 Músculos do tórax

Mm. intercostais externos, internos e íntimos			Ação	Inervação
	Mm. intercostais externos Origem: Crista da costela Inserção: Margem superior da costela subjacente **Mm. intercostais internos** Origem: Margem superior da costela Inserção: Crista da costela sobrejacente **Mm. intercostais íntimos** Origem: Margem superior da costela Inserção: Margem inferior da costela sobrejacente		Movimentos respiratórios	Nn. intercostais

Mm. levantadores das costelas			Ação	Inervação
	Origem: Inserção:	Processos transversos C VII-T XI Ângulo da costela subjacente (Mm. levantadores curtos das costelas) ou da segunda costela inferior (Mm. levantadores longos das costelas)	Elevação das costelas	Rr. posteriores dos Nn. espinais

Mm. subcostais			Ação	Inervação
	Origem: Inserção:	Face interna da costela Face interna da segunda ou terceira costela inferior	Movimentos respiratórios	Nn. intercostais

M. transverso do tórax			Ação	Inervação
	Origem: Inserção:	• Corpo do esterno • Processo xifoide 2ª a 6ª cartilagens costais	Movimentos respiratórios	Nn. intercostais

M. diafragma			Ação	Inervação
	Origem: Inserção:	• Parte lombar: pilar direito (corpos de L I-L III), pilar esquerdo (corpos de L I-L II), Lig. arqueado mediano, Lig. arqueado medial, Lig. arqueado lateral. • Parte costal: costelas VII-XII • Parte esternal: processo xifoide Centro tendíneo	• Inspiração • Prensa abdominal	N. frênico

Músculos do abdome

Os músculos do abdome formam as paredes da cavidade abdominal e podem ser divididos em um grupo anterolateral, formado pelos músculos reto do abdome, piramidal, oblíquo externo do abdome, oblíquo interno do abdome e transverso do abdome, e em um grupo posterior, formado pelo músculo quadrado do lombo.

Também são considerados músculos abdominais os músculos do diafragma pélvico e os músculos do períneo, que serão estudados com a pelve. Eles participam dos movimentos do tronco, da respiração e da prensa abdominal.

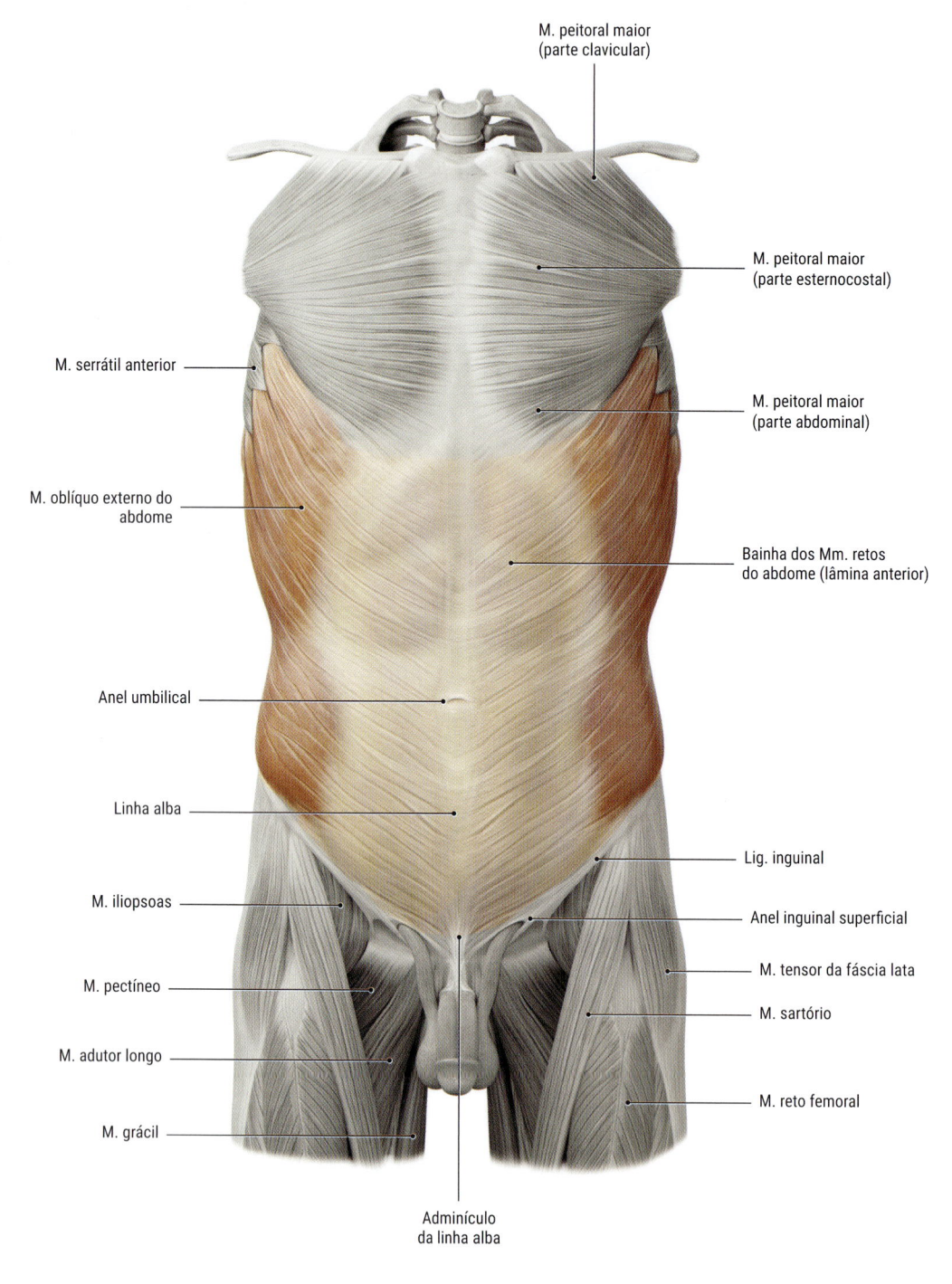

A Vista superficial.

Figura 11-7 Músculos anterolaterais do abdome.

Nota clínica

Hérnia de Spiegel. Trata-se de uma hérnia da parede abdominal que ocorre principalmente na zona de junção entre a linha semilunar e a linha arqueada, localizando-se lateralmente ao músculo reto do abdome e subjacente ao umbigo.

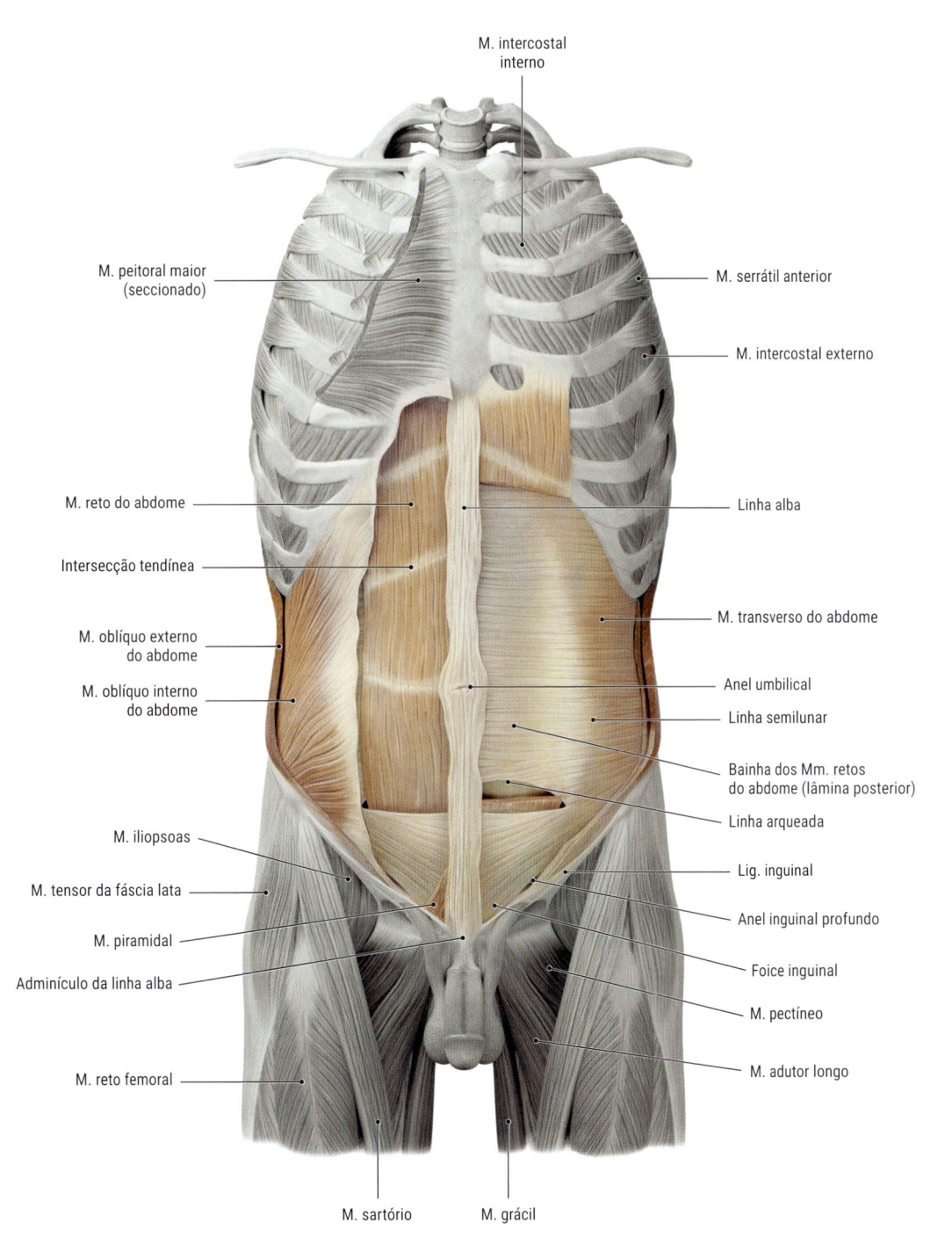

B Vista profunda.

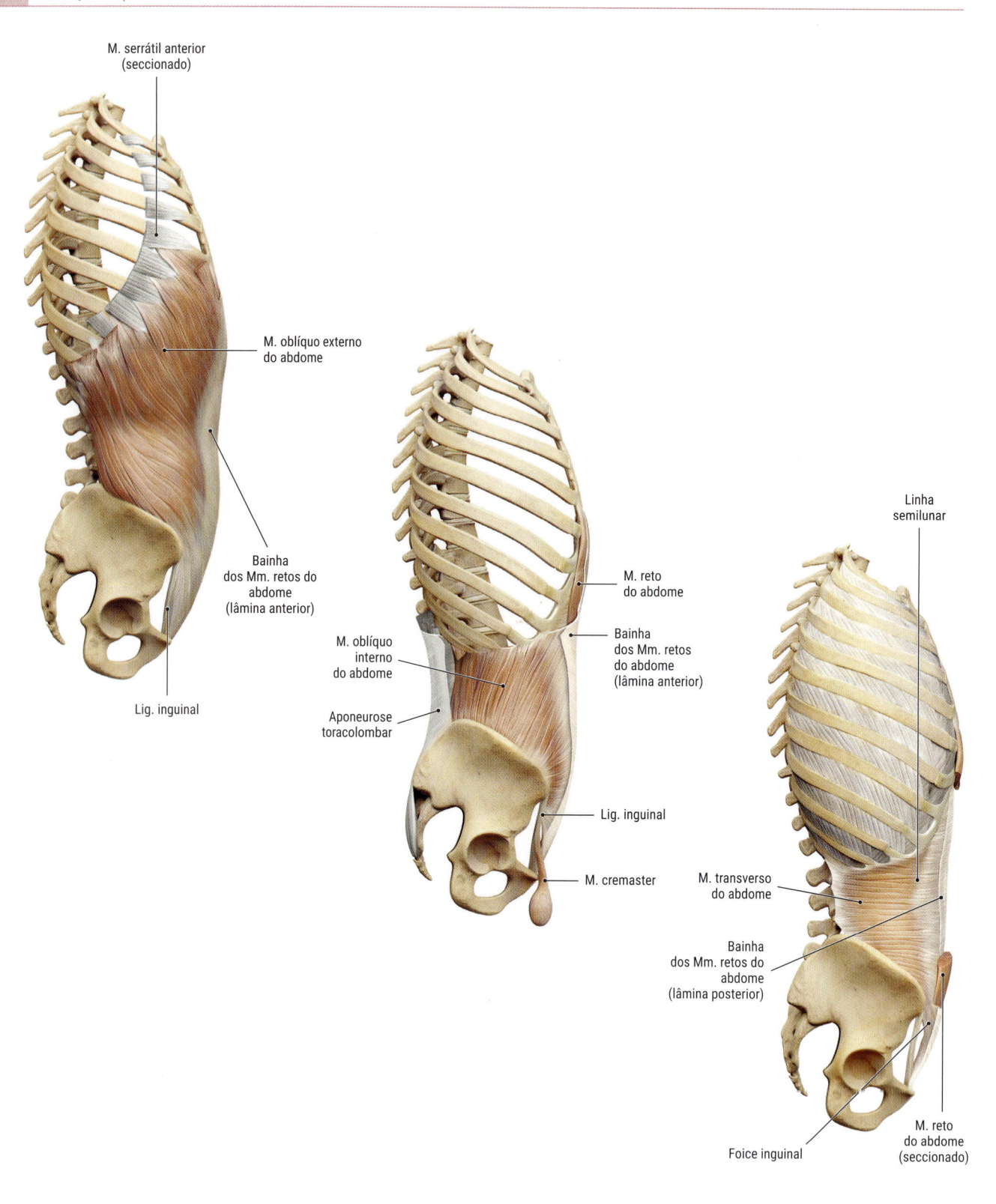

C Vista lateral dos estratos que formam os músculos do abdome. Da esquerda para a direita, tem-se os músculos oblíquo externo (estrato superficial), oblíquo interno (estrato médio) e transverso do abdome (estrato profundo).

Figura 11-7 Músculos anterolaterais do abdome (*cont.*).

11 | Músculos do tronco | 73

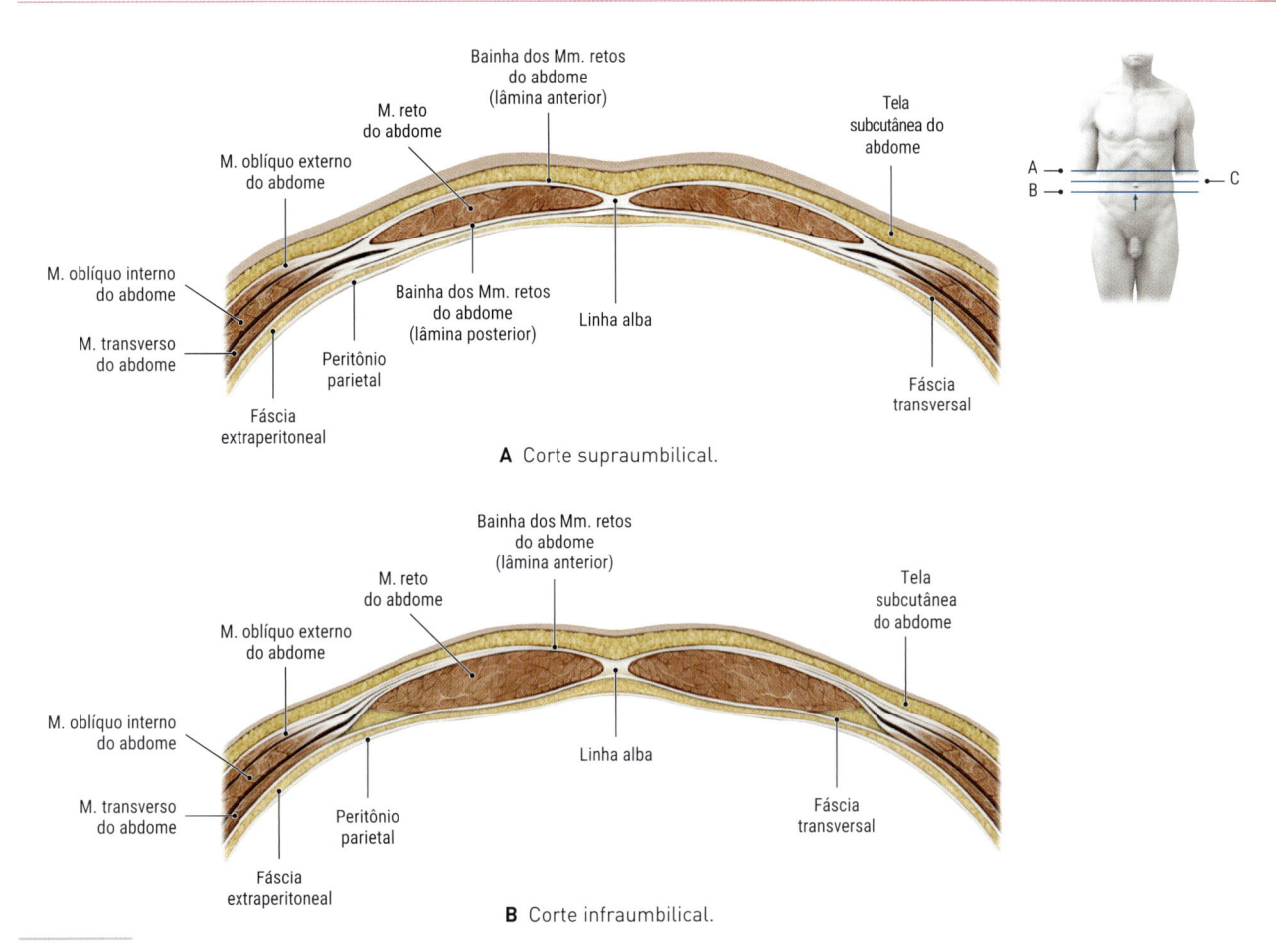

A Corte supraumbilical.

B Corte infraumbilical.

Figura 11-8 Bainha dos músculos retos do abdome.

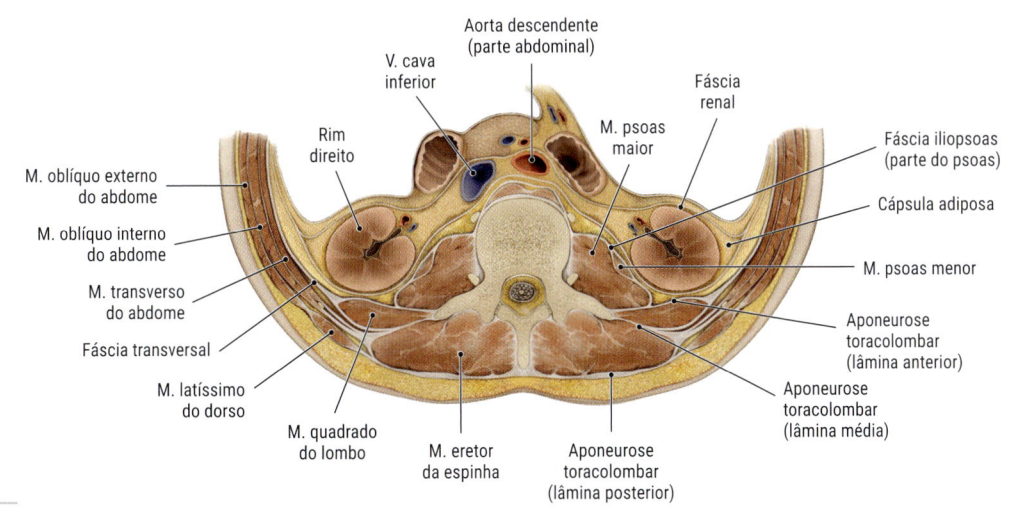

Figura 11-9 Aponeurose toracolombar. Corte axial no nível de L II.

> **Nota anatômica**
>
> Acima da linha arqueada, a bainha dos músculos retos do abdome tem uma lâmina anterior (formada pelas aponeuroses dos músculos oblíquos externo e interno do abdome) e uma lâmina posterior (formada pelas aponeuroses dos músculos oblíquo interno e transverso do abdome). Por outro lado, abaixo da linha arqueada, essa fáscia apresenta apenas a lâmina anterior, formada pelas aponeuroses dos músculos oblíquo externo, oblíquo interno e transverso do abdome.

Região inguinal

A região inguinal é delimitada inferiormente pelo ligamento inguinal, superiormente por uma linha horizontal imaginária que passa pela espinha ilíaca anterossuperior e medialmente pela margem lateral do músculo reto do abdome. É uma região de grande importância anatômica e clínica devido à presença do canal inguinal e à sua relação com as hérnias inguinais.

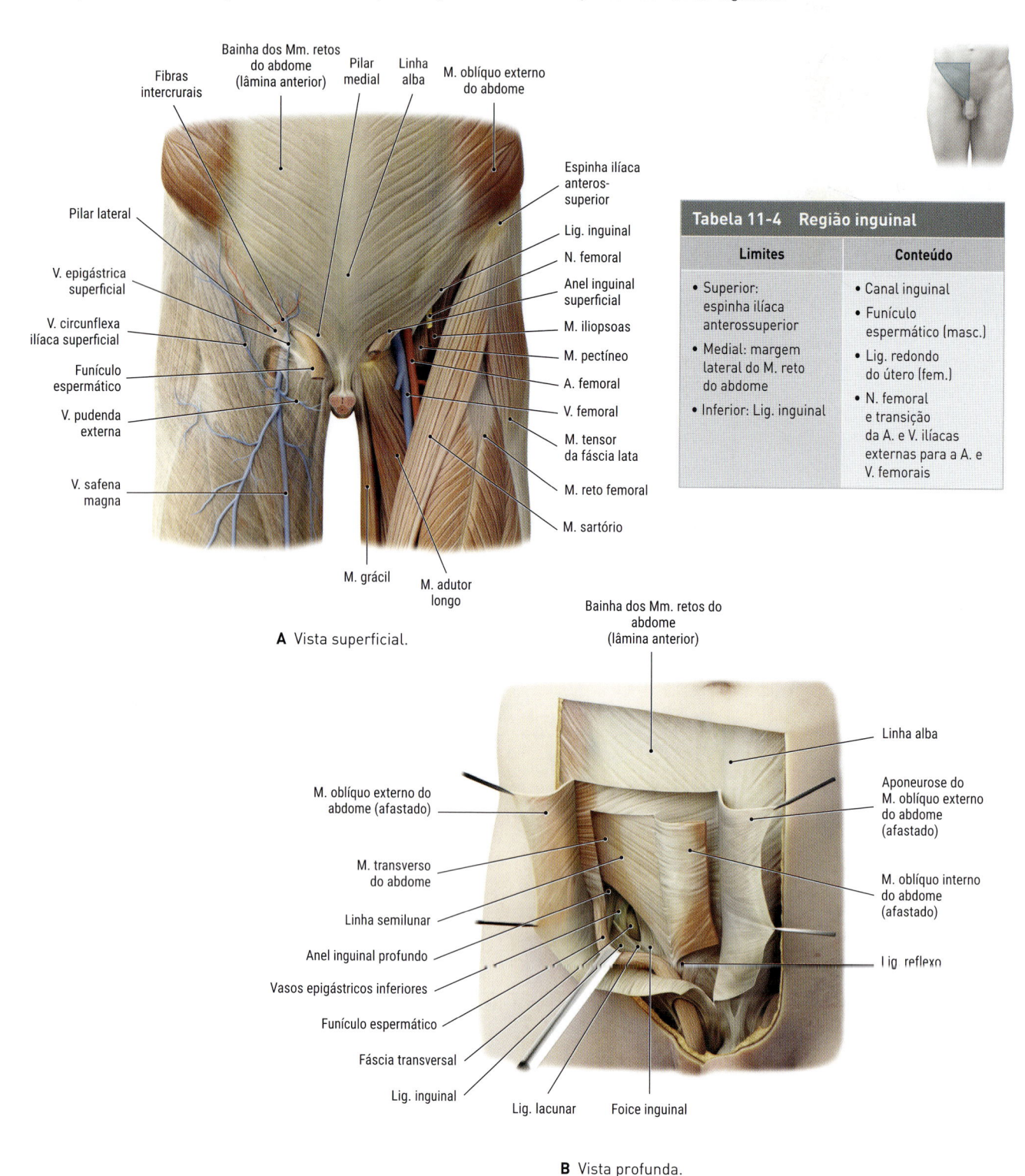

Tabela 11-4	Região inguinal
Limites	Conteúdo
• Superior: espinha ilíaca anterossuperior • Medial: margem lateral do M. reto do abdome • Inferior: Lig. inguinal	• Canal inguinal • Funículo espermático (masc.) • Lig. redondo do útero (fem.) • N. femoral e transição da A. e V. ilíacas externas para a A. e V. femorais

Figura 11-10 Região inguinal.

A Vista superficial.

B Vista profunda.

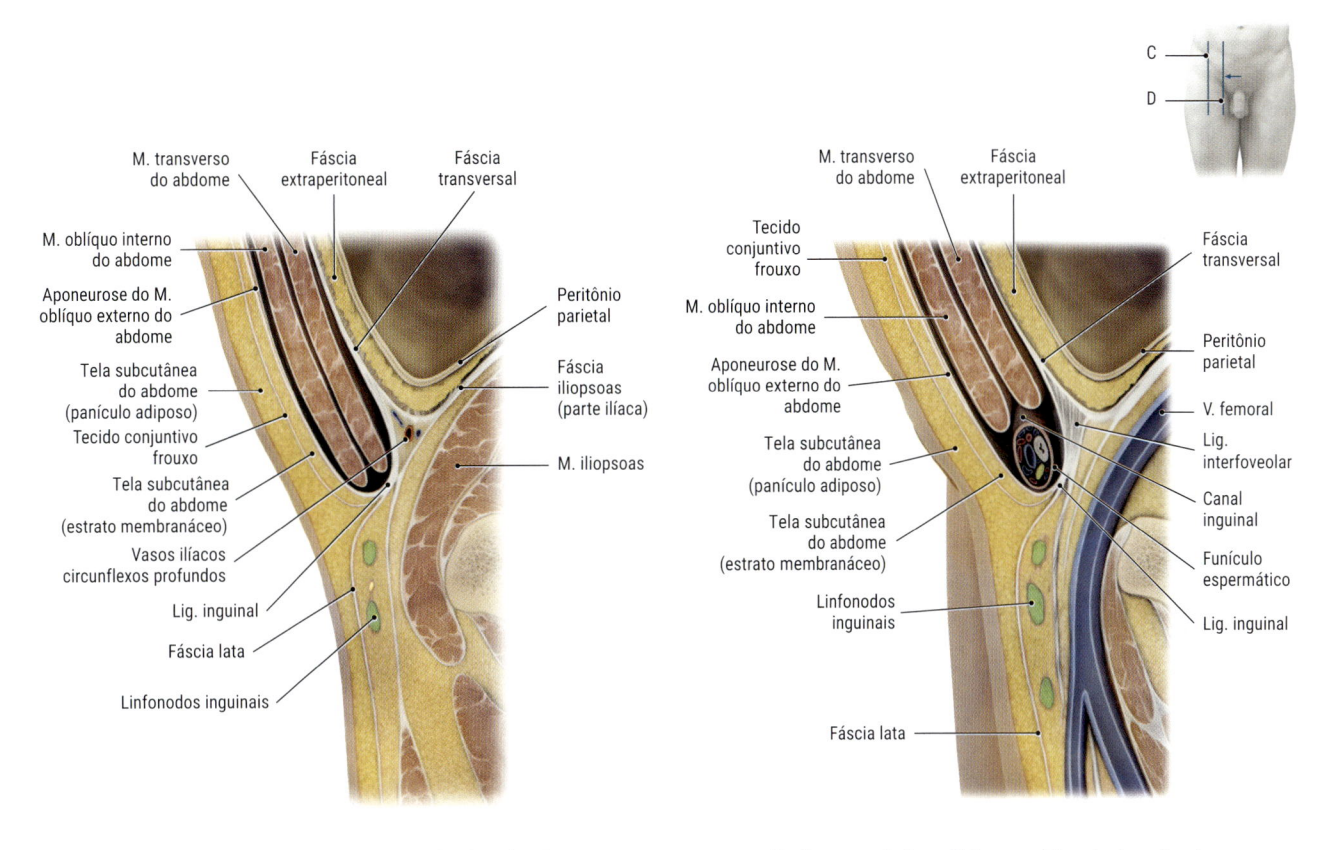

11 | Músculos do tronco

C Corte sagital lateral do anel inguinal profundo.

Labels (C): M. transverso do abdome; Fáscia extraperitoneal; Fáscia transversal; M. oblíquo interno do abdome; Aponeurose do M. oblíquo externo do abdome; Tela subcutânea do abdome (panículo adiposo); Tecido conjuntivo frouxo; Tela subcutânea do abdome (estrato membranáceo); Vasos ilíacos circunflexos profundos; Lig. inguinal; Fáscia lata; Linfonodos inguinais; Peritônio parietal; Fáscia iliopsoas (parte ilíaca); M. iliopsoas.

D Corte sagital medial no anel inguinal profundo.

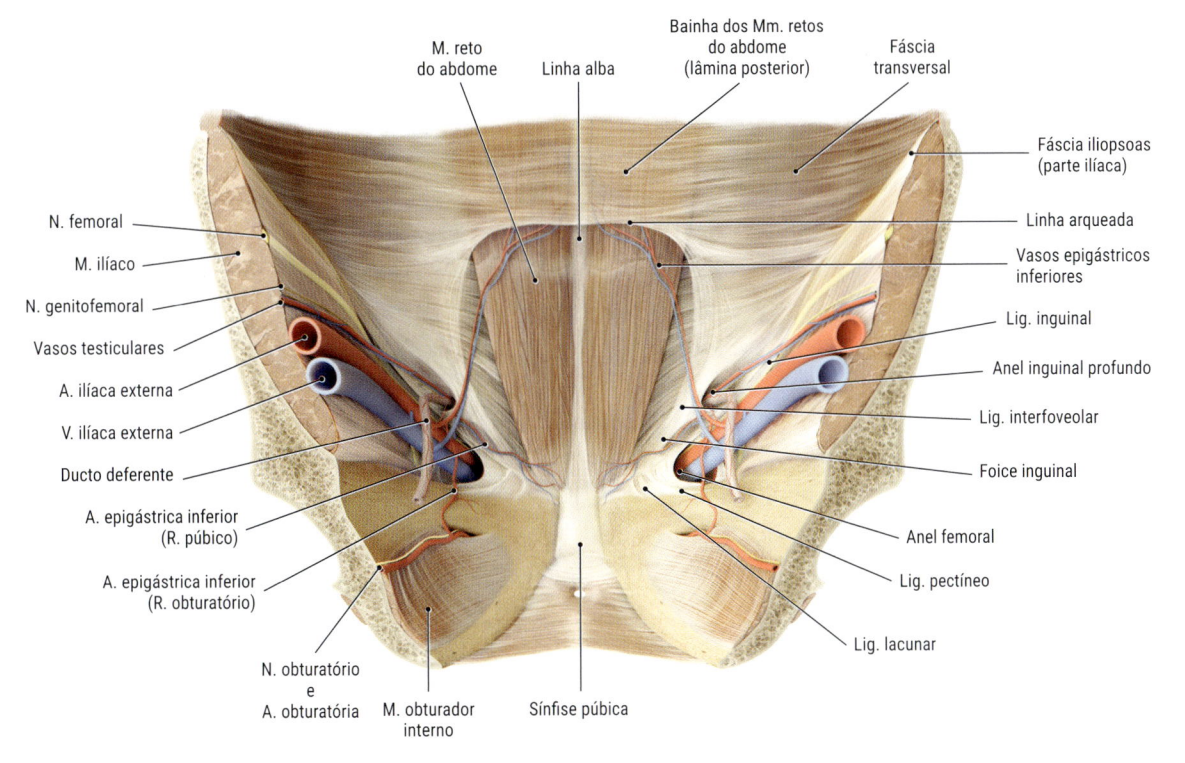

Labels (D): M. transverso do abdome; Fáscia extraperitoneal; Tecido conjuntivo frouxo; M. oblíquo interno do abdome; Aponeurose do M. oblíquo externo do abdome; Tela subcutânea do abdome (panículo adiposo); Tela subcutânea do abdome (estrato membranáceo); Linfonodos inguinais; Fáscia lata; Fáscia transversal; Peritônio parietal; V. femoral; Lig. interfoveolar; Canal inguinal; Funículo espermático; Lig. inguinal.

E Vista posterior.

Labels (E): M. reto do abdome; Linha alba; Bainha dos Mm. retos do abdome (lâmina posterior); Fáscia transversal; N. femoral; M. ilíaco; N. genitofemoral; Vasos testiculares; A. ilíaca externa; V. ilíaca externa; Ducto deferente; A. epigástrica inferior (R. púbico); A. epigástrica inferior (R. obturatório); N. obturatório e A. obturatória; M. obturador interno; Sínfise púbica; Fáscia iliopsoas (parte ilíaca); Linha arqueada; Vasos epigástricos inferiores; Lig. inguinal; Anel inguinal profundo; Lig. interfoveolar; Foice inguinal; Anel femoral; Lig. pectíneo; Lig. lacunar.

Parede anterior do abdome

Na parede anterior do abdome, podem ser identificadas cinco pregas do peritônio parietal, que são formadas por diferentes estruturas anatômicas. A prega umbilical mediana é formada pelo ligamento umbilical mediano, que corresponde aos restos fibrosos do úraco.

As duas pregas umbilicais mediais são formadas pelo ligamento da artéria umbilical, e as duas pregas umbilicais laterais são formadas pelos vasos epigástricos inferiores.

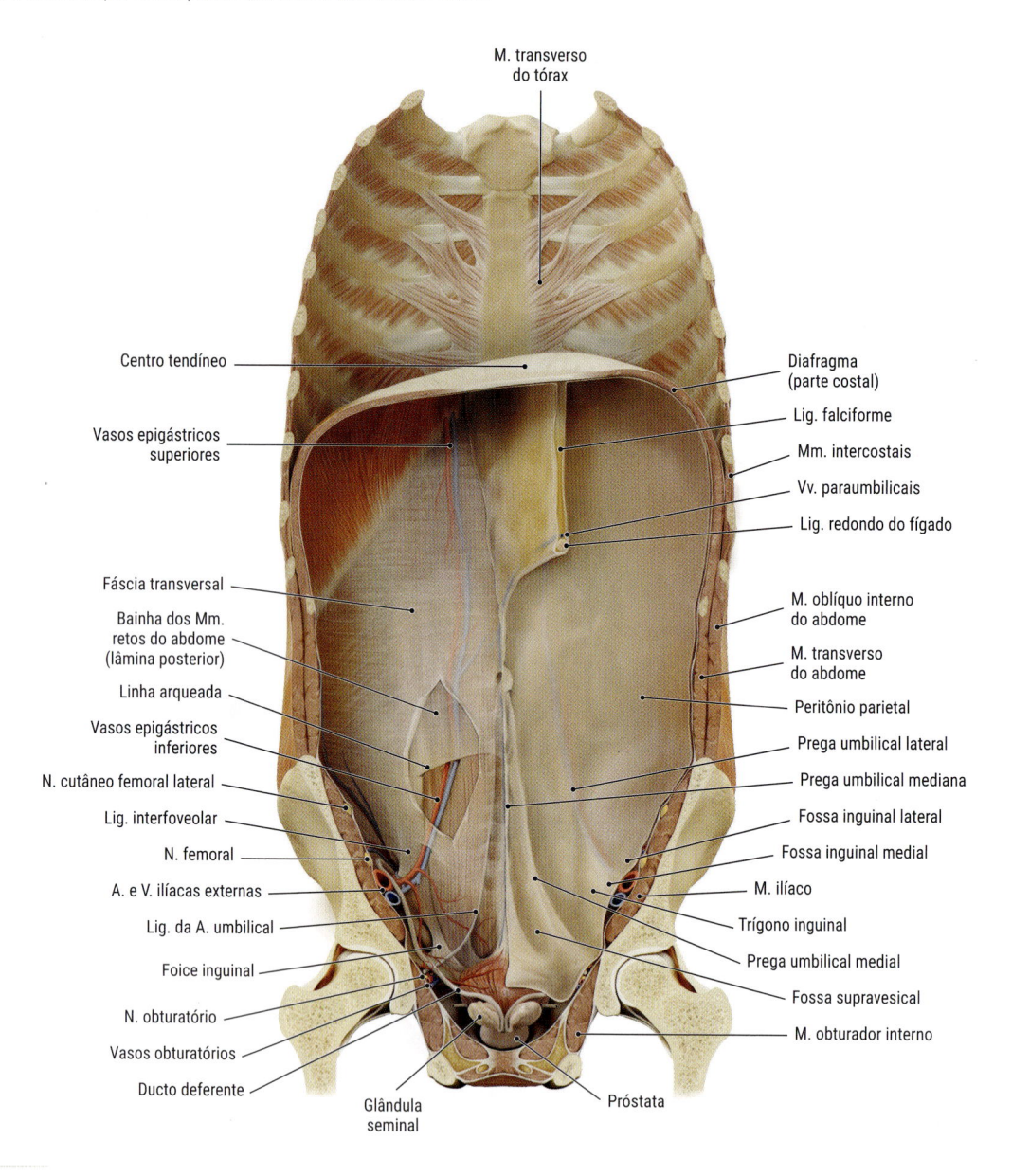

Figura 11-11 Parede anterior do abdome. Vista posterior.

> ### Nota clínica
>
> **Hérnias da parede anterior do abdome.** A parede anterior do abdome é uma região anatômica onde diferentes tipos de hérnias podem ocorrer. As mais comuns são as hérnias inguinais, que podem ser diretas, se estiverem localizadas medialmente aos vasos epigástricos inferiores (fossa inguinal medial), ou indiretas, se estiverem localizadas dentro do canal inguinal. Também podem ocorrer hérnias femorais (anel femoral), umbilicais (anel umbilical), epigástricas (na linha alba acima do umbigo) ou hipogástricas (na linha alba abaixo do umbigo), assim como hérnias de Spiegel (laterais ao músculo reto do abdome).

Parede posterior do abdome

Na região correspondente à parede posterior do abdome, podem ser identificados os músculos posteriores do abdome (músculos quadrados do lombo), bem como a região posterior do diafragma (partes costal e lombar), a parte posterior dos músculos transversos do abdome e os músculos psoas maior e menor, pertencentes ao membro inferior.

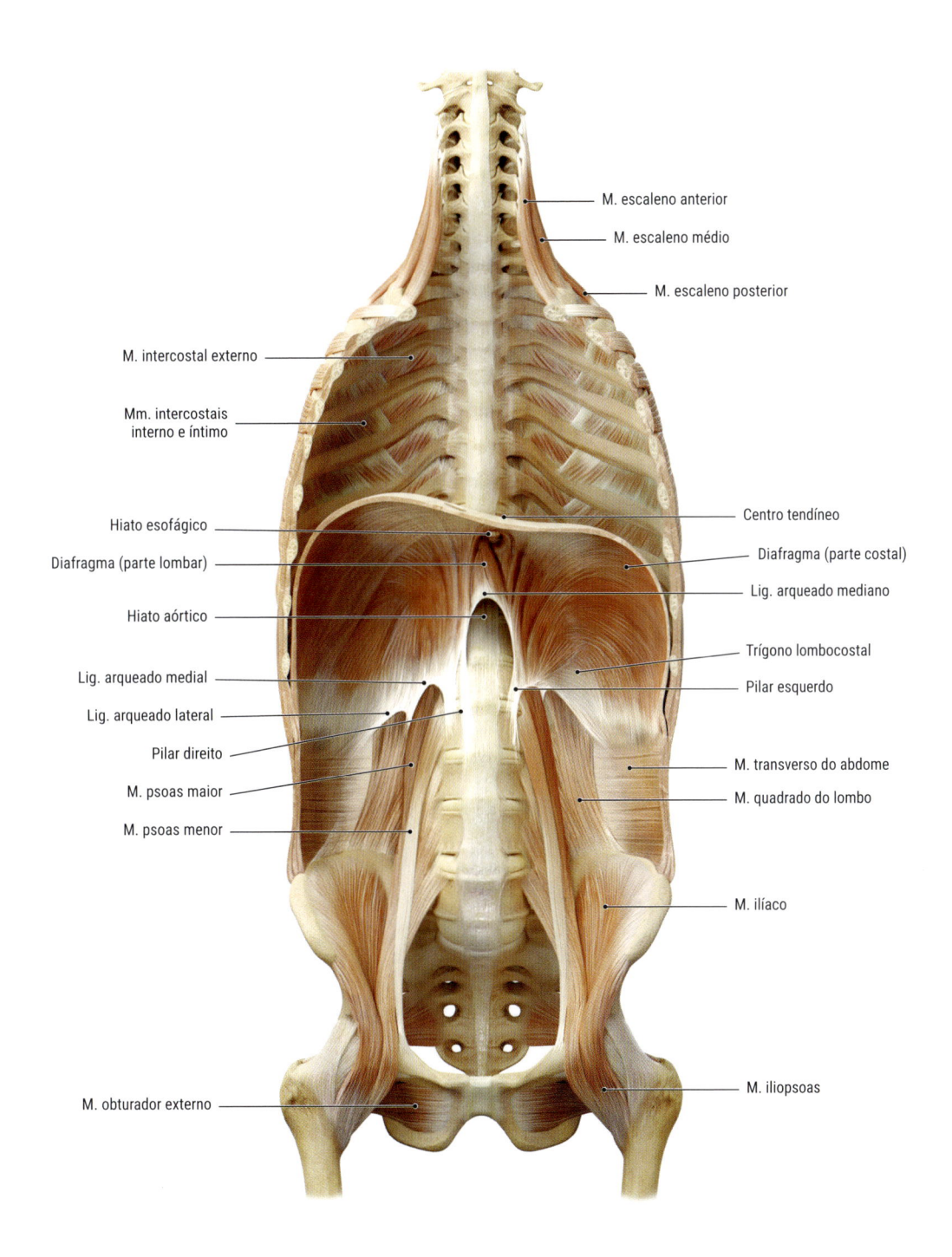

Figura 11-12 Músculos posteriores do abdome. Vista anterior.

Tabela 11-5 Músculos do abdome

M. reto do abdome

		Ação	Inervação
Origem:	Cartilagens costais V-VII	• Flexão do tronco (bilateral)	• Nn. intercostais 7-12
Inserção:	Crista e sínfise púbica	• Inclinação homolateral do tronco (unilateral)	• N. ilio-hipogástrico

M. piramidal

		Ação	Inervação
Origem:	Crista e sínfise púbica	Tensor da linha alba	N. subcostal
Inserção:	Linha alba		

M. oblíquo externo do abdome

		Ação	Inervação
Origem:	Costelas V-XII	• Prensa abdominal	• Nn. intercostais 8-12
Inserção:	• Lábio externo da crista ilíaca • Espinha ilíaca anterossuperior • Tubérculo púbico • Crista púbica • Sínfise púbica • Linha alba	• Flexão do tronco (bilateral) • Inclinação homolateral e rotação contralateral do tronco (unilateral)	• N. ilio-hipogástrico • N. ilioinguinal

M. oblíquo interno do abdome

		Ação	Inervação
Origem:	• Aponeurose toracolombar • Linha intermédia da crista ilíaca • Lig. inguinal	• Prensa abdominal • Flexão do tronco (bilateral) • Inclinação homolateral e rotação homolateral do tronco (unilateral)	• Nn. intercostais 8-12 • N. ilio-hipogástrico • N. ilioinguinal
Inserção:	• Costelas X-XII • Linha alba • Crista púbica • Linha pectínea do púbis		

M. transverso do abdome

		Ação	Inervação
Origem:	• Costelas VII-XII • Aponeurose toracolombar • Lábio interno da crista ilíaca • Lig. inguinal	Prensa abdominal (aumento da pressão intra-abdominal)	• Nn. intercostais 7-12 • N. ilio-hipogástrico • N. ilioinguinal
Inserção:	• Linha alba • Crista púbica • Linha pectínea do púbis		

M. quadrado do lombo

		Ação	Inervação
Origem:	• Processos costiformes lombares • Crista ilíaca	• Extensão da coluna vertebral (bilateral)	• N. subcostal • Plexo lombar
Inserção:	• Costela XII • Processos costiformes lombares	• Inclinação homolateral da coluna vertebral (unilateral)	

Movimentos do tronco

Os principais movimentos do tronco são flexão (músculos retos do abdome e músculos oblíquos externo e interno do abdome), extensão (músculos eretores da espinha), flexão lateral (músculos oblíquos externo e interno do abdome e músculos quadrados do lombo) e rotação (músculos oblíquos externo e interno do abdome). Os músculos anterolaterais do abdome também aumentam a pressão intra-abdominal (prensa abdominal), e o diafragma é o principal músculo envolvido na inspiração.

A Diagrama dos músculos do abdome.

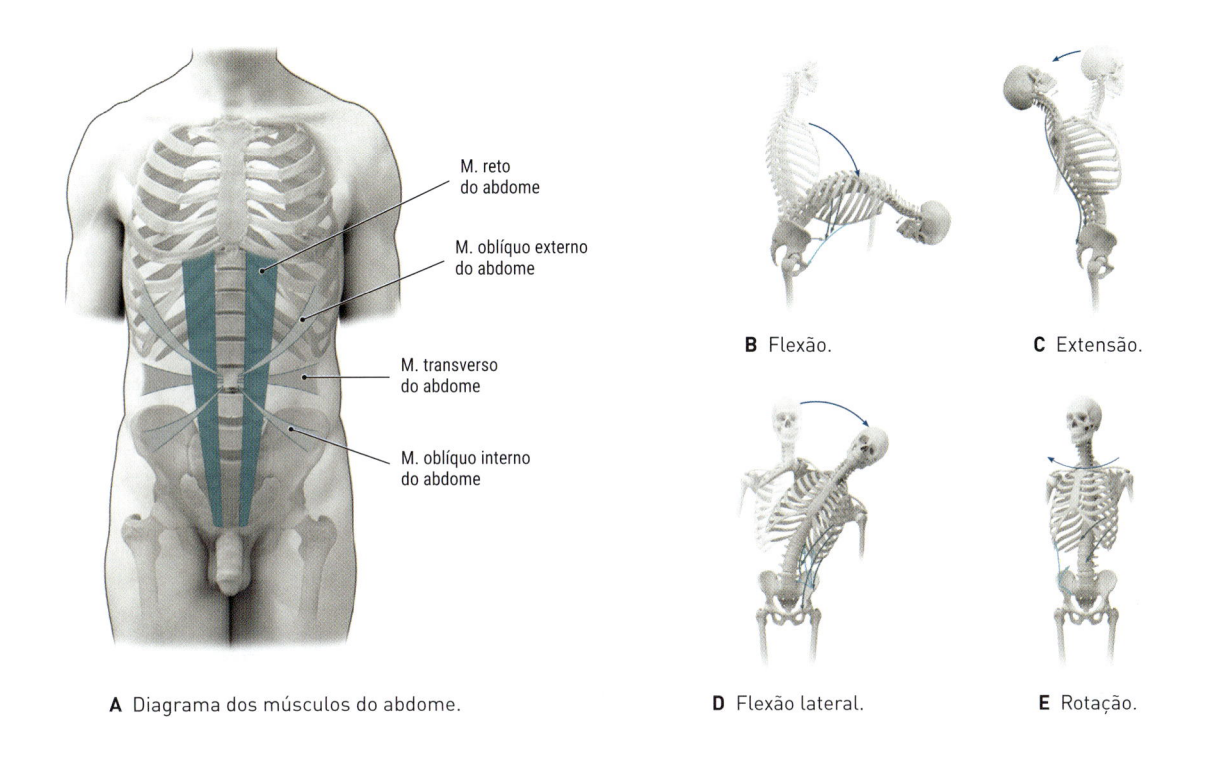

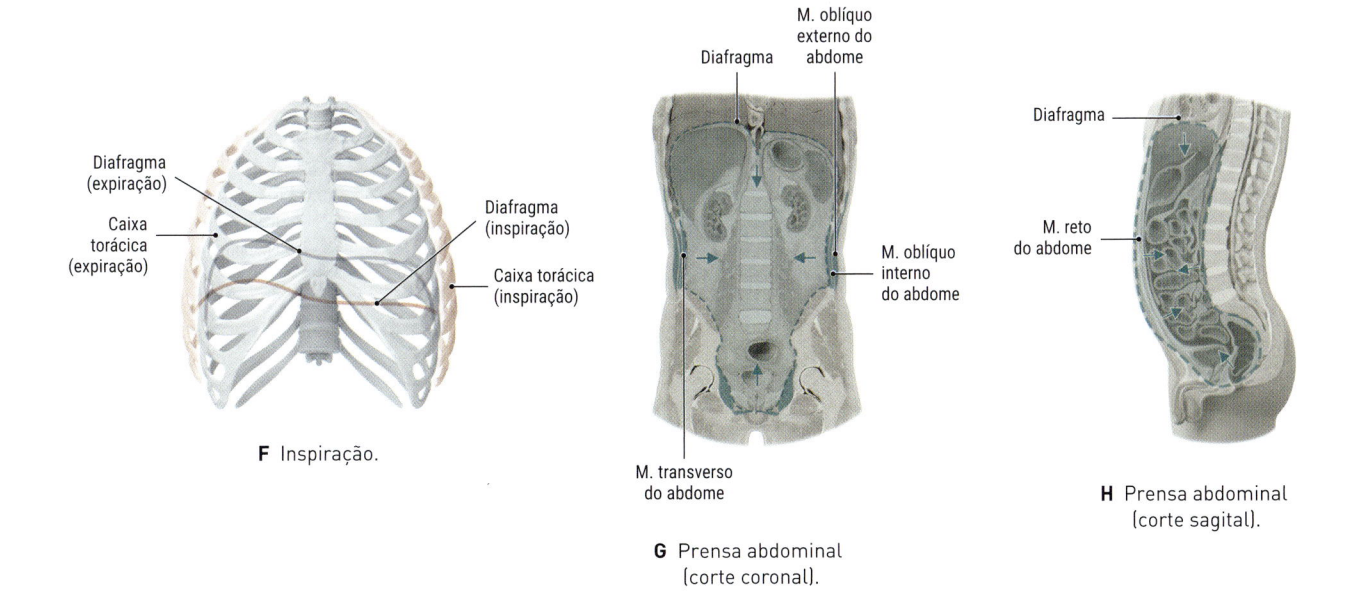

B Flexão.

C Extensão.

D Flexão lateral.

E Rotação.

F Inspiração.

G Prensa abdominal (corte coronal).

H Prensa abdominal (corte sagital).

Figura 11-13 Movimentos do tronco.

12 VASOS SANGUÍNEOS E LINFÁTICOS DO TRONCO

Artérias do tronco

As artérias do tronco derivam principalmente da aorta. O tronco braquiocefálico, a artéria carótida comum esquerda e a artéria subclávia esquerda se originam do arco aórtico. O tronco braquiocefálico se ramifica na artéria carótida comum direita na artéria subclávia direita. Da parte torácica da aorta descendente originam-se as artérias frênicas superiores, as artérias intercostais posteriores e a artéria subcostal. Da parte abdominal da aorta originam-se a artéria frênica inferior, as artérias lombares e a artéria sacral mediana.

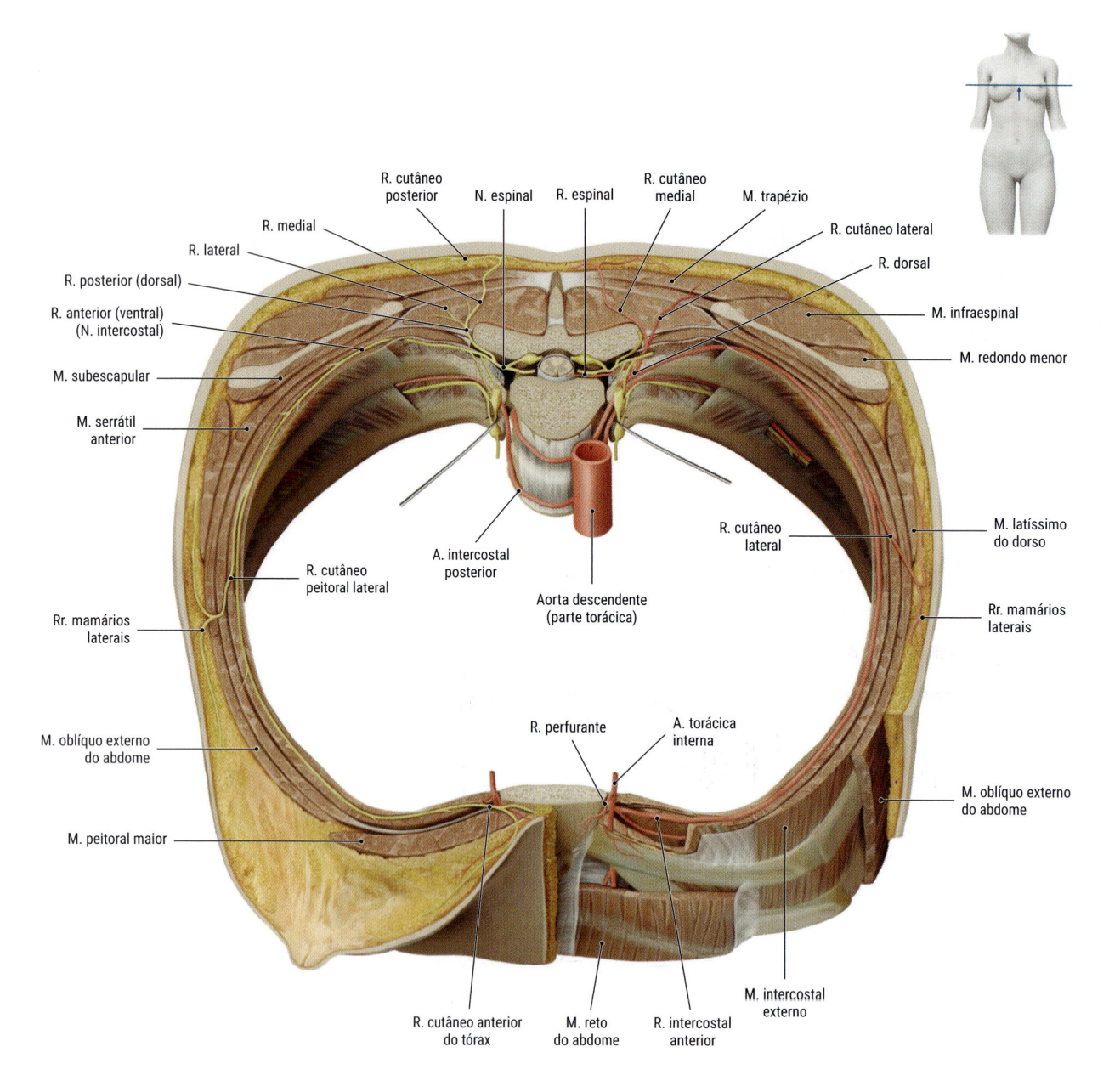

A Corte axial do tórax no nível de T VII.

Figura 12-1 Artérias do tronco.

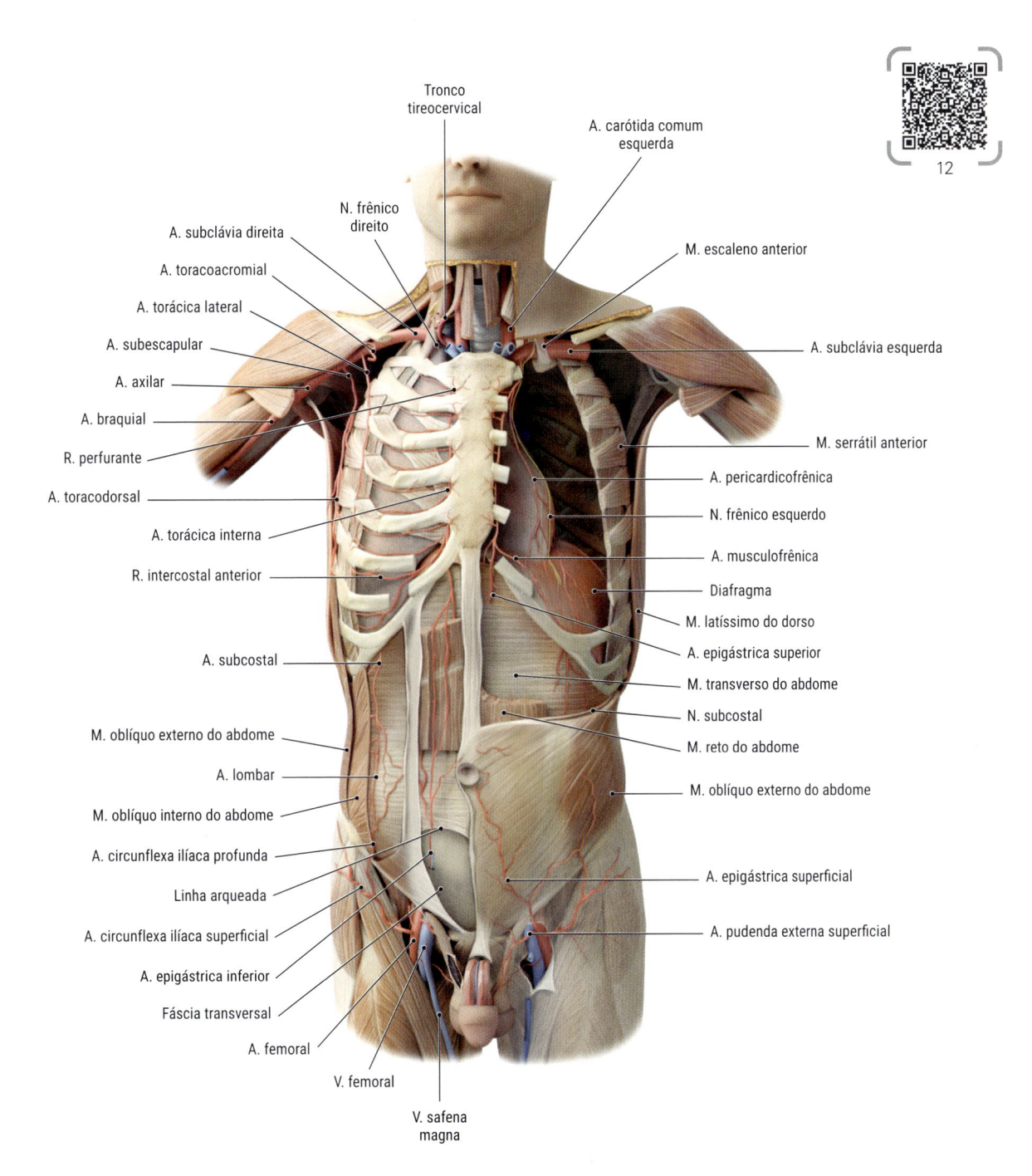

B Vista anterior superficial.

> ### Nota clínica
>
> **Lesão traumática da artéria epigástrica inferior.** O trauma na região anterior do abdome pode causar uma ruptura da artéria epigástrica inferior, levando a sangramento localizado dentro da bainha do músculo reto do abdome. Esse quadro clínico, que pode ser grave, geralmente causa dor abdominal intensa e é caracterizado pela presença de um hematoma localizado na região que recobre a bainha do músculo reto do abdome.

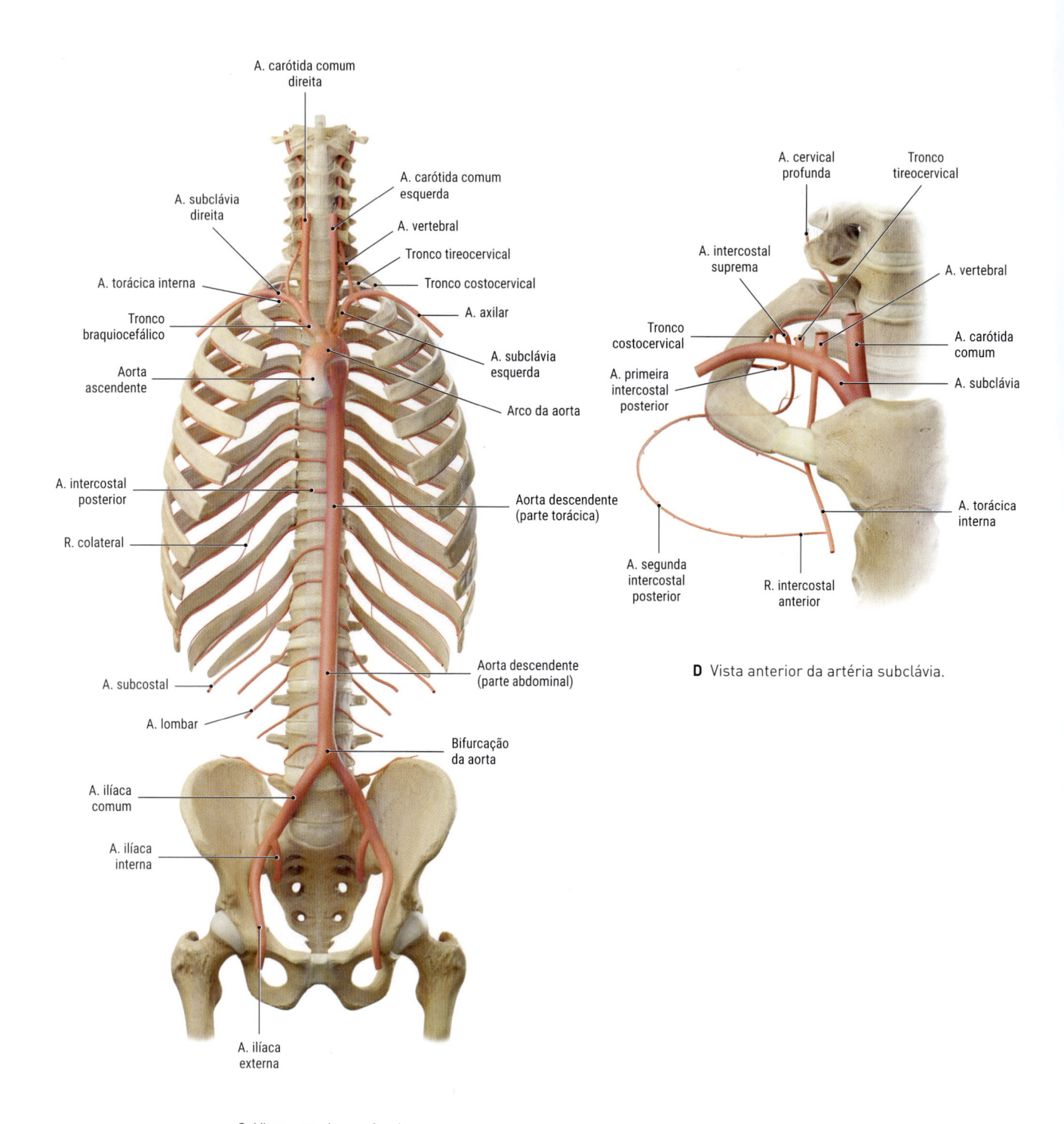

C Vista anterior profunda.

D Vista anterior da artéria subclávia.

Figura 12-1 Artérias do tronco (cont.).

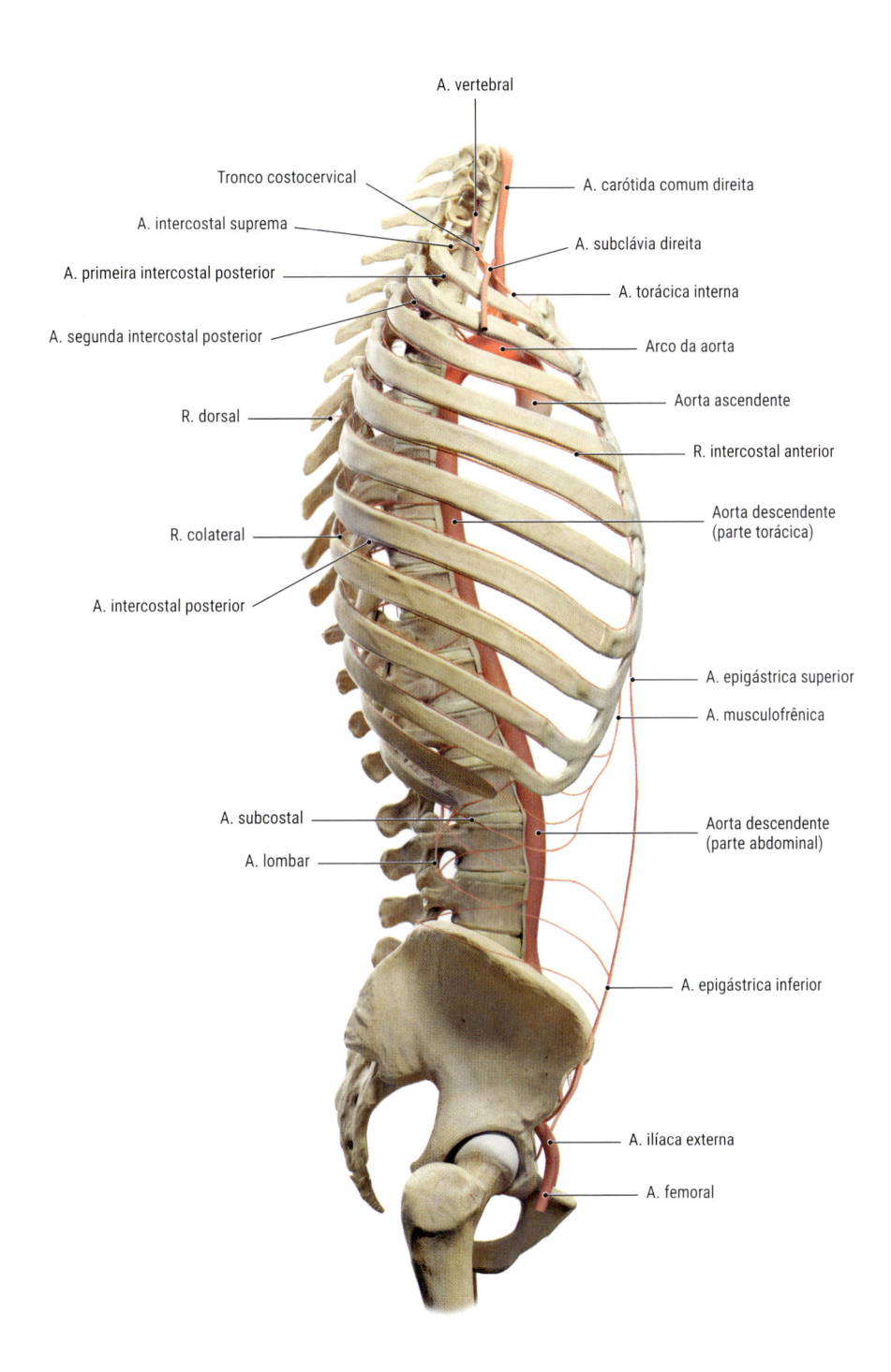

12 | Vasos sanguíneos e linfáticos do tronco

- A. vertebral
- Tronco costocervical
- A. carótida comum direita
- A. intercostal suprema
- A. subclávia direita
- A. primeira intercostal posterior
- A. torácica interna
- A. segunda intercostal posterior
- Arco da aorta
- Aorta ascendente
- R. dorsal
- R. intercostal anterior
- R. colateral
- Aorta descendente (parte torácica)
- A. intercostal posterior
- A. epigástrica superior
- A. musculofrênica
- A. subcostal
- Aorta descendente (parte abdominal)
- A. lombar
- A. epigástrica inferior
- A. ilíaca externa
- A. femoral

E Vista lateral.

Nota clínica

Coarctação da aorta. A coarctação da aorta é uma malformação congênita que causa uma estenose da aorta que normalmente está localizada abaixo da emergência da artéria subclávia esquerda. Em geral, surge uma circulação colateral ao redor da obstrução, passando pelas artérias subclávias, torácicas internas, ramos intercostais anteriores, artérias intercostais posteriores e aorta descendente. Nesses casos, as artérias intercostais parecem dilatadas e podem causar corrosão nas costelas.

Veias do tronco

As principais veias que coletam sangue das paredes do tronco desembocam nas veias braquiocefálica, ázigo e cava inferior. Na veia braquiocefálica desembocam as veias torácicas internas (epigástricas superiores, subcutâneas abdominais, musculofrênicas e intercostais anteriores), a veia intercostal suprema e a veia intercostal superior esquerda. Na veia ázigo desembocam as veias intercostal superior direita, hemiázigo, hemiázigo acessória, frênicas superiores, lombar ascendente (veias lombares), subcostal e intercostais posteriores. Na veia cava inferior desembocam as veias frênicas inferiores, ilíaca comum (veias sacral mediana e iliolombar), ilíaca interna (veias sacrais laterais) e ilíaca externa (veias epigástricas inferiores e circunflexas ilíacas profundas).

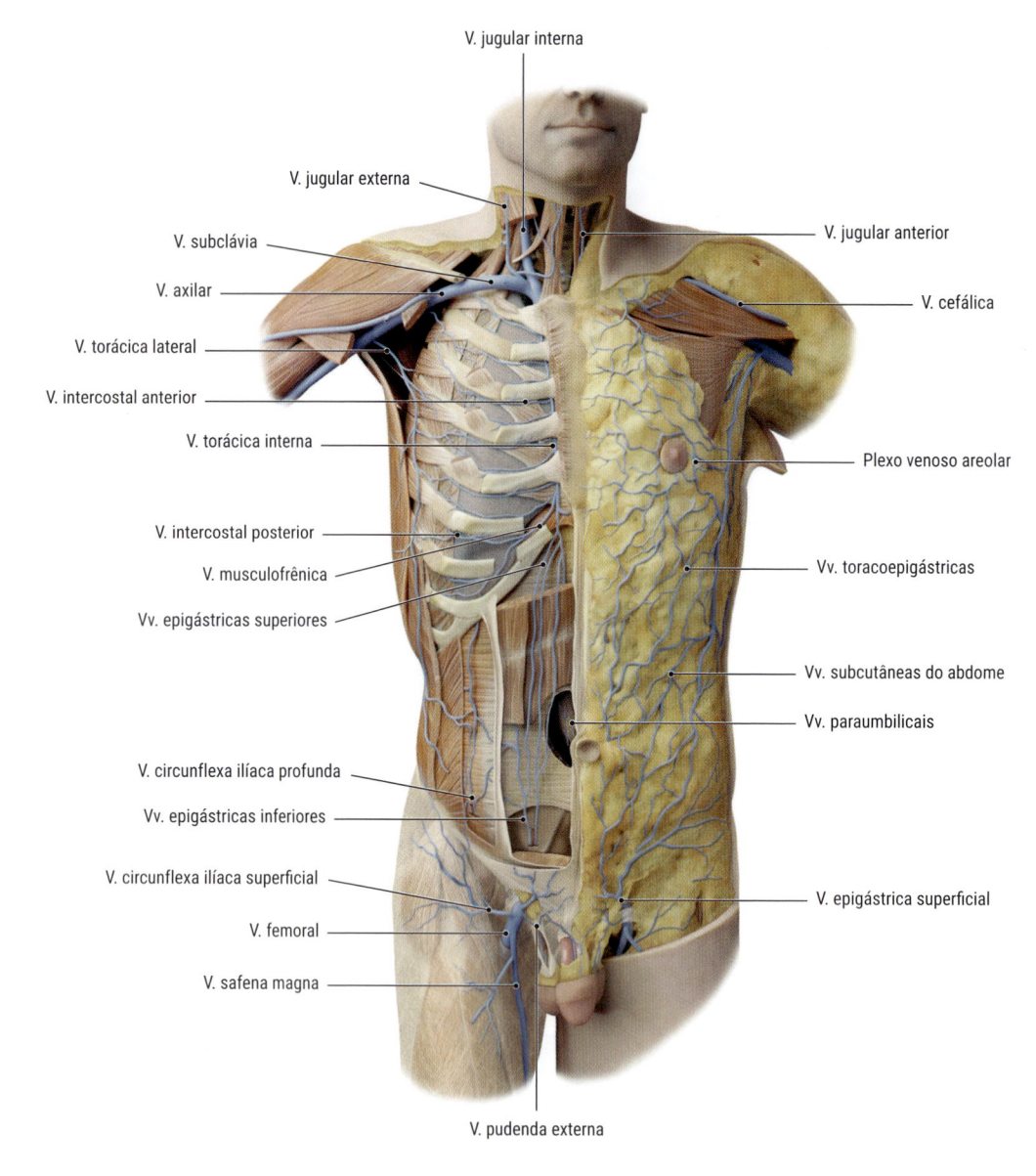

A Vista anterior superficial.

Figura 12-2 Veias do tronco.

> ### Nota clínica
>
> **Varizes em "cabeça de medusa".** Em alguns pacientes com cirrose hepática, a hipertensão portal causa uma recanalização da veia umbilical, resultando no aparecimento de varizes irradiando do umbigo, que constituem o chamado sinal da "cabeça da medusa".

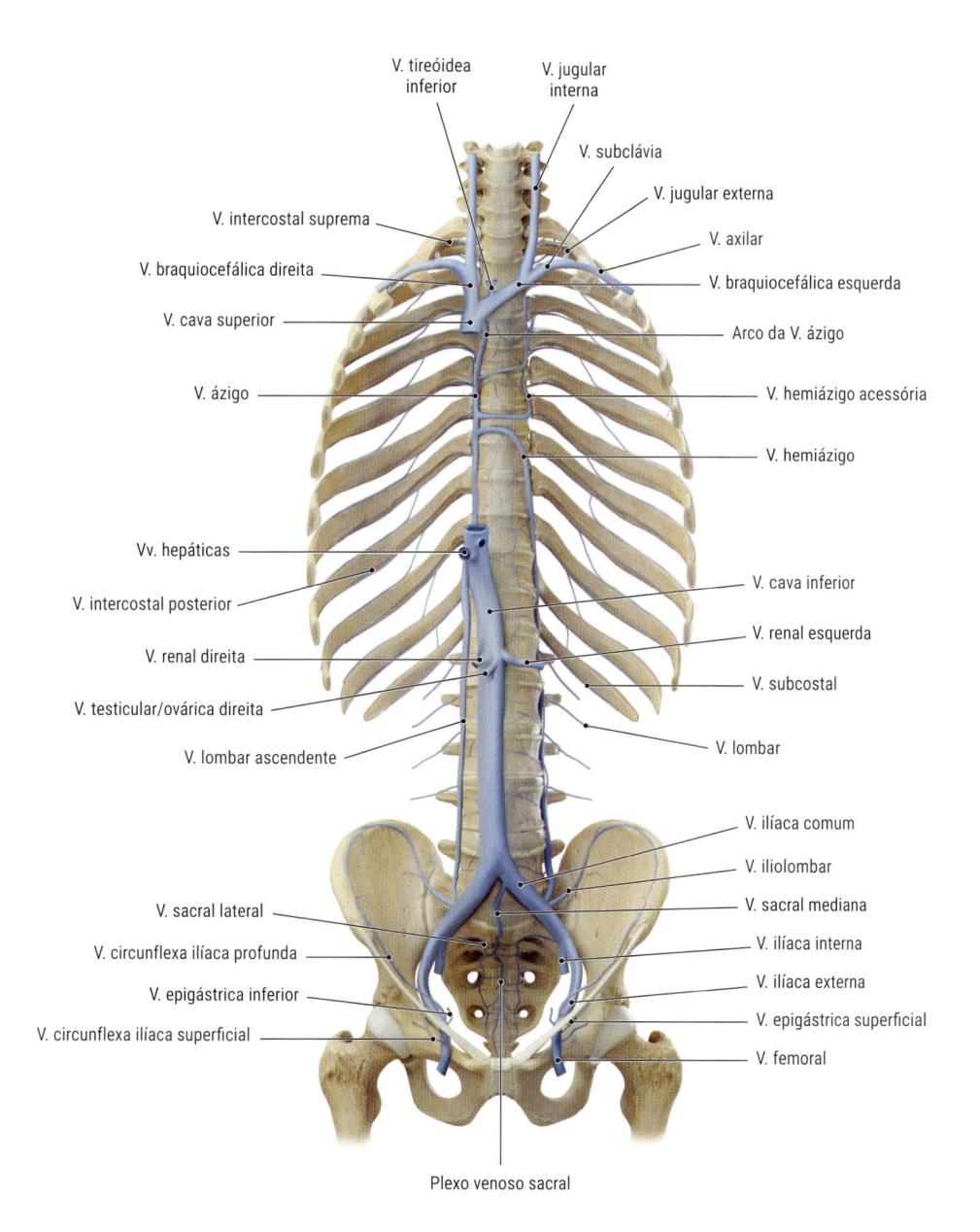

B Vista anterior profunda.

> ### Nota clínica
>
> **Edema facial e de membros superiores.** Pode ocorrer edema principalmente na região anterior do pescoço e nas regiões supraclaviculares, podendo se estender até a face e os membros superiores. A condição é causada por uma obstrução do fluxo sanguíneo no nível da veia cava superior devido a causas internas (p. ex., trombose venosa) ou externas (p. ex., tumores intratorácicos).

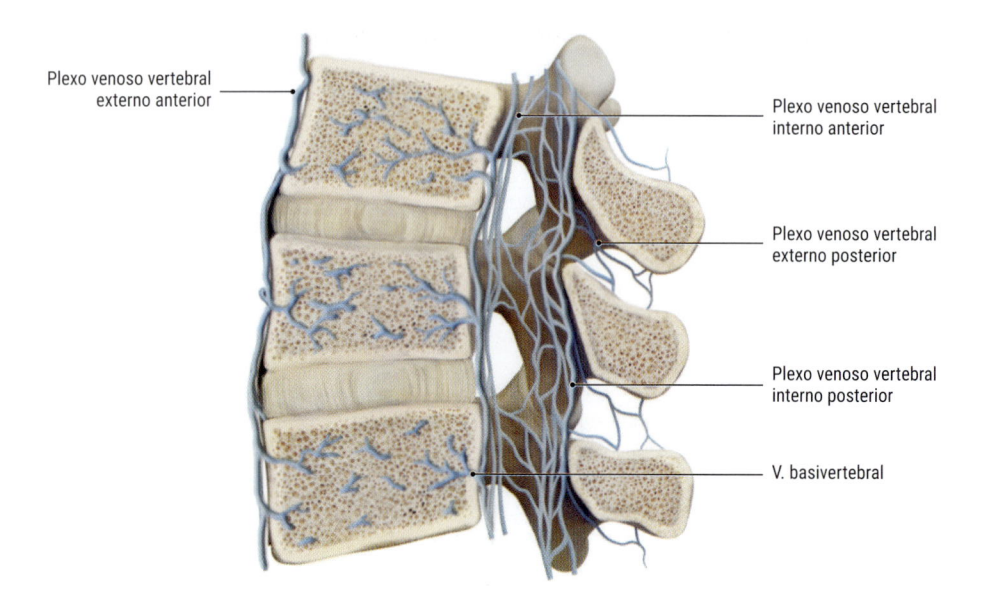

A Corte sagital no nível de L II a L IV.

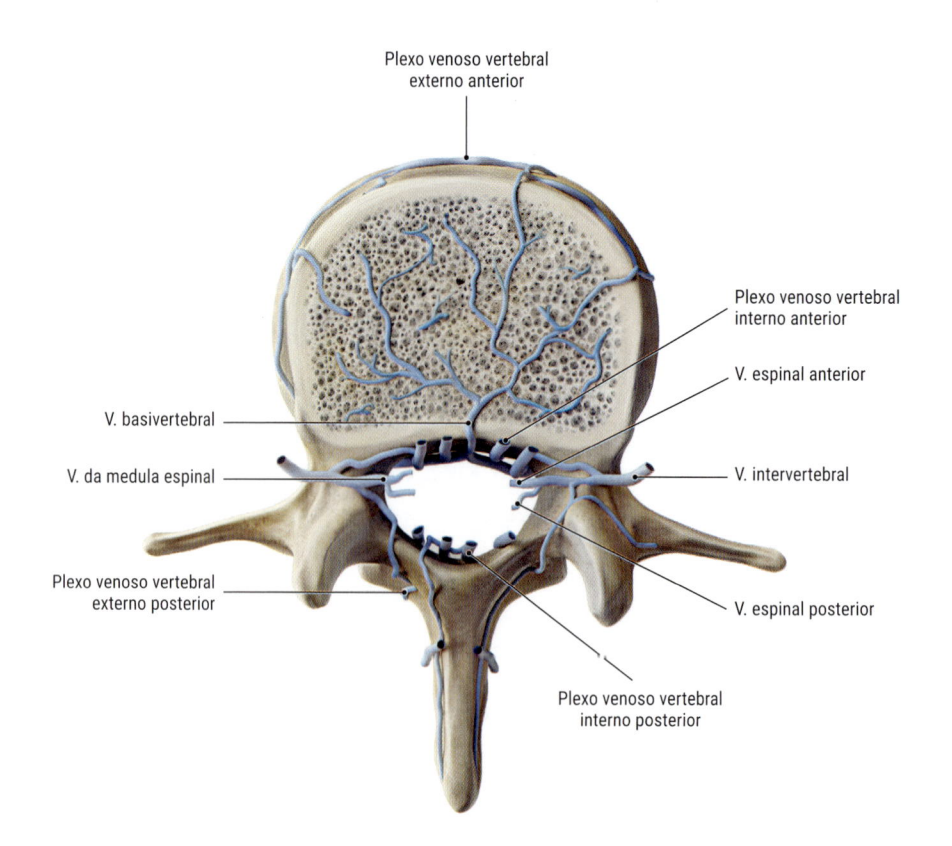

B Vista superior de L III com o corpo vertebral seccionado axialmente.

Figura 12-3 Veias da coluna vertebral.

Sistema linfático do tronco

Os principais grupos de linfonodos que coletam a linfa das paredes do tronco estão localizados na pelve e nas regiões posteriores do abdome e do tórax. Na pelve, destacam-se os linfonodos ilíacos externos, internos e comuns. No abdome, destacam-se os linfonodos aórticos laterais, pré-aórticos, retroaórticos, cavais laterais, pré-cavais, retrocavais, frênicos inferiores e epigástricos inferiores. No tórax, destacam-se os linfonodos paraesternais, intercostais, frênicos superiores, braquiocefálicos e pré-vertebrais.

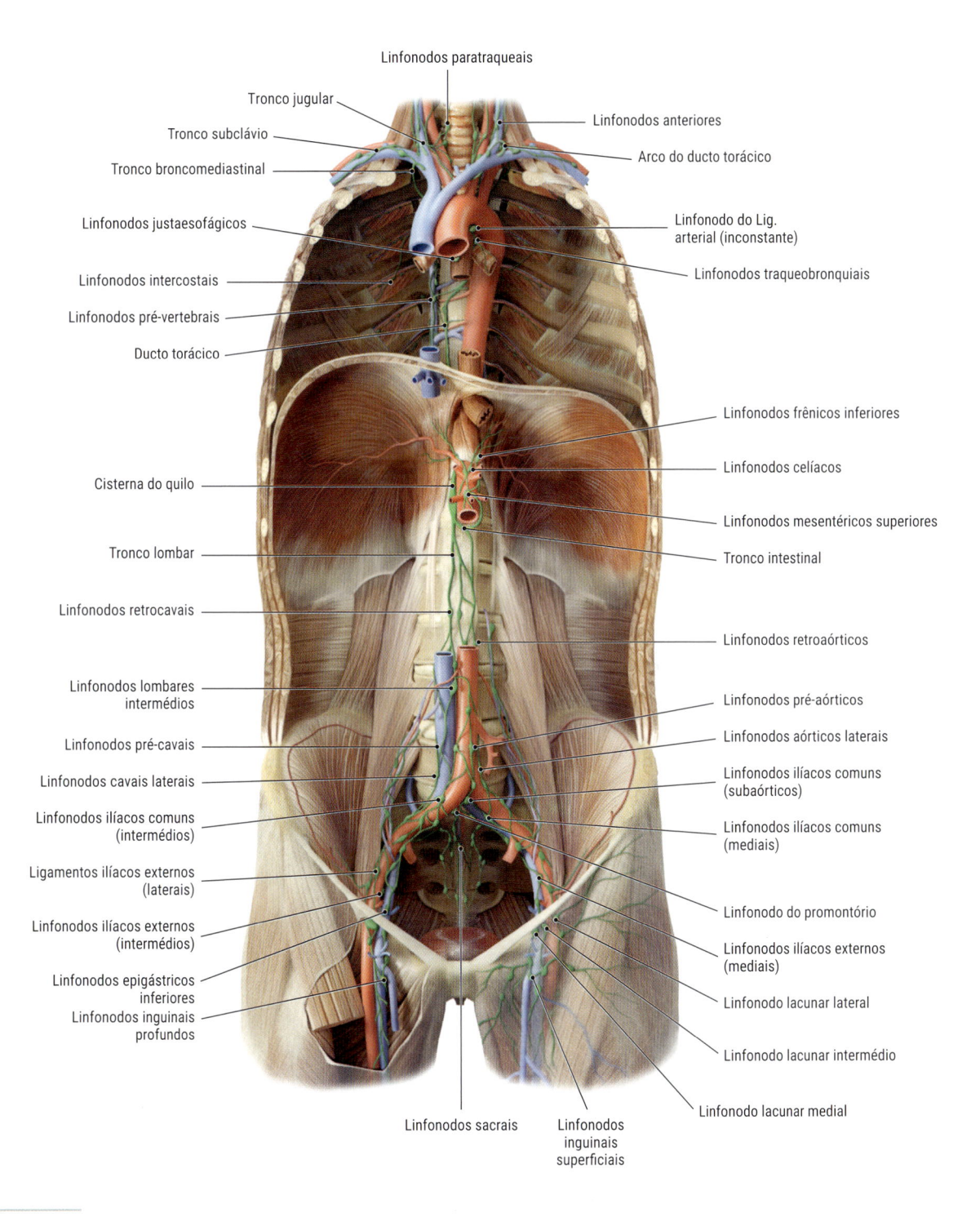

Figura 12-4 Linfonodos e vasos linfáticos do tronco. Vista anterior profunda.

13 MEDULA ESPINAL

Morfologia externa da medula espinal

A medula espinal é a parte do sistema nervoso central abrigada no canal vertebral. Sua extremidade cranial tem continuidade com o bulbo, localizando-se logo abaixo da decussação das pirâmides, no nível da articulação atlantoccipital. Sua extremidade caudal corresponde ao cone medular, que tem continuidade com o filamento terminal e que, em adultos, se localiza no nível do disco intervertebral entre os corpos das vértebras L I e L II. Na medula espinal, identificam-se uma parte cervical (segmentos cervicais 1-8), uma parte torácica (segmentos torácicos 1-12), uma parte lombar (segmentos lombares 1-5), uma parte sacral (segmentos sacrais 1-5) e uma parte coccígea (segmentos coccígeos 1-3).

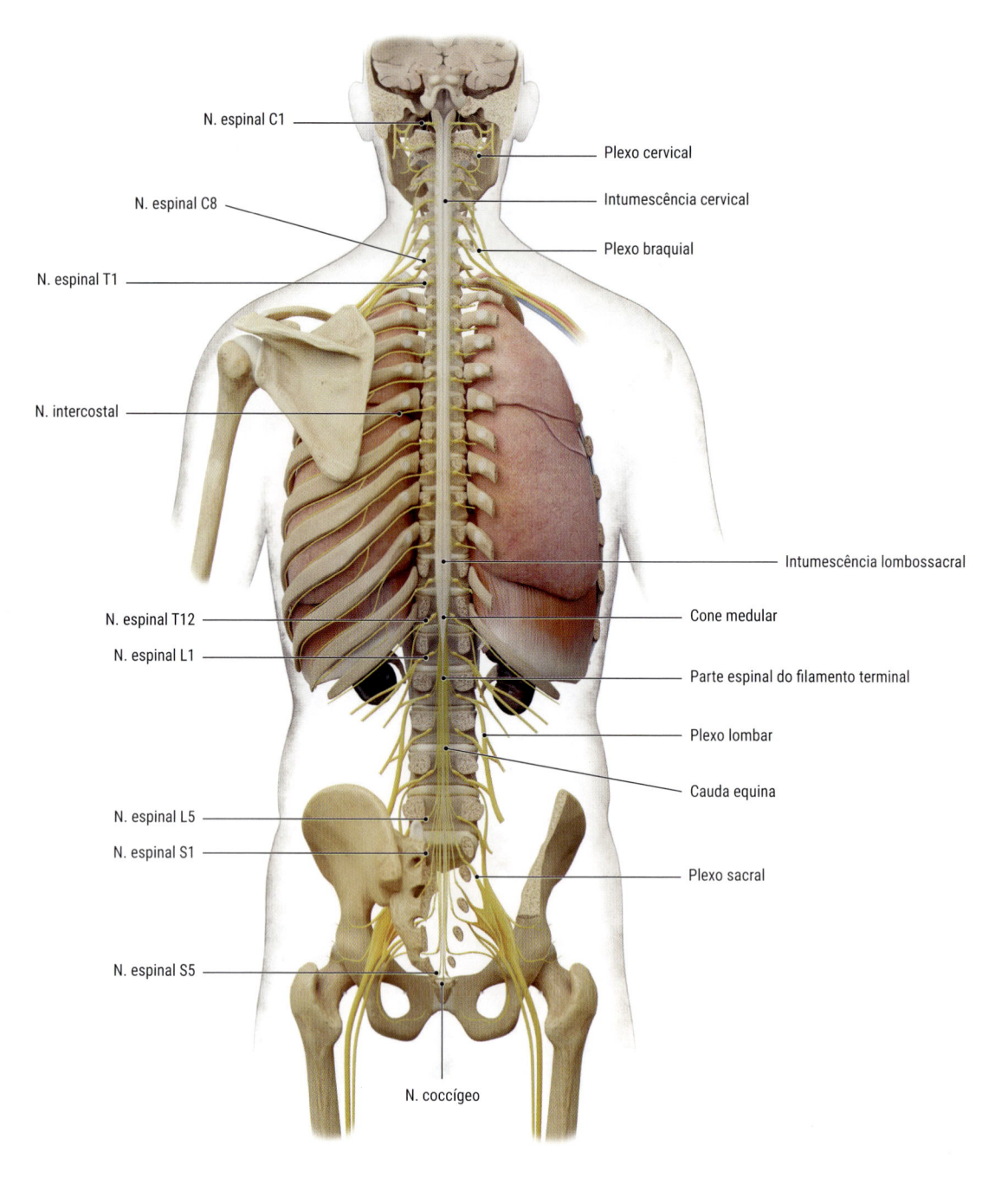

A Vista posterior da medula espinal *in situ*.

Figura 13-1 Morfologia externa da medula espinal.

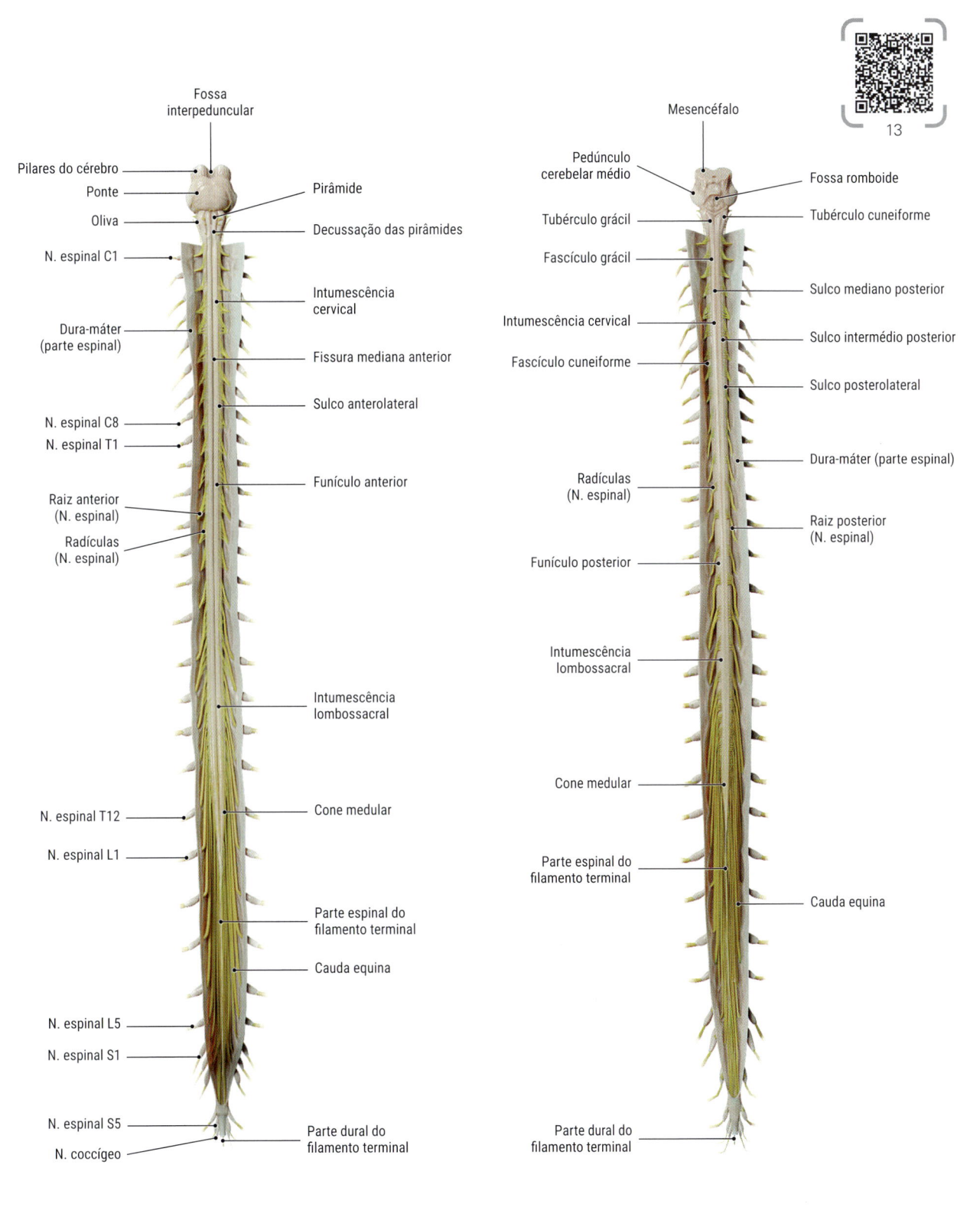

AUTOAVALIAÇÃO | disponível em *paginas.grupoa.com.br/eva_atlas_anatomia/*

13

B Vista anterior.

- Fossa interpeduncular
- Pilares do cérebro
- Ponte
- Oliva
- N. espinal C1
- Dura-máter (parte espinal)
- N. espinal C8
- N. espinal T1
- Raiz anterior (N. espinal)
- Radículas (N. espinal)
- N. espinal T12
- N. espinal L1
- N. espinal L5
- N. espinal S1
- N. espinal S5
- N. coccígeo
- Pirâmide
- Decussação das pirâmides
- Intumescência cervical
- Fissura mediana anterior
- Sulco anterolateral
- Funículo anterior
- Intumescência lombossacral
- Cone medular
- Parte espinal do filamento terminal
- Cauda equina
- Parte dural do filamento terminal

C Vista posterior.

- Mesencéfalo
- Pedúnculo cerebelar médio
- Tubérculo grácil
- Fascículo grácil
- Intumescência cervical
- Fascículo cuneiforme
- Radículas (N. espinal)
- Funículo posterior
- Intumescência lombossacral
- Cone medular
- Parte espinal do filamento terminal
- Parte dural do filamento terminal
- Fossa romboide
- Tubérculo cuneiforme
- Sulco mediano posterior
- Sulco intermédio posterior
- Sulco posterolateral
- Dura-máter (parte espinal)
- Raiz posterior (N. espinal)
- Cauda equina

89

Morfologia interna da medula espinal

A medula espinal apresenta internamente o canal central, que contém o líquido cerebrospinal. Na região central da medula espinal, localiza-se a substância cinzenta, na qual são identificados os cornos anteriores, com função motora, e os cornos posteriores, com função sensitiva. Nos segmentos medulares T1-L3, também são observados cornos laterais, com função vegetativa, localizados entre os cornos anteriores e os posteriores. A região periférica da medula espinal é ocupada pela substância branca, que é dividida em dois funículos anteriores, dois funículos laterais e dois funículos posteriores. Nos segmentos medulares cervicais e torácicos superiores, cada funículo posterior é dividido pelo sulco intermediário posterior em um fascículo grácil e um fascículo cuneiforme.

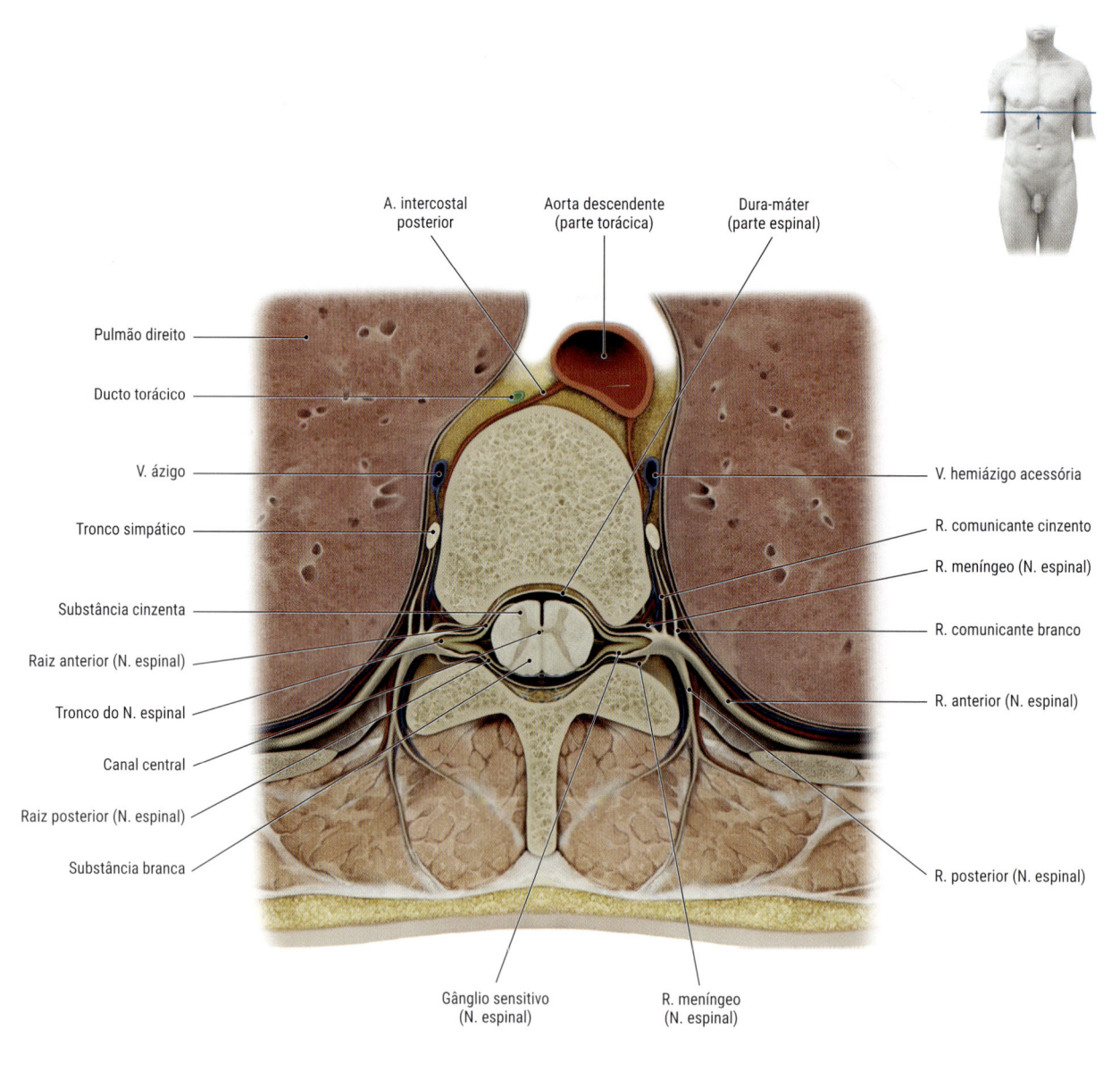

A Corte axial no nível de T X.

Figura 13-2 Morfologia interna da medula espinal.

13 | Medula espinal

■ Tratos com fibras ascendentes
■ Tratos com fibras descendentes
■ Tratos com fibras bidirecionais

B Tratos principais da medula espinal.

Legendas do corte:
- Fascículo próprio posterior
- Fascículo cuneiforme
- Fascículo grácil
- Fascículo septomarginal
- Fascículo interfascicular
- Trato posterolateral
- Trato corticospinal lateral
- Trato rubrospinal
- Fascículo próprio lateral
- Trato reticuloespinal lateral
- Trato vestibulospinal
- Trato reticulospinal medial
- Trato tetospinal
- Trato corticospinal anterior
- Fascículo sulcomarginal
- Fascículo próprio anterior
- Trato espinotalâmico anterior
- Trato espinolivar
- Trato espinocerebelar anterior
- Trato espinotalâmico lateral
- Trato espinocerebelar posterior

C Cortes axiais da medula espinal em diferentes níveis.

① Segmento C5.
- Sulco mediano posterior
- Sulco intermédio posterior
- Sulco posterolateral
- Septo mediano posterior
- Sulco anterolateral
- Fissura mediana anterior

② Segmento T2.
- Corno posterior
- Canal central
- Corno lateral
- Corno anterior

③ Segmento T8.
- Comissura branca posterior
- Comissura branca anterior

④ Segmento L1.

⑤ Segmento L2.
- Cabeça
- Ápice
- Colo
- Corno posterior
- Base

⑥ Segmento S2.

⑦ Segmento S3.
- Comissura cinzenta posterior
- Comissura cinzenta anterior

Vascularização da medula espinal

A vascularização arterial da medula espinal se origina das artérias espinais anteriores, das artérias espinais posteriores e dos ramos espinais de várias artérias. A artéria espinal anterior surge das artérias vertebrais a partir de dois ramos laterais que se fundem para formar a artéria espinal anterior, localizada na fissura mediana anterior da medula espinal. As artérias espinais posteriores surgem das artérias vertebrais ou das artérias cerebelares inferiores posteriores e são divididas em um ramo anterior e um ramo posterior, que passam, respectivamente, pela frente e por trás das radículas da raiz posterior dos nervos espinais. Os ramos espinais surgem das artérias vertebrais, cervical ascendente, cervical profunda, intercostais posteriores, subcostal, lombares, iliolombar e sacrais laterais.

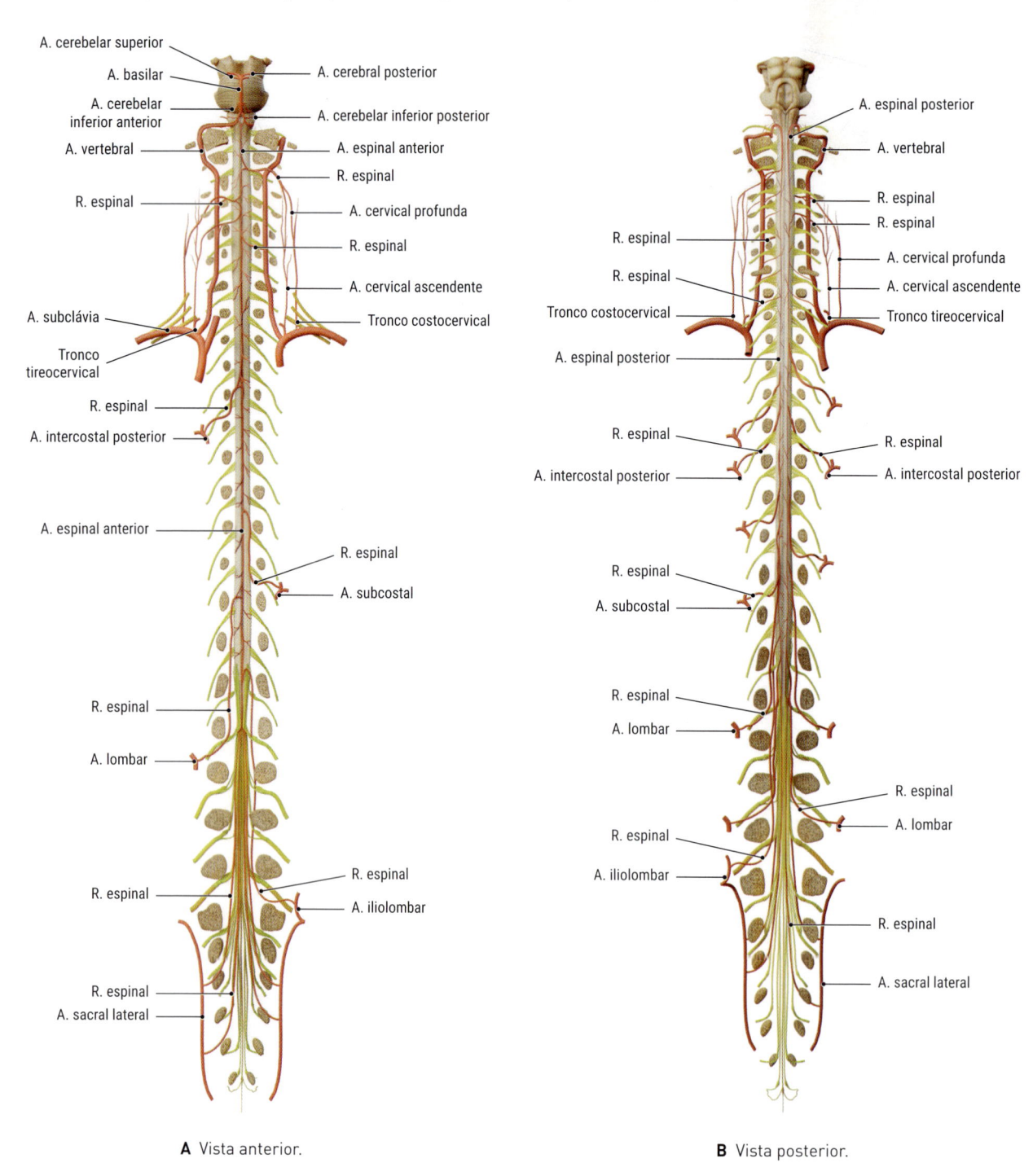

A Vista anterior.

B Vista posterior.

Figura 13-3 Vascularização arterial da medula espinal.

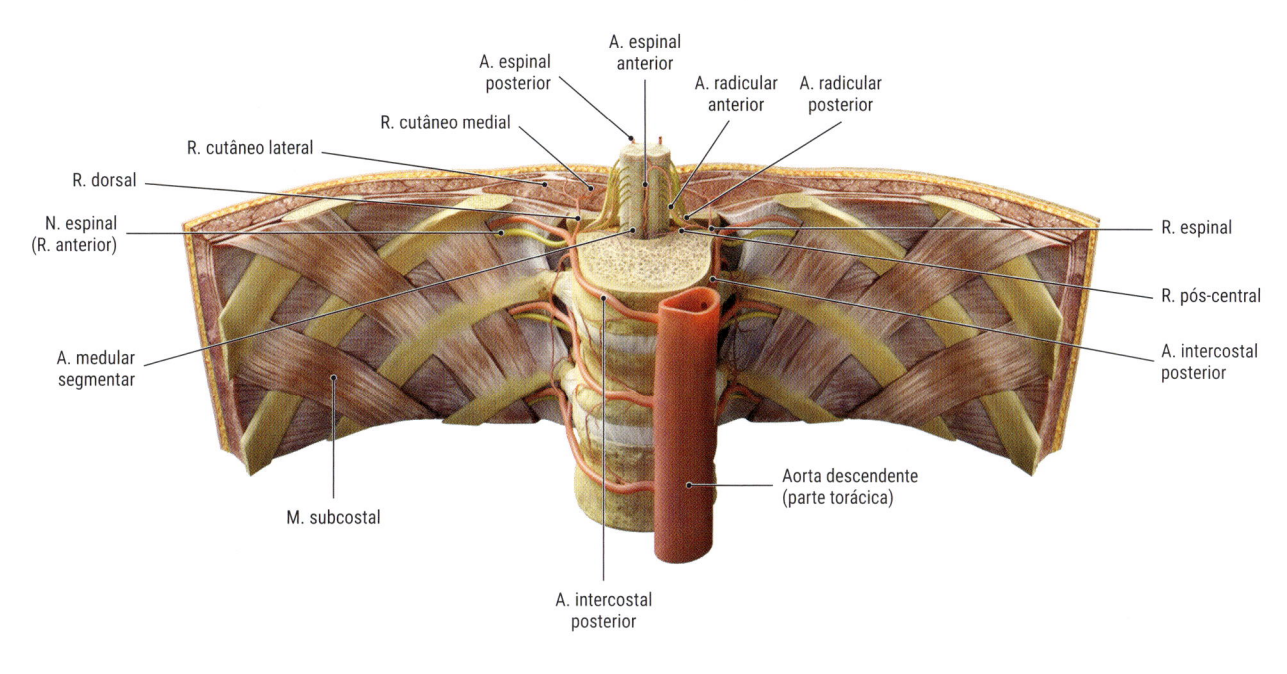

C Corte axial no nível de T X.

Figura 13-3 Vascularização arterial da medula espinal (*cont.*).

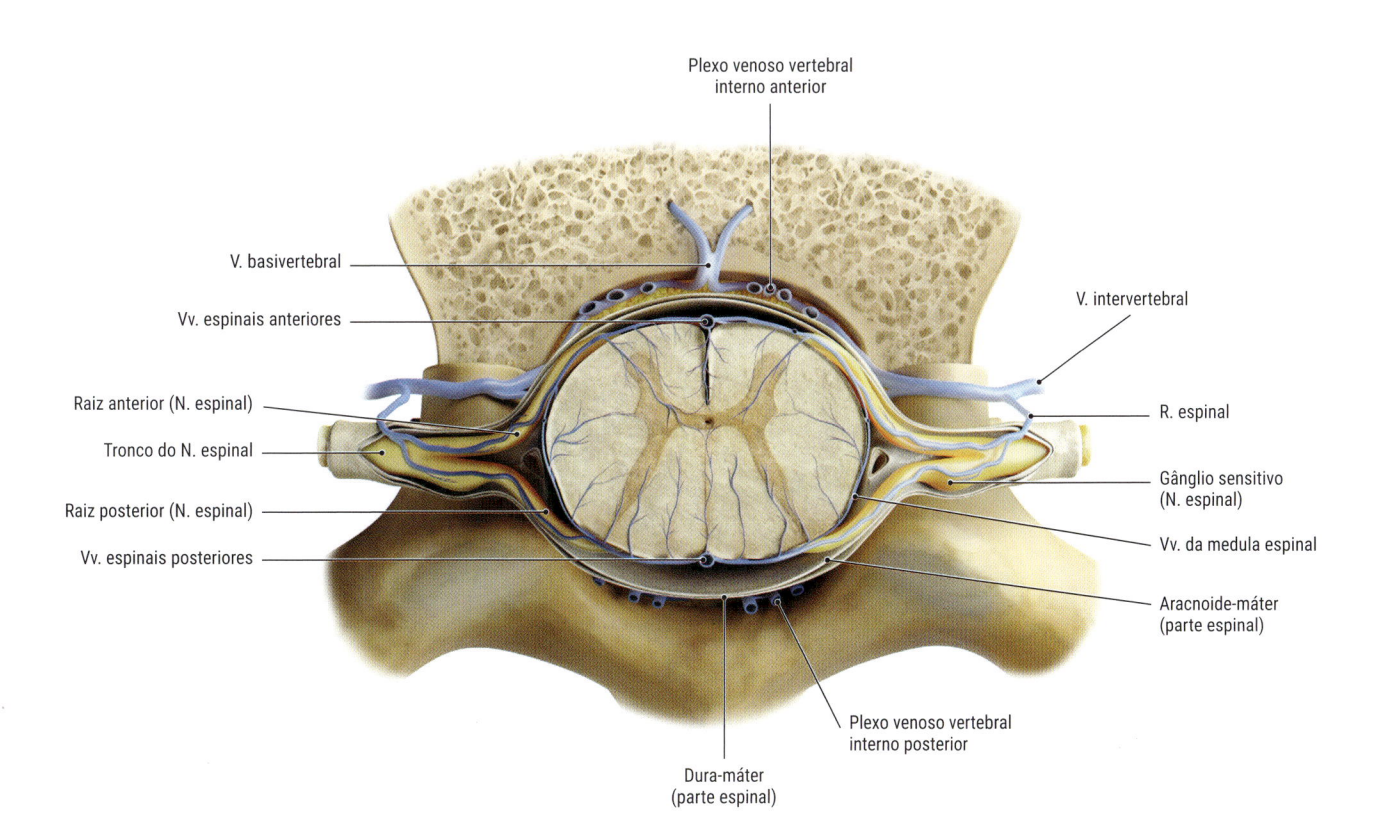

Figura 13-4 Vascularização venosa da medula espinal. Corte axial no nível de T X.

Meninges espinais

A medula espinal é protegida por um sistema de três membranas, conhecidas como meninges espinais. A membrana mais externa e mais espessa é a parte espinal da dura-máter e está separada da coluna vertebral pelo espaço epidural ou extradural. A segunda membrana é chamada de parte espinal da aracnoide-máter e está em contato com a dura-máter, e o espaço entre elas é o espaço subdural. A membrana mais profunda é a pia-máter e está ligada à medula espinal separada da aracnoide-máter espinal pelo espaço subaracnóideo.

> **Nota anatômica**
>
> A parte espinal da pia-máter forma os ligamentos denticulados em cada um dos lados da medula espinal. O formato denticulado desses ligamentos permite a fixação da medula espinal à parte espinal da dura-máter por meio dos ápices dos dentes, e o espaço entre esses dentes possibilita a junção das raízes anterior e posterior do nervo espinal para formar o tronco do nervo espinal. Distalmente, a pia-máter espinal tem continuidade com o filamento terminal, que é inserido no cóccix.

A Vista posterior das meninges espinais *in situ*.

B Vista posterior no nível torácico.

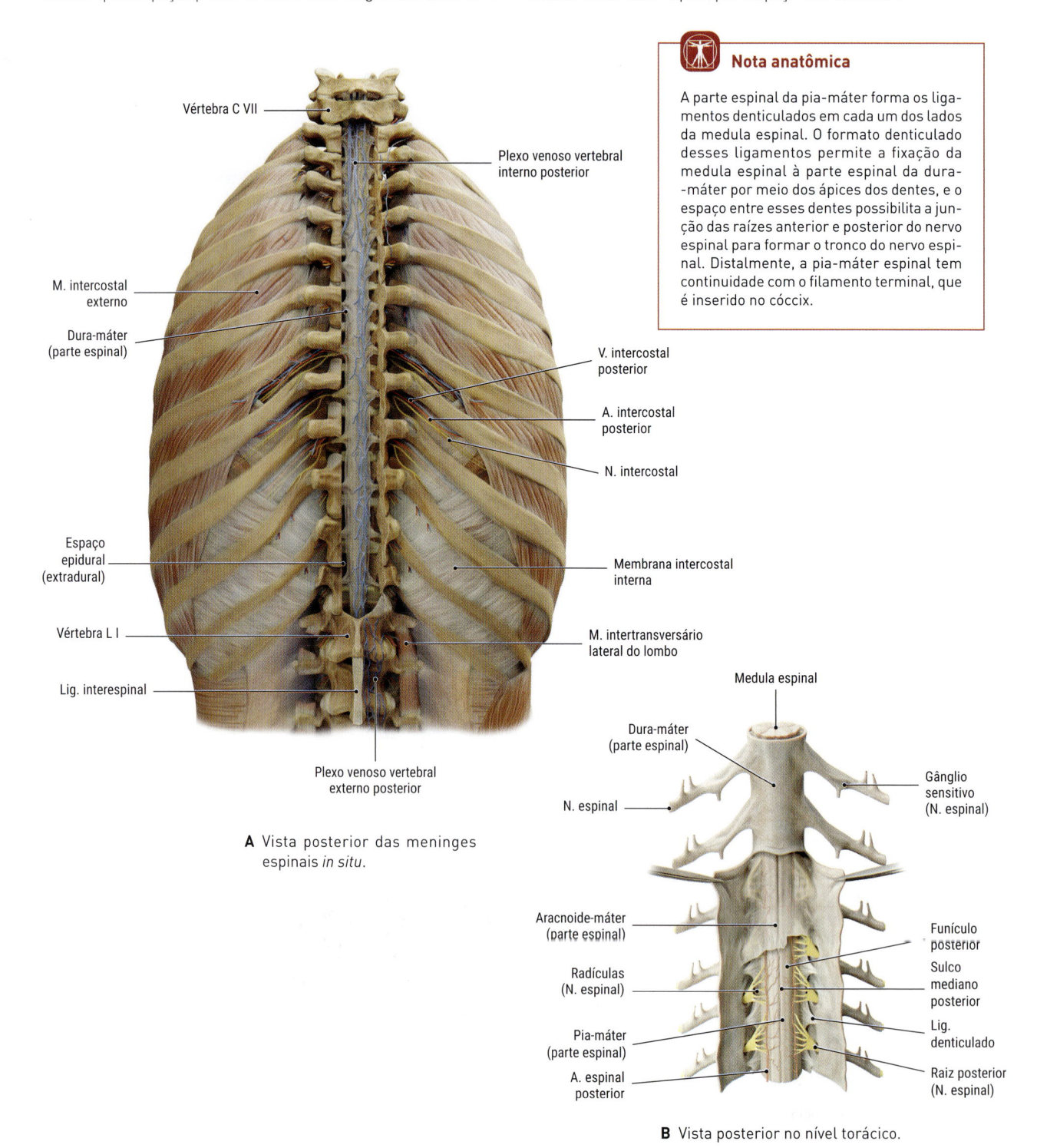

Figura 13-5 Meninges espinais.

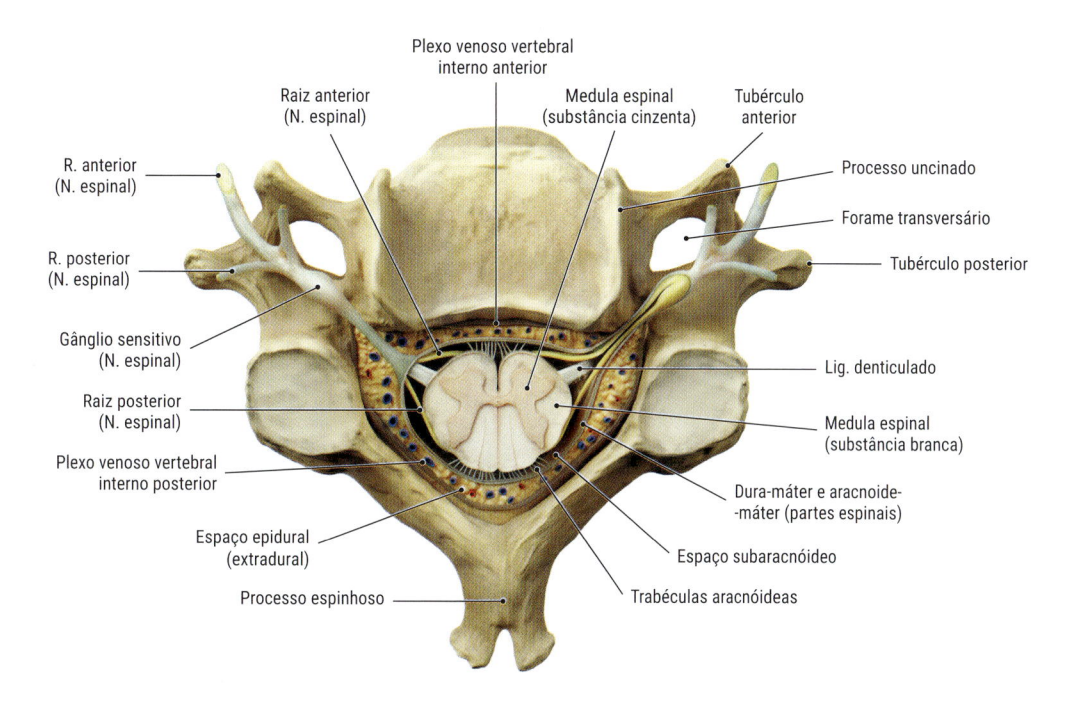

13 | Medula espinal

C Vista superior de C V.

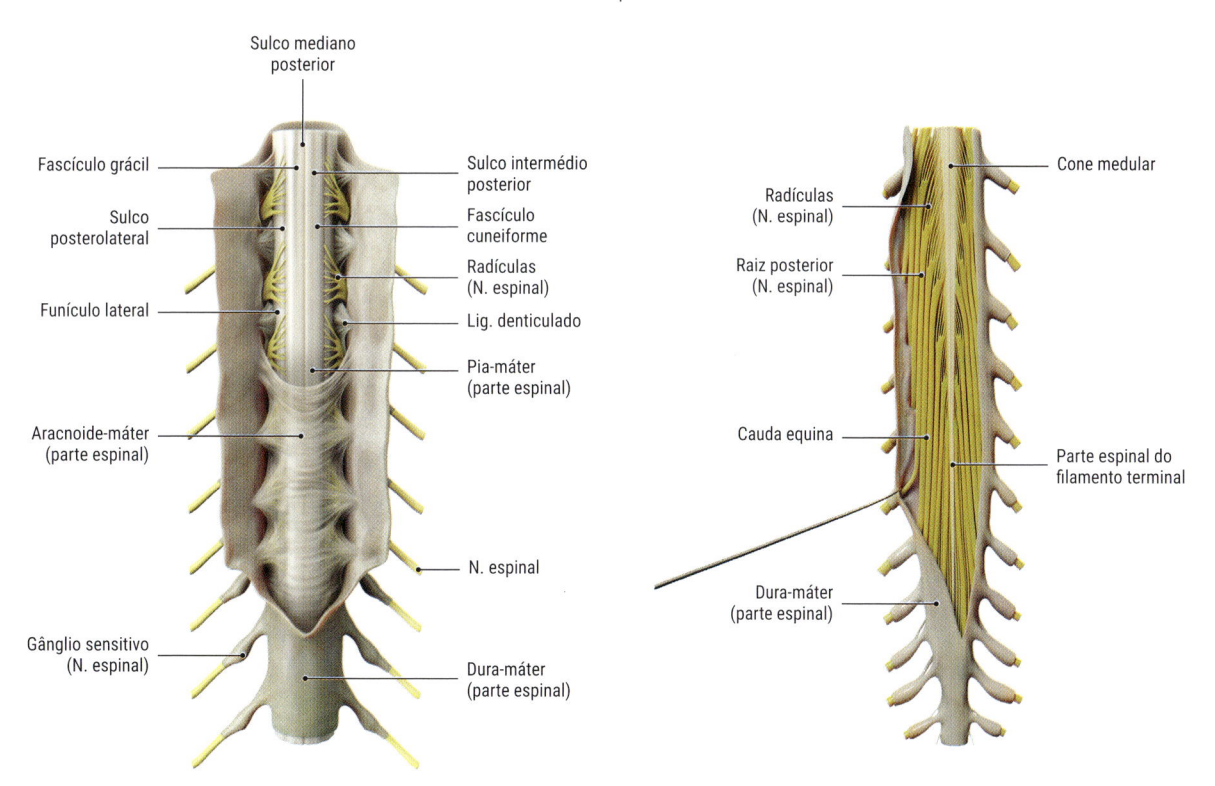

- Plexo venoso vertebral interno anterior
- Raiz anterior (N. espinal)
- Medula espinal (substância cinzenta)
- Tubérculo anterior
- R. anterior (N. espinal)
- Processo uncinado
- Forame transversário
- R. posterior (N. espinal)
- Tubérculo posterior
- Gânglio sensitivo (N. espinal)
- Lig. denticulado
- Raiz posterior (N. espinal)
- Medula espinal (substância branca)
- Plexo venoso vertebral interno posterior
- Dura-máter e aracnoide-máter (partes espinais)
- Espaço epidural (extradural)
- Espaço subaracnóideo
- Processo espinhoso
- Trabéculas aracnóideas

D Vista posterior no nível cervical.

- Sulco mediano posterior
- Fascículo grácil
- Sulco intermédio posterior
- Sulco posterolateral
- Fascículo cuneiforme
- Radículas (N. espinal)
- Funículo lateral
- Lig. denticulado
- Pia-máter (parte espinal)
- Aracnoide-máter (parte espinal)
- N. espinal
- Gânglio sensitivo (N. espinal)
- Dura-máter (parte espinal)

E Vista posterior no nível lombossacral.

- Cone medular
- Radículas (N. espinal)
- Raiz posterior (N. espinal)
- Cauda equina
- Parte espinal do filamento terminal
- Dura-máter (parte espinal)

Nota anatômica

Espaço epidural (extradural ou peridural). O espaço epidural está localizado entre a parte espinal da dura-máter e as paredes do canal vertebral. É ocupado por tecido conjuntivo frouxo e adiposo e contém o plexo venoso vertebral interno anterior e posterior. É a área onde a anestesia peridural é aplicada.

14 NERVOS DO TRONCO

Nervos espinais

Os nervos espinais nascem diretamente na medula espinal e consistem em 31 pares de nervos agrupados em 8 nervos cervicais (C1-C8), 12 nervos torácicos (T1-T12), 5 nervos lombares (L1-L5), 5 nervos sacrais (S1-S5) e 1 nervo coccígeo. Cada nervo espinal é formado por uma raiz anterior ou motora e uma raiz posterior ou sensitiva, que se fundem em um tronco do nervo espinal. Esse tronco sai do canal vertebral, passando pelo forame intervertebral correspondente, e é dividido em um ramo posterior, que é direcionado para a região posterior do tronco, e um ramo anterior, que é direcionado para a região anterolateral do tronco.

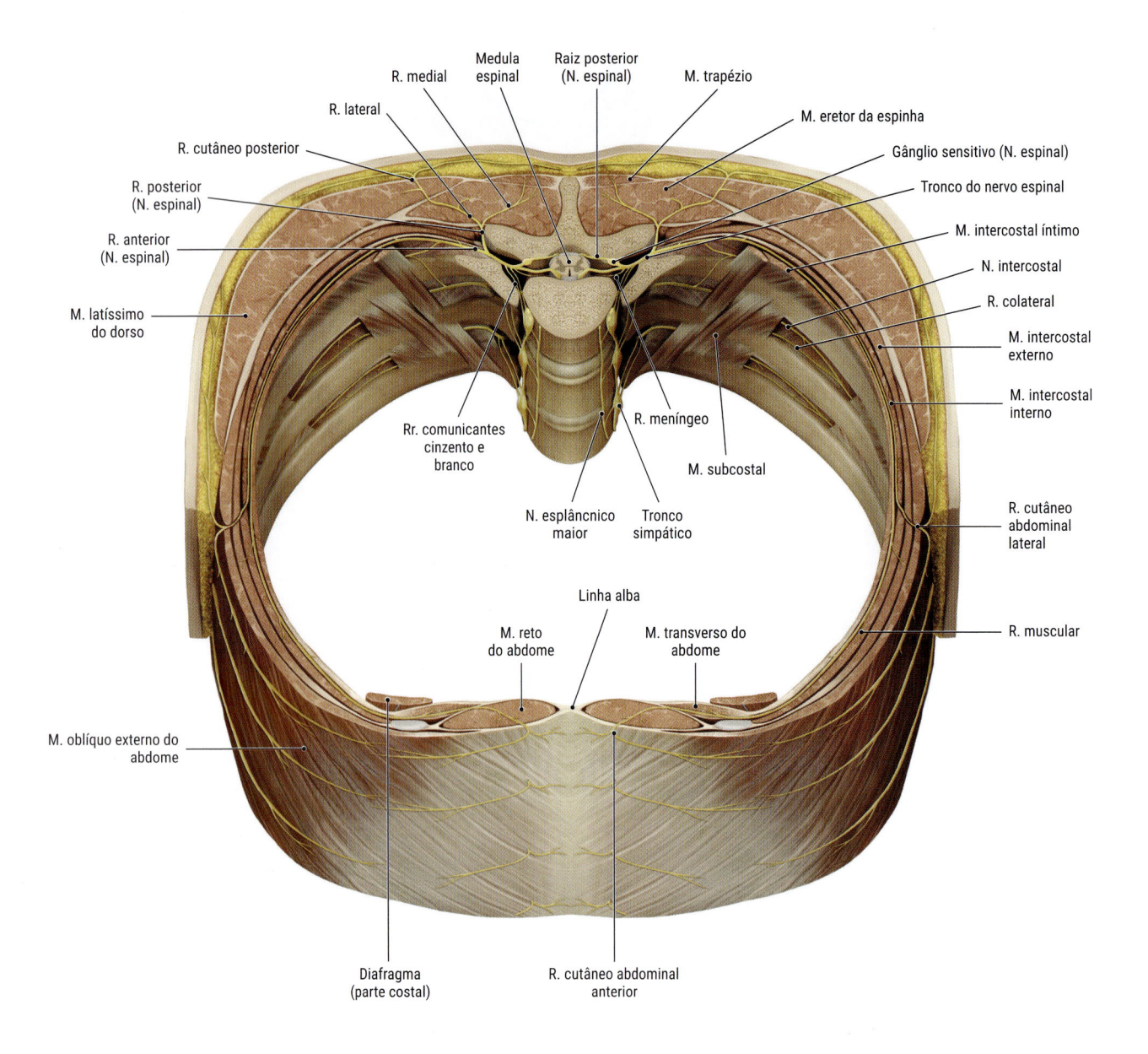

A Corte axial no nível de T VII.

Figura 14-1 Nervos espinais.

B Imagem esquemática dos nervos espinais.

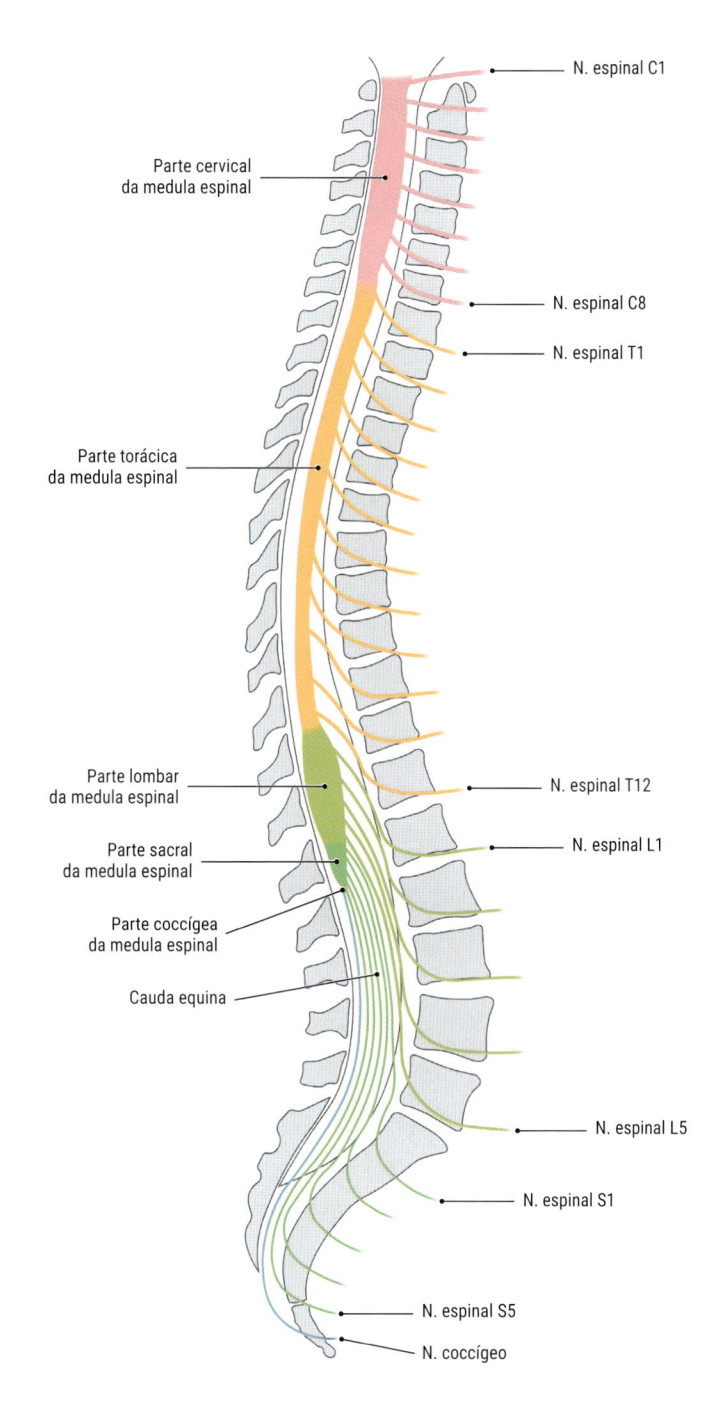

Nota anatômica

No terceiro mês de desenvolvimento intrauterino, a medula espinal tem o mesmo comprimento da coluna vertebral. A partir daí, a coluna vertebral cresce mais do que a medula espinal, de modo que, no quinto mês de vida intrauterina, a medula espinal termina no nível do disco intervertebral, que conecta as vértebras S I e S II. No recém-nascido, a medula espinal termina no nível do disco intervertebral L III-L IV, ao passo que, no adulto, ela termina no nível do disco intervertebral L I-L II. Esse crescimento diferencial significa que, nos adultos, os nervos espinais lombar e sacral percorrem um longo caminho dentro do canal vertebral antes de sair pelo forame intervertebral correspondente, resultando na formação da cauda equina.

Nervos da parede do tronco

A inervação das paredes do tronco e da região do pescoço é realizada principalmente pelos nervos espinais cervicais, torácicos, lombares, sacrais e coccígeo. Cada nervo espinal é dividido em um ramo anterior e um ramo posterior após sair da coluna vertebral através do forame intervertebral correspondente. Os ramos posteriores inervam os músculos próprios do dorso e recebem a sensibilidade da região posterior do pescoço e do tronco. Os ramos anteriores formam o plexo cervical, o plexo braquial, os nervos intercostais, o plexo lombossacral e o plexo coccígeo. Dessas estruturas nervosas nascem ramos que inervam os músculos anterolaterais do pescoço e do tronco e recebem, a sensibilidade cutânea do mesmo território.

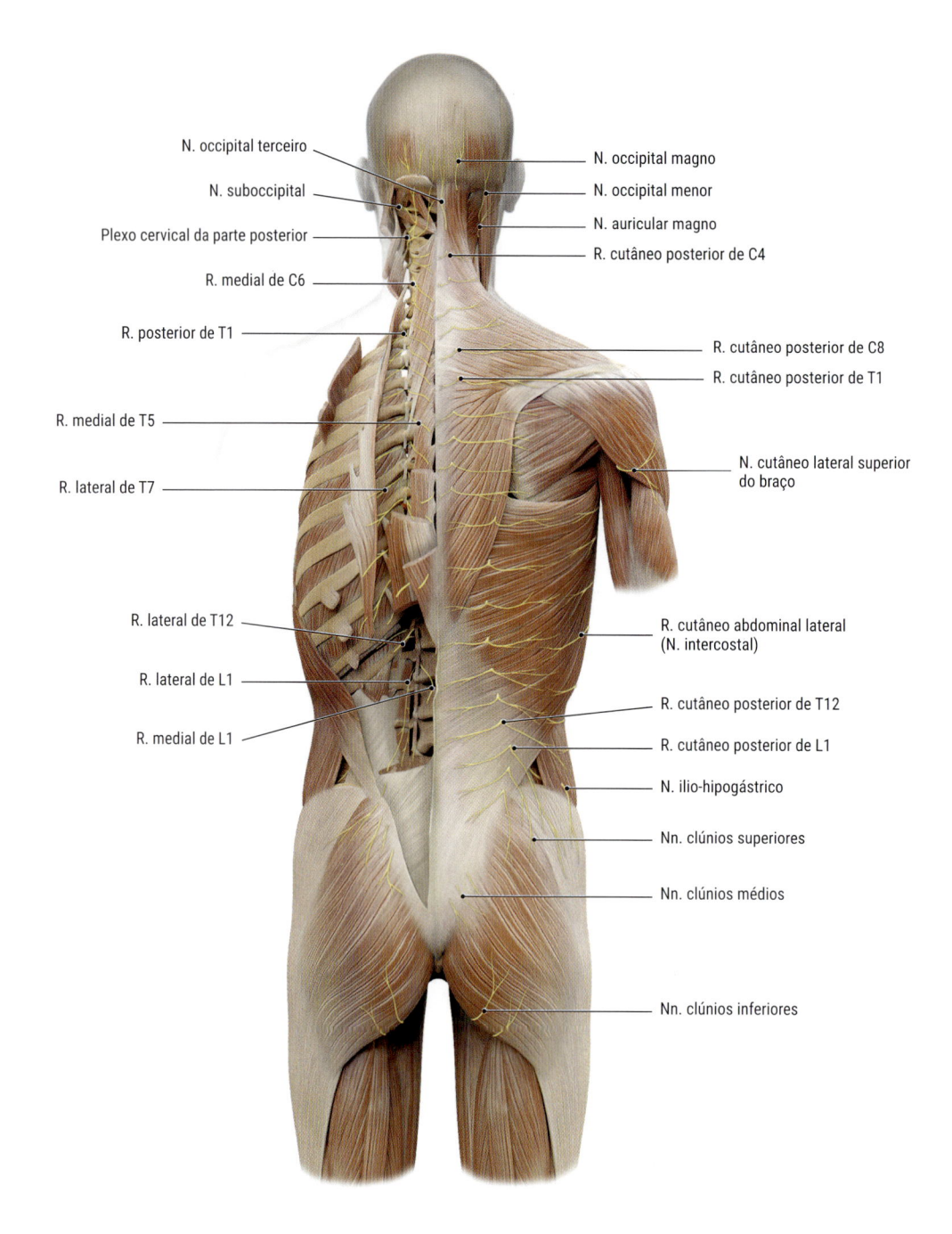

A Vista posterior.

Figura 14-2 Nervos da parede do tronco.

14 | Nervos do tronco

> **Nota clínica**
>
> **Neuralgia de Arnold.** Decorrente do envolvimento do nervo occipital maior (nervo de Arnold) e geralmente acompanhada de dor localizada na região posterior da cabeça e na nuca. As causas são múltiplas e podem incluir compressão do nervo no ponto em que ele perfura o músculo trapézio, alterações dos músculos suboccipitais ou artrose da coluna cervical.

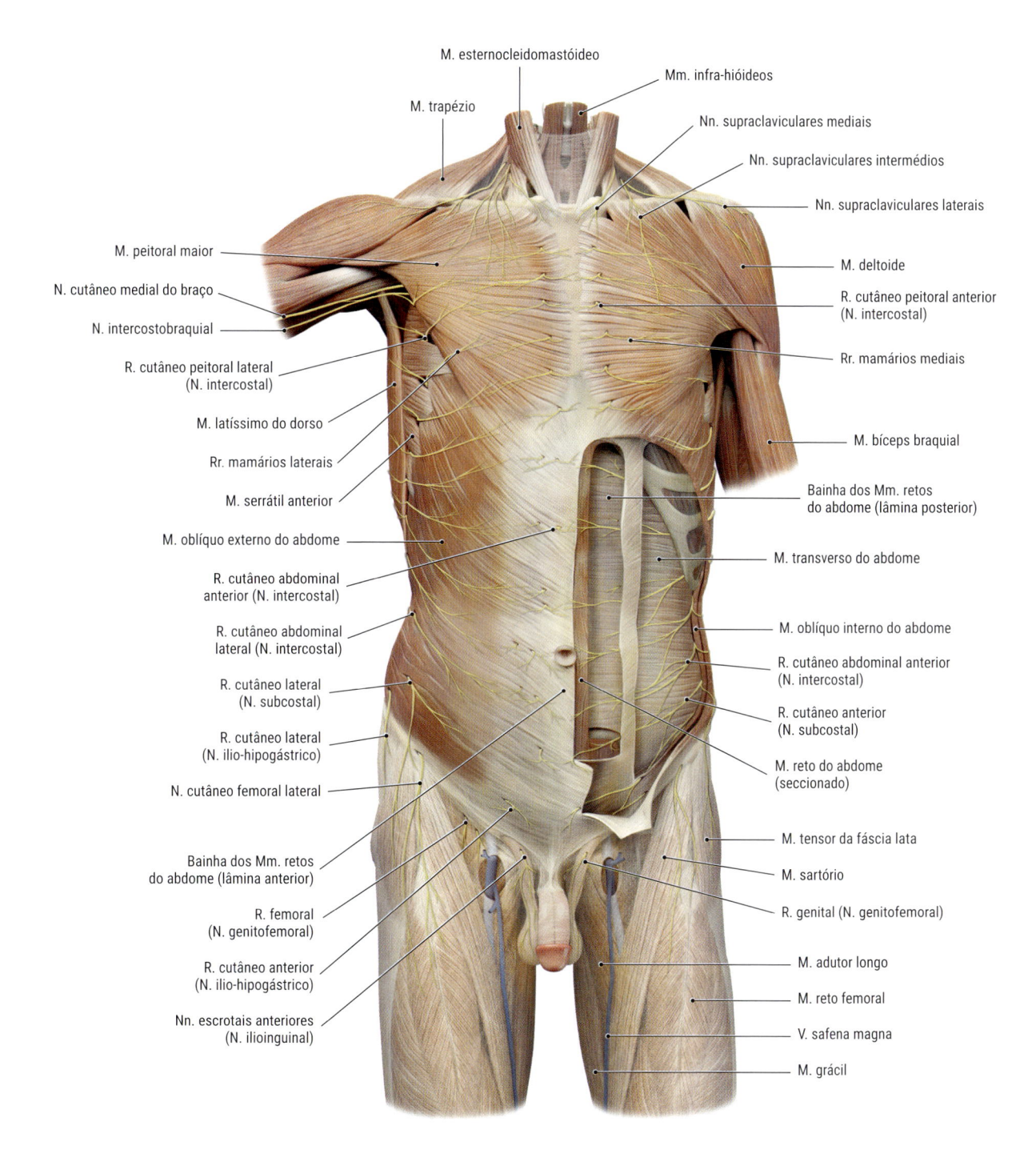

B Vista anterior.

Seção II | Tronco

> **Nota anatômica**
>
> **Nervos clúnios.** Os nervos clúnios recebem a sensibilidade cutânea superior, medial e inferior da região glútea e são divididos em superiores, médios e inferiores. Os nervos clúnios superiores correspondem aos ramos cutâneos posteriores dos nervos espinais L1, L2 e L3. Os nervos clúnios médios correspondem aos ramos cutâneos posteriores dos nervos espinais S1, S2 e S3. Os nervos clúnios inferiores são ramos do nervo cutâneo femoral posterior.

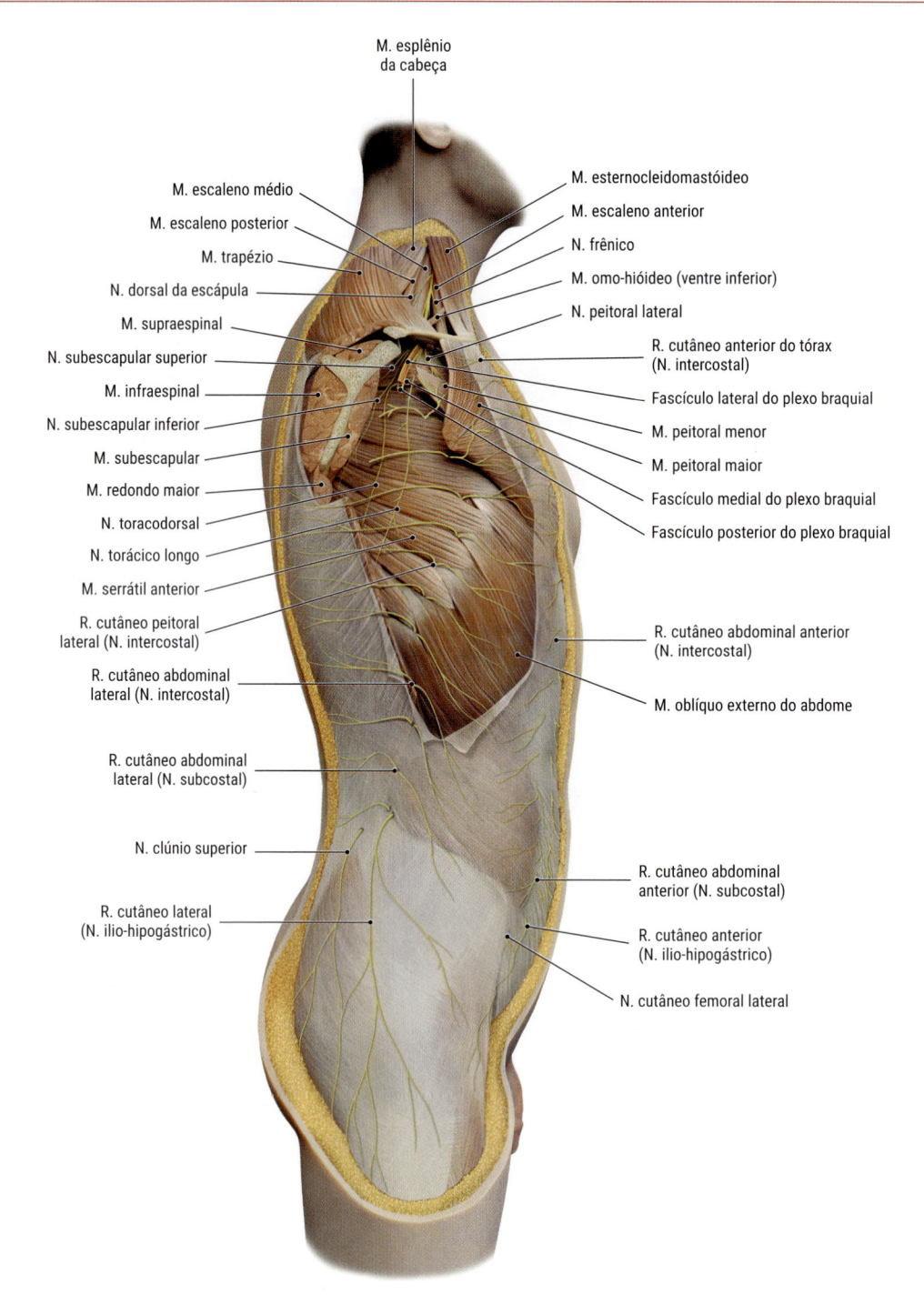

M. esplênio da cabeça
M. escaleno médio
M. escaleno posterior
M. trapézio
N. dorsal da escápula
M. supraespinal
N. subescapular superior
M. infraespinal
N. subescapular inferior
M. subescapular
M. redondo maior
N. toracodorsal
N. torácico longo
M. serrátil anterior
R. cutâneo peitoral lateral (N. intercostal)
R. cutâneo abdominal lateral (N. intercostal)
R. cutâneo abdominal lateral (N. subcostal)
N. clúnio superior
R. cutâneo lateral (N. ilio-hipogástrico)

M. esternocleidomastóideo
M. escaleno anterior
N. frênico
M. omo-hióideo (ventre inferior)
N. peitoral lateral
R. cutâneo anterior do tórax (N. intercostal)
Fascículo lateral do plexo braquial
M. peitoral menor
M. peitoral maior
Fascículo medial do plexo braquial
Fascículo posterior do plexo braquial
R. cutâneo abdominal anterior (N. intercostal)
M. oblíquo externo do abdome
R. cutâneo abdominal anterior (N. subcostal)
R. cutâneo anterior (N. ilio-hipogástrico)
N. cutâneo femoral lateral

C Vista lateral.

Figura 14-2 Nervos da parede do tronco (*cont.*).

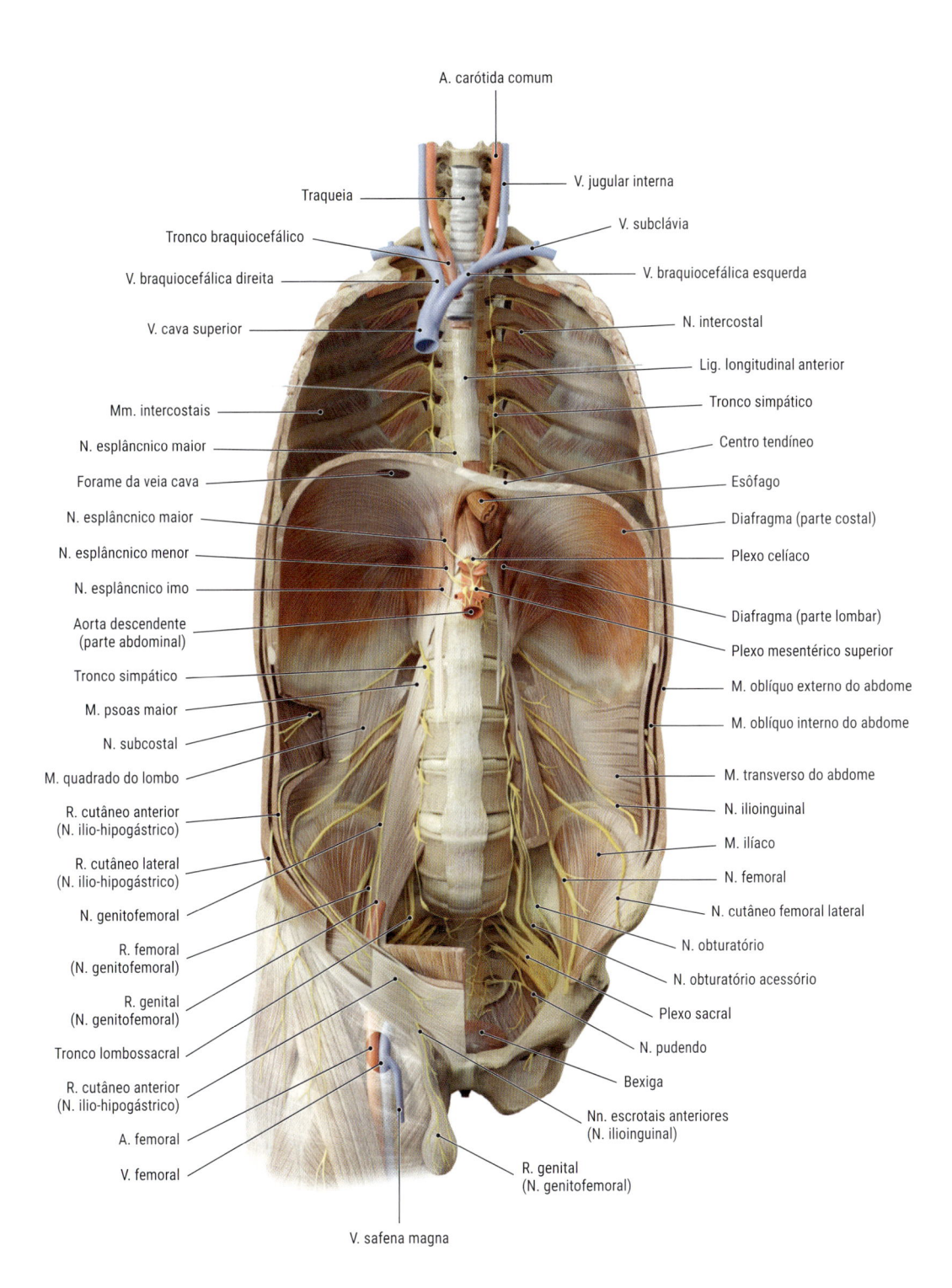

D Vista anterior da parede posterior do abdome.

Dermátomos do tronco

A sensibilidade cutânea da região anterior do tronco é recebida pelos ramos anteriores dos nervos espinais C5, T1-T12 e L1. Cada nervo é responsável por receber a sensibilidade de seu dermátomo correspondente, que tem um arranjo horizontal na região torácica e tem um arranjo mais oblíquo na região abdominal. A região correspondente às aréolas das mamas está localizada no dermátomo T4, a região subcostal corresponde ao dermátomo T7, e o umbigo está localizado no dermátomo T10. A sensibilidade cutânea da região posterior do tronco é recebida pelos ramos posteriores dos nervos espinais C5-C8, T1-T12, L1-L5 e S1-S5.

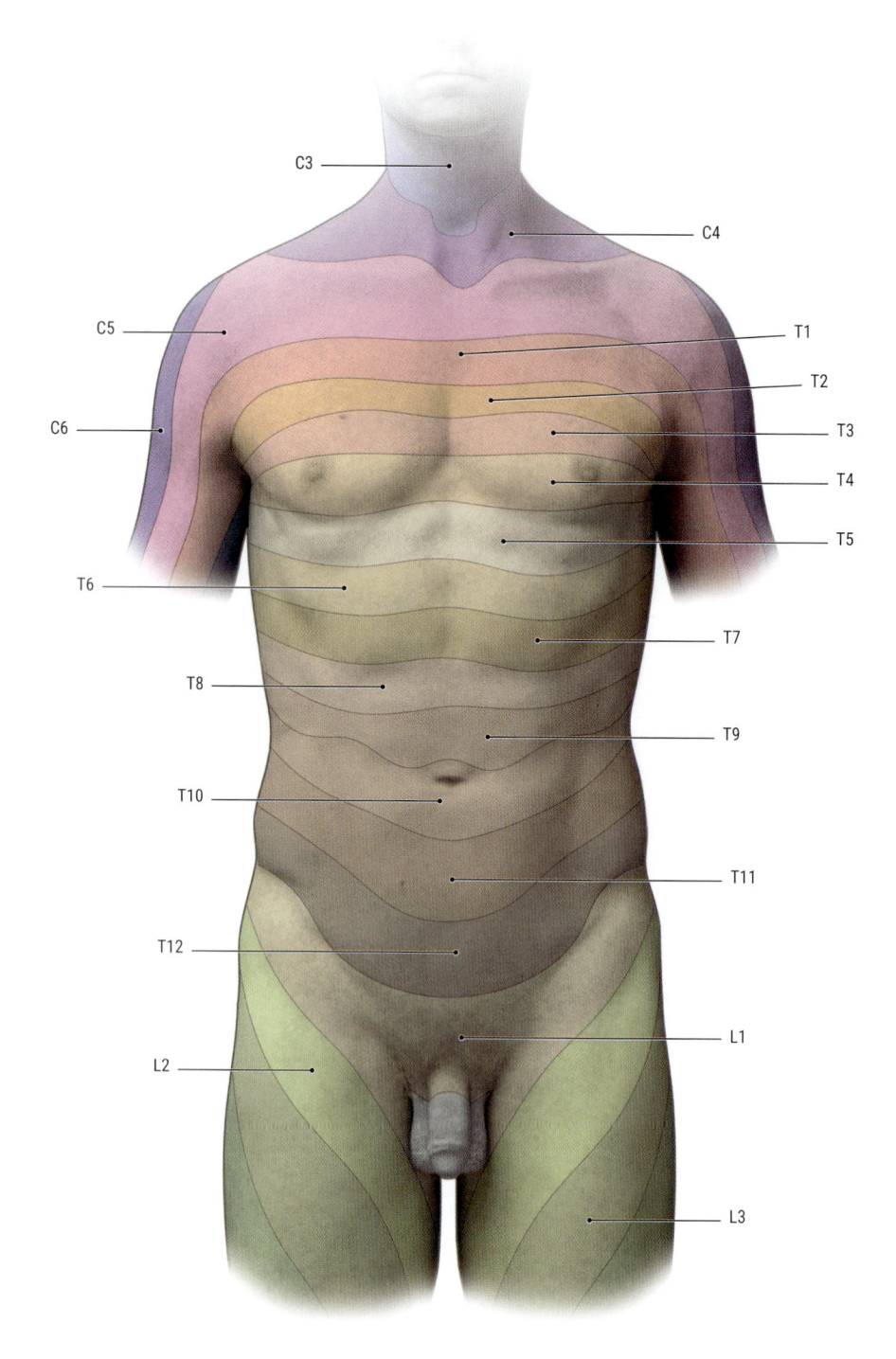

A Vista anterior.

Figura 14-3 Dermátomos do tronco.

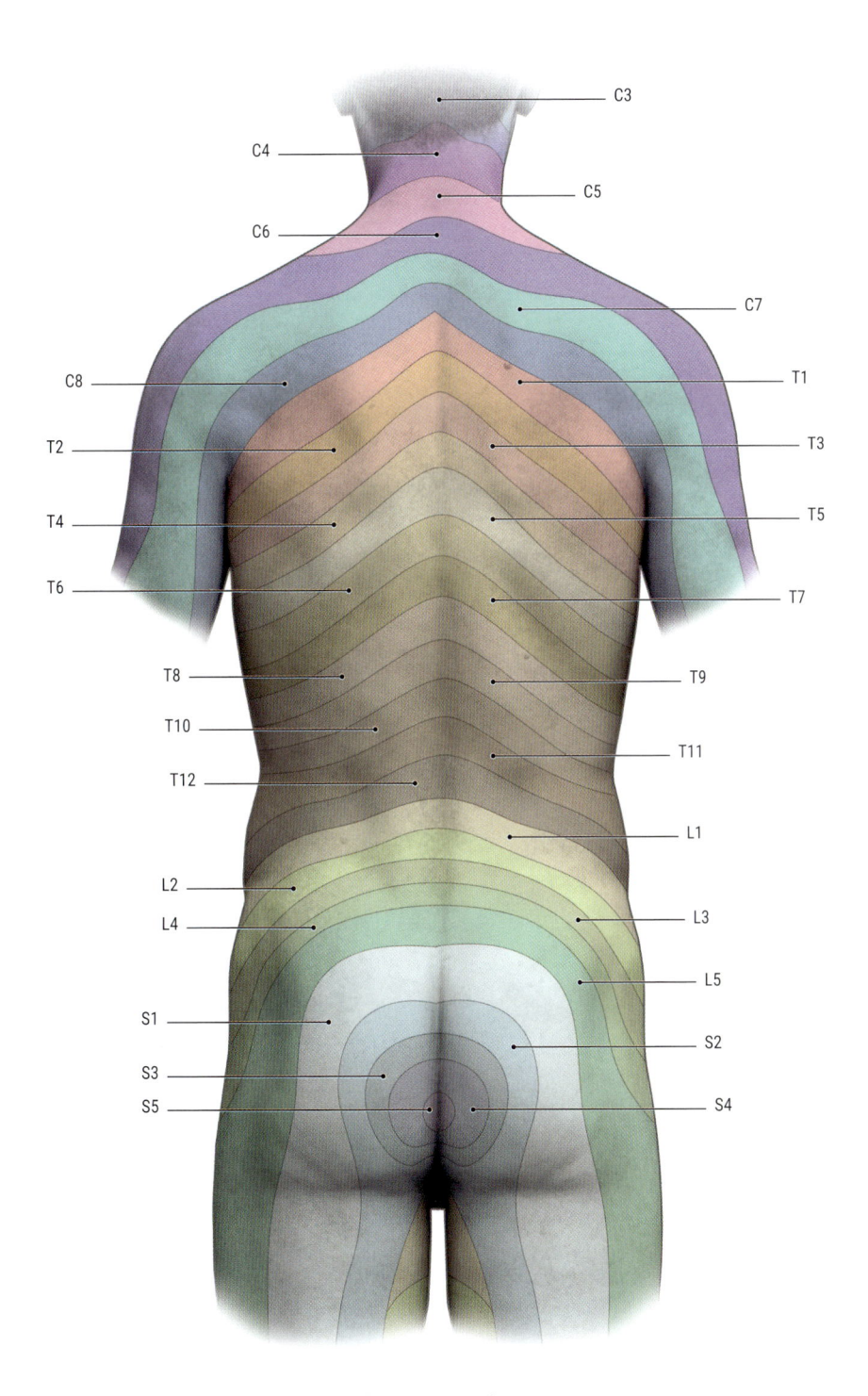

B Vista posterior.

15 VÍSCERAS DO TÓRAX

Limites, regiões e conteúdos do tórax

A cavidade torácica é limitada perifericamente pelo esqueleto do tórax. Seu limite superior corresponde à abertura torácica superior, e seu limite inferior é formado pelo diafragma. Em ambos os lados da cavidade torácica, estão as regiões pleuropulmonares, que contêm os pulmões e as pleuras. Entre as duas regiões pleuropulmonares, encontra-se o mediastino, que é dividido em mediastino superior e mediastino inferior. O mediastino superior contém os resquícios do timo, as veias braquiocefálicas, a metade superior da veia cava superior, o arco da aorta, o tronco braquiocefálico, as artérias carótida comum e subclávia esquerdas, a traqueia, o esôfago e o ducto torácico. O mediastino inferior, por sua vez, é dividido em mediastinos anterior, médio e posterior. O mediastino anterior está localizado entre o esterno e o pericárdio. O mediastino médio contém o coração, o pericárdio, a metade inferior da veia cava superior, a aorta ascendente, o tronco pulmonar, as veias pulmonares, a bifurcação da traqueia e os brônquios principais. O mediastino posterior contém a porção torácica da aorta descendente, as veias ázigo e hemiázigo, o esôfago e o ducto torácico.

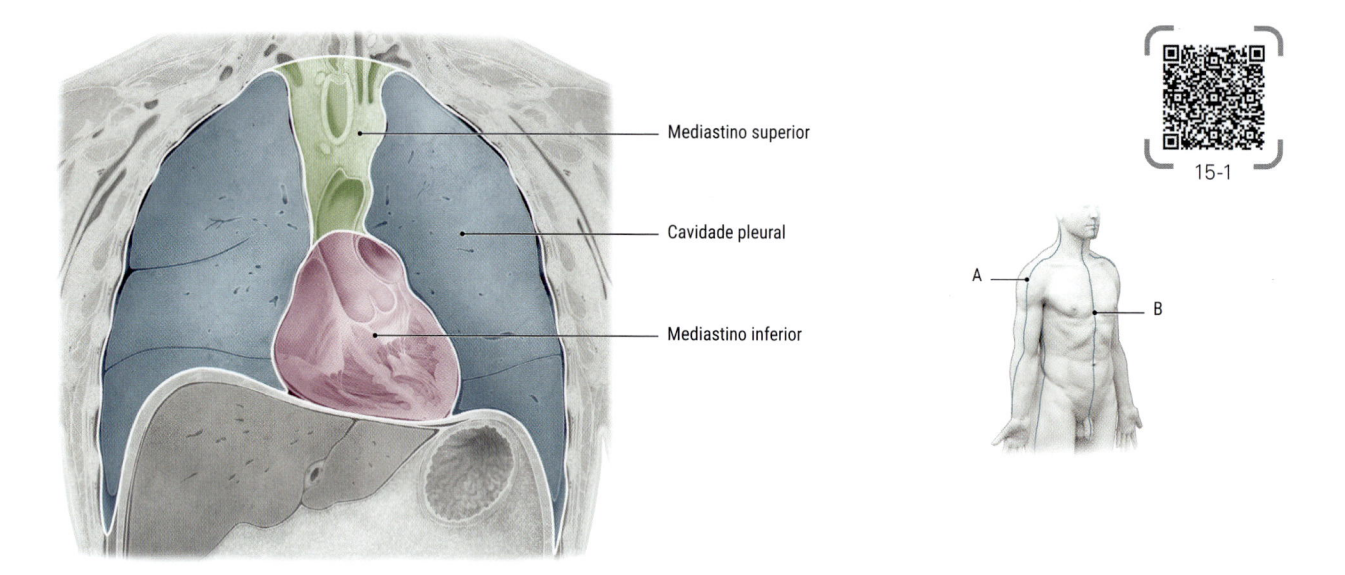

A Corte coronal do tórax.

Tabela 15-1	Região torácica
Limites	**Conteúdo**
• Periférico: caixa torácica • Superior: abertura torácica superior • Inferior: M. diafragma	• Região pleuropulmonar: – Pulmões – Pleuras • Região mediastinal: – Timo – Pericárdio – Coração – Traqueia – Esôfago – Ducto torácico – Grandes vasos

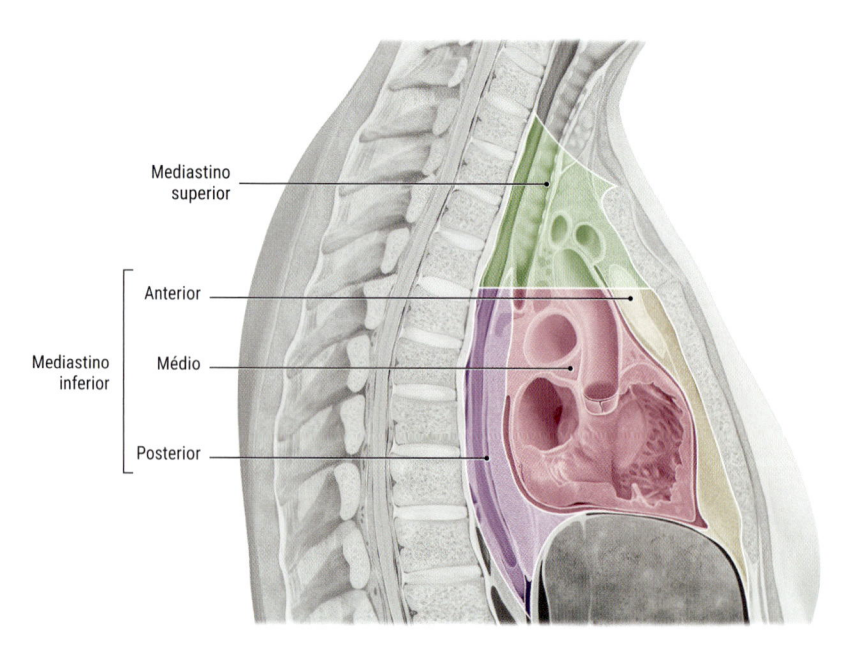

B Corte sagital do tórax.

Figura 15-1 Regiões do tórax.

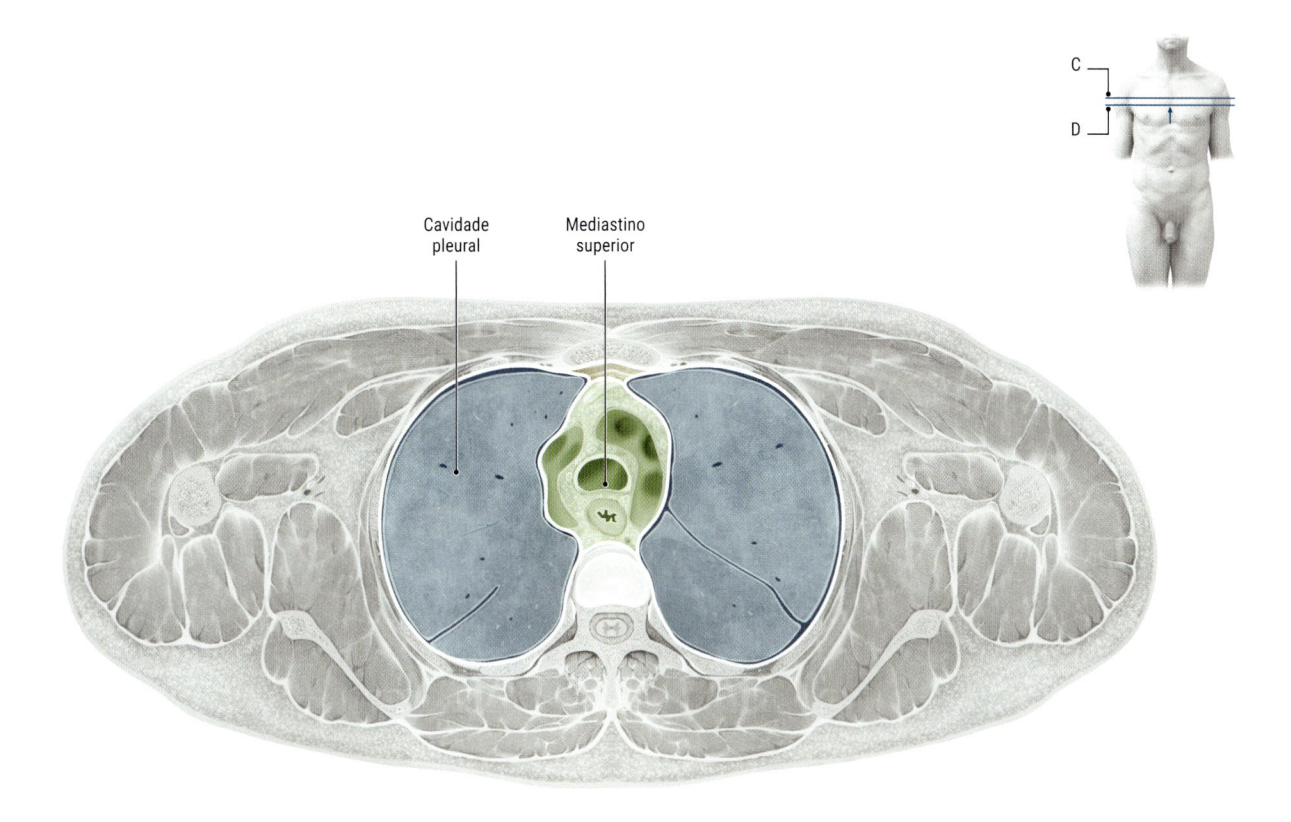

? AUTOAVALIAÇÃO | disponível em *paginas.grupoa.com.br/eva_atlas_anatomia/* | **105**

Cavidade pleural — Mediastino superior

C Corte axial do tórax no nível suprapedicular.

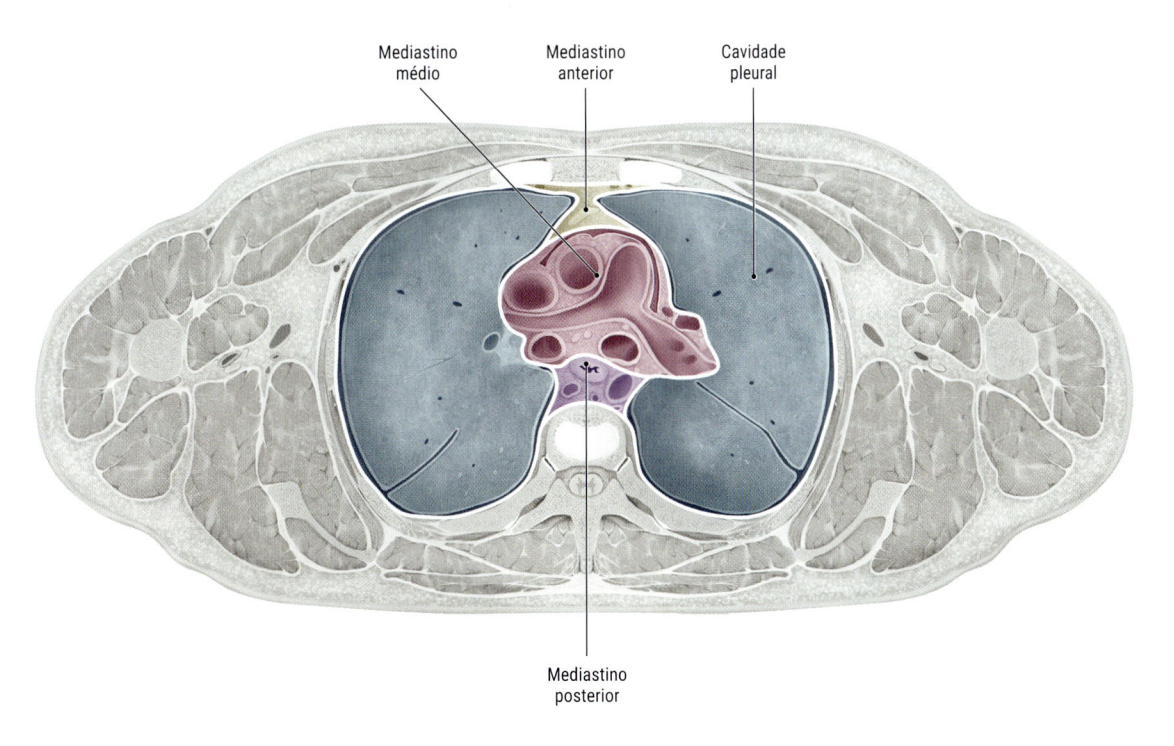

Mediastino médio — Mediastino anterior — Cavidade pleural

Mediastino posterior

D Corte axial do tórax no nível pedicular.

Mama

A mama é o órgão de lactação localizado na região anterior do tórax. Nos homens, tem uma aparência rudimentar; nas mulheres, cresce durante a puberdade, apresentando seu máximo desenvolvimento nos últimos meses de gravidez e após o parto. O corpo da mama é formado pela glândula mamária e pelo tecido conjuntivo e adiposo que a envolve. Sua drenagem linfática, da qual participam vários grupos de linfonodos, é de grande importância clínica devido à alta frequência de patologias neoplásicas que afetam esse órgão.

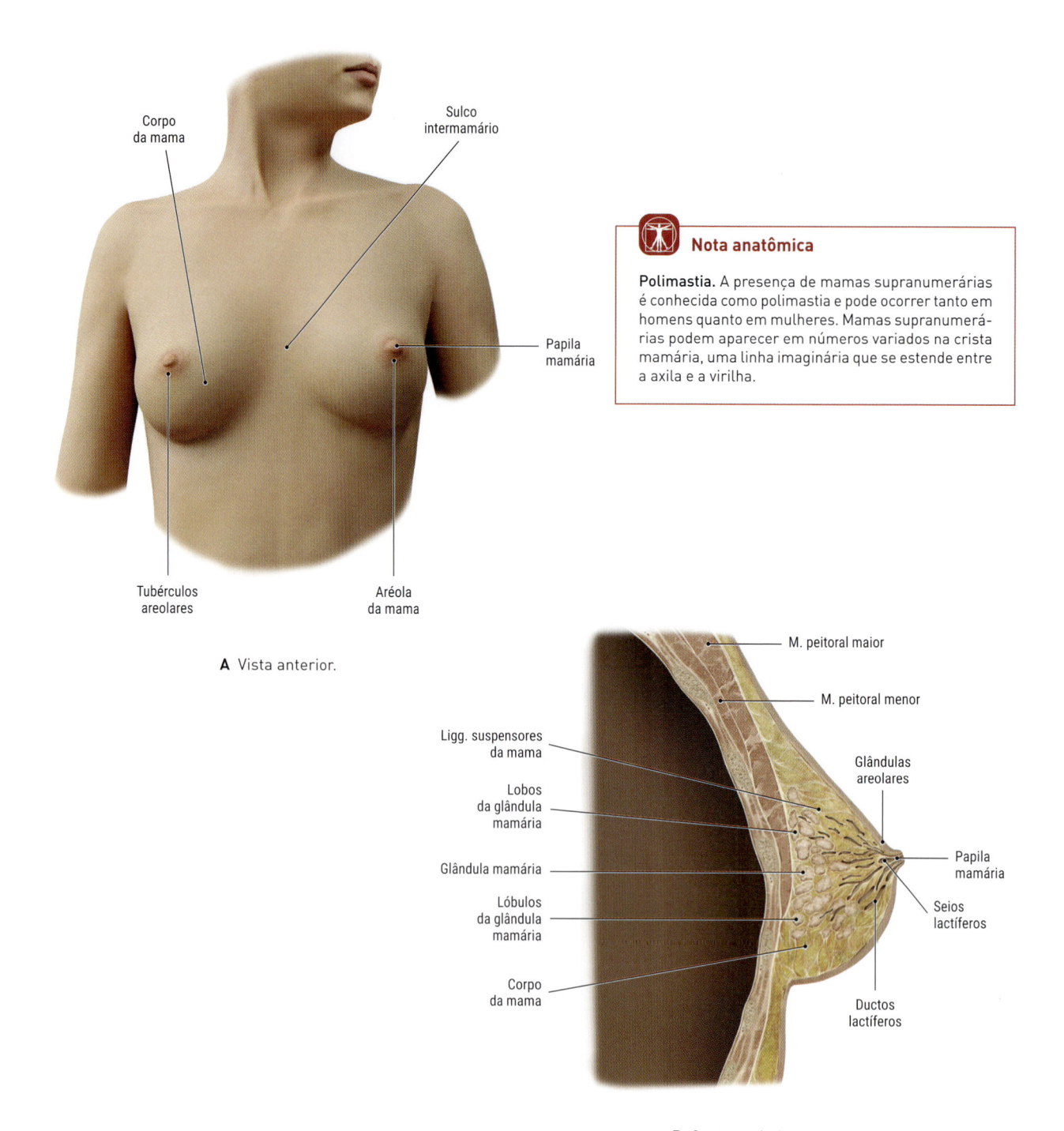

> **Nota anatômica**
>
> **Polimastia.** A presença de mamas supranumerárias é conhecida como polimastia e pode ocorrer tanto em homens quanto em mulheres. Mamas supranumerárias podem aparecer em números variados na crista mamária, uma linha imaginária que se estende entre a axila e a virilha.

Figura 15-2 Anatomia da mama.

A Vascularização sanguínea.

Nota anatômica

Drenagem linfática da mama. A maior parte da linfa da mama, especialmente a produzida em sua metade lateral, é coletada pelos linfonodos axilares (linfonodos peitorais, linfonodos interpeitorais, linfonodos centrais e linfonodos deltopeitorais). A linfa gerada na metade medial da mama é drenada preferencialmente para os linfonodos paraesternais. A linfa da região inferior da mama pode passar diretamente para o abdome para ser coletada pelos linfonodos frênicos inferiores. A linfa da região superior da mama também se dirige aos linfonodos apicais.

B Vascularização linfática.

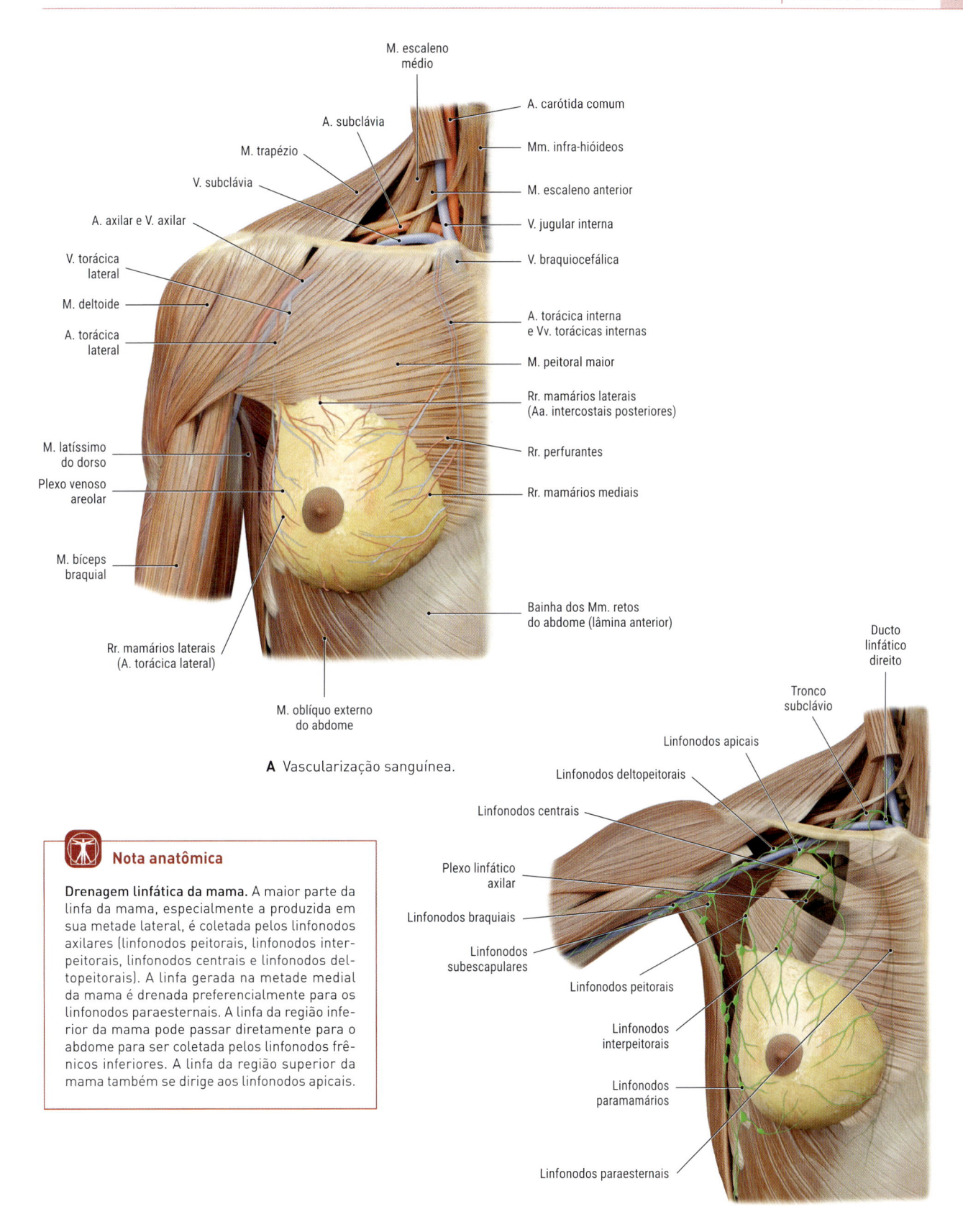

Figura 15-3 Vascularização da mama.

Vísceras do tórax I

A cavidade torácica abriga o coração, localizado no mediastino médio, que forma parte do mediastino inferior. É cercado pelo pericárdio, uma membrana fibrosserosa que o separa dos outros órgãos da cavidade torácica. O pericárdio consiste em uma parte superficial — pericárdio fibroso — e uma parte profunda — pericárdio seroso. O pericárdio seroso consiste em uma lâmina parietal, aderida ao pericárdio fibroso, e uma lâmina visceral, ou epicárdio, que se fixa à superfície do coração. Entre as duas lâminas, está delimitada a cavidade pericárdica, que contém o líquido pericárdico, responsável por facilitar os movimentos cardíacos ao reduzir o atrito desse órgão com os órgãos vizinhos durante o batimento cardíaco. O pericárdio fibroso está ligado ao esterno pelos ligamentos esternopericárdicos.

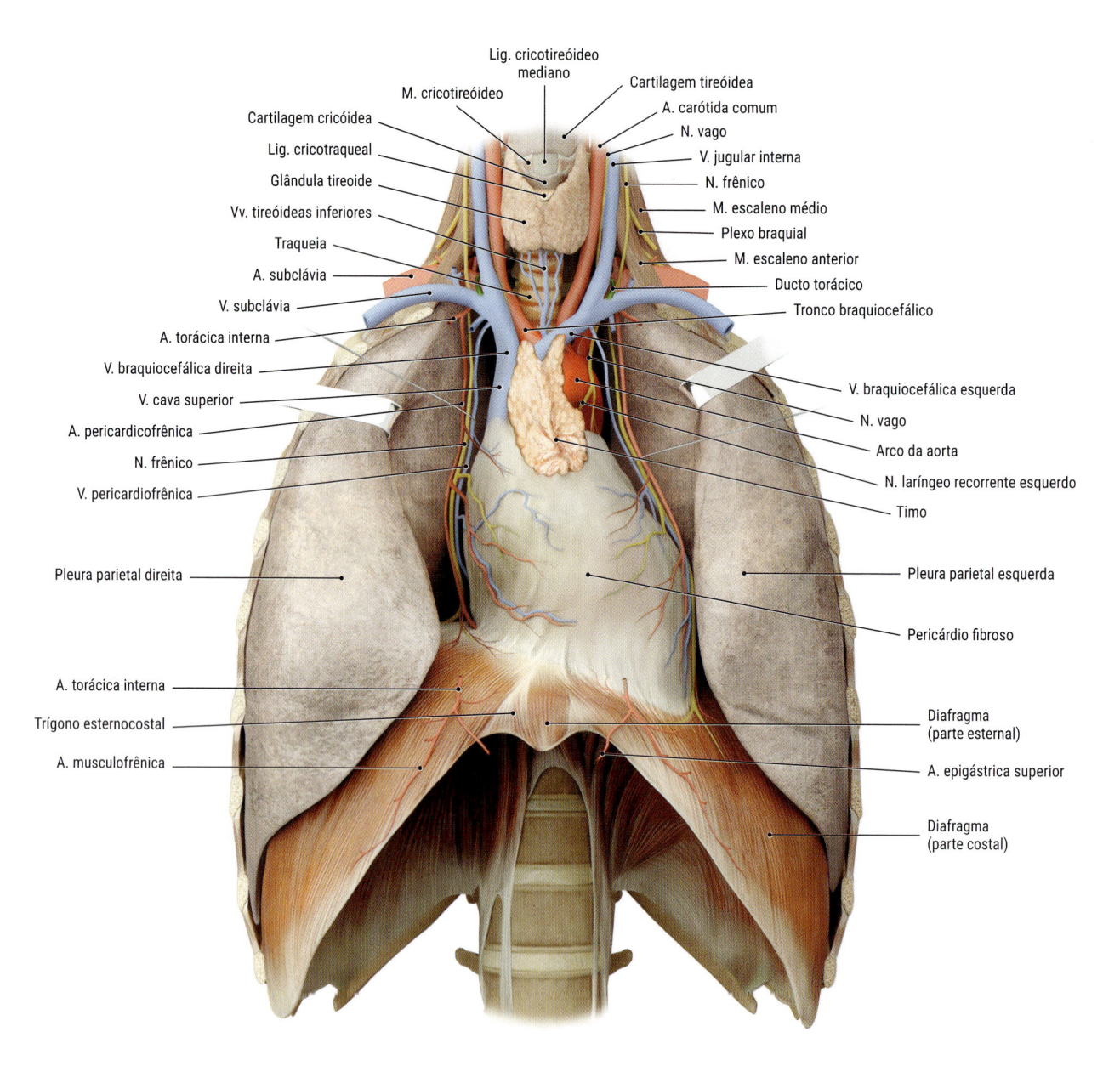

A Vista anterior com o pericárdio e a pleura intactos.

Figura 15-4 Posição do coração no mediastino.

Nota clínica

O trajeto anatômico do nervo frênico desde o plexo cervical até o diafragma pode explicar por que algumas pneumonias basais causam dor no pescoço.

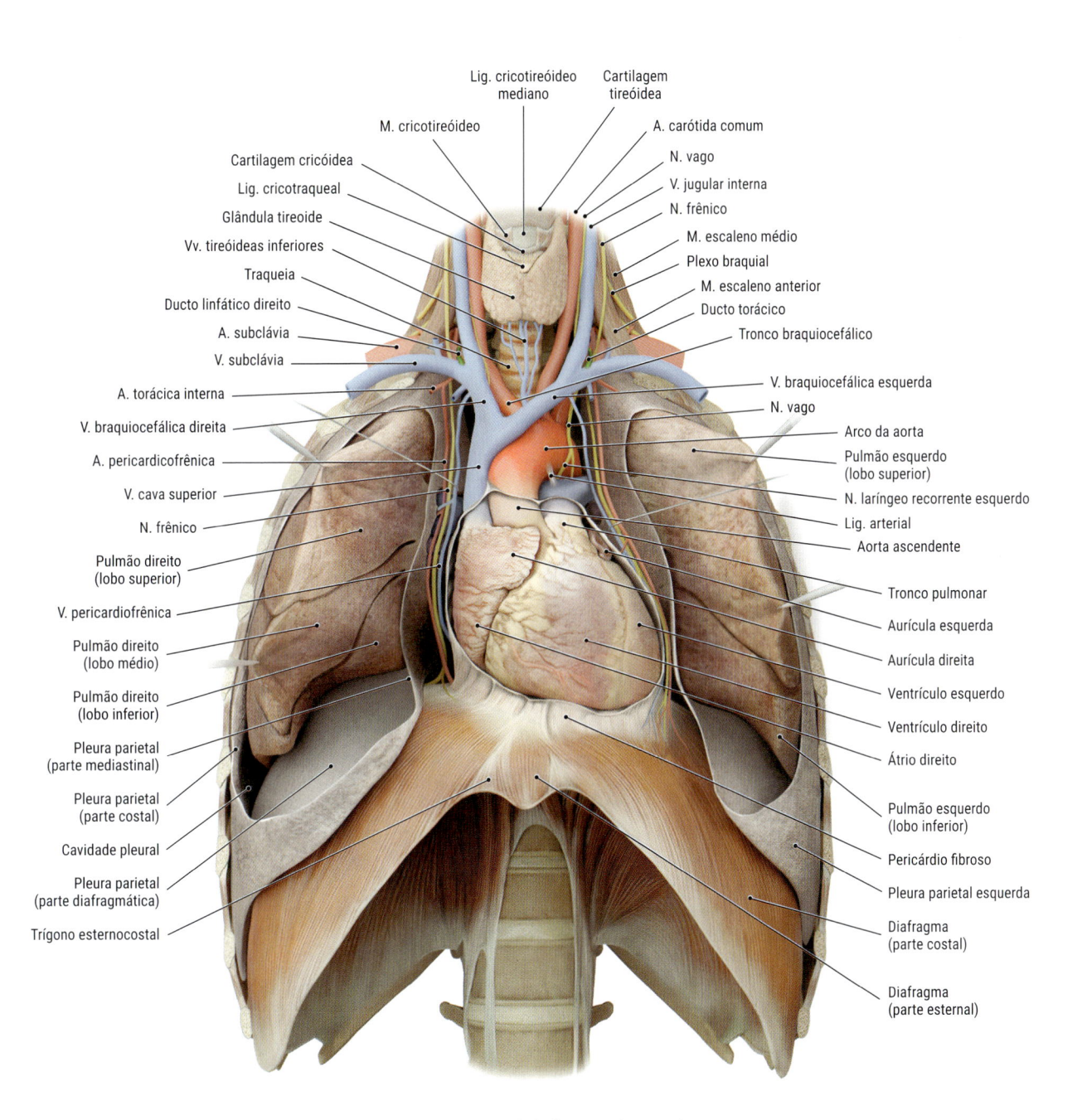

B Vista anterior com o pericárdio e as pleuras abertas.

> **Nota clínica**
>
> **Persistência do ducto arterial.** A persistência do ducto arterial é uma malformação congênita na qual o ducto arterial não é obliterado para formar o ligamento arterial, resultando em comunicação anormal entre o arco da aorta e o tronco pulmonar. Em casos graves, pode causar hipertensão pulmonar e insuficiência cardíaca.

Coração

O coração é o órgão responsável por receber e bombear o sangue. É composto de duas cavidades posteriores — os átrios — e duas cavidades anteriores — os ventrículos. O átrio direito recebe sangue sistêmico pelas veias cavas superior e inferior e o envia para o ventrículo direito, que o direciona para os pulmões pelo tronco pulmonar e pelas artérias pulmonares direita e esquerda. O átrio esquerdo recebe sangue pulmonar pelas veias pulmonares direita e esquerda e o envia para o ventrículo esquerdo, que o direciona de volta ao sistema através da aorta. É suprido por seu próprio sistema vascular, formado pelas artérias coronárias.

A Vista anterior (face esternocostal).

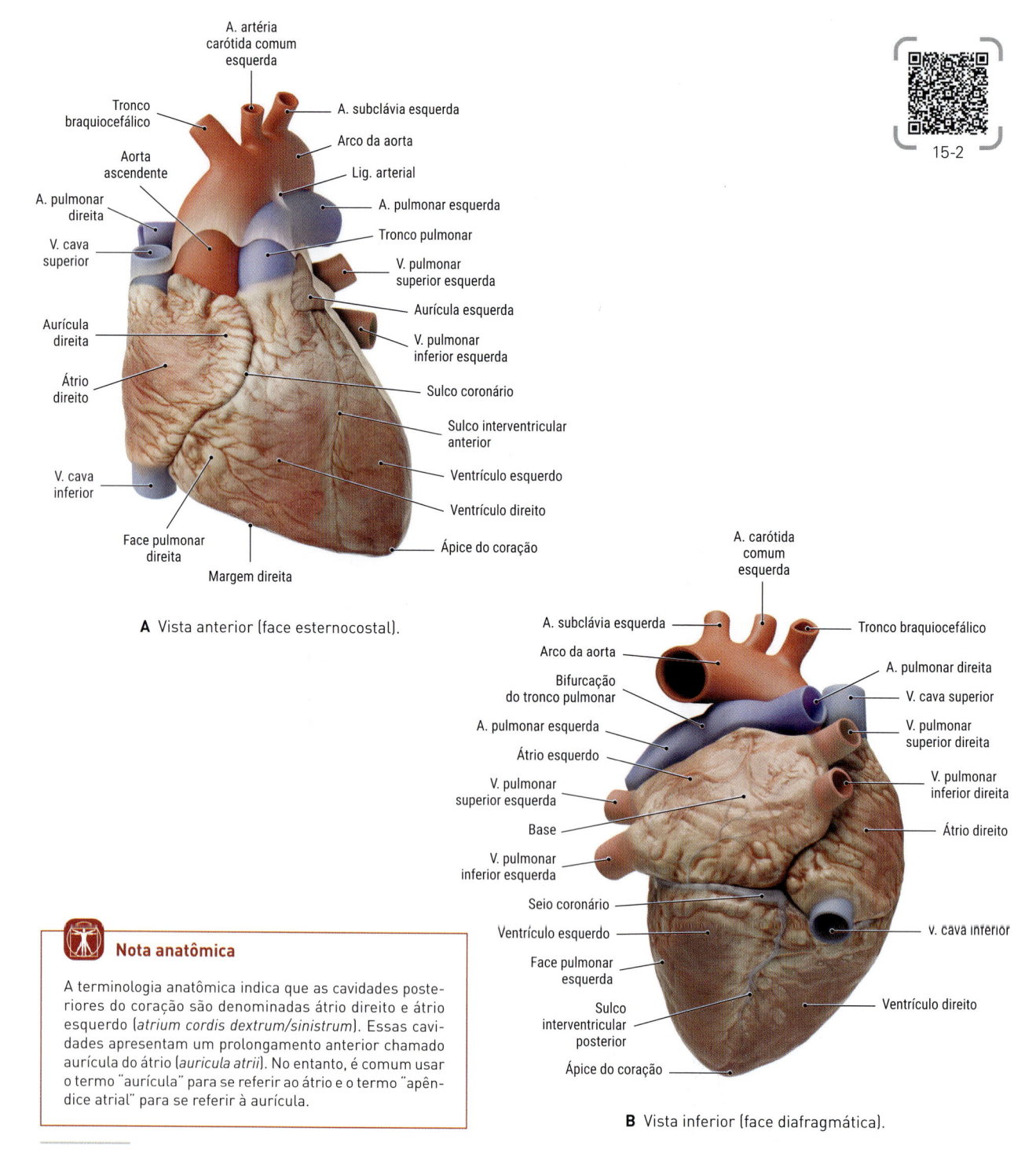

B Vista inferior (face diafragmática).

> **Nota anatômica**
>
> A terminologia anatômica indica que as cavidades posteriores do coração são denominadas átrio direito e átrio esquerdo (*atrium cordis dextrum/sinistrum*). Essas cavidades apresentam um prolongamento anterior chamado aurícula do átrio (*auricula atrii*). No entanto, é comum usar o termo "aurícula" para se referir ao átrio e o termo "apêndice atrial" para se referir à aurícula.

Figura 15-5 Anatomia externa do coração.

15 | Vísceras do tórax

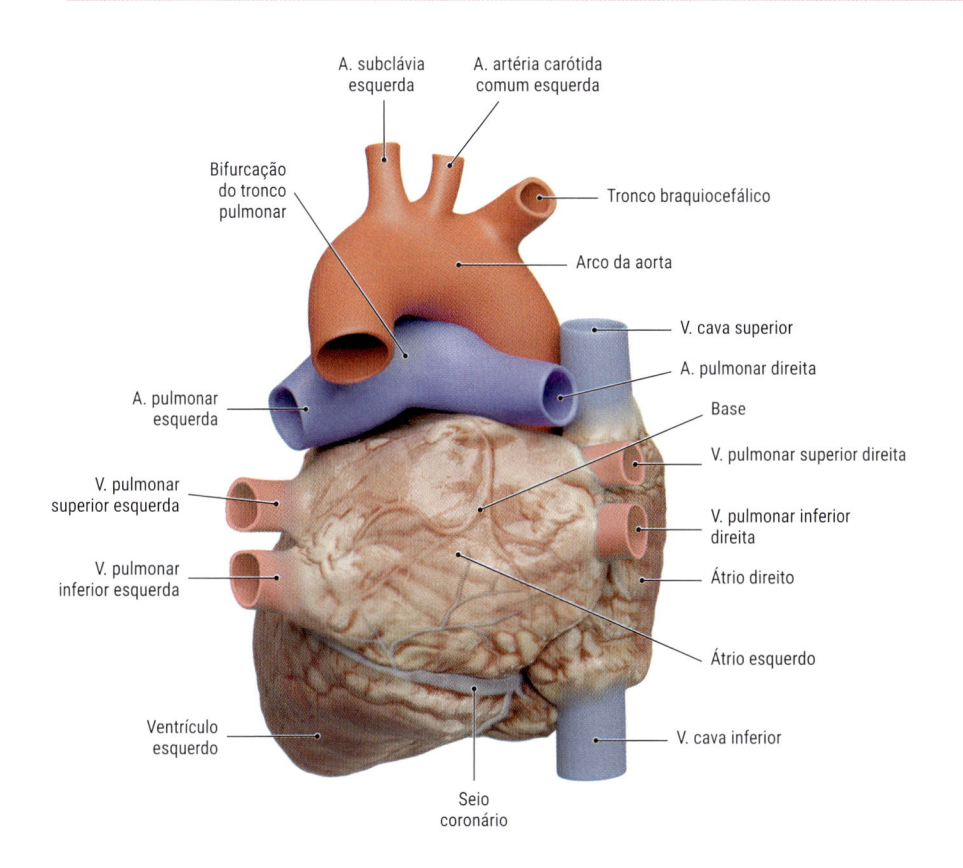

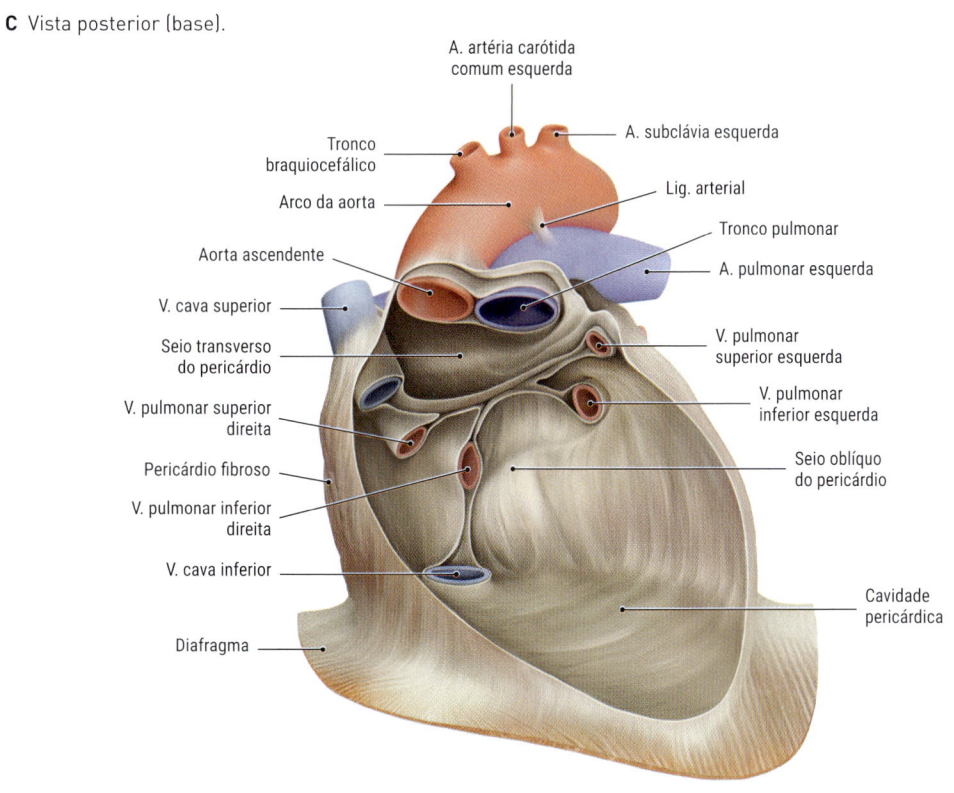

C Vista posterior (base).

Figura 15-6 Anatomia do pericárdio fibroso. Vista anterior.

A Vista anterior.

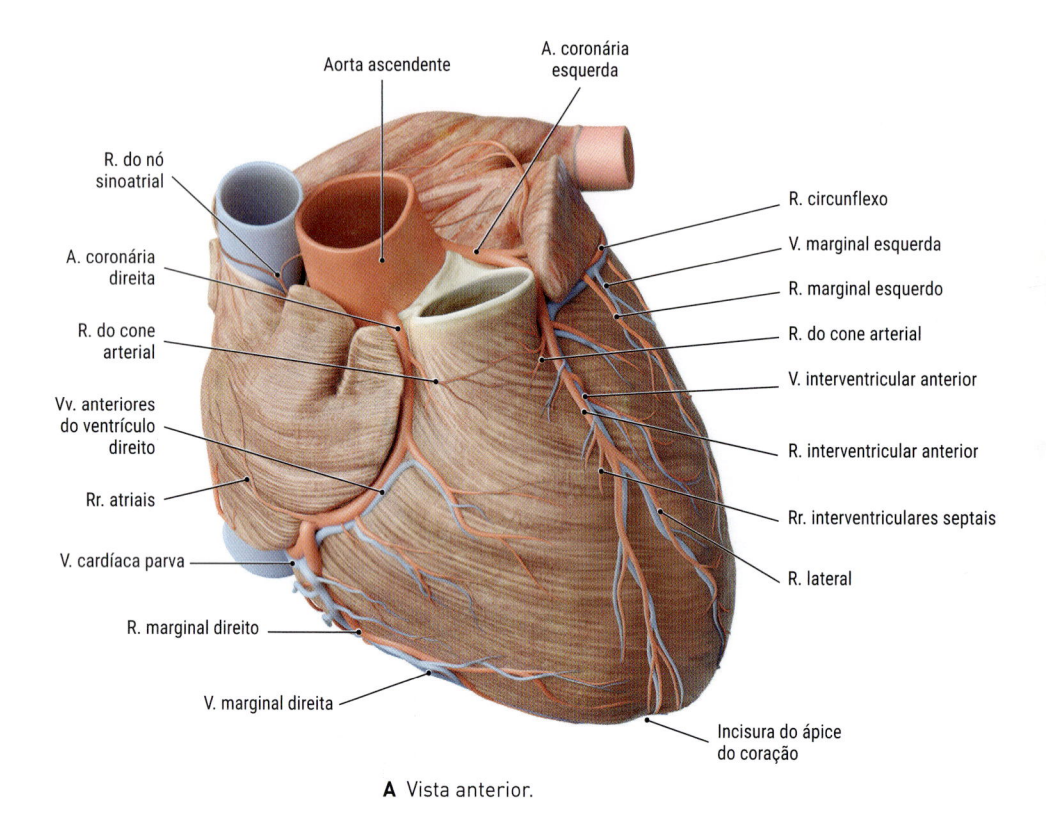

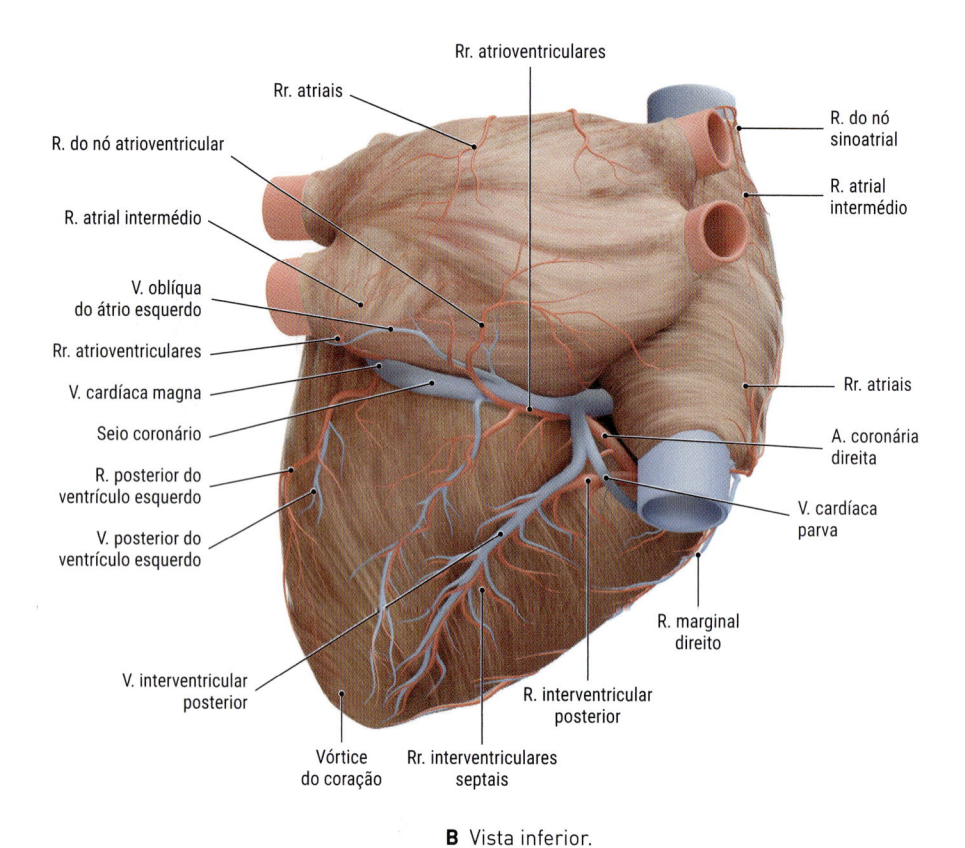

B Vista inferior.

Figura 15-7 Vasos sanguíneos do coração.

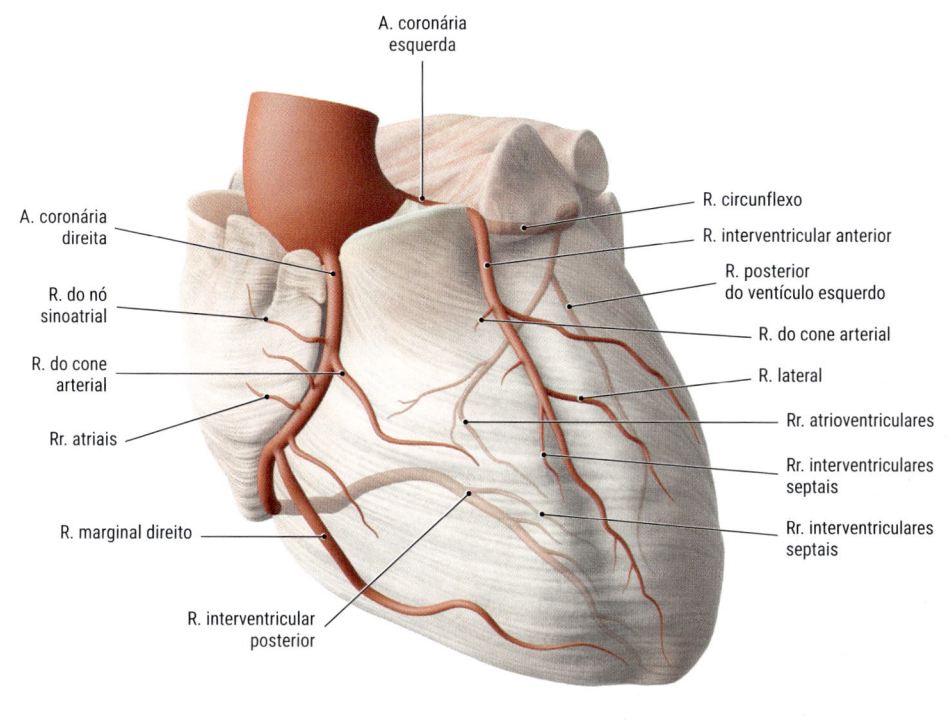

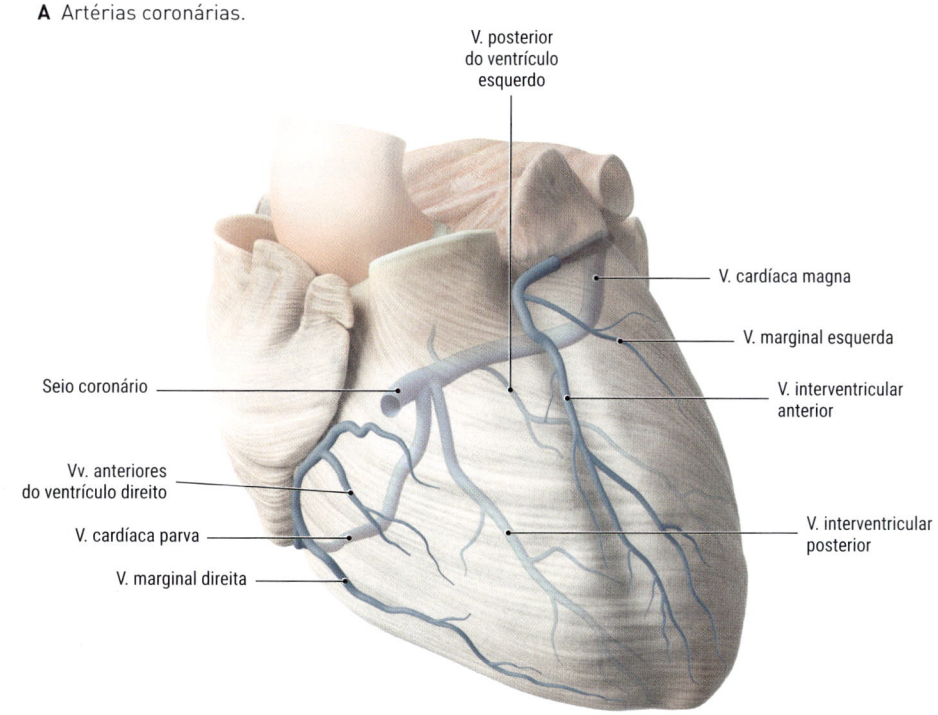

Figura 15-8 Vista esquemática dos vasos sanguíneos do coração.

A Artérias coronárias.

B Veias do coração.

> **Nota clínica**
>
> **Cardiopatias coronarianas.** A doença coronariana representa uma das principais causas de mortalidade nos países industrializados e consiste em uma alteração do fluxo sanguíneo no nível das artérias coronárias. Essa alteração pode ter múltiplas causas, como a presença de placas ateromatosas ou de embolia, e está relacionada a condições clínicas como angina de peito ou infarto agudo do miocárdio.

A Átrio direito.

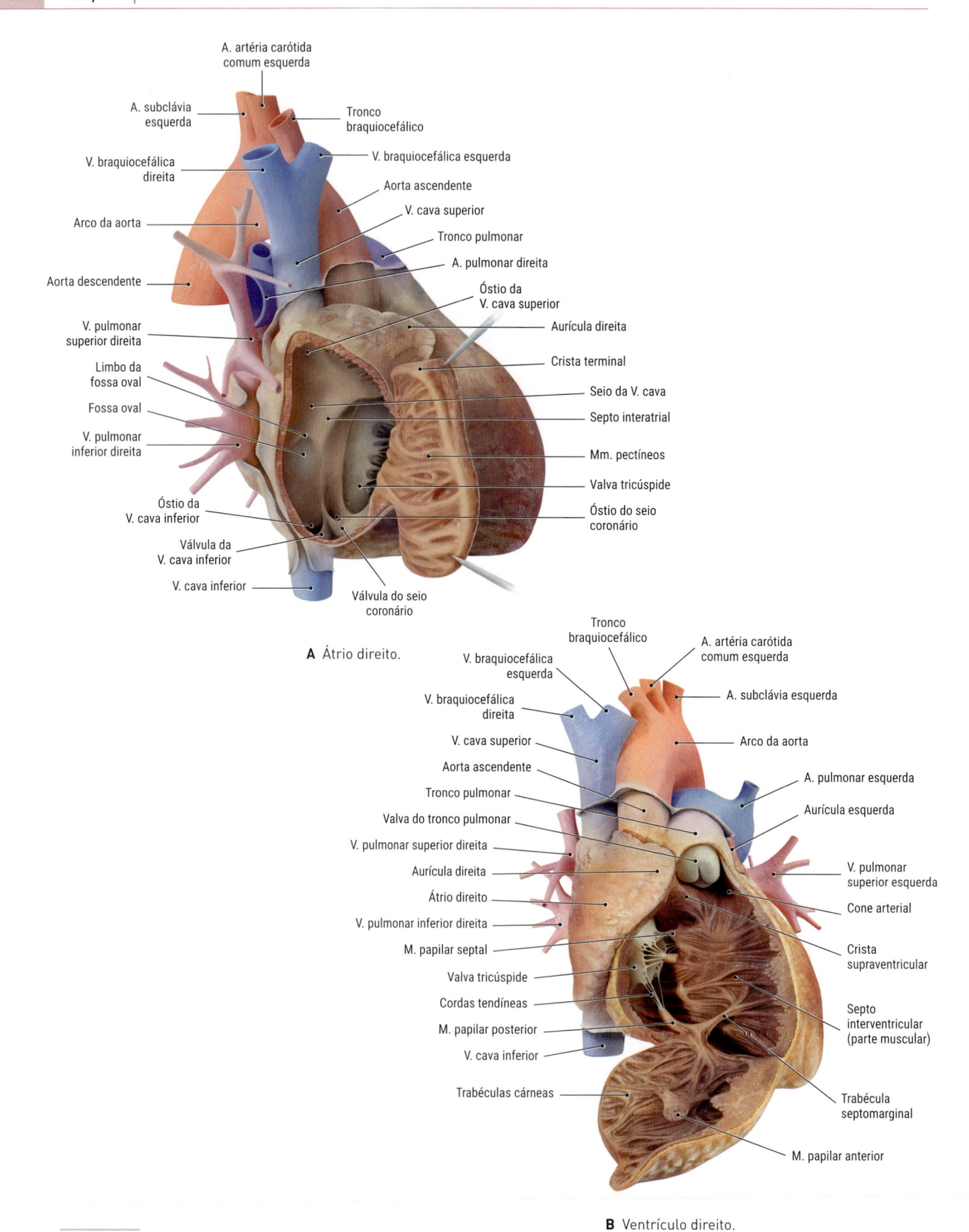

B Ventrículo direito.

Figura 15-9 Anatomia interna do coração.

C Átrio esquerdo.

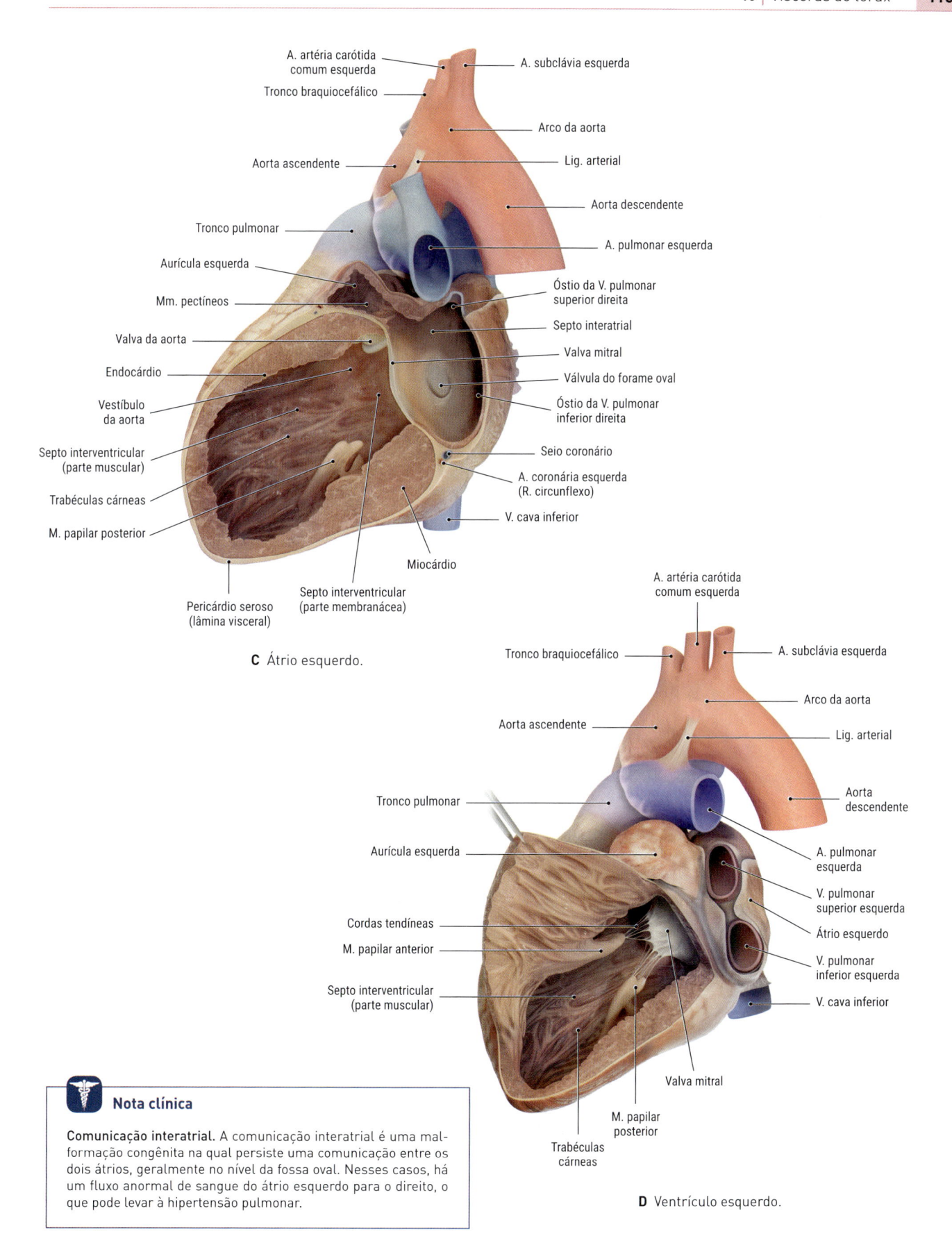

D Ventrículo esquerdo.

Nota clínica

Comunicação interatrial. A comunicação interatrial é uma malformação congênita na qual persiste uma comunicação entre os dois átrios, geralmente no nível da fossa oval. Nesses casos, há um fluxo anormal de sangue do átrio esquerdo para o direito, o que pode levar à hipertensão pulmonar.

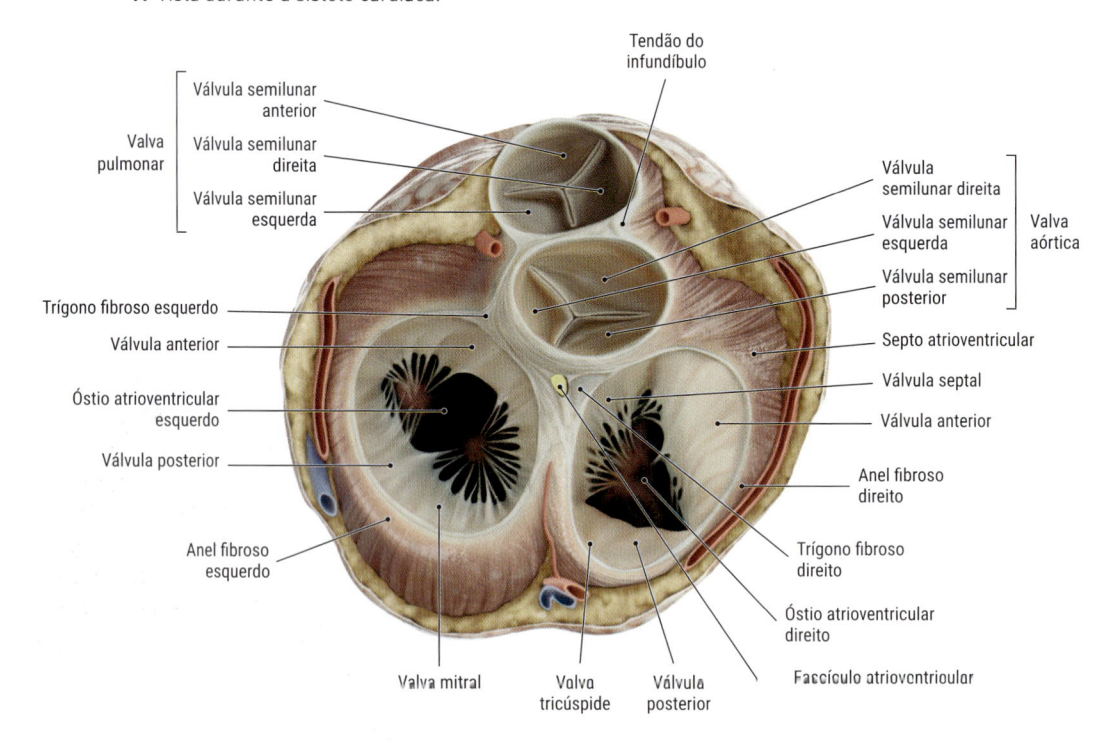

Figura 15-10 Valvas cardíacas.

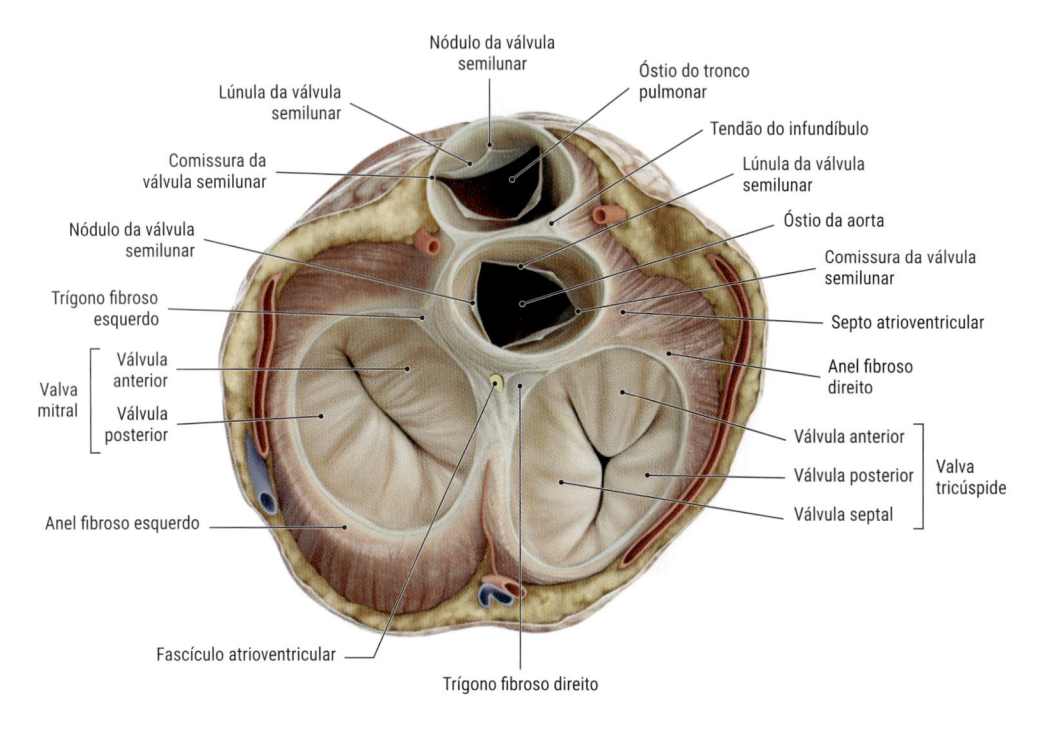

A Vista durante a sístole cardíaca.

B Vista durante a diástole cardíaca.

> **Nota anatômica**
>
> **Bulhas ou sons cardíacos.** A primeira bulha cardíaca coincide com o fechamento das valvas atrioventriculares (mitral e tricúspide) e é seguido por um silêncio que corresponde à sístole ventricular. A segunda bulha cardíaca indica o fim da sístole e coincide com o fechamento das válvulas semilunares (valvas aórtica e pulmonar), seguido por um silêncio que corresponde à diástole ventricular.

15 | Vísceras do tórax | 117

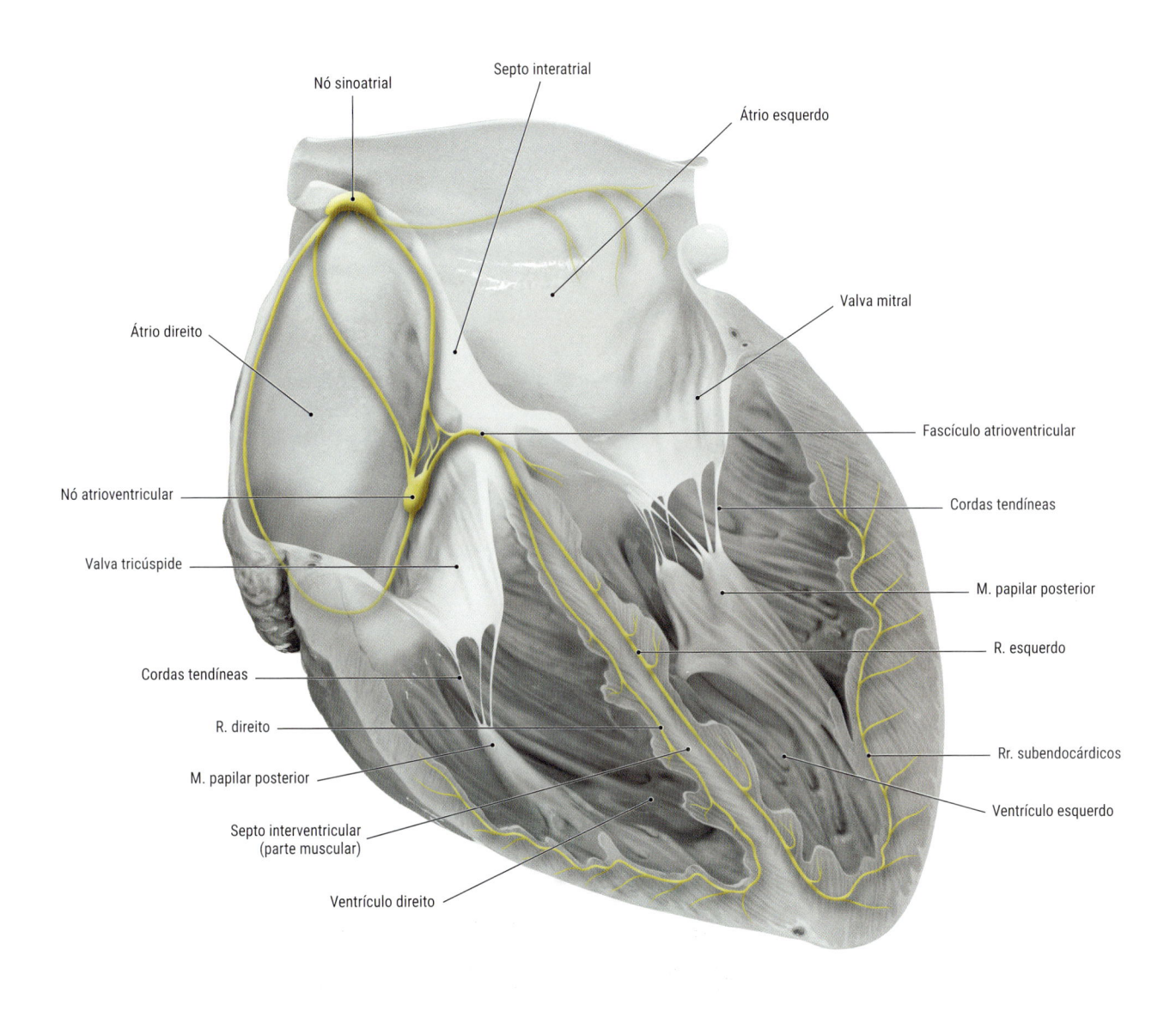

Figura 15-11 Sistema de condução cardíaca. Corte axial.

> **Nota anatômica**
>
> O sistema de condução do coração é formado pelas estruturas que geram e transmitem os estímulos elétricos responsáveis pela contração cardíaca. O sistema é composto de um nó sinoatrial (de Keith-Flack), considerado o marca-passo fisiológico do coração, o nó atrioventricular (de Aschoff-Tawara), o fascículo atrioventricular (fascículo de His), seus ramos direito e esquerdo e os ramos subendocárdicos (fibras de Purkinje), que distribuem estímulos elétricos por todo o miocárdio.

Vísceras do tórax II

Dentro da cavidade torácica estão localizados órgãos que pertencem ao sistema respiratório. A parte torácica da traqueia está localizada no mediastino superior, e a bifurcação da traqueia e os brônquios principais estão localizados no mediastino inferior, especificamente no mediastino médio. Nas regiões pleuropulmonares, localizam-se os pulmões direito e esquerdo, cada um rodeado pela pleura, uma membrana serosa formada por uma pleura visceral, ligada ao pulmão, e uma pleura parietal, que marca os limites da cavidade pleural. Dentro da cavidade pleural está o líquido pleural, que facilita os movimentos pulmonares durante a respiração.

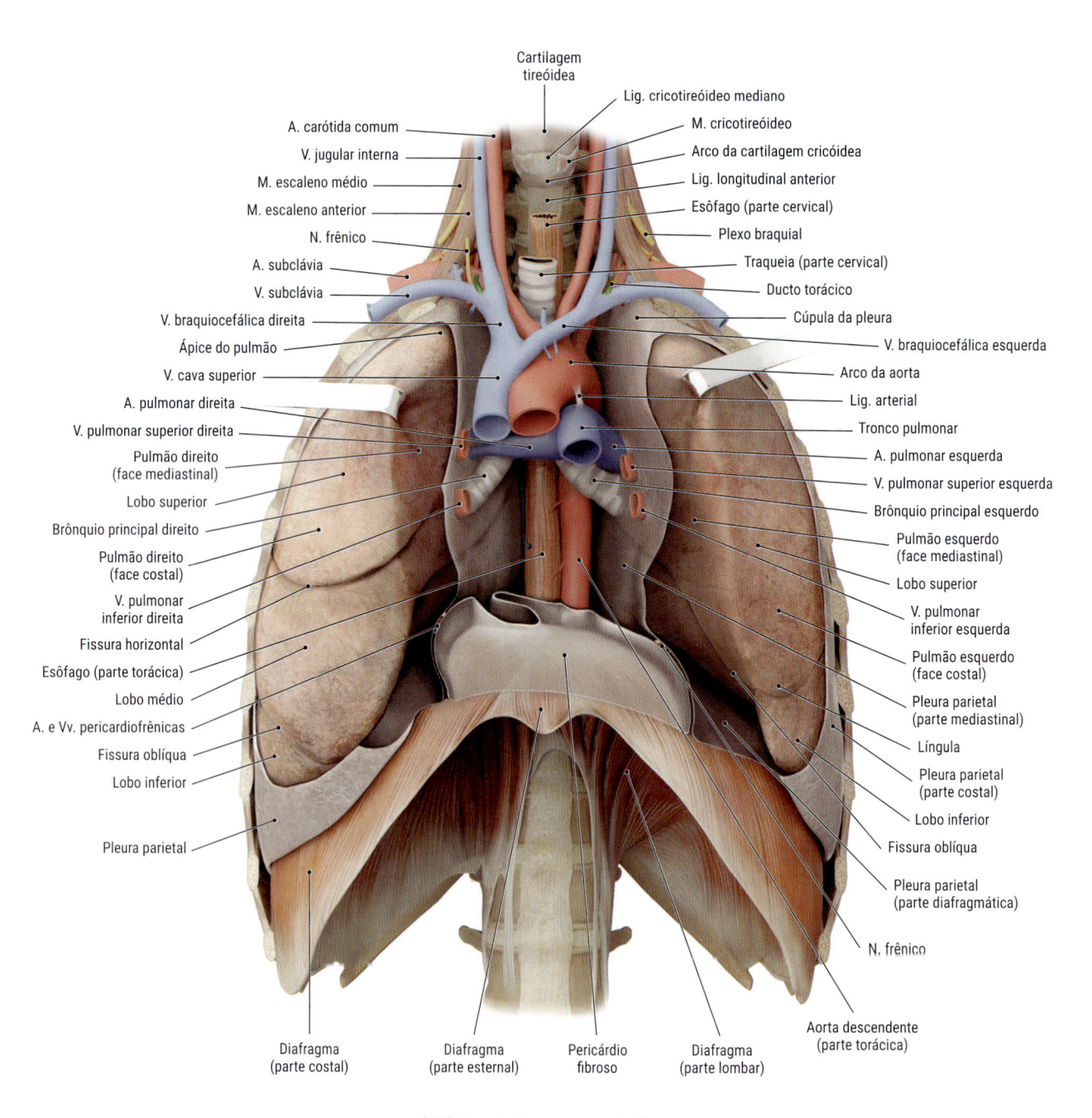

A Vista anterior com os pulmões.

Figura 15-12 Posição dos pulmões e das pleuras.

15 | Vísceras do tórax | 119

> **Nota anatômica**
>
> **Recessos costodiafragmáticos.** Os recessos costodiafragmáticos têm formato semilunar, estendendo-se entre o processo xifoide e a costela XII e abrigando a margem inferior do pulmão correspondente. Durante os movimentos respiratórios basais, a margem inferior do pulmão não ocupa todo o recesso, portanto sua extremidade inferior geralmente é uma cavidade do tipo virtual.

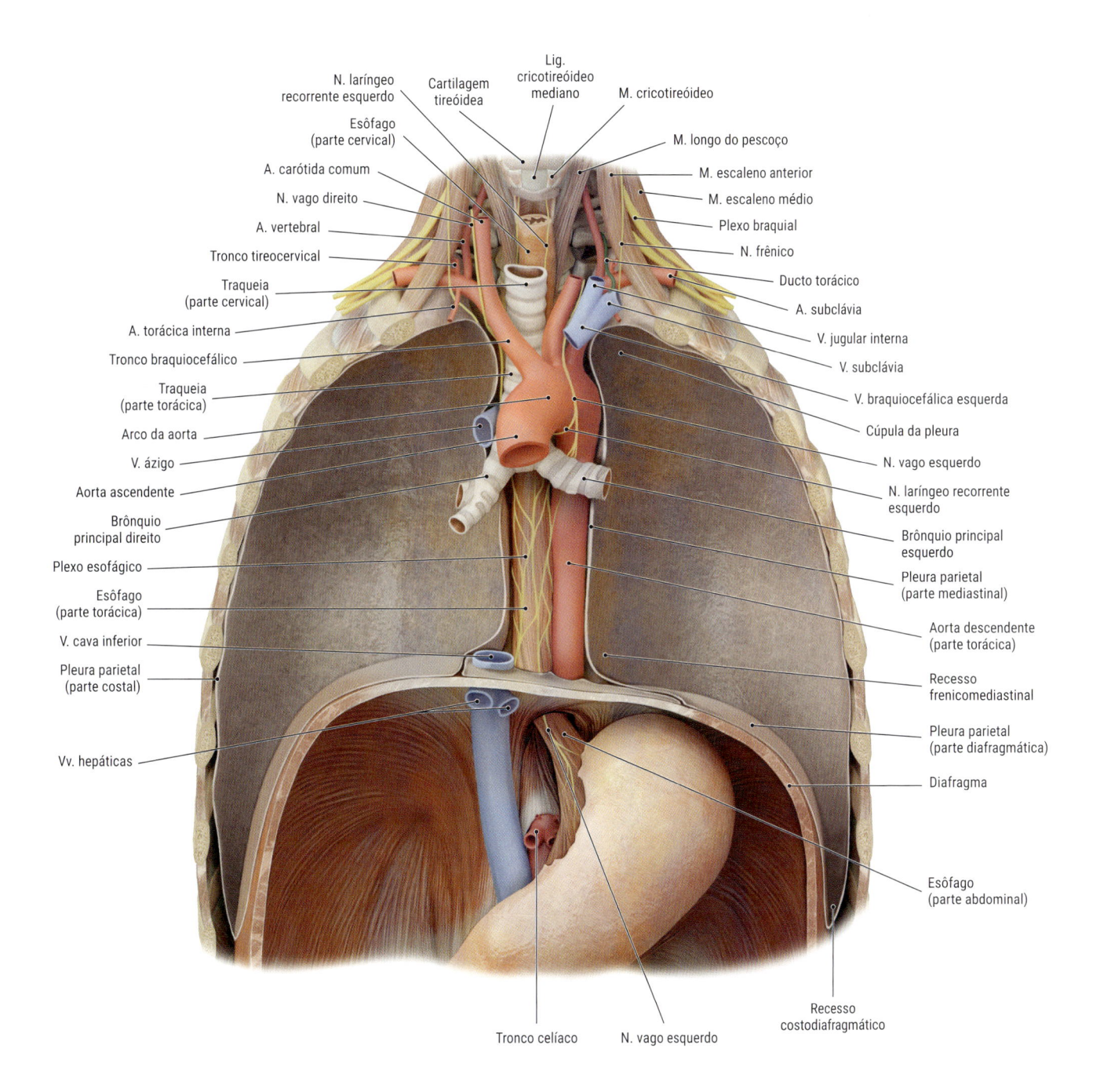

B Vista anterior sem os pulmões.

Traqueia e árvore bronquial

A traqueia é um ducto de ar com cerca de 12 cm de comprimento que se estende entre a margem inferior da cartilagem cricóidea e a bifurcação da traqueia, localizada no nível do ângulo do esterno. Ela é formada pela sucessão de 16 a 20 cartilagens traqueais que são unidas por ligamentos anulares. As cartilagens traqueais estão incompletas em sua região posterior, onde se localiza o músculo traqueal de contração parassimpática. A bifurcação da traqueia gera dois brônquios principais, um para cada pulmão, que são divididos em brônquios lobares e brônquios segmentares, formando a chamada árvore bronquial.

A Vista anterior.

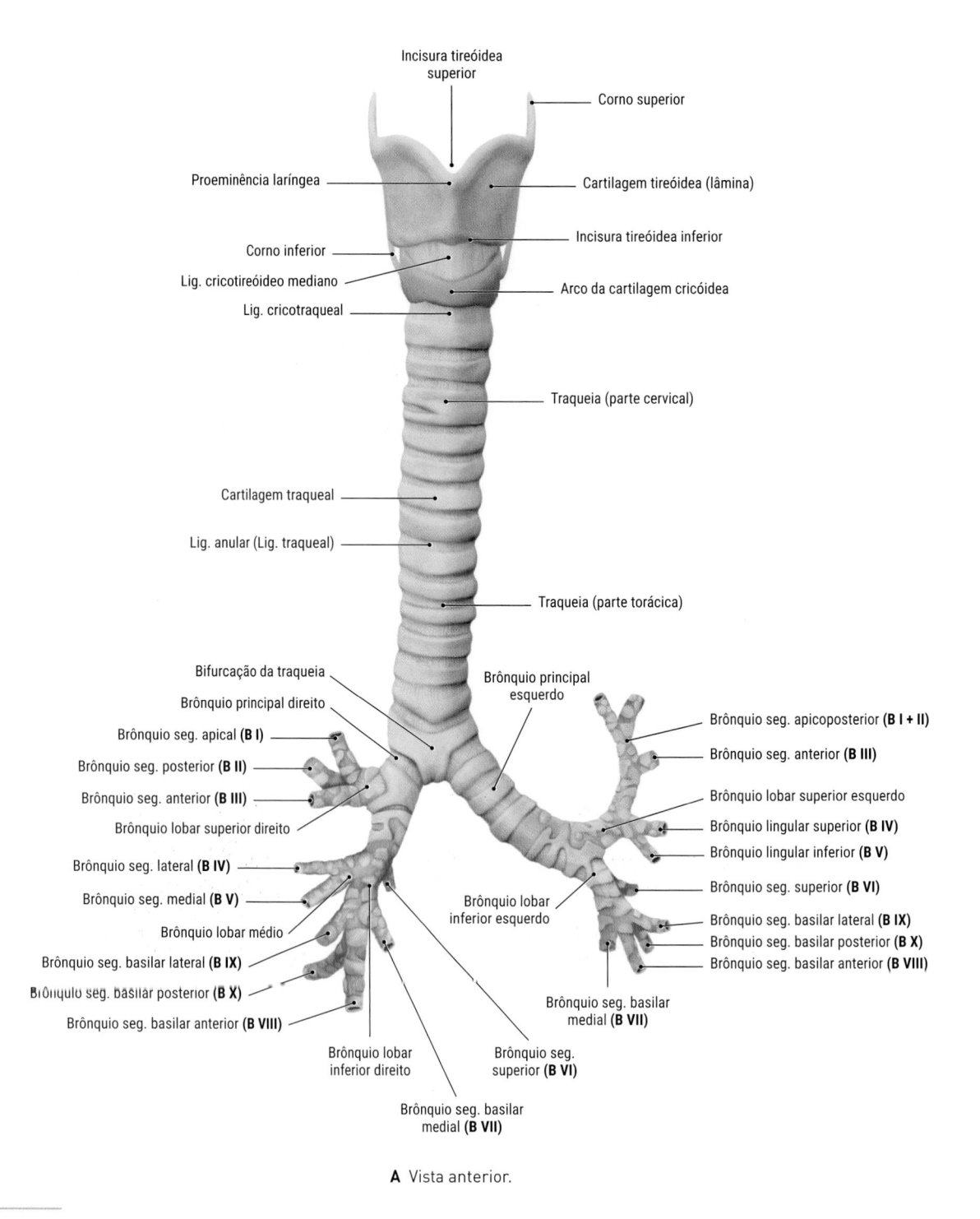

Figura 15-13 Anatomia da traqueia e da árvore bronquial.

15 | Vísceras do tórax

> **Nota anatômica**
>
> **Bifurcação da traqueia.** Está localizada no nível da margem superior da vértebra torácica T V. Externamente, a bifurcação da traqueia se encontra na altura do ângulo do esterno ou no ponto médio de uma linha horizontal imaginária que une a região média das espinhas das escápulas. Internamente, a bifurcação da traqueia tem um esporão, chamado carina da traqueia, que separa parcialmente as origens dos brônquios principais direito e esquerdo.

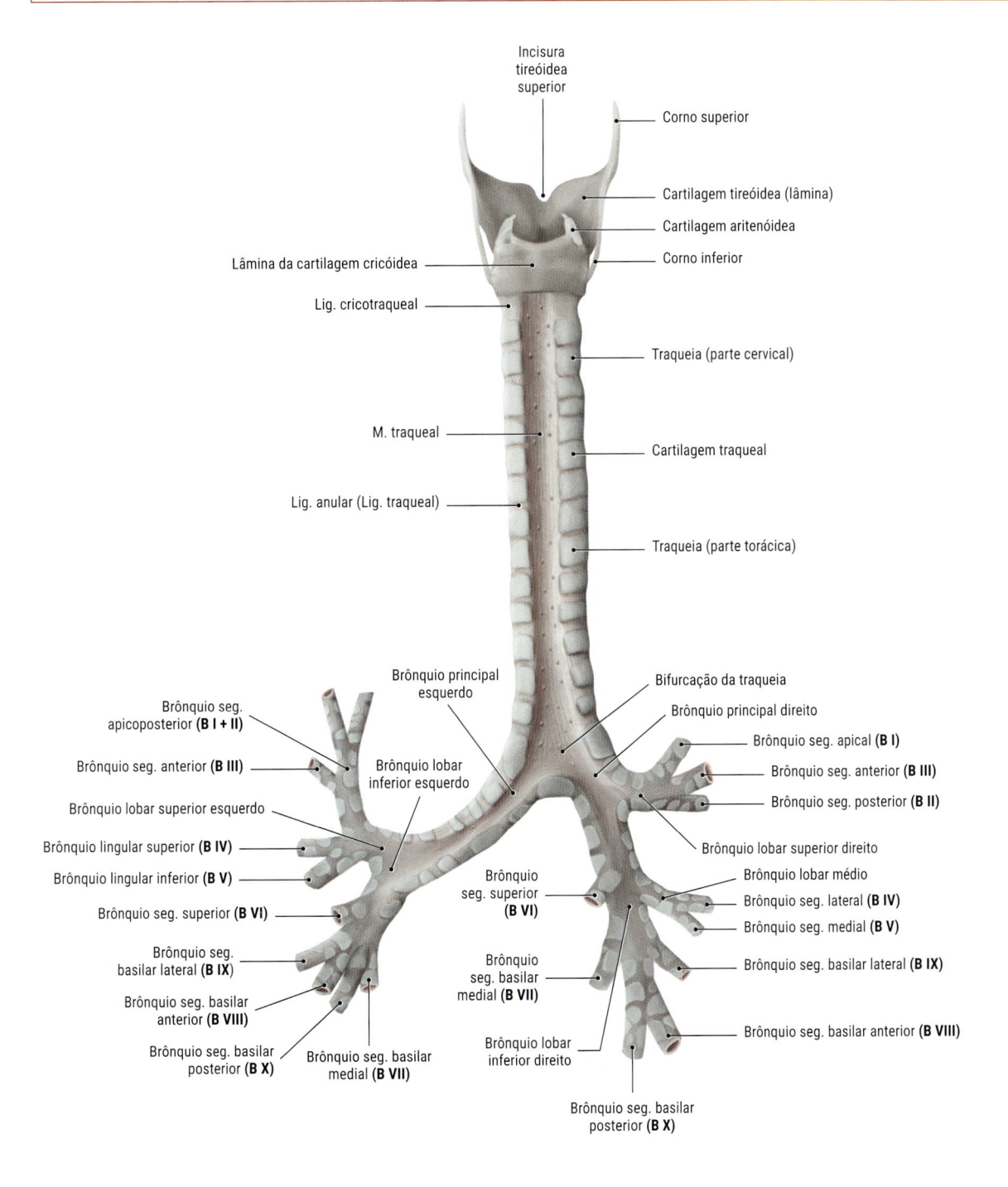

Incisura tireóidea superior
Corno superior
Cartilagem tireóidea (lâmina)
Cartilagem aritenóidea
Lâmina da cartilagem cricóidea
Corno inferior
Lig. cricotraqueal
Traqueia (parte cervical)
M. traqueal
Cartilagem traqueal
Lig. anular (Lig. traqueal)
Traqueia (parte torácica)
Brônquio principal esquerdo
Bifurcação da traqueia
Brônquio seg. apicoposterior (B I + II)
Brônquio principal direito
Brônquio seg. apical (B I)
Brônquio seg. anterior (B III)
Brônquio lobar inferior esquerdo
Brônquio seg. anterior (B III)
Brônquio lobar superior esquerdo
Brônquio seg. posterior (B II)
Brônquio lingular superior (B IV)
Brônquio lobar superior direito
Brônquio lingular inferior (B V)
Brônquio lobar médio
Brônquio seg. superior (B VI)
Brônquio seg. superior (B VI)
Brônquio seg. lateral (B IV)
Brônquio seg. medial (B V)
Brônquio seg. basilar lateral (B IX)
Brônquio seg. basilar medial (B VII)
Brônquio seg. basilar lateral (B IX)
Brônquio seg. basilar anterior (B VIII)
Brônquio seg. basilar anterior (B VIII)
Brônquio seg. basilar posterior (B X)
Brônquio seg. basilar medial (B VII)
Brônquio lobar inferior direito
Brônquio seg. basilar posterior (B X)

B Vista posterior.

Pulmões

Os pulmões são os órgãos onde ocorrem as trocas gasosas entre o ar e o sangue. Eles apresentam um formato piramidal com ápice superior, um diâmetro vertical de cerca de 25 cm, um diâmetro transversal de 10 a 12 cm e um diâmetro sagital de 12 a 16 cm. Em cada pulmão, distinguem-se uma base (face diafragmática), um ápice (localizado acima da primeira costela), uma face costal e uma face mediastinal. Na superfície mediastinal, localiza-se o hilo do pulmão, que é a área de passagem das estruturas anatômicas que formam a raiz pulmonar (brônquio principal, artéria pulmonar e veias pulmonares).

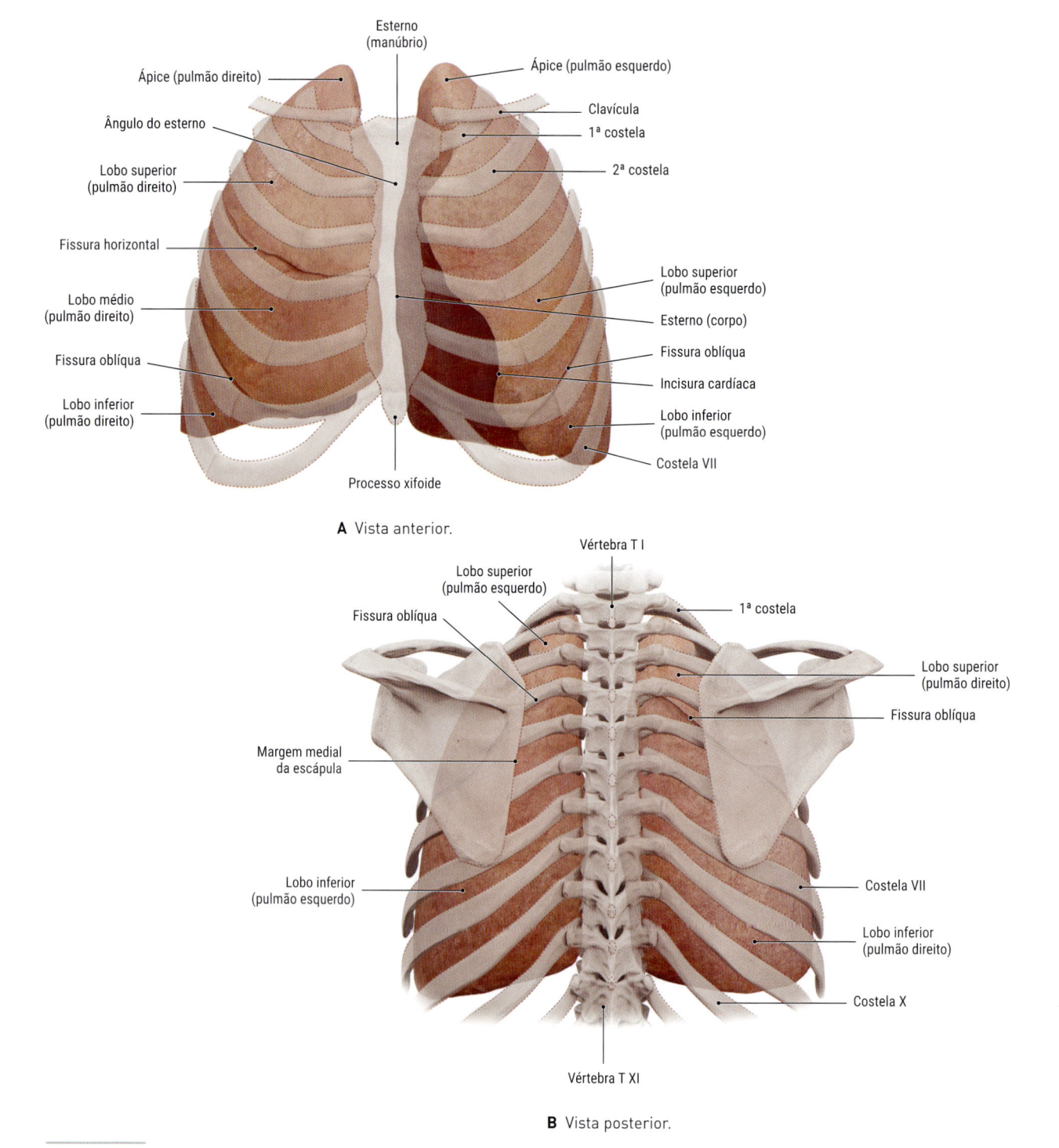

Figura 15-14 Relações dos pulmões com os ossos do tórax.

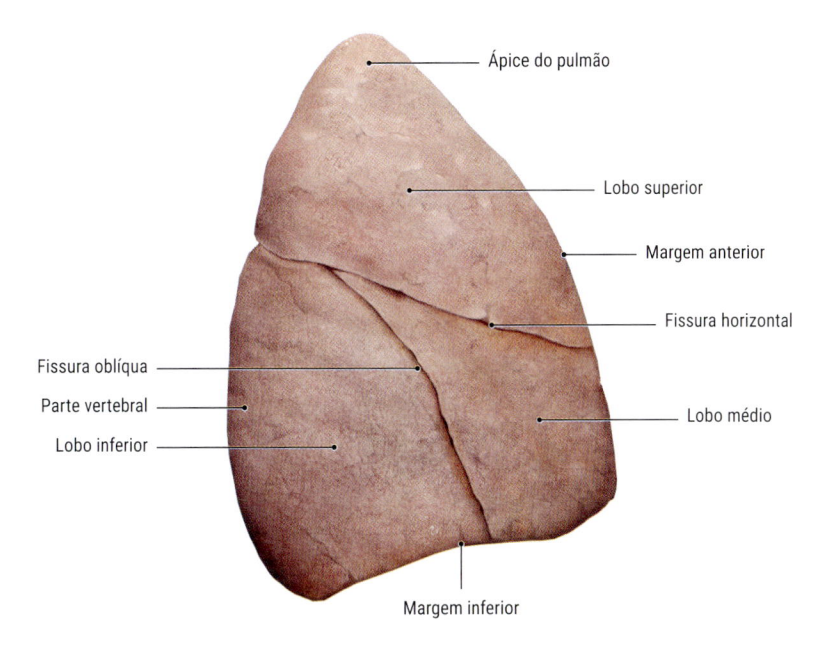

A Vista lateral do pulmão direito.

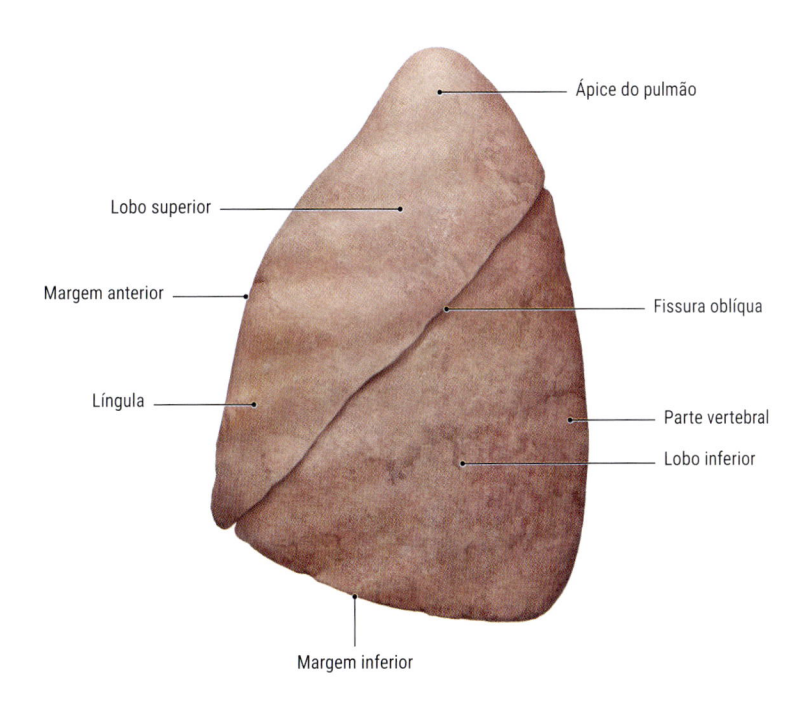

B Vista lateral do pulmão esquerdo.

Figura 15-15 Face costal dos pulmões.

> **Nota anatômica**
>
> A presença de três lobos no pulmão direito e dois lobos no pulmão esquerdo é a disposição anatômica mais comum, mas pode haver variações nesse padrão. Por exemplo, pode haver ausência total ou parcial das fissuras pulmonares, especialmente a fissura horizontal do pulmão direito, reduzindo o número de lobos pulmonares. Fissuras supranumerárias também podem aparecer, implicando a existência de lobos acessórios.

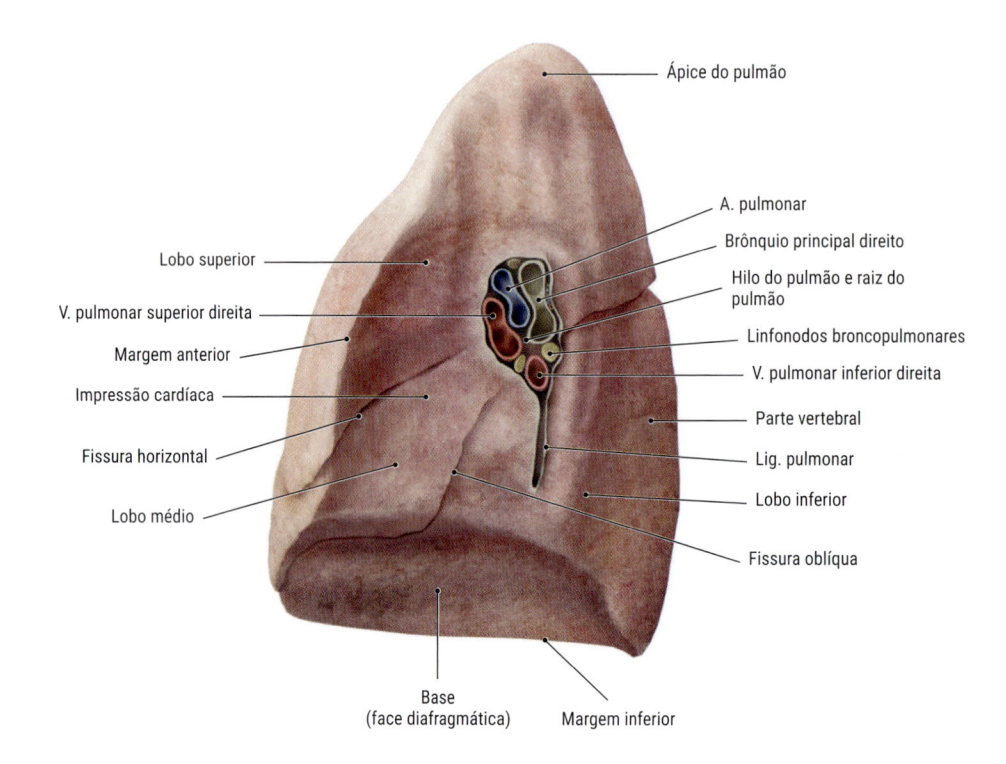

A Vista medial do pulmão direito.

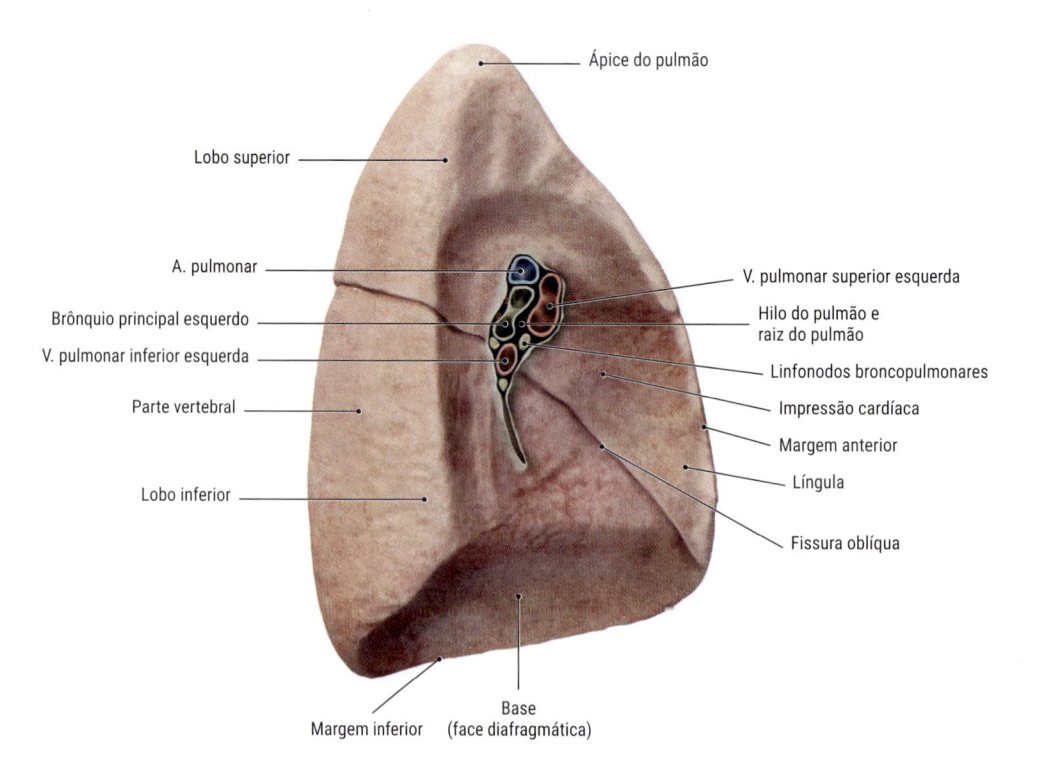

B Vista medial do pulmão esquerdo.

Figura 15-16 Face mediastinal dos pulmões.

15 | Vísceras do tórax

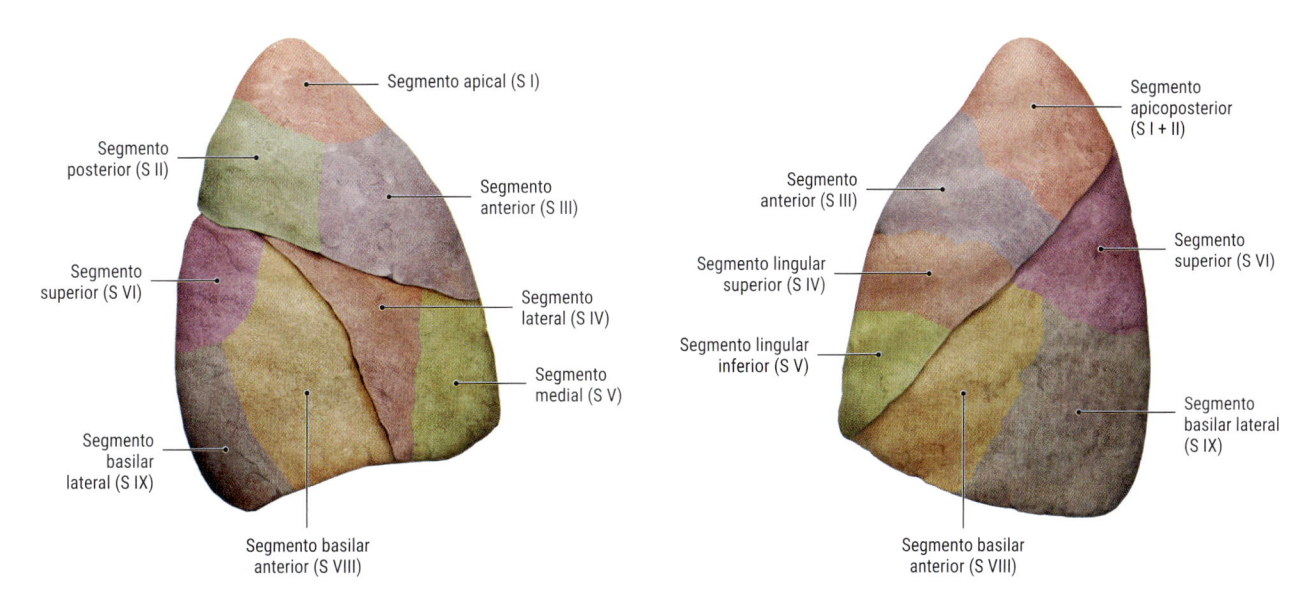

A Faces costais dos pulmões.

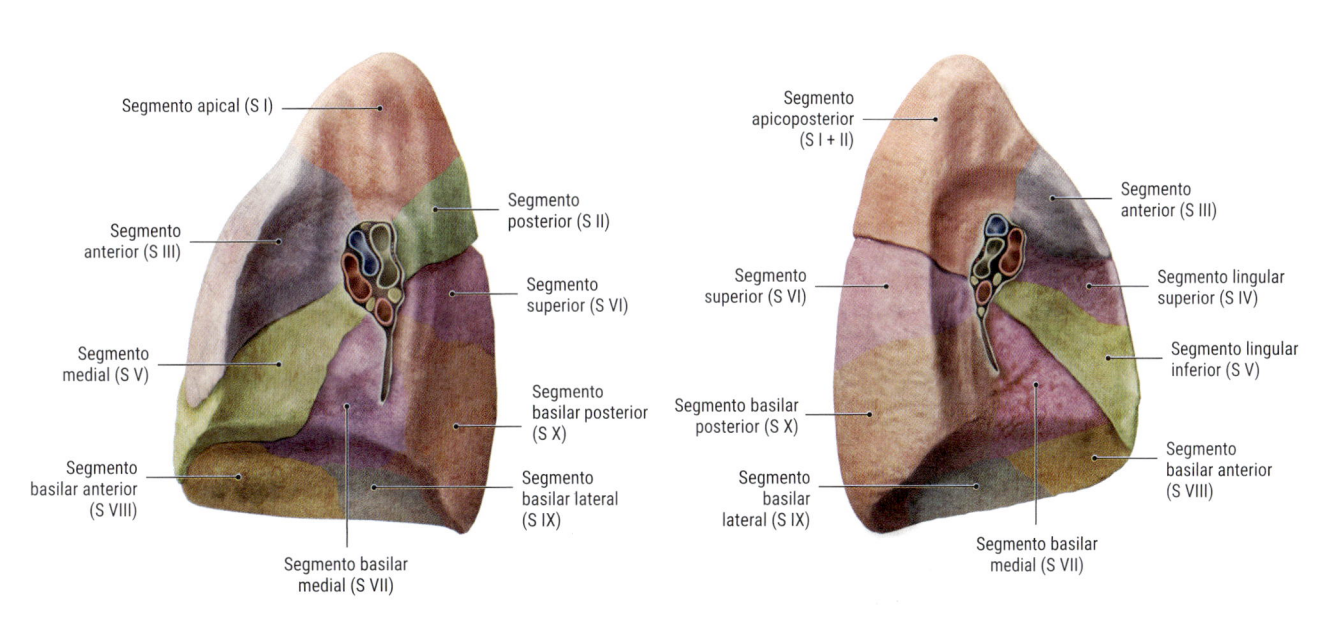

B Faces mediastinais dos pulmões.

Figura 15-17 Segmentos broncopulmonares.

> **Nota anatômica**
>
> **Segmentos broncopulmonares.** Os segmentos broncopulmonares são áreas específicas dos lobos pulmonares que constituem entidades anatômicas, fisiológicas, clínicas e cirúrgicas. São entidades anatômicas e fisiológicas porque cada segmento é vascularizado e ventilado por sua própria artéria segmentar, pelas veias segmentares e pelos brônquios segmentares. Também são entidades clínicas porque cada segmento pode apresentar um processo patológico específico sem afetar os outros segmentos. E são entidades cirúrgicas porque podem ser removidos individualmente.

Vísceras do tórax III

No interior da cavidade torácica, além de órgãos relacionados com o coração e o pericárdio e os órgãos relacionados com o sistema respiratório, são encontrados órgãos relacionados com o sistema digestório (parte torácica do esôfago), com o sistema vascular (parte torácica da aorta descendente, veia ázigo, veias hemiázigos), com o sistema linfático (ducto torácico) ou com o sistema nervoso periférico (nervos vagos, troncos simpáticos, nervos esplâncnicos).

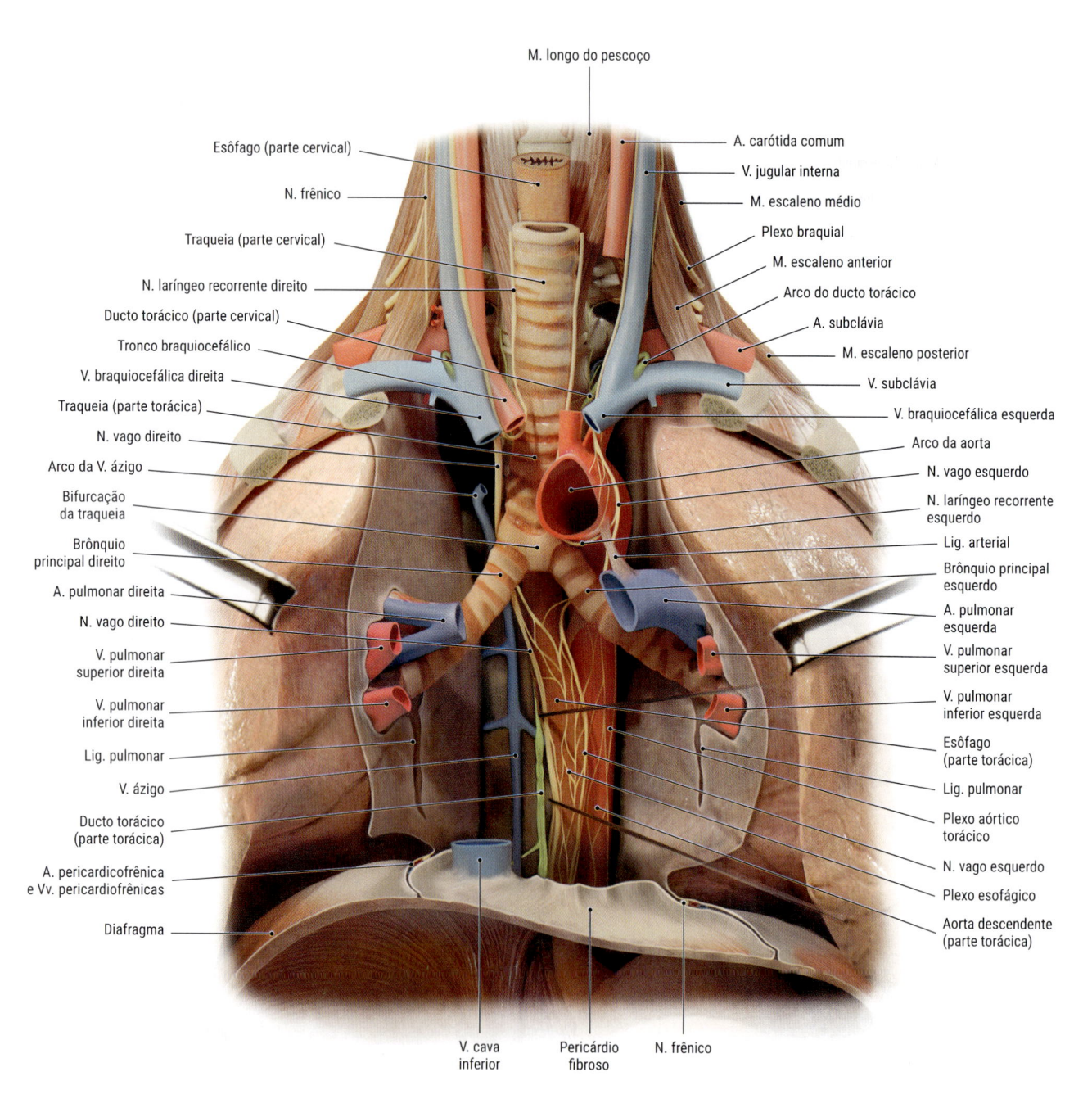

A Vista anterior com a traqueia.

Figura 15-18 Região do mediastino posterior.

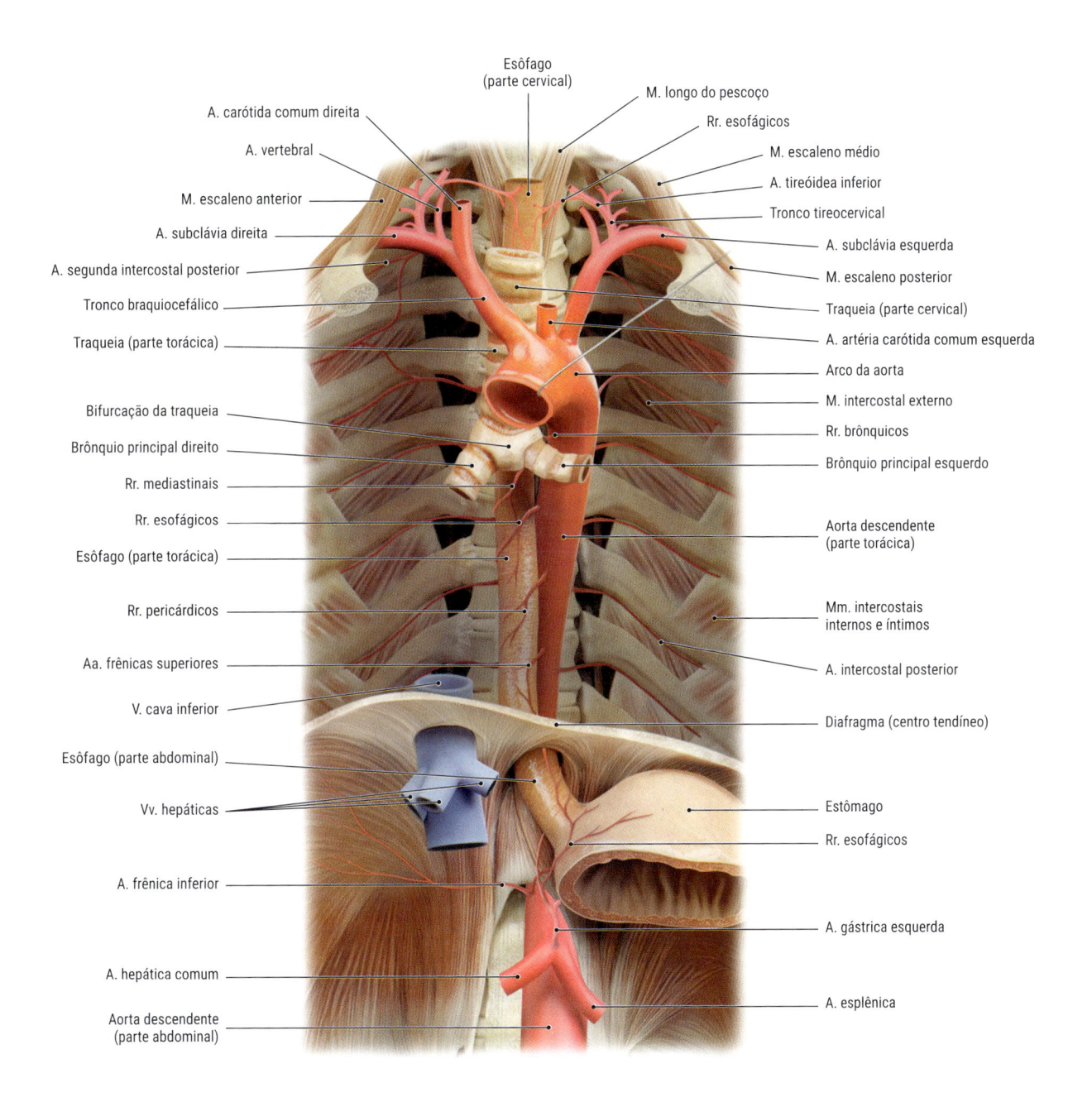

B Artérias do mediastino.

> ⚕ **Nota clínica**
>
> **Disfagia lusória.** A disfagia lusória é um tipo de disfagia causada por uma malformação vascular congênita. A causa mais comum é o nascimento aberrante da artéria subclávia direita no lado esquerdo do arco da aorta.

C. Veias do mediastino.

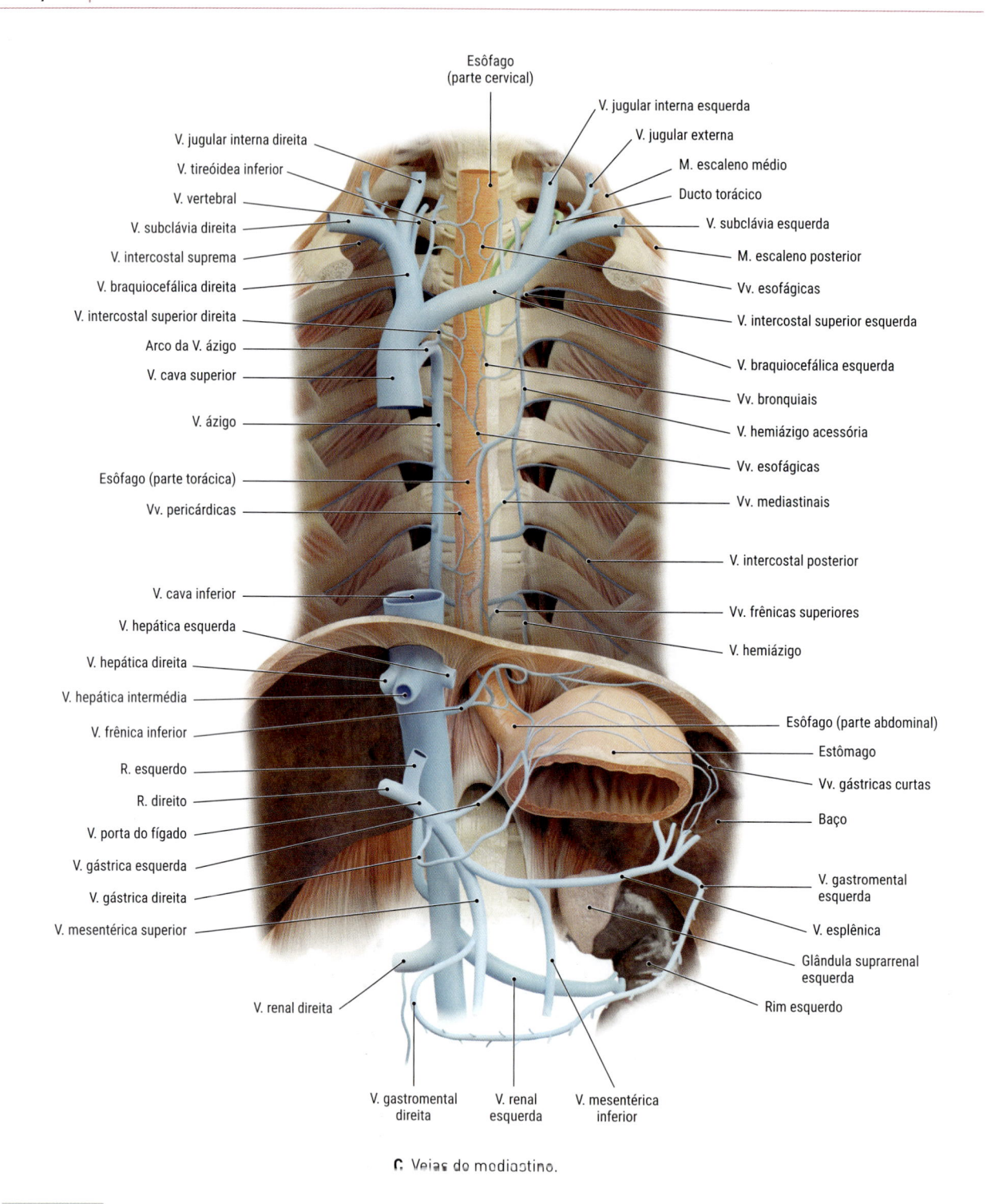

Figura 15-18 Região do mediastino posterior (cont.).

Nota clínica

Varizes esofágicas. Em algumas doenças do fígado, como a cirrose, ocorre uma dificuldade de perfusão do fígado com o sangue da veia porta, levando ao aumento da pressão sanguínea nessa veia (hipertensão portal). Isso provoca um aumento do fluxo sanguíneo para as veias do esôfago, podendo provocar a dilatação desses vasos (varizes esofágicas), especialmente na parte inferior do esôfago.

15 | Vísceras do tórax

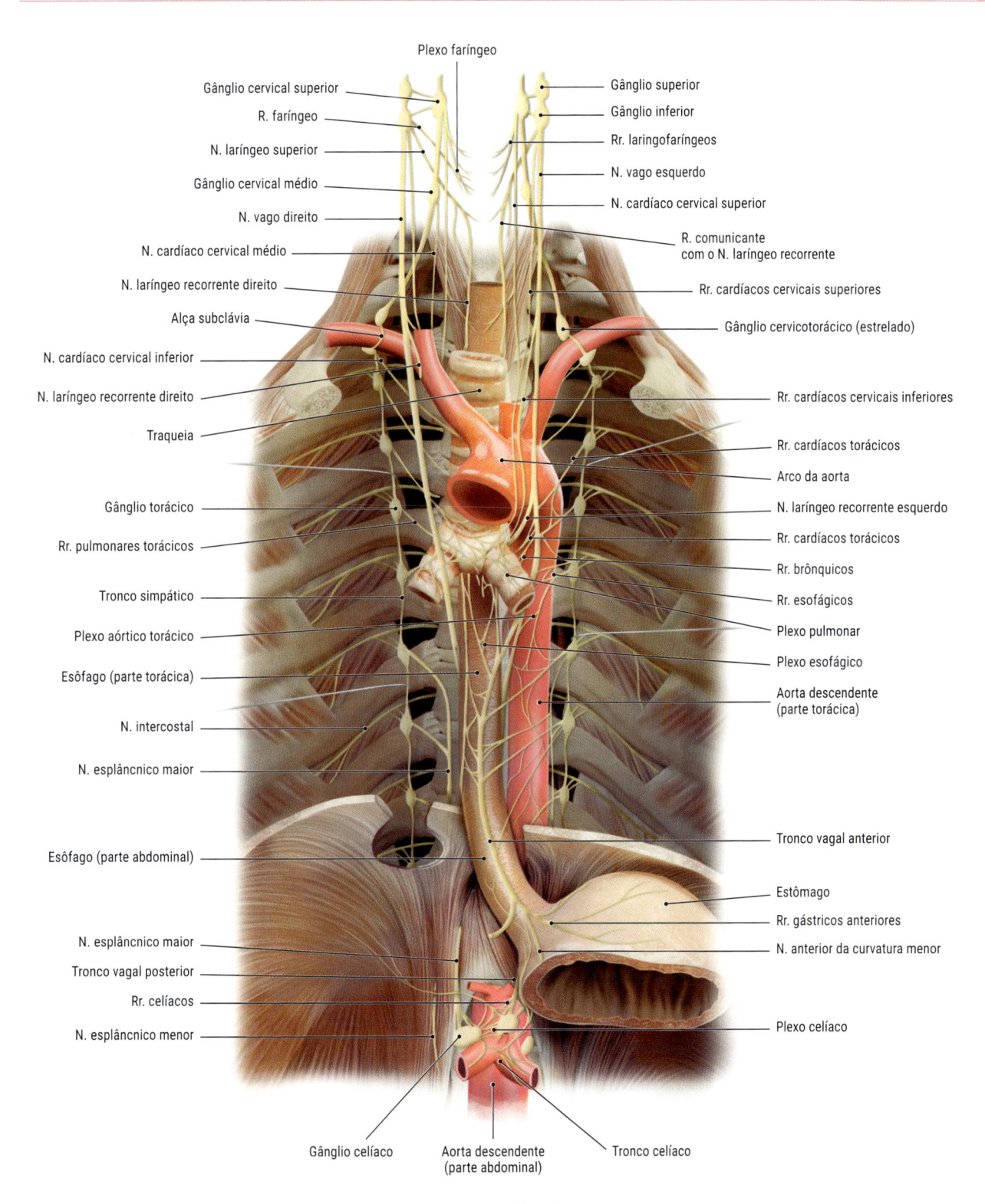

Gânglio cervical superior
R. faríngeo
N. laríngeo superior
Gânglio cervical médio
N. vago direito
N. cardíaco cervical médio
N. laríngeo recorrente direito
Alça subclávia
N. cardíaco cervical inferior
N. laríngeo recorrente direito
Traqueia
Gânglio torácico
Rr. pulmonares torácicos
Tronco simpático
Plexo aórtico torácico
Esôfago (parte torácica)
N. intercostal
N. esplâncnico maior
Esôfago (parte abdominal)
N. esplâncnico maior
Tronco vagal posterior
Rr. celíacos
N. esplâncnico menor

Plexo faríngeo
Gânglio superior
Gânglio inferior
Rr. laringofaríngeos
N. vago esquerdo
N. cardíaco cervical superior
R. comunicante com o N. laríngeo recorrente
Rr. cardíacos cervicais superiores
Gânglio cervicotorácico (estrelado)
Rr. cardíacos cervicais inferiores
Rr. cardíacos torácicos
Arco da aorta
N. laríngeo recorrente esquerdo
Rr. cardíacos torácicos
Rr. brônquicos
Rr. esofágicos
Plexo pulmonar
Plexo esofágico
Aorta descendente (parte torácica)
Tronco vagal anterior
Estômago
Rr. gástricos anteriores
N. anterior da curvatura menor
Plexo celíaco

Gânglio celíaco
Aorta descendente (parte abdominal)
Tronco celíaco

D Nervos do mediastino.

Mediastino

O mediastino é a região central da cavidade torácica. É delimitado anteriormente pelo esterno, posteriormente pela coluna vertebral torácica, lateralmente pelas pleuras parietais, superiormente pela abertura torácica superior e inferiormente pelo diafragma. É dividido em um mediastino superior e um mediastino inferior, separados por um plano imaginário que passa pela sínfise manubrioesternal e pela face inferior do corpo da vértebra T IV. Por sua vez, o mediastino inferior é dividido em um mediastino anterior, um mediastino médio, que compreende principalmente o coração e o pericárdio, e um mediastino posterior.

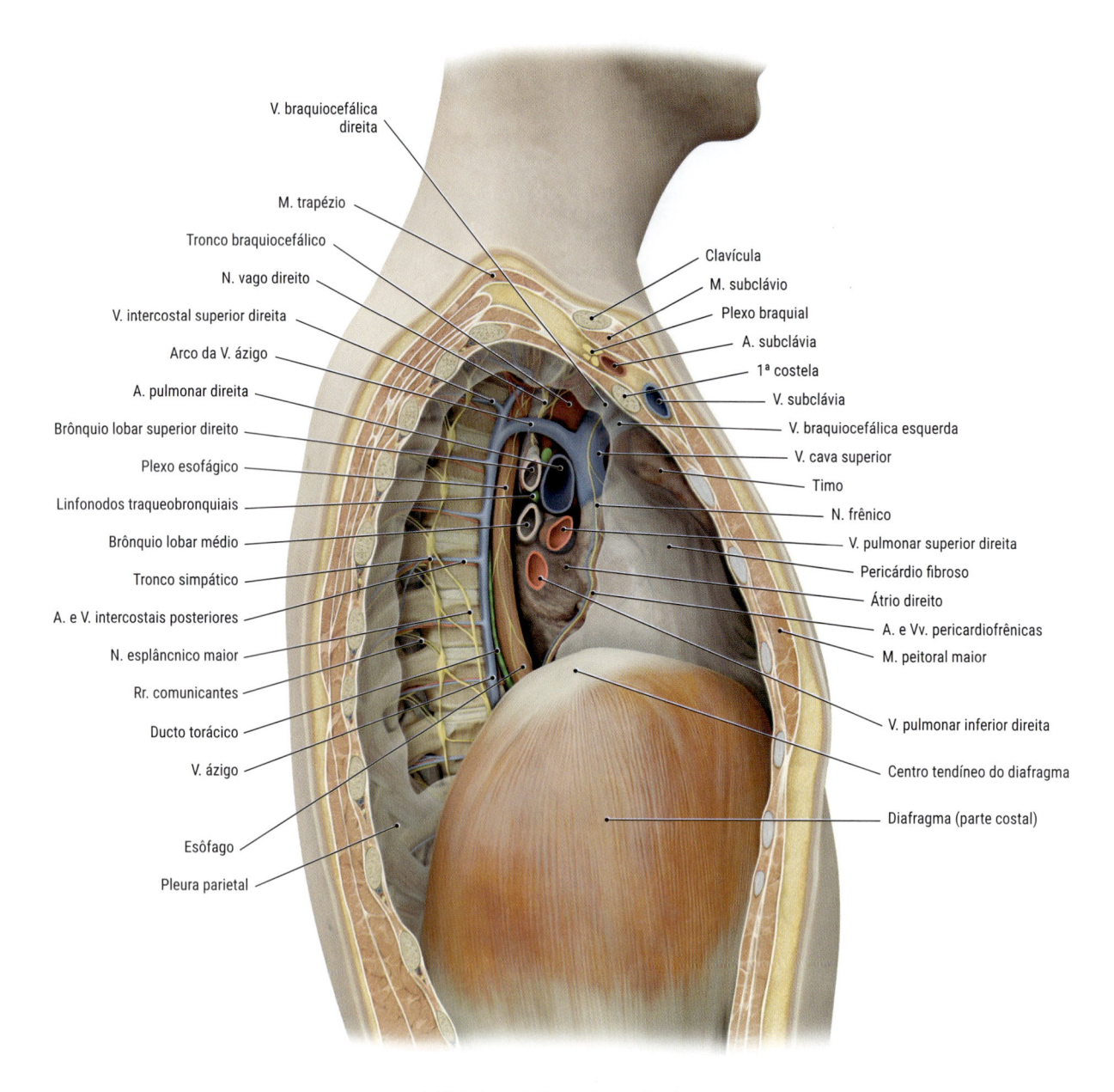

A Vista lateral direita do mediastino.

Figura 15-19 Órgãos do mediastino.

15 | Vísceras do tórax

M. trapézio
Clavícula
A. subclávia esquerda
Plexo braquial
A. subclávia
Esôfago
1ª costela
Ducto torácico
V. subclávia
V. intercostal superior esquerda
Plexo aórtico torácico
Arco da aorta
Lig. arterial
N. laríngeo recorrente
Timo
N. vago esquerdo
A. pulmonar esquerda
V. hemiázigo acessória
V. pulmonar superior esquerda
Plexo pulmonar
Brônquio principal esquerdo
Aorta descendente (parte torácica)
V. pulmonar inferior esquerda
A. e V. intercostais posteriores
Pericárdio fibroso
A. bronquial
A. e Vv. pericardiofrênicas
V. hemiázigo acessória
N. frênico
Rr. comunicantes
M. peitoral maior
Tronco simpático
Linfonodos pericárdios laterais
Plexo esofágico
Linfonodos frênicos superiores
N. esplâncnico maior
Pleura parietal
Diafragma (parte costal)
Centro tendíneo do diafragma

B Vista lateral esquerda do mediastino.

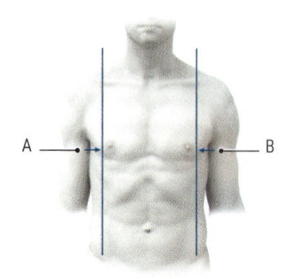

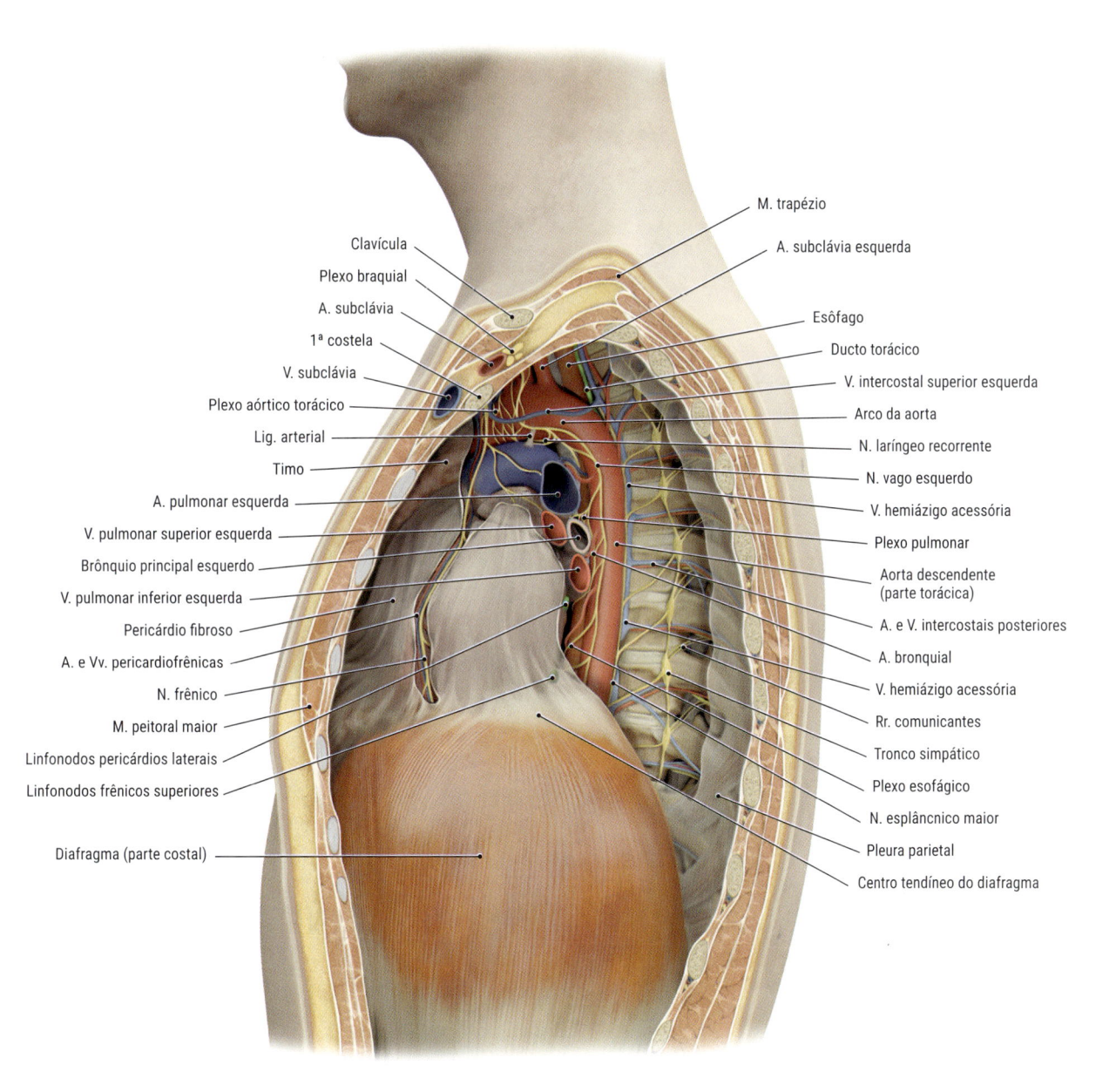

Linfonodos do mediastino

Os linfonodos do mediastino podem ser divididos em linfonodos parietais e linfonodos viscerais. Os linfonodos parietais abrangem os linfonodos frênicos superiores e os linfonodos pré-vertebrais. Os linfonodos viscerais, por sua vez, podem ser divididos em anteriores ou pré-vasculares (linfonodos pré-pericárdicos, linfonodos braquiocefálicos, linfonodo do ligamento arterial, linfonodos do arco da veia ázigo e linfonodos pericárdicos laterais), posteriores (linfonodos justaesofágicos) e traqueobronquiais (linfonodos paratraqueais, linfonodos traqueobronquiais, linfonodos intrapulmonares e linfonodos broncopulmonares).

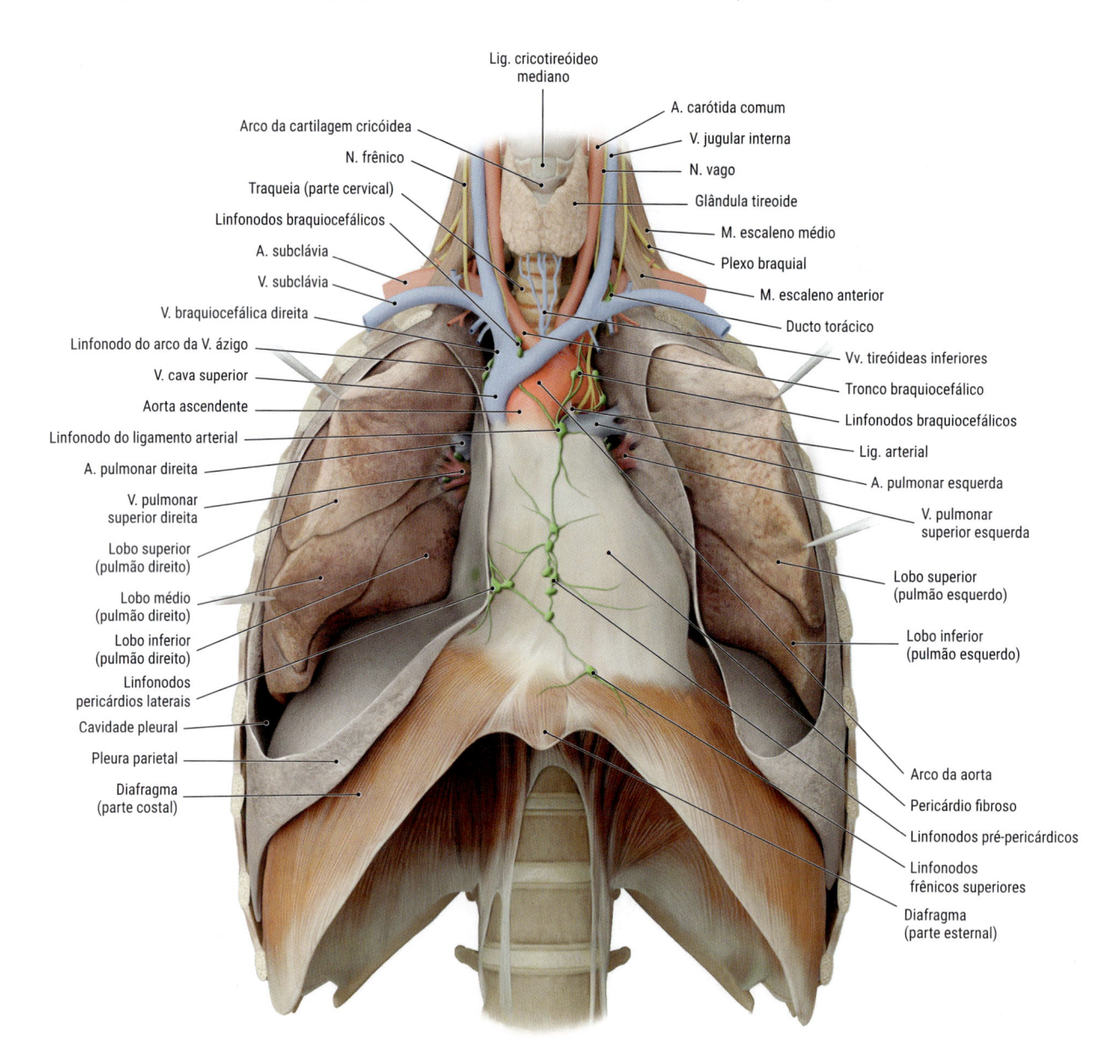

A Vista anterior superficial.

Figura 15-20 Linfonodos do mediastino.

> **Nota anatômica**
>
> Os linfonodos do ligamento arterial e do arco da veia ázigo são inconstantes e podem estar ausentes.

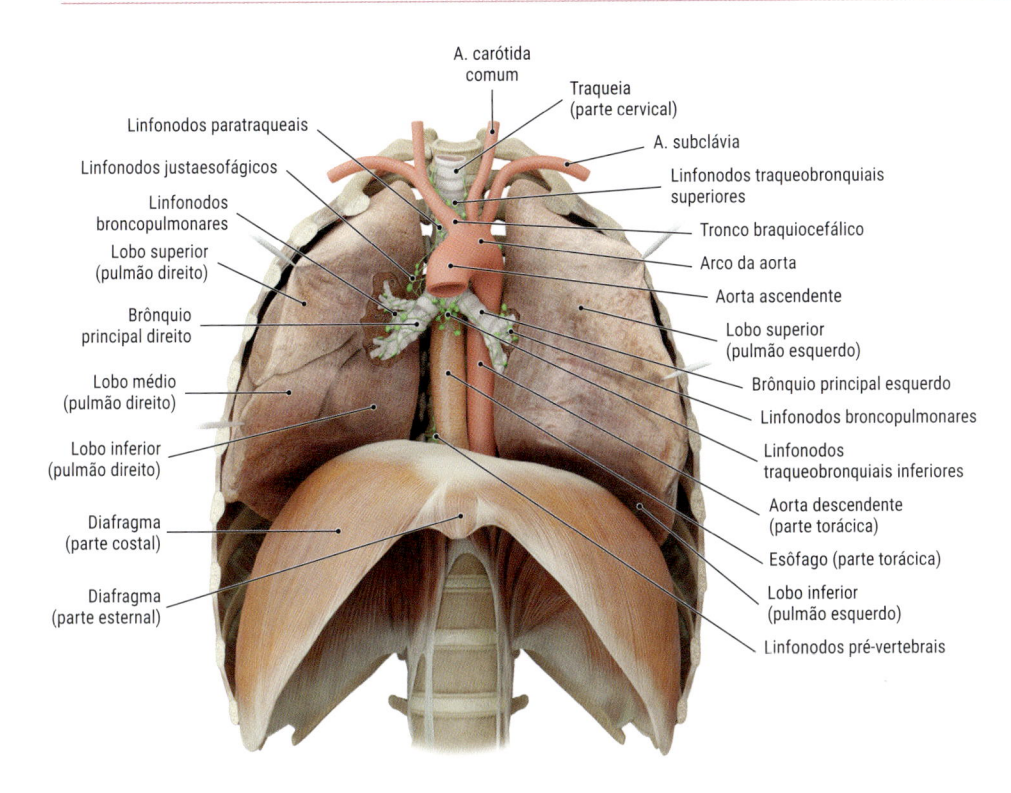

B Vista profunda.

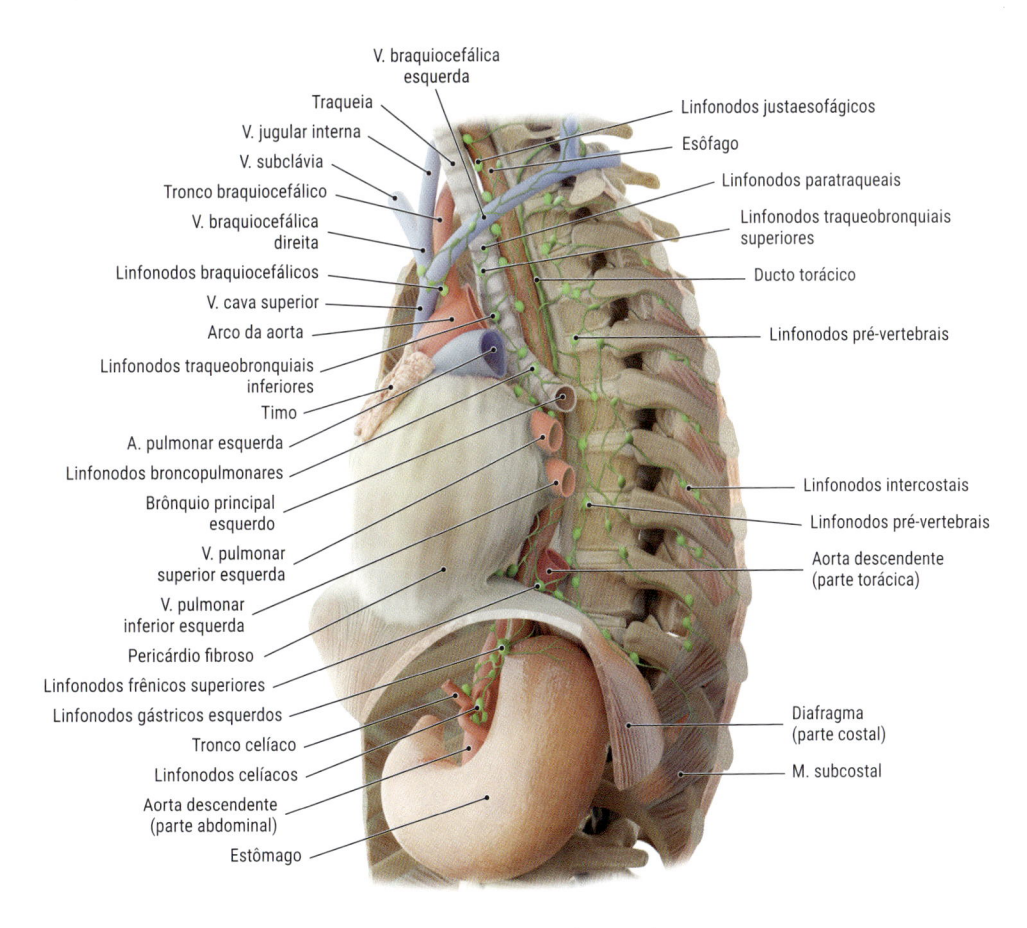

Labels (figure B), clockwise from upper left:
- Linfonodos paratraqueais
- Linfonodos justaesofágicos
- Linfonodos broncopulmonares
- Lobo superior (pulmão direito)
- Brônquio principal direito
- Lobo médio (pulmão direito)
- Lobo inferior (pulmão direito)
- Diafragma (parte costal)
- Diafragma (parte esternal)
- A. carótida comum
- Traqueia (parte cervical)
- A. subclávia
- Linfonodos traqueobronquiais superiores
- Tronco braquiocefálico
- Arco da aorta
- Aorta ascendente
- Lobo superior (pulmão esquerdo)
- Brônquio principal esquerdo
- Linfonodos broncopulmonares
- Linfonodos traqueobronquiais inferiores
- Aorta descendente (parte torácica)
- Esôfago (parte torácica)
- Lobo inferior (pulmão esquerdo)
- Linfonodos pré-vertebrais

C Vista anterolateral esquerda.

Labels (figure C):
- V. braquiocefálica esquerda
- Traqueia
- V. jugular interna
- V. subclávia
- Tronco braquiocefálico
- V. braquiocefálica direita
- Linfonodos braquiocefálicos
- V. cava superior
- Arco da aorta
- Linfonodos traqueobronquiais inferiores
- Timo
- A. pulmonar esquerda
- Linfonodos broncopulmonares
- Brônquio principal esquerdo
- V. pulmonar superior esquerda
- V. pulmonar inferior esquerda
- Pericárdio fibroso
- Linfonodos frênicos superiores
- Linfonodos gástricos esquerdos
- Tronco celíaco
- Linfonodos celíacos
- Aorta descendente (parte abdominal)
- Estômago
- Linfonodos justaesofágicos
- Esôfago
- Linfonodos paratraqueais
- Linfonodos traqueobronquiais superiores
- Ducto torácico
- Linfonodos pré-vertebrais
- Linfonodos intercostais
- Linfonodos pré-vertebrais
- Aorta descendente (parte torácica)
- Diafragma (parte costal)
- M. subcostal

Sistema nervoso autônomo do tórax

A informação autônoma simpática recebida pelos órgãos torácicos vem de neurônios pré-ganglionares cujo corpo está localizado nos cornos laterais da substância cinzenta da medula espinal dos segmentos T1-T4. Esses neurônios fazem sinapses com os neurônios pós-ganglionares nos quatro primeiros gânglios torácicos do tronco simpático e acessam os órgãos torácicos por meio dos ramos cardíacos torácicos, dos ramos pulmonares torácicos e dos ramos esofágicos, que formam os plexos cardíaco, esofágico e pulmonar. A informação autônoma parassimpática acessa os órgãos torácicos através do nervo vago.

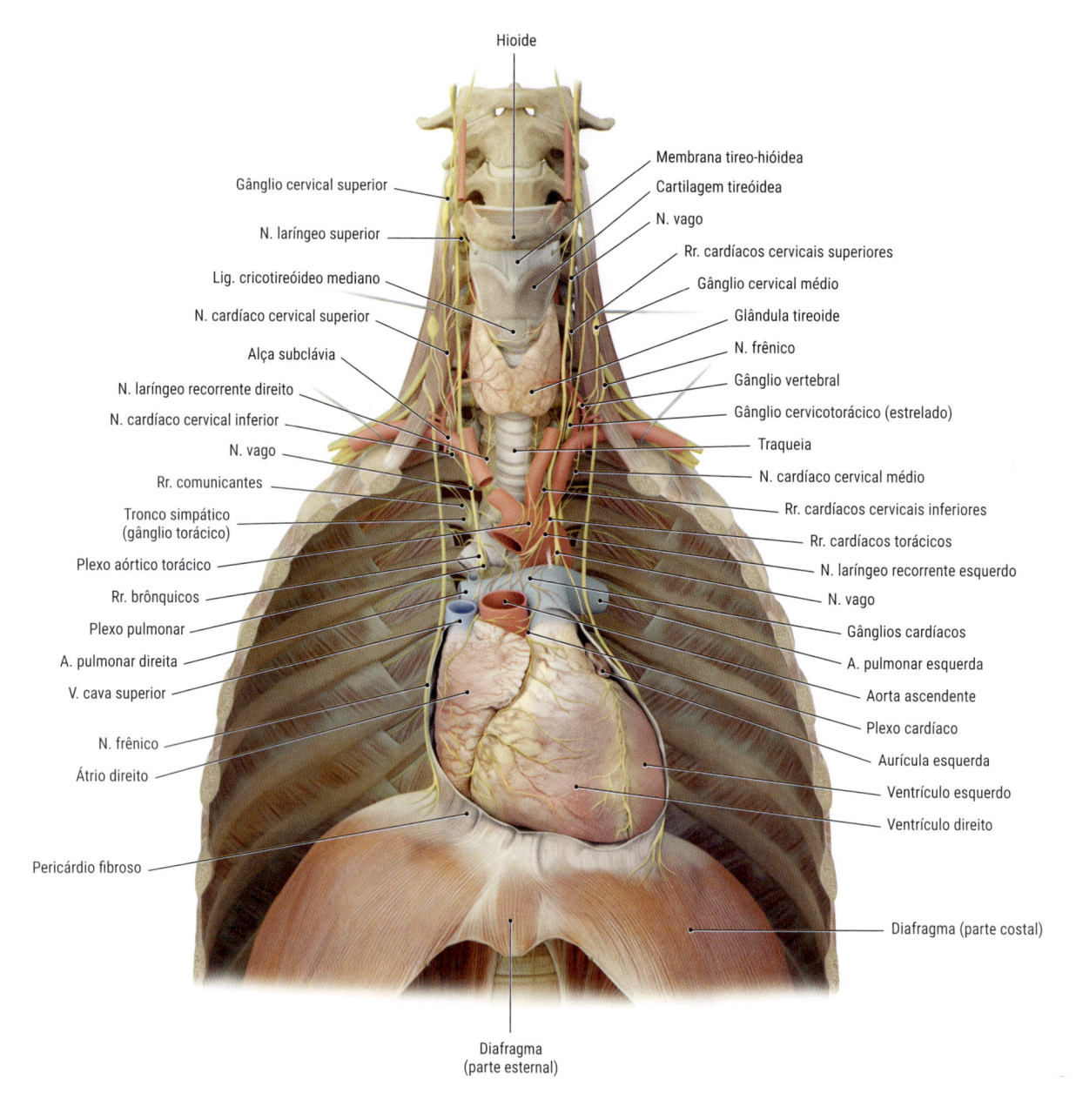

A Vista anterior superficial.

Figura 15-21 Sistema nervoso autônomo do tórax.

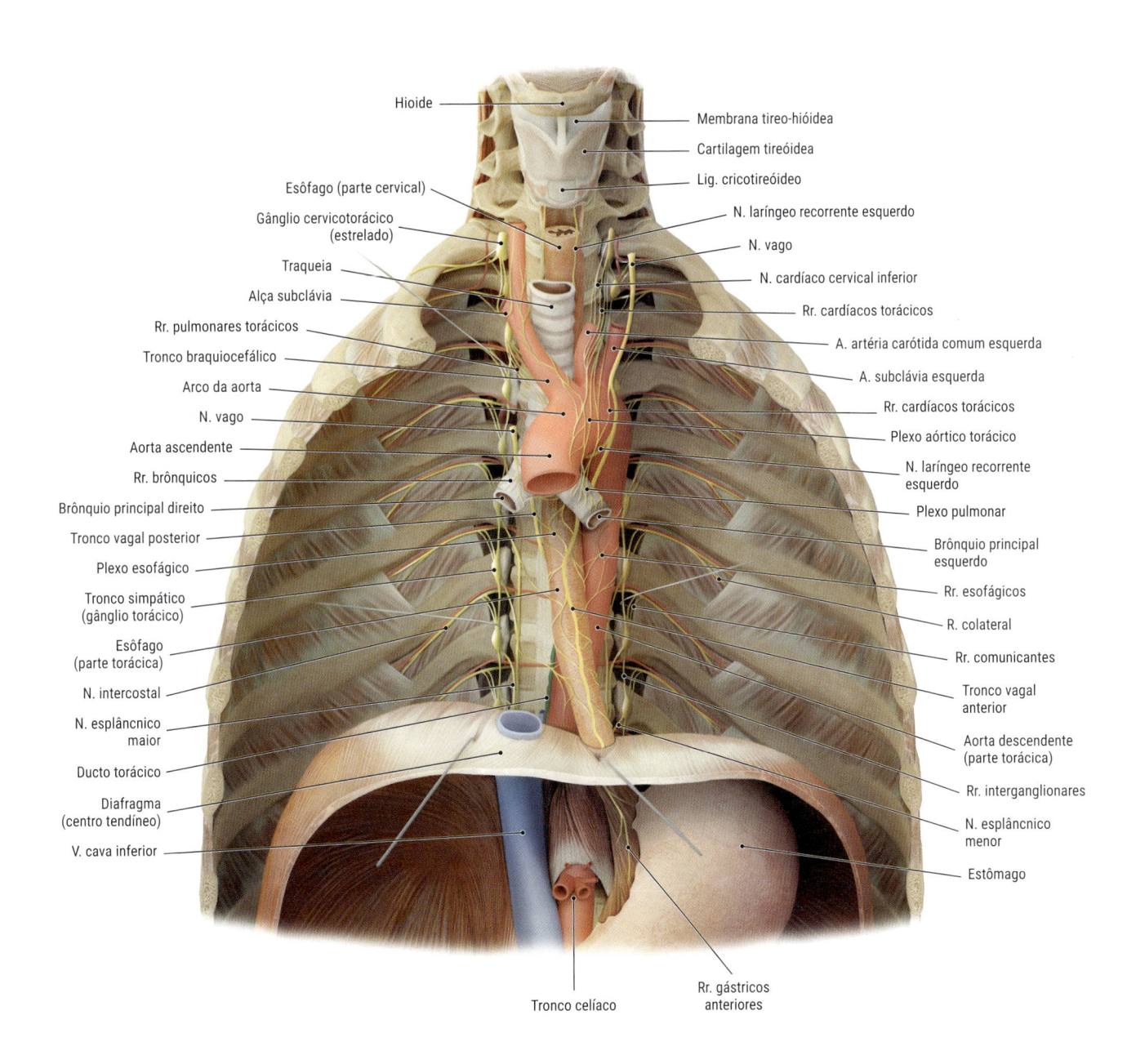

15 | Vísceras do tórax **135**

Hioide
Membrana tireo-hióidea
Cartilagem tireóidea
Esôfago (parte cervical)
Lig. cricotireóideo
Gânglio cervicotorácico (estrelado)
N. laríngeo recorrente esquerdo
N. vago
Traqueia
N. cardíaco cervical inferior
Alça subclávia
Rr. cardíacos torácicos
Rr. pulmonares torácicos
A. artéria carótida comum esquerda
Tronco braquiocefálico
A. subclávia esquerda
Arco da aorta
Rr. cardíacos torácicos
N. vago
Plexo aórtico torácico
Aorta ascendente
N. laríngeo recorrente esquerdo
Rr. brônquicos
Brônquio principal direito
Plexo pulmonar
Tronco vagal posterior
Brônquio principal esquerdo
Plexo esofágico
Rr. esofágicos
Tronco simpático (gânglio torácico)
R. colateral
Esôfago (parte torácica)
Rr. comunicantes
N. intercostal
Tronco vagal anterior
N. esplâncnico maior
Aorta descendente (parte torácica)
Ducto torácico
Rr. interganglionares
Diafragma (centro tendíneo)
N. esplâncnico menor
V. cava inferior
Estômago

Tronco celíaco
Rr. gástricos anteriores

B Vista anterior profunda.

Anatomia seccional do tórax

A anatomia seccional do tórax permite visualizar as principais relações das vísceras da cavidade torácica, identificando-se em ambos os lados as regiões pleuropulmonares e, na região central, as diferentes vísceras localizadas no mediastino.

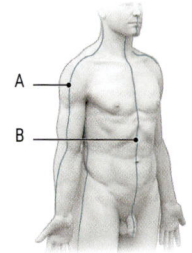

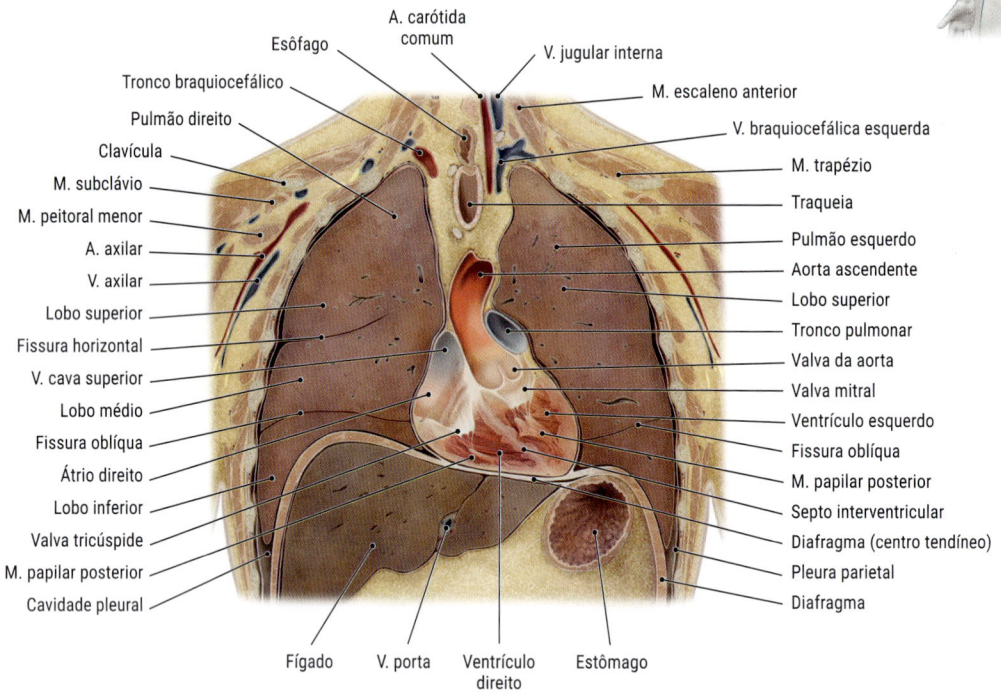

A Corte coronal.

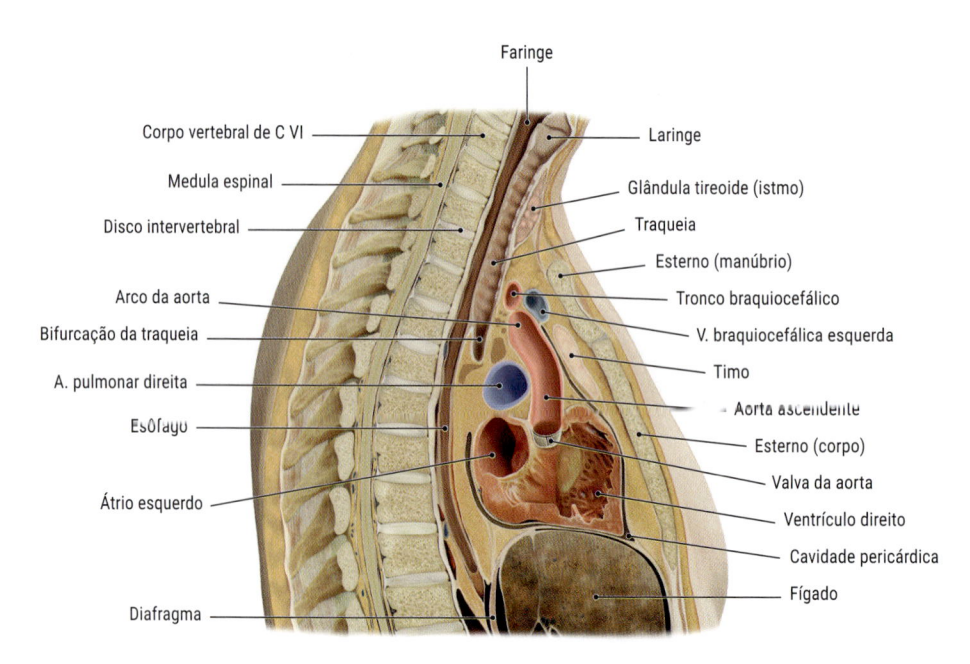

B Corte mediano.

Figura 15-22 Cortes anatômicos do tórax.

15 | Vísceras do tórax

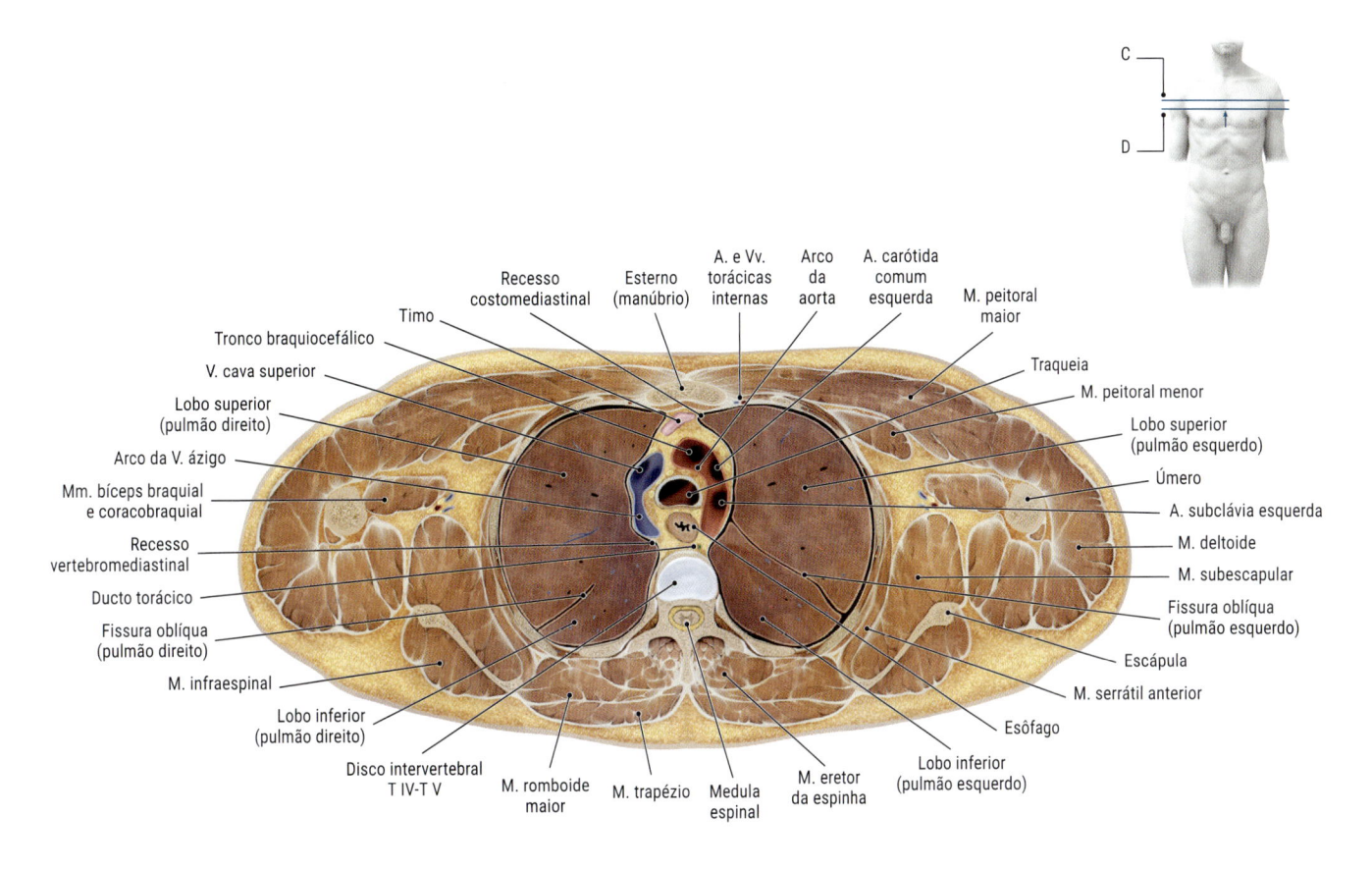

C Corte axial acima dos pedículos pulmonares. Vista inferior.

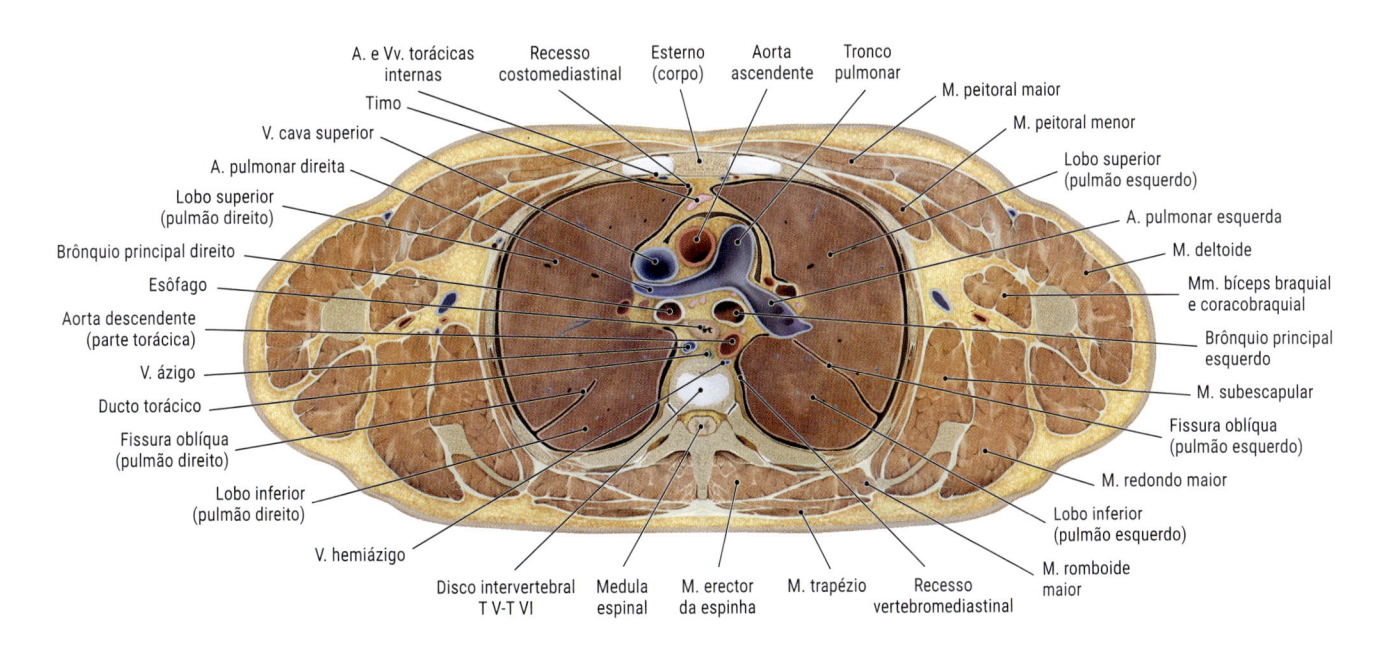

Labels (sentido horário, aproximadamente):
- Timo
- Recesso costomediastinal
- Esterno (manúbrio)
- A. e Vv. torácicas internas
- Arco da aorta
- A. carótida comum esquerda
- M. peitoral maior
- Traqueia
- M. peitoral menor
- Lobo superior (pulmão esquerdo)
- Úmero
- A. subclávia esquerda
- M. deltoide
- M. subescapular
- Fissura oblíqua (pulmão esquerdo)
- Escápula
- M. serrátil anterior
- Esôfago
- Lobo inferior (pulmão esquerdo)
- M. eretor da espinha
- Medula espinal
- M. trapézio
- M. romboide maior
- Disco intervertebral T IV-T V
- Lobo inferior (pulmão direito)
- M. infraespinal
- Fissura oblíqua (pulmão direito)
- Ducto torácico
- Recesso vertebromediastinal
- Mm. bíceps braquial e coracobraquial
- Arco da V. ázigo
- Lobo superior (pulmão direito)
- V. cava superior
- Tronco braquiocefálico

D Corte axial no nível dos pedículos pulmonares. Vista inferior.

Labels:
- Timo
- A. e Vv. torácicas internas
- Recesso costomediastinal
- Esterno (corpo)
- Aorta ascendente
- Tronco pulmonar
- M. peitoral maior
- M. peitoral menor
- Lobo superior (pulmão esquerdo)
- A. pulmonar esquerda
- M. deltoide
- Mm. bíceps braquial e coracobraquial
- Brônquio principal esquerdo
- M. subescapular
- Fissura oblíqua (pulmão esquerdo)
- M. redondo maior
- Lobo inferior (pulmão esquerdo)
- M. romboide maior
- Recesso vertebromediastinal
- M. trapézio
- M. eretor da espinha
- Medula espinal
- Disco intervertebral T V-T VI
- V. hemiázigo
- Lobo inferior (pulmão direito)
- Fissura oblíqua (pulmão direito)
- Ducto torácico
- V. ázigo
- Aorta descendente (parte torácica)
- Esôfago
- Brônquio principal direito
- Lobo superior (pulmão direito)
- A. pulmonar direita
- V. cava superior

Anatomia radiológica do tórax

Uma radiografia simples de tórax permite ver todas as vísceras da cavidade torácica sobrepostas, que podem ser diferenciadas dependendo do grau de densidade. Por outro lado, a tomografia computadorizada mostra cortes axiais em diferentes níveis, que permitem identificar as vísceras torácicas específicas de cada nível. Para interpretar corretamente as imagens da tomografia, deve-se levar em consideração que os pés do paciente estão em direção ao leitor.

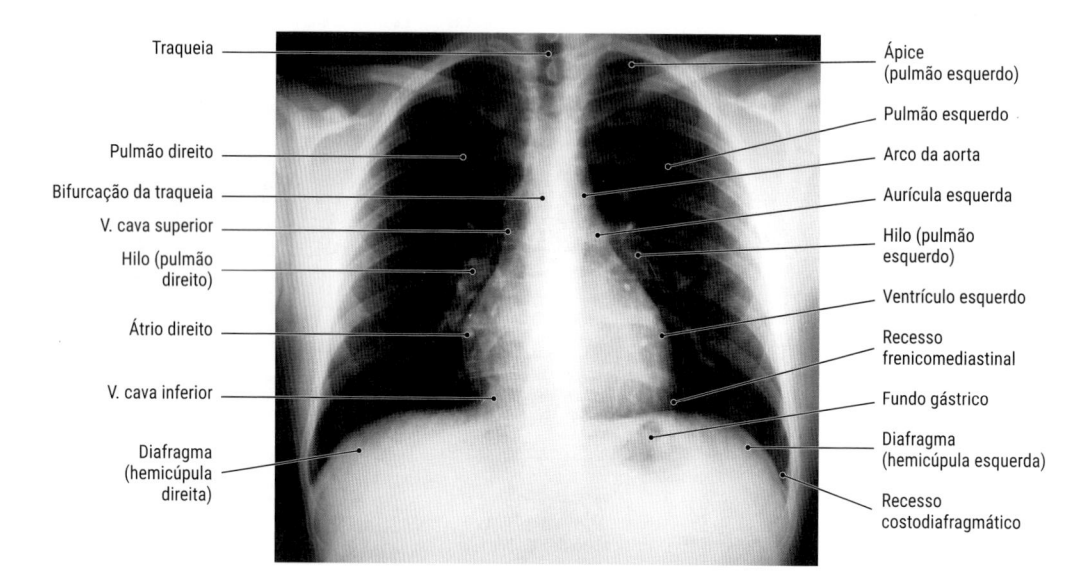

A Incidência anteroposterior.

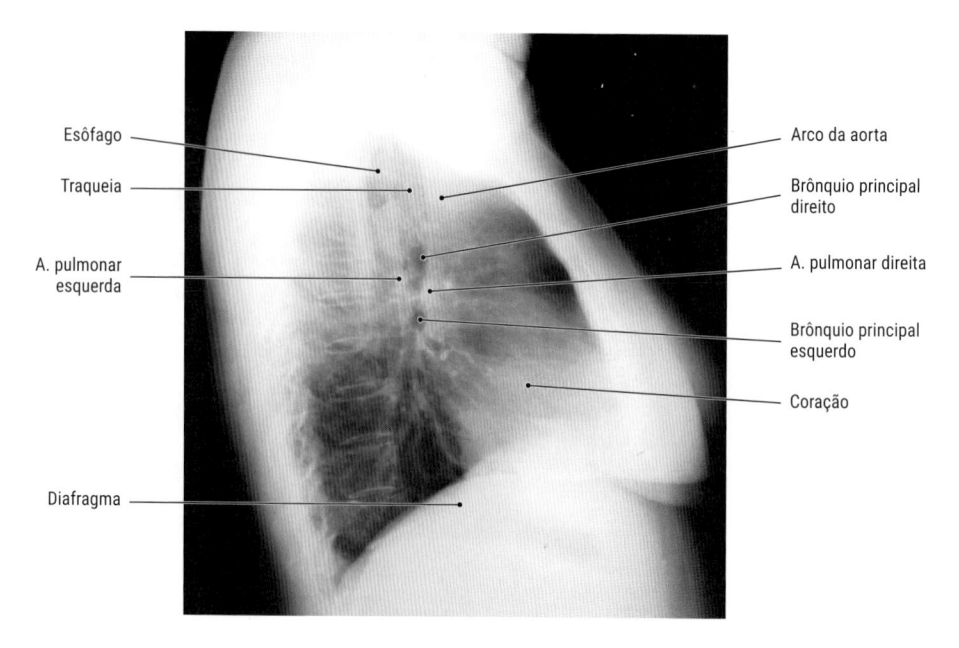

B Incidência lateral.

Figura 15-23 Radiografia simples do tórax.

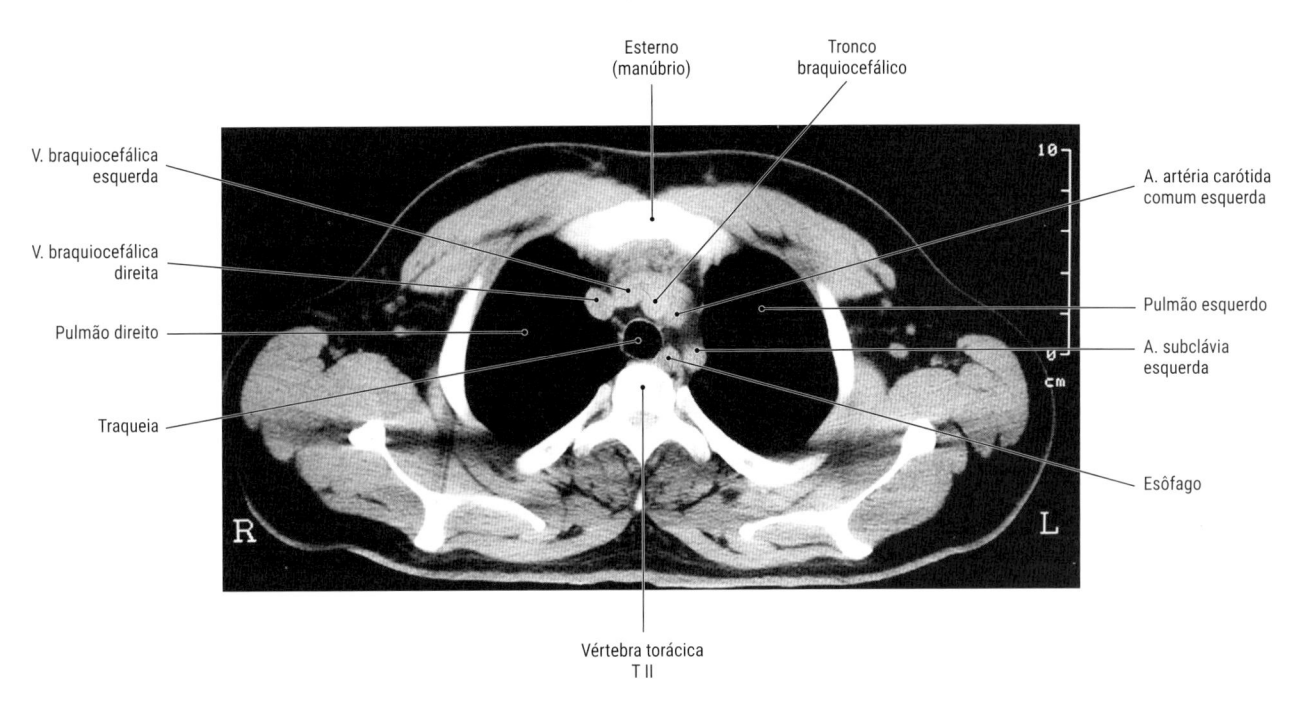

A Corte axial no nível do manúbrio do esterno.

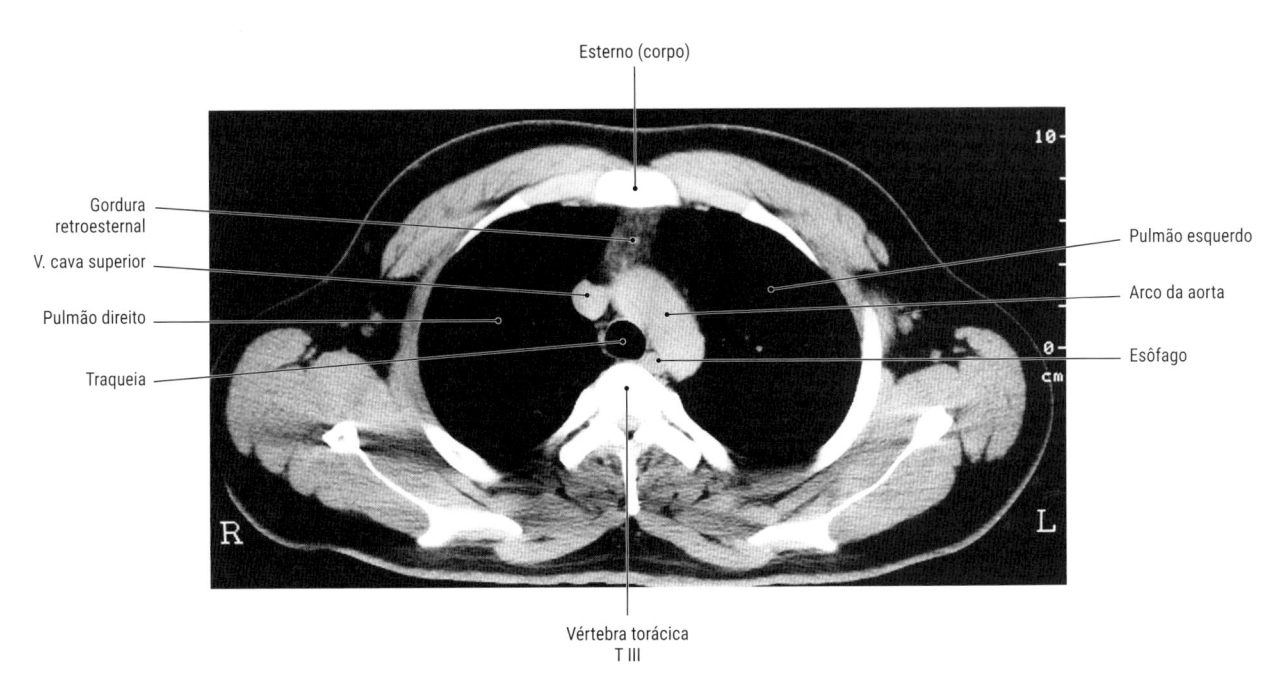

B Corte axial no nível do arco da aorta.

Figura 15-24 Tomografia computadorizada do tórax.

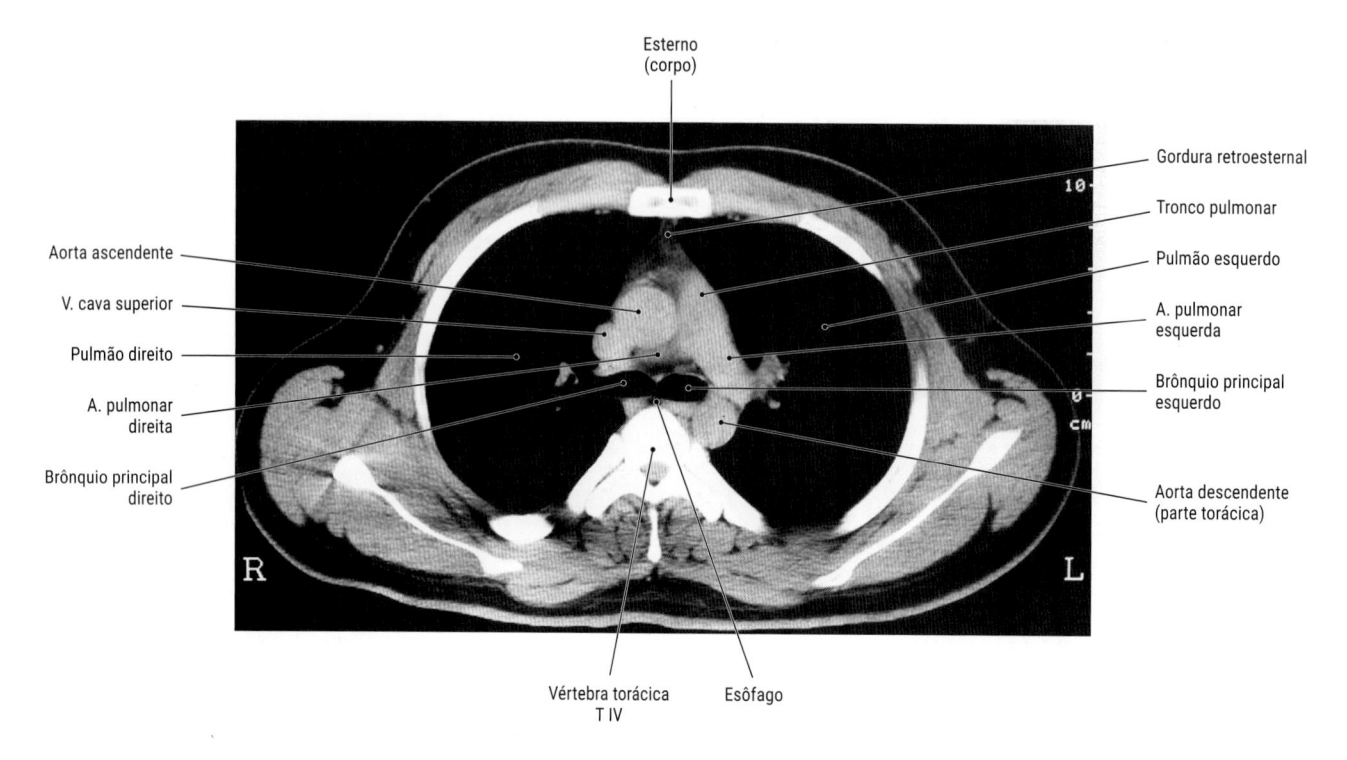

C Corte axial no nível da bifurcação da traqueia.

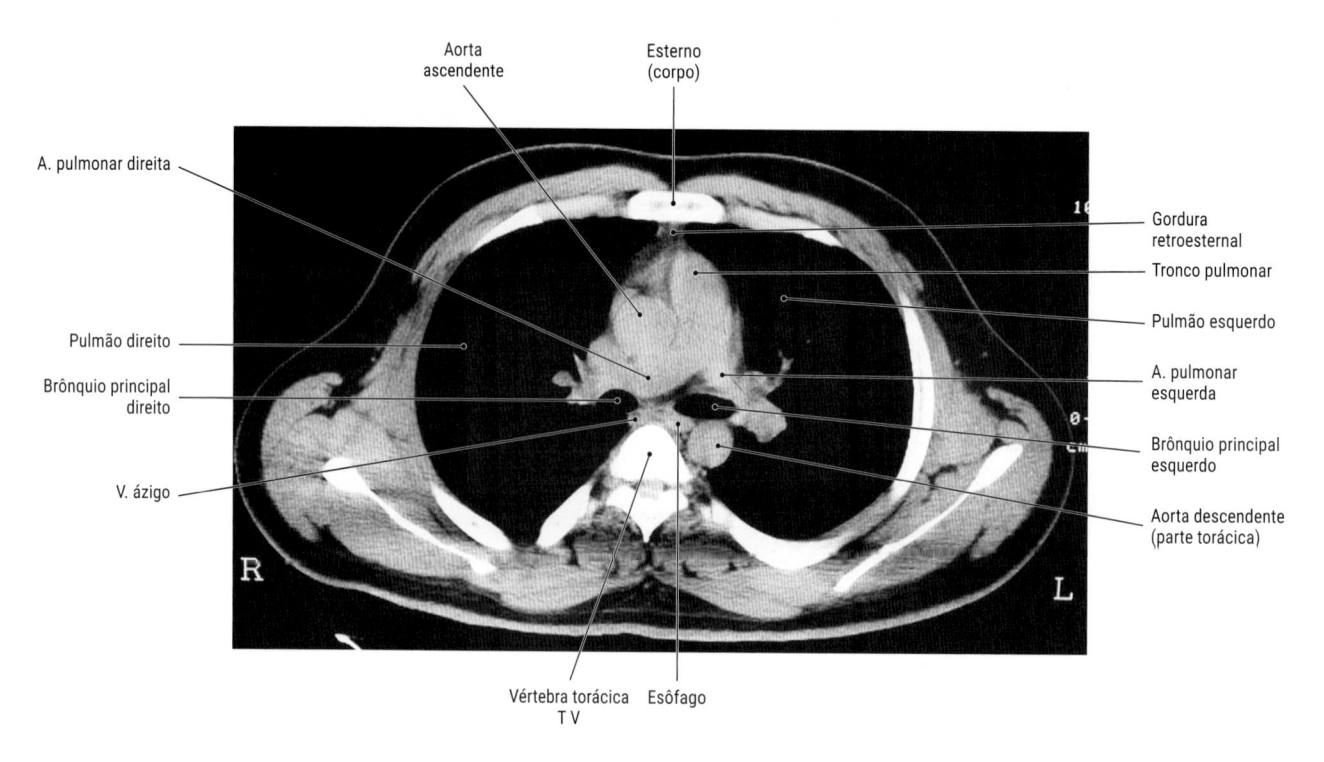

D Corte axial no nível da bifurcação do tronco pulmonar.

Figura 15-24   Tomografia computadorizada do tórax (*cont.*).

15 | Vísceras do tórax

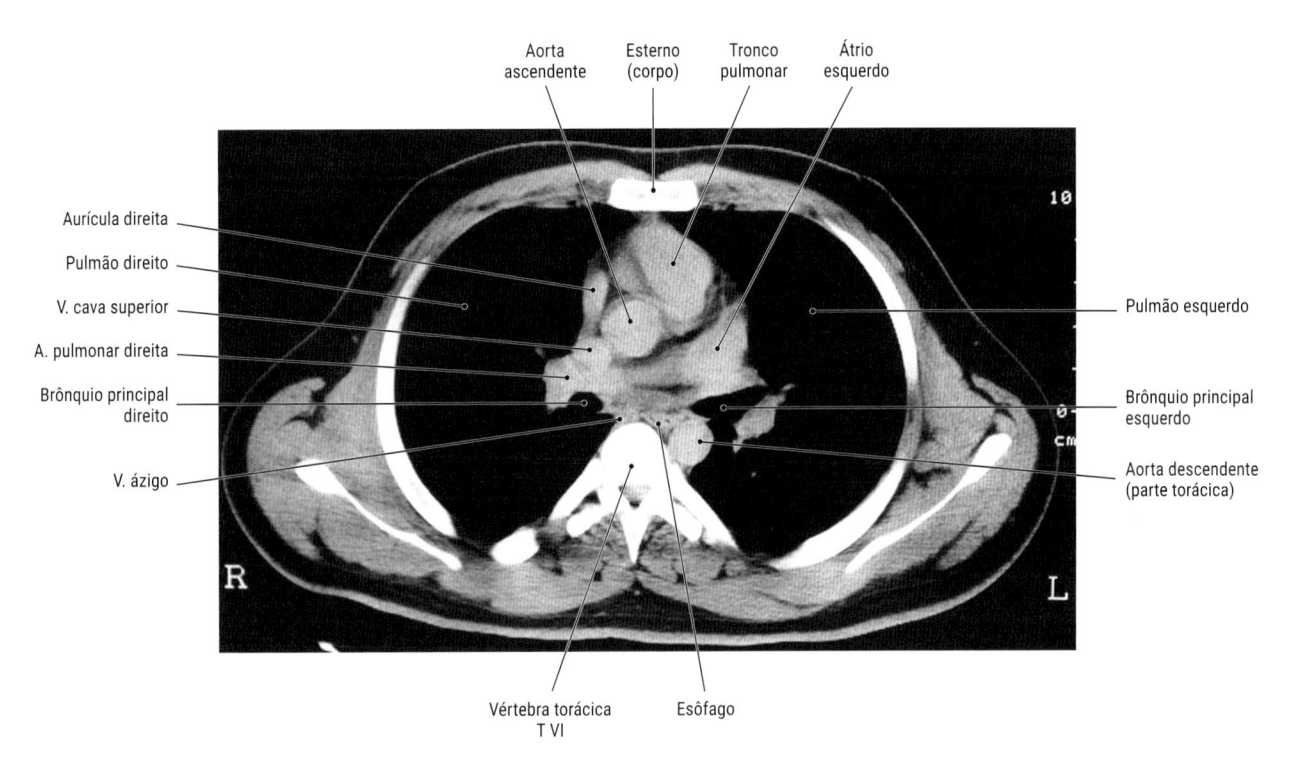

Corte E — Aorta ascendente · Esterno (corpo) · Tronco pulmonar · Átrio esquerdo · Aurícula direita · Pulmão direito · V. cava superior · A. pulmonar direita · Brônquio principal direito · V. ázigo · Pulmão esquerdo · Brônquio principal esquerdo · Aorta descendente (parte torácica) · Vértebra torácica T VI · Esôfago

E Corte axial no nível do tronco pulmonar.

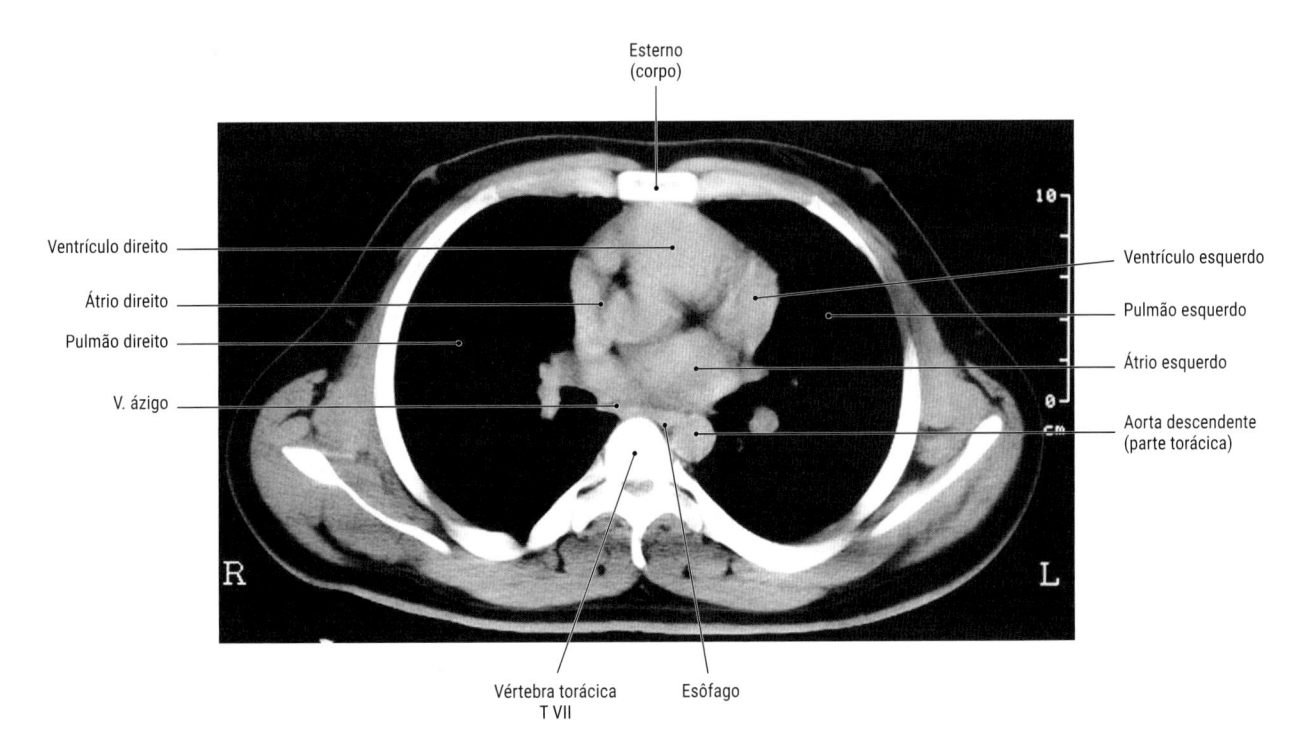

Corte F — Esterno (corpo) · Ventrículo direito · Átrio direito · Pulmão direito · V. ázigo · Ventrículo esquerdo · Pulmão esquerdo · Átrio esquerdo · Aorta descendente (parte torácica) · Vértebra torácica T VII · Esôfago

F Corte axial no nível do coração.

16 VÍSCERAS DO ABDOME

Limites, cavidades e conteúdos do abdome

O abdome é a região do tronco entre o tórax e a pelve menor. É limitado superiormente pelo diafragma, inferiormente pela abertura superior da pelve, anteriormente pelos músculos reto do abdome e piramidais, lateralmente pelos músculos oblíquo externo, oblíquo interno e transverso do abdome e posteriormente pelas vértebras lombares e pelos músculos psoas maior e quadrados do lombo. No abdome, distinguem-se uma cavidade abdominal anteriormente e um espaço retroperitoneal posteriormente, onde são encontrados a maior parte do trato digestório, o fígado, o pâncreas, o baço, os rins, a parte abdominal dos ureteres e as glândulas suprarrenais. Também estão localizados no abdome importantes vasos sanguíneos, vasos linfáticos e linfonodos e estruturas nervosas. As vísceras e as paredes da cavidade abdominal são revestidas pelo peritônio.

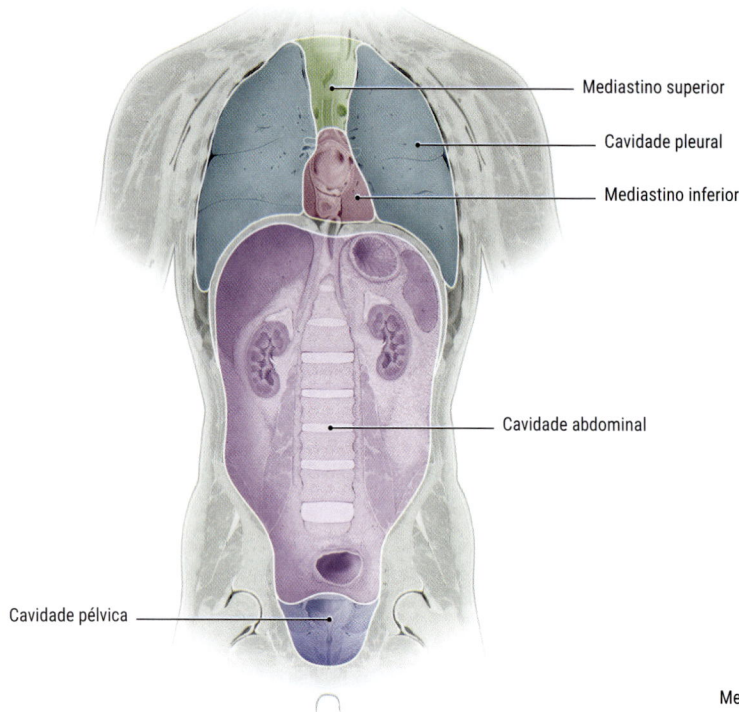

A Corte coronal do tronco.

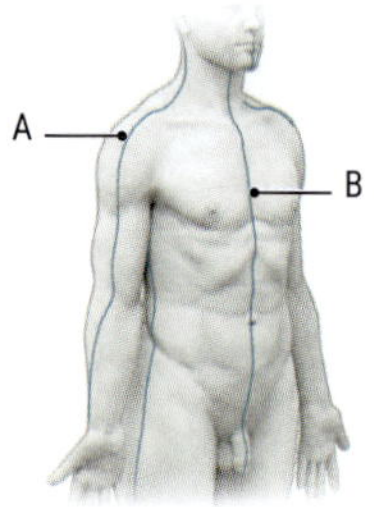

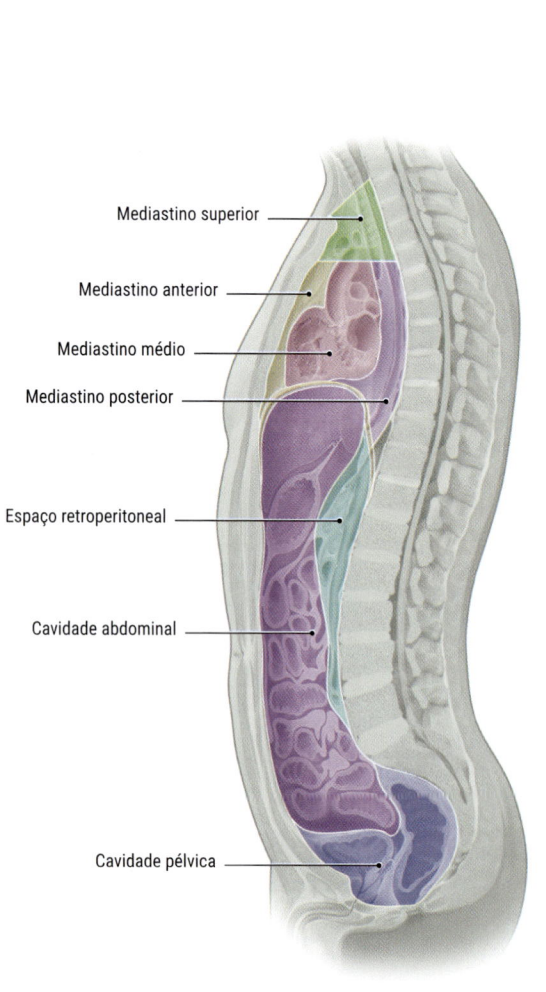

Tabela 16-1 Cavidade abdominal

Limites	Conteúdo

• Superior: M. diafragma
• Inferior: abertura superior da pelve
• Lateral:
  – Mm. oblíquos externos do abdome
  – Mm. oblíquos internos do abdome
  – Mm. transversos do abdome
• Posterior:
  – Vértebras lombares
  – Mm. psoas maiores
  – Mm. quadrados do lombo
• Anterior:
  – Mm. retos do abdome
  – Mm. piramidais
	• Cavidade abdominal:
	  – Fígado
	  – Estômago
	  – Baço
	  – Jejuno
	  – Íleo
	  – Ceco
	  – Apêndice vermiforme
	  – Colo transverso
	  – Colo sigmoide
	• Espaço retroperitoneal:
	  – Duodeno
	  – Pâncreas
	  – Rins
	  – Ureteres
	  – Glândulas suprarrenais
	  – Colo ascendente
	  – Colo descendente
	  – Veia cava inferior
	  – Parte abdominal da aorta

B Corte sagital do tronco.

Figura 16-1 Limites e conteúdos do abdome.

AUTOAVALIAÇÃO | disponível em *paginas.grupoa.com.br/eva_atlas_anatomia/* | 143

Cavidade peritoneal

Espaço retroperitoneal

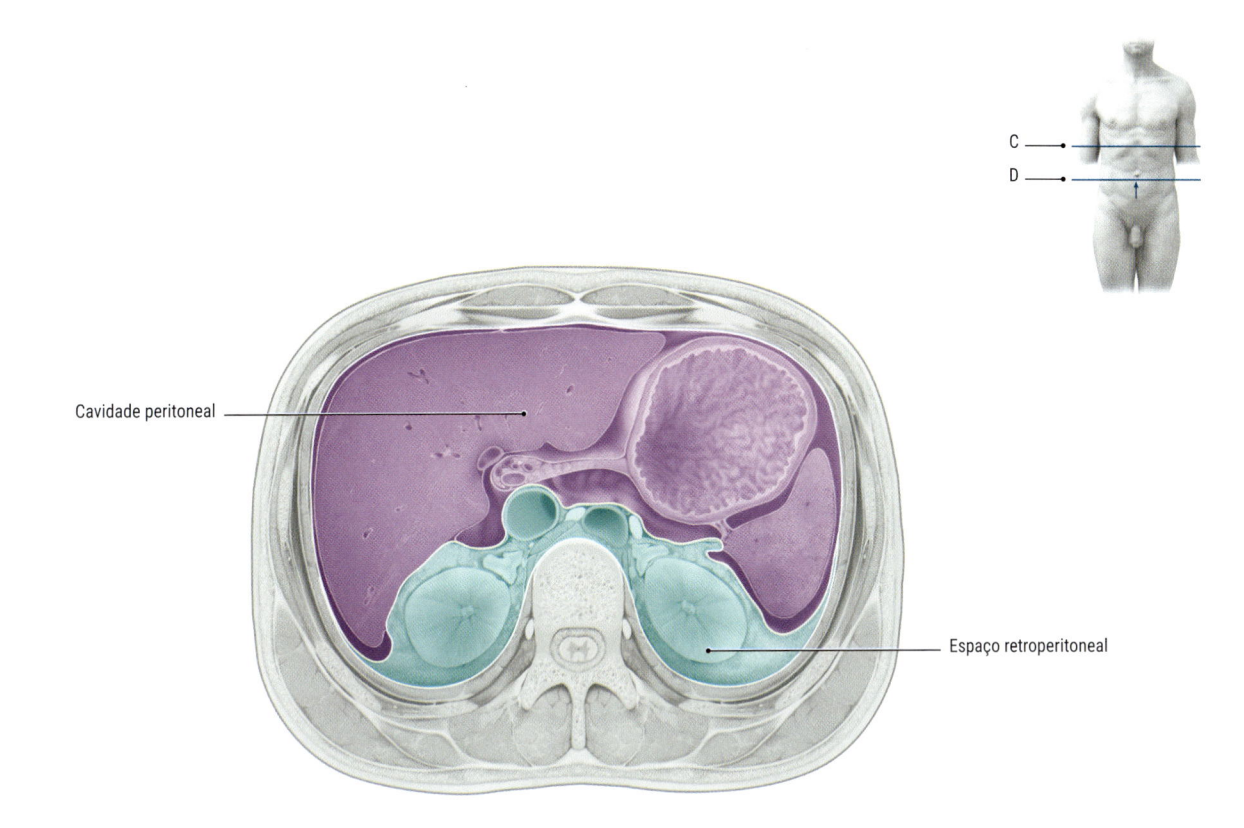

C Corte axial do abdome no nível de T XII.

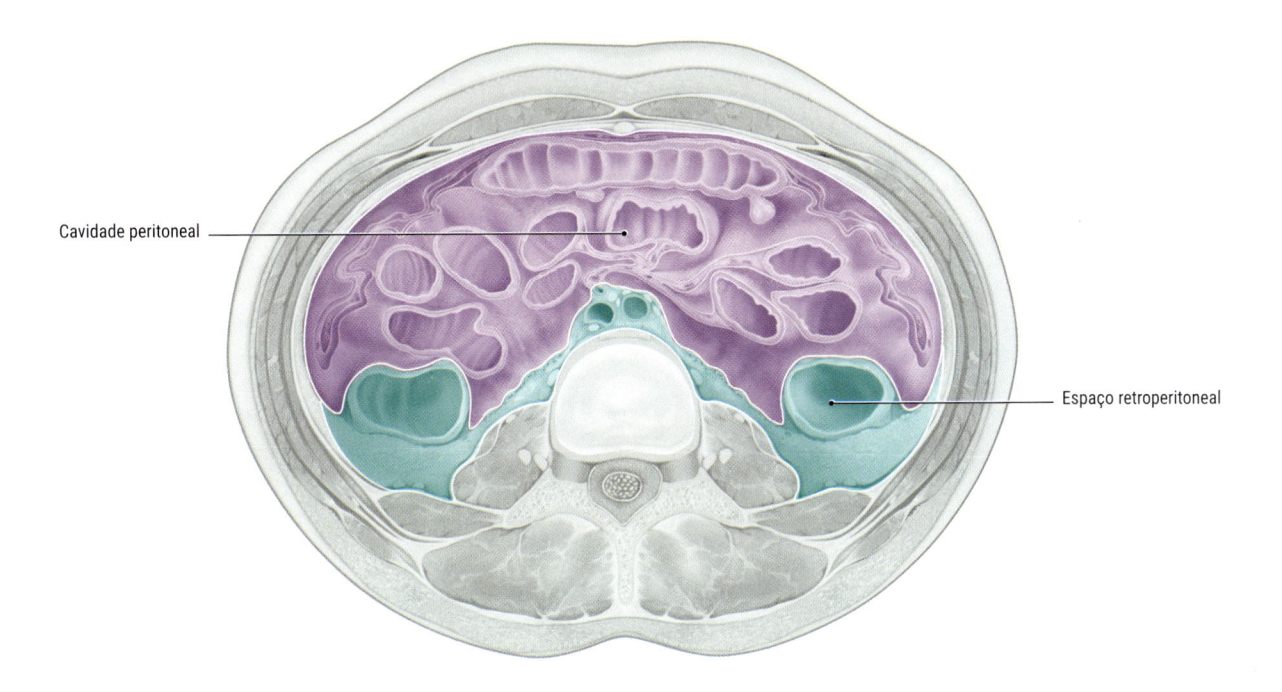

Cavidade peritoneal

Espaço retroperitoneal

D Corte axial do abdome no nível de L III-L IV.

Vísceras do abdome I: região supramesocólica

A região supramesocólica está compreendida entre o diafragma e o mesocolo transverso e corresponde ao hipocôndrio direito, ao epigástrio e ao hipocôndrio esquerdo. Os principais órgãos localizados nessa região são o fígado, que ocupa praticamente todo o hipocôndrio direito e que se estende pelo epigástrio até alcançar o hipocôndrio esquerdo; o estômago, localizado no epigástrio e no hipocôndrio esquerdo, e o baço, localizado inteiramente no hipocôndrio esquerdo.

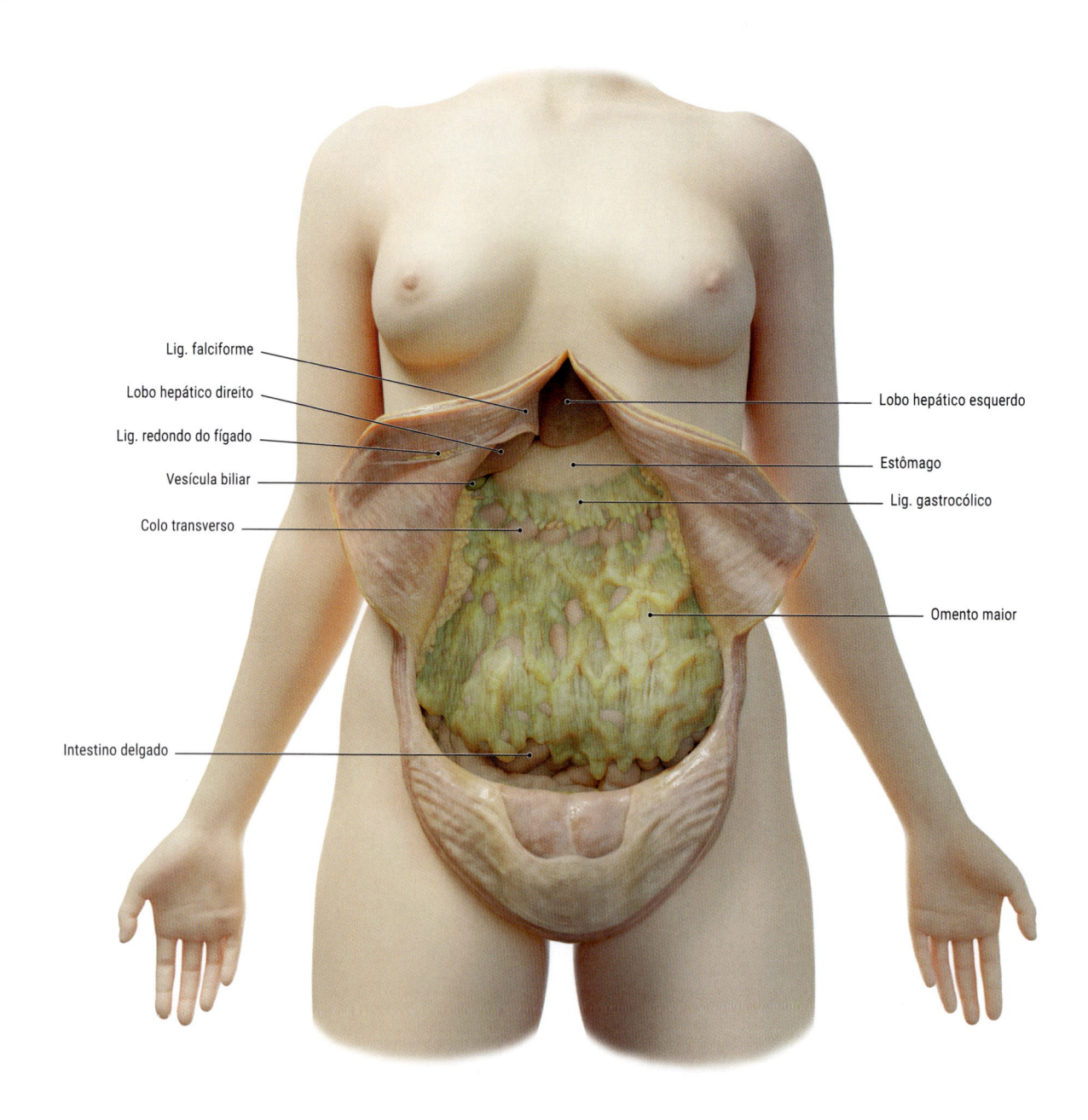

A Vista anterior da cavidade abdominal.

Figura 16-2 Vísceras da região supramesocólica.

16 | Vísceras do abdome | **145**

B Vista anterior da região supramesocólica.

> **Nota anatômica**
>
> O omento é formado por duas lâminas de peritônio visceral, que se estendem entre a face visceral do fígado, a curvatura menor do estômago e a ampola. No omento menor, distinguem-se os ligamentos hepatoesofágico, hepatogástrico e hepatoduodenal.

Fígado

O fígado é uma víscera intraperitoneal que se localiza principalmente no hipocôndrio direito, estendendo-se para o epigástrio e, em alguns casos, para o hipocôndrio esquerdo. Suas principais funções são a filtragem do sangue portal, a síntese e o armazenamento de glicogênio e a síntese e secreção da bile. Durante o período fetal, também funciona como um órgão hematopoiético.

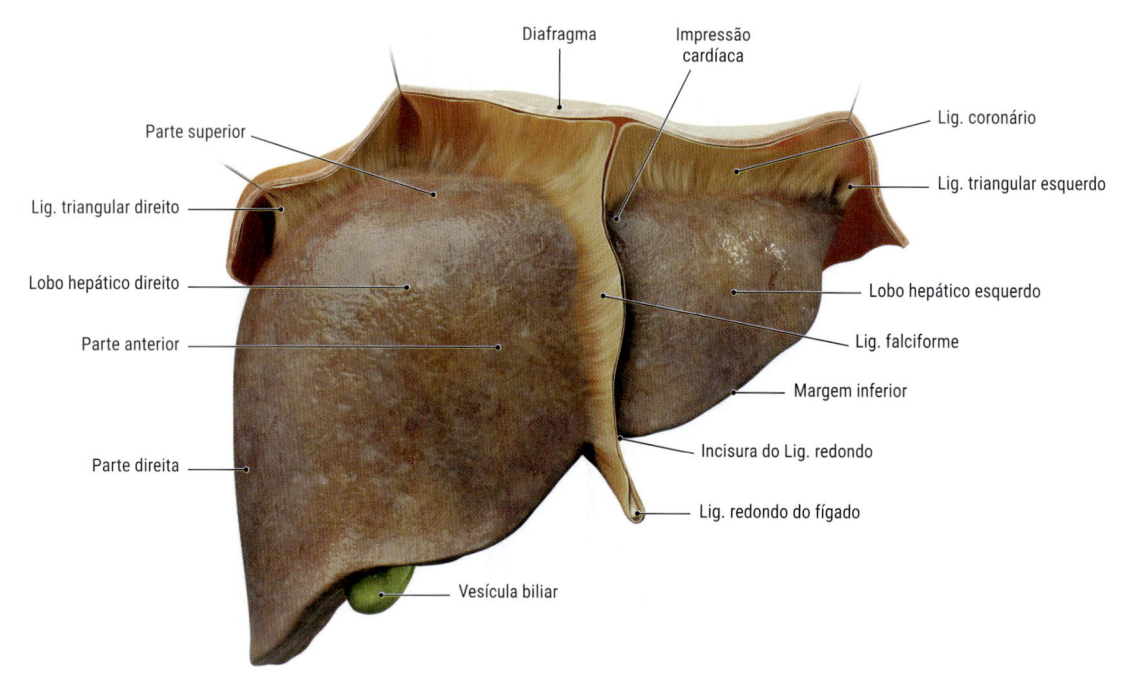

A Face diafragmática.

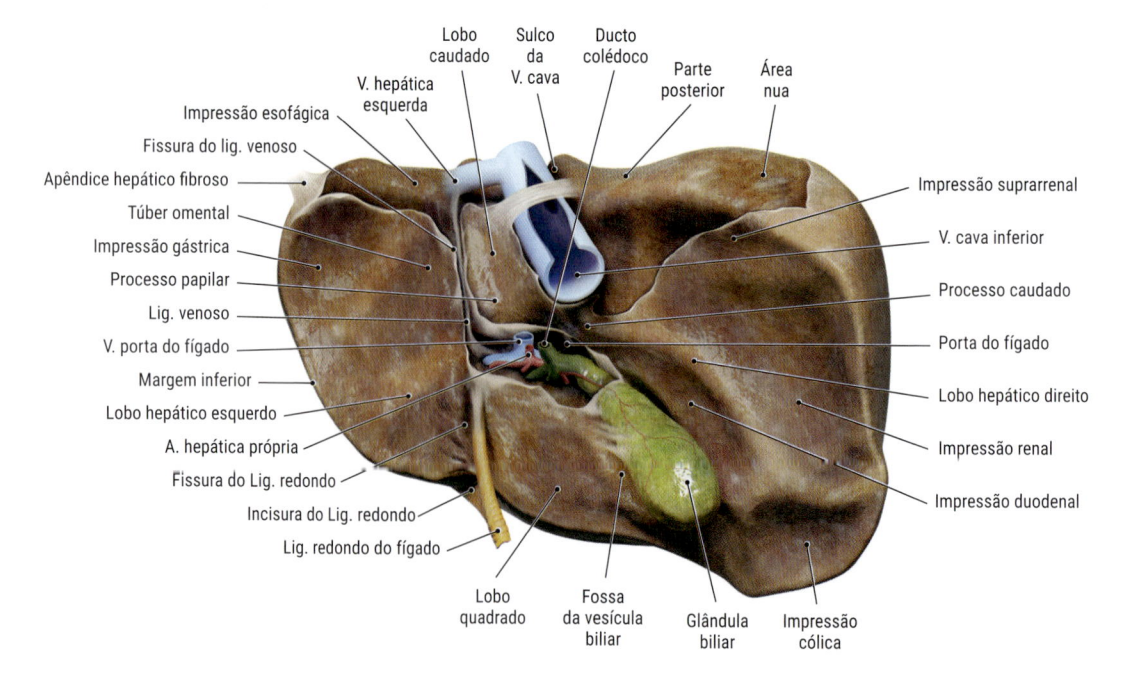

B Face visceral.

Figura 16-3   Anatomia do fígado.

16 | Vísceras do abdome

> **Nota anatômica**
>
> A segmentação hepática portal é baseada na distribuição da veia porta do fígado no interior do órgão. Essa distribuição distingue uma parte hepática esquerda e uma parte hepática direita. Na parte hepática esquerda, há uma divisão lateral esquerda (segmentos II e III) e uma divisão medial esquerda (segmentos I e IV). Na parte hepática direita, há uma divisão medial direita (segmentos V e VIII) e uma divisão lateral direita (segmentos VI e VII).

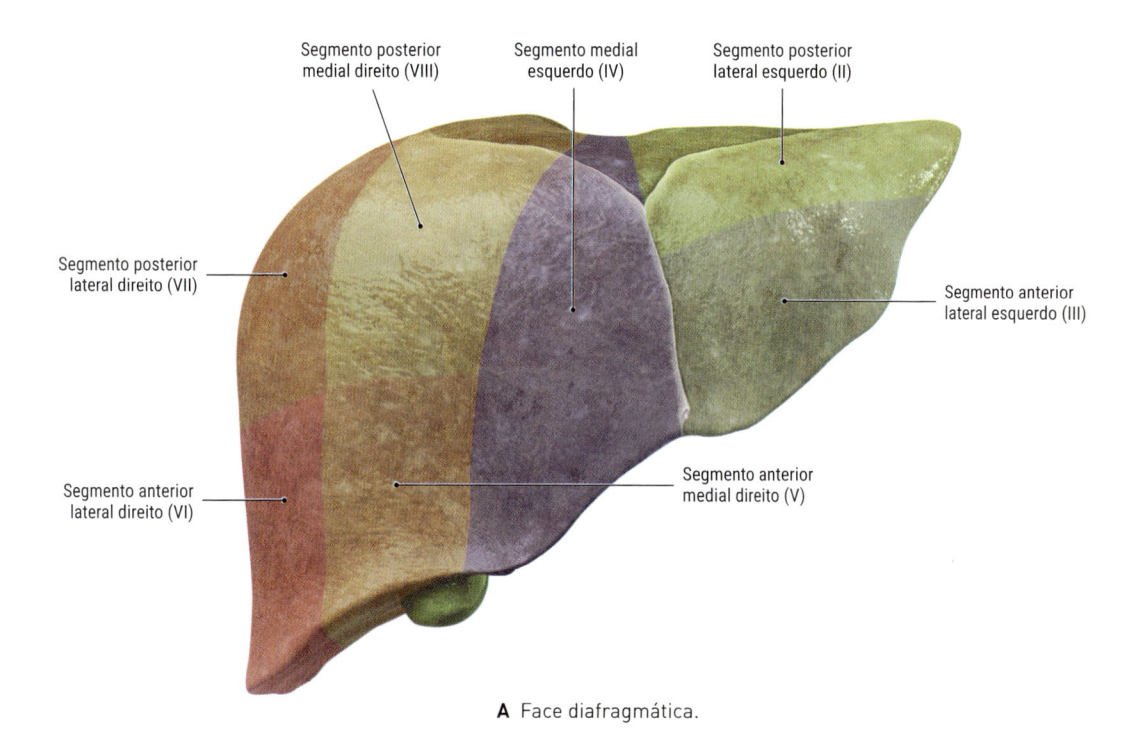

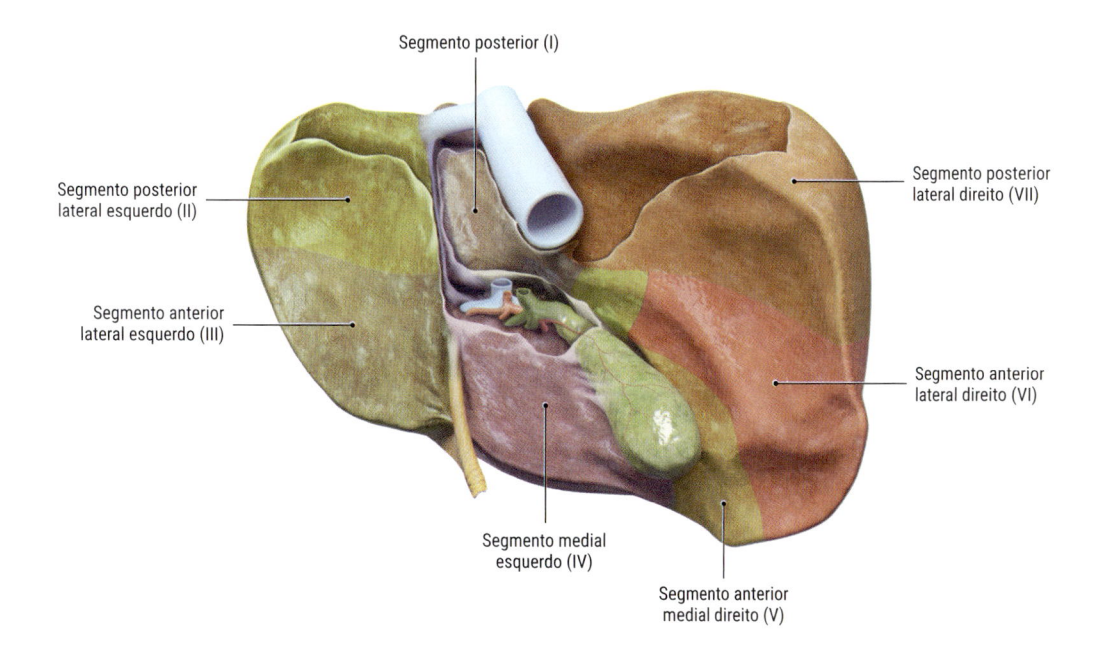

A Face diafragmática.

B Face visceral.

Figura 16-4 Segmentação hepática portal.

Estômago

O estômago é um órgão intraperitoneal que faz parte do trato digestório e se estende entre o esôfago e o duodeno. Ele se encontra entre o fígado e o baço, na região supramesocólica da cavidade abdominal, e está localizado no epigástrio e no hipocôndrio esquerdo do abdome, podendo também estar localizado na região umbilical, dependendo de seu tamanho e estado funcional. Sua principal função é participar da digestão dos alimentos pela produção de secreções gástricas, que se caracterizam por seu pH ácido e transformam os alimentos ingeridos em um fluido denominado quimo.

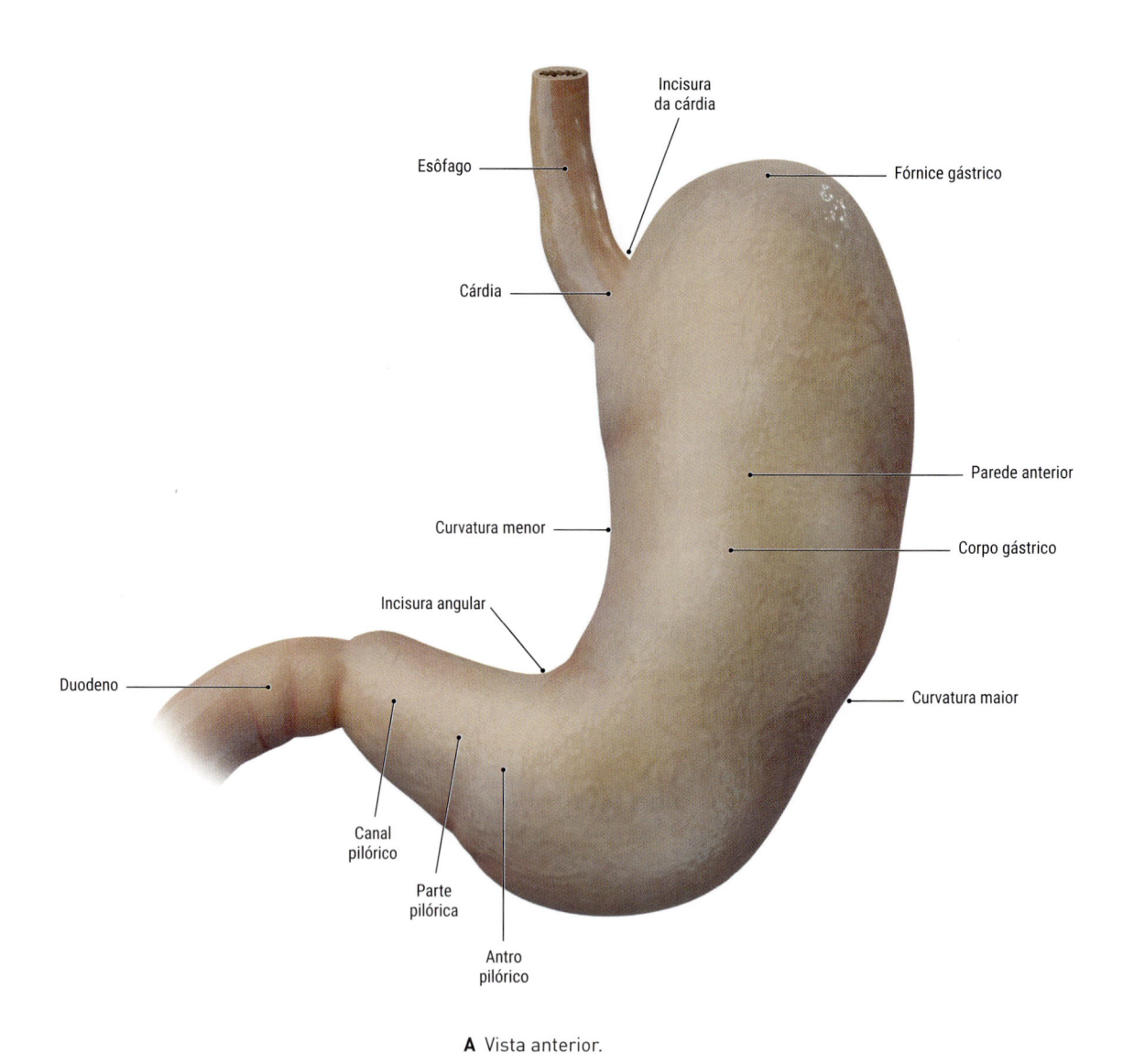

A Vista anterior.

Figura 16-5 Anatomia do estômago.

> **Nota anatômica**
>
> Uma linha transversal imaginária que passa pela incisura da cárdia e uma linha vertical imaginária que passa pela incisura angular dividem o estômago em três partes que, de proximal a distal, são chamadas fórnice gástrico, corpo gástrico e parte pilórica. A parte pilórica, por sua vez, pode ser dividida em um antro pilórico e um canal pilórico.

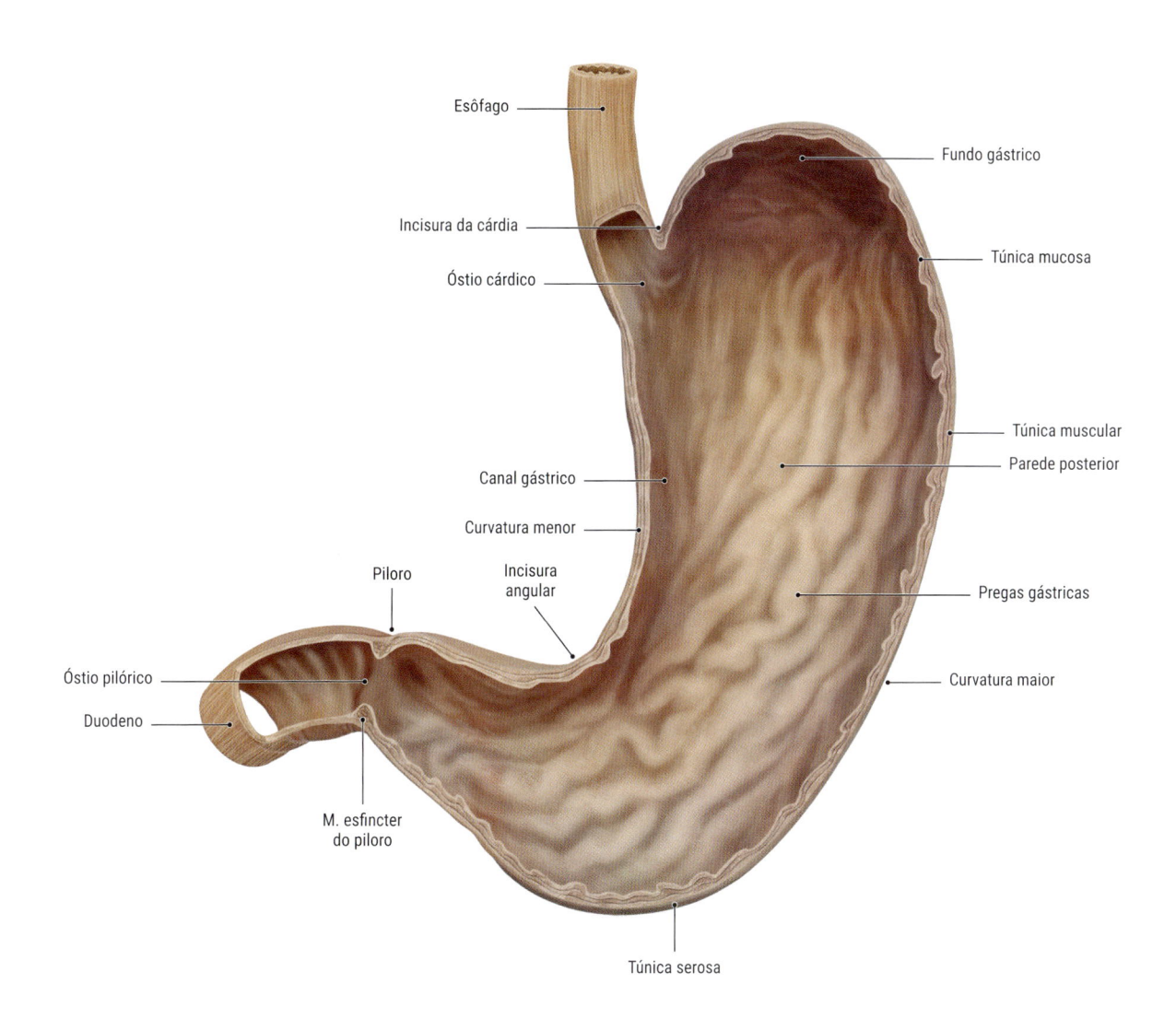

B Vista interna.

Nota anatômica

A parede do estômago é composta de quatro camadas diferentes. A camada mais externa é a túnica serosa, formada pelo peritônio visceral. Na continuidade, identifica-se a túnica muscular, que é composta de músculo liso. Essa túnica apresenta, do superficial ao profundo, uma camada longitudinal, uma camada circular e fibras oblíquas. A camada longitudinal se desenvolve principalmente nas curvaturas menor e maior do estômago; a camada circular está distribuída uniformemente por todo o estômago, condensando-se no nível do piloro para formar o músculo esfíncter do piloro; as fibras oblíquas são mais desenvolvidas nas regiões próximas à cárdia. As duas camadas mais profundas do estômago são a tela submucosa, formada por tecido conjuntivo frouxo, e a túnica mucosa, que forma as pregas gástricas longitudinais.

Baço

O baço é um órgão linfático secundário, intraperitoneal, altamente vascularizado e friável, localizado no hipocôndrio esquerdo do abdome, à esquerda do estômago e abaixo do diafragma. Tem uma importante função imune e está envolvido na destruição de hemácias velhas. Durante o período fetal, também está envolvido na hematopoiese.

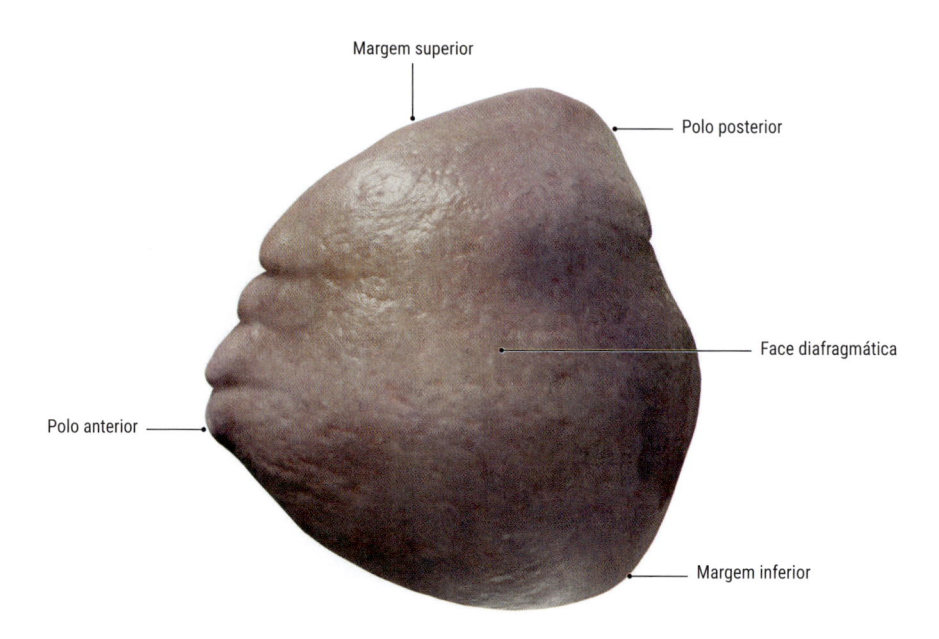

A Face diafragmática.

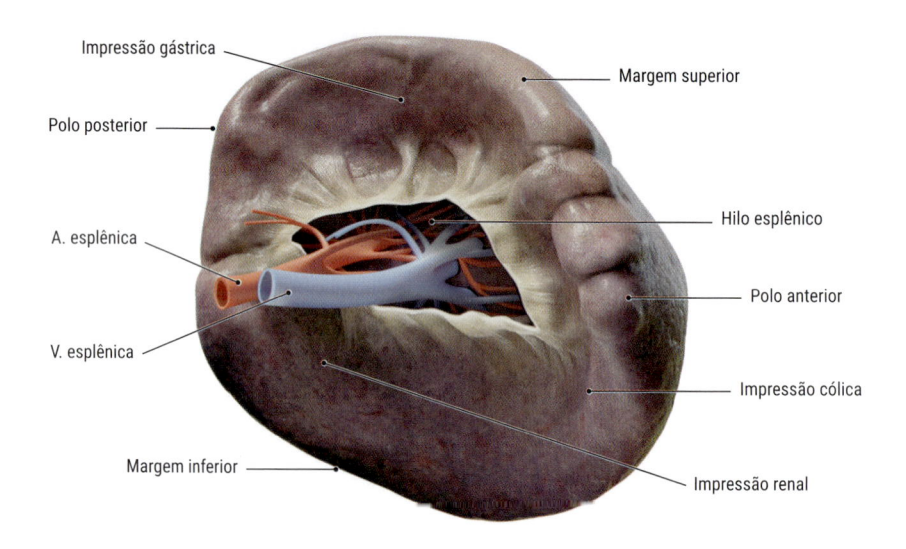

B Face visceral.

Figura 16-6 Anatomia do baço.

> **Nota clínica**
>
> **Esplenomegalia.** Um crescimento patológico do baço (esplenomegalia) implica que sua extremidade anterior exceda a margem costal do hipocôndrio esquerdo do abdome e seja clinicamente palpável. Várias patologias podem causar esplenomegalia, como hipertensão portal ou diferentes doenças infecciosas, hematológicas ou neoplásicas.

16 | Vísceras do abdome

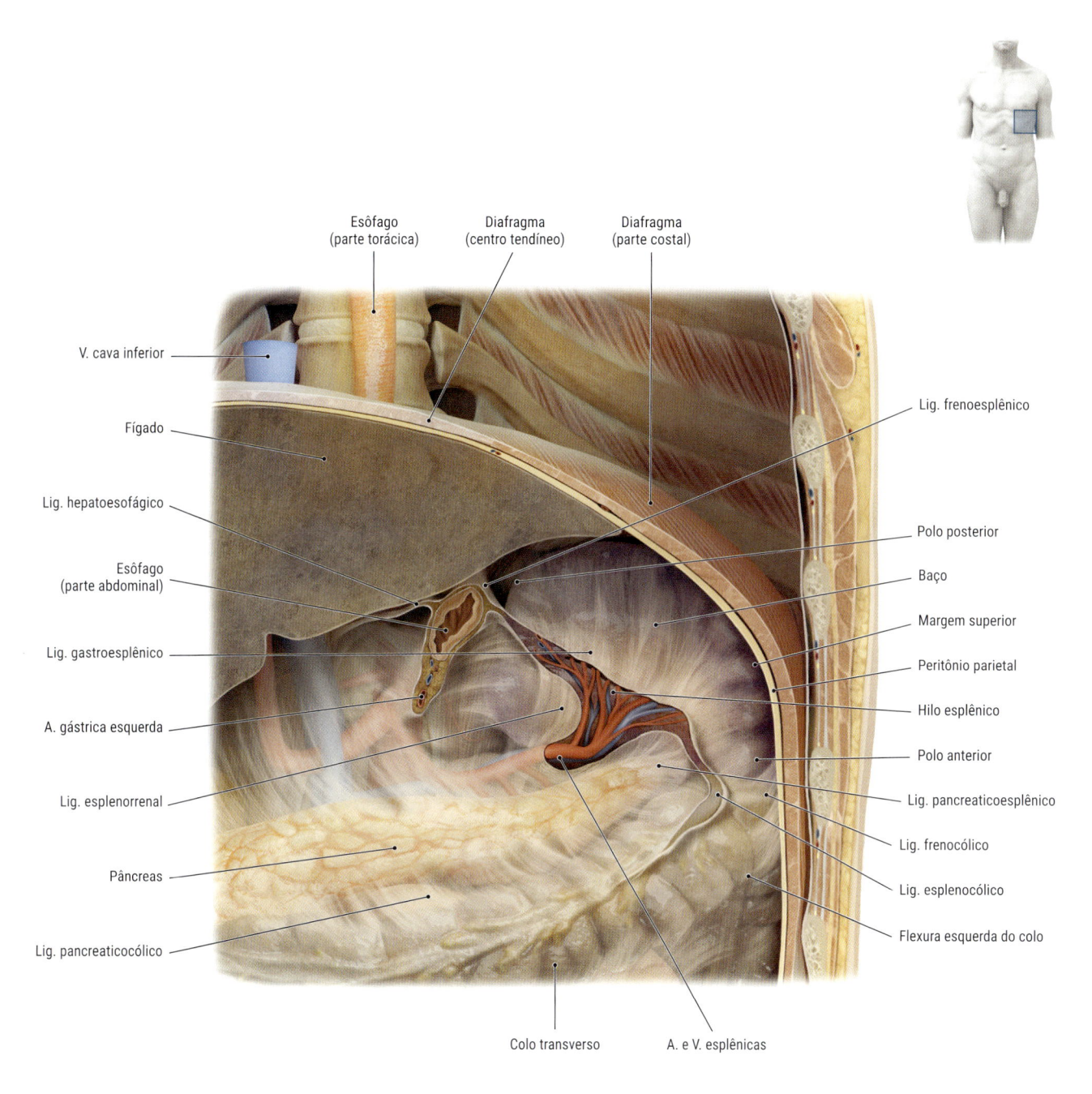

C Vista anterior do baço *in situ*.

Rótulos:
- Esôfago (parte torácica)
- Diafragma (centro tendíneo)
- Diafragma (parte costal)
- V. cava inferior
- Fígado
- Lig. hepatoesofágico
- Esôfago (parte abdominal)
- Lig. gastroesplênico
- A. gástrica esquerda
- Lig. esplenorrenal
- Pâncreas
- Lig. pancreaticocólico
- Colo transverso
- A. e V. esplênicas
- Lig. frenoesplênico
- Polo posterior
- Baço
- Margem superior
- Peritônio parietal
- Hilo esplênico
- Polo anterior
- Lig. pancreaticoesplênico
- Lig. frenocólico
- Lig. esplenocólico
- Flexura esquerda do colo

> **Nota anatômica**
>
> A margem superior do baço também se caracteriza pela presença de protuberâncias. Quando o baço tem um aumento de tamanho patológico (esplenomegalia), a margem superior pode ter contato com a parede anterior do abdome e, nesse caso, é possível identificar a margem com protuberâncias por palpação clínica.

Duodeno, pâncreas e vias biliares

O duodeno é a primeira parte do intestino delgado e se estende entre o estômago e o jejuno. Ele recebe o quimo do estômago, bem como a bile do fígado e a secreção exócrina do pâncreas. O pâncreas é uma glândula que sintetiza e secreta enzimas digestórias, que facilitam a absorção dos componentes do quimo e são transportadas para o duodeno através do ducto pancreático. Ele também sintetiza e secreta hormônios, como a insulina e o glucagon, que estão envolvidos no metabolismo dos carboidratos. A bile, que é gerada no fígado e armazenada na vesícula biliar, é transportada para o duodeno através do trato biliar e facilita a absorção de lipídeos.

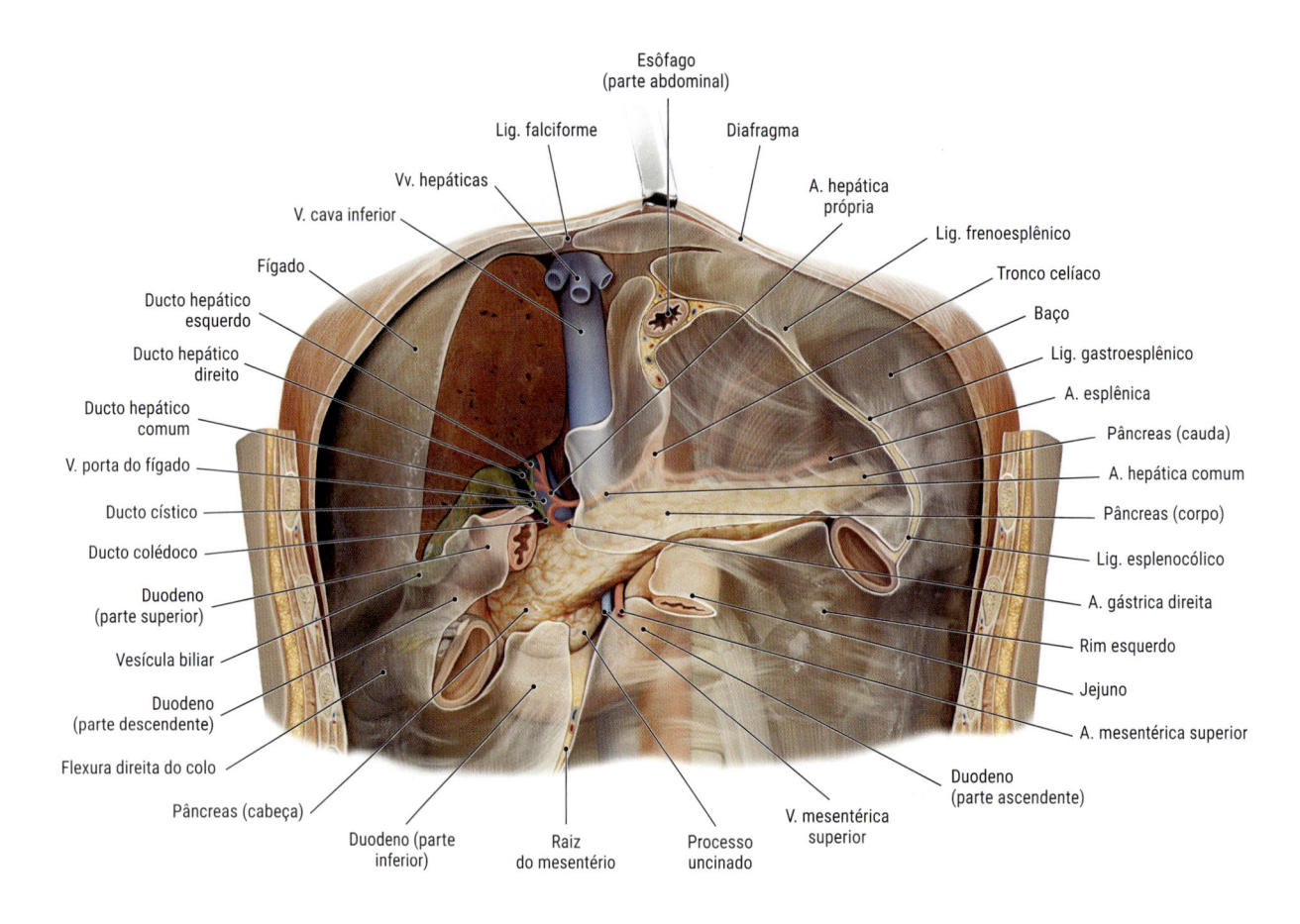

A Vista anterior *in situ* do duodeno e do pâncreas.

Figura 16-7 Anatomia do duodeno, do pâncreas e das vias biliares.

Nota anatômica

O duodeno e o pâncreas são órgãos retroperitoneais secundários. Isso significa que eles se formam no embrião como órgãos intraperitoneais, mas se transformam em órgãos retroperitoneais durante o desenvolvimento fetal como resultado da fusão do mesoduodeno dorsal com o peritônio parietal posterior. Os resquícios dessa fusão podem ser identificados em adultos atrás do duodeno e do pâncreas na forma de uma fáscia coalescente, chamada fáscia retroduodenopancreática ou fáscia de Treitz.

16 | Vísceras do abdome

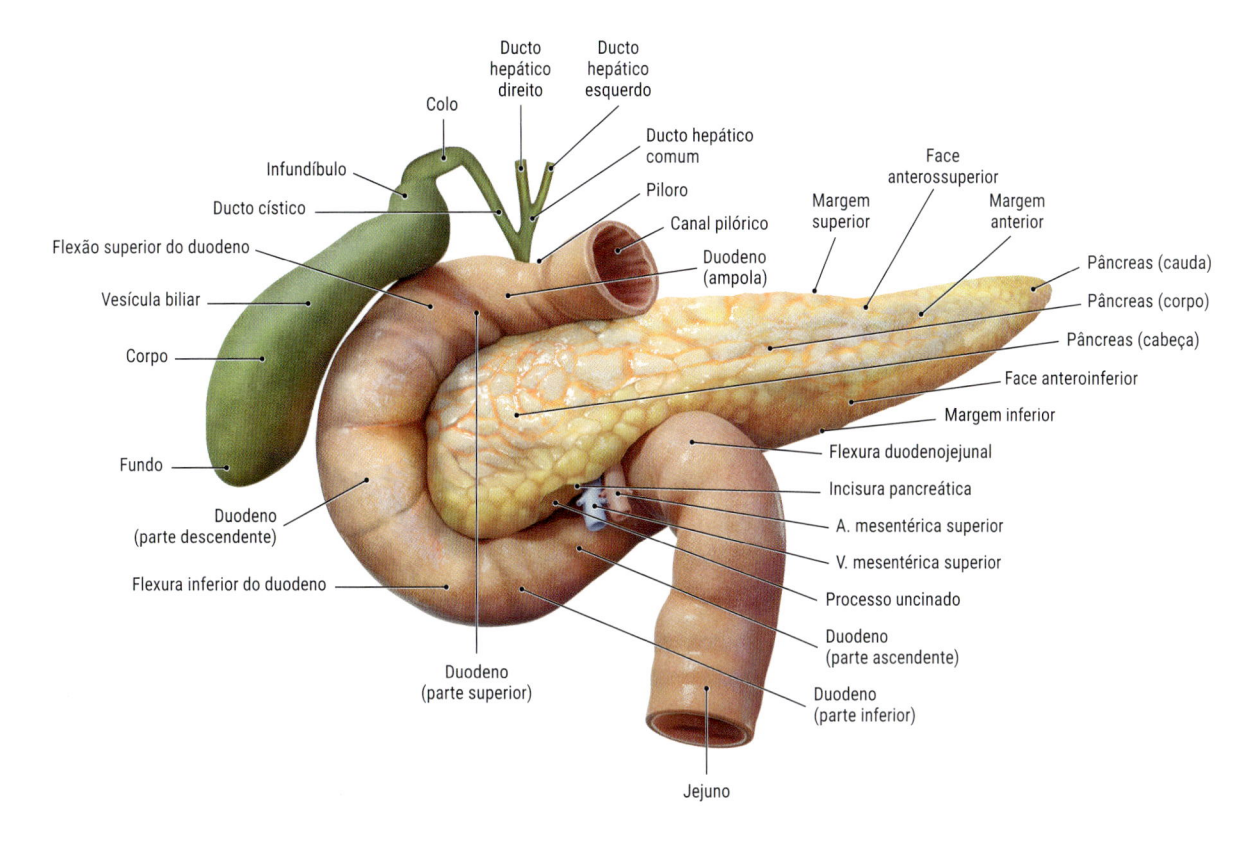

B Vista anterior do duodeno e do pâncreas.

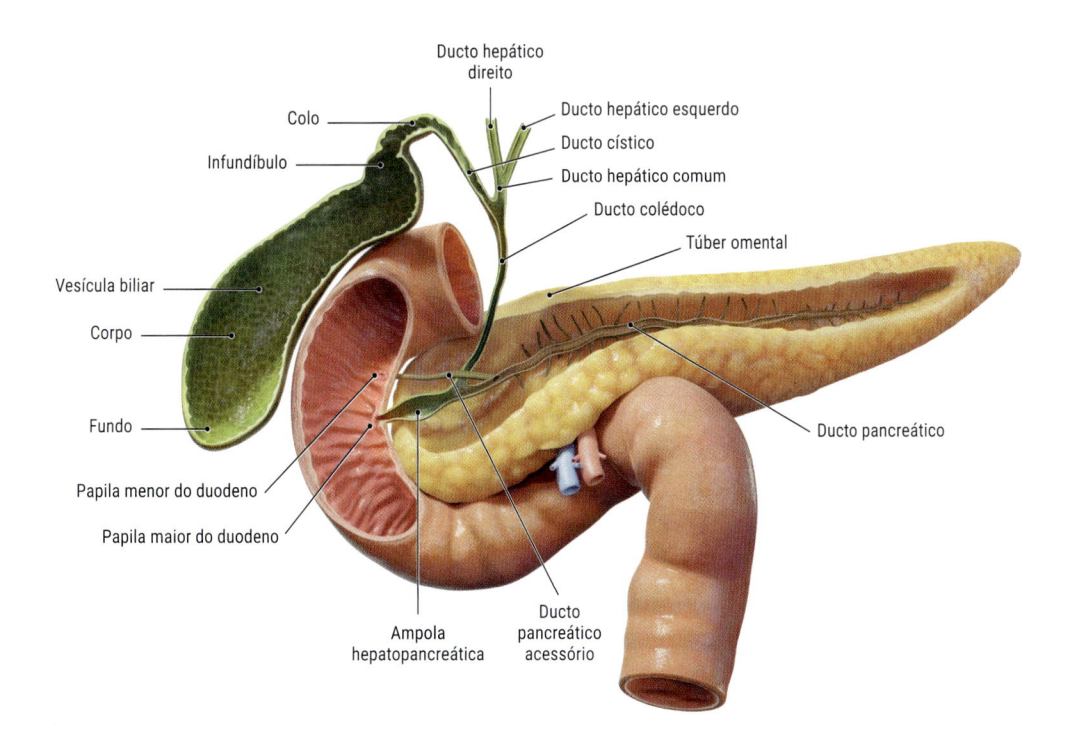

C Vista anterior do trato biliar.

Tronco celíaco

As vísceras da região supramesocólica do abdome são vascularizadas principalmente através do tronco celíaco. Esse tronco se origina da parte abdominal da aorta no nível das vértebras T XII-L I e se divide em três ramos, chamados artéria gástrica esquerda, artéria esplênica e artéria hepática comum. Esses ramos irrigam o fígado, o estômago, o baço e parte do duodeno e do pâncreas.

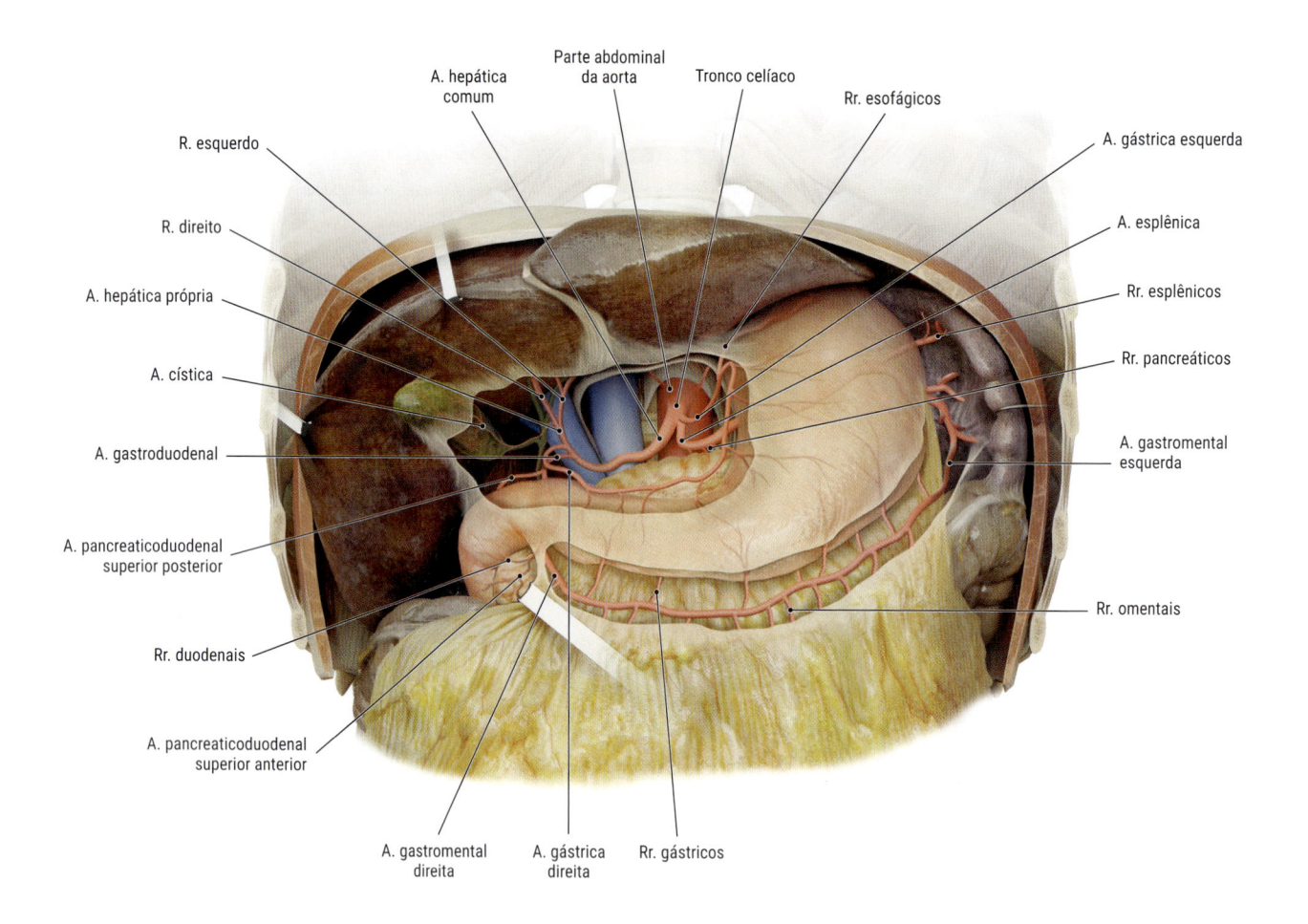

A Vista anterior com o estômago *in situ*.

Figura 16-8 Anatomia do tronco celíaco.

Nota anatômica

As artérias gástricas direita e esquerda se anastomosam para formar um arco arterial que segue a curvatura menor do estômago e atravessa o interior do omento menor. As artérias gastromentais direita e esquerda também se anastomosam para formar um arco arterial que segue a curvatura maior do estômago e está localizado dentro do ligamento gastrocólico.

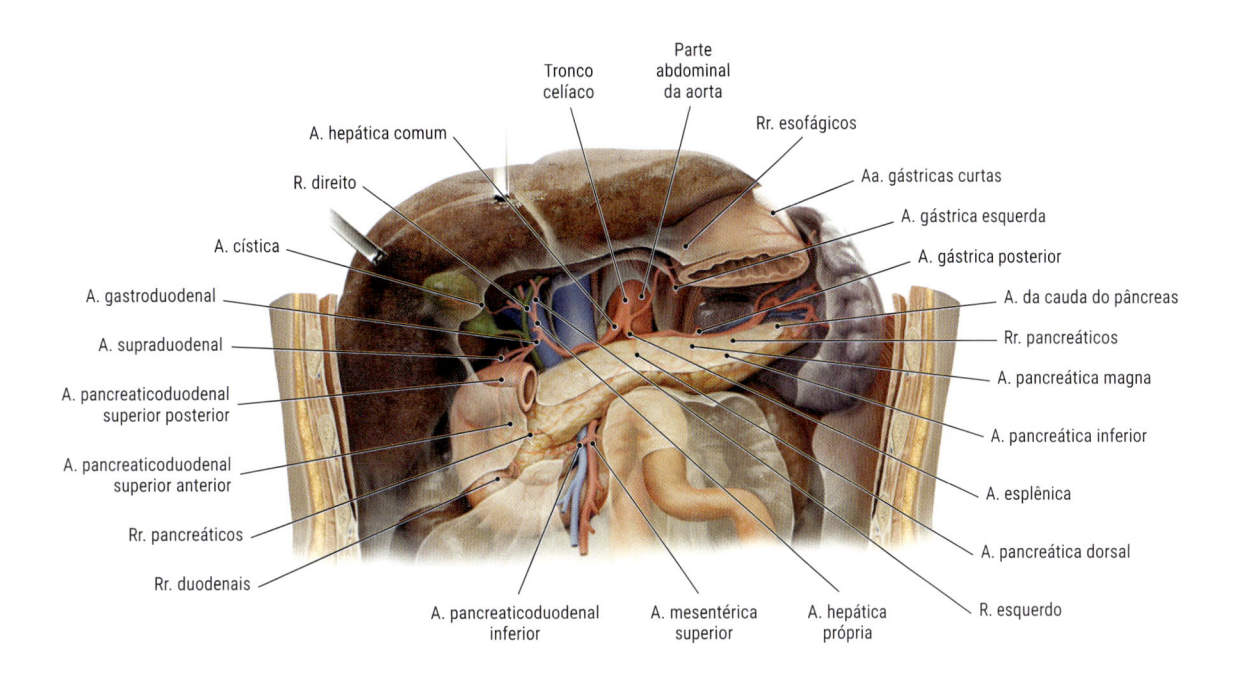

B Vista anterior com o estômago removido.

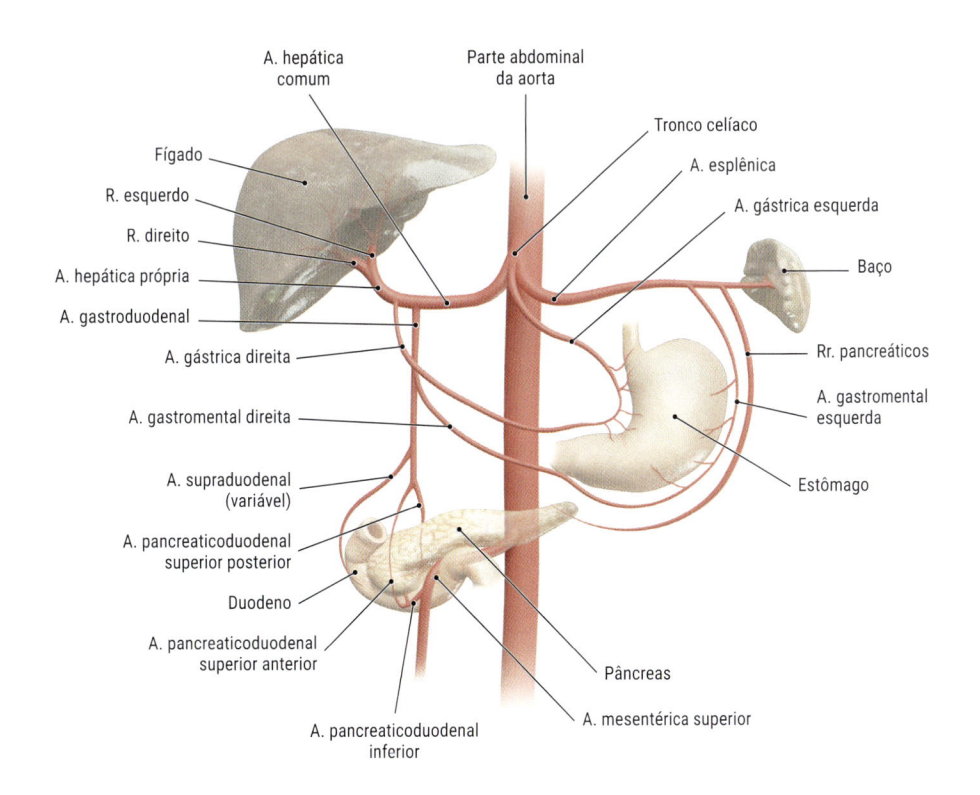

C Diagrama do tronco celíaco.

Vísceras do abdome II: região inframesocólica

A região inframesocólica é a parte da cavidade abdominal que fica abaixo do mesocolo transverso. Ela corresponde às regiões lateral, umbilical, inguinal e púbica do abdome, e seu conteúdo principal é o jejuno-íleo, o ceco, o apêndice vermiforme, o colo ascendente, o colo descendente e o colo sigmoide.

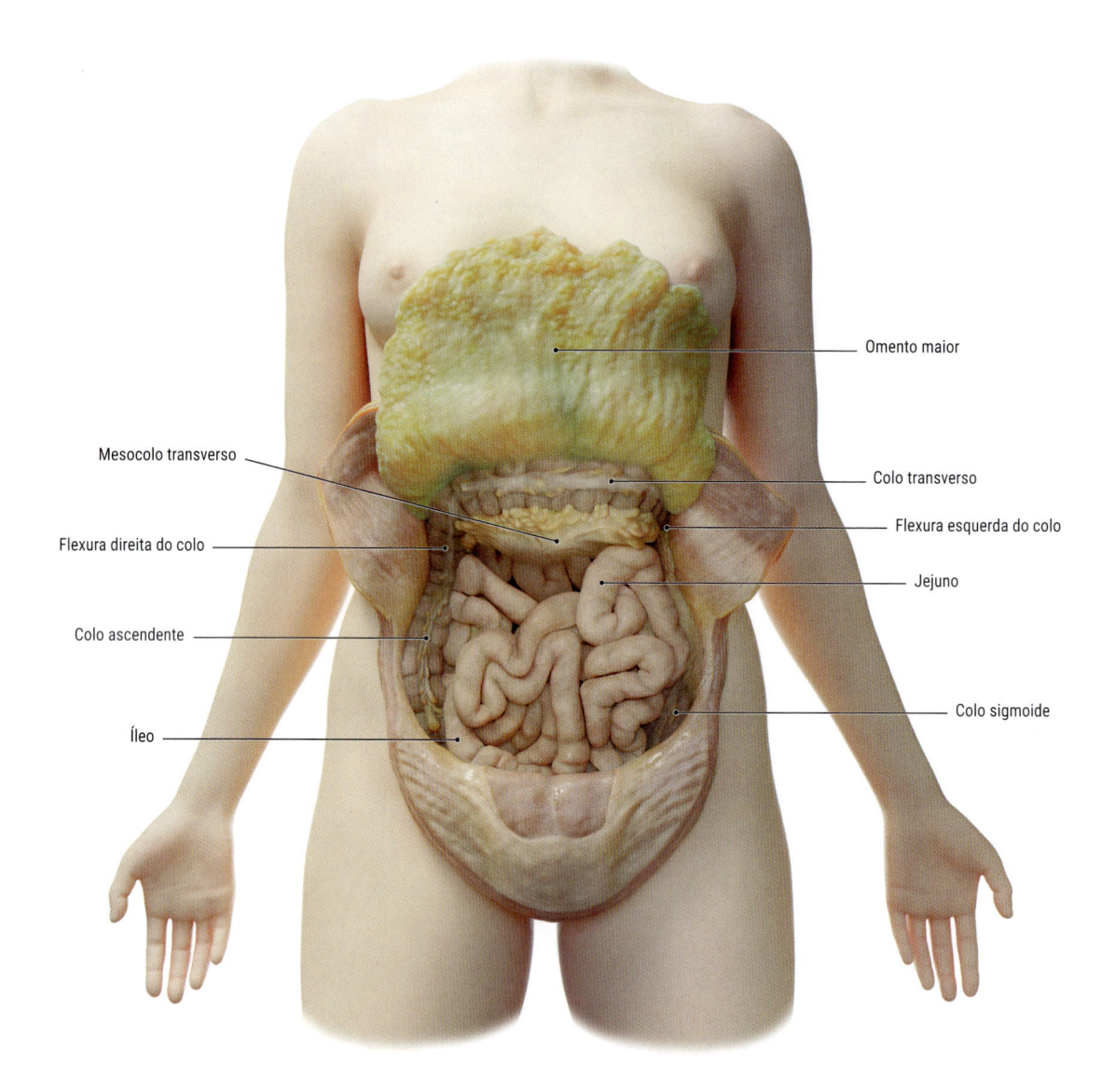

A Vista superficial com o omento maior rebatido.

Figura 16-9 Região inframesocólica da cavidade abdominal.

Nota clínica

Paracentese. O arranjo anatômico das alças intestinais (jejuno-íleo) implica que elas se localizem anteriormente ao colo descendente e à parte do colo sigmoide à esquerda, ao passo que, no lado direito, o ceco e o colo ascendente geralmente não estão ocultos pelas alças intestinais. Por isso, a paracentese (manobra clínica que consiste em perfurar a parede abdominal para extrair o líquido peritoneal) é realizada na região inguinal esquerda, de forma a não lesar estruturas como o ceco ou o colo ascendente, que são relativamente imóveis.

16 | Vísceras do abdome   157

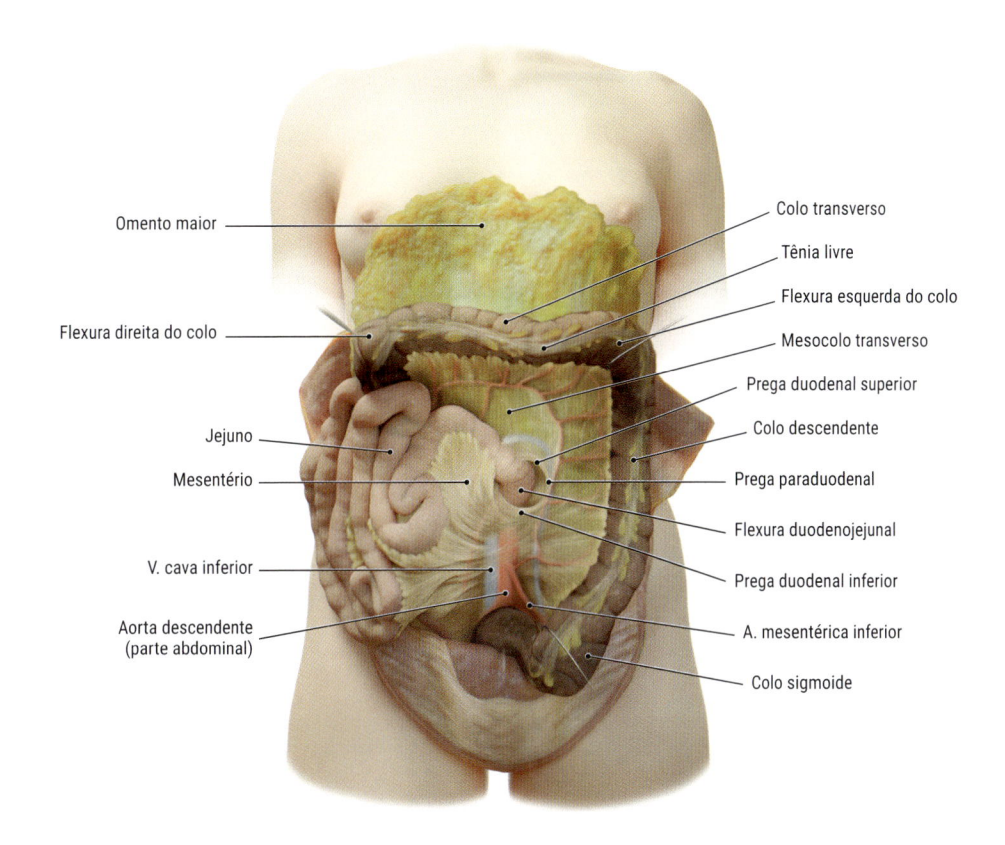

B Vista anterior da flexura duodenojejunal.

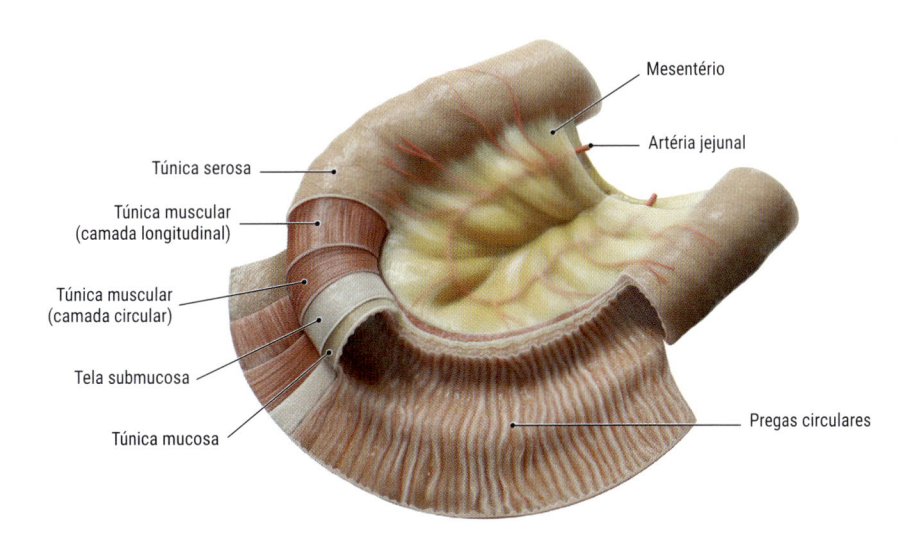

C Anatomia interna do intestino delgado.

> **Nota clínica**
>
> **Recessos duodenais.** Atrás das pregas duodenais superior, paraduodenal e inferior estão os recessos duodenais (recesso duodenal superior, recesso paraduodenal e recesso duodenal inferior), que podem causar hérnias internas, sendo as mais comuns as hérnias paraduodenais.

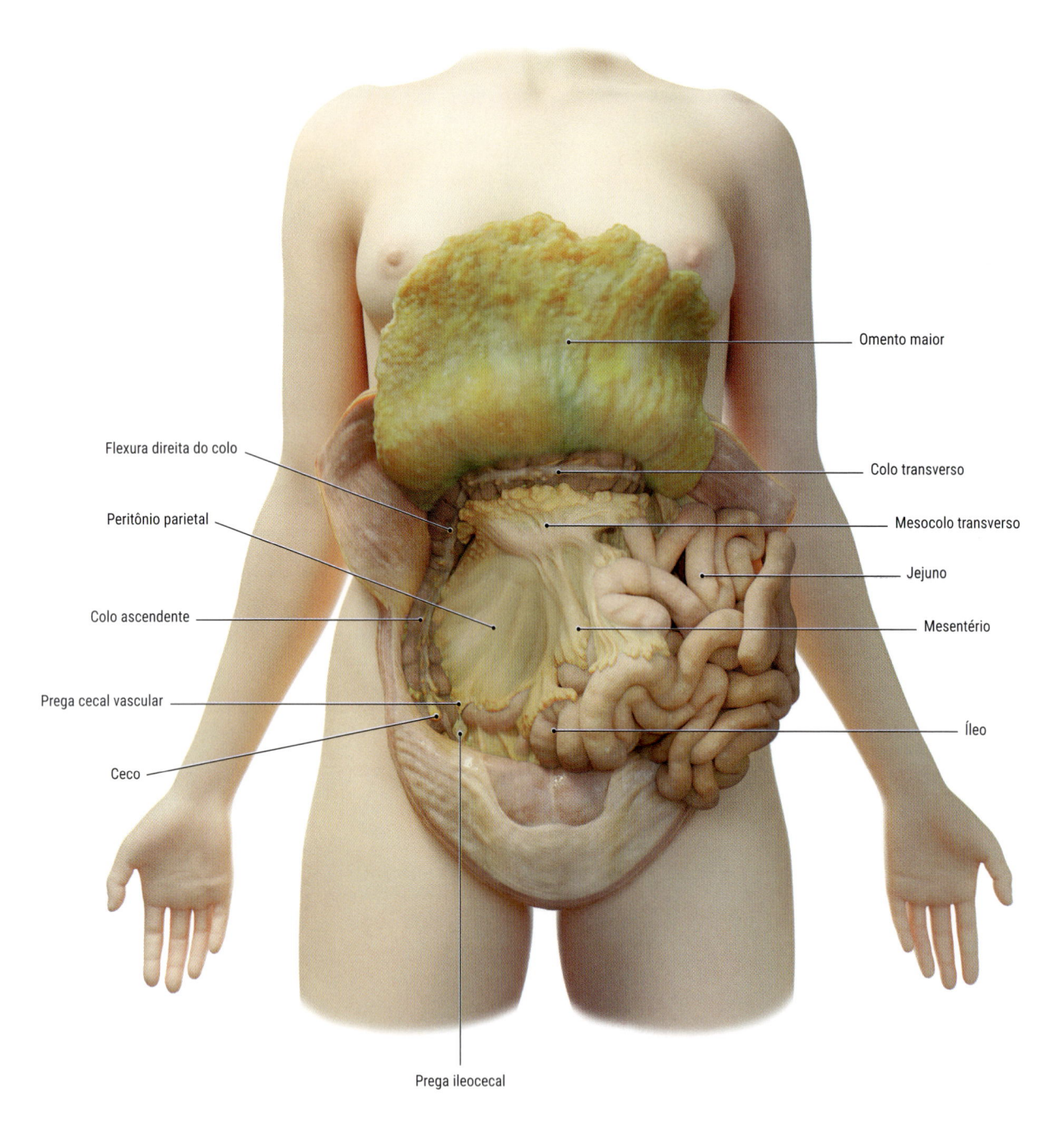

A Vista anterior do mesentério com o jejuno-íleo rebatido para a esquerda.

Figura 16-10 Jejuno, íleo e mesentério.

> **Nota anatômica**
>
> Posteriormente à prega cecal vascular está o recesso ileocecal superior e, por trás da prega ileocecal, está o recesso ileocecal inferior. Atrás do ceco está o recesso retrocecal. Esses recessos podem causar o encarceramento jejuno-ileal.

16 | Vísceras do abdome

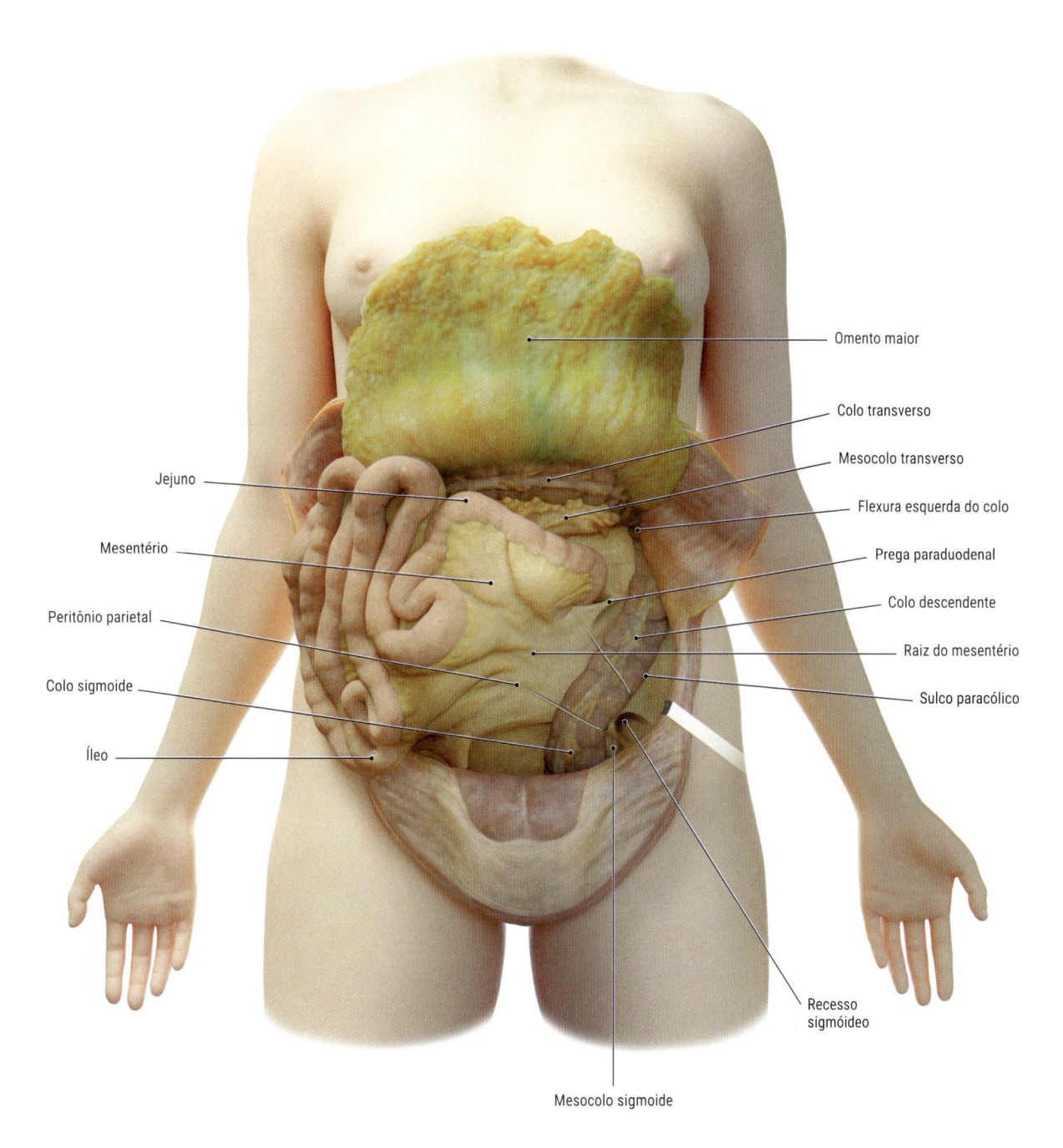

B Vista anterior do mesentério com o jejuno-íleo rebatido para a direita.

Nota clínica

A presença dos sulcos paracólicos, localizados lateral e medialmente aos colos ascendente e descendente, podem causar hérnias internas do jejuno-íleo, especialmente no nível do sulco paracólico lateral do colo ascendente. O recesso sigmóideo (hérnia sigmoide), localizado atrás da inserção superior do mesocolo sigmoide no peritônio parietal posterior, também pode ser local de hérnia interna. Esse recesso sigmóideo geralmente está presente no feto e durante a infância do indivíduo e pode desaparecer com a idade. A presença de um mesocolo sigmoide alongado e de base estreita pode causar torção ou volvo do colo sigmoide.

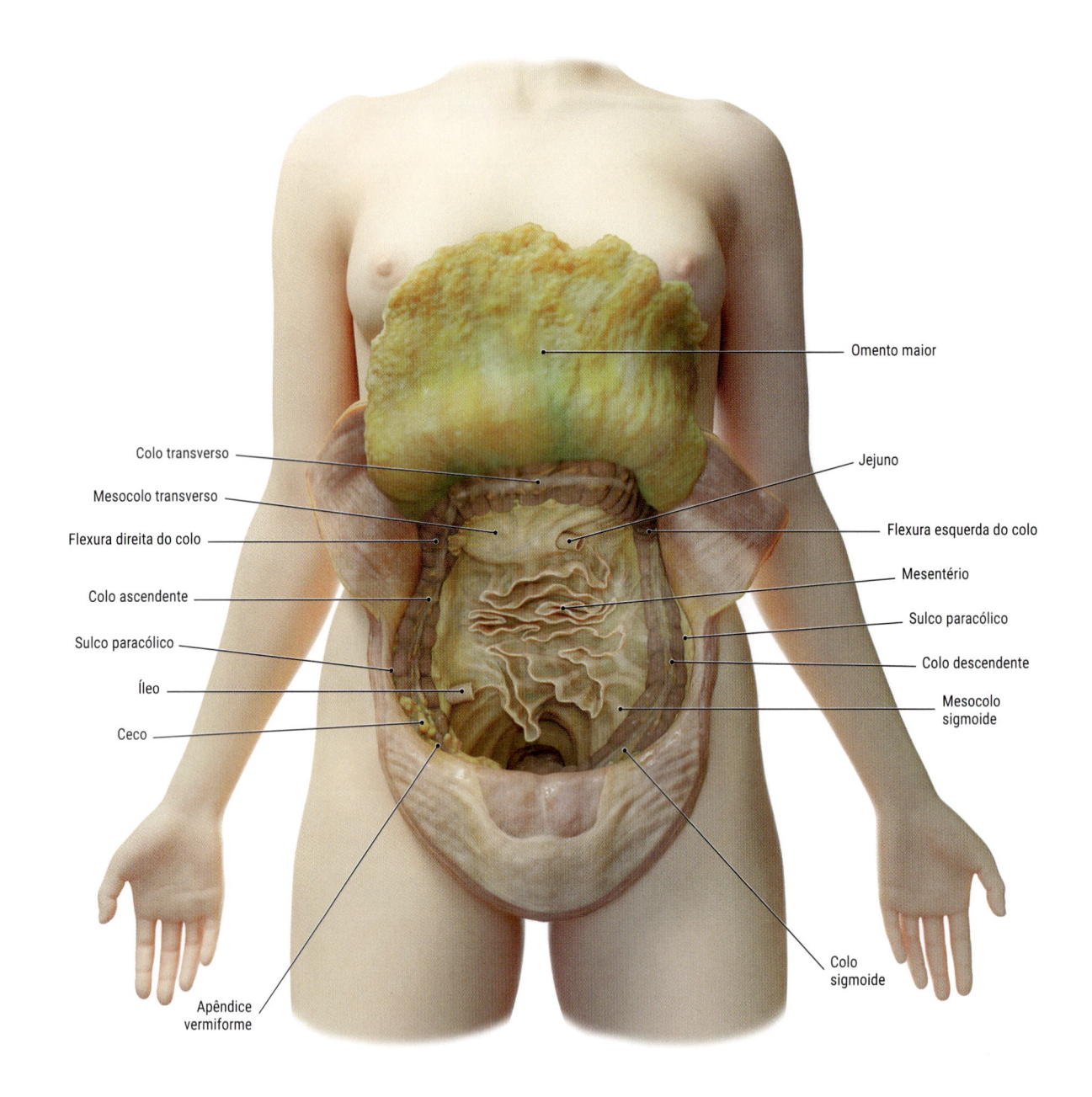

A Vista anterior do intestino grosso *in situ*.

Figura 16-11 Anatomia do intestino grosso.

Nota anatômica

Diferentes partes do intestino grosso têm relações distintas com o peritônio. O ceco e o apêndice vermiforme são órgãos intraperitoneais e estão fixados à parede posterior da cavidade abdominal por meio do mesoapêndice. O colo transverso e o colo sigmoide também são órgãos intraperitoneais e estão ligados à parede posterior da cavidade abdominal através do mesocolo transverso e do mesocolo sigmoide.

O colo ascendente e o colo descendente são órgãos secundários retroperitoneais e, posteriormente, apresentam uma fáscia coalescente, chamada fáscia de Toldt. Essas duas partes são formadas no embrião como órgãos intraperitoneais que apresentam um mesocolo ascendente e um mesocolo descendente, que desaparecem durante o desenvolvimento fetal quando se fundem com o peritônio parietal.

16 | Vísceras do abdome

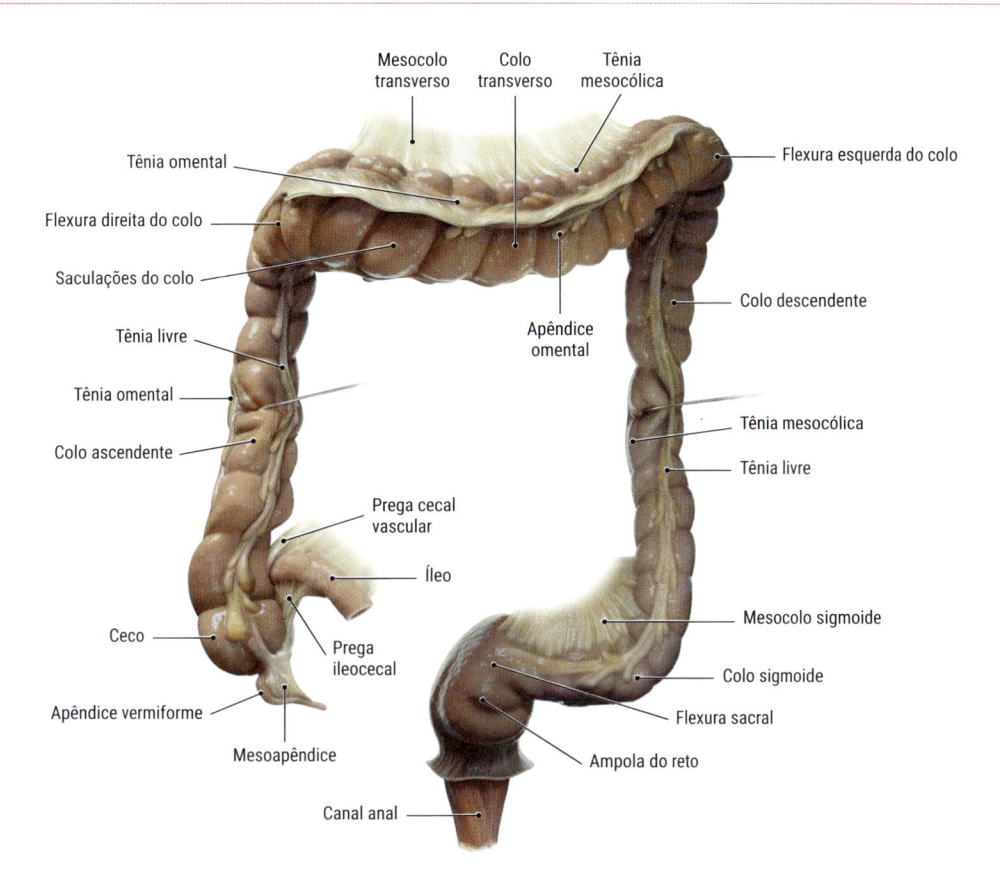

B Vista anterior do intestino grosso.

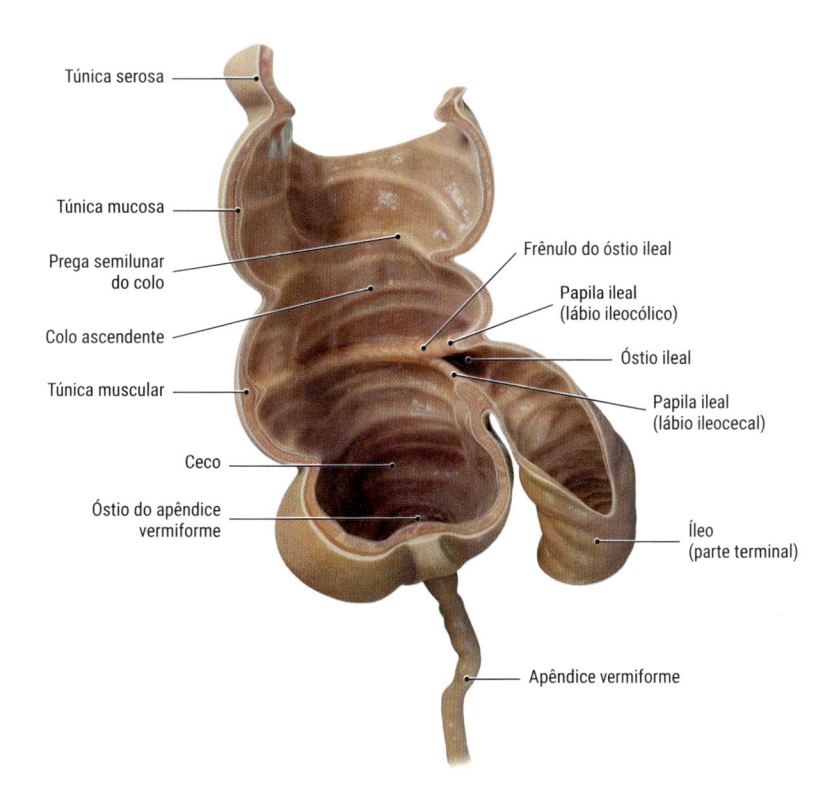

Labels: Mesocolo transverso; Colo transverso; Tênia mesocólica; Flexura esquerda do colo; Tênia omental; Flexura direita do colo; Saculações do colo; Tênia livre; Tênia omental; Colo ascendente; Apêndice omental; Colo descendente; Tênia mesocólica; Tênia livre; Prega cecal vascular; Íleo; Ceco; Prega ileocecal; Apêndice vermiforme; Mesoapêndice; Mesocolo sigmoide; Colo sigmoide; Flexura sacral; Ampola do reto; Canal anal.

C Vista interna da junção ileocecal.

Labels: Túnica serosa; Túnica mucosa; Prega semilunar do colo; Colo ascendente; Túnica muscular; Ceco; Óstio do apêndice vermiforme; Frênulo do óstio ileal; Papila ileal (lábio ileocólico); Óstio ileal; Papila ileal (lábio ileocecal); Íleo (parte terminal); Apêndice vermiforme.

Artérias mesentéricas

As artérias mesentéricas derivam da parte abdominal da aorta descendente. A artéria mesentérica superior irriga as estruturas anatômicas que derivam do intestino médio embrionário (parte do duodeno distal à desembocadura do ducto colédoco, jejuno, íleo, ceco, colo ascendente e dois terços proximais do colo transverso), enquanto a artéria mesentérica inferior supre as estruturas anatômicas que derivam do intestino posterior embrionário (terço distal do colo transverso, colo descendente, colo sigmoide e reto).

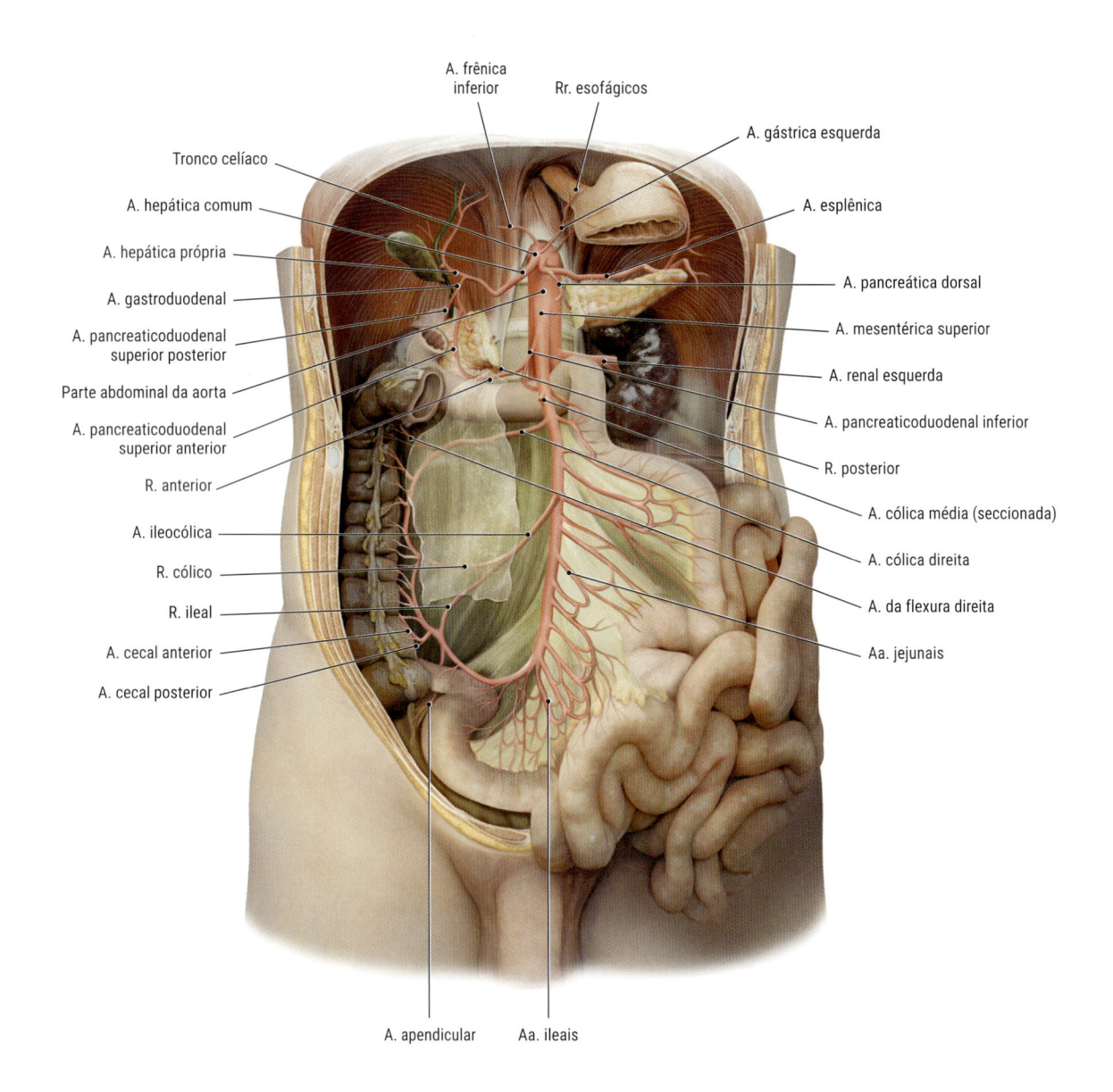

A Vista anterior da artéria mesentérica superior.

Figura 16-12 Distribuição anatômica das artérias mesentéricas.

> **Nota anatômica**
>
> **Arcada de Riolana.** A anastomose da artéria cólica média com o ramo ascendente da artéria cólica esquerda forma a chamada arcada de Riolana, que percorre o interior do mesocolo transverso.

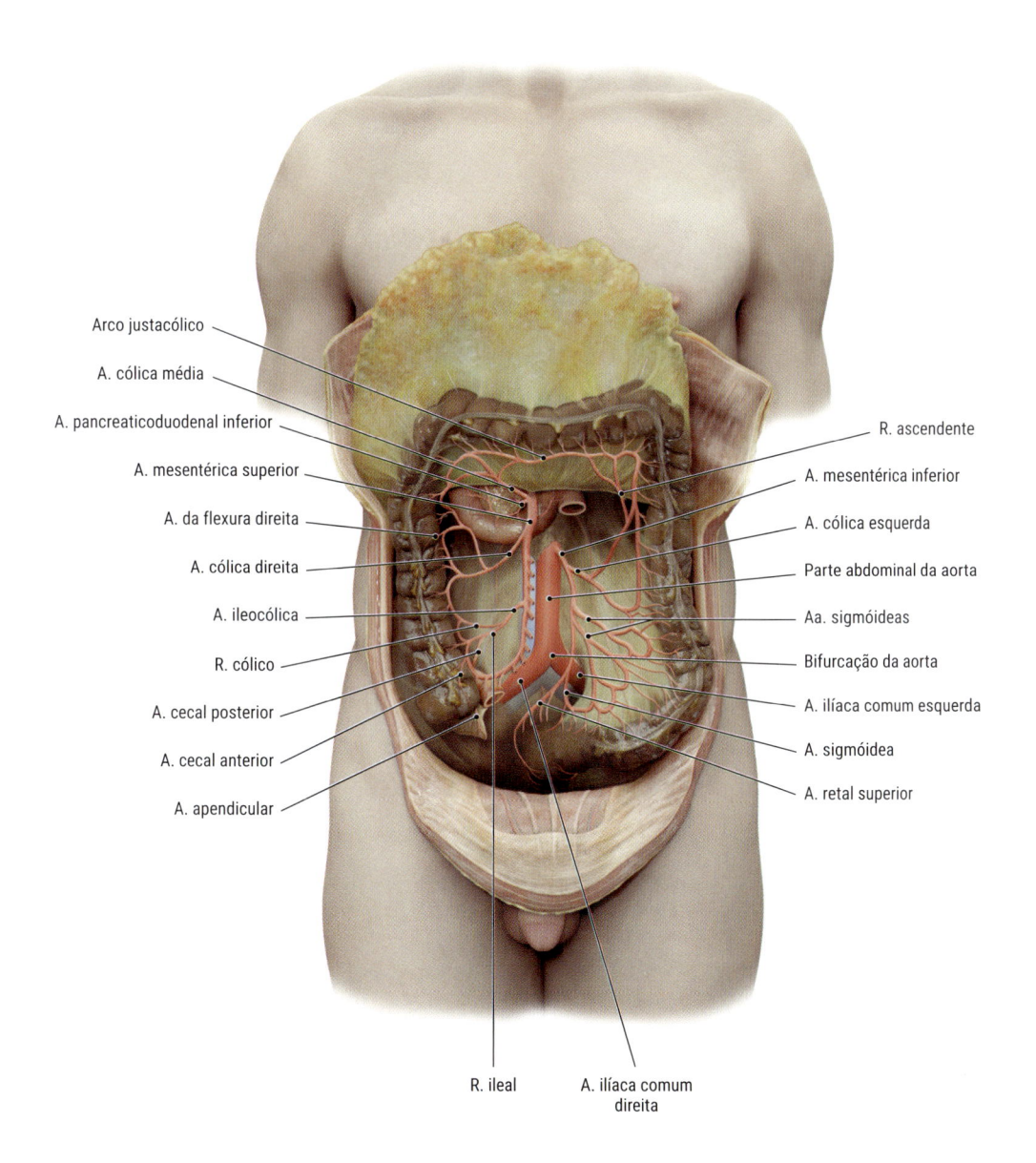

B Vista anterior da artéria mesentérica inferior.

Veias das vísceras do abdome

As principais vísceras do abdome relacionadas ao trato digestório, assim como o baço, enviam o sangue venoso para três veias principais: a veia esplênica, a veia mesentérica superior e a veia mesentérica inferior. Essas três veias formam a veia porta do fígado, que o vasculariza. Uma vez que o sangue portal é filtrado pelo fígado, ele é enviado para a veia cava inferior através das veias hepáticas.

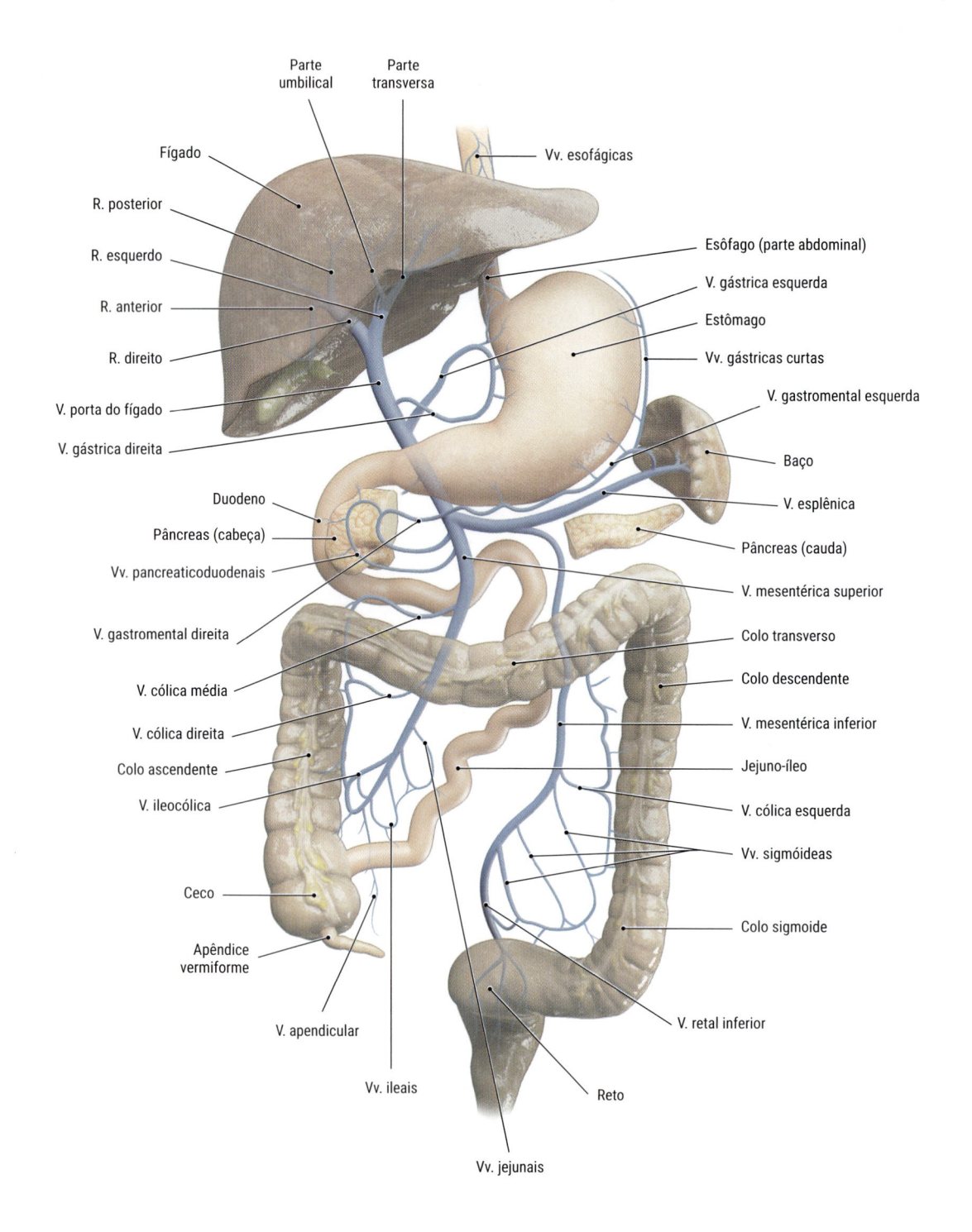

A Diagrama das veias das vísceras do abdome.

Figura 16-13 Distribuição anatômica das veias das vísceras do abdome.

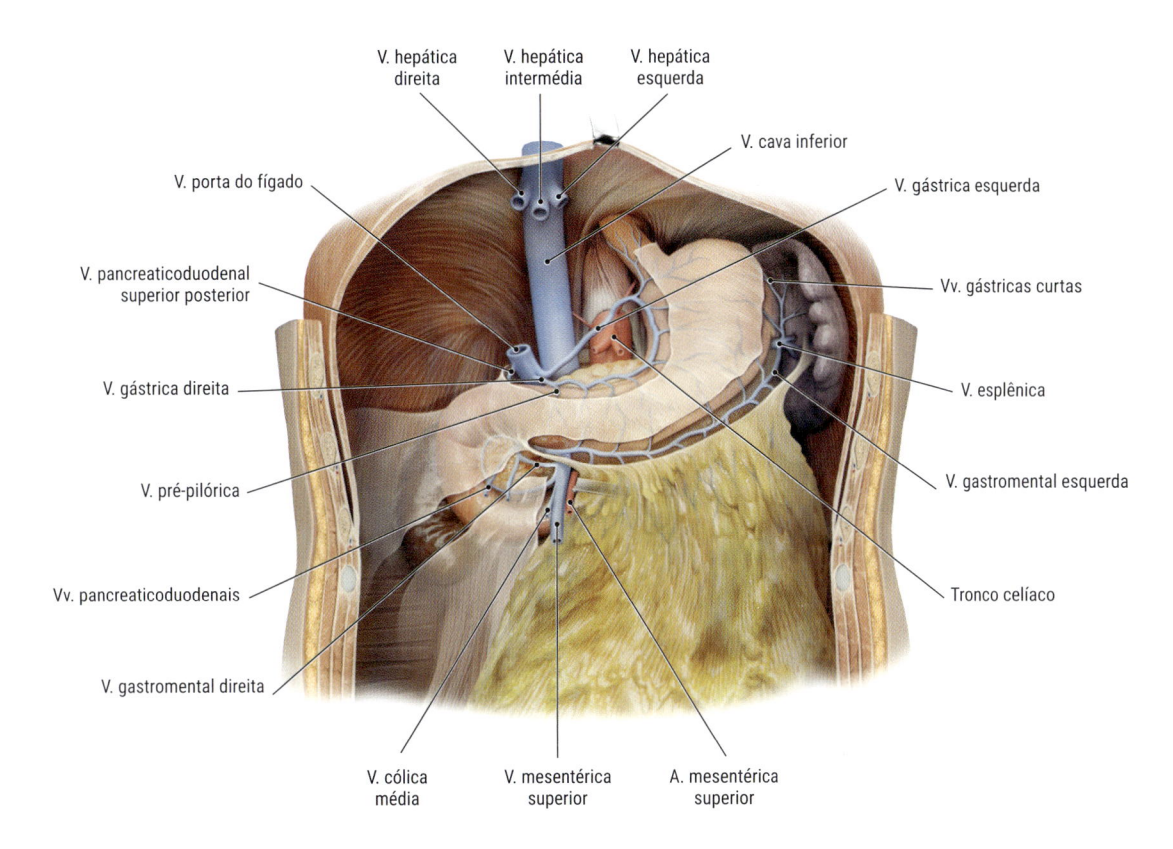

B Vista superficial das veias na região supramesocólica.

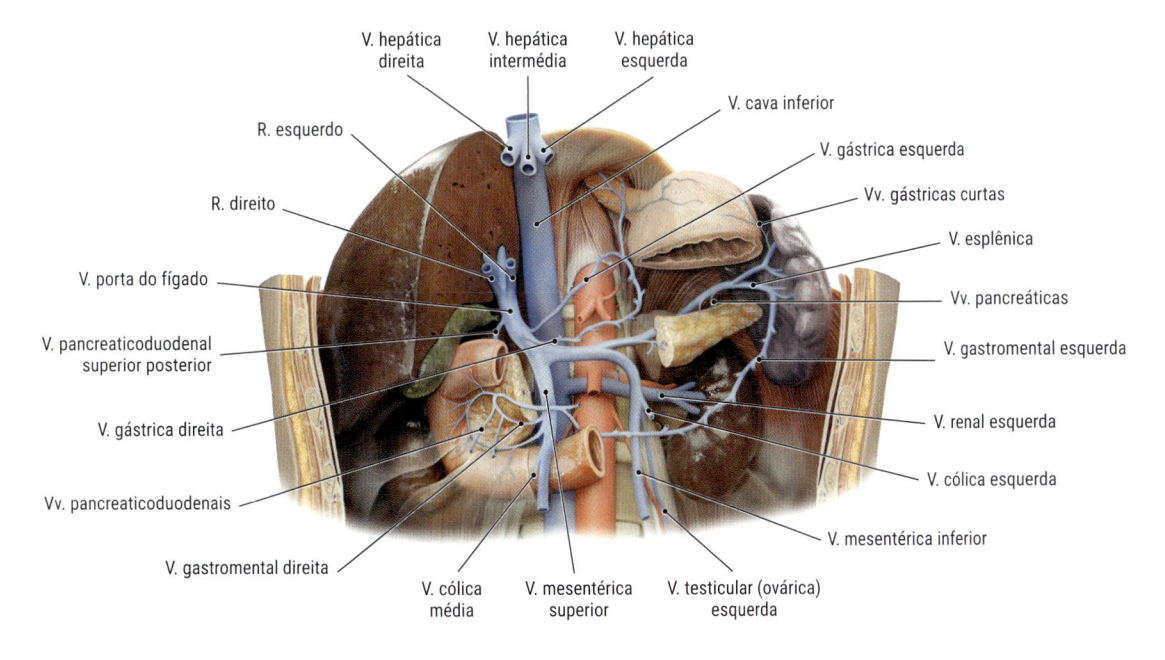

C Vista profunda das veias na região supramesocólica.

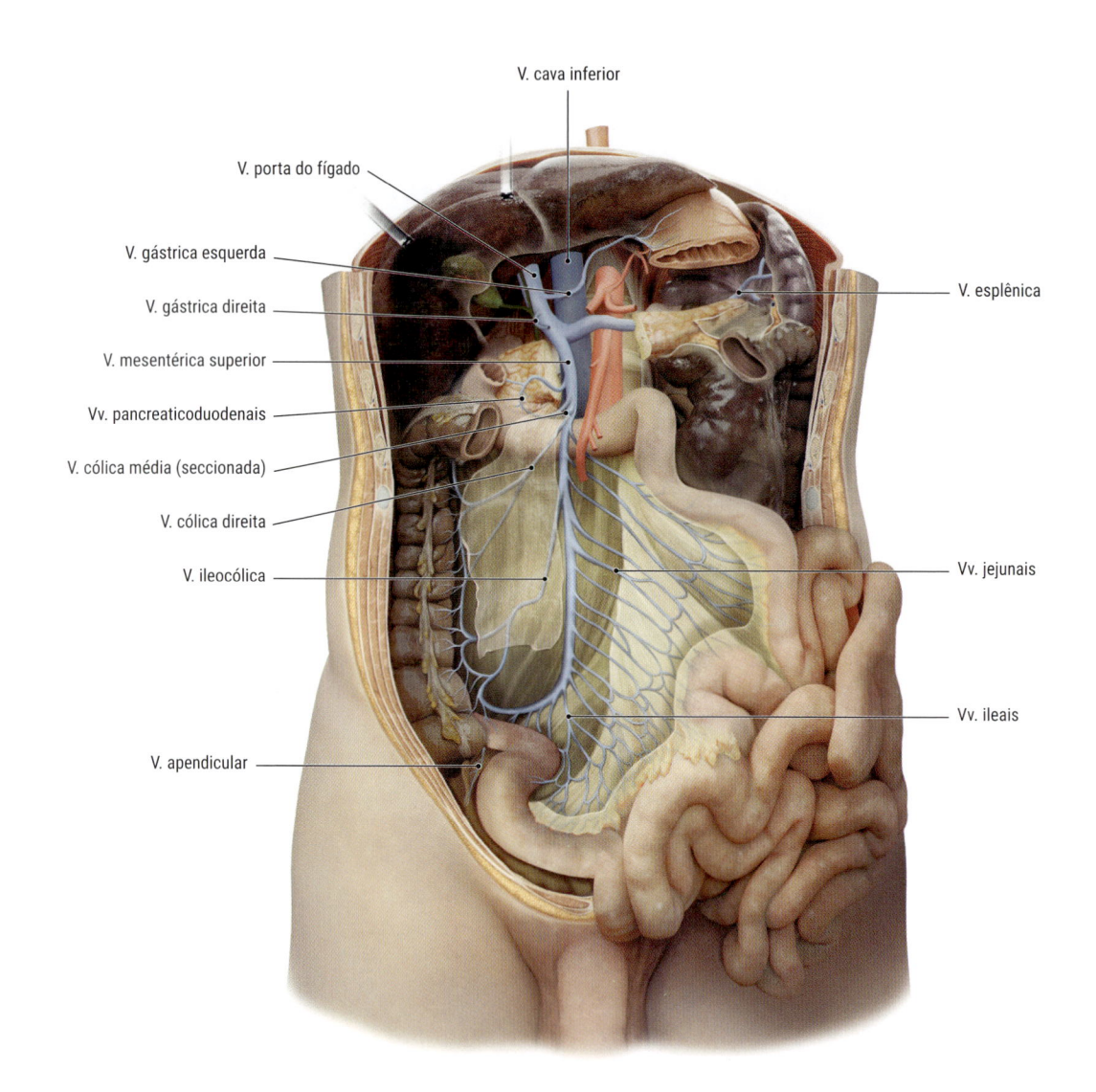

D Vista anterior da veia mesentérica superior.

Figura 16-13 Distribuição anatômica das veias das vísceras do abdome (*cont.*).

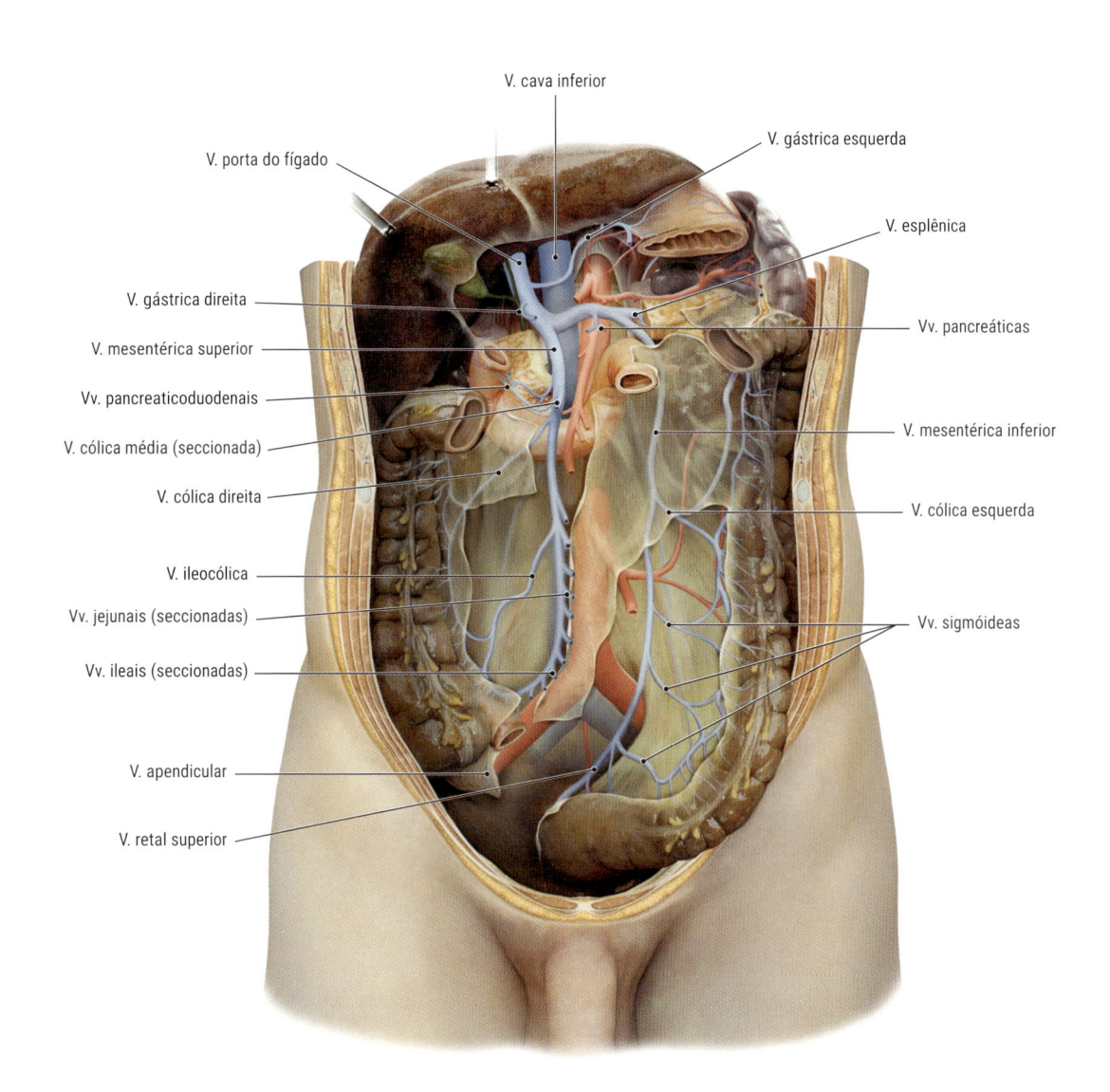

E Vista anterior da veia mesentérica inferior.

Sistema linfático das vísceras do abdome

Os vasos linfáticos do estômago, intestino delgado, intestino grosso, baço, pâncreas e parte do fígado fluem para os linfonodos que estão localizados próximos a esses órgãos, seguindo o caminho dos vasos sanguíneos principais (linfonodos celíacos, gástricos direitos e esquerdos, gastromentais direitos e esquerdos, piloricos, pancreáticos, esplênicos, pancreaticoduodenais, hepáticos e mesentéricos superiores e inferiores). Por fim, essa linfa é recolhida pelo ducto torácico.

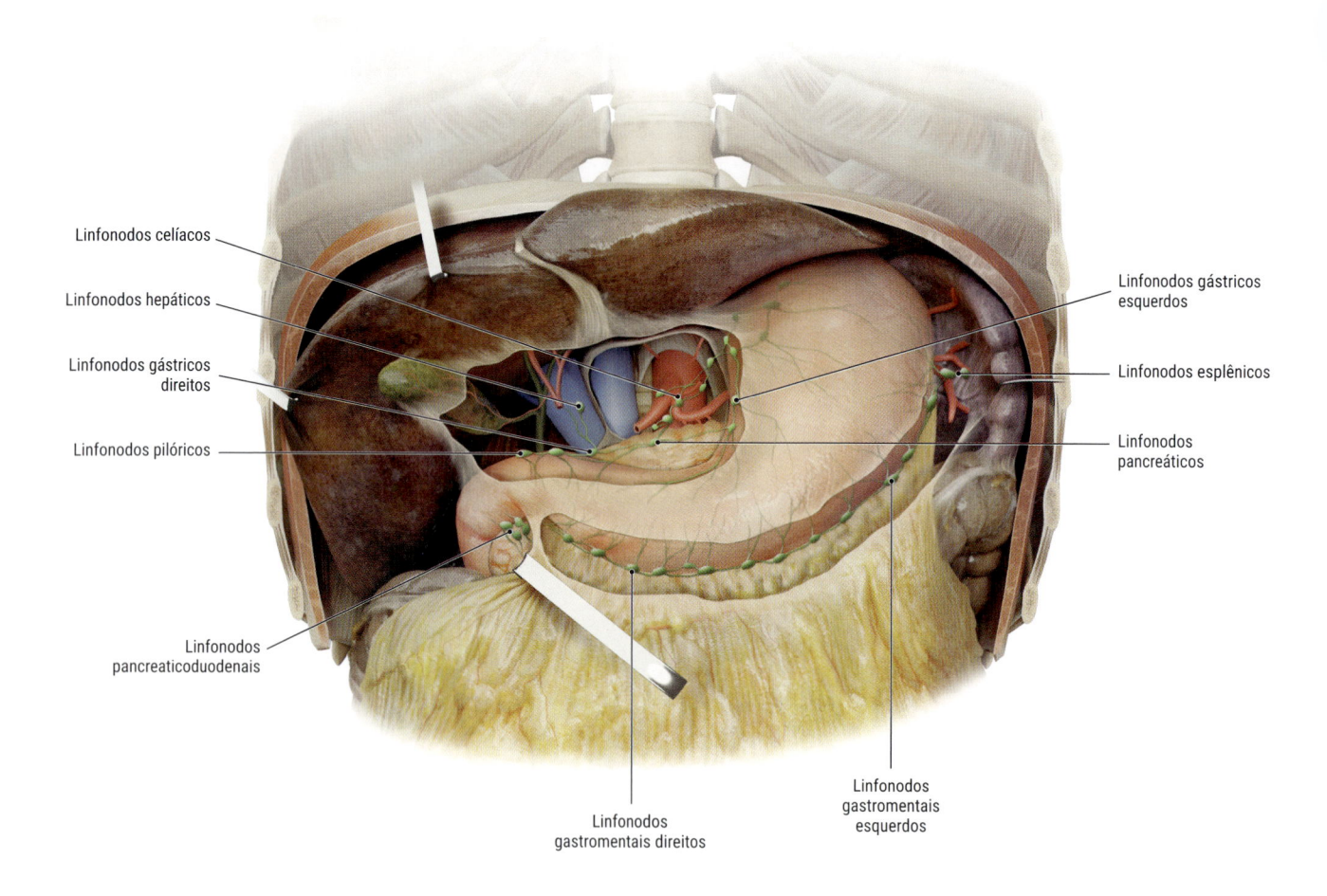

A Vista anterior dos linfonodos das vísceras supramesocólicas.

Figura 16-14 Disposição anatômica dos linfonodos viscerais do abdome.

> **Nota anatômica**
>
> Os linfonodos das vísceras supramesocólicas são divididos em linfonodos celíacos, gástricos direitos e esquerdos, gastromentais direitos e esquerdos, pilóricos (suprapilóricos, subpilóricos e retropilóricos), pancreáticos (superiores e inferiores), esplênicos, pancreaticoduodenais (superiores e inferiores) e hepáticos, incluindo o linfonodo cístico e o linfonodo do forame omental.

16 | Vísceras do abdome

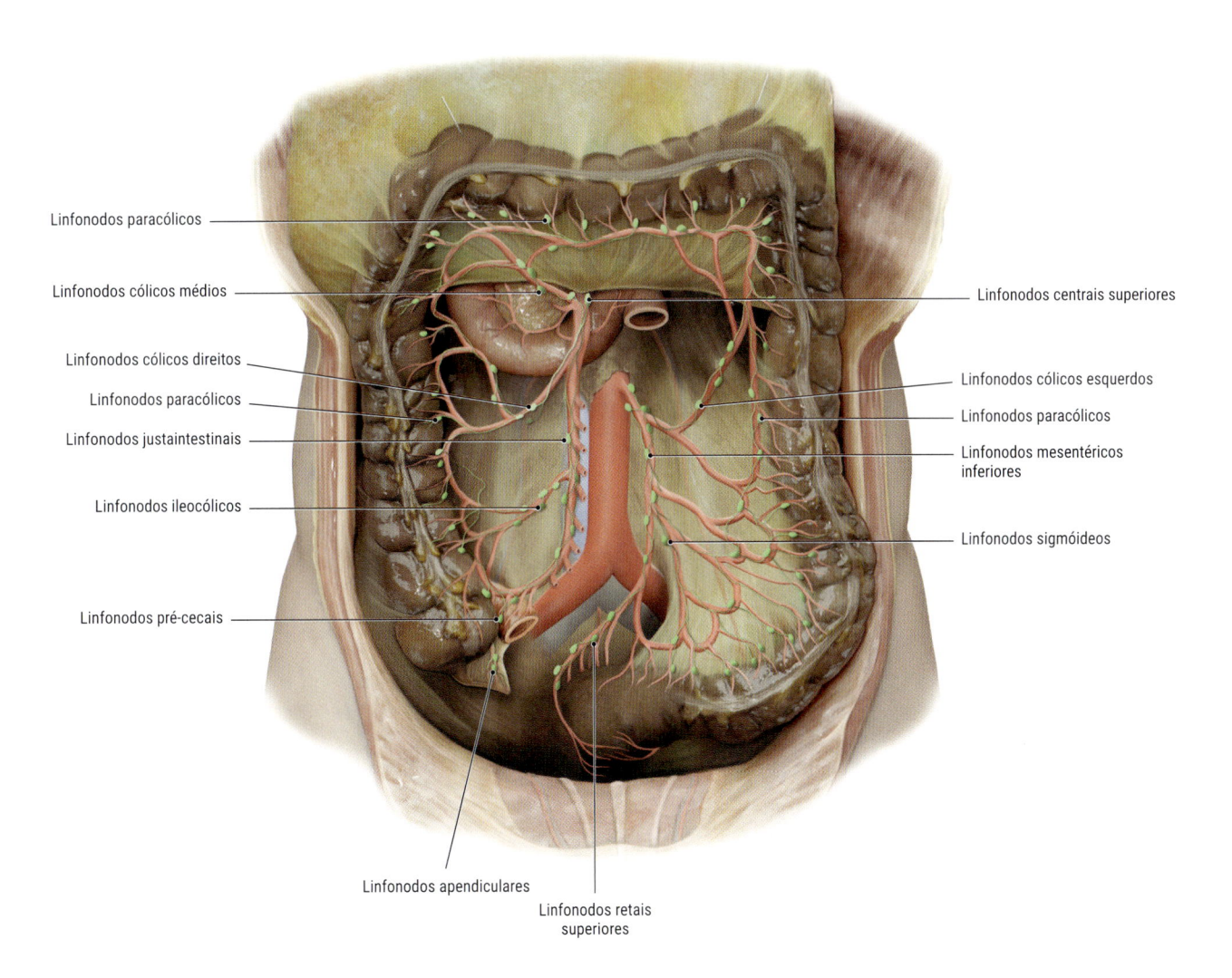

B Vista anterior dos linfonodos das vísceras inframesocólicas.

Labels (da imagem):
- Linfonodos paracólicos
- Linfonodos cólicos médios
- Linfonodos cólicos direitos
- Linfonodos paracólicos
- Linfonodos justaintestinais
- Linfonodos ileocólicos
- Linfonodos pré-cecais
- Linfonodos apendiculares
- Linfonodos retais superiores
- Linfonodos centrais superiores
- Linfonodos cólicos esquerdos
- Linfonodos paracólicos
- Linfonodos mesentéricos inferiores
- Linfonodos sigmóideos

Nota anatômica

Os linfonodos das vísceras inframesocólicas são divididos em linfonodos mesentéricos superiores e inferiores. Por sua vez, os linfonodos mesentéricos superiores são divididos em linfonodos justaintestinais, centrais superiores, ileocólicos, pré-cecais, retrocecais, apendiculares e mesocólicos (paracólicos, cólicos direitos, cólicos médios e cólicos esquerdos). Os linfonodos mesentéricos inferiores são divididos em linfonodos sigmóideos e linfonodos retais superiores.

Sistema nervoso autônomo das vísceras do abdome

A informação autônoma simpática das vísceras do abdome é transportada por neurônios pré-ganglionares que apresentam os corpos celulares nos cornos laterais da medula espinal dos segmentos T5-L2. Esses neurônios cruzam os gânglios do tronco simpático sem fazer sinapses e continuam para formar os nervos esplâncnicos maior (gânglios torácicos 5-9), menor (gânglios torácicos 10-11) e imo (gânglio torácico 12), bem como os nervos esplâncnicos lombares (gânglios lombares 1-2). Os neurônios que circulam pelo nervo esplâncnico maior fazem sinapses com os neurônios pós-ganglionares nos gânglios celíacos, mesentérico superior e mesentérico inferior e fornecem informações simpáticas às vísceras abdominais. Os neurônios pré-ganglionares que circulam pelos nervos esplâncnicos menor e imo e pelos nervos esplâncnicos lombares fazem sinapses com os neurônios pós-ganglionares nos gânglios mesentéricos superior e inferior e fornecem informações simpáticas às vísceras abdominais inframesocólicas. As informações parassimpáticas das vísceras abdominais circulam pelo nervo vago.

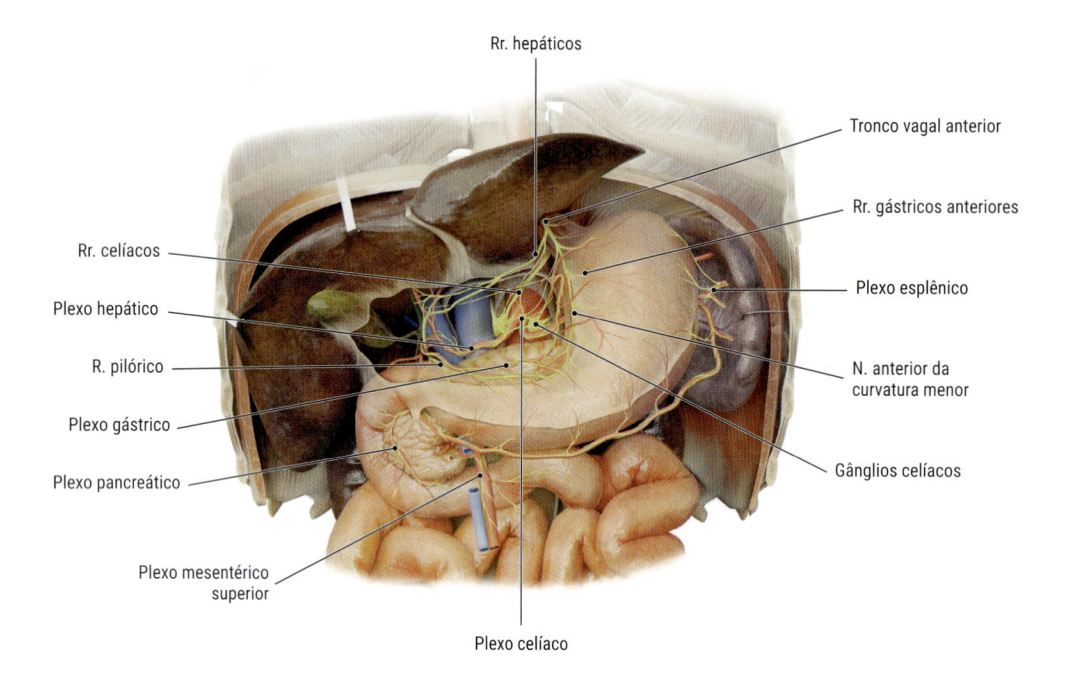

A Vista anterior superficial das vísceras supramesocólicas.

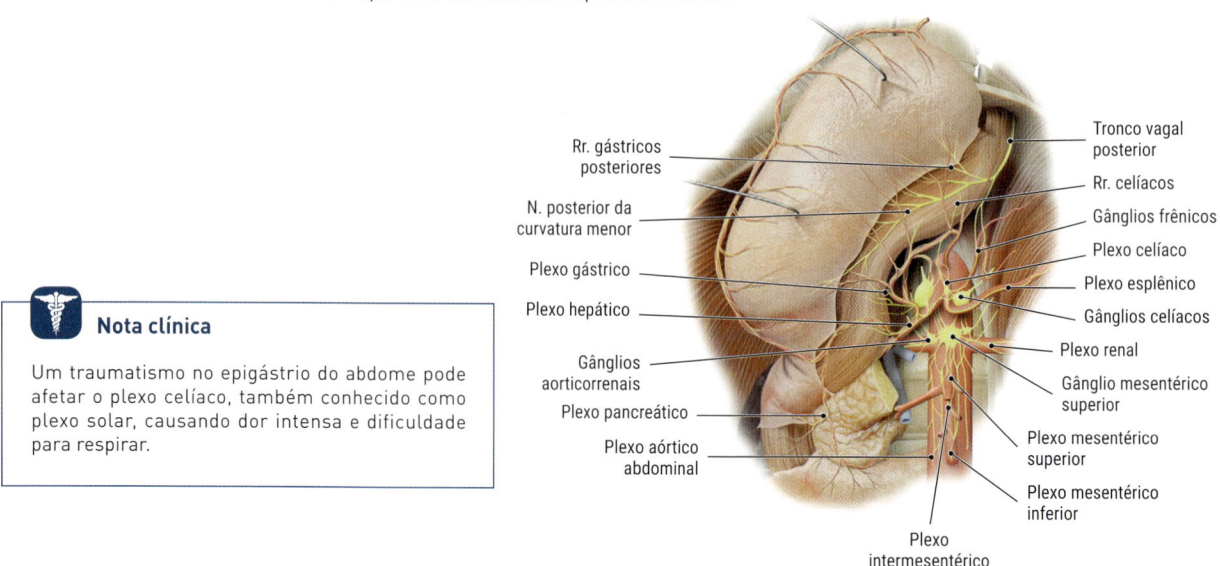

> **Nota clínica**
>
> Um traumatismo no epigástrio do abdome pode afetar o plexo celíaco, também conhecido como plexo solar, causando dor intensa e dificuldade para respirar.

B Vista anterior profunda das vísceras supramesocólicas.

Figura 16-15 Anatomia do sistema nervoso autônomo das vísceras do abdome.

16 | Vísceras do abdome

- Rr. hepáticos
- Rr. celíacos
- Gânglios celíacos
- Tronco vagal anterior
- Plexo hepático
- Rr. gástricos anteriores
- N. anterior da curvatura menor
- Plexo celíaco
- R. pilórico
- Plexo suprarrenal
- Plexo pancreático
- Plexo esplênico
- Gânglios aorticorrenais
- Plexo aórtico abdominal
- Plexo renal
- Gânglio mesentérico superior
- Plexo mesentérico superior

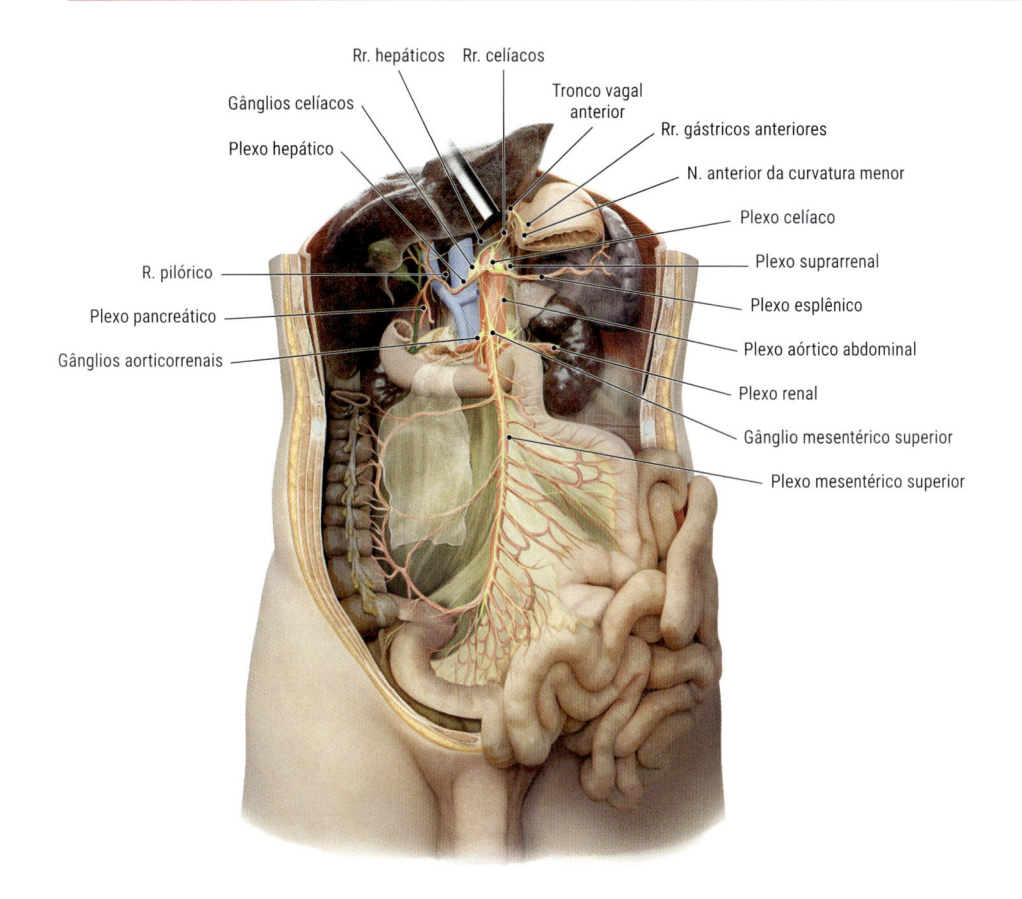

C Vista anterior superficial das vísceras inframesocólicas.

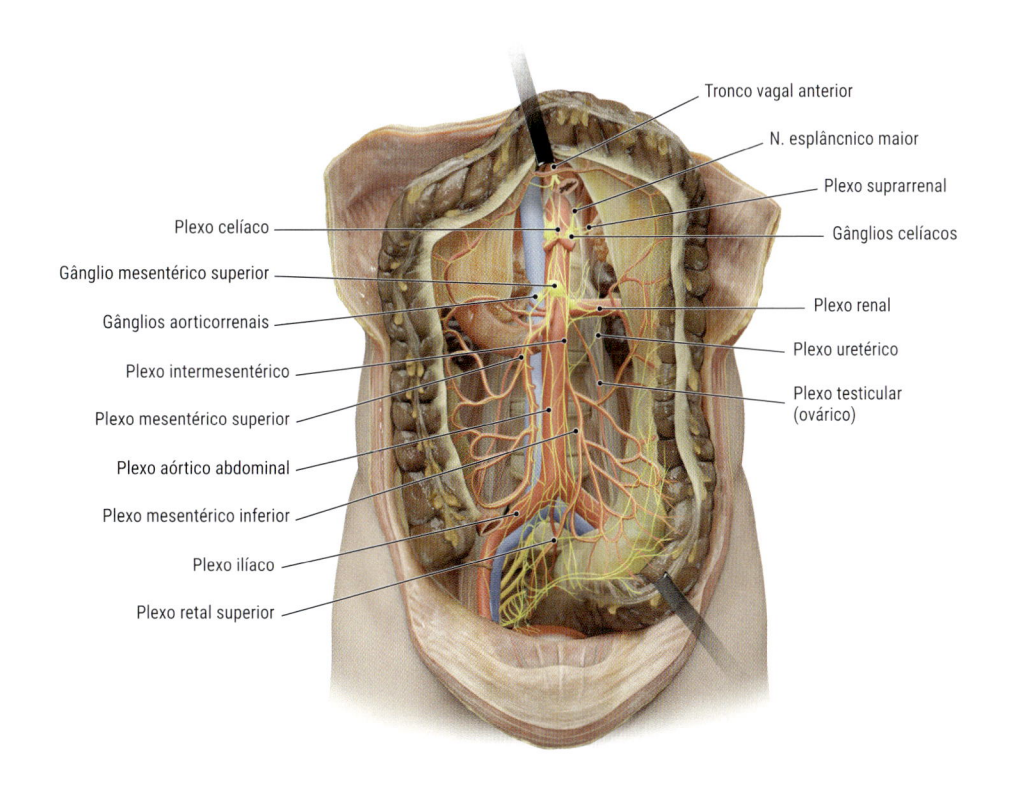

- Tronco vagal anterior
- N. esplâncnico maior
- Plexo suprarrenal
- Plexo celíaco
- Gânglios celíacos
- Gânglio mesentérico superior
- Plexo renal
- Gânglios aorticorrenais
- Plexo uretérico
- Plexo intermesentérico
- Plexo testicular (ovárico)
- Plexo mesentérico superior
- Plexo aórtico abdominal
- Plexo mesentérico inferior
- Plexo ilíaco
- Plexo retal superior

D Vista anterior profunda das vísceras inframesocólicas.

Região retroperitoneal

A região retroperitoneal é a parte do abdome que fica atrás da cavidade abdominal. Ela abriga os órgãos retroperitoneais, como a veia cava inferior, a aorta abdominal, as glândulas suprarrenais, os rins e os ureteres. Também abriga órgãos retroperitoneais secundários, como o duodeno, o pâncreas, o colo ascendente e o colo descendente.

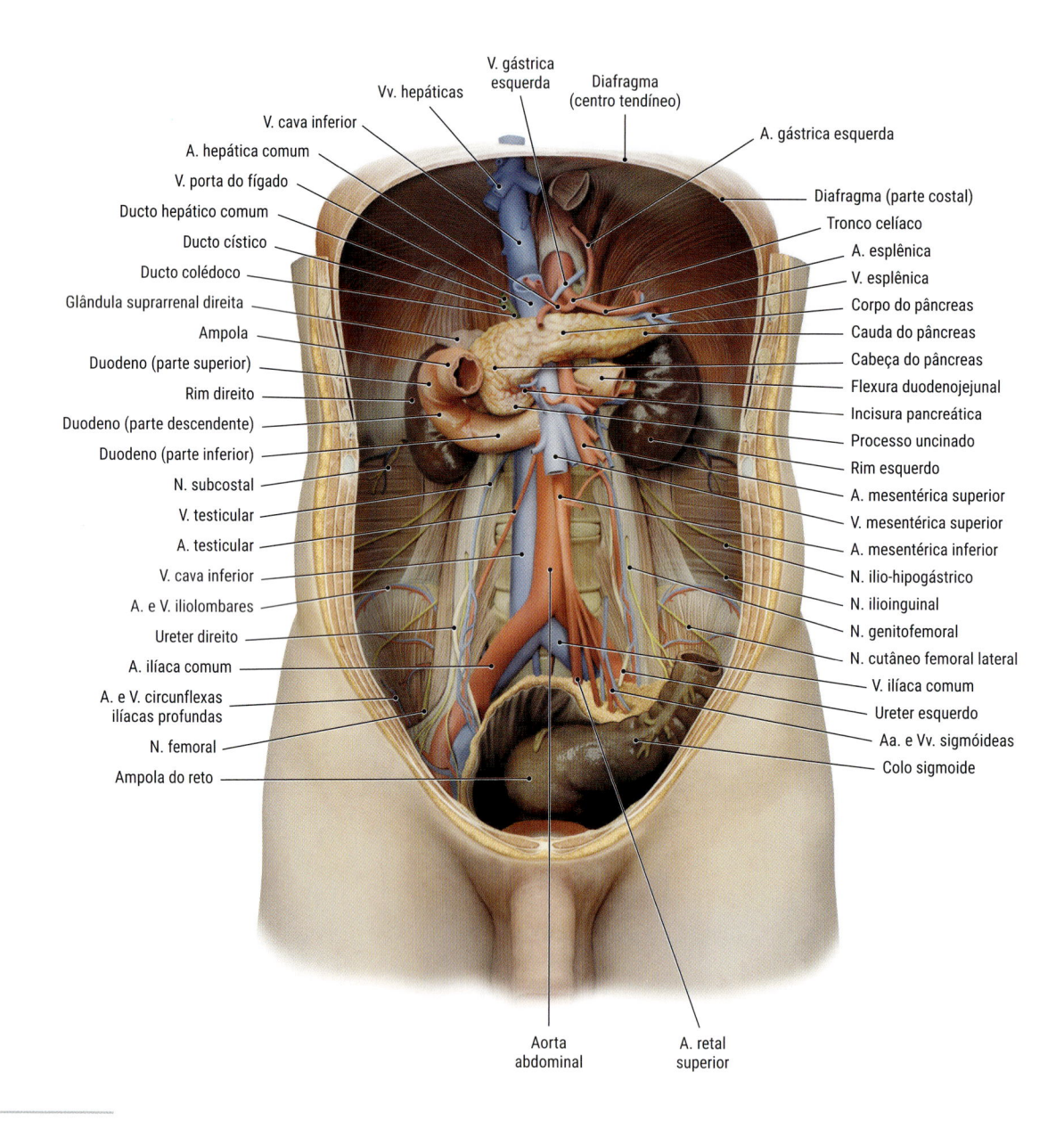

Figura 16-16 Anatomia da região retroperitoneal. Vista anterior.

Nota clínica

Síndrome da pinça aortomesentérica. A estrutura formada pela artéria mesentérica superior e pela parte abdominal da aorta descendente é conhecida como pinça aortomesentérica. Algumas malformações anatômicas dessa estrutura podem levar à síndrome da pinça aortomesentérica ou síndrome de Wilkie, que é caracterizada por uma obstrução da parte inferior ou horizontal do duodeno.

16 | Vísceras do abdome

Nota anatômica

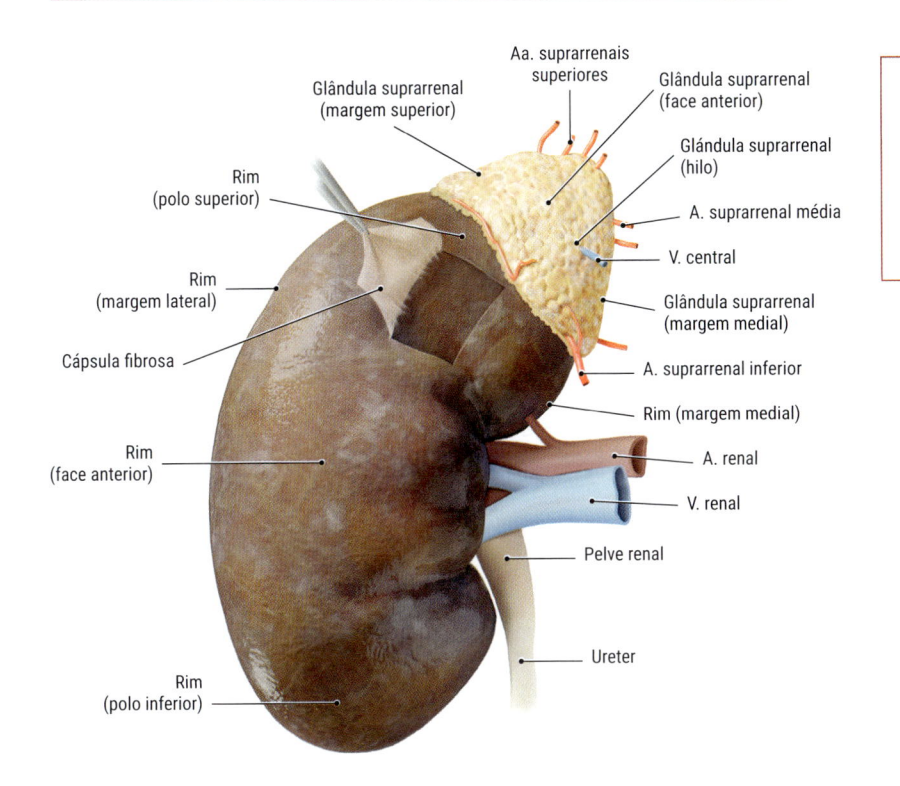

A região central do parênquima renal contendo as pirâmides renais e as colunas renais é chamada de medula renal. A região periférica do parênquima renal que se situa externamente à medula renal é chamada de córtex renal.

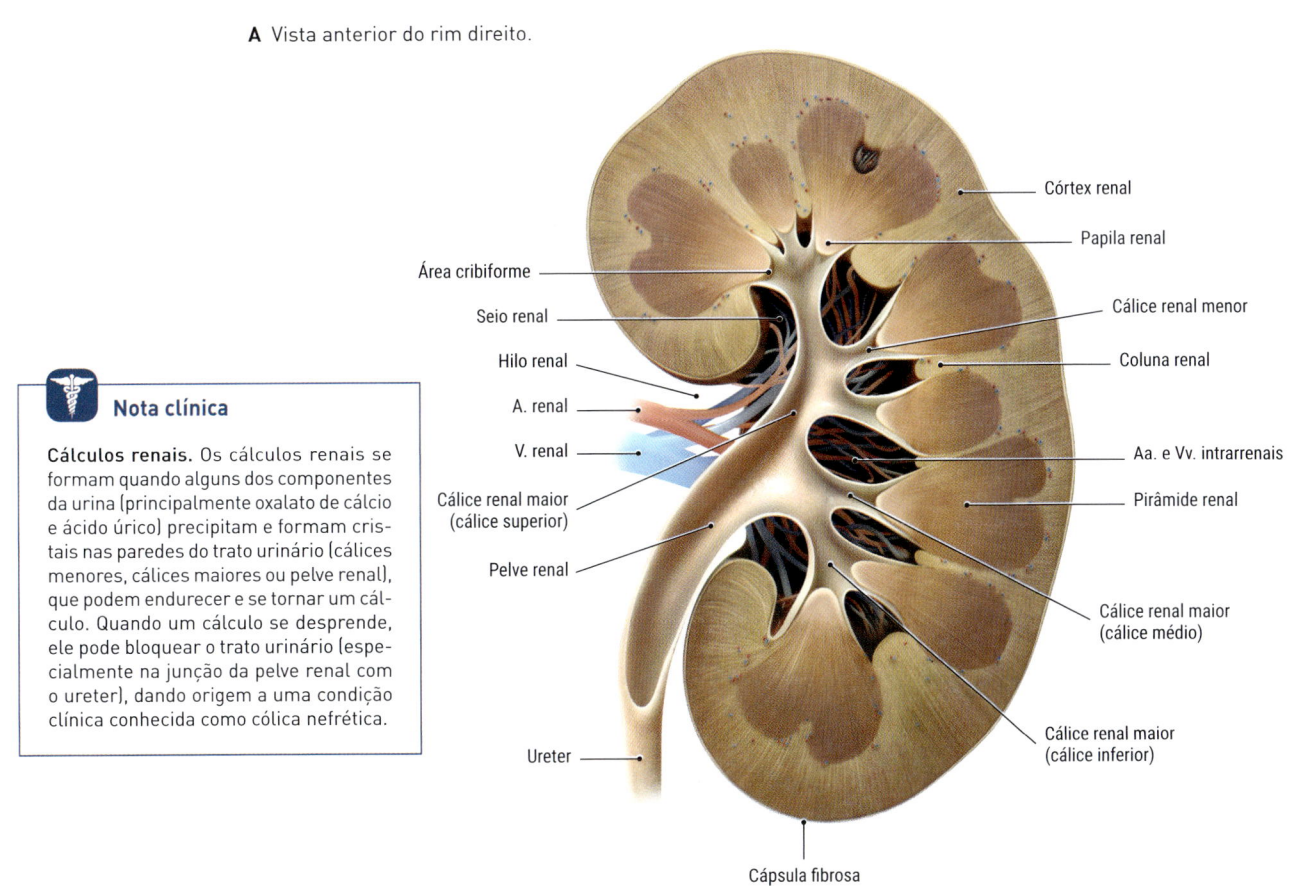

Legendas da figura A (Vista anterior do rim direito):
- Glândula suprarrenal (margem superior)
- Aa. suprarrenais superiores
- Glândula suprarrenal (face anterior)
- Glândula suprarrenal (hilo)
- A. suprarrenal média
- V. central
- Glândula suprarrenal (margem medial)
- A. suprarrenal inferior
- Rim (margem medial)
- A. renal
- V. renal
- Pelve renal
- Ureter
- Rim (polo superior)
- Rim (margem lateral)
- Cápsula fibrosa
- Rim (face anterior)
- Rim (polo inferior)

A Vista anterior do rim direito.

Nota clínica

Cálculos renais. Os cálculos renais se formam quando alguns dos componentes da urina (principalmente oxalato de cálcio e ácido úrico) precipitam e formam cristais nas paredes do trato urinário (cálices menores, cálices maiores ou pelve renal), que podem endurecer e se tornar um cálculo. Quando um cálculo se desprende, ele pode bloquear o trato urinário (especialmente na junção da pelve renal com o ureter), dando origem a uma condição clínica conhecida como cólica nefrética.

Legendas da figura B (Corte coronal do rim direito):
- Área cribiforme
- Seio renal
- Hilo renal
- A. renal
- V. renal
- Cálice renal maior (cálice superior)
- Pelve renal
- Ureter
- Córtex renal
- Papila renal
- Cálice renal menor
- Coluna renal
- Aa. e Vv. intrarrenais
- Pirâmide renal
- Cálice renal maior (cálice médio)
- Cálice renal maior (cálice inferior)
- Cápsula fibrosa

B Corte coronal do rim direito.

Figura 16-17 Anatomia dos rins e das glândulas suprarrenais.

Vasos sanguíneos e linfáticos na região retroperitoneal

As artérias que irrigam os órgãos retroperitoneais derivam principalmente da parte abdominal da aorta, e as principais veias que coletam sangue desses órgãos fluem para a veia cava inferior.

Os vasos linfáticos que coletam a linfa dos órgãos retroperitoneais fluem para grupos de linfonodos localizados ao redor da parte abdominal da aorta e da veia cava inferior.

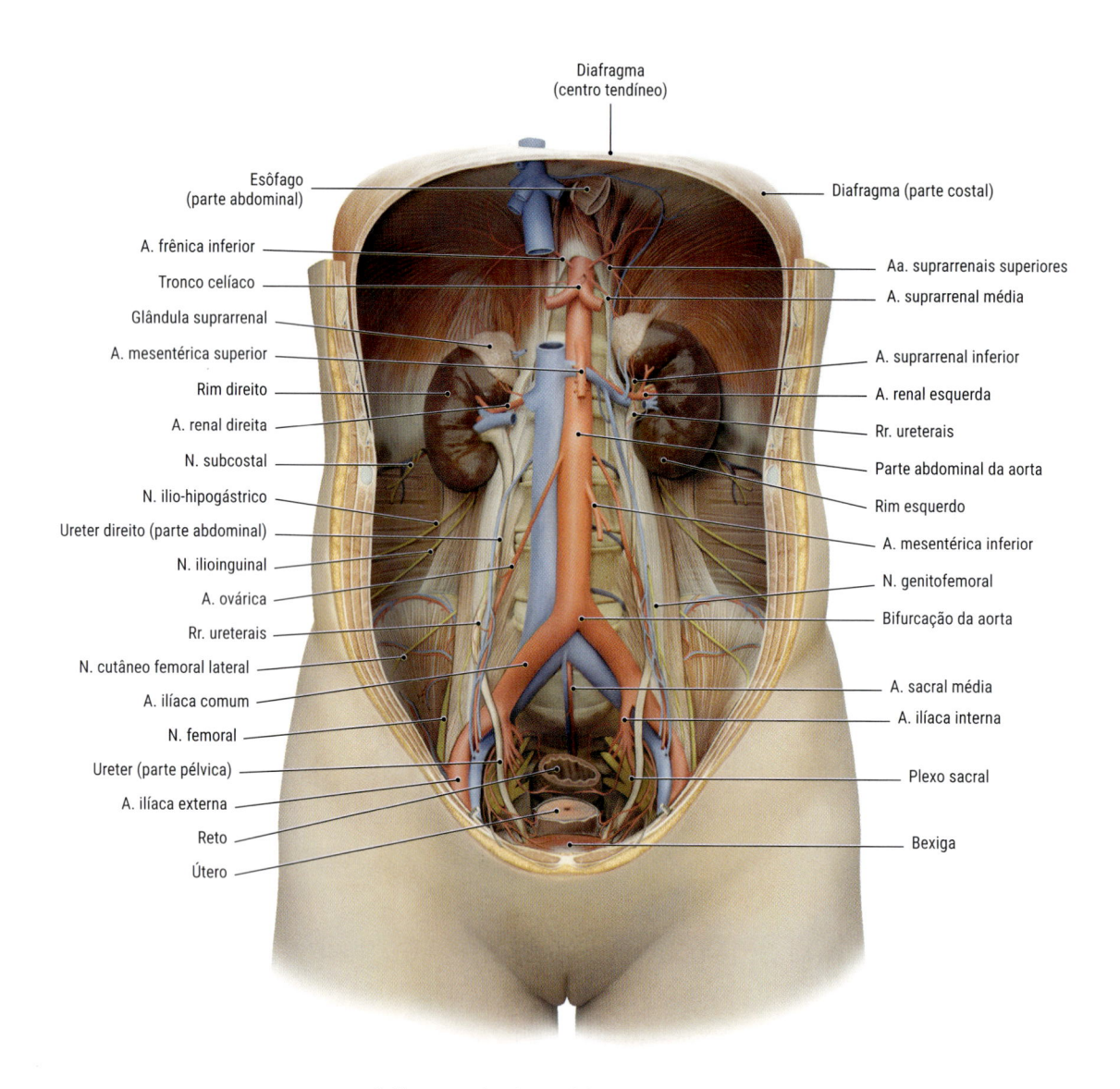

A Vista anterior das artérias do retroperitônio.

Figura 16-18 Vasos sanguíneos e linfáticos da região retroperitoneal.

> **Nota anatômica**
>
> As glândulas suprarrenais são supridas pelas artérias suprarrenais superiores (ramos da artéria frênica inferior), pela artéria suprarrenal média (ramo da aorta abdominal) e pela artéria suprarrenal inferior (ramo da artéria renal).

16 | Vísceras do abdome

- V. hepática intermédia
- V. hepática direita
- V. cava inferior
- V. suprarrenal direita
- V. renal direita
- V. testicular direita
- V. iliolombar
- V. hepática esquerda
- Vv. frênicas inferiores
- V. suprarrenal esquerda
- V. renal esquerda
- V. testicular esquerda
- Vv. lombares
- V. ilíaca comum
- V. sacral mediana

Nota anatômica

O sangue venoso da glândula suprarrenal direita é coletado pela veia suprarrenal direita, que flui diretamente para a veia cava inferior. O sangue venoso da glândula suprarrenal esquerda é coletado pela veia suprarrenal esquerda, que flui para a veia renal esquerda.

B Vista anterior das veias do retroperitôneo.

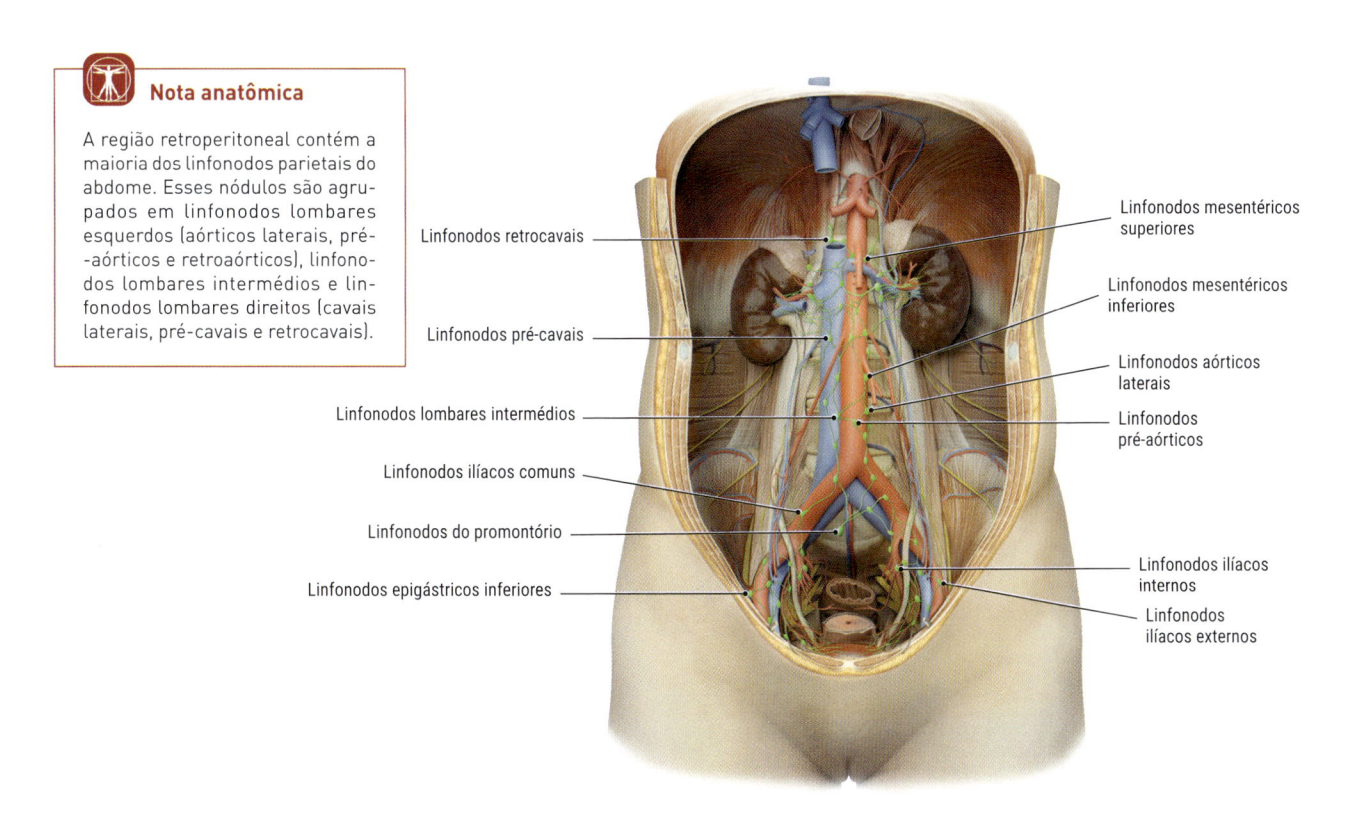

Nota anatômica

A região retroperitoneal contém a maioria dos linfonodos parietais do abdome. Esses nódulos são agrupados em linfonodos lombares esquerdos (aórticos laterais, pré-aórticos e retroaórticos), linfonodos lombares intermédios e linfonodos lombares direitos (cavais laterais, pré-cavais e retrocavais).

- Linfonodos retrocavais
- Linfonodos pré-cavais
- Linfonodos lombares intermédios
- Linfonodos ilíacos comuns
- Linfonodos do promontório
- Linfonodos epigástricos inferiores
- Linfonodos mesentéricos superiores
- Linfonodos mesentéricos inferiores
- Linfonodos aórticos laterais
- Linfonodos pré-aórticos
- Linfonodos ilíacos internos
- Linfonodos ilíacos externos

C Vista anterior dos linfonodos retroperitoneais.

Sistema nervoso autônomo da região retroperitoneal

A informação autônoma simpática dos órgãos retroperitoneais circula pelos neurônios pré-ganglionares cujo corpo celular está localizado nos cornos laterais da medula espinal nos segmentos T10-T12. Esses neurônios cruzam os gânglios torácicos do tronco simpático sem fazer sinapses e formam os nervos esplâncnicos menor (gânglios torácicos 10-11) e imo (gânglio torácico 12). Esses nervos acessam os gânglios aorticorrenais, onde os neurônios pré-ganglionares fazem sinapses com os neurônios pós-ganglionares, que transportam informações simpáticas aos órgãos retroperitoneais. As informações parassimpáticas dos órgãos retroperitoneais são transportadas pelo nervo vago.

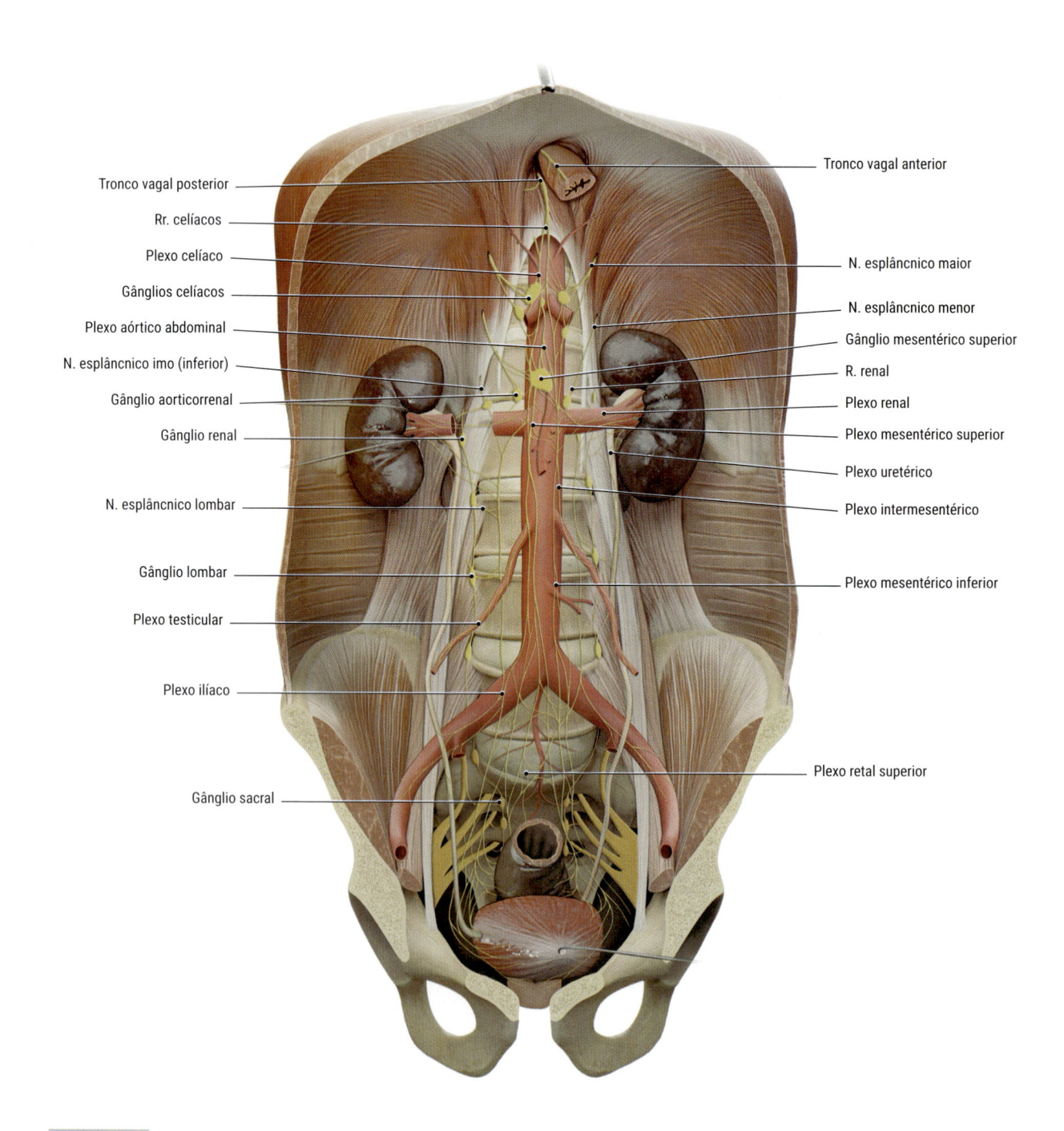

Figura 16-19 Disposição anatômica do sistema nervoso autônomo do retroperitônio. Vista anterior.

Peritônio

O peritônio é uma membrana serosa que cobre as paredes da cavidade abdominal (peritônio parietal) e a superfície das vísceras que nela residem (peritônio visceral). Entre o peritônio parietal e o peritônio visceral, está delimitada a cavidade peritoneal, que contém o líquido peritoneal, que facilita a movimentação das vísceras abdominais. O peritônio consiste em uma camada serosa, formada por uma monocamada de células achatadas, e uma camada subserosa, formada por tecido conjuntivo frouxo de espessura variável.

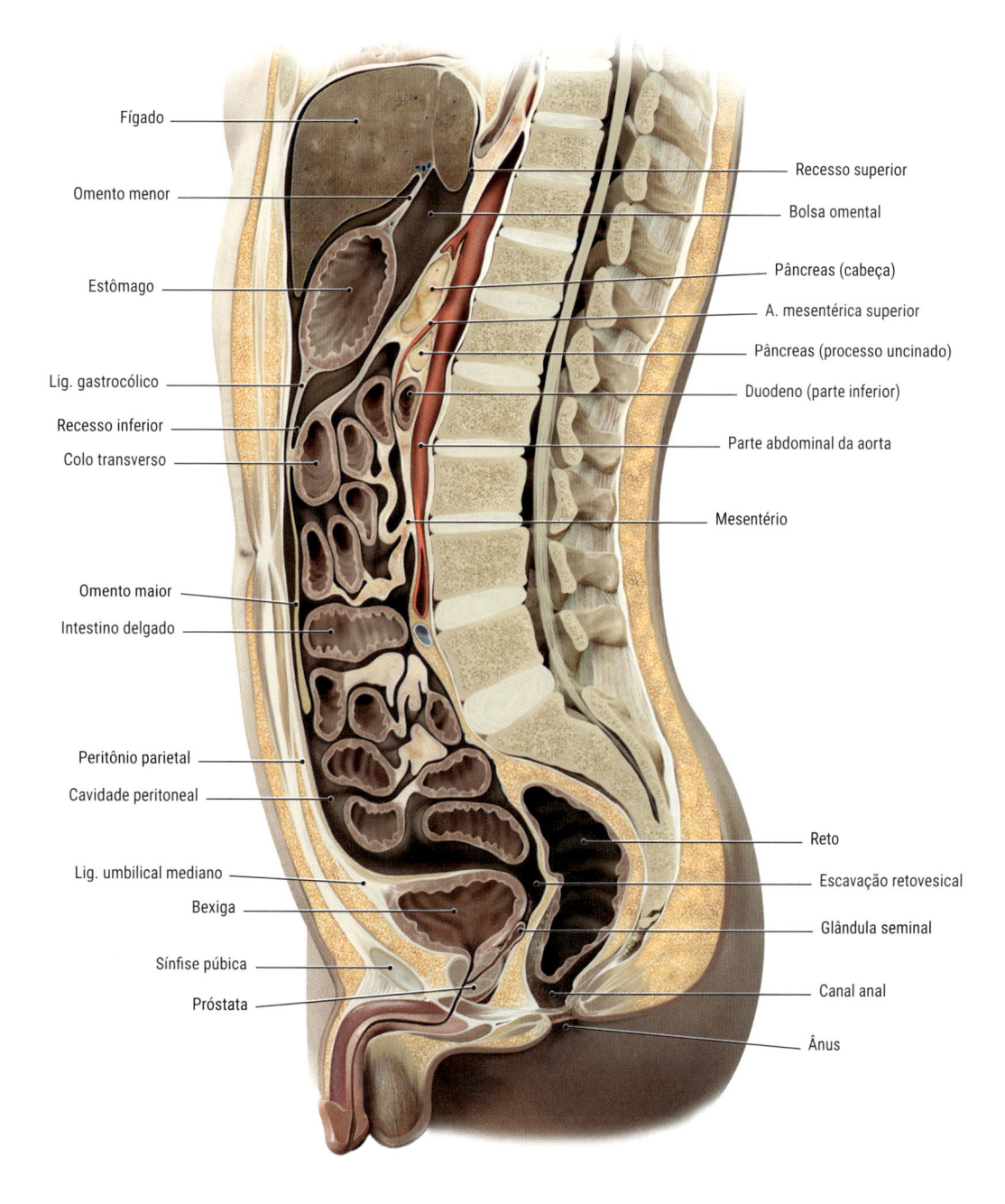

A Corte sagital do abdome.

Figura 16-20 Anatomia do peritônio.

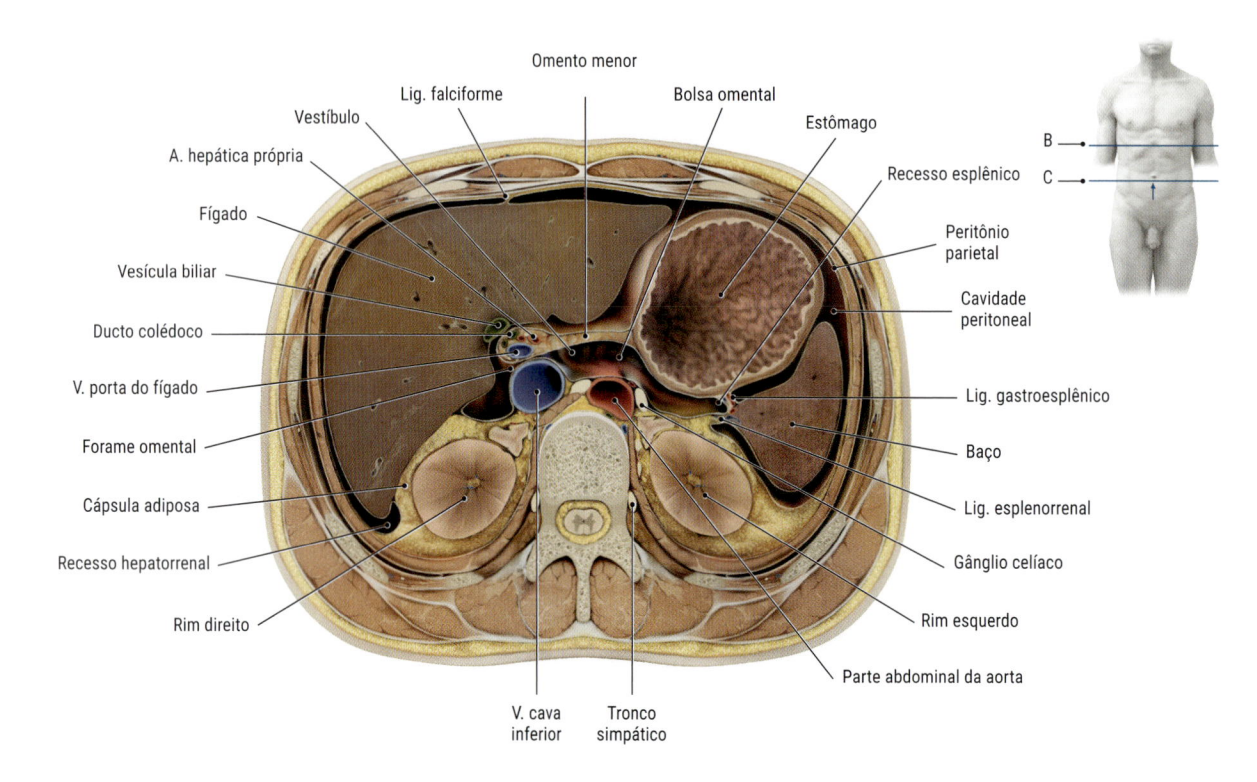

B Corte axial no nível de T XII.

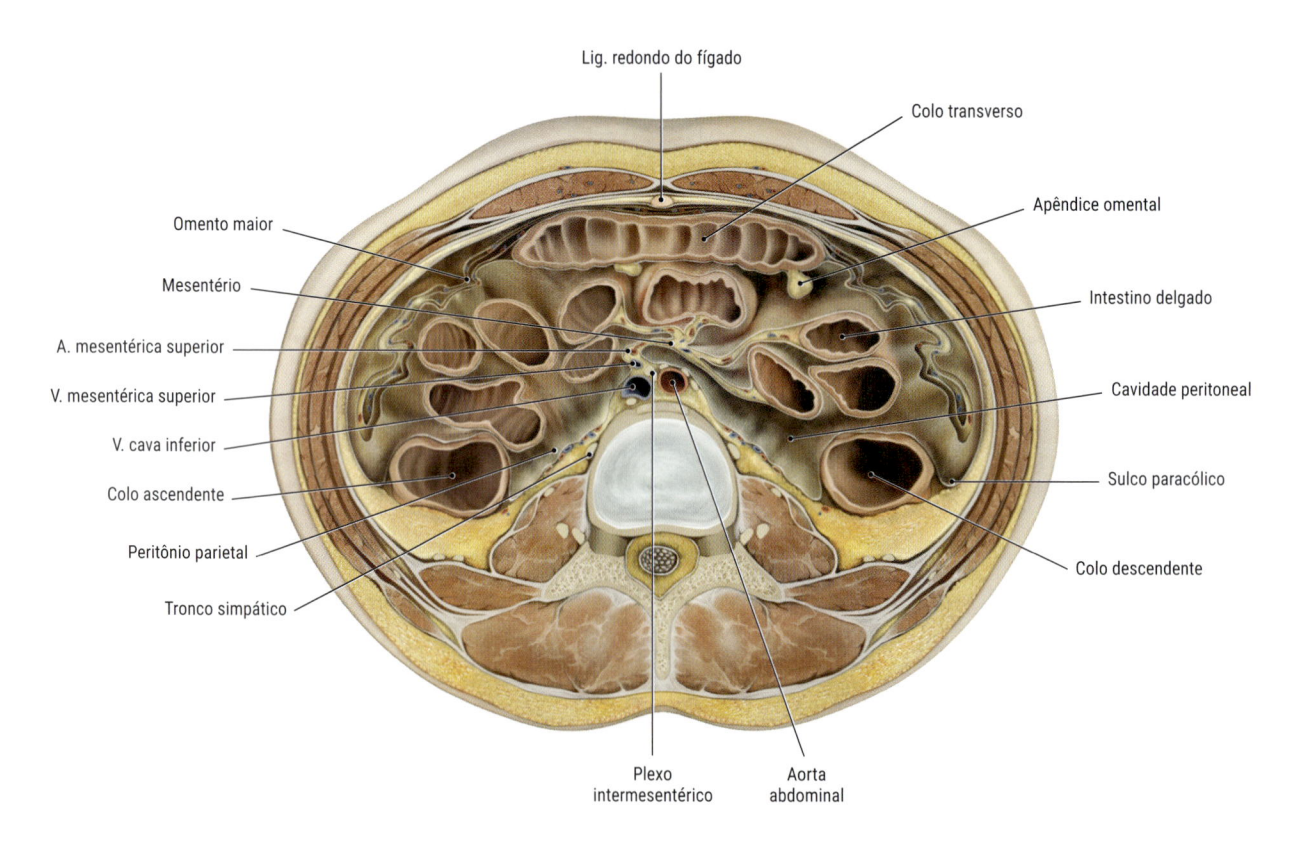

C Corte axial no nível do disco intervertebral L III-L IV.

Figura 16-20 Anatomia do peritônio (cont.).

16 | Vísceras do abdome | 179

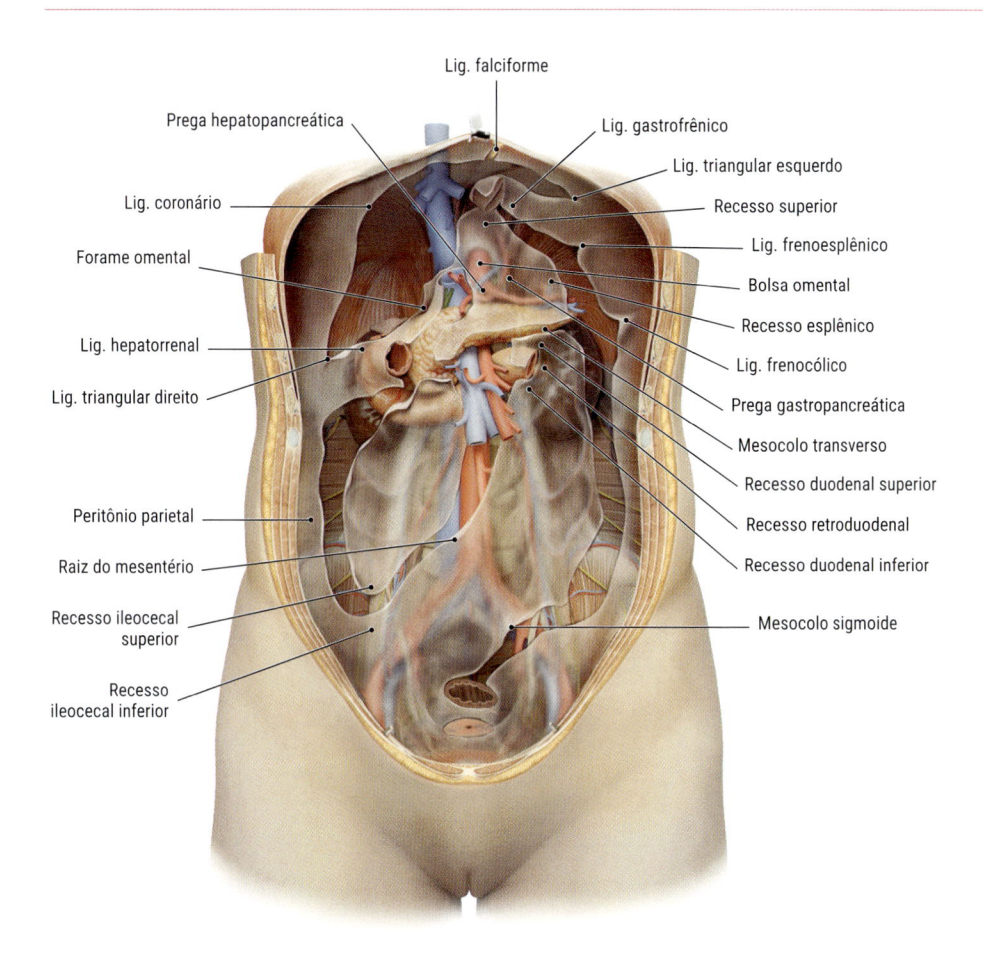

D Vista anterior do peritônio parietal posterior.

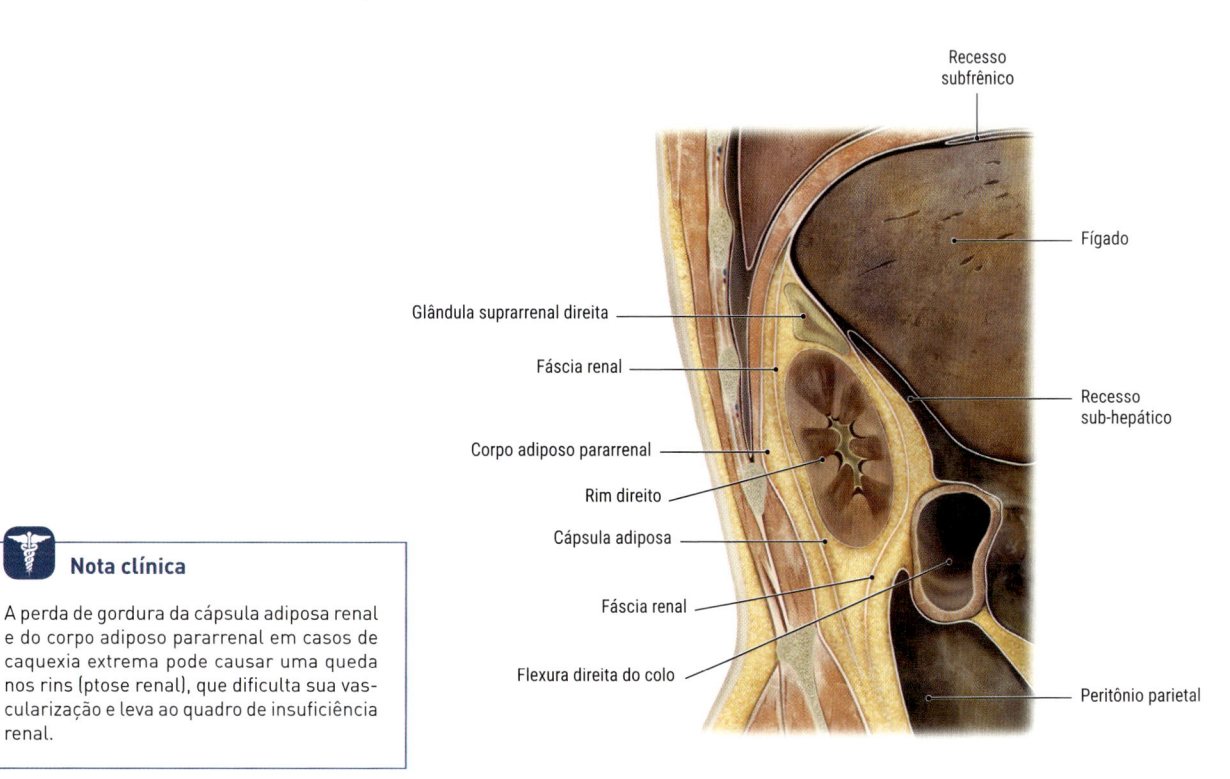

Labels: Lig. falciforme; Prega hepatopancreática; Lig. gastrofrênico; Lig. coronário; Lig. triangular esquerdo; Recesso superior; Forame omental; Lig. frenoesplênico; Bolsa omental; Lig. hepatorrenal; Recesso esplênico; Lig. triangular direito; Lig. frenocólico; Prega gastropancreática; Mesocolo transverso; Recesso duodenal superior; Peritônio parietal; Recesso retroduodenal; Raiz do mesentério; Recesso duodenal inferior; Recesso ileocecal superior; Mesocolo sigmoide; Recesso ileocecal inferior.

E Corte sagital no nível do rim direito.

Labels: Recesso subfrênico; Fígado; Glândula suprarrenal direita; Fáscia renal; Recesso sub-hepático; Corpo adiposo pararrenal; Rim direito; Cápsula adiposa; Fáscia renal; Flexura direita do colo; Peritônio parietal.

> **Nota clínica**
>
> A perda de gordura da cápsula adiposa renal e do corpo adiposo pararrenal em casos de caquexia extrema pode causar uma queda nos rins (ptose renal), que dificulta sua vascularização e leva ao quadro de insuficiência renal.

Anatomia radiológica do abdome

Na radiografia simples do abdome, é importante identificar certas estruturas anatômicas, como o contorno ósseo (coluna lombar, costelas flutuantes e pelve), as linhas do músculo psoas maior, a silhueta hepática, a silhueta esplênica, as silhuetas renais ou a distribuição do ar gástrico e intestinal. Existem também diferentes técnicas que permitem uma melhor visualização das vísceras abdominais, como gastrografias, enterografias, enemas opacos ou ureteropielografias.

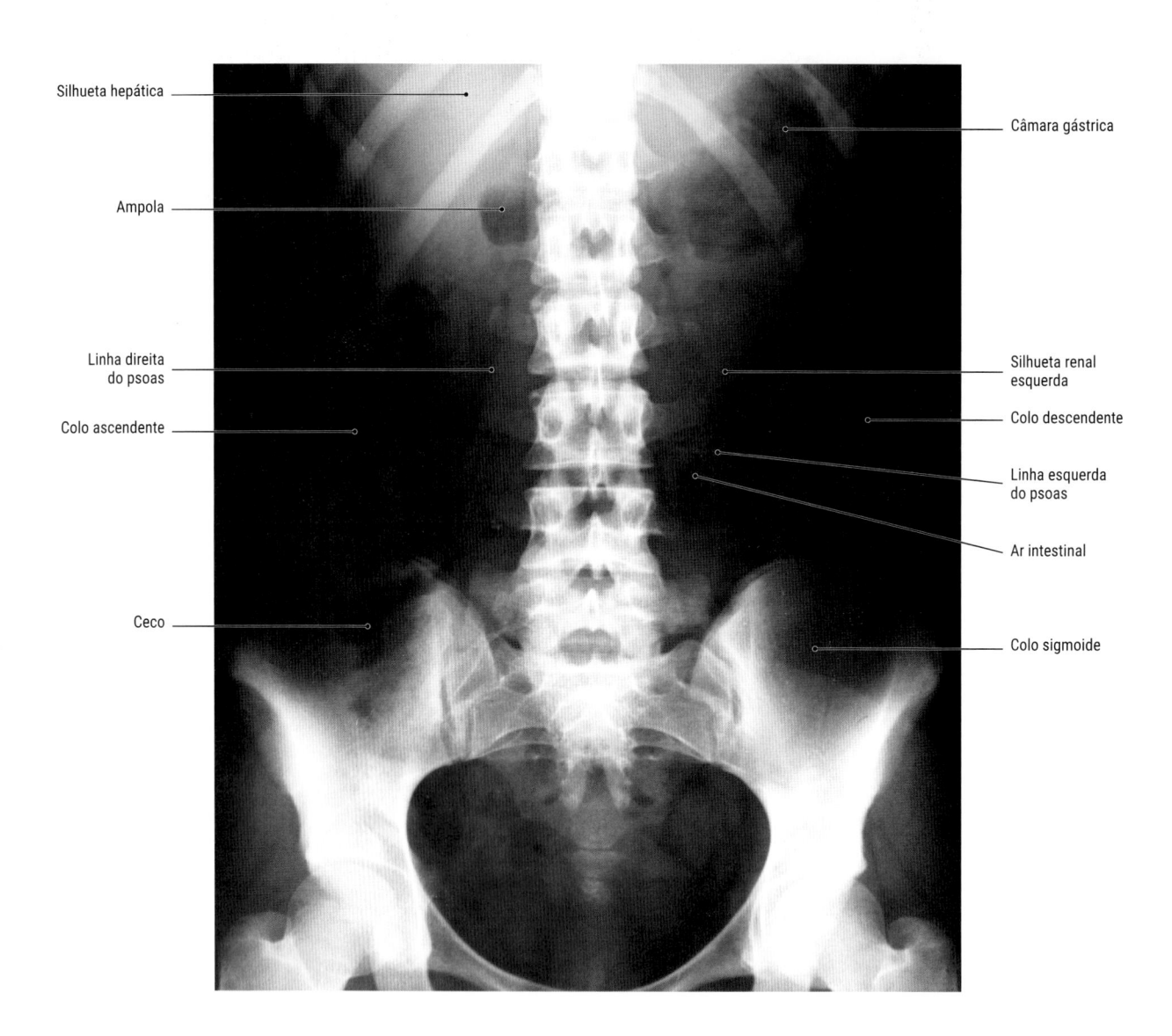

A Radiografia anteroposterior do abdome (decúbito dorsal ou supino).

Figura 16-21 Radiografia simples do abdome.

16 | Vísceras do abdome   181

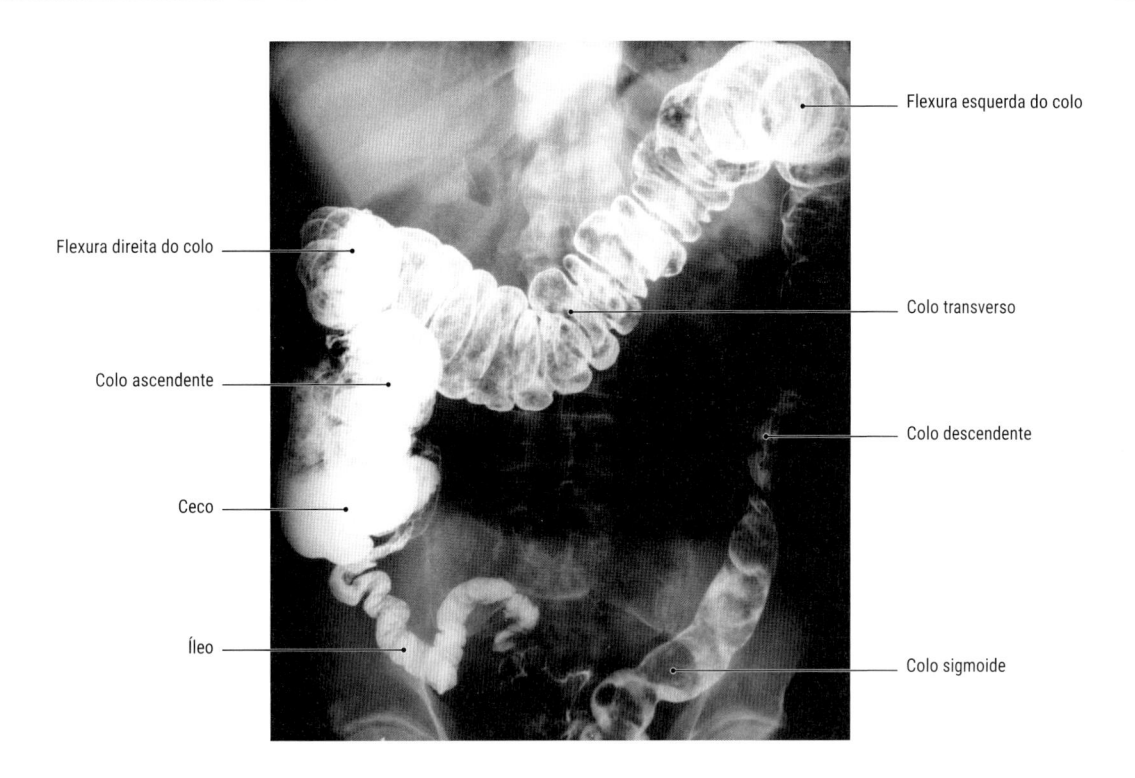

Flexura direita do colo
Colo ascendente
Ceco
Íleo

Flexura esquerda do colo
Colo transverso
Colo descendente
Colo sigmoide

B Enema (*clister*) opaco.

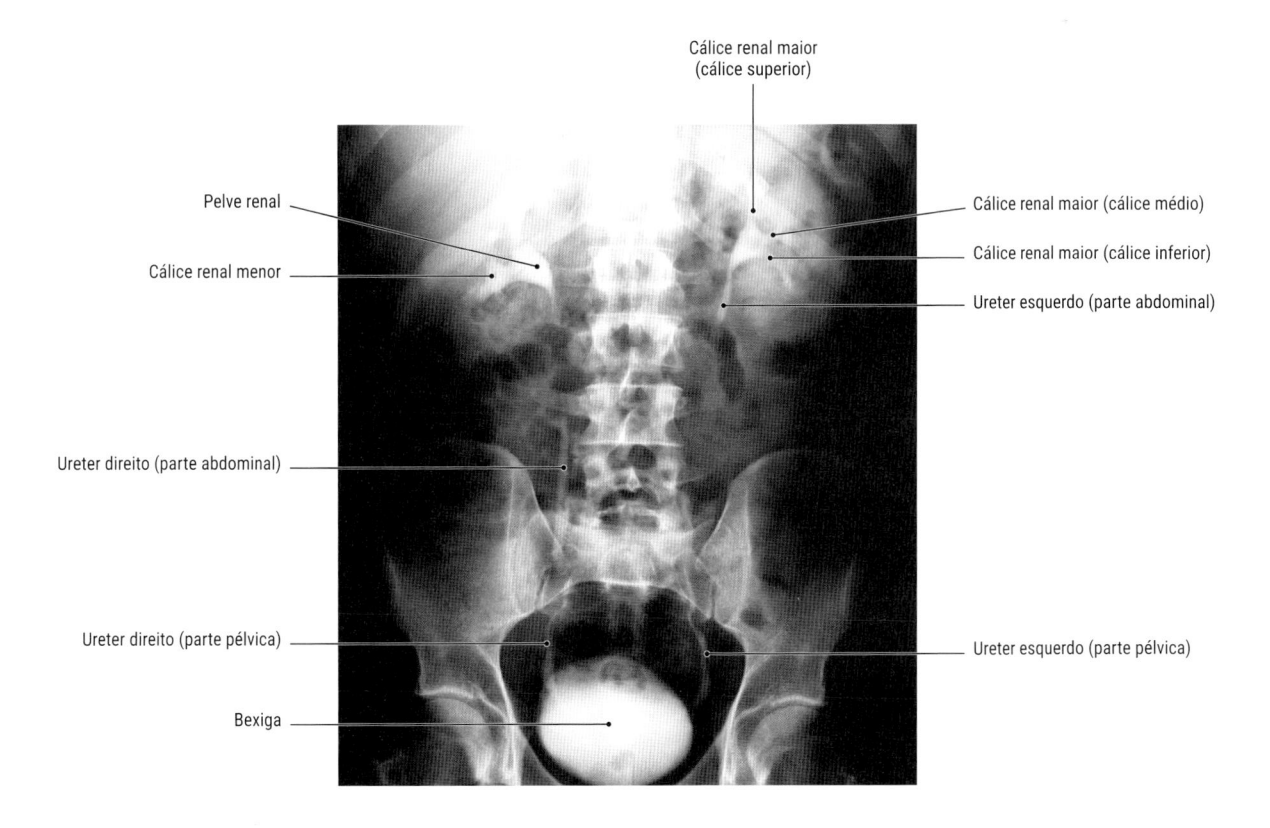

Pelve renal
Cálice renal menor
Ureter direito (parte abdominal)
Ureter direito (parte pélvica)
Bexiga

Cálice renal maior (cálice superior)
Cálice renal maior (cálice médio)
Cálice renal maior (cálice inferior)
Ureter esquerdo (parte abdominal)
Ureter esquerdo (parte pélvica)

C Ureteropielografia.

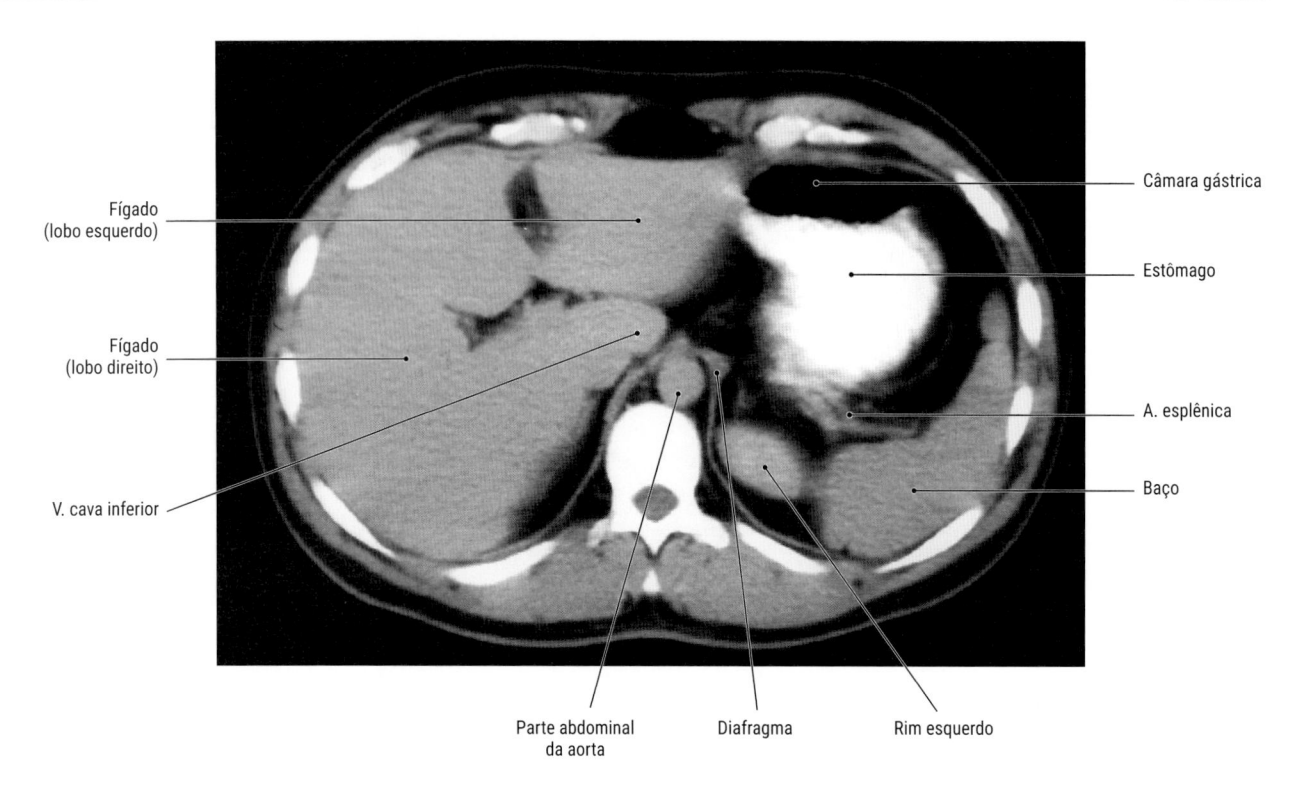

A Corte axial no nível do estômago.

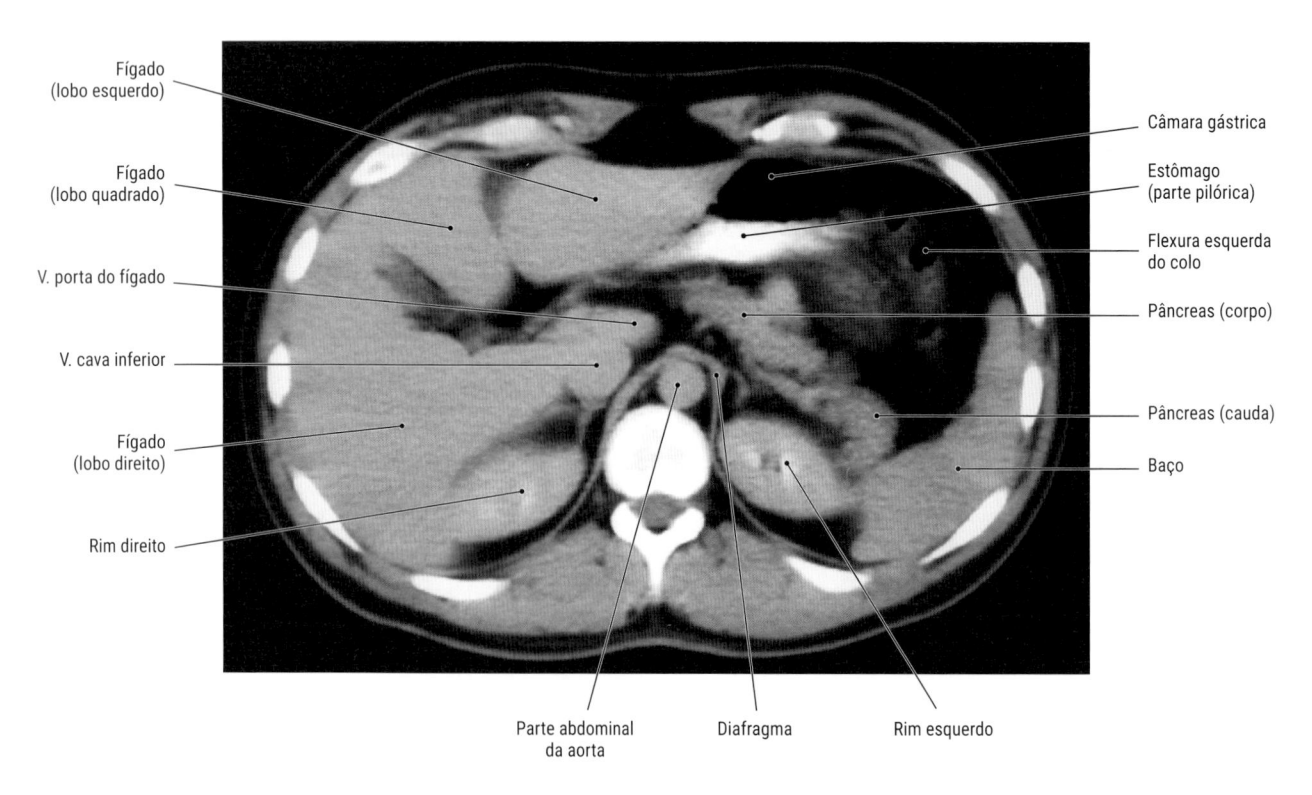

B Corte axial no nível do pâncreas.

Figura 16-22 Tomografia computadorizada do abdome.

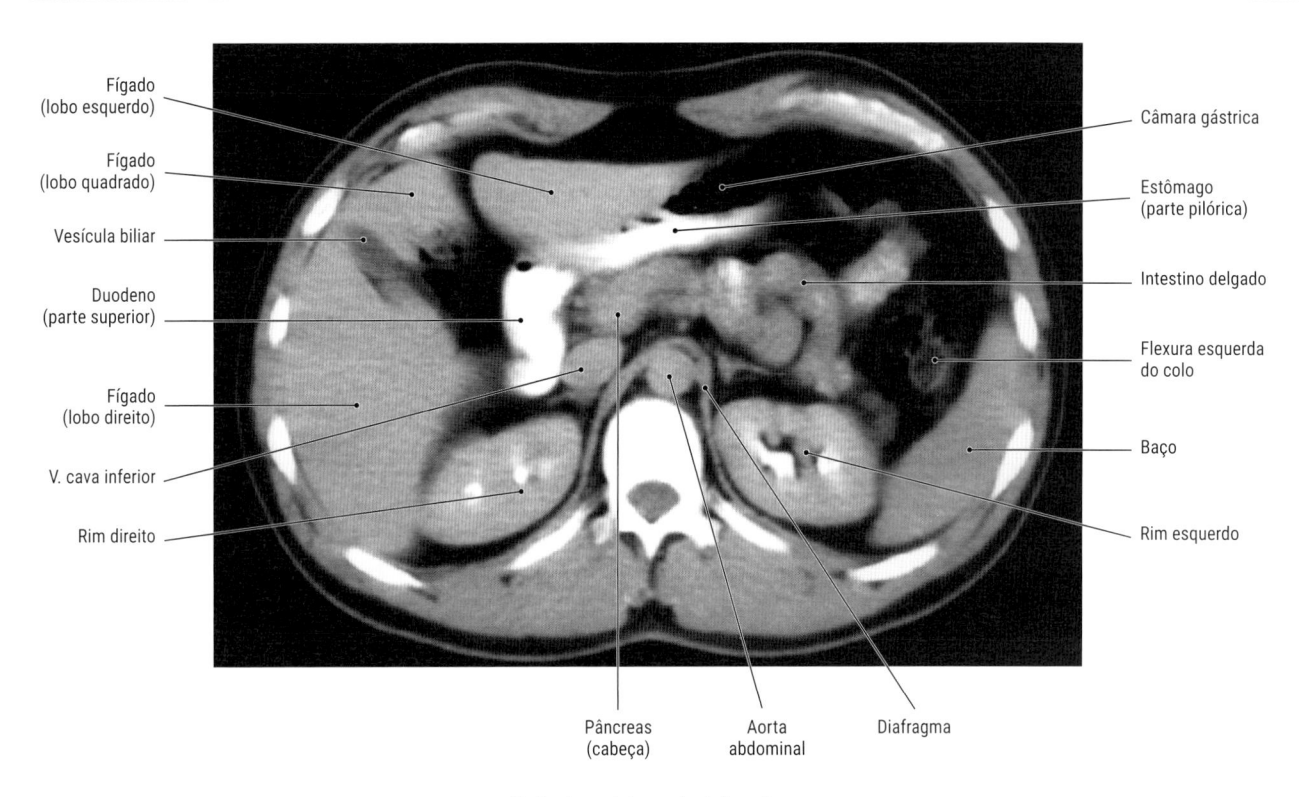

C Corte axial no nível dos rins.

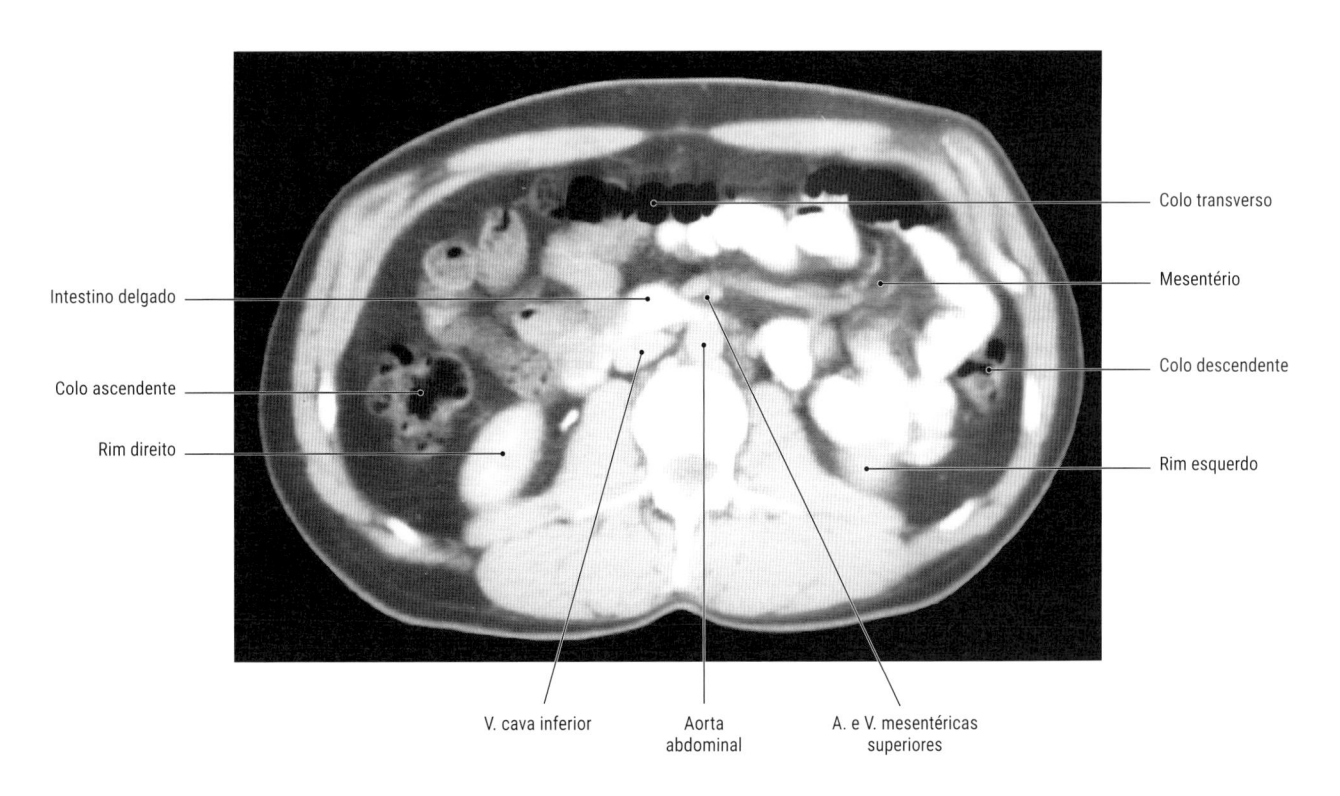

Labels (image C):
- Fígado (lobo esquerdo)
- Fígado (lobo quadrado)
- Vesícula biliar
- Duodeno (parte superior)
- Fígado (lobo direito)
- V. cava inferior
- Rim direito
- Pâncreas (cabeça)
- Aorta abdominal
- Diafragma
- Câmara gástrica
- Estômago (parte pilórica)
- Intestino delgado
- Flexura esquerda do colo
- Baço
- Rim esquerdo

D Corte axial no nível do intestino delgado.

Labels (image D):
- Intestino delgado
- Colo ascendente
- Rim direito
- V. cava inferior
- Aorta abdominal
- A. e V. mesentéricas superiores
- Colo transverso
- Mesentério
- Colo descendente
- Rim esquerdo

17 VÍSCERAS DA PELVE

Limites, cavidades e conteúdos da pelve

A pelve é formada anterolateralmente pelos ossos do quadril e posteriormente pelo sacro e pelo cóccix. Nela, identificam-se uma região superior, ou pelve maior, e uma região inferior, ou pelve menor, separadas pela abertura superior da pelve. Essa abertura é delimitada pela linha terminal, que é formada pelo promontório, pela margem anterior da asa do sacro, pela linha arqueada do osso do quadril, pela linha pectínea do púbis e pela sínfise púbica. A pelve maior, que também faz parte da cavidade abdominal, é delimitada pelas fossas ilíacas dos ossos do quadril e pelas asas do sacro; ela contém órgãos relacionados ao trato digestório, como parte do intestino delgado, o ceco, o apêndice vermiforme ou o colo sigmoide. A pelve menor é delimitada pela face pélvica do sacro, pelo cóccix e pelas faces internas do ísquio e do púbis. Ela contém órgãos relacionados com o sistema digestório, como o reto, com o sistema urinário, como ureteres, bexiga e uretra, e com o sistema genital, como útero, vagina, glândulas seminais ou próstata. O limite inferior da pelve corresponde à sua abertura inferior, que é delimitada pela sínfise púbica, pelo ramo inferior do púbis, pelo ramo do ísquio, pelo túber isquiático e pelo cóccix.

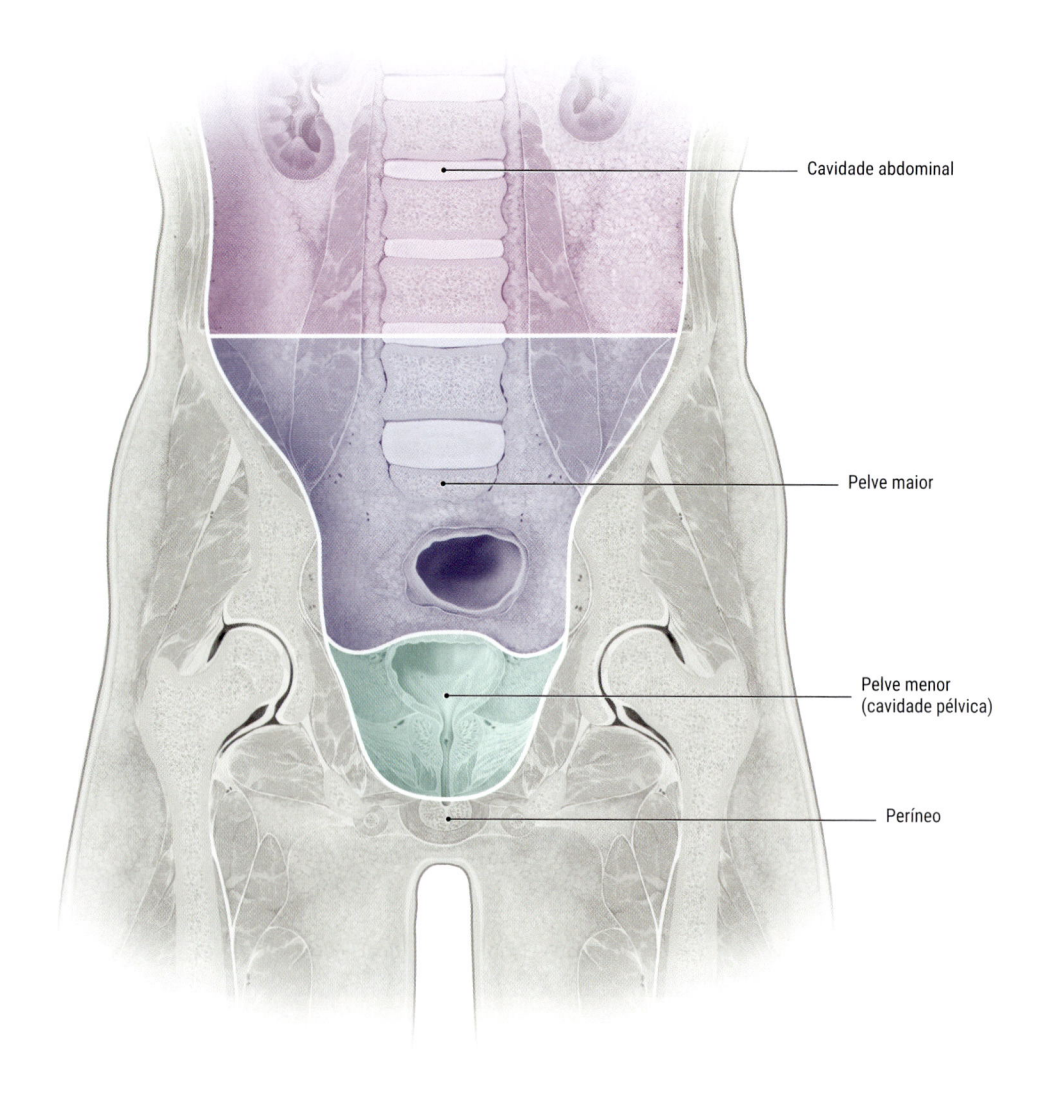

A Corte coronal da pelve.

Figura 17-1 Limites e conteúdo da pelve.

Tabela 17-1 Pelve	
Limites	Conteúdo
• Pelve maior: 　– Fossas ilíacas 　　(ossos do quadril) 　– Asas do sacro	• Pelve maior: 　– Intestino delgado 　– Ceco 　– Apêndice vermiforme 　– Colo sigmoide
• Pelve menor: 　– Face pélvica do sacro 　– Cóccix 　– Ísquio 　– Púbis	• Pelve menor: 　– Reto 　– Ureteres 　– Bexiga 　– Uretra 　– Útero 　– Vagina 　– Glândulas seminais 　– Próstata

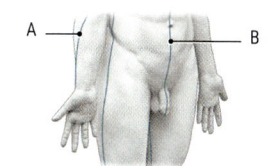

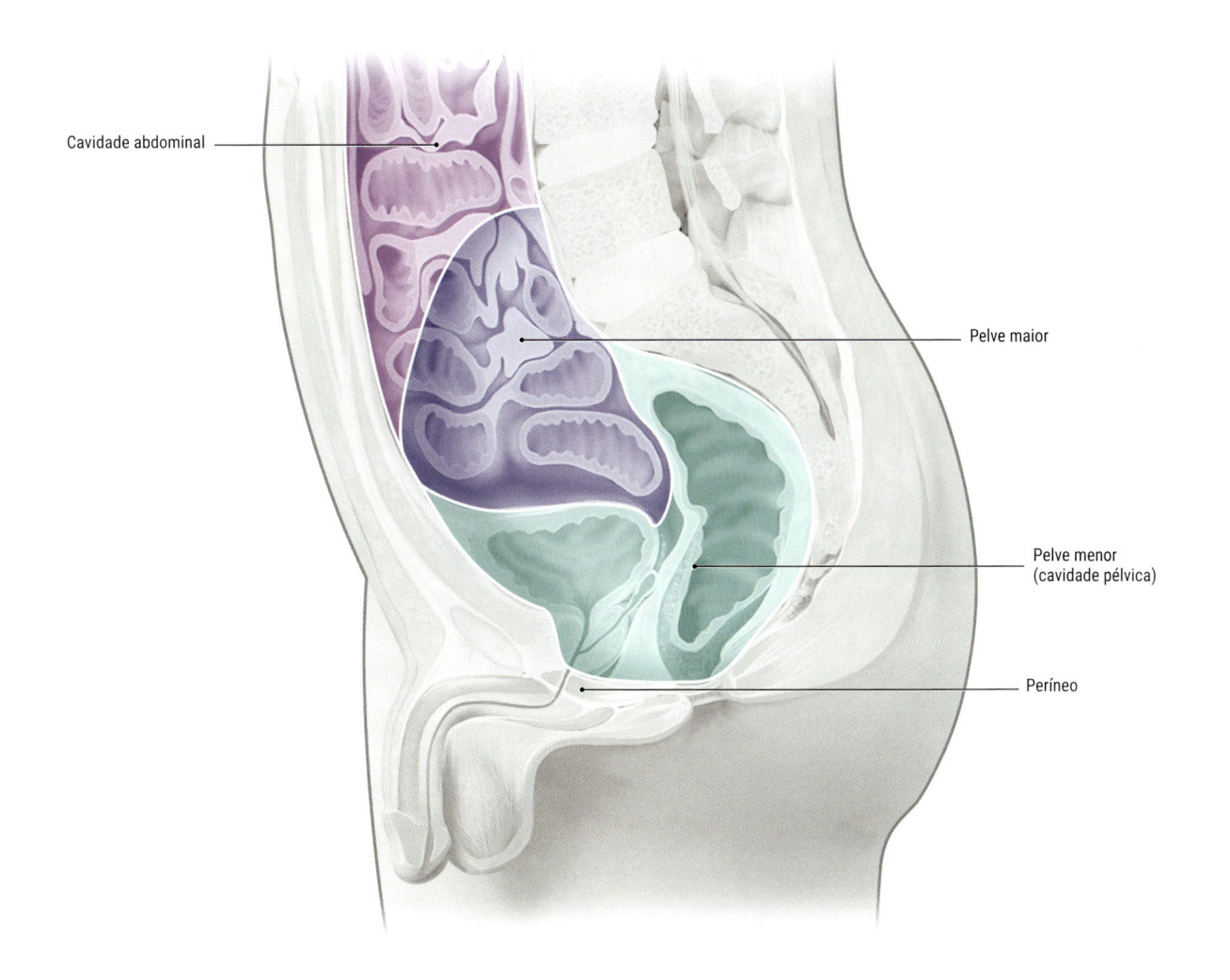

B Corte sagital da pelve.

Corte sagital da pelve

O corte sagital da pelve é uma das melhores formas de visualizar de forma conjunta a disposição anatômica dos limites e do conteúdo da pelve. Esta seção permite localizar a posição da pelve maior, da pelve menor, das suas aberturas superior e inferior, bem como a disposição dos diferentes órgãos contidos na pelve e suas relações mais importantes.

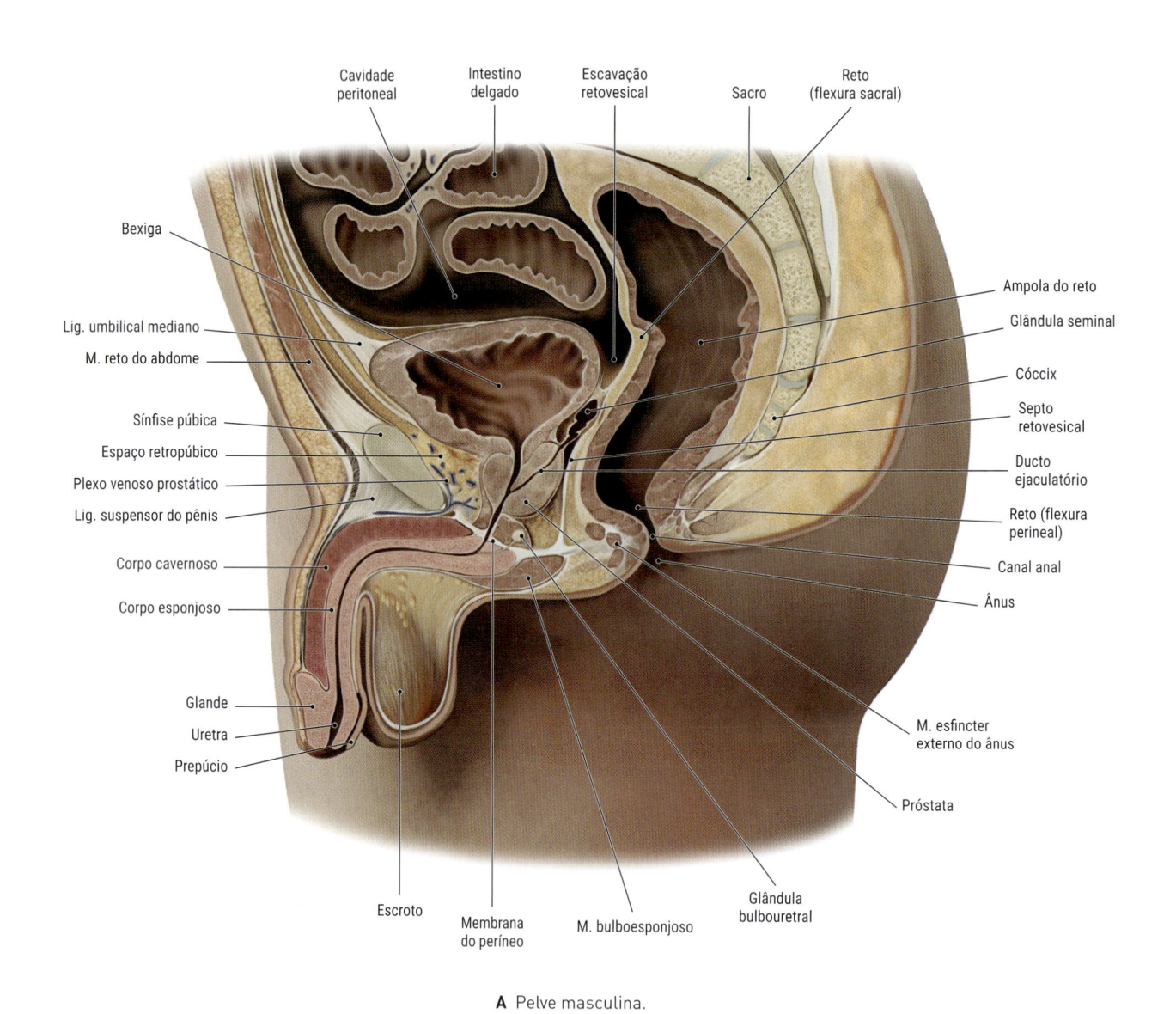

A Pelve masculina.

Figura 17-2 Corte sagital da pelve.

Nota anatômica

A fáscia umbilical pré-vesical é uma condensação de tecido conjuntivo de formato triangular que está disposta entre a fáscia transversal e o peritônio parietal na região anterior do abdome. Seu ápice se estende até o umbigo, suas margens laterais coincidem com os ligamentos umbilicais mediais e sua base é confundida com o tecido conjuntivo ao redor da bexiga. Na bissetriz do triângulo que forma a fáscia umbilical está localizado o ligamento umbilical mediano, que contém os restos fibrosos do úraco.

17 | Vísceras da pelve

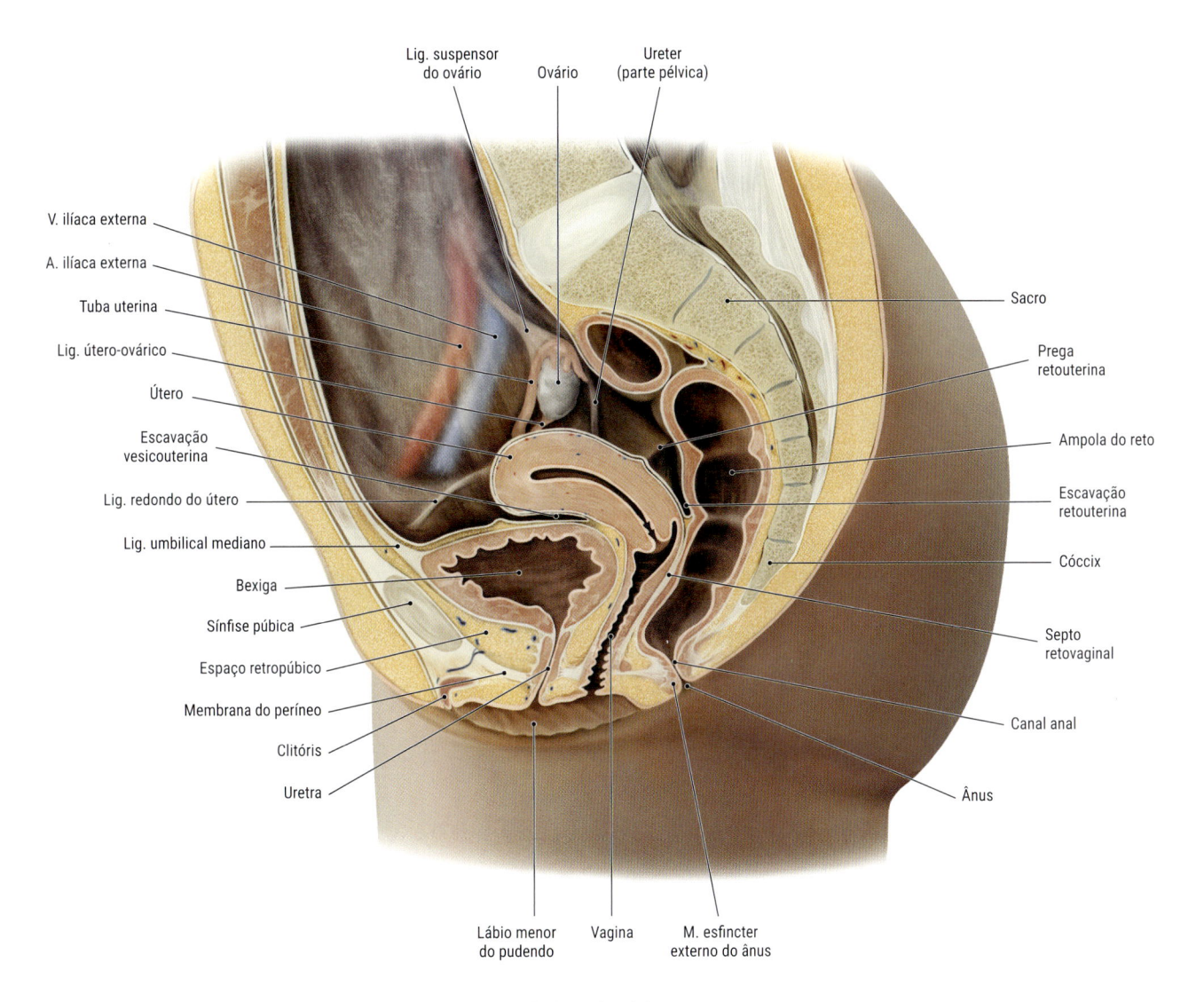

B Pelve feminina.

Rótulos (da figura):
- Lig. suspensor do ovário
- Ovário
- Ureter (parte pélvica)
- V. ilíaca externa
- A. ilíaca externa
- Tuba uterina
- Lig. útero-ovárico
- Útero
- Escavação vesicouterina
- Lig. redondo do útero
- Lig. umbilical mediano
- Bexiga
- Sínfise púbica
- Espaço retropúbico
- Membrana do períneo
- Clitóris
- Uretra
- Lábio menor do pudendo
- Vagina
- M. esfíncter externo do ânus
- Sacro
- Prega retouterina
- Ampola do reto
- Escavação retouterina
- Cóccix
- Septo retovaginal
- Canal anal
- Ânus

Nota anatômica

A fáscia peritoneoperineal ou fáscia de Denonvilliers é uma condensação do tecido conjuntivo localizada na pelve menor e corresponde ao septo retovesical nos homens e ao septo retovaginal nas mulheres. Nos homens, ela se estende entre o centro do períneo e a escavação retovesical, localizada na frente do reto e atrás das glândulas seminais e da próstata, e também é chamada de fáscia prostatoperitoneal ou fáscia retroprostática. Nas mulheres, ela se estende entre o centro do períneo e a escavação retouterina (de Douglas), localizada entre o reto e a vagina. Sua existência permanece duvidosa para alguns autores.

Vista superior da pelve

A vista superior da pelve permite identificar, inicialmente, as estruturas que estão localizadas na pelve maior e que pertencem principalmente ao trato digestório. Também permite localizar a abertura superior da pelve e identificar em uma vista superior as estruturas anatômicas mais relevantes que estão localizadas na pelve menor.

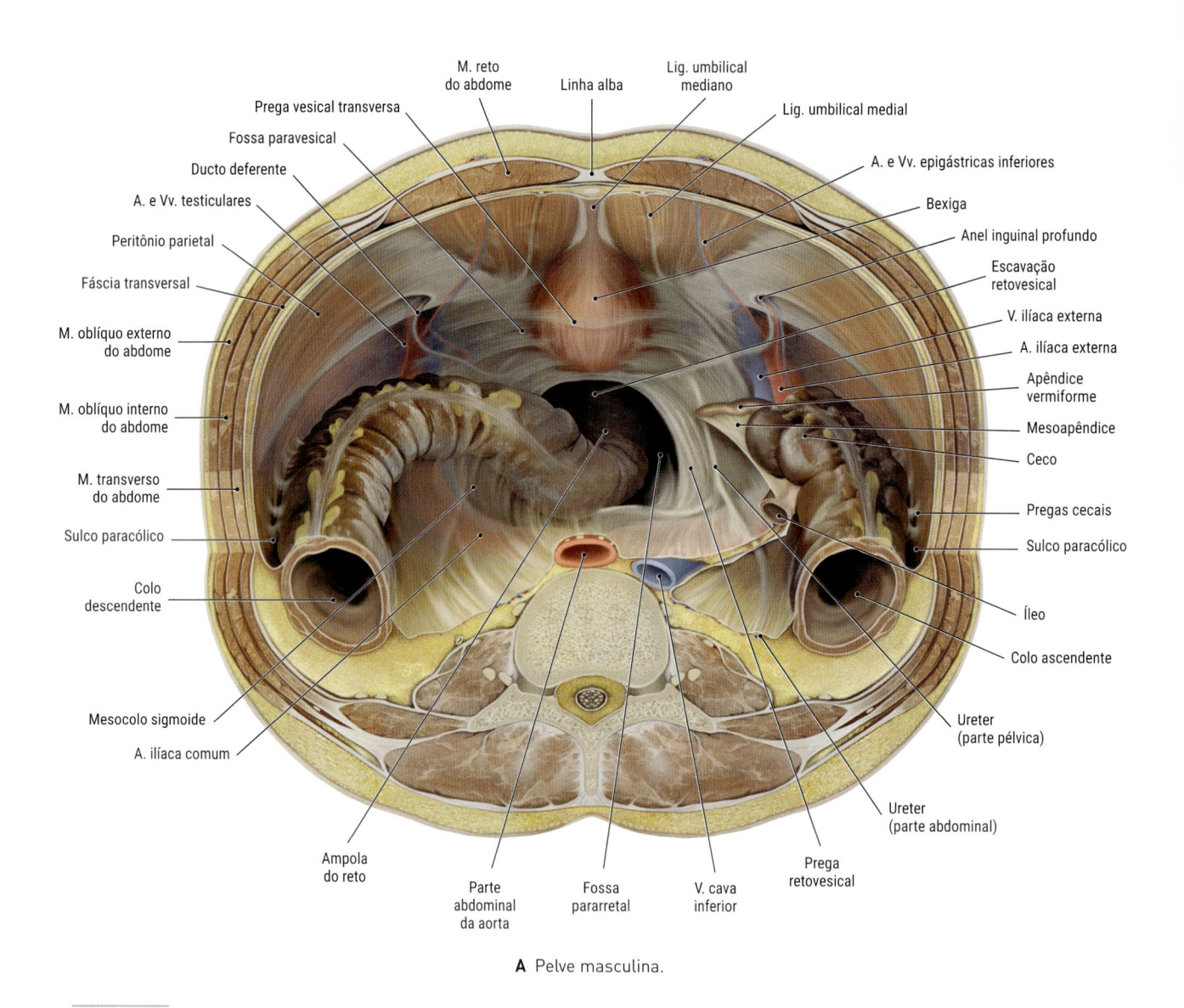

A Pelve masculina.

Figura 17-3 Vista superior da pelve.

> **Nota anatômica**
>
> **Prega vesical transversa.** Acima da face superior da bexiga, identifica-se uma prega peritoneal, nos homens e nas mulheres, chamada de prega vesical transversa. Essa prega só pode ser vista quando a bexiga está vazia e desaparece quando esta está em estado de repleção. A presença dessa prega permite que a bexiga seja preenchida sem causar tensão no peritônio parietal.

17 | Vísceras da pelve

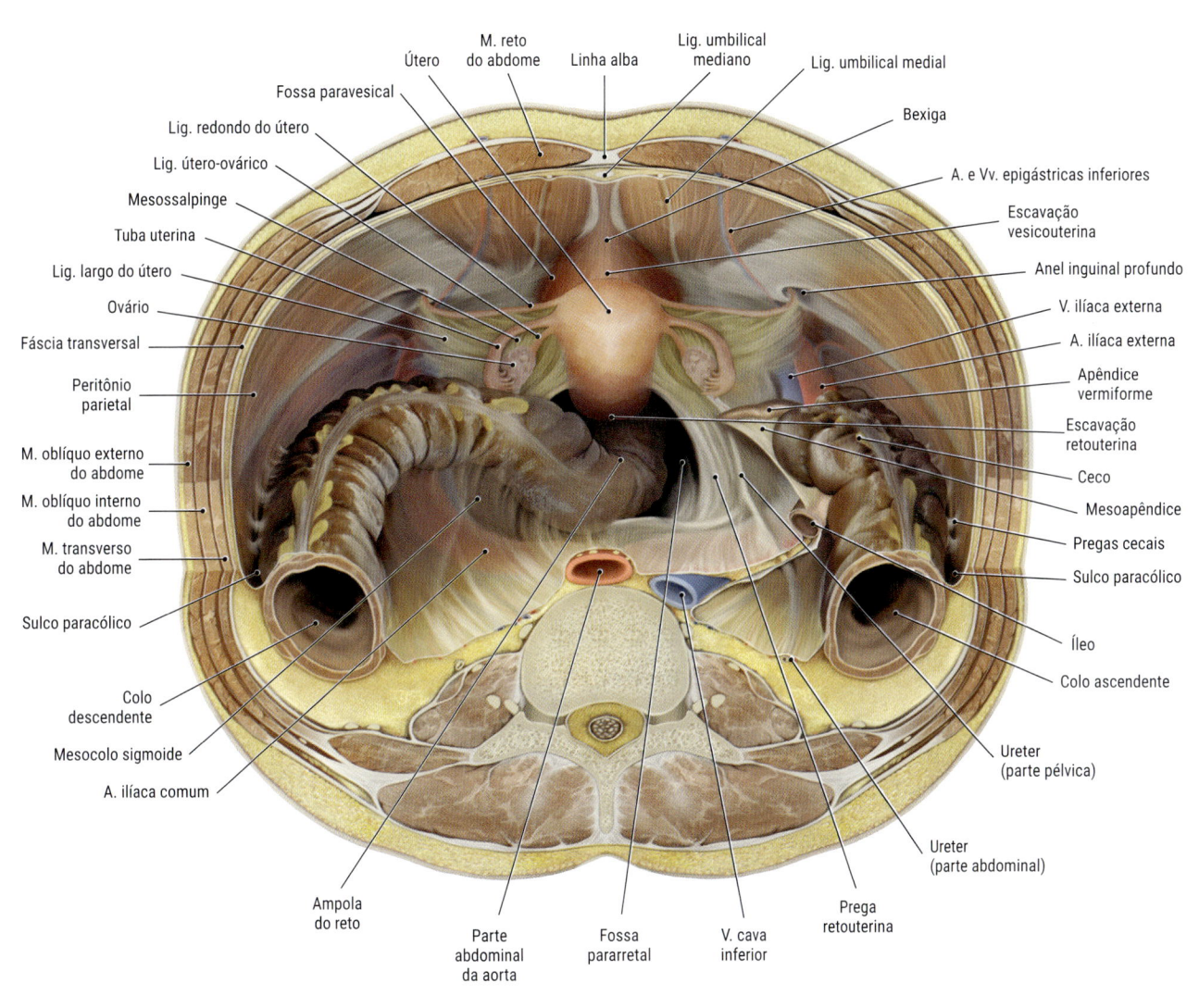

B Pelve feminina.

Legendas (sentido horário, a partir do topo): Útero; M. reto do abdome; Linha alba; Lig. umbilical mediano; Lig. umbilical medial; Bexiga; A. e Vv. epigástricas inferiores; Escavação vesicouterina; Anel inguinal profundo; V. ilíaca externa; A. ilíaca externa; Apêndice vermiforme; Escavação retouterina; Ceco; Mesoapêndice; Pregas cecais; Sulco paracólico; Íleo; Colo ascendente; Ureter (parte pélvica); Ureter (parte abdominal); Prega retouterina; V. cava inferior; Fossa pararretal; Parte abdominal da aorta; Ampola do reto; A. ilíaca comum; Mesocolo sigmoide; Colo descendente; Sulco paracólico; M. transverso do abdome; M. oblíquo interno do abdome; M. oblíquo externo do abdome; Peritônio parietal; Fáscia transversal; Ovário; Lig. largo do útero; Tuba uterina; Mesossalpinge; Lig. útero-ovárico; Lig. redondo do útero; Fossa paravesical.

Nota anatômica

O ângulo entre o colo do útero e a vagina é chamado de ângulo de versão do útero, e o ângulo entre o corpo e o colo do útero é chamado de ângulo de flexão do útero. A posição mais comum do útero é em anteversão e anteflexão, mas posições em retroversão, retroflexão ou combinações diferentes dessas possibilidades também podem ser observadas, assim como desvios laterais. Essas posições anormais do útero geralmente não afetam a fertilidade feminina.

Reto

O reto é a porção terminal do trato digestório e se estende entre o colo sigmoide e o ânus. Seu limite superior é identificado no final do mesocolo sigmoide, que geralmente está localizado na frente da vértebra S III. No reto, distinguem-se uma parte superior, localizada na pelve menor e que corresponde à ampola do reto, e uma parte inferior, localizada no períneo e que forma o canal anal. Ele difere do colo porque não tem tênias ou apêndices omentais.

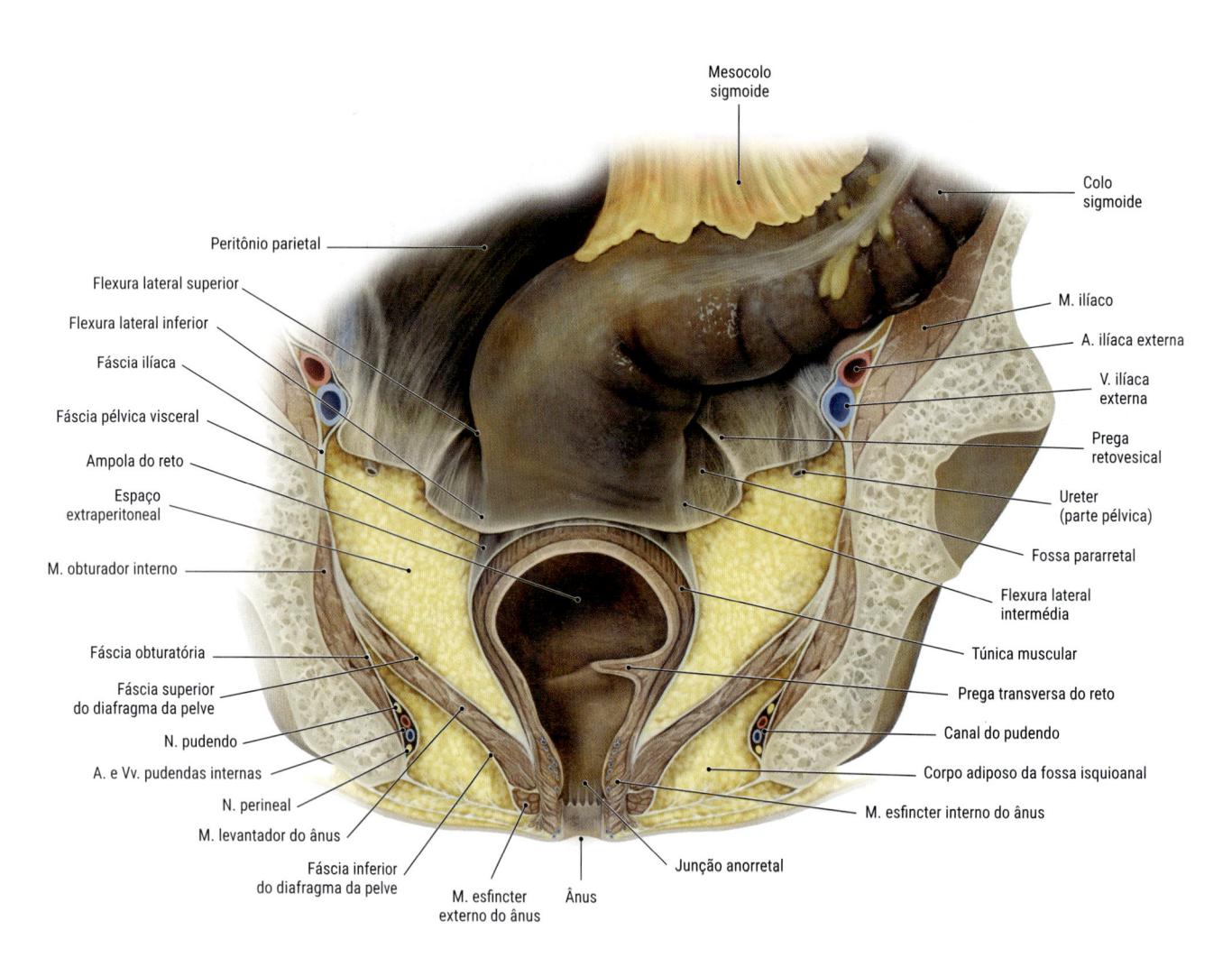

A Corte coronal da pelve menor no nível do reto.

Figura 17-4 Disposição anatômica do reto.

Nota anatômica

A região superior do canal anal é recoberta pela membrana mucosa do reto. Essa região se estende entre a junção anorretal e a linha pectinada e contém as colunas anais e os seios anais. A região inferior do canal anal, localizada abaixo da linha anocutânea, é recoberta por pele que contém glândulas sebáceas e sudoríparas, além de folículos pilosos. Por fim, a região média do canal anal ou pécten anal, localizada entre a linha pectinada e a linha anocutânea, representa uma zona de transição entre a mucosa retal e a pele externa.

17 | Vísceras da pelve

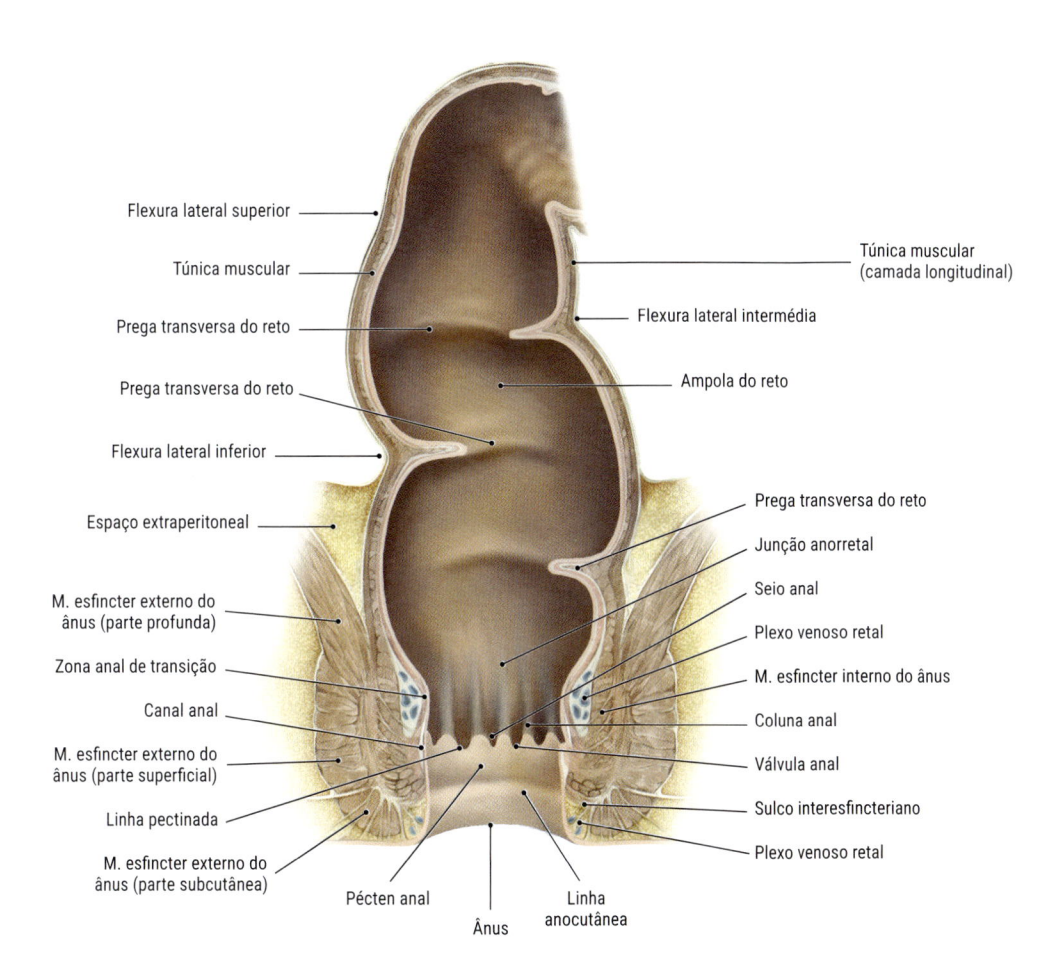

B Corte coronal do reto.

Labels (de cima para baixo, esquerda e direita):
- Flexura lateral superior
- Túnica muscular
- Prega transversa do reto
- Prega transversa do reto
- Flexura lateral inferior
- Espaço extraperitoneal
- M. esfíncter externo do ânus (parte profunda)
- Zona anal de transição
- Canal anal
- M. esfíncter externo do ânus (parte superficial)
- Linha pectinada
- M. esfíncter externo do ânus (parte subcutânea)
- Pécten anal
- Ânus
- Linha anocutânea
- Túnica muscular (camada longitudinal)
- Flexura lateral intermédia
- Ampola do reto
- Prega transversa do reto
- Junção anorretal
- Seio anal
- Plexo venoso retal
- M. esfíncter interno do ânus
- Coluna anal
- Válvula anal
- Sulco interesfincteriano
- Plexo venoso retal

Nota anatômica

As pregas transversas do reto (válvulas de Houston) geralmente são três. Duas estão localizadas no lado esquerdo, uma na parte superior e outra na parte inferior. A terceira prega transversa (válvula de Kohlrausch) está localizada no lado direito e tem uma posição intermediária em relação às duas pregas esquerdas.

Bexiga

A bexiga é um reservatório que armazena a urina e regula os padrões intermiccionais. Ela está localizada na pelve menor, atrás da sínfise púbica e na frente das glândulas seminais e do reto nos homens e do útero e da vagina nas mulheres. Ela recebe a urina pelos ureteres e a remove durante a micção através da uretra.

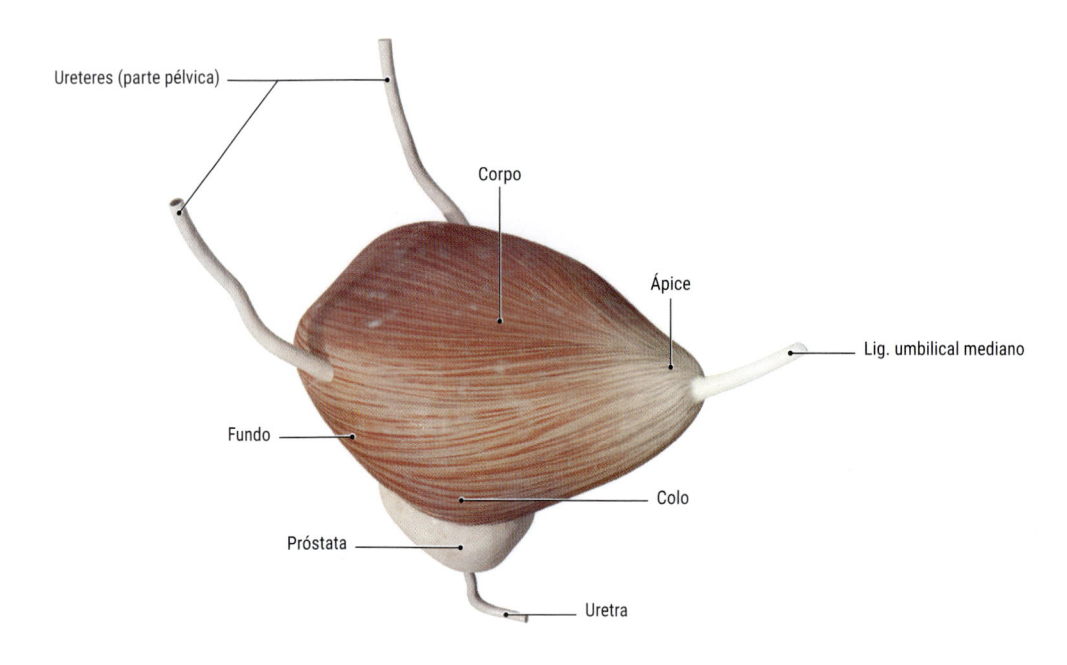

A Vista anterolateral masculina.

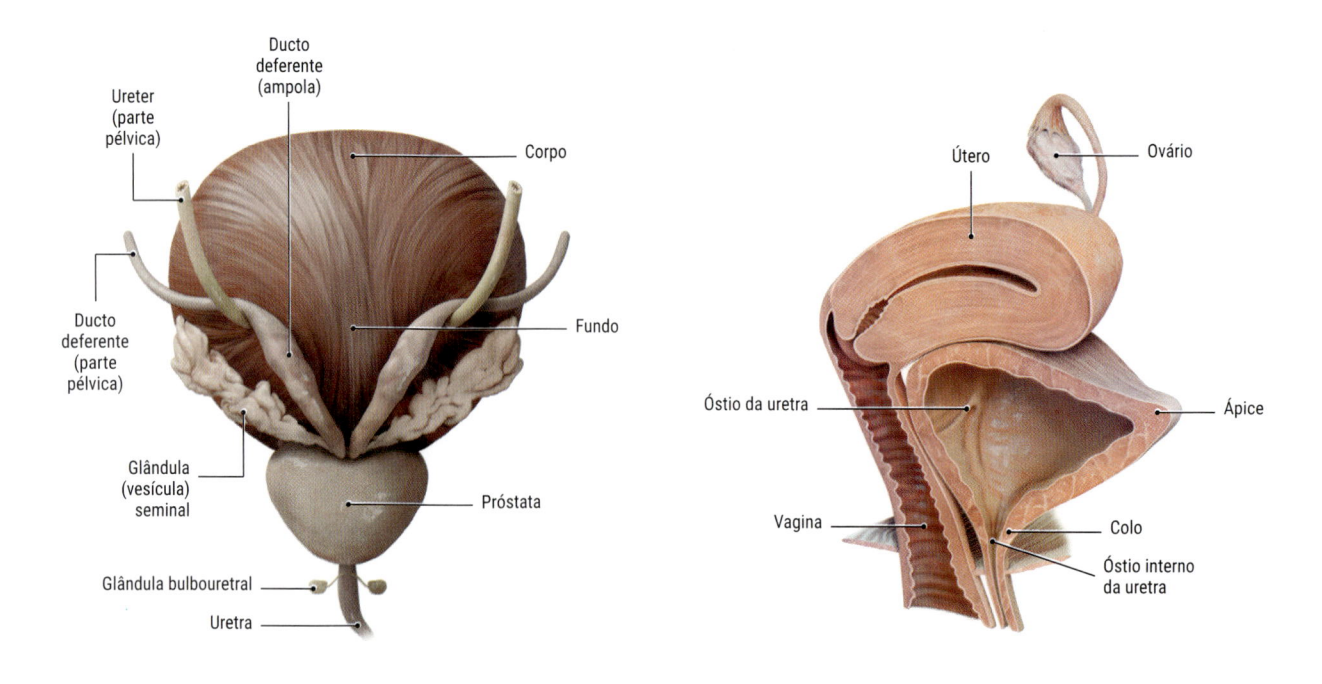

B Vista posterior masculina.

C Corte sagital da bexiga e do útero.

Figura 17-5 Anatomia da bexiga.

17 | Vísceras da pelve   193

D Corte coronal da bexiga masculina.

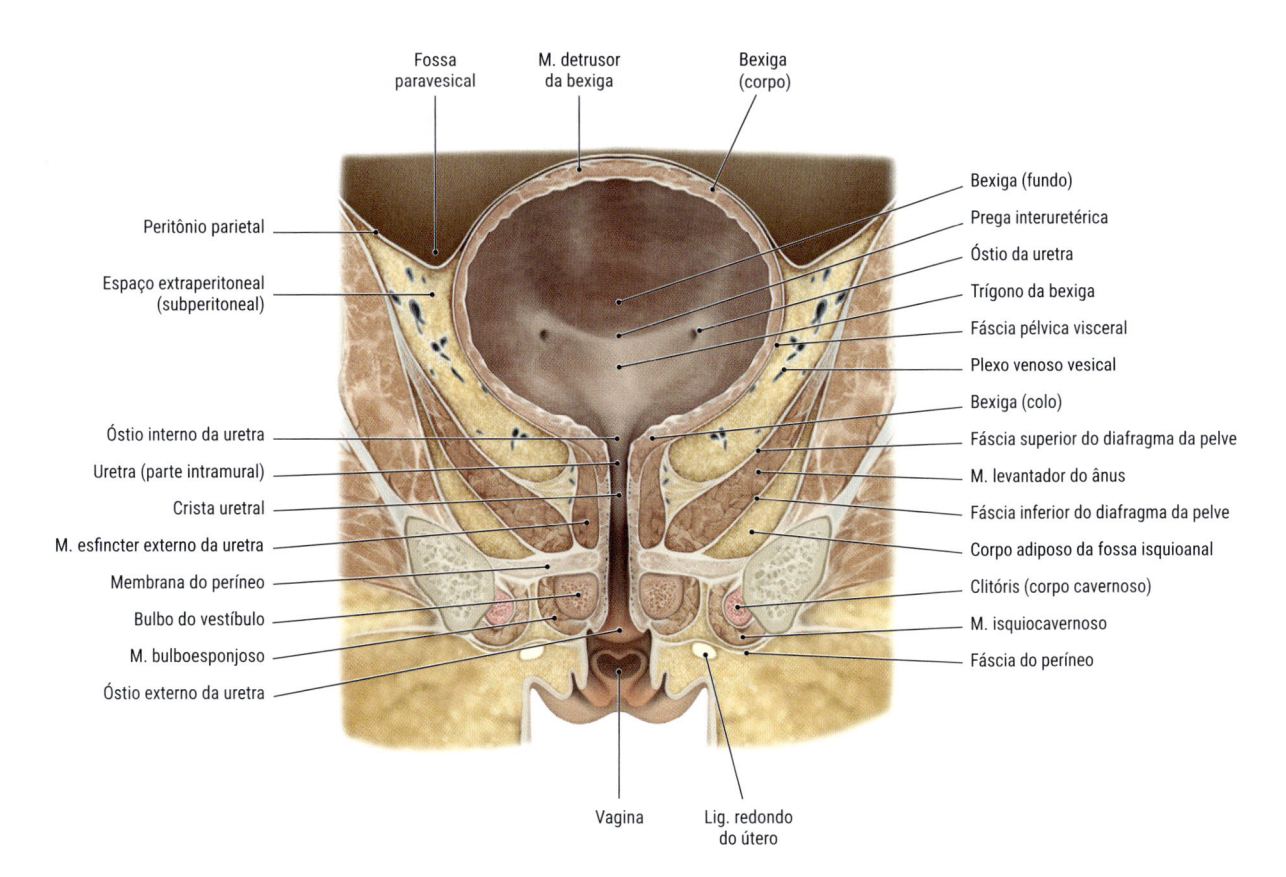

Labels (esquerda, de cima para baixo): Peritônio parietal; Ducto deferente; Espaço extraperitoneal; Úvula da bexiga; Cápsula prostática; Uretra (parte intramural); Crista uretral; Próstata; Colículo seminal; Utrículo prostático; Parte prostática; M. esfíncter externo da uretra; Parte membranácea; Parte esponjosa; Pênis (corpo esponjoso); M. bulboesponjoso.

Labels (superior): Fossa paravesical; M. detrusor da bexiga; Bexiga (corpo).

Labels (direita, de cima para baixo): Bexiga (fundo); Prega interuretérica; Óstio da uretra; Trígono da bexiga; Fáscia pélvica visceral; Bexiga (colo); Óstio interno da uretra; Seio prostático; Plexo venoso vesical; Fáscia superior do diafragma da pelve; M. levantador do ânus; Fáscia inferior do diafragma da pelve; Corpo adiposo da fossa isquioanal; Glândula bulbouretral; Pênis (corpo cavernoso); M. isquiocavernoso; Fáscia do períneo.

E Corte coronal da bexiga feminina.

Labels (esquerda, de cima para baixo): Peritônio parietal; Espaço extraperitoneal (subperitoneal); Óstio interno da uretra; Uretra (parte intramural); Crista uretral; M. esfíncter externo da uretra; Membrana do períneo; Bulbo do vestíbulo; M. bulboesponjoso; Óstio externo da uretra.

Labels (superior): Fossa paravesical; M. detrusor da bexiga; Bexiga (corpo).

Labels (direita, de cima para baixo): Bexiga (fundo); Prega interuretérica; Óstio da uretra; Trígono da bexiga; Fáscia pélvica visceral; Plexo venoso vesical; Bexiga (colo); Fáscia superior do diafragma da pelve; M. levantador do ânus; Fáscia inferior do diafragma da pelve; Corpo adiposo da fossa isquioanal; Clitóris (corpo cavernoso); M. isquiocavernoso; Fáscia do períneo.

Labels (inferior): Vagina; Lig. redondo do útero.

Diafragma da pelve

O diafragma da pelve é uma camada de músculo que fecha a parte inferior da pelve menor e é formado pelo músculo levantador do ânus (músculo puboanal, músculo puborretal, músculo pubococcígeo e músculo iliococcígeo) e pelos músculos coccígeos (isquiococcígeos). Ele também contém o músculo puboprostático em homens e o músculo pubovaginal em mulheres. É coberto acima e abaixo pela fáscia superior do diafragma da pelve e pela fáscia inferior do diafragma da pelve.

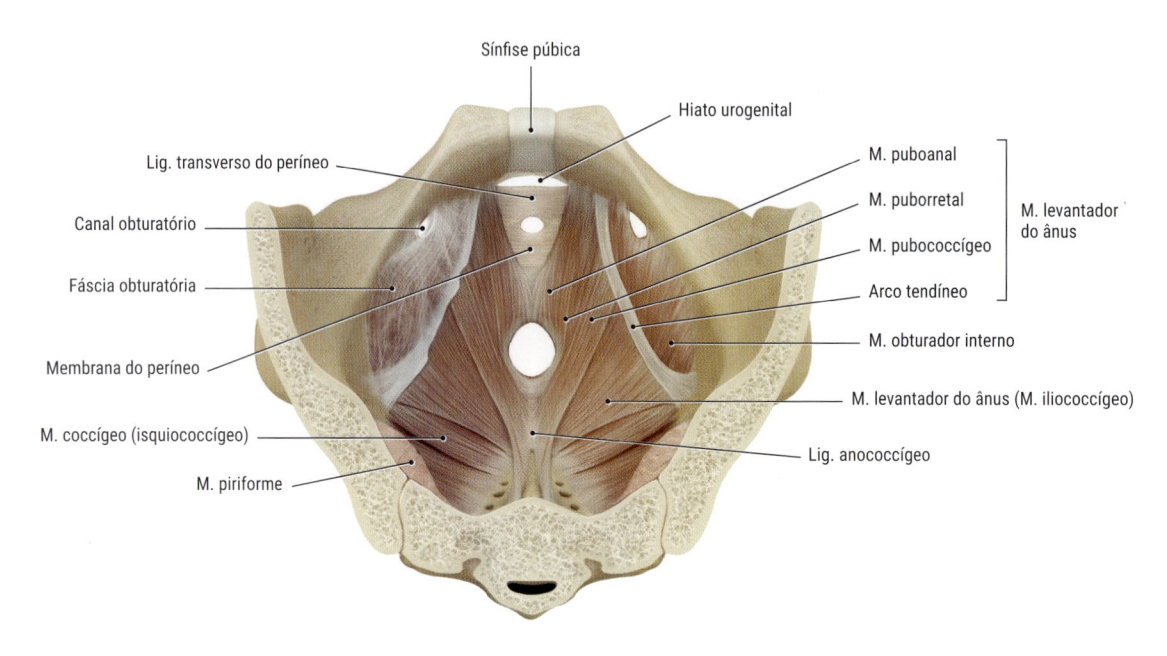

A Vista superior.

B Vista inferior.

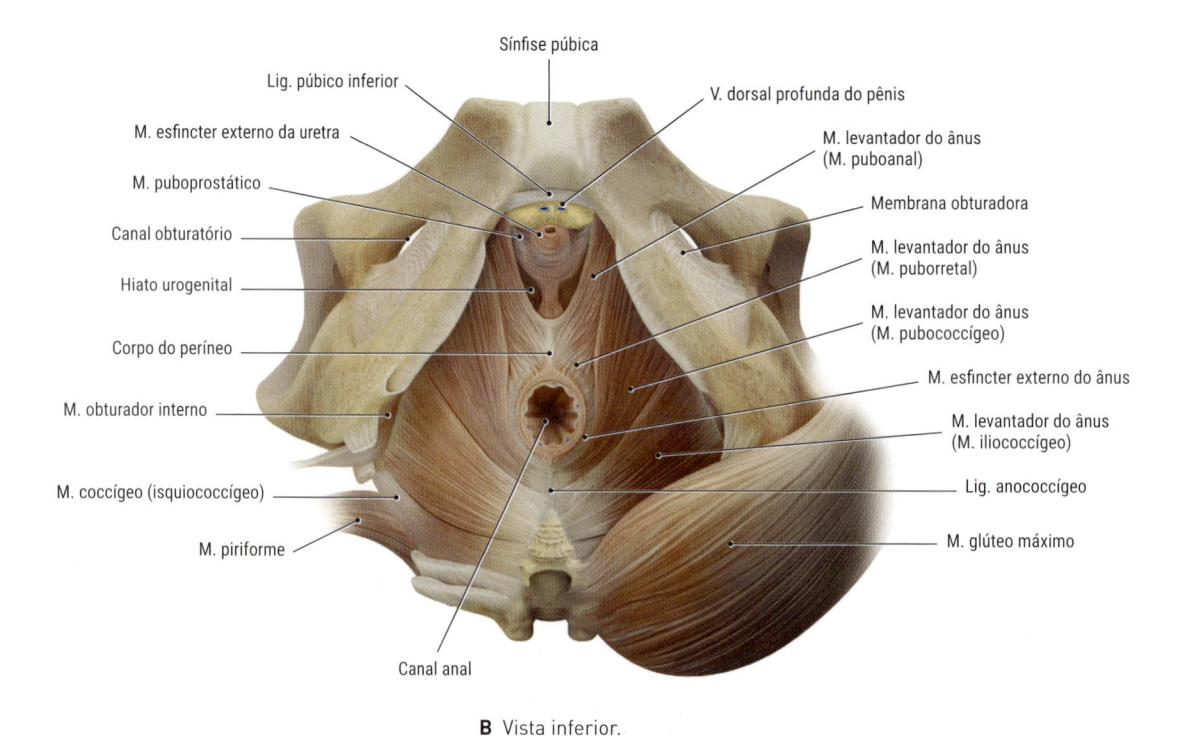

Figura 17-6 Anatomia do diafragma da pelve masculino.

Figura 17-7 Anatomia do diafragma da pelve feminino.

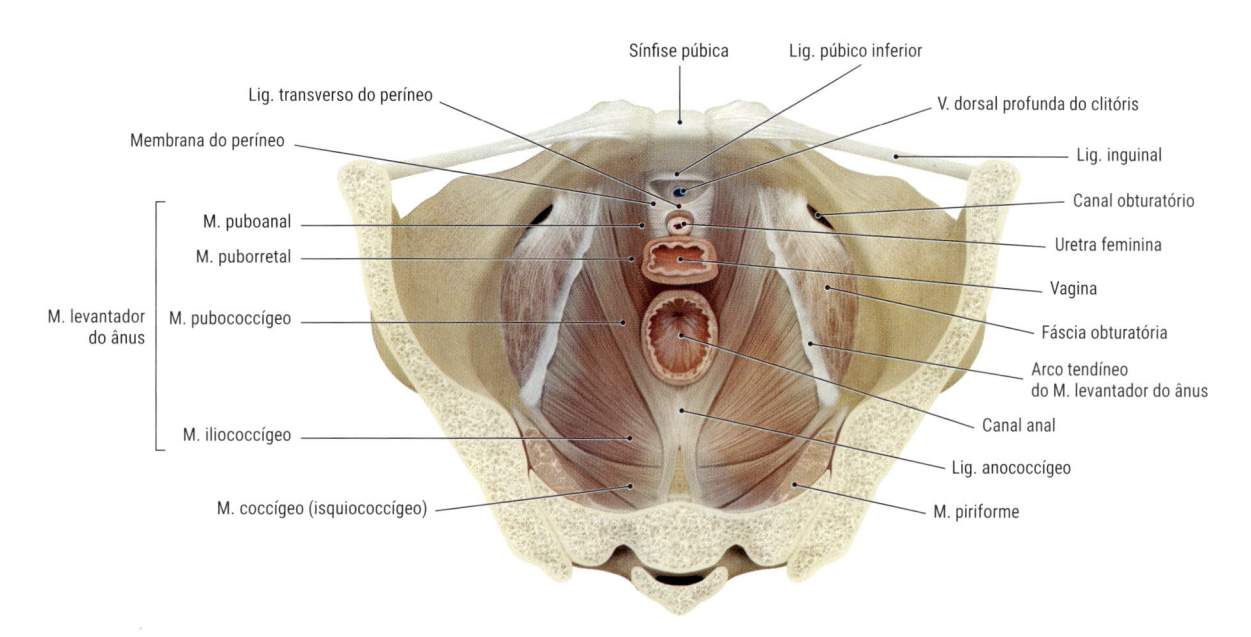

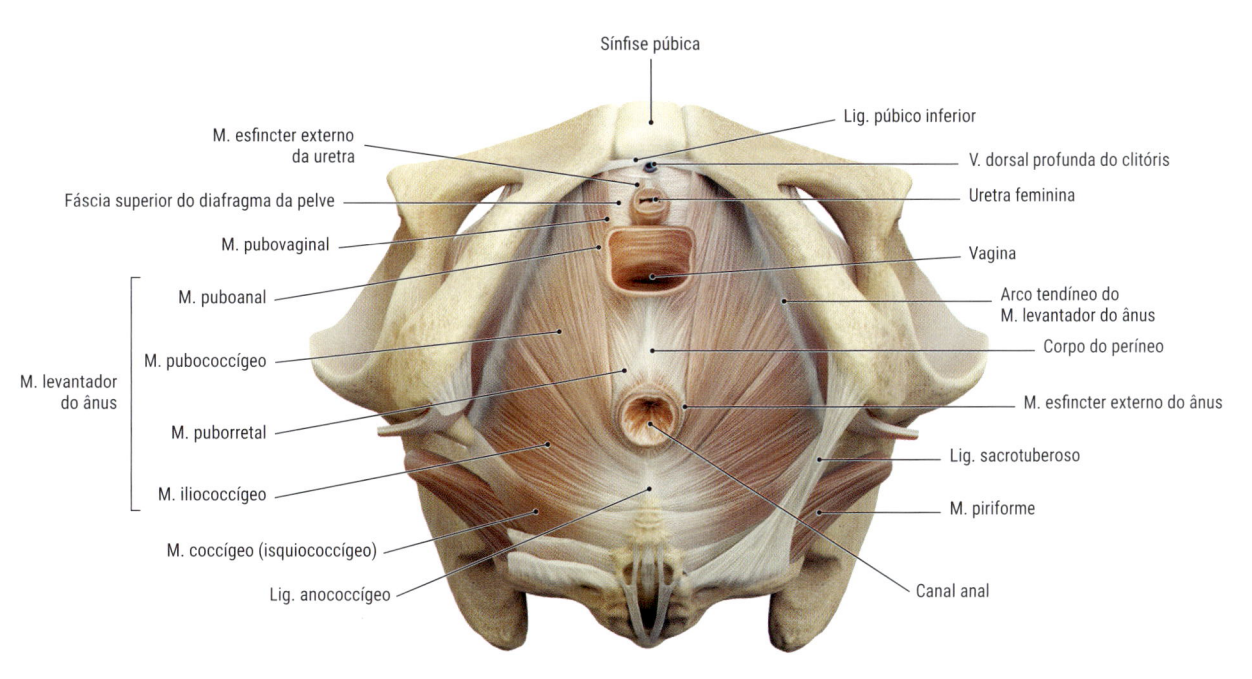

Períneo

O períneo é a região anatômica localizada abaixo do diafragma pélvico, fechando a parte inferior da pelve menor. No períneo, distinguem-se um espaço profundo do períneo e um espaço superficial do períneo. No espaço profundo do períneo, também conhecido como diafragma urogenital, estão localizados os músculos transversos profundos do períneo e o músculo esfíncter externo da uretra. No espaço superficial do períneo, estão localizados os músculos transversos superficiais do períneo, isquiocavernosos e bulboesponjosos.

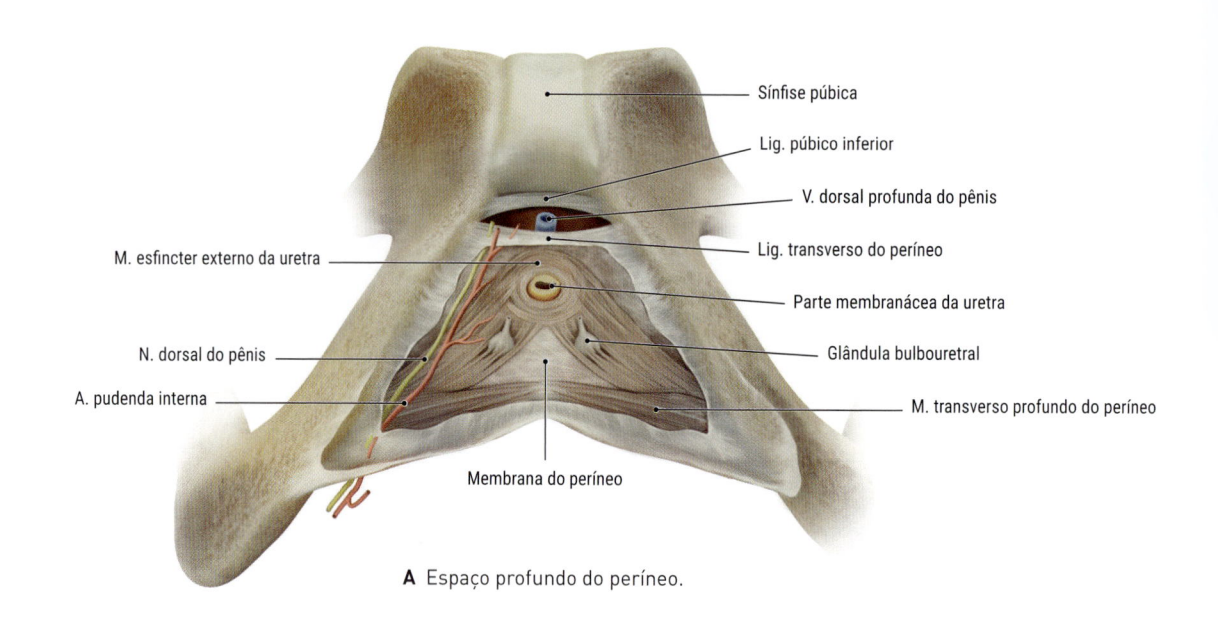

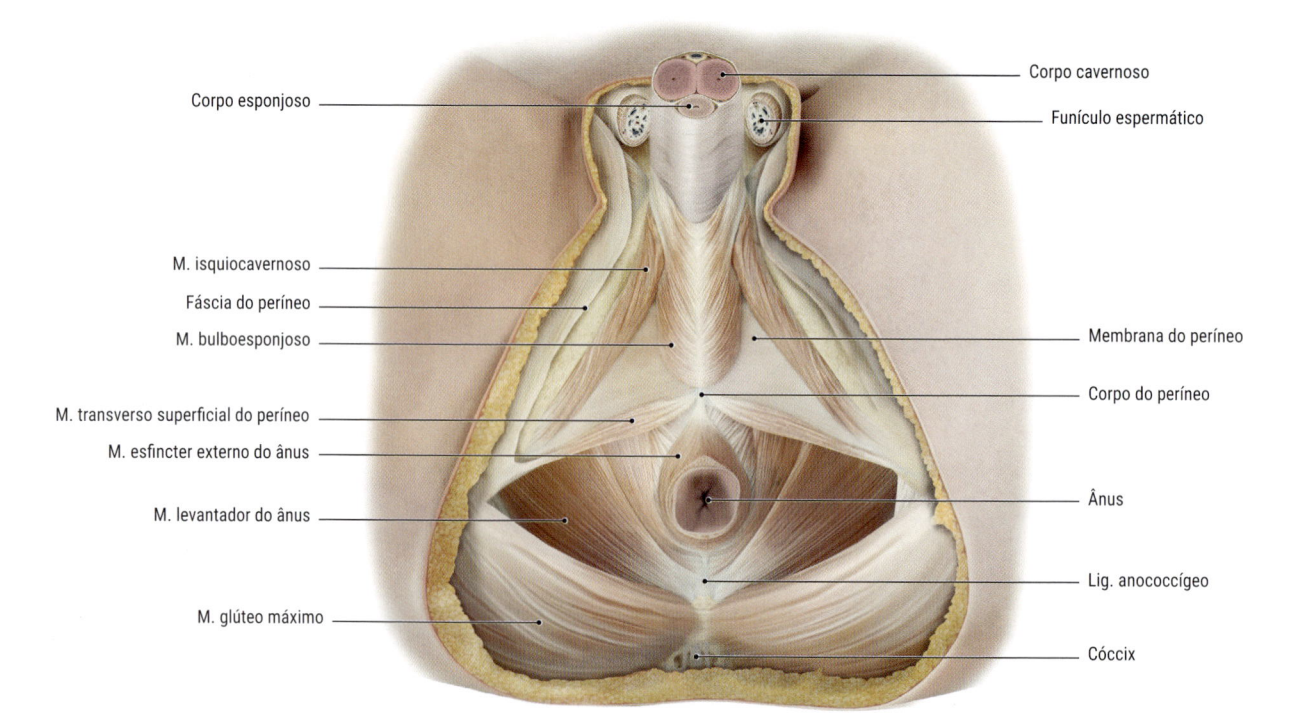

A Espaço profundo do períneo.

B Espaço superficial do períneo.

Figura 17-8 Anatomia do períneo masculino.

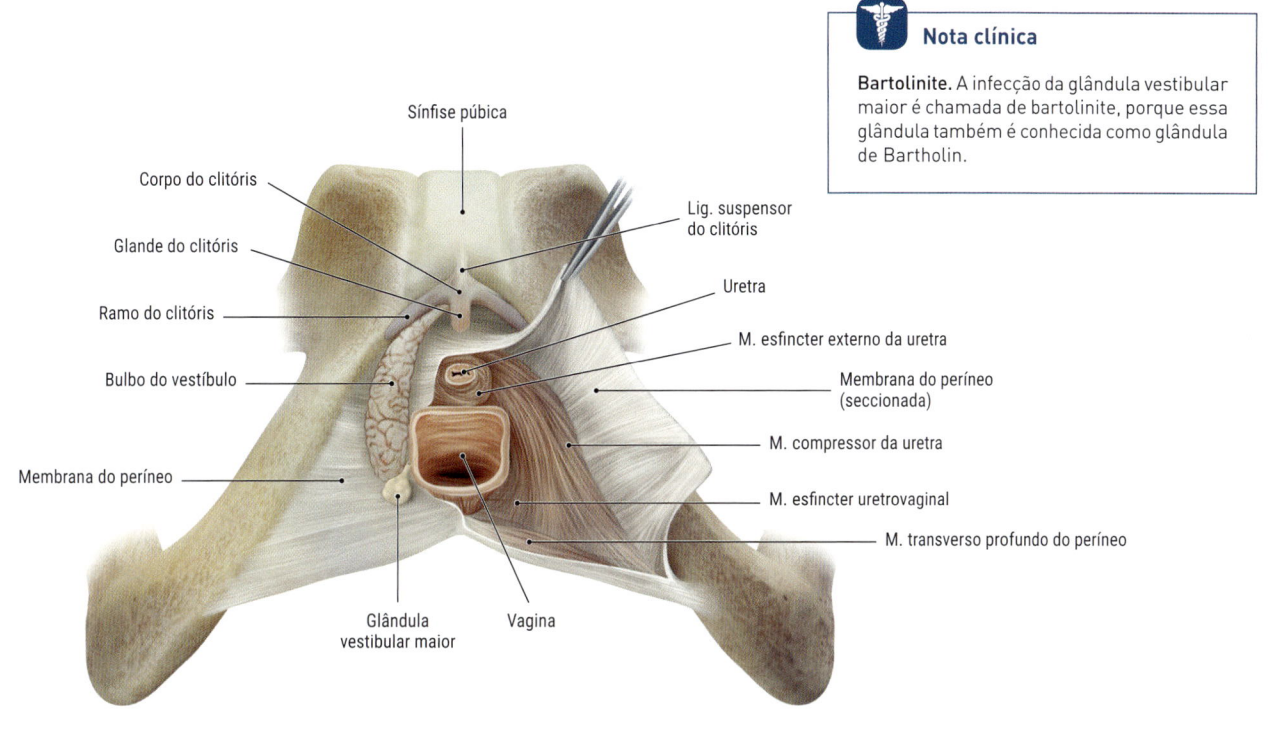

17 | Vísceras da pelve | **197**

> **Nota clínica**
>
> **Bartolinite.** A infecção da glândula vestibular maior é chamada de bartolinite, porque essa glândula também é conhecida como glândula de Bartholin.

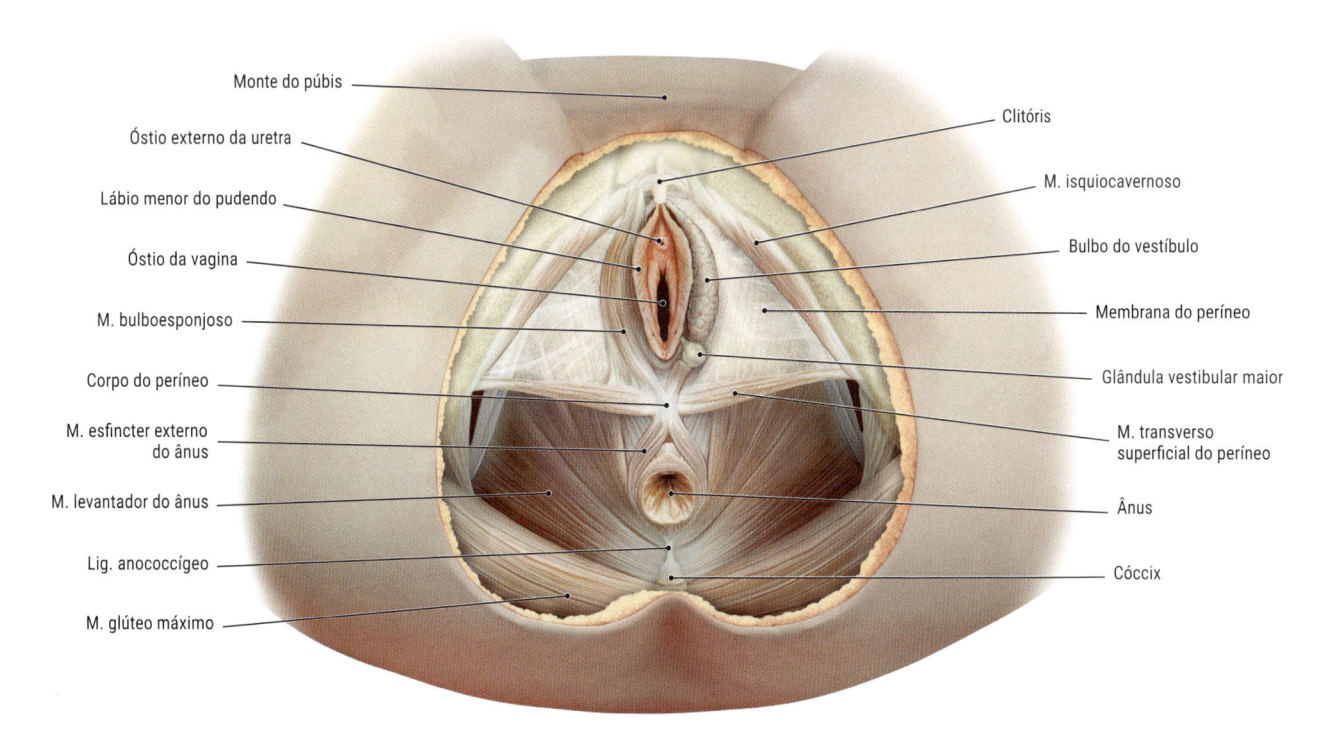

A Espaço profundo do períneo.

B Espaço superficial do períneo.

Figura 17-9 Anatomia do períneo feminino.

Órgãos genitais masculinos

O sistema genital masculino é composto de órgãos genitais internos e externos. Os órgãos genitais internos são responsáveis pela produção e condução dos espermatozoides e são constituídos pelos testículos, epidídimos, ductos deferentes, glândulas seminais, próstata e glândulas bulbouretrais. Os órgãos genitais externos são formados pelo pênis, o órgão responsável pela cópula, pela uretra masculina e pelo escroto.

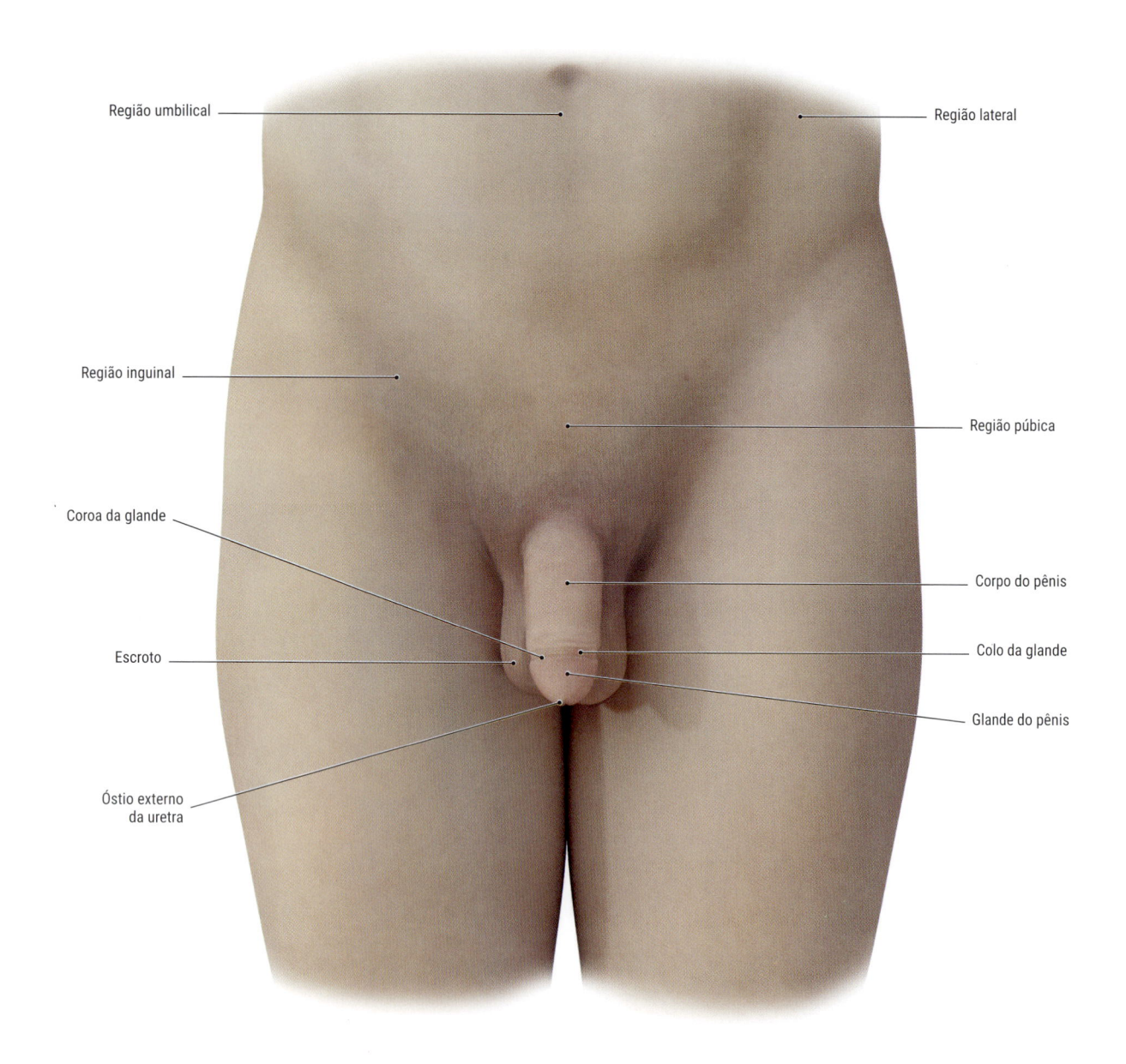

A Vista anterior superficial.

Figura 17-10 Anatomia dos órgãos genitais masculinos.

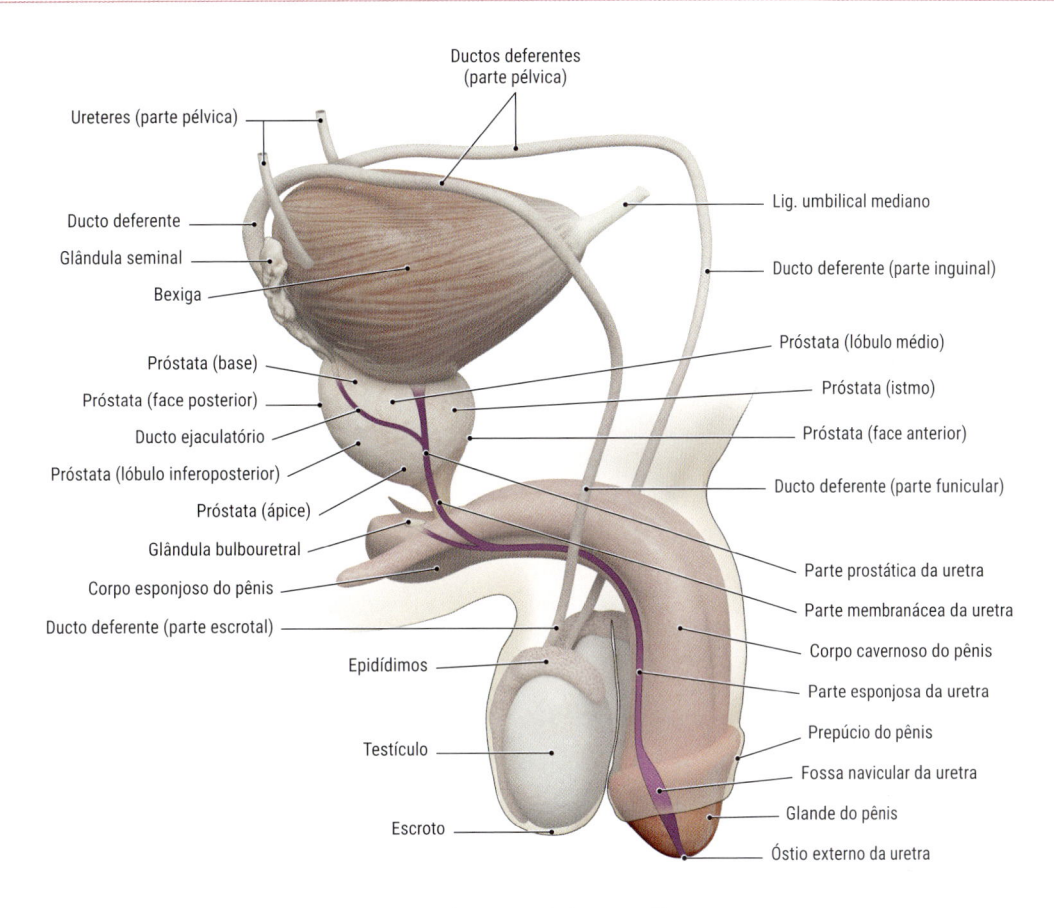

17 | Vísceras da pelve

B Diagrama dos órgãos genitais masculinos.

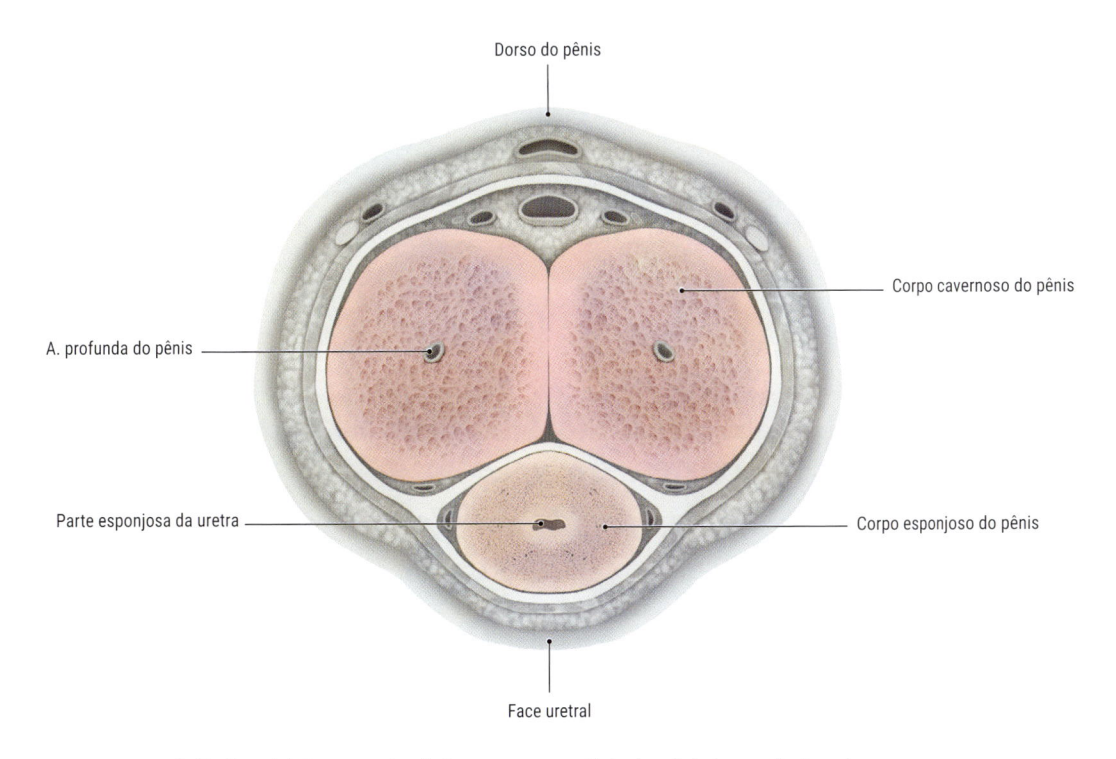

- Ureteres (parte pélvica)
- Ductos deferentes (parte pélvica)
- Ducto deferente
- Glândula seminal
- Bexiga
- Próstata (base)
- Próstata (face posterior)
- Ducto ejaculatório
- Próstata (lóbulo inferoposterior)
- Próstata (ápice)
- Glândula bulbouretral
- Corpo esponjoso do pênis
- Ducto deferente (parte escrotal)
- Epidídimos
- Testículo
- Escroto
- Lig. umbilical mediano
- Ducto deferente (parte inguinal)
- Próstata (lóbulo médio)
- Próstata (istmo)
- Próstata (face anterior)
- Ducto deferente (parte funicular)
- Parte prostática da uretra
- Parte membranácea da uretra
- Corpo cavernoso do pênis
- Parte esponjosa da uretra
- Prepúcio do pênis
- Fossa navicular da uretra
- Glande do pênis
- Óstio externo da uretra

C Corte axial do corpo do pênis; os corpos eréteis do pênis foram destacados.

- Dorso do pênis
- A. profunda do pênis
- Parte esponjosa da uretra
- Corpo cavernoso do pênis
- Corpo esponjoso do pênis
- Face uretral

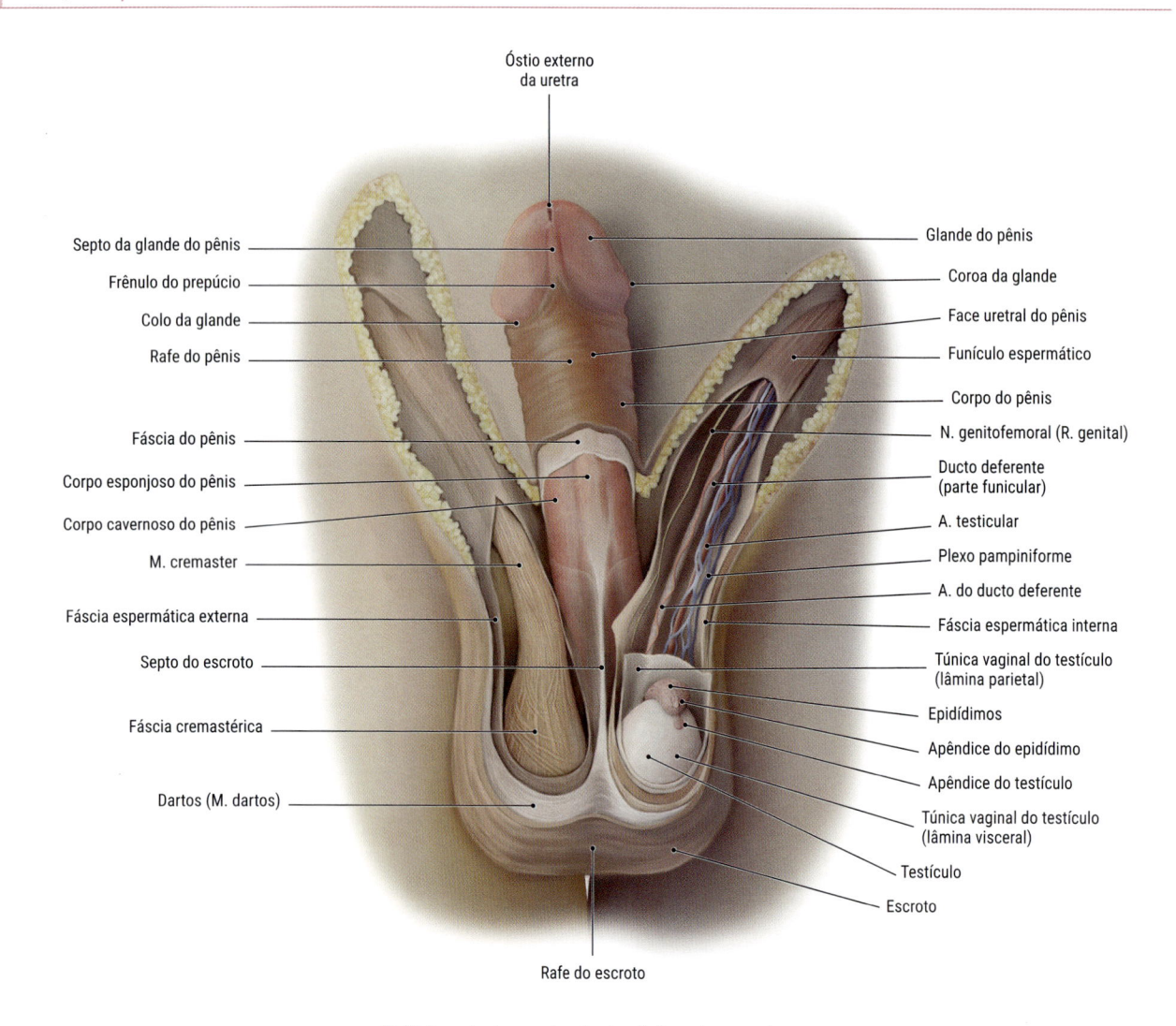

D Vista anterior profunda do pênis e do escroto.

Figura 17-10 Anatomia dos órgãos genitais masculinos (cont.).

Tabela 17-2	Equivalências das camadas do escroto	
Situação	Parede anterior do abdome	Escroto
• Superficial	Pele do abdome	Pele do escroto
	Tela subcutânea do abdome	Tela subcutânea do escroto (contém o M. dartos)
	Fáscia superficial do M. oblíquo externo do abdome	Fáscia espermática externa
	Mm. oblíquo interno e transverso do abdome	M. cremaster
	Fáscia transversal	Fáscia espermática interna
• Profunda	Peritônio	Túnica vaginal do testículo

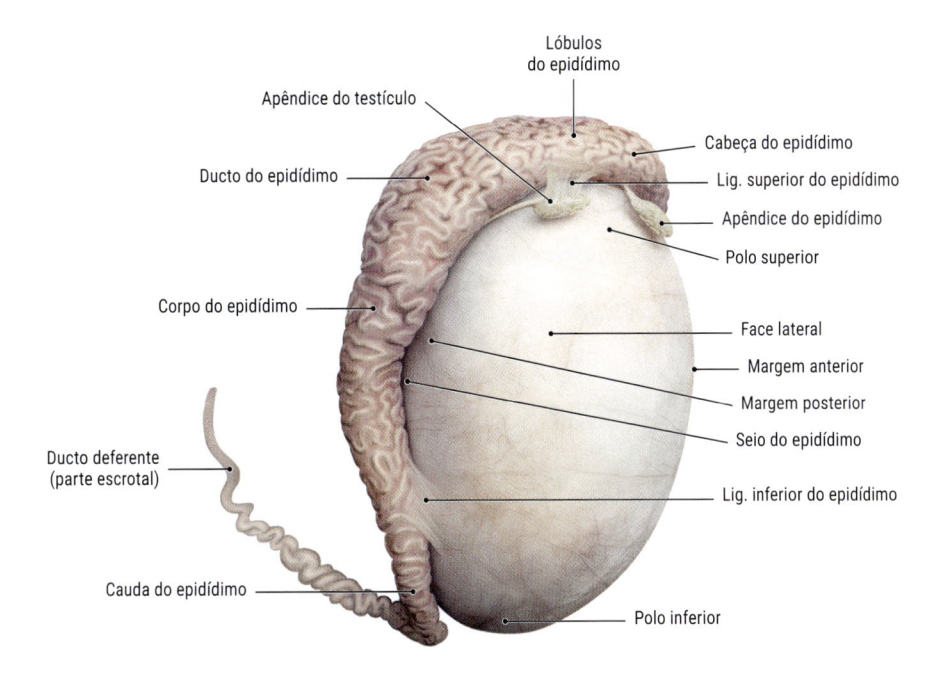

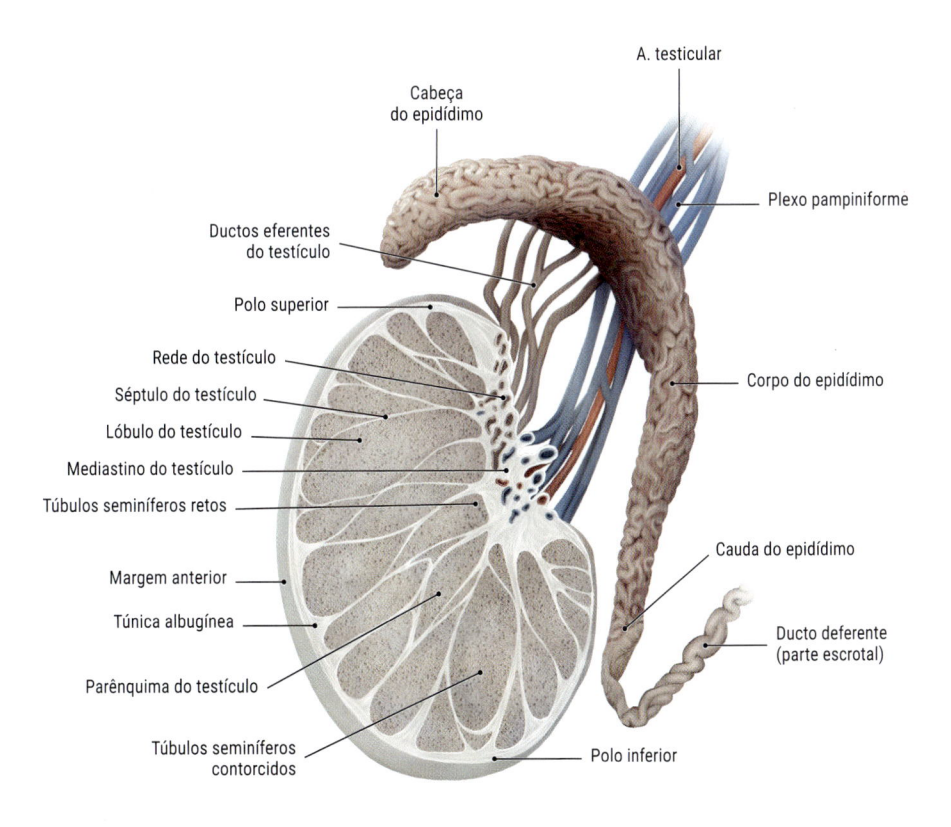

Figura 17-11 Anatomia do testículo e do epidídimo.

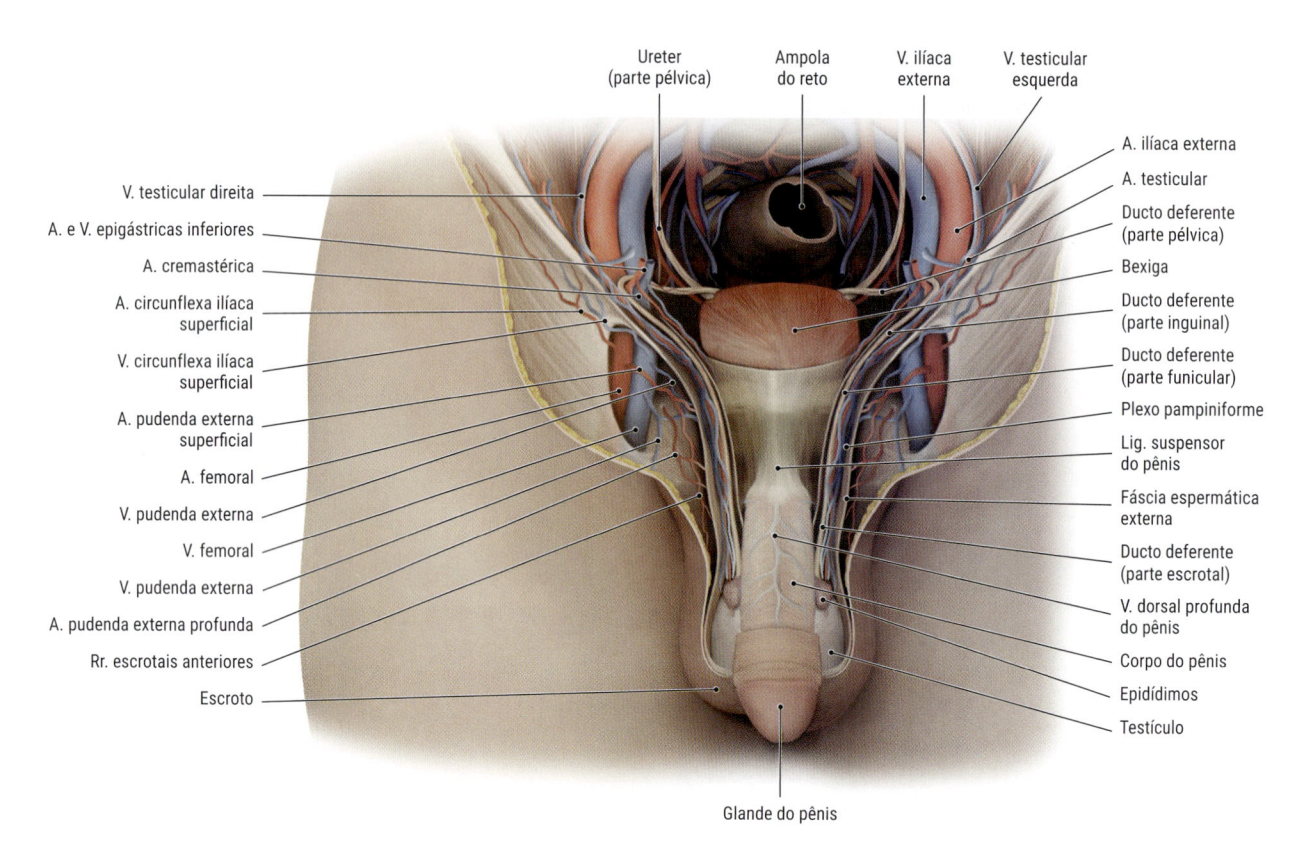

A Vista anterior.

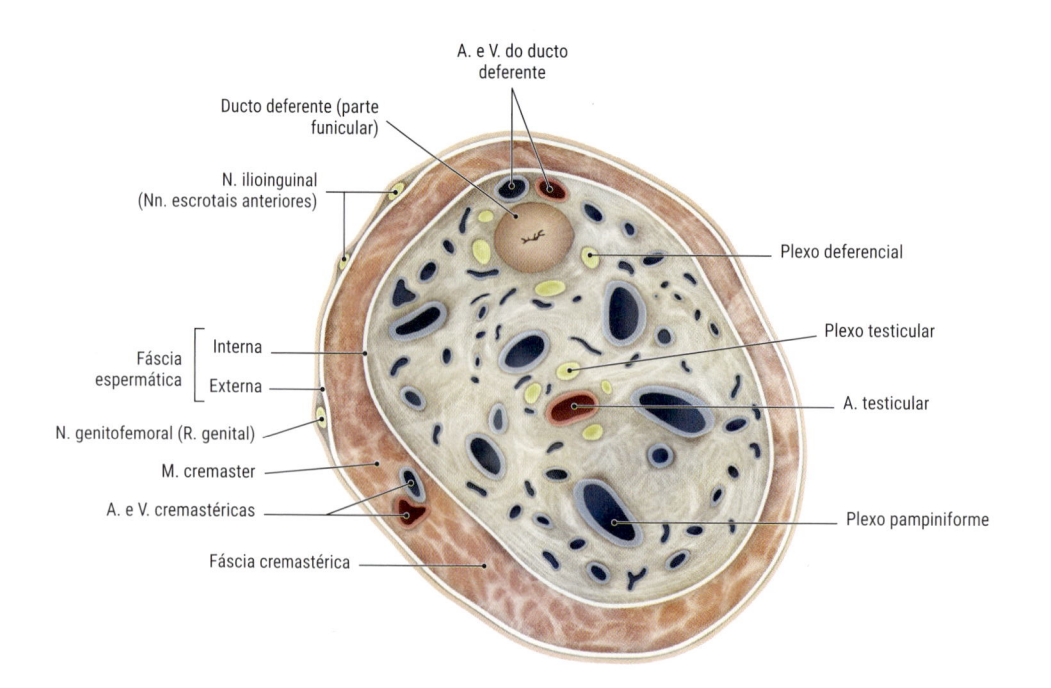

B Corte axial.

Figura 17-12 Anatomia do funículo espermático.

17 | Vísceras da pelve

A Vista ventral.

- Coroa da glande
- Glande do pênis
- Septo da glande do pênis
- Corpo cavernoso do pênis
- Corpo esponjoso do pênis
- Septo do pênis
- Corpo do pênis
- Raiz do pênis
- Bulbo do pênis
- Ramo do pênis
- Corpo do períneo
- Membrana do períneo
- M. transverso profundo do períneo

B Corte axial.

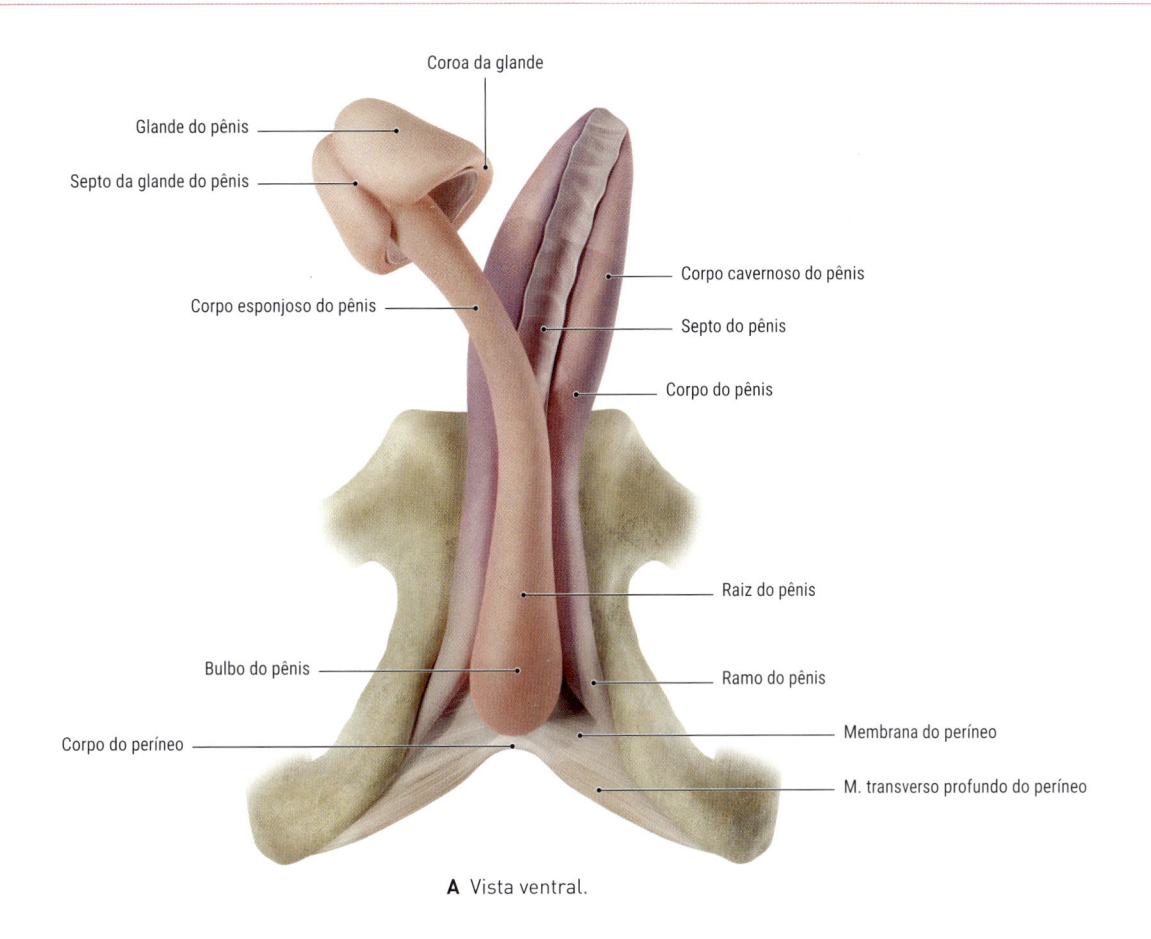

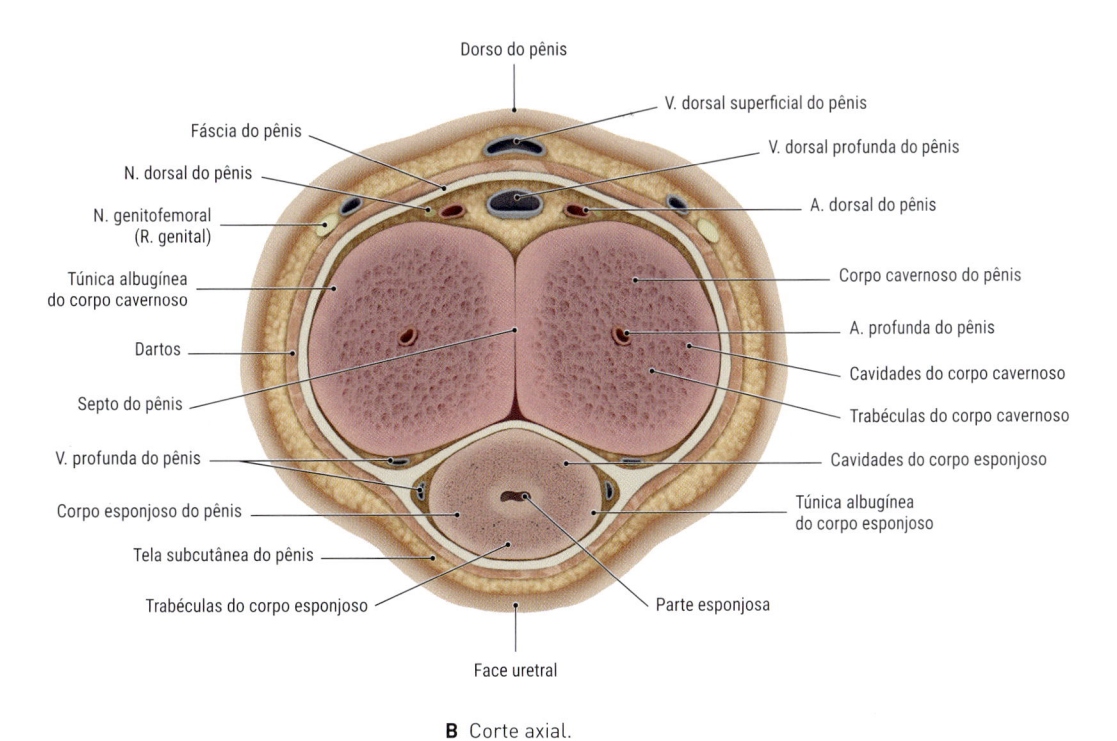

- Dorso do pênis
- V. dorsal superficial do pênis
- Fáscia do pênis
- V. dorsal profunda do pênis
- N. dorsal do pênis
- A. dorsal do pênis
- N. genitofemoral (R. genital)
- Túnica albugínea do corpo cavernoso
- Corpo cavernoso do pênis
- A. profunda do pênis
- Dartos
- Cavidades do corpo cavernoso
- Septo do pênis
- Trabéculas do corpo cavernoso
- V. profunda do pênis
- Cavidades do corpo esponjoso
- Corpo esponjoso do pênis
- Túnica albugínea do corpo esponjoso
- Tela subcutânea do pênis
- Trabéculas do corpo esponjoso
- Parte esponjosa
- Face uretral

Figura 17-13 Anatomia do pênis.

Órgãos genitais femininos

O sistema genital feminino é composto de órgãos genitais internos e externos. Os órgãos genitais internos são constituídos pelos ovários, que produzem os óvulos, pelas tubas uterinas, pelo útero, que corresponde ao órgão gestacional, e pela vagina, responsável por abrigar o pênis durante a cópula. Os órgãos genitais externos formam a região chamada vulva, na qual se identificam o monte do púbis, os lábios maiores e menores do pudendo, o vestíbulo da vagina, o óstio externo da uretra e o clitóris. Em uma posição anatômica, os lábios maiores do pudendo são separados pela rima do pudendo.

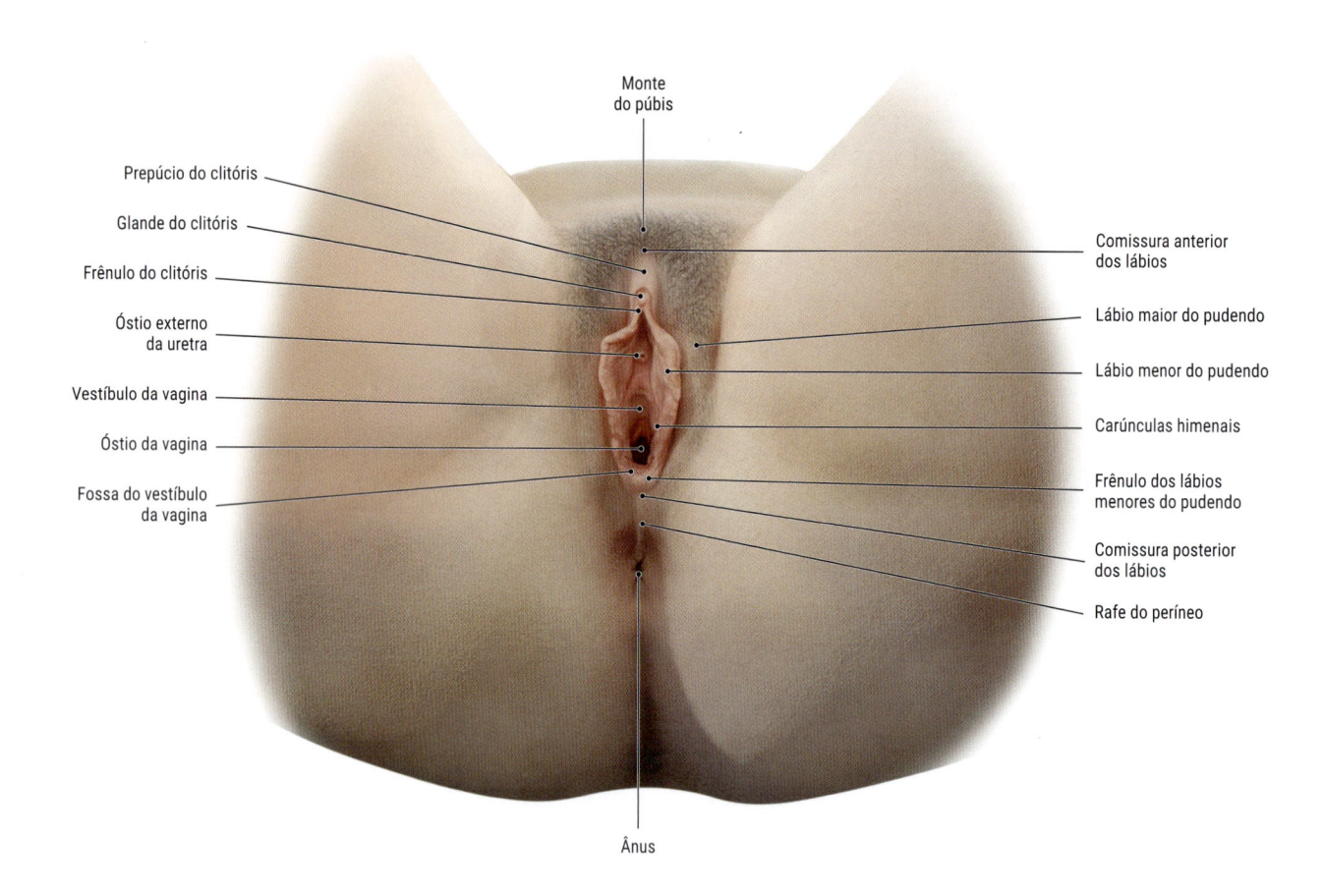

Figura 17-14 Anatomia dos órgãos genitais externos femininos. Vista da vulva com a rima do pudendo aberta.

Nota anatômica

O óstio da vagina se encontra fechado durante a infância por uma membrana fenestrada denominada hímen. Essa membrana geralmente se rompe no momento da primeira cópula, embora também possa se romper por outras causas, deixando cicatrizes chamadas carúnculas himenais. Quando o hímen não apresenta fenestrações, é chamado de hímen imperfurado, sendo uma causa de obstrução vaginal que pode levar a problemas durante a menstruação.

17 | Vísceras da pelve 205

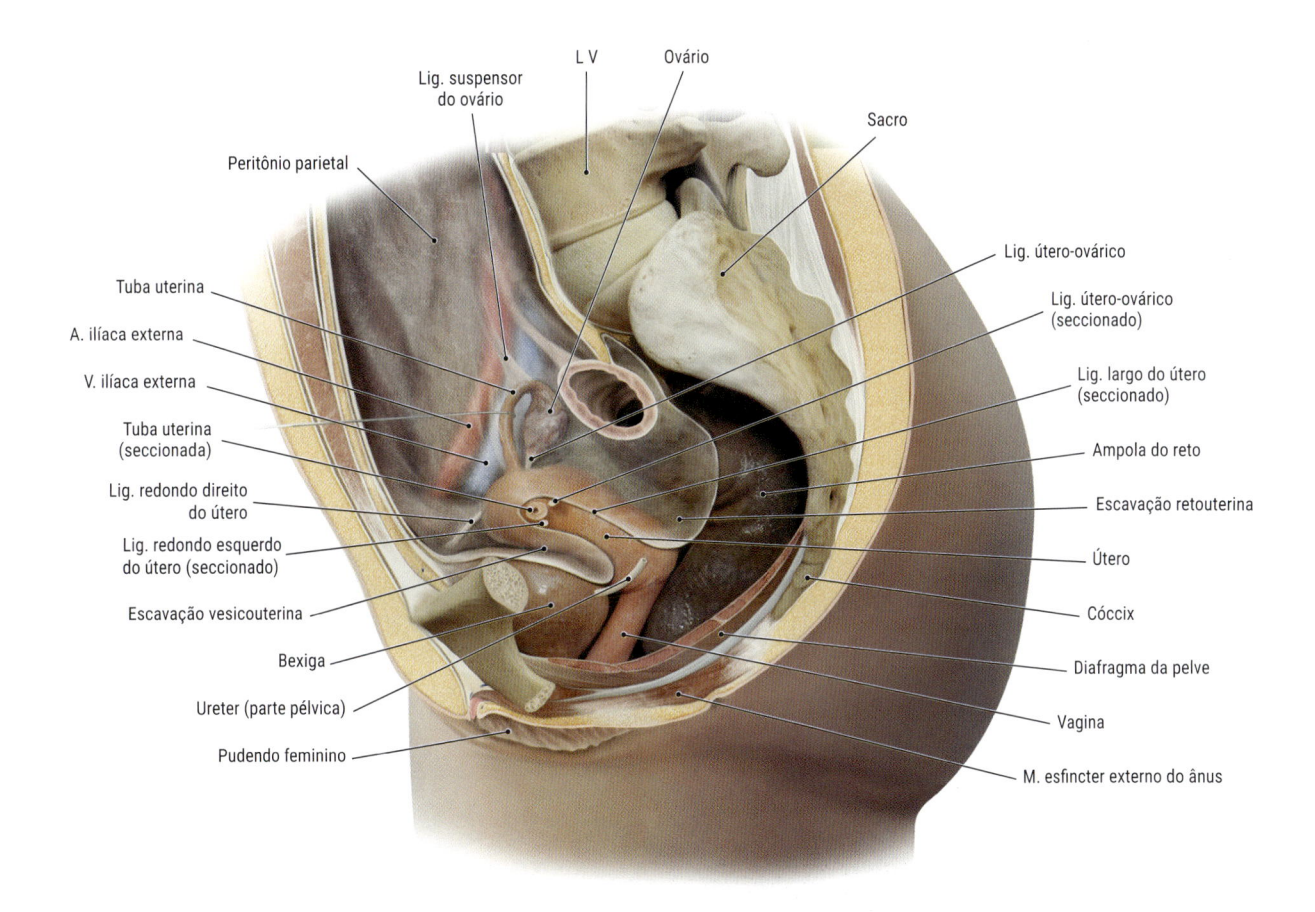

A Vista lateral do útero e da vagina *in situ*.

Figura 17-15 Anatomia dos órgãos genitais internos femininos.

> **Nota anatômica**
>
> A morfologia das escavações peritoneais pode variar dependendo da posição do útero. Se o útero estiver em anteversão, a escavação vesicouterina é um espaço virtual contendo líquido peritoneal, e a escavação retouterina (de Douglas) está mais evidente e contém parte do intestino delgado. Essa disposição, que é a mais comum, pode ser revertida se o útero tiver um alto grau de retroversão.

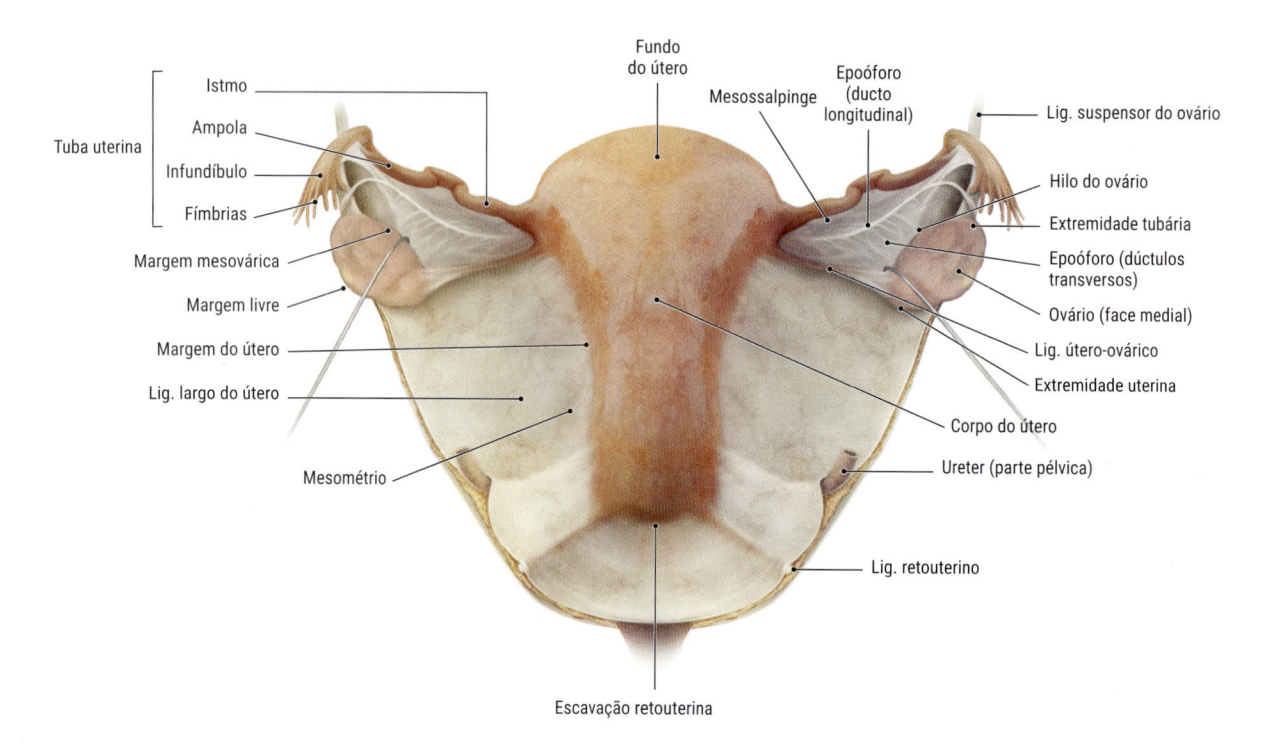

B Vista posterior do útero.

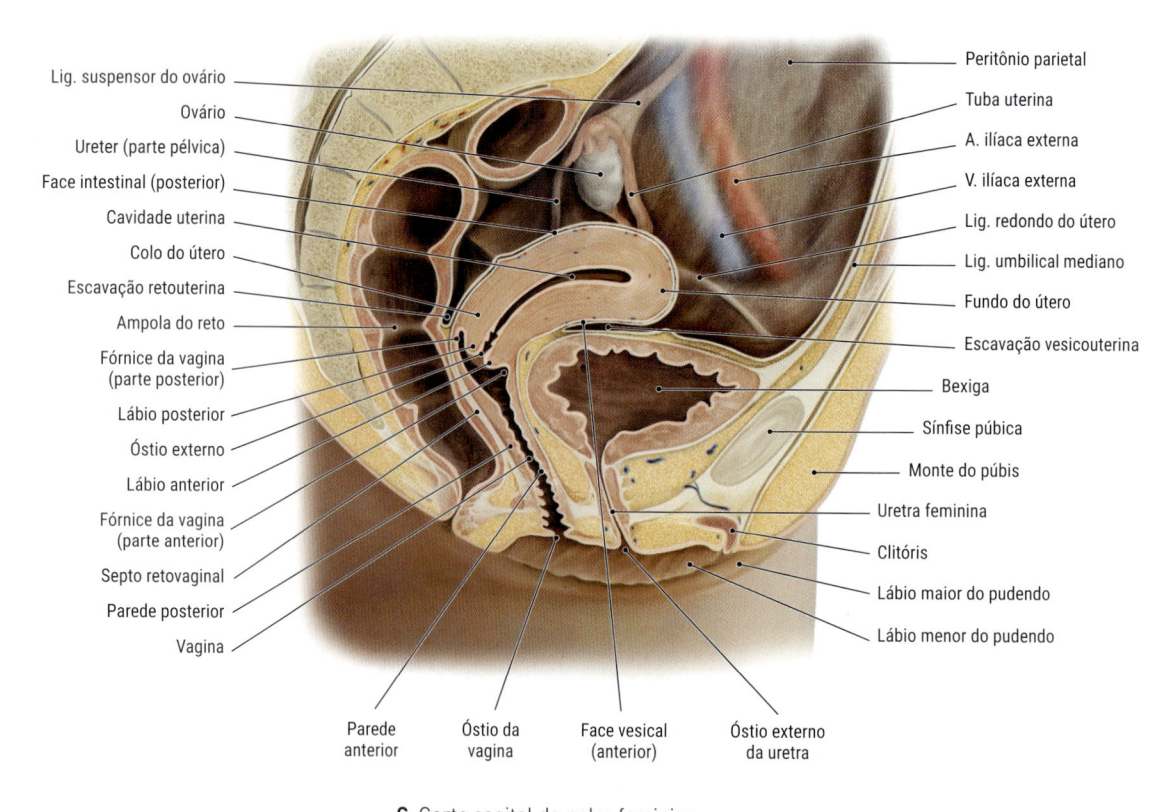

C Corte sagital da pelve feminina.

Figura 17-15 Anatomia dos órgãos genitais internos femininos (cont.).

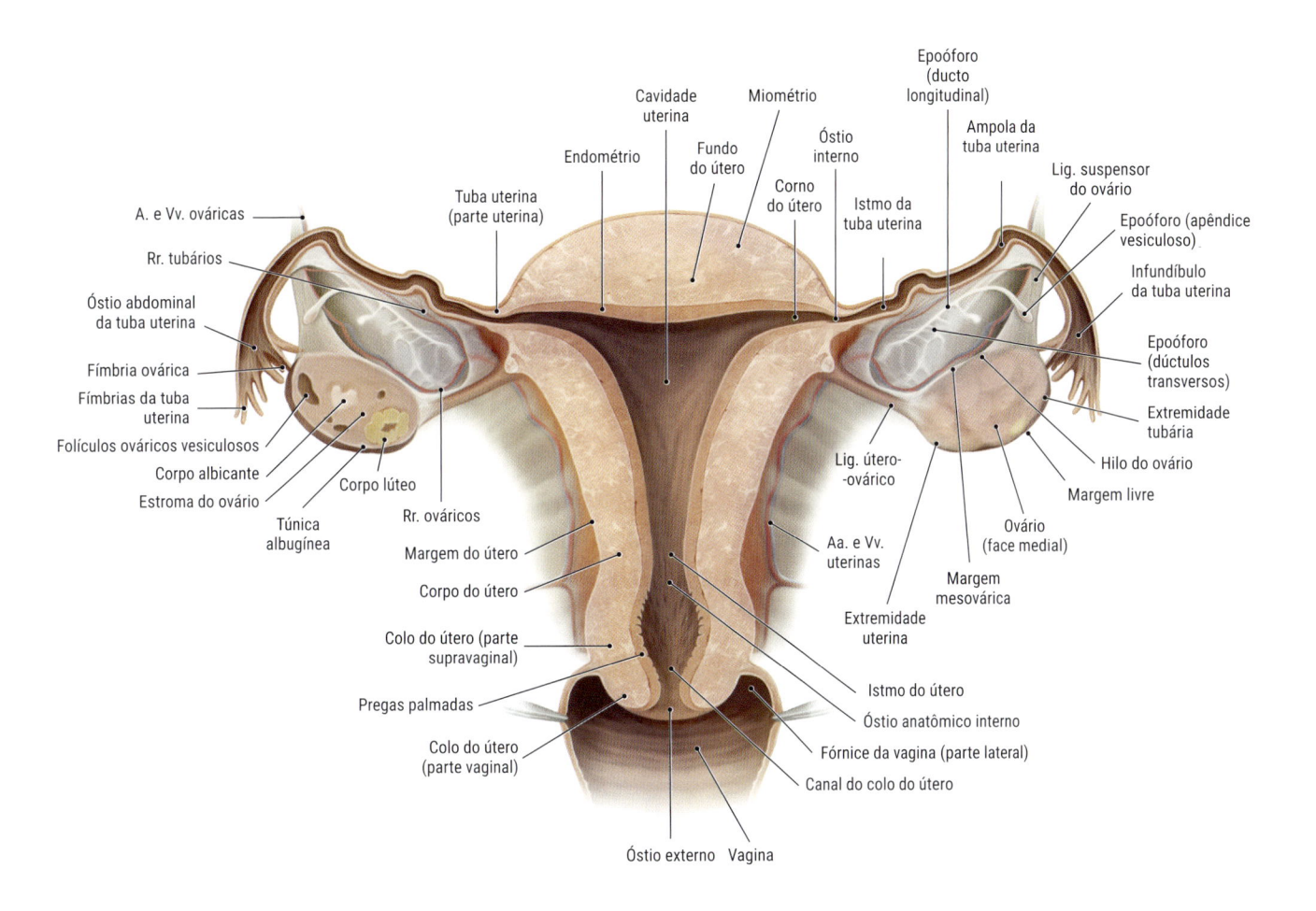

D Corte coronal do útero e das tubas uterinas.

Nota anatômica

A visão colposcópica da parte vaginal do colo do útero é conhecida como focinho de tenca. Nessa visão, pode-se identificar o óstio externo do colo do útero, que tem uma aparência puntiforme em mulheres nulíparas. Em mulheres multíparas, o orifício externo assume uma forma de fenda transversal flanqueada por um lábio anterior e um lábio posterior.

Tabela 17-3 Resumo do sistema genital masculino

Órgãos	Estruturas principais	

Testículo	• Polo superior
	• Polo inferior
	• Face lateral
	• Face medial
	• Margem anterior
	• Margem posterior
	• Túnica vaginal:
	  – Lâmina parietal
	  – Lâmina visceral
	  – Lig. superior do epidídimo
	  – Lig. inferior do epidídimo
	  – Seio do epidídimo
		• Túnica albugínea
		• Mediastino do testículo
		• Séptulos do testículo
		• Lóbulos dos testículos
		• Parênquima do testículo
		• Túbulos seminíferos contorcidos
		• Túbulos seminíferos retos
		• Rede do testículo (de Haller)
		• Dúctulos eferentes do testículo

Epidídimo	• Cabeça do epidídimo • Lóbulos do epidídimo • Corpo do epidídimo • Cauda do epidídimo	• Ducto do epidídimo • Apêndice do testículo • Apêndice do epidídimo
Funículo espermático	• Fáscia espermática externa • M. cremaster	• Fáscia cremastérica • Fáscia espermática interna
Ducto deferente	• Parte escrotal • Parte funicular • Parte inguinal	• Parte pélvica • Ampola do ducto deferente
Glândula seminal	Ducto ejaculatório	
Próstata	• Base da próstata • Ápice da próstata • Face anterior • Face posterior	• Lóbulos da próstata • Istmo da próstata • Cápsula prostática
Glândula bulbouretral (de Cowper)		

Pênis	• Raiz do pênis
	• Corpo do pênis
	• Ramos do pênis
	• Dorso do pênis
	• Face uretral
	• Glande do pênis:
	  – Coroa da glande
	  – Septo da glande
	  – Colo da glande
	• Prepúcio do pênis: frênulo do prepúcio
	• Rafe do pênis
		• Corpo cavernoso do pênis
		• Corpo esponjoso do pênis: bulbo do pênis
		• Túnica albugínea dos corpos cavernosos
		• Túnica albugínea do corpo esponjoso
		• Septo do pênis
		• Trabéculas dos corpos cavernosos
		• Trabéculas do corpo esponjoso
		• Cavidades dos corpos cavernosos
		• Cavidades do corpo esponjoso
		• Fáscia do pênis: Lig. suspensor do pênis
		• Tela subcutânea do pênis

Uretra masculina	• Óstio interno da uretra
	• Parte intramural (pré-prostática)
	• Parte prostática:
	  – Crista uretral
	  – Colículo seminal
	  – Utrículo prostático
	  – Seio prostático
	  – M. esfíncter externo da uretra
		• Parte membranácea
		• Parte esponjosa: fossa navicular da uretra
		• Óstio externo da uretra

Escroto	• Rafe do escroto
	• Septo do escroto
		• Túnica dartos:
		  – Septo do escroto
		  – M. dartos

Tabela 17-4 Resumo do sistema genital feminino

Órgãos	Estruturas principais	
Ovário	• Hilo do ovário • Face medial • Face lateral • Margem livre • Margem mesovárica • Extremidade tubária • Extremidade uterina	• Túnica albugínea • Estroma do ovário • Folículos ováricos vesiculosos (de De Graaf) • Corpo lúteo • Corpo albicante • Lig. útero-ovárico • Lig. suspensor do ovário
Tuba uterina (trompa de Falópio)	• Óstio abdominal da tuba uterina • Infundíbulo da tuba uterina • Fímbrias da tuba uterina: fímbria ovárica • Ampola da tuba uterina	• Istmo da tuba uterina • Parte uterina (intramural) • Óstio uterino da tuba

Útero	• Fundo do útero
	• Corpo do útero
	• Corno do útero
	• Margem do útero
	• Face intestinal (posterior)
	• Cavidade uterina
	• Face visceral (anterior)
	• Óstio anatômico interno do útero
	• Colo do útero:
	  – Parte supravaginal do colo: istmo do útero
	  – Parte vaginal do colo
		• Óstio externo:
		  – Lábio anterior
		  – Lábio posterior
		• Canal do colo do útero: pregas palmadas
		• Perimétrio
		• Miométrio
		• Endométrio
		• Lig. redondo do útero
		• Lig. retouterino

Vagina	• Fórnice da vagina:
	  – Parte anterior
	  – Parte posterior
	  – Parte lateral
		• Parede anterior
		• Parede posterior
		• Hímen: carúnculas himenais

Pudendo feminino	• Monte do púbis
	• Lábio maior do pudendo:
	  – Comissura anterior dos lábios
	  – Comissura posterior dos lábios
	• Rima do pudendo
	• Lábio menor do pudendo:
	  – Frênulo dos lábios do pudendo
	  – Prepúcio do clitóris
	  – Frênulo do clitóris
		• Vestíbulo da vagina: fossa do vestíbulo da vagina
		• Bulbo do vestíbulo
		• Óstio da vagina
		• Glândula vestibular maior (de Bartholin)

Clitóris	• Ramo do clitóris • Corpo do clitóris: glande do clitóris • Corpo cavernoso do clitóris	• Septo dos corpos cavernosos • Fáscia do clitóris • Lig. suspensor do clitóris
Uretra feminina	• Óstio interno da uretra • Parte intramural • Crista uretral	• Óstio externo da uretra • M. esfíncter externo da uretra

Artérias e veias da pelve

As artérias da pelve derivam da aorta abdominal (artérias sacral mediana, mesentérica inferior e testicular/ovárica). A bifurcação da aorta ocorre na frente da L IV, dando origem às artérias ilíacas comuns, que, por sua vez, se dividem em uma artéria ilíaca interna e uma artéria ilíaca externa. Os principais ramos da artéria ilíaca interna para a pelve são a artéria iliolombar, as artérias sacrais laterais, a artéria obturatória, a artéria glútea superior, a artéria glútea inferior, a artéria umbilical, a artéria vesical inferior, a artéria uterina, a artéria vaginal, a artéria retal média e a artéria pudenda interna. Os principais ramos da artéria ilíaca externa para a pelve são a artéria epigástrica inferior e a artéria circunflexa ilíaca profunda. O retorno venoso do sangue da pelve é coletado principalmente pelas veias ilíacas externa e interna, que se unem para formar as veias ilíacas comuns que, depois, se unem para formar a veia cava inferior.

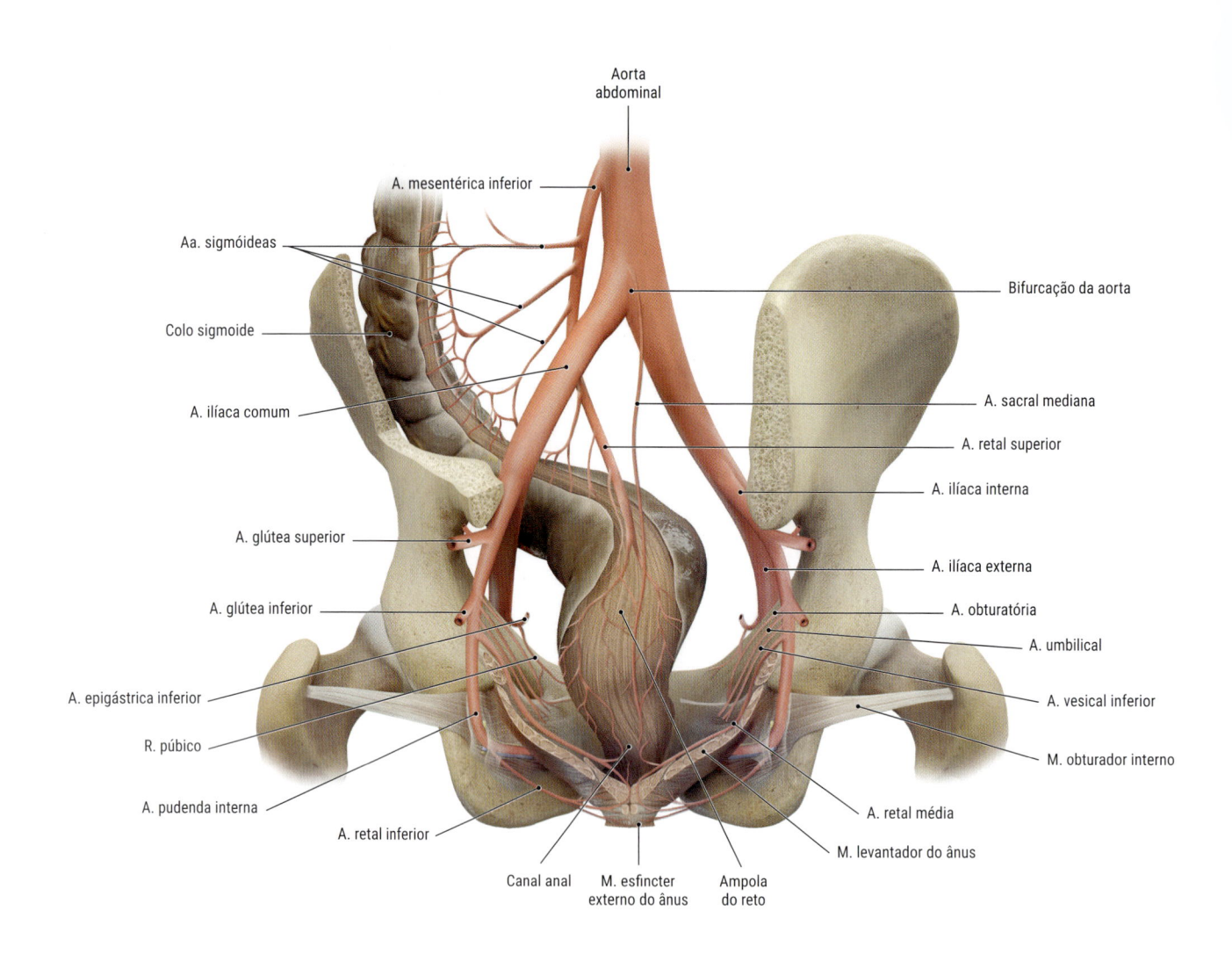

A Vista posterior das artérias da pelve.

Figura 17-16 Anatomia dos vasos sanguíneos da pelve.

17 | Vísceras da pelve

> **Nota clínica**
>
> **Hemorroidas.** A inflamação das veias que formam o plexo venoso retal no reto e/ou no ânus é chamada de hemorroidas. Elas podem ser internas, caso se desenvolvam dentro do reto, ou externas, caso se desenvolvam sob a pele da região anal.

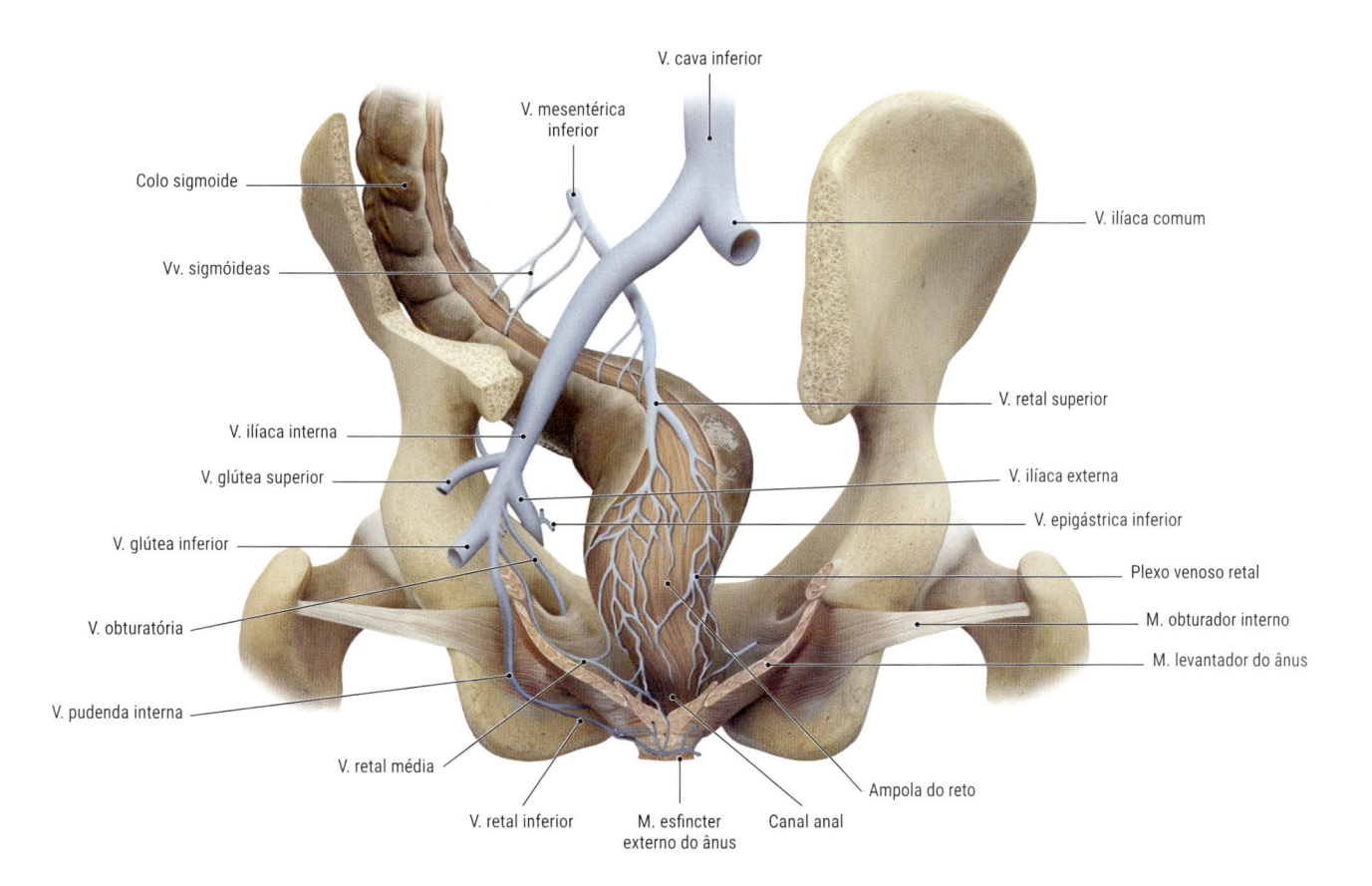

B Vista posterior das veias da pelve.

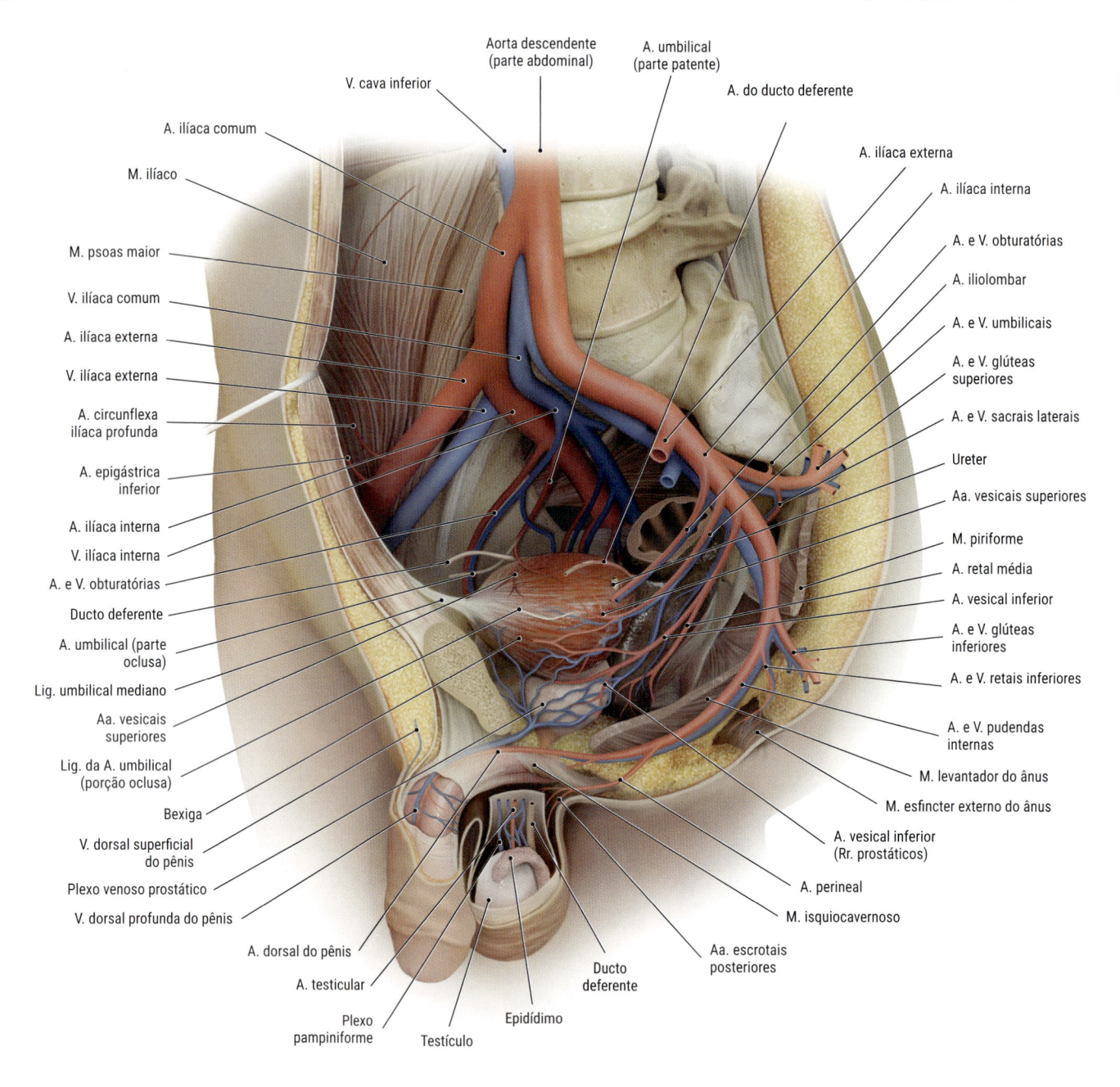

A Vista anterolateral esquerda.

Figura 17-17 Artérias e veias da pelve masculina.

Nota anatômica

Os principais ramos da artéria ilíaca interna nos homens são a artéria iliolombar (ramo lombar, ramo espinal e ramo ilíaco), as artérias sacrais laterais (ramos espinais), a artéria obturatória (ramo púbico, ramo acetabular, ramo anterior e ramo posterior), a artéria glútea superior (ramo superficial e ramo profundo), a artéria glútea inferior (artéria acompanhante do nervo isquiático), a artéria umbilical (artéria do ducto deferente, ramos uretéricos e artérias vesicais superiores), a artéria vesical inferior (ramos prostáticos), a artéria retal média (ramos prostáticos) e a artéria pudenda interna (artéria retal inferior, artéria perineal, ramos escrotais posteriores, artéria uretral, artéria do bulbo do pênis, artéria dorsal do pênis, artéria profunda do pênis e artérias perfurantes do pênis).

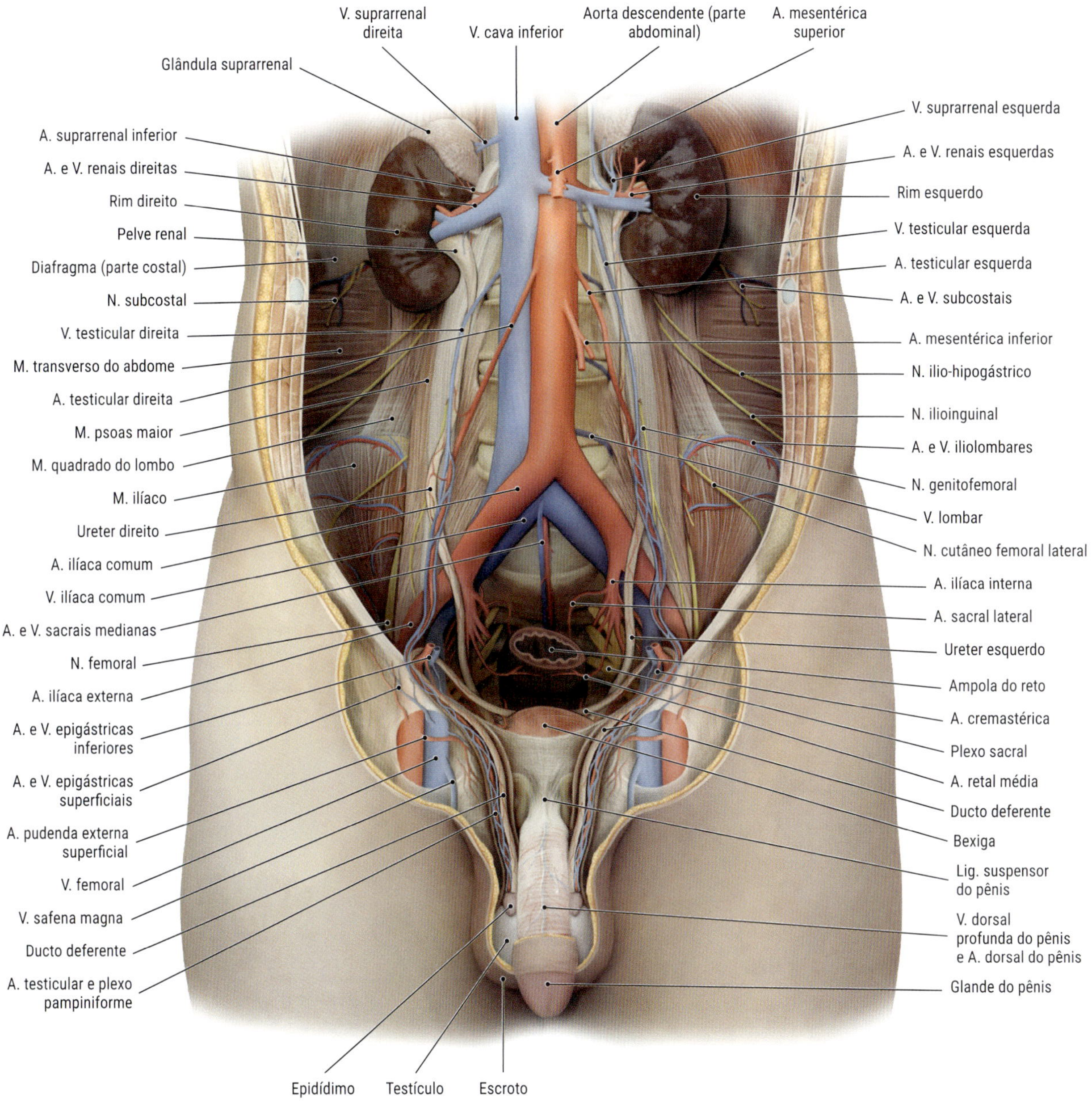

V. suprarrenal direita
V. cava inferior
Aorta descendente (parte abdominal)
A. mesentérica superior
Glândula suprarrenal
A. suprarrenal inferior
A. e V. renais direitas
Rim direito
Pelve renal
Diafragma (parte costal)
N. subcostal
V. testicular direita
M. transverso do abdome
A. testicular direita
M. psoas maior
M. quadrado do lombo
M. ilíaco
Ureter direito
A. ilíaca comum
V. ilíaca comum
A. e V. sacrais medianas
N. femoral
A. ilíaca externa
A. e V. epigástricas inferiores
A. e V. epigástricas superficiais
A. pudenda externa superficial
V. femoral
V. safena magna
Ducto deferente
A. testicular e plexo pampiniforme
V. suprarrenal esquerda
A. e V. renais esquerdas
Rim esquerdo
V. testicular esquerda
A. testicular esquerda
A. e V. subcostais
A. mesentérica inferior
N. ilio-hipogástrico
N. ilioinguinal
A. e V. iliolombares
N. genitofemoral
V. lombar
N. cutâneo femoral lateral
A. ilíaca interna
A. sacral lateral
Ureter esquerdo
Ampola do reto
A. cremastérica
Plexo sacral
A. retal média
Ducto deferente
Bexiga
Lig. suspensor do pênis
V. dorsal profunda do pênis e A. dorsal do pênis
Glande do pênis
Epidídimo
Testículo
Escroto

B Vista anterior.

Nota anatômica

As artérias testiculares nos homens e as artérias ováricas nas mulheres se originam da parte abdominal da aorta descendente. Em contrapartida, as veias testiculares/ováricas seguem um caminho assimétrico, uma vez que as veias direitas fluem para a veia cava inferior e as veias esquerdas fluem para a veia renal esquerda.

A Vista lateral direita.

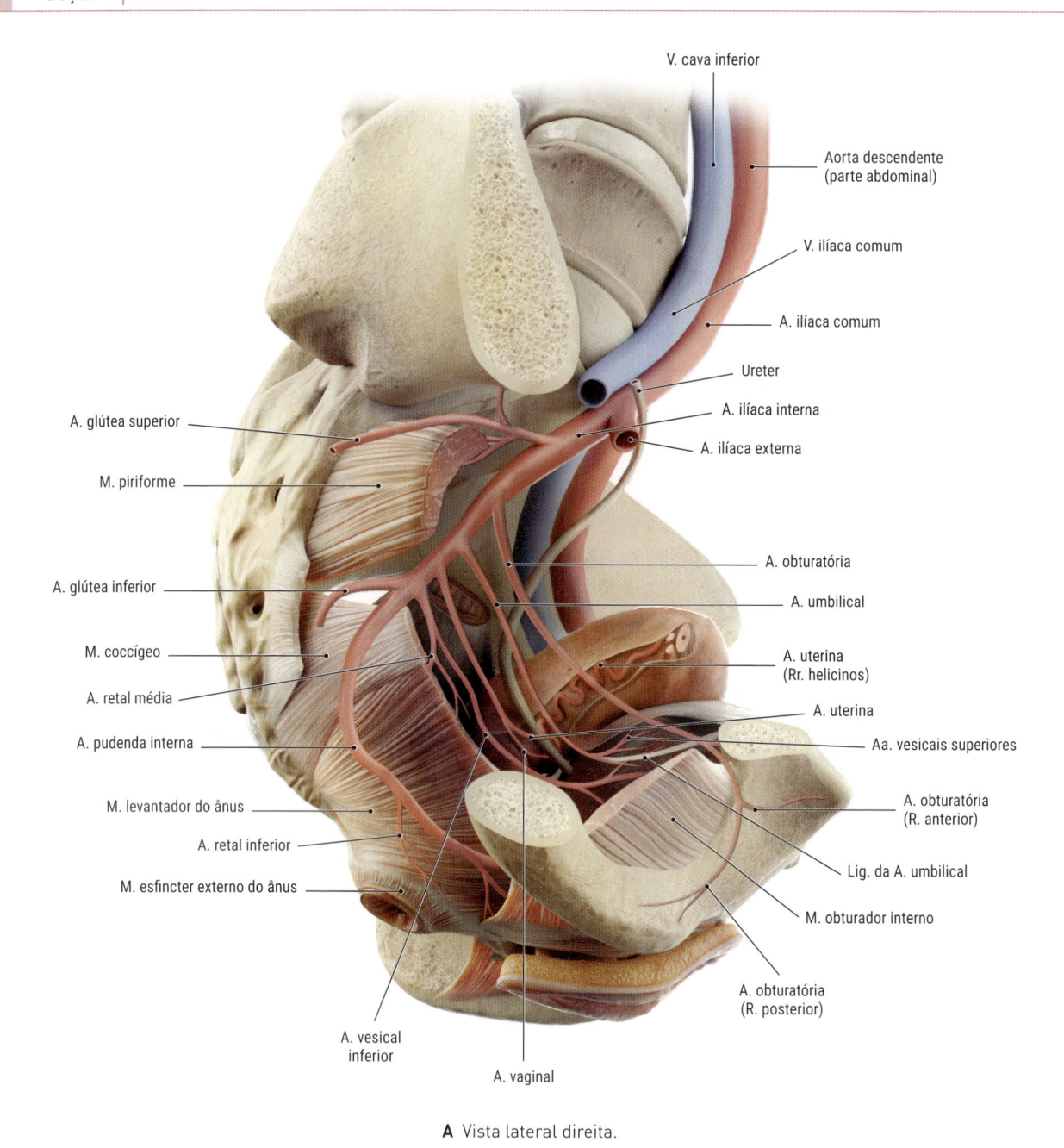

Figura 17-18 Artérias e veias da pelve feminina.

> **Nota anatômica**
>
> Os principais ramos da artéria ilíaca interna nas mulheres são a artéria iliolombar (ramo lombar, ramo espinal e ramo ilíaco), as artérias sacrais laterais (ramos espinais), a artéria obturatória (ramo púbico, ramo acetabular, ramo anterior e ramo posterior), a artéria glútea superior (ramo superficial e ramo profundo), a artéria glútea inferior (artéria acompanhante do nervo isquiático), a artéria umbilical (ramos ureteméricos e artérias vesicais superiores), a artéria vesical inferior, a artéria uterina (ramos helicinos, ramos vaginais, ramos ováricos e ramo tubário), a artéria vaginal, a artéria retal média (ramos vaginais) e a artéria pudenda interna (artéria retal inferior, artéria perineal, ramos labiais posteriores, artéria uretral, artéria bulbo do vestíbulo, artéria dorsal do clitóris e artéria profunda do clitóris).

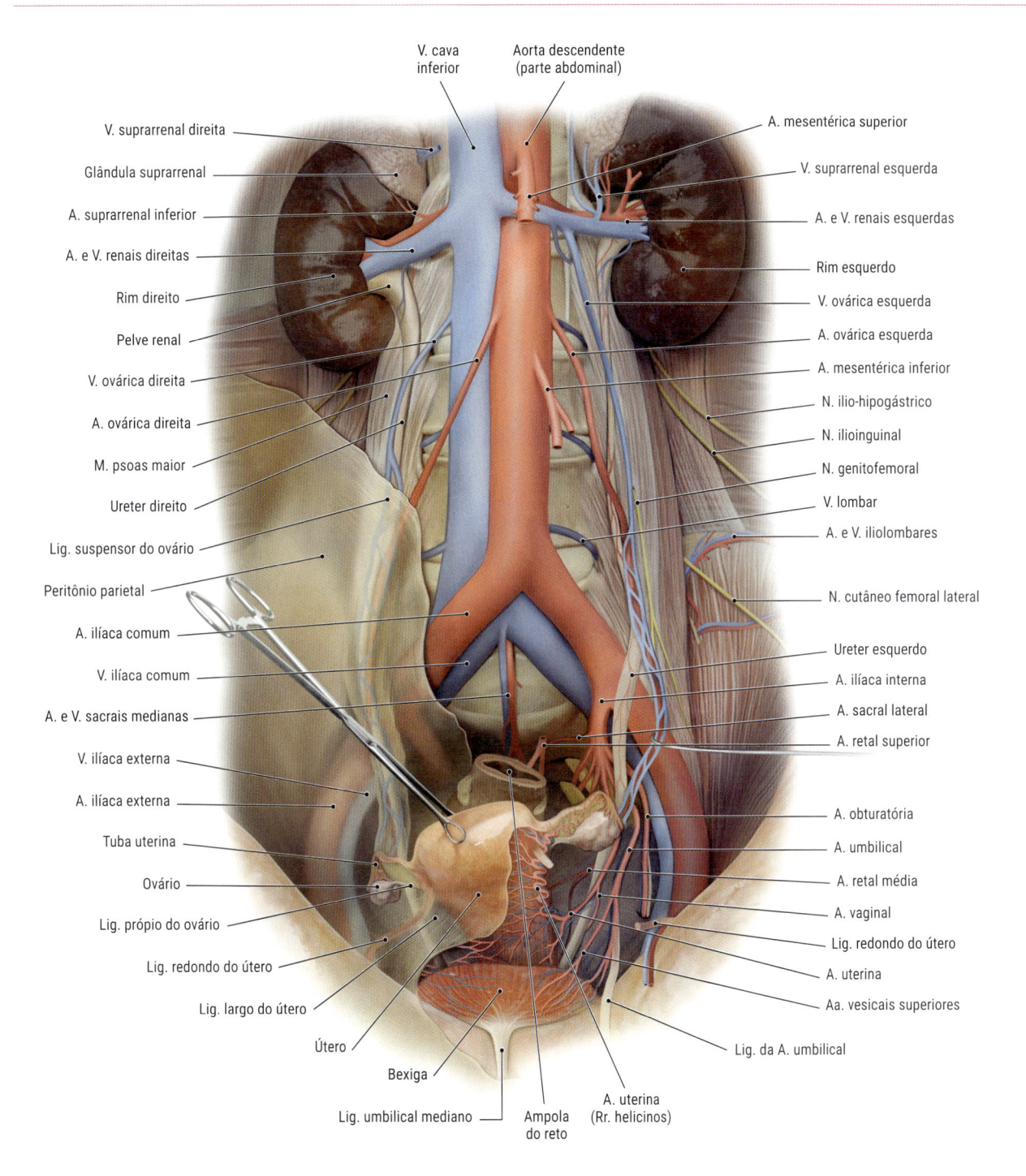

B Vista anterior.

A Vista anterolateral esquerda da pelve masculina.

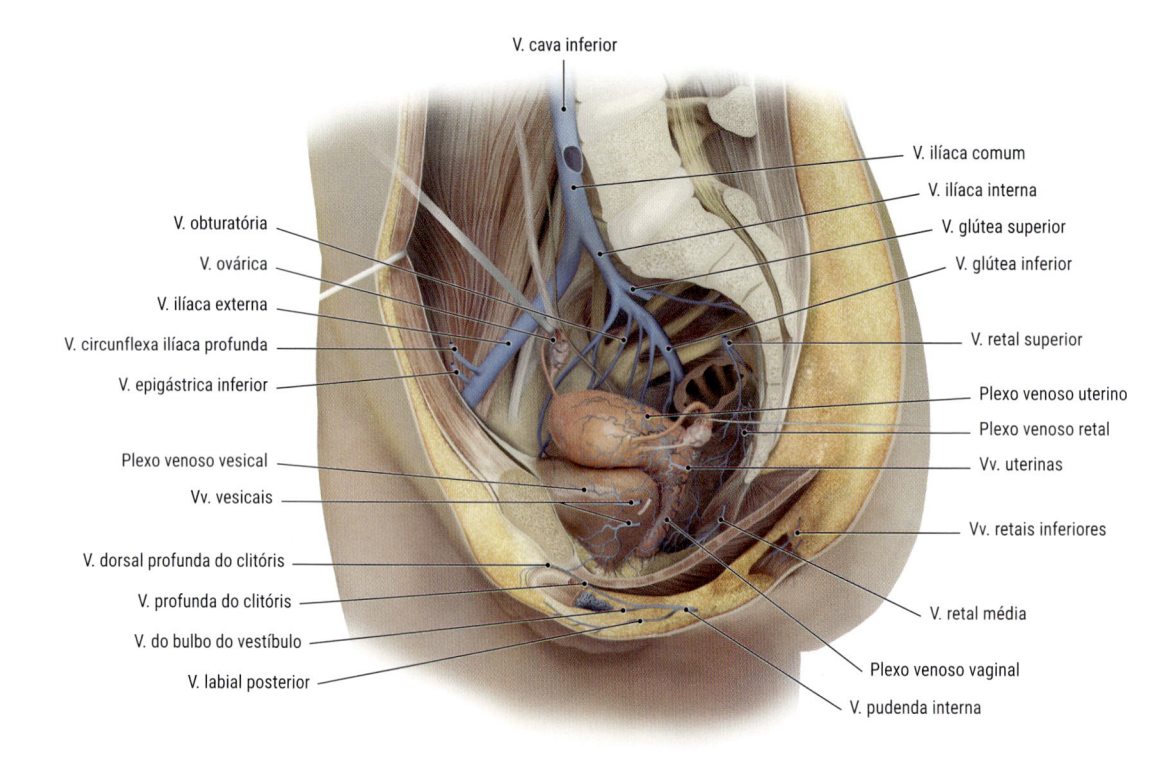

B Vista lateral da pelve feminina.

Figura 17-19 Veias da pelve.

17 | Vísceras da pelve   217

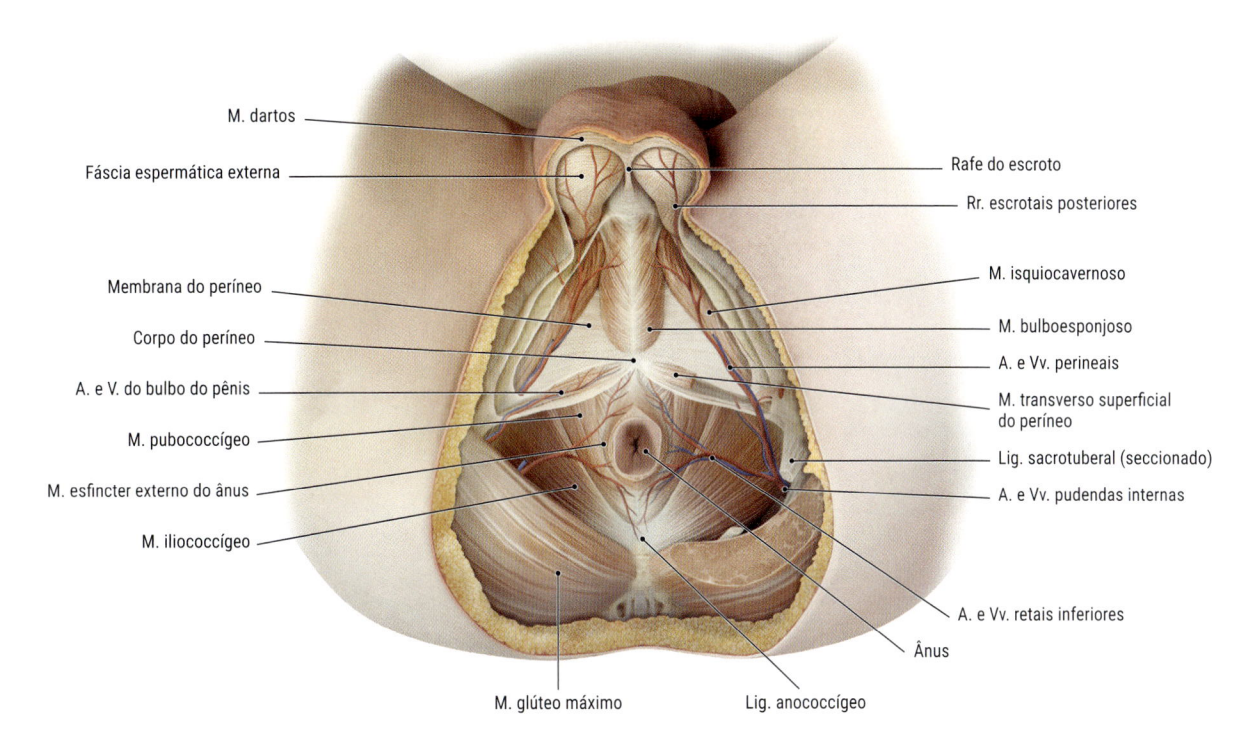

A Vista inferior do períneo masculino.

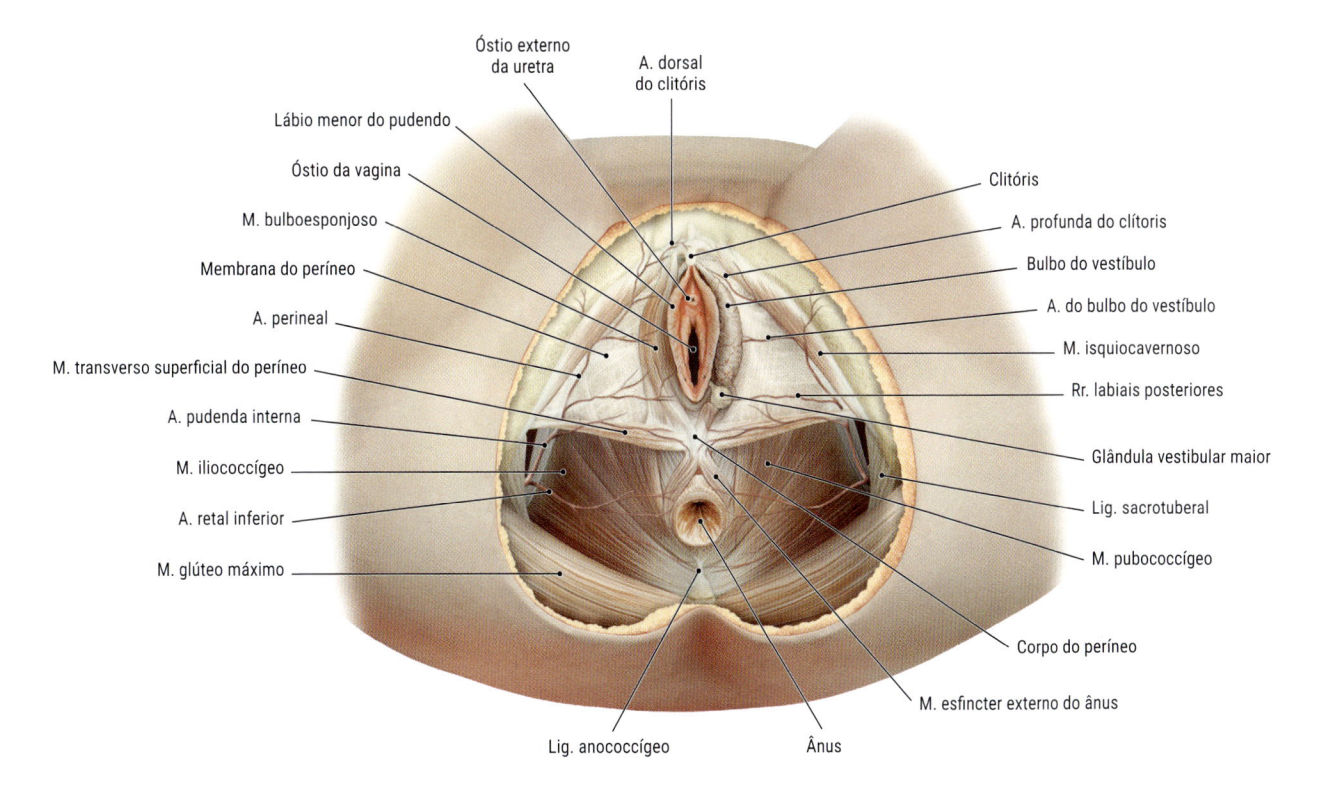

B Vista inferior do períneo feminino.

Figura 17-20 Vasos sanguíneos do períneo.

Linfonodos da pelve

Os linfonodos da pelve são divididos em linfonodos parietais e linfonodos viscerais. Os linfonodos parietais são compostos de três grupos de linfonodos que seguem o trajeto dos grandes vasos da pelve e são chamados de linfonodos ilíacos comuns, externos e internos. Os linfonodos viscerais estão localizados ao redor das vísceras da pelve menor, principalmente os linfonodos paravesicais, parauterinos, paravaginais e pararretais.

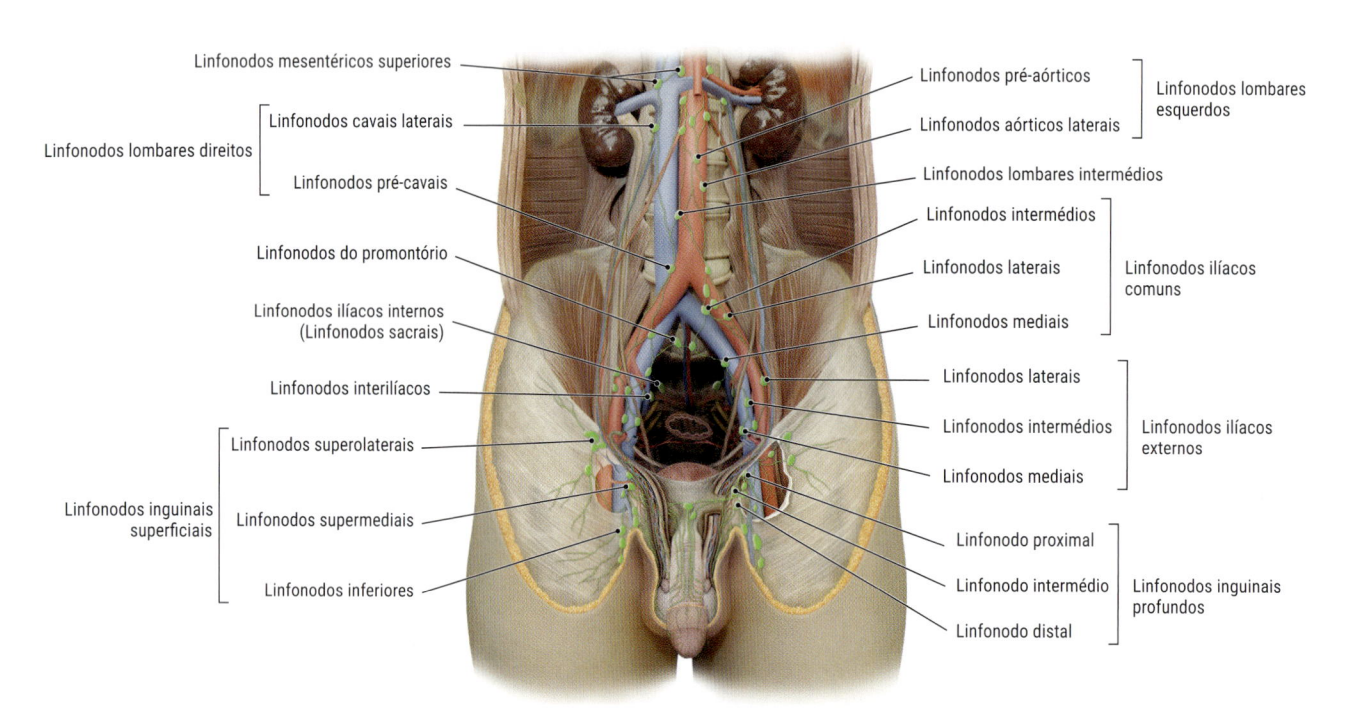

A Vista anterior.

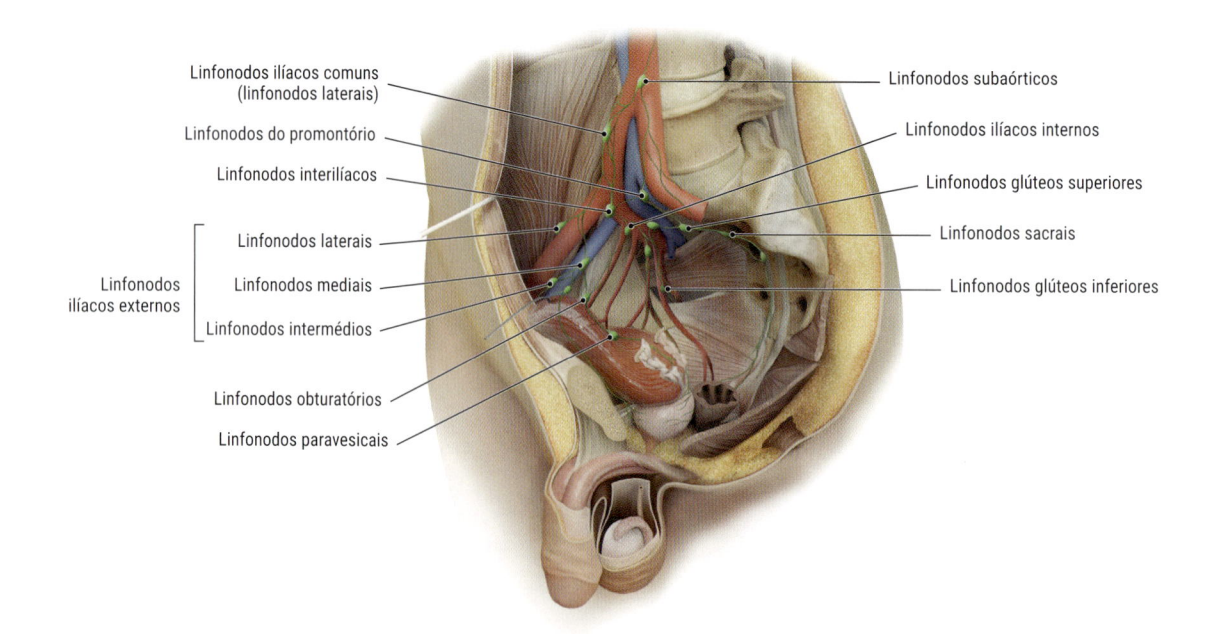

B Vista anterolateral esquerda.

Figura 17-21 Linfonodos da pelve masculina.

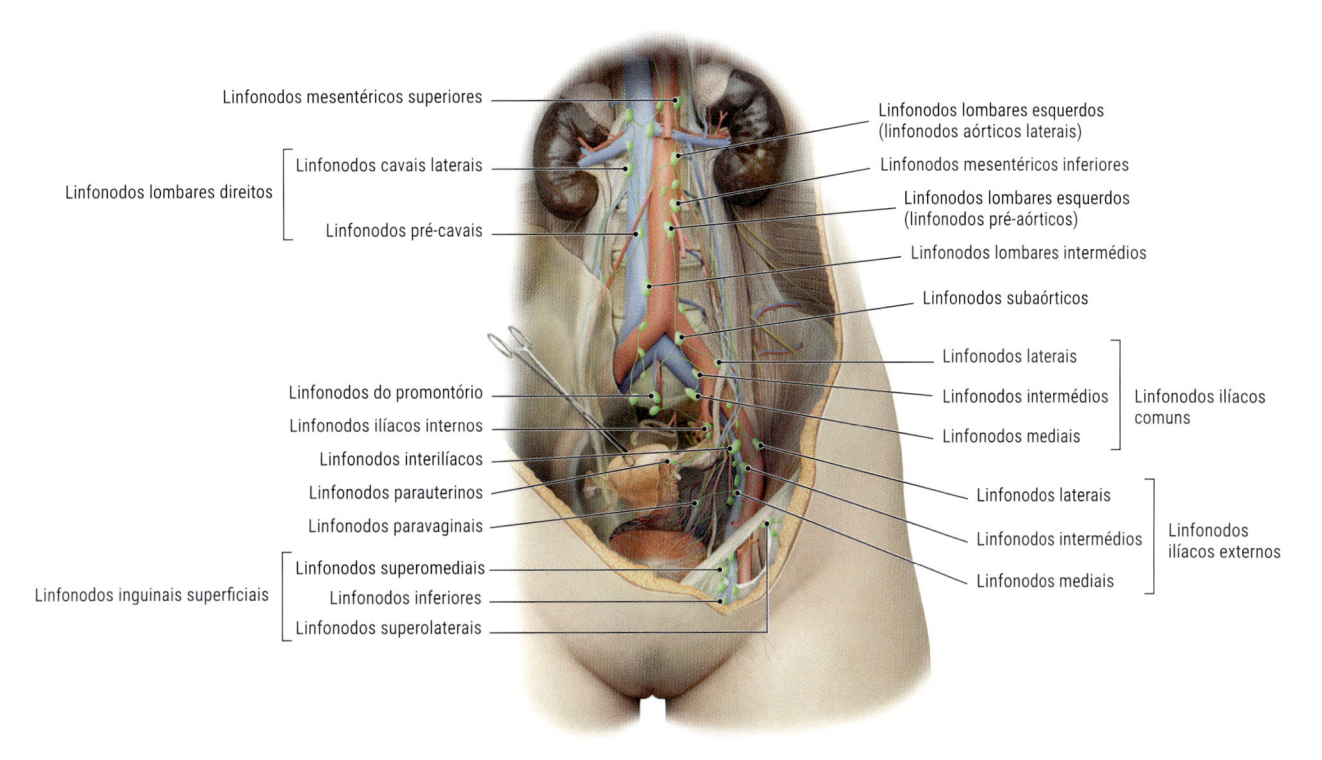

17 | Vísceras da pelve 219

A Vista anterior.

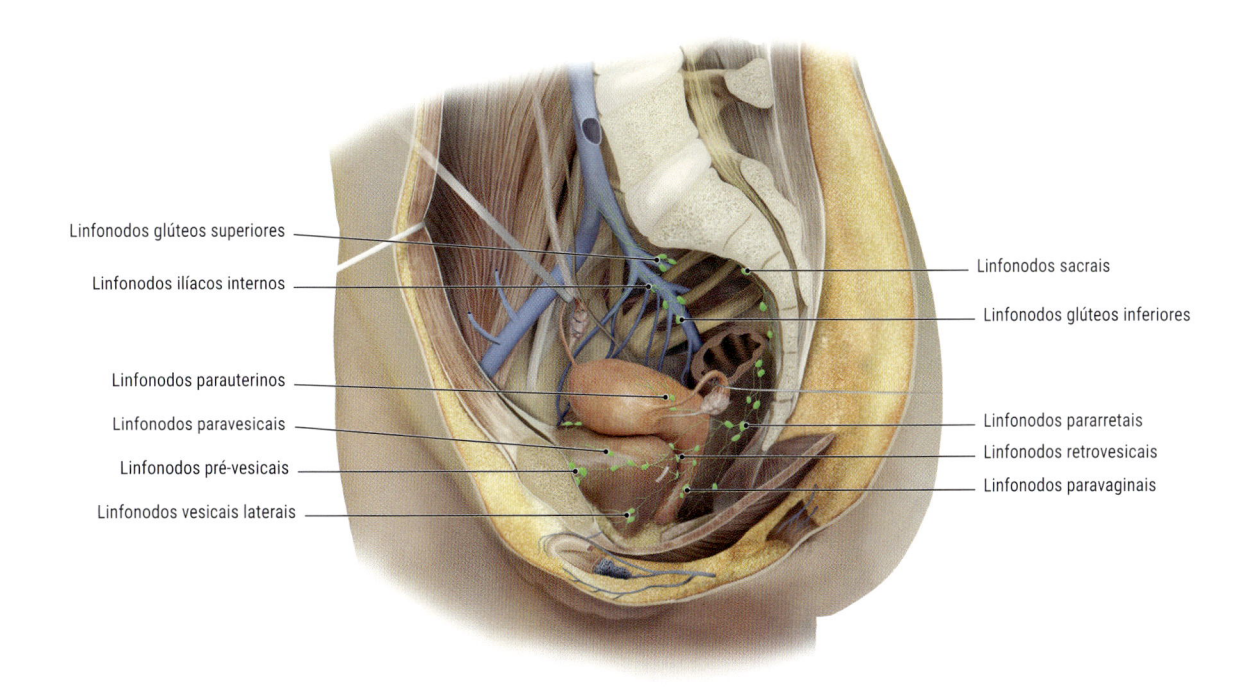

- Linfonodos mesentéricos superiores
- Linfonodos lombares direitos
  - Linfonodos cavais laterais
  - Linfonodos pré-cavais
- Linfonodos do promontório
- Linfonodos ilíacos internos
- Linfonodos interilíacos
- Linfonodos parauterinos
- Linfonodos paravaginais
- Linfonodos inguinais superficiais
  - Linfonodos superomediais
  - Linfonodos inferiores
  - Linfonodos superolaterais
- Linfonodos lombares esquerdos (linfonodos aórticos laterais)
- Linfonodos mesentéricos inferiores
- Linfonodos lombares esquerdos (linfonodos pré-aórticos)
- Linfonodos lombares intermédios
- Linfonodos subaórticos
- Linfonodos ilíacos comuns
  - Linfonodos laterais
  - Linfonodos intermédios
  - Linfonodos mediais
- Linfonodos ilíacos externos
  - Linfonodos laterais
  - Linfonodos intermédios
  - Linfonodos mediais

B Vista lateral esquerda.

- Linfonodos glúteos superiores
- Linfonodos ilíacos internos
- Linfonodos parauterinos
- Linfonodos paravesicais
- Linfonodos pré-vesicais
- Linfonodos vesicais laterais
- Linfonodos sacrais
- Linfonodos glúteos inferiores
- Linfonodos pararretais
- Linfonodos retrovesicais
- Linfonodos paravaginais

Figura 17-22 Linfonodos da pelve feminina.

Nervos do períneo

Os nervos do períneo derivam principalmente do nervo pudendo, do nervo cutâneo femoral posterior e do nervo coccígeo. O nervo pudendo é o principal nervo do períneo e é dividido em nervos anais inferiores e nervos perineais. Estes últimos são divididos em ramos sensitivos, como os nervos labiais/escrotais posteriores e o nervo dorsal do pênis/clitóris. Os nervos perineais também fornecem ramos musculares para os músculos do períneo. O nervo cutâneo femoral posterior participa da inervação sensitiva do períneo por meio de seus ramos perineais, e o nervo coccígeo o faz por meio do nervo anococcígeo.

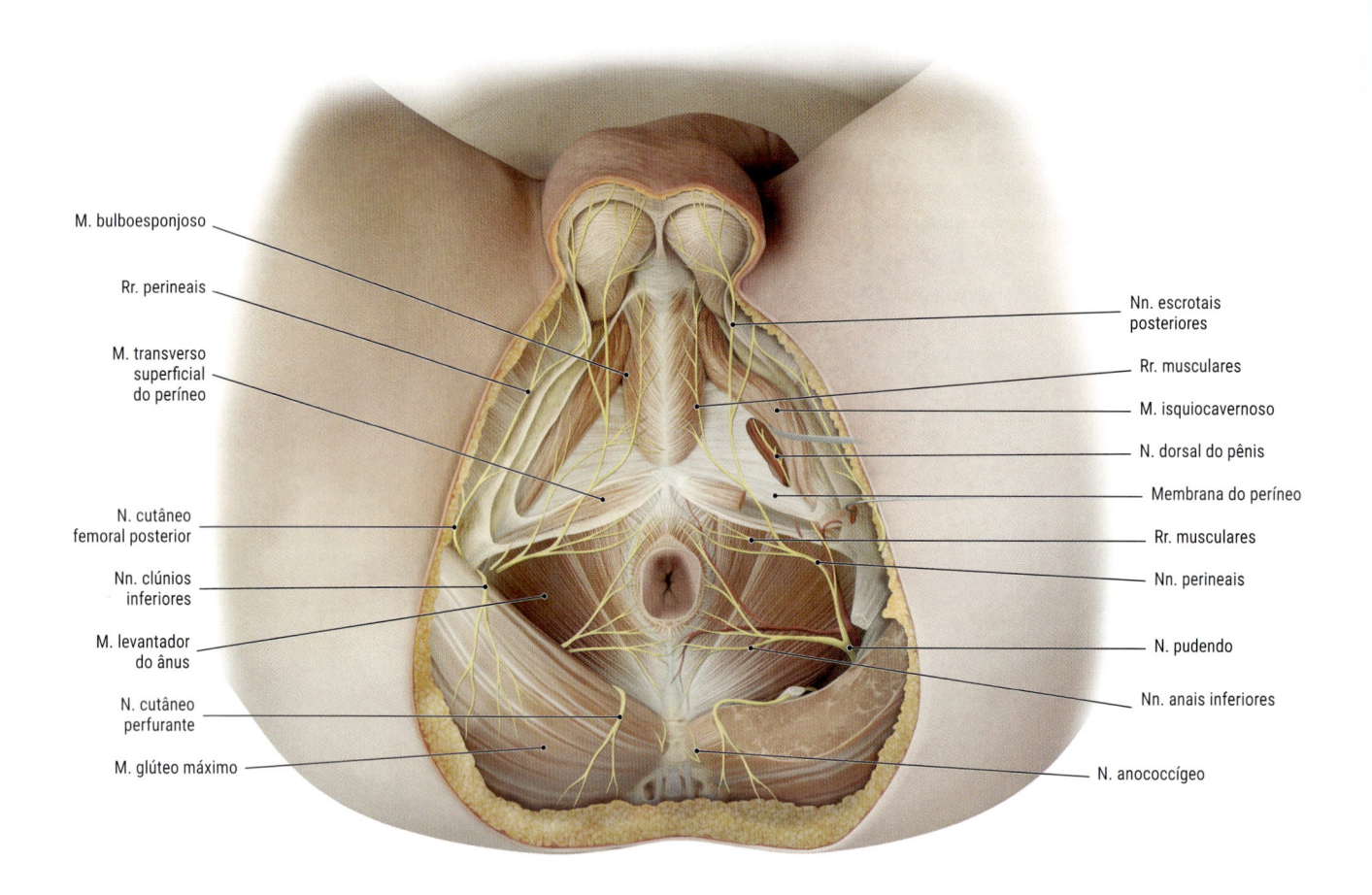

A Vista inferior do períneo masculino.

Figura 17-23 Anatomia dos nervos do períneo.

> **Nota clínica**
>
> **Síndrome de encarceramento do nervo pudendo.** O nervo pudendo pode sofrer compressões em diferentes partes de seu trajeto anatômico, principalmente durante sua passagem pelo canal do pudendo (canal de Alcock). Essa síndrome geralmente está associada à neuralgia do pudendo, caracterizada por dor nas regiões genital, perineal e anal ao sentar. As possíveis causas incluem parto, quedas ou lesões na região perineal ou cirurgia pélvica. Também é uma condição que pode estar associada a certos esportes, como o ciclismo.

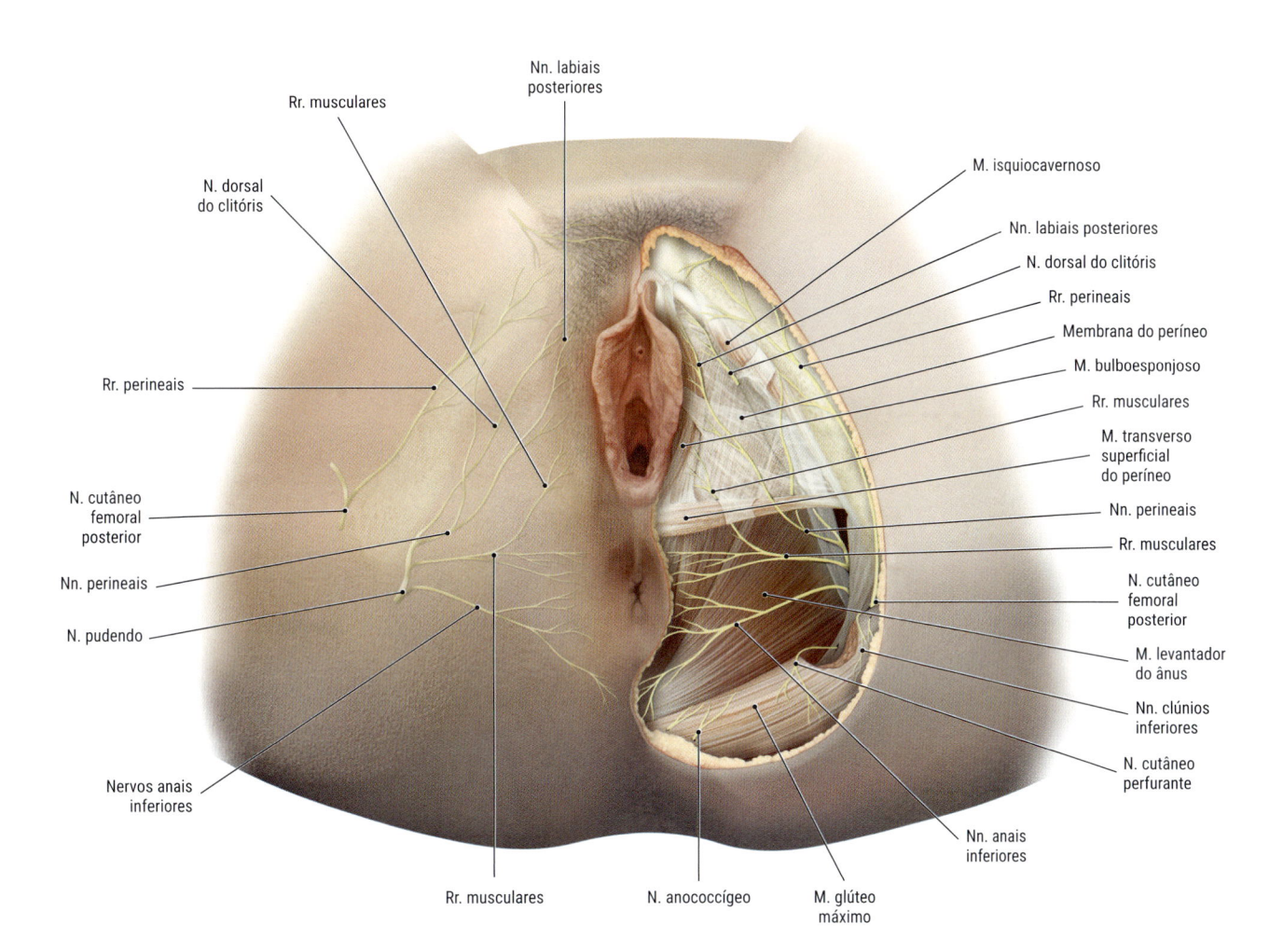

B Vista inferior do períneo feminino.

> **Nota clínica**
>
> **Episiotomia.** A episiotomia é uma incisão cirúrgica na região perineal realizada entre a vagina e o ânus para evitar algumas complicações que podem resultar do parto, como lacerações vaginais, mas que pode causar lesões no nervo pudendo ou em alguns de seus ramos principais.

Sistema nervoso autônomo da pelve

A informação autônoma simpática das vísceras da pelve é transportada por neurônios pré-ganglionares que apresentam o corpo celular nos cornos laterais da medula espinal dos segmentos T12-L2. Esses neurônios cruzam os gânglios do tronco simpático sem fazer sinapses e continuam até formar os nervos esplâncnicos lombares (gânglios lombares 1-2), os nervos hipogástricos (gânglios lombares 3-4) e os nervos esplâncnicos sacrais (gânglio lombar 5 e gânglios sacrais 1-3). Os neurônios pré-ganglionares fazem sinapses com os neurônios pós-ganglionares nos gânglios que formam os plexos hipogástricos superior e inferior e fornecem informações simpáticas às vísceras da pelve menor. Os neurônios parassimpáticos pré-ganglionares dos órgãos da pelve menor têm seu corpo celular nos segmentos medulares S2-S4 e alcançam os gânglios parassimpáticos justaviscerais através dos nervos esplâncnicos pélvicos, onde fazem sinapses com os neurônios pós-ganglionares, que fornecem informações parassimpáticas às vísceras da pelve menor.

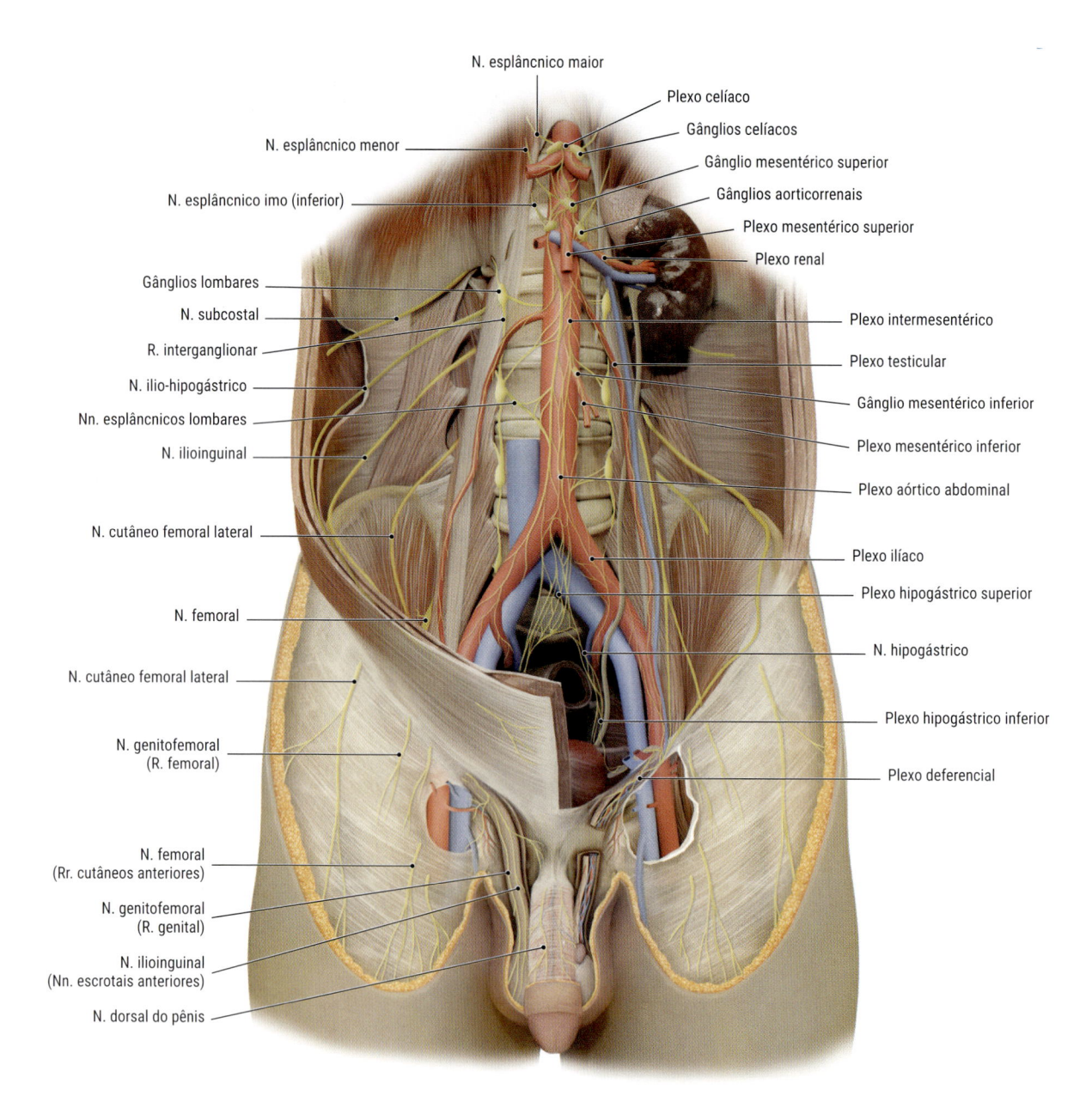

A Vista anterior.

Figura 17-24 Sistema nervoso autônomo da pelve masculina.

17 | Vísceras da pelve

> **Nota clínica**
>
> **Lesões do plexo hipogástrico inferior.** Os plexos hipogástricos inferiores podem ser lesados em cirurgias que afetam os órgãos da pelve menor, como ampola retal, útero, vagina, bexiga ou próstata. Como resultado dessas lesões, podem ocorrer disfunção urinária (incontinência urinária), disfunção sexual (disfunção erétil) ou incontinência fecal.

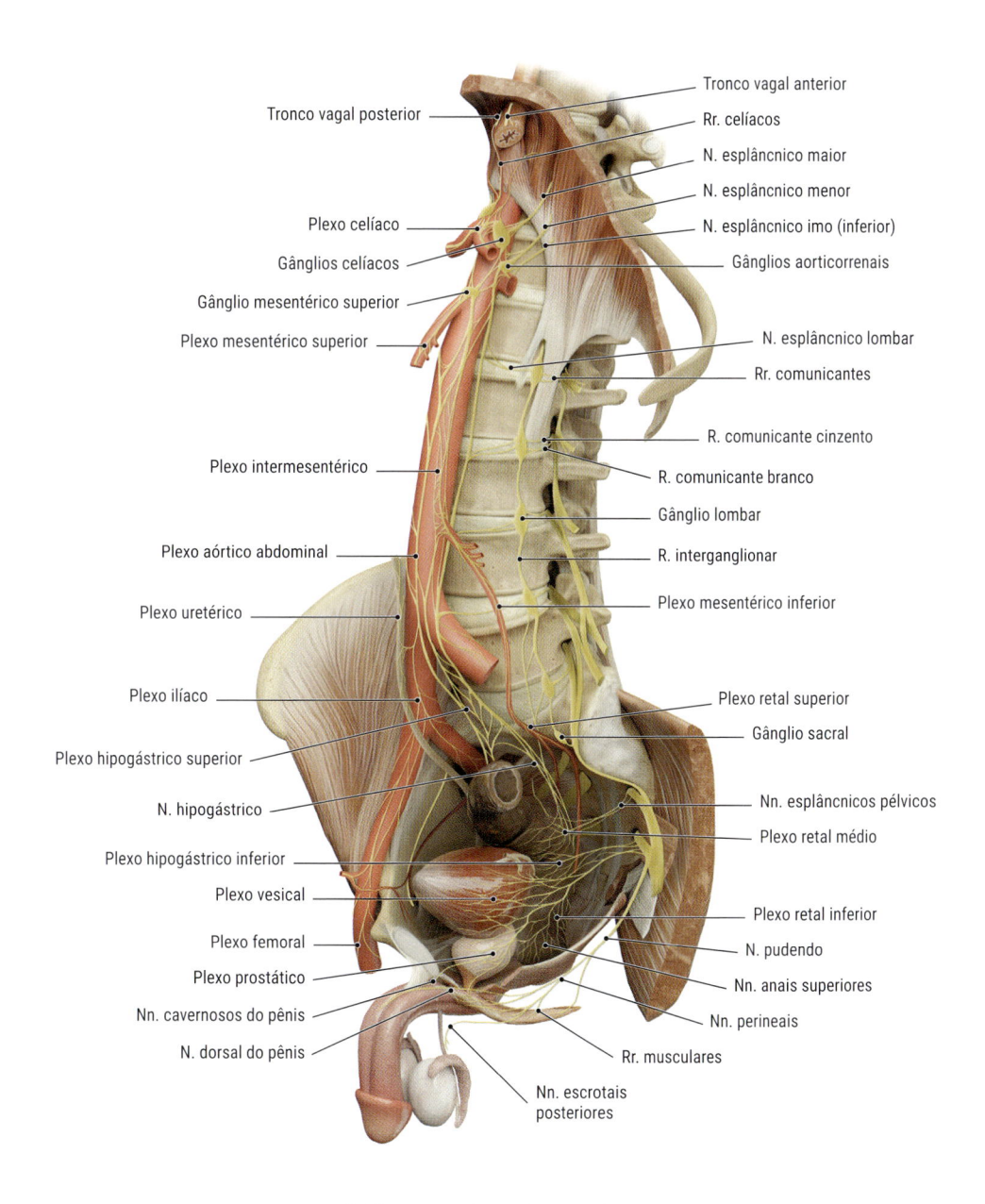

B Vista anterolateral esquerda.

Figura 17-25 Sistema nervoso autônomo da pelve feminina.

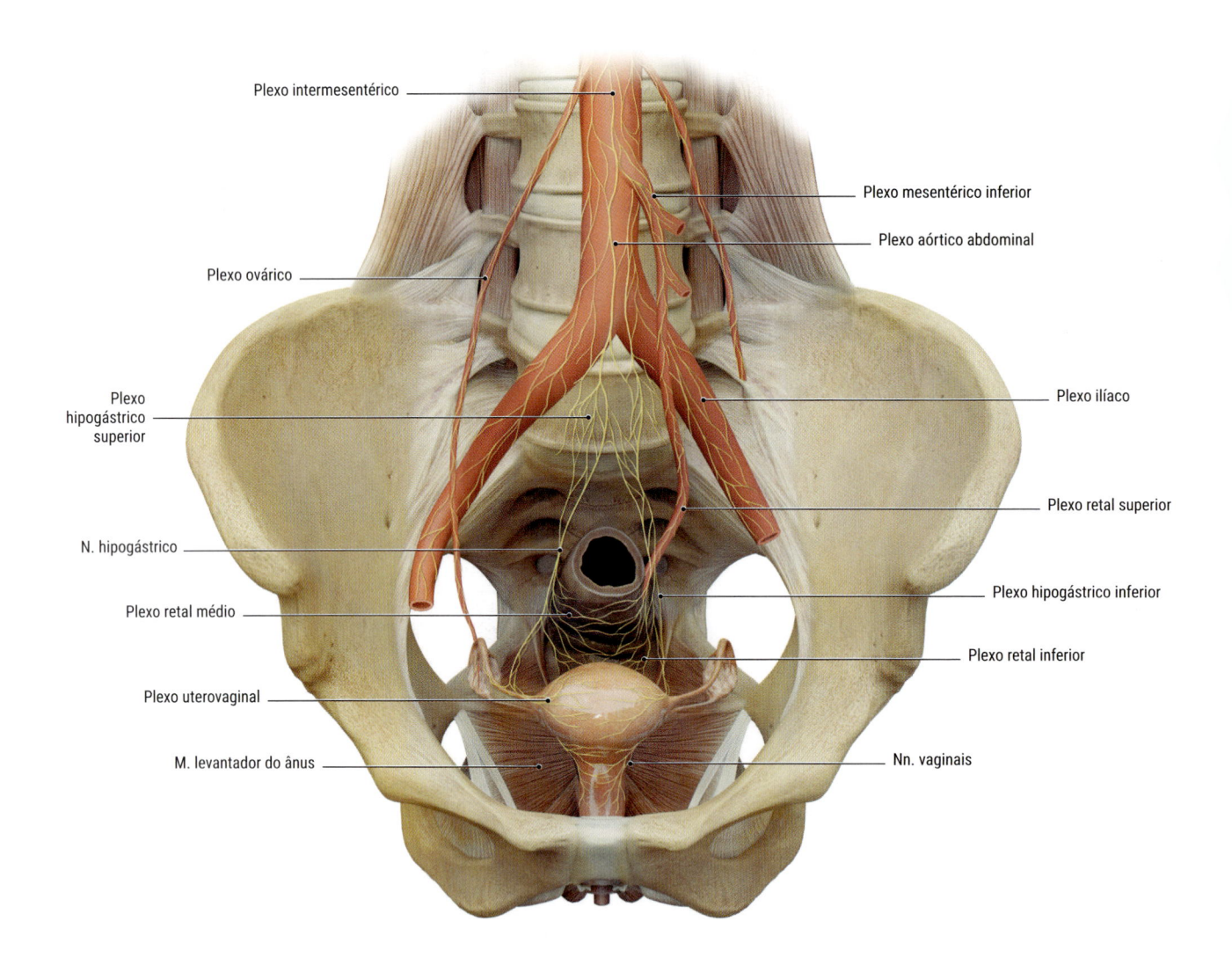

A Vista anterior.

17 | Vísceras da pelve | **225**

Plexo aórtico abdominal

Plexo ilíaco

Plexo hipogástrico superior

Plexo ovárico

N. hipogástrico

Plexo hipogástrico inferior

Plexo vesical

Gânglio lombar
R. interganglionar
Rr. comunicantes
N. esplâncnico lombar

Nn. esplâncnicos pélvicos
Nn. esplâncnicos sacrais
Gânglio sacral

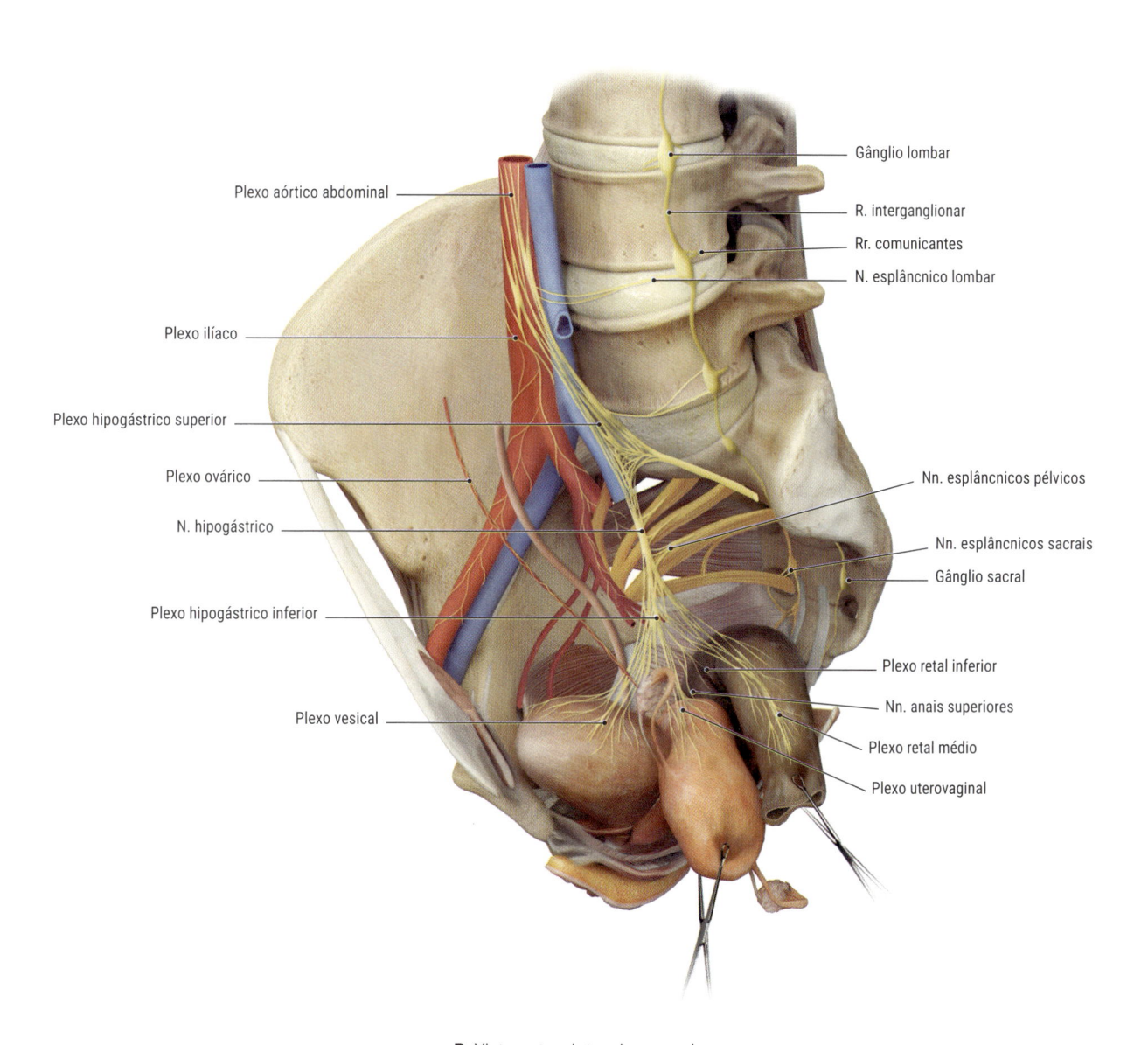

Plexo retal inferior
Nn. anais superiores
Plexo retal médio
Plexo uterovaginal

B Vista anterolateral esquerda.

Anatomia seccional da pelve

Os cortes transversais ou axiais da pelve permitem identificar múltiplas estruturas anatômicas da pelve maior e da pelve menor, tanto as que formam as paredes da pelve quanto as que constituem seu conteúdo. Essas imagens são usadas para interpretar imagens clínicas obtidas na tomografia axial computadorizada.

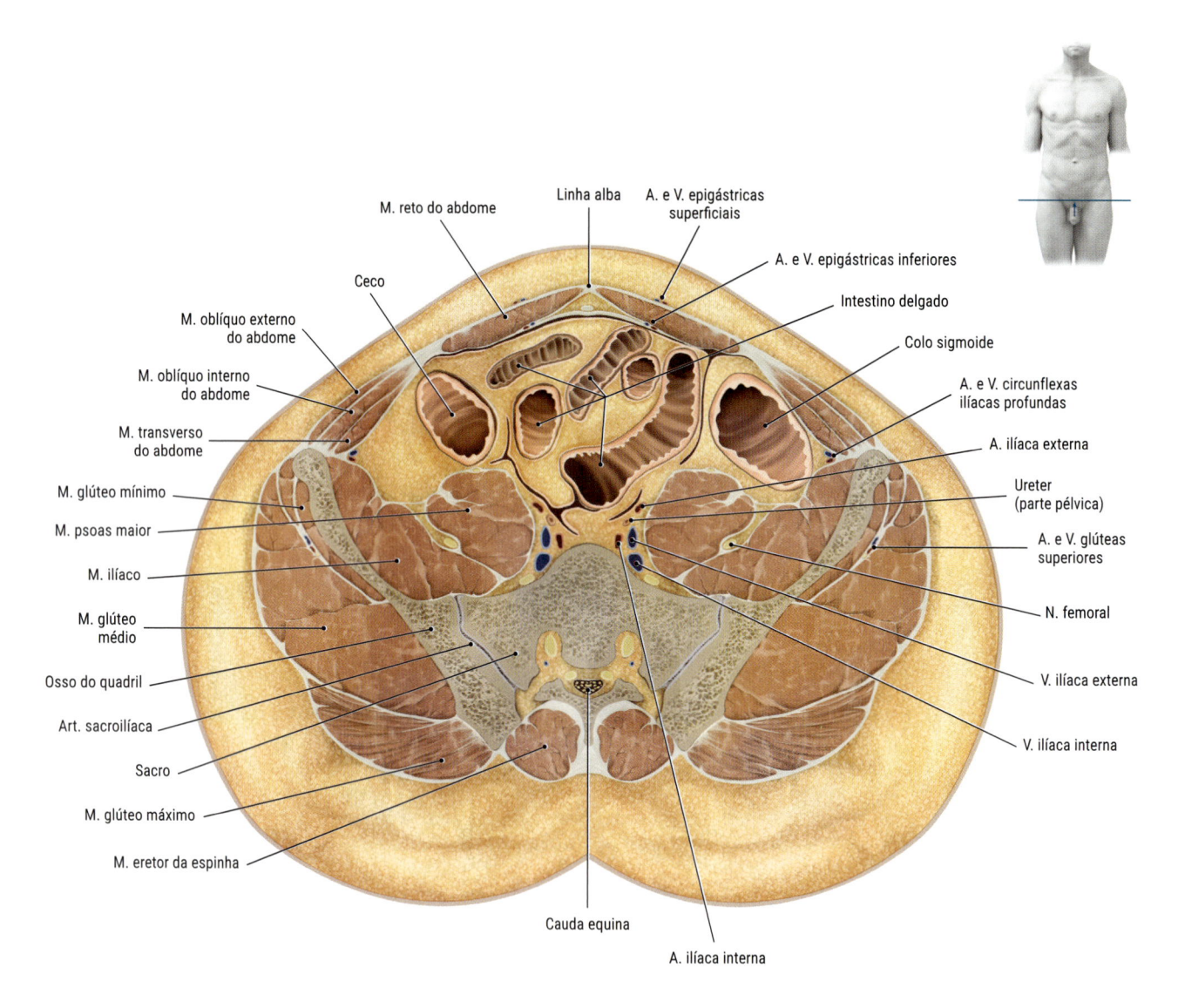

A Corte axial no nível da pelve maior.

Figura 17-26 Cortes axiais da pelve.

17 | Vísceras da pelve | **227**

B Corte axial da pelve menor masculina.

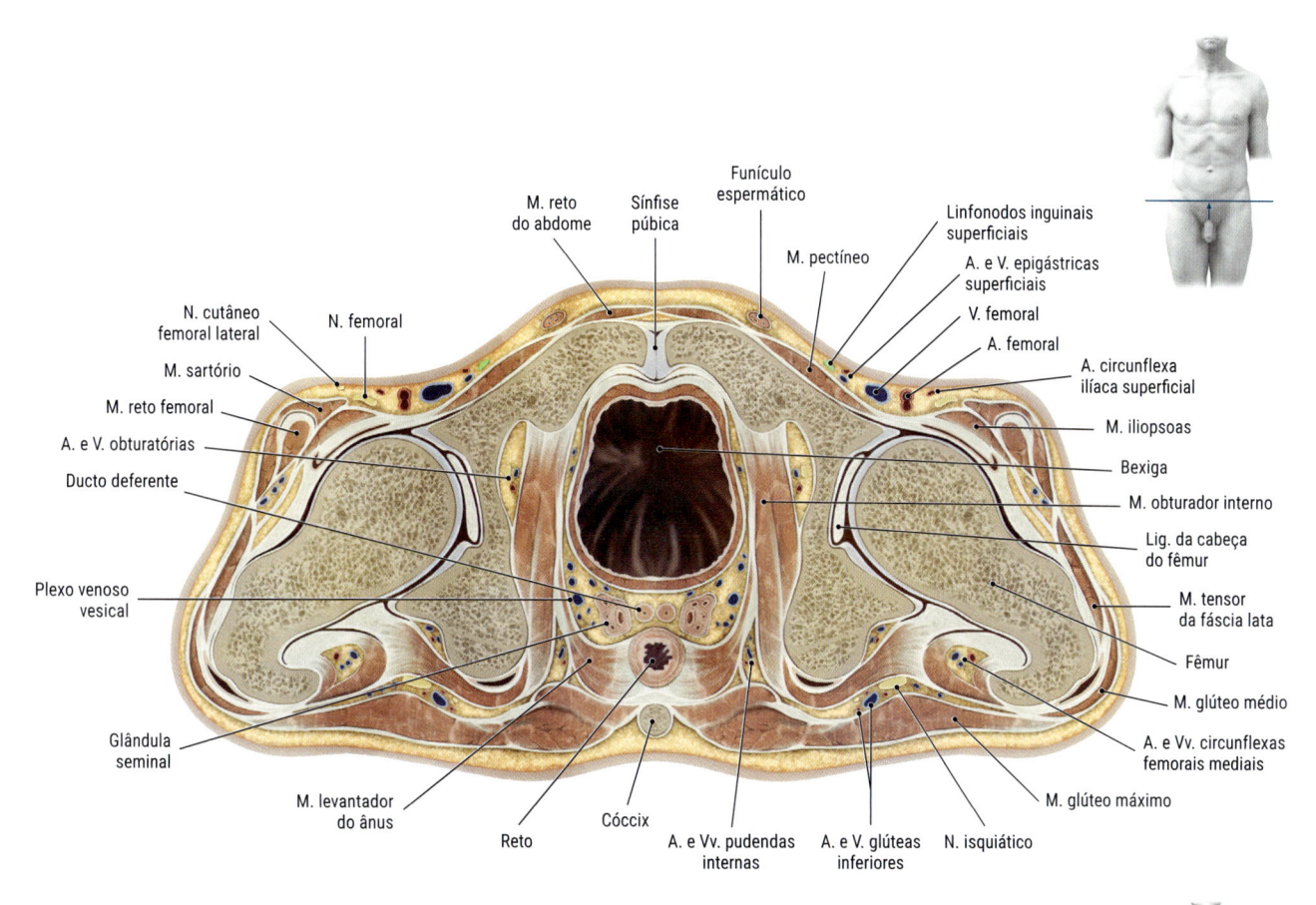

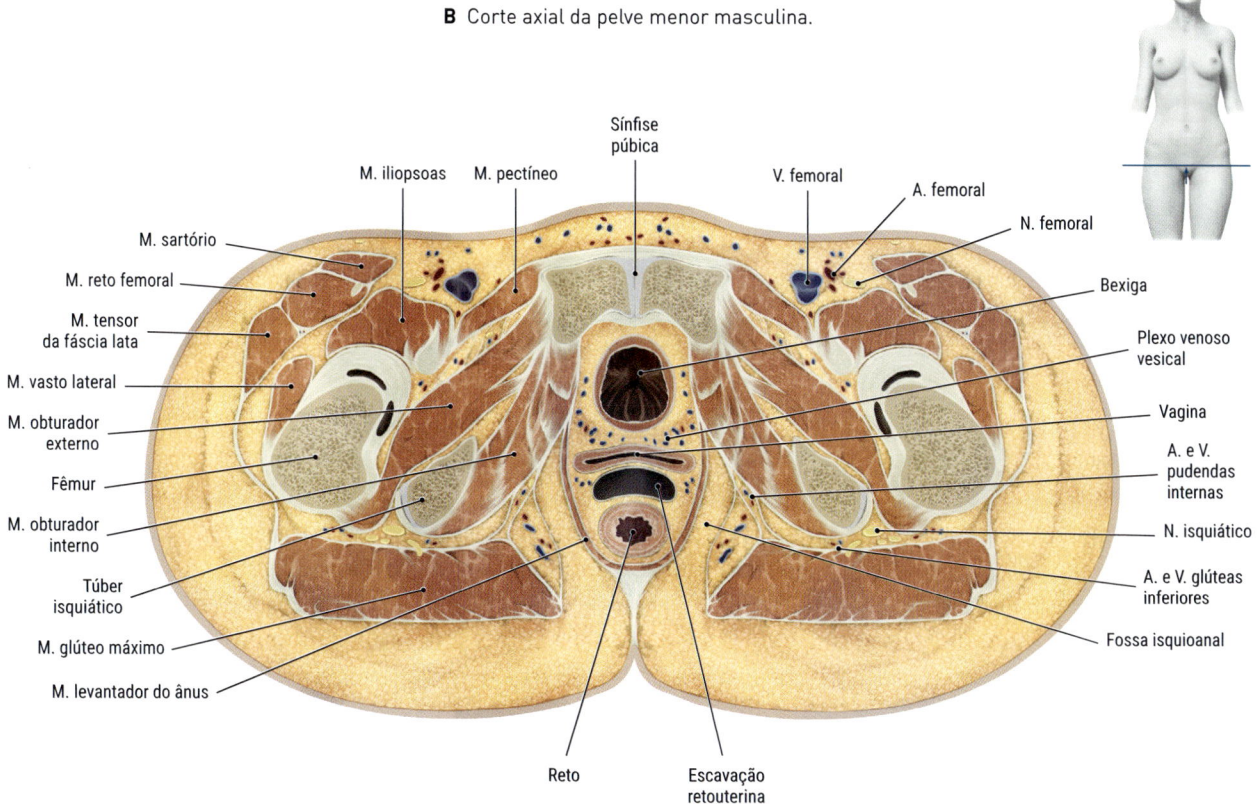

C Corte axial da pelve menor feminina.

Anatomia radiológica da pelve

A radiografia simples da pelve nos permite ver as paredes e vísceras da pelve maior e da pelve menor sobrepostas. A tomografia axial computadorizada mostra cortes axiais em diferentes níveis da pelve que permitem identificar os diferentes órgãos que estão localizados dentro da pelve maior e da pelve menor.

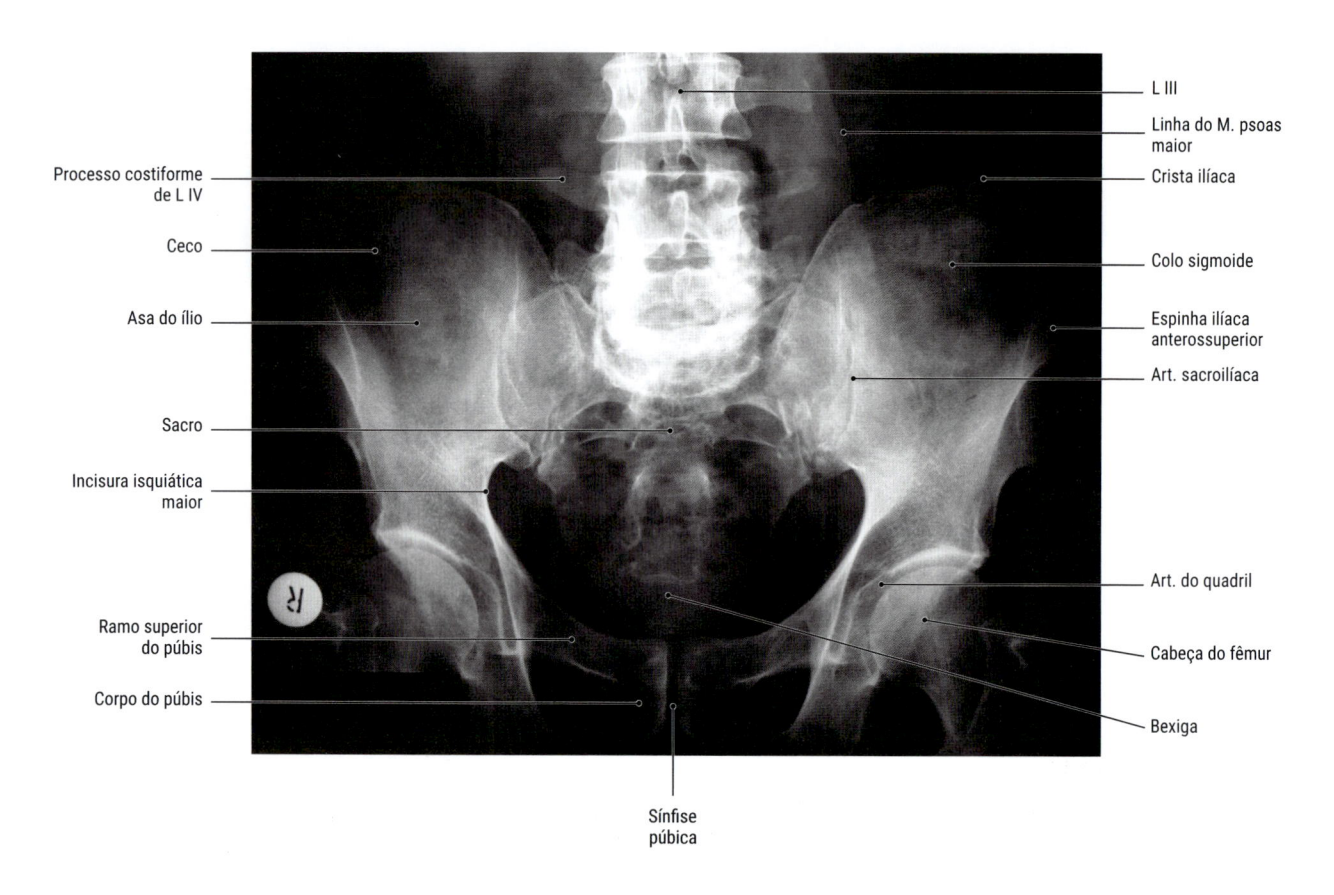

A Radiografia simples anteroposterior da pelve.

Figura 17-27 Anatomia radiológica da pelve.

Nota clínica

Para melhor identificar os órgãos contidos na pelve menor com uma radiografia pélvica, as cavidades desses órgãos podem ser preenchidas com uma substância radiopaca, dando origem a diferentes variações da radiografia simples da pelve e do abdome. Dessa forma, a bexiga pode ser identificada se o material radiopaco for administrado pela uretra (uretrocistografia) ou se for administrado por via intravenosa (ureteropielografia). A cavidade uterina e as cavidades da tuba uterina podem ser identificadas pela administração da substância radiopaca por via vaginal (histerossalpingografia), uma técnica usada em estudos de infertilidade feminina. A ampola retal pode ser visualizada introduzindo-se a substância radiopaca por via retal (enema opaco).

17 | Vísceras da pelve   **229**

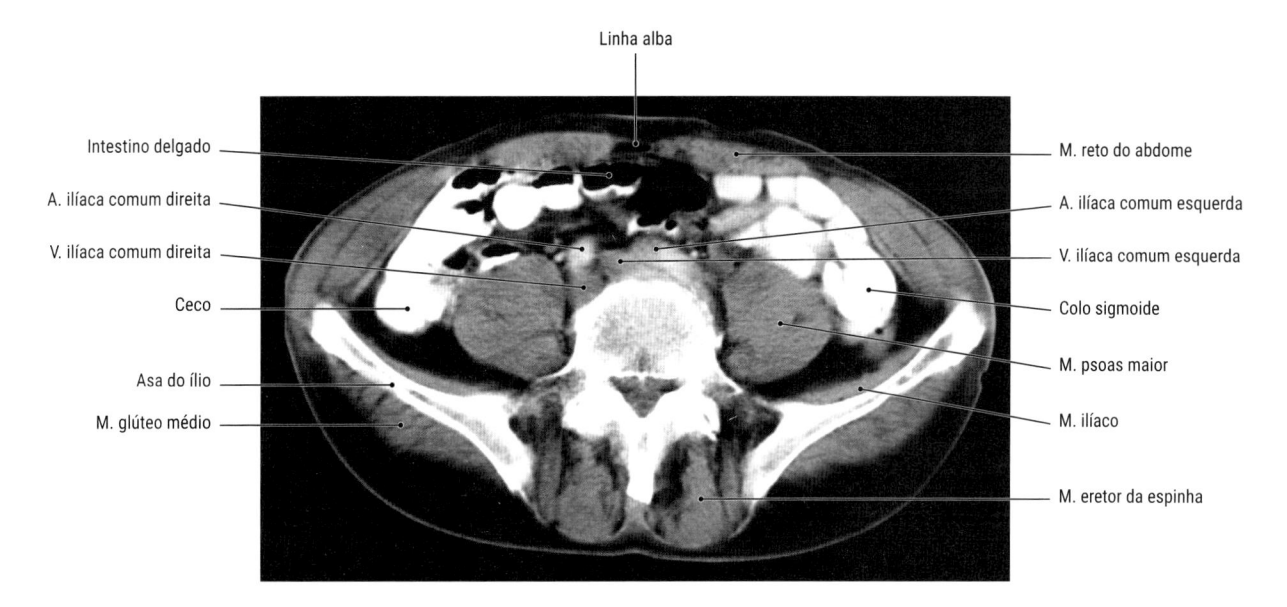

Linha alba

Intestino delgado
A. ilíaca comum direita
V. ilíaca comum direita
Ceco
Asa do ílio
M. glúteo médio

M. reto do abdome
A. ilíaca comum esquerda
V. ilíaca comum esquerda
Colo sigmoide
M. psoas maior
M. ilíaco
M. eretor da espinha

B Tomografia computadorizada no nível da pelve maior.

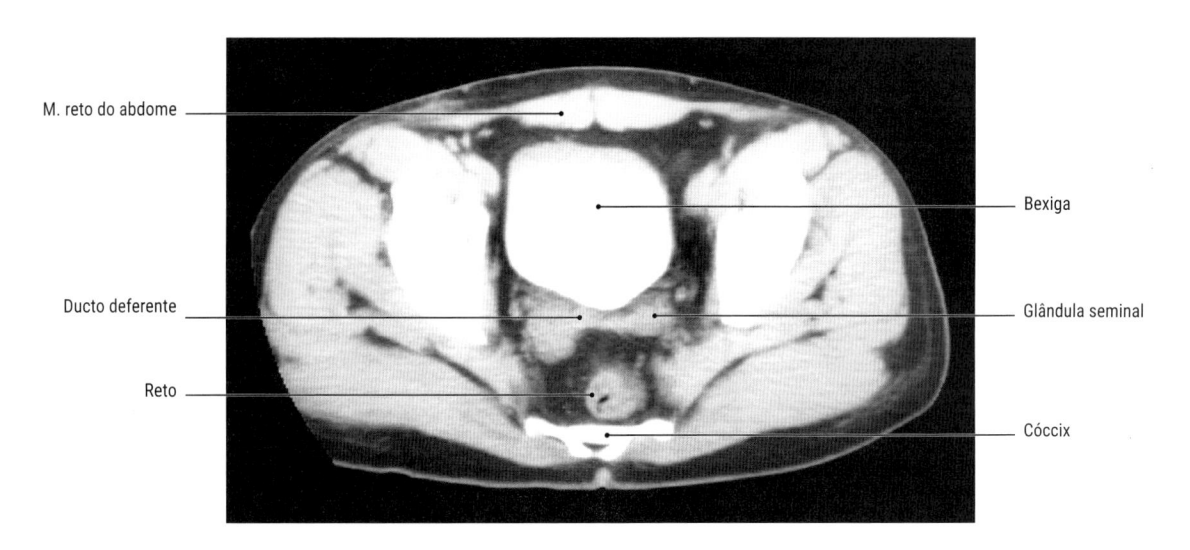

M. reto do abdome
Ducto deferente
Reto

Bexiga
Glândula seminal
Cóccix

C Tomografia computadorizada da pelve menor masculina.

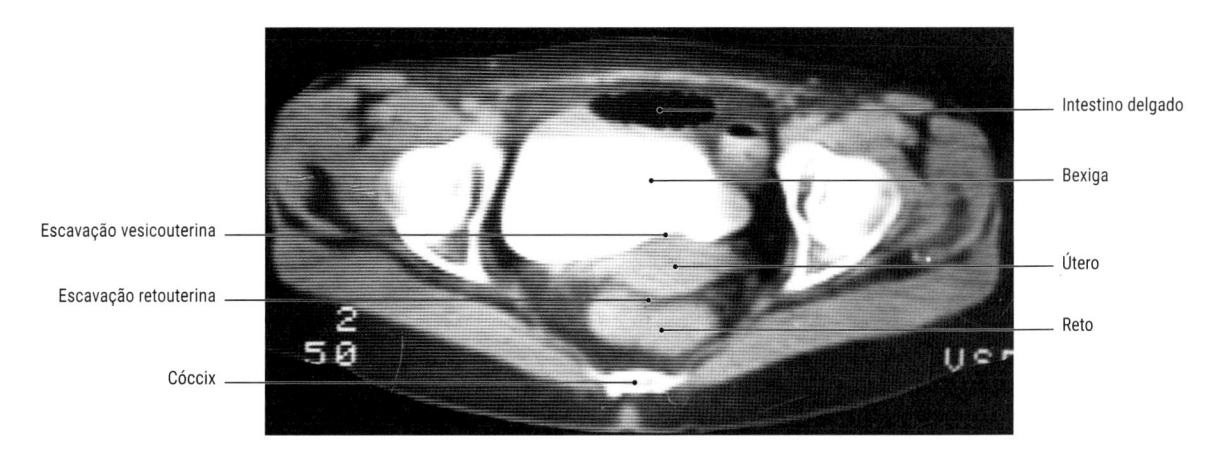

Escavação vesicouterina
Escavação retouterina
Cóccix

Intestino delgado
Bexiga
Útero
Reto

D Tomografia computadorizada da pelve menor feminina.

III MEMBRO SUPERIOR

18 Ossos do membro superior 232

19 Articulações do membro superior 244

20 Músculos do membro superior 266

21 Vasos sanguíneos e linfáticos do membro superior 300

22 Nervos do membro superior 308

23 Anatomia topográfica, seccional
e radiológica do membro superior 320

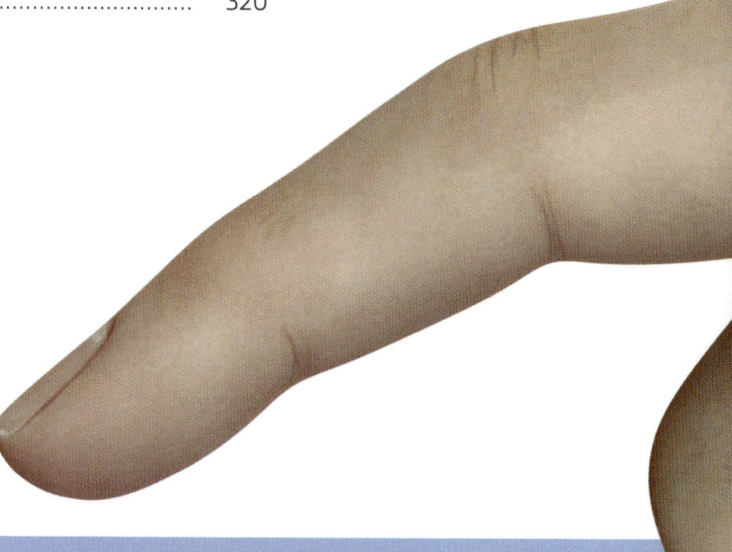

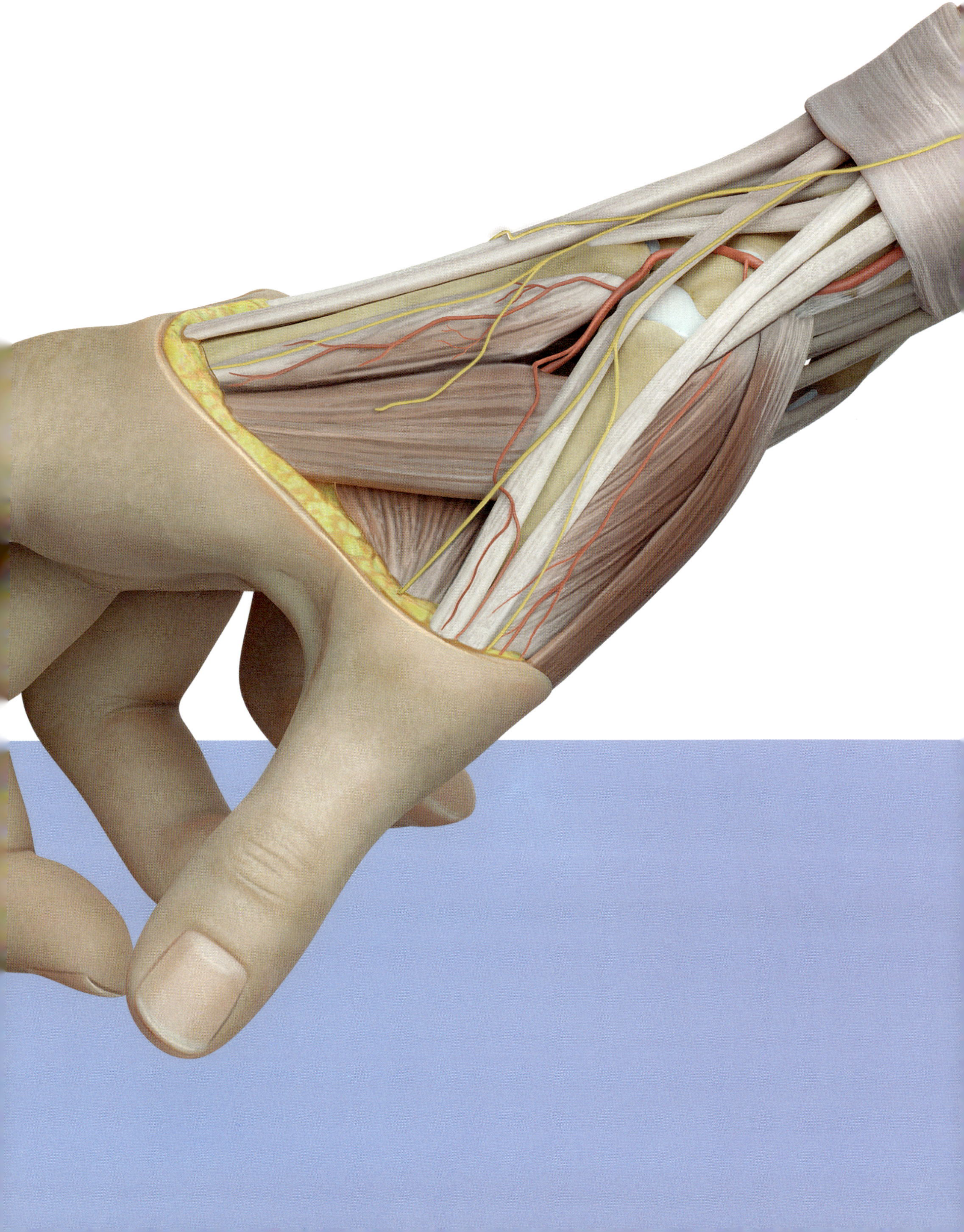

18 OSSOS DO MEMBRO SUPERIOR

Visão geral dos ossos do membro superior

Os ossos do membro superior são divididos entre aqueles que formam o cíngulo do membro superior – a clavícula e a escápula – e aqueles que constituem a parte livre – úmero, rádio, ulna e ossos da mão. Os ossos da mão incluem os ossos do carpo (carpais), do metacarpo (metacarpais), dos dedos (falanges) e os sesamoides.

A Vista anterior.

B Vista lateral.

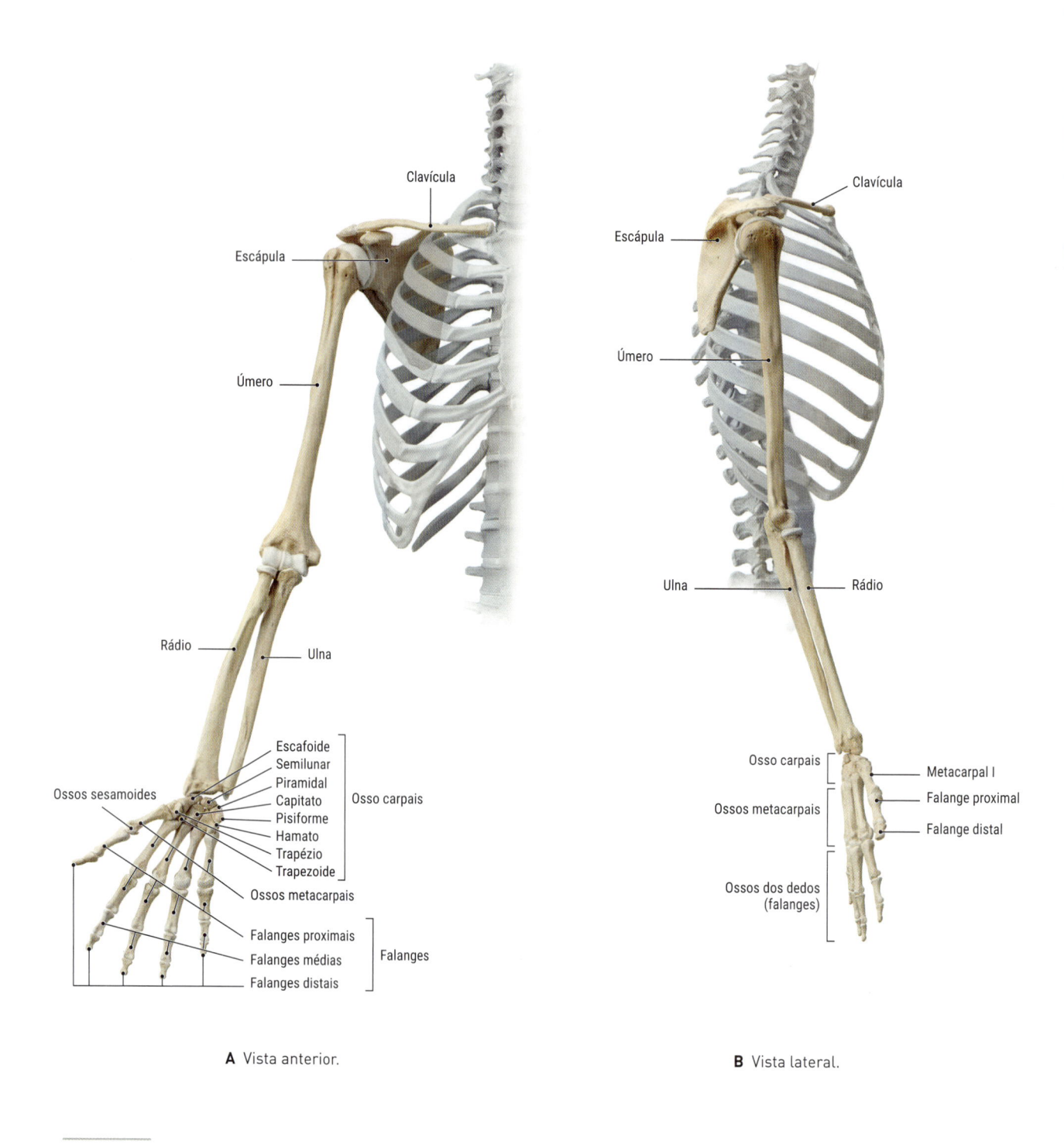

Figura 18-1 Ossos do membro superior.

AUTOAVALIAÇÃO | disponível em *paginas.grupoa.com.br/eva_atlas_anatomia/* | **233**

18-1

> **Nota anatômica**
>
> Os ossos da mão/dos dedos são numerados em algarismos romanos do radial ao ulnar, ou seja, o polegar é I, o indicador, II, o dedo médio, III, o dedo anular, IV, e o dedo mínimo, V. Dessa forma, a falange proximal II esquerda corresponde à falange proximal do dedo indicador da mão esquerda.

Clavícula
Escápula
Úmero
Ulna
Rádio
Trapézio
Escafoide
Semilunar
Piramidal
Capitato
Hamato
Trapezoide
Metacarpal I
Ossos sesamoides
Falange proximal I
Falange distal I
Metacarpal V
Falange proximal V
Falange média V
Falange distal V

Clavícula
Úmero
Escápula

D Vista superior dos ossos do cíngulo do membro superior.

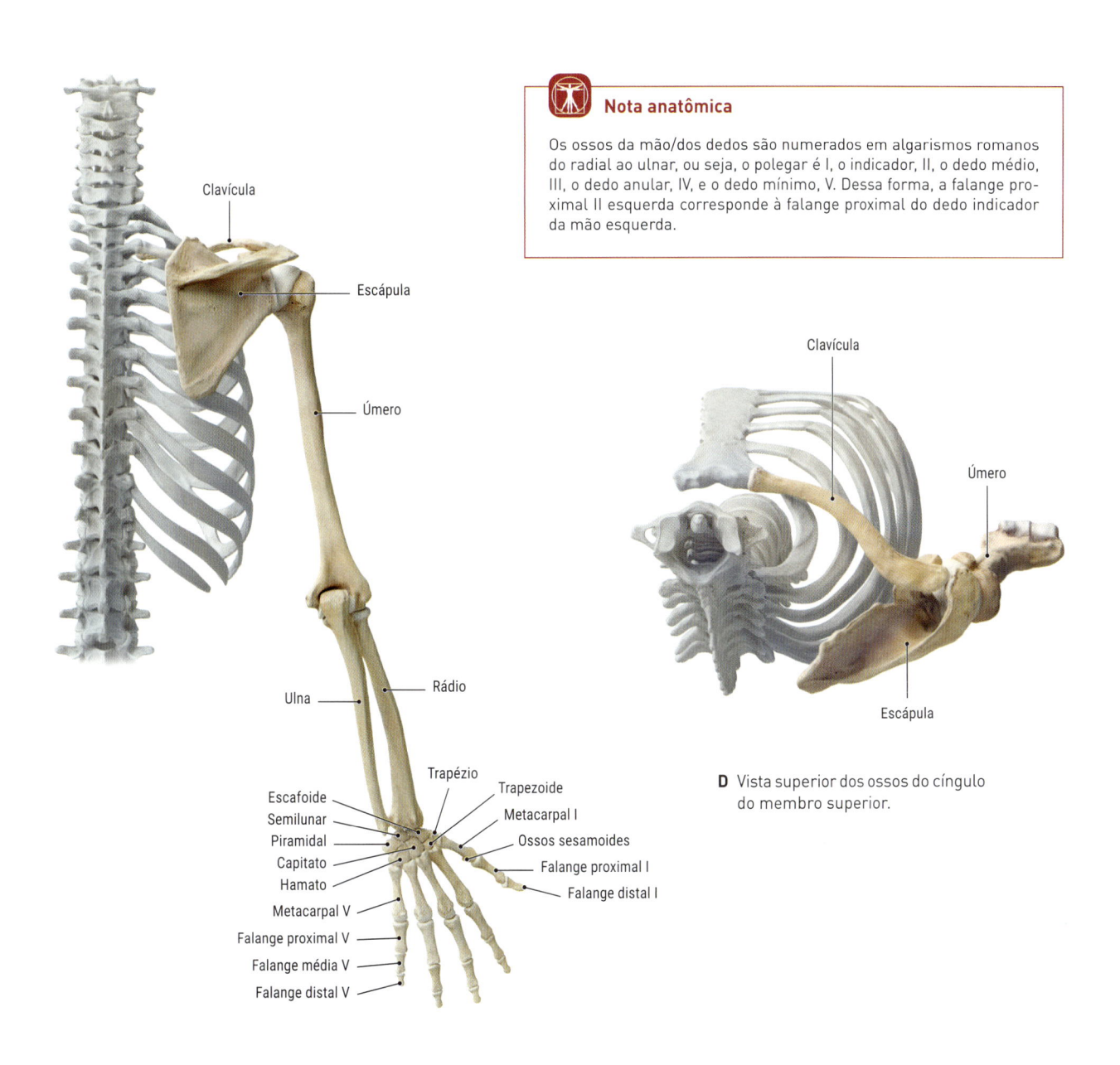

C Vista posterior.

Ossos do cíngulo do membro superior

A clavícula e a escápula formam o cíngulo do membro superior, que conecta a parte livre do membro superior ao tronco. A clavícula é um osso achatado e alongado que se encontra entre o esterno e o acrômio da escápula. A escápula é um osso plano de formato triangular que apresenta três ângulos, três margens e duas faces, uma face posterior e uma face costal.

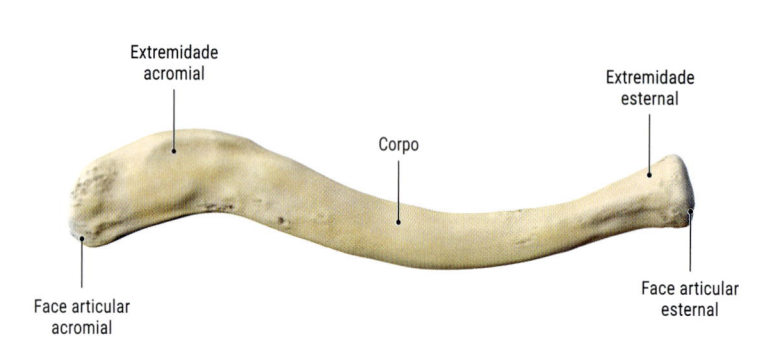

A Clavícula, vista superior.

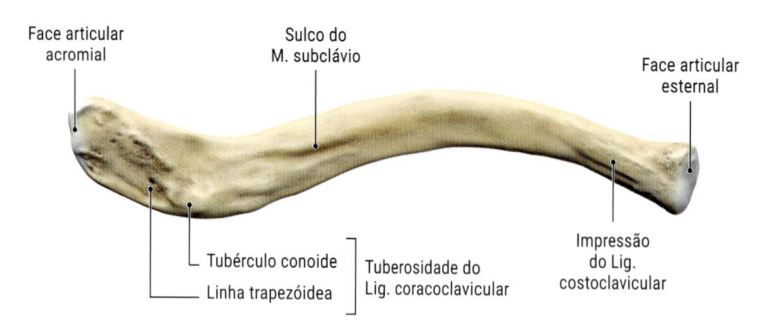

B Clavícula, vista inferior.

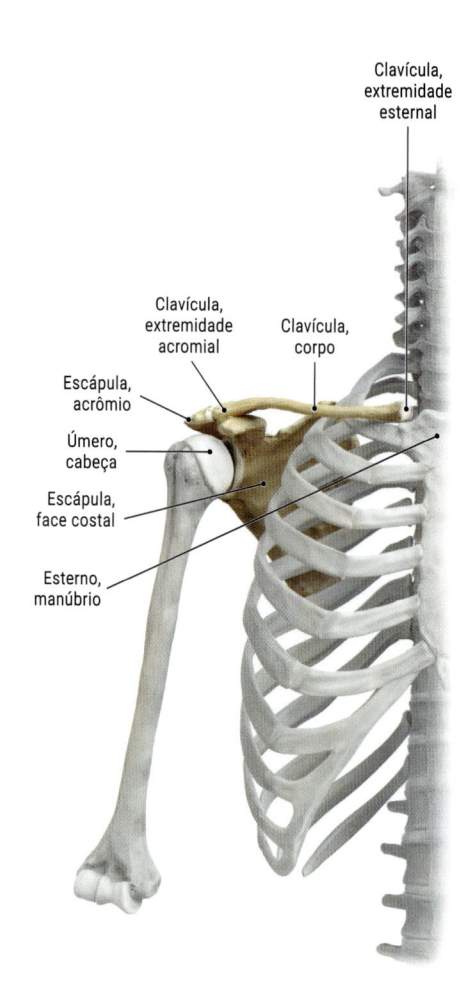

C Vista anterior.

Figura 18-2 Ossos do cíngulo do membro superior: clavícula e escápula. Lado direito.

18 | Ossos do membro superior | 235

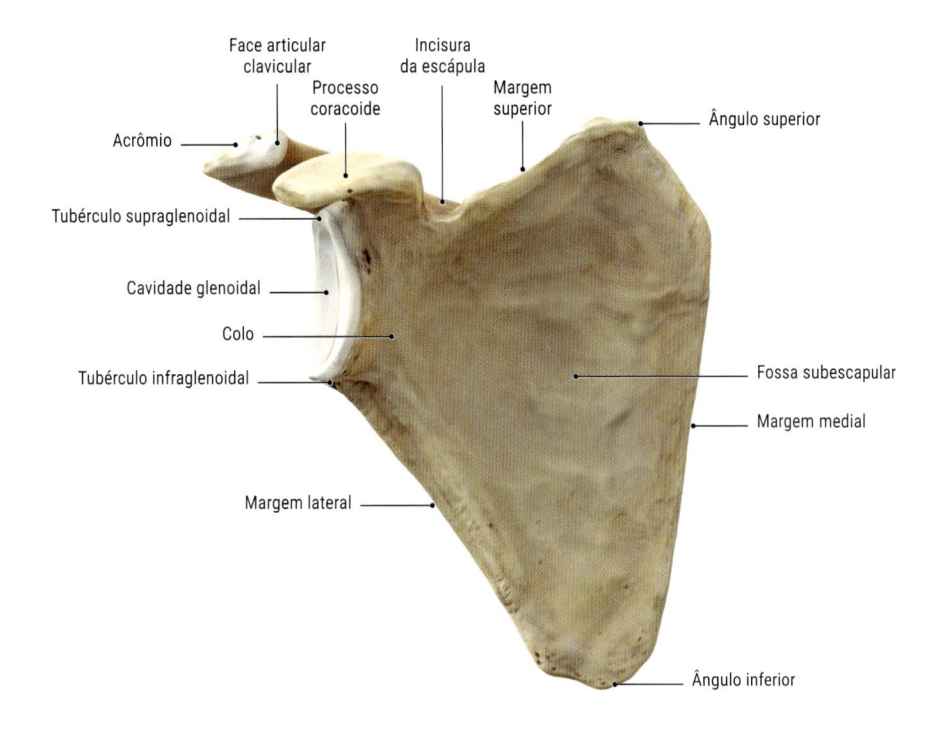

A Vista anterior. Face costal.

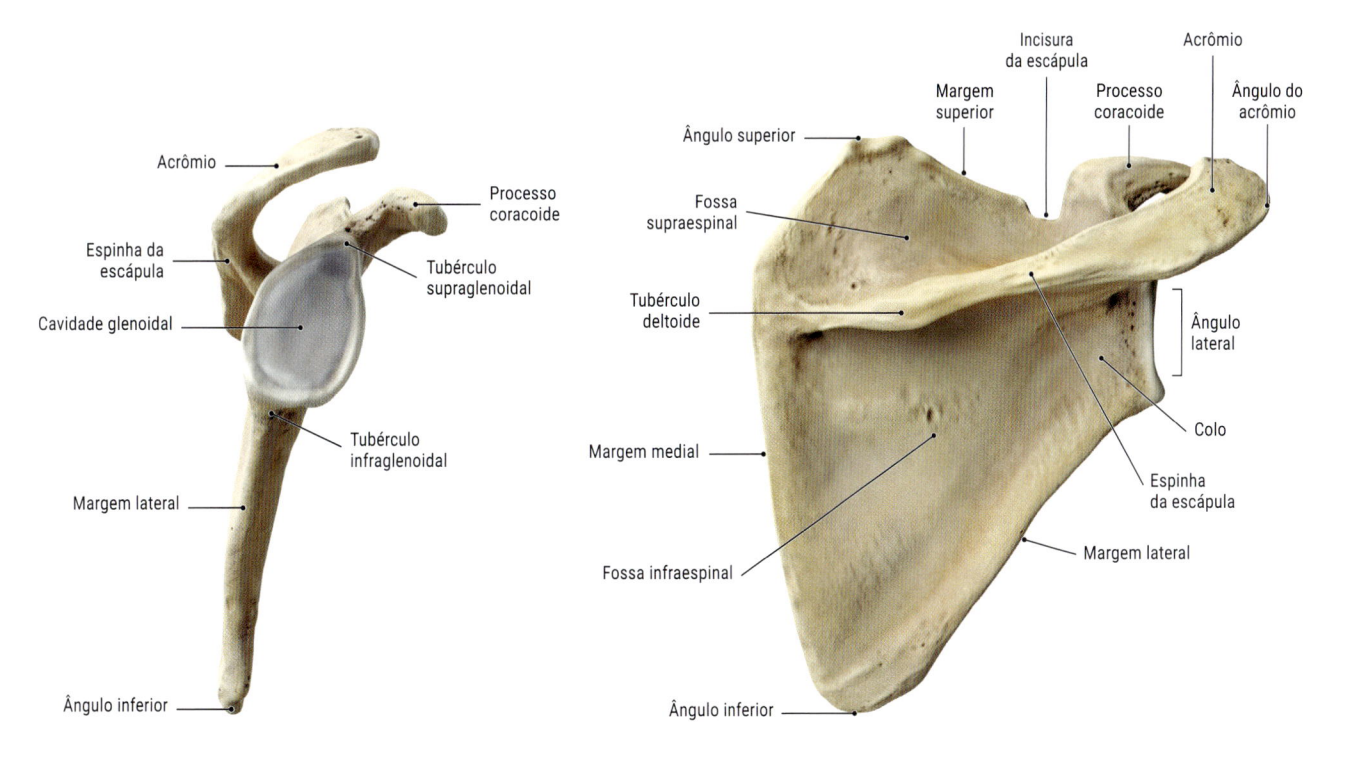

B Vista lateral.

C Vista posterior. Face posterior.

Figura 18-3 Escápula.

Ossos da parte livre do membro superior

Os ossos da parte livre do membro superior são: úmero, que forma o esqueleto do braço; rádio e ulna, que formam o esqueleto do antebraço; e ossos carpais, ossos metacarpais, falanges e sesamoides, que formam o esqueleto da mão. Todos os ossos mencionados são longos, com exceção dos ossos carpais (curtos) e dos sesamoides.

A Vista anterior.

B Vista lateral.

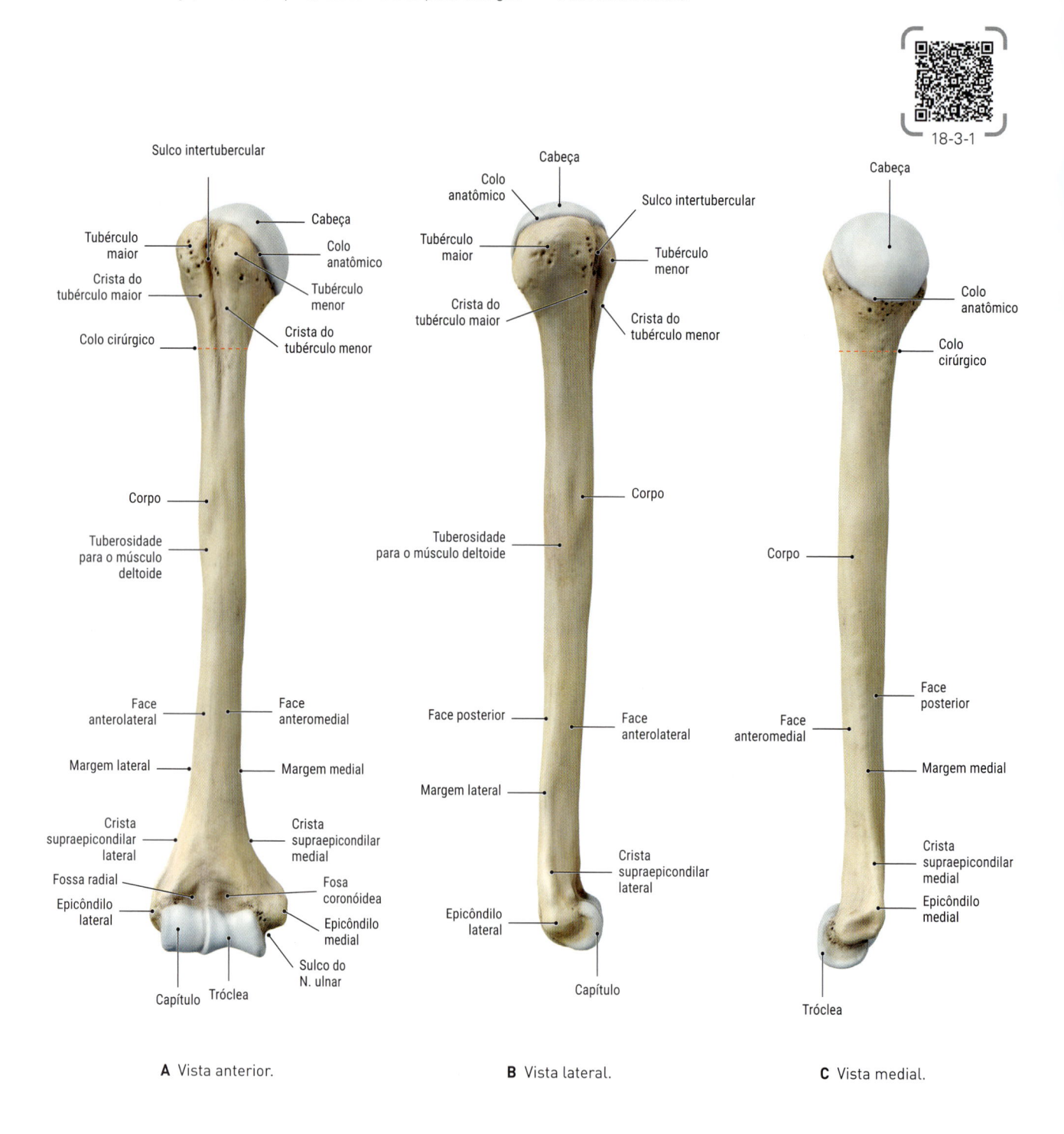

C Vista medial.

Figura 18-4 Úmero.

18 | Ossos do membro superior

> **Nota anatômica**
>
> Deve-se ter cuidado para não confundir o colo anatômico com o cirúrgico. O colo anatômico é o sulco onde a cápsula articular é inserida que separa a área interna com cartilagem, a cabeça, da área externa. O colo cirúrgico é a parte em que a epífise proximal se estreita para formar o corpo do úmero.

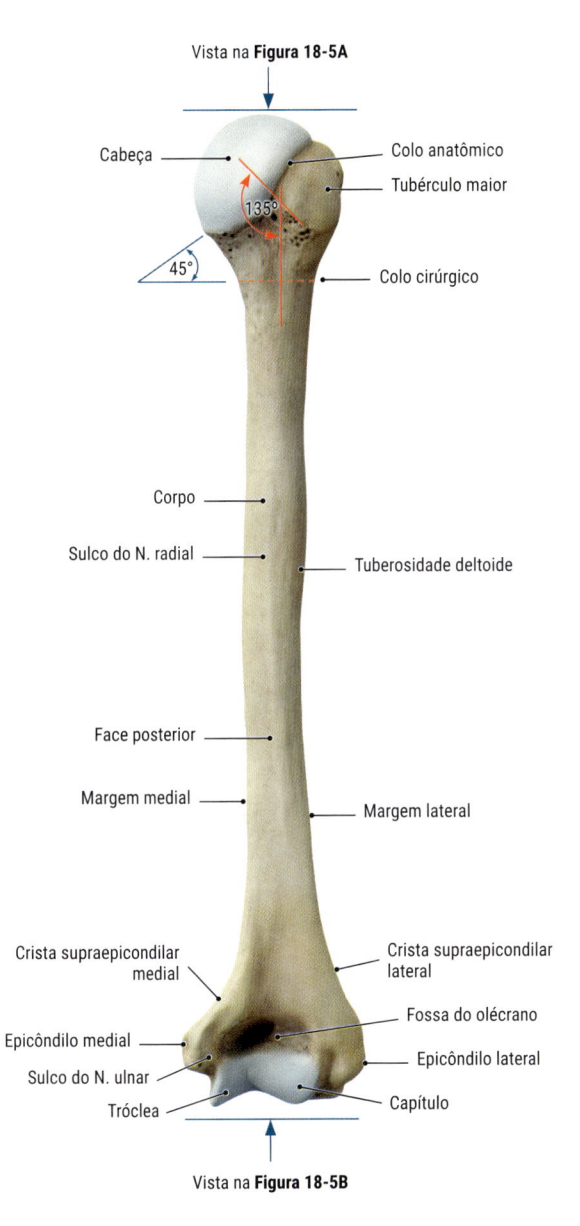

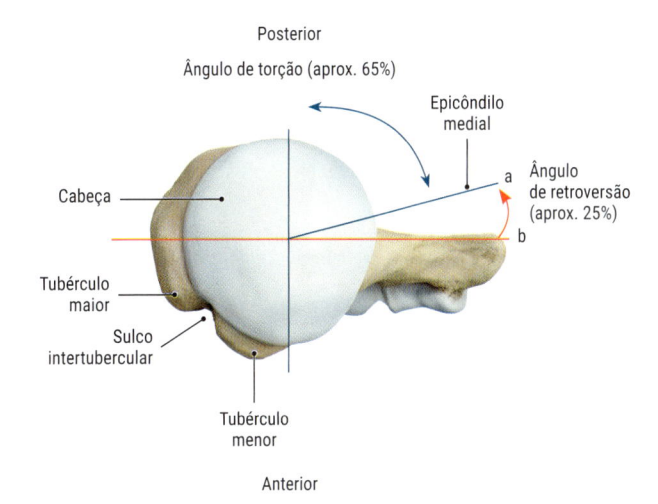

A Vista superior ou proximal. O úmero tem um ângulo de torção formado pela intersecção de duas linhas: **a)** linha que passa pelo centro da cabeça; **b)** linha interepicondilar. Pode-se observar que a cabeça "olha" para trás (retroversão).

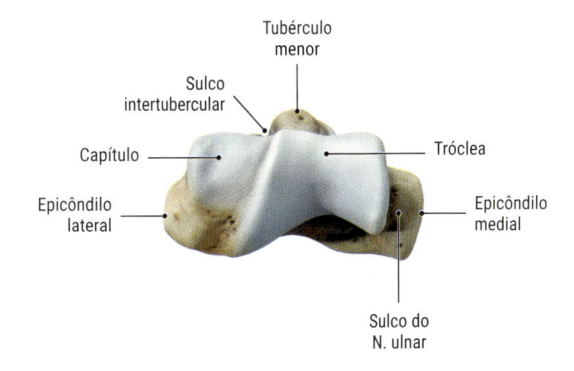

B Vista inferior ou distal.

D Vista posterior. O ângulo cervicodiafisário é o ângulo formado entre a cabeça/o colo do úmero e seu corpo, com um valor no adulto de cerca de 135°. O ângulo entre o colo anatômico e o cirúrgico é de cerca de 45°.

Figura 18-5 Úmero. Vistas especiais.

> **Nota anatômica**
>
> O côndilo do úmero é a parte distal e articular do úmero que está dentro da cápsula sinovial. Ele inclui as superfícies articulares do capítulo e da tróclea, bem como as fossas coronóidea, radial e do olécrano.

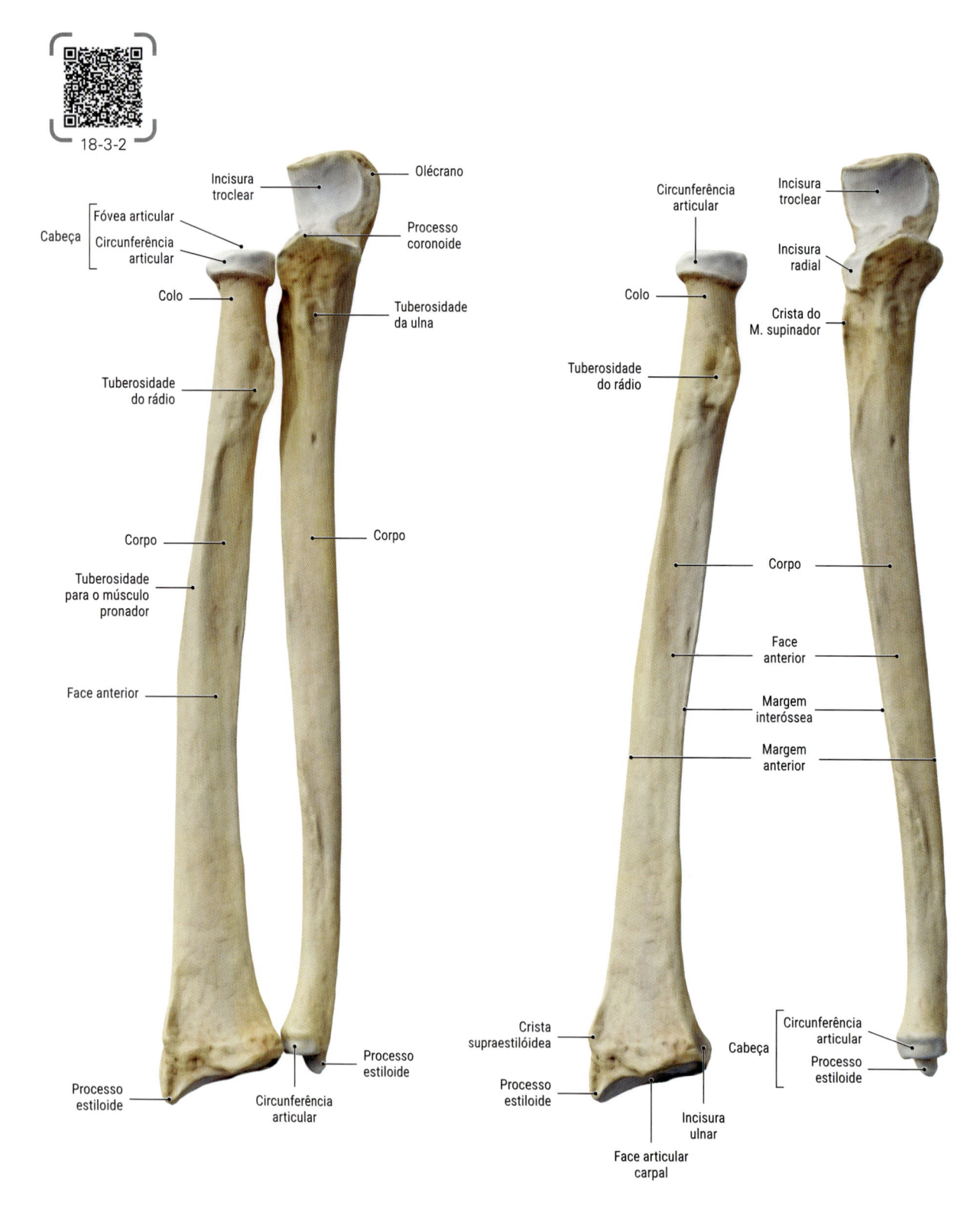

A Vista anterior em posição anatômica. Rádio à esquerda e ulna à direita.

B Vista anterior com os ossos separados.

Figura 18-6 Ossos do antebraço, rádio e ulna.

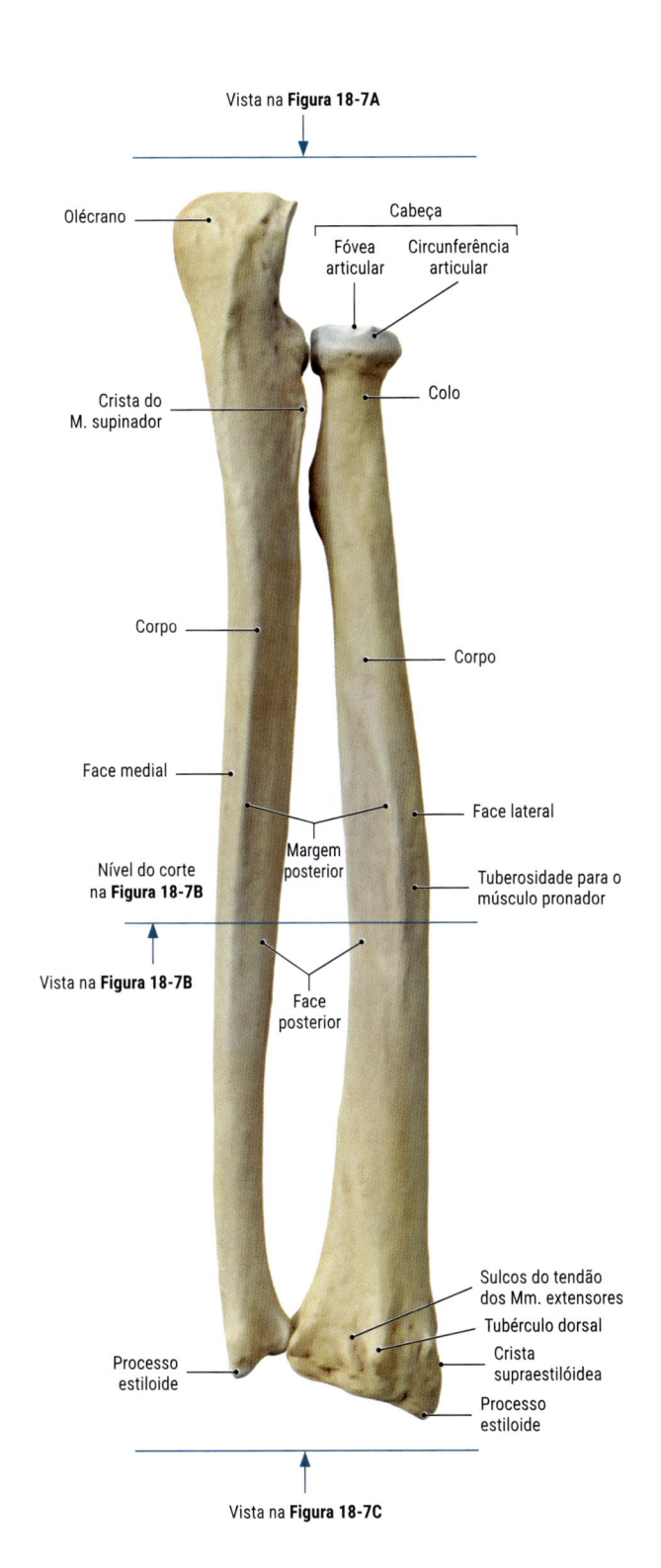

18 | Ossos do membro superior | **239**

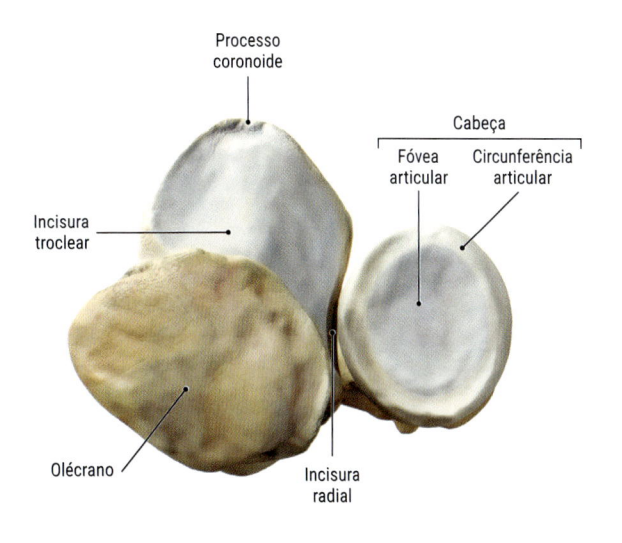

A Vista superior ou proximal.

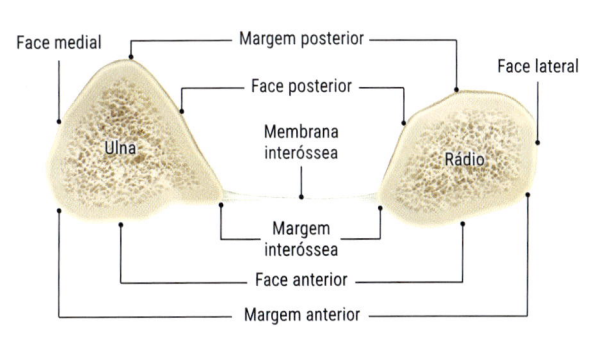

B Corte transversal pelo terço médio dos ossos do antebraço, vista distal.

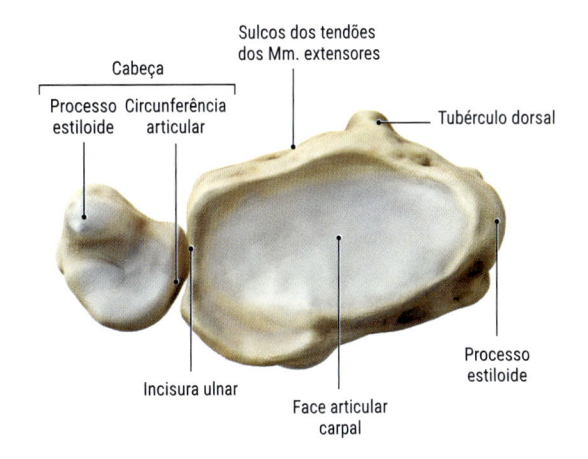

C Vista posterior em posição anatômica.

C Vista inferior ou distal.

Figura 18-7 Vistas das epífises proximal e distal.

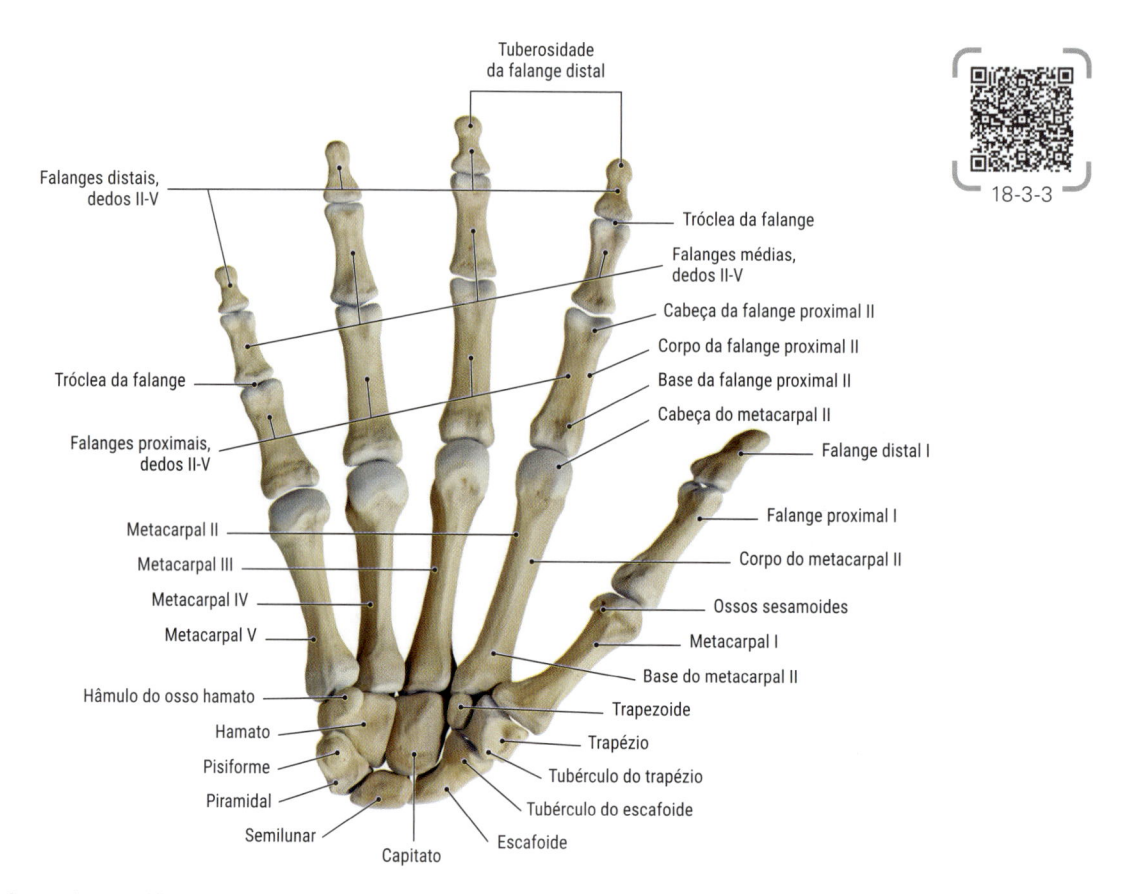

Figura 18-8 Ossos da mão. Vista anterior ou palmar. Os ossos carpais estão organizados em duas fileiras. A fileira proximal é composta pelos ossos: escafoide, semilunar, piramidal e pisiforme; a fileira distal consiste nos ossos: trapézio, trapezoide, capitato e hamato. Os metacarpais e as falanges têm as seguintes partes: base (proximal), corpo e cabeça (distal).

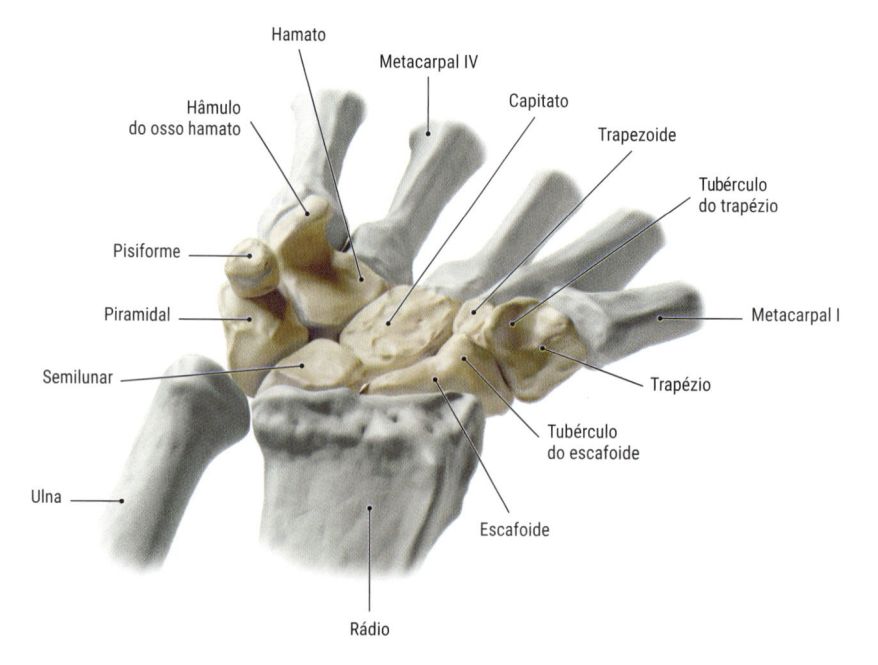

Figura 18-9 Ossos carpais formando o sulco do carpo. Esse sulco em forma de U tem uma base, uma parede lateral (tubérculos do escafoide e do trapézio) e uma parede medial (pisiforme e hâmulo do osso hamato). Quando é fechado pelo ligamento transverso do carpo, é chamado de túnel do carpo.

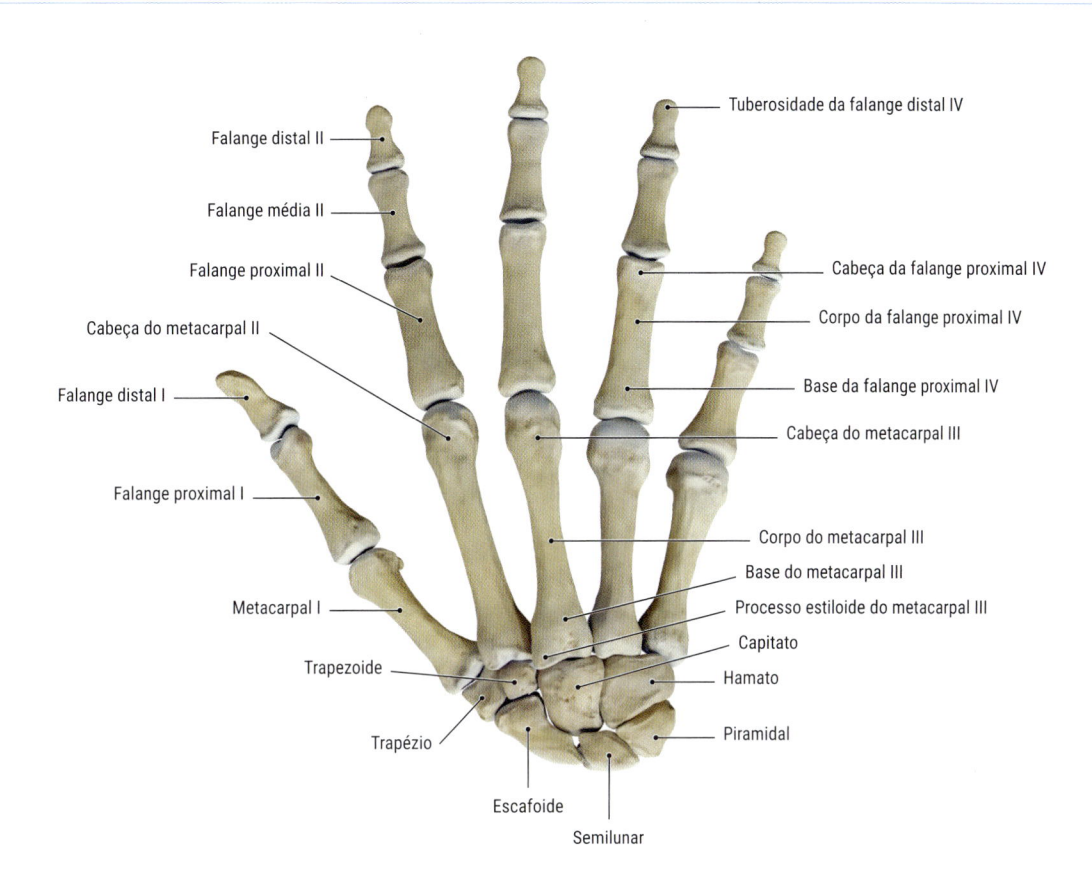

Figura 18-10 Vista posterior dos ossos da mão.

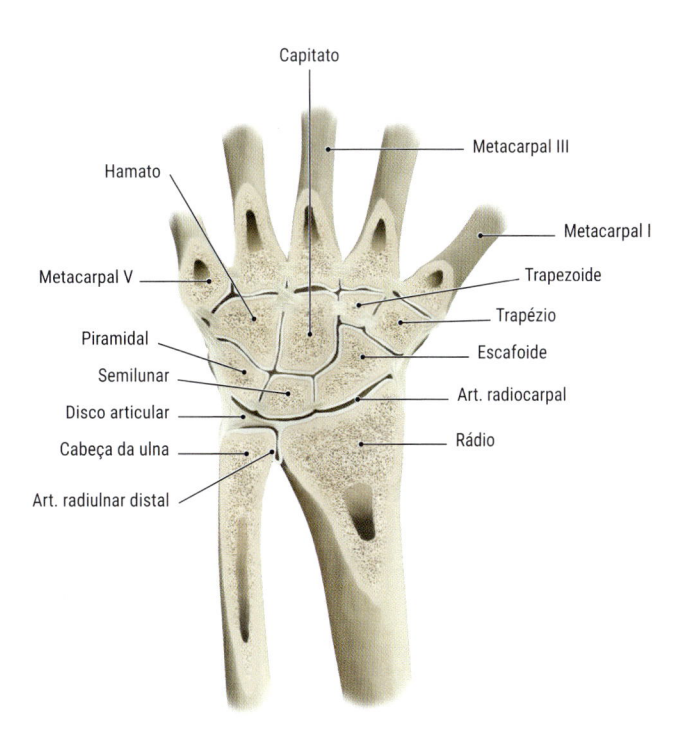

Figura 18-11 Corte frontal dos ossos carpais.

Origens e inserções dos ossos do membro superior

As origens (em vermelho) e inserções (em azul) dos músculos do membro superior são apresentadas nas duas páginas seguintes. As origens são geralmente proximais e/ou mediais, ao passo que as inserções são distais e/ou laterais. As origens e inserções de alguns desses músculos no tórax não foram representadas.

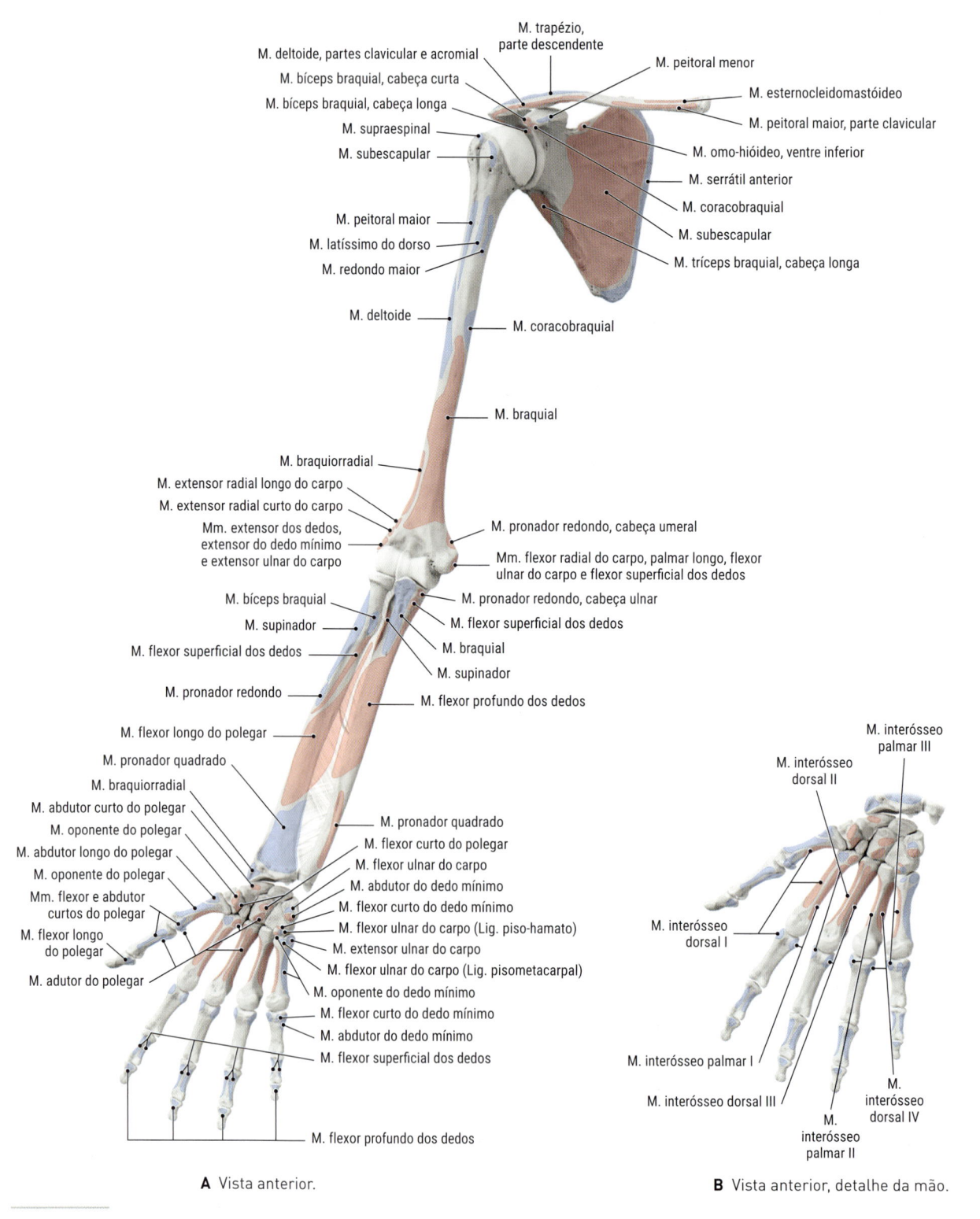

A Vista anterior.

B Vista anterior, detalhe da mão.

Figura 18-12 Origens (em vermelho) e inserções (em azul) da musculatura do membro superior.

18 | Ossos do membro superior

- M. levantador da escápula
- M. esternocleidomastóideo
- M. esterno-hióideo
- M. romboide menor
- M. infraespinal
- M. romboide maior
- M. redondo menor
- M. latíssimo do dorso
- M. redondo maior
- M. trapézio, parte descendente
- M. supraespinal
- M. trapézio, parte ascendente
- M. trapézio, parte transversa
- M. deltoide, partes acromial e espinal
- M. supraespinal
- M. infraespinal
- M. redondo menor
- M. tríceps braquial, cabeça longa
- M. tríceps braquial, cabeça lateral
- M. deltoide
- M. braquial
- M. tríceps braquial, cabeça medial
- M. braquiorradial
- M. extensor radial longo do carpo
- M. extensor radial curto do carpo
- Mm. extensor dos dedos, extensor do dedo mínimo, extensor ulnar do carpo e supinador
- Origem comum dos Mm. pronador redondo, flexor radial do carpo, palmar longo, flexor ulnar do carpo e flexor superficial dos dedos
- M. tríceps braquial
- M. ancôneo
- M. flexor profundo dos dedos
- M. supinador
- M. ancôneo
- M. flexor ulnar do carpo
- M. abdutor longo do polegar
- M. pronador redondo
- M. extensor longo do polegar
- M. extensor do indicador
- M. extensor curto do polegar
- M. braquiorradial
- M. extensor radial longo do carpo
- M. abdutor longo do polegar
- M. extensor radial curto do carpo
- M. oponente do polegar
- M. extensor ulnar do carpo
- M. extensor curto do polegar
- Mm. interósseos dorsais I a IV
- M. extensor longo do polegar
- M. oponente do dedo mínimo
- Mm. interósseos dorsais
- M. adutor do polegar
- M. abdutor do dedo mínimo
- Mm. interósseos palmares
- M. extensor dos dedos
- M. extensor do indicador
- M. extensor do dedo mínimo

C Vista posterior.

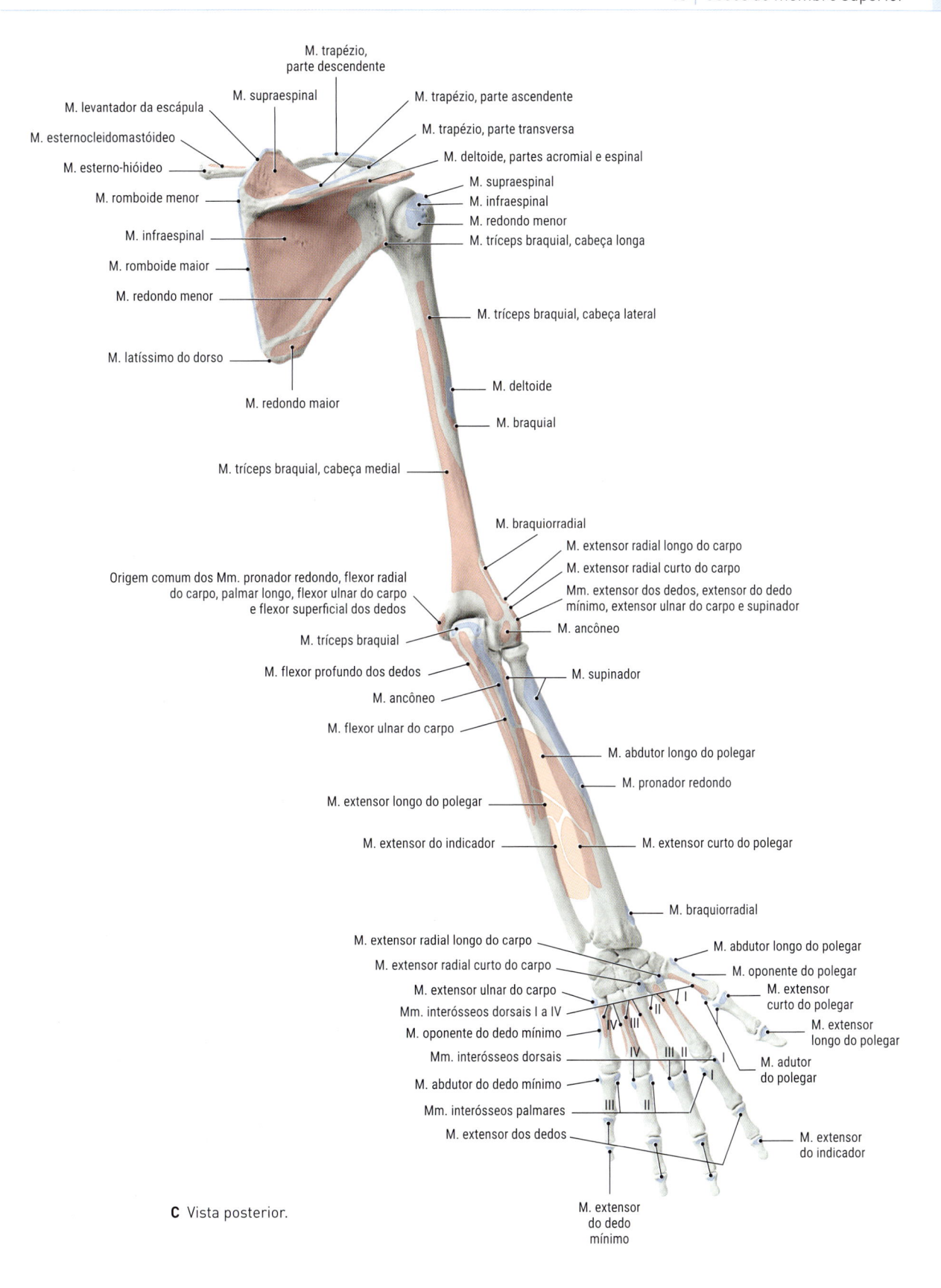

19 ARTICULAÇÕES DO MEMBRO SUPERIOR

Articulações do cíngulo do membro superior e do ombro

No cíngulo do membro superior, são encontradas duas articulações, a esternoclavicular e a acromioclavicular, ambas sinoviais. A articulação do ombro também faz parte das articulações da parte livre do membro superior. É uma articulação sinovial do tipo esferóidea ou enartrose entre a cabeça umeral e a cavidade glenoidal da escápula. Uma articulação escapulotorácica entre a face costal da escápula e o tórax também pode ser descrita, embora não seja uma articulação verdadeira. Um resumo dos elementos articulares é mostrado na **Tabela 19-1**.

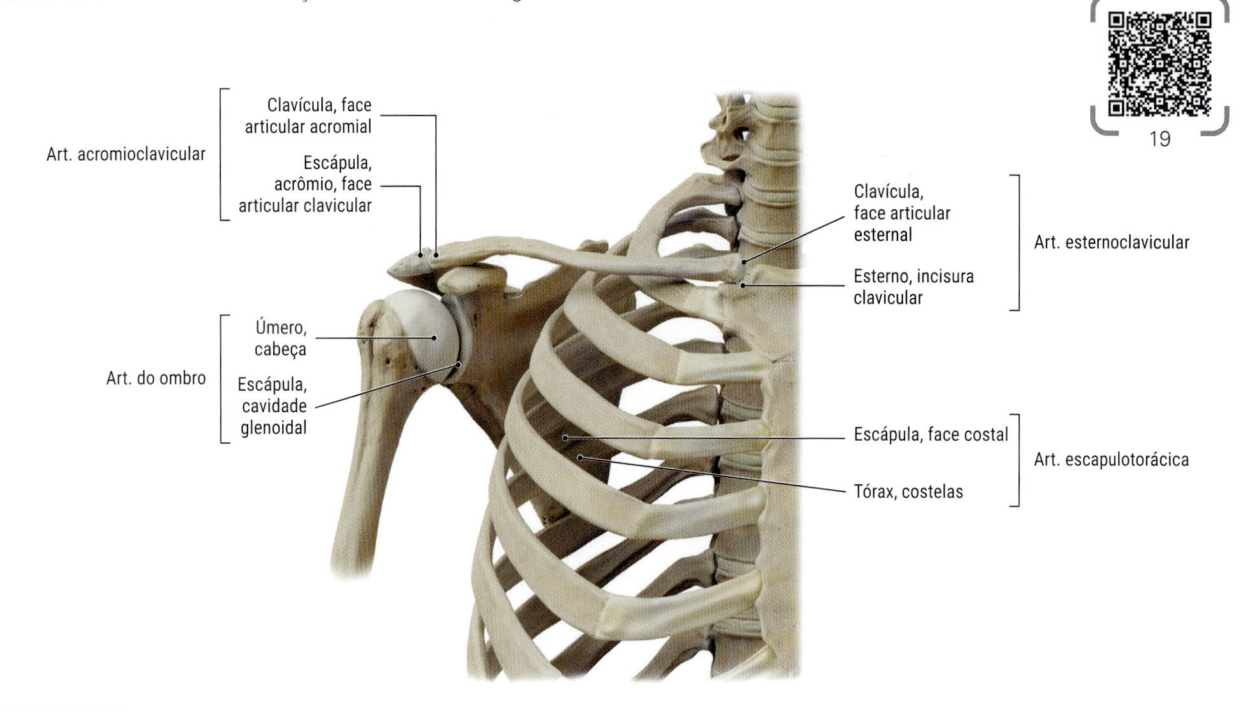

Figura 19-1 Vista anterior das estruturas ósseas que formam as articulações do cíngulo do membro superior e do ombro.

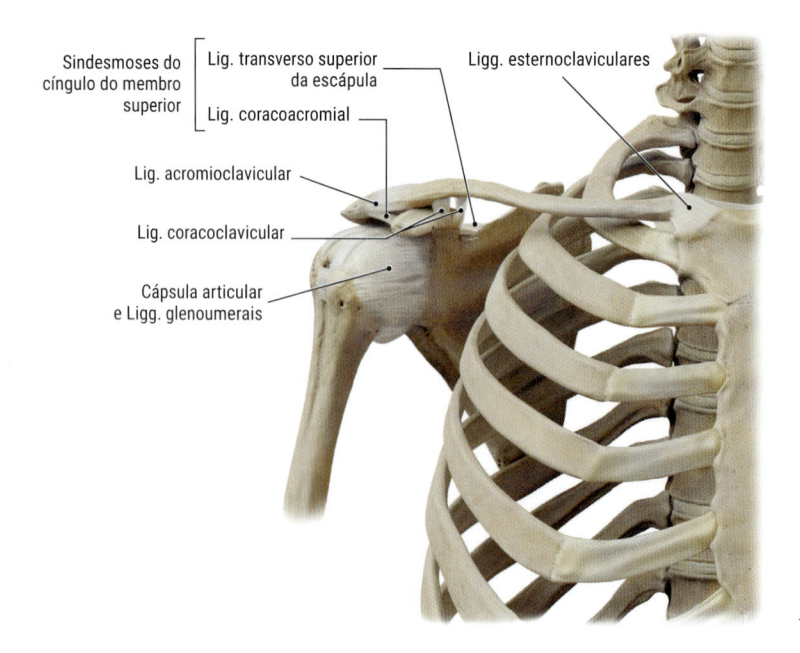

Figura 19-2 Visão geral dos ligamentos do cíngulo do membro superior e do ombro. Além das articulações descritas na Figura 19-1, o processo coracoide e o acrômio da escápula são unidos pelo ligamento coracoacromial, que faz parte das sindesmoses do cíngulo do membro superior. Os ligamentos transversos superior e inferior da escápula também compõem essas sindesmoses.

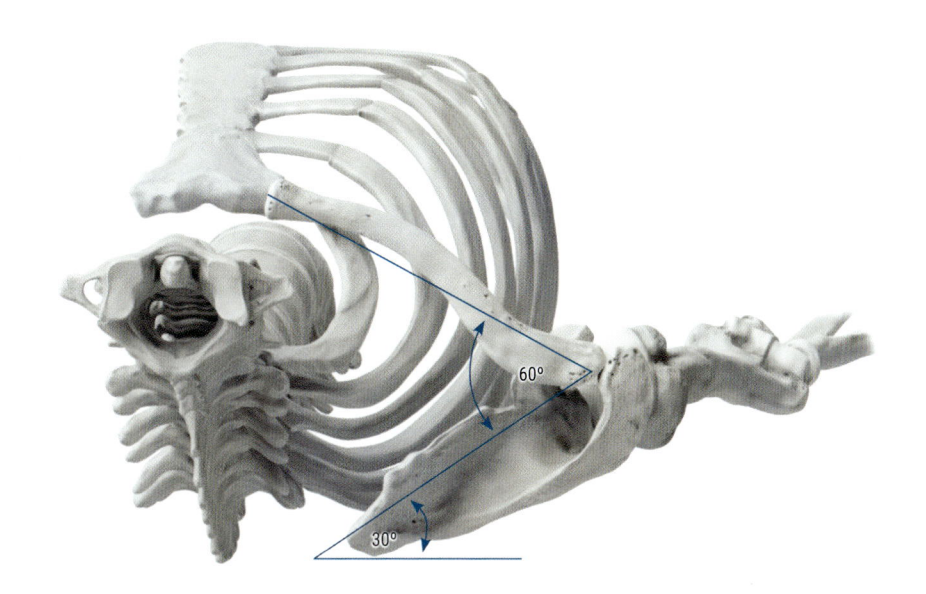

Figura 19-3 Vista superior ou cranial do cíngulo do membro superior e do tronco. A escápula está inclinada cerca de 30° em relação ao plano frontal, de forma que a cavidade glenoidal fica na posição anterolateral. Assim, a parte livre do membro superior se projeta para frente, e os movimentos permanecem dentro do campo visual. Por outro lado, a clavícula e a escápula formam um ângulo de 60° que permite que elas se ajustem à convexidade da caixa torácica.

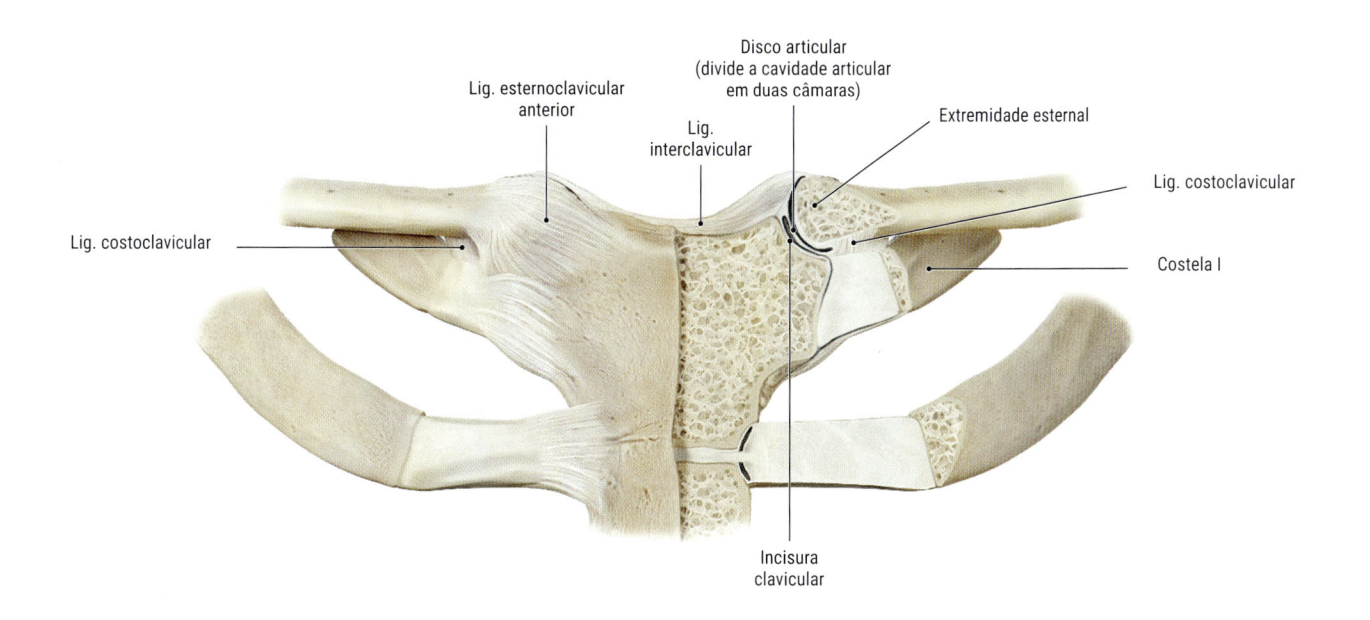

Figura 19-4 Detalhe da articulação esternoclavicular. Foi feito um corte frontal no lado esquerdo da preparação para visualizar o interior. O ligamento esternoclavicular posterior, homônimo ao anterior, não pode ser visto nessa incidência e seria o reforço posterior da cápsula articular.

A Vista anterior.

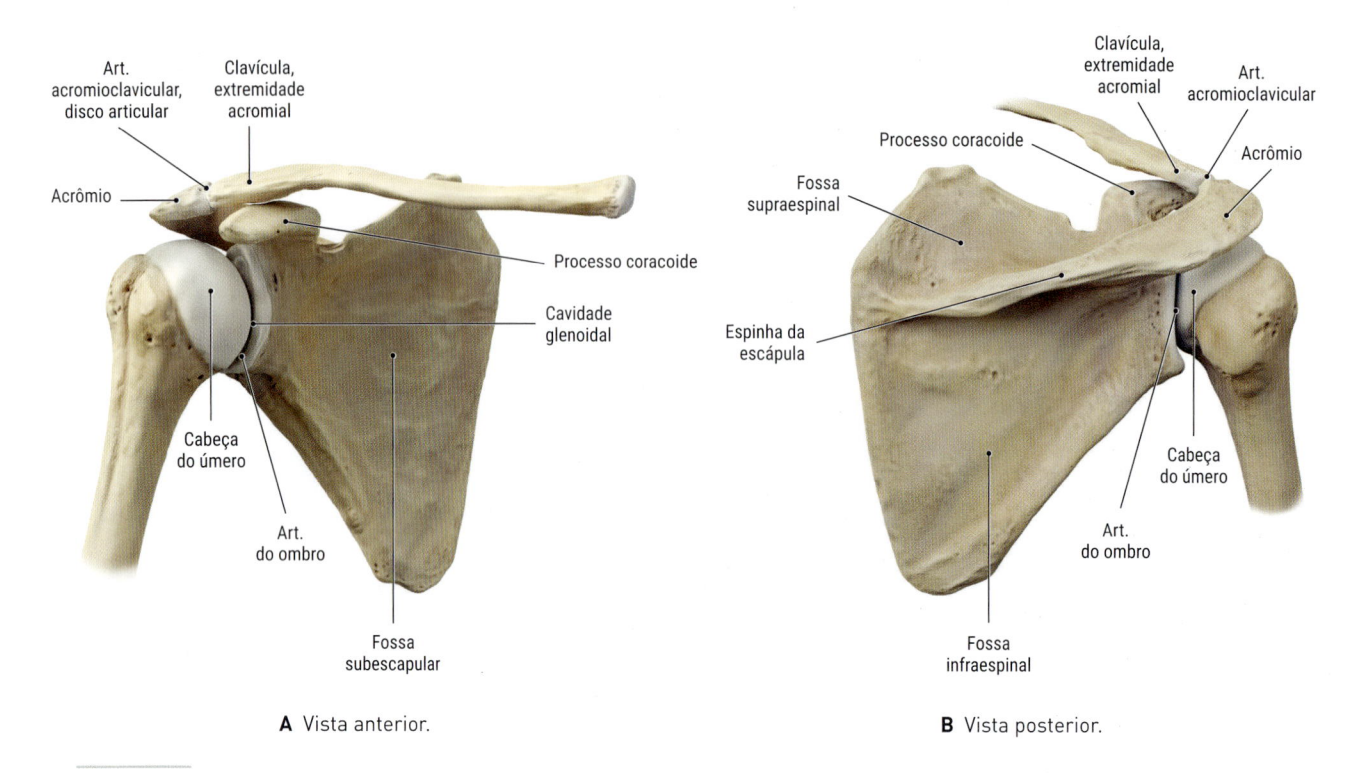

B Vista posterior.

Figura 19-5 Articulações acromioclavicular e do ombro (glenoumeral). A articulação acromioclavicular é uma articulação sinovial plana que geralmente tem um menisco articular em seu interior.

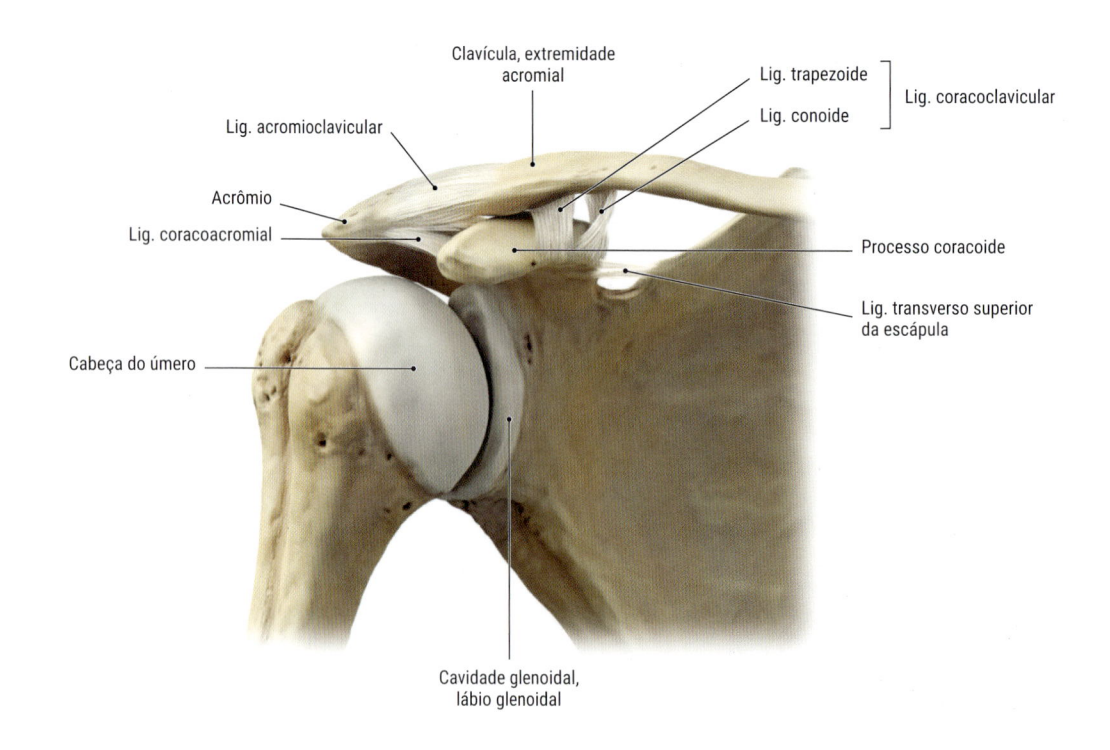

Figura 19-6 Ligamentos da articulação acromioclavicular, vista anterior. Os ligamentos coracoacromial e transverso superior da escápula fazem parte das sindesmoses do cíngulo do membro superior.

19 Articulações do membro superior **247**

A Vista superior.

B Vista anterolateral.

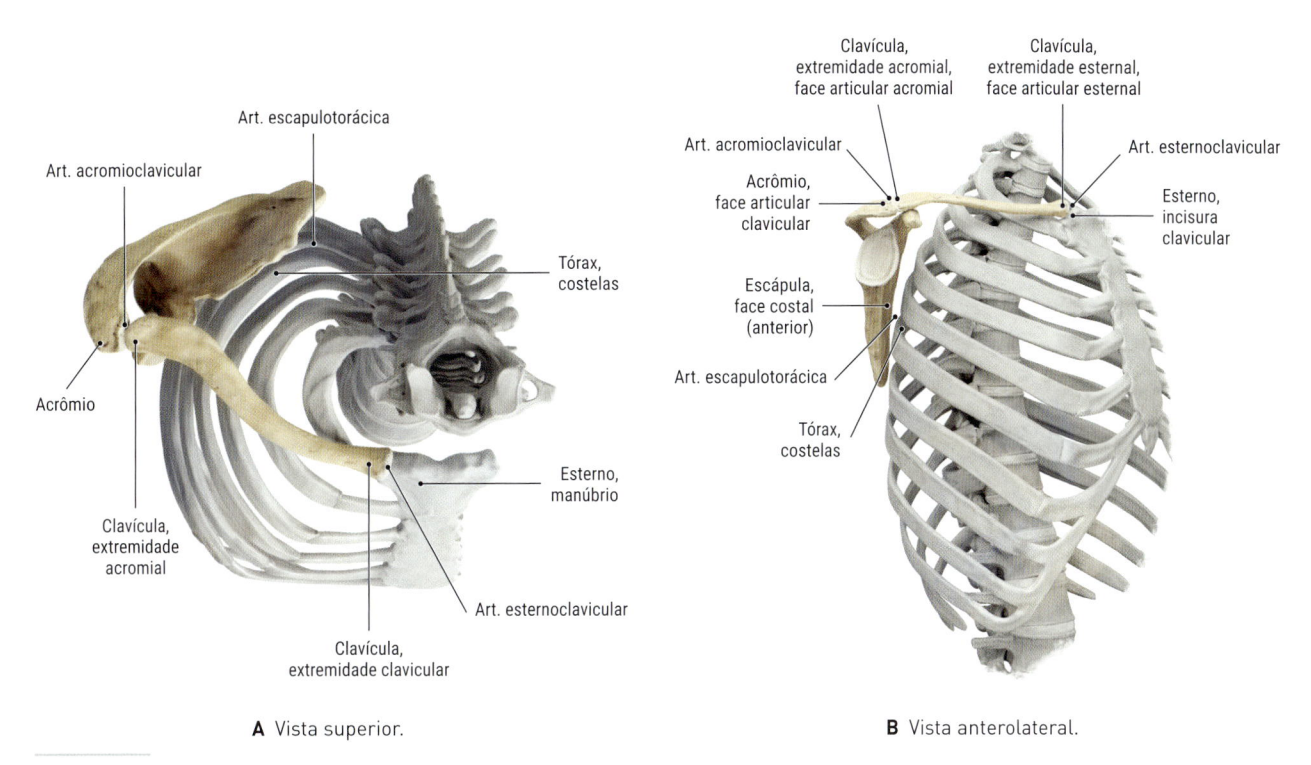

Figura 19-7 Ossos e articulações do cíngulo do membro superior. Nessas vistas, pode-se observar a relação entre a escápula e o tórax, formando a (falsa) articulação escapulotorácica. Essa articulação é unida por elementos musculares que geram movimentos de deslizamento da escápula sobre o tórax.

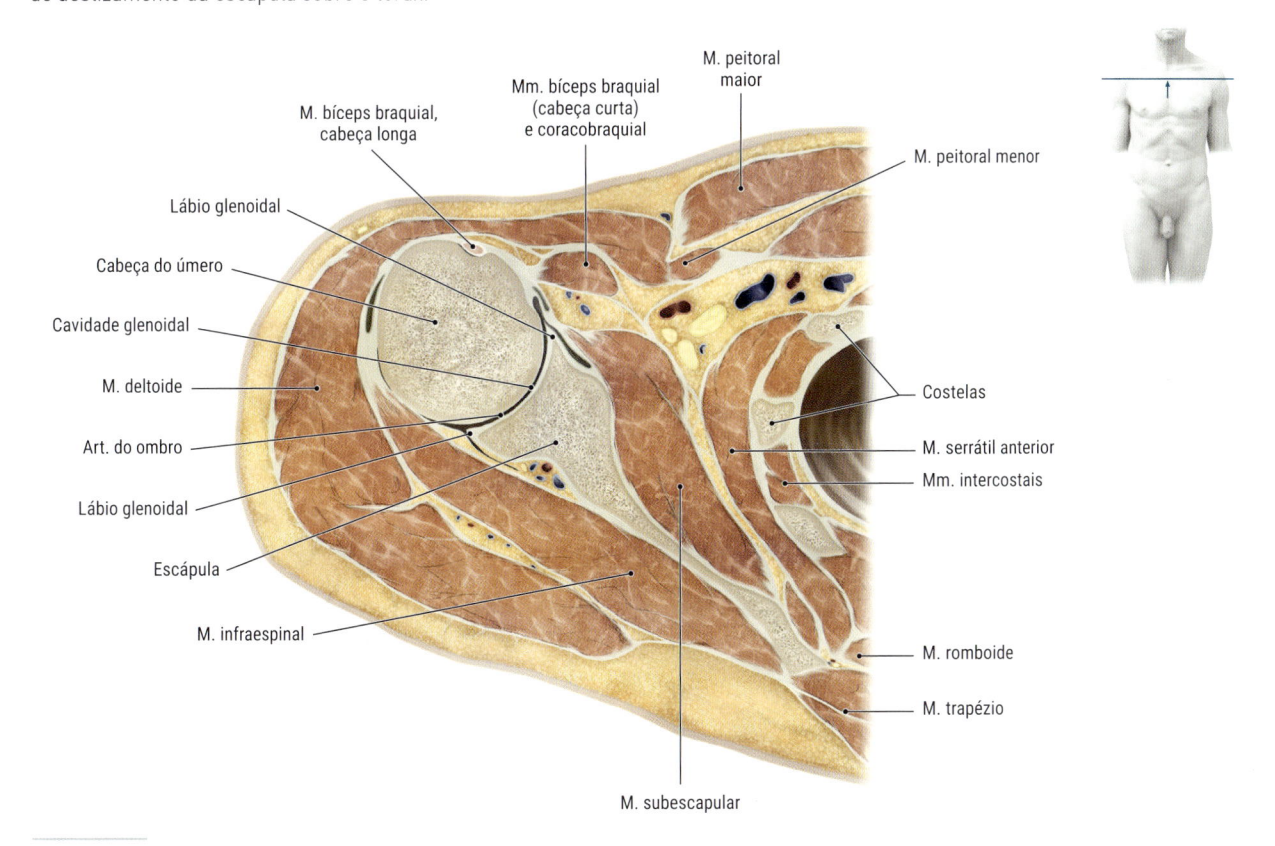

Figura 19-8 Corte transversal no nível das articulações do ombro e escapulotorácica. Pode-se observar que na articulação escapulotorácica existe um plano muscular (músculos subescapular e serrátil anterior) e tecido adiposo entre a face anterior da escápula e o tórax.

248 Seção III | Membro superior

A Vista anterior.

B Escápula e úmero separados.

Figura 19-9 Articulação do ombro, também conhecida como glenoumeral ou escapuloumeral. É uma articulação sinovial esferóidea (enartrose). Perifericamente, a cavidade glenoide tem um lábio glenoidal de fibrocartilagem, que ajuda a ampliar a superfície articular e melhorar a congruência articular.

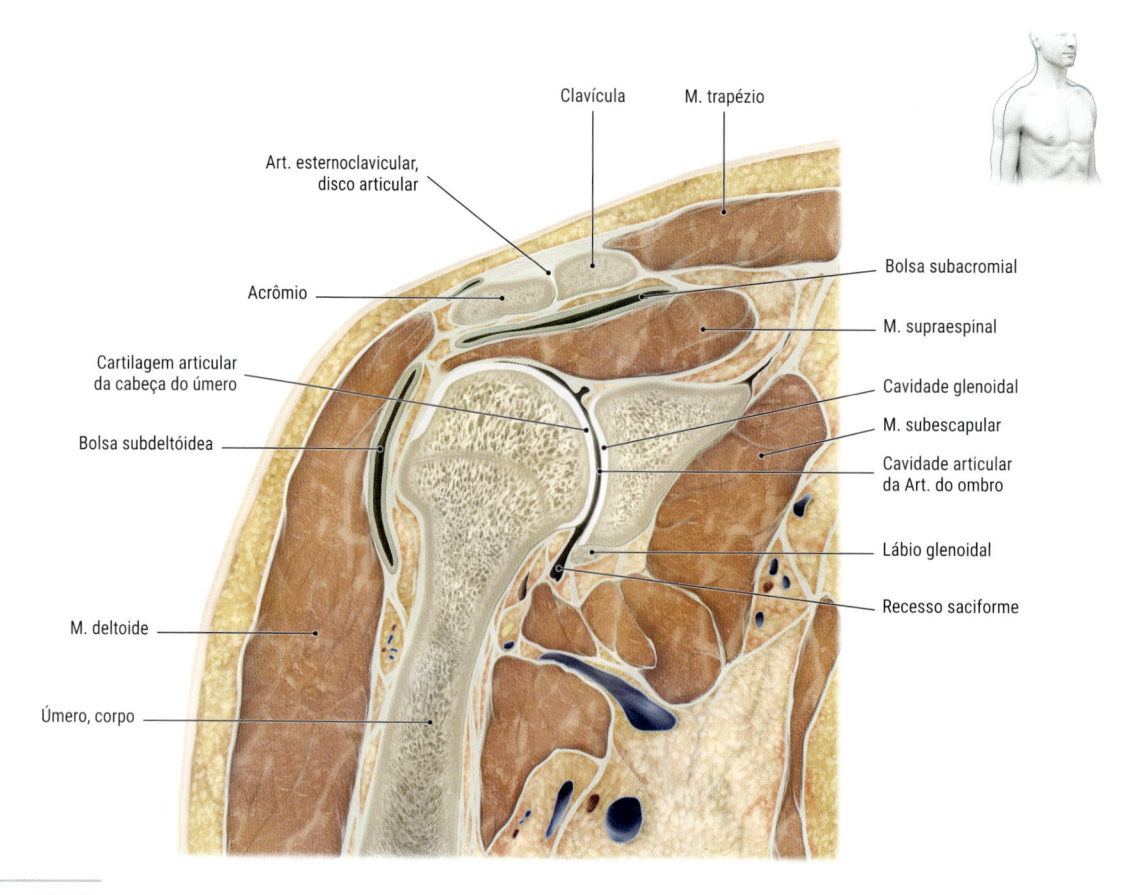

Figura 19-10 Corte frontal da região do ombro para visualizar os componentes da articulação do ombro.

19 | Articulações do membro superior

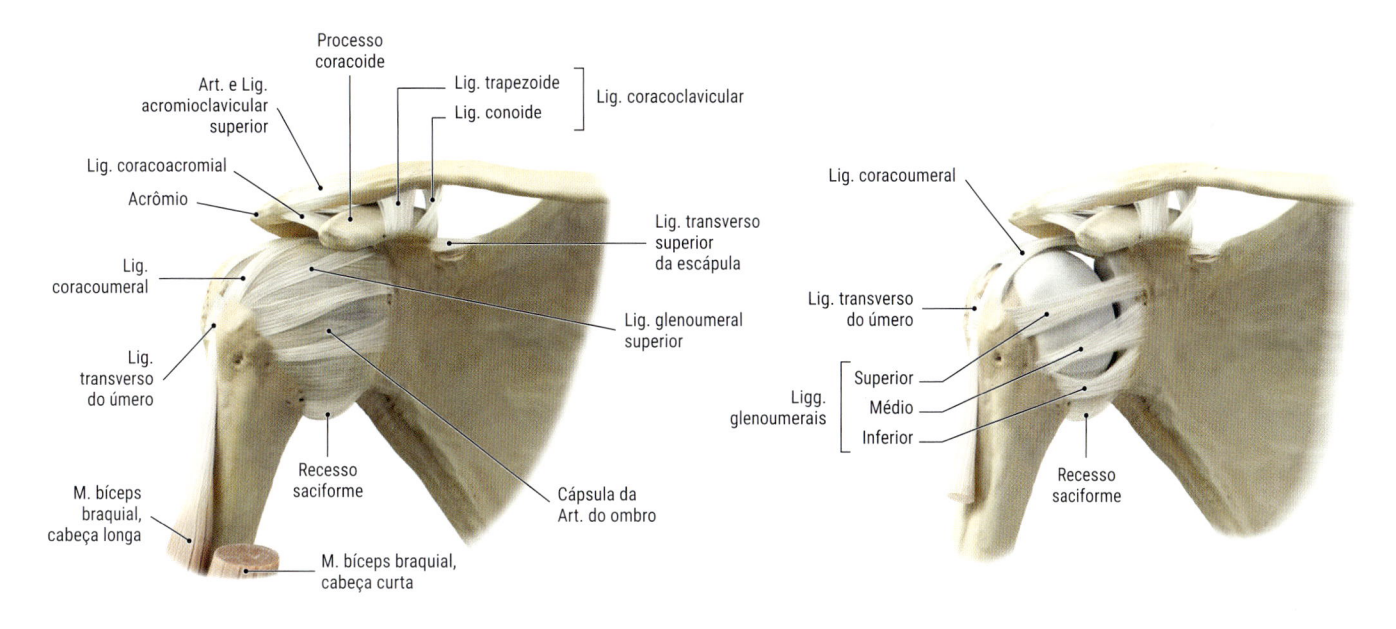

A Vista anterior. Preparação superficial.

B Vista anterior. Preparação dos ligamentos glenoumerais após a remoção de parte da cápsula articular.

Figura 19-11 Preparações com os ligamentos do cíngulo do membro superior e glenoumerais.

A Vista posterior.

B Vista anterior.

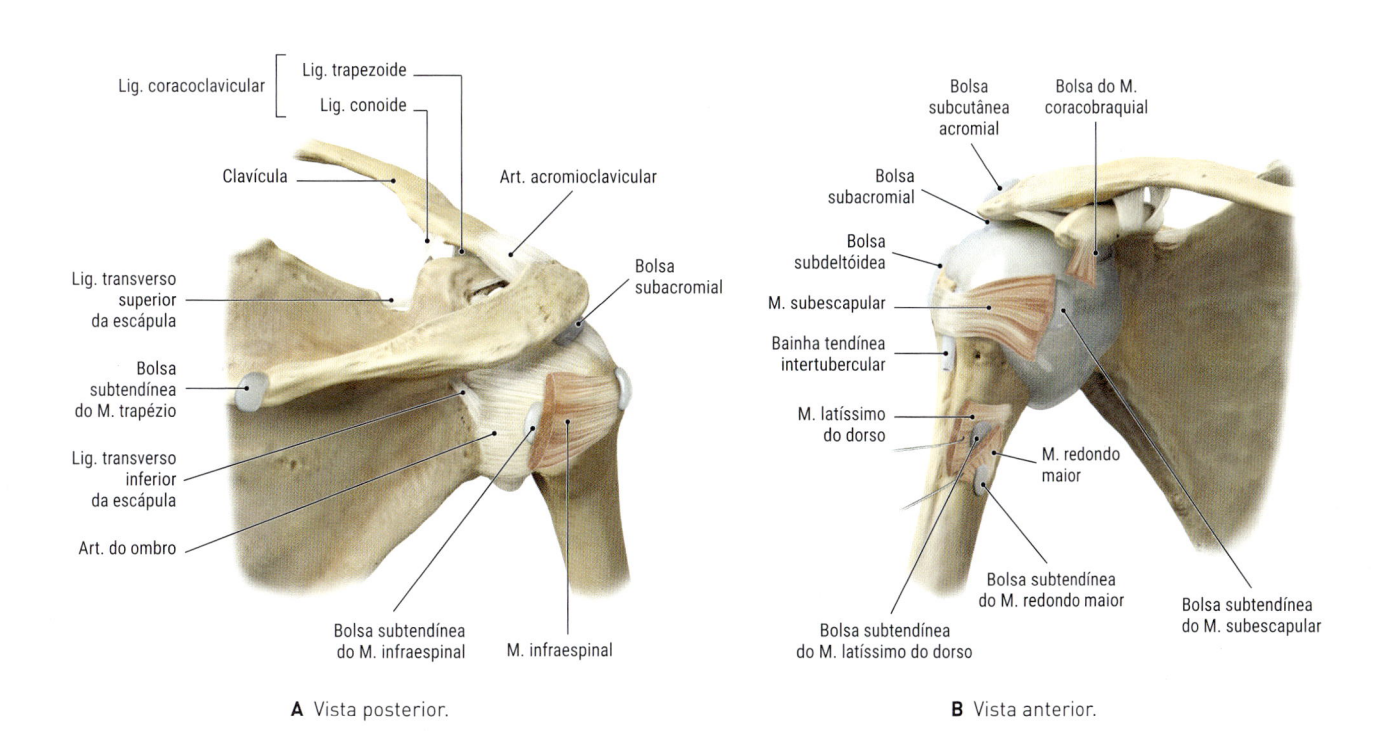

Figura 19-12 Preparações com as bolsas sinoviais da região do ombro.

Anatomia radiológica do cíngulo do membro superior e da articulação do ombro

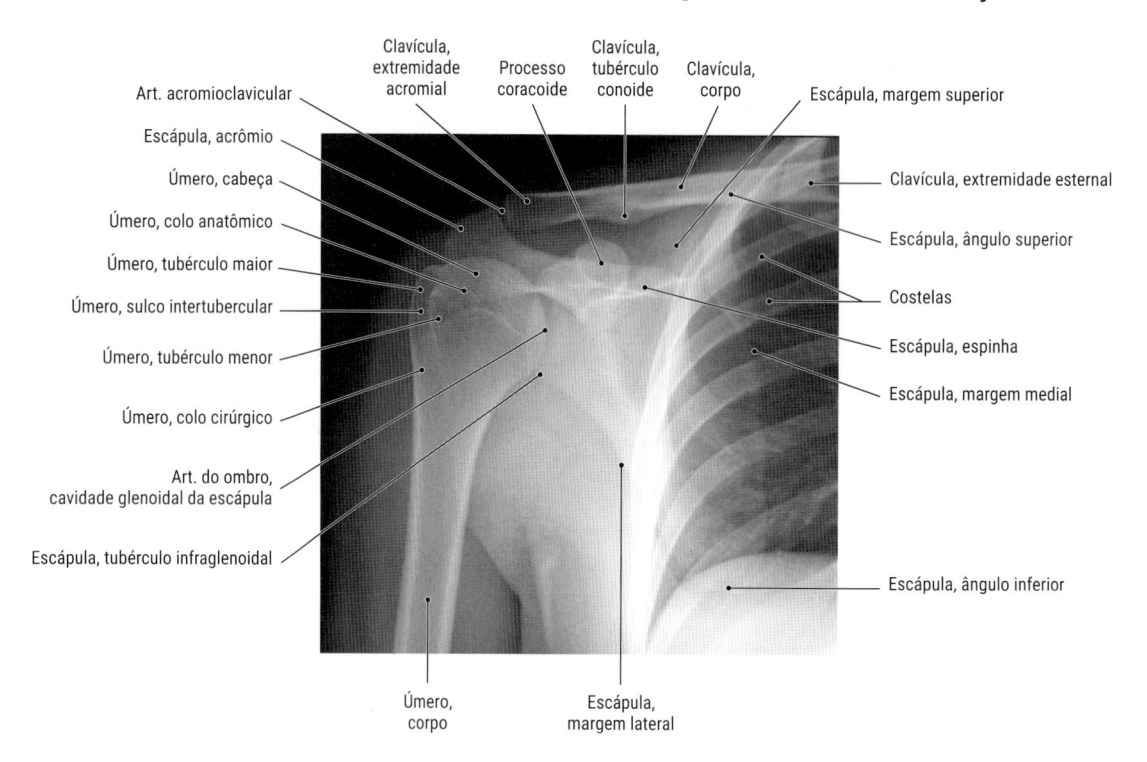

A Incidência anteroposterior em posição anatômica.

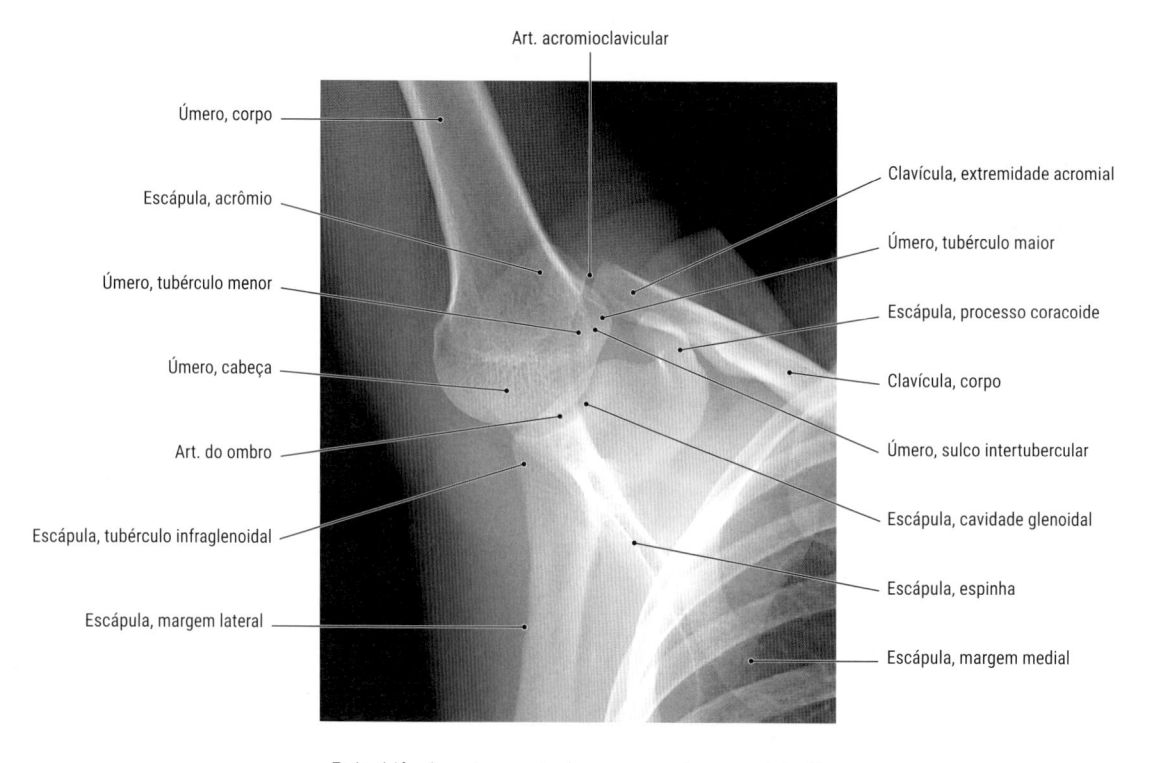

B Incidência anteroposterior com o ombro em abdução.

Figura 19-13 Radiografia da região do ombro.

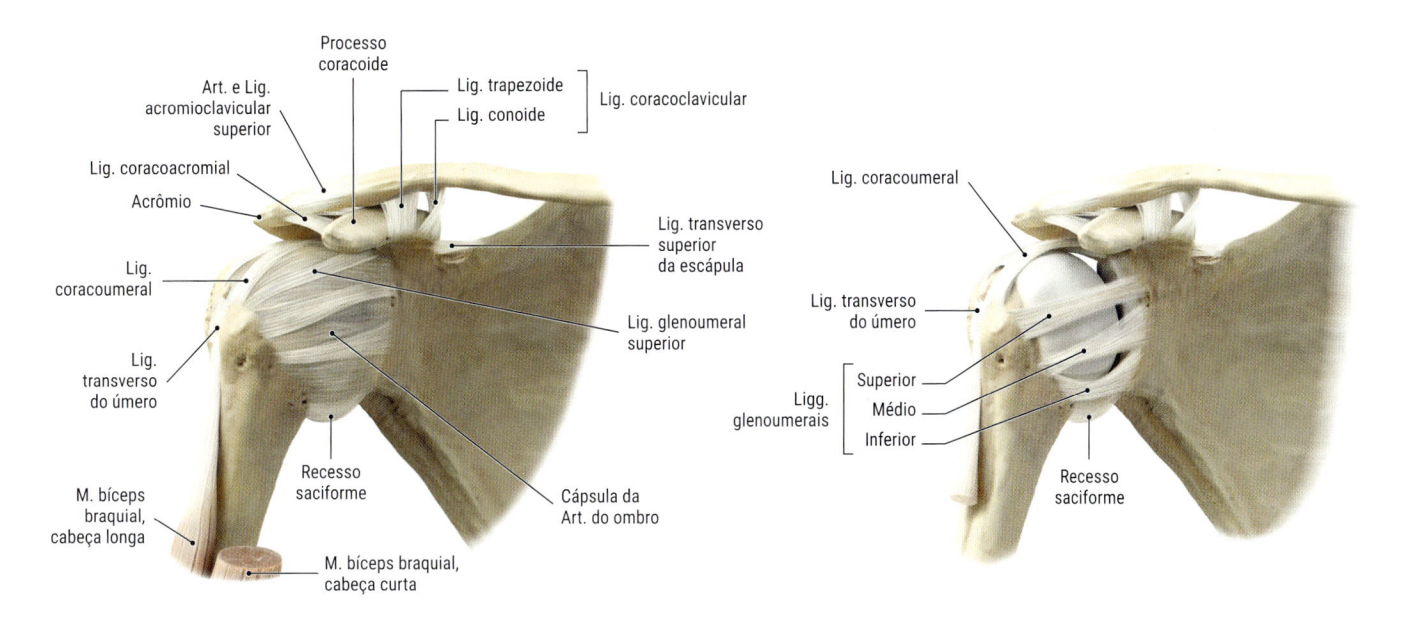

19 | Articulações do membro superior

A Vista anterior. Preparação superficial.

B Vista anterior. Preparação dos ligamentos glenoumerais após a remoção de parte da cápsula articular.

Figura 19-11 Preparações com os ligamentos do cíngulo do membro superior e glenoumerais.

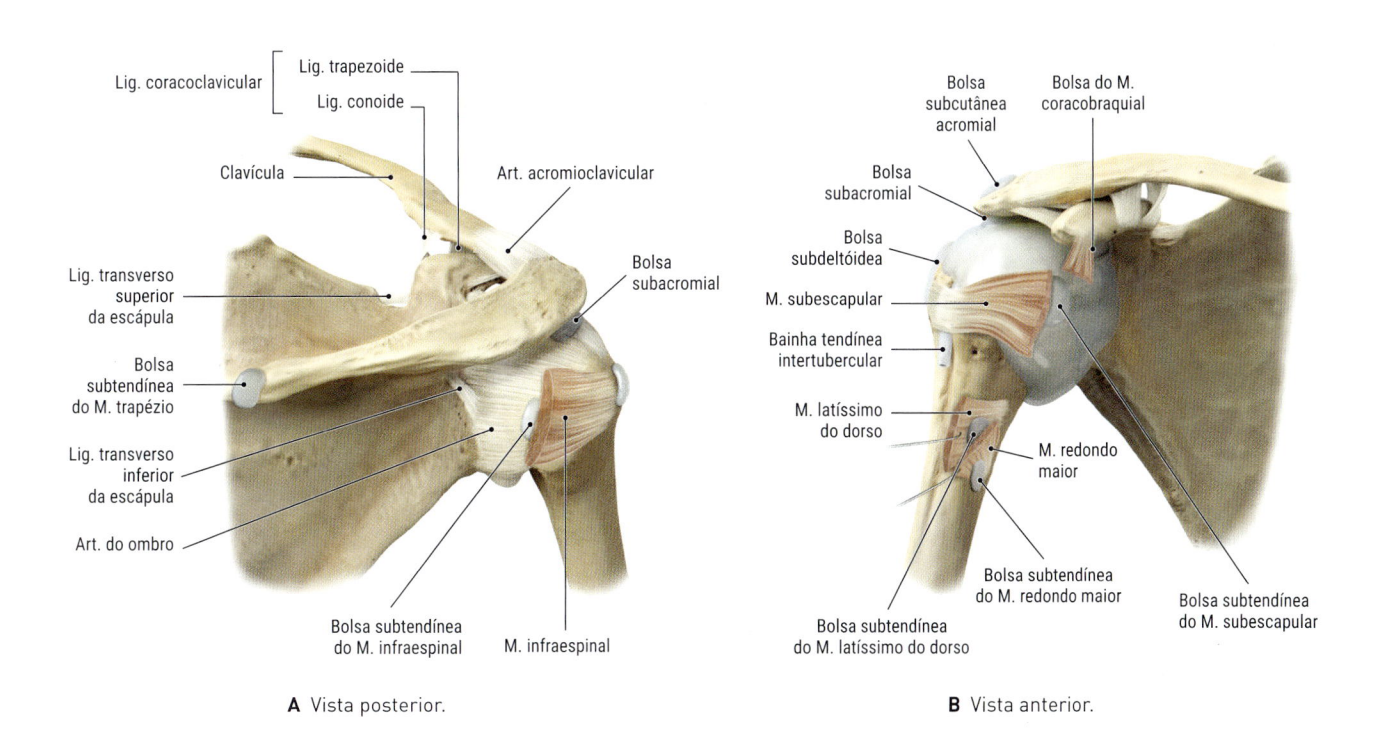

A Vista posterior.

B Vista anterior.

Figura 19-12 Preparações com as bolsas sinoviais da região do ombro.

Anatomia radiológica do cíngulo do membro superior e da articulação do ombro

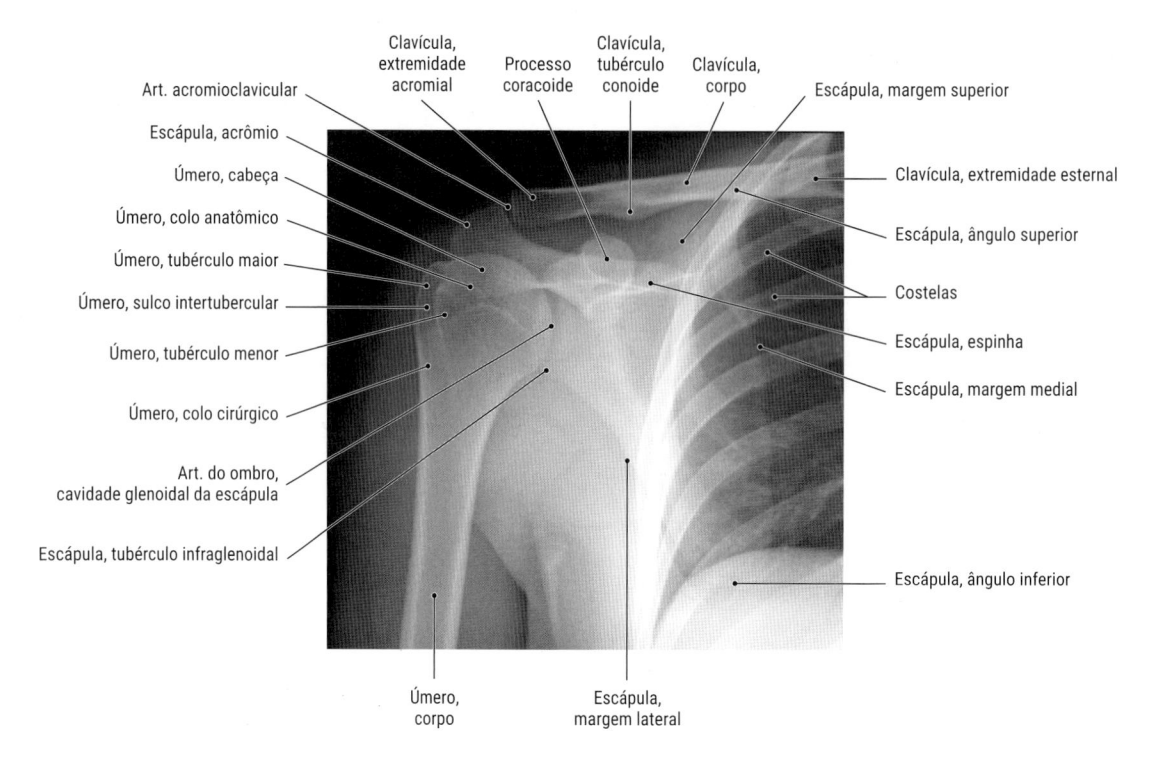

A Incidência anteroposterior em posição anatômica.

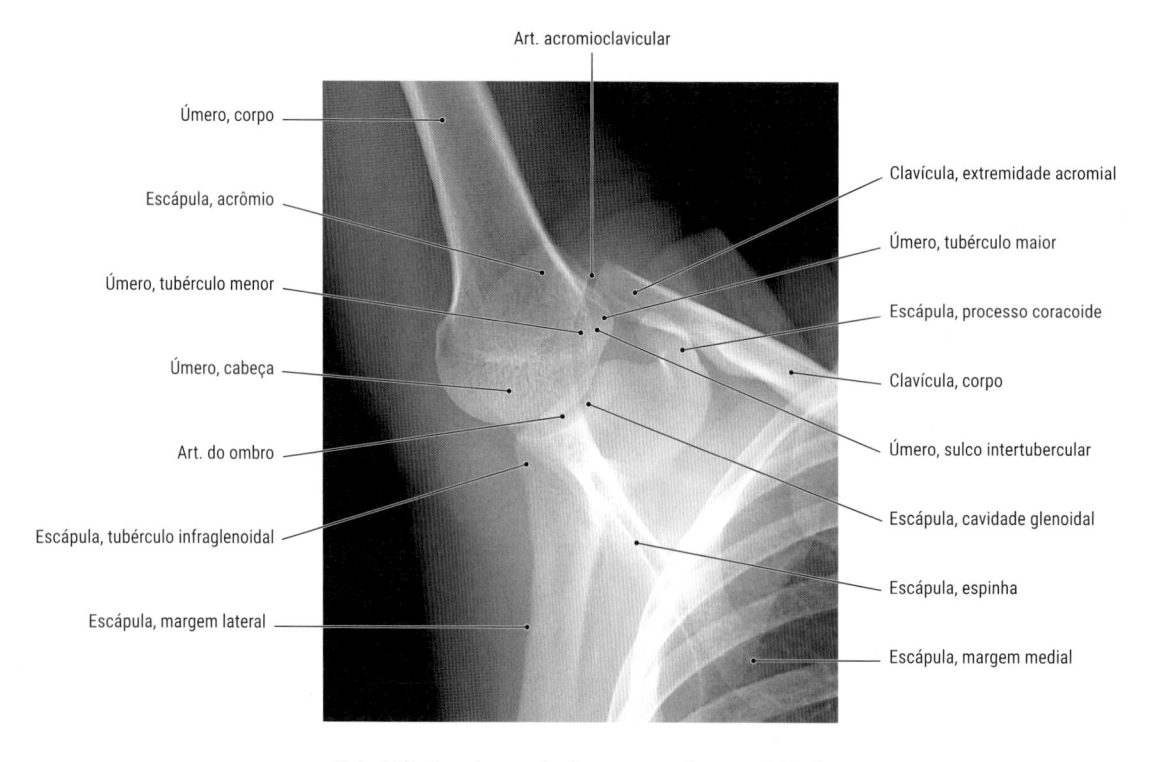

B Incidência anteroposterior com o ombro em abdução.

Figura 19-13 Radiografia da região do ombro.

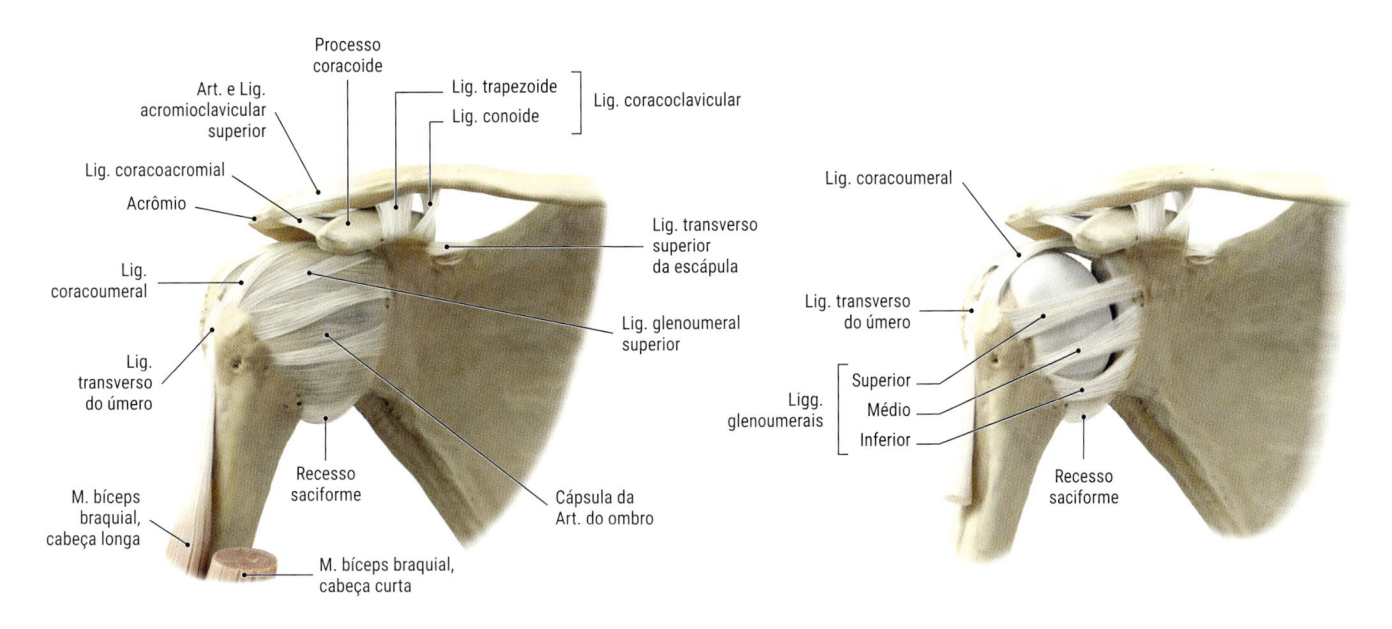

19 | Articulações do membro superior

A Vista anterior. Preparação superficial.

B Vista anterior. Preparação dos ligamentos glenoumerais após a remoção de parte da cápsula articular.

Figura 19-11 Preparações com os ligamentos do cíngulo do membro superior e glenoumerais.

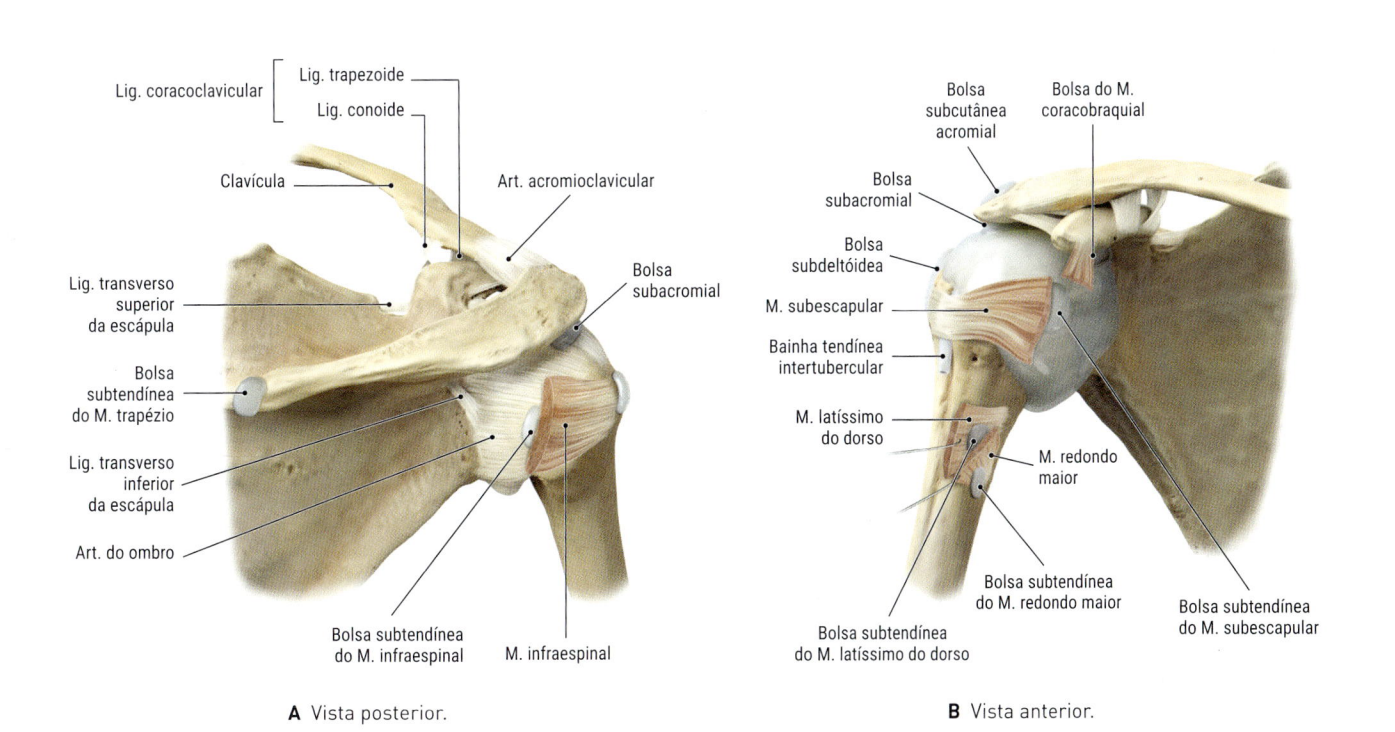

A Vista posterior.

B Vista anterior.

Figura 19-12 Preparações com as bolsas sinoviais da região do ombro.

Anatomia radiológica do cíngulo do membro superior e da articulação do ombro

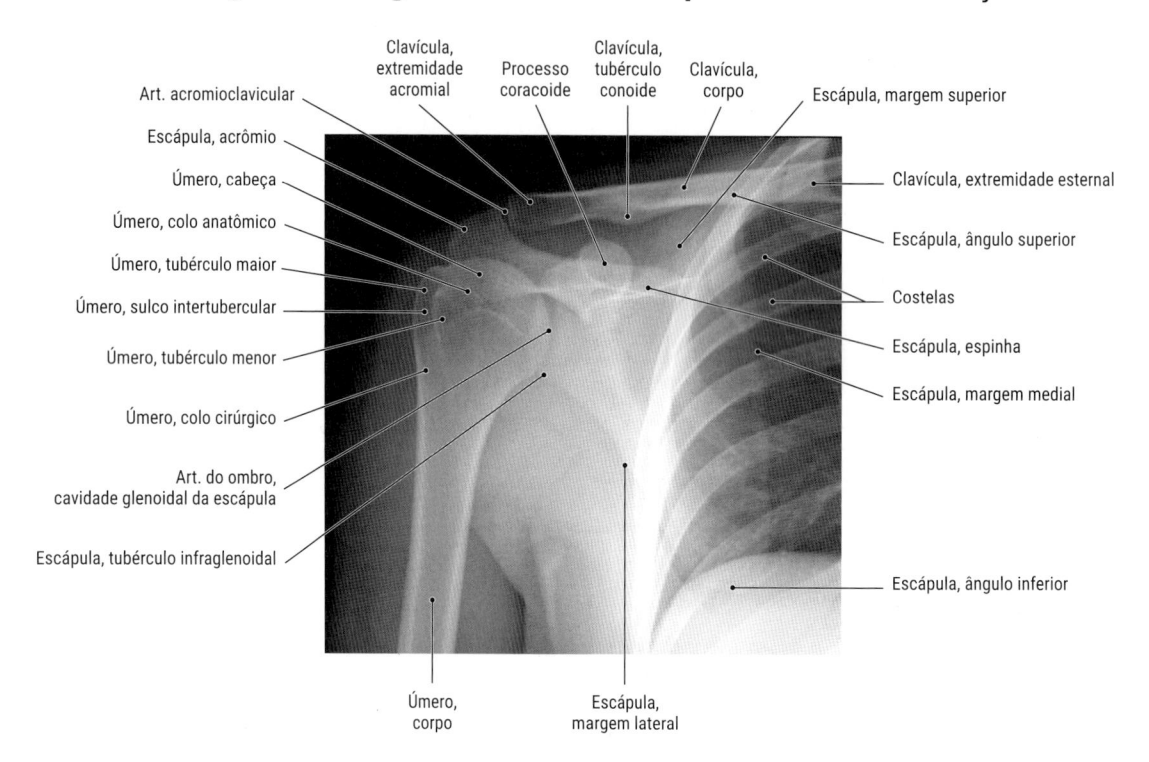

A Incidência anteroposterior em posição anatômica.

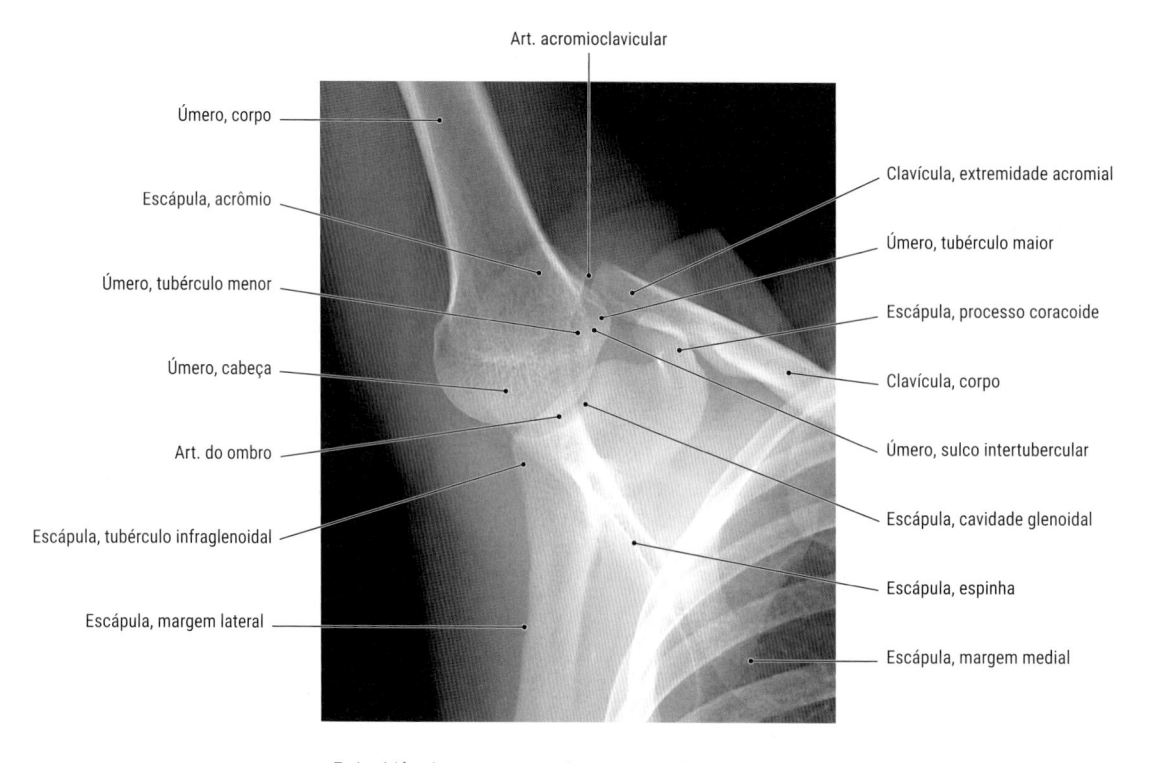

Labels (A):
- Art. acromioclavicular
- Escápula, acrômio
- Úmero, cabeça
- Úmero, colo anatômico
- Úmero, tubérculo maior
- Úmero, sulco intertubercular
- Úmero, tubérculo menor
- Úmero, colo cirúrgico
- Art. do ombro, cavidade glenoidal da escápula
- Escápula, tubérculo infraglenoidal
- Clavícula, extremidade acromial
- Processo coracoide
- Clavícula, tubérculo conoide
- Clavícula, corpo
- Escápula, margem superior
- Clavícula, extremidade esternal
- Escápula, ângulo superior
- Costelas
- Escápula, espinha
- Escápula, margem medial
- Escápula, ângulo inferior
- Úmero, corpo
- Escápula, margem lateral

B Incidência anteroposterior com o ombro em abdução.

Labels (B):
- Úmero, corpo
- Escápula, acrômio
- Úmero, tubérculo menor
- Úmero, cabeça
- Art. do ombro
- Escápula, tubérculo infraglenoidal
- Escápula, margem lateral
- Art. acromioclavicular
- Clavícula, extremidade acromial
- Úmero, tubérculo maior
- Escápula, processo coracoide
- Clavícula, corpo
- Úmero, sulco intertubercular
- Escápula, cavidade glenoidal
- Escápula, espinha
- Escápula, margem medial

Figura 19-13 Radiografia da região do ombro.

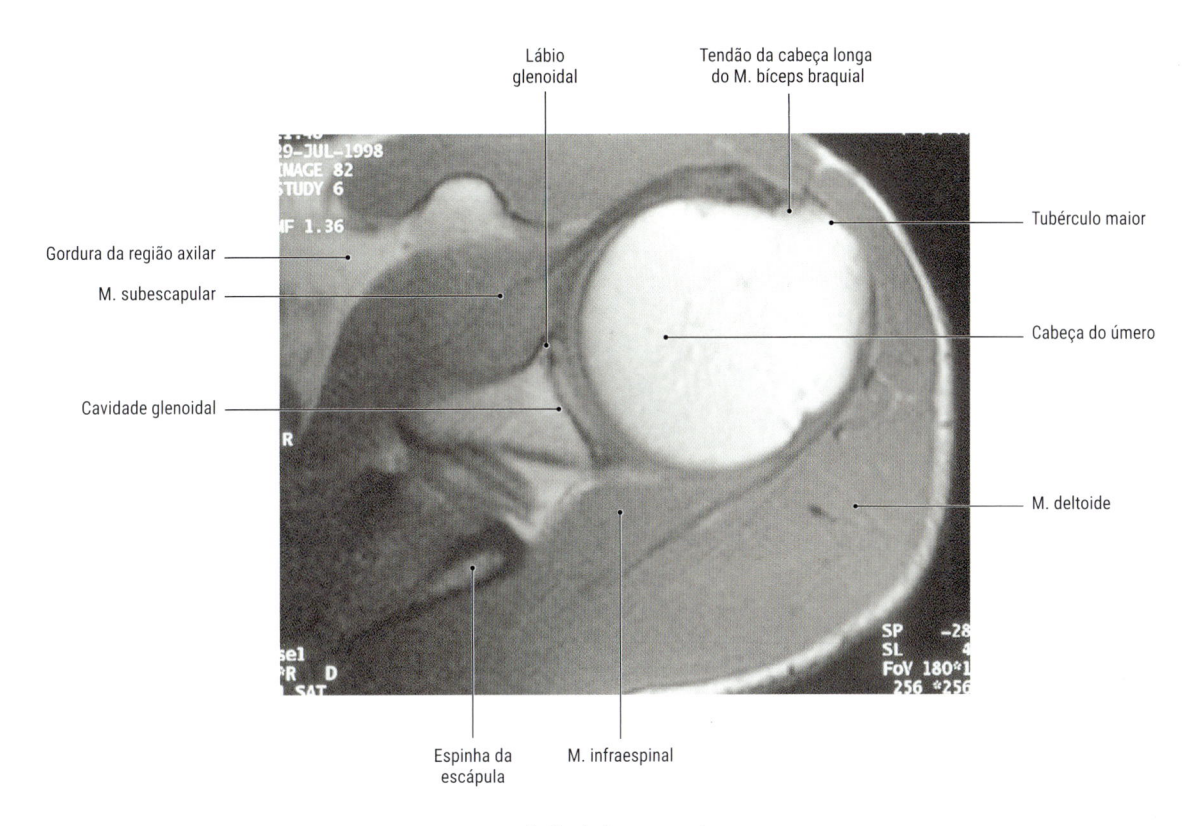

A Corte transversal.

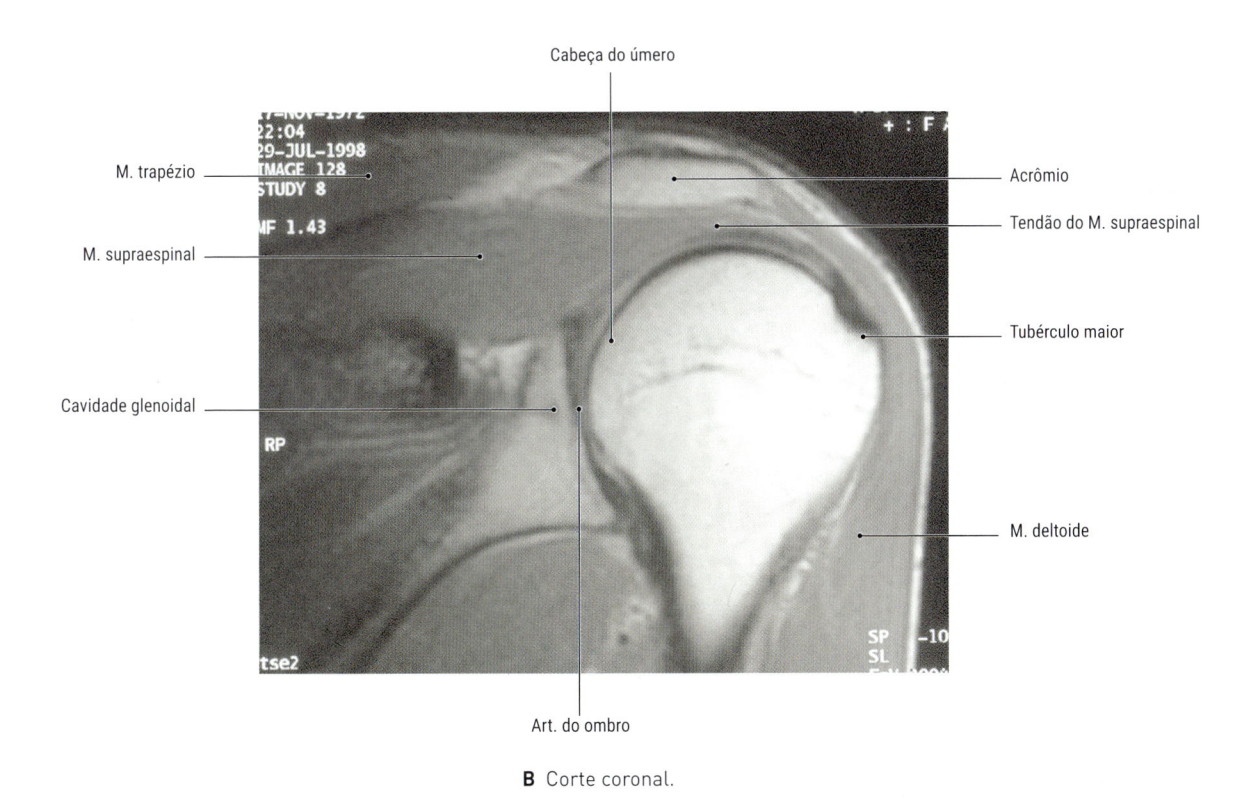

B Corte coronal.

Figura 19-14 Cortes do ombro usando ressonância magnética.

Articulações do cotovelo e do antebraço

A articulação do cotovelo é um complexo articular formado por três articulações dentro da mesma cápsula articular. Essas três articulações são: umeroulnar, umerorradial e radiulnar proximal. Os ossos do antebraço, do rádio e da ulna são unidos pelas articulações radiulnares proximal e distal. Além das articulações mencionadas, que são do tipo sinovial, também encontramos entre o rádio e a ulna um tipo de junção fibrosa, a sindesmose radiulnar, formada pela membrana interóssea do antebraço e pela corda oblíqua. Um resumo dos elementos articulares é mostrado na **Tabela 19-2**.

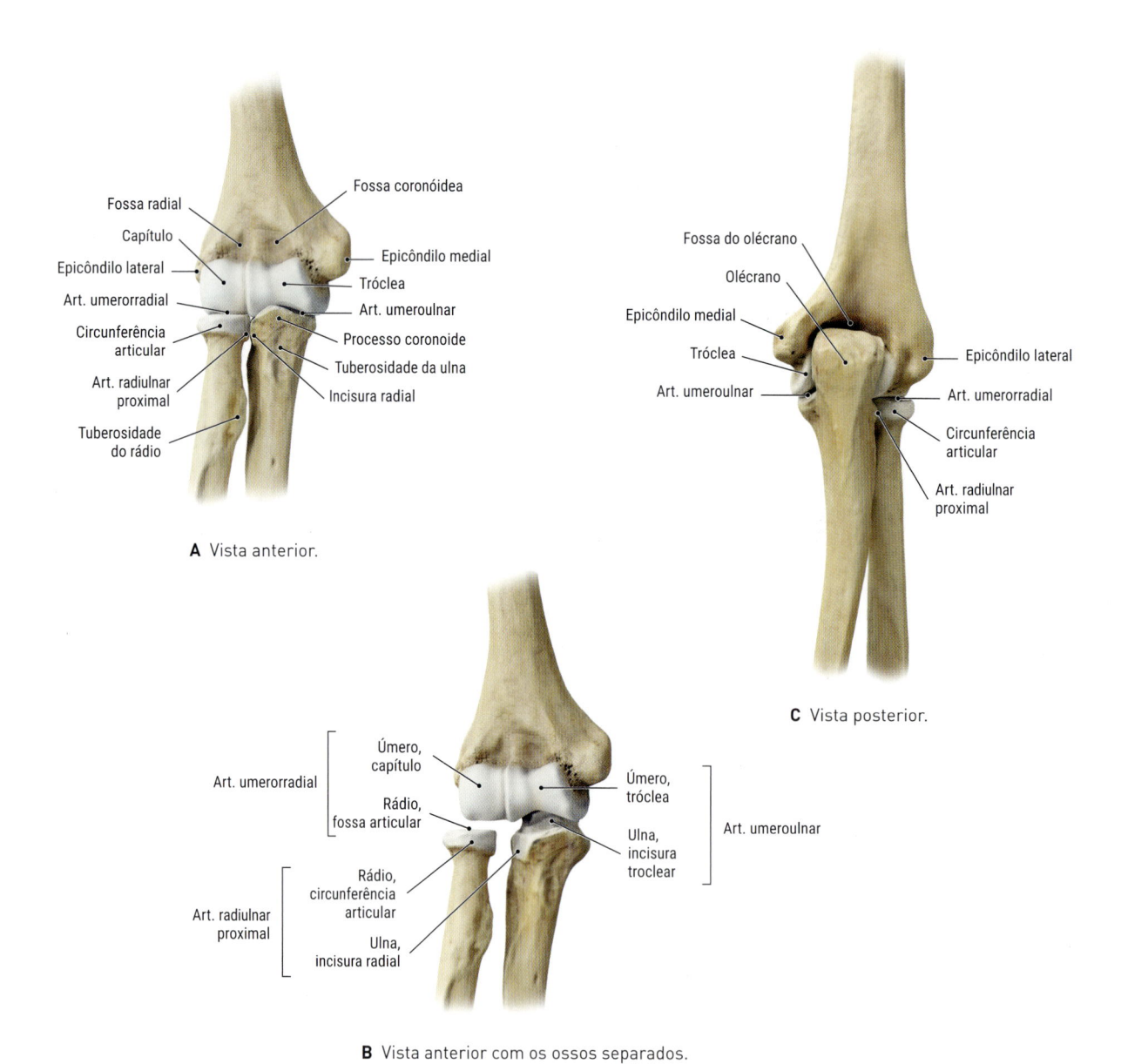

Figura 19-15 Complexo articular do cotovelo.

> **Nota clínica**
>
> O cotovelo tem um valgo fisiológico, ou seja, um desvio lateral do antebraço em relação ao braço de aproximadamente 10° (+/– 5°) na extensão do cotovelo (posição anatômica), sendo um desvio normal. Um grau de desvio maior é chamado de ulna valgo, e um grau menor que o normal, de ulna varo.

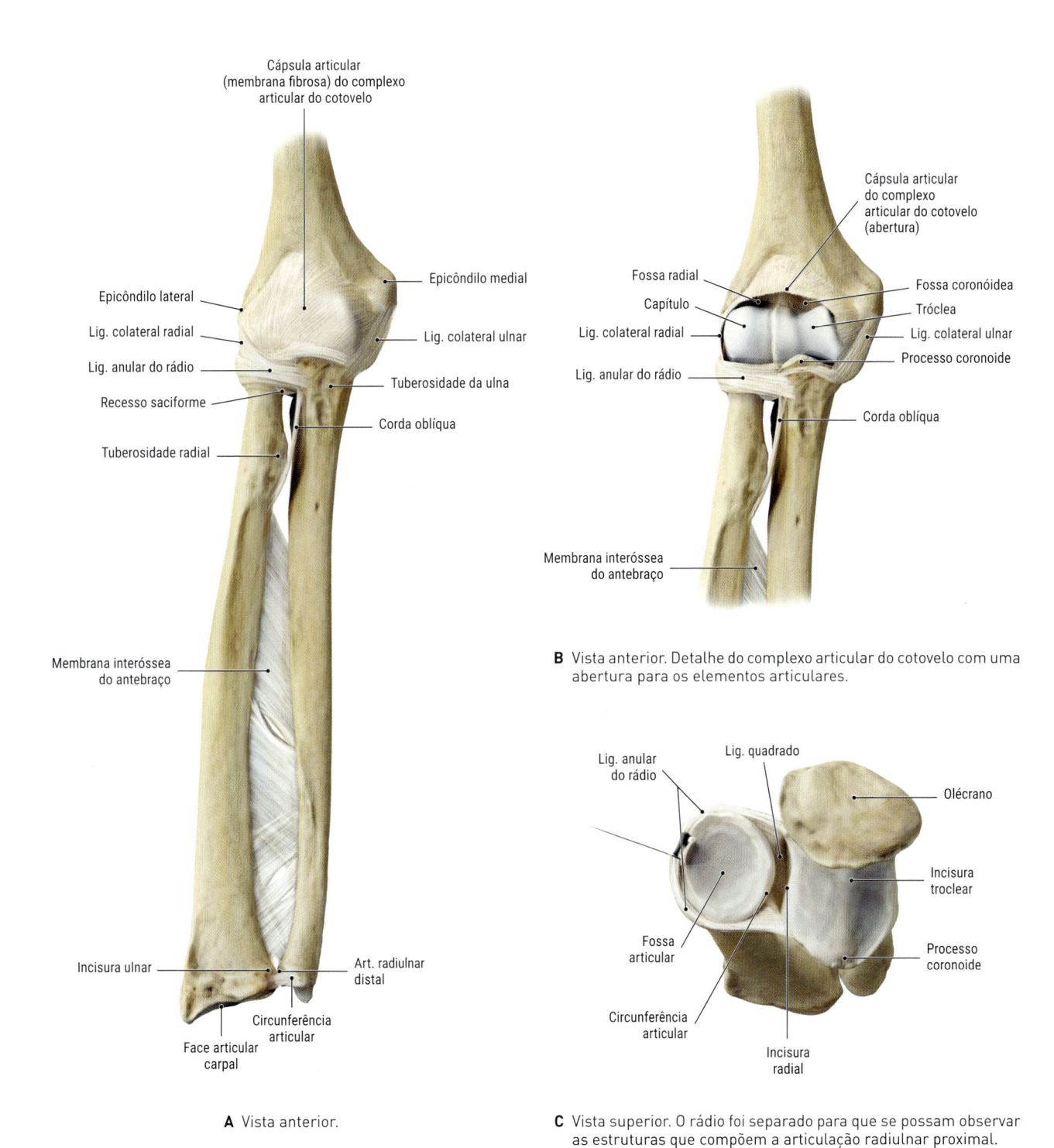

Figura 19-16 Complexo articular do cotovelo e sindesmose radiulnar.

A Vista anterior.

B Vista anterior. Detalhe do complexo articular do cotovelo com uma abertura para os elementos articulares.

C Vista superior. O rádio foi separado para que se possam observar as estruturas que compõem a articulação radiulnar proximal.

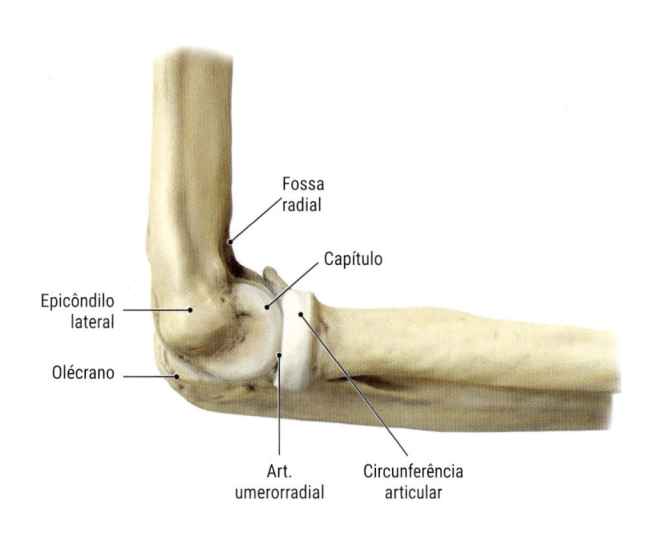

A Vista lateral da articulação umerorradial.

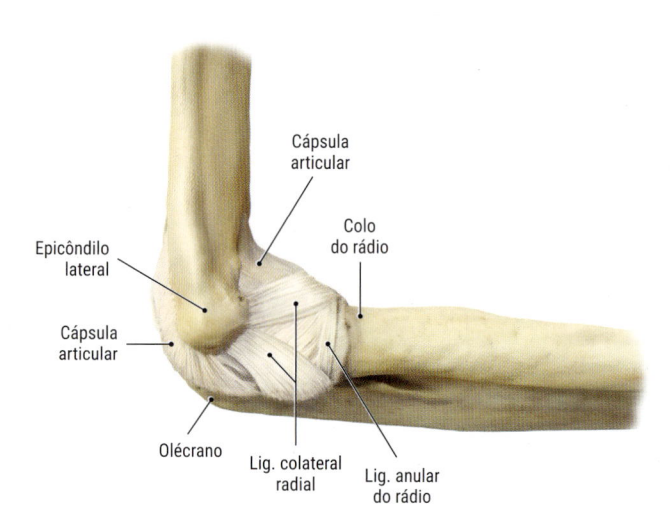

B Vista lateral da articulação umerorradial com ligamentos.

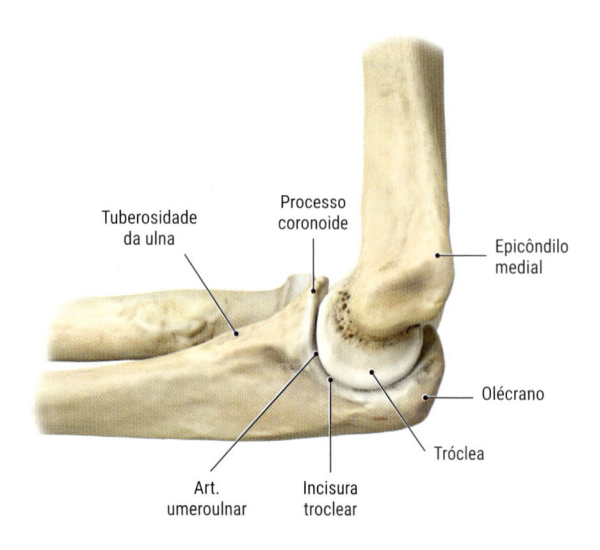

C Vista medial da articulação umeroulnar.

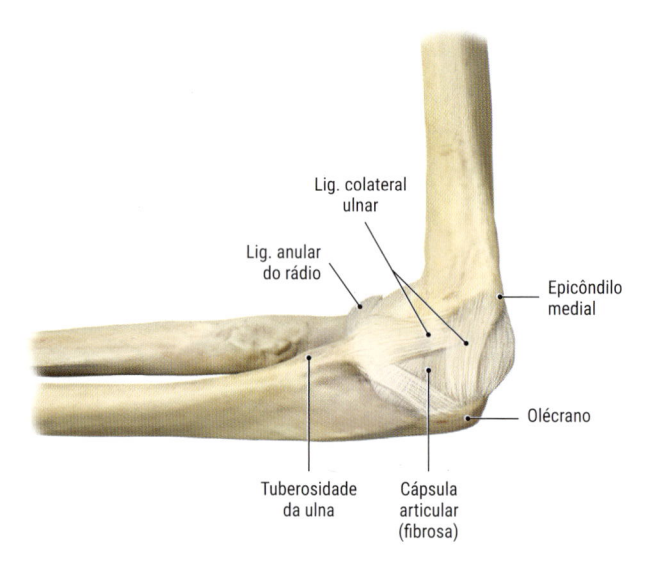

D Vista medial da articulação umeroulnar com ligamentos.

Figura 19-17 Articulações umerorradial e umeroulnar.

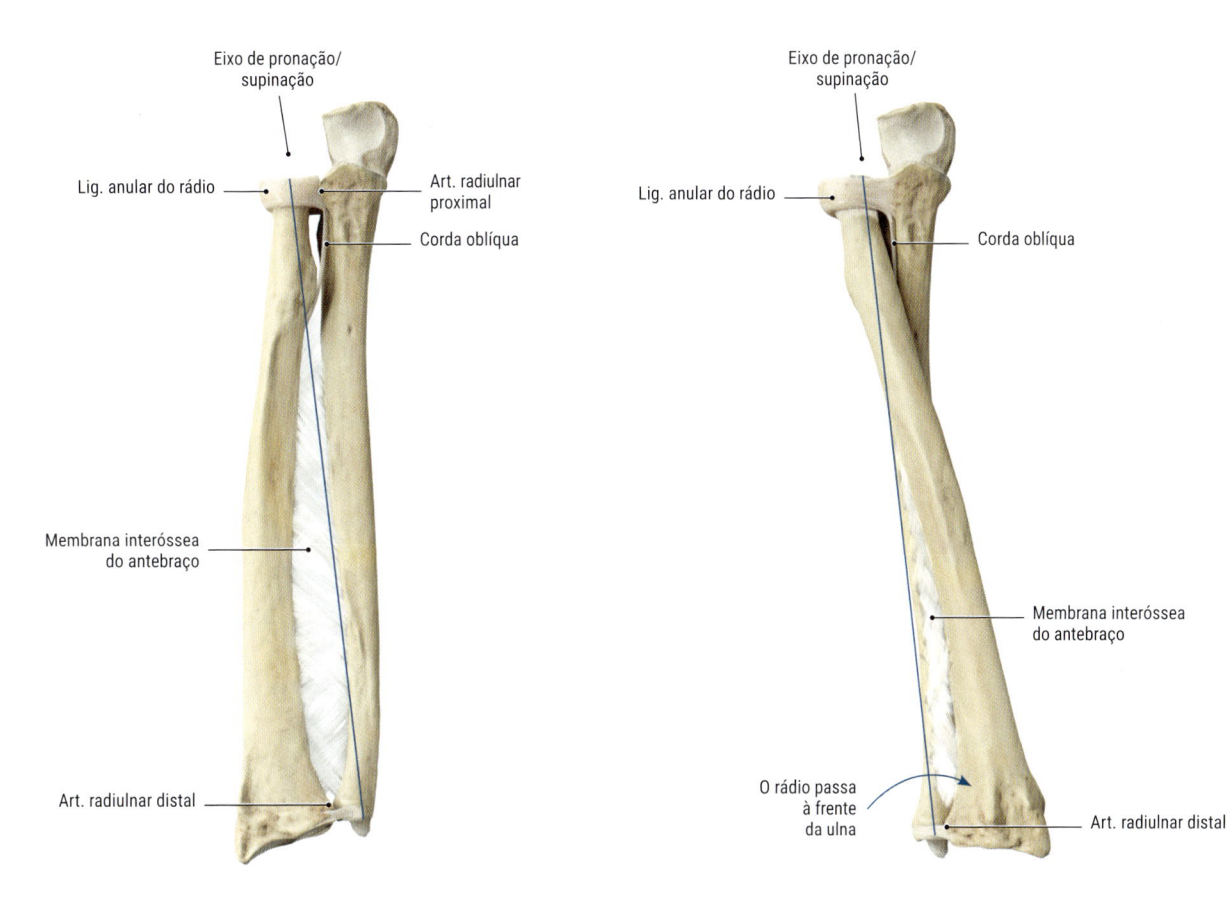

A Posição anatômica (supinação), vista anterior.

C Em pronação, vista anterior.

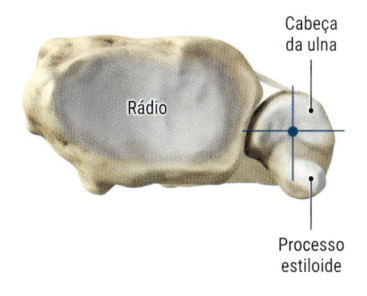

B Posição anatômica (supinação), vista inferior (distal).

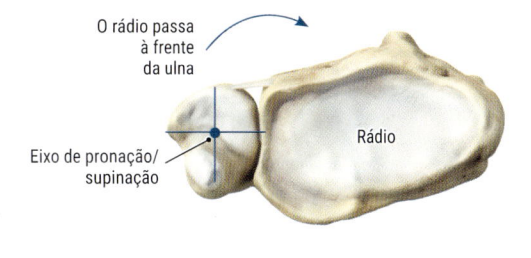

D Em pronação, vista inferior (distal).

Figura 19-18 Antebraço em supinação e pronação. Durante a pronação, o rádio gira sobre a ulna pelas articulações radiulnares. Essa rotação ocorre em um eixo que passa pelas cabeças do rádio e da ulna, que geralmente é de cerca de 180°.

Anatomia radiológica do cotovelo e do antebraço

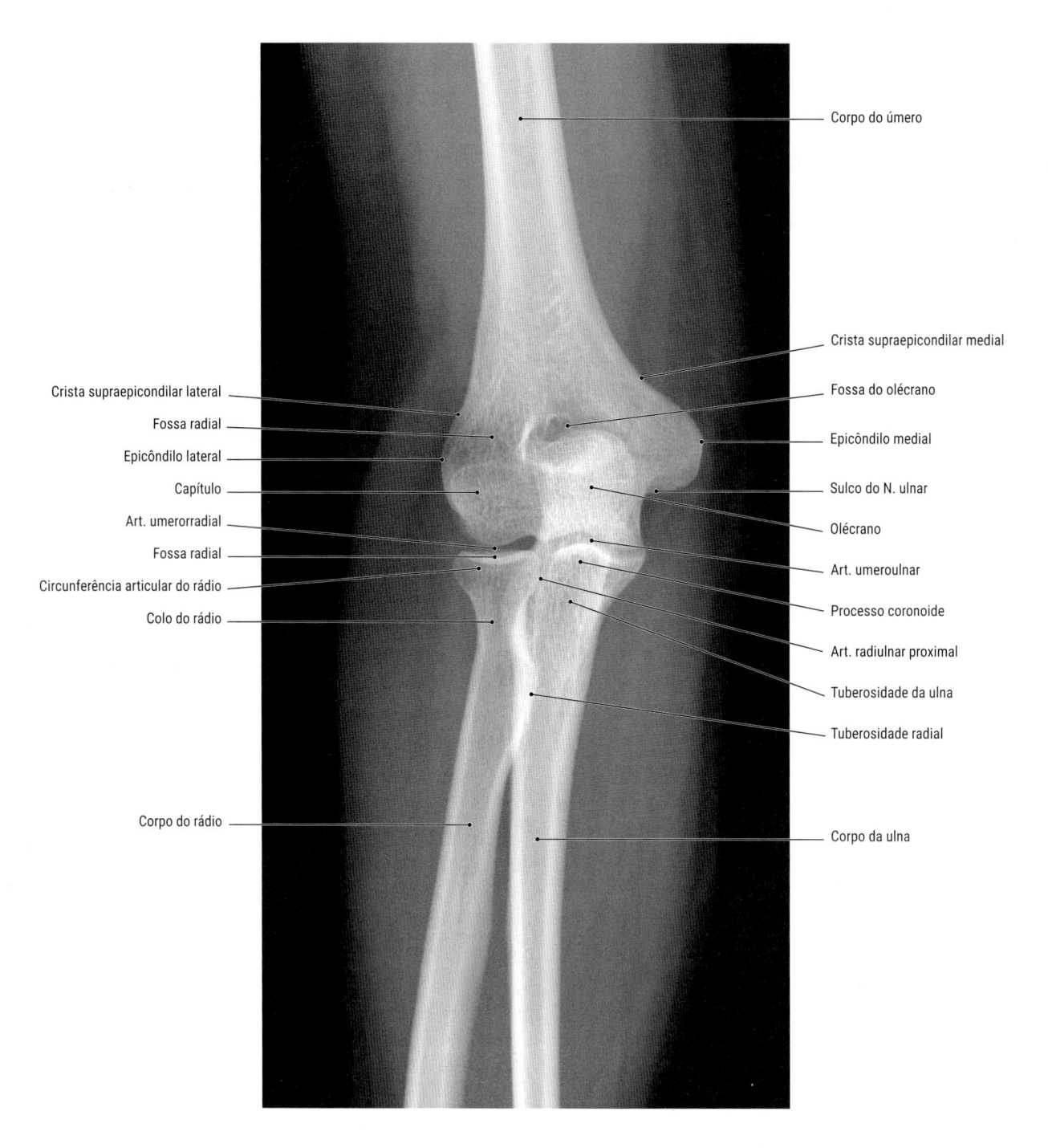

A. Incidência anteroposterior.

Figura 19-19 Radiografias do cotovelo.

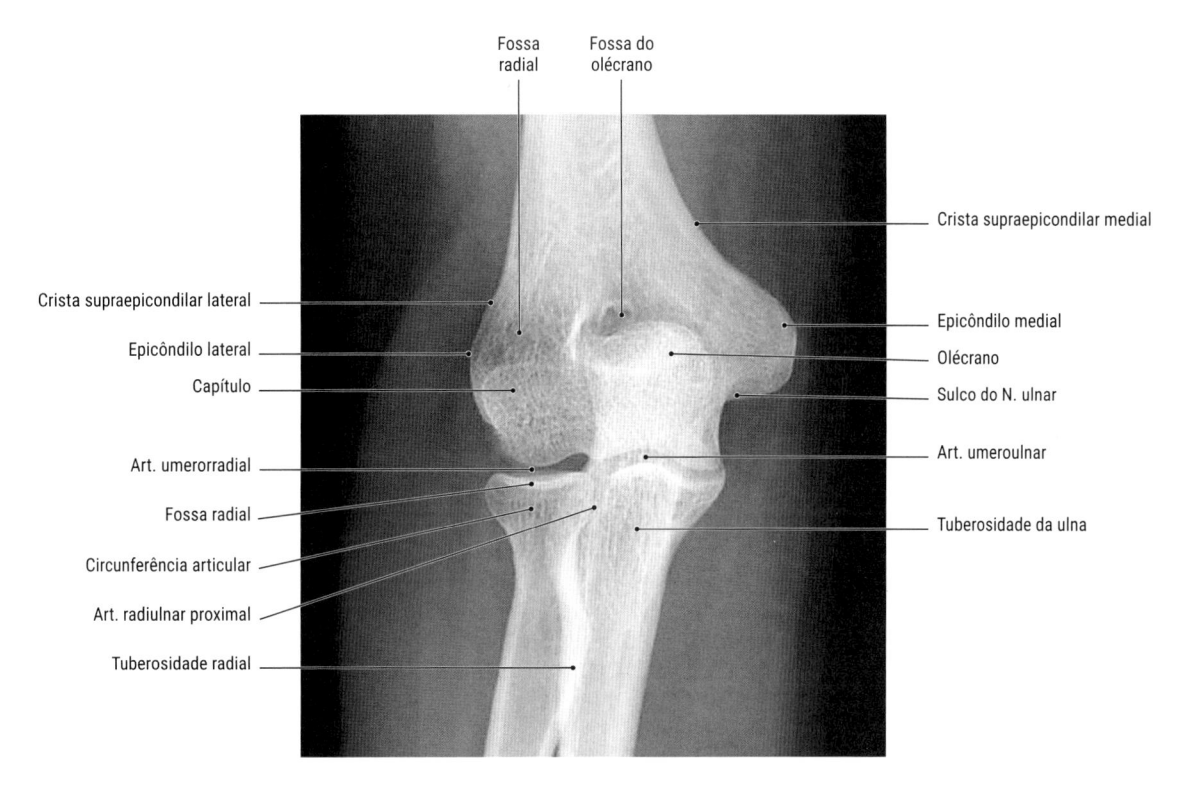

B Incidência anteroposterior, detalhe.

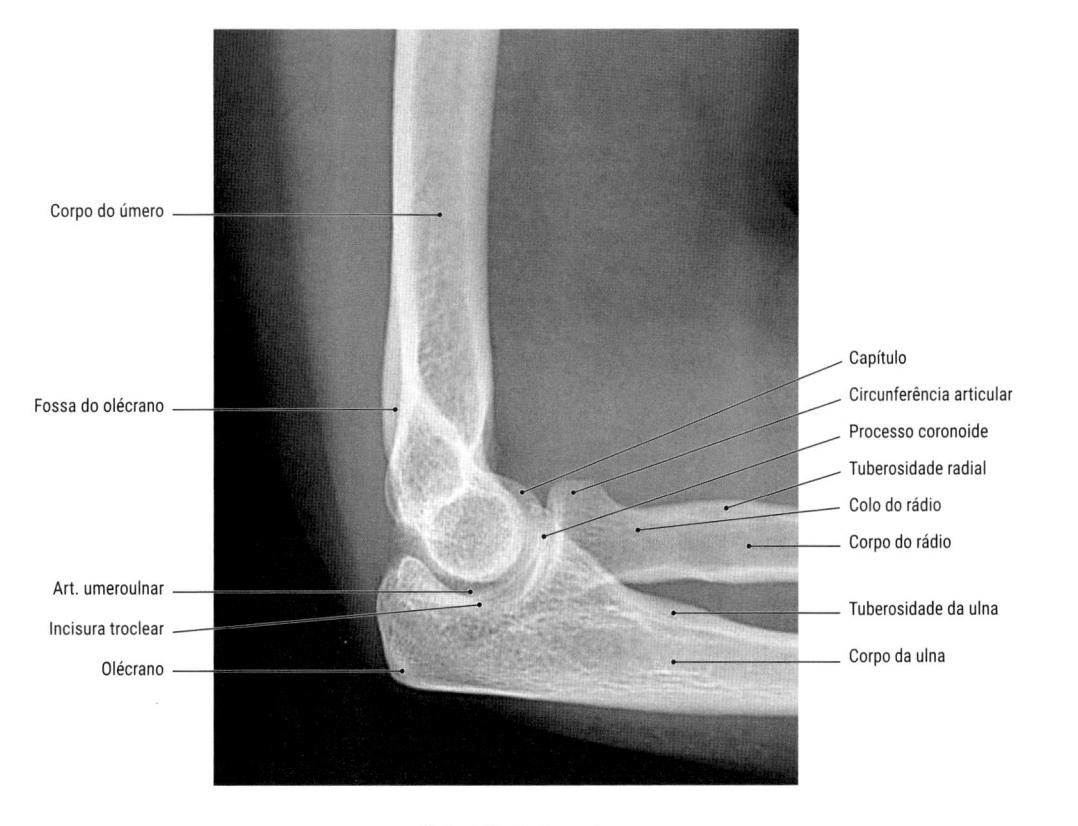

C Incidência lateral.

Articulações do punho e da mão

Na região do punho, encontramos as articulações radiocarpal (antebraço com a mão) e radiulnar distal. A região carpal (da mão) contém as articulações do carpo, mediocarpal e carpometacarpais.

Por fim, as articulações metacarpofalângicas e interfalângicas estão localizadas nos dedos (ver **Tabela 19-2**).

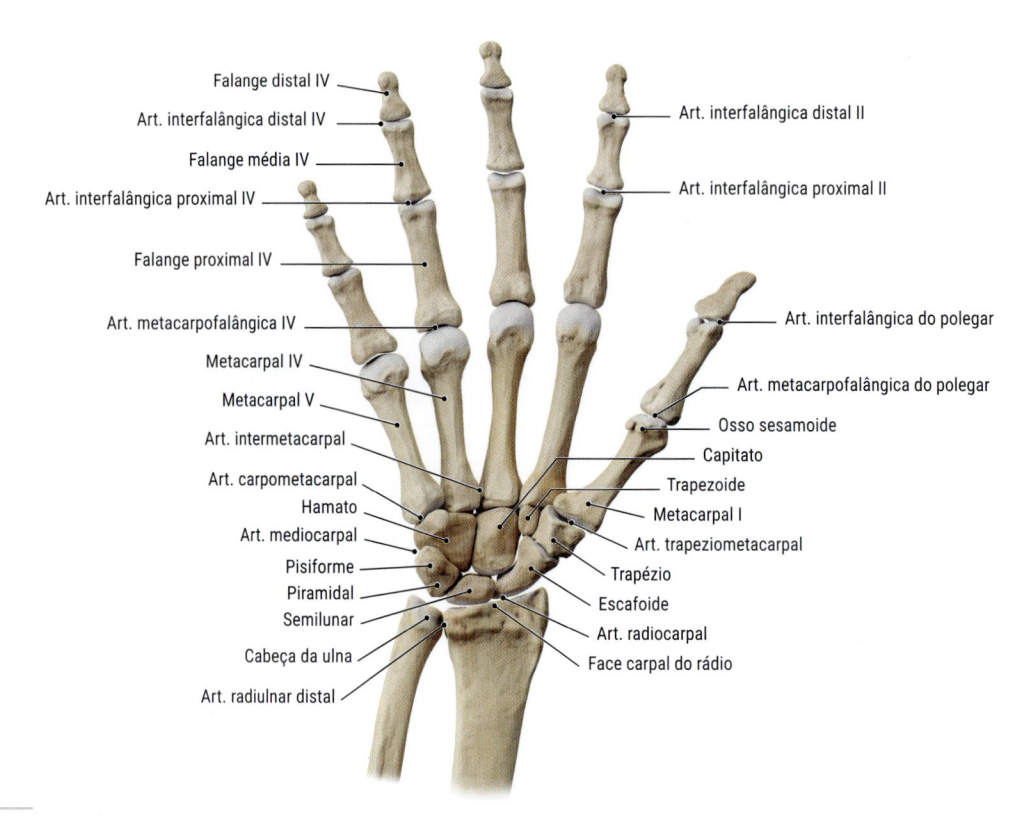

Figura 19-20 Vista geral anterior dos ossos do punho e da mão e das suas articulações.

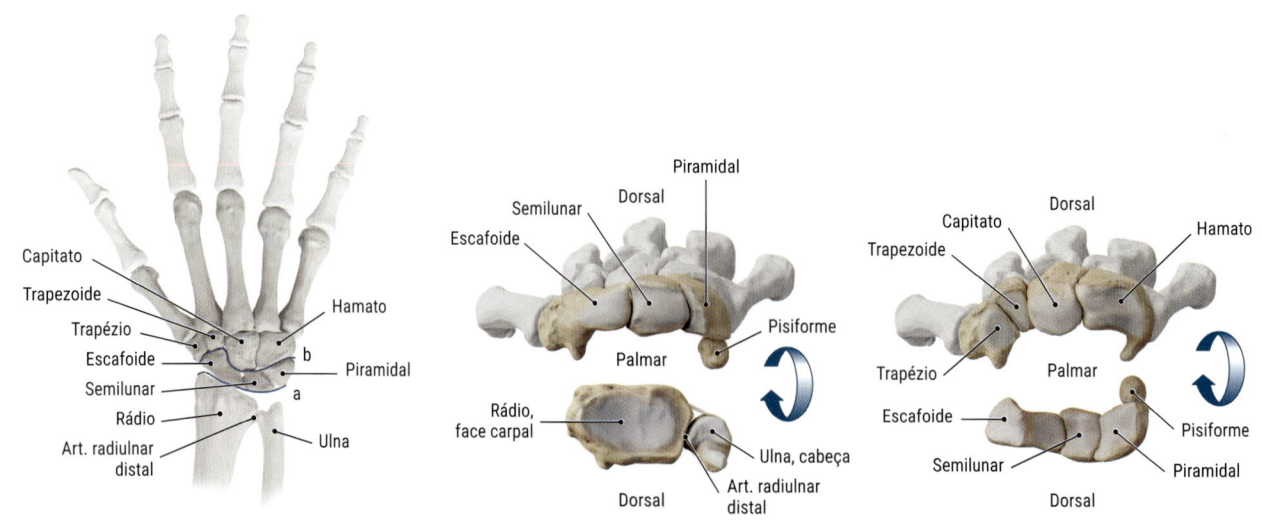

A Linhas das articulações radiocarpal (a) e mediocarpal (b). Vista dorsal do punho e da mão.

B Superfícies articulares dos ossos que formam as articulações radiocarpal e radiulnar distal.

C Superfícies articulares dos ossos que formam a articulação mediocarpal.

Figura 19-21 Articulações radiocarpal e mediocarpal.

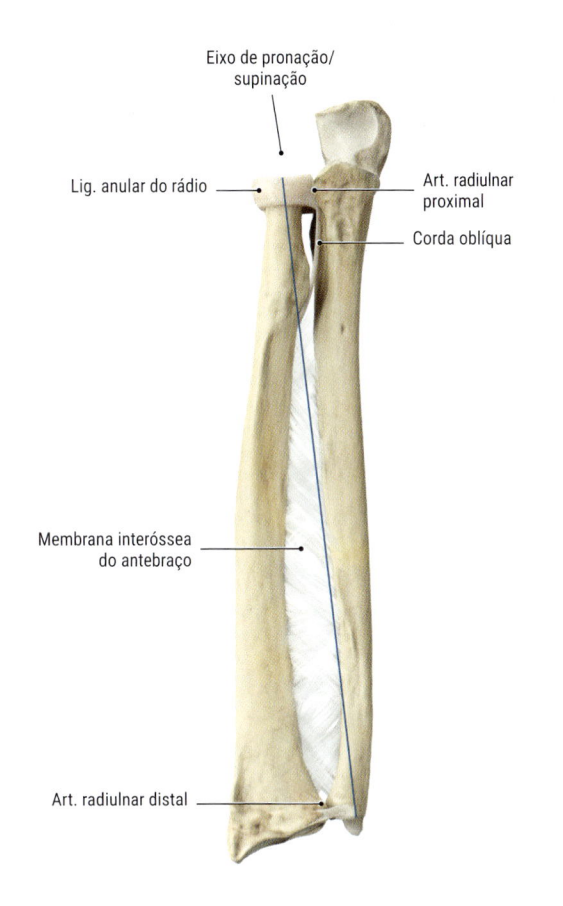

Figura 19-18 Antebraço em supinação e pronação. Durante a pronação, o rádio gira sobre a ulna pelas articulações radiulnares. Essa rotação ocorre em um eixo que passa pelas cabeças do rádio e da ulna, que geralmente é de cerca de 180°.

A Posição anatômica (supinação), vista anterior.

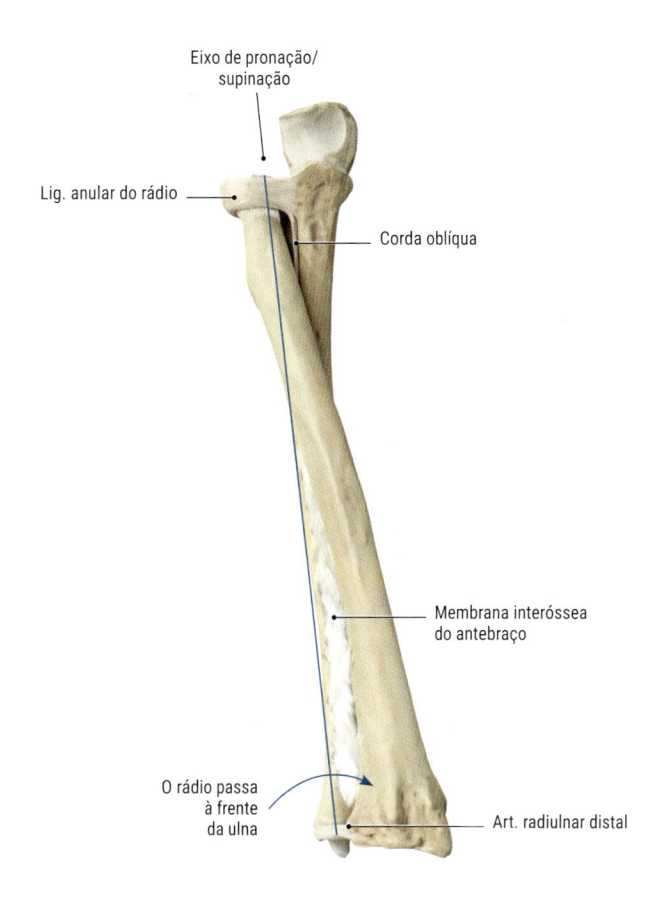

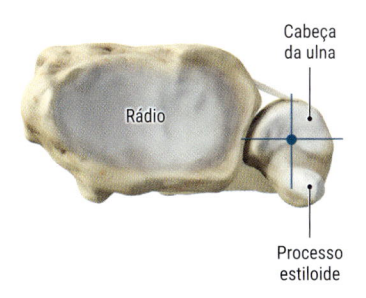

B Posição anatômica (supinação), vista inferior (distal).

C Em pronação, vista anterior.

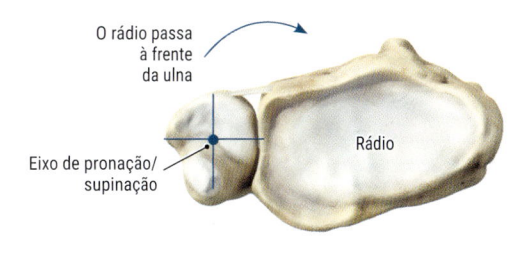

D Em pronação, vista inferior (distal).

Anatomia radiológica do cotovelo e do antebraço

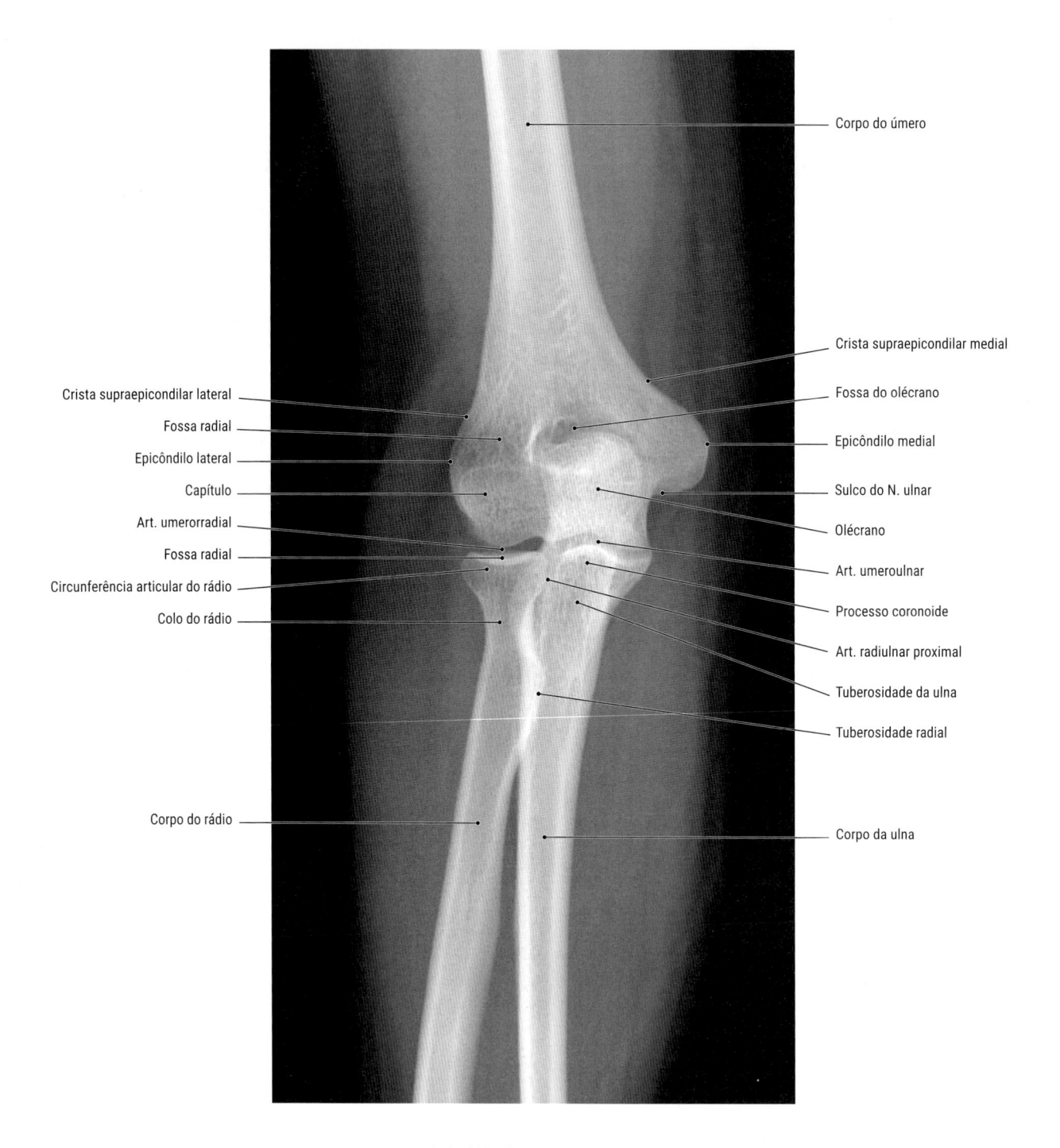

A. Incidência anteroposterior.

Figura 19-19 Radiografias do cotovelo.

19 Articulações do membro superior

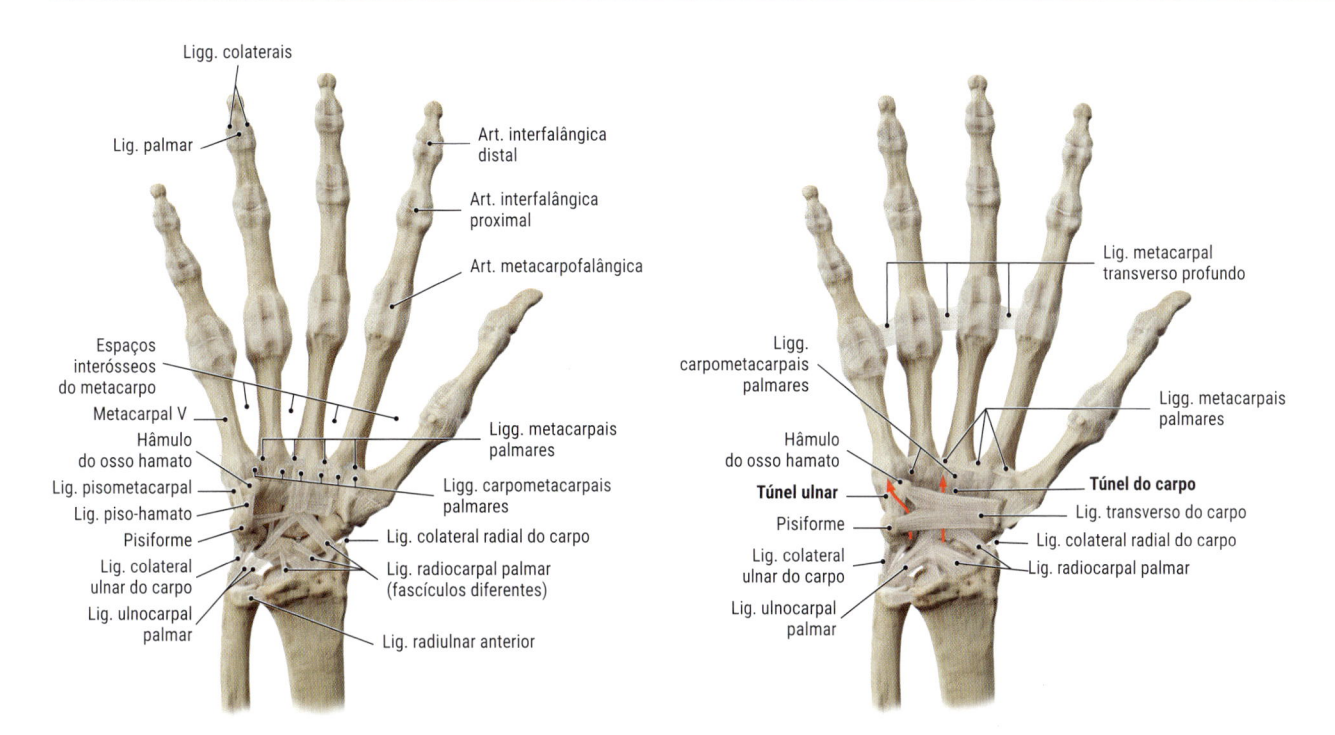

A Preparação dos ligamentos do punho e da mão. Vista palmar. O ligamento transverso do carpo foi removido e pode-se observar a articulação do osso pisiforme com seus dois ligamentos: piso-hamato e pisometacarpal.

B Preparação dos ligamentos do punho e da mão. Vista palmar. As setas indicam duas regiões topográficas para a passagem de estruturas neurovasculares.

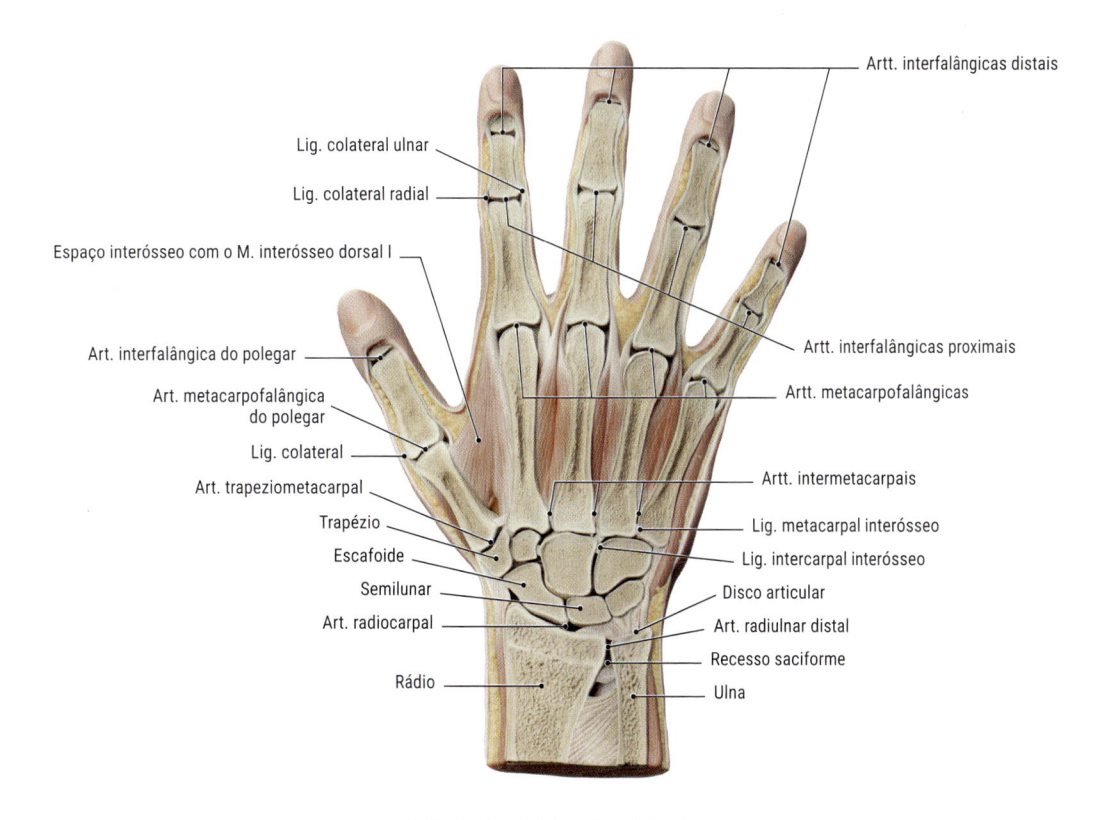

C Corte frontal da mão, vista dorsal.

Figura 19-22 Imagens das articulações radiocarpal, radiulnar distal e da mão.

260 Seção III | Membro superior

Metacarpal I

Art. trapeziometacarpal

Face articular

Trapézio

A Vista anterior da articulação trapeziometacarpal, com os ossos separados. Pode-se ver que eles formam uma articulação em sela.

Art. interfalângica distal III
Art. metacarpofalângica III
Art. interfalângica proximal III
Lig. colateral
Lig. colateral
Art. interfalângica do polegar
Art. metacarpofalângica do polegar
Ligg. metacarpais dorsais
Ligg. carpometacarpais dorsais
Lig. intercarpais dorsais
Lig. colateral radial do carpo
Lig. colateral ulnar do carpo
Lig. radiocarpal dorsal (vários fascículos)
Lig. ulnocarpal dorsal
Lig. radiulnar posterior

Figura 19-24 Ligamentos dorsais da mão. Vista dorsal.

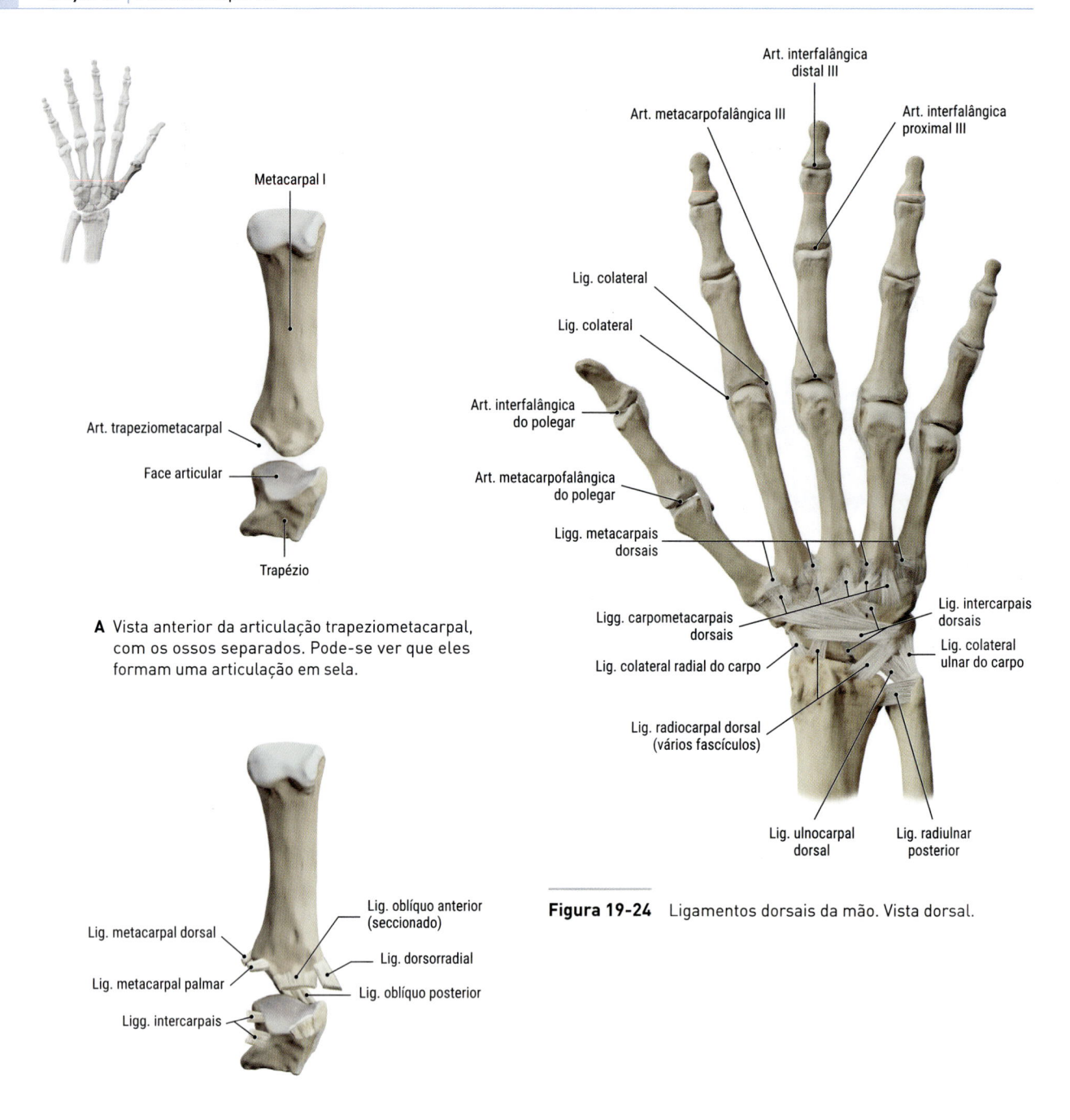

Lig. metacarpal dorsal
Lig. metacarpal palmar
Ligg. intercarpais
Lig. oblíquo anterior (seccionado)
Lig. dorsorradial
Lig. oblíquo posterior

B Vista anterior. Ligamentos principais.

Figura 19-23 Articulação carpometacarpal do polegar ou articulação trapeziometacarpal.

> **Nota clínica**
>
> A artrose da articulação carpometacarpal do polegar é chamada de rizartrose. É um tipo muito comum de osteoartrite que aparece em pessoas que realizam trabalho manual, especialmente aquelas em que há oposição recorrente do polegar.

19 | Articulações do membro superior

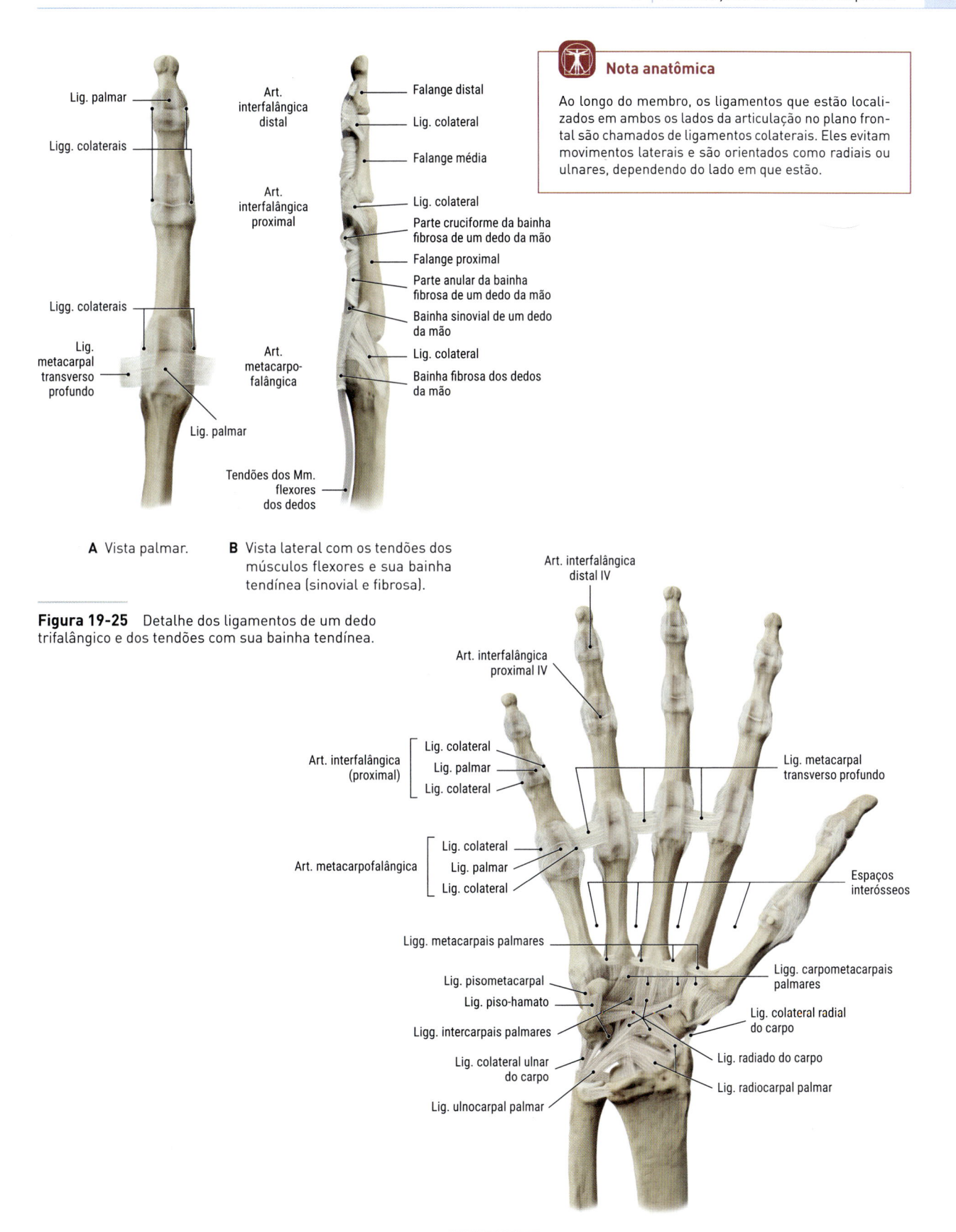

Nota anatômica

Ao longo do membro, os ligamentos que estão localizados em ambos os lados da articulação no plano frontal são chamados de ligamentos colaterais. Eles evitam movimentos laterais e são orientados como radiais ou ulnares, dependendo do lado em que estão.

A Vista palmar.

B Vista lateral com os tendões dos músculos flexores e sua bainha tendínea (sinovial e fibrosa).

Figura 19-25 Detalhe dos ligamentos de um dedo trifalângico e dos tendões com sua bainha tendínea.

Figura 19-26 Dissecção dos ligamentos da mão. Vista palmar.

Tabela 19-1 Articulações do cíngulo do membro superior

Articulação	Superfícies	Tipo	Subtipo	Movimentos	Reforços
Esternoclavicular	• Esterno: incisura clavicular • Clavícula: face articular esternal • Costela I: cartilagem	Sinovial	Em sela	• Elevação-abaixamento • Antepulsão-retropulsão • Pequenas rotações no eixo longitudinal da clavícula	• Disco articular • Ligg. esternoclaviculares anterior e posterior • Lig. interclavicular • Lig. costoclavicular

Acromioclavicular	• Acrômio (escápula): face articular para a clavícula
	• Clavícula: face articular acromial
		Sinovial	Plana	Deslizamentos	• Disco articular
					• Ligg. acromioclaviculares
					• Lig. coracoclavicular:
					  – Lig. trapezoide
					  – Lig. conoide

Escapulotorácica	(Sem contato direto) • Escápula: face anterior • Tórax: costelas	Funcional	Muscular	• Adução-abdução • Elevação-abaixamento • Inclinação medial-lateral • Rotações	

Tabela 19-2 Articulações da parte livre do membro superior

Articulação	Superfícies	Tipo	Subtipo	Movimentos	Reforços
Ombro					
Art. do ombro	• Úmero: cabeça • Escápula: cavidade glenoidal	Sinovial	Esferóidea	• Flexão-extensão • Abdução-adução • Rotações	• Lábio glenoidal • Ligg. glenoumerais superior, médio e inferior • Lig. coracoumeral
Cotovelo					
Umeroulnar	• Úmero: tróclea • Ulna: incisura troclear	Sinovial	Gínglimo	Flexão-extensão	Lig. colateral ulnar
Umerorradial	• Úmero: capítulo • Rádio: fossa articular da cabeça do rádio	Sinovial	Esferóidea	• Flexão-extensão • Pronação-supinação	Lig. colateral radial
Radiulnar proximal	• Rádio: circunferência articular • Ulna: incisura radial	Sinovial	Trocóidea	Pronação-supinação	• Lig. anular do rádio • Lig. quadrado
Antebraço					
Sindesmose radiulnar	• Rádio: margem interóssea • Ulna: margem interóssea	Fibrosa	Sindesmose	Muito limitados à tensão dos fascículos fibrosos	• Membrana interóssea • Corda oblíqua
Radiulnar distal	• Rádio: incisura ulnar • Ulna: circunferência articular	Sinovial (às vezes se comunicando com o osso radiocarpal)	Trocóidea	Pronação-supinação	• Disco articular (Lig. triangular) • Ligg. radiulnares anterior e posterior

Tabela 19-2 Articulações da parte livre do membro superior (cont.)

Articulação	Superfícies	Tipo	Subtipo	Movimentos	Reforços
Mão					
Radiocarpal	• **Rádio:** face articular carpal • **Carpais:** escafoide e semilunar, piramidal com o disco articular	Sinovial	Condilar	• Flexão-extensão • Desvios radial e ulnar	• Disco articular • Ligg. radiocarpais palmar e dorsal • Ligg. ulnocarpais palmar e dorsal • Ligg. colaterais radial e ulnar
Intercarpais	• **Fileira proximal:** escafoide, semilunar, piramidal e pisiforme • **Fileira distal:** trapézio, trapezoide, capitato e hamato	Sinoviais (comunicam-se com a mediocarpal)	Articulações planas	Deslizamentos	• Ligg. intercarpais interósseos, palmares e dorsais • Lig. piso-hamato (Art. do pisiforme) • Lig. pisometacarpal (Art. do pisiforme)
Mediocarpal	• **Fileira proximal:** escafoide, semilunar e piramidal • **Fileira distal:** trapézio, trapezoide, capitato e hamato	Sinovial	Condilar dupla	• Flexão-extensão • Desvios radial e ulnar	• Ligg. intercarpais palmares e dorsais • Lig. radiado do carpo • Retináculo flexor (Lig. transverso do carpo)
Carpometacarpais	• **Carpo:** trapezoide, hamato e capitato • **Metacarpais:** II-V	Sinoviais (comunicam-se com a mediocarpal)	• Articulações planas • Em sela (hamato - 5º metacarpal)	• Deslizamentos • Flexão-extensão • Abdução-adução • Oposição (limitada)	• Ligg. carpometacarpais palmares e dorsais • Lig. pisometacarpal
Carpometacarpal do polegar (trapeziometacarpal)	• **Carpo:** trapézio • **Metacarpal I**	Sinovial	Selar	• Flexão-extensão • Abdução-adução • Oposição	• Lig. oblíquo anterior • Lig. oblíquo posterior • Lig. palmoulnar • Lig. dorsorradial • Lig. metacarpal dorsal I
Intermetacarpais	Bases dos metacarpais II-V	Sinoviais	Articulações planas	Deslizamentos	• Ligg. metacarpais palmares, dorsais e interósseos • Lig. metacarpal transverso profundo
Metacarpofalângicas	• **Metacarpais I-V:** cabeças • **Falanges proximais I-V:** bases	Sinoviais	Esferóidea	• Flexão-extensão • Abdução-adução • Rotação (limitada) • No polegar, somente flexão-extensão	• Ligg. palmares • Ligg. colaterais com orientações radial e ulnar • Lig. metacarpal transverso profundo
Metacarpossesamóidea	• **Metacarpal I:** cabeça • **Sesamoides**	Sinovial	Articulação plana	Deslizamentos	Ligg. metacarpossesamóideos
Interfalângicas (dedos II-V)	Proximal: • **Falange proximal:** cabeça • **Falange média:** base Distal: • **Falange média:** cabeça • **Falange distal:** base	Sinoviais	Gínglimos	Flexão-extensão	• Ligg. palmares • Ligg. colaterais com orientações radial e ulnar

Anatomia radiológica do punho e da mão

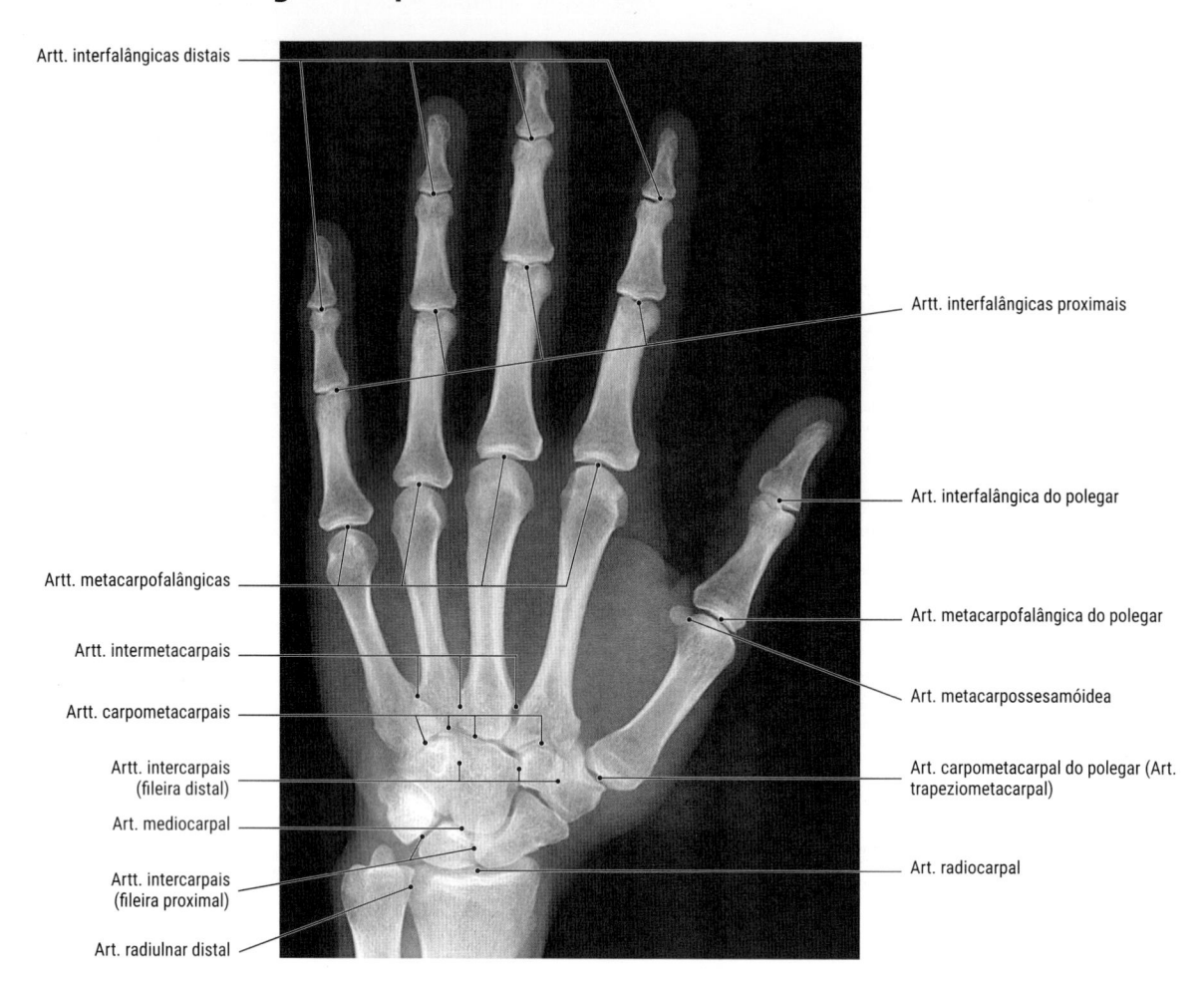

A Radiografia anteroposterior da mão.

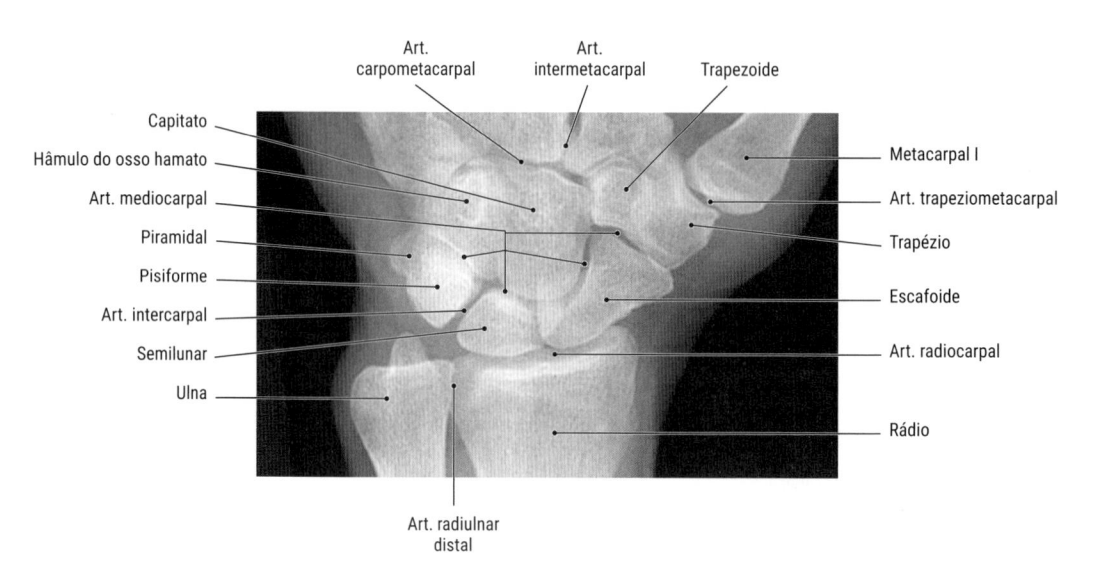

B Radiografia anteroposterior, detalhes dos ossos carpais.

Figura 19-27 Radiografias do punho e da mão.

19 | Articulações do membro superior **265**

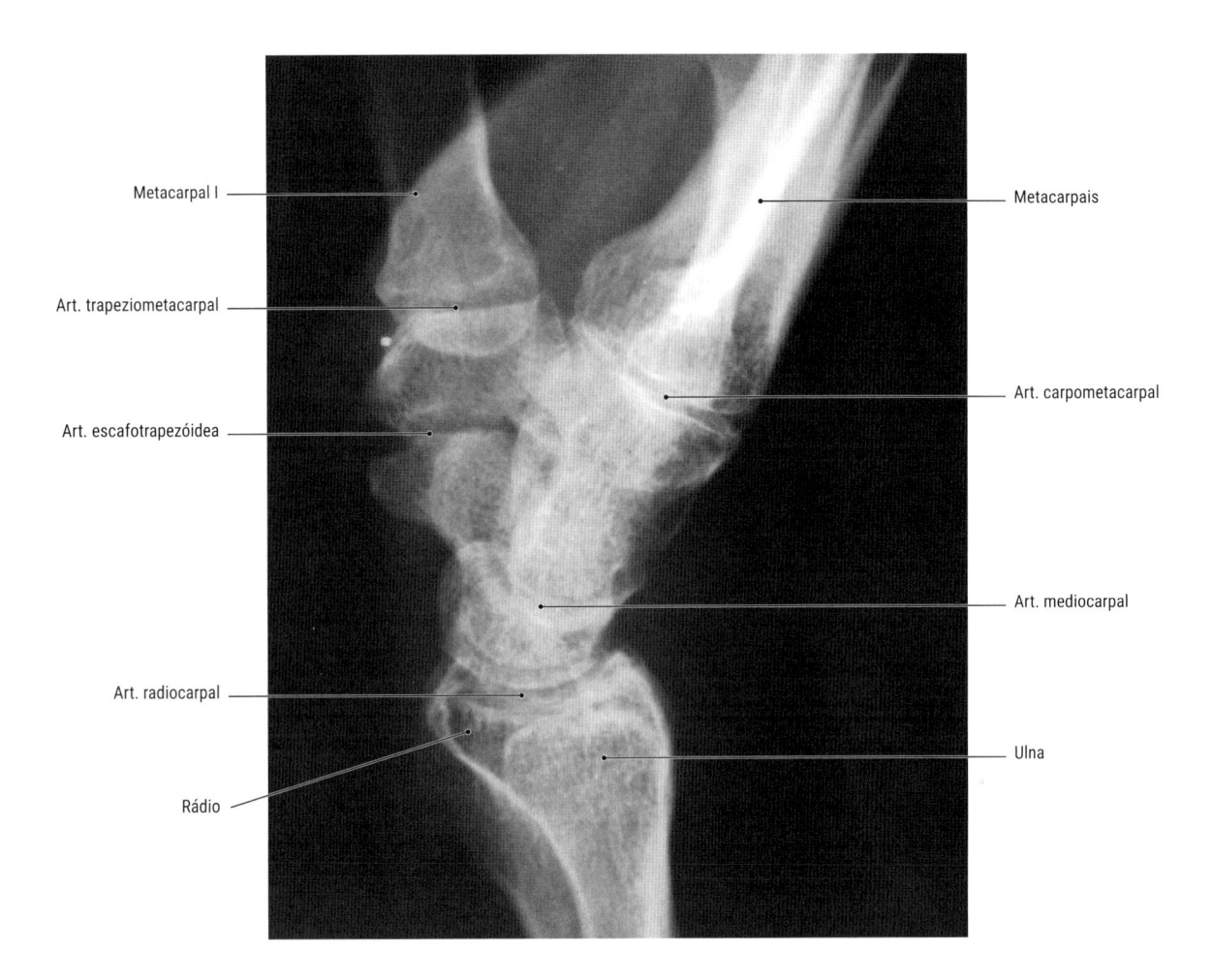

C Radiografia lateral da mão.

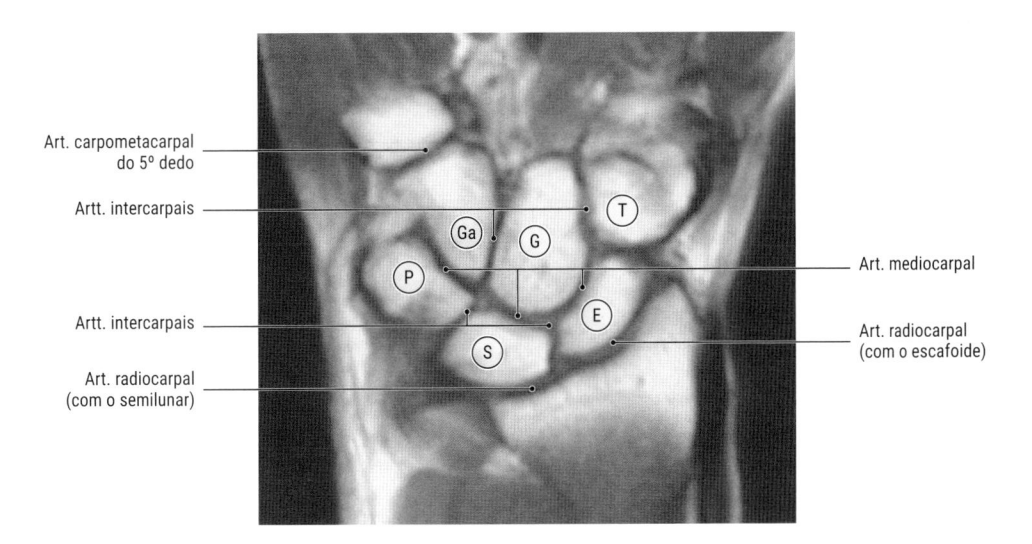

Figura 19-28 Ressonância magnética do carpo. Corte coronal.

20 MÚSCULOS DO MEMBRO SUPERIOR

Visão geral dos músculos do membro superior

Os músculos do membro superior são divididos em diferentes compartimentos: anterior (flexor) e posterior (extensor) do braço; e anterior (flexor) e posterior (extensor) do antebraço. Nesses compartimentos, encontram-se diferentes camadas, descritas adiante. Além desses músculos, também estão incluídos aqueles que se originam no tronco e se inserem nos ossos do membro superior devido à sua relação funcional com os movimentos desse membro.

A Camada superficial.

B Camada profunda.

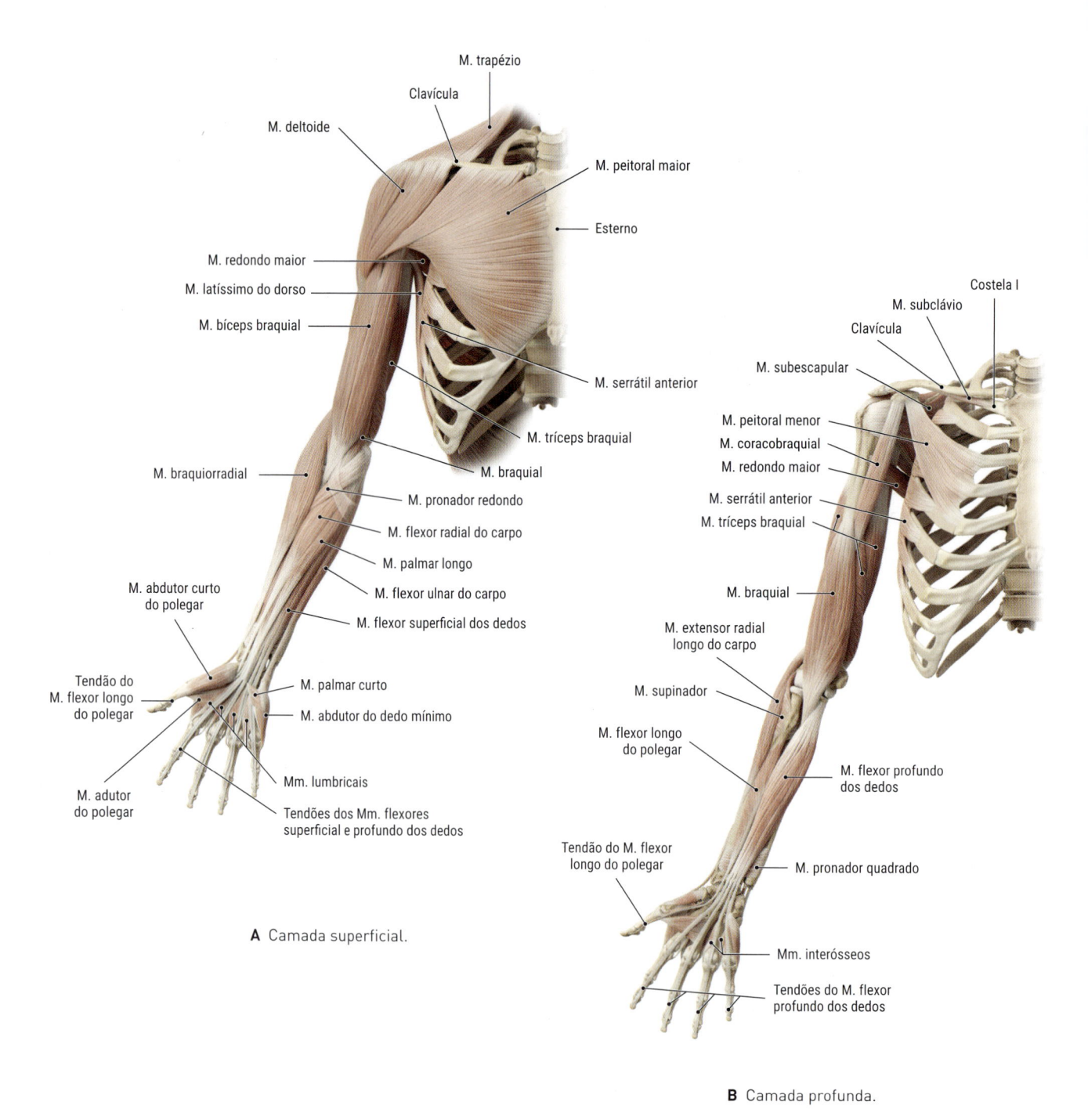

Figura 20-1 Músculos do membro superior, vistas anteriores.

Figura 20-2 Músculos do membro superior, vistas posteriores.

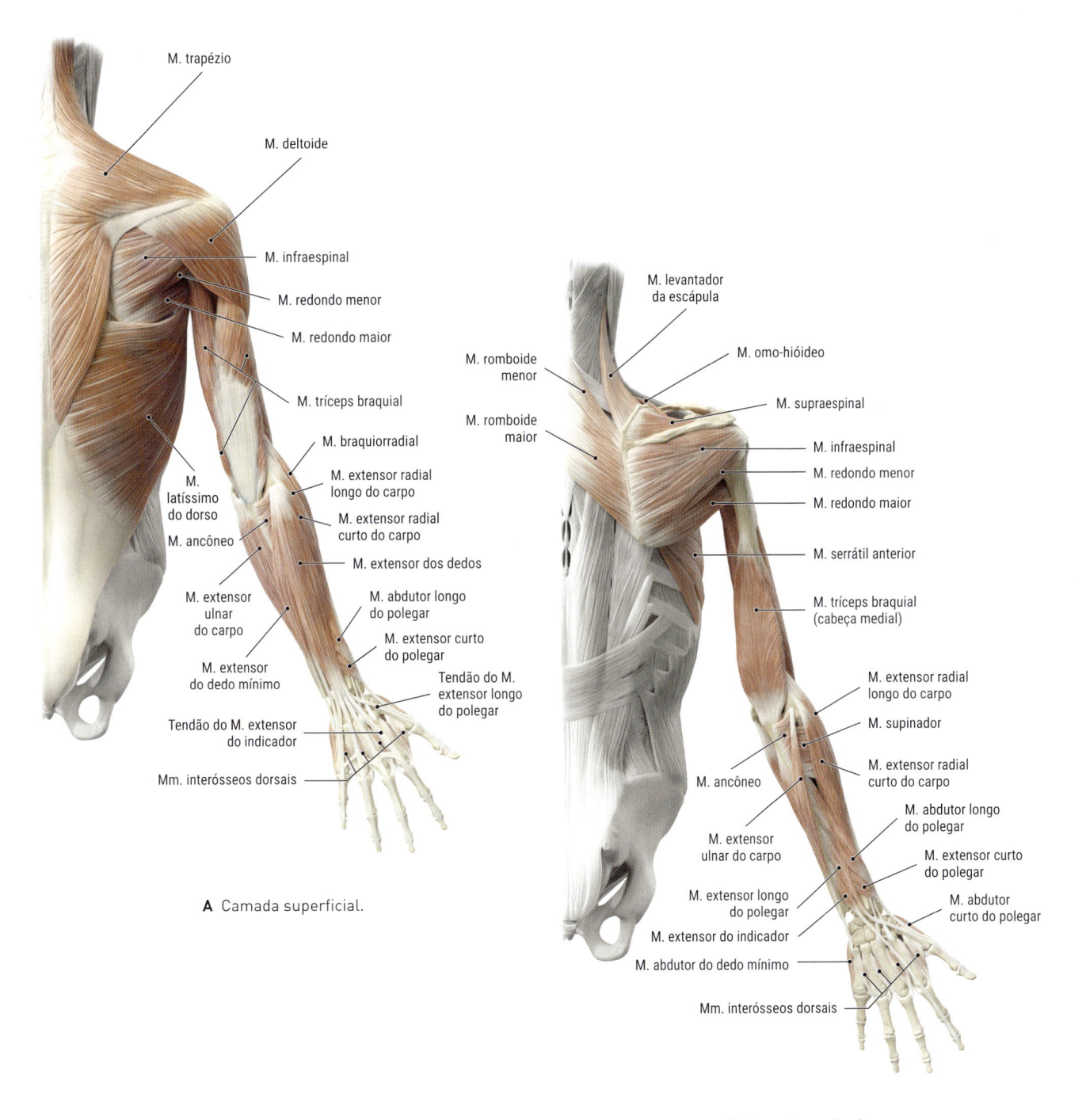

A Camada superficial.

B Camada profunda.

Músculos do cíngulo do membro superior e do ombro

Os músculos do cíngulo do membro superior incluem aqueles que atuam na clavícula, na escápula e na região proximal do úmero, e que se originam na cabeça, no pescoço e no tronco. Esses músculos participam funcionalmente nos movimentos do membro superior.

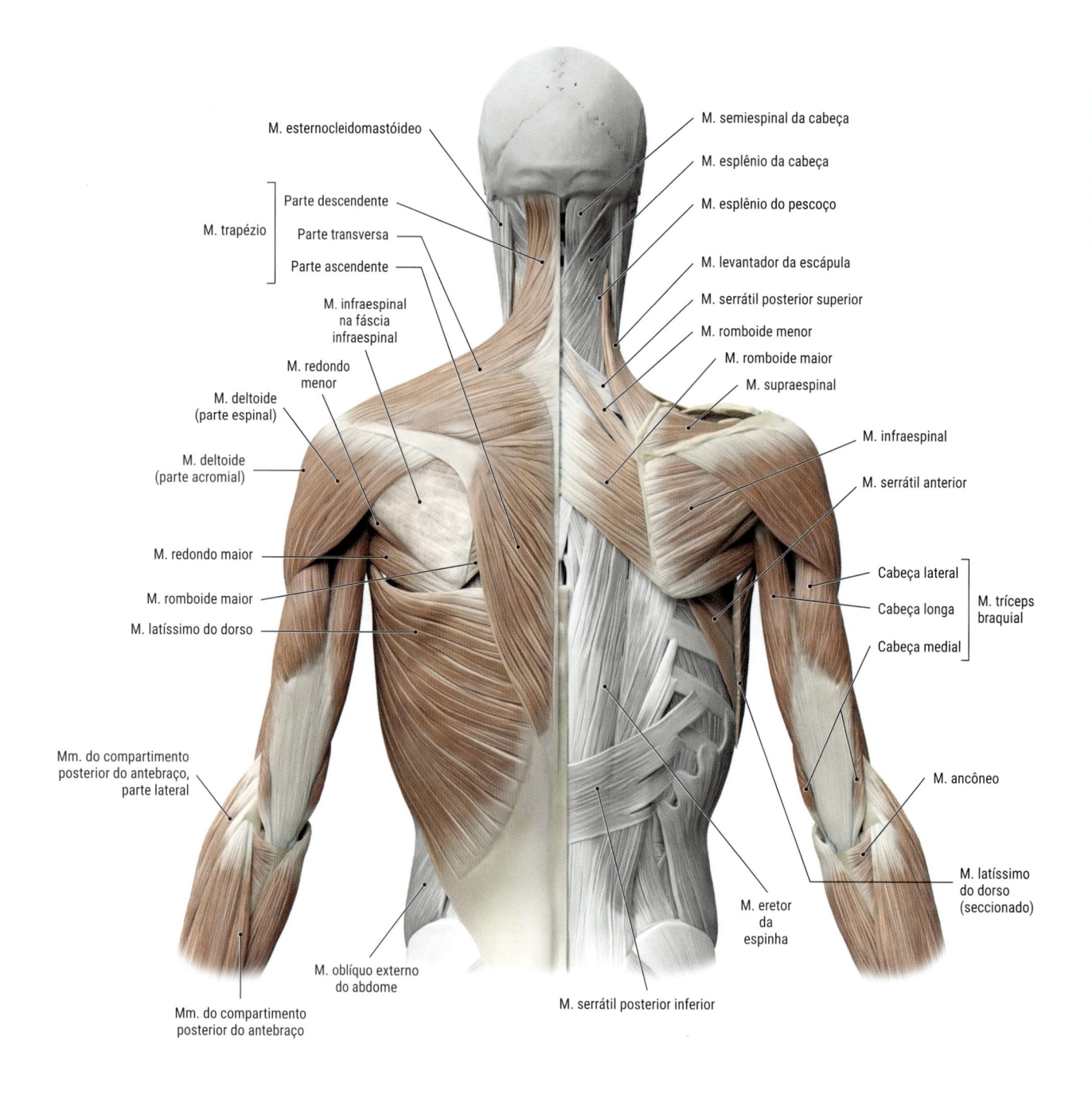

Figura 20-3 Músculos posteriores da metade superior do corpo. À esquerda, camada superficial e, à direita, camada profunda.

20 | Músculos do membro superior

Tabela 20-1 Músculos do cíngulo do membro superior

M. trapézio

	Ação	Inervação
① Parte descendente ② Parte transversa ③ Parte ascendente **Origem:** Linha nucal superior Protuberância occipital externa Lig. nucal Processos espinhosos C VII-T XII **Inserção:** Terço lateral da clavícula Acrômio Margem superior da espinha da escápula	**Escápula** • Elevação (fibras superiores), abaixamento (fibras inferiores), adução e báscula lateral **Cabeça e pescoço** • Extensão (bilateral) • Rotação contralateral (unilateral) • Inclinação homolateral (unilateral)	• N. acessório [NC XI] • Rr. do plexo cervical profundo até C4

A Vista geral do M. trapézio.

M. latíssimo do dorso

	Ação	Inervação
Origem: Processos espinhosos de T VI-L V Crista sacral média Lábio lateral da crista ilíaca Ângulo inferior da escápula Três últimas costelas **Inserção:** Sulco intertubercular	**Ombro** • Extensão, adução e rotação medial **Escápula** • Adução e báscula medial **Costelas** • Espirador acessório **Coluna** • Extensor (bilateral) **Pelve** • Elevador	N. toracodorsal (C6-C8)

B Vista geral do M. latíssimo do dorso.

Mm. romboide maior, romboide menor e levantador da escápula

	Ação	Inervação
① **M. levantador da escápula** **Origem:** Processos transversos C I-C IV **Inserção:** Ângulo superior da escápula ② **M. romboide menor** **Origem:** Processos espinhosos C VI-C VII **Inserção:** Margem medial da escápula ③ **M. romboide maior** **Origem:** Processos espinhosos T I-T IV **Inserção:** Margem medial da escápula	Elevação, adução e báscula medial da escápula	N. dorsal da escápula (C4-C5)

C Vista geral dos Mm. romboide maior, romboide menor e levantador da escápula.

M. deltoide

	Ação	Inervação
① **Parte clavicular** **Origem:** Extremidade acromial da clavícula ② **Parte acromial** **Origem:** Acrômio da escápula ③ **Parte espinal** **Origem:** Margem inferior da espinha da escápula **Inserção:** Tuberosidade deltoide do úmero	**Ações no ombro** • Abdução • Flexão (parte clavicular) e extensão (parte espinal) • Rotação medial (parte clavicular) e rotação lateral (parte espinal)	N. axilar (C5-C6)

D Vista lateral do M. deltoide.

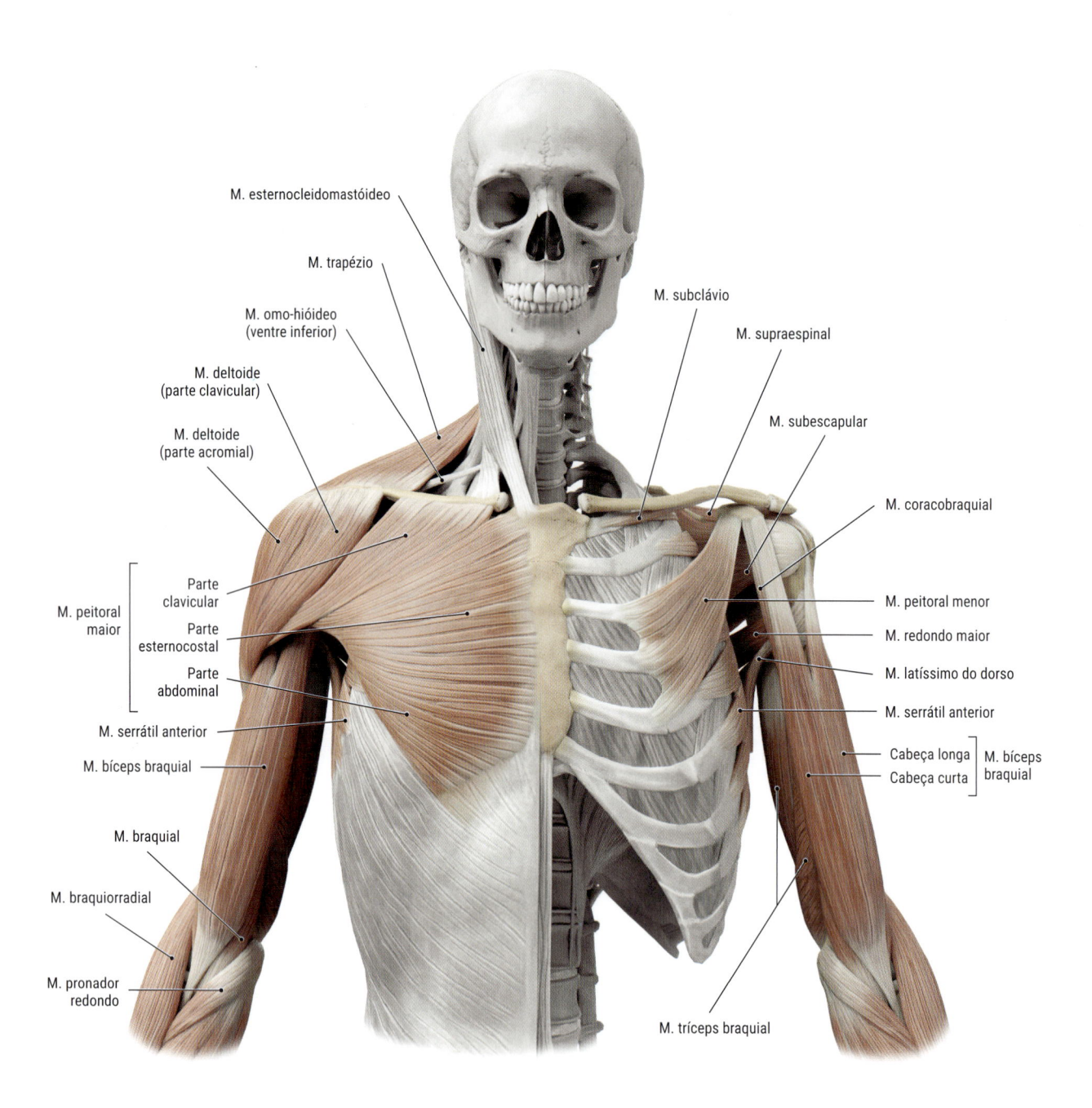

Figura 20-4 Vista anterior dos músculos do cíngulo do membro superior e do braço. À direita do modelo, camada superficial e, à esquerda, camada profunda.

Tabela 20-2 Músculos anteriores

M. peitoral maior

		Ação	Inervação
Origem:	① Parte clavicular: dois terços mediais da clavícula ② Parte esternocostal: esterno e cartilagens costais I-VII ③ Parte abdominal: bainha do M. reto do abdome	**Ombro:** flexão, adução e rotação medial **Tórax:** acessório da inspiração	Nn. peitorais medial e lateral (C6-C8)
Inserção:	Crista do tubérculo maior do úmero		

M. peitoral menor

		Ação	Inervação
Origem:	Face externa das costelas III-V	**Ombro:** anteversão do ombro (escápula)	Nn. peitorais medial e lateral (C6-C8)
Inserção:	Processo coracoide		

M. subclávio

		Ação	Inervação
Origem:	Face superior da costela I	Estabilização da Art. esternoclavicular	N. do subclávio (C5-C6)
Inserção:	Sulco do M. subclávio da clavícula		

M. serrátil anterior

		Ação	Inervação
Origem:	Faces externa e lateral das costelas I-IX	**Escápula** • Fixa a escápula do tórax • Anteversão • Báscula medial ou lateral dependendo das fibras **Tórax:** acessório da inspiração	N. torácico longo (C5-C7)
Inserção:	Face anterior da margem medial da escápula		

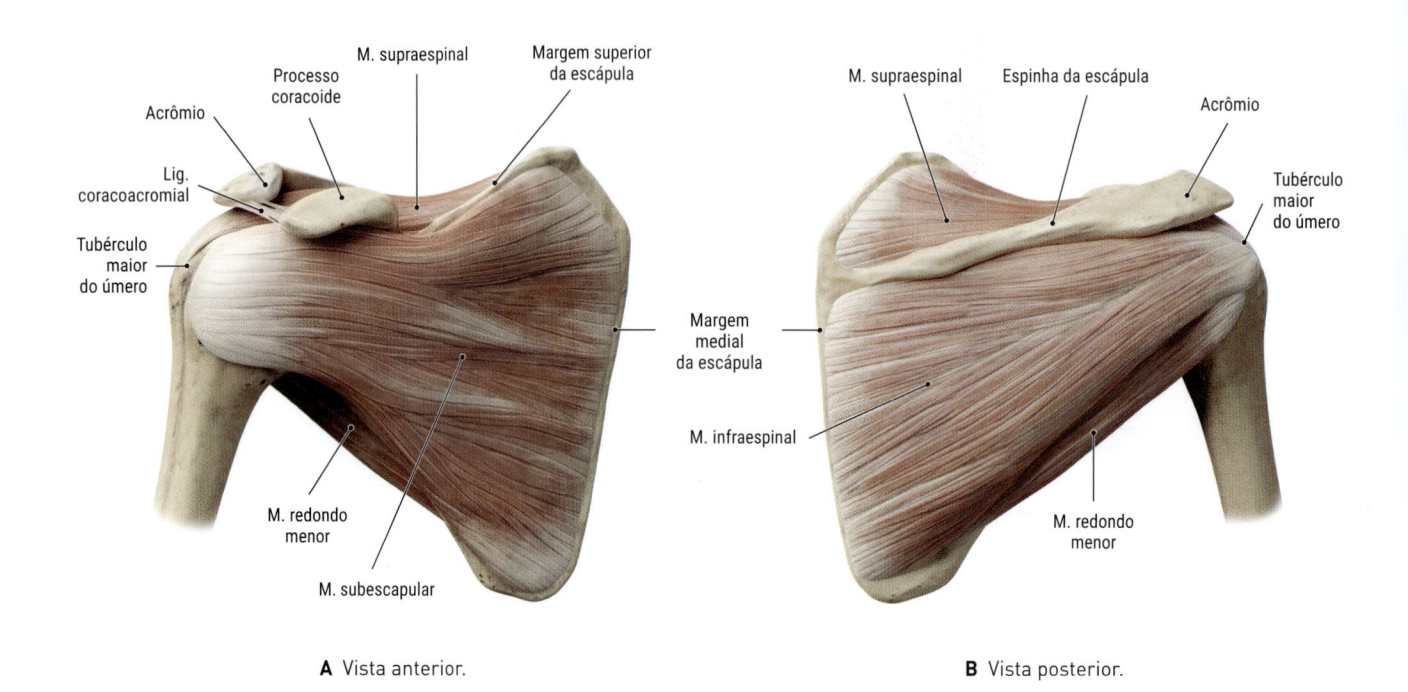

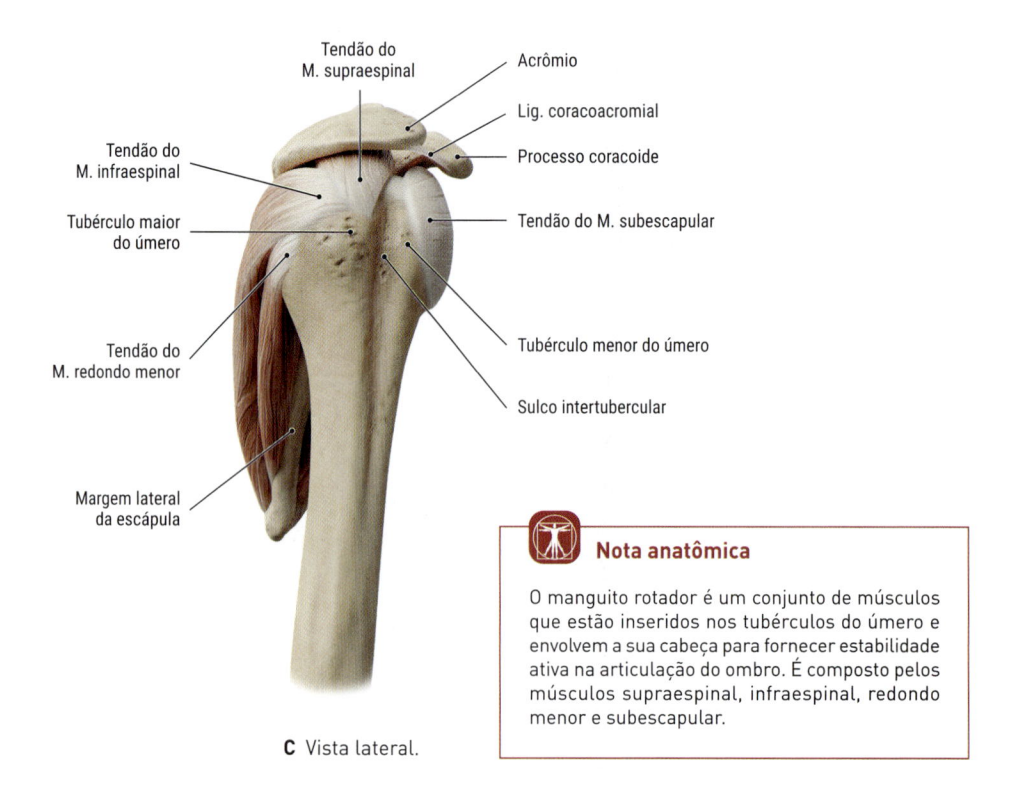

Figura 20-5 Músculos do manguito rotador. Preparação com escápula e terço proximal do úmero.

A Vista anterior.

B Vista posterior.

C Vista lateral.

> **Nota anatômica**
>
> O manguito rotador é um conjunto de músculos que estão inseridos nos tubérculos do úmero e envolvem a sua cabeça para fornecer estabilidade ativa na articulação do ombro. É composto pelos músculos supraespinal, infraespinal, redondo menor e subescapular.

Tabela 20-3 Manguito rotador

M. supraespinal			Ação	Inervação
	Origem:	Fossa supraespinal da escápula	Abdução do braço	N. supraescapular (C4-C6)
	Inserção:	Tubérculo maior do úmero		

M. infraespinal			Ação	Inervação
	Origem:	Fossa infraespinal da escápula	Rotação lateral do braço	N. supraescapular (C4-C6)
	Inserção:	Tubérculo maior do úmero		

M. redondo menor			Ação	Inervação
	Origem:	Margem lateral da escápula	Rotação lateral do braço	N. axilar (C5-C6)
	Inserção:	Tubérculo maior do úmero		

M. subescapular			Ação	Inervação
	Origem:	Fossa subescapular da escápula	Rotação medial do braço	Nn. subescapulares (C5-C8)
	Inserção:	Tubérculo menor do úmero		

Nota clínica

A tendinite do supraespinal é uma das causas mais comuns de dor no ombro. Isso porque o músculo supraespinal é um dos principais músculos de abdução do braço, um movimento muito comum nas atividades diárias. Esse tendão passa por um pequeno espaço, a abóbada acromial, onde o acrômio e o ligamento coracoacromial formam um teto, junto à bolsa subacromial. Mudanças na forma do acrômio, incluindo por processos degenerativos, podem reduzir ainda mais esse espaço.

Músculos do braço

Os músculos do braço são divididos em dois compartimentos. O compartimento anterior (flexor) é formado pelos músculos coracobraquial, bíceps braquial, com suas duas cabeças (longa e curta), e braquial. O compartimento posterior (extensor) é formado por um músculo, o tríceps braquial, e suas três cabeças (longa, lateral e medial). Como o nome funcional do compartimento indica, os anteriores são flexores do ombro e/ou do cotovelo, e os posteriores são extensores dessas mesmas articulações.

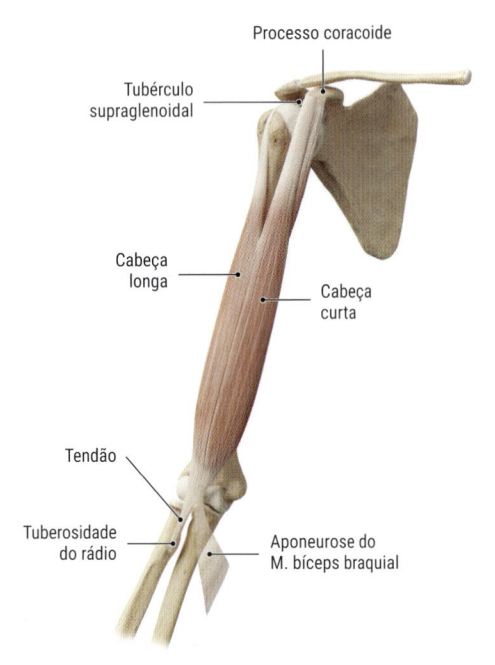

A Músculo bíceps braquial. Vista anterior.

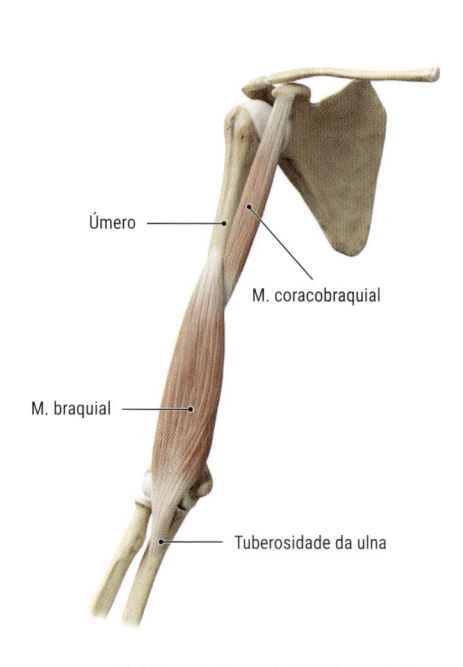

B Músculo braquial. Vista anterior.

Figura 20-6 Músculos do compartimento anterior do braço.

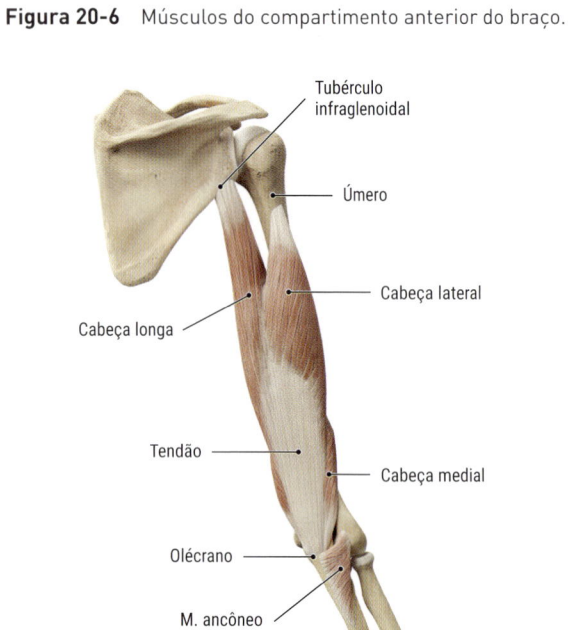

A Músculo tríceps braquial. Vista posterior.

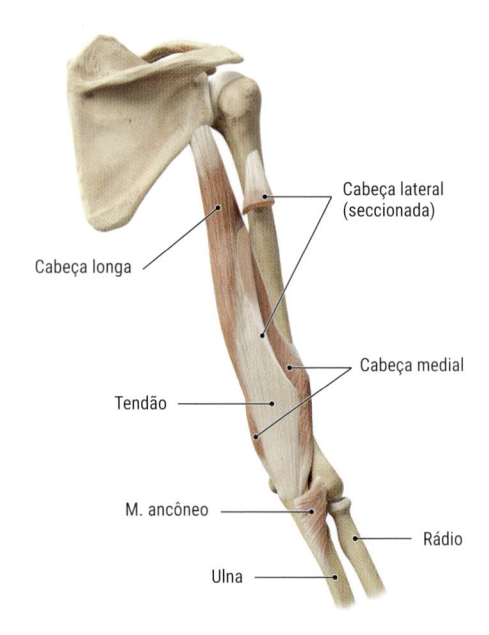

B Músculo tríceps braquial. Vista posterior. A cabeça lateral foi seccionada para permitir uma visão profunda da cabeça medial.

Figura 20-7 O tríceps braquial ocupa o compartimento posterior do braço. O músculo ancôneo é uma extensão da cabeça medial em direção ao antebraço.

Tabela 20-4 Músculos anteriores do braço

M. bíceps braquial			Ação	Inervação
	Origem:	• **Cabeça longa:** tubérculo supraglenoidal da escápula • **Cabeça curta:** processo coracoide da escápula	**Ombro:** flexão, abdução (cabeça longa) e adução (cabeça curta) **Cotovelo:** flexão e supinação	N. musculocutâneo (C6-C7)
	Inserção:	Tuberosidade do rádio e da fáscia do antebraço através da aponeurose do M. bíceps		

M. braquial			Ação	Inervação
	Origem:	Metade distal da face anterior do úmero	Flexão do cotovelo	N. musculocutâneo (C6-C7)
	Inserção:	Tuberosidade da ulna		

M. coracobraquial			Ação	Inervação
	Origem:	Processo coracoide da escápula	Apoia o membro superior e o leva para a posição funcional de repouso	N. musculocutâneo (C6-C7)
	Inserção:	Faces anteromedial e proximal do úmero		

Tabela 20-5 Músculo posterior do braço

M. tríceps braquial			Ação	Inervação
	Origem:	① **Cabeça longa:** tubérculo infraglenoidal da escápula ② **Cabeça lateral:** lateral e proximal na face posterior do úmero ③ **Cabeça medial:** medial e distal na face posterior do úmero	**Ombro:** extensão e adução por meio da cabeça longa **Cotovelo:** extensão	N. radial (C6-C8)
	Inserção:	Olécrano da ulna		

Movimentos do cíngulo do membro superior e do ombro

Os movimentos do cíngulo do membro inferior são realizados no nível das articulações esternoclavicular e acromioclavicular. Juntas, ambas mobilizam a escápula e direcionam o ombro e, por extensão, o membro superior para realizar uma grande variedade de movimentos. Muitos desses movimentos têm o nome do resultado que ocorre na escápula. Há coordenação dos movimentos escapular e umeral; por exemplo, a rotação lateral é combinada com a abdução para elevar o membro superior.

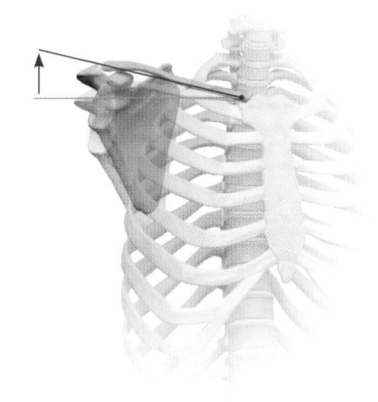

A Elevação. Todo o conjunto é direcionado para o crânio.

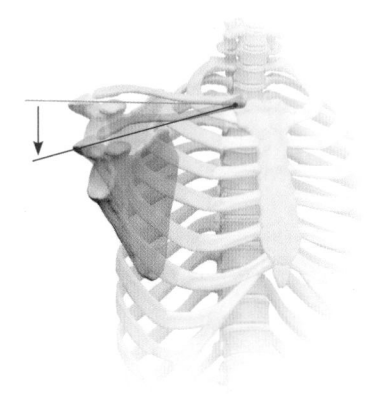

B Abaixamento. Todo o conjunto é direcionado caudalmente.

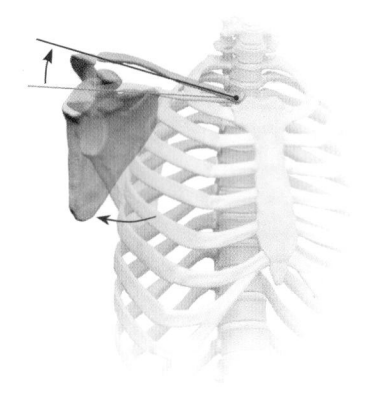

C Rotação lateral. O ponto de referência é o ângulo inferior da escápula. A cavidade glenoidal sobe e o ângulo superior desce.

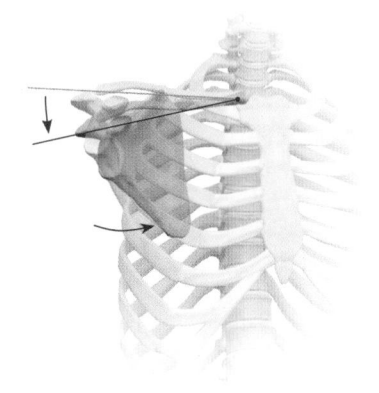

D Rotação medial. A cavidade glenoidal desce, e o ângulo superior sobe.

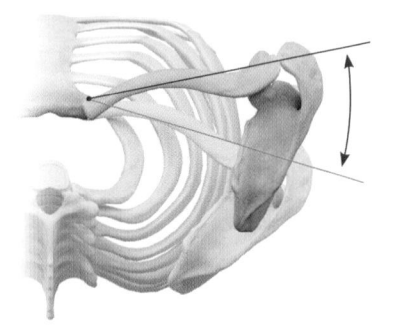

E Anteversão. Todo o conjunto é direcionado anteriormente.

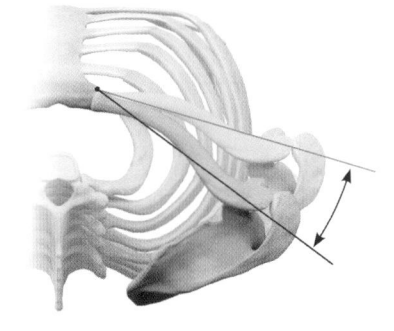

F Retroversão. Todo o conjunto é direcionado posterior ou dorsalmente.

Figura 20-8 Movimentos do cíngulo do membro superior (esternoclavicular e acromioclavicular).

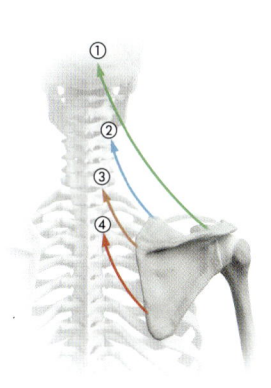

A Elevação do cíngulo do membro superior. Os principais músculos envolvidos são: ① trapézio (parte descendente), ② levantador da escápula, ③ romboide menor e ④ romboide maior.

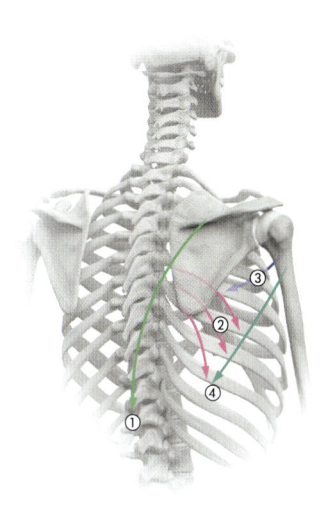

B Abaixamento do cíngulo do membro superior. Os principais músculos envolvidos são: ① trapézio (parte ascendente), ② serrátil anterior (parte inferior), ③ peitoral maior (parte abdominal) e ④ latíssimo do dorso.

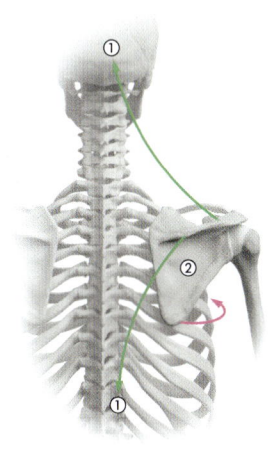

C Rotação lateral da escápula. Os principais músculos envolvidos são: ① trapézio e ② serrátil anterior (parte inferior).

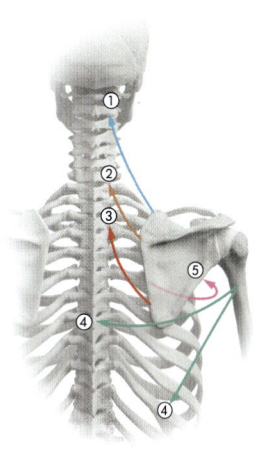

D Rotação medial da escápula. Os principais músculos envolvidos são: ① levantador da escápula, ② romboide menor, ③ romboide maior, ④ latíssimo do dorso e ⑤ serrátil anterior.

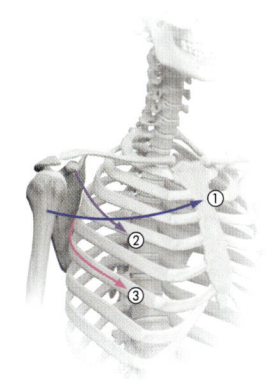

E Anteversão do cíngulo do membro superior (abdução da escápula). Os principais músculos envolvidos são: ① peitoral maior (parte esternocostal), ② peitoral menor e ③ serrátil anterior.

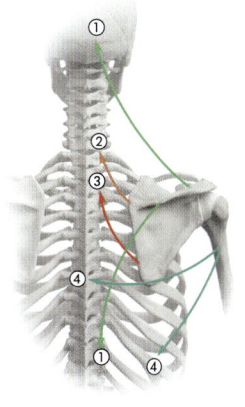

F Retroversão do cíngulo do membro superior (adução da escápula). Os principais músculos envolvidos são: ① trapézio, ② romboide menor, ③ romboide maior e ④ latíssimo do dorso.

Figura 20-9 Principais músculos envolvidos nos movimentos do cíngulo do membro superior.

278 Seção III | Membro superior

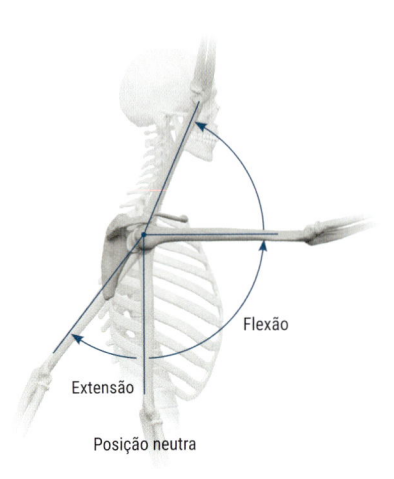

A Movimentos de flexão e extensão da articulação do ombro.

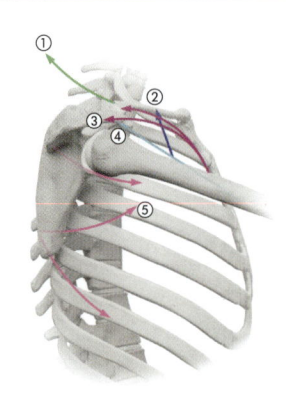

B O movimento de flexão é coordenado com a rotação lateral. Músculos principais: ① trapézio, ② peitoral maior (parte clavicular), ③ deltoide (parte clavicular), ④ coracobraquial e ⑤ serrátil anterior (parte inferior).

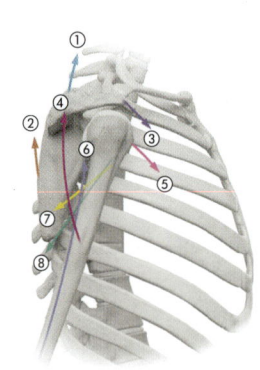

C O movimento de extensão é coordenado com a rotação medial. Músculos principais: ① levantador da escápula, ② romboide, ③ peitoral menor, ④ deltoide (parte espinal), ⑤ serrátil anterior (parte superior), ⑥ tríceps braquial (cabeça longa), ⑦ redondo maior e ⑧ latíssimo do dorso.

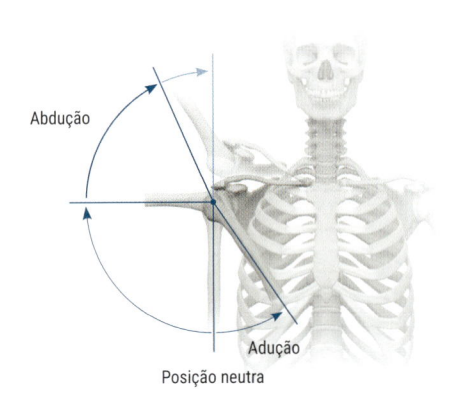

D Movimentos de abdução e adução na articulação do ombro.

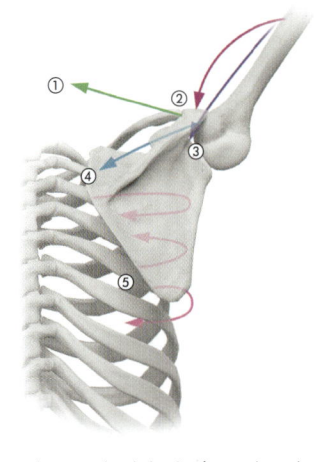

E O movimento de abdução é coordenado com a rotação lateral. Músculos principais: ① trapézio, ② deltoide (parte acromial), ③ bíceps (cabeça longa), ④ supraespinal e ⑤ serrátil anterior (parte inferior).

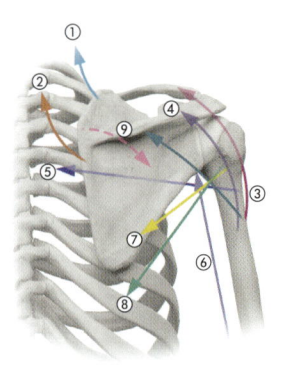

F O movimento de adução é coordenado com a rotação medial. Músculos principais: ① levantador da escápula, ② romboide, ③ deltoide (partes clavicular e espinal), ④ bíceps (cabeça curta), ⑤ peitoral maior, ⑥ tríceps braquial (cabeça longa), ⑦ redondo maior, ⑧ latíssimo do dorso e ⑨ serrátil anterior.

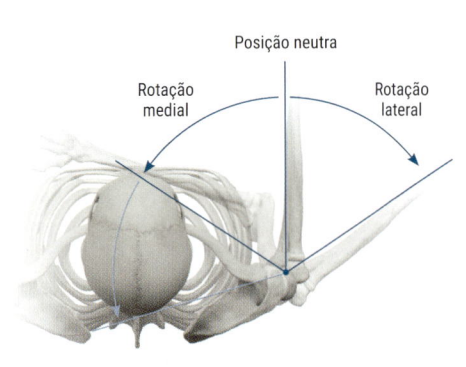

G Movimientos de rotação medial (interna) e lateral (externa) na articulação do ombro.

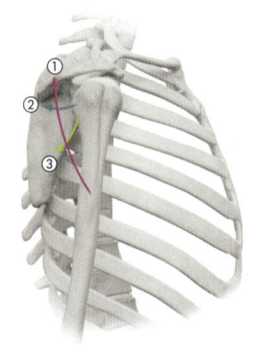

H O movimento de rotação lateral é coordenado com a adução da escápula (músculos não representados). Músculos principais: ① deltoide (parte espinal), ② infraespinal e ③ redondo menor.

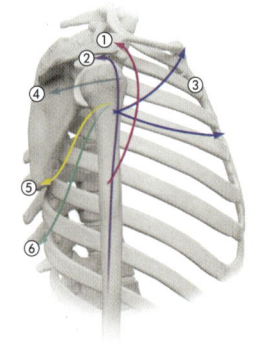

I O movimento de rotação medial é coordenado com a abdução da escápula (músculos não representados). Músculos principais: ① deltoide (parte clavicular), ② bíceps braquial (cabeça longa), ③ peitoral maior, ④ subescapular, ⑤ redondo maior e ⑥ latíssimo do dorso.

Figura 20-10 Movimentos da articulação do ombro e sua coordenação com a articulação escapulotorácica.

Tabela 20-6	Músculos com ação no cíngulo do membro superior
Elevação	• Trapézio (parte descendente) • Levantador da escápula • Romboides maior e menor
Abaixamento	• Trapézio (parte ascendente) • Serrátil anterior (inferior) • Latíssimo do dorso • Peitoral maior (parte abdominal)
Abdução	• Serrátil anterior • Peitoral menor • Peitoral maior
Adução	• Trapézio • Romboides maior e menor • Latíssimo do dorso
Rotação lateral	• Trapézio • Serrátil anterior (inferior)
Rotação medial	• Romboides maior e menor • Levantador da escápula • Peitoral menor • Serrátil anterior (superior) • Latíssimo do dorso

Tabela 20-7	Músculos com ação no ombro
Flexão	• Deltoide (parte clavicular) • Bíceps braquial • Peitoral maior (parte clavicular) • Coracobraquial
Extensão	• Deltoide (parte espinal) • Redondo maior • Latíssimo do dorso • Tríceps braquial (cabeça longa)
Abdução	• Supraespinal • Deltoide (parte acromial) • Bíceps braquial (cabeça longa)
Adução	• Peitoral maior • Redondo maior • Latíssimo do dorso • Redondo menor • Bíceps braquial (cabeça curta) • Coracobraquial • Tríceps braquial (cabeça longa)
Rotação lateral (externa)	• Infraespinal • Redondo menor • Deltoide (parte espinal)
Rotação medial (interna)	• Subescapular • Peitoral maior • Redondo maior • Latíssimo do dorso • Deltoide (parte clavicular) • Bíceps braquial (cabeça longa)

Músculos do antebraço

Os músculos do antebraço são divididos em um compartimento anterior (flexor) e um compartimento posterior (extensor). Os músculos do compartimento anterior estão organizados em duas partes: superficial e profunda; os músculos do compartimento posterior também estão organizados em uma parte superficial e uma profunda, além de uma parte lateral.

A Músculos da primeira camada. Vista anterior.

B O músculo flexor superficial dos dedos forma a segunda camada. Vista anterior.

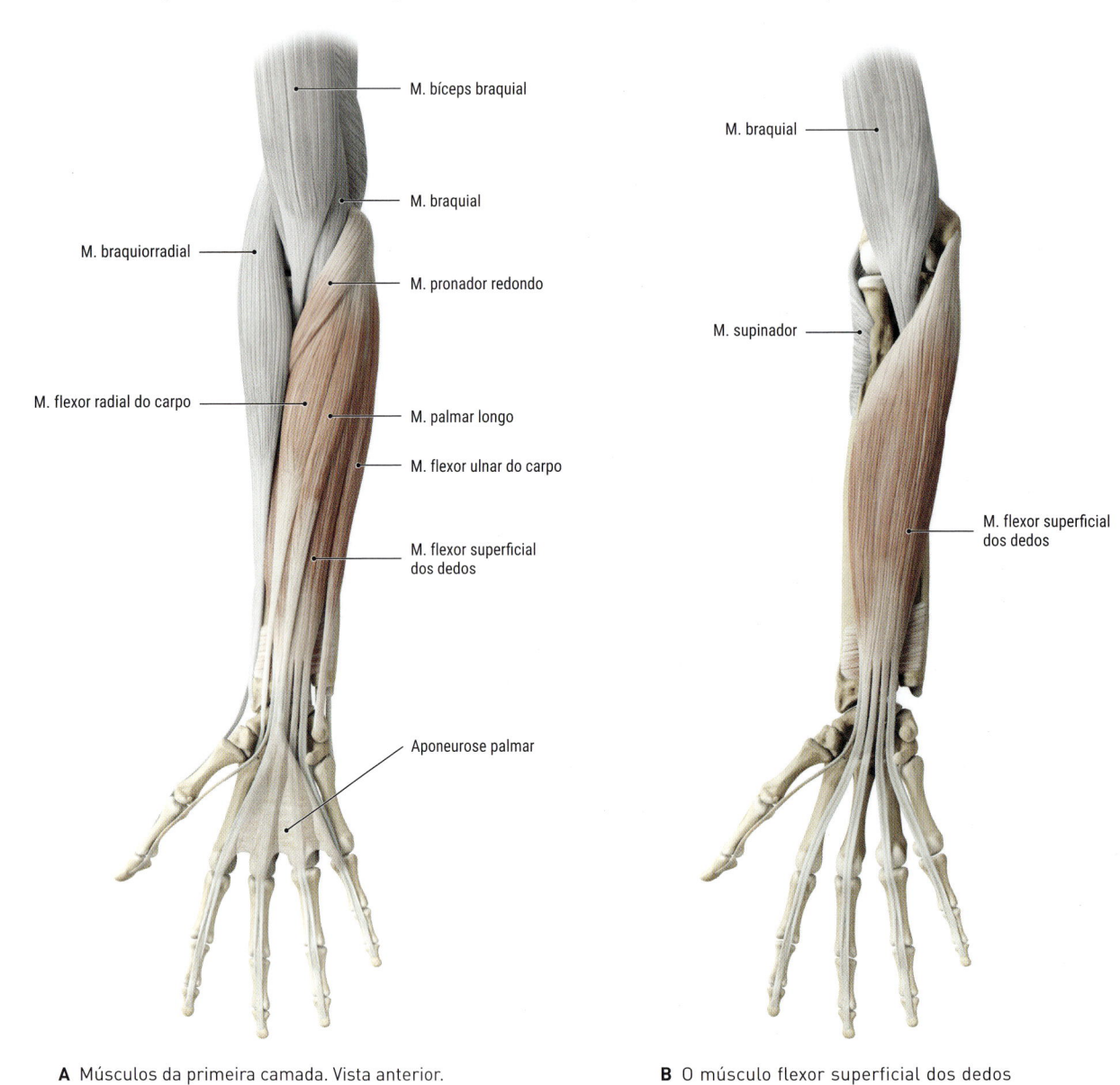

Figura 20-11 Músculos da parte superficial do compartimento anterior do antebraço. Vista anterior.

Tabela 20-8	Músculos do compartimento anterior (flexores)		
Parte superficial	**Conteúdo**	**Parte profunda**	**Conteúdo**
Camada 1	• M. pronador redondo • M. flexor radial do carpo • M. palmar longo • M. flexor ulnar do carpo	Camada 3	• M. flexor longo do polegar • M. flexor profundo dos dedos
Camada 2	• M. flexor superficial dos dedos	Camada 4	• M. pronador quadrado

Tabela 20-9 Músculos anteriores do antebraço (parte superficial)

M. pronador redondo

			Ação	Inervação
Origem:	① Cabeça umeral: epicôndilo medial do úmero ② Cabeça ulnar: processo coronoide da ulna		Flexão e pronação do cotovelo	N. mediano (C6-C7)
Inserção:	Parte média da face lateral do rádio			

M. flexor radial do carpo

		Ação	Inervação
Origem:	Epicôndilo medial do úmero	Flexão e desvio radial do punho	N. mediano (C6-C7)
Inserção:	Base do 2º metacarpal		

M. palmar longo

		Ação	Inervação
Origem:	Epicôndilo medial do úmero	Preensão das mãos tensionando a aponeurose palmar	N. mediano (C6-C7)
Inserção:	• Retináculo flexor • Ápice da aponeurose palmar		

M. flexor ulnar do carpo

		Ação	Inervação
Origem:	① Cabeça umeral: epicôndilo medial do úmero ② Cabeça ulnar: olécrano da ulna	Flexão e desvio ulnar do punho	N. ulnar (C7-T1)
Inserção:	• Pisiforme • Hâmulo do osso hamato (através do Lig. piso-hamato) • Base do 5º metacarpal (através do Lig. pisometacarpal)		

M. flexor superficial dos dedos

		Ação	Inervação
Origem:	① Cabeça umeroulnar: epicôndilo medial do úmero e processo coronoide da ulna ② Cabeça radial: face anterior do rádio	Flexão dos dedos (a partir da Art. interfalângica proximal) e do punho	N. mediano (C7-T1)
Inserção:	Falange média dos dedos 2º a 5º		

Seção III | Membro superior

> **Nota anatômica**
>
> O músculo flexor longo do polegar pode ter um fascículo acessório (ou de Gantzer) que pode se originar no processo coronoide da ulna, no epicôndilo medial do úmero ou na massa muscular que ali se origina, junto a outros músculos anteriores.

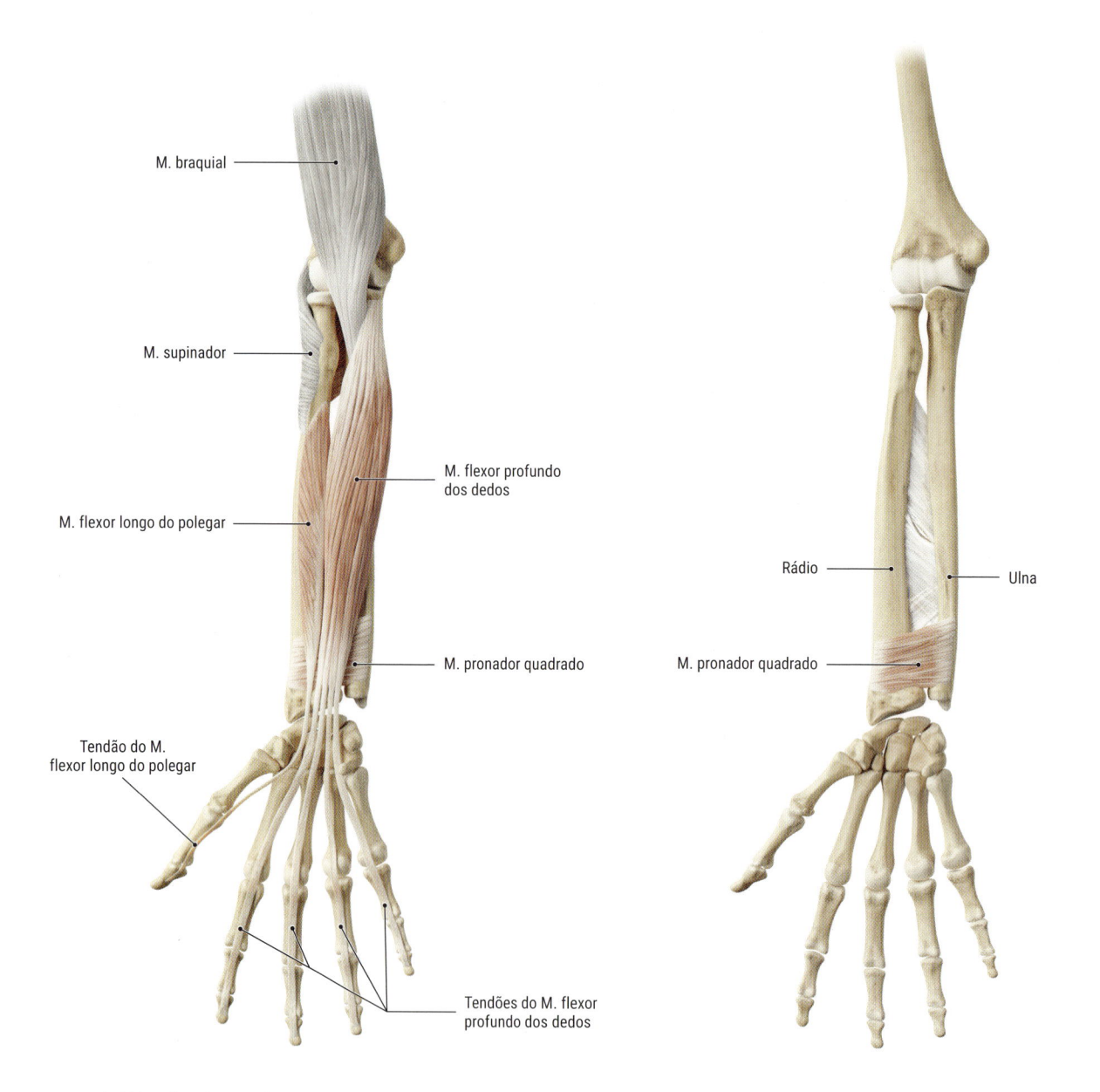

A Músculos da terceira camada. Vista anterior.

B O músculo pronador quadrado forma a quarta camada, a mais profunda. Vista anterior.

Figura 20-12 Músculos da parte profunda do compartimento anterior do antebraço. Vista anterior.

Tabela 20-10 Músculos anteriores do antebraço (parte profunda)

M. flexor profundo dos dedos			Ação	Inervação
	Origem:	• Face anterior da ulna • Membrana interóssea	Flexão dos dedos (a partir da Art. interfalângica distal) e do punho	• **Dedos 2º e 3º:** N. mediano (C7-T1) • **Dedos 4º e 5º:** N. ulnar (C7-T1)
	Inserção:	Falange distal dos dedos 2º a 5º		

M. flexor longo do polegar			Ação	Inervação
	Origem:	• Face anterior do rádio • Membrana interóssea	Flexão do polegar	N. mediano (C6-C8)
	Inserção:	Falange distal do polegar		

M. pronador quadrado			Ação	Inervação
	Origem:	Margem anterior da ulna	Pronação do antebraço	N. mediano (C7-T1)
	Inserção:	Face e margem anterior do rádio		

Tabela 20-11 Músculos do compartimento posterior (extensores)

Parte	Conteúdo	Parte	Conteúdo	Parte	Conteúdo
Parte superficial	• M. extensor dos dedos • M. extensor do dedo mínimo • M. extensor ulnar do carpo • M. ancôneo	Parte profunda	• M. abdutor longo do polegar • M. extensor curto do polegar • M. extensor longo do polegar • M. extensor do indicador • M. supinador	Parte lateral (radial)	• M. braquiorradial • M. extensor radial longo do carpo • M. extensor radial curto do carpo

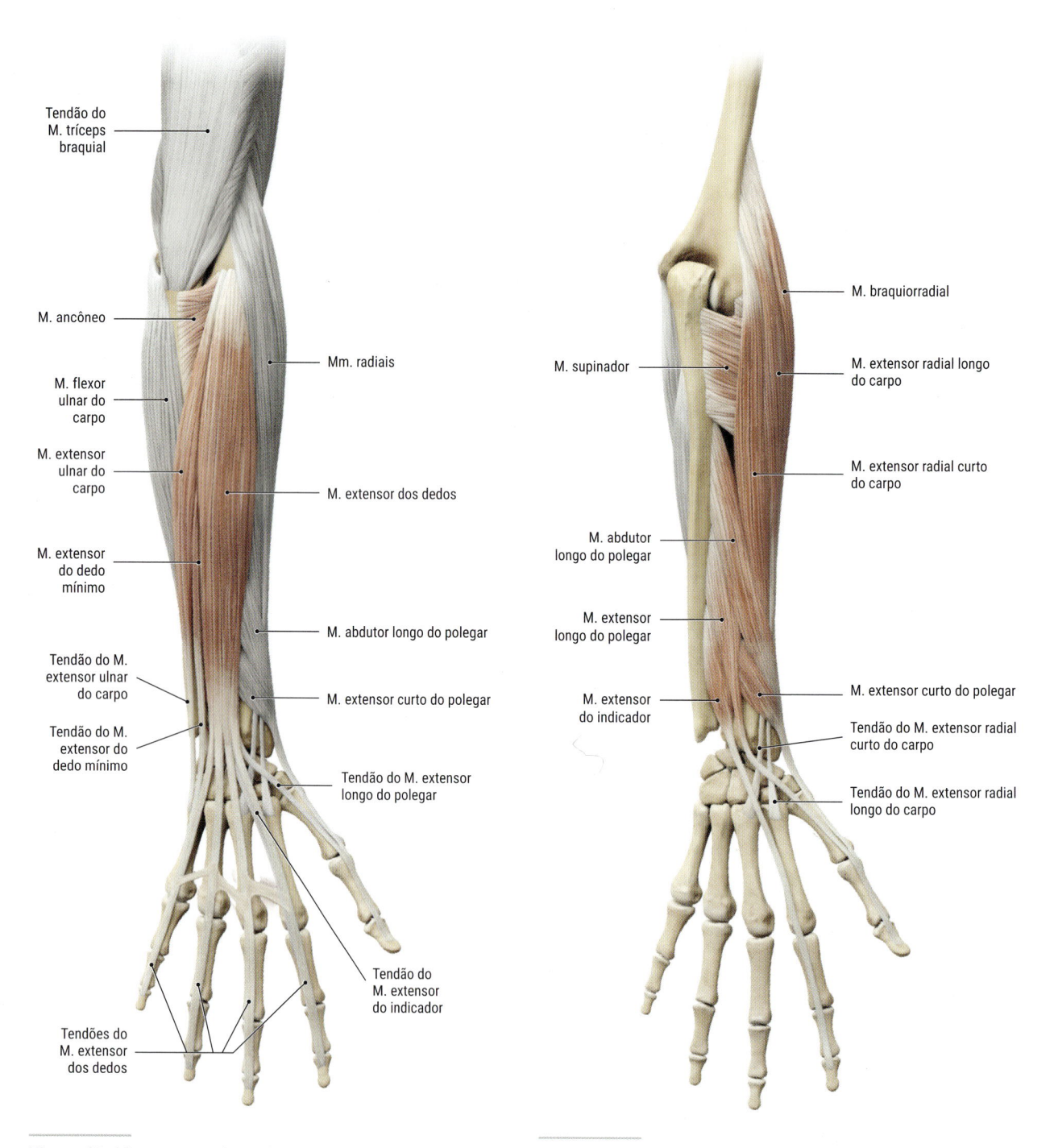

Figura 20-13 Músculos (destacados) da camada superficial do compartimento posterior.

Figura 20-14 Músculos (destacados) da camada profunda do compartimento posterior e da parte lateral.

Tabela 20-12 Músculos posteriores do antebraço

M. ancôneo

		Ação	Inervação
Origem:	Epicôndilo lateral do úmero	Extensão do cotovelo	N. radial (C7-C8)
Inserção:	Olécrano e face posterior da ulna		

M. extensor dos dedos

		Ação	Inervação
Origem:	Epicôndilo lateral do úmero	Extensão dos dedos e do punho	N. radial (C6-C8)
Inserção:	Dispositivo extensor dos dedos 2º a 5º		

M. extensor do dedo mínimo

		Ação	Inervação
Origem:	Epicôndilo lateral do úmero	Extensão do dedo mínimo e do punho	N. radial (C7-C8)
Inserção:	Dispositivo extensor de dedo mínimo		

M. extensor ulnar do carpo

		Ação	Inervação
Origem:	① **Cabeça umeral:** epicôndilo lateral do úmero ② **Cabeça ulnar:** face e margem posterior da ulna	Extensão do punho com desvio ulnar	N. radial (C7-C8)
Inserção:	Base do 5º metacarpal		

M. supinador

		Ação	Inervação
Origem:	• Epicôndilo lateral do úmero • Crista do supinador da ulna	Supinação do antebraço	N. radial (C6)
Inserção:	Margem posterior e faces anterior e lateral do rádio		

(Continua)

Tabela 20-12　Músculos posteriores do antebraço (cont.)

M. abdutor longo do polegar			Ação	Inervação
	Origem:	Membrana interóssea e áreas adjacentes do rádio e da ulna	• Abdução do polegar • Desvio radial do punho	N. radial (C7-C8)
	Inserção:	• Base do 1º metacarpal • Trapézio		

M. extensor curto do polegar			Ação	Inervação
	Origem:	Membrana interóssea e áreas adjacentes do rádio e da ulna	Extensão do polegar	N. radial (C7-C8)
	Inserção:	Base da falange proximal do polegar		

M. extensor longo do polegar			Ação	Inervação
	Origem:	• Face posterior da ulna • Membrana interóssea	Extensão do polegar	N. radial (C7-C8)
	Inserção:	Base da falange distal do polegar		

M. extensor do indicador			Ação	Inervação
	Origem:	• Face posterior da ulna • Membrana interóssea	Extensão do indicador e do punho	N. radial (C7-C8)
	Inserção:	Dispositivo extensor do indicador		

Tabela 20-13 Músculos posteriores do antebraço (parte radial)

M. braquiorradial			Ação	Inervação
	Origem:	Proximal à crista supraepicondilar lateral do úmero	• Flexão do cotovelo • Leva o antebraço para a posição neutra	N. radial (C5-C6)
	Inserção:	Processo estiloide do rádio		

M. extensor radial longo do carpo			Ação	Inervação
	Origem:	Epicôndilo lateral e crista supraepicondilar lateral do úmero	Extensão do punho com desvio radial	N. radial (C5-C6)
	Inserção:	Base do 2º metacarpal		

M. extensor radial curto do carpo			Ação	Inervação
	Origem:	Epicôndilo lateral do úmero	Extensão do punho e leve desvio radial	N. radial (C6-C7)
	Inserção:	Base do 3º metacarpal		

Movimentos do cotovelo e do punho

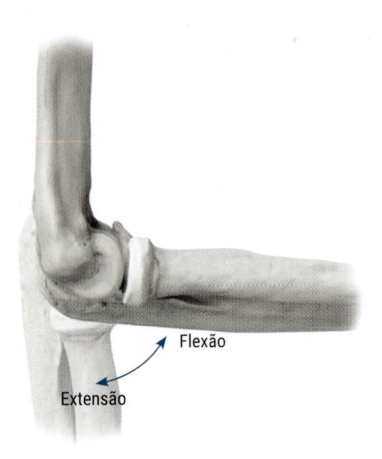

A Movimentos de flexão-extensão na articulação do cotovelo, vista lateral.

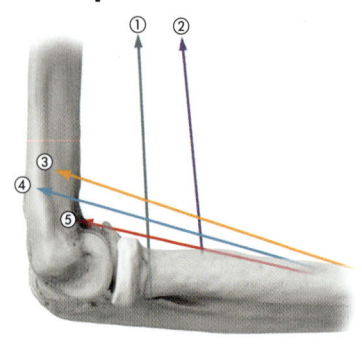

B Principais músculos envolvidos na flexão do cotovelo: ① braquial, ② bíceps braquial, ③ braquiorradial, ④ extensor radial longo do carpo e ⑤ músculos anteriores do antebraço, parte superficial (até o epicôndilo medial).

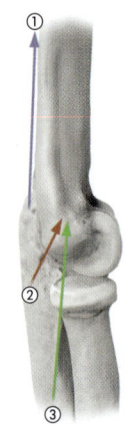

C Principais músculos envolvidos na extensão do cotovelo: ① tríceps, ② ancôneo e ③ músculos posteriores do antebraço, parte superficial.

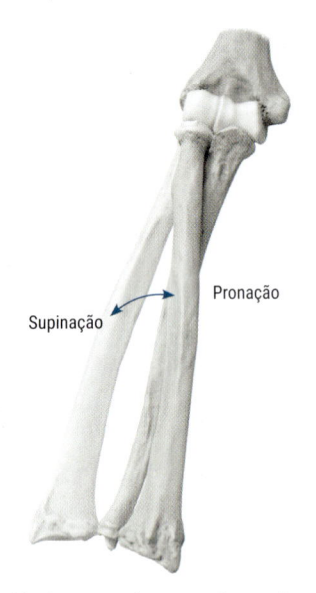

D Movimentos de pronação-supinação nas articulações do cotovelo e do antebraço, vista anterior.

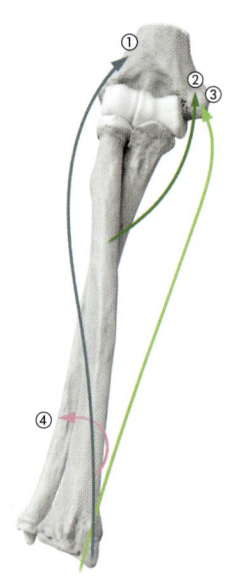

E Principais músculos envolvidos na pronação: ① braquiorradial (desde a posição anatômica até a neutra), ② pronador redondo, ③ flexor radial do carpo e ④ pronador quadrado.

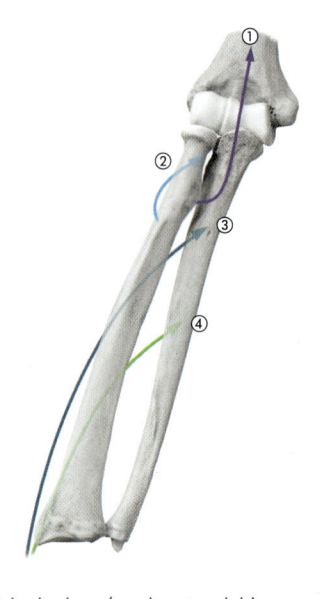

F Principais músculos envolvidos na supinação: ① bíceps braquial, ② supinador, ③ extensor longo do polegar e ④ abdutor longo e extensor curto do polegar.

Figura 20-15 Movimentos no complexo articular do cotovelo e do antebraço e músculos envolvidos.

Tabela 20-14	Músculos que atuam no cotovelo (articulações umeroulnar e umerorradial)			
Flexão	• Braquial • Bíceps braquial • Pronador redondo	• Flexor radial do carpo • Palmar longo • Flexor ulnar do carpo	• Flexor superficial dos dedos • Braquiorradial • Extensor radial longo do carpo
Extensão	• Tríceps braquial • Ancôneo	• Extensor dos dedos	• Extensor do dedo mínimo • Extensor ulnar do carpo

Tabela 20-15	Músculos com ação no antebraço (articulações radiumerais)			
Pronação	• Pronador quadrado • Pronador redondo	• Braquiorradial (até a posição neutra)	• Flexor radial do carpo
Supinação	• Supinador • Bíceps braquial	• Extensor longo do polegar • Abdutor longo do polegar	• Extensor curto do polegar

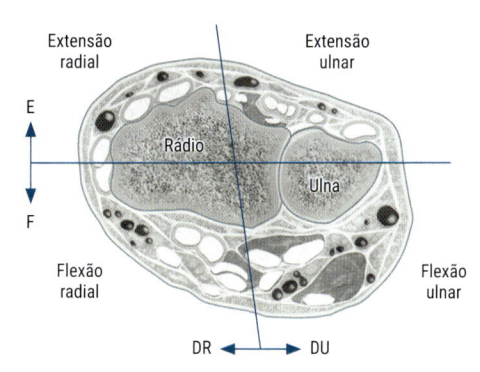

Figura 20-16 A articulação radiocarpal é uma articulação condilar com movimentos de flexão (F), extensão (E), desvio radial (DR) e desvio ulnar (DU). Nesse diagrama, é possível ver os eixos que separam os compartimentos. Os tendões posteriores são extensores, e os tendões anteriores são flexores. Aqueles que permanecem no lado radial são desviadores radiais, e aqueles no lado ulnar são desviadores ulnares.

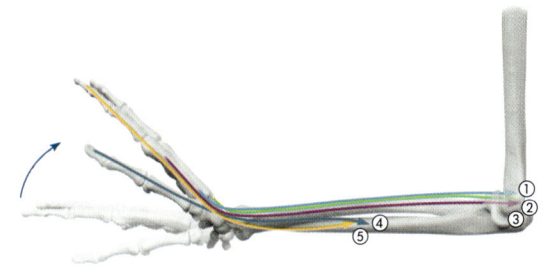

A Principais músculos envolvidos na extensão: ① extensor radial longo do carpo, ② extensor radial curto do carpo, ③ músculos extensores, camada superficial (até o epicôndilo lateral), ④ extensor longo do polegar e ⑤ extensor do indicador.

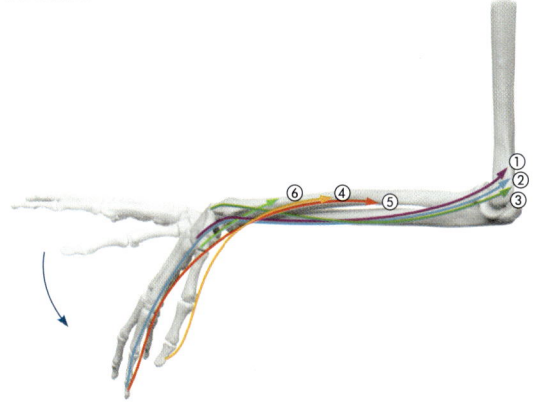

B Principais músculos envolvidos na flexão: ① flexor radial do carpo, ② flexor superficial dos dedos, ③ flexor ulnar do carpo, ④ flexor longo do polegar, ⑤ flexor profundo dos dedos e ⑥ abdutor longo do polegar.

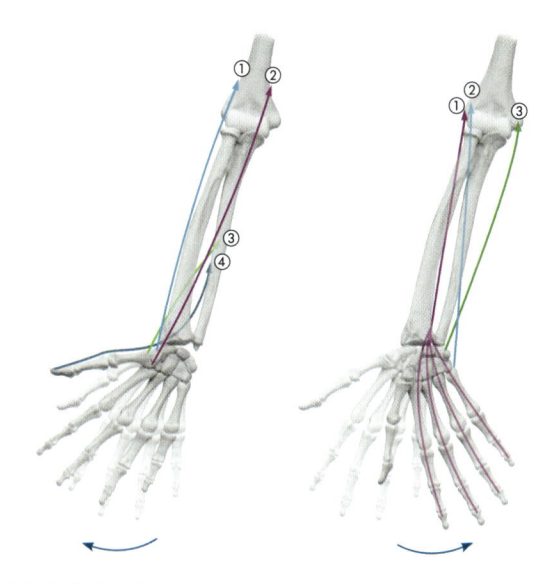

C Principais músculos envolvidos no desvio radial: ① extensores radiais do carpo ② flexor radial do carpo, ③ abdutor longo do polegar (e extensor curto) e ④ extensor longo do polegar.

D Principais músculos envolvidos no desvio ulnar: ① extensor dos dedos, ② extensor ulnar do carpo e ③ flexor ulnar do carpo.

Figura 20-17 Movimentos nas articulações radiocarpal e mediocarpal e músculos envolvidos.

Tabela 20-16	Músculos com ação no punho (articulações radiocarpal e mediocarpal)		
Extensão	• Extensor radial longo do carpo • Extensor radial curto do carpo • Extensor ulnar do carpo	• Extensor dos dedos • Extensor longo do polegar • Extensor do indicador	• Extensor do dedo mínimo
Flexão	• Flexor radial do carpo • Flexor ulnar do carpo • Flexor superficial dos dedos	• Flexor longo do polegar • Palmar longo • Abdutor longo do polegar	• Flexor profundo dos dedos
Desvio radial	• Extensor radial longo do carpo • Extensor radial curto do carpo	• Flexor radial do carpo • Abdutor longo do polegar	• Extensor longo do polegar • Extensor curto do polegar
Desvio ulnar	• Flexor ulnar do carpo	• Extensor ulnar do carpo	• Extensor dos dedos

Músculos da mão

Os músculos da mão estão organizados em três regiões: tenar (do polegar ou radial), hipotenar (do dedo mínimo ou ulnar) e palmar média, entre as duas anteriores. Além dos músculos intrínsecos da mão, também passam nessas regiões os tendões dos músculos longos, que vêm do antebraço e que seguem por diferentes espaços, como o túnel do carpo ou as lâminas dorsais do carpo.

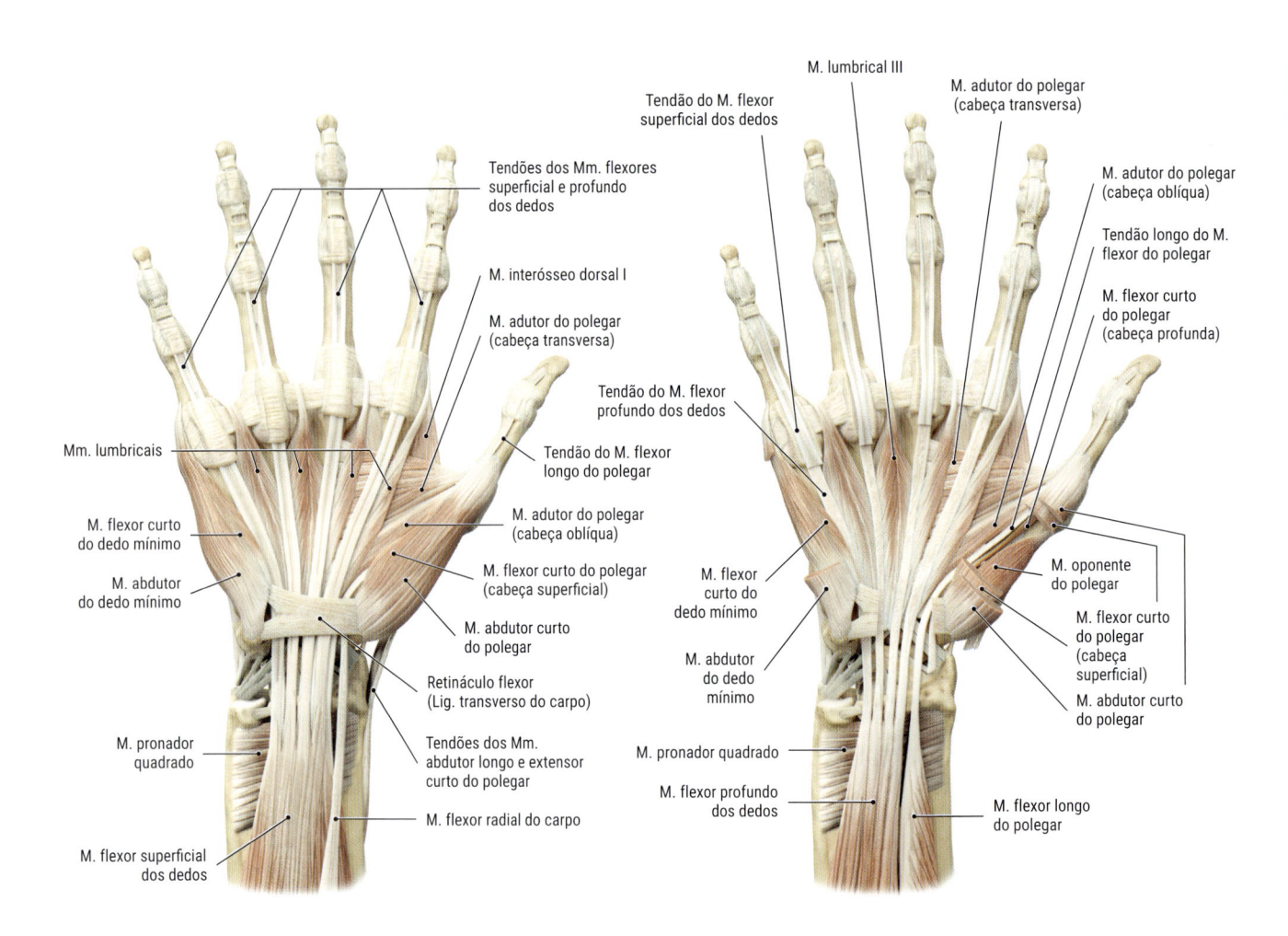

A Camada superficial após a remoção da aponeurose palmar e do músculo palmar curto.

B Segunda camada. O músculo flexor superficial dos dedos foi removido e foi feita uma janela com a musculatura superficial das eminências tenar e hipotenar.

Figura 20-18 Músculos das mãos, longos e curtos (intrínsecos). Vista palmar de uma mão direita.

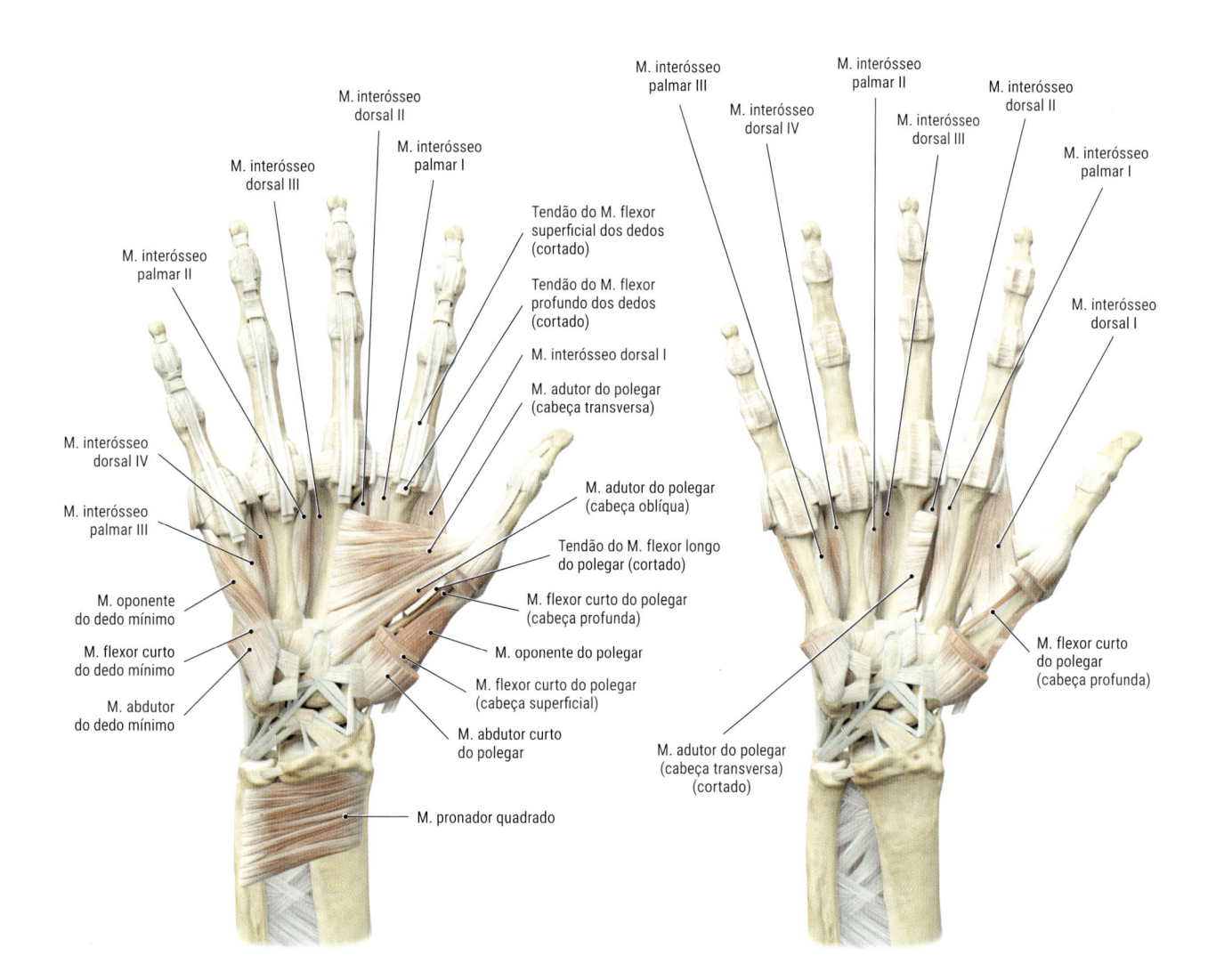

C Camada profunda com o músculo adutor do polegar e a musculatura interóssea. Nessa camada, também é possível visualizar os músculos oponentes do polegar e do dedo mínimo.

D Camada profunda. Depois de remover a maioria dos músculos, são encontrados os músculos interósseos palmar e dorsal entre os ossos metacarpais.

Tabela 20-17 Músculos da eminência tenar

M. abdutor curto do polegar

		Ação	Inervação
Origem:	• Escafoide • Retináculo flexor	• Abdução do polegar • Flexão da Art. metacarpofalângica e extensão da interfalângica do polegar	N. mediano (C6-C7)
Inserção:	• Base da falange proximal do polegar • Sesamoide lateral • Dispositivo extensor		

M. flexor curto do polegar

		Ação	Inervação
Origem:	① **Cabeça superficial:** trapézio e retináculo flexor ② **Cabeça profunda:** capitato e trapezoide	• Flexão do polegar • Flexão da Art. metacarpofalângica e extensão da interfalângica do polegar	• **Cabeça superficial:** N. mediano (C6-C7) • **Cabeça profunda:** N. ulnar (C8-T1)
Inserção:	• Falange proximal do polegar • Sesamoide lateral • Dispositivo extensor		

M. oponente do polegar

		Ação	Inervação
Origem:	• Trapézio • Retináculo flexor	Oposição do polegar	N. mediano (C6-C7)
Inserção:	Face radial do 1º metacarpal		

M. adutor do polegar

		Ação	Inervação
Origem:	① **Cabeça transversa:** face anterior do 3º metacarpal e base do 2º ② **Cabeça oblíqua:** trapézio, trapezoide e capitato	Adução do polegar	N. ulnar (C8-T1)
Inserção:	• Base da falange proximal do polegar • Sesamoide medial • Dispositivo extensor		

Tabela 20-18 Músculos da eminência hipotenar

M. abdutor do dedo mínimo

		Ação	Inervação
Origem:	• Pisiforme • Lig. pisounciforme • Retináculo flexor	• Abdução do dedo mínimo • Flexão da Art. metacarpofalângica e extensão das interfalângicas do dedo mínimo	N. ulnar (C8-T1)
Inserção:	• Face ulnar da base da falange proximal do dedo mínimo • Dispositivo extensor		

Tabela 20-18 Músculos da eminência hipotenar (cont.)

M. flexor curto do dedo mínimo			Ação	Inervação
	Origem:	• Hâmulo do osso hamato • Retináculo flexor	• Flexão do dedo mínimo na Art. metacarpofalângica e extensão das interfalângicas	N. ulnar (C8-T1)
	Inserção:	• Face ulnar da base da falange proximal do dedo mínimo		

M. oponente do dedo mínimo			Ação	Inervação
	Origem:	• Hâmulo do osso hamato • Lig. pisounciforme	Oposição do dedo mínimo	N. ulnar (C8-T1)
	Inserção:	Face ulnar do 5º metacarpal		

M. palmar curto			Ação	Inervação
	Origem:	Margem ulnar da aponeurose palmar	Tensão da pele	N. ulnar (C8-T1)
	Inserção:	Pele ulnar da mão		

Tabela 20-19 Músculos da região palmar média

Mm. lumbricais			Ação	Inervação
	Origem:	Tendões do M. flexor profundo dos dedos	Flexão da Art. metacarpofalângica e extensão das interfalângicas dos dedos 2º a 5º	• Lumbricais I e II: N. mediano (C7-T1) • Lumbricais III e IV: N. ulnar (C8-T1)
	Inserção:	Parte radial do dispositivo extensor		

Mm. interósseos dorsais			Ação	Inervação
	Origem:	Espaços interósseos (intermetacarpais). Cada espaço interósseo corresponde ao músculo	• Abdução (separação) dos dedos • Flexão da Art. metacarpofalângica e extensão das interfalângicas	N. ulnar (C8-T1)
	Inserção:	• I e II, lado radial da base da falange proximal do indicador (I) e do dedo médio (II). Dispositivo de extensão lateral radial • III e IV, lado ulnar da base da falange proximal do dedo médio (III) e do dedo anular (IV). Dispositivo extensor ulnar		

Mm. interósseos palmares			Ação	Inervação
	Origem:	• I, 2º espaço interósseo • II, 3º espaço interósseo • III, 4º espaço interósseo	Adução dos dedos 2º, 4º e 5º	N. ulnar (C8-T1)
	Inserção:	Dispositivo extensor no lado ulnar do indicador (II) e no lado radial do dedo anular (II) e do dedo mínimo (III)		

> **Nota clínica**
>
> A tenossinovite de De Quervain é uma condição inflamatória que afeta o primeiro sulco dorsal do carpo. Está associada a movimentos repetitivos do polegar e do punho, especialmente à extensão e à deflexão radiais. Como há uma inflamação da sinóvia e ela está em um túnel osteofibroso, ocorre dor no polegar que limita os seus movimentos.

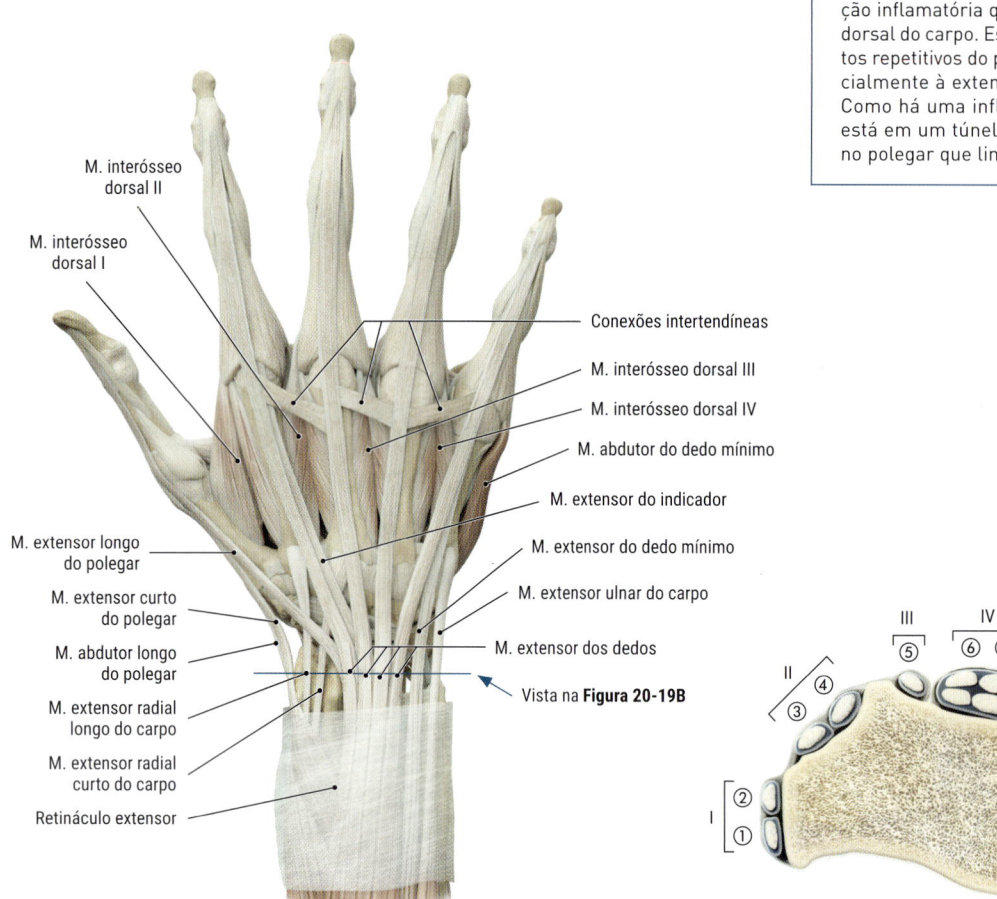

A Vista dorsal da mão. O retináculo extensor e as bainhas tendíneas foram cortados para observar os tendões. A linha azul marca o nível do corte transversal à direita.

B Sulcos dorsais do carpo e seu conteúdo (ver **Tabela 20-20**). O nível do corte está marcado na imagem A.

Figura 20-19 Sulcos dorsais do carpo. Os tendões dos músculos longos do antebraço em direção à mão são organizados em diferentes túneis osteofibrosos chamados sulcos. Os tendões passam por cada sulco, cobertos pelas bainhas tendíneas dorsais do carpo e acompanhados por uma bainha sinovial que reduz o atrito.

Tabela 20-20	Sulcos dorsais do carpo		
I	• M. abdutor longo do polegar ① • M. extensor curto do polegar ② (Bainha tendínea dos Mm. abdutor longo e extensor curto do polegar)	IV	• M. extensor dos dedos ⑥ • M. extensor do indicador ⑦ (Bainha tendínea dos Mm. extensor dos dedos e extensor do indicador)
II	• M. extensor radial longo do carpo ③ • M. extensor radial curto do carpo ④ (Bainha tendínea dos Mm. extensores radiais do carpo)	V	M. extensor do dedo mínimo ⑧ (Bainha tendínea do M. extensor do dedo mínimo)
III	M. extensor longo do polegar ⑤ (Bainha tendínea do M. extensor longo do polegar)	VI	M. extensor ulnar do carpo ⑨ (Bainha tendínea do M. extensor ulnar do carpo)

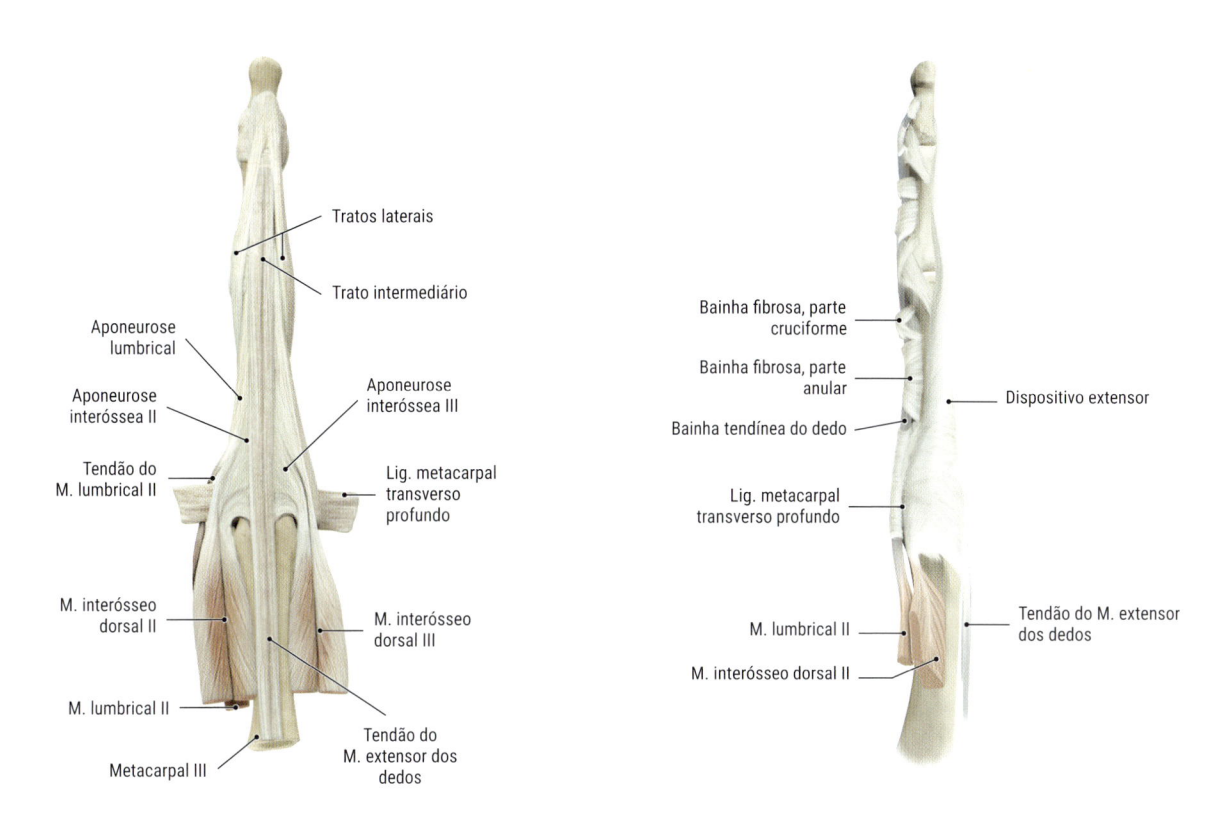

A Vista dorsal do 3º dedo (médio).

B Vista lateral do 3º dedo (médio). A parte proximal dos tendões flexores foi removida.

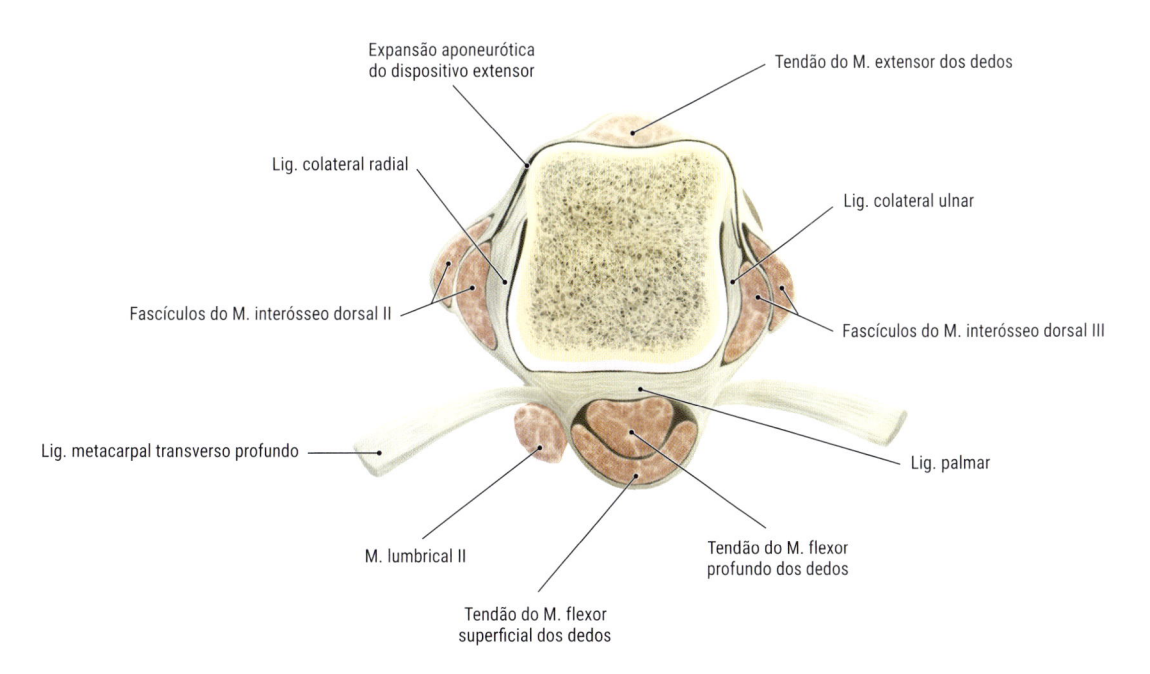

C Corte transversal no nível da cabeça do 3º metacarpal (dedo médio) para ver os componentes que formam o dispositivo extensor e os músculos flexores dos dedos.

Figura 20-20 Componentes da aponeurose dorsal ou dispositivo extensor.

Bolsas do membro superior

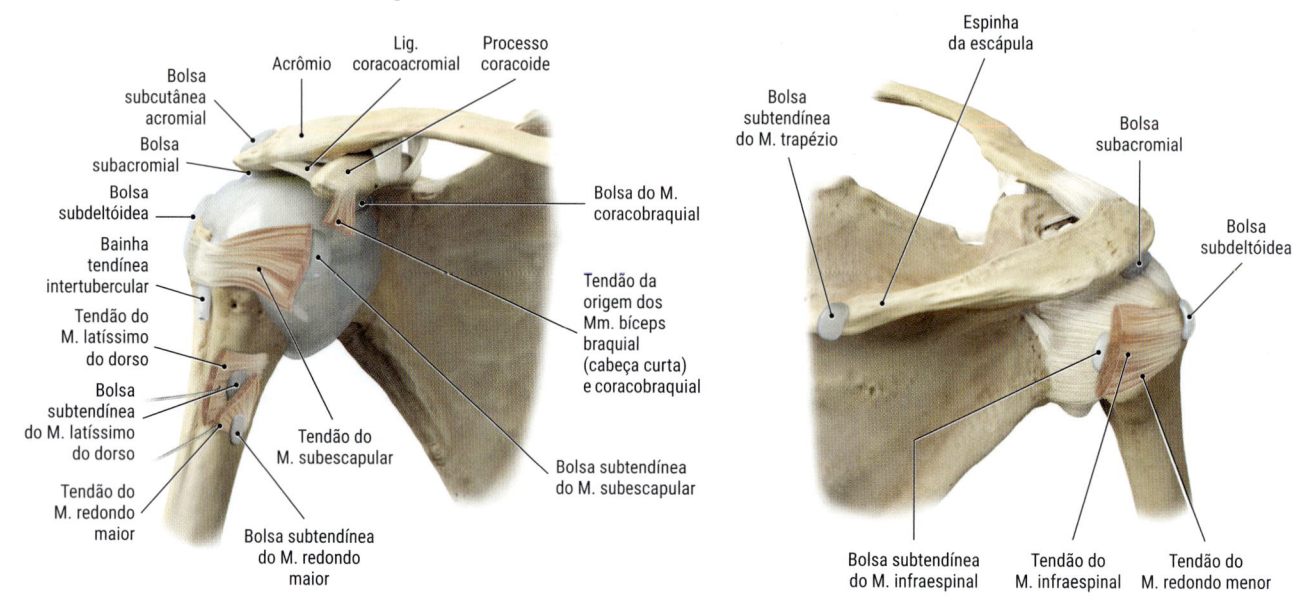

A Ombro, vista anterior. Além das bolsas, pode-se ver a bainha tendínea intertubercular do tendão da cabeça longa do músculo bíceps braquial.

B Ombro, vista posterior.

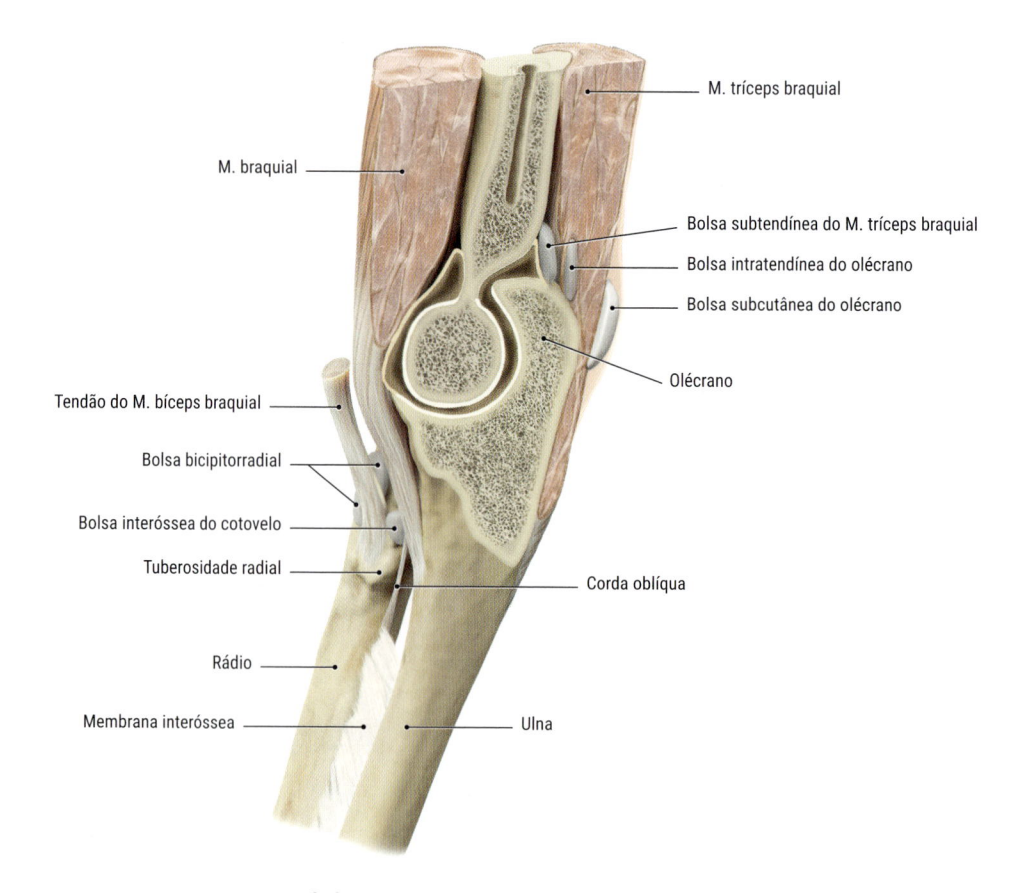

C Corte parassagital do cotovelo.

Figura 20-21 Bolsas do membro superior.

20 | Músculos do membro superior | **297**

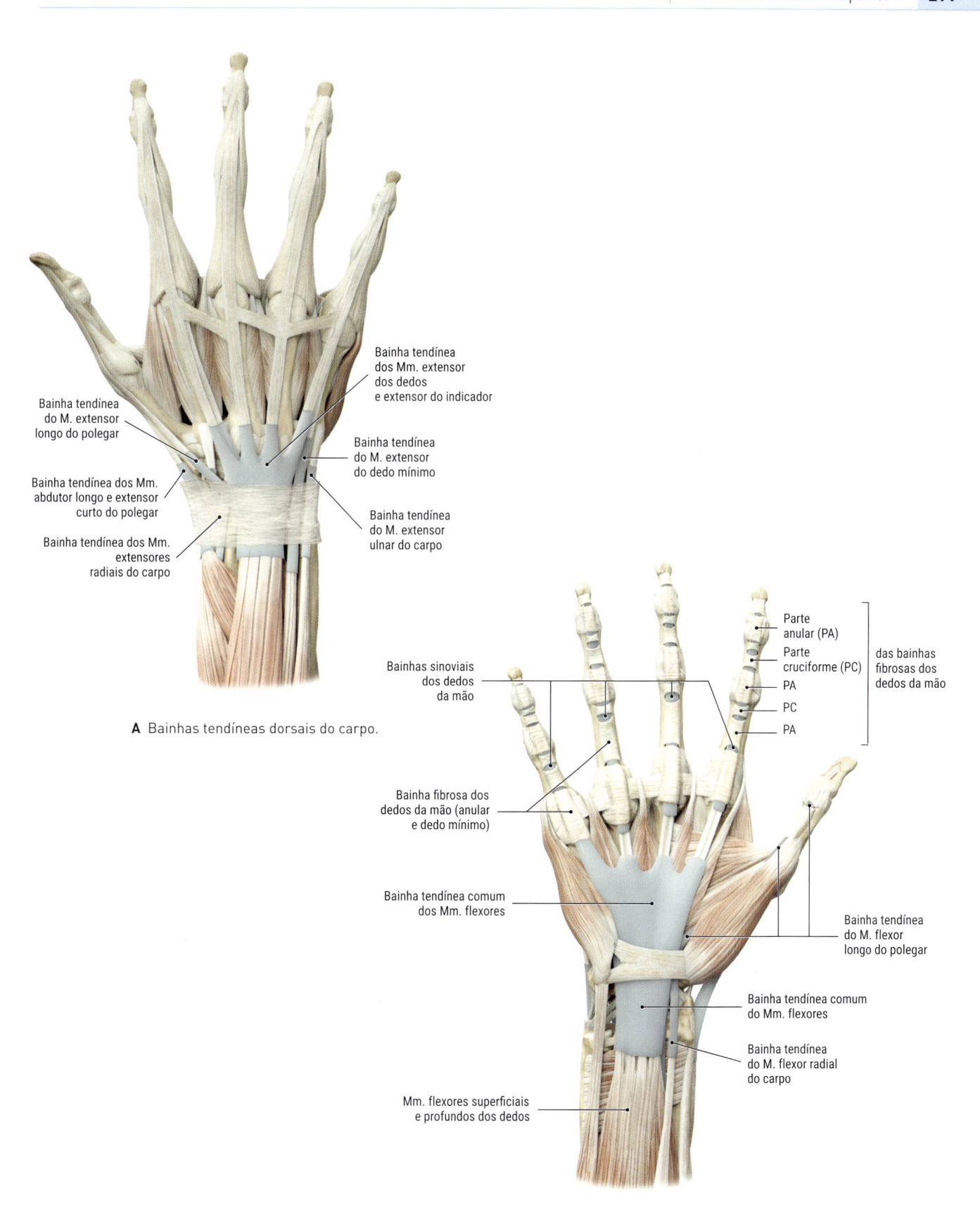

A Bainhas tendíneas dorsais do carpo.

- Bainha tendínea do M. extensor longo do polegar
- Bainha tendínea dos Mm. abdutor longo e extensor curto do polegar
- Bainha tendínea dos Mm. extensores radiais do carpo
- Bainha tendínea dos Mm. extensor dos dedos e extensor do indicador
- Bainha tendínea do M. extensor do dedo mínimo
- Bainha tendínea do M. extensor ulnar do carpo

B Bainhas tendíneas palmares do carpo.

- Bainhas sinoviais dos dedos da mão
- Bainha fibrosa dos dedos da mão (anular e dedo mínimo)
- Bainha tendínea comum dos Mm. flexores
- Mm. flexores superficiais e profundos dos dedos
- Parte anular (PA)
- Parte cruciforme (PC)
- PA
- PC
- PA
- das bainhas fibrosas dos dedos da mão
- Bainha tendínea do M. flexor longo do polegar
- Bainha tendínea comum do Mm. flexores
- Bainha tendínea do M. flexor radial do carpo

Figura 20-22 Bainhas tendíneas do carpo.

Movimentos dos dedos e articulação trapeziometacarpal

A articulação trapeziometacarpal é uma articulação selar que fornece uma grande variedade de movimentos do polegar, essenciais para a funcionalidade da mão. O polegar é movido por uma grande variedade de músculos específicos que vêm do antebraço (músculos longos) e por músculos tenares (músculos curtos).

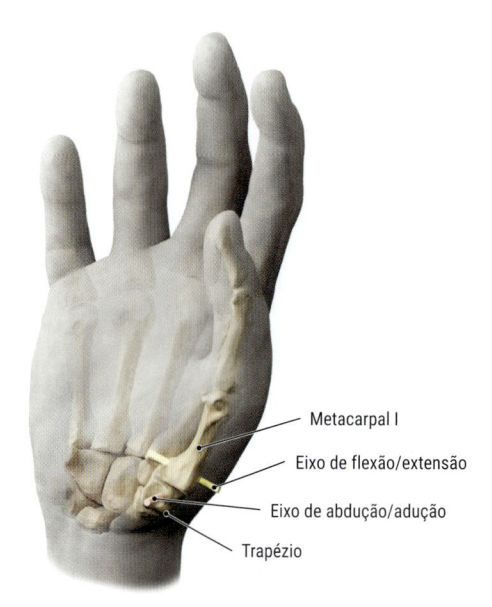

Figura 20-23 Detalhe da articulação trapeziometacarpal e dos eixos de movimento, vista palmar radial. O polegar está localizado a cerca de 30° em relação aos outros dedos da mão.

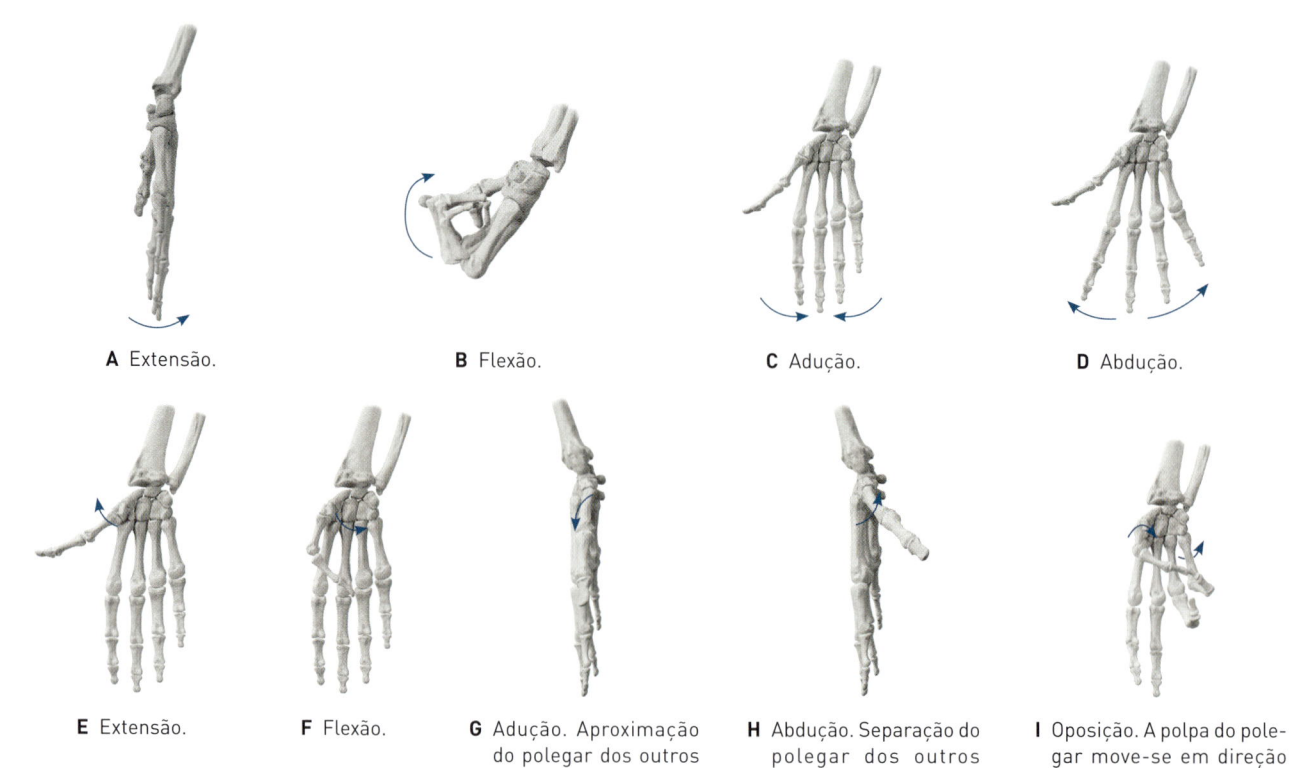

A Extensão.
B Flexão.
C Adução.
D Abdução.
E Extensão.
F Flexão.
G Adução. Aproximação do polegar dos outros dedos.
H Abdução. Separação do polegar dos outros dedos.
I Oposição. A polpa do polegar move-se em direção aos outros dedos; o dedo mínimo também produz oposição.

Figura 20-24 **A-D.** Movimentos do 2º ao 5º dedos no nível das articulações metacarpofalângicas e interfalângicas. **E-I.** Movimentos específicos do polegar, articulação trapeziometacarpal.

Tabela 20-21 Músculos com ação nos dedos (articulações metacarpofalângicas e interfalângicas, dedos 2-5)

Extensão	• Extensor dos dedos (2-5) • Extensor do indicador (2) • Extensor do dedo mínimo (5) • Interósseos e lumbricais (interfalângicas 2-5)
Flexão	• Flexor curto do dedo mínimo • Flexor superficial dos dedos (2-5) • Flexor profundo dos dedos (2-5) • Interósseos e lumbricais (metacarpofalângicas 2-5)
Abdução	• Abdutor do dedo mínimo • Interósseos dorsais • Extensor dos dedos • Extensor do indicador • Extensor do dedo mínimo
Adução	Interósseos palmares
Oposição do dedo mínimo	Oponente do dedo mínimo

Tabela 20-22 Músculos com ação no polegar (articulações trapeziometacarpais, metacarpofalângicas e interfalângicas do polegar)

Extensão	• Extensor longo do polegar • Extensor curto do polegar • Abdutor do polegar (interfalângica) • Flexor do polegar (interfalângica)
Flexão	• Flexor longo do polegar • Flexor curto do polegar • Abdutor do polegar (metacarpofalângica) • Flexor curto do polegar (metacarpofalângica)
Abdução	• Abdutor longo do polegar • Abdutor curto do polegar • Extensor curto do polegar
Adução	• Adutor do polegar
Oposição	• Oponente do polegar

> **Nota clínica**
>
> O movimento de oposição contrapõe a polpa do polegar em relação aos outros dedos, formando uma pinça. Funcionalmente, produz-se um processo na articulação trapeziometacarpal que concentra a pressão em pontos específicos, não se distribui e pode causar osteoartrite nessa articulação.

21 VASOS SANGUÍNEOS E LINFÁTICOS DO MEMBRO SUPERIOR

Artérias do membro superior

As artérias do membro superior, incluindo a região do cíngulo do membro superior, provêm da artéria subclávia, que se origina do tronco braquiocefálico à direita e diretamente do arco aórtico à esquerda. A artéria axilar é, especificamente, a primeira artéria do membro superior.

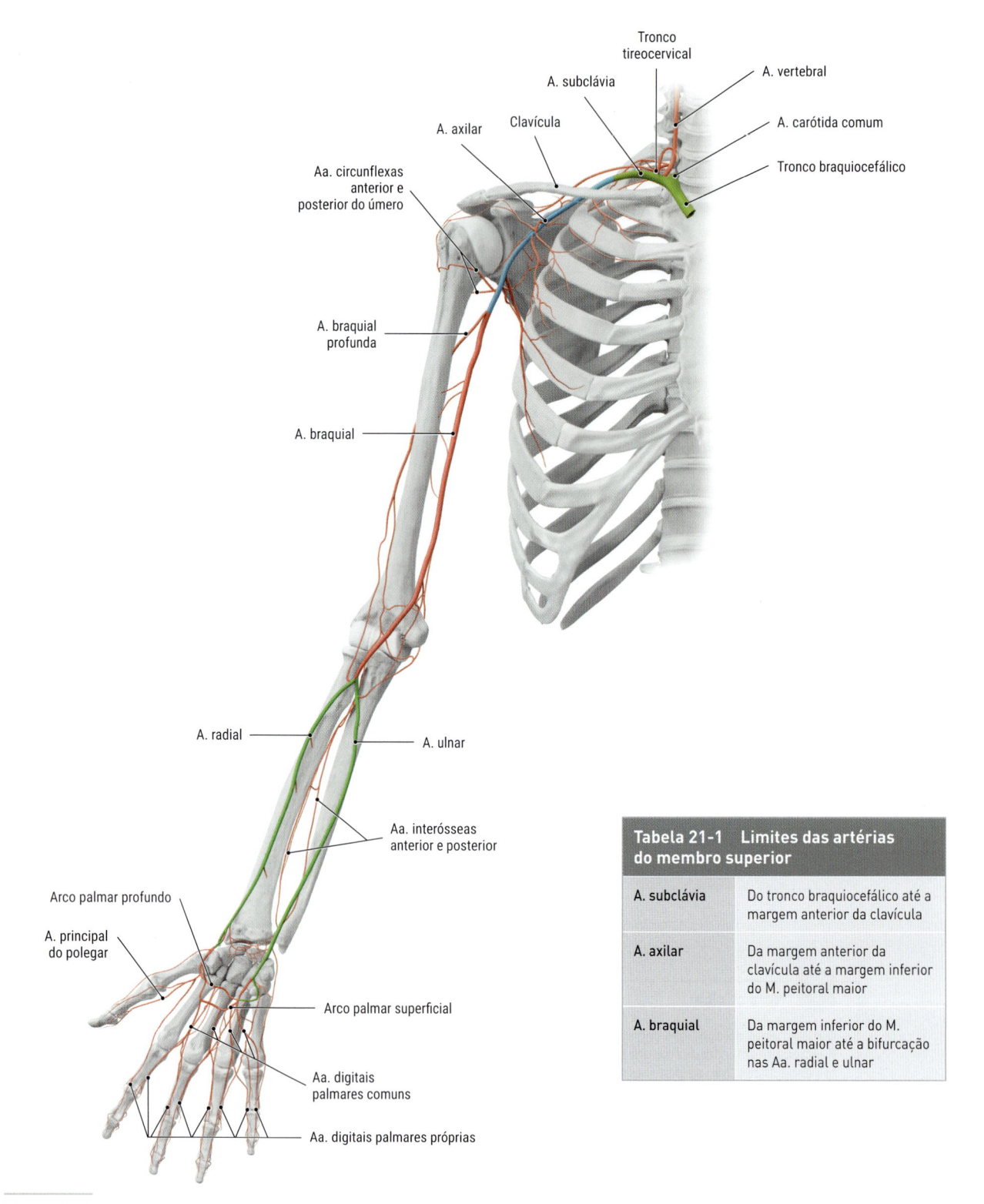

Tabela 21-1	Limites das artérias do membro superior
A. subclávia	Do tronco braquiocefálico até a margem anterior da clavícula
A. axilar	Da margem anterior da clavícula até a margem inferior do M. peitoral maior
A. braquial	Da margem inferior do M. peitoral maior até a bifurcação nas Aa. radial e ulnar

Figura 21-1 Visão geral anterior das artérias do cíngulo do membro superior e do membro superior.

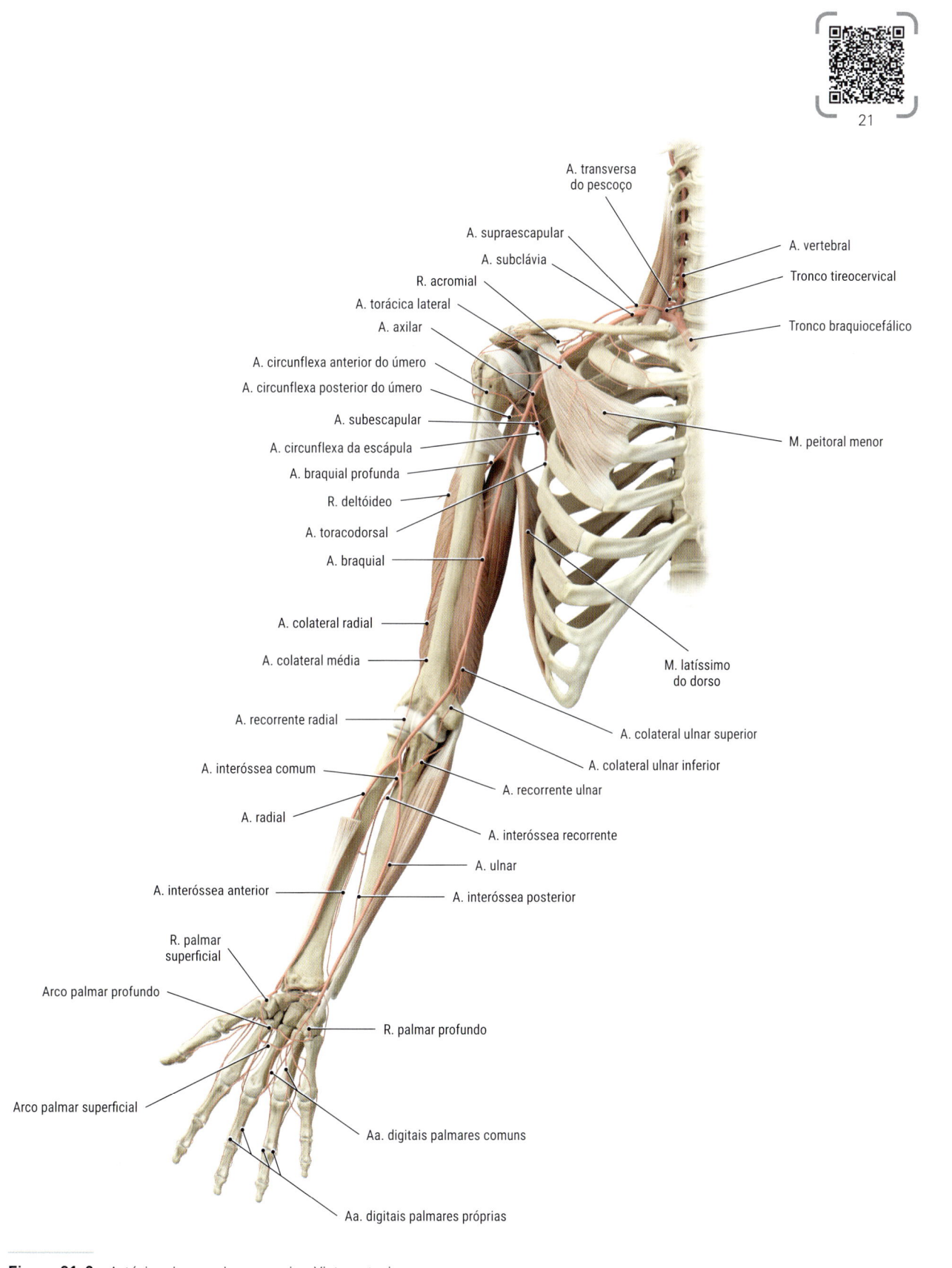

Figura 21-2 Artérias do membro superior. Vista anterior.

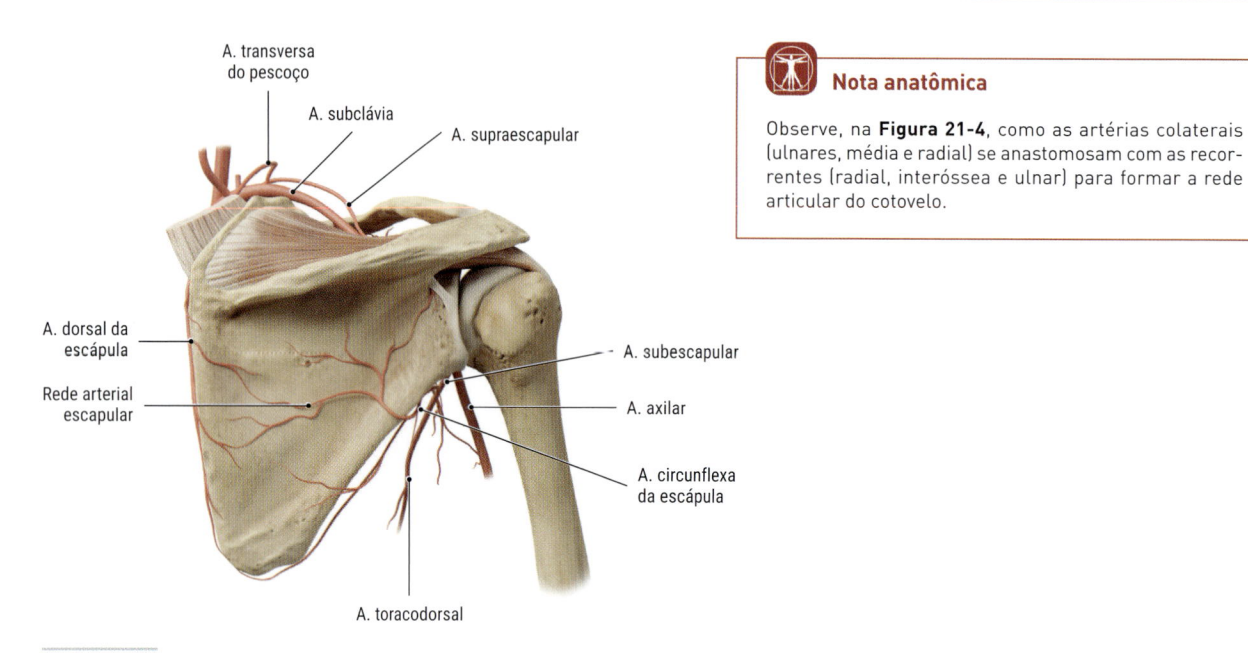

Nota anatômica

Observe, na **Figura 21-4**, como as artérias colaterais (ulnares, média e radial) se anastomosam com as recorrentes (radial, interóssea e ulnar) para formar a rede articular do cotovelo.

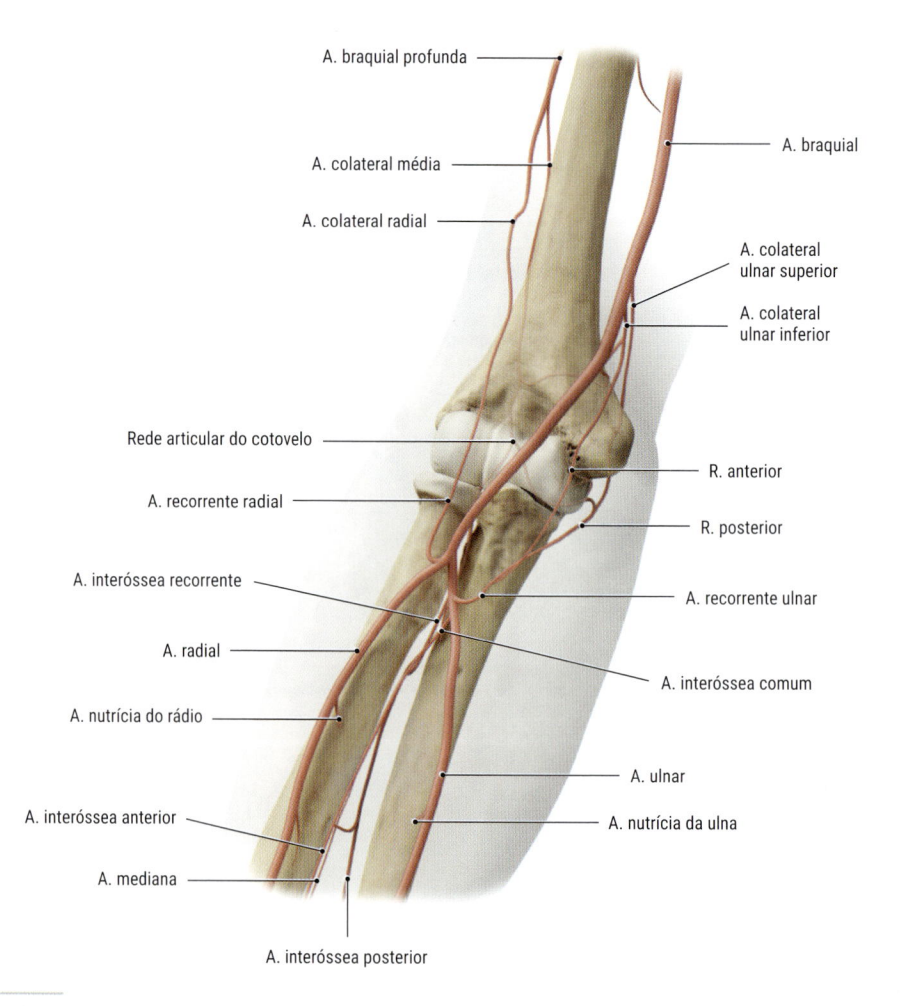

Figura 21-3 Rede arterial escapular. Vista posterior.

Figura 21-4 Detalhe das artérias do cotovelo e da região proximal do antebraço. Vista anterior.

Figura 21-5 Artérias do antebraço e da mão. Vista anterior.

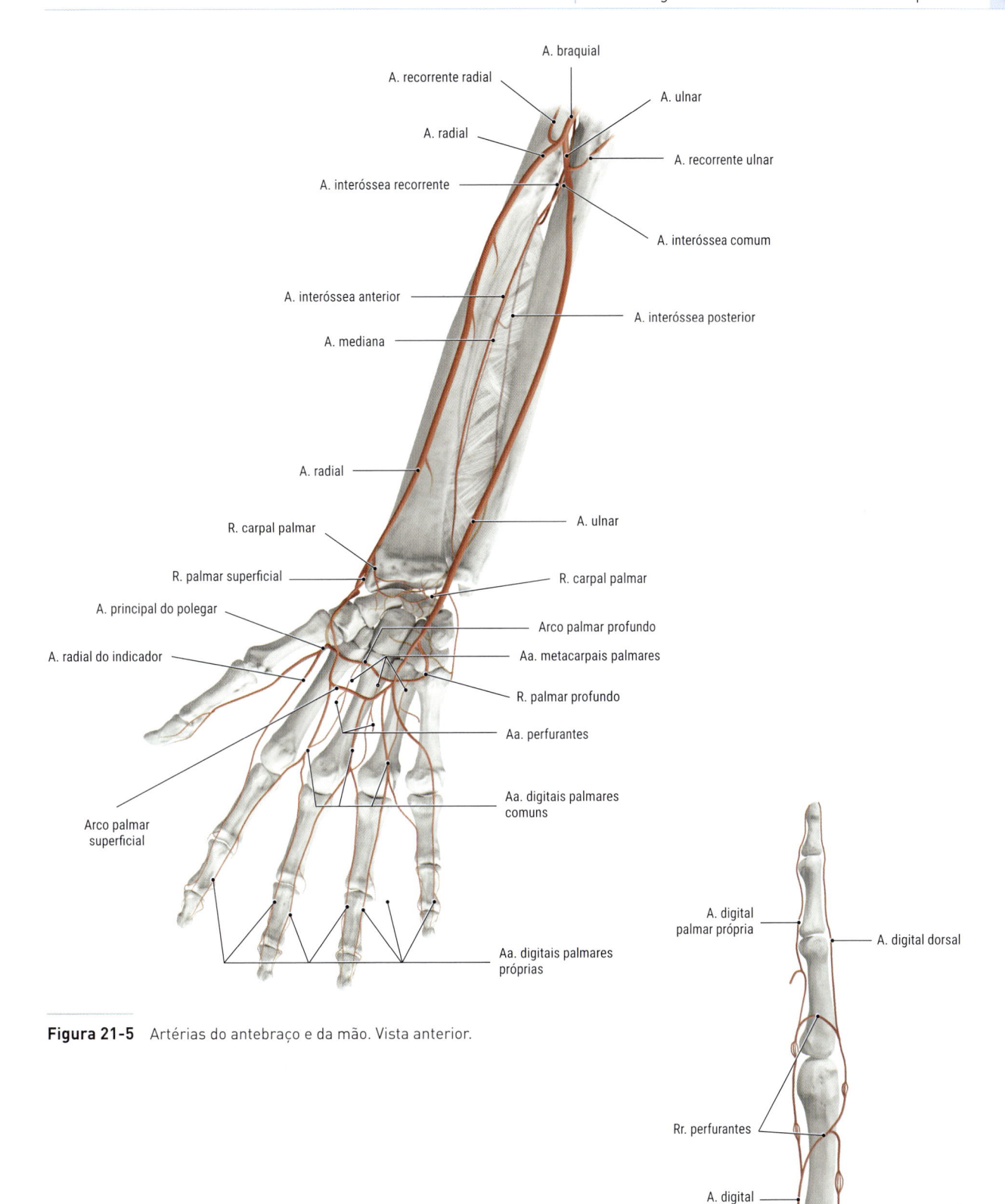

Figura 21-6 Anastomose entre a circulação palmar e a dorsal em um dedo da mão. Vista lateral.

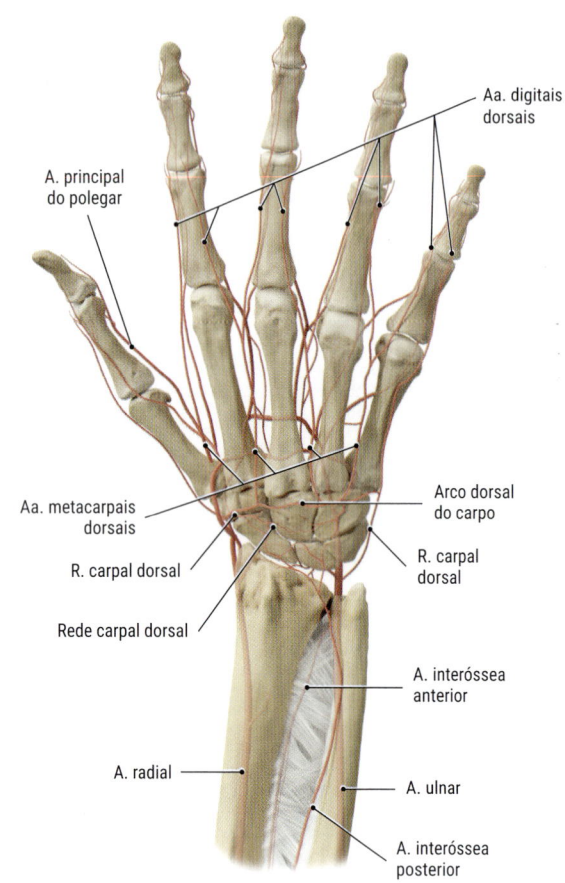

Figura 21-7 Artérias do dorso da mão. Vista posterior.

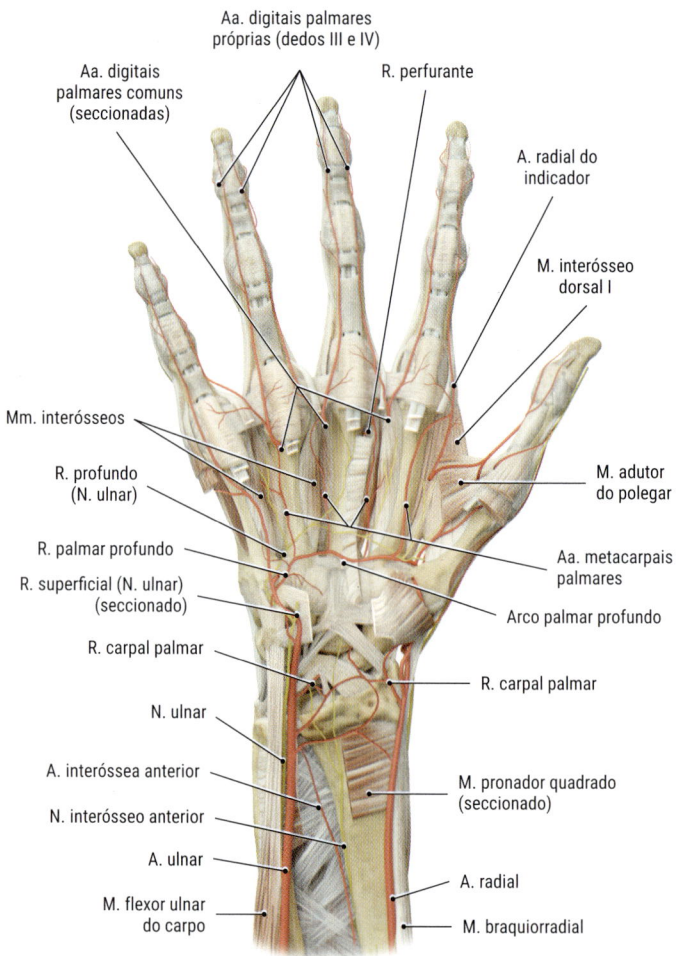

Figura 21-8 Artérias da mão. Plano profundo, vista anterior, com relações topográficas.

Veias do membro superior

As veias do membro superior são organizadas em um sistema superficial (epifascial) e um sistema profundo (subfascial). As veias do sistema profundo acompanham as artérias e, em geral, são duas e têm o mesmo nome da artéria. O sistema superficial é muito mais variável, e recebe nomes específicos. O sistema superficial é drenado para o profundo.

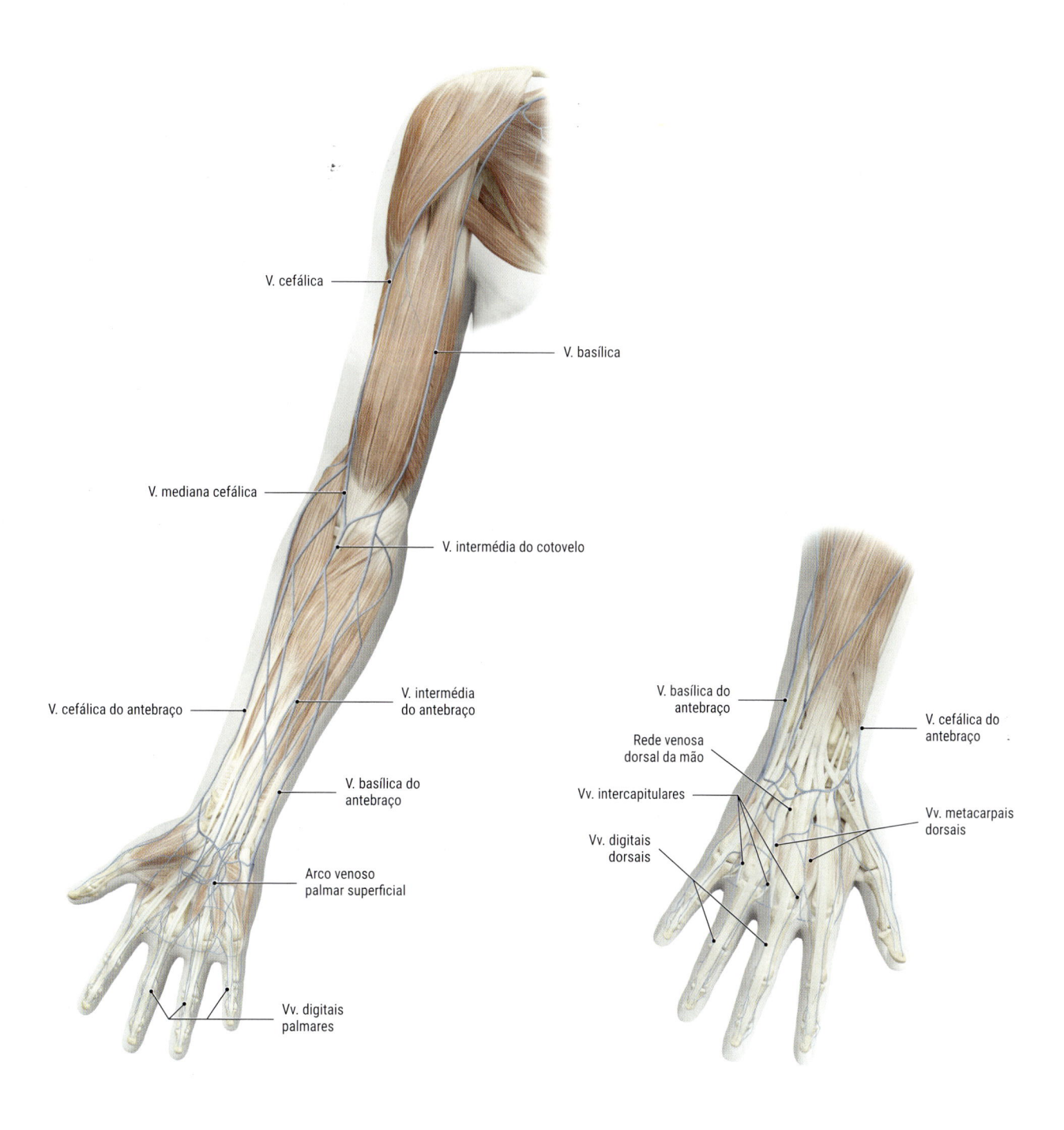

Figura 21-9 Veias superficiais do membro superior. Vista anterior.

Figura 21-10 Veias superficiais do dorso da mão.

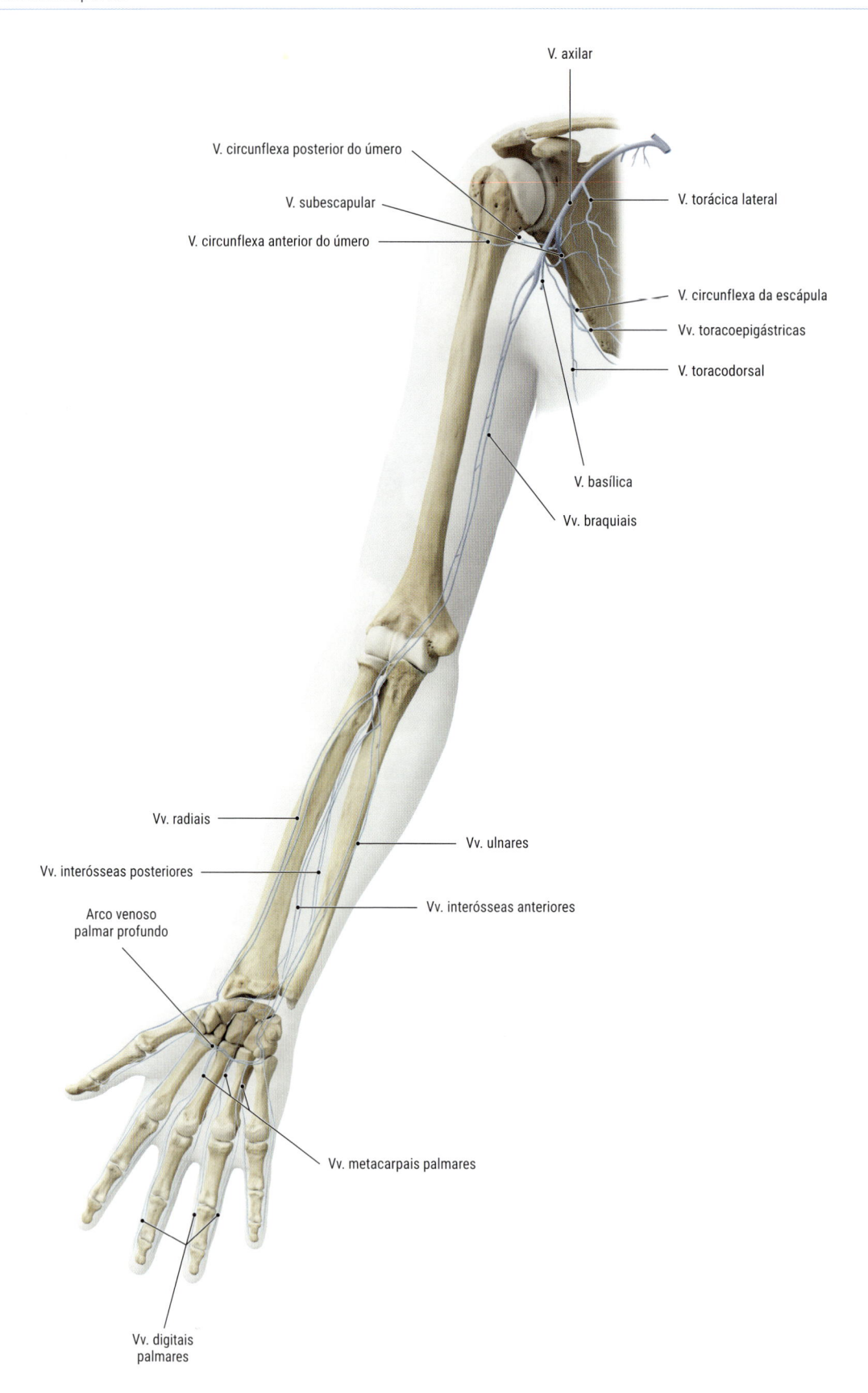

Figura 21-11 Veias profundas do membro superior. Vista anterior.

Vasos linfáticos do membro superior

Os vasos linfáticos do membro superior estão organizados nos sistemas superficial e profundo, com múltiplas anastomoses entre eles. Os territórios posteriores drenam para os anteriores, com algumas passagens laterais/radiais, que seguem aproximadamente o trajeto da veia cefálica, e outros tratos mediais/ulnares, que seguem a veia basílica. Entre os dois, observa-se um território intermediário do antebraço e do braço. Os tratos mediais/ulnares passam por mais estações em direção à rede axilar, onde converge a drenagem do membro superior.

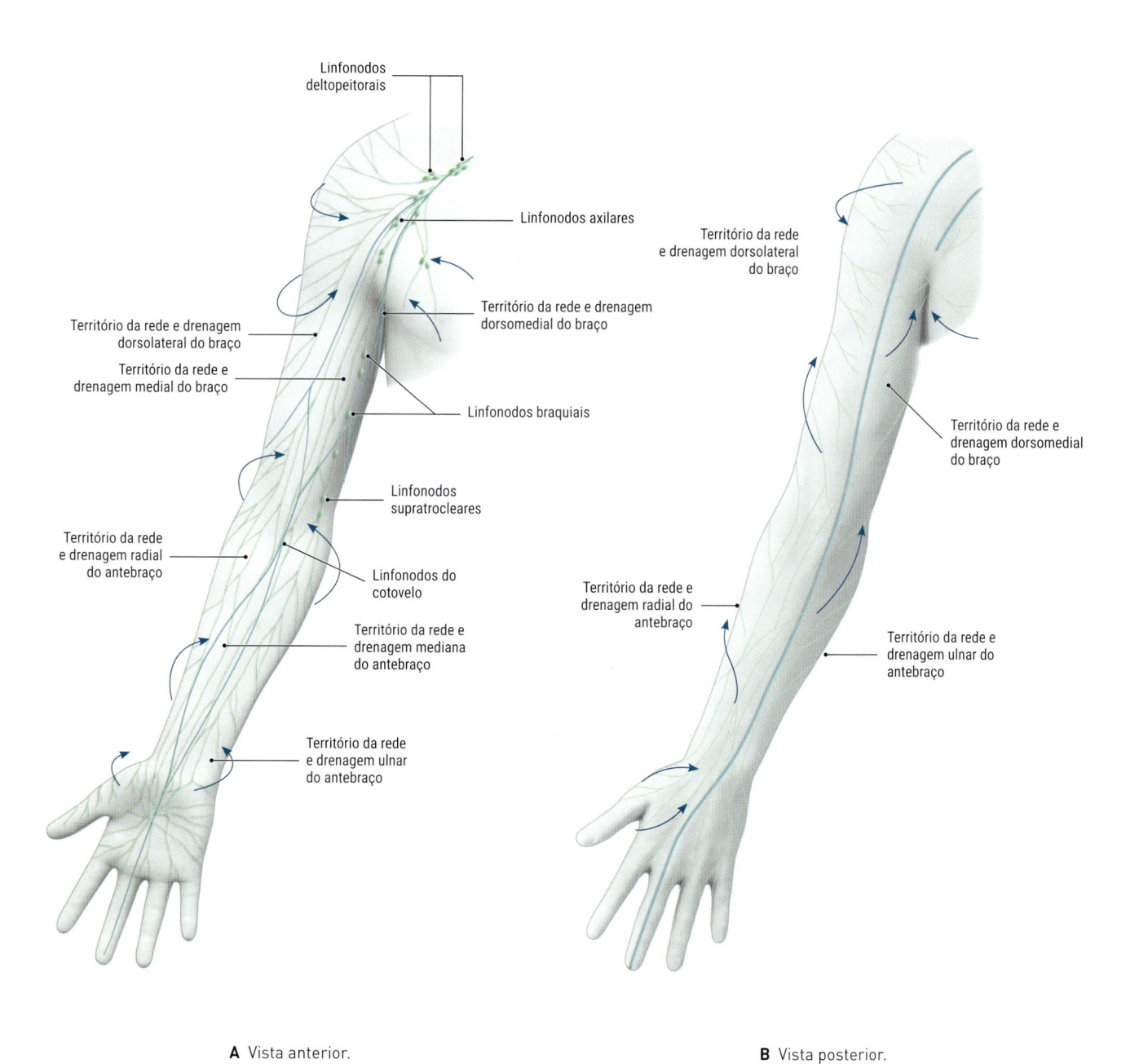

A Vista anterior.

B Vista posterior.

Figura 21-12 Visão geral dos territórios e vias linfáticas do membro superior.

22 NERVOS DO MEMBRO SUPERIOR

Plexo braquial

O plexo braquial é formado pelos ramos anteriores (ventrais) dos nervos espinais C5-T1. Dele surgem os nervos que inervam os músculos e a pele do membro superior. Esse plexo é organizado em raízes (ramos anteriores dos nervos espinais), troncos e fascículos. Da parte supraclavicular desse plexo, originam-se os nervos da musculatura do cíngulo do membro superior, e a parte infraclavicular origina os nervos do membro superior (braço, antebraço e mão).

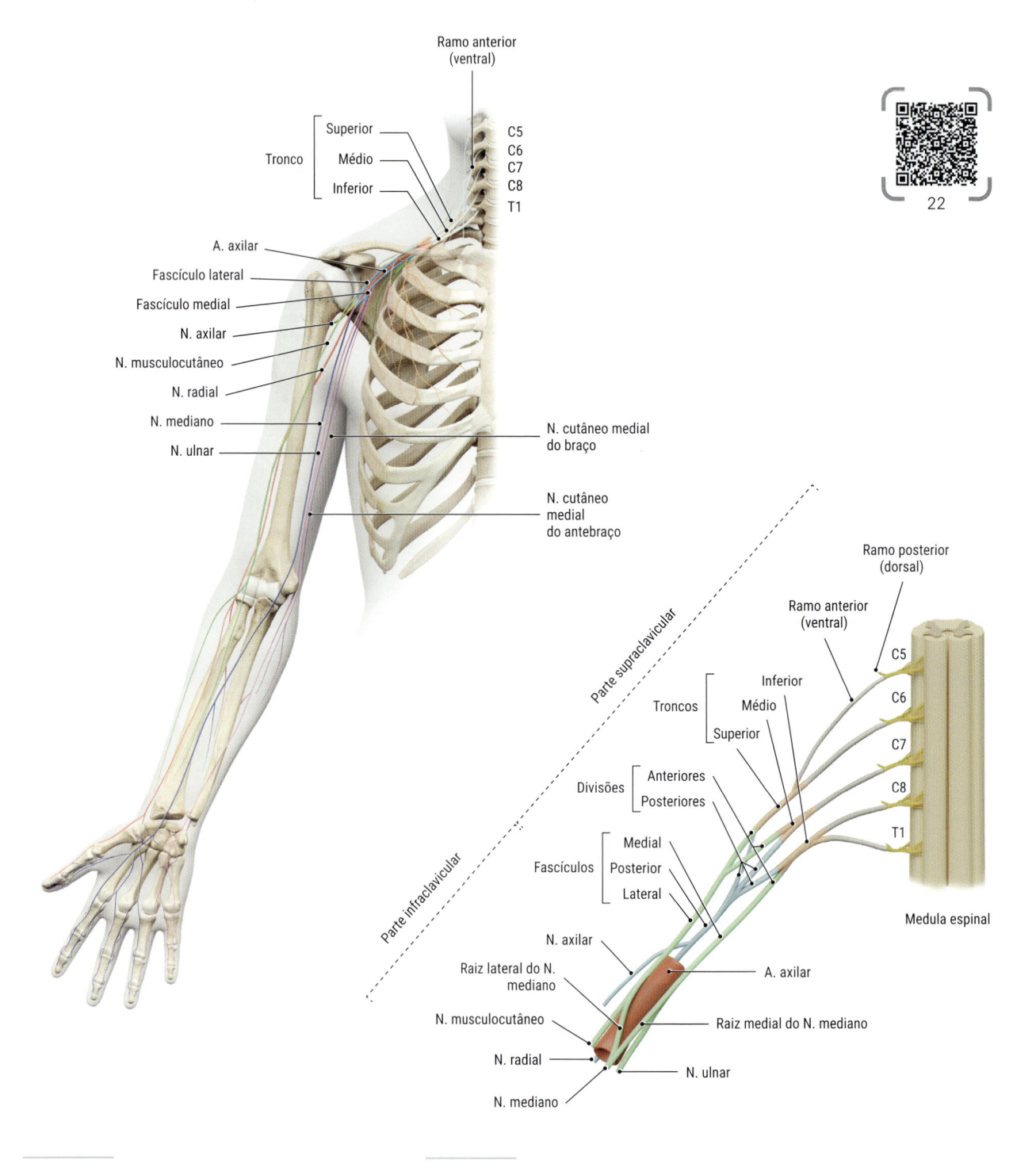

Figura 22-1 Visão geral dos principais nervos do plexo braquial.

Figura 22-2 Diagrama com os componentes do plexo braquial.

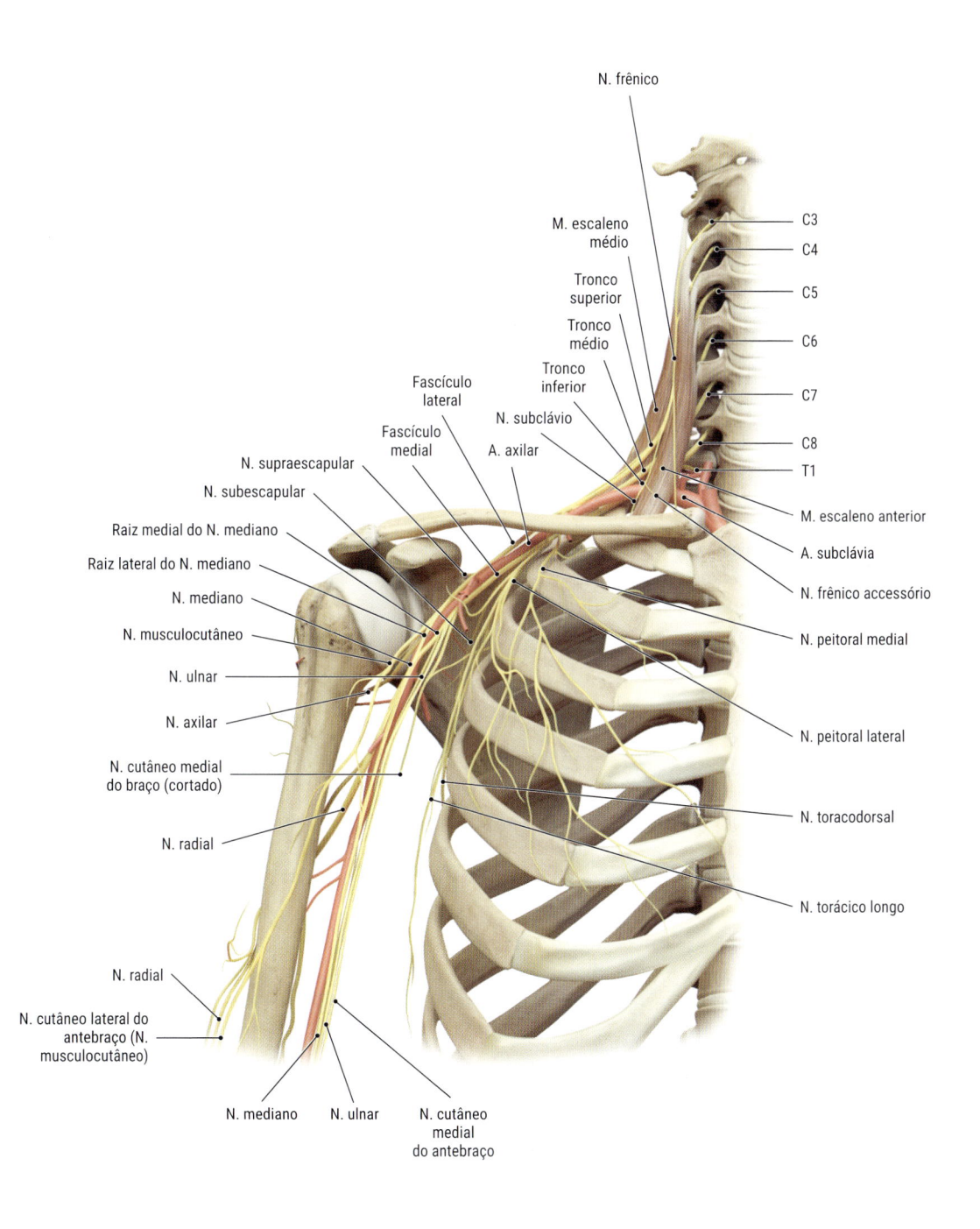

Figura 22-3 Visão geral do plexo braquial com todos os seus ramos. Vista anterior.

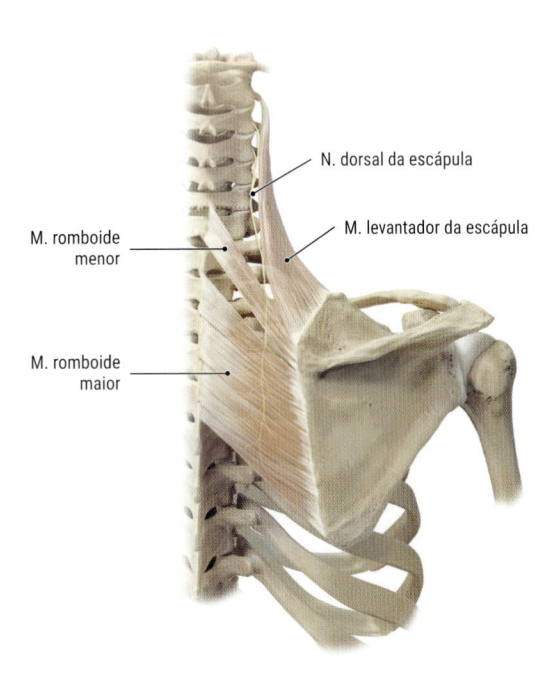

A Nervo dorsal da escápula e músculos inervados. Vista posterior.

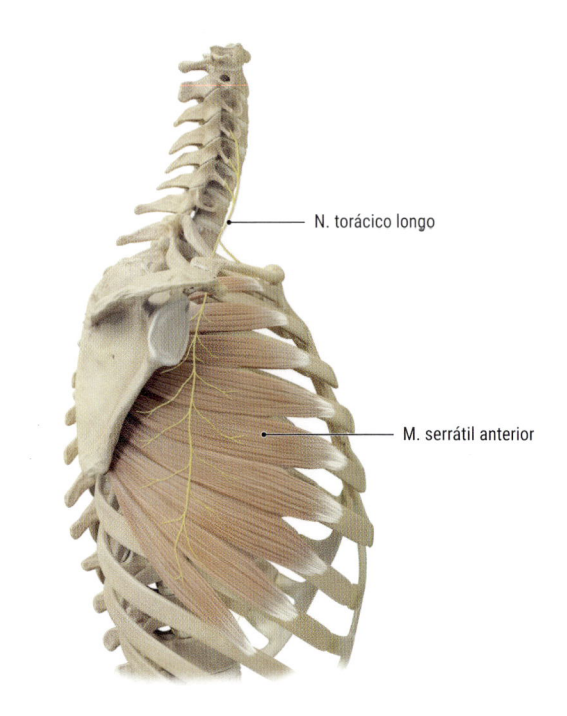

B Nervo torácico longo inervando o músculo serrátil anterior. Vista lateral.

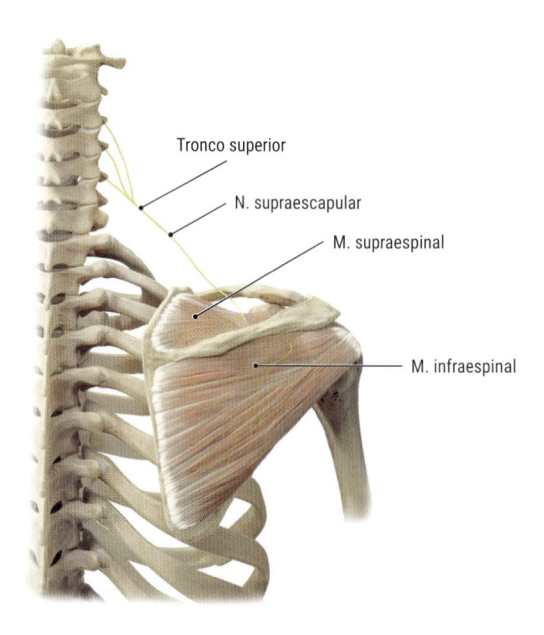

C Nervo supraescapular e músculos inervados. Vista posterior.

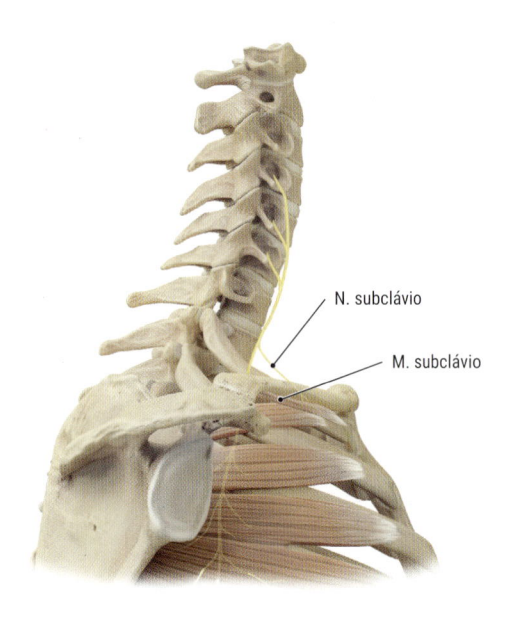

D Nervo subclávio inervando o músculo subclávio. Vista lateral.

Figura 22-4 Ramos supraclaviculares do plexo braquial e músculos que eles inervam.

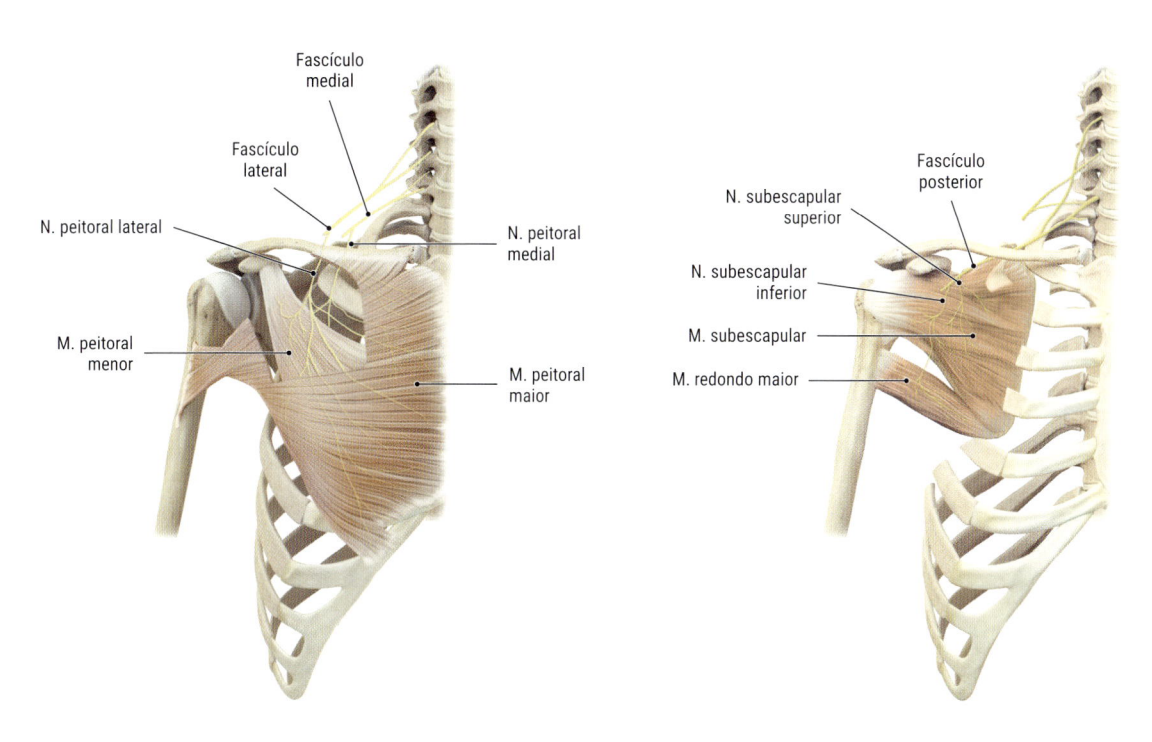

E Nervos peitorais inervando os músculos peitorais. Vista anterior.

F Nervos subescapulares e músculos inervados. Vista anterior.

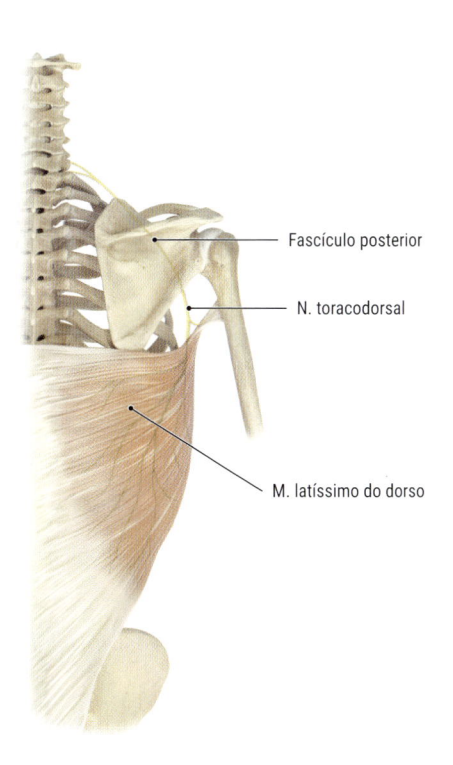

G Nervo toracodorsal inervando o músculo latíssimo do dorso. Vista posterior.

Nervos terminais do plexo braquial

Os nervos terminais do plexo braquial são aqueles que se originam da parte infraclavicular do plexo. Cinco nervos têm funções sensitivas e motoras: axilar, radial, ulnar, mediano e musculocutâneo.

Dois são apenas sensitivos: cutâneo medial do braço e cutâneo medial do antebraço. Esses nervos inervam os músculos e as regiões cutâneas do braço, do antebraço e da mão.

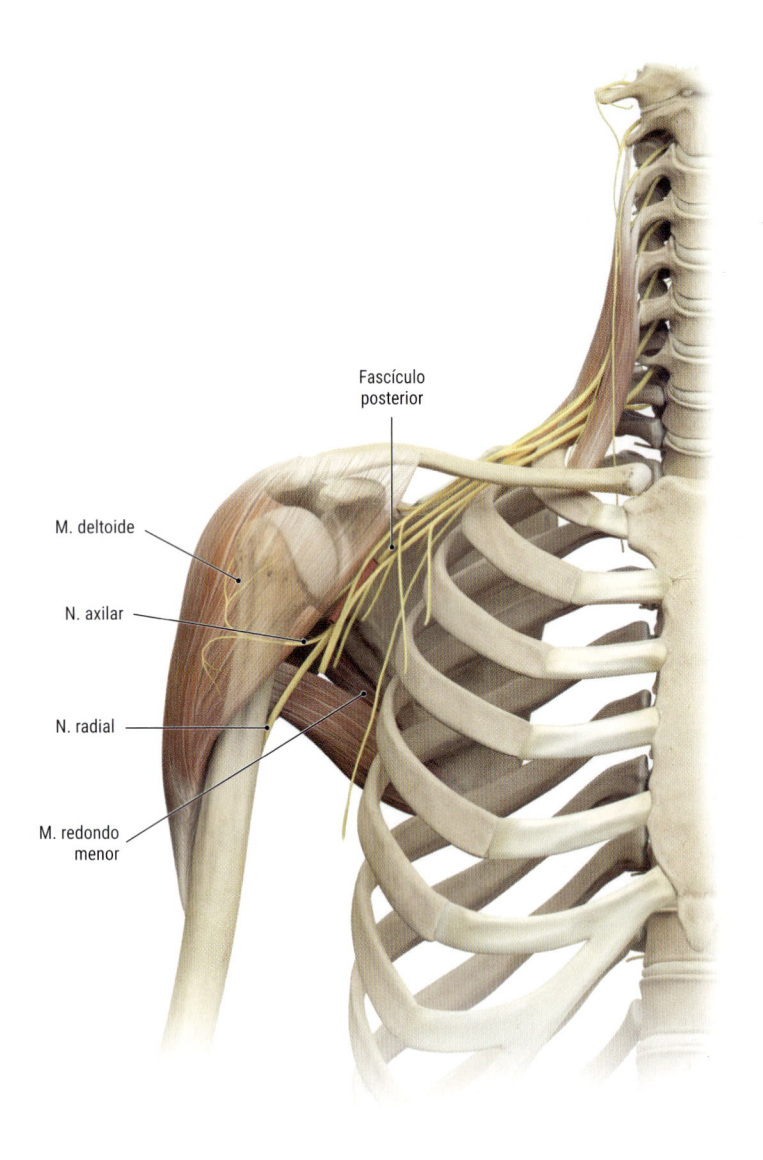

A Vista anterior do plexo braquial e musculatura inervada pelo nervo axilar.

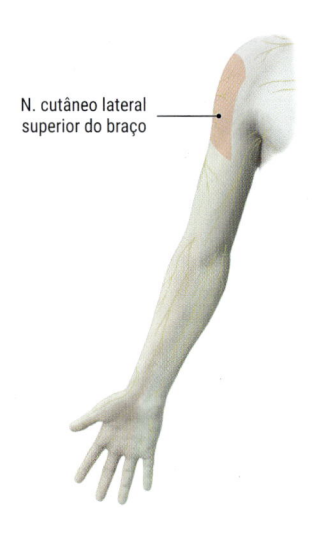

B Área de inervação sensitiva do nervo axilar. Vista anterior.

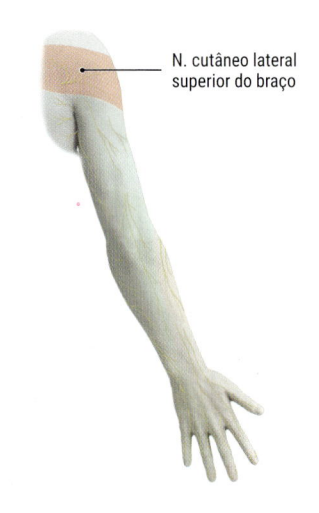

C Área de inervação sensitiva do nervo axilar. Vista posterior.

Figura 22-5 O nervo axilar se origina do fascículo posterior do plexo braquial. Nessas imagens, pode-se ver seu trajeto e sua inervação motora e sensitiva.

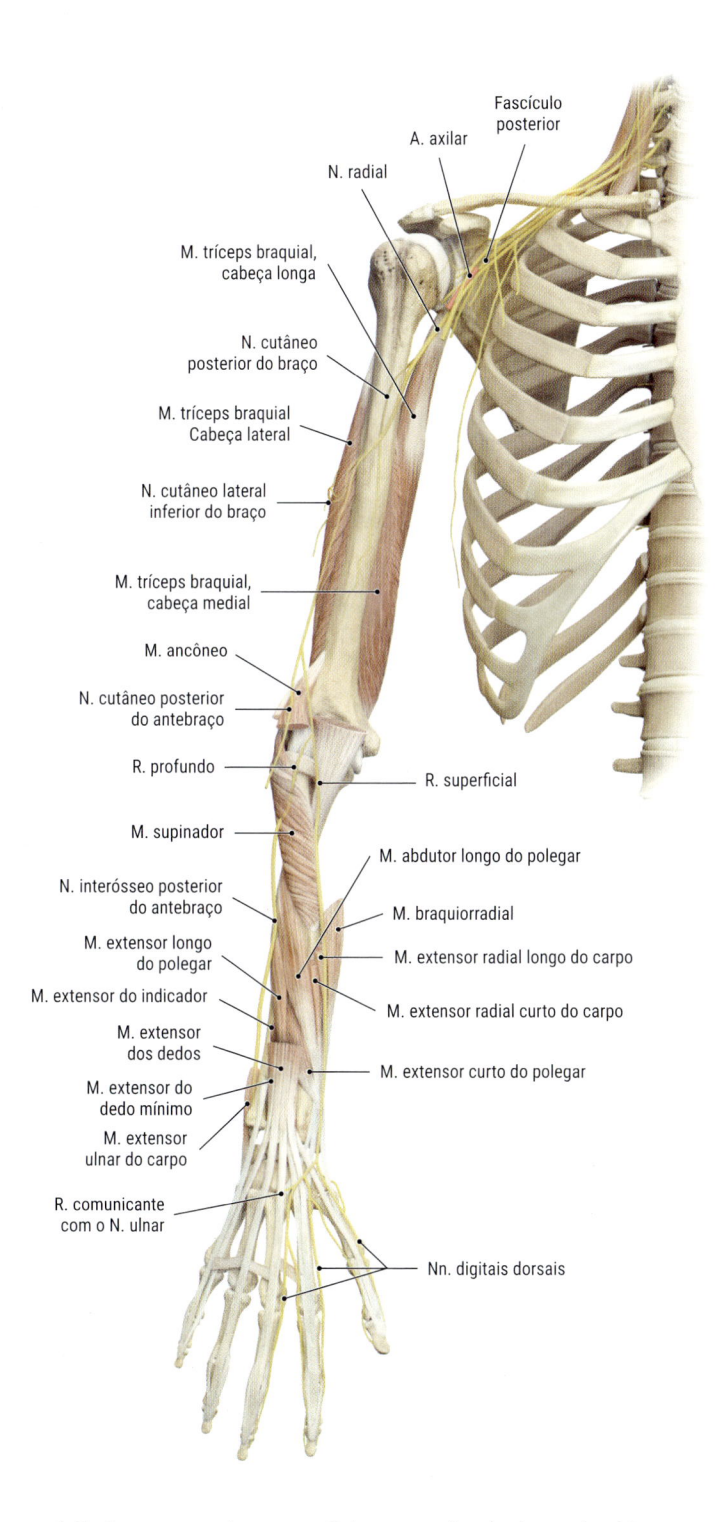

22 | Nervos do membro superior | 313

A Trajeto e ramos do nervo radial com os músuclos inervados. Vista anterior com o antebraço em pronação.

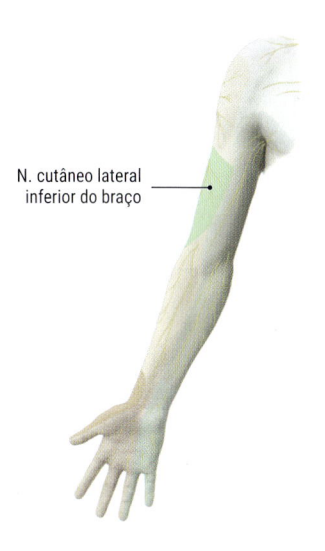

B Área de inervação sensitiva do nervo radial. Vista anterior.

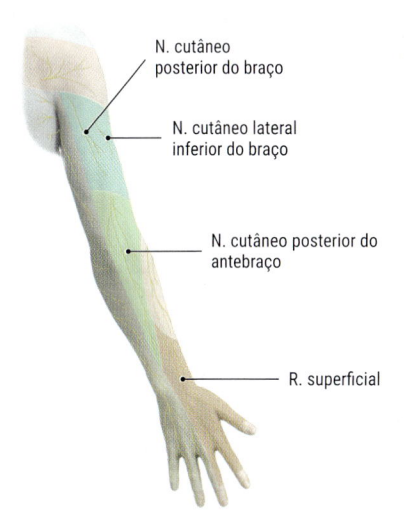

C Área de inervação sensitiva do nervo radial. Vista posterior.

Figura 22-6 O nervo radial se origina do fascículo posterior do plexo braquial. Nessas imagens, pode-se ver seu trajeto e sua inervação motora e sensitiva.

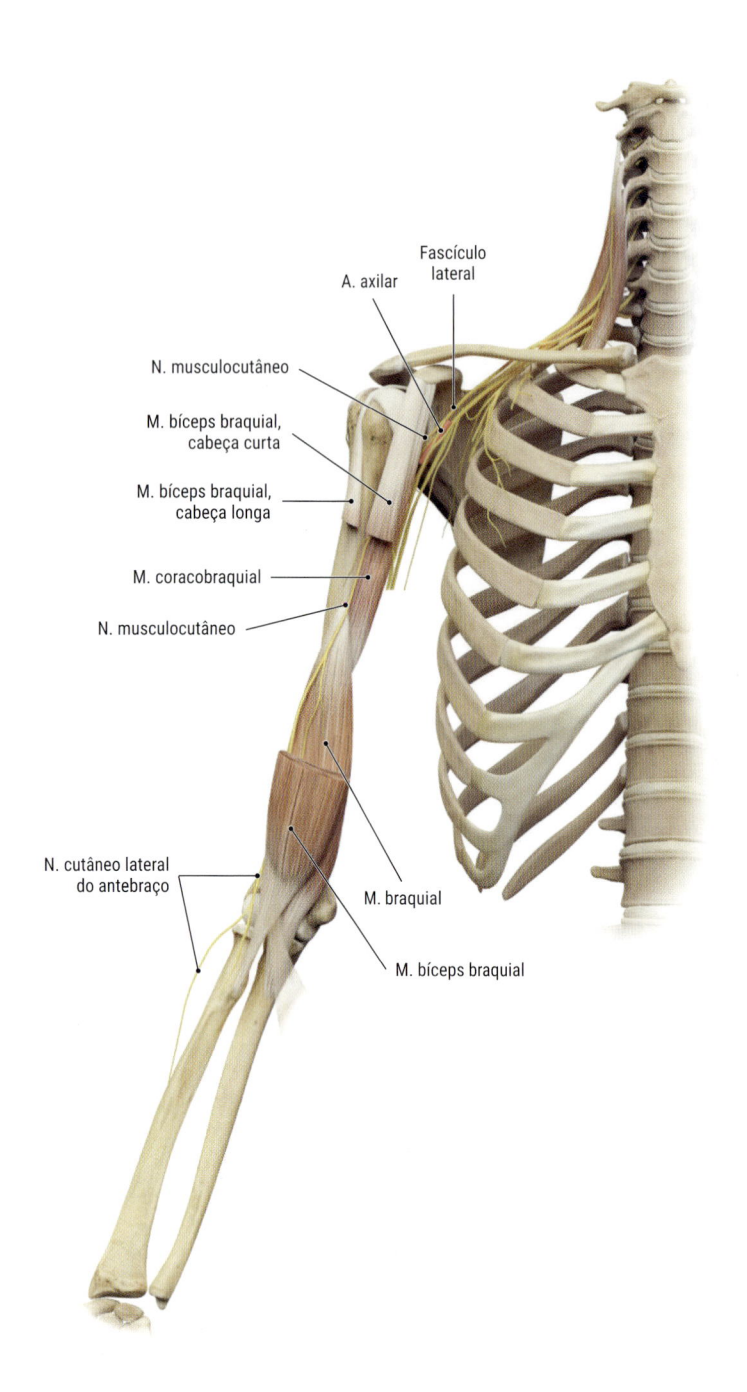

A Trajeto e ramos do nervo musculocutâneo com os músculos inervados. Vista anterior.

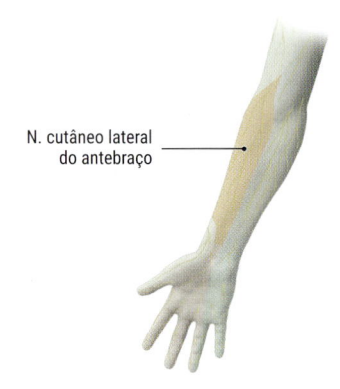

B Área de inervação sensitiva do nervo musculocutâneo. Vista anterior.

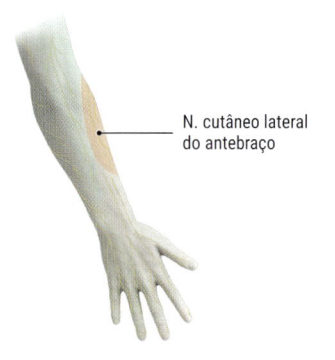

C Área de inervação sensitiva do nervo musculocutâneo. Vista posterior.

Figura 22-7 O nervo musculocutâneo se origina do fascículo lateral do plexo braquial. Nessas imagens, pode-se ver seu trajeto e sua inervação motora e sensitiva.

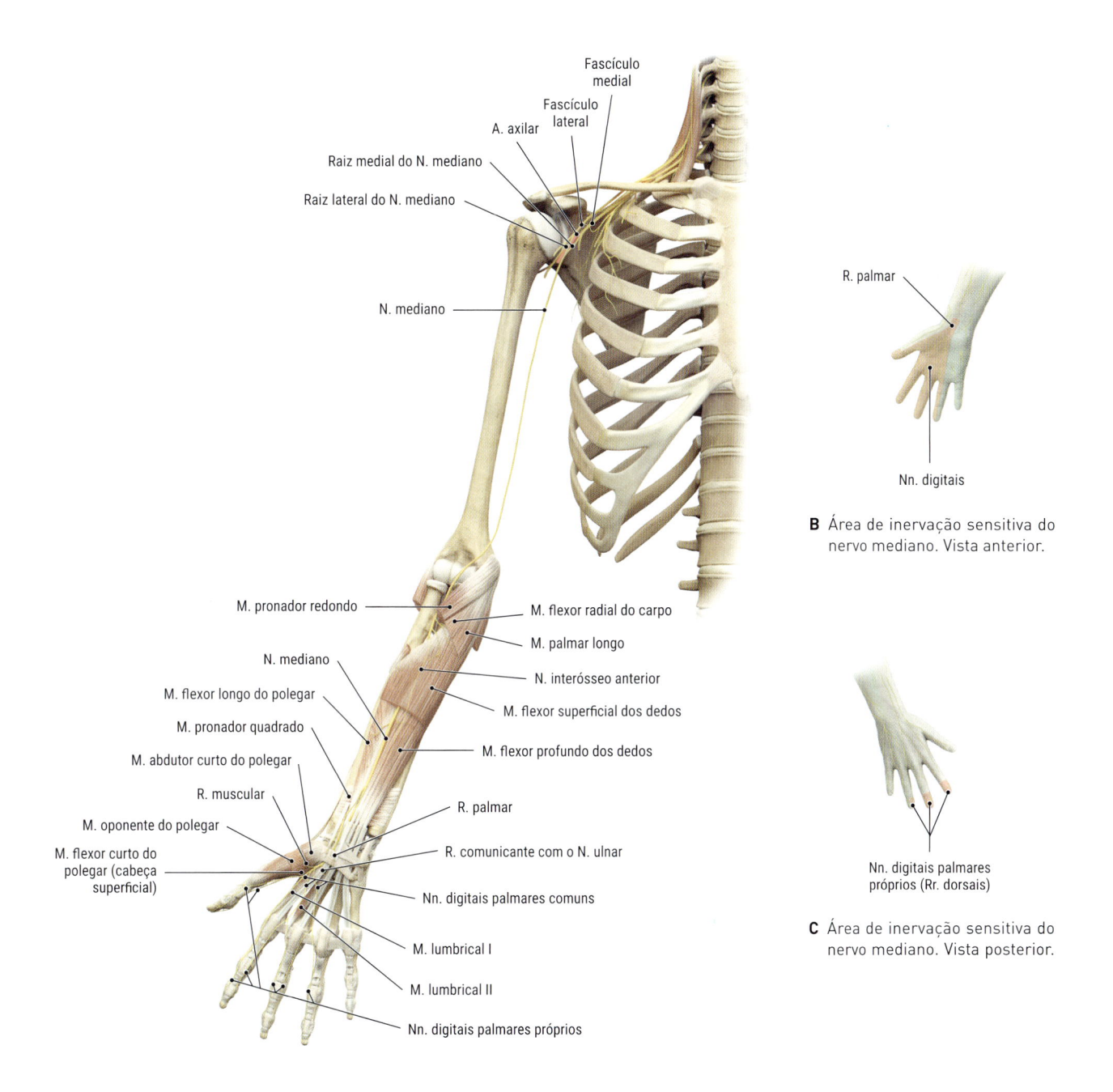

A Trajeto e ramos do nervo mediano com os músculos inervados. Vista anterior.

B Área de inervação sensitiva do nervo mediano. Vista anterior.

C Área de inervação sensitiva do nervo mediano. Vista posterior.

Figura 22-8 O nervo mediano se origina das raízes medial e lateral que provêm dos respectivos fascículos do plexo braquial. Nessas imagens, pode-se ver seu trajeto e sua inervação motora e sensitiva.

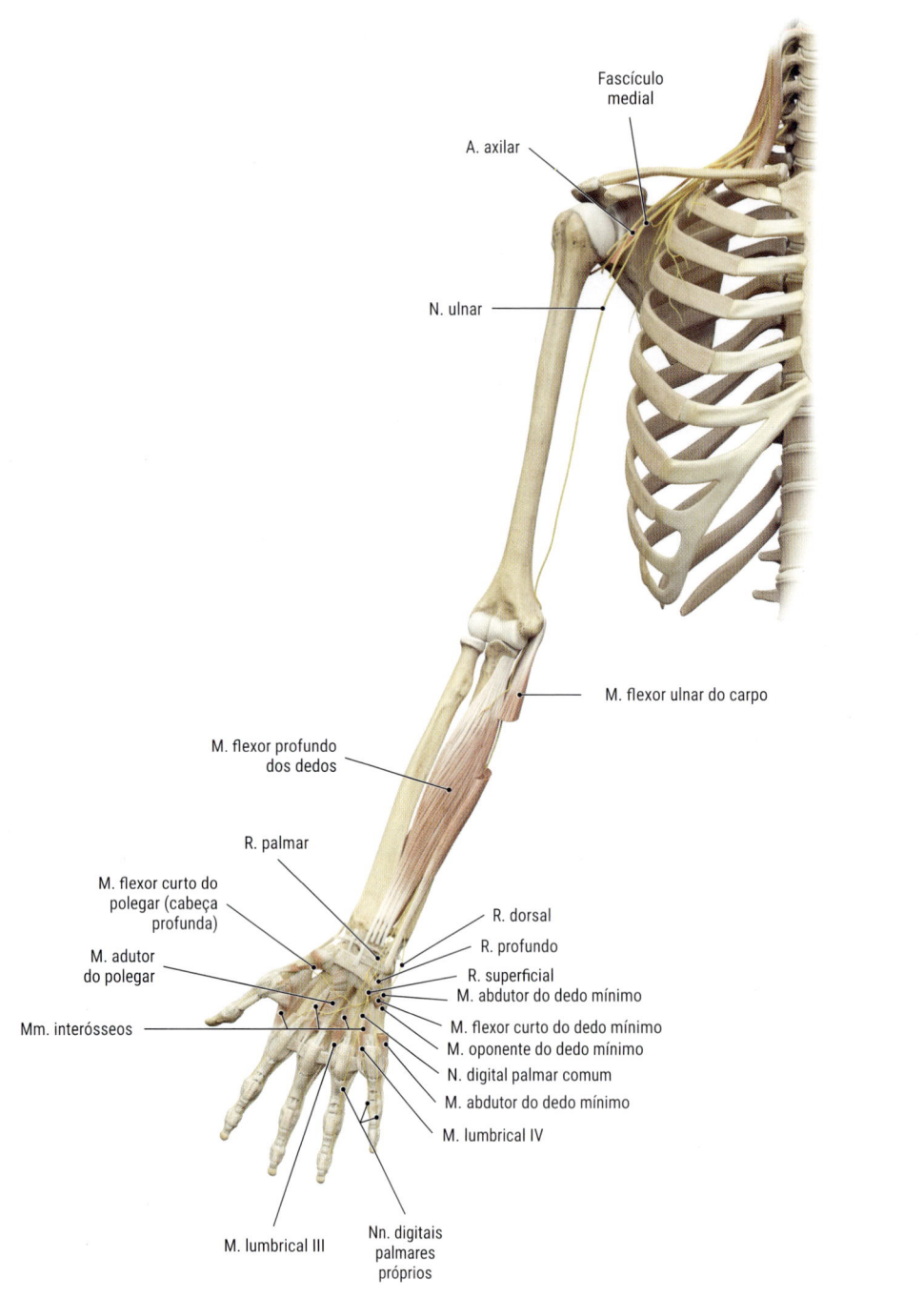

A Trajeto e ramos do nervo ulnar com os músculos inervados. Vista anterior.

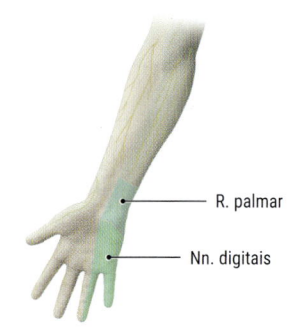

B Área de inervação sensitiva do nervo ulnar. Vista anterior.

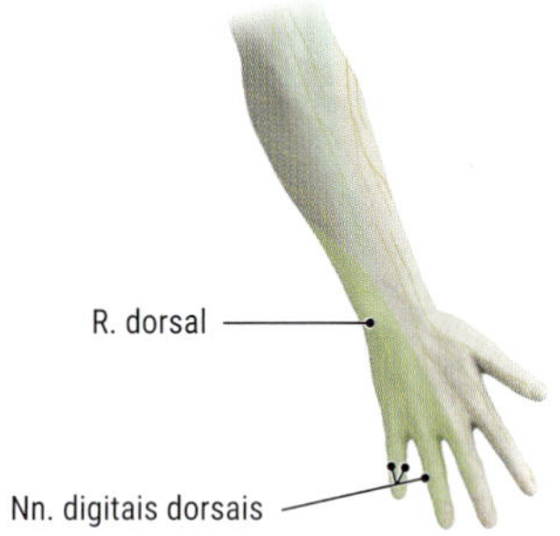

C Área de inervação sensitiva do nervo ulnar. Vista posterior.

Figura 22-9 O nervo ulnar se origina do fascículo medial do plexo braquial. Nessas imagens, pode-se ver seu trajeto e sua inervação motora e sensitiva.

Tabela 22-1 Plexo braquial*

Nervo	C4	C5	C6	C7	C8	T1	Músculos inervados (motor)	Área de inervação sensitiva (sensitivo)
Subclávio		✓	✓				M. subclávio	
Peitoral medial					✓	✓	Mm. peitorais menor e maior	
Peitoral lateral		✓	✓	✓			Mm. peitorais menor e maior	
Supraescapular	✓	✓	✓				M. supraespinal, M. infraespinal	Cápsula articular do ombro
Dorsal da escápula	✓	✓					M. levantador da escápula e Mm. romboides	
Subescapulares		✓	✓	✓			M. subescapular e M. redondo maior	Cápsula articular do ombro
Toracodorsal			✓	✓	✓		M. latíssimo do dorso	
Torácico longo		✓	✓	✓			M. serrátil anterior	
Musculocutâneo		✓	✓	✓			M. coracobraquial, M. bíceps braquial e M. braquial	N. cutâneo lateral do antebraço
Cutâneo medial do braço					✓	✓		Pele medial do braço
Cutâneo medial do antebraço					✓	✓		Pele medial do antebraço
Mediano			✓	✓	✓	✓	M. pronador redondo, M. flexor radial do carpo, M. palmar longo, M. flexor superficial dos dedos, M. flexor profundo dos dedos (2 e 3), M. flexor longo do polegar, M. pronador quadrado, M. abdutor do polegar, M. oponente do polegar, M. flexor curto do polegar (cabeça superficial) e Mm. lumbricais I e II	Nn. digitais palmares comuns, Nn. digitais palmares próprios e Rr. dorsais/polegar até a metade lateral do dedo anular
Ulnar				✓	✓	✓	M. flexor ulnar do carpo, M. flexor profundo dos dedos (4 e 5), M. abdutor do dedo mínimo, M. flexor curto do dedo mínimo, M. oponente do dedo mínimo, Mm. interósseos dorsais, Mm. interósseos palmares, M. adutor do polegar, M. flexor curto do polegar (cabeça profunda), Mm. lumbricais III e IV e M. palmar curto	Nn. digitais dorsais, R. palmar, Nn. digitais palmares comuns e Nn. digitais palmares próprios/dedo mínimo e metade medial do dedo anular
Radial		✓	✓	✓	✓	✓	M. tríceps braquial, M. ancôneo, M. braquiorradial, M. extensor radial longo do carpo, M. extensor radial curto do carpo, M. extensor dos dedos, M. extensor do dedo mínimo, M. extensor ulnar do carpo, M. supinador, M. abdutor longo do polegar, M. extensor curto do polegar, M. extensor longo do polegar e M. extensor do indicador	N. cutâneo posterior do braço, N. cutâneo lateral inferior do braço, N. cutâneo posterior do antebraço e Nn. digitais dorsais
Axilar		✓	✓				M. deltoide e M. redondo menor	N. cutâneo lateral superior do braço

	C4	C5	C6	C7	C8	T1
Dermátomo	Sobre o acrômio	Metade lateral do braço	Polegar	Dedo médio	Dedo mínimo	Metade medial do antebraço
Miótomo		Abdutores do ombro e flexores do cotovelo	Flexores do cotovelo e extensores do punho	Extensores do cotovelo	Flexores dos dedos	Abdutores dos dedos
Reflexo		Bíceps e braquiorradial	Bíceps e braquiorradial	Tríceps	Tríceps	

*De C4 a T1, esses são os nervos espinais que formam o nervo indicado na tabela.

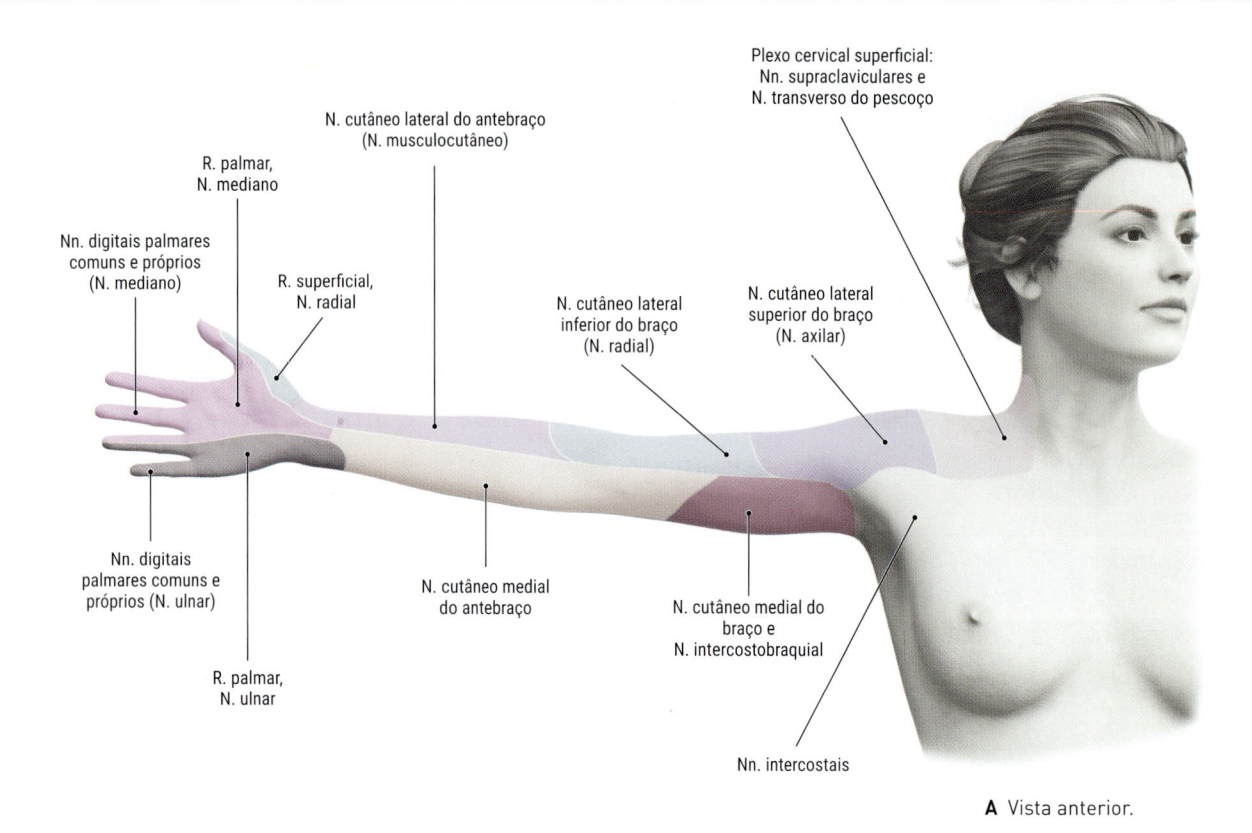

Figura 22-10 Áreas de inervação sensitiva do membro superior a partir dos nervos do plexo braquial.

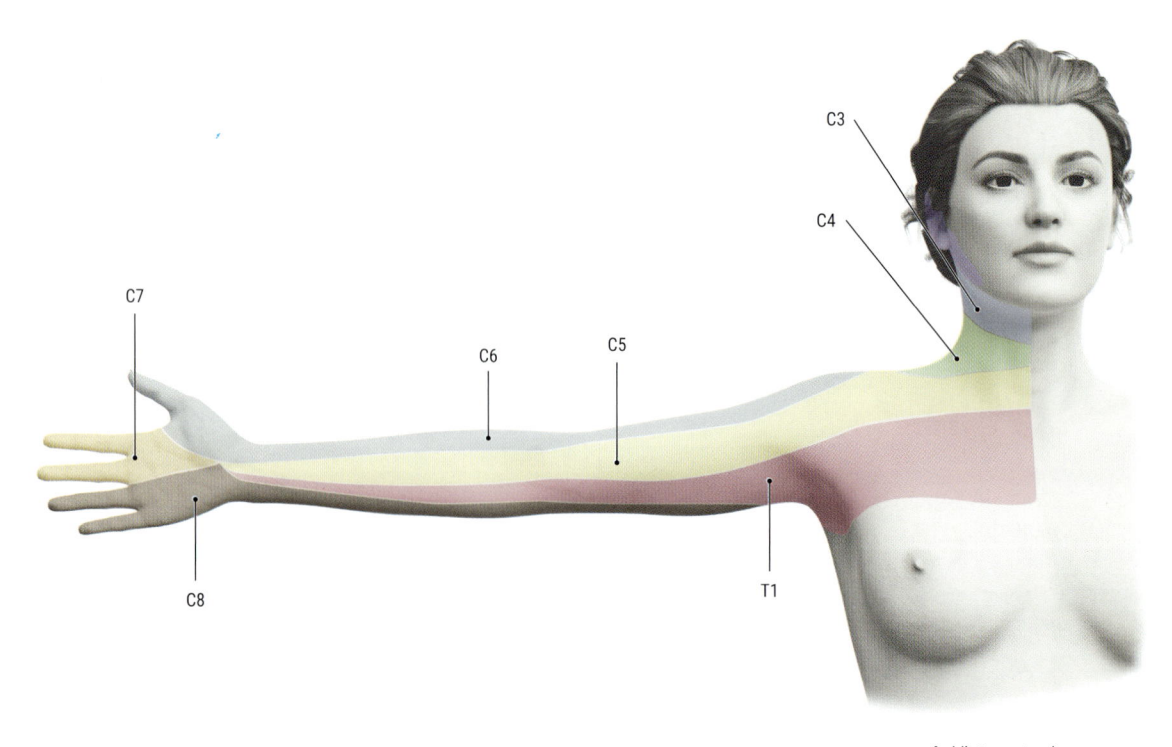

A Vista anterior.

Figura 22-11 Áreas sensitivas dos dermátomos do membro superior.

A Vista anterior.

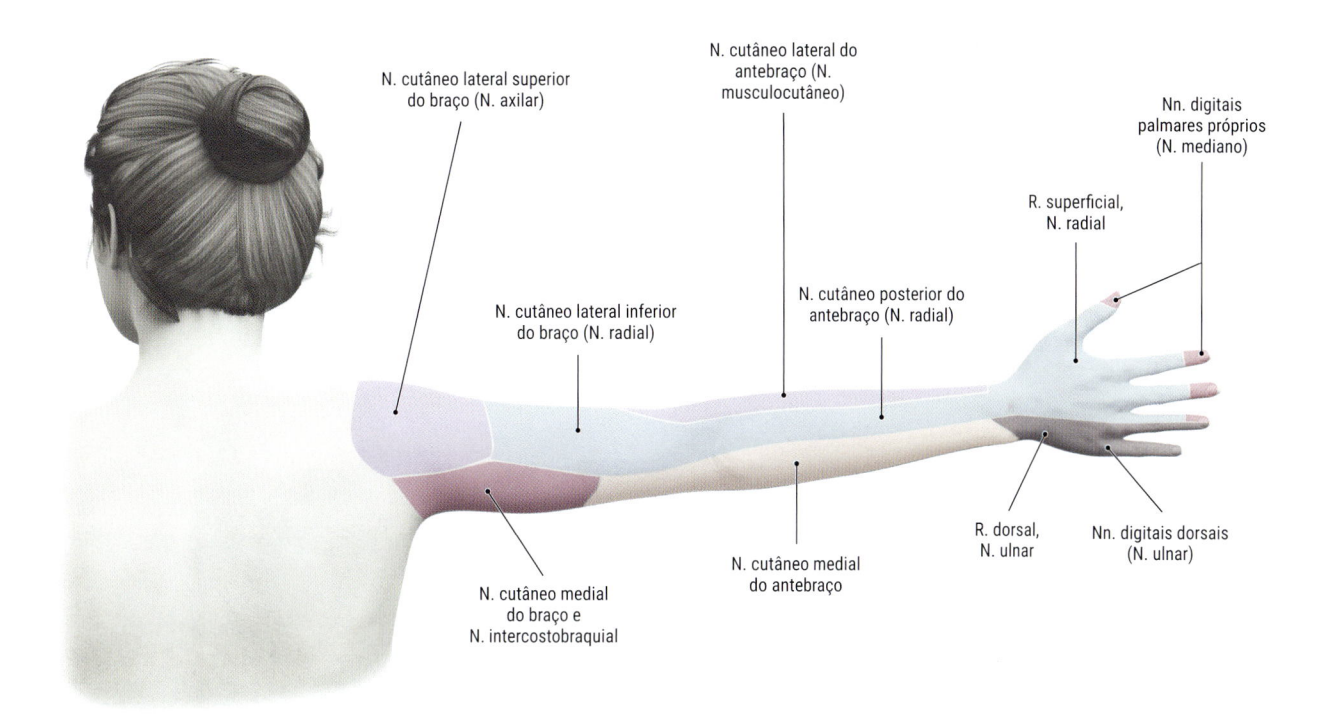

22 | Nervos do membro superior | **319**

- N. cutâneo lateral superior do braço (N. axilar)
- N. cutâneo lateral do antebraço (N. musculocutâneo)
- Nn. digitais palmares próprios (N. mediano)
- R. superficial, N. radial
- N. cutâneo lateral inferior do braço (N. radial)
- N. cutâneo posterior do antebraço (N. radial)
- R. dorsal, N. ulnar
- Nn. digitais dorsais (N. ulnar)
- N. cutâneo medial do antebraço
- N. cutâneo medial do braço e N. intercostobraquial

B Vista posterior.

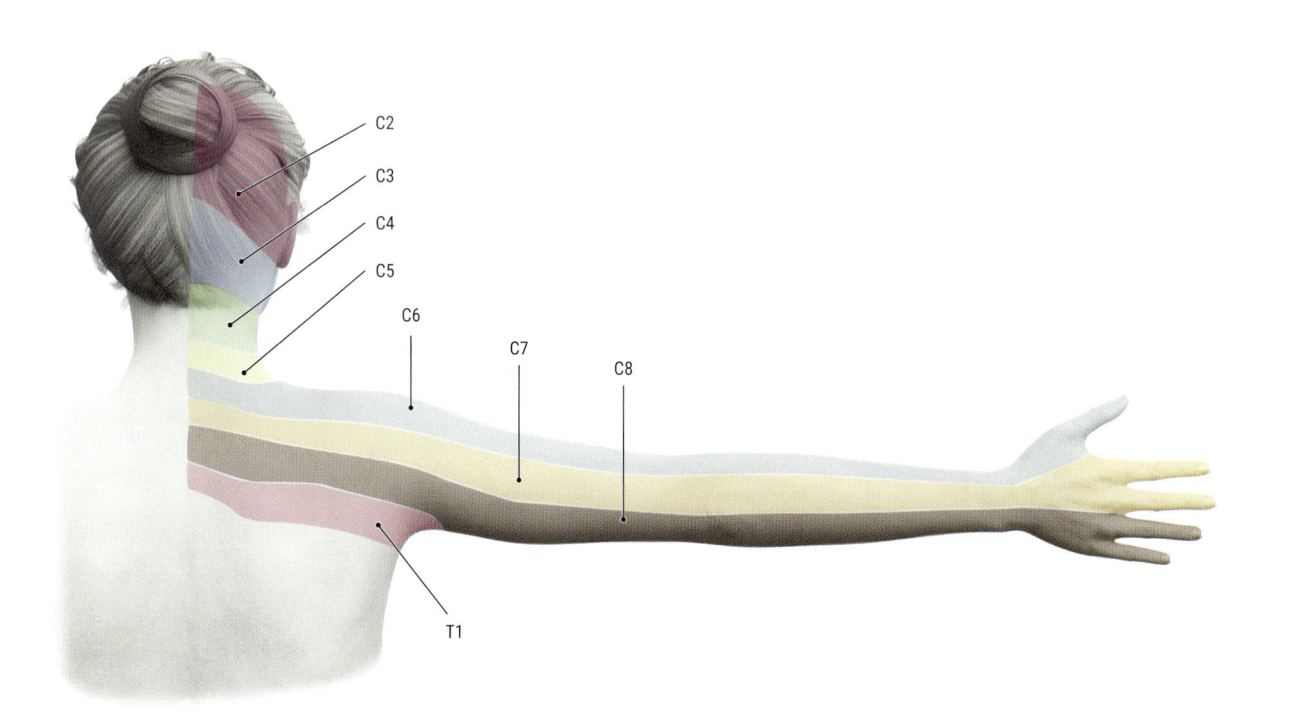

C2, C3, C4, C5, C6, C7, C8, T1

B Vista posterior.

23 ANATOMIA TOPOGRÁFICA, SECCIONAL E RADIOLÓGICA DO MEMBRO SUPERIOR

Regiões do membro superior

As regiões do membro superior estão organizadas em: deltóidea (do ombro), braquial (do braço), cubital (do cotovelo), antebraquial (do antebraço) e da mão. Cada uma dessas regiões tem suas partes anterior e posterior. A região da mão é composta de: região carpal (do punho), a palma e o dorso da mão e duas eminências. A eminência lateral ou radial, relacionada com o polegar, é chamada de eminência tenar; a eminência medial ou ulnar, relacionada com o dedo mínimo, é chamada de eminência hipotenar. Entre a região carpal e os dedos está a região metacarpal, não representada nas imagens. Cada um dos dedos tem seu próprio nome e número: polegar (I), indicador (II), dedo médio (III), dedo anular (IV) e dedo mínimo (V).

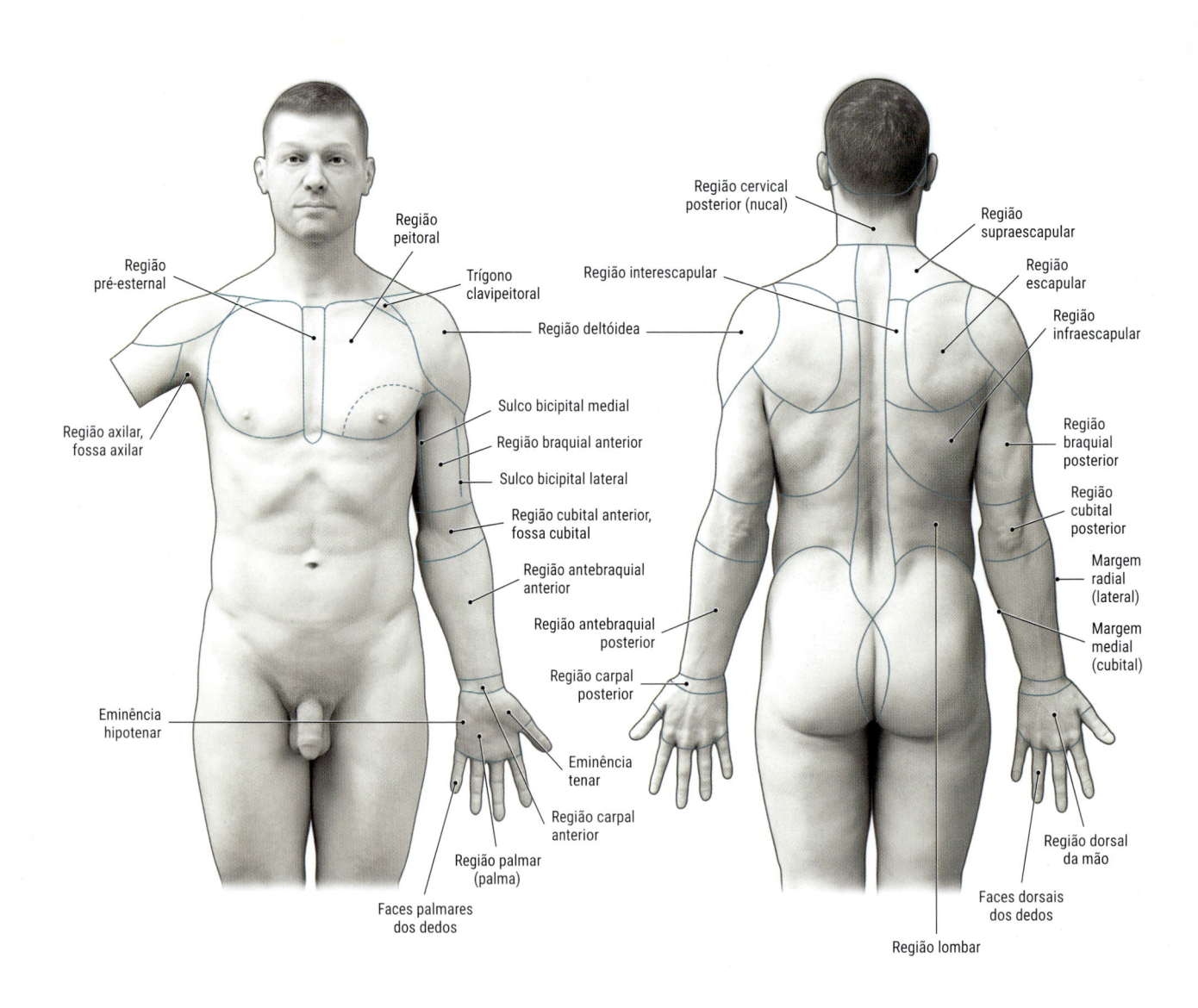

A Vista anterior.

B Vista posterior.

Figura 23-1 Regiões do membro superior com outras regiões vizinhas do dorso e do tórax.

AUTOAVALIAÇÃO | disponível em *paginas.grupoa.com.br/eva_atlas_anatomia/*

Região do trígono cervical lateral

Regiões braquial posterior e escapular

Região axilar

Região cubital

Região antebraquial

Região do túnel do carpo

Região do túnel ulnar

Região da fossa radial

Região dorsal da mão

A Vista anterior.

B Vista posterior.

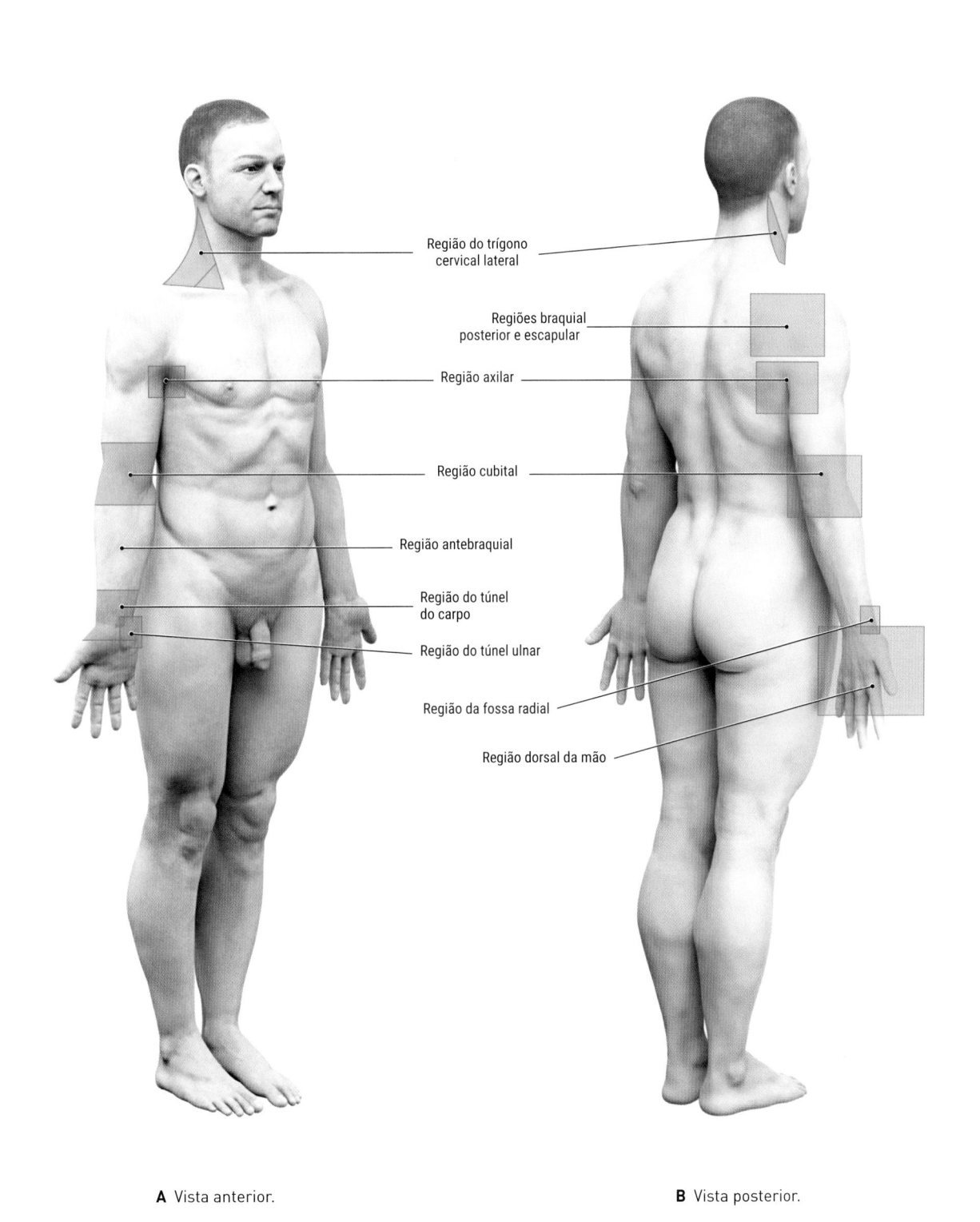

Figura 23-2 Visão geral das regiões mostradas a seguir.

Anatomia topográfica do membro superior e do pescoço

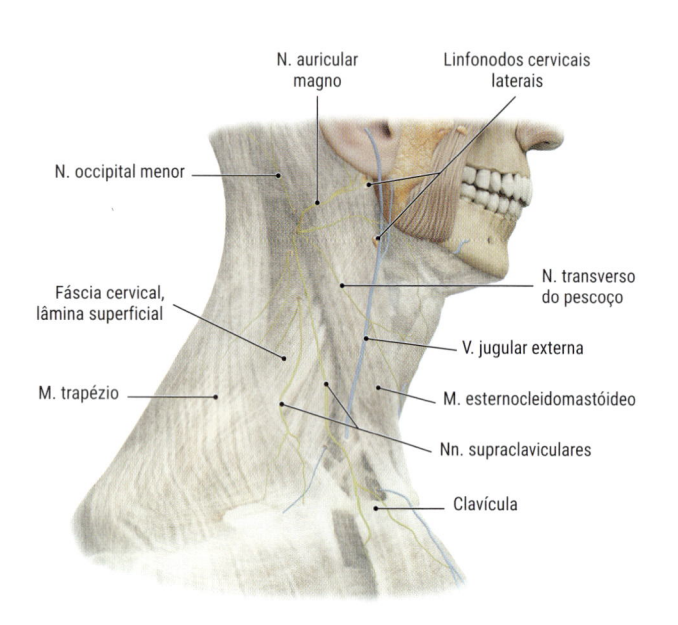

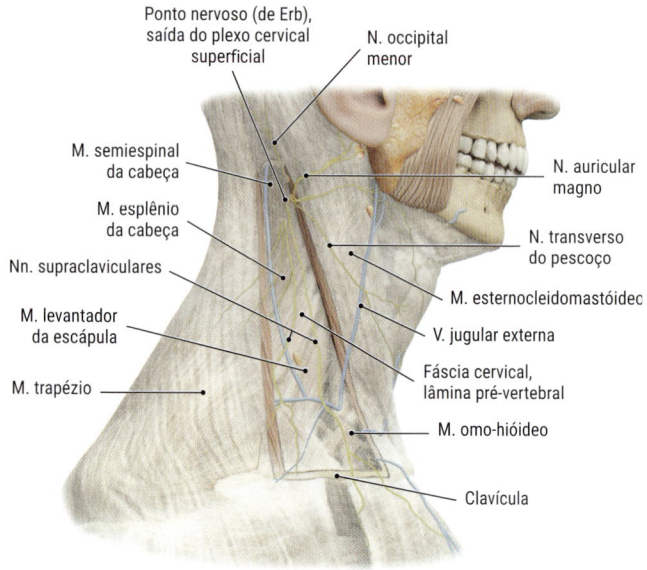

A Disecção superficial.

B Segundo plano da dissecção após a abertura de uma janela na lâmina superficial da fáscia cervical.

Tabela 23-1	Região cervical lateral
Limites	**Conteúdo**

• **Anterior:** M. esternocleidomastóideo
• **Posterior:** M. trapézio
• **Superior:** linha nucal superior
• **Inferior:** clavícula
• **Assoalho:** (de superior a inferior):
  – M. semiespinal da cabeça
  – M. esplênio da cabeça
  – M. levantador da escápula
  – Mm. escalenos
• **Teto:** lâmina superficial da fáscia cervical profunda
	O trígono lateral é dividido em dois espaços pelo ventre inferior do M. omo-hióideo
	
	Trígono omoclavicular
	Fossa supraclavicular maior
	
	Trígono superior
	• Plexo cervical superficial: Nn. supraclaviculares, N. transverso do pescoço, N. auricular maior e N. occipital menor
	• V. jugular externa e linfonodos cervicais laterais superficiais
	• N. acessório (NC XI)

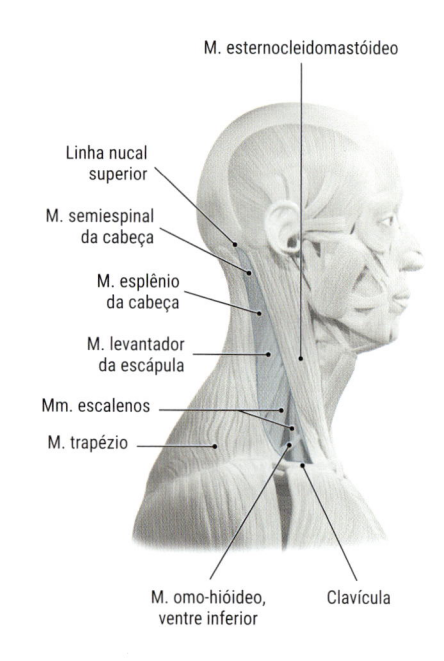

C Vista lateral.

Figura 23-3 Dissecções da região cervical lateral. Vistas laterais.

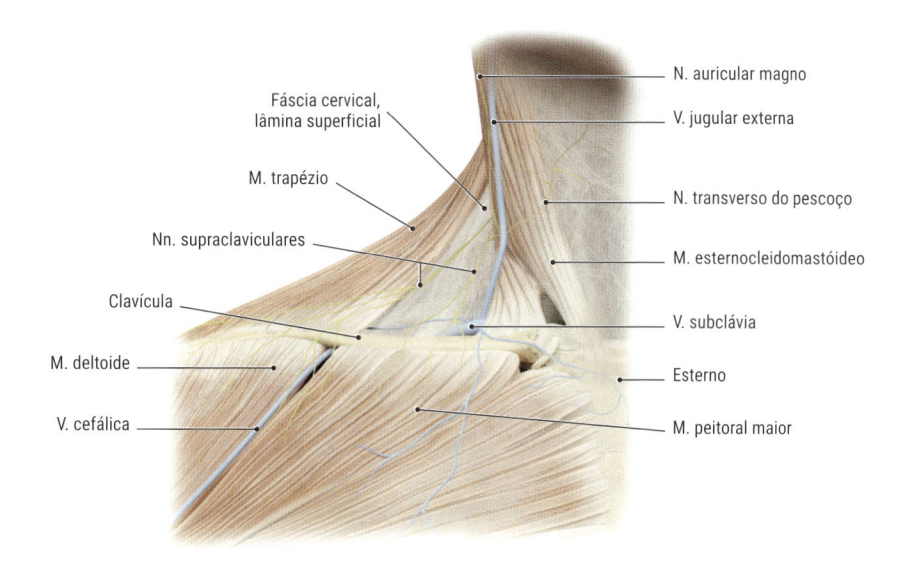

23 | Anatomia topográfica, seccional e radiológica do membro superior

A Dissecção superficial.

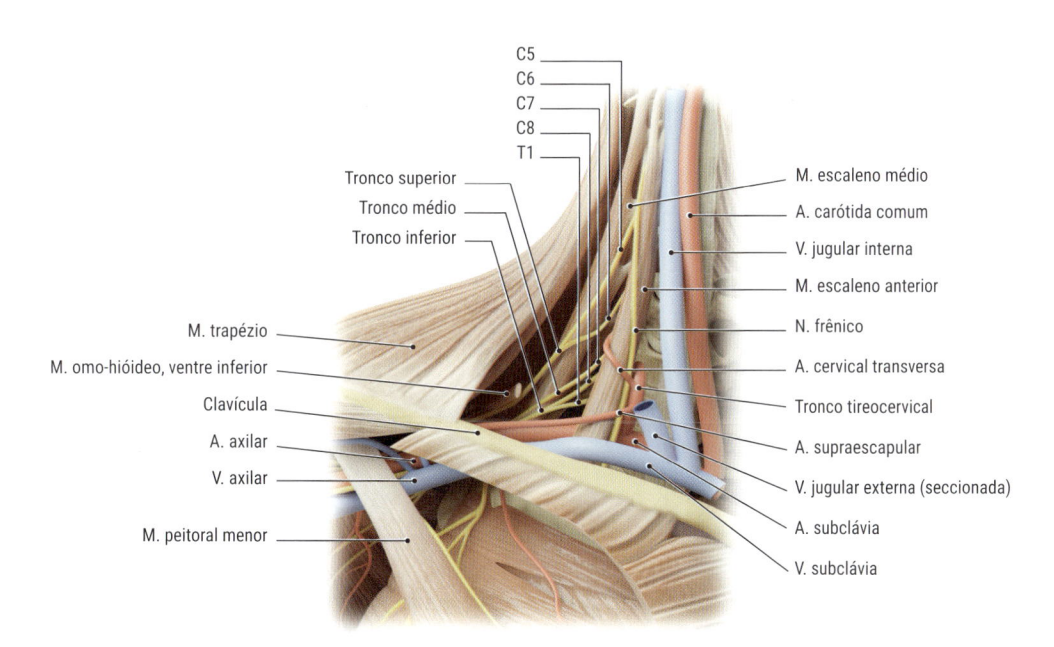

B Dissecção profunda. O músculo esternocleidomastóideo e a lâmina pré-vertebral da fáscia cervical foram removidos para visualização do trígono interescalênico.

Figura 23-4 Dissecções da região cervical lateral. Vistas anteriores.

Tabela 23-2 Trígono interescalênico	
Limites	**Conteúdo**

• **Anterior:** M. escaleno anterior
• **Posterior:** M. escaleno médio
• **Assoalho:** costela I
• **Teto:** fáscia pré-vertebral
	• Raízes, troncos e ramos do plexo braquial
	• A. subclávia e ramos
	• Anterior ao M. escaleno anterior:
	  – V. subclávia
	  – N. frênico

Anatomia topográfica da axila

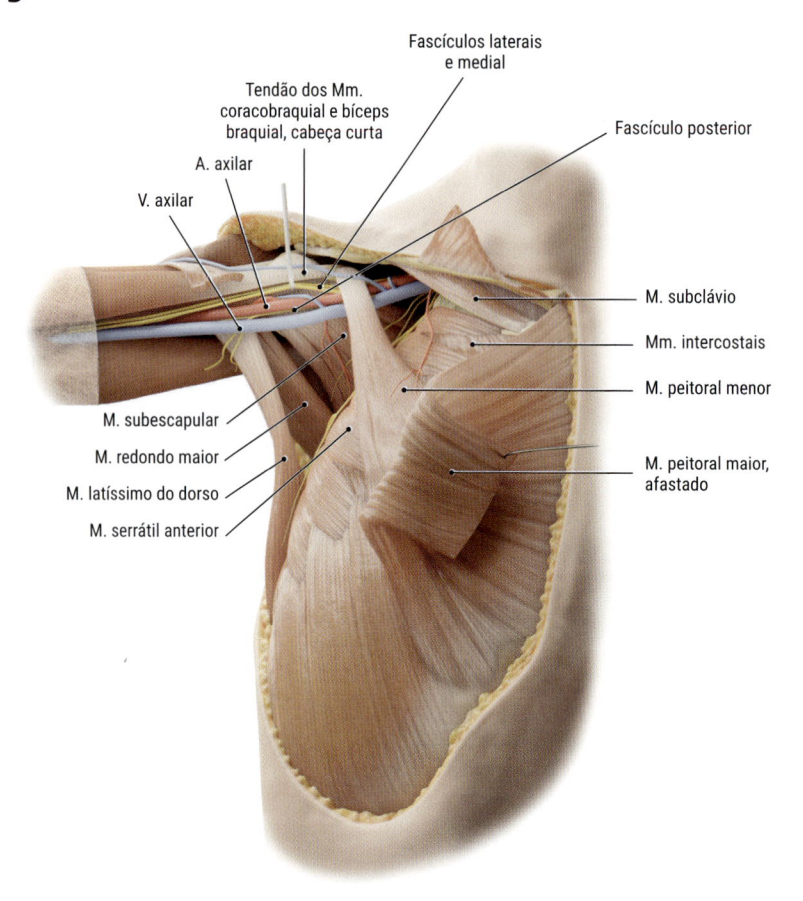

A Vista anterior com o ombro em abdução. O músculo peitoral maior foi seccionado e afastado para visualização das estruturas profundas.

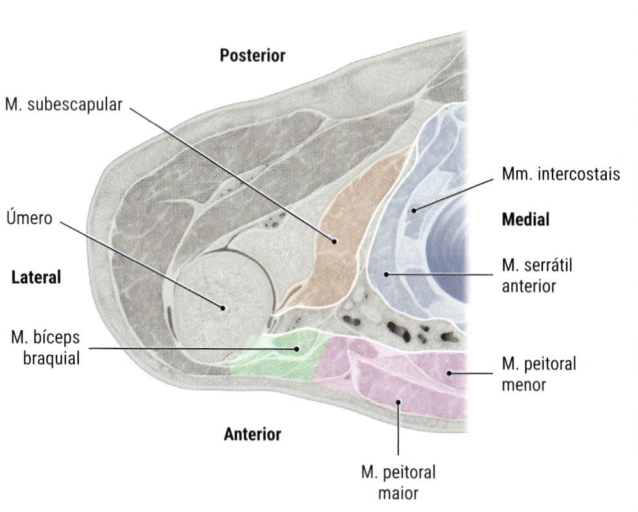

Labels (figura A):
- V. axilar
- A. axilar
- Tendão dos Mm. coracobraquial e bíceps braquial, cabeça curta
- Fascículos laterais e medial
- Fascículo posterior
- M. subclávio
- Mm. intercostais
- M. peitoral menor
- M. peitoral maior, afastado
- M. subescapular
- M. redondo maior
- M. latíssimo do dorso
- M. serrátil anterior

Labels (figura B):
- Posterior
- M. subescapular
- Úmero
- Lateral
- M. bíceps braquial
- Anterior
- M. peitoral maior
- M. peitoral menor
- M. serrátil anterior
- Medial
- Mm. intercostais

Tabela 23-3 Fossa axilar

Limites	Conteúdo
Medial • M. serrátil anterior • Caixa torácica • Mm. intercostais	• A. axilar e ramificações • V. axilar e tributárias • Fascículos medial, lateral e posterior do plexo braquial • Linfonodos e rede linfática axilar
Posterior • M. subescapular • M. redondo maior • M. latíssimo do dorso	
Lateral • Terço proximal do úmero • Tendão do M. bíceps braquial • Tendão do músculo coracobraquial	
Anterior • M. peitoral maior • M. peitoral menor	

B Limites e conteúdos da fossa axilar.

Figura 23-5 Região da fossa axilar.

C Dissecção contínua da fossa axilar e da região medial do braço. Vista anterolateral.

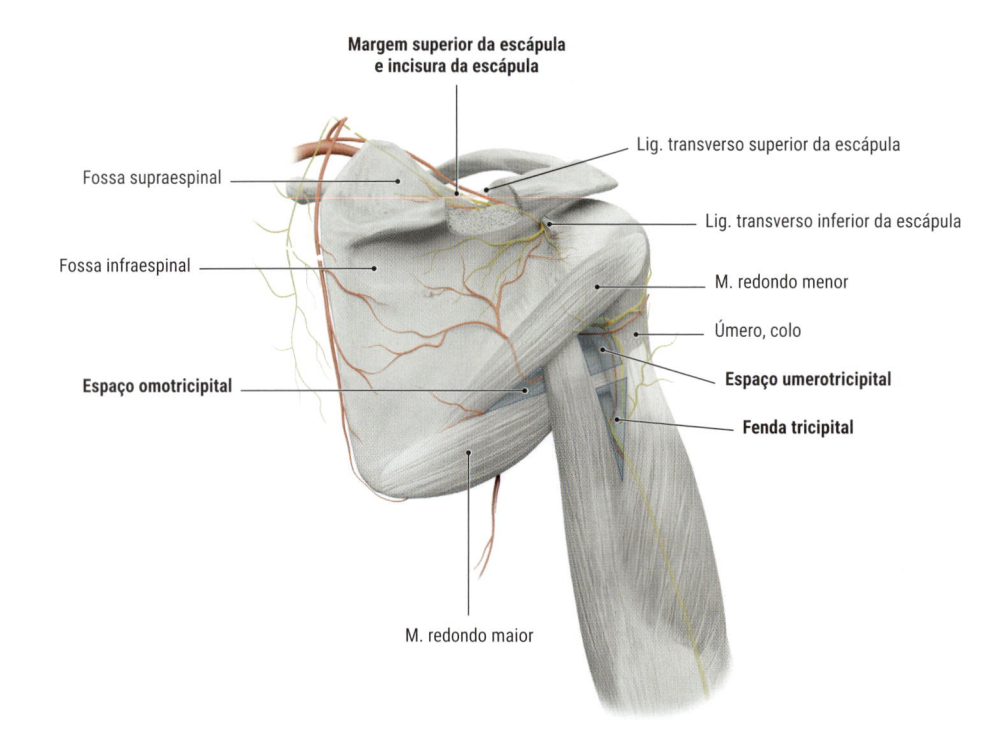

Figura 23-6 Espaços anatômicos das regiões posteriores da escápula e proximal do braço.

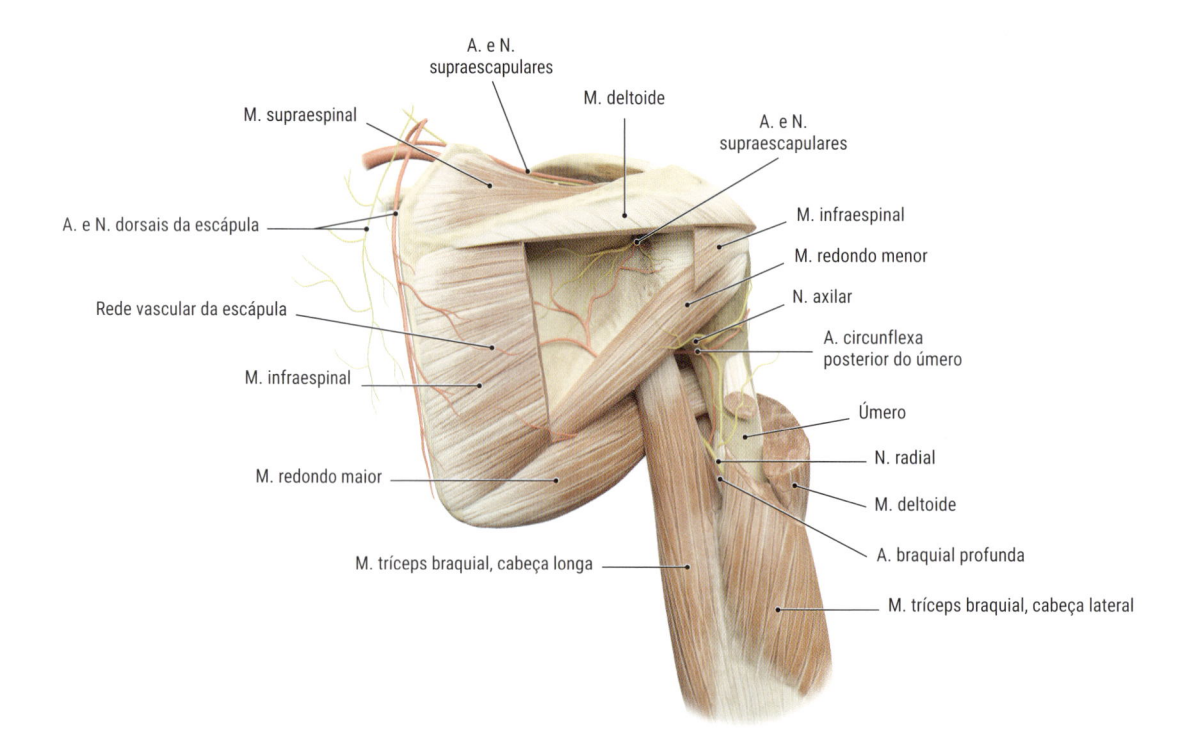

Figura 23-7 Dissecção para observação dos espaços e conteúdos das regiões posteriores da escápula e proximal do braço.

Tabela 23-4 Regiões posteriores da escápula e do braço

Limites	Conteúdo
Espaço supraescapular • Margem superior da escápula • Incisura da escápula fechada pelo Lig. superior da escápula	• Na incisura da escápula, abaixo do Lig. transverso superior da escápula, localiza-se o N. supraescapular • Superiormente ao Lig. transverso superior da escápula, passa a A. supraescapular • Próximo do ângulo da escápula está o N. acessório (NC XI) com ramos do plexo braquial
	A A. e o N. supraescapulares passam da fossa supraespinal para a fossa infraespinal através do colo da escápula, na parte profunda do Lig. transverso inferior da escápula
	**Entre a escápula e o úmero, três espaços são delimitados**

Espaço umerotricipital (axilar lateral)
• Forma quadrangular
  – Lateral: úmero
  – Medial: cabeça longa do M. tríceps braquial
  – Superior: M. redondo menor
  – Inferior: M. redondo maior
  – Superficial: M. deltoide
	• A. circunflexa posterior do úmero e veias acompanhantes
	• N. axilar

Espaço omotricipital (axilar medial)
• Forma triangular
  – Lateral: cabeça longa do M. tríceps braquial
  – Superior: M. redondo menor
  – Inferior: M. redondo maior
  – Ápice: margem lateral da escápula, onde convergem os dois músculos redondos
	A. circunflexa da escápula e veias acompanhantes

Fenda tricipital
• Forma triangular
  – Lateral: cabeça lateral do M. tríceps braquial e úmero
  – Medial: cabeça longa do M. tríceps braquial
  – Superior: M. redondo maior
	• A. braquial profunda
	• N. radial

	Medial e paralelamente à margem medial da escápula, profundamente em relação aos Mm. romboides e ao M. levantador da escápula, encontram-se a A. e o N. dorsais da escápula

Anatomia topográfica do cotovelo

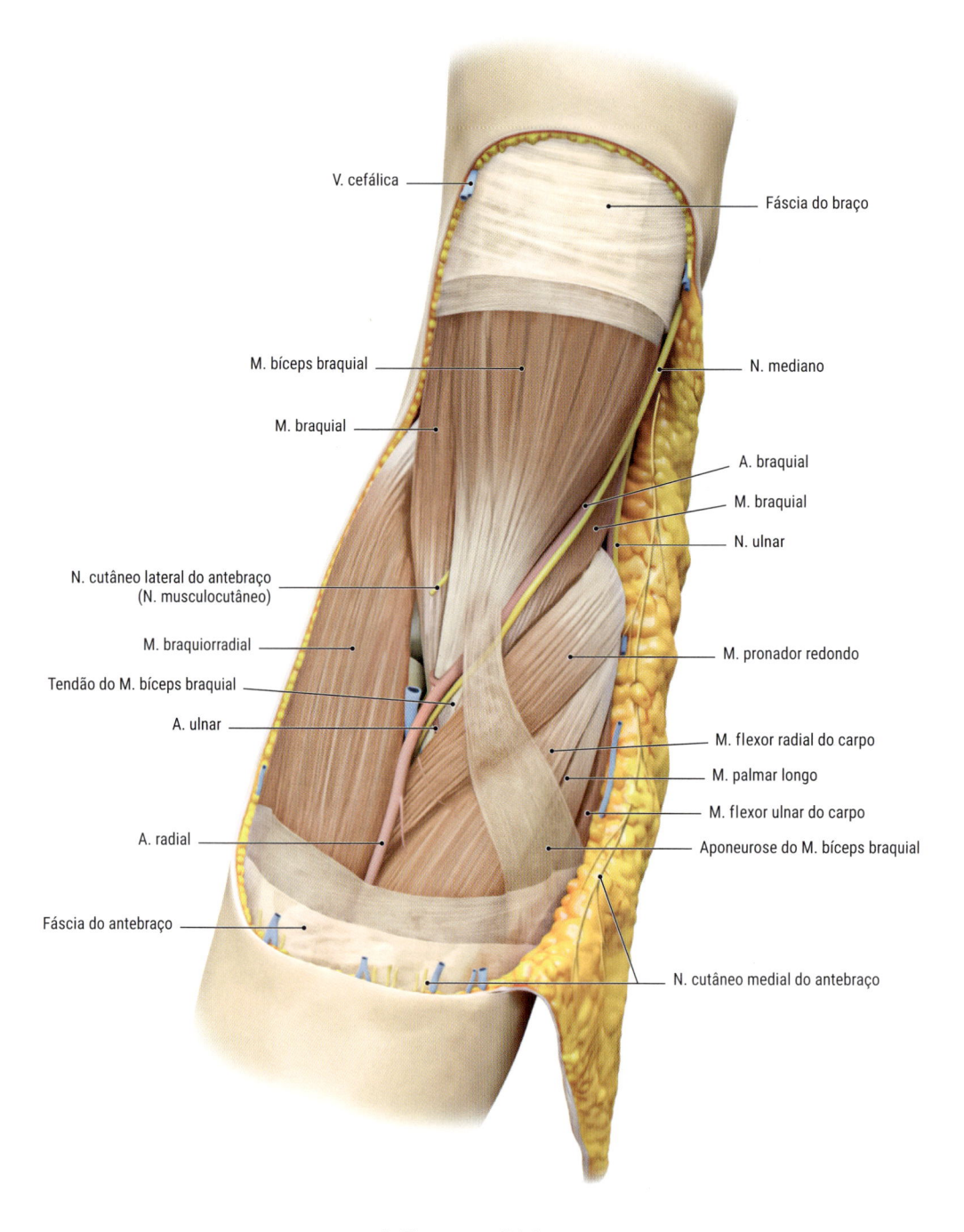

A Plano superficial.

Figura 23-8 Dissecções da fossa do cotovelo.

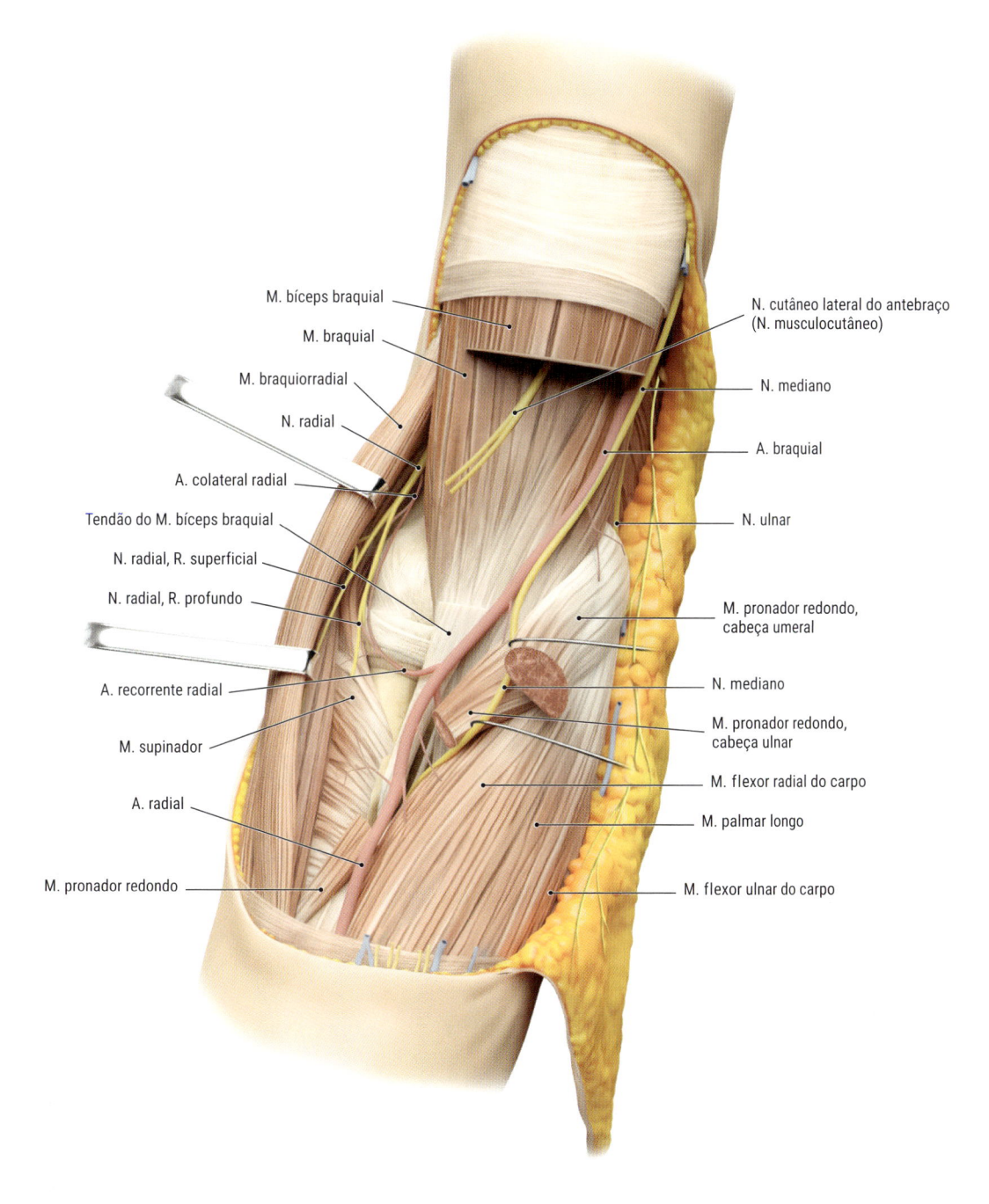

B Plano intermediário.

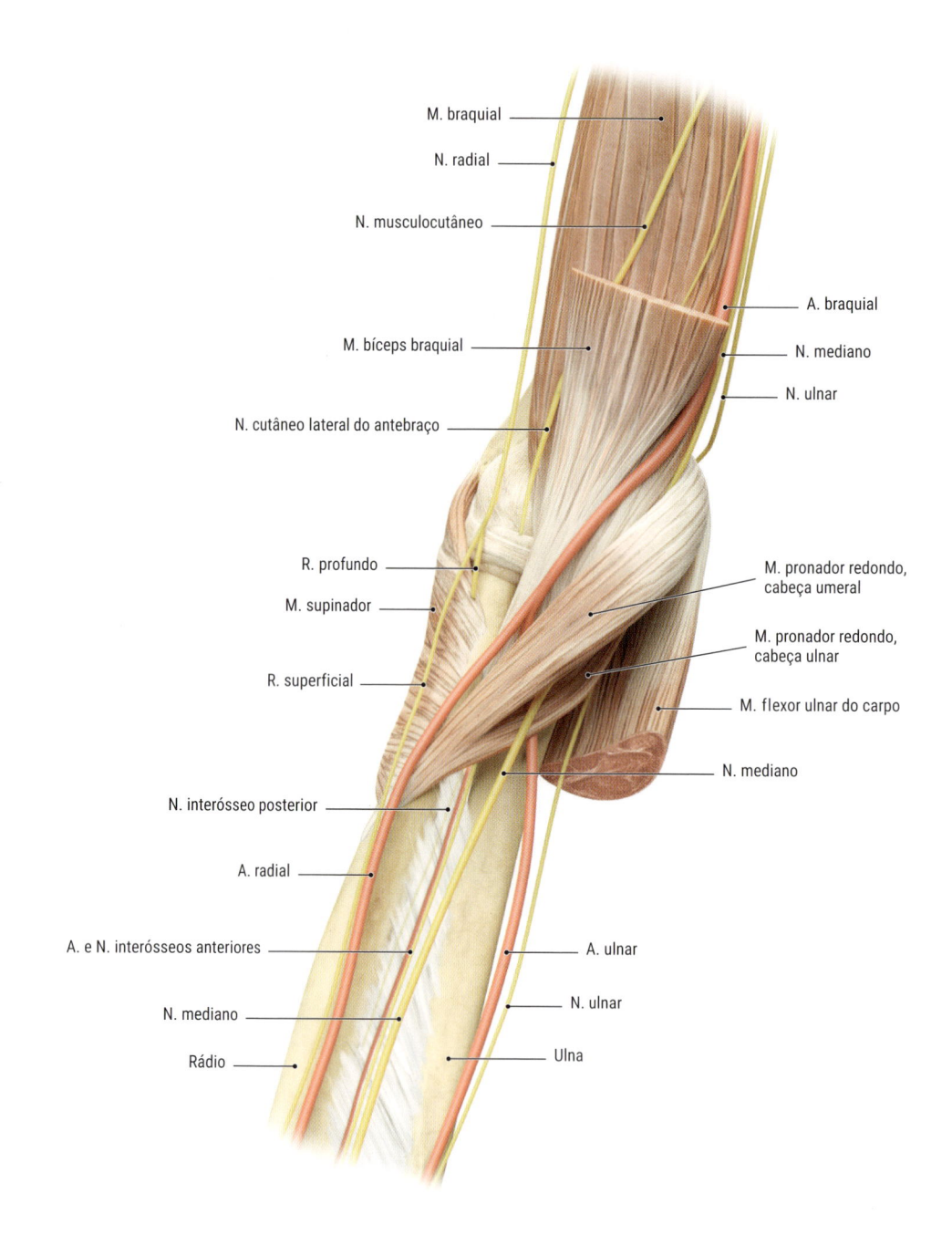

Figura 23-8 Dissecções da fossa do cotovelo (*cont.*).

C Plano profundo.

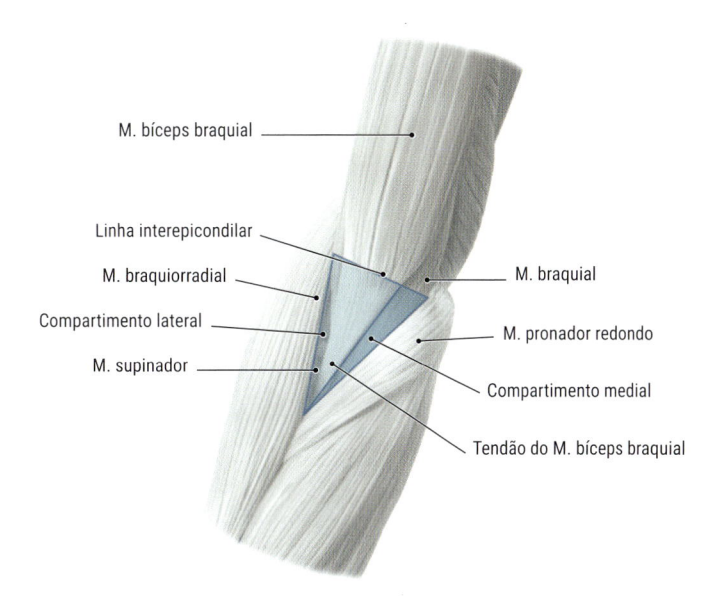

23 | Anatomia topográfica, seccional e radiológica do membro superior

D Diagrama mostrando os limites da região da fossa do cotovelo.

Legendas do diagrama:
- M. bíceps braquial
- Linha interepicondilar
- M. braquiorradial
- Compartimento lateral
- M. supinador
- M. braquial
- M. pronador redondo
- Compartimento medial
- Tendão do M. bíceps braquial

Tabela 23-5 Fossa do cotovelo

Limites	Conteúdo	
• **Proximal** – Linha imaginária entre os dois epicôndilos do úmero – Coincide aproximadamente com a linha anterior da dobra do cotovelo • **Medial:** M. pronador redondo • **Lateral:** M. braquiorradial • **Assoalho:** M. braquial e M. supinador • **Teto:** fáscia do antebraço reforçada medialmente pela aponeurose do M. bíceps braquial	**O tendão do bíceps braquial divide a fossa em dois espaços**	
	Compartimento medial	• **A. braquial** – Irá se dividir na A. radial, mais superficial, e se situará profundamente no M. braquiorradial e na A. ulnar, que, após passar profundamente no M. pronador redondo, irá se situar na parte ulnar coberta pelo M. flexor ulnar do carpo – Na parte distal, a A. ulnar se tornará a A. recorrente ulnar e a A. interóssea comum – Essas artérias têm veias acompanhantes • **N. mediano:** entra no compartimento medial e passa entre as duas cabeças do M. pronador redondo, situando-se entre os Mm. flexores superficiais e profundos dos dedos • **Linfonodos ulnares**
	Compartimento lateral	• **A. radial recorrente:** um ramo da A. radial e veias acompanhantes • **N. radial:** encontra-se profundamente nesse espaço e é dividido em dois ramos: – **R. superficial:** é sensitivo e direciona-se para o punho coberto pelo M. braquiorradial – **R. profundo:** atravessa o M. supinador e situa-se no compartimento posterior do antebraço, onde inervará toda a musculatura
	No nível superficial:	
	• **Medialmente:** N. cutâneo medial do antebraço que acompanha a V. mediana do antebraço e a V. basílica • **Lateralmente:** entre os Mm. bíceps braquial e braquial, aparece o N. musculocutâneo, que, após cruzar a fáscia do antebraço e se tornar epifascial, é renomeado como N. cutâneo lateral do antebraço	

Anatomia topográfica do antebraço

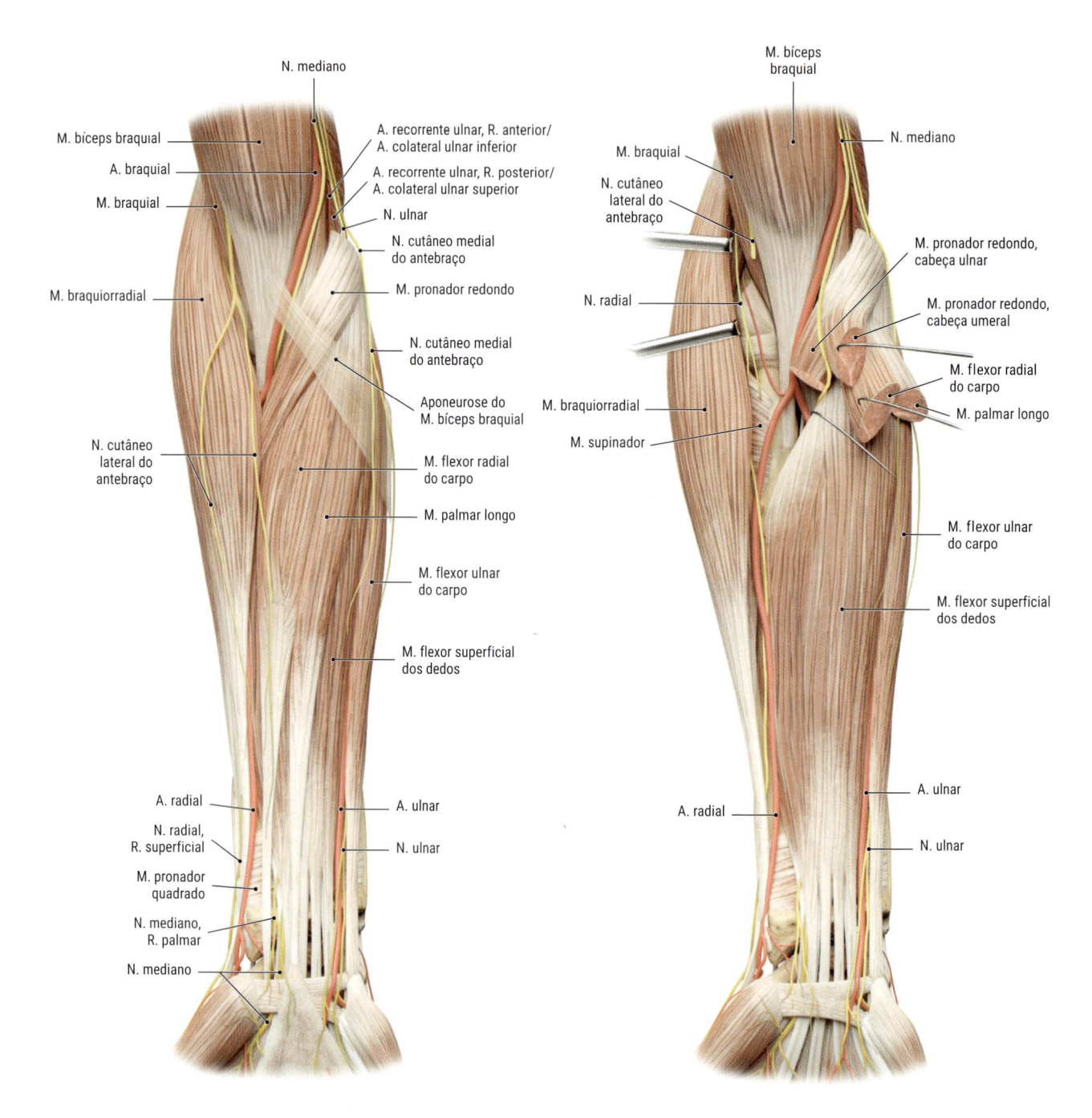

A Primeiro plano. Nessa vista, são mostrados todos os músculos e nervos cutâneos.

B Segundo plano. Os músculos da primeira camada, bem como os nervos cutâneos do antebraço, foram seccionados e removidos.

Figura 23-9 Dissecção por planos do antebraço. Vista anterior.

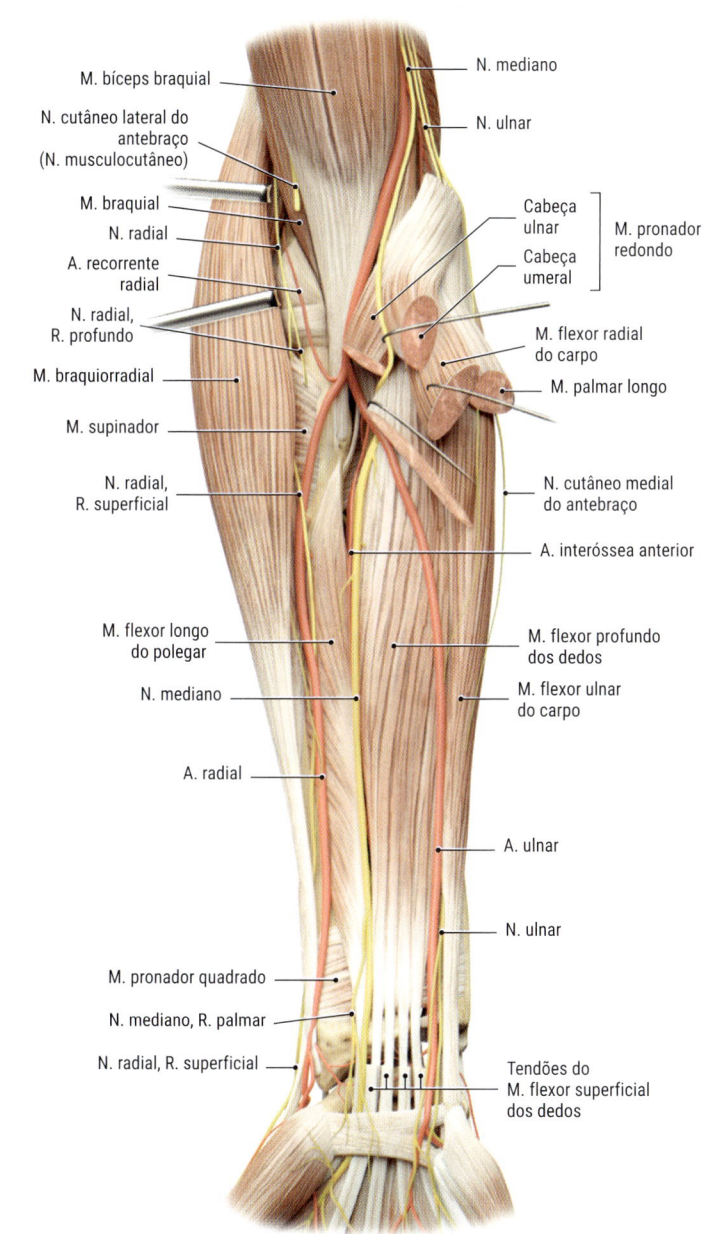

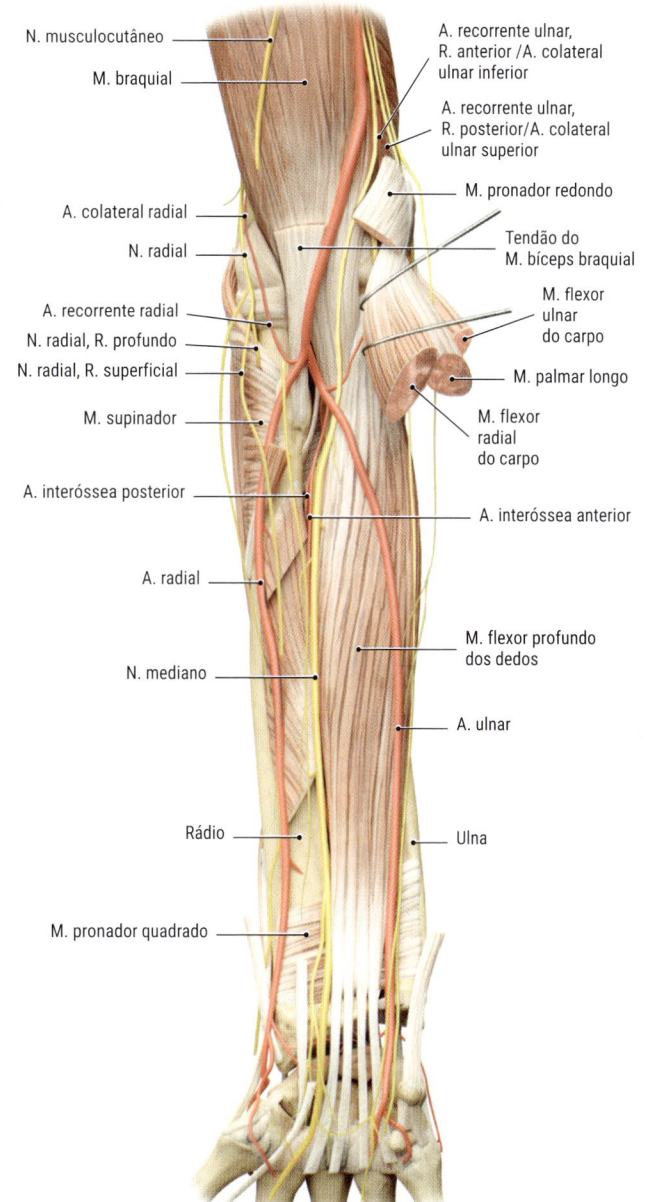

C Terceiro plano. Os músculos da segunda camada foram seccionados e removidos. Vista anterior.

D Terceiro e quarto planos. O quarto plano é formado pelo músculo pronador quadrado. Para vê-lo, o músculo flexor longo do polegar foi removido. Os músculos laterais do compartimento posterior também foram removidos. Vista anterior.

Anatomia topográfica da mão

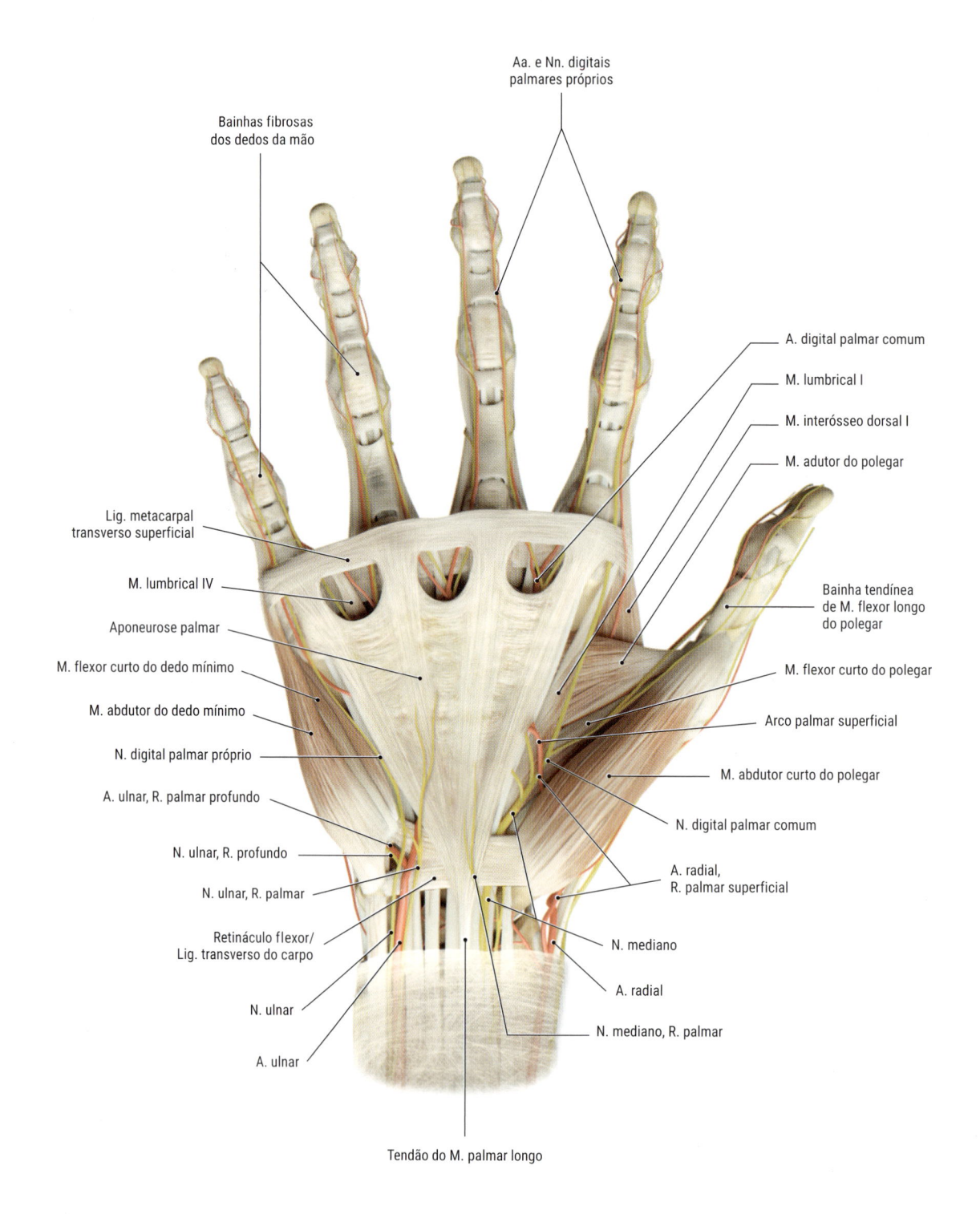

Figura 23-10 Dissecções da mão. Vista palmar.

A Plano superficial. O músculo palmar curto foi removido.

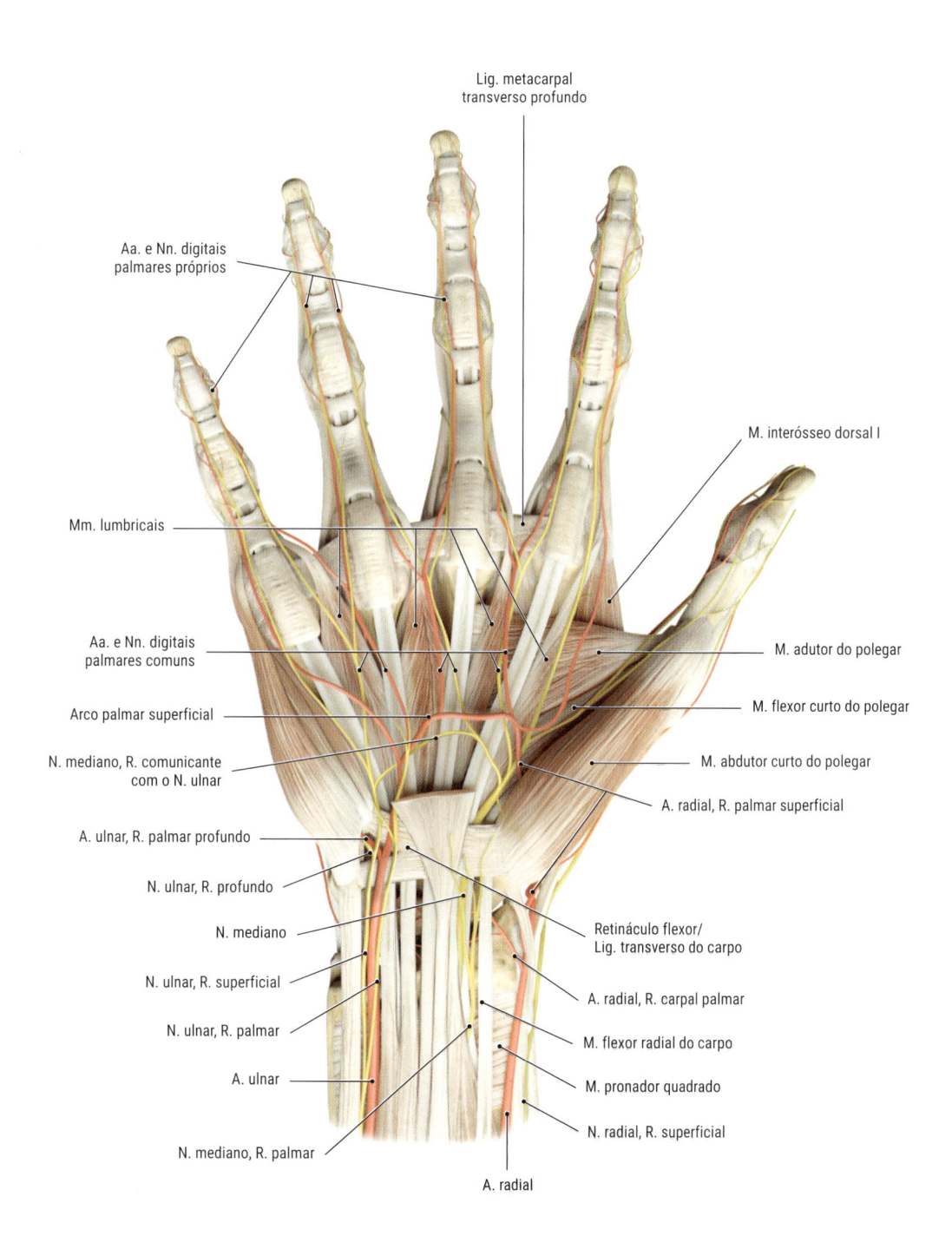

B Segundo plano, após a remoção da aponeurose palmar.

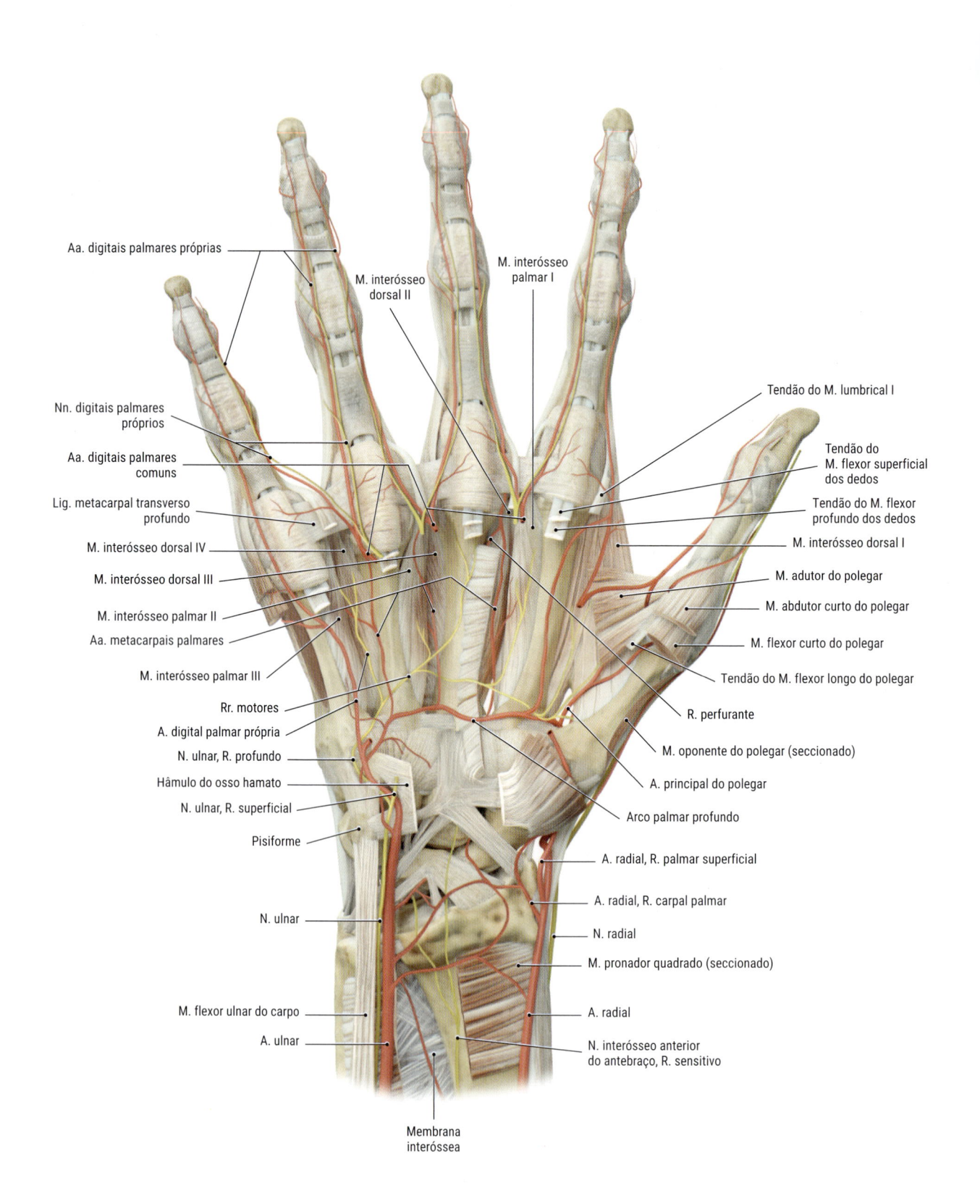

Figura 23-11 Dissecção profunda da mão. Vista anterior ou palmar.

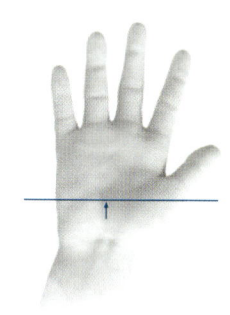

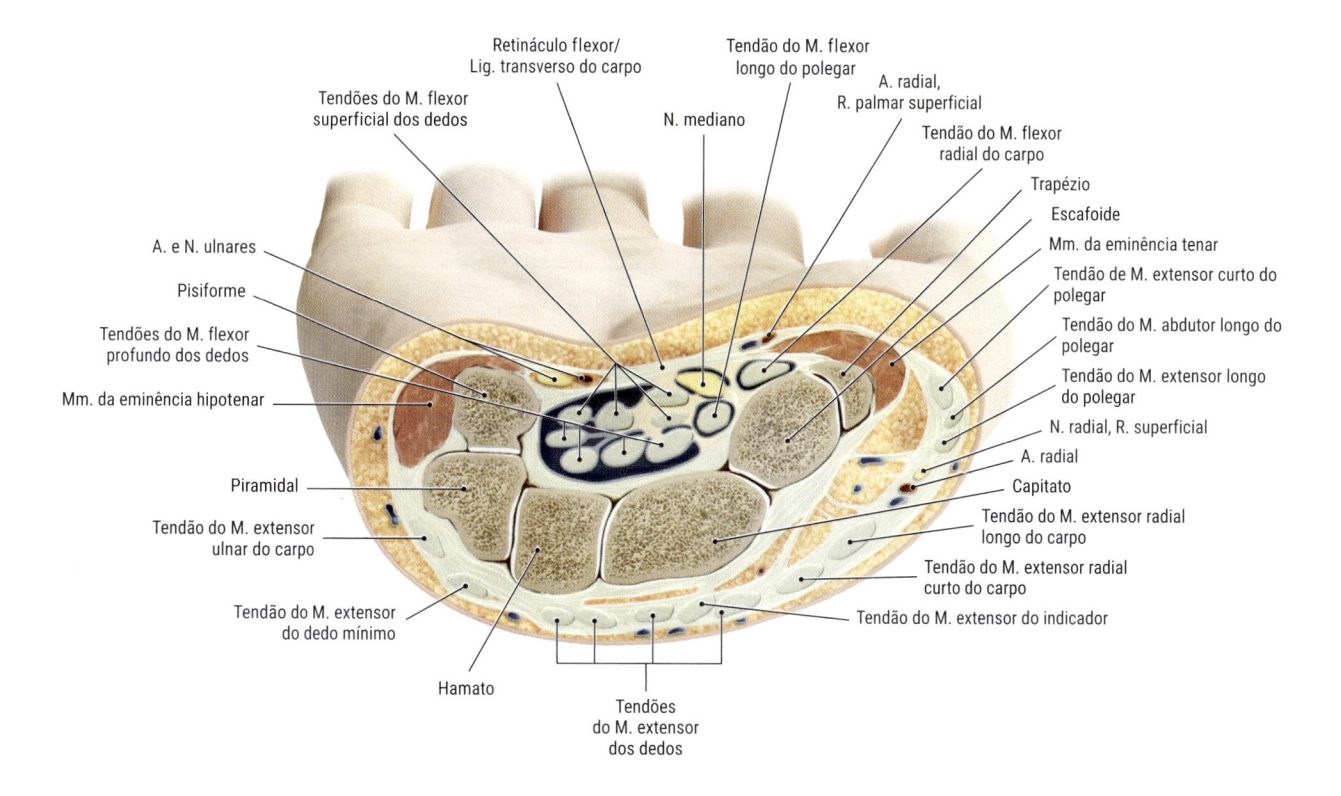

23 | Anatomia topográfica, seccional e radiológica do membro superior

Figura 23-12 Corte transversal no nível do túnel do carpo, um túnel osteofibroso localizado na face anterior do punho. Vista proximal.

Tabela 23-6 Túnel do carpo	
Limites	**Conteúdo**
• **Base e paredes ósseas com formato de U:** ossos carpais (túnel do carpo)	• Tendões e bainhas tendíneas dos Mm. flexores superficial e profundo dos dedos e flexor longo do polegar
• **Parede lateral:** formada pelos tubérculos do escafoide e do trapézio	• O M. flexor radial do carpo passa por um compartimento próprio nesse túnel
• **Parede medial:** pisiforme e hâmulo do osso hamato	• O N. mediano atravessa o túnel e torna-se imediatamente o R. recorrente para a musculatura da eminência tenar e os nervos digitais palmares comuns
• **Teto:** Lig. transverso do carpo	

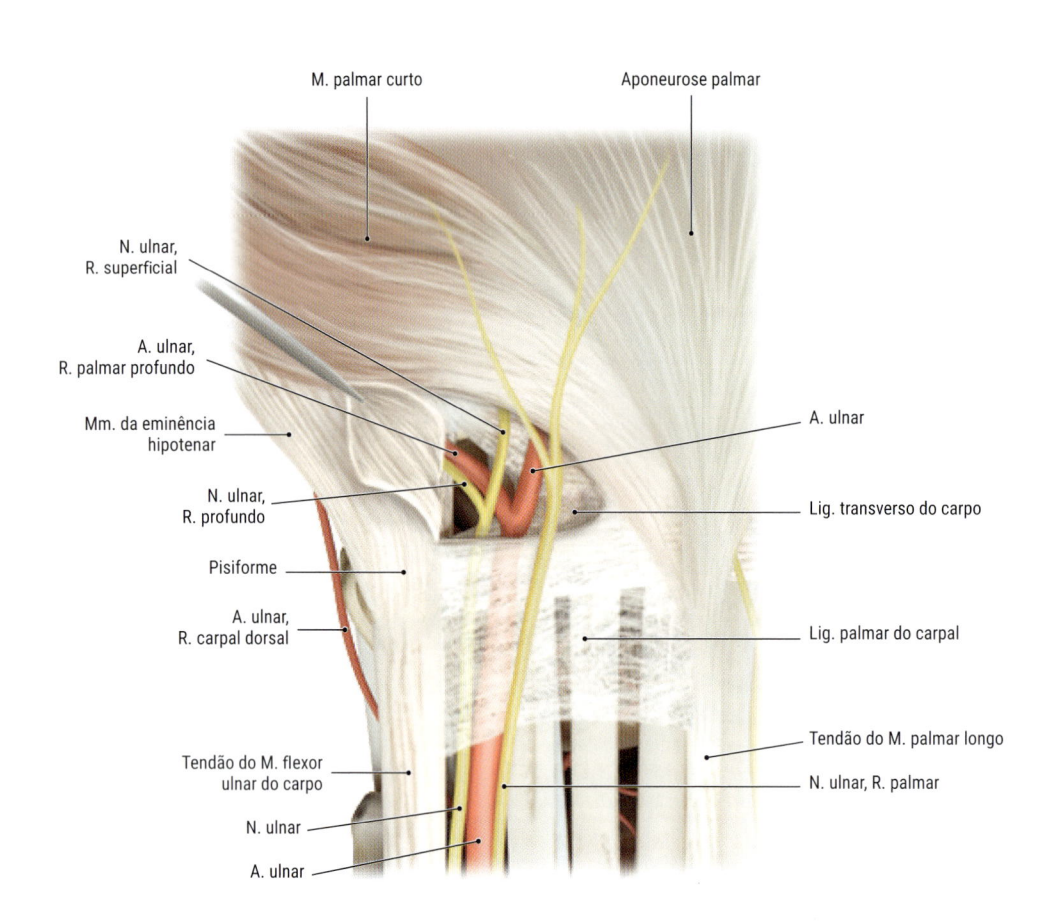

Figura 23-13 Detalhe da dissecção da região do túnel ulnar do carpo (canal de Guyon), localizado no lado ulnar da região palmar proximal. Vista anterior.

Tabela 23-7	Túnel ulnar
Limites	**Conteúdo**
• **Medial:** tendão do M. flexor ulnar do carpo, M. abdutor curto do dedo mínimo, osso pisiforme e Lig. piso-hamato • **Lateral:** aponeurose palmar, hâmulo do osso hamato e Lig. transverso do carpo • **Teto:** Lig. palmar do carpo (proximal) e M. palmar curto (distal) • **Assoalho:** Lig. transverso do carpo, Lig. piso-hamato e Lig. pisometacarpal	• A. ulnar • N. ulnar • Vv. ulnares
– Nessa região, a A. ulnar e o N. ulnar emitem seus ramos profundos até a palma da mão – O R. profundo da A. ulnar formará parte do arco palmar profundo, enquanto seu R. superficial formará o arco palmar superficial – O R. profundo do N. ulnar é motor da para a maior parte dos músculos da mão, enquanto o R. superficial dará origem aos Nn. digitais palmares próprios	

23 | Anatomia topográfica, seccional e radiológica do membro superior

> **Nota anatômica**
>
> O termo "tabaqueira" anatômica vem dos séculos XVIII e XIX, quando o rapé de tabaco era colocado nesse trígono para ser aspirado.

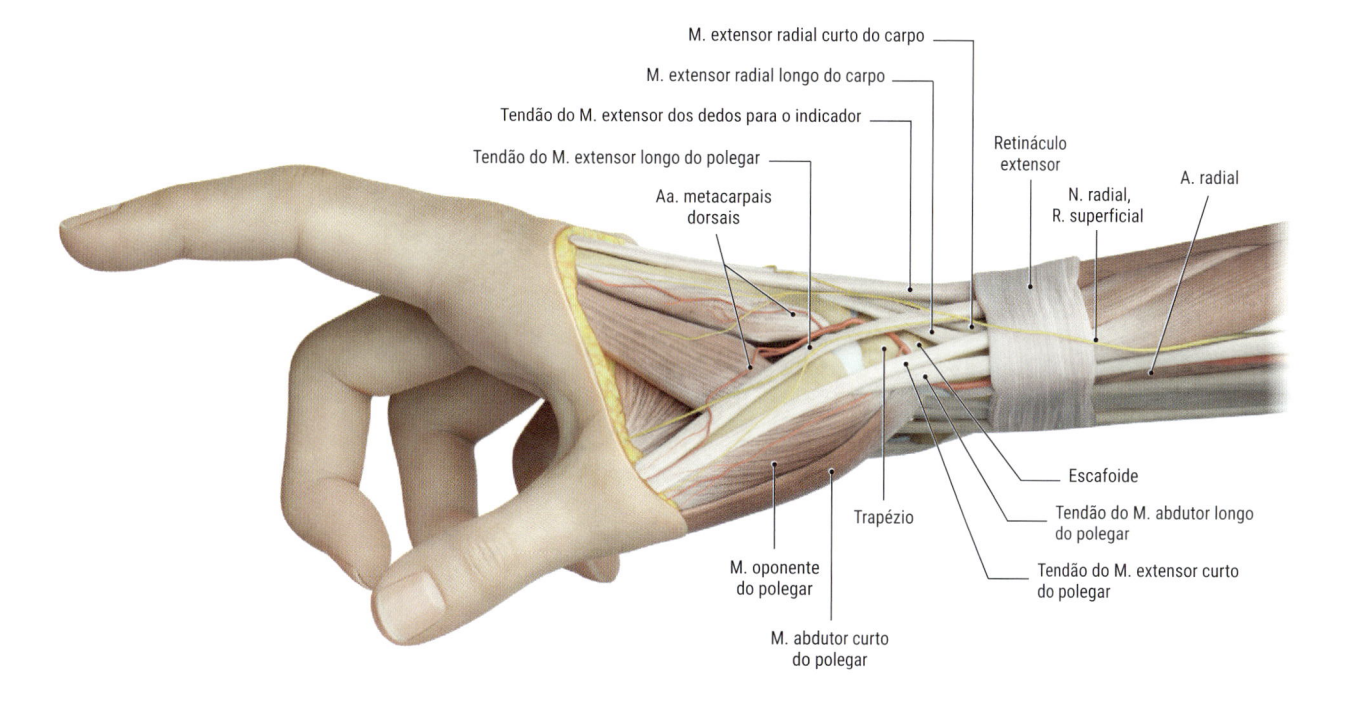

Figura 23-14 Dissecção da região da fossa radial ou tabaqueira anatômica localizada na região lateral (radial) do carpo. Vista lateral.

> **Nota clínica**
>
> Como o escafoide forma o assoalho dessa tabaqueira anatômica, a dor localizada nesse ponto após uma queda ou golpe pode indicar uma fratura do escafoide.

Tabela 23-8 Fossa radial

Limites	Conteúdo
• **Lateral:** tendões dos Mm. abdutor longo e extensor curto do polegar • **Medial:** tendão do M. extensor longo do polegar • **Proximal:** retináculo extensor • **Assoalho:** escafoide e trapézio e parte do tendão do M. extensor radial longo do carpo	A A. radial é superficialmente atravessada pelo R. superficial e o N radial em sua direção ao dorso da mão

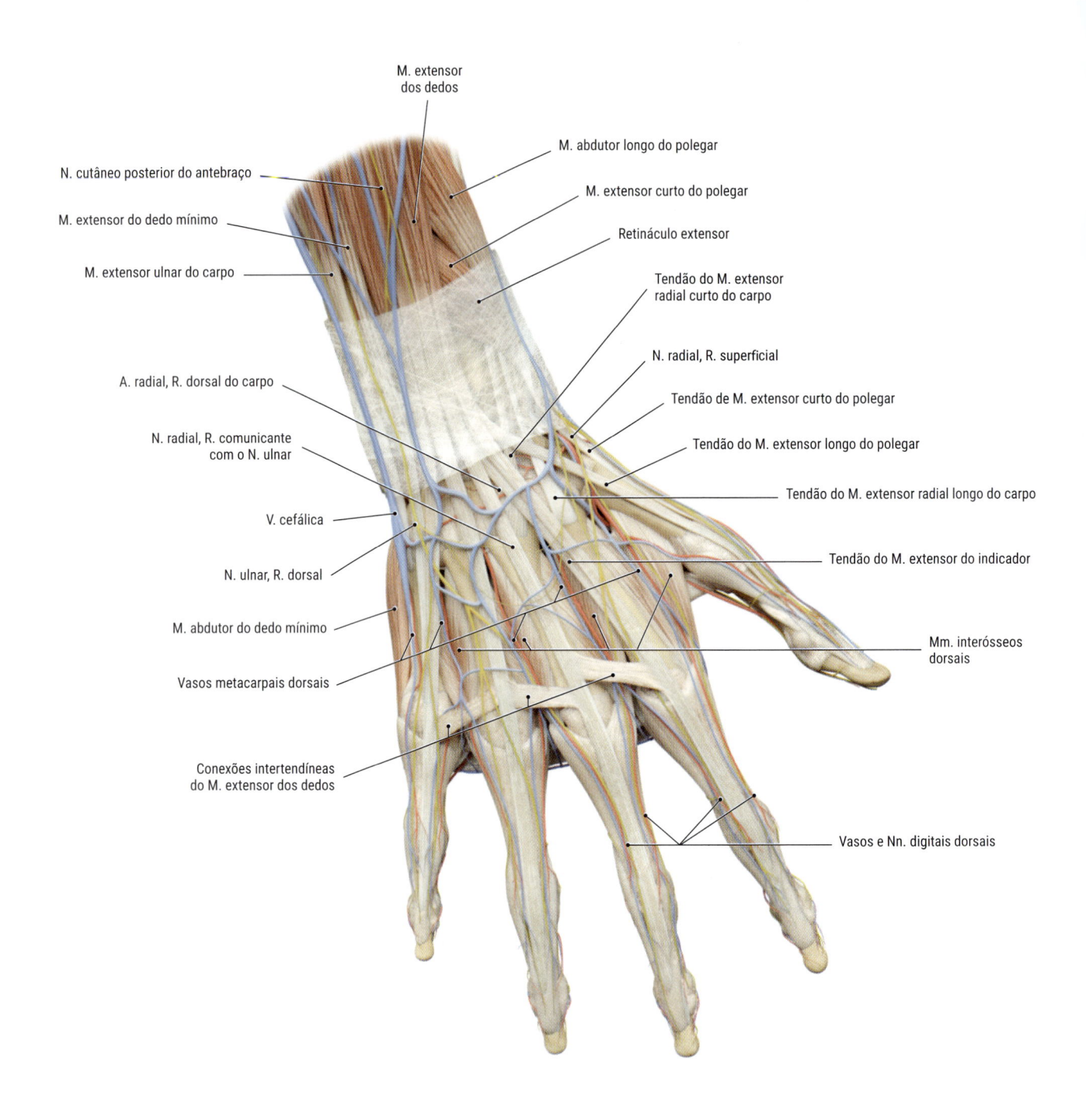

A Plano superficial.

Figura 23-15 Dissecções do dorso da mão.

23 | Anatomia topográfica, seccional e radiológica do membro superior

- N. interósseo posterior
- Ulna
- M. extensor do indicador
- M. extensor do dedo mínimo
- N. ulnar, R. dorsal
- A. radial, R. carpal dorsal
- V. cefálica
- N. radial, R. comunicante com o N. ulnar
- M. abdutor do dedo mínimo
- Vasos e Nn. digitais dorsais
- M. extensor longo do polegar
- M. abdutor longo do polegar
- M. extensor curto do polegar
- N. radial, R. superficial
- Tubérculo dorsal do rádio
- Tendão do M. extensor radial curto do carpo
- Tendão do M. extensor radial longo do carpo
- A. radial
- Mm. interósseos dorsais

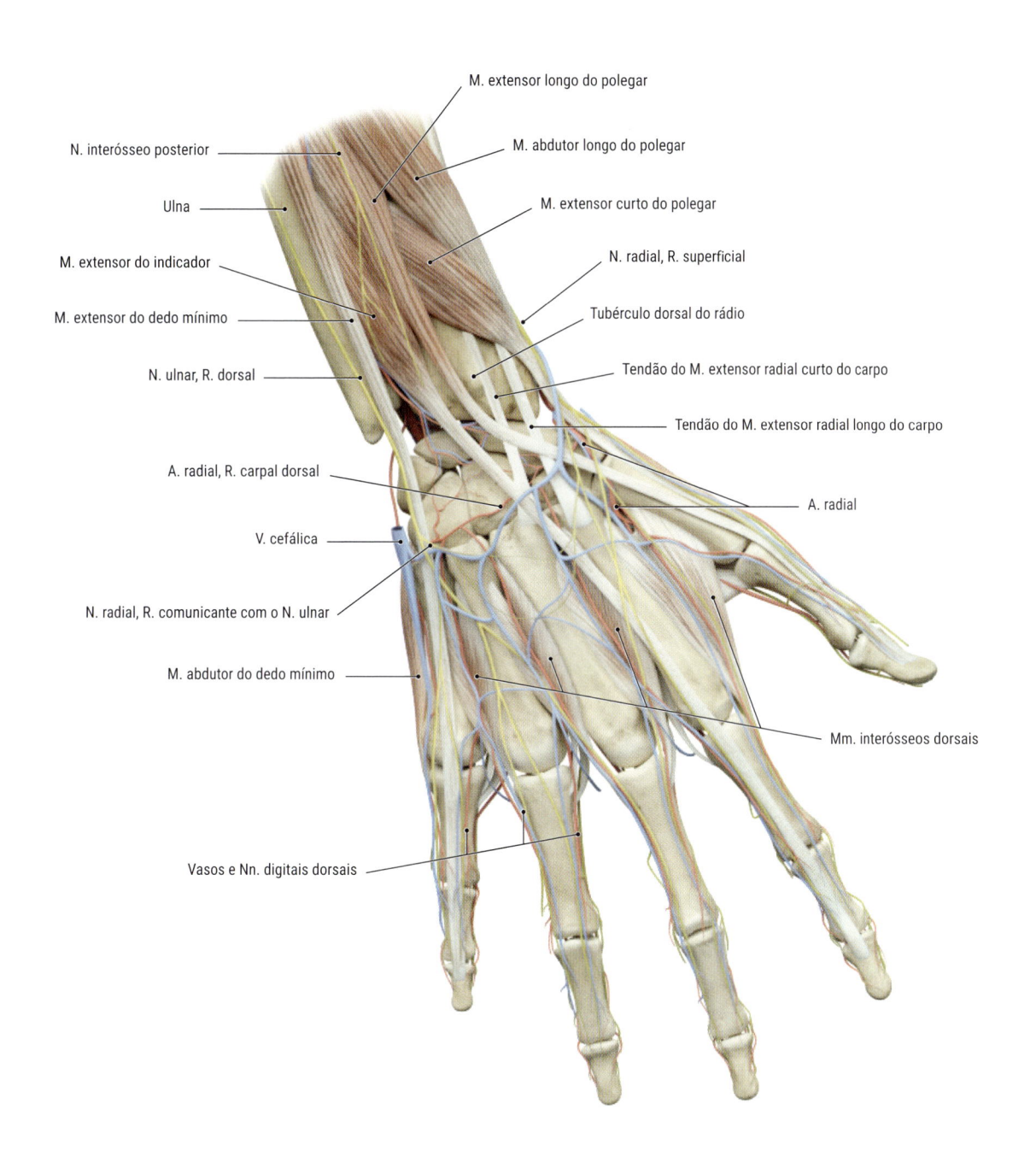

B Plano profundo.

Anatomia seccional e radiológica do membro superior

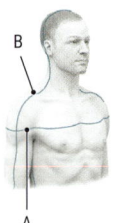

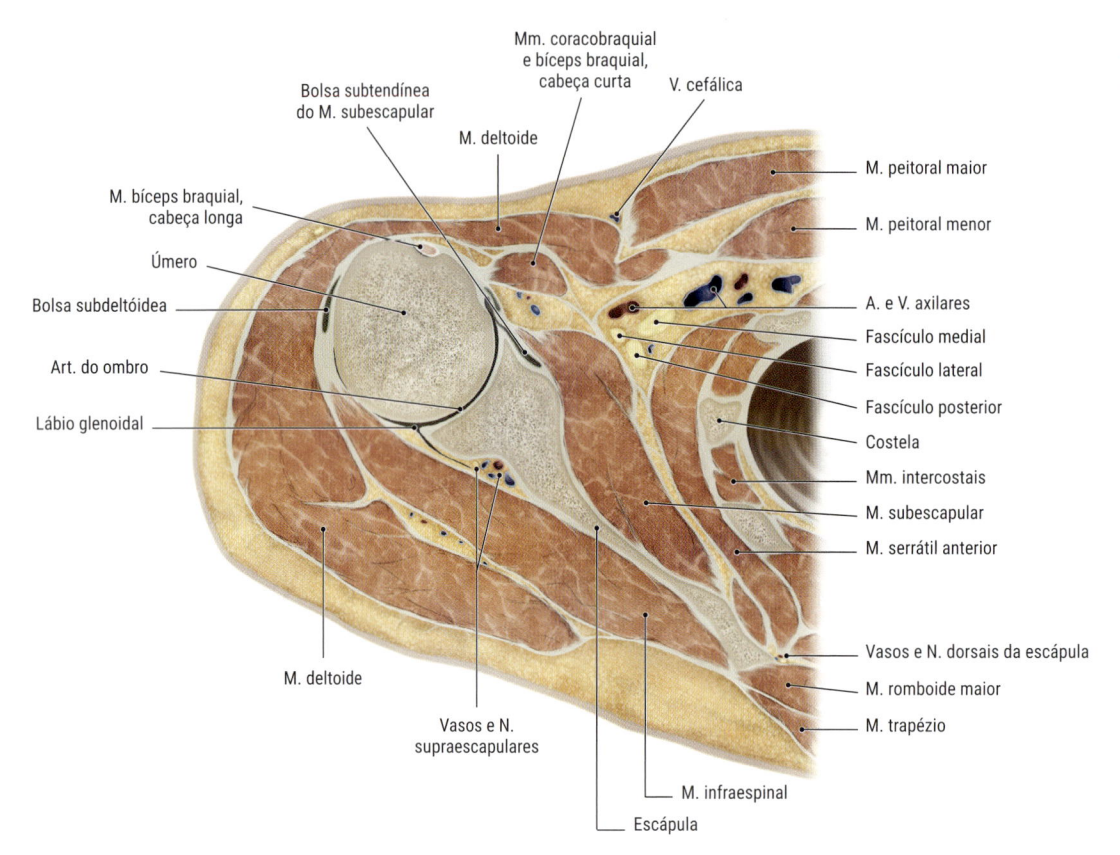

A Corte transversal.

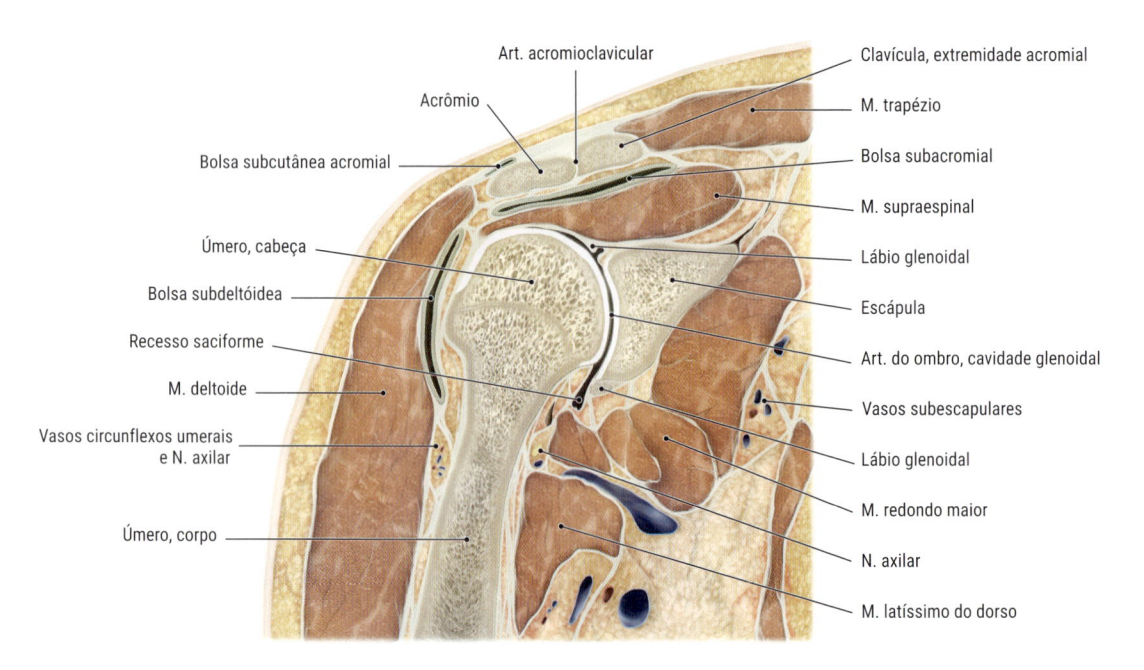

- Bolsa subtendínea do M. subescapular
- Mm. coracobraquial e bíceps braquial, cabeça curta
- M. deltoide
- V. cefálica
- M. bíceps braquial, cabeça longa
- Úmero
- Bolsa subdeltóidea
- Art. do ombro
- Lábio glenoidal
- M. deltoide
- Vasos e N. supraescapulares
- M. infraespinal
- Escápula
- M. peitoral maior
- M. peitoral menor
- A. e V. axilares
- Fascículo medial
- Fascículo lateral
- Fascículo posterior
- Costela
- Mm. intercostais
- M. subescapular
- M. serrátil anterior
- Vasos e N. dorsais da escápula
- M. romboide maior
- M. trapézio

B Corte frontal.

- Art. acromioclavicular
- Acrômio
- Bolsa subcutânea acromial
- Úmero, cabeça
- Bolsa subdeltóidea
- Recesso saciforme
- M. deltoide
- Vasos circunflexos umerais e N. axilar
- Úmero, corpo
- Clavícula, extremidade acromial
- M. trapézio
- Bolsa subacromial
- M. supraespinal
- Lábio glenoidal
- Escápula
- Art. do ombro, cavidade glenoidal
- Vasos subescapulares
- Lábio glenoidal
- M. redondo maior
- N. axilar
- M. latíssimo do dorso

Figura 23-16 Cortes do ombro.

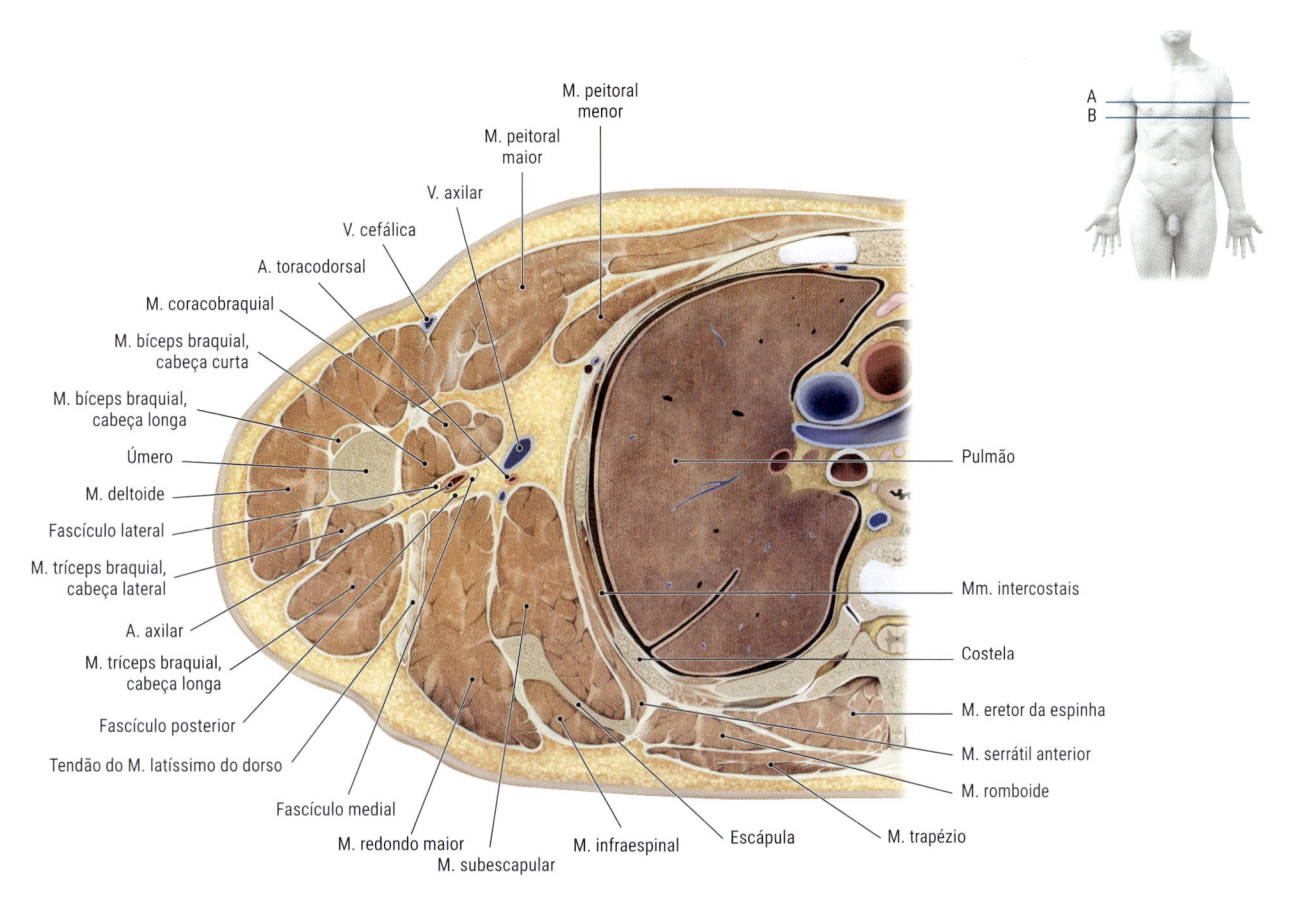

A Corte transversal no nível do terço proximal.

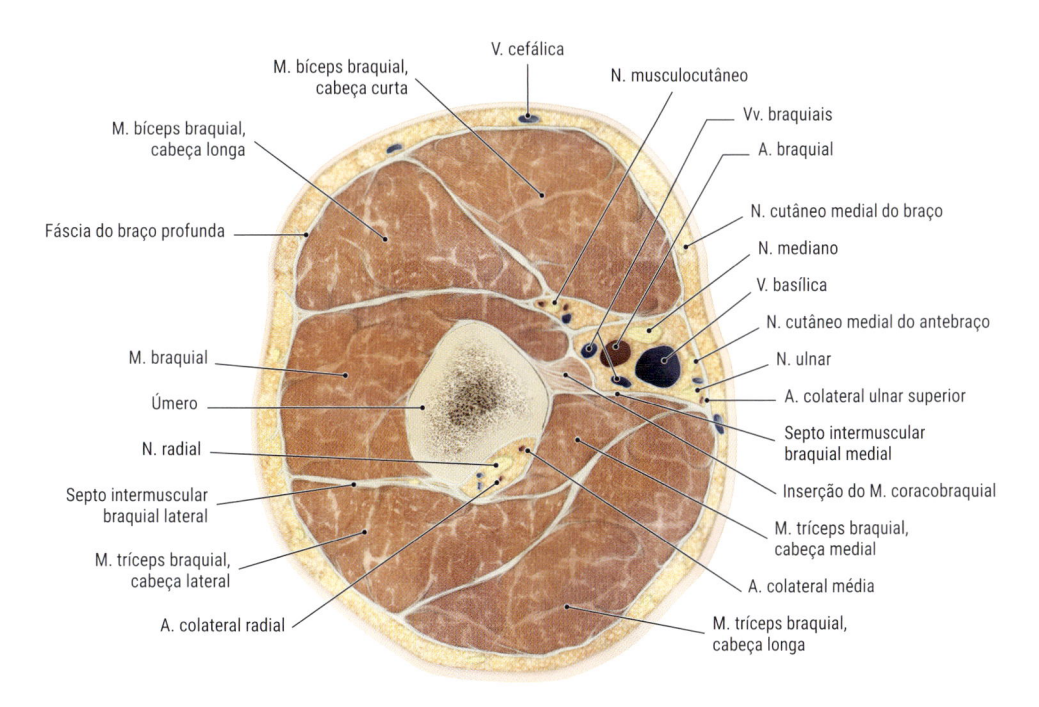

B Corte transversal no nível do terço médio.

Figura 23-17 Cortes transversais do braço.

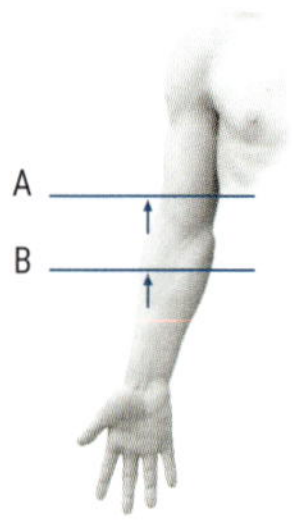

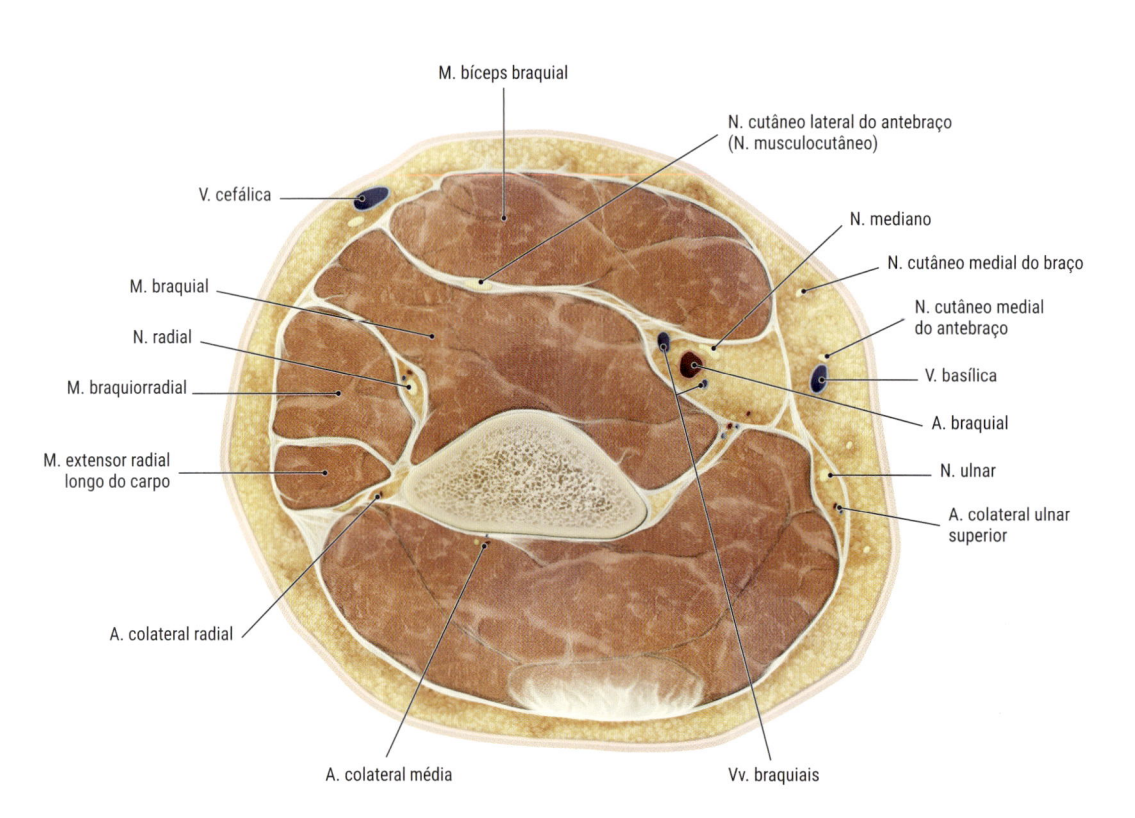

A Corte transversal do terço distal do braço.

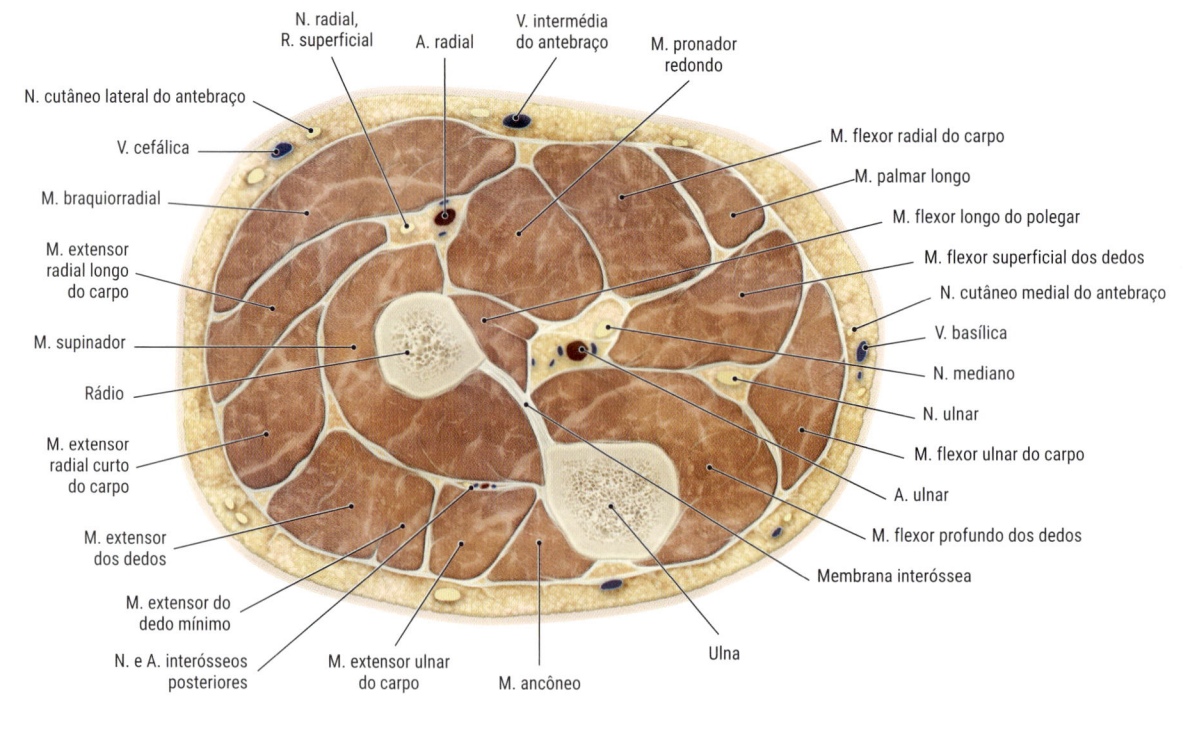

B Corte transversal do terço proximal do antebraço.

Figura 23-18 Cortes transversais do braço e do antebraço.

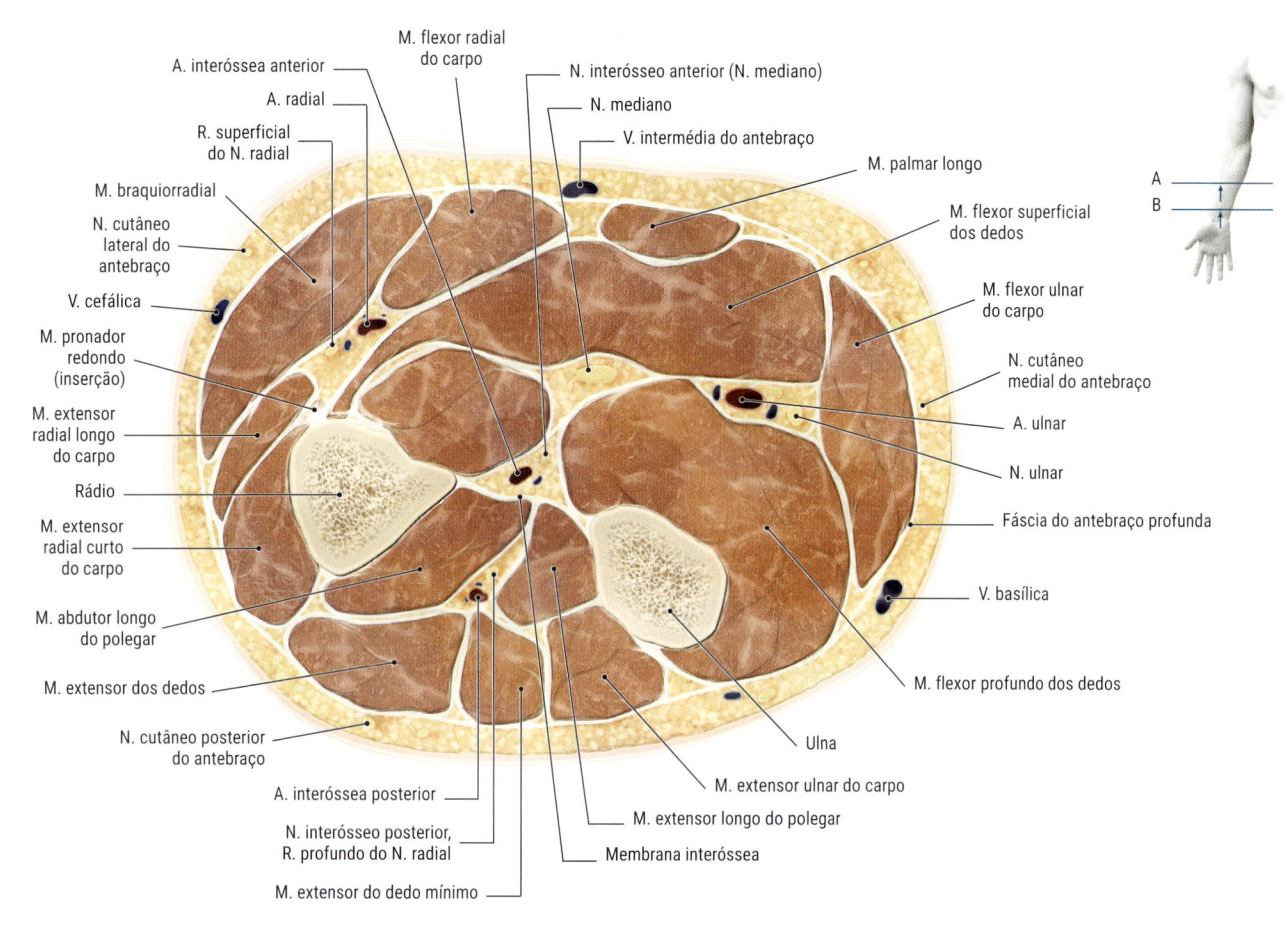

23 | Anatomia topográfica, seccional e radiológica do membro superior

A Corte transversal do terço distal do antebraço.

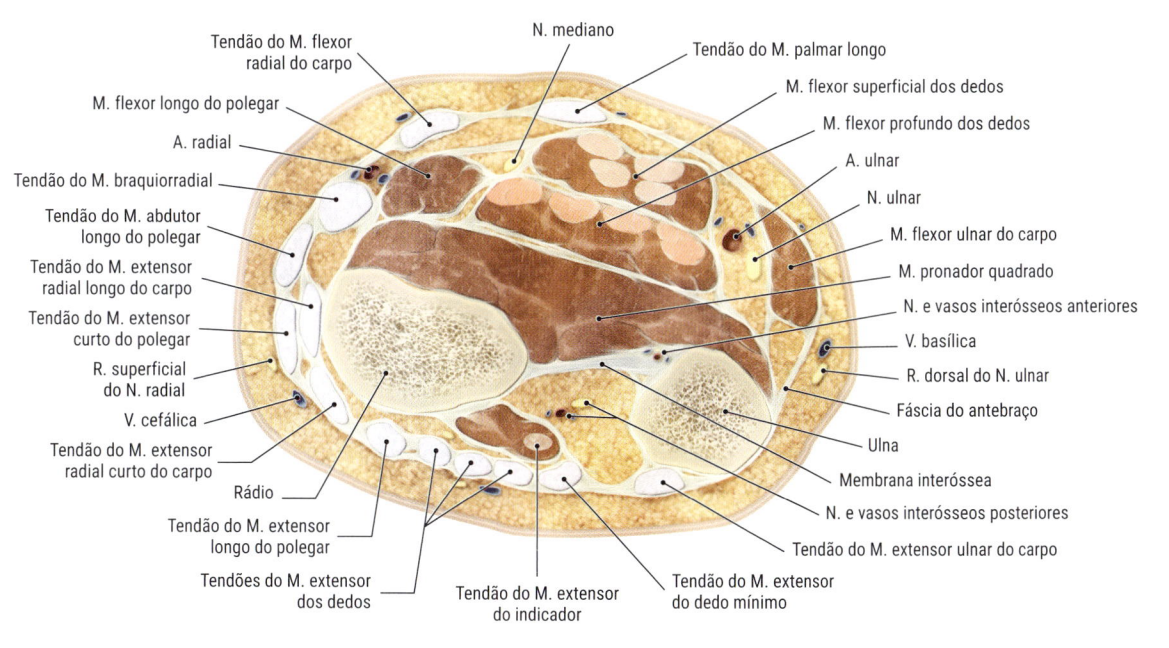

Estruturas identificadas:
- A. interóssea anterior
- A. radial
- R. superficial do N. radial
- M. braquiorradial
- N. cutâneo lateral do antebraço
- V. cefálica
- M. pronador redondo (inserção)
- M. extensor radial longo do carpo
- Rádio
- M. extensor radial curto do carpo
- M. abdutor longo do polegar
- M. extensor dos dedos
- N. cutâneo posterior do antebraço
- A. interóssea posterior
- N. interósseo posterior, R. profundo do N. radial
- M. extensor do dedo mínimo
- M. flexor radial do carpo
- N. interósseo anterior (N. mediano)
- N. mediano
- V. intermédia do antebraço
- M. palmar longo
- M. flexor superficial dos dedos
- M. flexor ulnar do carpo
- N. cutâneo medial do antebraço
- A. ulnar
- N. ulnar
- Fáscia do antebraço profunda
- V. basílica
- M. flexor profundo dos dedos
- Ulna
- M. extensor ulnar do carpo
- M. extensor longo do polegar
- Membrana interóssea

B Corte transversal da região carpal (do punho).

Estruturas identificadas:
- Tendão do M. flexor radial do carpo
- M. flexor longo do polegar
- A. radial
- Tendão do M. braquiorradial
- Tendão do M. abdutor longo do polegar
- Tendão do M. extensor radial longo do carpo
- Tendão do M. extensor curto do polegar
- R. superficial do N. radial
- V. cefálica
- Tendão do M. extensor radial curto do carpo
- Rádio
- Tendão do M. extensor longo do polegar
- Tendões do M. extensor dos dedos
- Tendão do M. extensor do indicador
- N. mediano
- Tendão do M. palmar longo
- M. flexor superficial dos dedos
- M. flexor profundo dos dedos
- A. ulnar
- N. ulnar
- M. flexor ulnar do carpo
- M. pronador quadrado
- N. e vasos interósseos anteriores
- V. basílica
- R. dorsal do N. ulnar
- Fáscia do antebraço
- Ulna
- Membrana interóssea
- N. e vasos interósseos posteriores
- Tendão do M. extensor ulnar do carpo
- Tendão do M. extensor do dedo mínimo

Figura 23-19 Cortes transversais do antebraço e do punho.

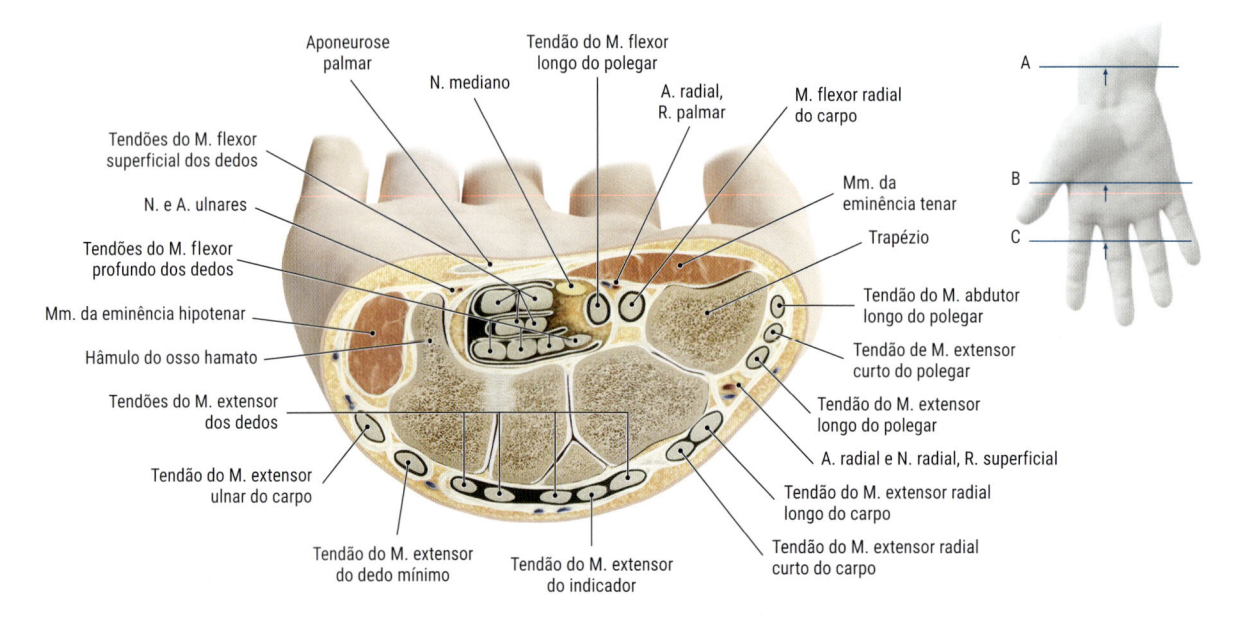

A Corte transversal no nível da região carpal.

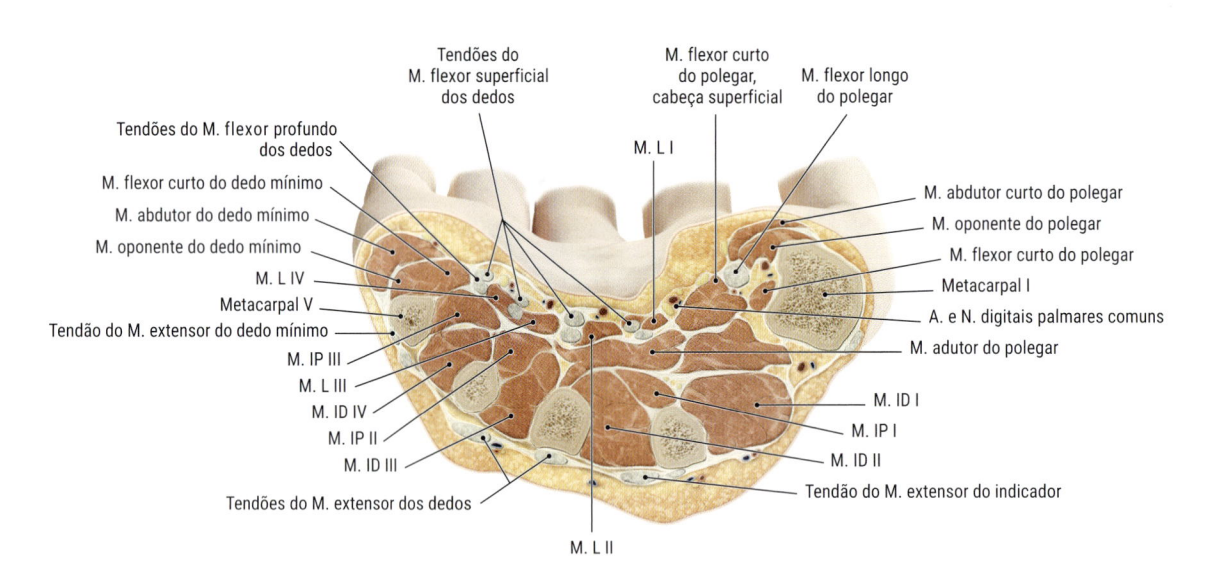

B Corte transversal no nível da região metacarpal. IP: interósseo palmar; ID: interósseo dorsal; L: lumbrical.

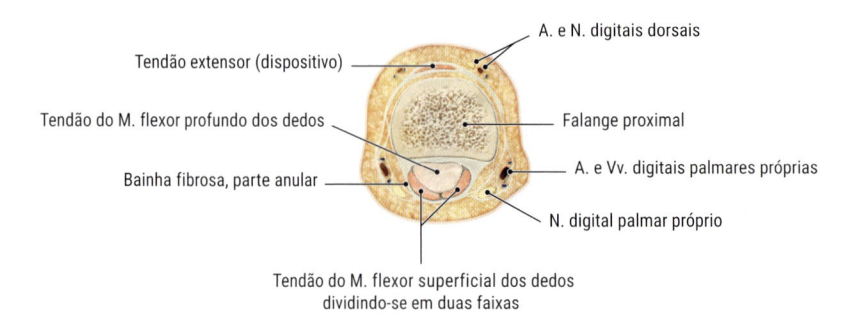

C Corte transversal no nível da falange proximal.

Figura 23-20 Cortes transversais da mão.

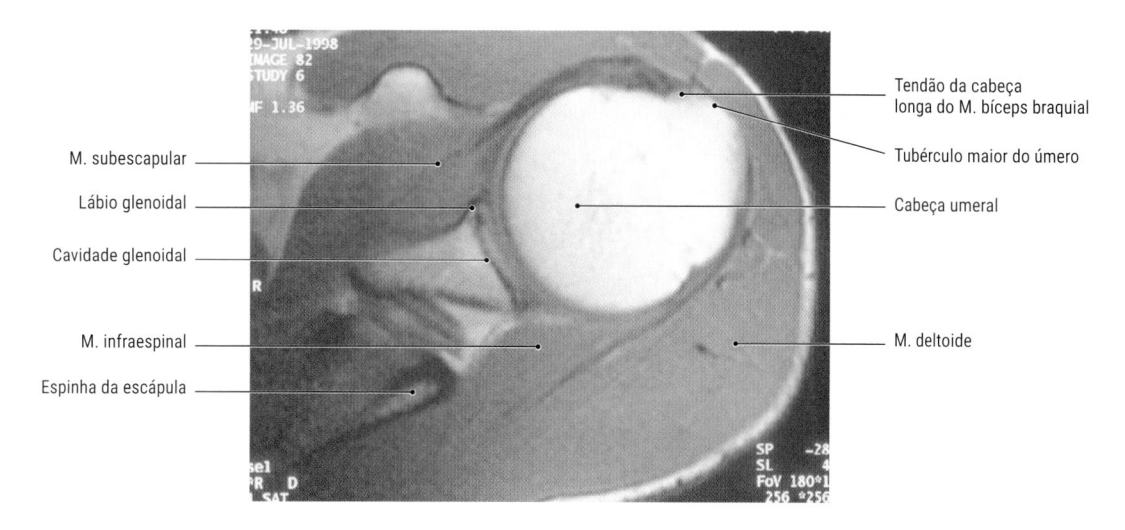

23 | Anatomia topográfica, seccional e radiológica do membro superior

M. subescapular
Lábio glenoidal
Cavidade glenoidal
M. infraespinal
Espinha da escápula

Tendão da cabeça longa do M. bíceps braquial
Tubérculo maior do úmero
Cabeça umeral
M. deltoide

A Ressonância magnética do ombro. Corte transversal.

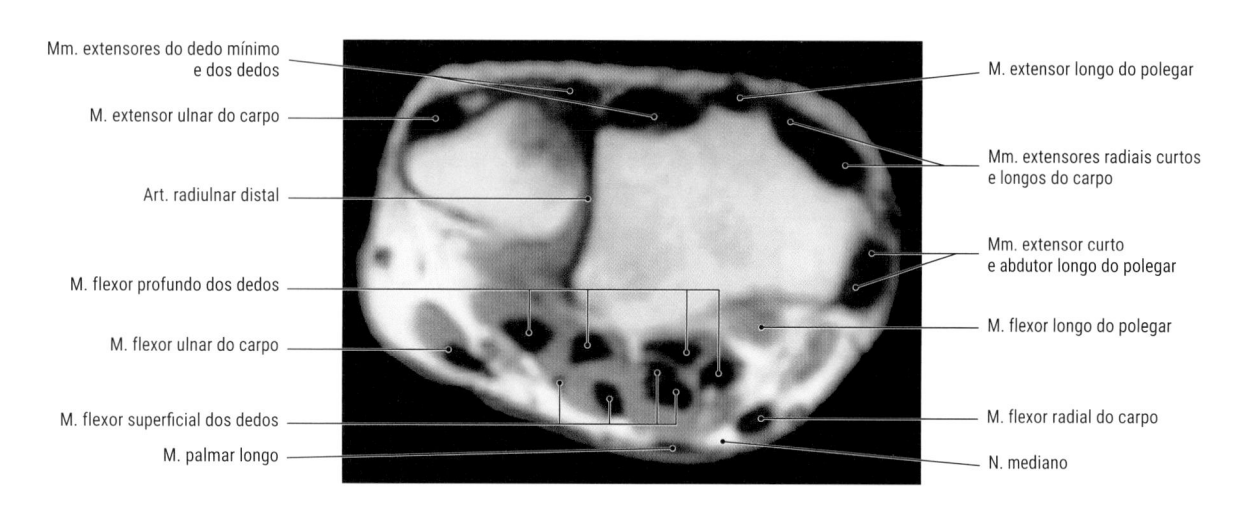

Mm. extensores do dedo mínimo e dos dedos
M. extensor ulnar do carpo
Art. radiulnar distal
M. flexor profundo dos dedos
M. flexor ulnar do carpo
M. flexor superficial dos dedos
M. palmar longo

M. extensor longo do polegar
Mm. extensores radiais curtos e longos do carpo
Mm. extensor curto e abdutor longo do polegar
M. flexor longo do polegar
M. flexor radial do carpo
N. mediano

B Ressonância magnética no nível da articulação radiulnar distal.

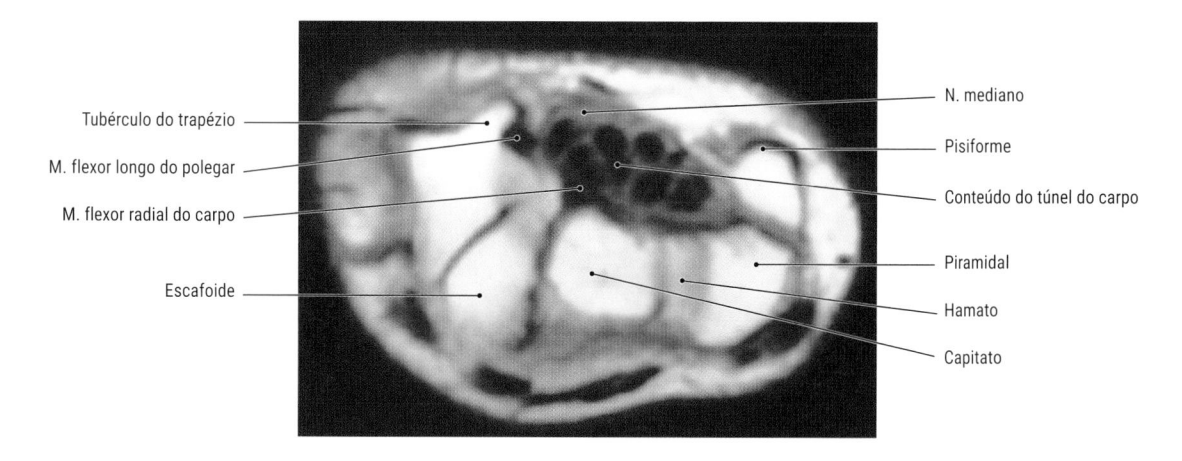

Tubérculo do trapézio
M. flexor longo do polegar
M. flexor radial do carpo
Escafoide

N. mediano
Pisiforme
Conteúdo do túnel do carpo
Piramidal
Hamato
Capitato

C Tomografia computadorizada do conteúdo principal do túnel do carpo.

Figura 23-21 Ressonâncias magnéticas e tomografia computadorizada do membro superior.

IV CABEÇA

24	Ossos do crânio	350
25	Articulação temporomandibular	378
26	Músculos da cabeça	380
27	Olho e estruturas pertinentes	388
28	Orelha	404
29	Nariz e cavidade nasal	418
30	Cavidade oral	426
31	Encéfalo	438
32	Nervos cranianos	494

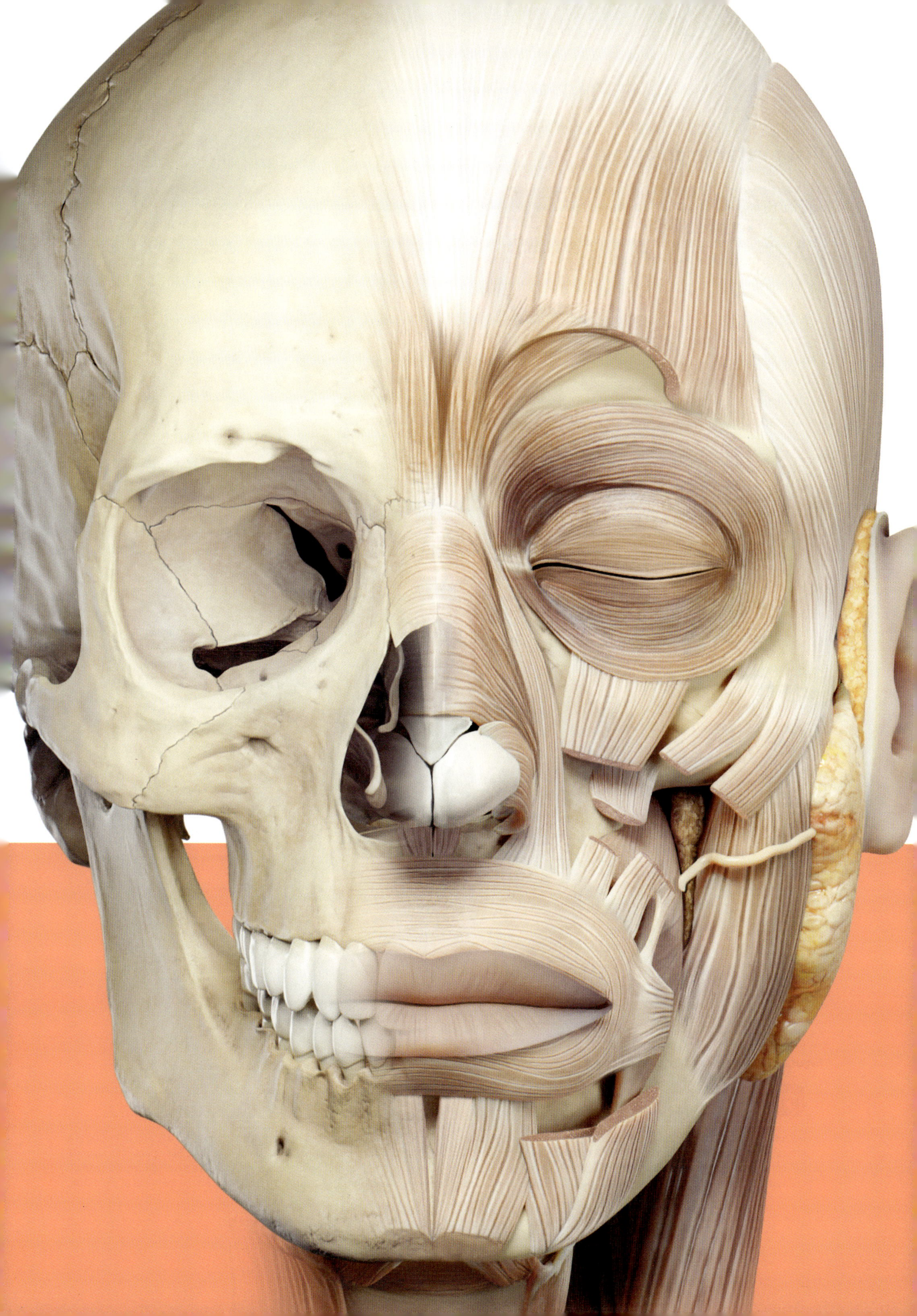

24 OSSOS DO CRÂNIO

Vista externa do crânio

O crânio é dividido em neurocrânio e viscerocrânio. O neurocrânio delimita a cavidade do crânio, que abriga o encéfalo, e é formado pelos ossos frontal, etmoide, esfenoide, occipital, parietal e temporal. O viscerocrânio, também chamado de esqueleto facial, é formado pelos ossos nasal, lacrimal, palatino e zigomático, juntamente com a concha nasal inferior, o vômer, a maxila e a mandíbula. Por sua vez, o neurocrânio pode ser subdividido em um desmocrânio, formado principalmente pela calvária, e em um condrocrânio, formado principalmente pela base do crânio. As órbitas e a cavidade nasal óssea estão localizadas no viscerocrânio.

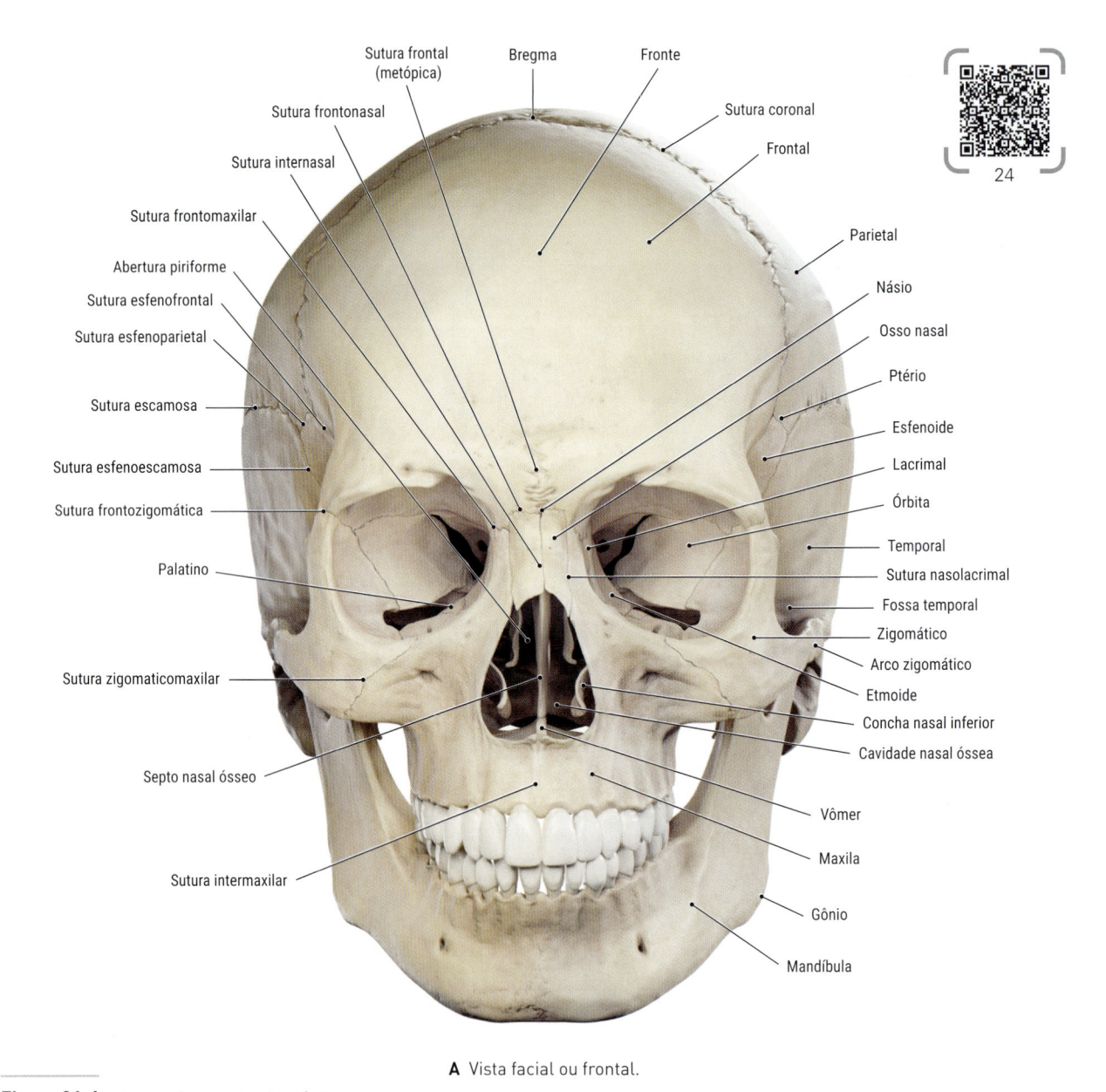

A Vista facial ou frontal.

Figura 24-1 Anatomia externa do crânio.

> **Nota anatômica**
>
> **Persistência da sutura frontal ou metópica.** Durante o crescimento intrauterino, a escama do frontal é dividida ao meio pela sutura frontal. Em condições normais, essa sutura é obliterada e desaparece após 1 a 2 anos de vida extrauterina, deixando apenas resquícios na região da glabela. No entanto, em aproximadamente 10% dos indivíduos, a sutura frontal pode persistir até a idade adulta. Essa persistência pode ser incompleta ou completa, e a sutura pode se estender, no caso de persistência completa, desde o bregma até a margem nasal do frontal.

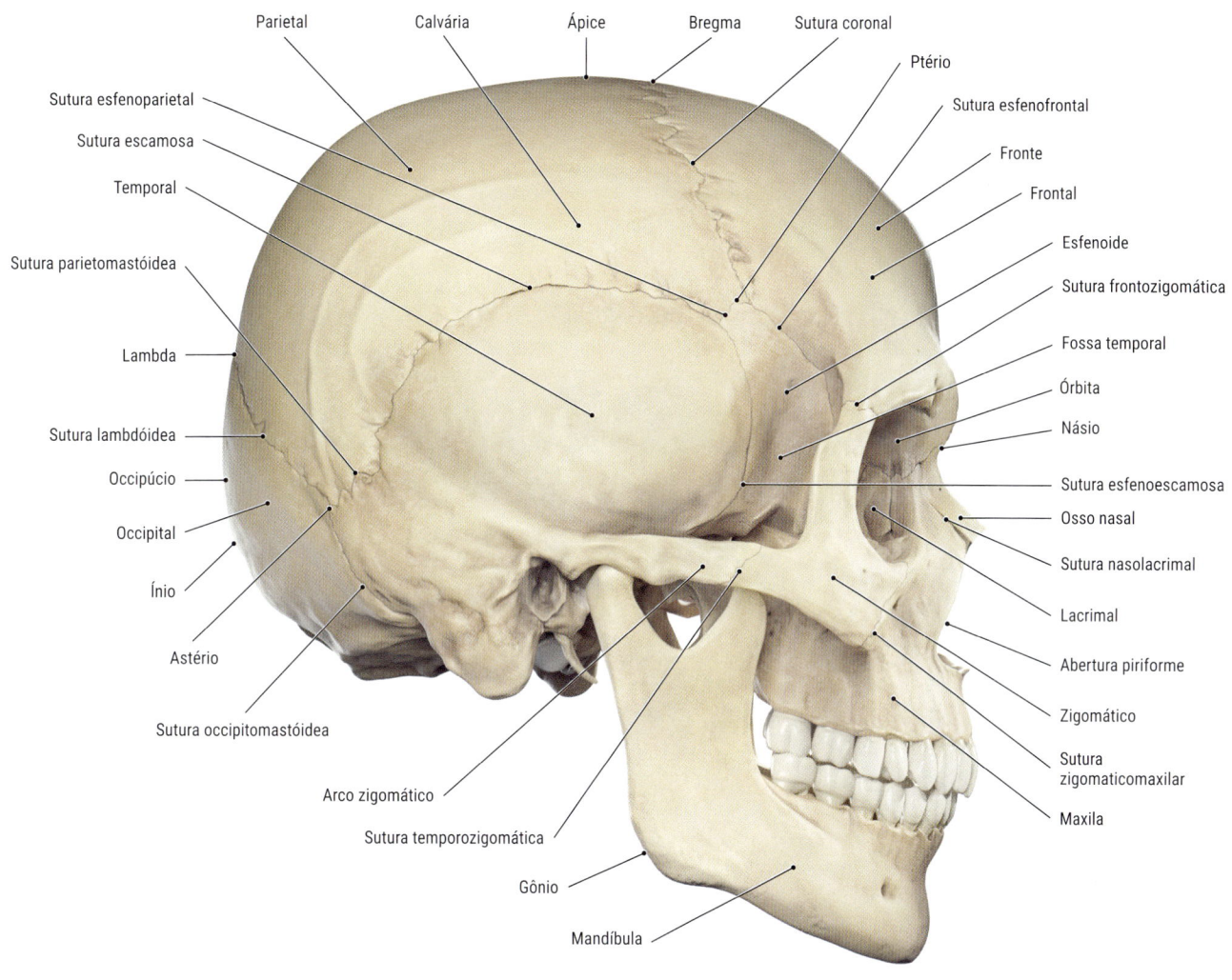

B Vista lateral.

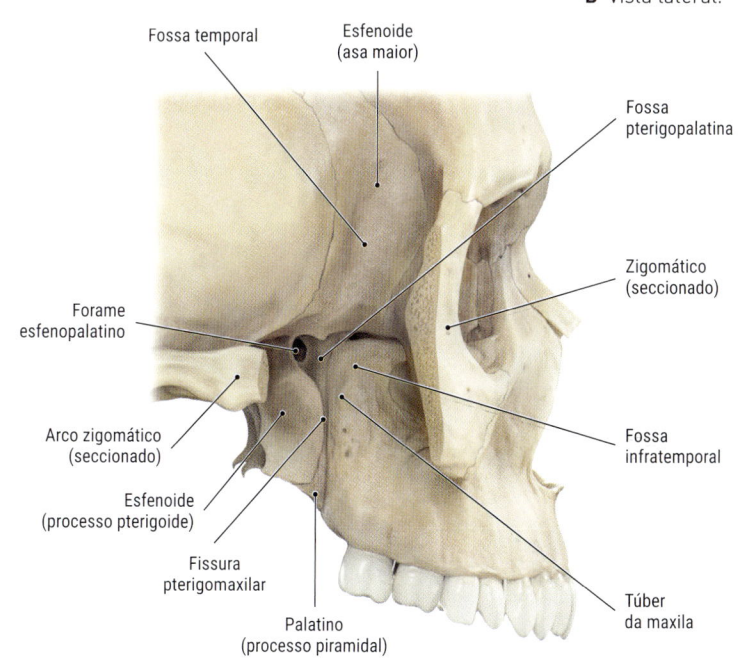

C Vista lateral da fossa pterigopalatina.

Nota anatômica

Fontículos anterolateral e posterolateral. Dois fontículos laterais são identificados no crânio fetal, e eles geralmente se fecham antes do nascimento. O fontículo anterolateral é delimitado pelos ossos frontal, parietal, esfenoide e temporal, na região que corresponde ao ptério nos adultos. O fontículo posterolateral é delimitado pelos ossos parietal, occipital e temporal e está localizado na região que corresponde ao astério nos adultos.

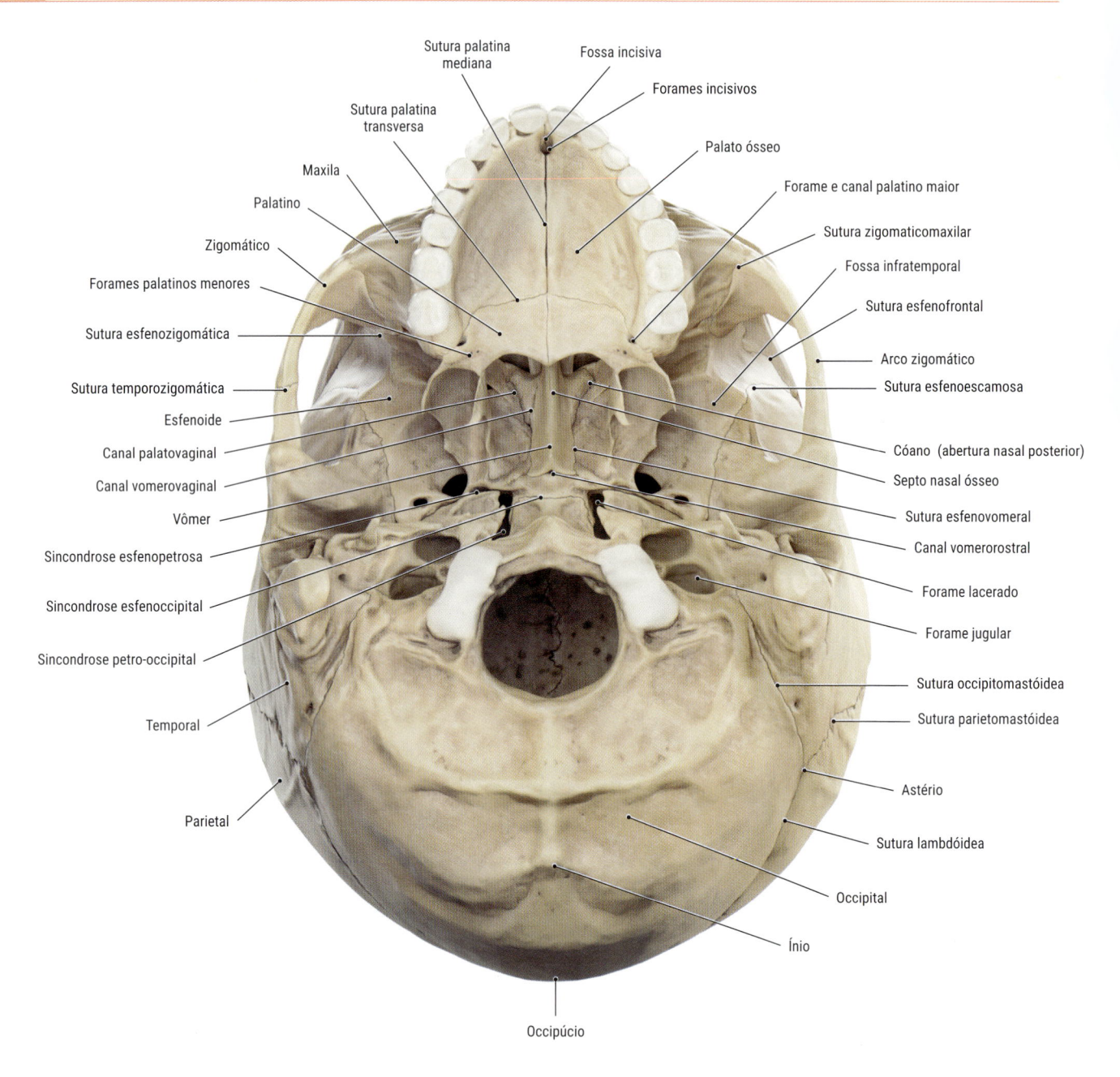

D Vista inferior ou face externa da base do crânio.

Figura 24-1 Anatomia externa do crânio (*cont.*).

> **Nota anatômica**
>
> **Sincrondroses do crânio.** No crânio em desenvolvimento, podem ser observadas sincondroses que unem as diferentes partes do occipital. Entre a parte basilar do occipital e o corpo do esfenoide, identifica-se a sincondrose esfenoccipital, que se funde e se transforma em sinostose por volta dos 21 a 23 anos de vida. Entre a parte basilar e as partes laterais do occipital estão as sincondroses intraoccipitais anteriores, que se fundem por volta dos 6 anos. Entre as partes laterais e a escama occipital, estão as sincondroses intraoccipitais posteriores, que desaparecem entre o primeiro e o segundo ano de vida. As sincondroses esfenopetrosa e petro-occipital, que são de tipo permanente, também podem ser identificadas.

24 | Ossos do crânio

Nota anatômica

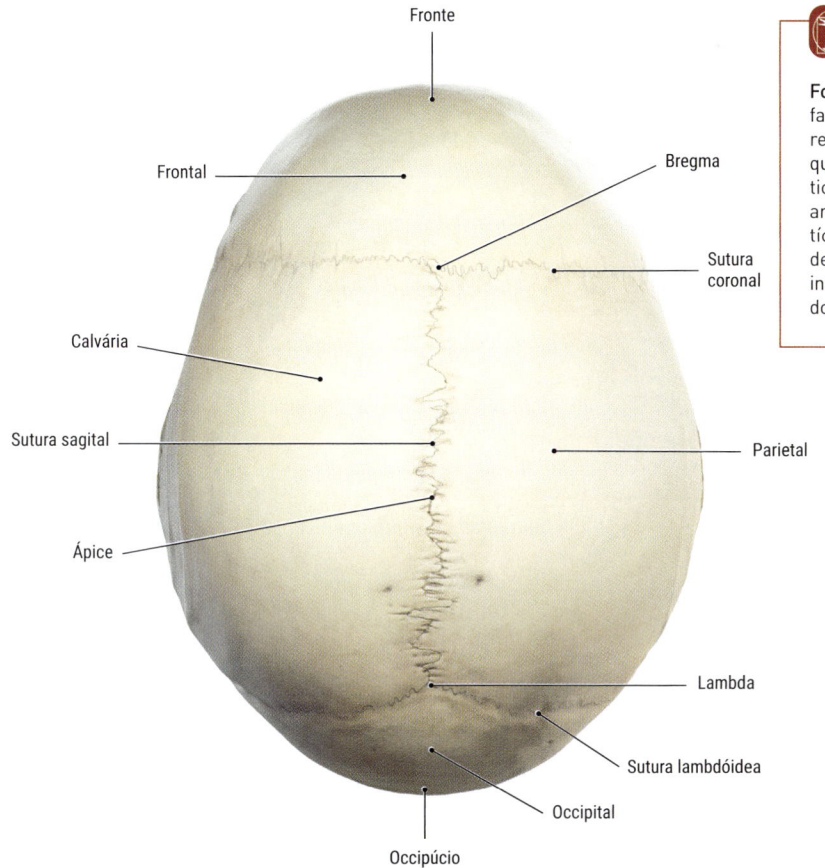

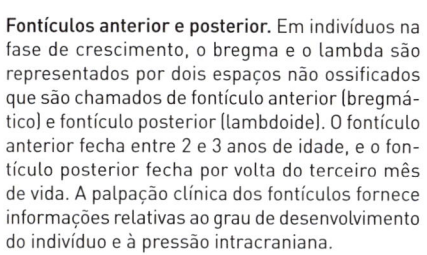

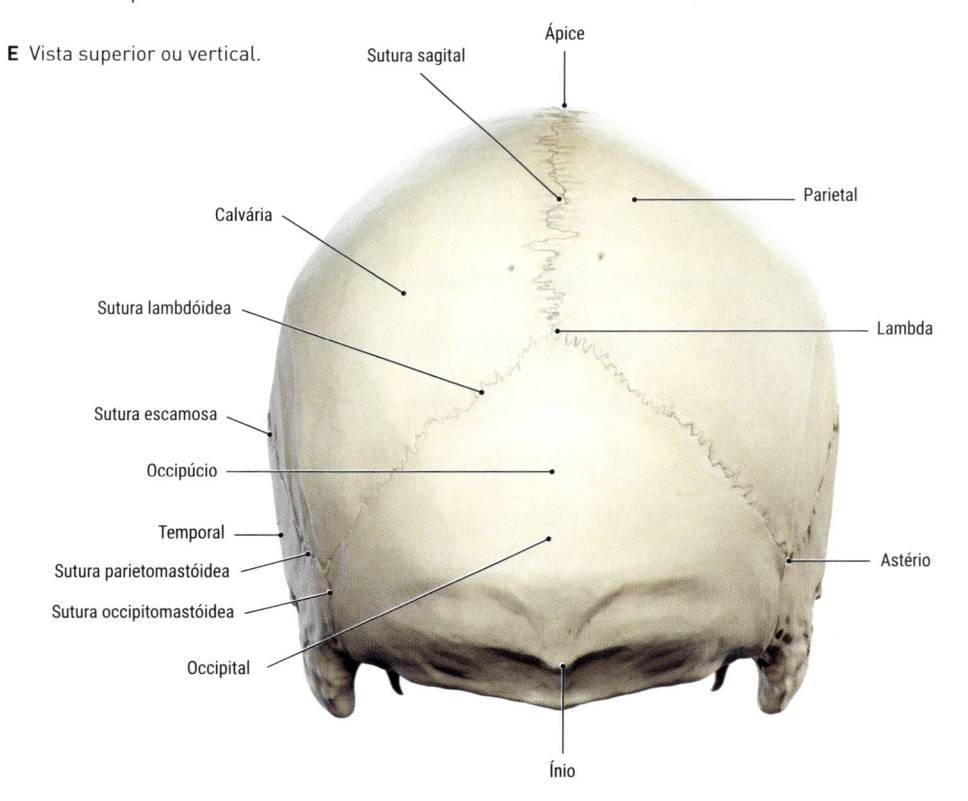

Fontículos anterior e posterior. Em indivíduos na fase de crescimento, o bregma e o lambda são representados por dois espaços não ossificados que são chamados de fontículo anterior (bregmático) e fontículo posterior (lambdoide). O fontículo anterior fecha entre 2 e 3 anos de idade, e o fontículo posterior fecha por volta do terceiro mês de vida. A palpação clínica dos fontículos fornece informações relativas ao grau de desenvolvimento do indivíduo e à pressão intracraniana.

E Vista superior ou vertical.

F Vista occipital.

Origens e inserções nos ossos do crânio

Nos ossos do crânio, podem ser identificadas as origens e inserções dos músculos da face, dos músculos da mastigação e de alguns músculos do pescoço e do dorso. Os músculos da face se originam e estão inseridos principalmente no viscerocrânio. Os músculos da mastigação se originam e estão inseridos no neurocrânio e no viscerocrânio. Os músculos do pescoço e do dorso se originam ou são inseridos principalmente no condrocrânio.

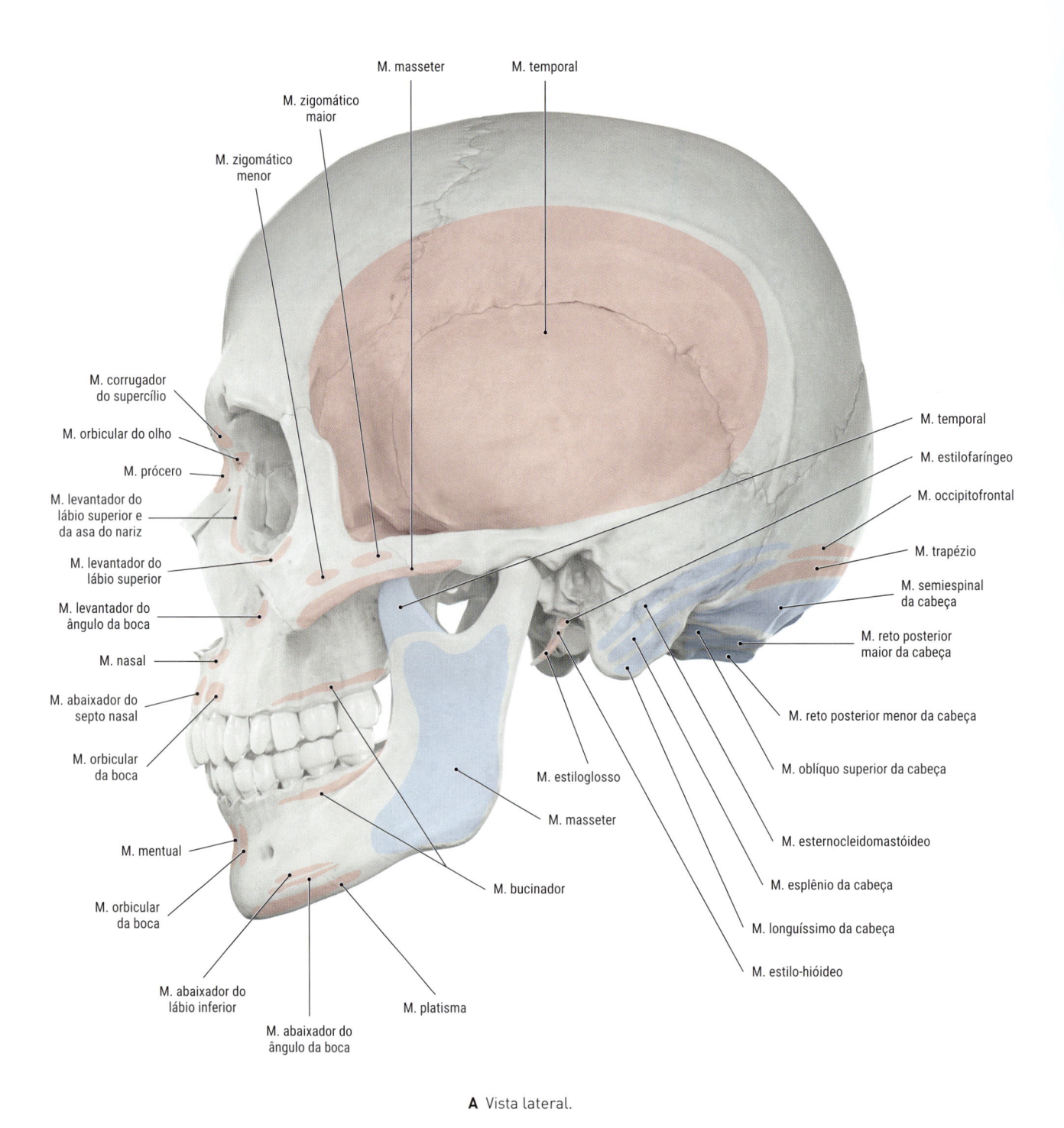

A Vista lateral.

Figura 24-2 Origens musculares (em vermelho) e inserções (em azul) no crânio.

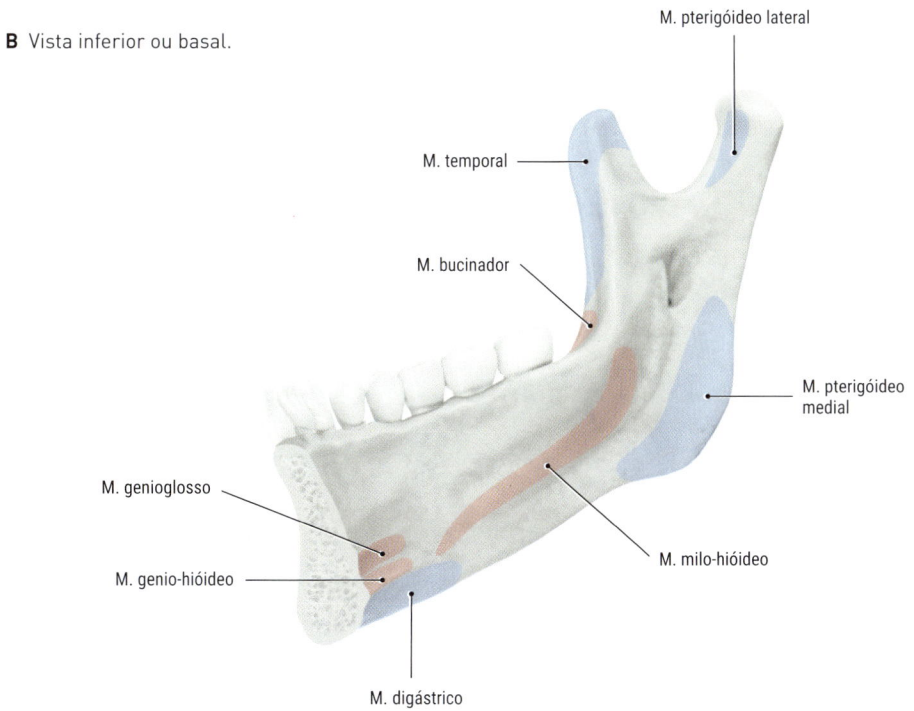

M. levantador do ângulo da boca
M. bucinador
M. longo da cabeça
M. zigomático menor
M. reto anterior da cabeça
M. zigomático maior
M. estiloglosso
M. temporal
M. estilo-hióideo
M. masseter
M. estilofaríngeo
M. pterigóideo lateral
M. reto lateral da cabeça
M. longuíssimo da cabeça
M. pterigóideo medial
M. esplênio da cabeça
M. tensor do véu palatino
M. esternocleidomastóideo
M. temporal
M. levantador do véu palatino
M. oblíquo superior da cabeça
M. digástrico
M. reto posterior maior da cabeça
M. reto posterior menor da cabeça
M. trapézio
M. semiespinal da cabeça
M. occipitofrontal

B Vista inferior ou basal.

M. pterigóideo lateral
M. temporal
M. bucinador
M. pterigóideo medial
M. genioglosso
M. milo-hióideo
M. genio-hióideo
M. digástrico

C Vista interna da hemimandíbula direita.

Cavidade do crânio

A cavidade do crânio abriga o encéfalo e seus órgãos anexos, como as meninges do crânio, e é delimitada pelos ossos do neurocrânio. Suas paredes lateral e superior compõem a calvária, e sua parede inferior corresponde à face interna da base do crânio, na qual são identificadas uma fossa anterior do crânio, que abriga os lobos frontais do cérebro, uma fossa média do crânio, que abriga os lobos temporais do cérebro, e uma fossa posterior do crânio, que abriga o cerebelo.

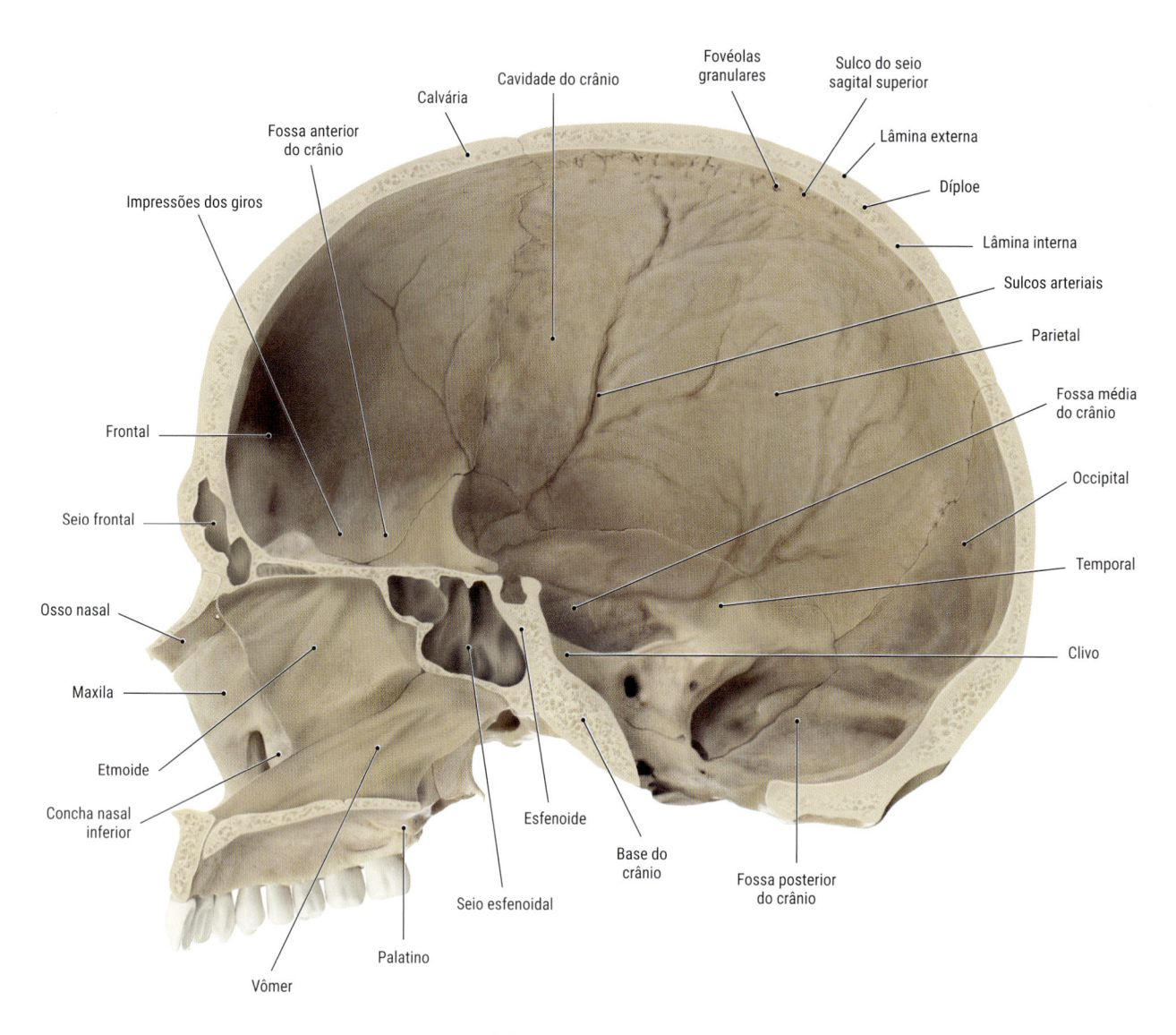

A Corte sagital do crânio.

Figura 24-3 Anatomia da cavidade do crânio.

> **Nota clínica**
>
> **Fraturas da base do crânio.** As fraturas mais comuns da base do crânio afetam as fossas anterior e média do crânio. Uma fratura da fossa anterior pode envolver a perda de líquido cerebrospinal pelas narinas (rinoliquorreia) se houver uma lesão da lâmina cribriforme do etmoide. Uma fratura da parte petrosa do temporal pode resultar em perda de sangue pelo meato acústico externo (otorragia).

24 | Ossos do crânio | 357

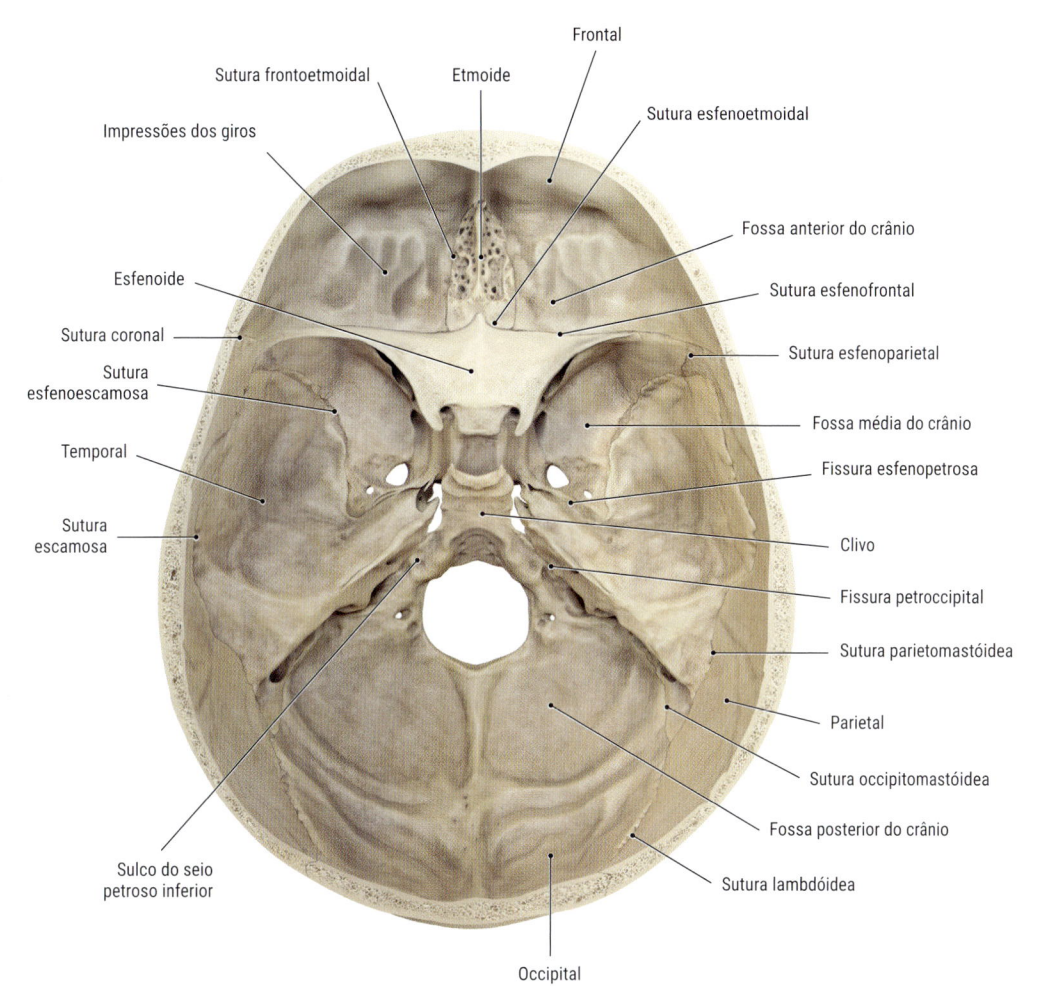

B Face interna da base do crânio.

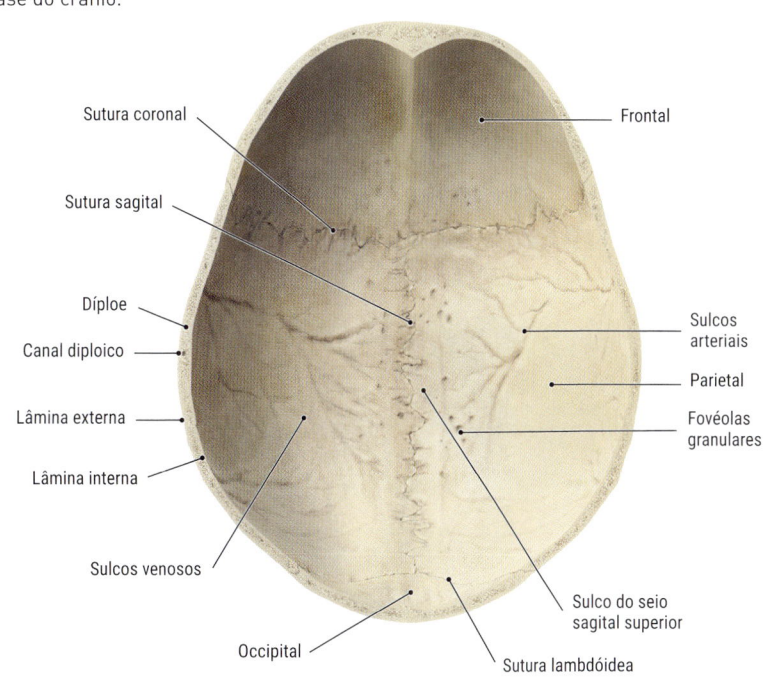

Labels:
- Sutura frontoetmoidal
- Etmoide
- Frontal
- Sutura esfenoetmoidal
- Impressões dos giros
- Fossa anterior do crânio
- Esfenoide
- Sutura esfenofrontal
- Sutura coronal
- Sutura esfenoparietal
- Sutura esfenoescamosa
- Fossa média do crânio
- Temporal
- Fissura esfenopetrosa
- Sutura escamosa
- Clivo
- Fissura petroccipital
- Sutura parietomastóidea
- Parietal
- Sutura occipitomastóidea
- Fossa posterior do crânio
- Sulco do seio petroso inferior
- Sutura lambdóidea
- Occipital

C Face interna da calvária.

Labels:
- Sutura coronal
- Frontal
- Sutura sagital
- Sulcos arteriais
- Díploe
- Parietal
- Canal diploico
- Fovéolas granulares
- Lâmina externa
- Lâmina interna
- Sulcos venosos
- Sulco do seio sagital superior
- Occipital
- Sutura lambdóidea

Ossos do neurocrânio

O neurocrânio é composto de oito ossos que delimitam a cavidade do crânio e protegem o encéfalo. Quatro desses ossos são ímpares e dispostos de anterior para posterior, da seguinte forma: frontal, etmoide, esfenoide e occipital. Os quatro ossos restantes são dois pares, os ossos parietais e os ossos temporais.

Nota clínica

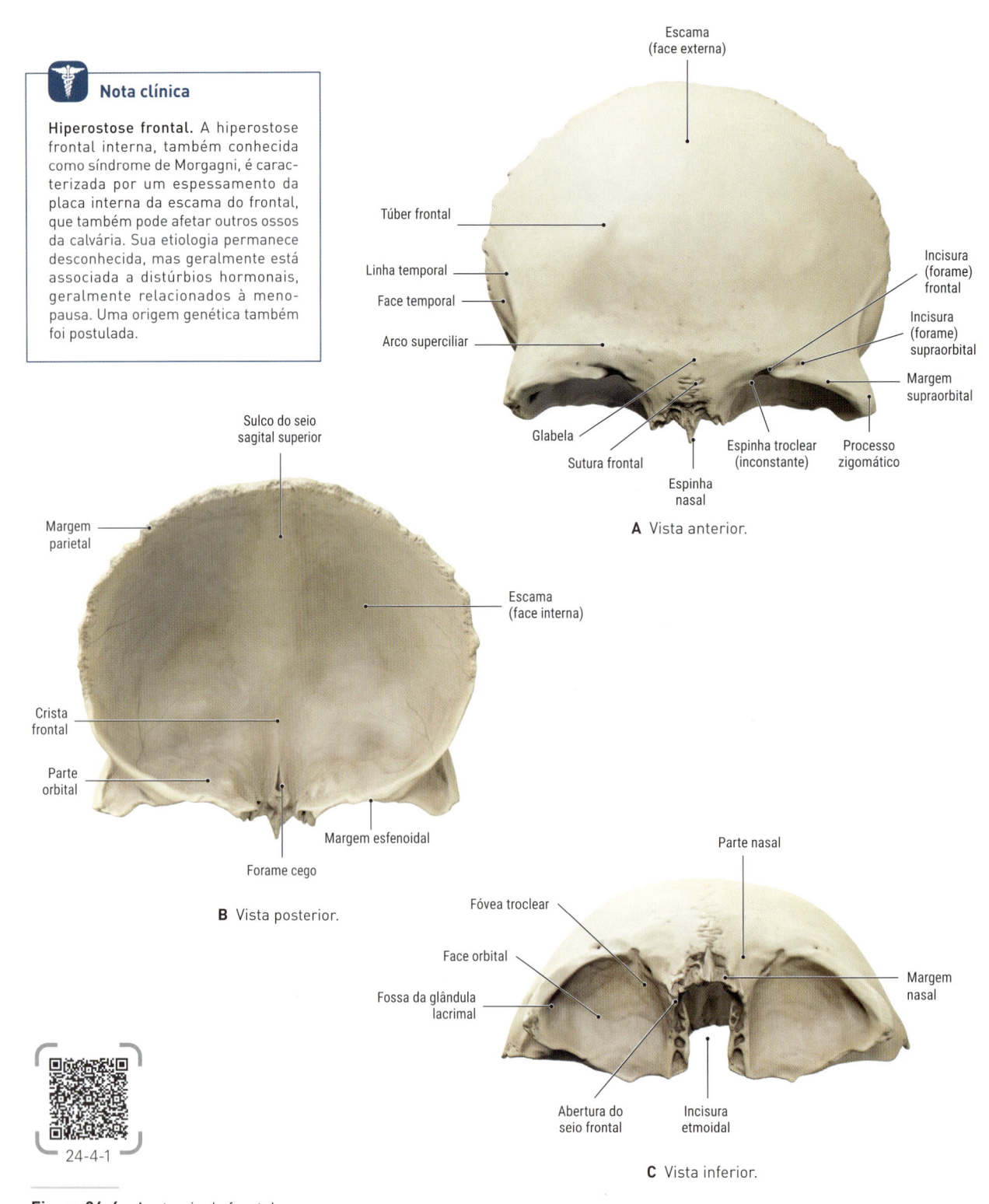

Hiperostose frontal. A hiperostose frontal interna, também conhecida como síndrome de Morgagni, é caracterizada por um espessamento da placa interna da escama do frontal, que também pode afetar outros ossos da calvária. Sua etiologia permanece desconhecida, mas geralmente está associada a distúrbios hormonais, geralmente relacionados à menopausa. Uma origem genética também foi postulada.

Figura 24-4 Anatomia do frontal.

24 | Ossos do crânio | 359

> **Nota clínica**
>
> **Fratura da lâmina cribriforme.** A lâmina cribriforme do etmoide faz parte da fossa anterior do crânio e do teto da cavidade nasal óssea. Isso implica que uma fratura da lâmina cribriforme pode causar uma fístula através da qual o líquido cerebrospinal passa da cavidade do crânio para a cavidade nasal, levando à saída do líquido pelas narinas (rinoliquorreia).

A Vista anterior.

Asa da crista etmoidal
Concha nasal superior
Células etmoidais anteriores
Bolha etmoidal
Processo uncinado
Labirinto etmoidal
Infundíbulo etmoidal
Lâmina perpendicular
Concha nasal média

Crista etmoidal
Células etmoidais anteriores
Lâmina orbital
Hiato semilunar

B Vista lateral direita.

Células etmoidais
- Anteriores
- Médias
- Posteriores

Lâmina cribriforme
Forames da lâmina cribriforme

C Vista superior.

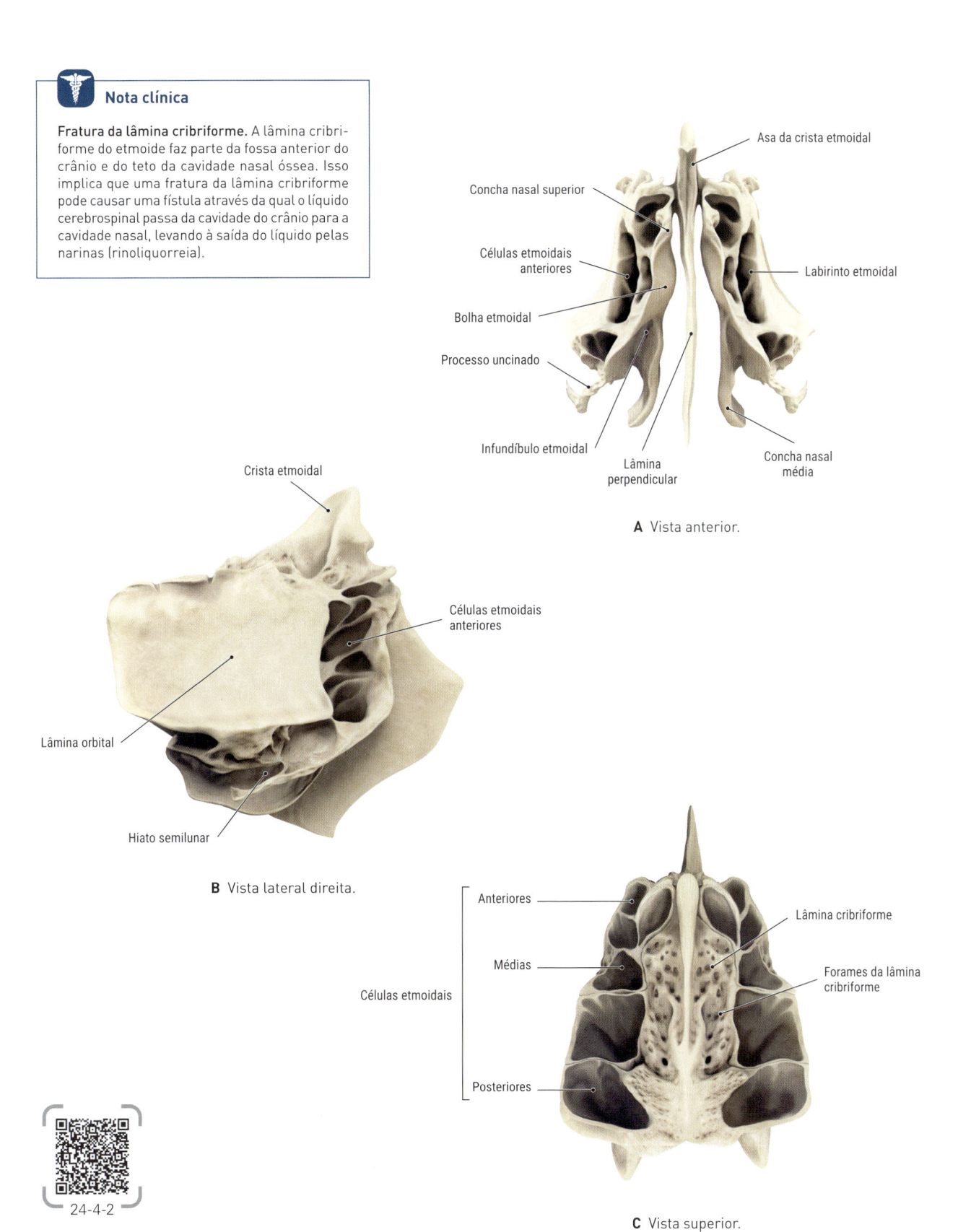

Figura 24-5 Anatomia do etmoide.

Nota clínica

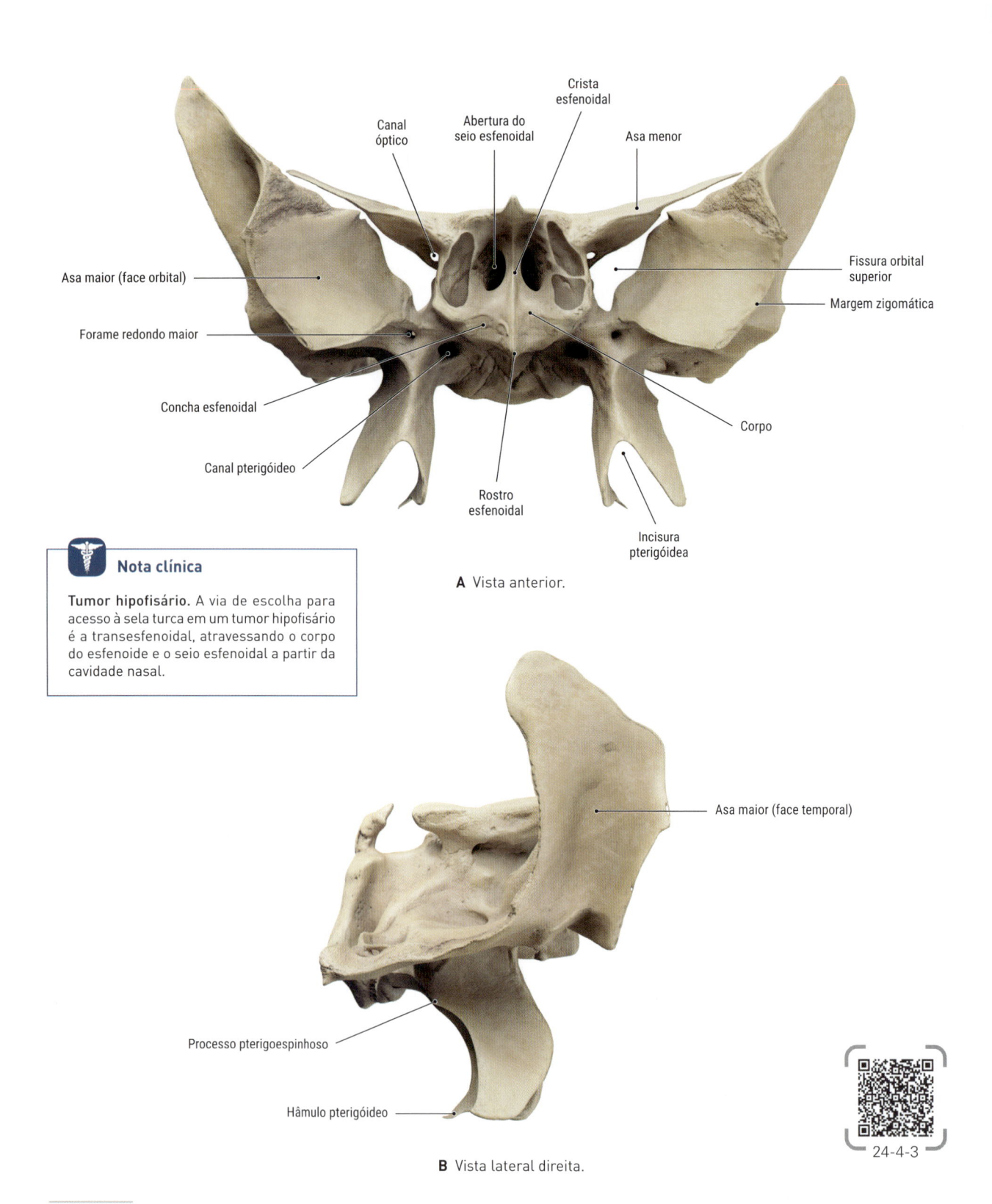

Tumor hipofisário. A via de escolha para acesso à sela turca em um tumor hipofisário é a transesfenoidal, atravessando o corpo do esfenoide e o seio esfenoidal a partir da cavidade nasal.

A Vista anterior.

B Vista lateral direita.

Figura 24-6 Anatomia do esfenoide.

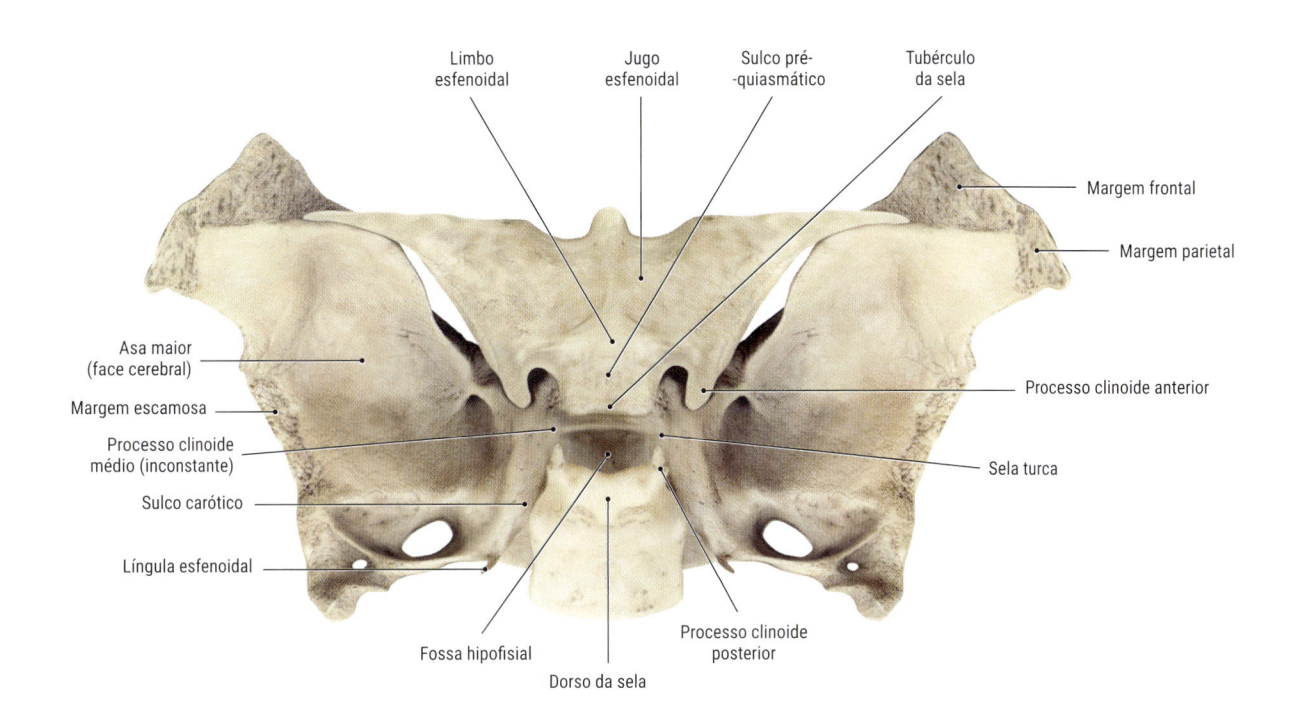

C Vista superior.

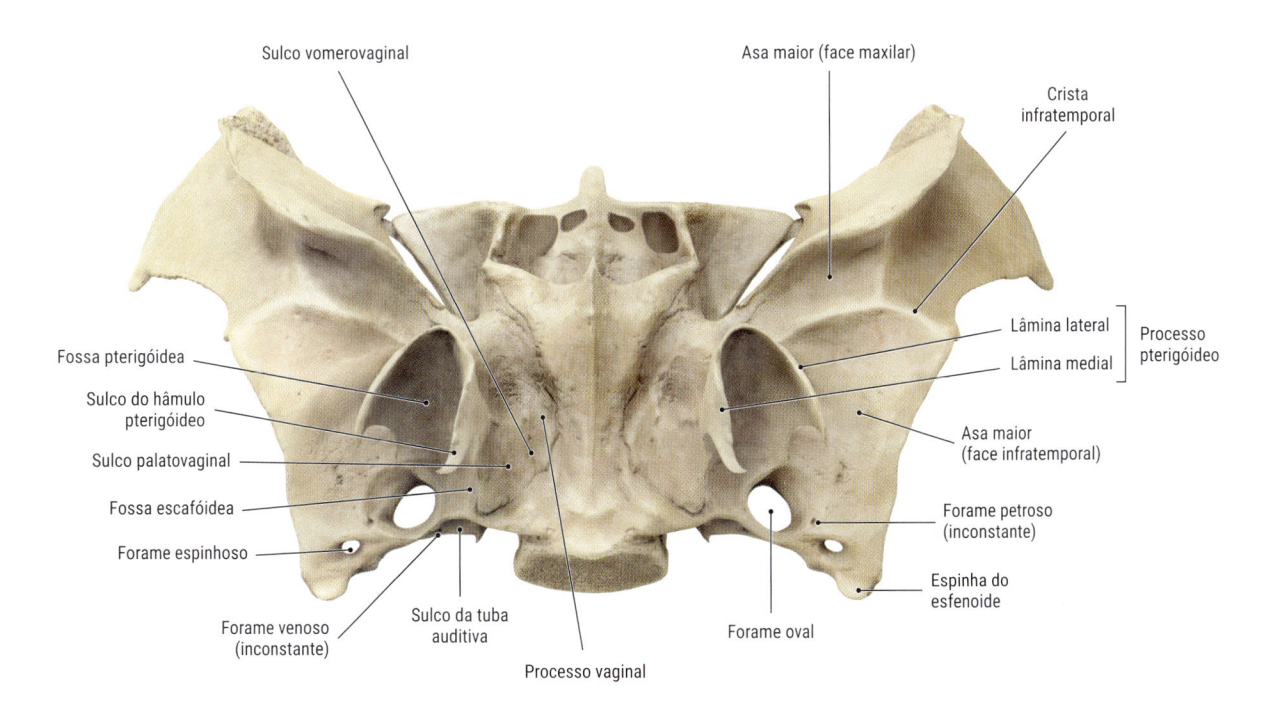

D Vista inferior.

362 Seção IV | Cabeça

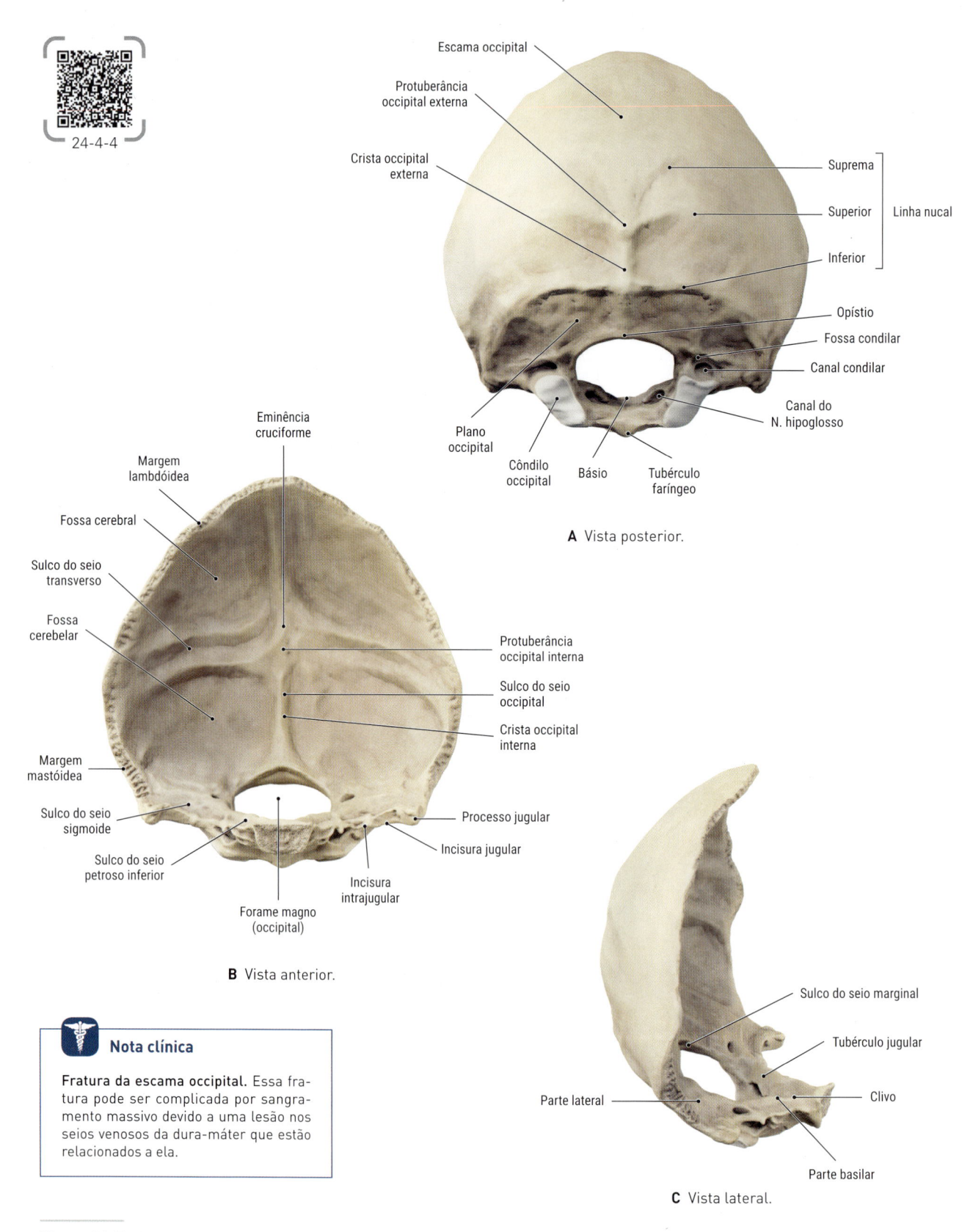

A Vista posterior.

B Vista anterior.

C Vista lateral.

> **Nota clínica**
>
> **Fratura da escama occipital.** Essa fratura pode ser complicada por sangramento massivo devido a uma lesão nos seios venosos da dura-máter que estão relacionados a ela.

Figura 24-7 Anatomia do occipital.

24 | Ossos do crânio | **363**

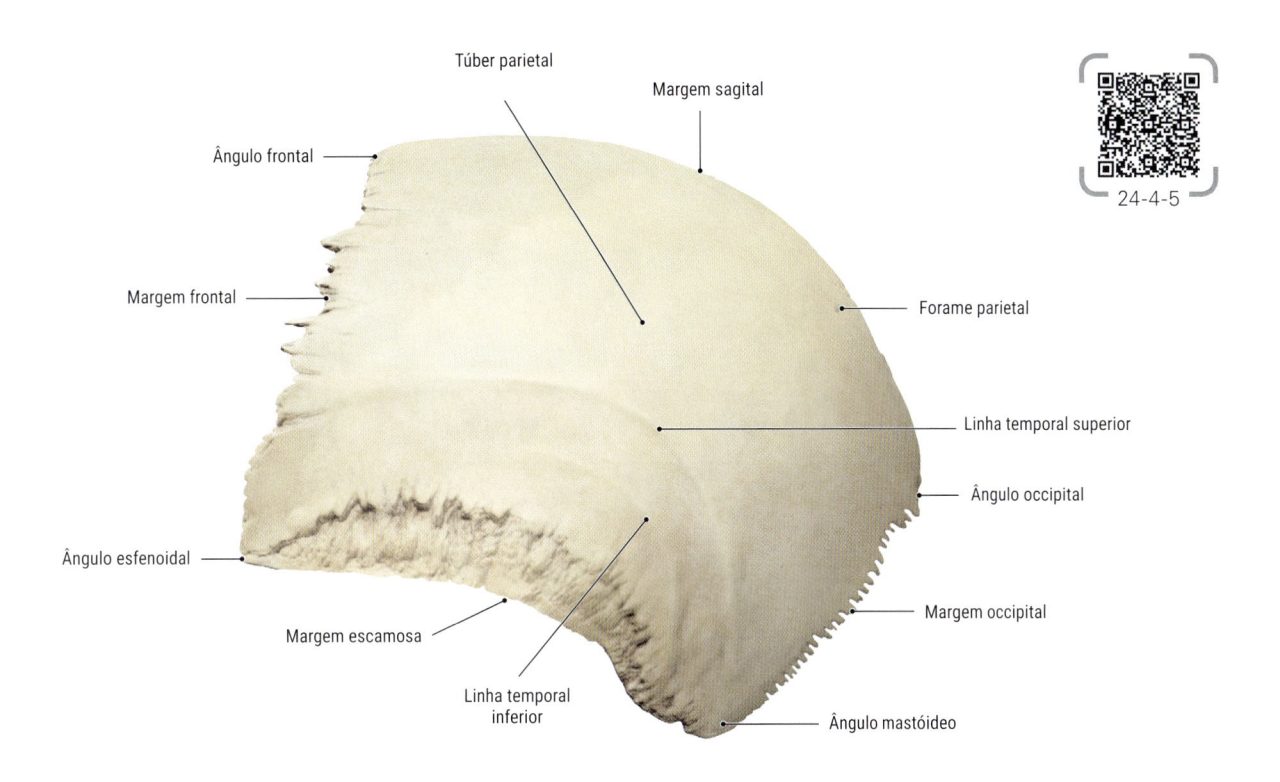

A Vista da face externa do parietal esquerdo.

> **Nota anatômica**
>
> **Estenose parietal bilateral.** É uma condição rara (presente em menos de 1% dos crânios) caracterizada pelo estreitamento da região entre a margem sagital e o túber parietal. O estreitamento afeta principalmente a lâmina externa e o díploe, enquanto a lâmina interna geralmente é bem conservada. Geralmente é bilateral e afeta mais as mulheres do que os homens. Embora sua etiologia permaneça amplamente desconhecida, várias causas foram propostas, como distúrbios hormonais decorrentes da menopausa.

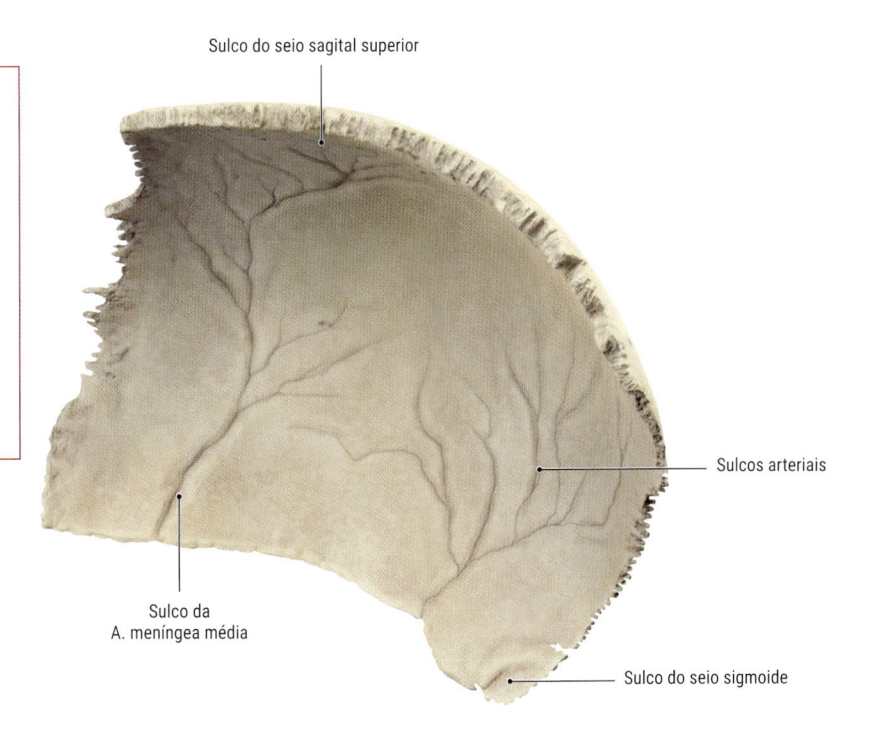

B Vista da face interna do parietal direito.

Figura 24-8 Anatomia do parietal.

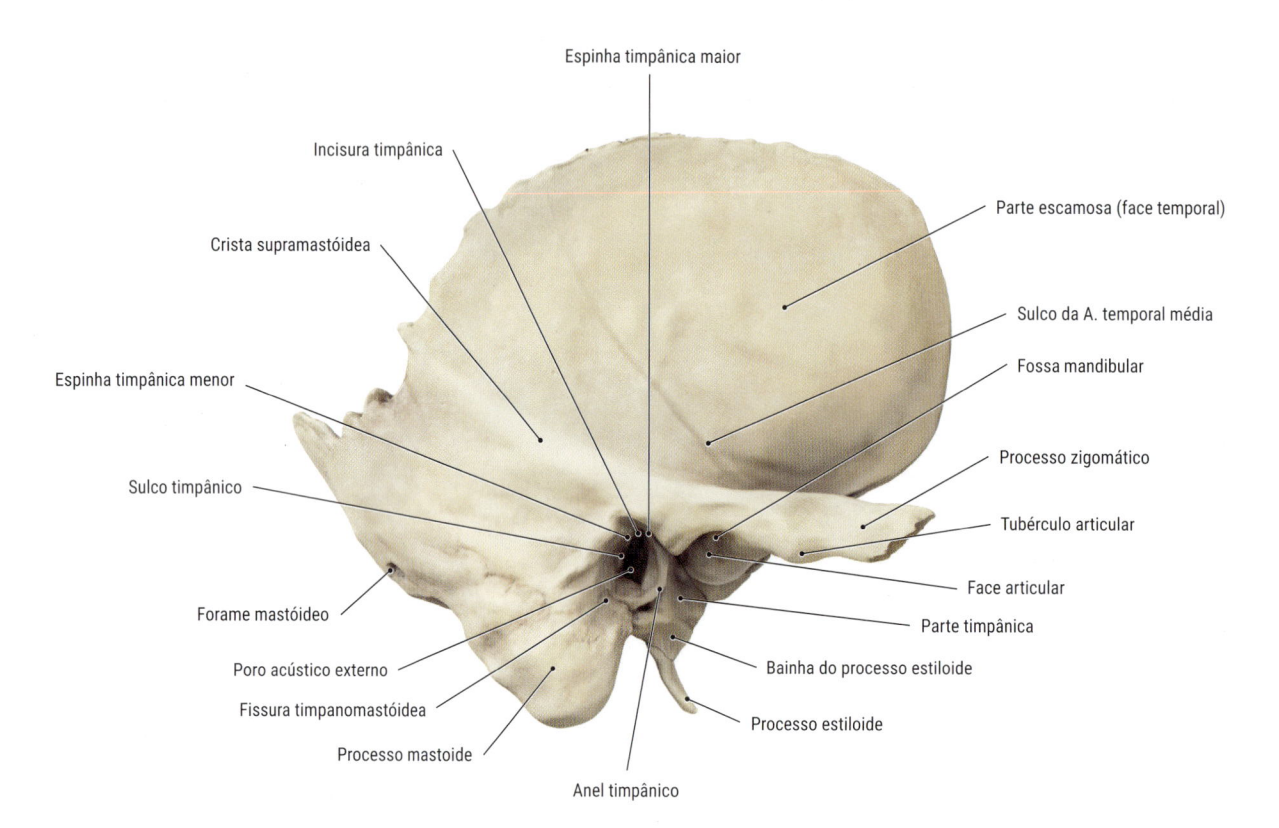

A Vista lateral do temporal direito.

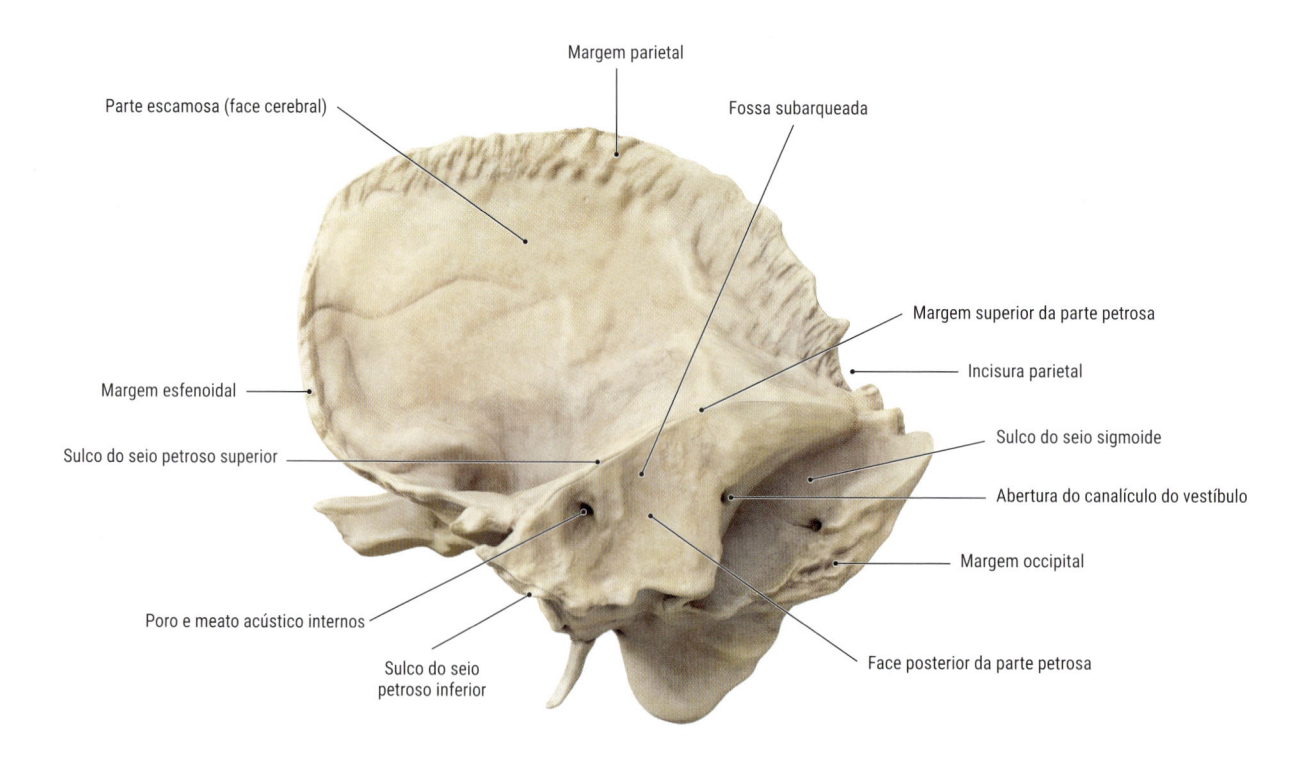

B Vista medial do temporal direito.

Figura 24-9 Anatomia do temporal.

24 | Ossos do crânio

C Vista superior do temporal direito.

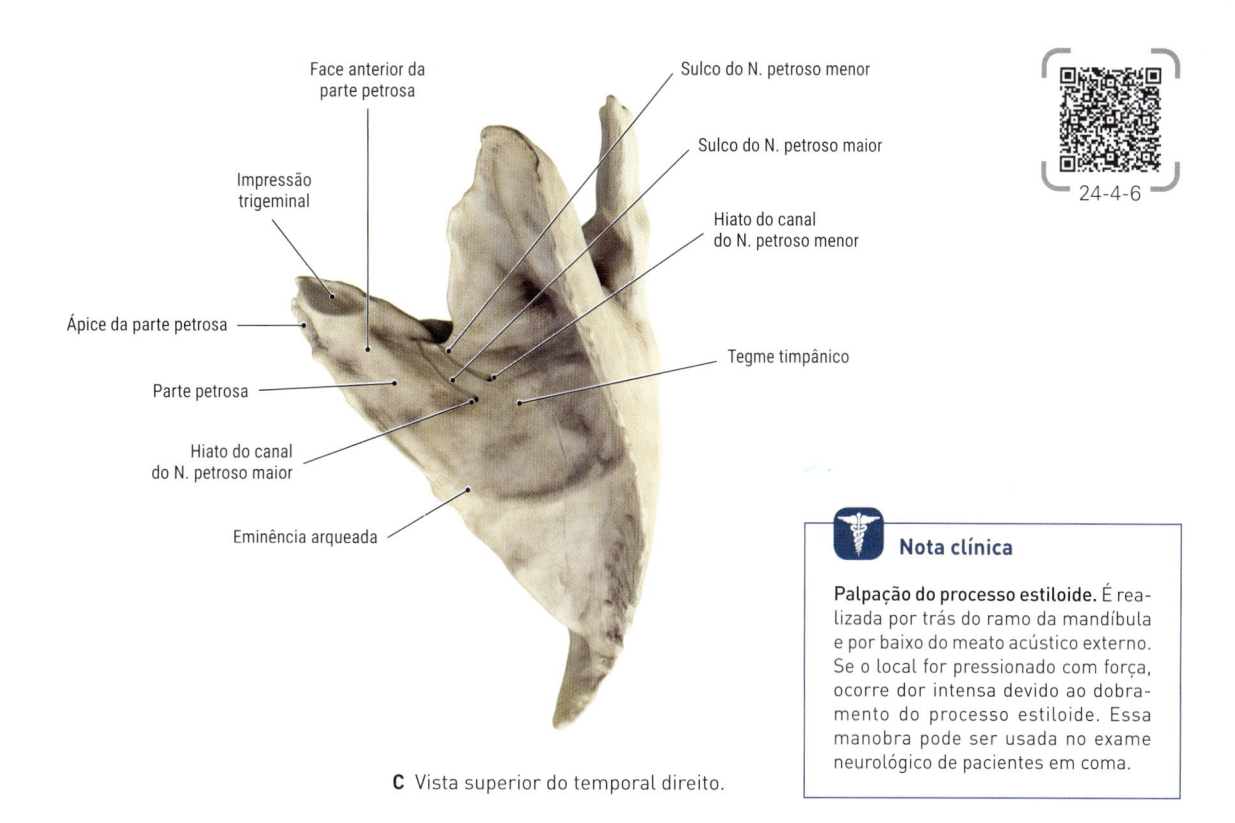

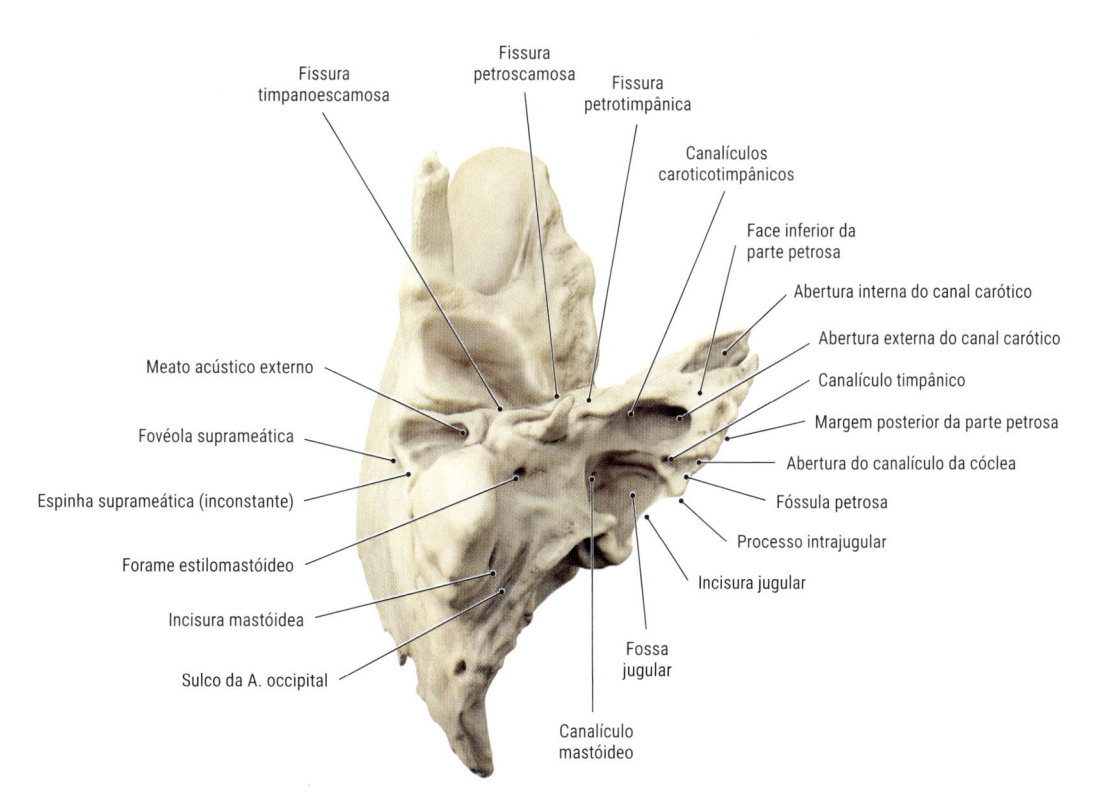

Labels:
- Face anterior da parte petrosa
- Sulco do N. petroso menor
- Sulco do N. petroso maior
- Impressão trigeminal
- Hiato do canal do N. petroso menor
- Ápice da parte petrosa
- Tegme timpânico
- Parte petrosa
- Hiato do canal do N. petroso maior
- Eminência arqueada

> **Nota clínica**
>
> **Palpação do processo estiloide.** É realizada por trás do ramo da mandíbula e por baixo do meato acústico externo. Se o local for pressionado com força, ocorre dor intensa devido ao dobramento do processo estiloide. Essa manobra pode ser usada no exame neurológico de pacientes em coma.

D Vista inferior do temporal direito.

Labels:
- Fissura timpanoescamosa
- Fissura petroscamosa
- Fissura petrotimpânica
- Canalículos caroticotimpânicos
- Face inferior da parte petrosa
- Abertura interna do canal carótico
- Meato acústico externo
- Abertura externa do canal carótico
- Canalículo timpânico
- Fovéola suprameática
- Margem posterior da parte petrosa
- Espinha suprameática (inconstante)
- Abertura do canalículo da cóclea
- Fóssula petrosa
- Forame estilomastóideo
- Processo intrajugular
- Incisura jugular
- Incisura mastóidea
- Fossa jugular
- Sulco da A. occipital
- Canalículo mastóideo

24-4-6

Tabela 24-1 Ossos do neurocrânio

Partes	Estruturas	
Frontal		

Escama frontal	• Face externa:
	  – Túber frontal
	  – Arco superciliar
	  – Glabela
	  – Sutura frontal
	  – Margem supraorbital
	  – Incisura supraorbital
	  – Incisura frontal
	• Face temporal:
	  – Margem parietal
	  – Linha temporal
	  – Processo zigomático
		• Face interna:
		  – Crista frontal
		  – Sulco do seio sagital superior
		  – Forame cego
		• Parte nasal:
		  – Espinha nasal
		  – Margem nasal
		• Seio frontal:
		  – Abertura do seio frontal
		  – Septo do seio frontal

Parte orbital	• Face orbital:
	  – Fóvea troclear
	  – Fossa da glândula lacrimal
		• Margem esfenoidal
		• Incisura esfenoidal

Etmoide		
	• Lâmina cribriforme • Forames da lâmina cribriforme	• Crista etmoidal: asa da crista etmoidal • Lâmina perpendicular
Labirinto etmoidal	• Células etmoidais: anteriores, médias e posteriores • Lâmina orbital • Concha nasal: suprema, superior e média	• Bolha etmoidal • Processo uncinado • Infundíbulo etmoidal • Hiato semilunar
Esfenoide		

Corpo	• Jugo esfenoidal
	• Limbo esfenoidal
	• Sulco pré-quiasmático
	• Sela turca: tubérculo, fossa hipofisial, dorso e processo clinoide posterior
	• Sulco carótico
	• Língula esfenoidal
		• Crista esfenoidal
		• Rostro esfenoidal
		• Seio esfenoidal:
		  – Septo do seio esfenoidal
		  – Abertura do seio esfenoidal
		• Concha esfenoidal

Asa menor	• Canal óptico • Processo clinoide anterior	• Fissura orbital superior
Asa maior	• Faces cerebral, temporal, infratemporal, maxilar e orbital • Crista infratemporal • Margens zigomática, frontal, parietal e escamosa	• Forames redondo, oval e espinhoso • Espinha do esfenoide • Sulco da tuba auditiva
Processo pterigoide	• Lâminas lateral e medial • Incisura pterigóidea • Fossas pterigóidea e escafóidea • Processo vaginal: sulcos palatovaginal e vomerovaginal	• Hâmulo pterigóideo: sulco • Canal pterigóideo • Processo pterigoespinhoso
Occipital		
	• Forame magno • Básio	• Opístio
Parte basilar	• Clivo • Tubérculo faríngeo	• Sulco do seio petroso inferior
Parte lateral	• Côndilo occipital • Canal condilar • Canal do N. hipoglosso • Fossa condilar	• Tubérculo jugular • Incisura jugular • Processos jugular e intrajugular
Escama occipital	• Margens mastóidea e lambdóidea • Protuberância occipital externa • Crista occipital externa • Linhas nucais suprema, superior e inferior • Plano occipital • Eminência cruciforme	• Protuberância occipital interna • Crista occipital interna • Sulcos dos seios transverso, sigmoide, occipital e marginal • Fossas cerebral e cerebelar

Tabela 24-1 Ossos do neurocrânio (cont.)

Partes	Estruturas	
Temporal		

Parte petrosa	• Margem occipital
	• Processo mastoide
	• Incisura mastóidea
	• Sulco do seio sigmoide
	• Sulco da A. occipital
	• Forame mastóideo
	• Canal do nervo facial: joelho do canal facial
	• Canalículo do N. da corda do tímpano
	• Ápice da parte petrosa
	• Canal carótico: aberturas externa e interna
	• Canais caroticotimpânicos
	• Canais musculotubáricos
	• Semicanal para o músculo tensor do tímpano
	• Semicanal da tuba auditiva
	• Septo do canal musculotubário
	• Face anterior da parte petrosa:
	  – Tegme timpânico
	  – Eminência arqueada
	  – Hiato do canal do N. petroso maior
	  – Sulco do N. petroso maior
	  – Hiato do canal do N. petroso menor
	  – Sulco do N. petroso menor
	  – Impressão trigeminal
		• Margem superior da parte petrosa: sulco do seio petroso superior
		• Face posterior da parte petrosa:
		  – Poro acústico interno
		  – Meato acústico interno
		  – Fossa subarqueada
		  – Canalículo do vestíbulo
		  – Abertura do canalículo do vestíbulo
		• Margem posterior da parte petrosa:
		  – Sulco do seio petroso inferior
		  – Incisura jugular
		• Face inferior da parte petrosa:
		  – Fossa jugular
		  – Canalículo da cóclea
		  – Abertura do canalículo da cóclea
		  – Canalículo mastóideo
		  – Incisura jugular
		• Processo intrajugular
		• Processo estiloide
		• Forame estilomastóideo
		• Canalículo timpânico
		• Fóssula petrosa
		• Cavidade timpânica

Parte timpânica	• Anel timpânico • Poro acústico externo • Meato acústico externo • Espinhas timpânicas maior e menor	• Sulco timpânico • Incisura timpânica • Bainha do processo estiloide
Parte escamosa	• Margem parietal • Incisura parietal • Margem esfenoidal • Face temporal • Sulco da A. temporal média • Processo zigomático • Crista supramastóidea	• Fovéola suprameática • Espinha suprameática • Fossa mandibular: face articular • Tubérculo articular • Fissuras petrotimpânica, petroescamosa, timpanoescamosa e timpanomastóidea • Face cerebral
Parietal		

	• Face interna, sulcos: do seio sigmoide, do seio sagital superior, da A. meníngea média e arteriais
	• Face externa:
	  – Linha temporal superior
	  – Linha temporal inferior
	  – Túber parietal
		• Margens occipital, escamosa, sagital e frontal
		• Ângulos frontal, occipital, esfenoidal e mastoide
		• Forame parietal

Ossos do viscerocrânio

O viscerocrânio ou esqueleto facial é composto de seis ossos pares e dois ossos ímpares. Os ossos pares são os ossos nasais, os lacrimais, os zigomáticos, os palatinos, as conchas nasais inferiores e as maxilas. Os ossos ímpares são o vômer e a mandíbula.

Esses ossos formam as órbitas, onde estão alojados os bulbos dos olhos, e a cavidade nasal óssea, que inicia o sistema respiratório, participando também da constituição da cavidade oral.

> **Nota clínica**
>
> **Fratura dos ossos nasais.** Os ossos nasais são os ossos mais comumente fraturados na face. As fraturas do osso nasal são frequentemente acompanhadas por epistaxe (sangramento nasal) devido a lesões na túnica mucosa interna.

A Vista externa do osso nasal direito.

B Vista interna do osso nasal direito.

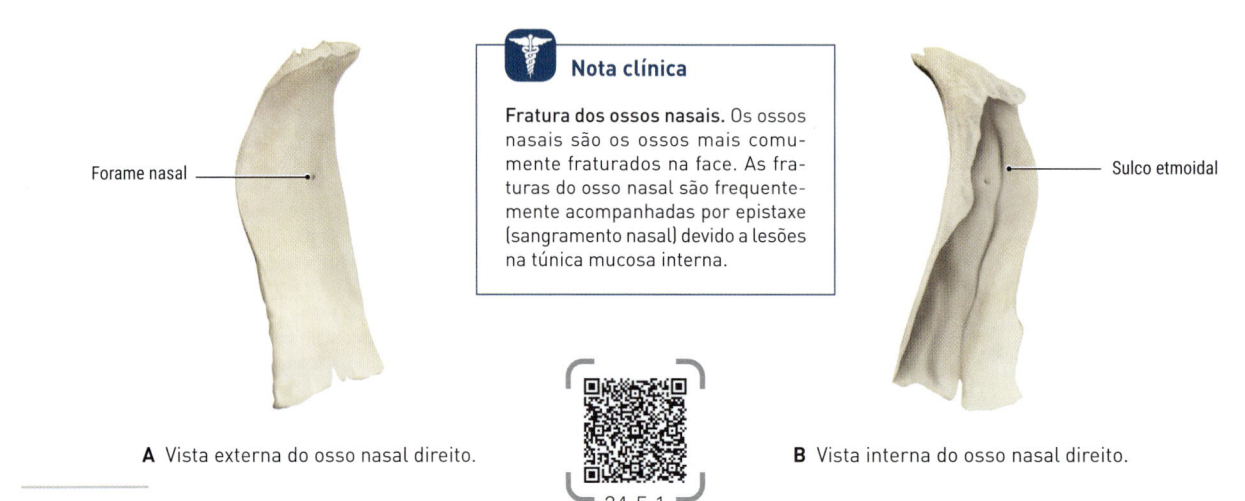

24-5-1

Figura 24-10 Anatomia do osso nasal.

A Vista externa do lacrimal direito.

B Vista interna do lacrimal direito.

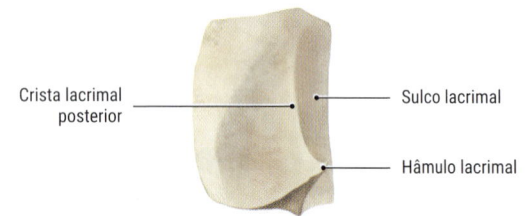

Figura 24-11 Anatomia do lacrimal.

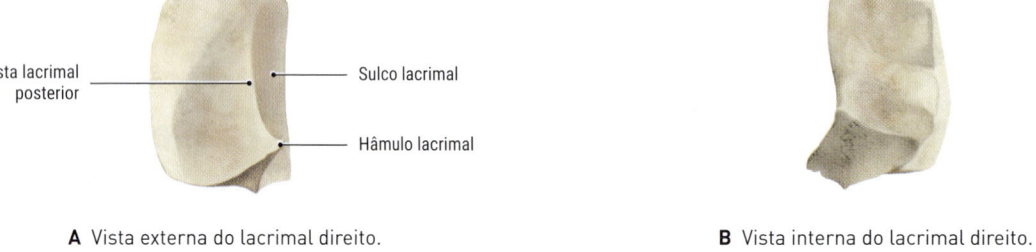

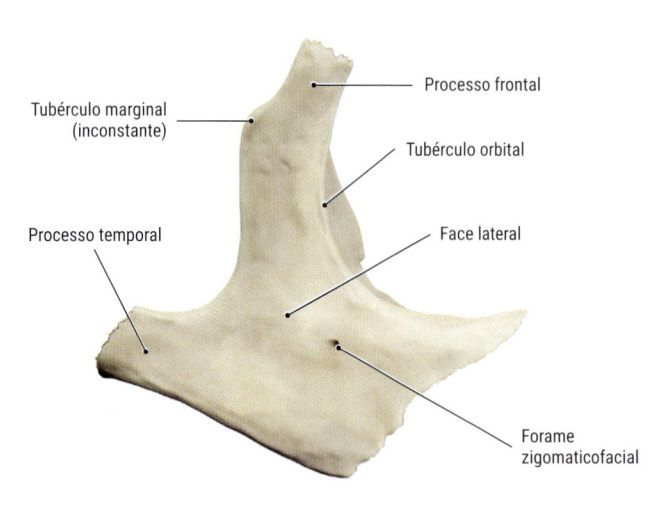

A Vista externa do zigomático direito.

B Vista interna do zigomático direito.

Figura 24-12 Anatomia do zigomático.

24 | Ossos do crânio **369**

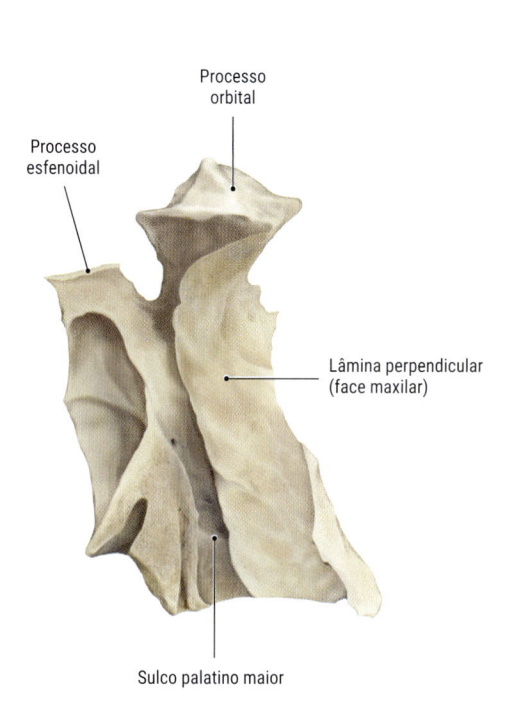

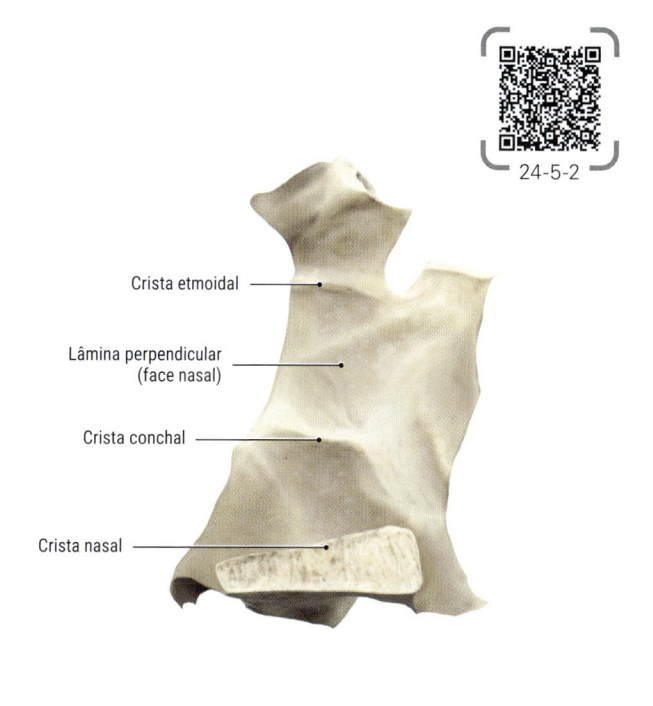

A Vista lateral do palatino direito.

- Processo esfenoidal
- Processo orbital
- Lâmina perpendicular (face maxilar)
- Sulco palatino maior

B Vista medial do palatino direito.

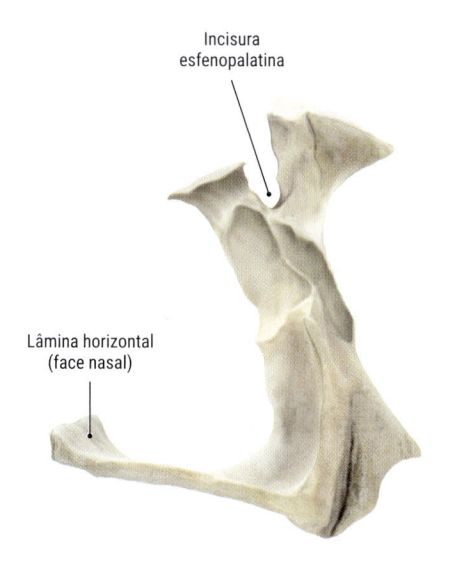

- Crista etmoidal
- Lâmina perpendicular (face nasal)
- Crista conchal
- Crista nasal

C Vista posterior do palatino direito.

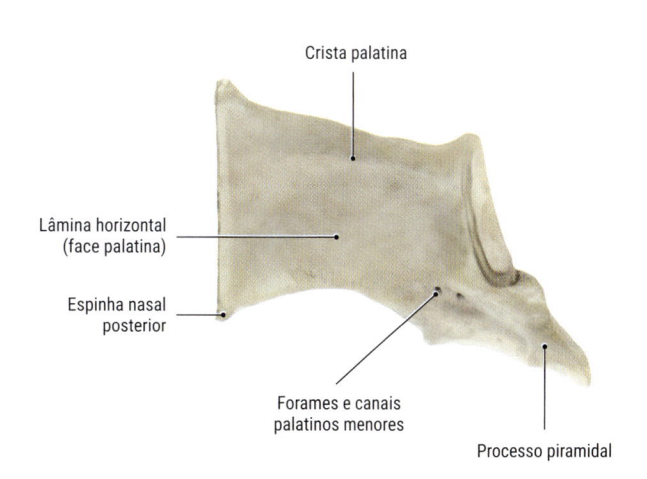

- Incisura esfenopalatina
- Lâmina horizontal (face nasal)

D Vista inferior do palatino direito.

- Crista palatina
- Lâmina horizontal (face palatina)
- Espinha nasal posterior
- Forames e canais palatinos menores
- Processo piramidal

Figura 24-13 Anatomia do palatino.

> **Nota clínica**
>
> **Fratura da face orbital da maxila.** Geralmente é acompanhada de diplopia (devido ao aprisionamento dos músculos reto inferior e/ou oblíquo inferior) e enoftalmia (devido à herniação do conteúdo orbital dentro do seio maxilar).

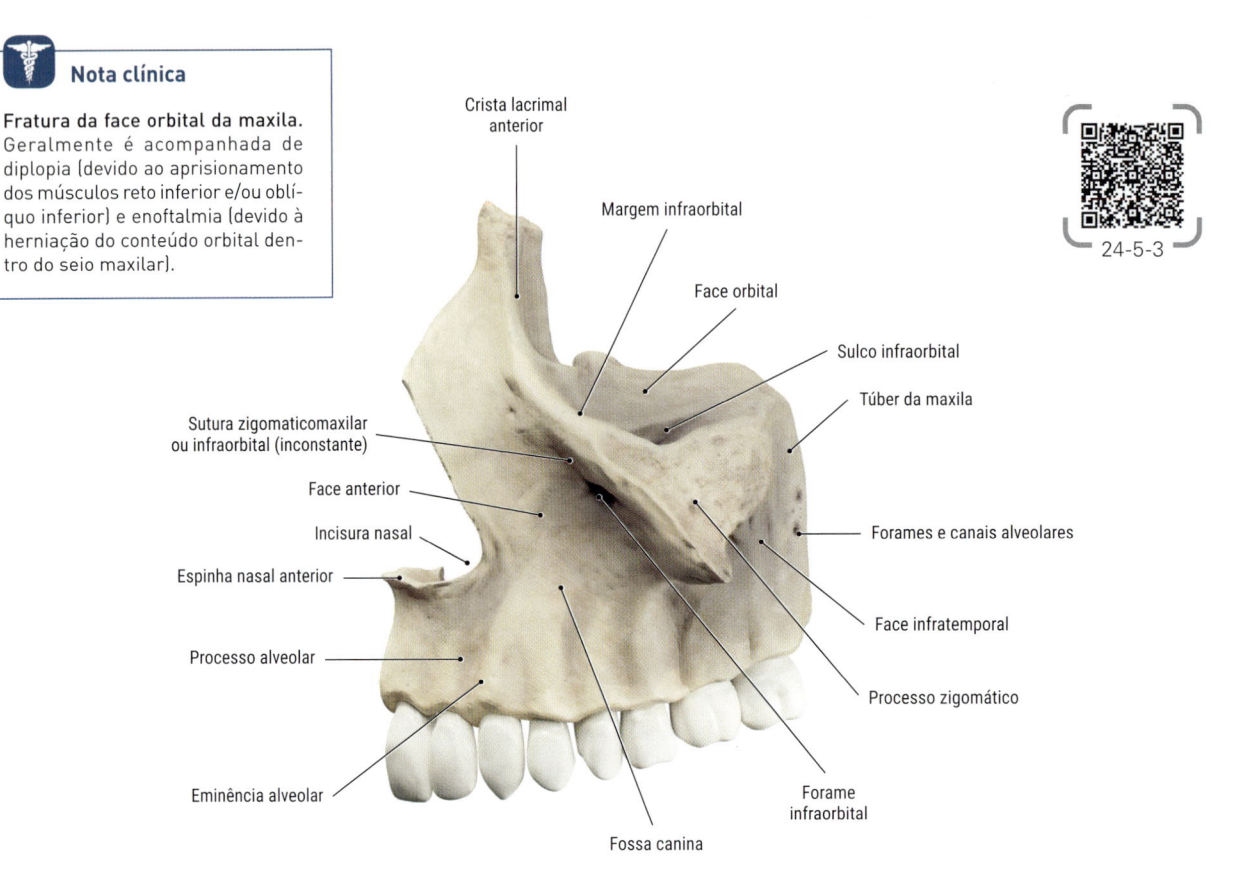

A Vista anterolateral da maxila esquerda.

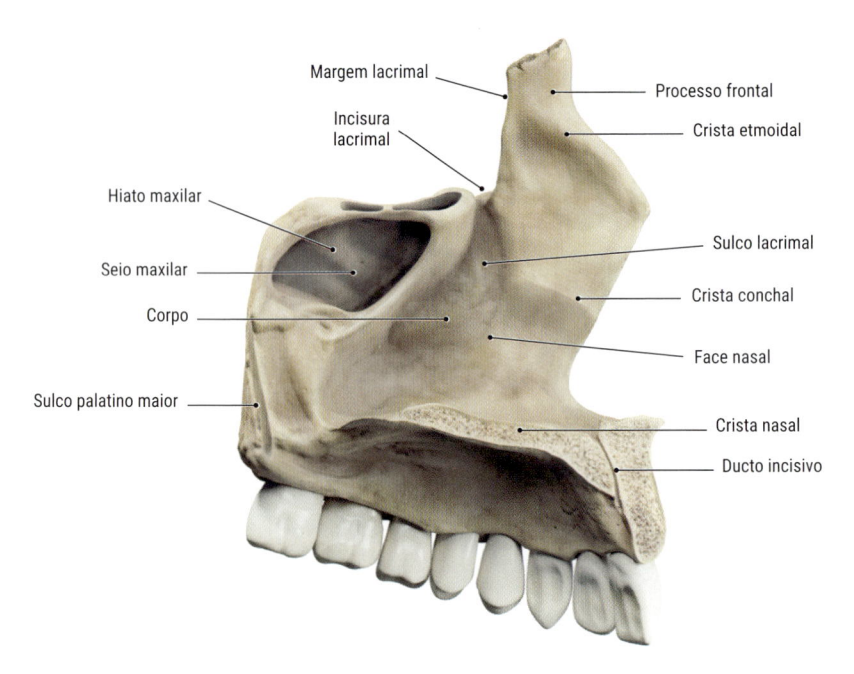

Labels: Crista lacrimal anterior; Margem infraorbital; Face orbital; Sulco infraorbital; Túber da maxila; Sutura zigomaticomaxilar ou infraorbital (inconstante); Forames e canais alveolares; Face anterior; Incisura nasal; Espinha nasal anterior; Face infratemporal; Processo alveolar; Processo zigomático; Eminência alveolar; Forame infraorbital; Fossa canina.

B Vista medial da maxila esquerda.

Labels: Margem lacrimal; Processo frontal; Incisura lacrimal; Crista etmoidal; Hiato maxilar; Sulco lacrimal; Seio maxilar; Crista conchal; Corpo; Face nasal; Sulco palatino maior; Crista nasal; Ducto incisivo.

Figura 24-14 Anatomia da maxila.

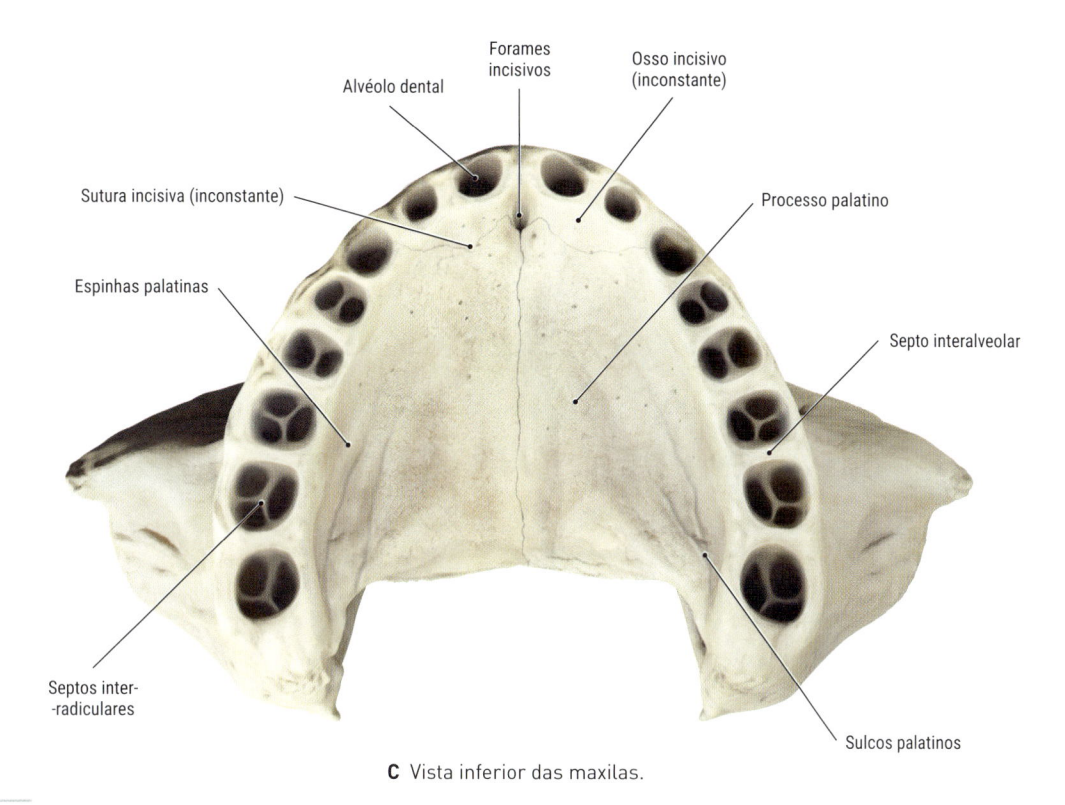

24 | Ossos do crânio | **371**

C Vista inferior das maxilas.

Labels: Alvéolo dental; Forames incisivos; Osso incisivo (inconstante); Sutura incisiva (inconstante); Processo palatino; Espinhas palatinas; Septo interalveolar; Septos inter-radiculares; Sulcos palatinos.

Figura 24-14 Anatomia da maxila (cont.).

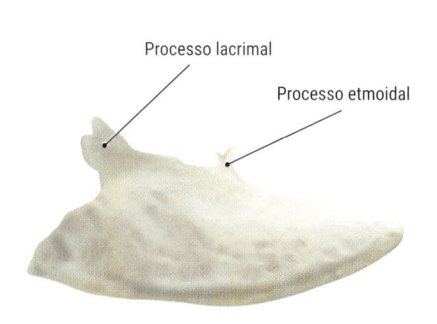

> **Nota anatômica**
>
> **Osso incisivo e sutura incisiva.** A porção do processo alveolar que abriga os dentes incisivos é diferenciada como osso incisivo durante a fase de desenvolvimento, sendo separada do restante da maxila pela sutura incisiva, que é identificável até o décimo segundo ano, mas às vezes pode persistir até a idade adulta.

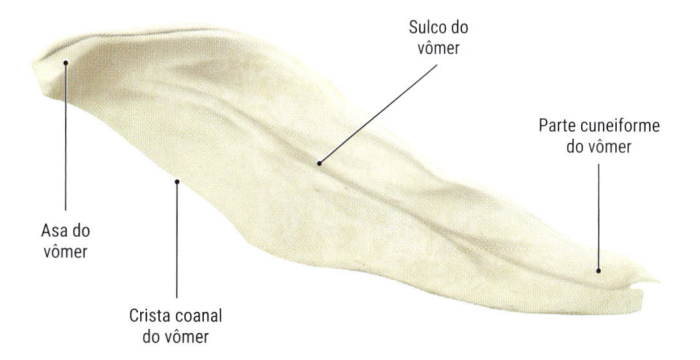

A Vista medial da concha nasal inferior direita.

Labels: Processo lacrimal; Processo etmoidal.

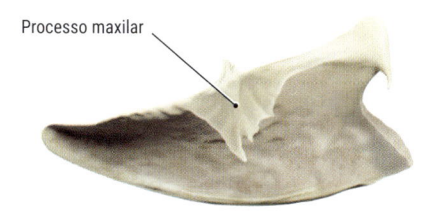

B Vista lateral da concha nasal inferior direita.

Labels: Processo maxilar.

Labels (vômer): Sulco do vômer; Parte cuneiforme do vômer; Asa do vômer; Crista coanal do vômer.

Figura 24-15 Anatomia da concha nasal inferior.

Figura 24-16 Anatomia do vômer.

24-5-4

Nota clínica

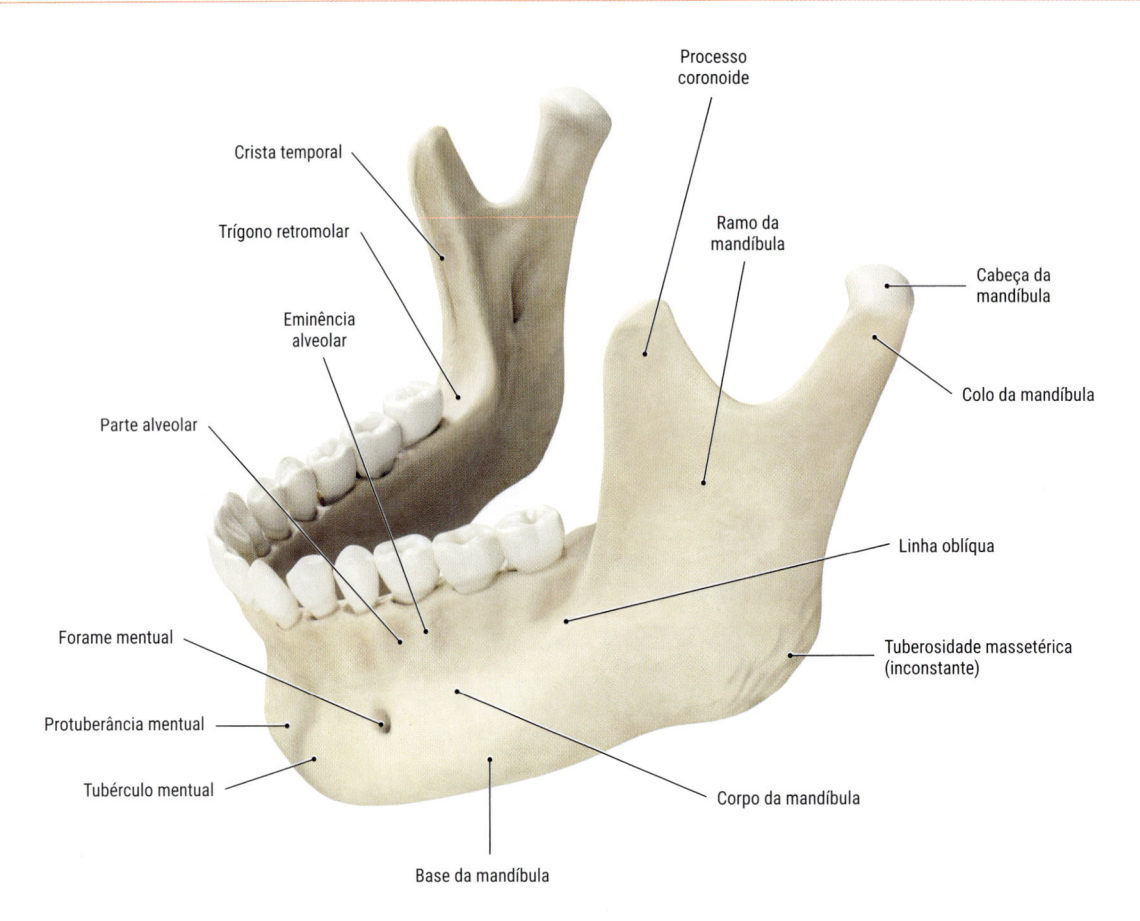

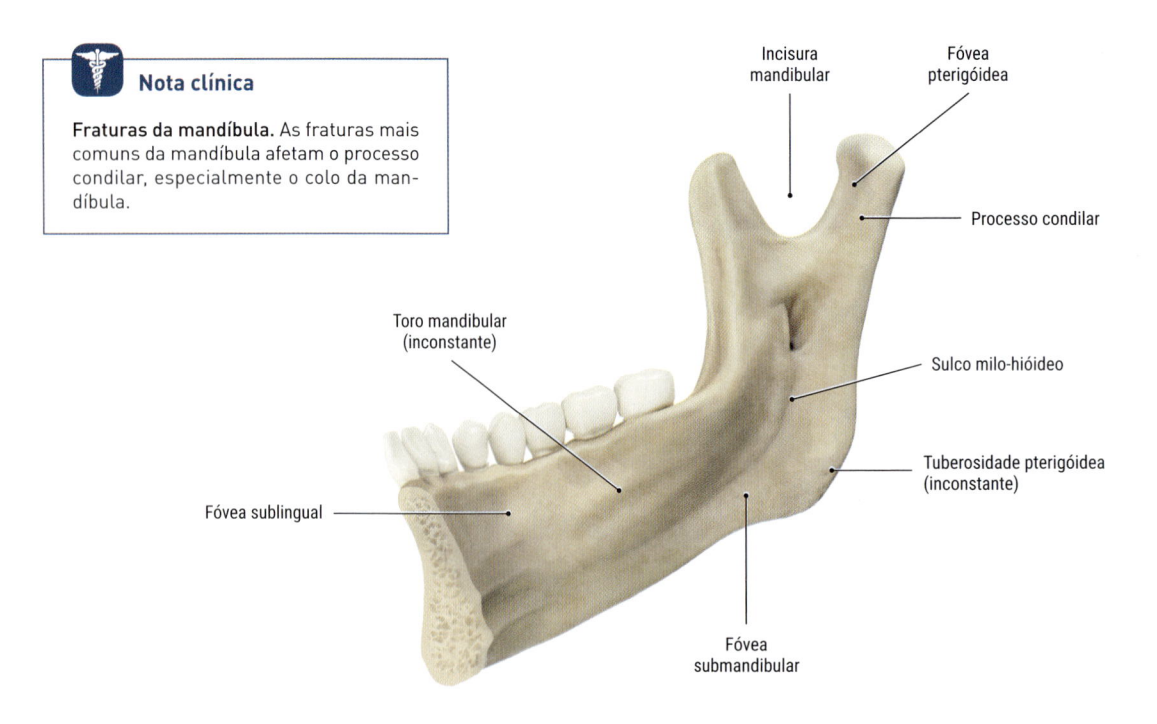

Fraturas da mandíbula. As fraturas mais comuns da mandíbula afetam o processo condilar, especialmente o colo da mandíbula.

Figura 24-17 Anatomia da mandíbula.

24 Ossos do crânio **373**

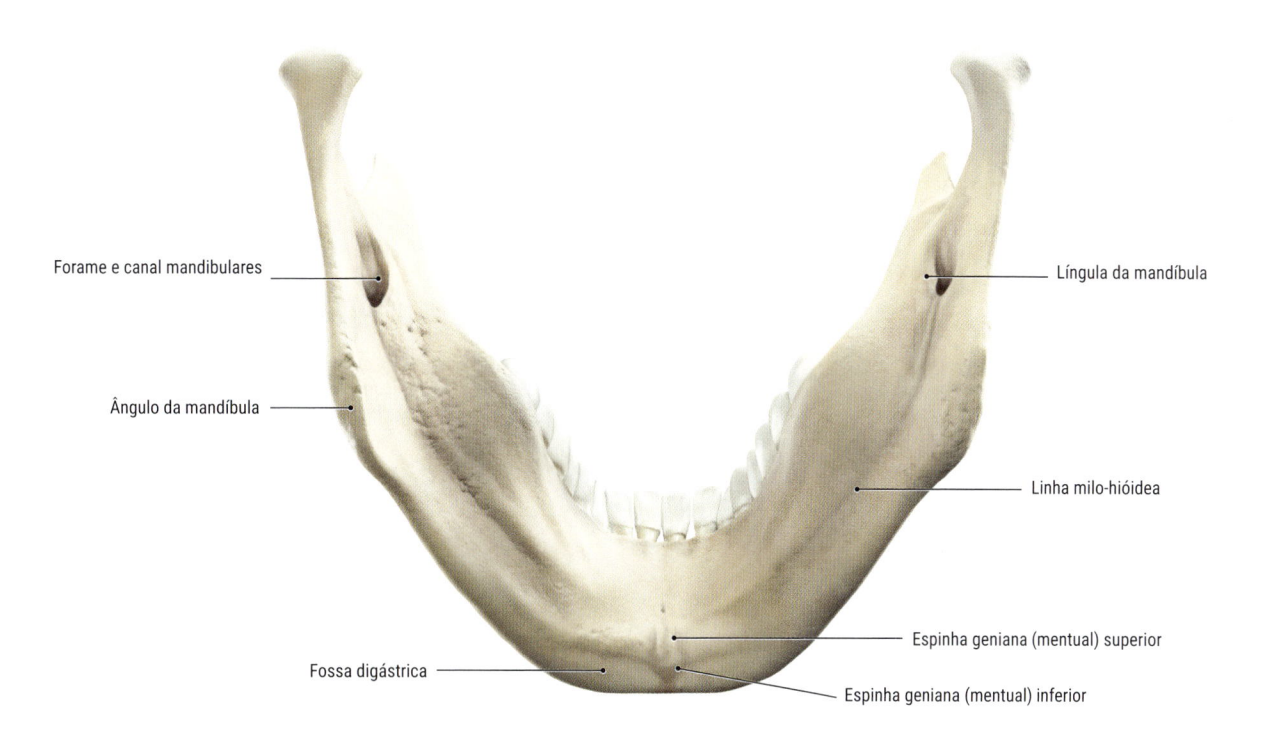

Forame e canal mandibulares
Ângulo da mandíbula
Língula da mandíbula
Linha milo-hióidea
Espinha geniana (mentual) superior
Fossa digástrica
Espinha geniana (mentual) inferior

C Vista posterior.

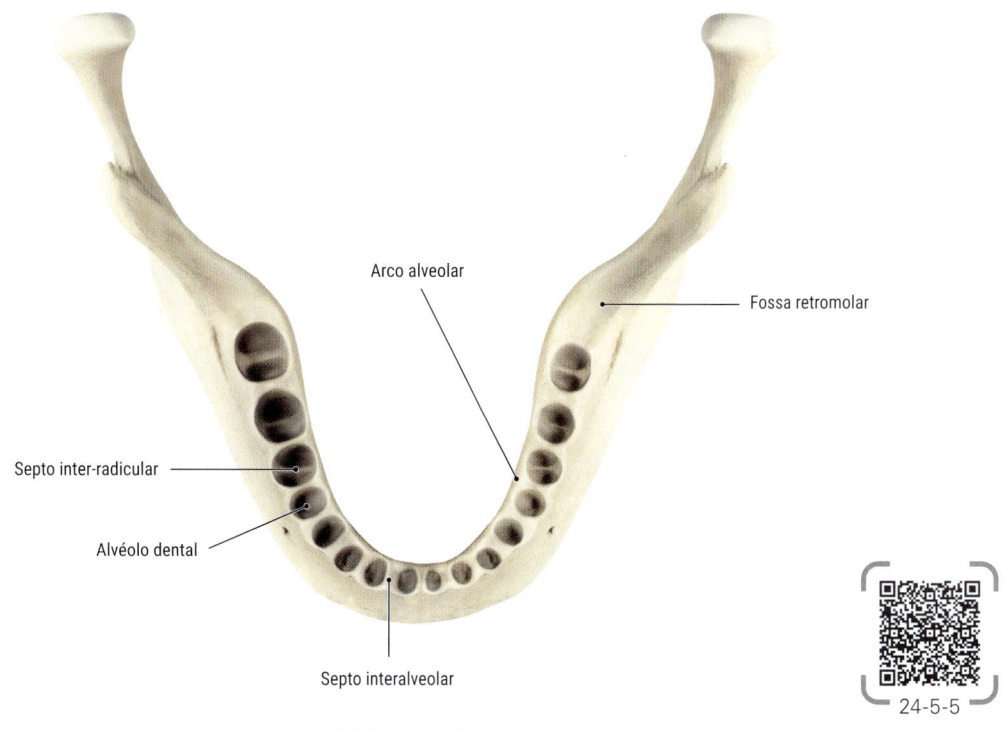

Arco alveolar
Fossa retromolar
Septo inter-radicular
Alvéolo dental
Septo interalveolar

D Vista superior.

24-5-5

Tabela 24-2 Ossos do viscerocrânio

Partes	Estruturas	
Osso nasal		
	• Sulco etmoidal	• Forames nasais
Lacrimal		
	• Crista lacrimal posterior • Sulco lacrimal	• Hâmulo lacrimal
Zigomático		
	• Faces lateral, temporal e orbital • Processo temporal • Processo frontal • Tubérculo orbital	• Tubérculo marginal • Forames zigomático-orbital, zigomaticofacial e zigomaticotemporal
Maxila		

Corpo	• Face orbital:
	   – Canal infraorbital
	   – Sulco infraorbital
	• Margem infraorbital
	• Face anterior:
	   – Forame infraorbital
	   – Fossa canina
	   – Incisura nasal
	   – Espinha nasal anterior
	   – Sutura zigomaticomaxilar ou infraorbital
		• Face infratemporal:
		   – Forames alveolares
		   – Canais alveolares
		   – Túber da maxila
		• Face nasal:
		   – Sulco lacrimal
		   – Crista conchal
		   – Margem lacrimal
		   – Hiato maxilar
		   – Seio maxilar
		   – Sulco palatino maior

Processo frontal	• Crista lacrimal anterior • Incisura lacrimal	• Crista etmoidal
Processo zigomático		
Processo palatino	• Crista nasal • Osso incisivo • Canais incisivos	• Sutura incisiva • Espinhas palatinas • Sulcos palatinos
Processo alveolar	• Arco alveolar • Alvéolos dentais • Septos inter-radiculares	• Septos interalveolares • Eminências alveolares • Forames incisivos

Tabela 24-2 Ossos do viscerocrânio (cont.)

Partes	Estruturas	
Concha nasal inferior		
	• Processo lacrimal • Processo maxilar	• Processo etmoidal
Vômer		
	• Asa do vômer • Sulco do vômer	• Crista coanal do vômer • Parte cuneiforme do vômer
Palatino		
Lâmina perpendicular	• Face nasal • Face maxilar • Incisura esfenopalatina • Sulco palatino maior • Processo piramidal	• Canais palatinos menores • Crista conchal • Crista etmoidal • Processo orbital • Processo esfenoidal
Lâmina horizontal	• Face nasal • Face palatina • Forames palatinos menores	• Espinha nasal posterior • Crista nasal • Crista palatina
Mandíbula		

Corpo	• Base da mandíbula
	• Sínfise da mandíbula
	• Protuberância mentual
	• Tubérculo mentual
	• Forame mentual
	• Linha oblíqua
	• Fossa digástrica
	• Espinha geniana (mentual) superior
	• Espina geniana (mentual) inferior
	• Linha milo-hióidea
	• Toro da mandíbula
		• Fóvea sublingual
		• Fóvea submandibular
		• Parte alveolar:
		  – Arco alveolar
		  – Alvéolos dentais
		  – Septos interalveolares
		  – Septos inter-radiculares
		  – Eminências alveolares
		  – Trígono retromolar
		  – Fossa retromolar

Ramos	• Ângulo da mandíbula
	• Tuberosidade massetérica
	• Tuberosidade pterigóidea
	• Forame da mandíbula:
	  – Língula da mandíbula
	  – Canal da mandíbula
	• Sulco milo-hióideo
		• Processo coronoide
		• Crista temporal
		• Incisura da mandíbula
		• Processo condilar:
		  – Cabeça da mandíbula
		  – Colo da mandíbula
		  – Fossa pterigóidea

Anatomia radiológica do crânio

O crânio é uma estrutura anatômica complexa, composta de 8 ossos no neurocrânio e 14 ossos no viscerocrânio. Portanto, seu estudo radiológico inclui um número diversificado de incidências radiológicas que servem para identificar corretamente as diferentes estruturas anatômicas que o constituem. Essas incidências incluem a incidência anteroposterior (projeta as partes petrosas dos temporais nas órbitas e permite a avaliação global da calvária), a incidência lateral (para a avaliação global da calvária), a incidência de Towne (permite uma melhor visualização do occipital e das partes petrosas dos temporais), a incidência de Caldwell (projeta as partes petrosas dos temporais por baixo das órbitas para melhor visualizar o seio frontal e as células etmoidais) e a incidência de Waters (projeta as partes petrosas dos temporais abaixo dos seios maxilares para melhorar a visualização).

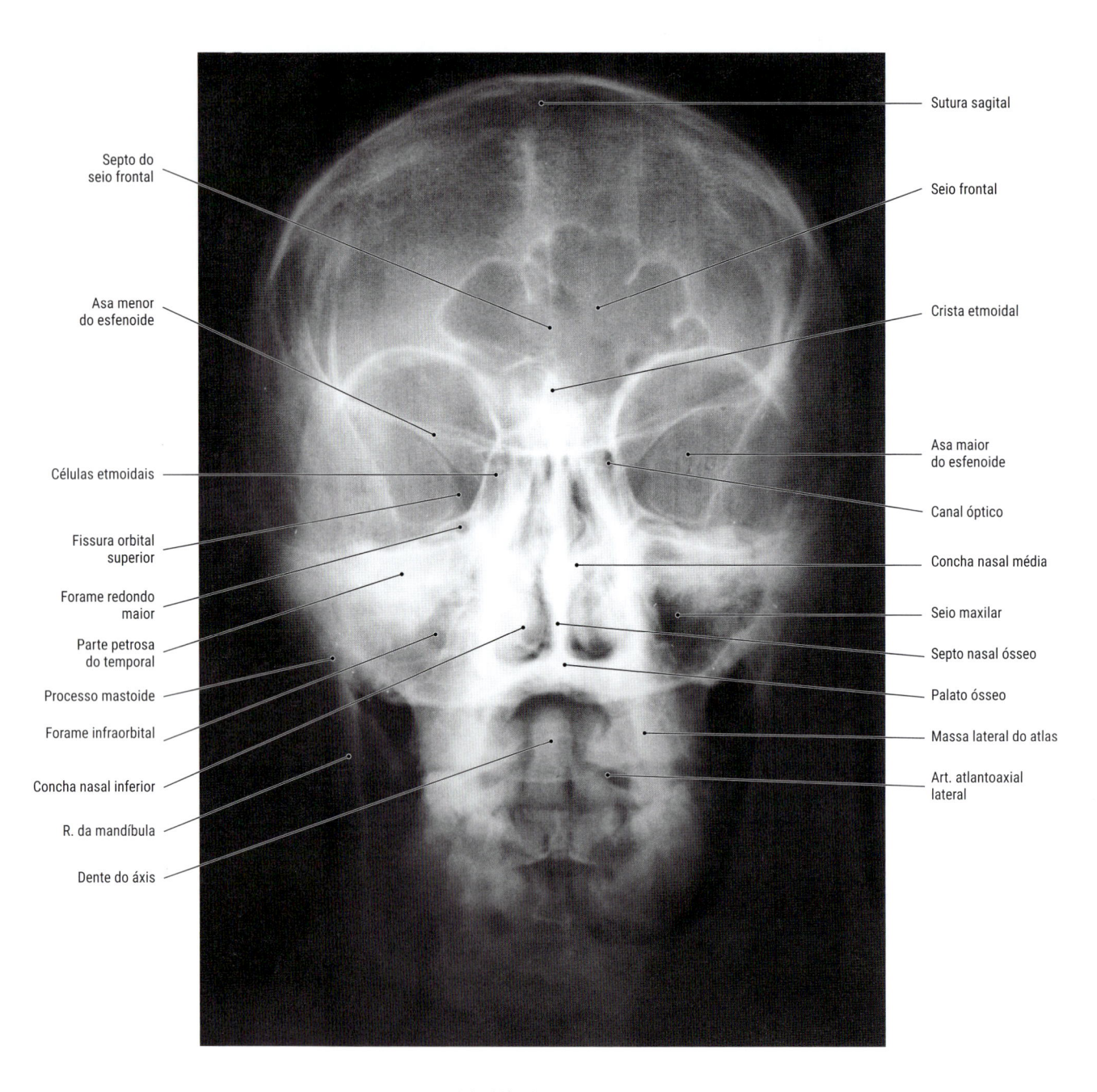

A Incidência de Caldwell.

Figura 24-18 Radiografia simples do crânio.

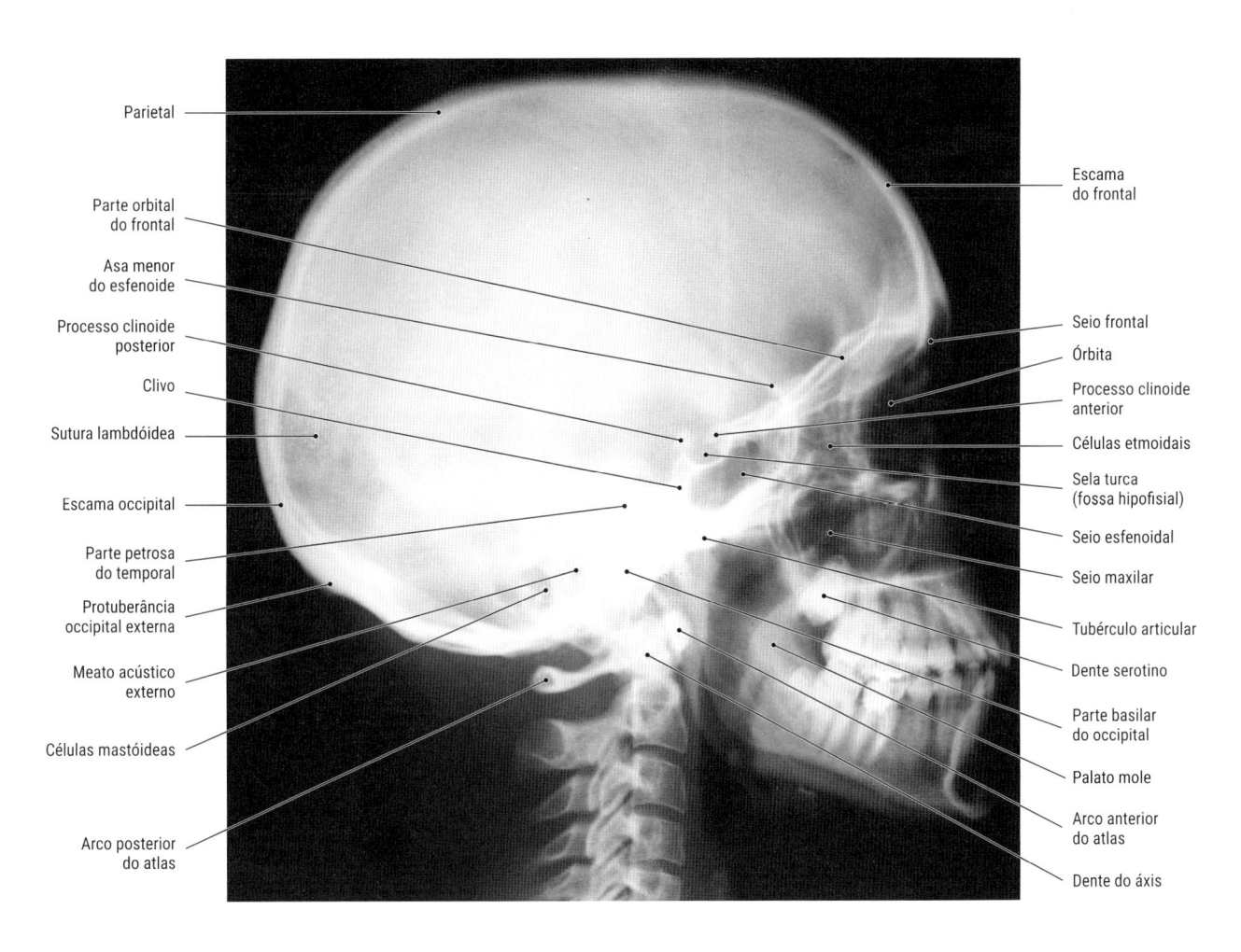

B Incidência lateral.

25 ARTICULAÇÃO TEMPOROMANDIBULAR

Articulação temporomandibular

As articulações temporomandibulares são articulações sinoviais do crânio que conectam os temporais e a mandíbula, agindo de forma síncrona. Nos temporais, os tubérculos articulares e as faces articulares das fossas mandibulares participam dessas articulações. Na mandíbula, as cabeças da mandíbula estão envolvidas.

Para tornar as faces articulares congruentes, cada articulação tem uma fibrocartilagem, chamada disco articular. As articulações temporomandibulares participam dos movimentos da mandíbula, que são usados em diferentes funções, como mastigação, fonação ou deglutição.

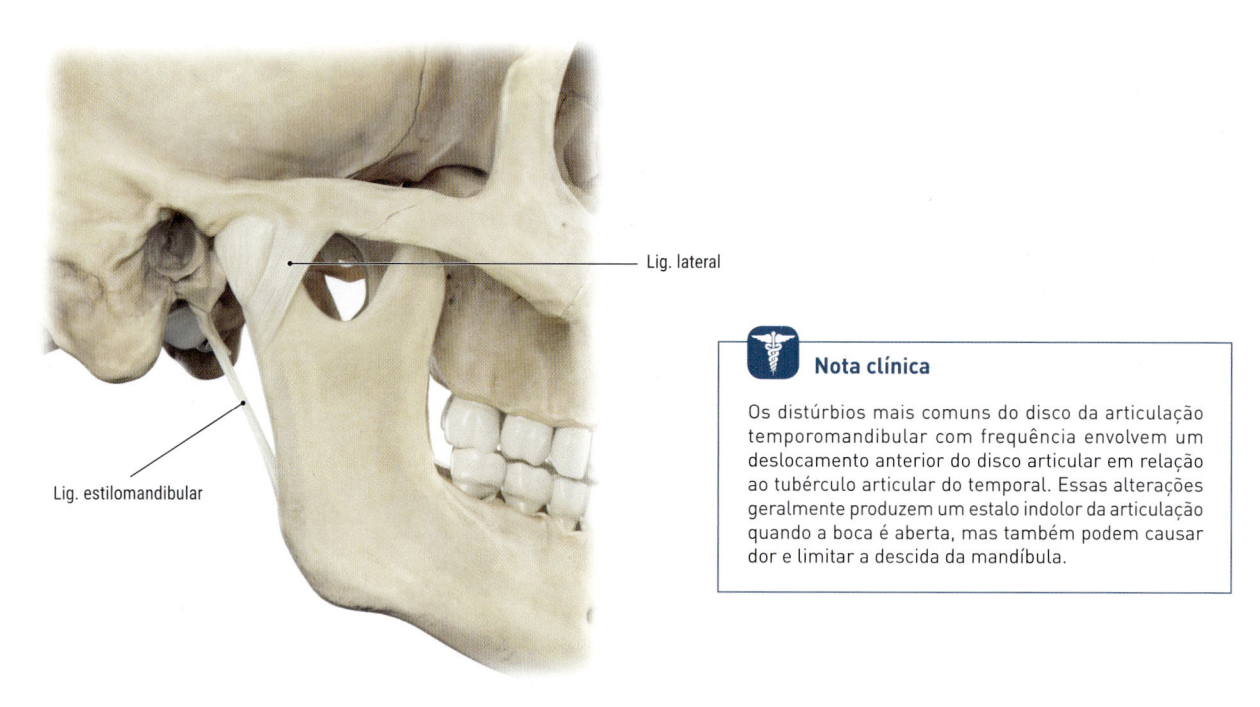

Lig. lateral

Lig. estilomandibular

Nota clínica

Os distúrbios mais comuns do disco da articulação temporomandibular com frequência envolvem um deslocamento anterior do disco articular em relação ao tubérculo articular do temporal. Essas alterações geralmente produzem um estalo indolor da articulação quando a boca é aberta, mas também podem causar dor e limitar a descida da mandíbula.

A Vista lateral da articulação temporomandibular direita.

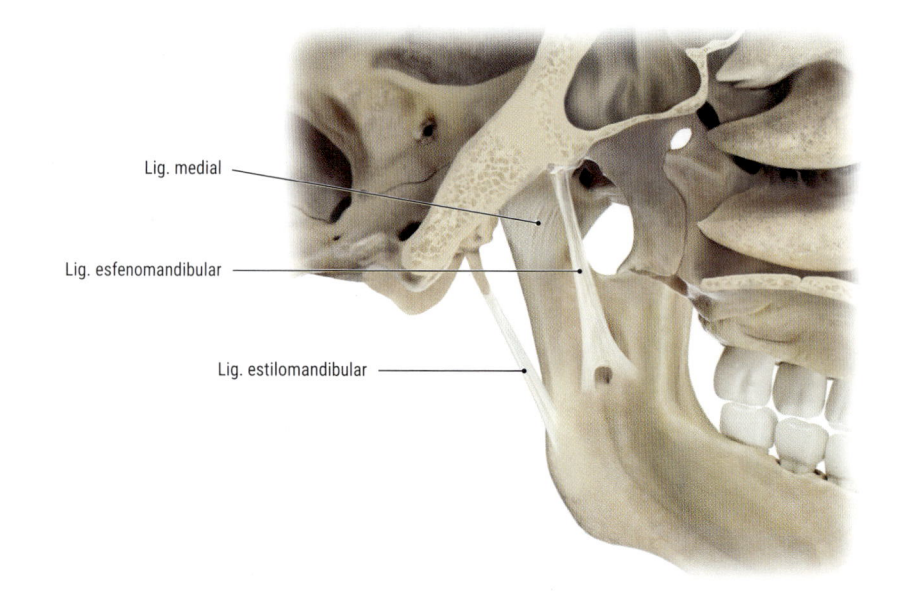

Lig. medial

Lig. esfenomandibular

Lig. estilomandibular

B Vista medial da articulação temporomandibular esquerda.

Figura 25-1 Anatomia da articulação temporomandibular.

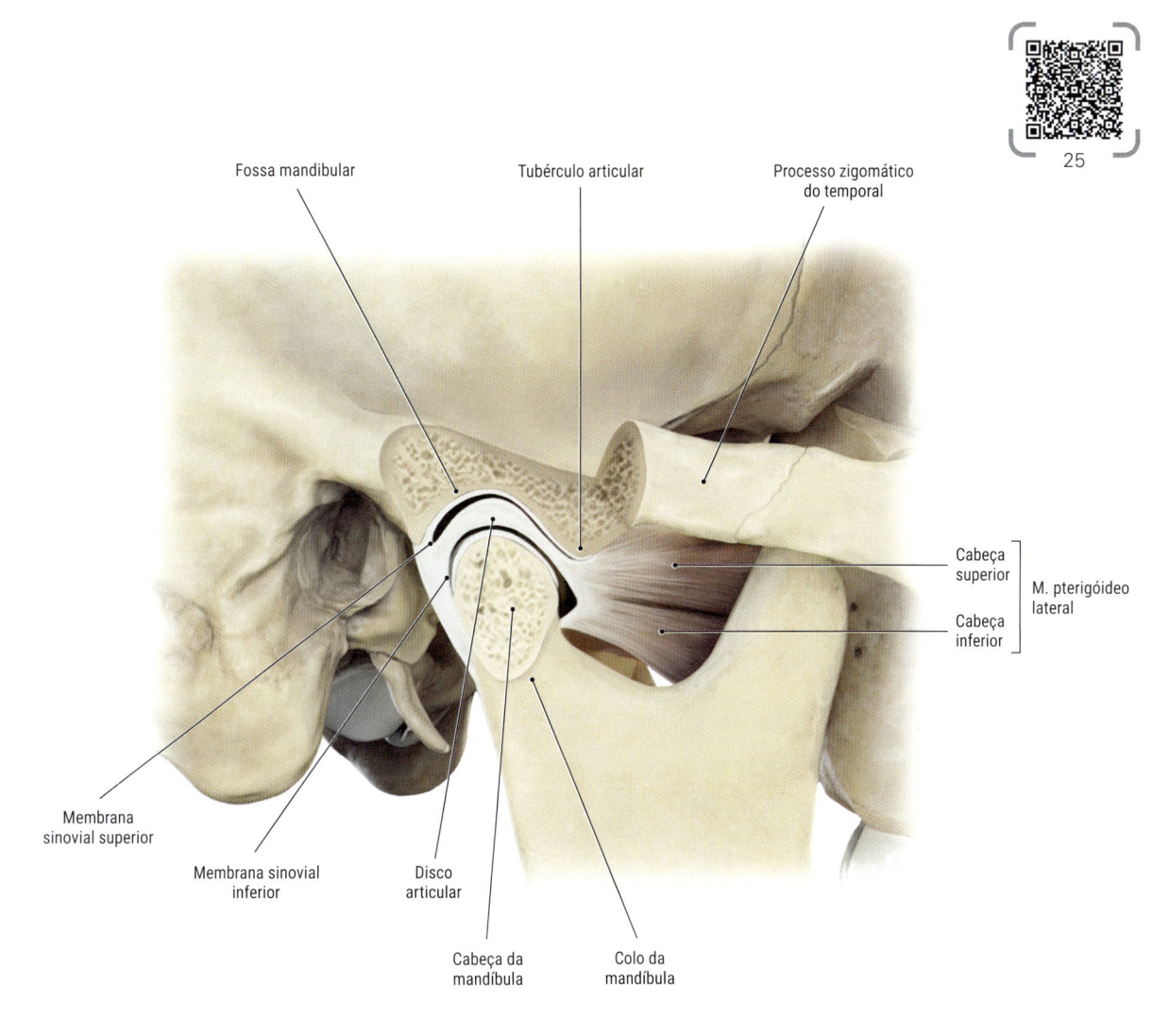

C Corte sagital da articulação temporomandibular direita.

Labels: Fossa mandibular, Tubérculo articular, Processo zigomático do temporal, Cabeça superior, Cabeça inferior, M. pterigóideo lateral, Colo da mandíbula, Cabeça da mandíbula, Disco articular, Membrana sinovial inferior, Membrana sinovial superior.

Tabela 25-1	Articulação temporomandibular	
Componentes	**Estruturas**	
Temporal	• Processo zigomático • Fossa mandibular	• Face articular • Tubérculo articular
Mandíbula	• R. da mandíbula • Processo coronoide • Incisura da mandíbula • Processo condilar	• Cabeça da mandíbula • Colo da mandíbula • Fossa pterigóidea
Elementos articulares	• Disco articular • Lig. lateral • Lig. medial • Membrana sinovial superior	• Membrana sinovial inferior • Lig. esfenomandibular • Lig. estilomandibular
Músculos	• M. temporal • M. masseter	• M. pterigóideo lateral • M. pterigóideo medial

26 MÚSCULOS DA CABEÇA

Músculos da mastigação

Os músculos da mastigação são compostos pelos músculos temporal, masseter, pterigóideo lateral e pterigóideo medial. Eles são responsáveis pela estabilização e movimentação das articulações temporomandibulares, participando de diferentes funções, como mastigação, fonação ou deglutição. Todos são inervados pelo ramo mandibular do nervo trigêmeo.

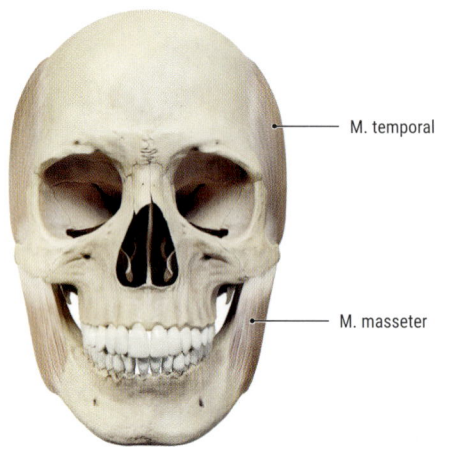

> **Nota anatômica**
>
> **Fáscia temporal e fáscia massetérica.** O músculo temporal é coberto perifericamente pela fáscia temporal. Essa fáscia está inserida nos limites da fossa temporal, e em sua face interna se originam os fascículos mais superficiais do músculo temporal. Acima do arco zigomático do crânio, a fáscia temporal é dividida em uma lâmina superficial e uma lâmina profunda, que delimitam um espaço preenchido com tecido adiposo. O músculo masseter, por sua vez, é coberto pela fáscia massetérica, que tem uma densidade menor que a da fáscia temporal. A fáscia massetérica está inserida no arco zigomático do crânio, na margem posterior do ramo da mandíbula, na margem inferior do ângulo da mandíbula e na margem anterior do ramo da mandíbula e de seu processo coronoide.

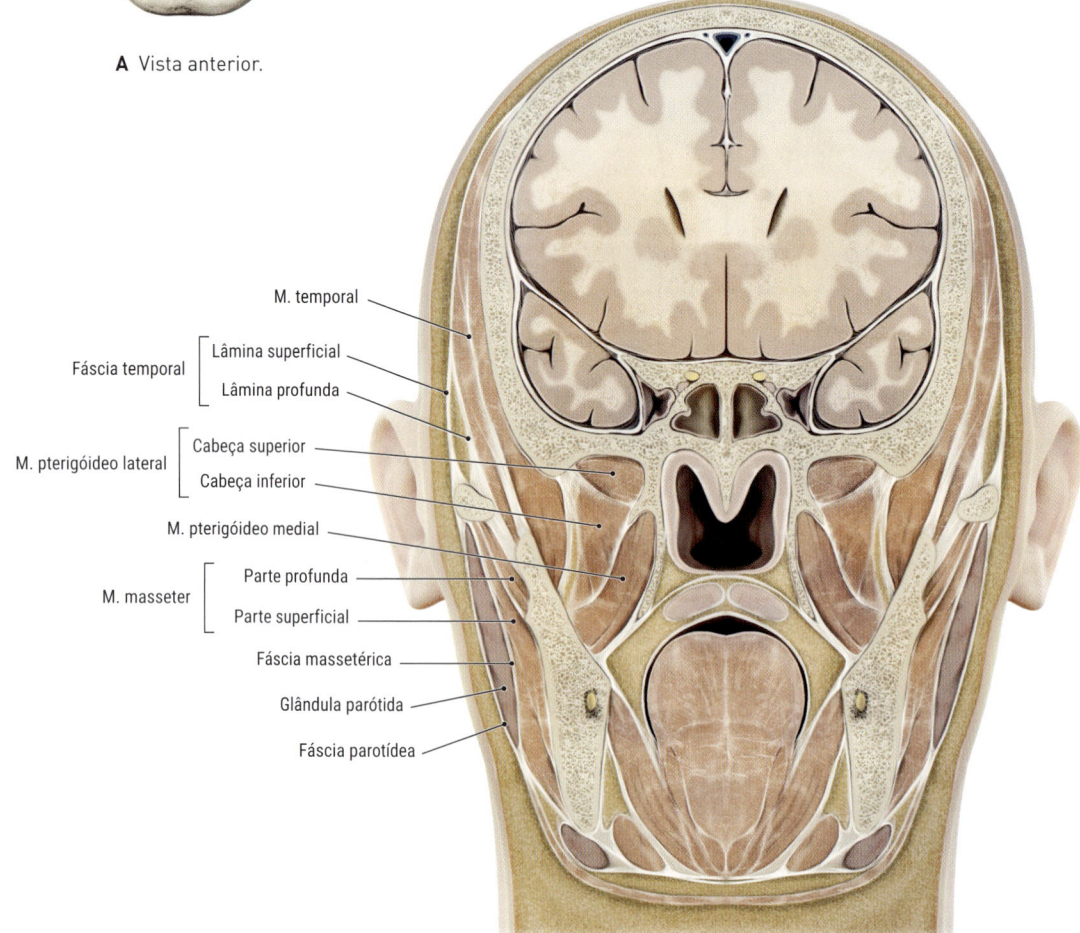

A Vista anterior.

B Corte coronal.

Figura 26-1 Anatomia dos músculos da mastigação.

Fáscia temporal
(lâmina superficial)

M. temporal

M. masseter
- Parte profunda
- Parte superficial

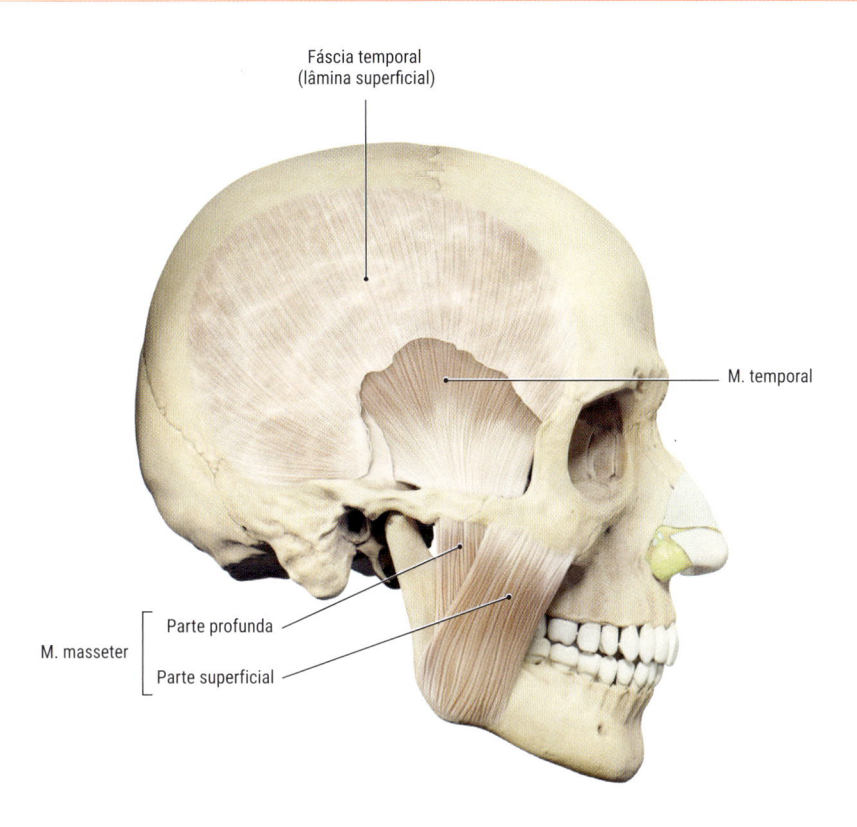

C Vista lateral dos músculos temporal e masseter.

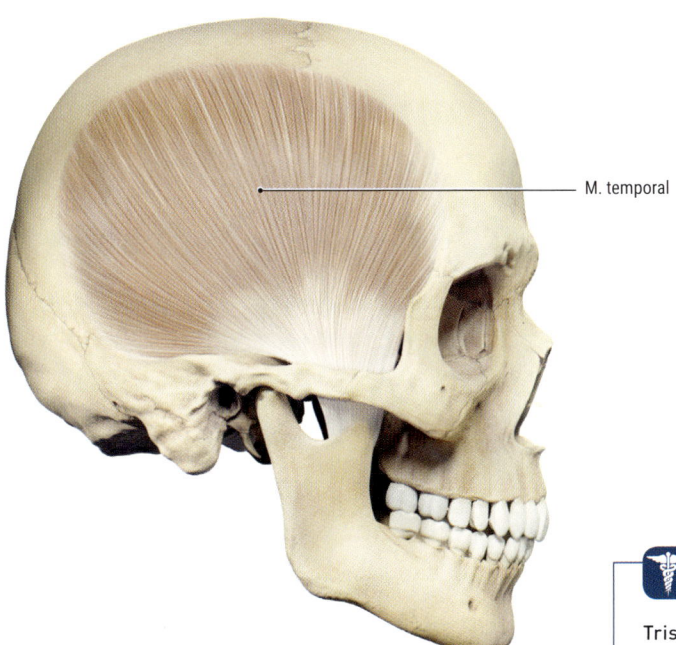

M. temporal

D Vista lateral do músculo temporal.

> **Nota clínica**
>
> **Trismo.** O trismo é definido como a dificuldade ou incapacidade de abrir a boca devido a um espasmo dos músculos da mastigação, especialmente do masseter. É um sinal clínico característico do tétano.

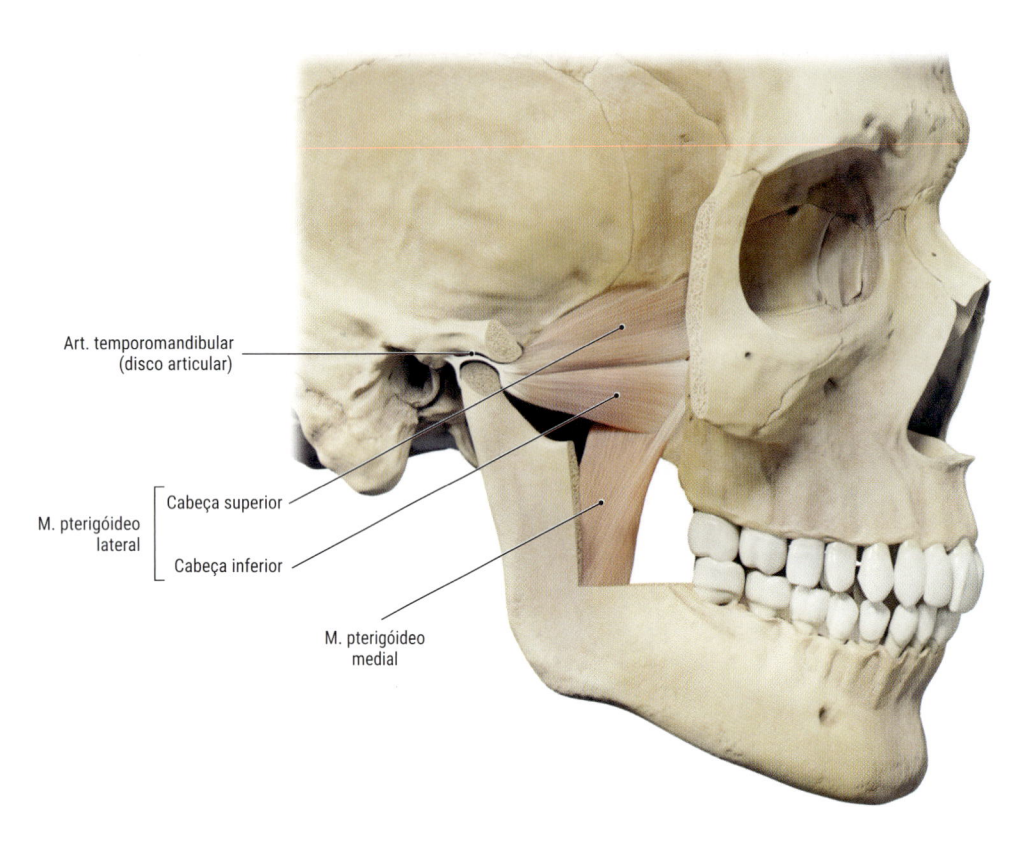

E Vista lateral dos músculos pterigóideos.

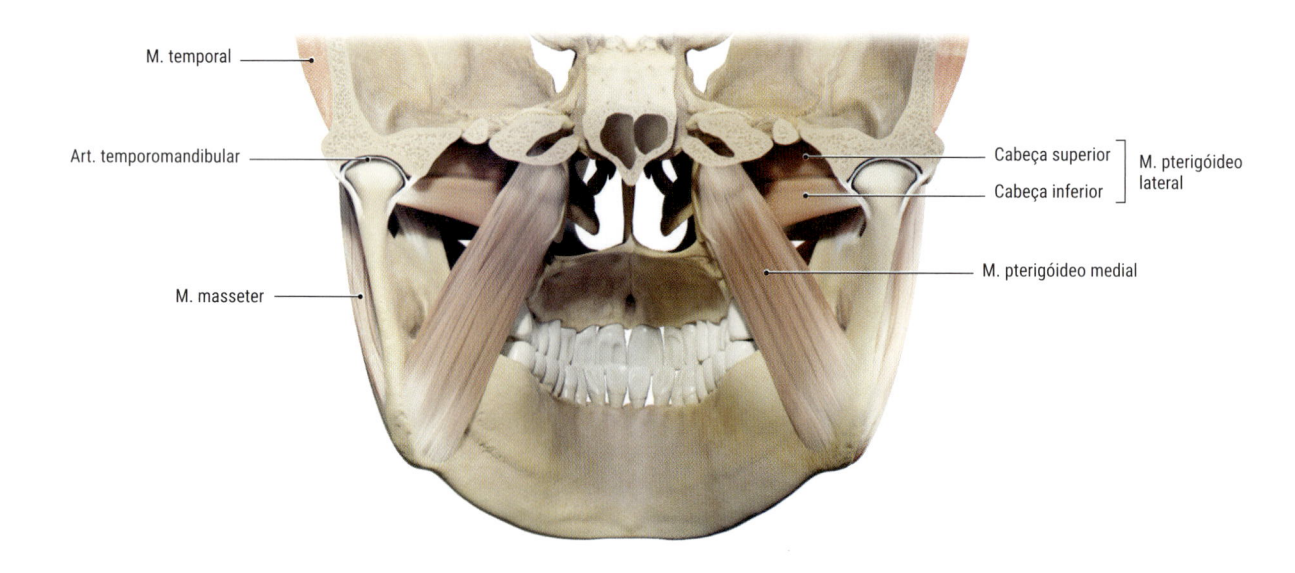

F Vista posterior dos músculos pterigóideos.

Figura 26-1 Anatomia dos músculos da mastigação (*cont.*).

Movimentos da mandíbula

Os movimentos da mandíbula são realizados nas articulações temporomandibulares. No plano sagital, a mandíbula realiza movimentos para baixo e para cima. O abaixamento da mandíbula é acompanhado de uma protração da mandíbula, e a elevação é acompanhada por uma retração. No plano axial, a mandíbula realiza movimentos de protração e retração. Também se pode realizar movimentos de lateralização ou didução nesse plano.

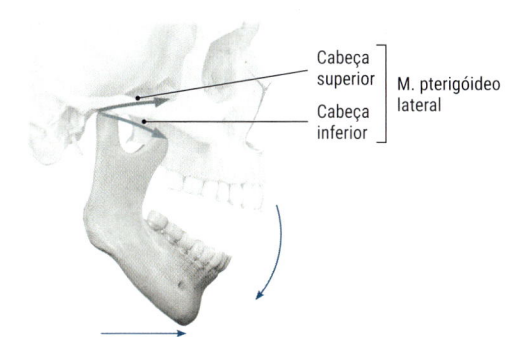

A Abaixamento e protração.

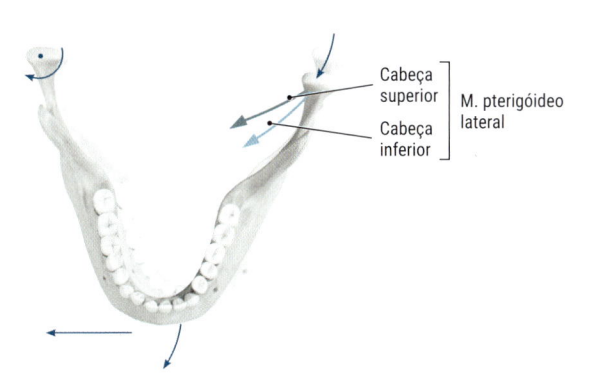

B Elevação e retração.

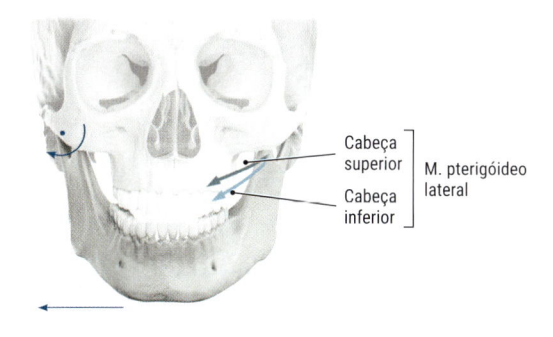

C Lateralização (vista superior).

D Lateralização (vista anterior).

Figura 26-2 Movimentos da mandíbula.

Tabela 26-1	Músculos da mastigação			
Músculo	**Origem**	**Inserção**	**Ação**	**Inervação**
M. temporal	• Fossa temporal • Face profunda da fáscia temporal	• Processo coronoide da mandíbula • Crista temporal da mandíbula	• Elevação da mandíbula • Retração da mandíbula	• N. mandibular (N. trigêmeo [NC V])
M. masseter	• Arco zigomático	• Parte superficial: face externa do ângulo da mandíbula • Parte profunda: face externa do R. da mandíbula	• Elevação da mandíbula	• N. mandibular (N. trigêmeo [NC V])
M. pterigóideo lateral	• Cabeça superior: face infratemporal da asa maior do esfenoide • Cabeça inferior: lâmina lateral do processo pterigoide do esfenoide	• Cápsula da Art. temporomandibular • Disco articular da Art. temporomandibular • Fóvea pterigóidea da mandíbula	• Abaixamento da mandíbula • Protração da mandíbula • Lateralização da mandíbula	• N. mandibular (N. trigêmeo [NC V])
M. pterigóideo medial	• Lâmina lateral do processo pterigoide do esfenoide • Processo piramidal do palatino • Túber da maxila	• Face interna do R. da mandíbula • Face interna do ângulo da mandíbula	• Elevação da mandíbula	• N. mandibular (N. trigêmeo [NC V])

Músculos da face

Os músculos da face são um conjunto de músculos subcutâneos dispostos ao redor das aberturas da face, agrupados em músculos das pálpebras, músculos da orelha, músculos do nariz e músculos dos lábios. Sua principal função é modificar a morfologia do rosto para participar da mímica facial, o que permite a expressão facial de estados emocionais. Todos os músculos faciais são inervados pelo nervo facial.

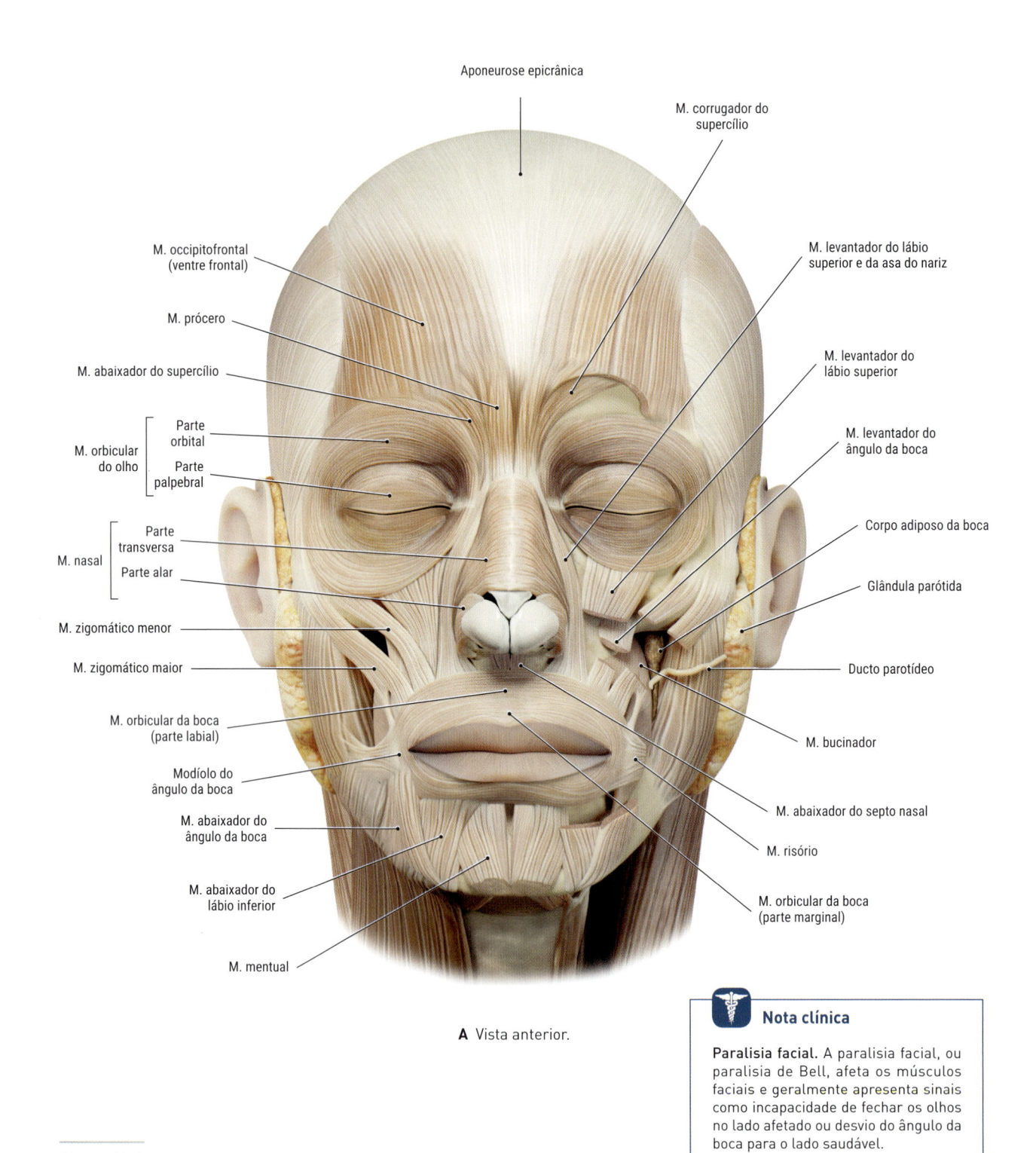

A Vista anterior.

Figura 26-3 Anatomia dos músculos da face.

Nota clínica

Paralisia facial. A paralisia facial, ou paralisia de Bell, afeta os músculos faciais e geralmente apresenta sinais como incapacidade de fechar os olhos no lado afetado ou desvio do ângulo da boca para o lado saudável.

26 | Músculos da cabeça

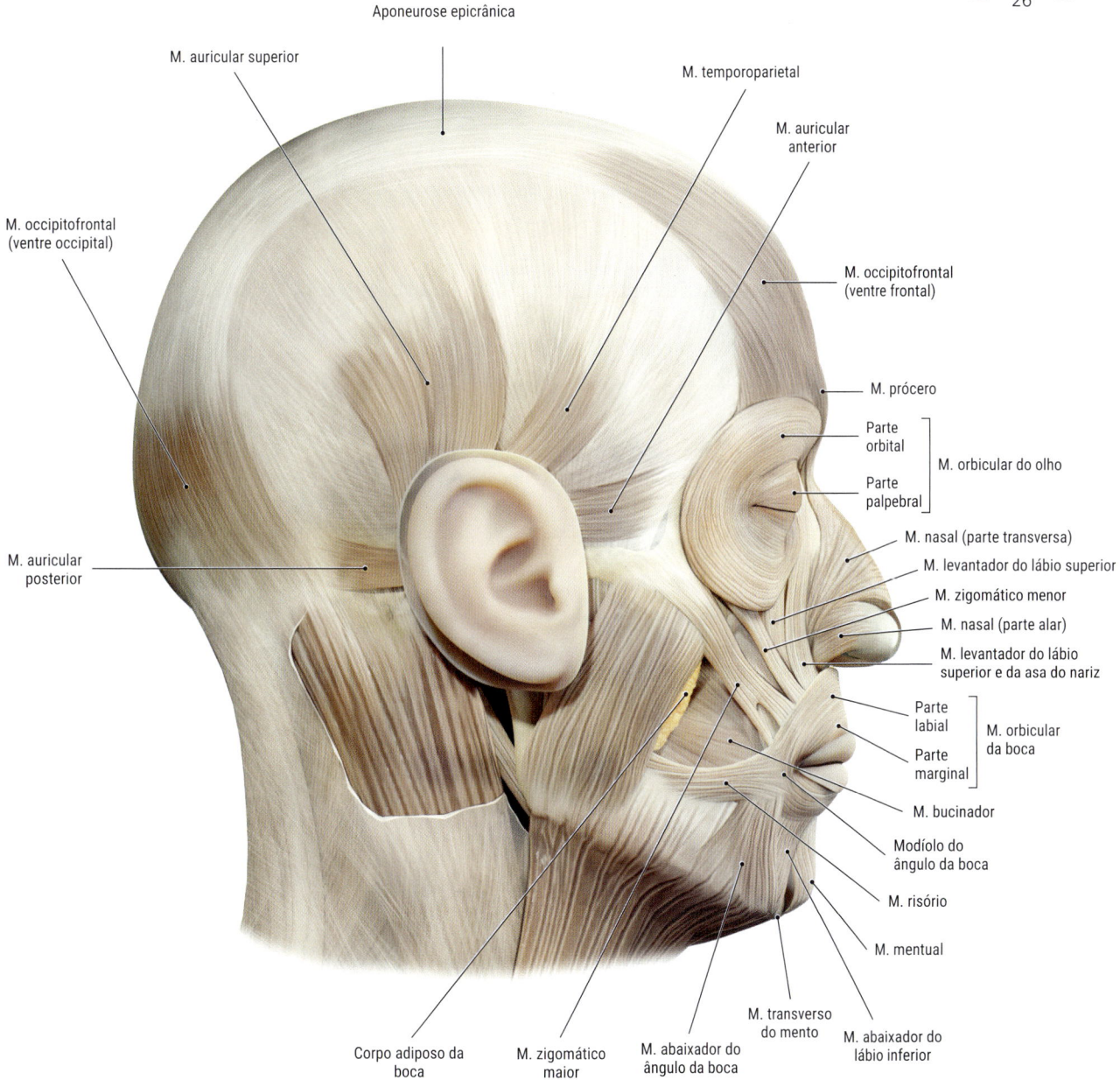

Aponeurose epicrânica
M. auricular superior
M. temporoparietal
M. auricular anterior
M. occipitofrontal (ventre occipital)
M. occipitofrontal (ventre frontal)
M. próceros
Parte orbital
Parte palpebral
M. orbicular do olho
M. auricular posterior
M. nasal (parte transversa)
M. levantador do lábio superior
M. zigomático menor
M. nasal (parte alar)
M. levantador do lábio superior e da asa do nariz
Parte labial
Parte marginal
M. orbicular da boca
M. bucinador
Modíolo do ângulo da boca
M. risório
M. mentual
M. transverso do mento
Corpo adiposo da boca
M. zigomático maior
M. abaixador do ângulo da boca
M. abaixador do lábio inferior

B Vista lateral.

Nota anatômica
Juntos, os músculos occipitofrontal e temporoparietal formam o chamado músculo epicrânico.

Nota clínica
Riso sardônico. O riso sardônico é uma expressão facial semelhante ao riso causada por uma contratura dos músculos faciais, sendo um sinal clínico característico do tétano.

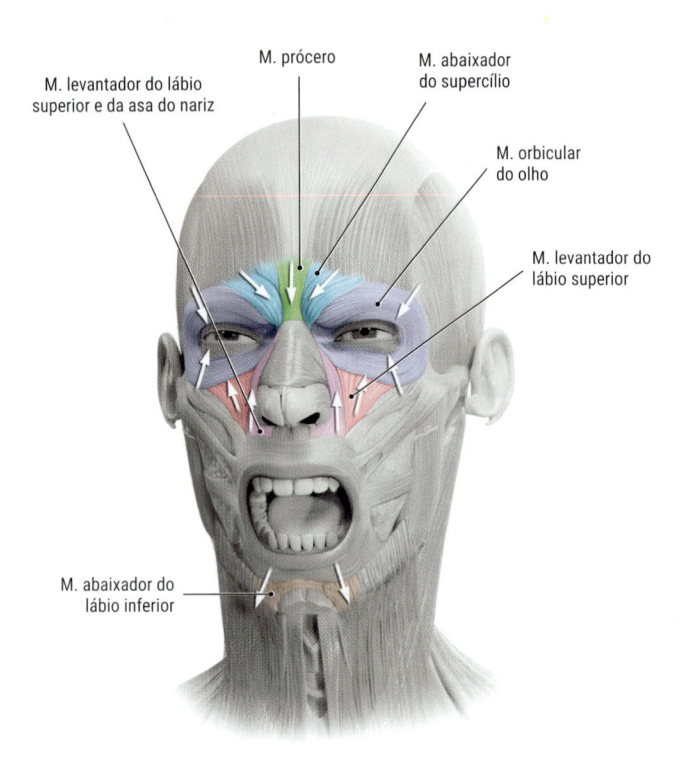

A Raiva.

B Sorriso.

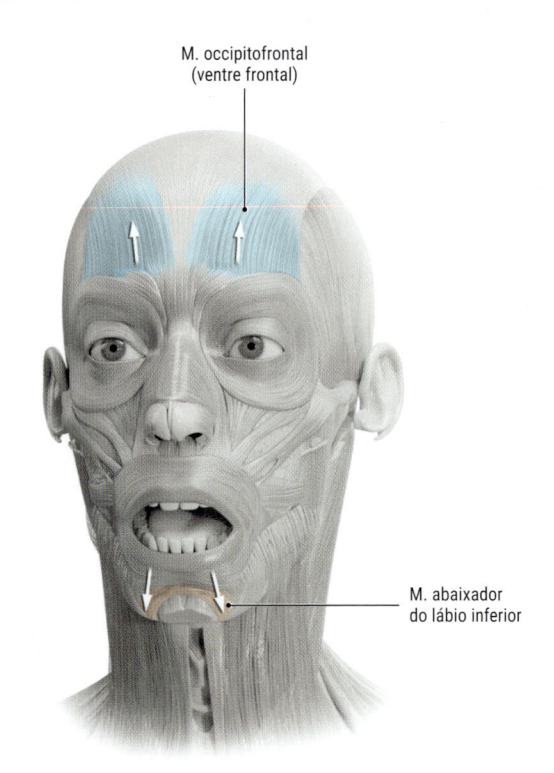

C Surpresa.

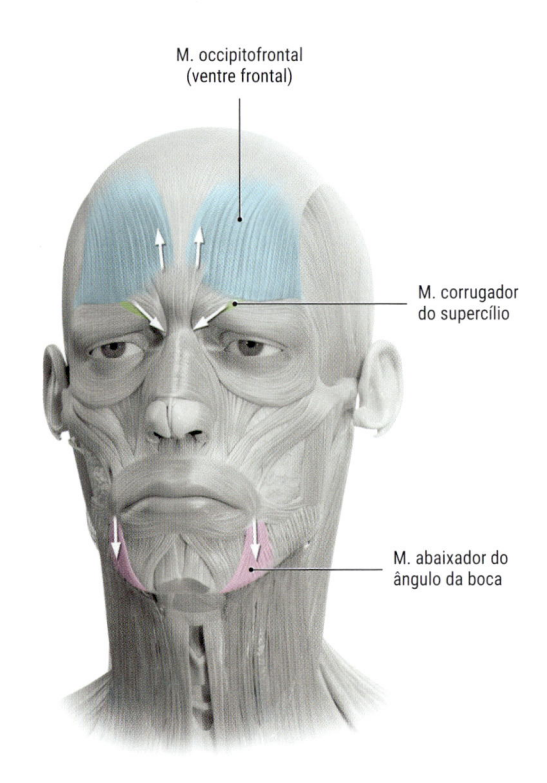

D Tristeza.

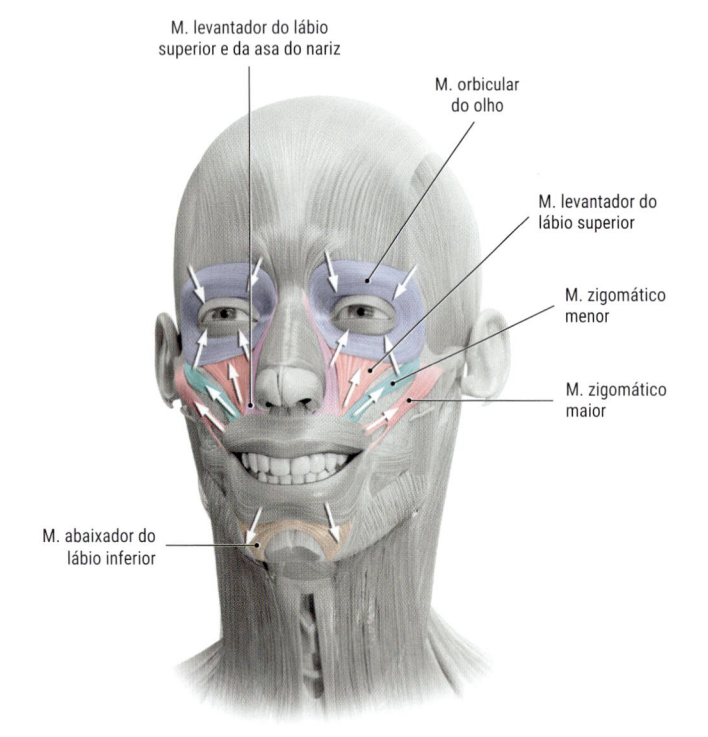

Figura 26-4 Movimentos de mímica facial.

Tabela 26-2 Músculos da face

Músculo	Origem	Inserção	Ação	Inervação
M. occipitofrontal	Linha nucal suprema	Pele do supercílio	Elevação do supercílio	N. facial (NC VII)
M. temporoparietal	Ventre frontal do M. occipitofrontal	• M. auricular anterior • M. auricular superior		N. facial (NC VII)
M. orbicular dos olhos	• Parte nasal do frontal • Processo frontal da maxila • Lig. palpebral medial		Fechamento da fenda palpebral	N. facial (NC VII)
M. prócero	Osso nasal	Pele interciliar	Depressão do extremo medial do supercílio	N. facial (NC VII)
M. abaixador do supercílio	M. orbicular dos olhos	Pele da extremidade medial do supercílio	Depressão do extremo medial do supercílio	N. facial (NC VII)
M. corrugador do supercílio	Extremidade medial do arco superciliar	Pele da extremidade medial do supercílio	Elevação da extremidade medial do supercílio	N. facial (NC VII)
M. auricular anterior	Aponeurose epicrânica	Espinha da hélice (cartilagem da orelha)		N. facial (NC VII)
M. auricular superior	Aponeurose epicrânica	Região superior da orelha		N. facial (NC VII)
M. auricular posterior	Processo mastoide	Eminência da concha (cartilagem da orelha)		N. facial (NC VII)
M. nasal	• Parte transversa: maxilar lateral à incisura nasal • Parte alar: maxila acima do incisivo lateral	• Parte transversa: dorso do nariz • Parte alar: cartilagens alares	• Parte transversa: compressor do vestíbulo nasal • Parte alar: dilatador da narina	N. facial (NC VII)
M. abaixador do septo nasal	Maxila acima do incisivo central	Parte membranácea do septo nasal	Dilatador da narina	N. facial (NC VII)
M. orbicular da boca	• Processo alveolar da maxila • Parte alveolar da mandíbula	Ângulo da boca	Fechamento da abertura da boca	N. facial (NC VII)
M. levantador do lábio superior e da asa do nariz	Processo frontal da maxila	• Cartilagem alar maior • Lábio superior	• Levantador do lábio superior • Dilatador da narina	N. facial (NC VII)
M. levantador do lábio superior	Margem infraorbital	Lábio superior	Levantador do lábio superior	N. facial (NC VII)
M. zigomático menor	Face lateral do zigomático	Lábio superior	Levantador do lábio superior	N. facial (NC VII)
M. zigomático maior	Face lateral do zigomático	Ângulo da boca	Levantador do ângulo da boca	N. facial (NC VII)
M. levantador do ângulo da boca	Fossa canina da maxila	Ângulo da boca	Levantador do ângulo da boca	N. facial (NC VII)
M. risório	Fáscia parotídea	Ângulo da boca	Desloca o ângulo da boca para trás	N. facial (NC VII)
M. bucinador	• Processo alveolar da maxila • Parte alveolar da mandíbula • Rafe pterigomandibular	Ângulo da boca	Aumenta a pressão na cavidade oral	N. facial (NC VII)
M. abaixador do ângulo da boca	Linha oblíqua da mandíbula	Ângulo da boca	Abaixador do ângulo da boca	N. facial (NC VII)
M. abaixador do lábio inferior	Linha oblíqua da mandíbula	Lábio inferior	Abaixador do lábio inferior	N. facial (NC VII)
M. mentual	Parte alveolar da mandíbula no nível dos incisivos	Pele do mento	Elevação e protrusão do lábio inferior	N. facial (NC VII)
M. transverso do mento	M. abaixador do ângulo da boca	M. abaixador do ângulo da boca		N. facial (NC VII)

27 OLHO E ESTRUTURAS PERTINENTES

Órbita

As órbitas são duas cavidades localizadas no viscerocrânio que abrigam o bulbo do olho e as estruturas relacionadas a ele. A parede superior da órbita consiste na parte orbital do frontal e na asa menor do esfenoide. A parede inferior é formada pela face orbital da maxila e pelo processo orbital do palatino. A parede medial consiste no processo frontal da maxila, no lacrimal, na lâmina orbital do etmoide e no corpo do esfenoide. A superfície lateral é formada pela face orbital do zigomático e pela face orbital da asa maior do esfenoide.

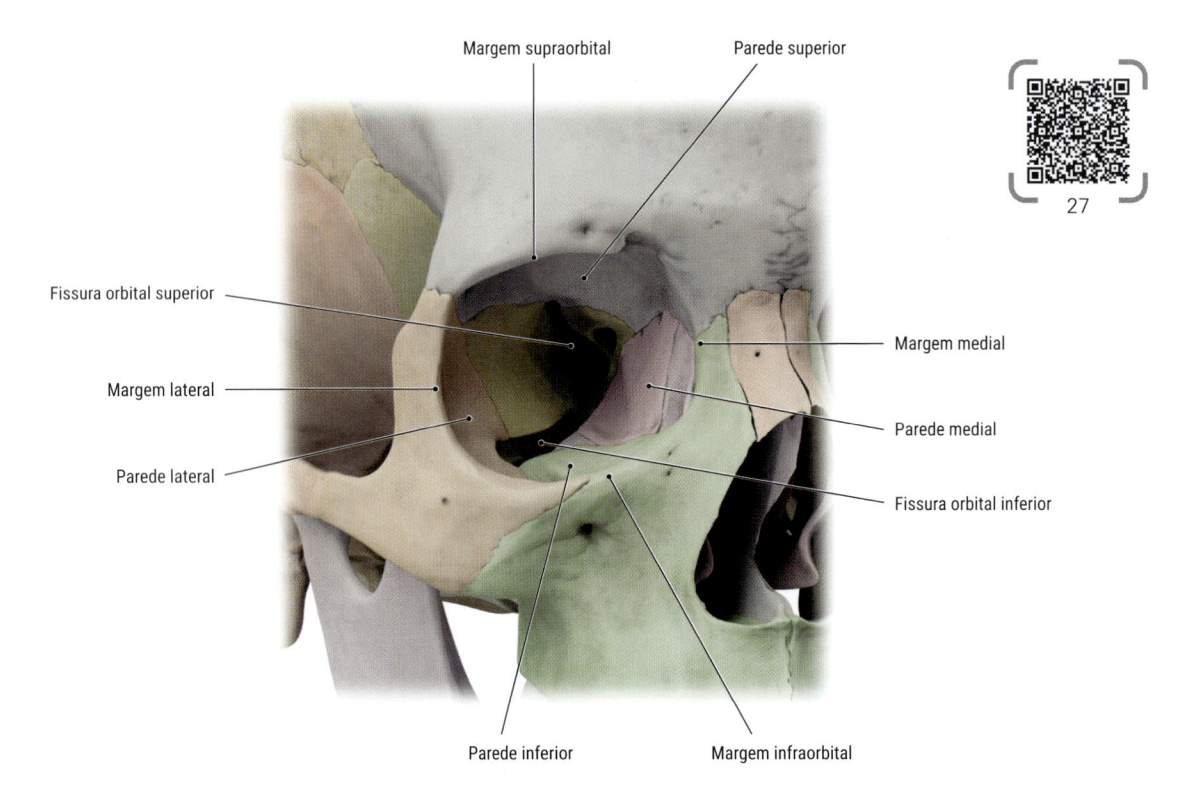

A Vista anterolateral.

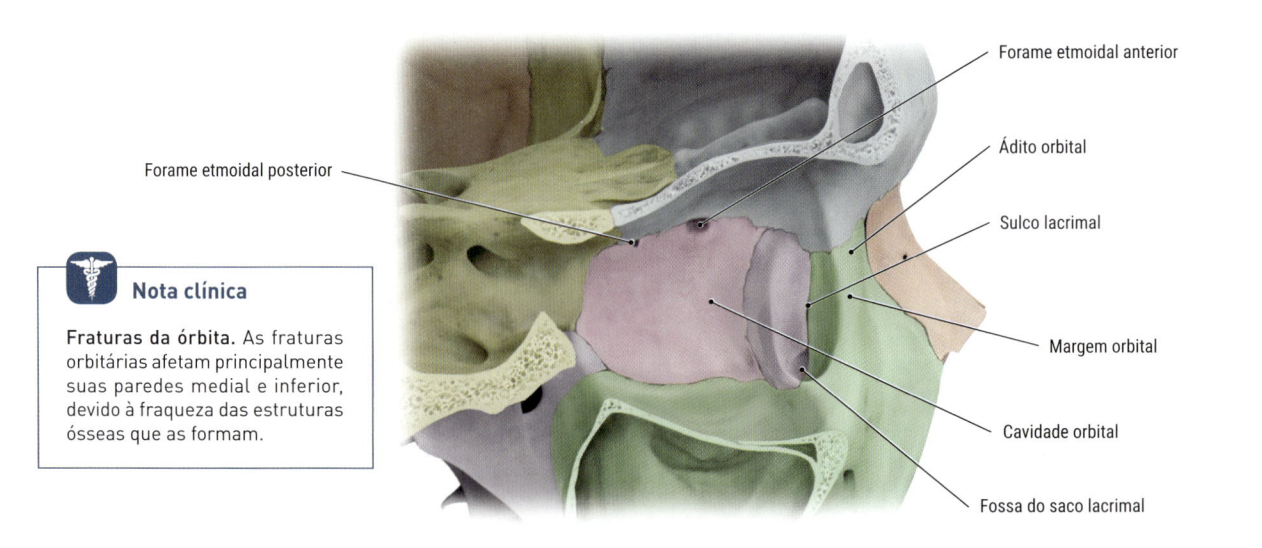

B Corte sagital.

> **Nota clínica**
>
> **Fraturas da órbita.** As fraturas orbitárias afetam principalmente suas paredes medial e inferior, devido à fraqueza das estruturas ósseas que as formam.

Figura 27-1 Anatomia da órbita.

Bulbo do olho

O bulbo do olho é o principal órgão da visão. Está alojado na órbita junto às suas estruturas acessórias. É composto de uma camada fibrosa, que se divide em córnea e esclera; uma camada vascular, dividida em íris, corpo ciliar e coroide; e uma camada interna, formada pela retina. No interior, localiza-se a lente (ou cristalino), que divide o bulbo em um segmento anterior, ocupado pelo humor aquoso, e um segmento posterior, ocupado pelo humor vítreo. A presença da íris divide o segmento anterior em uma câmara anterior e uma câmara posterior, que se comunicam entre si através da pupila.

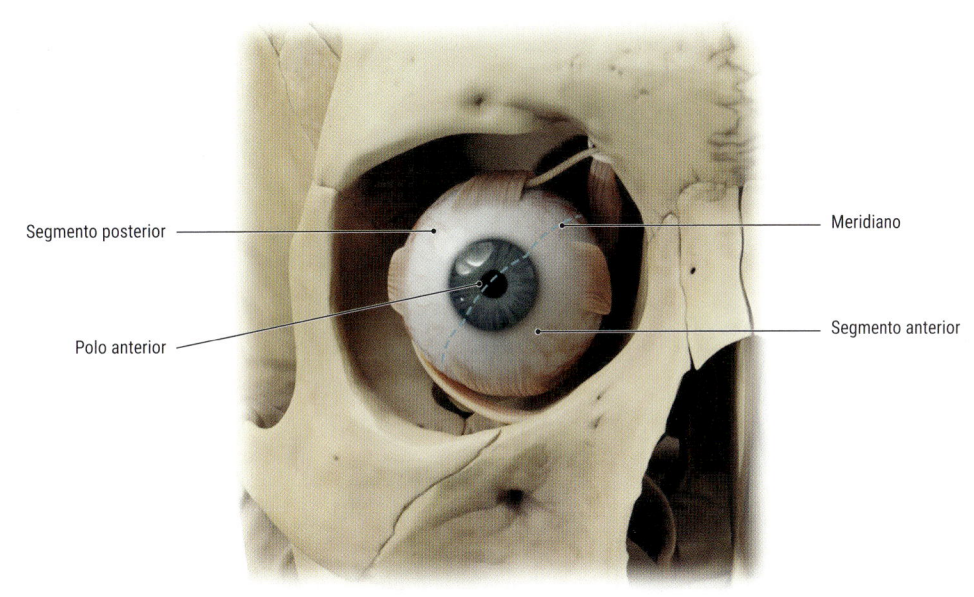

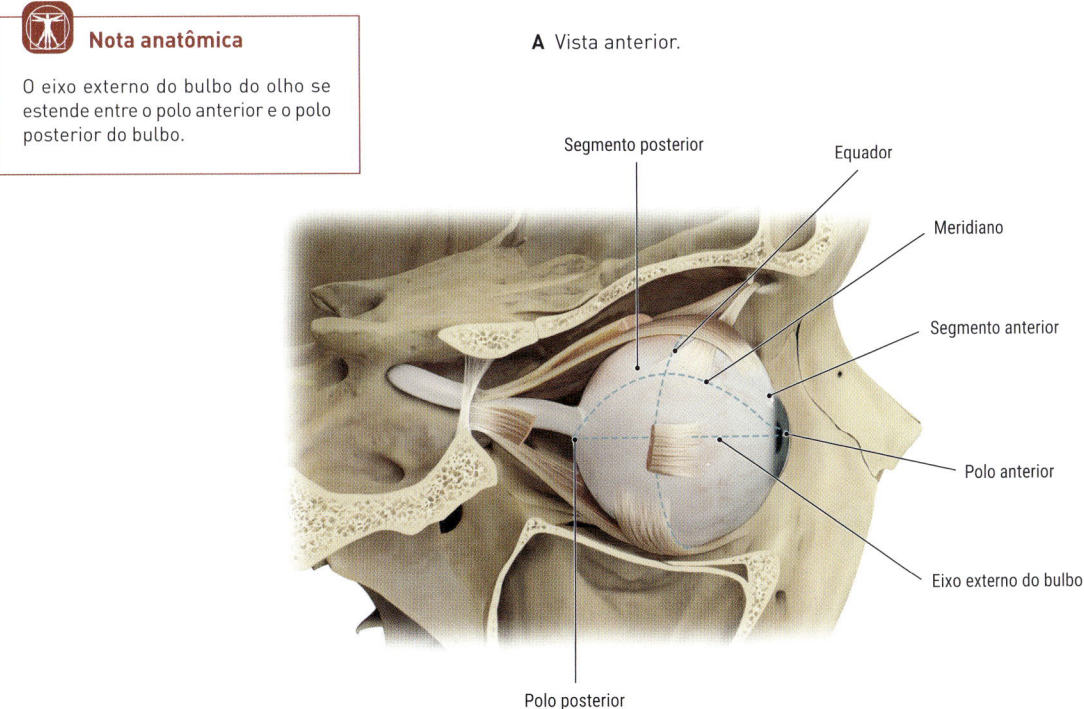

Nota anatômica

O eixo externo do bulbo do olho se estende entre o polo anterior e o polo posterior do bulbo.

A Vista anterior.

B Vista lateral.

Figura 27-2 Anatomia do bulbo do olho.

C Corte axial.

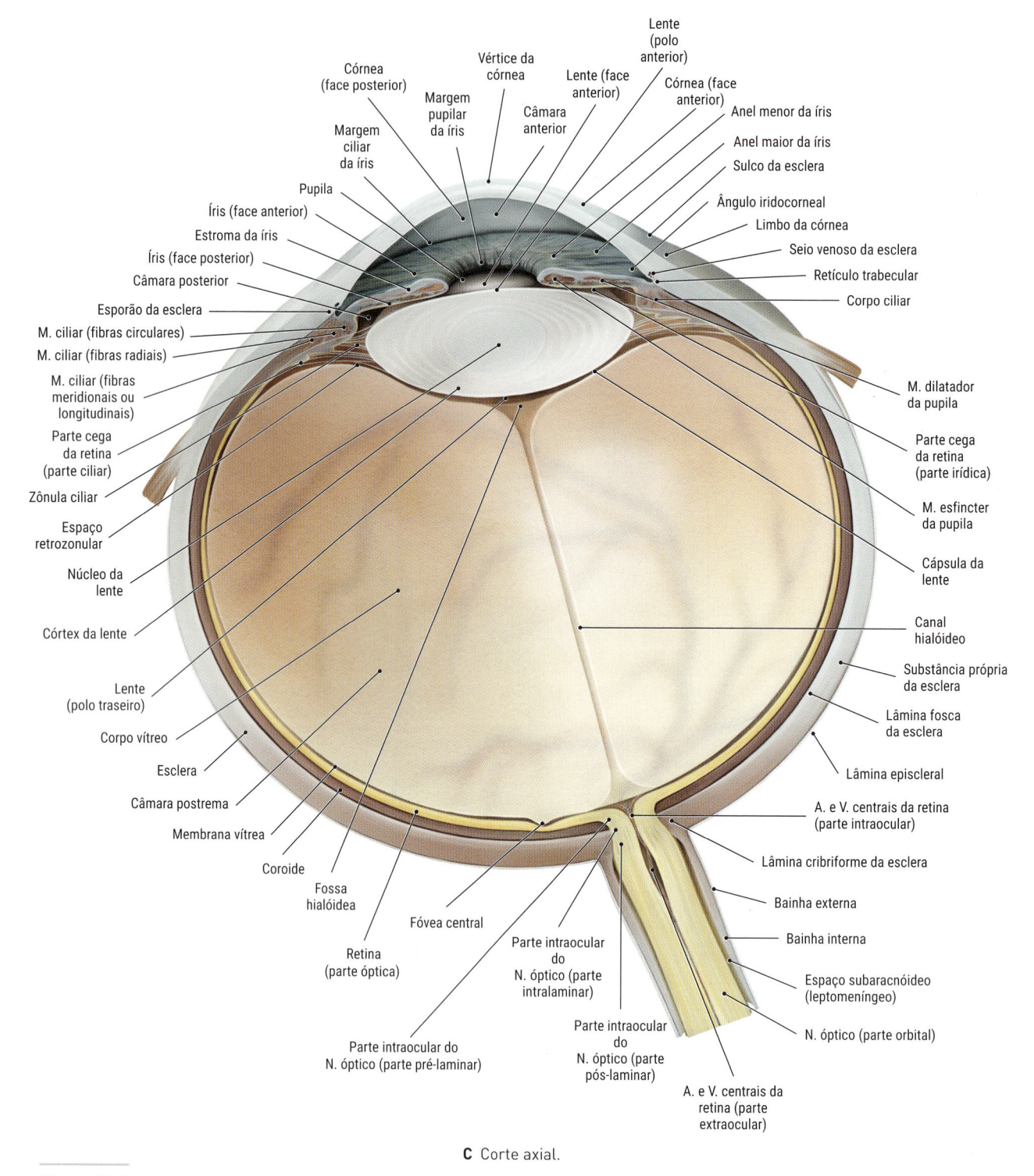

Figura 27-2 Anatomia do bulbo do olho *(cont.)*.

> ### Nota clínica
>
> **Glaucoma.** Um distúrbio na drenagem do humor aquoso no nível da rede trabecular do ângulo iridocorneal causa um aumento na pressão intraocular e o início do glaucoma de ângulo aberto.

D Vista posterior da lente e do corpo ciliar.

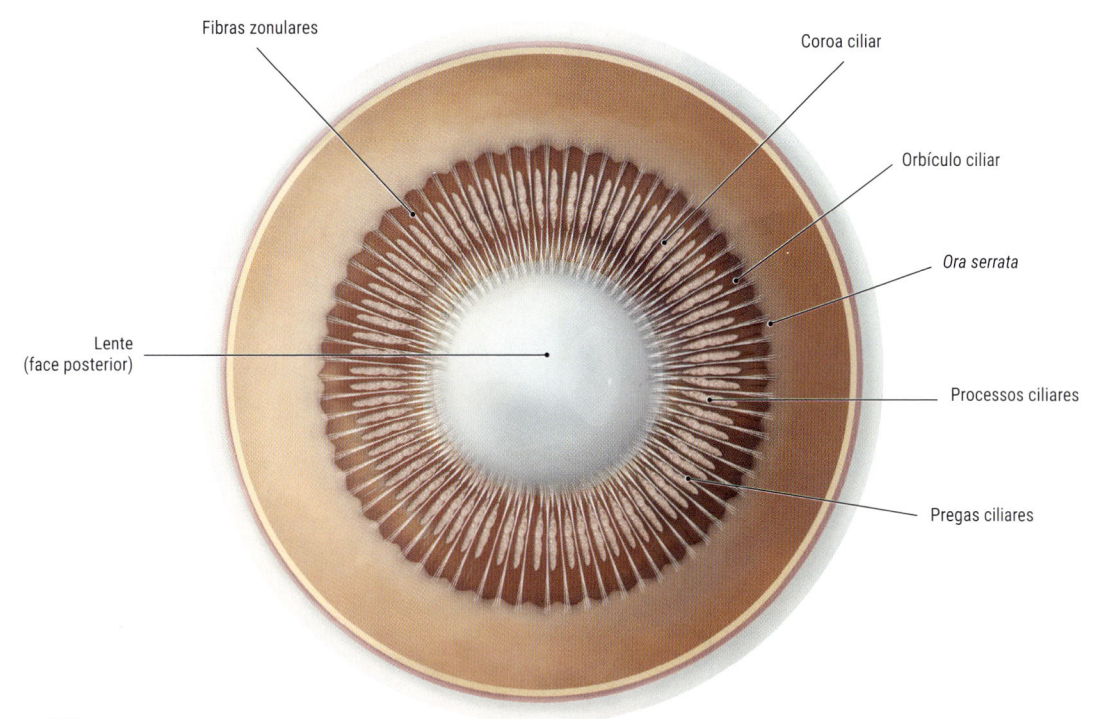

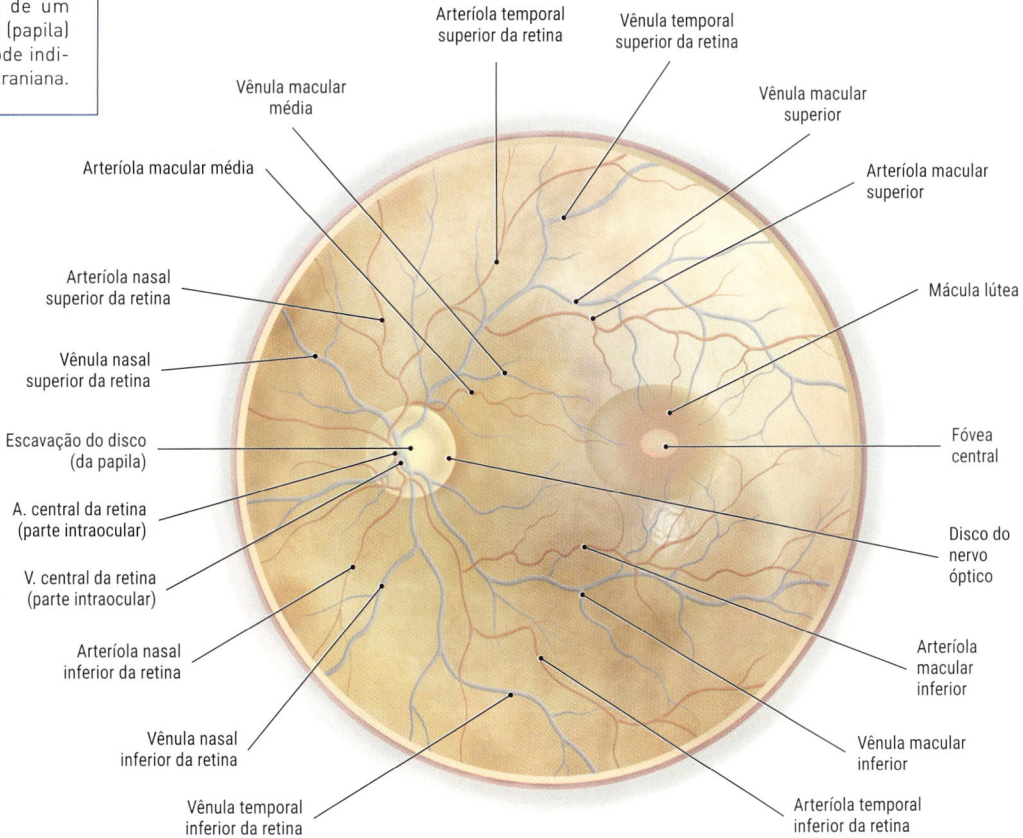

Nota clínica

Edema papilar. A observação oftalmoscópica de um disco do nervo óptico (papila) difuso edematoso pode indicar hipertensão intracraniana.

E Fundo do olho.

Estruturas oculares acessórias

As estruturas acessórias do olho são compostas de um conjunto de elementos dispostos ao redor do bulbo e que têm diferentes tipos de funções relacionadas à visão. Entre essas estruturas, destacam-se o supercílio, as pálpebras, a túnica conjuntiva, os músculos extrínsecos do bulbo do olho e o aparelho lacrimal. A periórbita, o septo orbital, a bainha do bulbo, o espaço episcleral, o corpo adiposo da órbita e as fáscias musculares também são consideradas estruturas oculares acessórias.

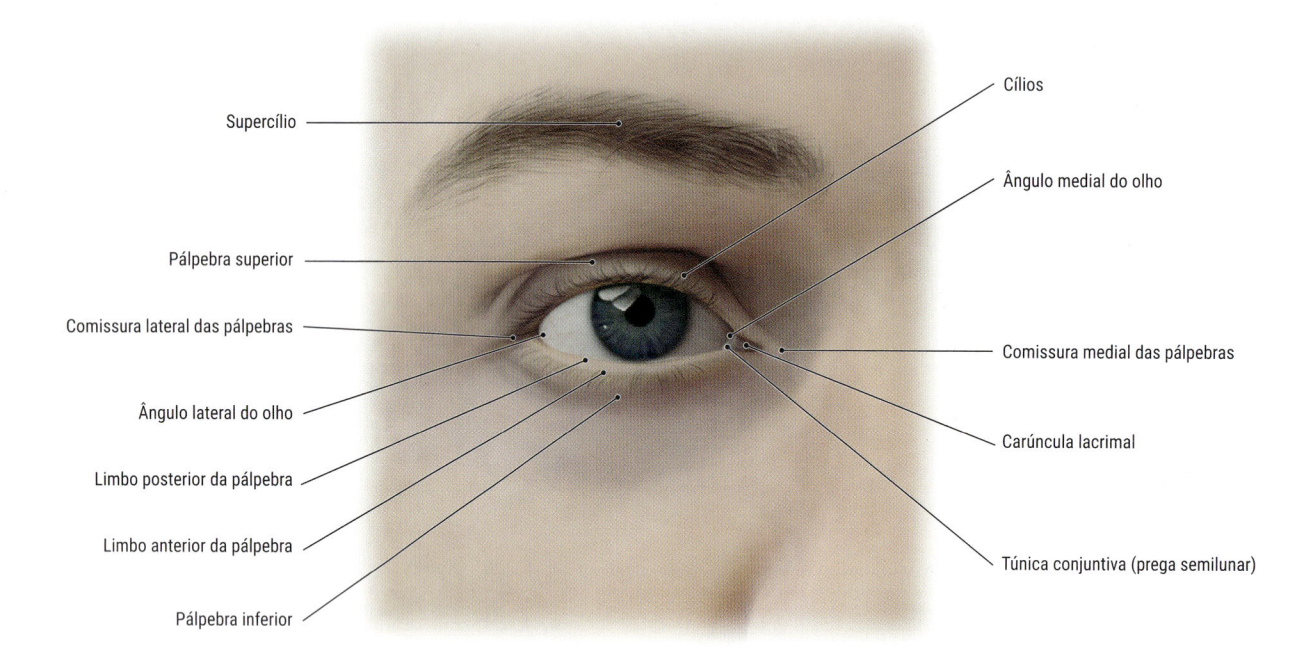

A Vista anterior superficial das pálpebras.

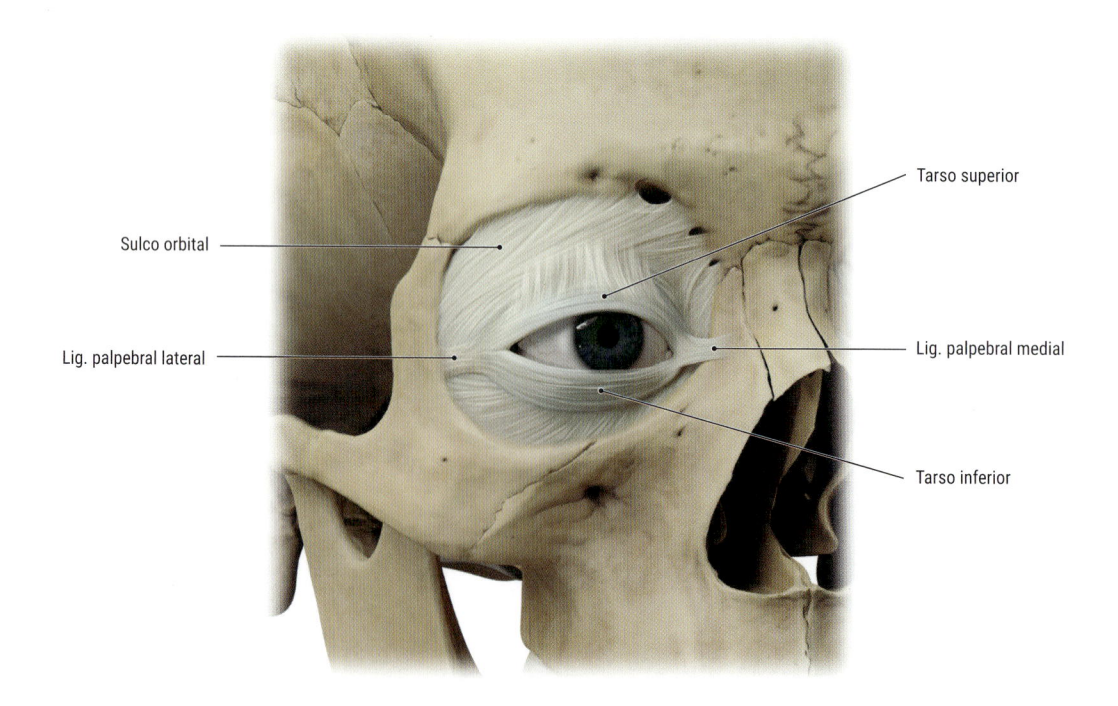

B Vista anterior profunda das pálpebras.

Figura 27-3 Anatomia das estruturas oculares acessórias.

27 | Olho e estruturas pertinentes

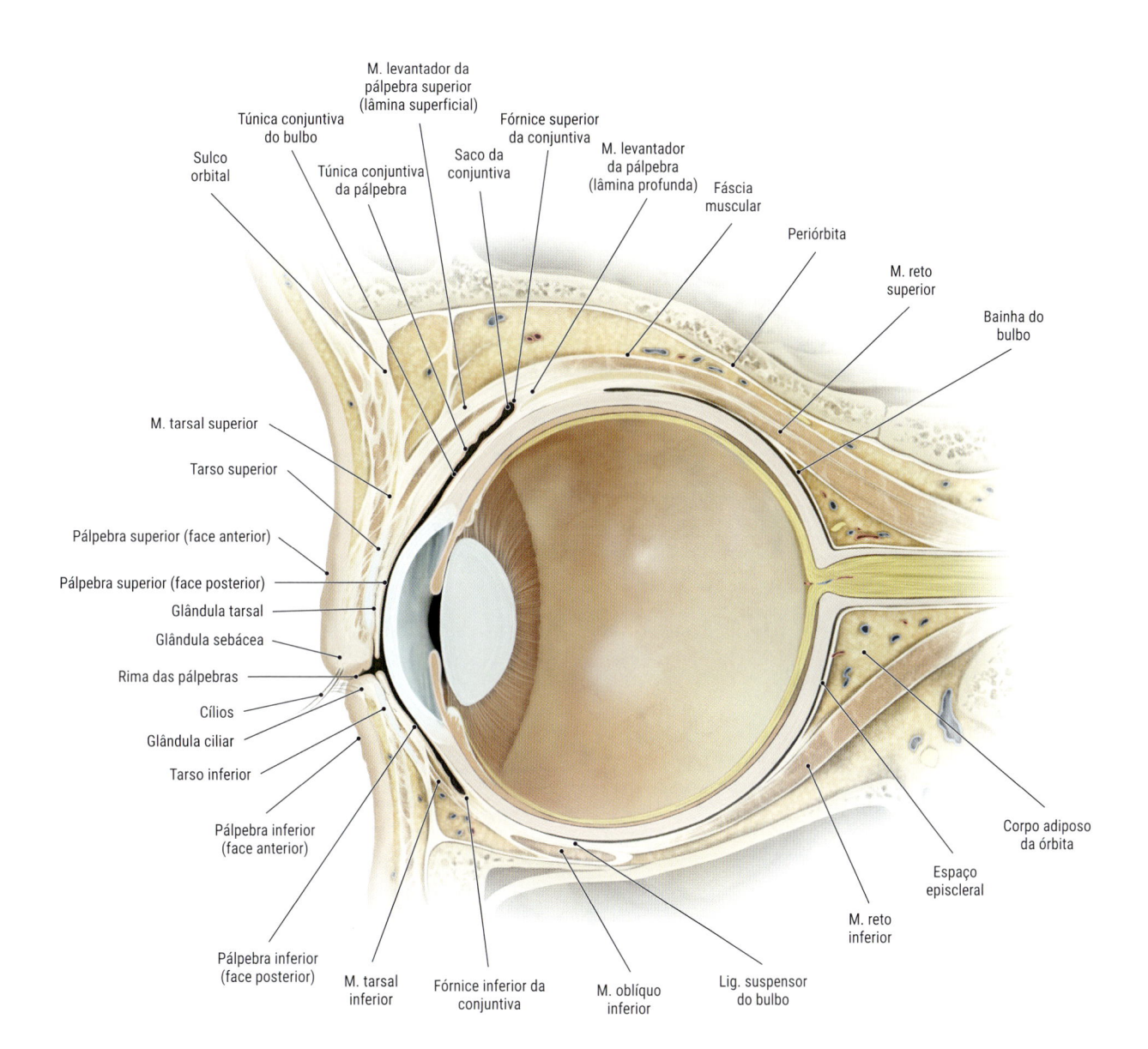

C Corte sagital das pálpebras e da órbita.

Labels (sentido horário, a partir do topo):
- M. levantador da pálpebra superior (lâmina superficial)
- Fórnice superior da conjuntiva
- M. levantador da pálpebra (lâmina profunda)
- Fáscia muscular
- Periórbita
- M. reto superior
- Bainha do bulbo
- Corpo adiposo da órbita
- Espaço episcleral
- M. reto inferior
- Lig. suspensor do bulbo
- M. oblíquo inferior
- Fórnice inferior da conjuntiva
- M. tarsal inferior
- Pálpebra inferior (face posterior)
- Pálpebra inferior (face anterior)
- Tarso inferior
- Glândula ciliar
- Cílios
- Rima das pálpebras
- Glândula sebácea
- Glândula tarsal
- Pálpebra superior (face posterior)
- Pálpebra superior (face anterior)
- Tarso superior
- M. tarsal superior
- Sulco orbital
- Túnica conjuntiva do bulbo
- Túnica conjuntiva da pálpebra
- Saco da conjuntiva

> ### ⚕ Nota clínica
>
> **Terçol.** O terçol ou hordéolo é uma infecção de uma glândula sebácea na pálpebra (glândula de Zeis). Também pode ser causado pela infecção de uma glândula ciliar (glândula de Moll) ou de uma glândula tarsal (glândula de Meibômio).

Nota anatômica

O eixo óptico passa pelo centro da córnea e pelo centro da lente, estendendo-se até a retina. O eixo interno do bulbo do olho se estende entre a face interna da córnea, no nível do polo anterior, e a face interna da retina, no nível do polo posterior.

D Corte axial da órbita.

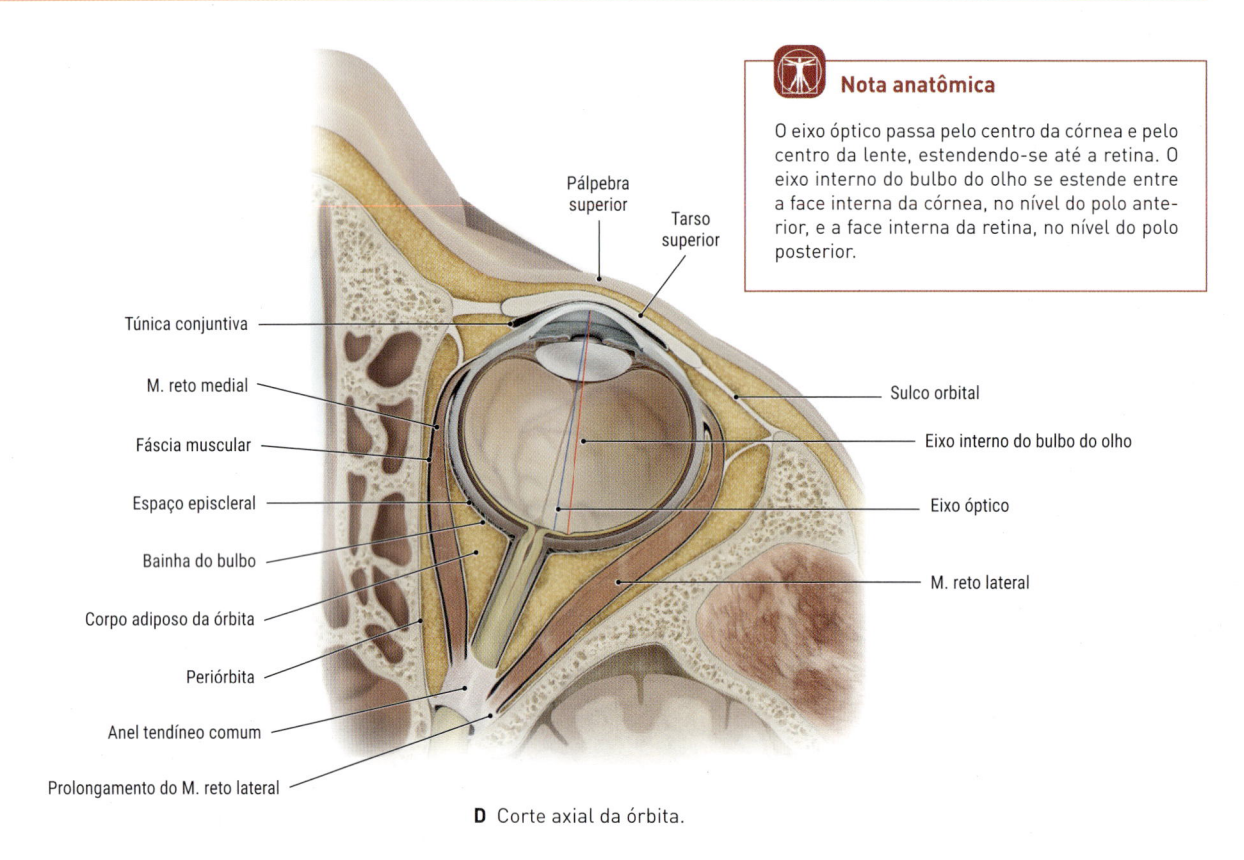

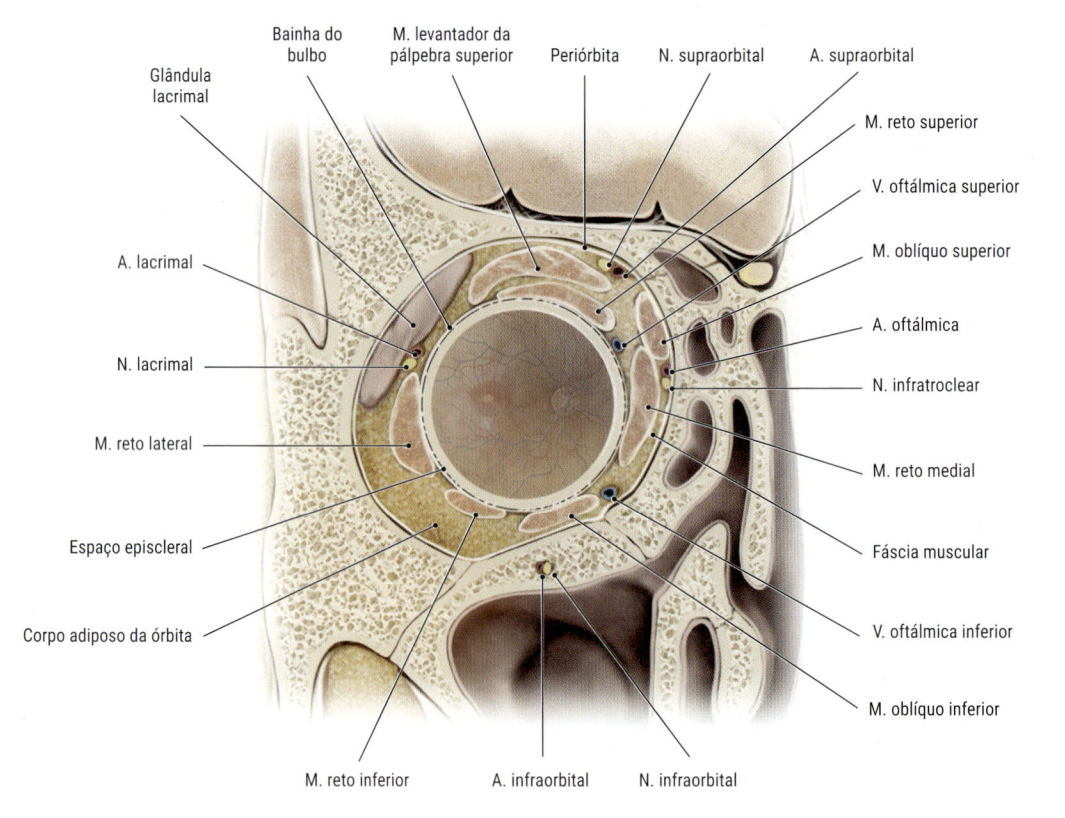

E Corte coronal da órbita.

Figura 27-3 Anatomia das estruturas oculares acessórias (*cont.*).

27 | Olho e estruturas pertinentes | **395**

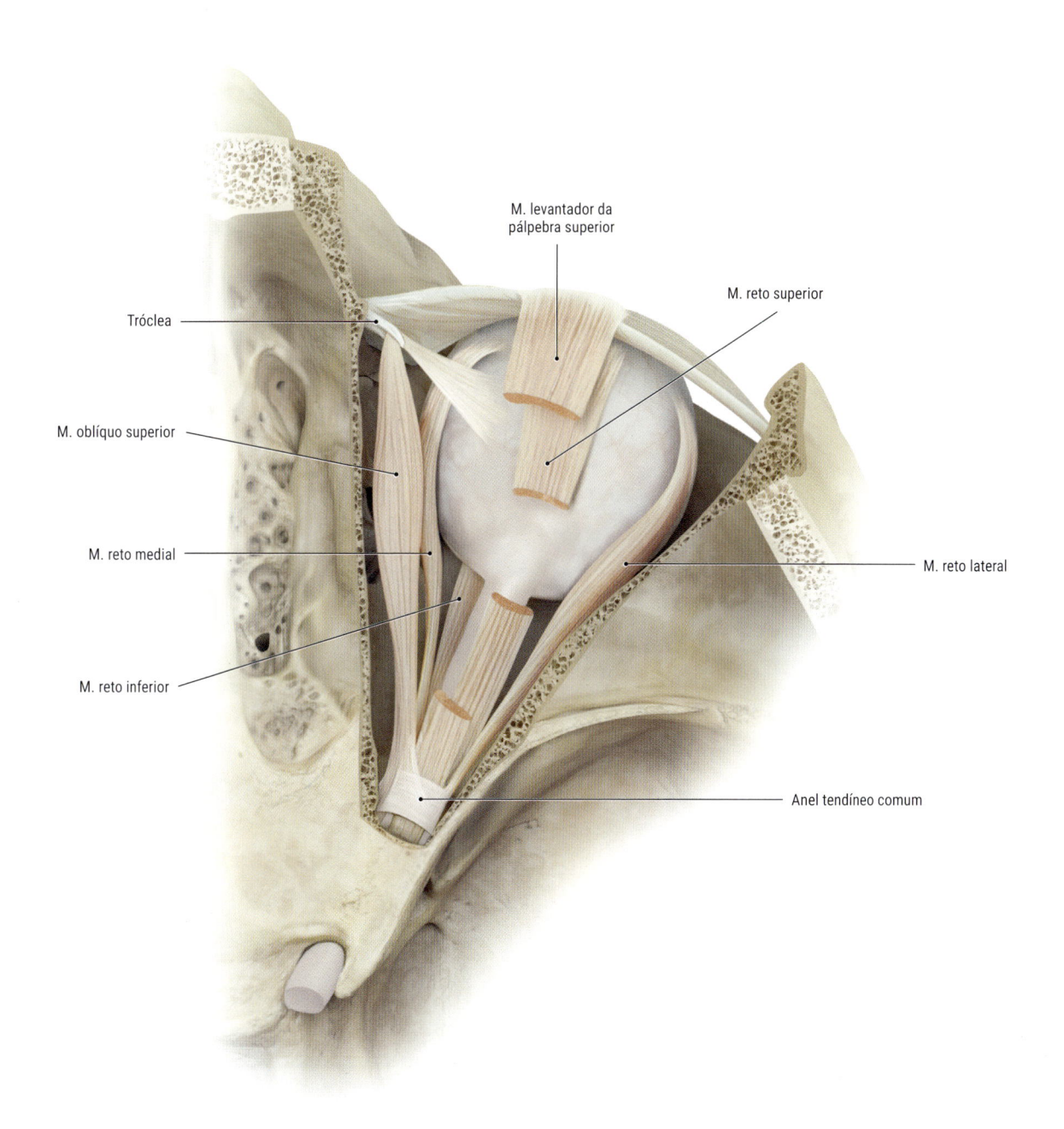

- Tróclea
- M. oblíquo superior
- M. reto medial
- M. reto inferior
- M. levantador da pálpebra superior
- M. reto superior
- M. reto lateral
- Anel tendíneo comum

F Vista superior dos músculos extrínsecos do bulbo do olho.

> **Nota clínica**
>
> **Estrabismo.** Uma alteração anatômica ou funcional dos músculos extrínsecos do bulbo do olho, também chamados músculos extraoculares, pode causar estrabismo ou alinhamento incorreto do eixo visual.

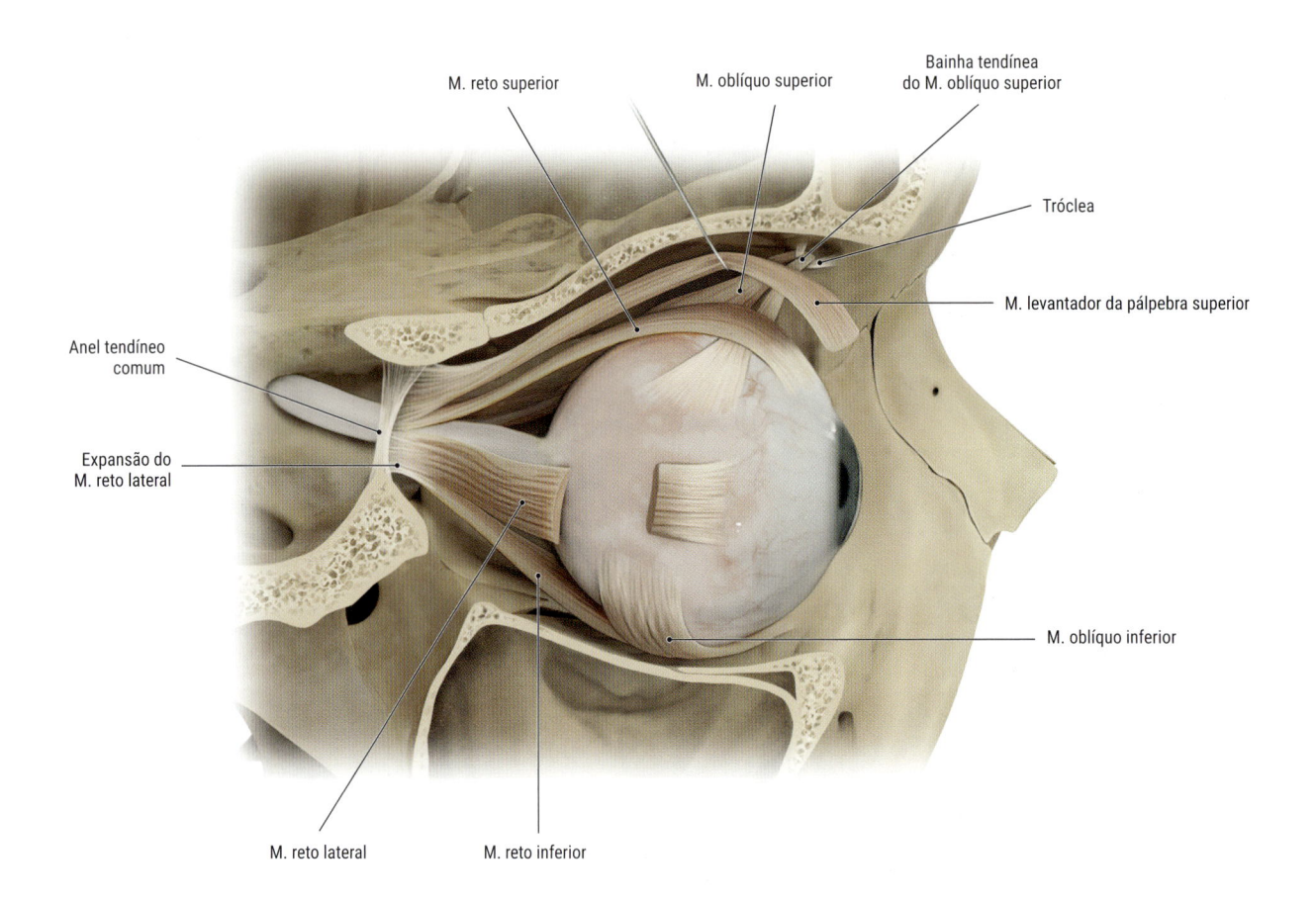

G Vista lateral dos músculos extrínsecos do bulbo do olho.

Figura 27-3 Anatomia das estruturas oculares acessórias (cont.).

Tabela 27-1	Movimentos do olho	
Músculo	Inervação	Movimento
Reto superior	N. oculomotor (NC III)	Desvio superior e medial do olho
Reto inferior	N. oculomotor (NC III)	Desvio inferior e medial do olho
Reto lateral	N. abducente (NC VI)	Desvio lateral do olho (abdução)
Reto medial	N. oculomotor (NC III)	Desvio medial do olho (adução)
Oblíquo superior	N. troclear (NC IV)	Desvio inferior e lateral do olho
Oblíquo inferior	N. oculomotor (NC III)	Desvio superior e lateral do olho

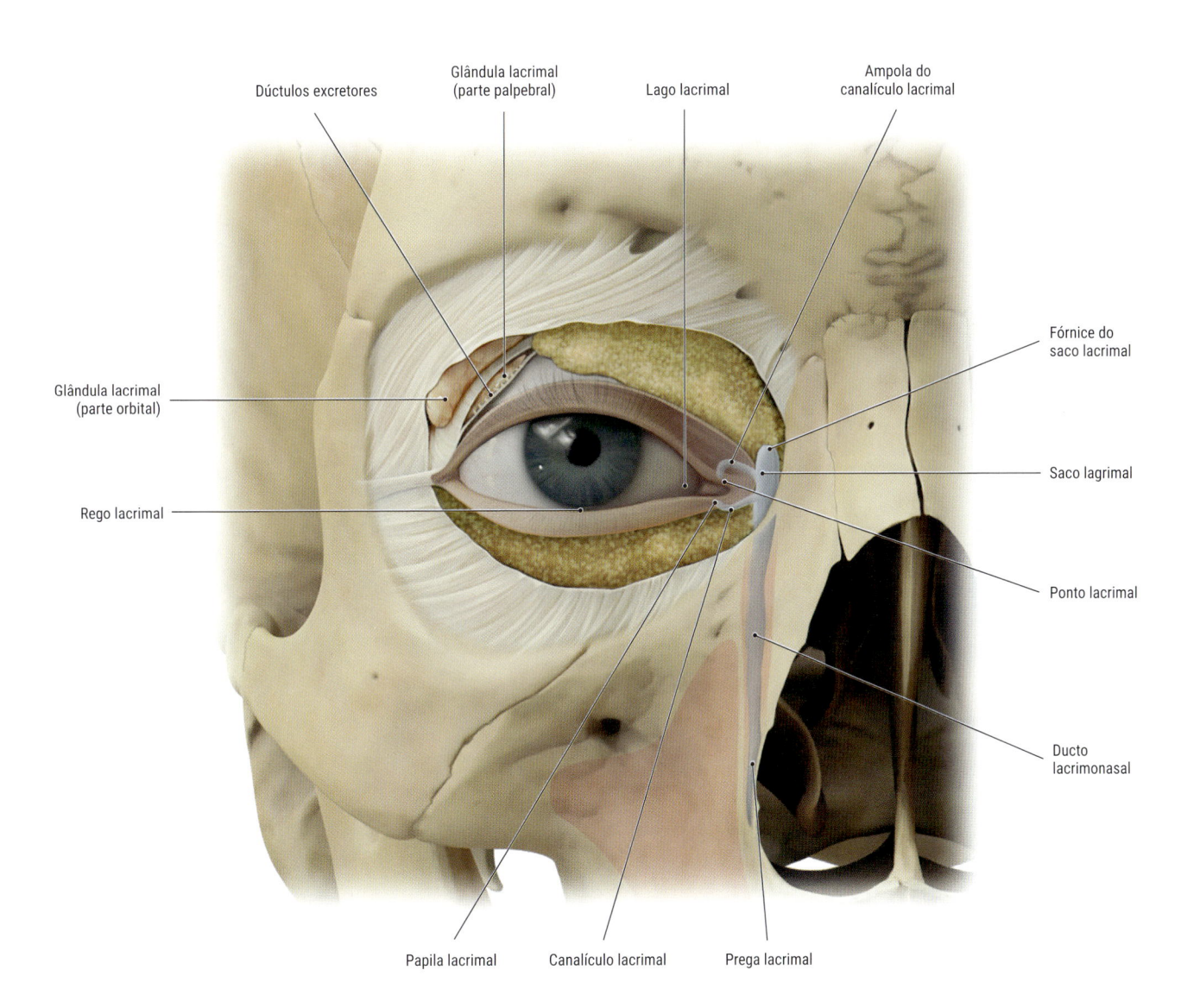

H Vista anterior do aparelho lacrimal.

Nervos da órbita

Na órbita, é possível identificar o nervo óptico (nervo craniano II) e os nervos oculomotor (nervo craniano III), troclear (nervo craniano IV) e abducente (nervo craniano VI), que inervam os músculos extrínsecos do bulbo do olho. Também podem ser localizados ramos dos nervos oftálmico e maxilar, que são dois ramos do nervo trigêmeo (nervo craniano V). O nervo oftálmico é dividido em um nervo lacrimal, um nervo frontal e um nervo nasociliar, que entram na órbita pela fissura orbital superior. O nervo nasociliar percorre o interior do anel tendíneo comum, junto aos nervos oculomotor e abducente, e os nervos troclear, frontal e lacrimal passam lateralmente por esse anel. Do nervo maxilar, nascem o nervo zigomático e o nervo infraorbital, que entram na órbita pela fissura orbital inferior.

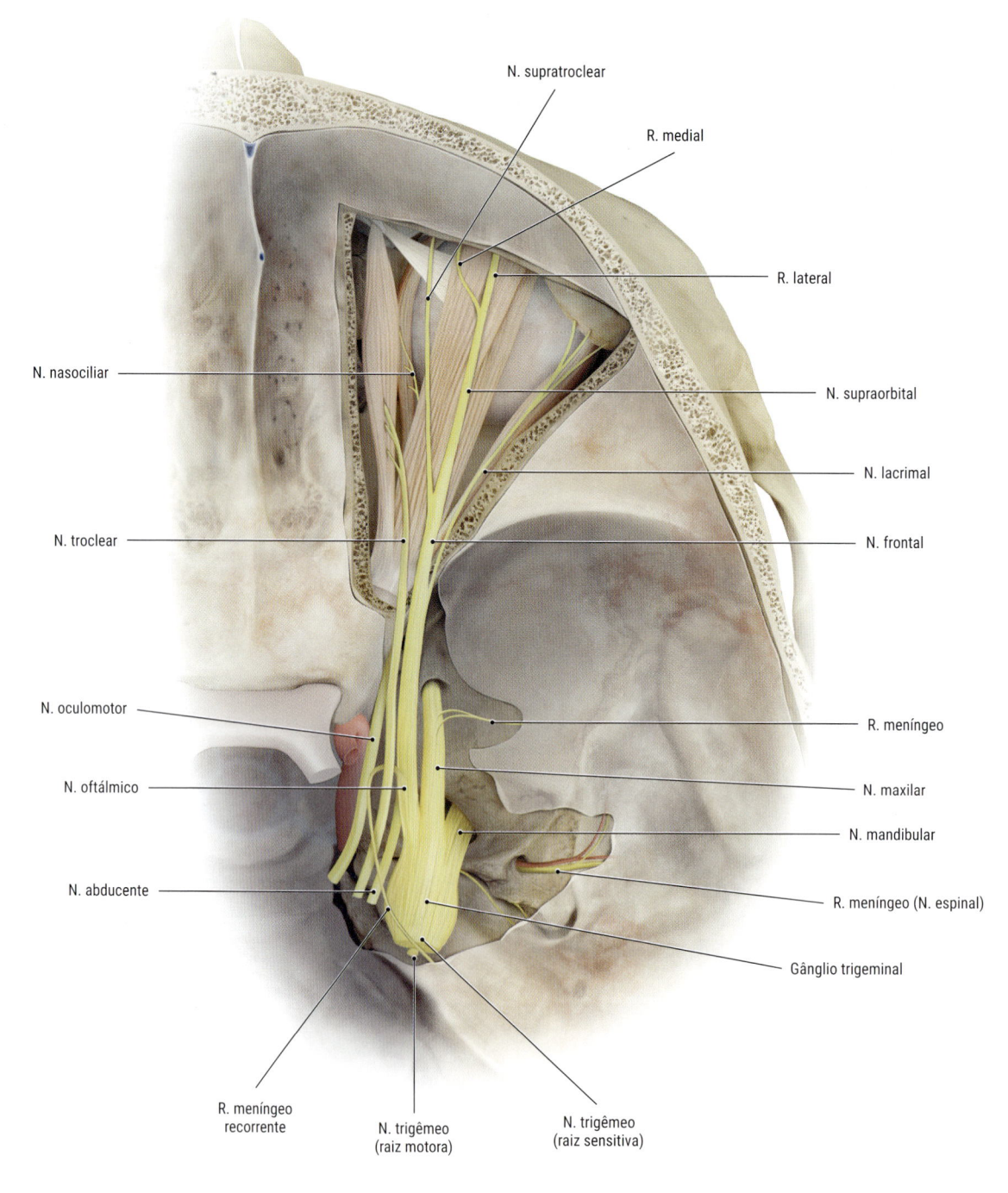

A Vista superior superficial.

Figura 27-4 Anatomia dos nervos da órbita.

27 | Olho e estruturas pertinentes | 399

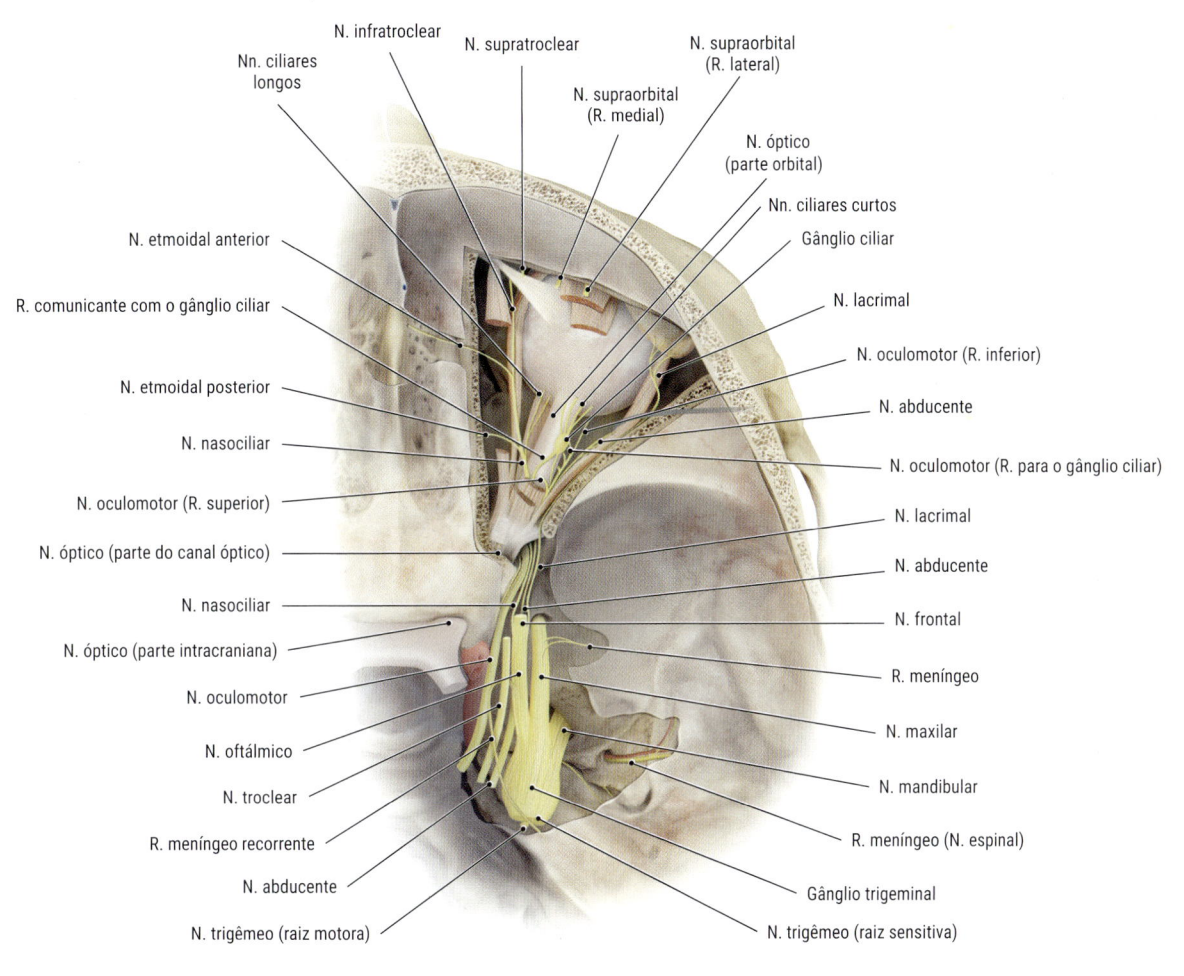

B Vista superior profunda.

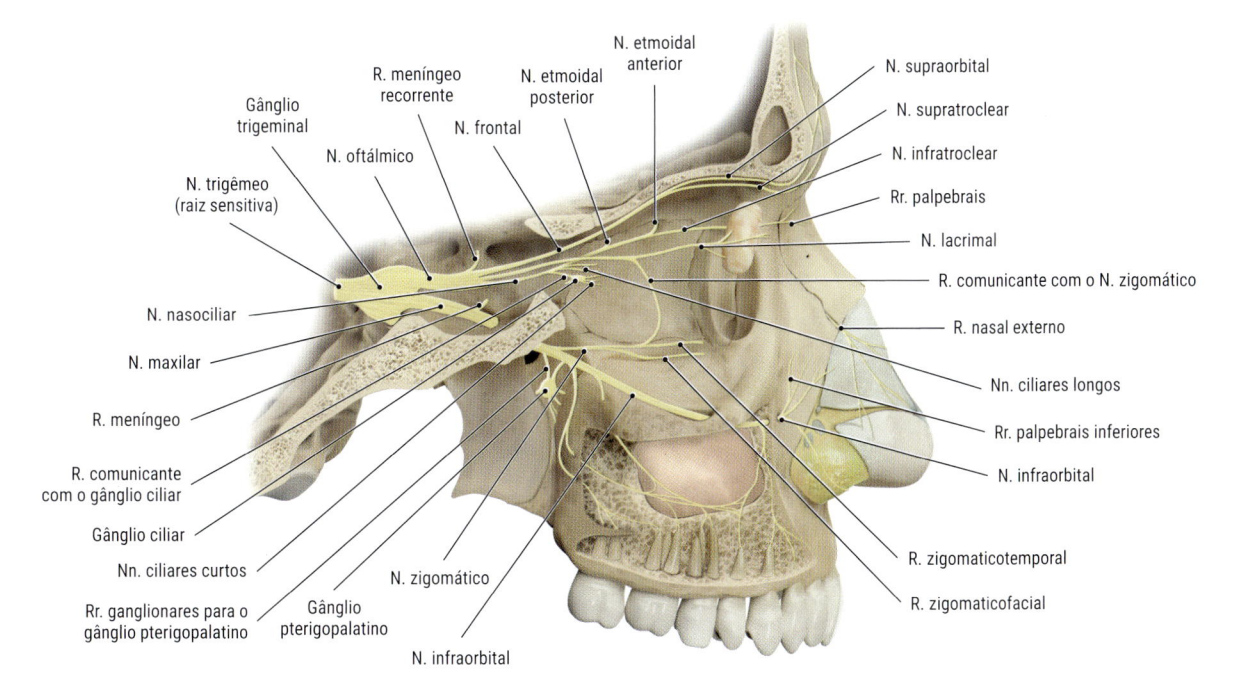

C Vista lateral.

Artérias da órbita

As artérias da órbita vêm da artéria carótida interna e da artéria carótida externa. A artéria carótida interna vasculariza a região interna da órbita através da artéria oftálmica, que acessa o interior da órbita através do canal óptico junto ao nervo óptico. Seus principais ramos são a artéria central da retina, a artéria lacrimal, a artéria supraorbital, a artéria etmoidal anterior, a artéria etmoidal posterior, a artéria supratroclear e a artéria nasal dorsal. A artéria carótida externa vasculariza a região externa da órbita através da artéria facial, da artéria angular, da artéria temporal superficial, da artéria facial transversa, da artéria zigomático-orbital e da artéria infraorbital.

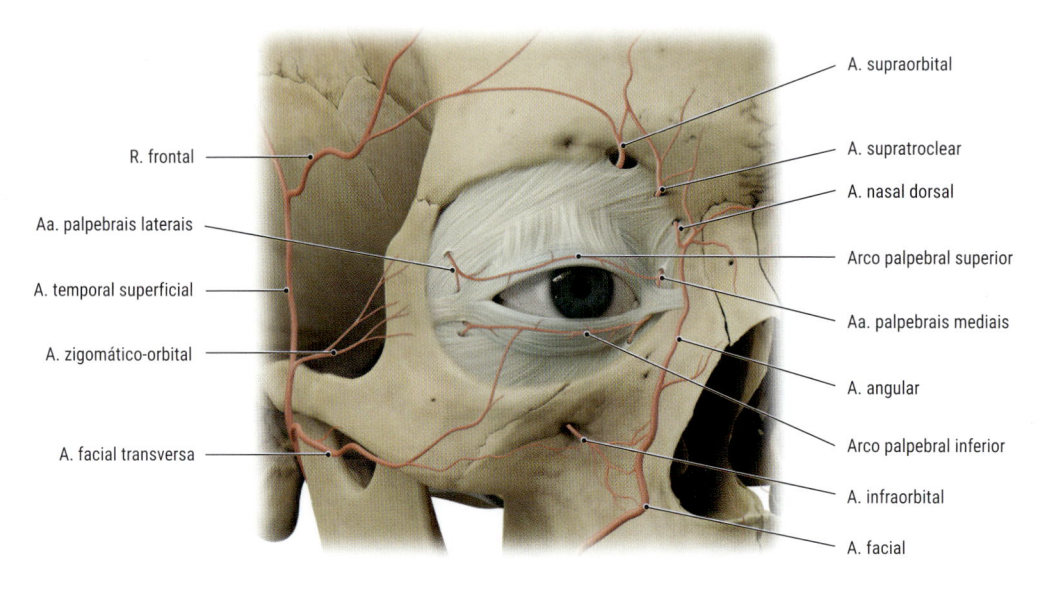

A Vista anterior.

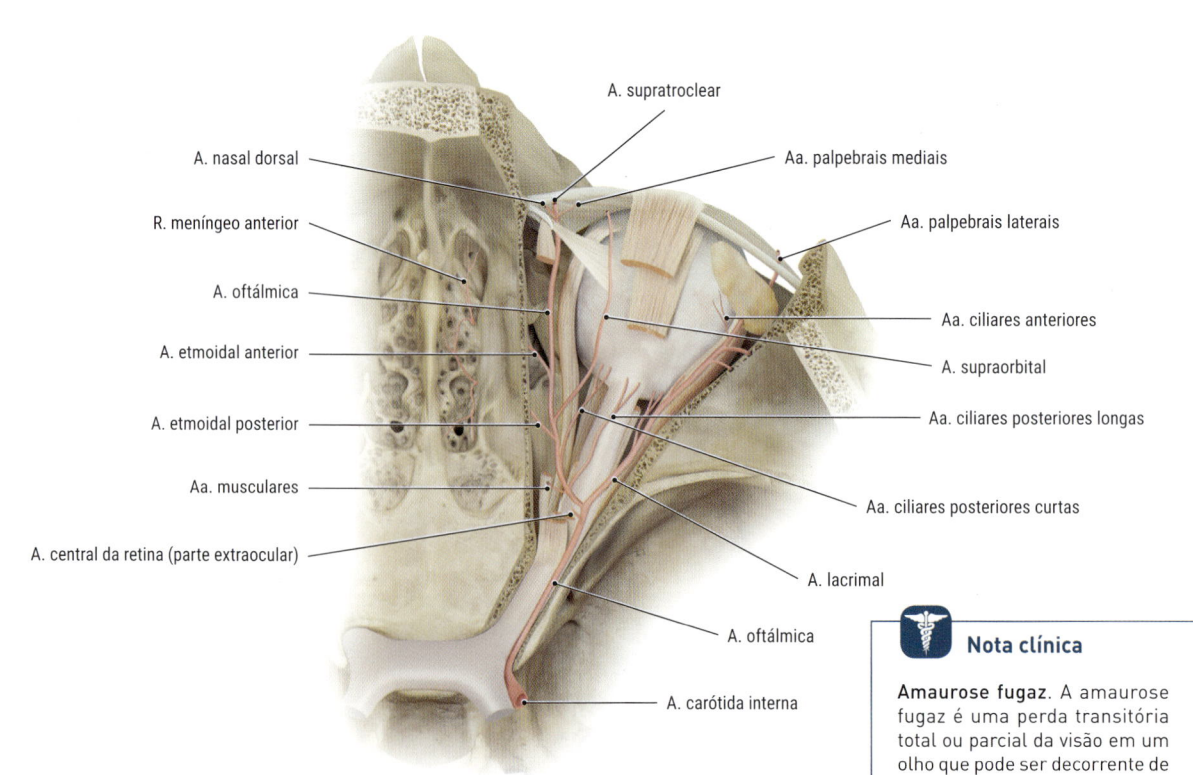

B Vista superior.

Figura 27-5 Anatomia das artérias da órbita.

Nota clínica

Amaurose fugaz. A amaurose fugaz é uma perda transitória total ou parcial da visão em um olho que pode ser decorrente de uma embolia que afeta a artéria oftálmica ou a artéria central da retina.

Veias da órbita

As principais veias orbitais são a veia oftálmica superior e a veia oftálmica inferior. A veia oftálmica superior se origina no ângulo medial do olho, onde se comunica com a veia angular, e sai da órbita passando pela fissura orbital superior, por fora do anel tendíneo comum, fluindo para o seio cavernoso. A veia oftálmica inferior se origina na região anteromedial da parede inferior da órbita e flui para a veia oftálmica superior antes de sair da órbita. Ela também pode sair da órbita de forma independente através da fissura orbital superior, por fora do anel tendíneo comum, fluindo para o seio cavernoso. A veia oftálmica inferior geralmente se conecta ao plexo pterigóideo por meio da fissura orbitária inferior.

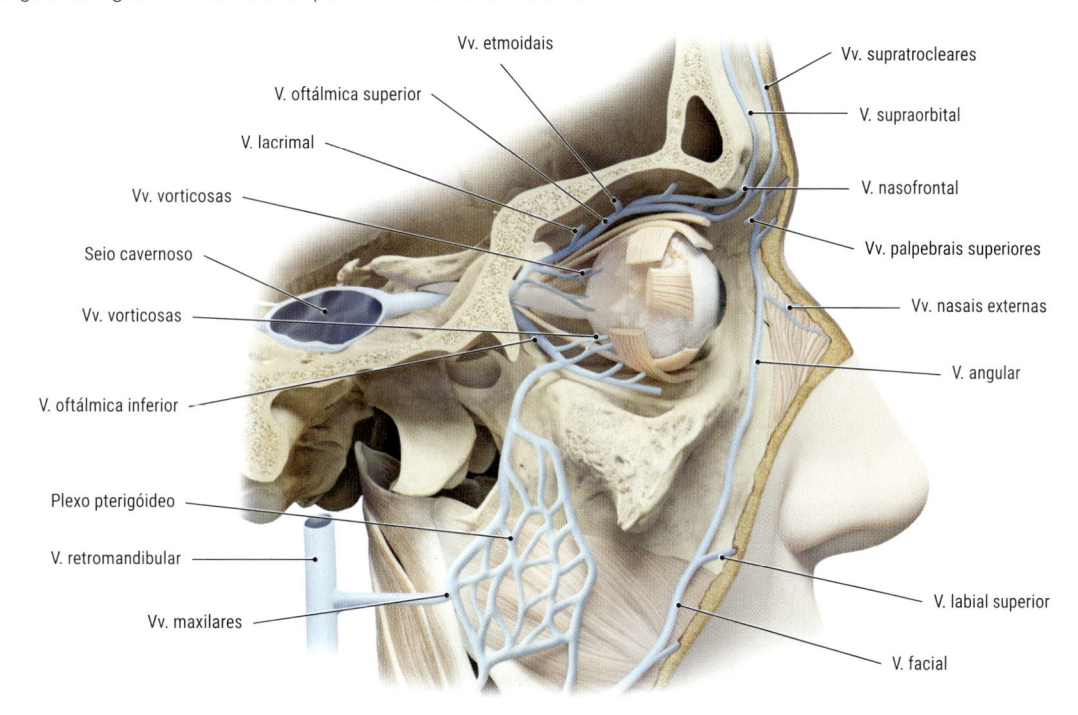

A Vista lateral profunda.

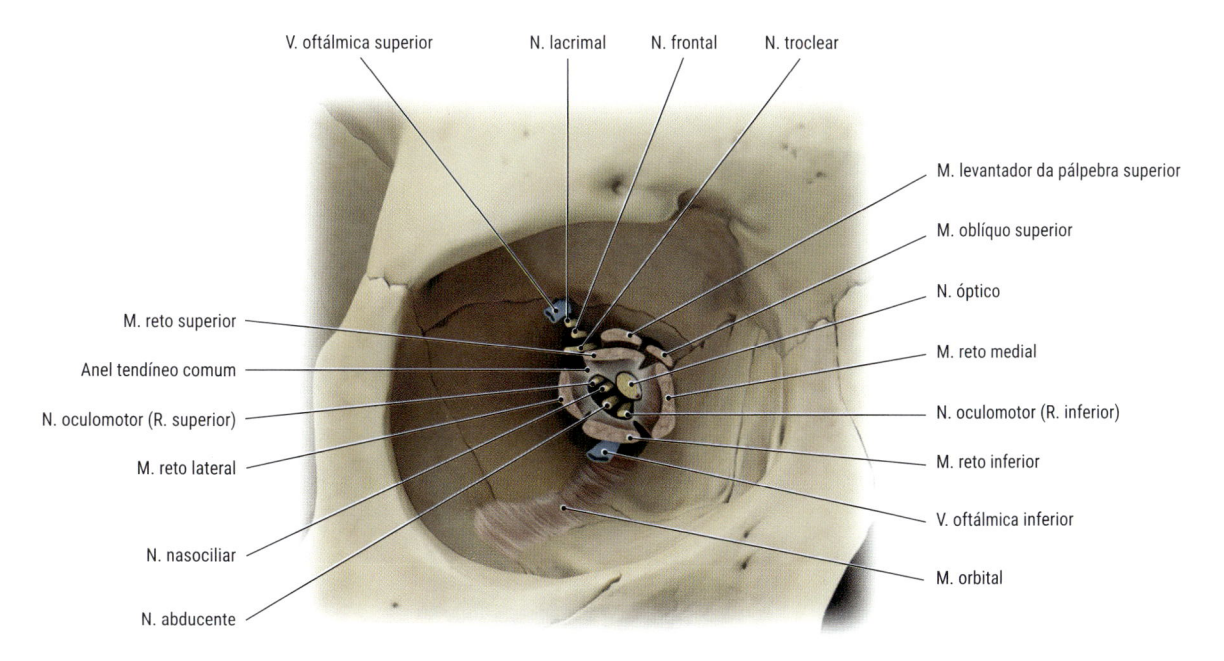

B Vista anterior profunda da órbita.

Figura 27-6 Anatomia das veias da órbita.

Tabela 27-2 Olho e estruturas pertinentes

Estruturas	Subestruturas	
Bulbo do olho		
Polo anterior		
Polo posterior		
Equador		
Meridianos		
Segmento anterior	• Câmara anterior • Ângulo iridocorneal	• Câmara posterior • Humor aquoso
Segmento posterior	• Câmara postrema (vítrea) • Humor vítreo • Corpo vítreo • Membrana vítrea	• Espaço retrozonular • Canal hialóideo • Fossa hialóidea

Camada fibrosa do bulbo do olho	• Esclera:
	  – Sulco da esclera
	  – Retículo trabecular
	  – Esporão da esclera
	  – Seio venoso da esclera
	  – Lâmina episcleral
	  – Substância própria da esclera
	  – Lâmina fosca da esclera
	  – Lâmina cribriforme da esclera
		• Córnea:
		  – Limbo da córnea
		  – Vértice da córnea
		  – Face anterior
		  – Face posterior

Camada vascular do bulbo do olho	• Coroide
	• Corpo ciliar:
	  – Coroa ciliar
	  – Processos ciliares
	  – Pregas ciliares
	  – Orbículo ciliar
	  – M. ciliar:
	    ▪ Fibras meridionais (longitudinais)
	    ▪ Fibras radiais
	    ▪ Fibras circulares
		• Íris:
		  – Margem pupilar
		  – Margem ciliar
		  – Face anterior
		  – Face posterior
		  – Anel maior da íris
		  – Anel menor da íris
		  – Pupila
		  – M. esfincter da pupila
		  – M. dilatador da pupila
		  – Estroma

Túnica interna do bulbo	• Retina:
	  – Parte cega da retina:
	    ▪ Parte ciliar da retina
	    ▪ Parte irídica da retina
	  – *Ora serrata*
	  – Parte óptica da retina
	  – Disco do nervo óptico
	  – Escavação do disco
	  – Mácula lútea
	  – Fóvea central
		• N. óptico:
		  – Parte intracraniana
		  – Parte do canal óptico
		  – Parte orbital
		  – Parte intraocular:
		    ▪ Parte pré-laminar
		    ▪ Parte intralaminar
		    ▪ Parte pós-laminar
		  – Bainha externa
		  – Bainha interna
		  – Espaço subaracnóideo (leptomeníngeo)

Lente (cristalino)	• Córtex da lente • Núcleo da lente • Cápsula da lente • Polo anterior • Polo posterior	• Face anterior • Face posterior • Zônula ciliar • Fibras zonulares

Tabela 27-2 Olho e estruturas pertinentes (cont.)

Estruturas	Subestruturas	
Estruturas oculares acessórias		
Periórbita		
Sulco orbital		
Bainha do bulbo		
Lig. suspensor do bulbo		
Espaço episcleral		
Corpo adiposo da órbita		
Fáscias musculares		

Mm. extraoculares	• M. orbital
	• M. reto superior
	• M. reto inferior
	• M. reto lateral
	• M. reto medial: prolongamento do M. reto lateral
	• Anel tendíneo comum
		• M. oblíquo superior:
		  – Tróclea
		  – Bainha tendínea do M. oblíquo superior
		• M. oblíquo inferior
		• M. levantador da pálpebra superior: lâmina superficial e lâmina profunda

Supercílio		
Pálpebras	• Pálpebra superior • Pálpebra inferior • Face anterior da pálpebra • Face posterior da pálpebra • Rima das pálpebras • Comissura lateral das pálpebras • Comissura medial das pálpebras • Ângulo lateral do olho • Ângulo medial do olho • Limbo anterior da pálpebra • Limbo posterior da pálpebra	• Cílios • Tarso superior • Tarso inferior • Lig. palpebral lateral • Lig. palpebral medial • Glândulas tarsais • Glândulas ciliares • Glândulas sebáceas • M. tarsal superior • M. tarsal inferior
Túnica conjuntiva	• Prega semilunar • Carúncula lacrimal • Túnica conjuntiva do bulbo • Túnica conjuntiva da pálpebra	• Fórnice superior da conjuntiva • Fórnice inferior da conjuntiva • Saco da conjuntiva

Aparelho lacrimal	• Glândula lacrimal:
	  – Parte orbital
	  – Parte palpebral
	• Dúctulos excretores
	• Rego lacrimal
	• Lago lacrimal
	• Papila lacrimal
		• Ponto lacrimal
		• Canalículo lacrimal: ampola do canalículo lacrimal
		• Saco lacrimal
		• Fórnice do saco lacrimal
		• Ducto lacrimonasal
		• Prega lacrimal

28 ORELHA

Visão geral da orelha

A orelha é o órgão responsável pela audição e pela percepção das acelerações lineares e angulares da cabeça e está envolvida no controle do equilíbrio e da postura corporal. Consiste em uma orelha externa (orelha, meato acústico externo e membrana timpânica), uma orelha média (cavidade timpânica, ossículos da audição e tuba auditiva) e uma orelha interna ou órgão vestibulococlear (labirinto ósseo e labirinto membranáceo). O labirinto membranáceo, por sua vez, é dividido em labirinto vestibular e labirinto coclear.

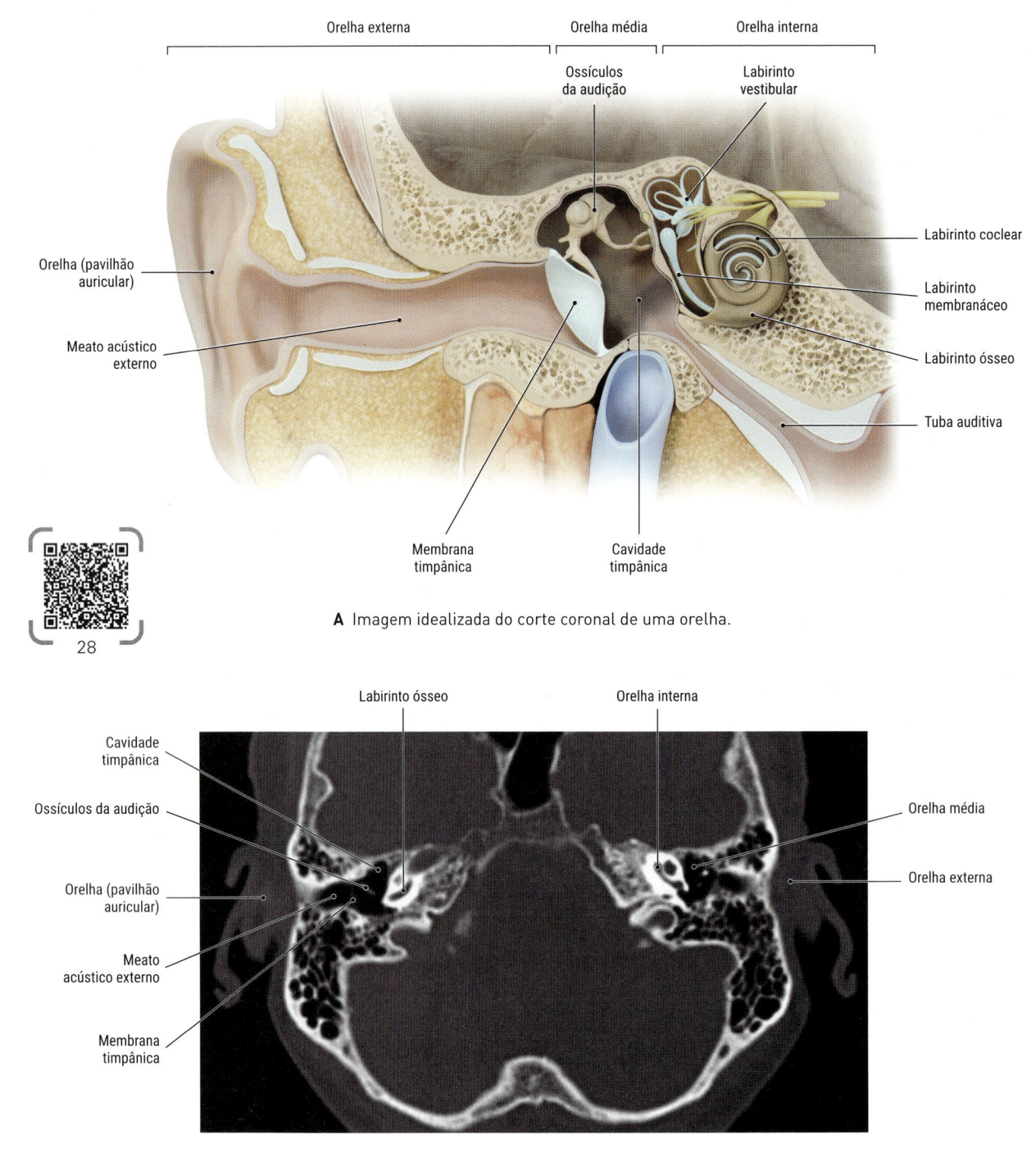

A Imagem idealizada do corte coronal de uma orelha.

B Tomografia axial computadorizada da orelha.

Figura 28-1 Anatomia da orelha.

Orelha externa

A orelha externa é composta pela orelha (ou pavilhão auricular), pelo meato acústico externo e pela membrana timpânica. A orelha é o órgão responsável por coletar as ondas sonoras e conduzi-las ao meato acústico externo, que as transmite para a membrana timpânica. A membrana timpânica separa o meato acústico externo da cavidade timpânica, e sua vibração transmite as ondas sonoras aos ossículos da audição.

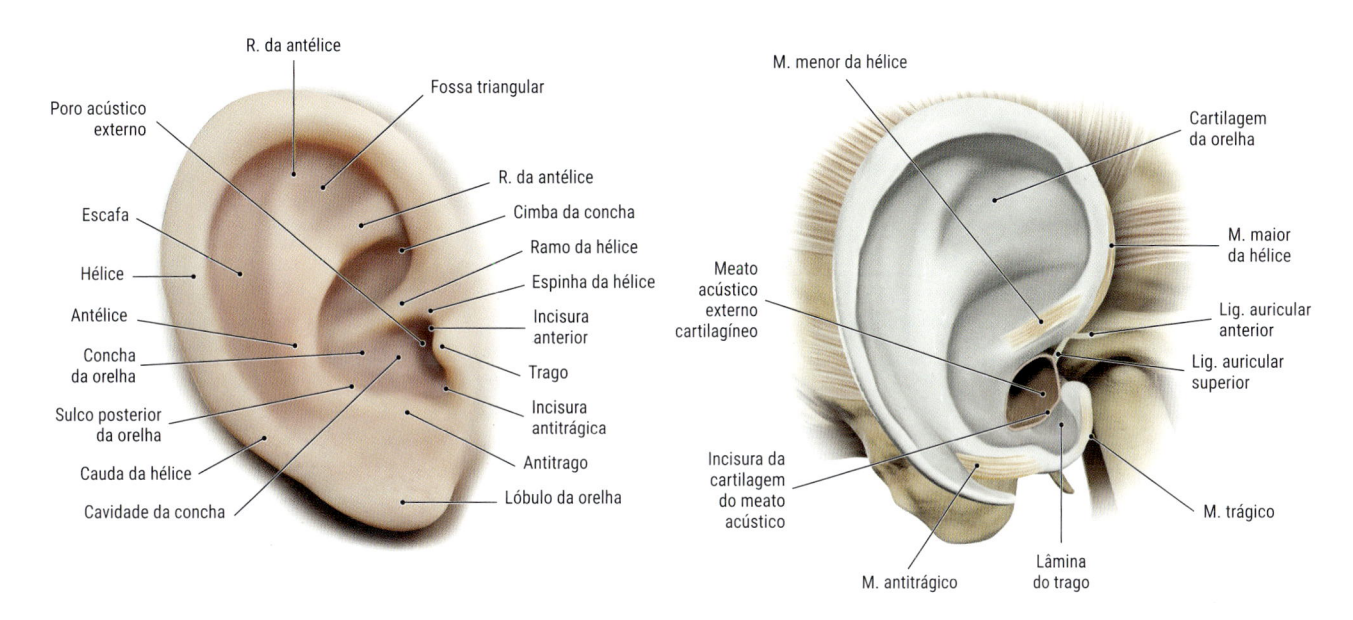

A Vista lateral da orelha direita.

B Vista lateral da cartilagem da orelha.

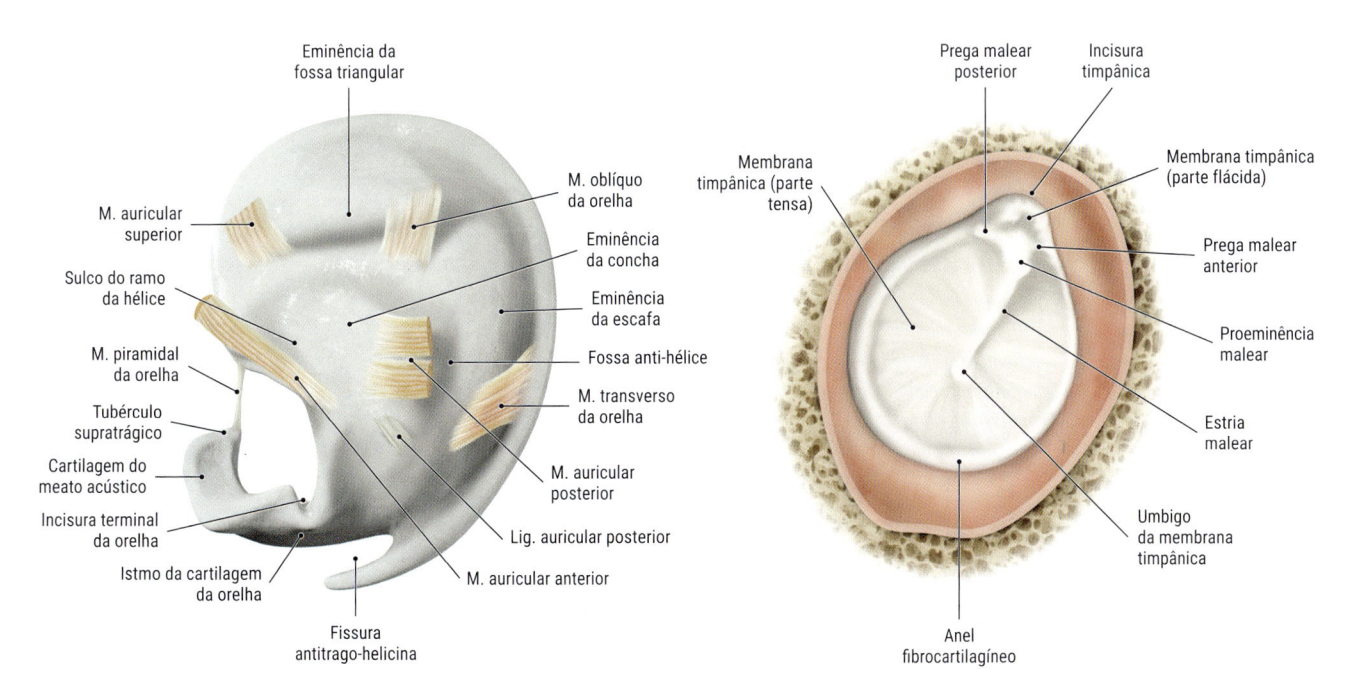

C Vista medial da cartilagem da orelha.

D Vista lateral da membrana timpânica.

Figura 28-2 Anatomia da orelha externa.

Orelha média

A orelha média é composta pela cavidade timpânica e pela tuba auditiva. A cavidade timpânica é uma cavidade localizada na parte petrosa do temporal e contém os ossículos da audição (martelo, bigorna e estribo), responsáveis pela transmissão das ondas desde a membrana timpânica para a orelha interna.

A cavidade timpânica se comunica com a nasofaringe através da tuba auditiva, comunicação que permite a renovação do ar contido na cavidade timpânica e garante o equilíbrio da pressão do ar existente nos dois lados da membrana timpânica, assegurando uma vibração correta.

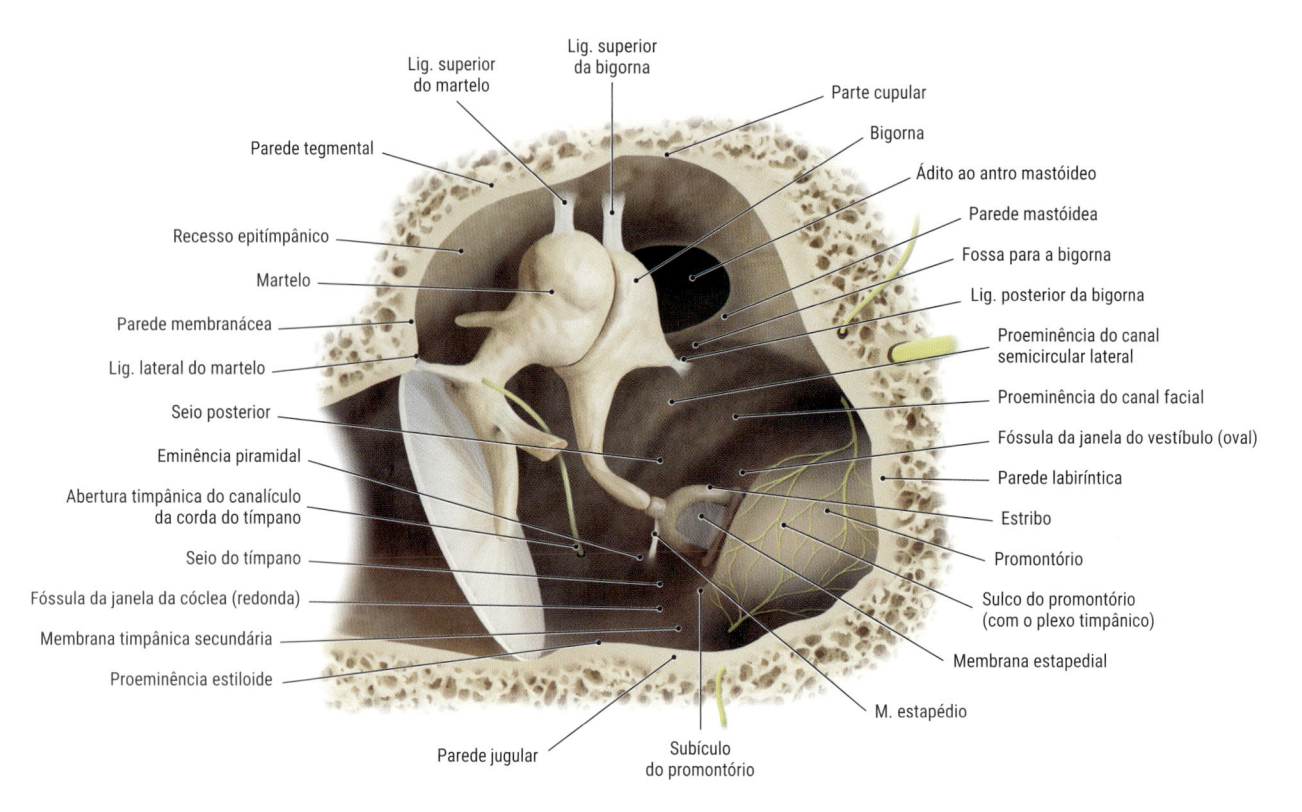

A Corte coronal da cavidade timpânica.

B Ossículos da audição.

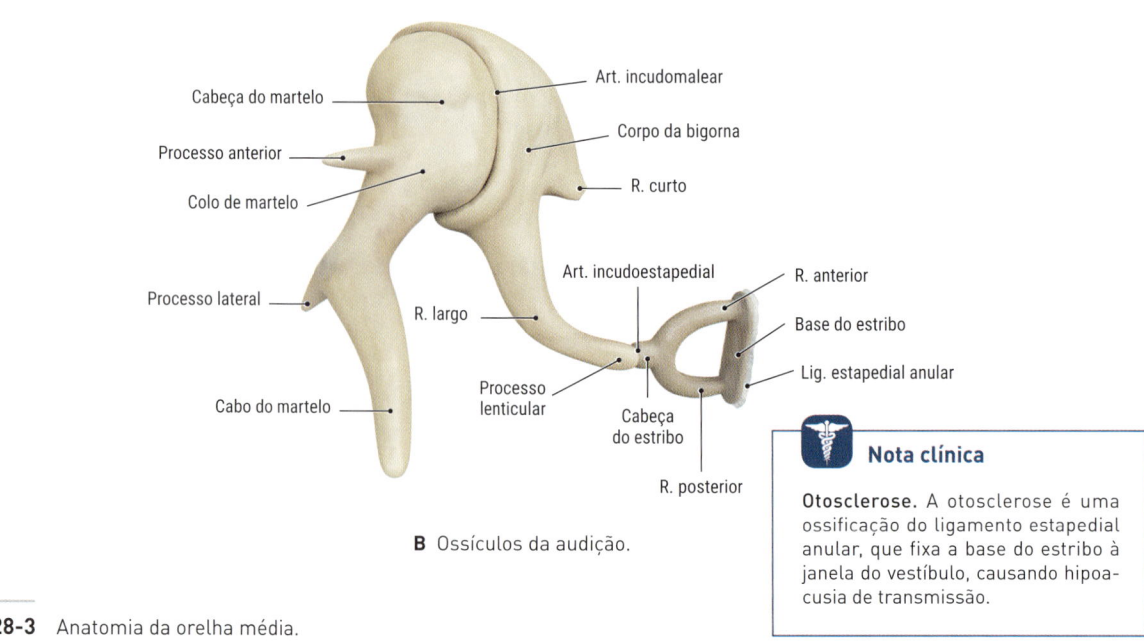

Figura 28-3 Anatomia da orelha média.

> **Nota clínica**
>
> **Otosclerose.** A otosclerose é uma ossificação do ligamento estapedial anular, que fixa a base do estribo à janela do vestíbulo, causando hipoacusia de transmissão.

C Vista lateral de um corte sagital da cavidade timpânica.

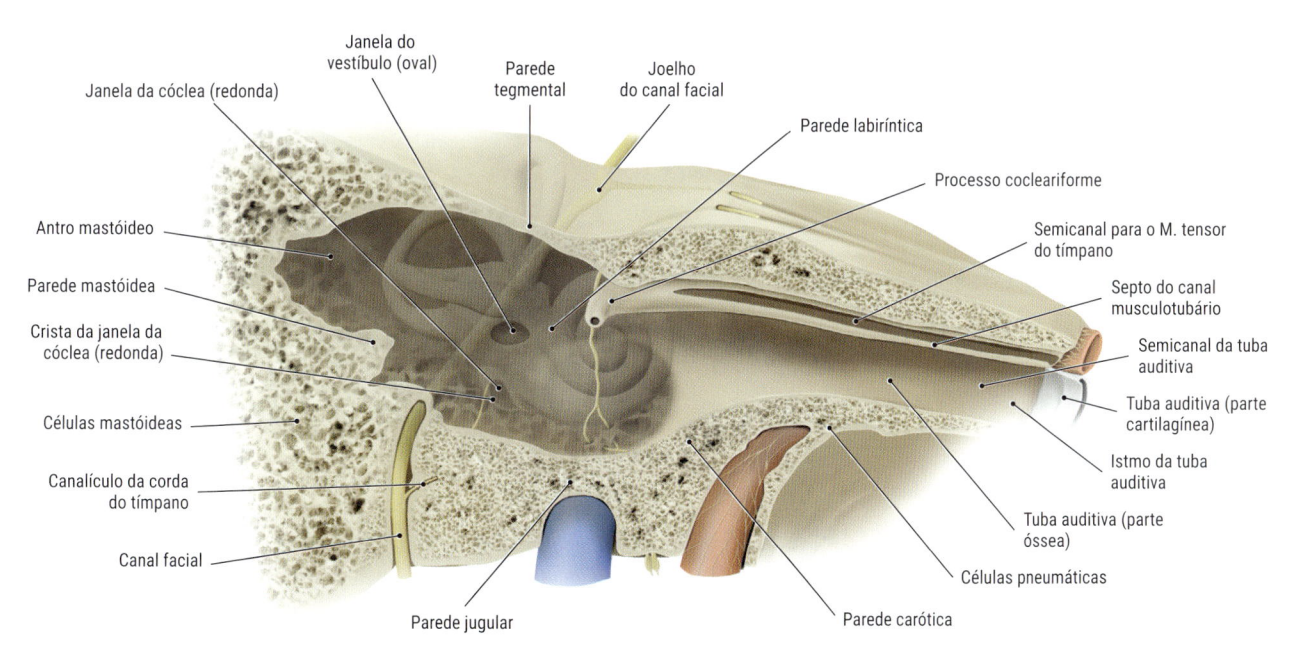

D Vista medial de um corte sagital da cavidade timpânica.

> **Nota clínica**
>
> **Mastoidite.** A otite média pode ser complicada pela mastoidite devido à expansão do processo infeccioso para as células mastóideas através do ádito ao antro mastóideo. Outra complicação menos comum da otite média é a erosão da parede tegmental da cavidade timpânica, que pode levar à meningite.

Orelha interna

A orelha interna ou órgão vestibulococlear está localizada em um sistema de cavidades na parte petrosa do osso temporal, que é chamado de labirinto ósseo. Dentro do labirinto ósseo, é identificado um sistema de cavidades com parede membranácea denominado labirinto membranáceo. O labirinto membranáceo é formado pelo labirinto vestibular, onde estão localizadas as máculas e as cristas ampulares, responsáveis por capturar as acelerações lineares e angulares da cabeça, e pelo labirinto coclear, onde está localizado o órgão espiral, responsável pela captura dos estímulos auditivos. O interior do labirinto membranáceo é preenchido com um líquido chamado endolinfa, e o espaço entre o labirinto membranáceo e o labirinto ósseo é ocupado por outro líquido, chamado perilinfa. Os estímulos gerados nos receptores do labirinto membranáceo são conduzidos pelo nervo vestibulococlear.

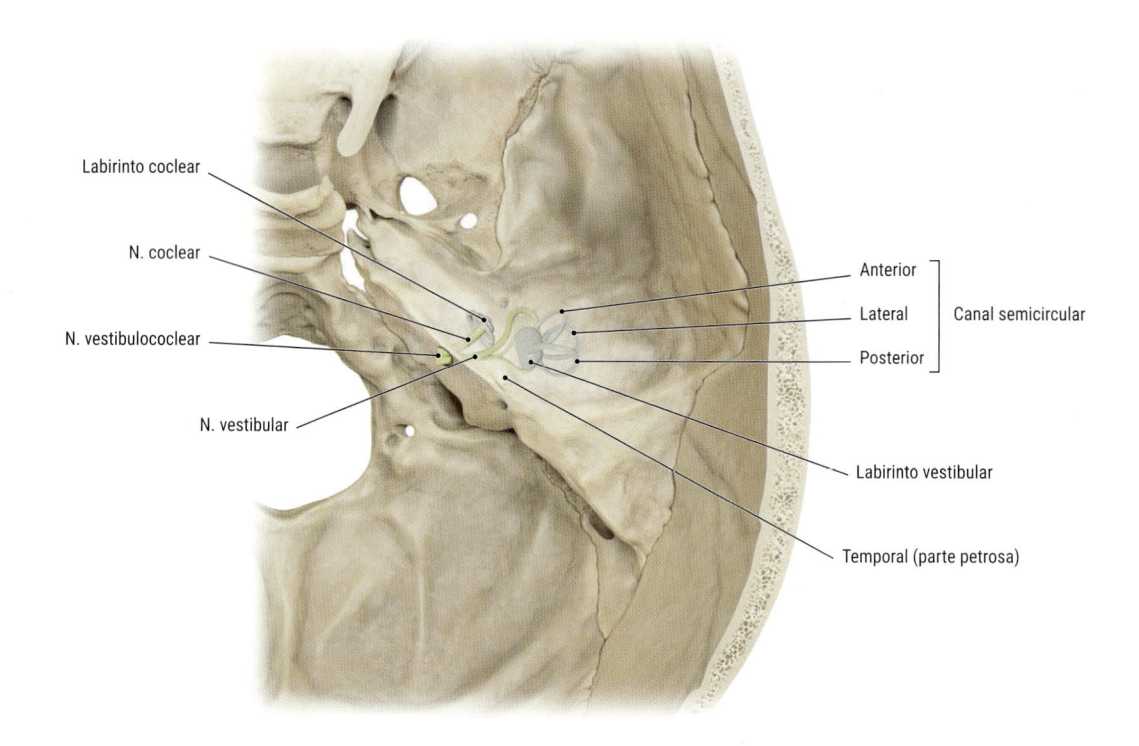

Figura 28-4 Anatomia da orelha interna. Vista superior da localização da orelha interna.

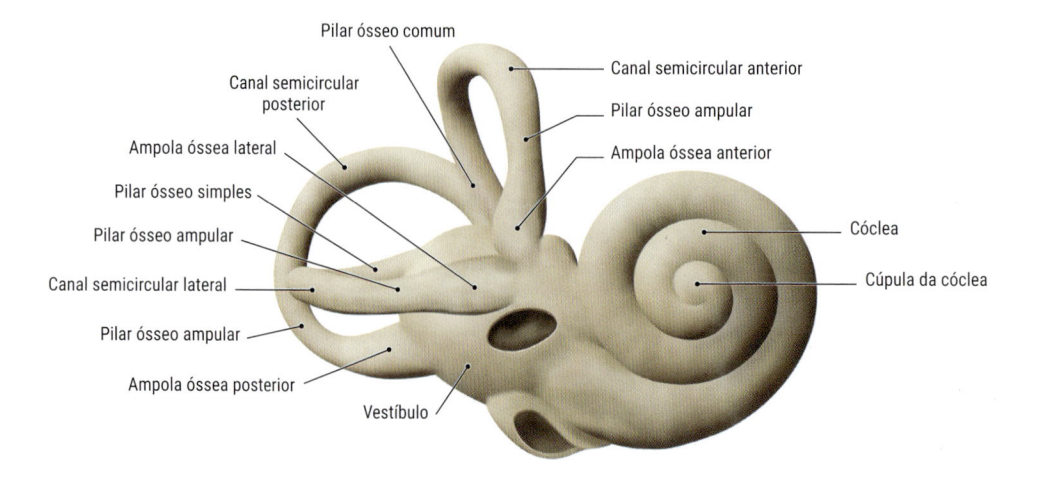

A Vista lateral do labirinto ósseo direito.

Figura 28-5 Anatomia do labirinto ósseo.

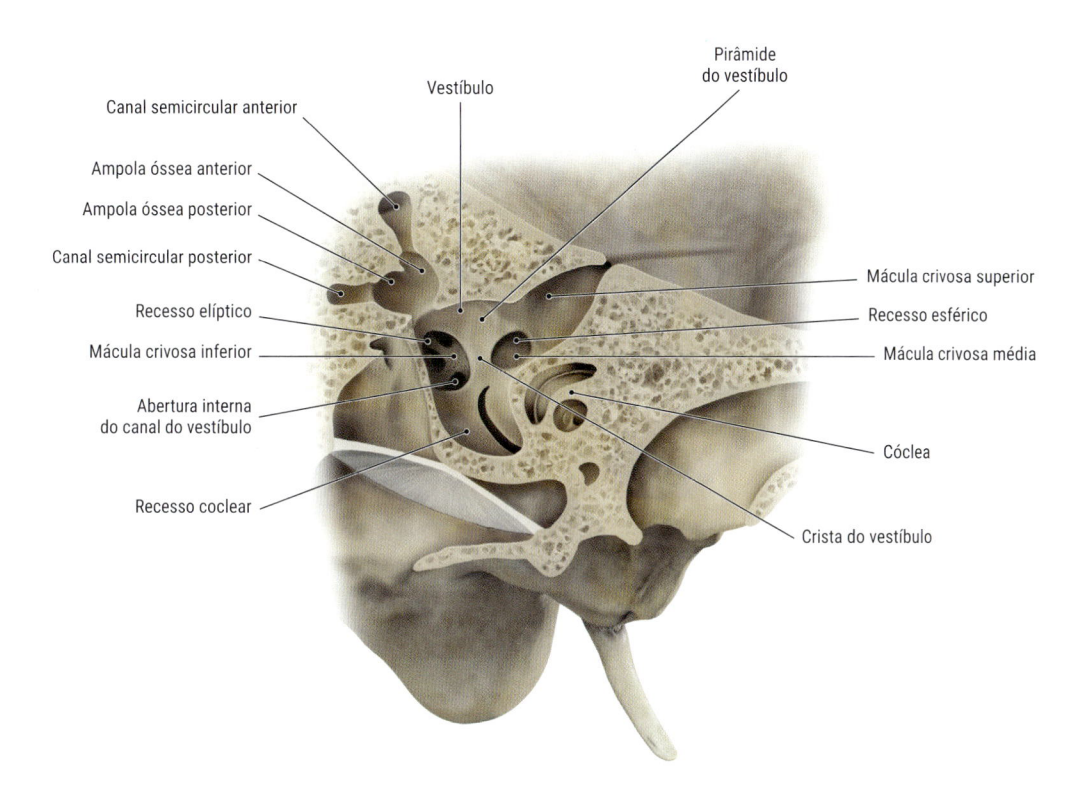

B Corte sagital do labirinto ósseo.

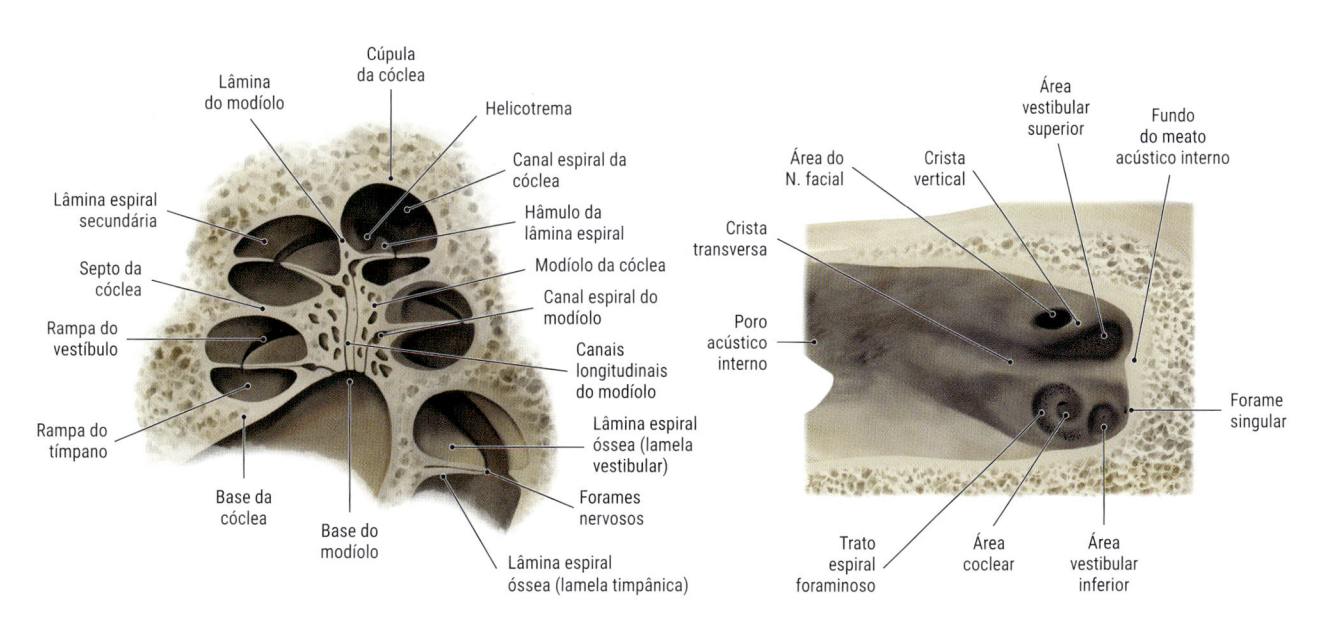

Labels (sentido horário, a partir do topo):
- Vestíbulo
- Pirâmide do vestíbulo
- Mácula crivosa superior
- Recesso esférico
- Mácula crivosa média
- Cóclea
- Crista do vestíbulo
- Recesso coclear
- Abertura interna do canal do vestíbulo
- Mácula crivosa inferior
- Recesso elíptico
- Canal semicircular posterior
- Ampola óssea posterior
- Ampola óssea anterior
- Canal semicircular anterior

C Corte da cóclea.

Labels:
- Lâmina do modíolo
- Cúpula da cóclea
- Helicotrema
- Canal espiral da cóclea
- Hâmulo da lâmina espiral
- Modíolo da cóclea
- Canal espiral do modíolo
- Canais longitudinais do modíolo
- Lâmina espiral óssea (lamela vestibular)
- Forames nervosos
- Lâmina espiral óssea (lamela timpânica)
- Base do modíolo
- Base da cóclea
- Rampa do tímpano
- Rampa do vestíbulo
- Septo da cóclea
- Lâmina espiral secundária

D Corte do meato acústico interno.

Labels:
- Área vestibular superior
- Fundo do meato acústico interno
- Crista vertical
- Área do N. facial
- Crista transversa
- Poro acústico interno
- Forame singular
- Área vestibular inferior
- Área coclear
- Trato espiral foraminoso

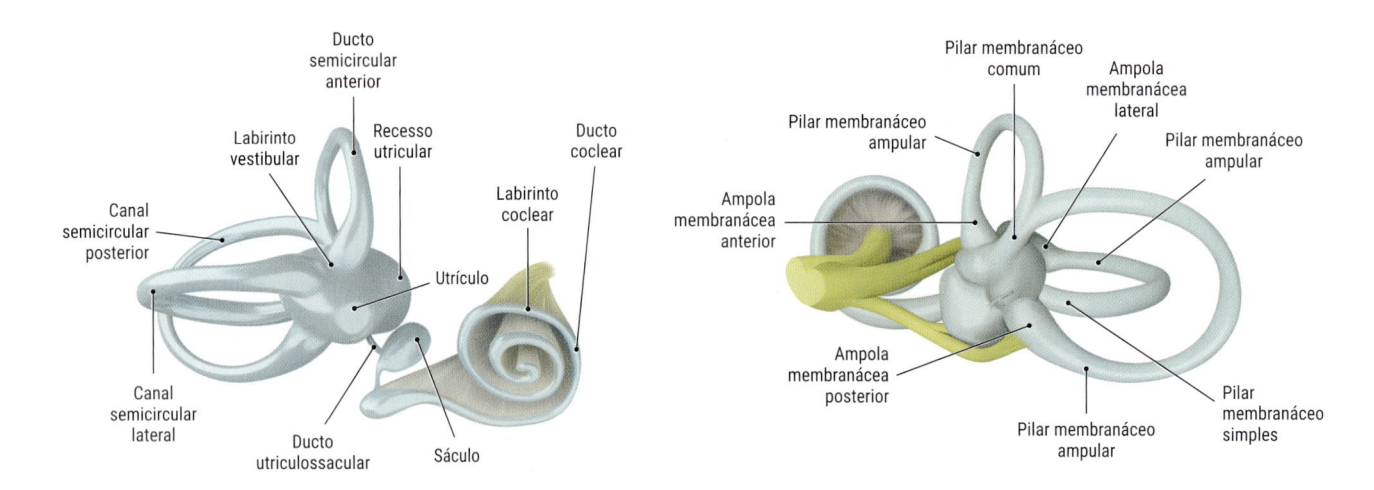

A Vista lateral do labirinto membranáceo direito.

B Vista medial do labirinto membranáceo direito.

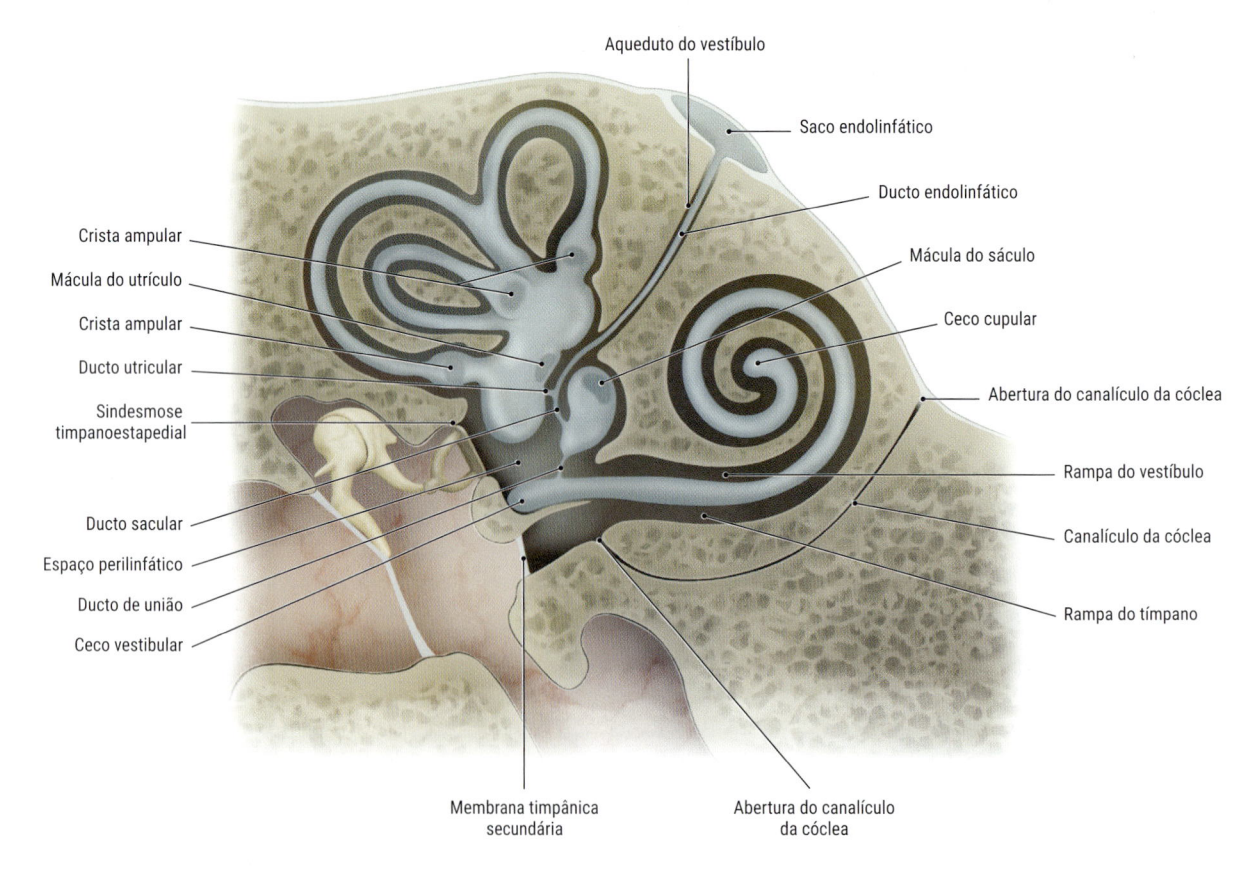

C Vizualização idealizada de corte do labirinto membranáceo *in situ*.

Figura 28-6 Anatomia do labirinto membranáceo.

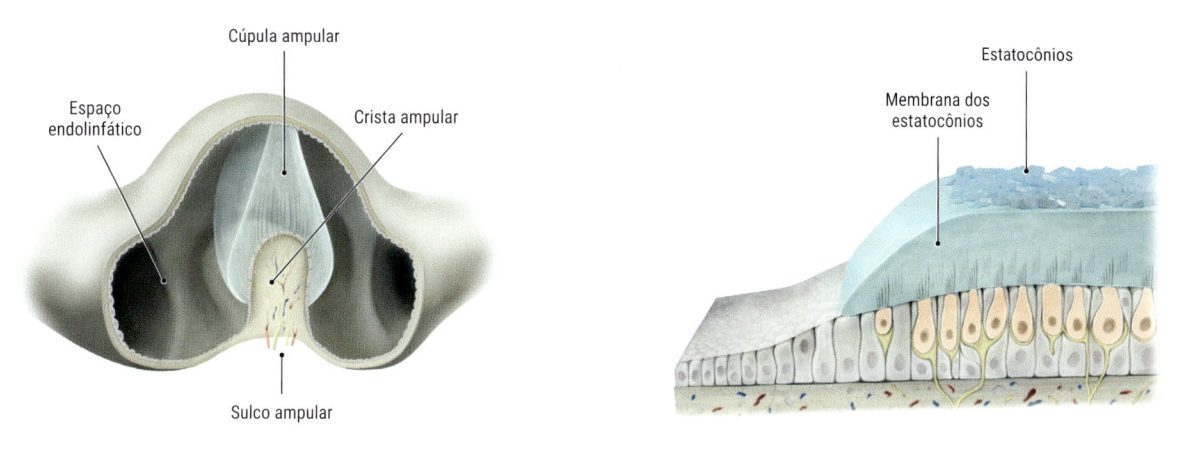

D Esquematização do corte de uma crista ampular.

Labels: Cúpula ampular; Crista ampular; Espaço endolinfático; Sulco ampular

E Esquematização de corte de uma mácula.

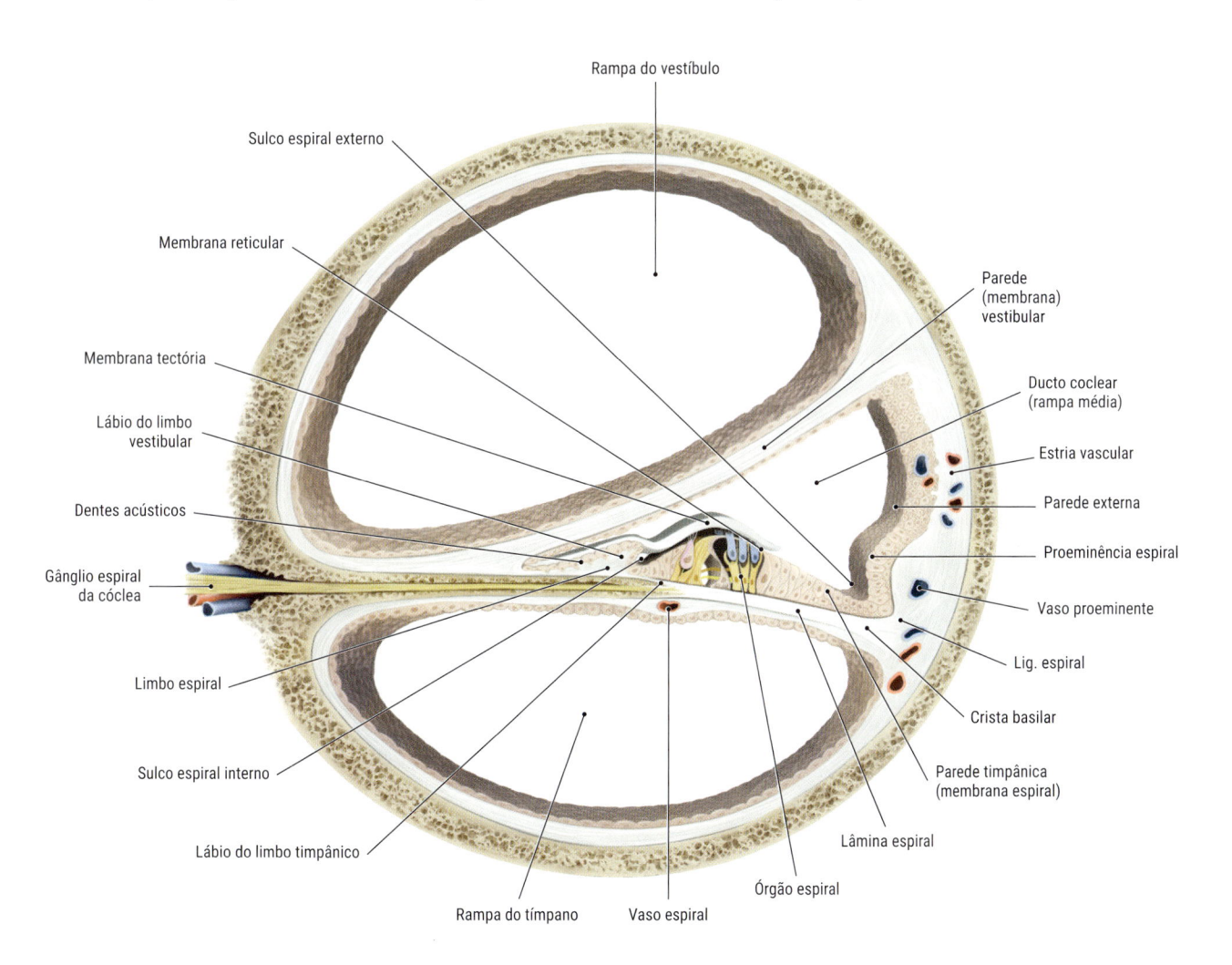

Labels: Estatocônios; Membrana dos estatocônios

F Corte do canal espiral com o ducto coclear.

Labels: Rampa do vestíbulo; Sulco espiral externo; Membrana reticular; Membrana tectória; Lábio do limbo vestibular; Dentes acústicos; Gânglio espiral da cóclea; Limbo espiral; Sulco espiral interno; Lábio do limbo timpânico; Rampa do tímpano; Vaso espiral; Órgão espiral; Lâmina espiral; Parede timpânica (membrana espiral); Crista basilar; Lig. espiral; Vaso proeminente; Proeminência espiral; Parede externa; Estria vascular; Ducto coclear (rampa média); Parede (membrana) vestibular

Vasos da orelha

A orelha externa recebe sua vascularização arterial da artéria carótida externa, da qual se originam a artéria occipital (ramo auricular), a artéria auricular posterior e a artéria temporal superficial (ramos auriculares anteriores). A vascularização arterial da orelha média vem das artérias carótidas interna e externa. A parte petrosa da artéria carótida interna supre as artérias caroticotimpânicas, e a artéria carótida externa dá origem às artérias faríngea ascendente (artéria timpânica inferior), auricular posterior (artéria estilomastóidea e artéria timpânica posterior) e maxilar (artéria auricular profunda, artéria timpânica anterior e artéria meníngea média [artéria timpânica superior]). A orelha interna recebe seu sangue arterial principalmente da artéria labiríntica, que é um ramo da artéria cerebelar inferior anterior, que, por sua vez, é um ramo da artéria basilar.

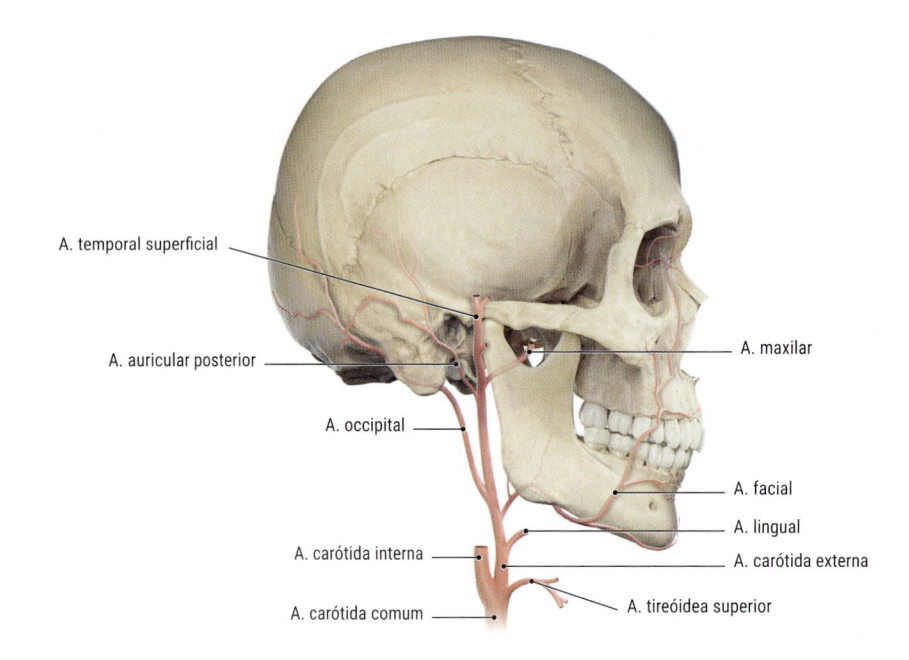

A Vista geral da artéria carótida externa.

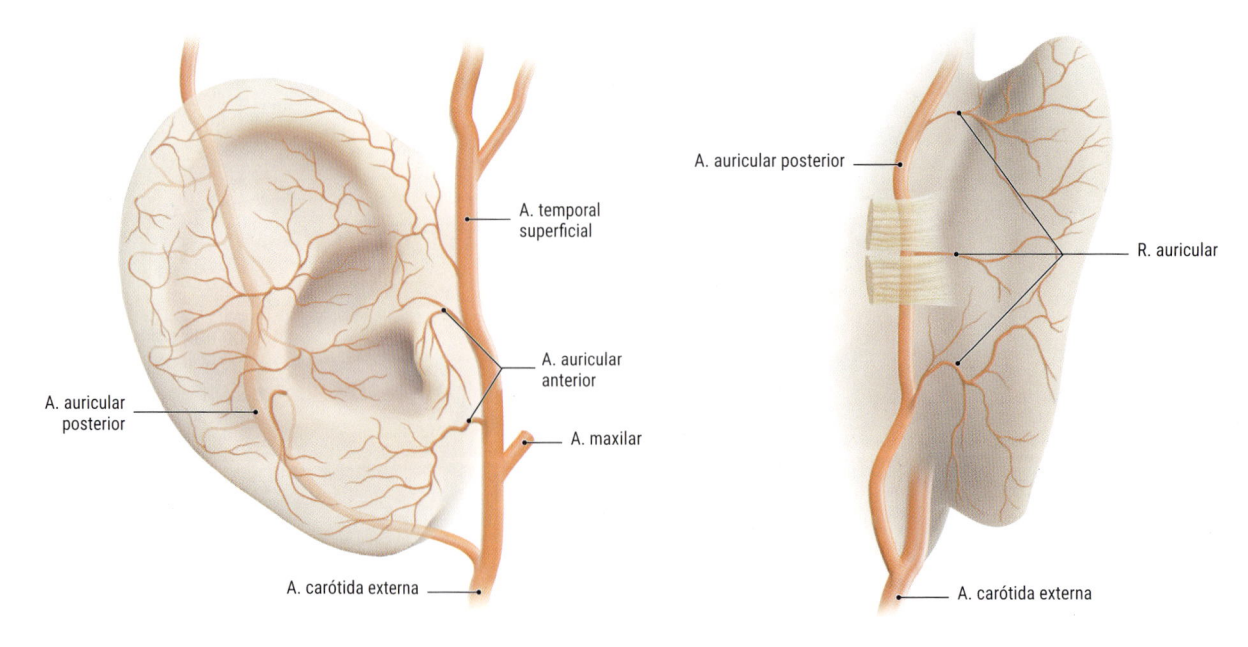

B Vista lateral da orelha direita.

C Vista posterior da orelha direita.

Figura 28-7 Artérias da orelha externa.

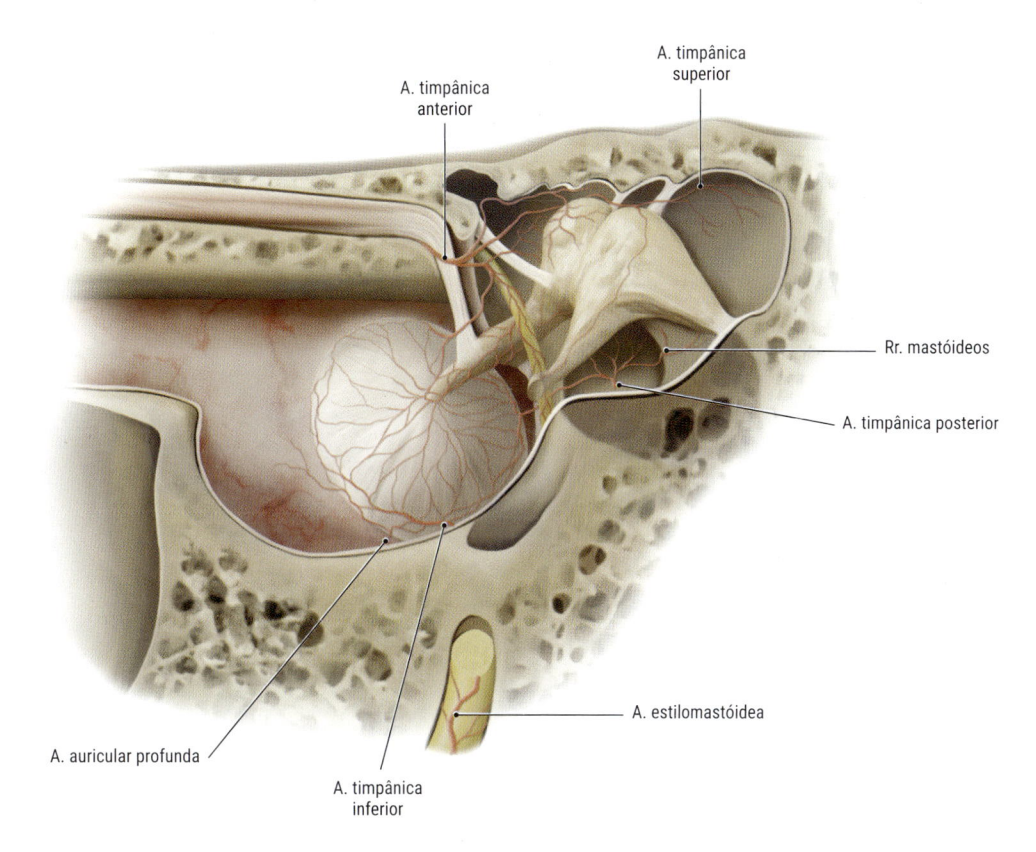

28 | Orelha

A Vista lateral de um corte sagital da cavidade timpânica.

- A. timpânica anterior
- A. timpânica superior
- Rr. mastóideos
- A. timpânica posterior
- A. estilomastóidea
- A. timpânica inferior
- A. auricular profunda

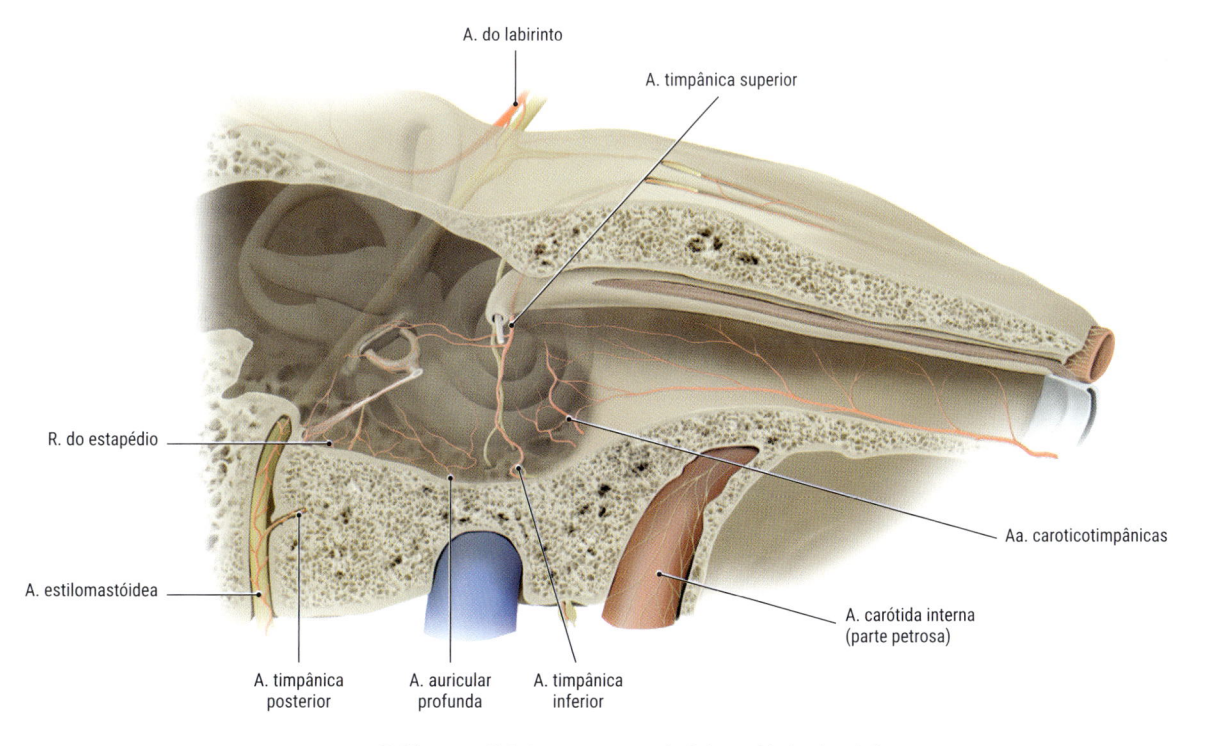

B Vista medial de um corte sagital da cavidade timpânica.

- A. do labirinto
- A. timpânica superior
- Aa. caroticotimpânicas
- A. carótida interna (parte petrosa)
- A. timpânica inferior
- A. auricular profunda
- A. timpânica posterior
- A. estilomastóidea
- R. do estapédio

Figura 28-8 Artérias da orelha média.

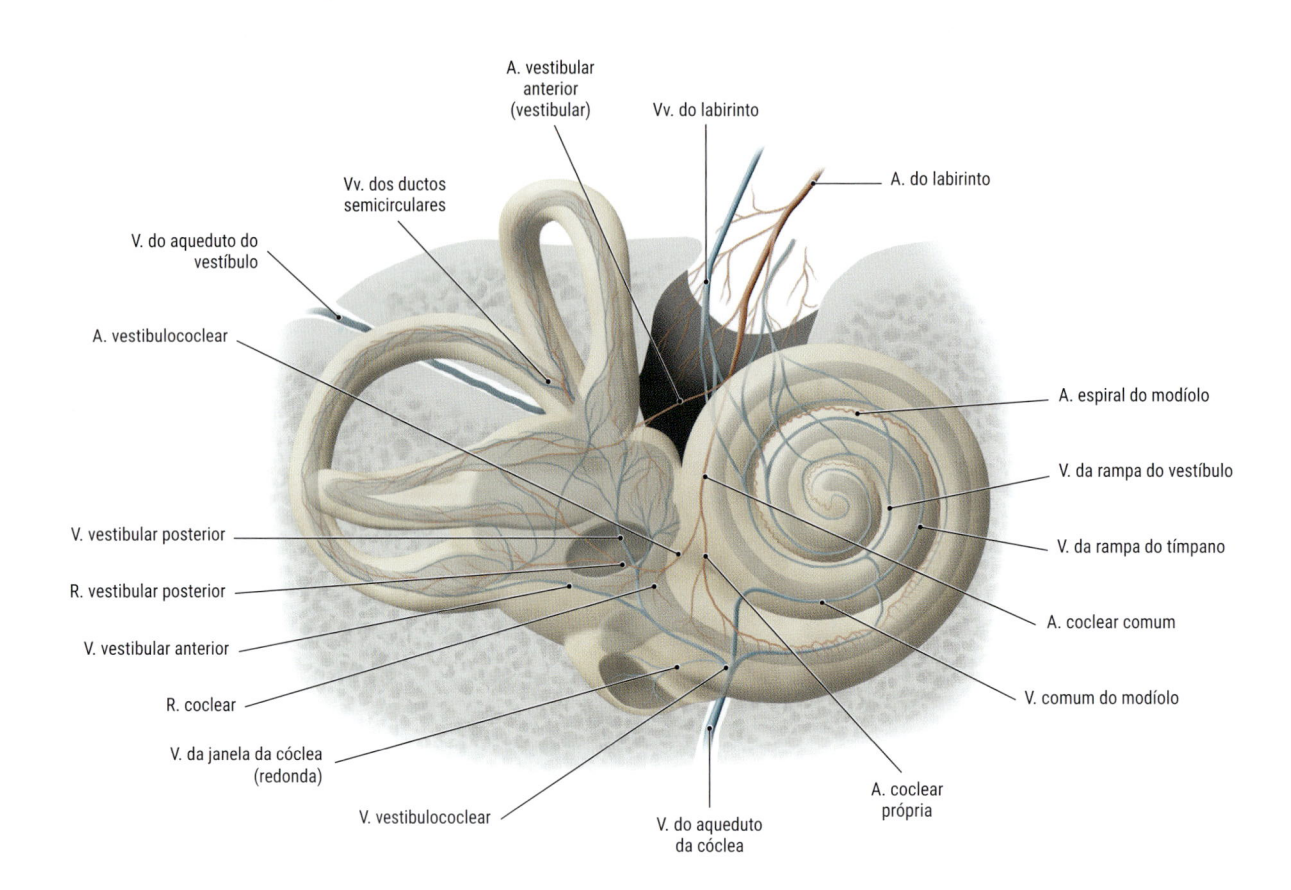

Figura 28-9 Vasos sanguíneos da orelha interna. Vista lateral esquemática da orelha interna direita.

Tabela 28-1 Orelha

Estruturas	Subestruturas	
Orelha externa		

Orelha (pavilhão auricular)	• Lóbulo da orelha
	• Cartilagem da orelha
	• Hélice: ramo, espinha e cauda
	• Antélice:
	  – Fossa triangular
	  – Rr. da antélice
	• Escafa
	• Concha da orelha:
	  – Cimba da concha
	  – Cavidade da concha
	• Antitrago
	• Trago
		• Incisura anterior
		• Incisura antitrágica
		• Sulco posterior da orelha
		• Tubérculo supratrágico
		• Istmo da cartilagem auricular
		• Incisura terminal da orelha
		• Fisura antitrago-helicina
		• Surco do ramo da hélice
		• Fossa anti-hélica
		• Eminência da concha
		• Eminência da escafa
		• Eminência da fossa triangular

Ligg. da orelha	• Lig. auricular anterior • Lig. auricular superior	• Lig. auricular posterior
Mm. da orelha	• M. maior da hélice • M. menor da hélice • M. trágico • M. piramidal da orelha	• M. antitrágico • M. transverso da orelha • M. oblíquo da orelha

Meato acústico externo	• Poro acústico externo
	• Incisura timpânica
	• Lâmina do trago
		• Meato acústico externo cartilagíneo:
		  – Cartilagem do meato acústico
		  – Incisura da cartilagem do meato acústico

Membrana timpânica	• Parte flácida • Parte tensa • Prega malear anterior • Prega malear posterior	• Proeminência malear • Estria malear • Umbigo da membrana timpânica • Anel fibrocartilagíneo

(Continua)

Tabela 28-1 Orelha (cont.)

Estruturas	Subestruturas	
Orelha média		

Cavidade timpânica	• Parede tegmental:
	  – Recesso epitimpânico
	  – Parte cupular
	• Parede jugular: proeminência estiloide
	• Parede labiríntica:
	  – Janela do vestíbulo (oval)
	  – Fóssula da janela do vestíbulo
	  – Promontório: sulco e subículo
	  – Seio do tímpano
	  – Janela da cóclea (redonda)
	  – Fóssula da janela da cóclea
	  – Crista da janela da cóclea
	  – Processo cocleariforme
	  – Membrana timpânica secundária
		• Parede mastóidea:
		  – Ádito ao antro mastóideo
		  – Proeminência do canal semicircular lateral
		  – Proeminência do canal facial
		  – Eminência piramidal
		  – Fossa para a bigorna
		  – Seio posterior
		  – Abertura timpânica do canalículo da corda do tímpano
		• Antro mastóideo:
		  – Células mastóideas
		  – Células timpânicas
		• Parede carótica
		• Parede membranácea

Ossículos da audição	• Martelo:
	  – Cabo
	  – Cabeça
	  – Colo
	  – Processo lateral
	  – Processo anterior
		• Bigorna:
		  – Corpo
		  – R. longo e R. curto
		  – Processo lenticular

	• Estribo:
	  – Cabeça
	  – R. anterior
		– R. posterior
		– Base

Artt. dos ossículos da audição	• Art. incudomalear • Art. incudoestapedial	• Sindesmose timpanoestapedial
Ligg. dos ossículos da audição	• Lig. anterior do martelo • Lig. superior do martelo • Lig. lateral do martelo • Lig. superior da bigorna	• Lig. posterior da bigorna • Membrana estapedial • Lig. estapedial anular
Mm. dos ossículos da audição	• M. tensor do tímpano	• M. estapédio

Tuba auditiva	• Óstio timpânico
	• Parte óssea:
	  – Istmo da tuba auditiva
	  – Células pneumáticas
		• Parte cartilagínea: cartilagem da tuba auditiva
		• Óstio faríngeo da tuba auditiva

Tabela 28-1 Orelha (cont.)

Estruturas	Subestruturas	
Orelha interna (órgão vestibulococlear)		

Labirinto ósseo	• Vestíbulo:
	  – Recesso elíptico
	  – Abertura interna do canalículo do vestíbulo
	  – Crista do vestíbulo
	  – Pirâmide do vestíbulo
	  – Recesso esférico
	  – Recesso coclear
	  – Máculas crivosas superior, média e inferior
	• Canais semicirculares:
	  – Canais semicirculares anterior, posterior e lateral
	  – Ampolas ósseas anterior, posterior e lateral
	  – Pilares ósseos comum e simples
	  – Pilares ósseos ampulares
	• Cóclea:
	  – Cúpula, base e canal espiral da cóclea
	  – Lâmina espiral óssea:
	    ▪ Lamela vestibular
	    ▪ Lamela timpânica
	    ▪ Forames nervosos
	    ▪ Hâmulo da lâmina espiral
	  – Lâmina espiral secundária
		– Abertura interna do canalículo da cóclea
		– Septo da cóclea
		– Modíolo da cóclea:
		  ▪ Base do modíolo
		  ▪ Lâmina do modíolo
		  ▪ Canal espiral do modíolo
		  ▪ Canais longitudinais do modíolo
		– Rampa do vestíbulo e rampa do tímpano
		– Helicotrema
		• Meato acústico interno:
		  – Poro acústico interno
		  – Fundo do meato acústico interno:
		    ▪ Crista transversa
		    ▪ Área do nervo facial
		    ▪ Crista vertical
		    ▪ Área vestibular superior
		    ▪ Área vestibular inferior
		    ▪ Forame singular
		    ▪ Área coclear
		    ▪ Trato espiral foraminoso
		• Espaço perilinfático:
		  – Perilinfa
		  – Aqueduto do vestíbulo
		  – Aqueduto da cóclea

Labirinto membranáceo	• Espaço endolinfático
	• Endolinfa
	• Labirinto vestibular:
	  – Utrículo
	  – Recesso utricular
	  – Sáculo
	  – Ductos semicirculares:
	    ▪ Ductos semicirculares anterior, posterior e lateral
	    ▪ Ampolas membranáceas anterior, posterior e lateral
	    ▪ Pilares membranáceos comum e simples
	    ▪ Pilares membranáceos ampulares
	  – Ducto utriculossacular:
	    ▪ Ducto utricular
	    ▪ Ducto sacular
	  – Ducto endolinfático
	  – Saco endolinfático
	  – Ducto de união
	  – Mácula do utrículo
	  – Mácula do sáculo
	  – Membrana dos estatocônios (otolítica)
	  – Estatocônios
	  – Crista ampular:
	    ▪ Sulco ampular
	    ▪ Cúpula ampular
		• Labirinto coclear:
		  – Ducto coclear (rampa média)
		  – Parede vestibular (membrana vestibular)
		  – Parede externa:
		    ▪ Estria vascular
		    ▪ Proeminência espiral
		    ▪ Vaso proeminente
		    ▪ Lig. espiral
		  – Parede timpânica:
		    ▪ Crista basilar
		    ▪ Lâmina basilar
		    ▪ Vaso espiral
		  – Limbo espiral:
		    ▪ Lábio do limbo timpânico
		    ▪ Lábio do limbo vestibular
		    ▪ Dentes acústicos
		  – Membrana tectória
		  – Ceco vestibular
		  – Ceco cupular
		  – Órgão espiral:
		    ▪ Membrana reticular
		    ▪ Sulco espiral interno
		    ▪ Sulco espiral externo
		  – Gânglio espiral da cóclea

29 NARIZ E CAVIDADE NASAL

Nariz

O nariz é o órgão que inicia o sistema respiratório através das narinas. É composto de elementos ósseos (parte nasal do frontal, ossos nasais e processo frontal da maxila) e elementos cartilaginosos (cartilagem do septo nasal, cartilagem alar maior, cartilagens alares menores, cartilagens nasais acessórias e cartilagem vomeronasal). Tem uma forma piramidal e inclui uma raiz, um dorso, um ápice e duas asas.

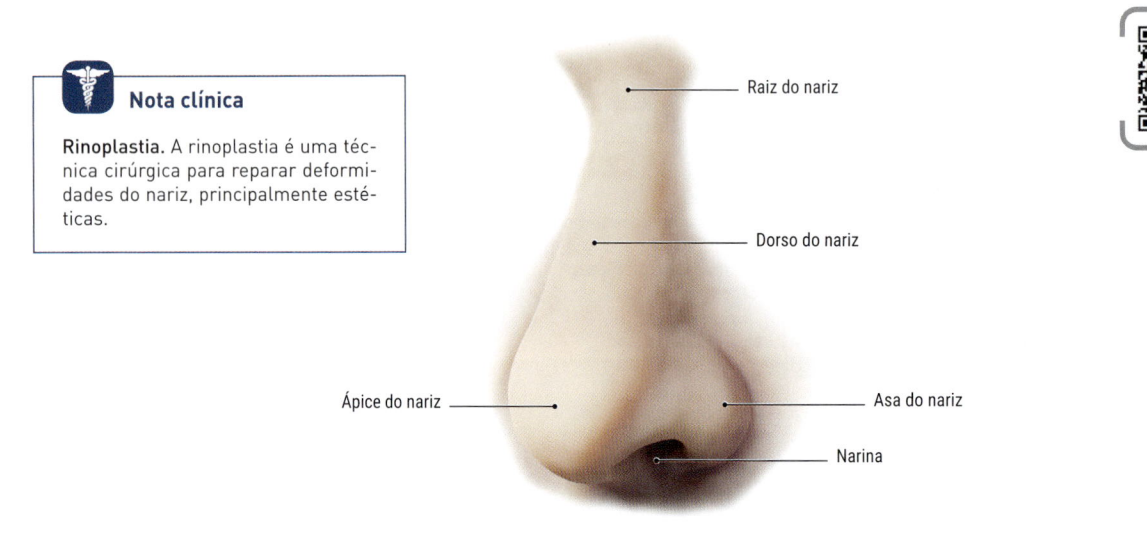

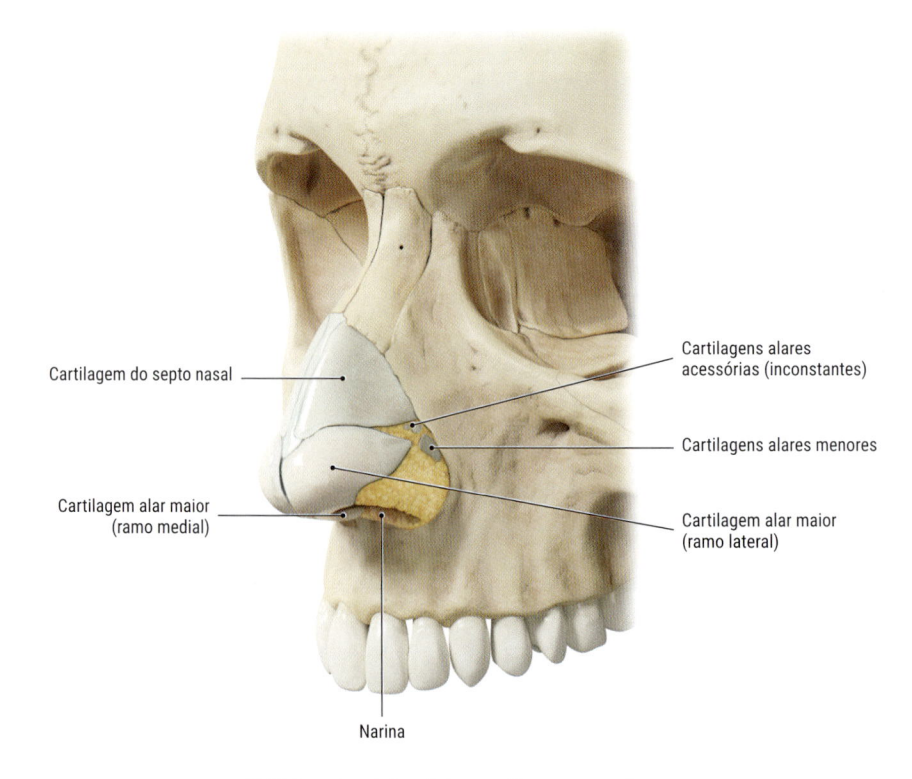

> **Nota clínica**
>
> **Rinoplastia.** A rinoplastia é uma técnica cirúrgica para reparar deformidades do nariz, principalmente estéticas.

A Vista anterolateral do nariz.

B Vista anterolateral das cartilagens nasais.

Figura 29-1 Anatomia do nariz.

Cavidade nasal

A cavidade nasal é dividida em duas partes pelo septo nasal. Essas partes se abrem para o exterior pelas narinas e, posteriormente, se comunicam com a nasofaringe por meio dos cóanos. Cada parte da cavidade nasal é delimitada por um teto (osso nasal, espinha nasal do frontal, lâmina cribriforme do etmoide e corpo do esfenoide), um piso (processo palatino da maxila e lâmina horizontal do palatino), uma parede medial (cartilagem do septo nasal, lâmina perpendicular do etmoide e vômer) e uma parede lateral (face nasal da maxila, lacrimal, labirinto etmoidal, lâmina perpendicular do palatino, processo pterigoide do esfenoide e concha nasal inferior).

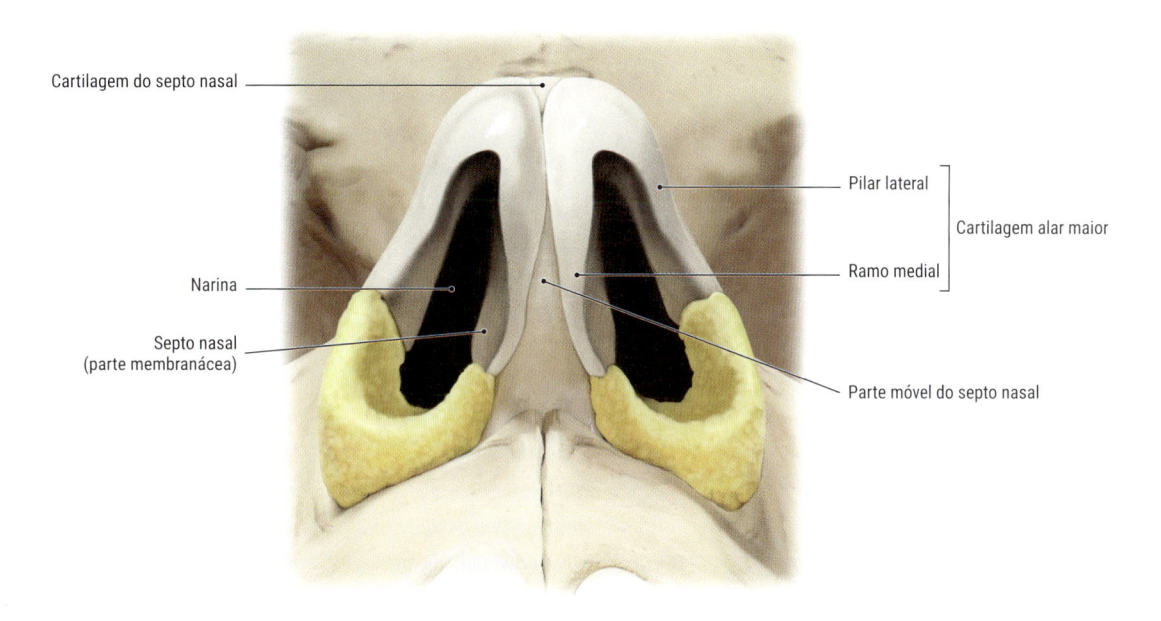

A Vista inferior do nariz.

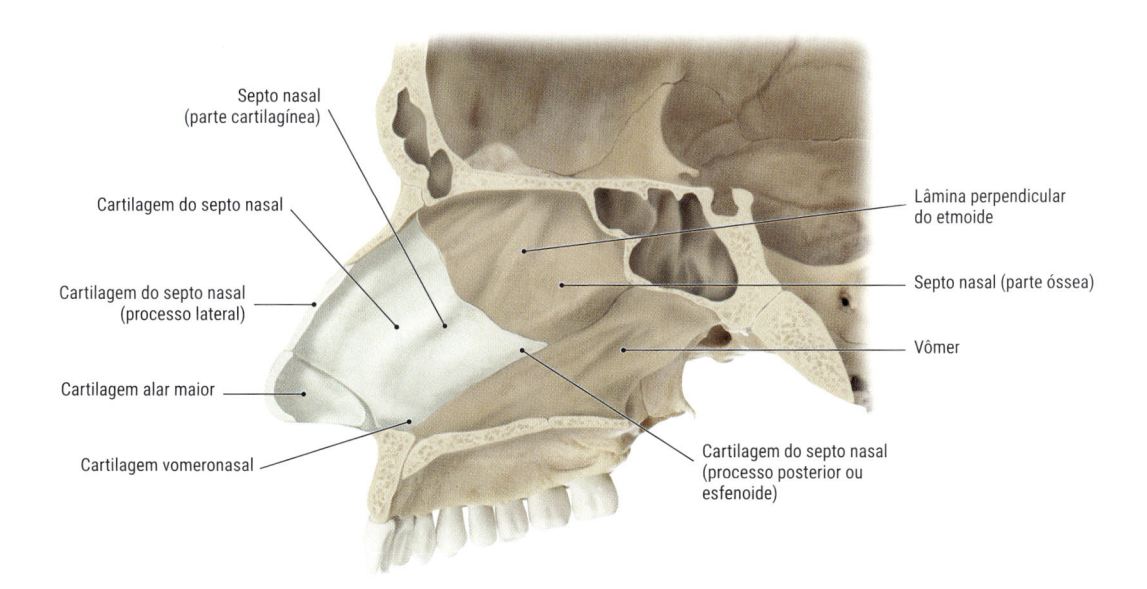

B Corte sagital da cavidade nasal sem túnica mucosa.

Figura 29-2 Anatomia da cavidade nasal.

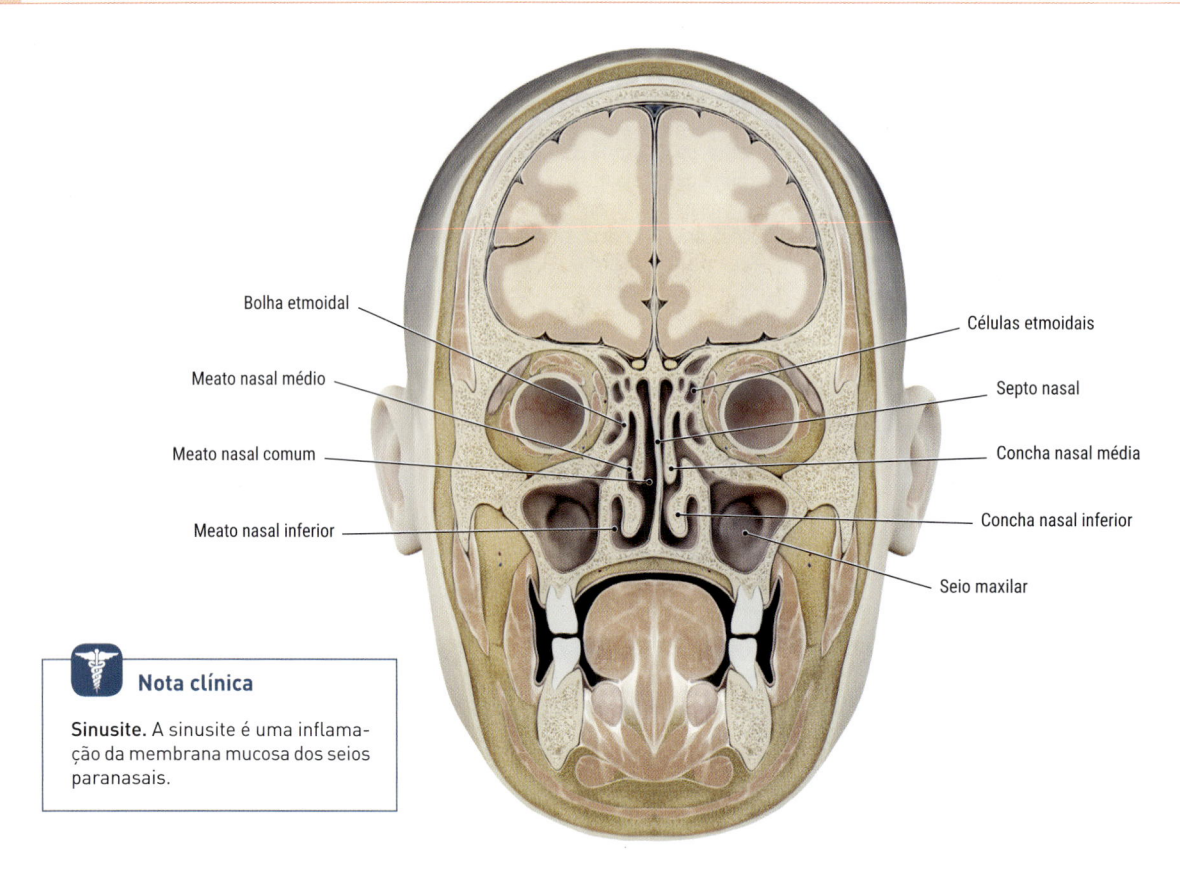

Seção IV | Cabeça

C Corte coronal da cavidade nasal.

Labels (coronal): Bolha etmoidal; Meato nasal médio; Meato nasal comum; Meato nasal inferior; Células etmoidais; Septo nasal; Concha nasal média; Concha nasal inferior; Seio maxilar.

Nota clínica

Sinusite. A sinusite é uma inflamação da membrana mucosa dos seios paranasais.

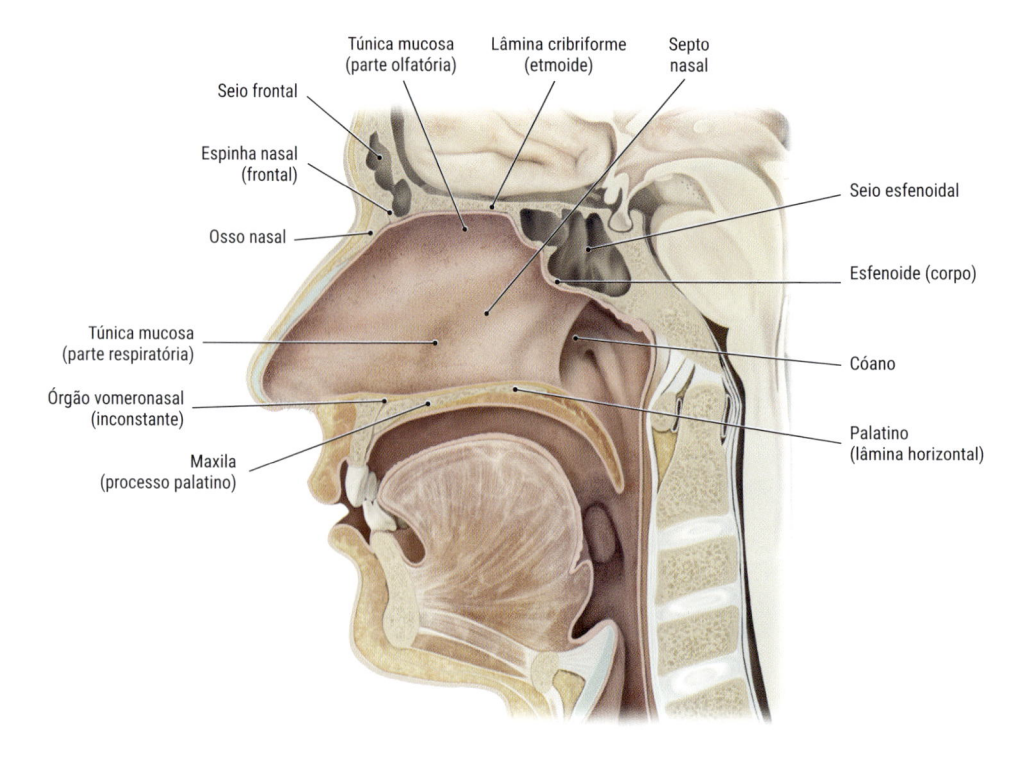

D Corte sagital da cavidade nasal com túnica mucosa.

Labels (sagital): Seio frontal; Espinha nasal (frontal); Osso nasal; Túnica mucosa (parte respiratória); Órgão vomeronasal (inconstante); Maxila (processo palatino); Túnica mucosa (parte olfatória); Lâmina cribriforme (etmoide); Septo nasal; Seio esfenoidal; Esfenoide (corpo); Cóano; Palatino (lâmina horizontal).

Figura 29-2 Anatomia da cavidade nasal (*cont.*).

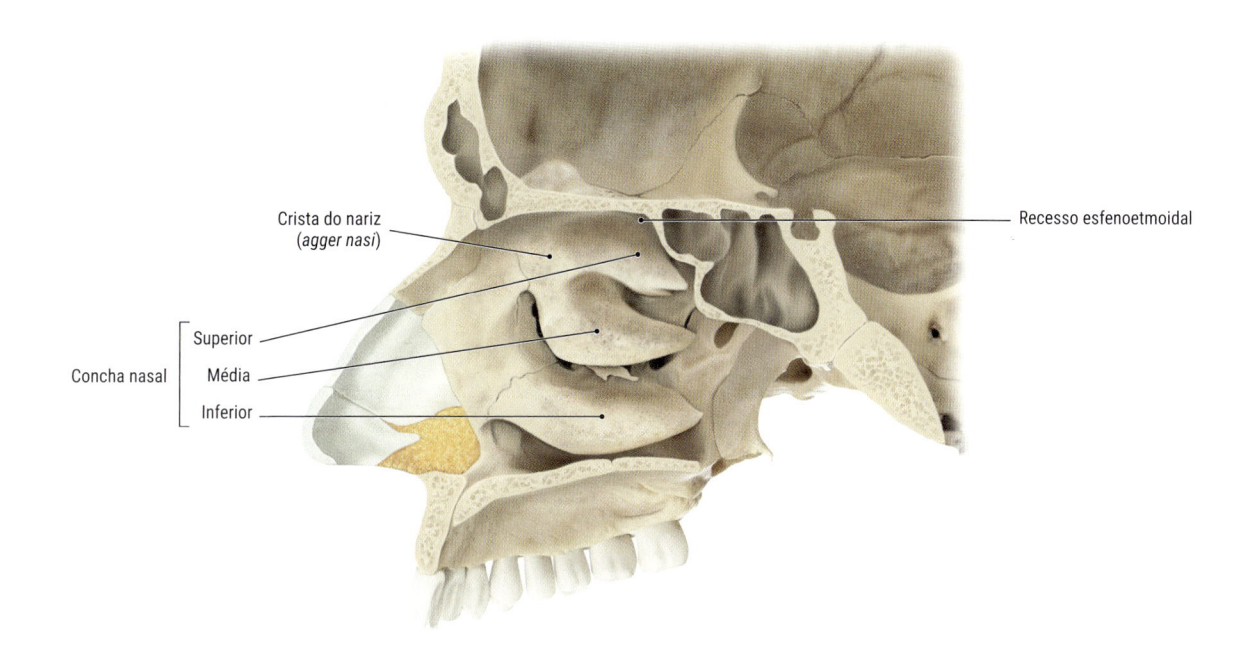

E Vista da parede lateral da cavidade nasal sem túnica mucosa.

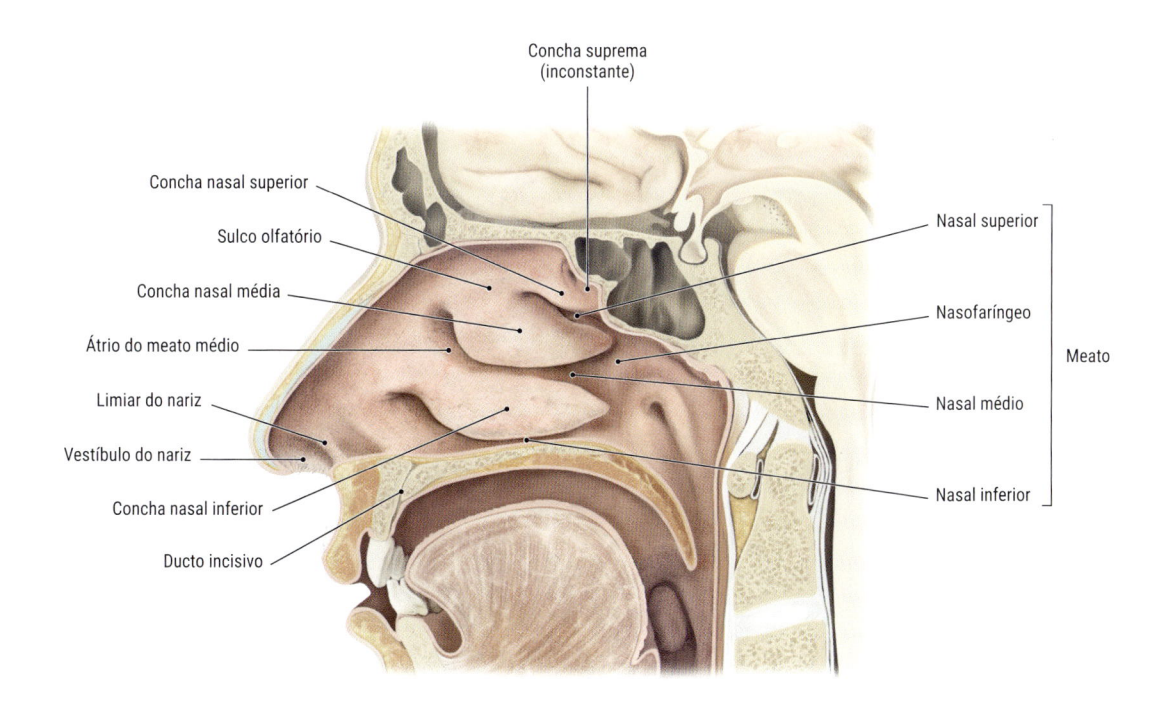

F Vista da parede lateral da cavidade nasal com túnica mucosa.

G Vista da parede lateral da cavidade nasal sem as conchas nasais e sem a túnica mucosa.

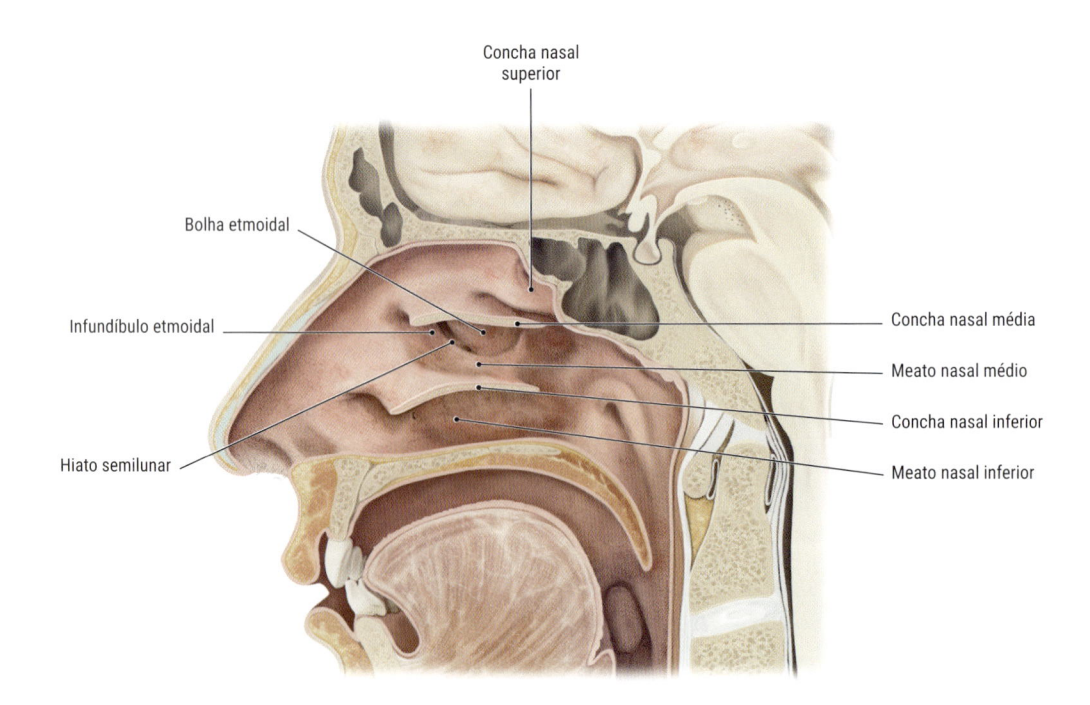

H Vista da parede lateral da cavidade nasal sem as conchas nasais e com a túnica mucosa.

Figura 29-2 Anatomia da cavidade nasal (*cont.*).

Tabela 29-1 Nariz e cavidade nasal

Órgão	Parte	Subestrutura
Nariz	Raiz do nariz	
	Dorso do nariz	
	Ápice do nariz	
	Asa do nariz	

	Cartilagens nasais	• Cartilagem alar maior:
		  – Ramo medial
		  – Ramo lateral
		• Cartilagens alares menores
		• Cartilagens nasais acessórias
		• Cartilagem do septo nasal:
		  – Processo lateral
		  – Processo posterior
		• Cartilagem vomeronasal

Cavidade nasal	Narinas	
	Cóanos	
	Septo nasal	• Parte móvel do septo nasal • Parte membranácea • Parte cartilagínea • Parte óssea • Órgão vomeronasal (inconstante)
	Vestíbulo do nariz	
	Limiar do nariz	
	Sulco olfatório	
	Concha suprema (inconstante)	
	Concha nasal superior	
	Concha nasal média	
	Concha nasal inferior	
	Túnica mucosa	• Parte respiratória • Parte olfatória
	Crista do nariz	
	Recesso esfenoetmoidal	
	Meato nasal superior	
	Meato nasal médio	• Átrio do meato médio • Bolha etmoidal • Infundíbulo etmoidal • Hiato semilunar
	Meato nasal inferior	Abertura do ducto lacrimonasal
	Meato nasal comum	
	Meato nasofaríngeo	
	Ducto incisivo	

	Seios paranasais	• Seio maxilar
		• Seio esfenoidal
		• Seio frontal
		• Células etmoidais:
		  – Células etmoidais anteriores
		  – Células etmoidais médias
		  – Células etmoidais posteriores

Artérias da cavidade nasal

A vascularização arterial da cavidade nasal depende das artérias carótidas externa e interna. Da artéria carótida externa, nasce a artéria facial, da qual se origina a artéria labial superior, que origina o ramo nasal lateral e o ramo do septo nasal. Da artéria maxilar, ramo terminal da artéria carótida externa, nasce a artéria esfenopalatina (artérias nasais posteriores laterais e ramos septais posteriores). Da parte cerebral da artéria carótida interna, nasce a artéria oftálmica, da qual nascem as artérias etmoidais posterior e anterior (ramos septais anteriores e ramos nasais anteriores laterais).

A Corte sagital da cavidade nasal.

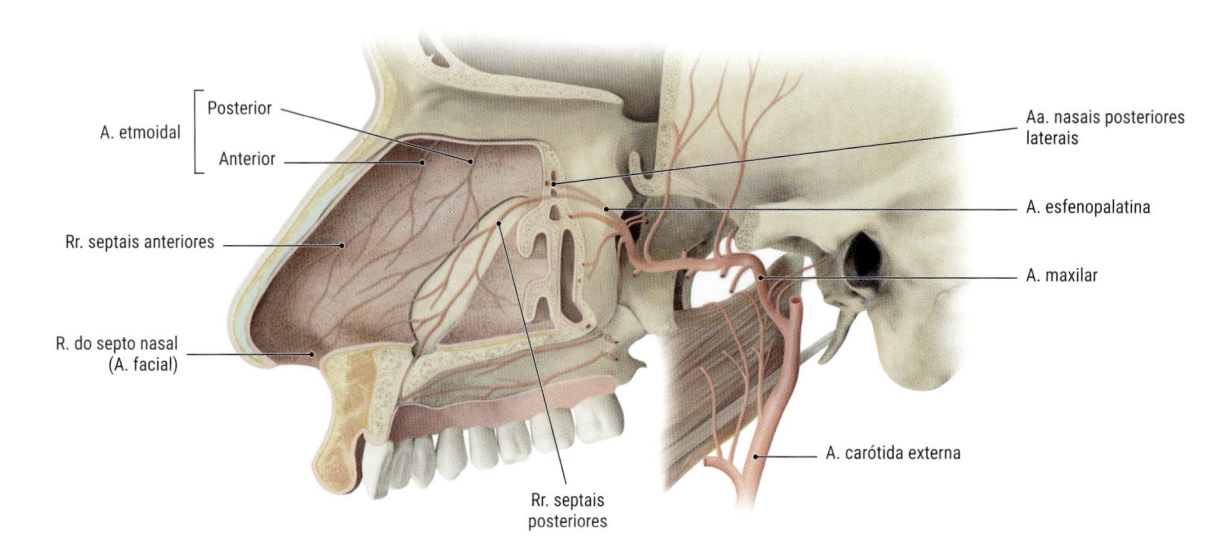

> **Nota clínica**
>
> **Epistaxe.** Uma epistaxe é uma hemorragia nasal. As mais comuns tendem a ter uma origem anterior e são muito abundantes, devido à existência de um plexo arterial na região anteroinferior do septo nasal (área de Kiesselbach).

B Vista da parede lateral da cavidade nasal com o septo nasal rebatido.

Figura 29-3 Artérias da cavidade nasal.

Nervos da cavidade nasal

Os nervos olfatórios (NC II) e os ramos sensitivos pertencentes aos nervos oftálmico e maxilar, dois ramos do nervo trigêmeo (NC V), estão localizados na cavidade nasal. Do nervo oftálmico, nasce o nervo nasociliar, do qual nasce o nervo etmoidal anterior. Desse nervo, nascem os ramos nasais internos (ramos nasais laterais e ramos nasais mediais). Do nervo maxilar, nascem os ramos nasais posteriores superiores laterais, os ramos nasais posteriores superiores mediais, o nervo nasopalatino, o nervo palatino maior (ramos nasais posteriores inferiores) e o nervo infraorbital (ramos nasais internos).

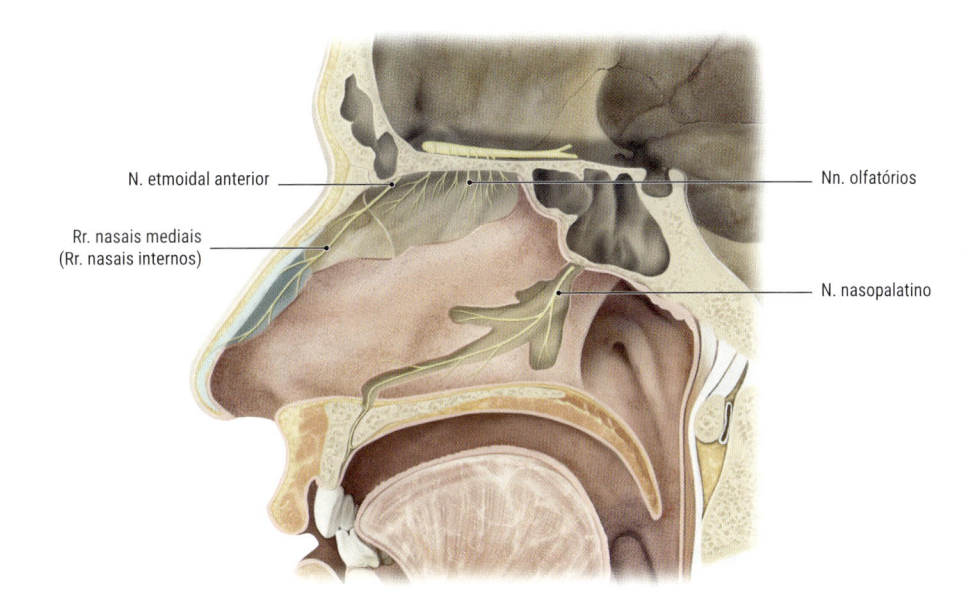

A Corte sagital da cavidade nasal.

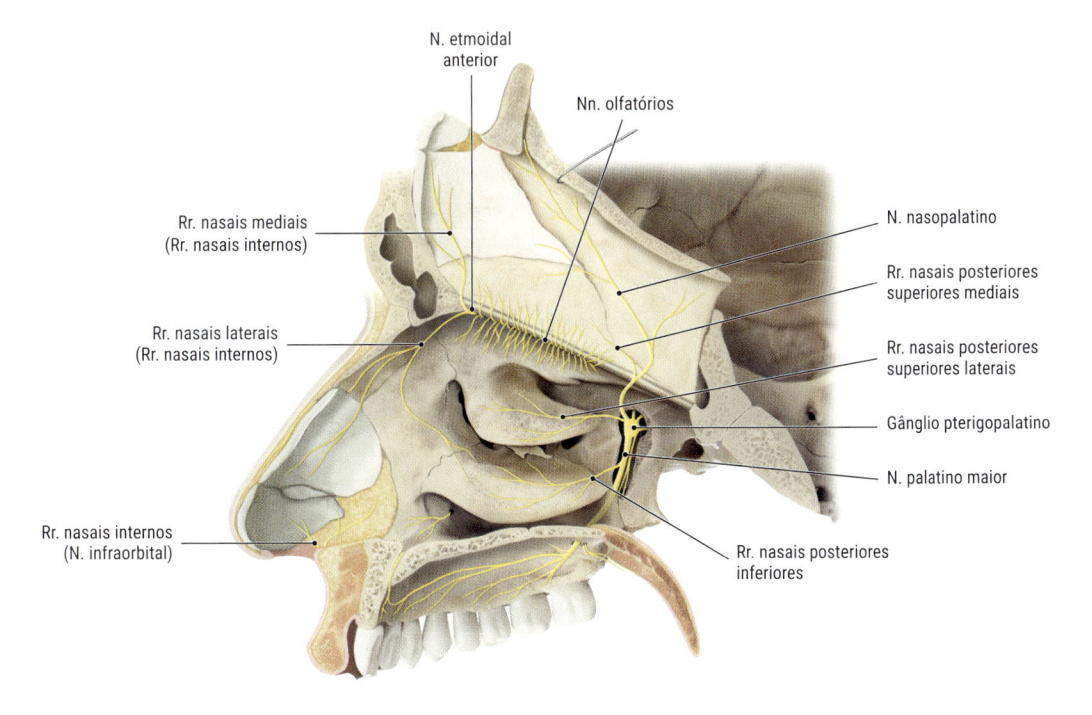

B Vista da parede lateral da cavidade nasal com o septo nasal rebatido.

Figura 29-4 Nervos da cavidade nasal.

30 CAVIDADE ORAL

Boca

A boca (cavidade oral) é uma cavidade localizada na face e que inicia o sistema digestório. A presença dos arcos dentais maxilar e mandibular permite sua divisão em uma parte periférica — vestíbulo da boca — e uma região central — cavidade própria da boca. O vestíbulo da boca é delimitado pelos lábios e pelas bochechas e se abre para o exterior pela rima da boca. A cavidade própria da boca se comunica com a parte oral da faringe pelo istmo das fauces e contém a língua. Tanto o vestíbulo da boca quanto a cavidade própria da boca são cobertos pela túnica mucosa da boca.

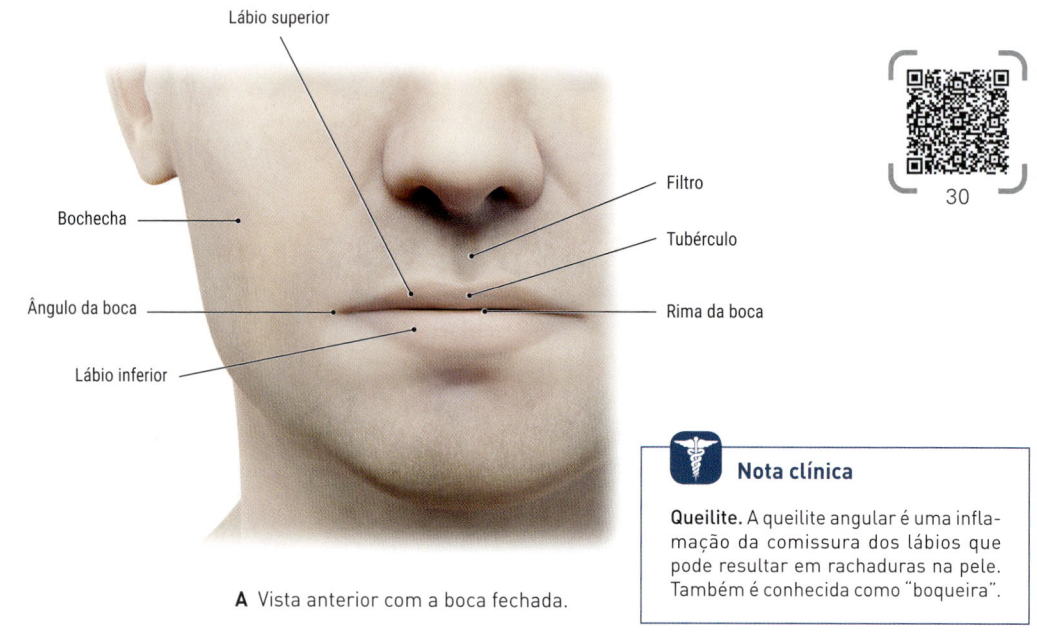

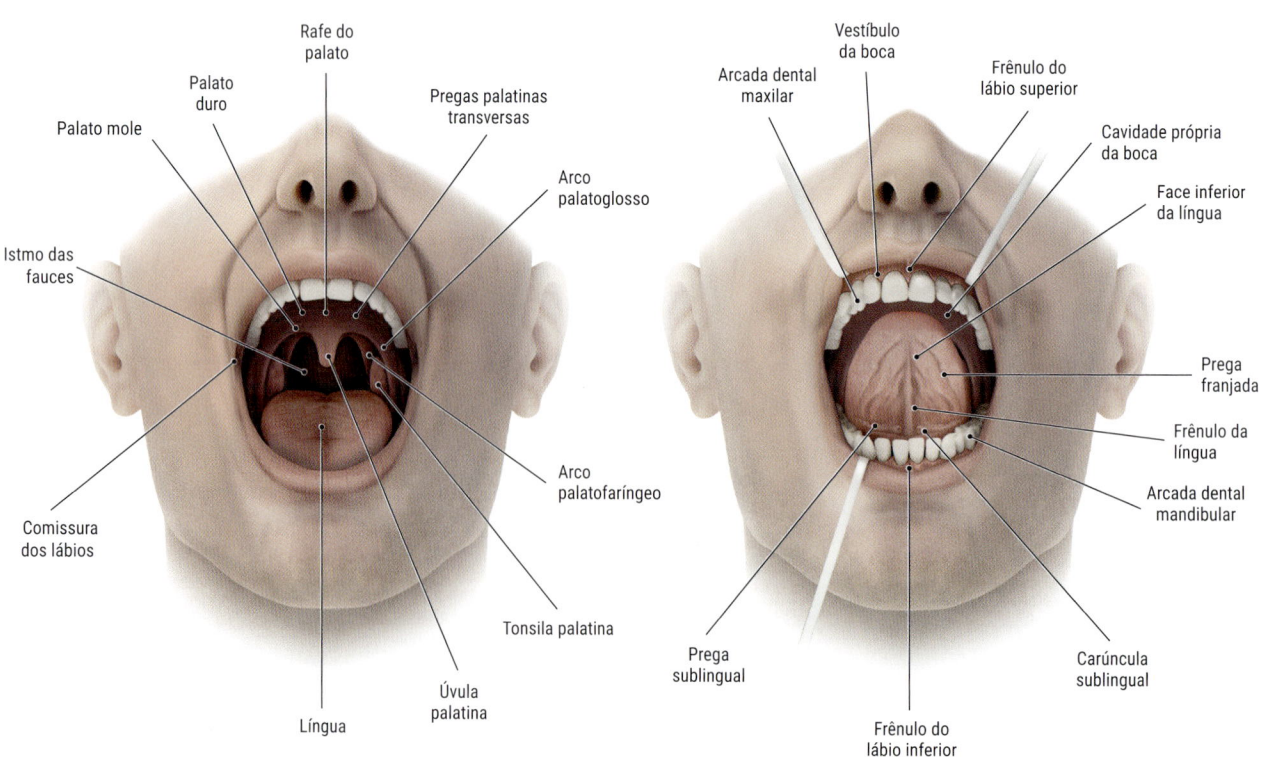

A Vista anterior com a boca fechada.

> **Nota clínica**
>
> **Queilite.** A queilite angular é uma inflamação da comissura dos lábios que pode resultar em rachaduras na pele. Também é conhecida como "boqueira".

B Vista anterior com a boca aberta.

C Vista anterior com a língua levantada.

Figura 30-1 Anatomia da boca.

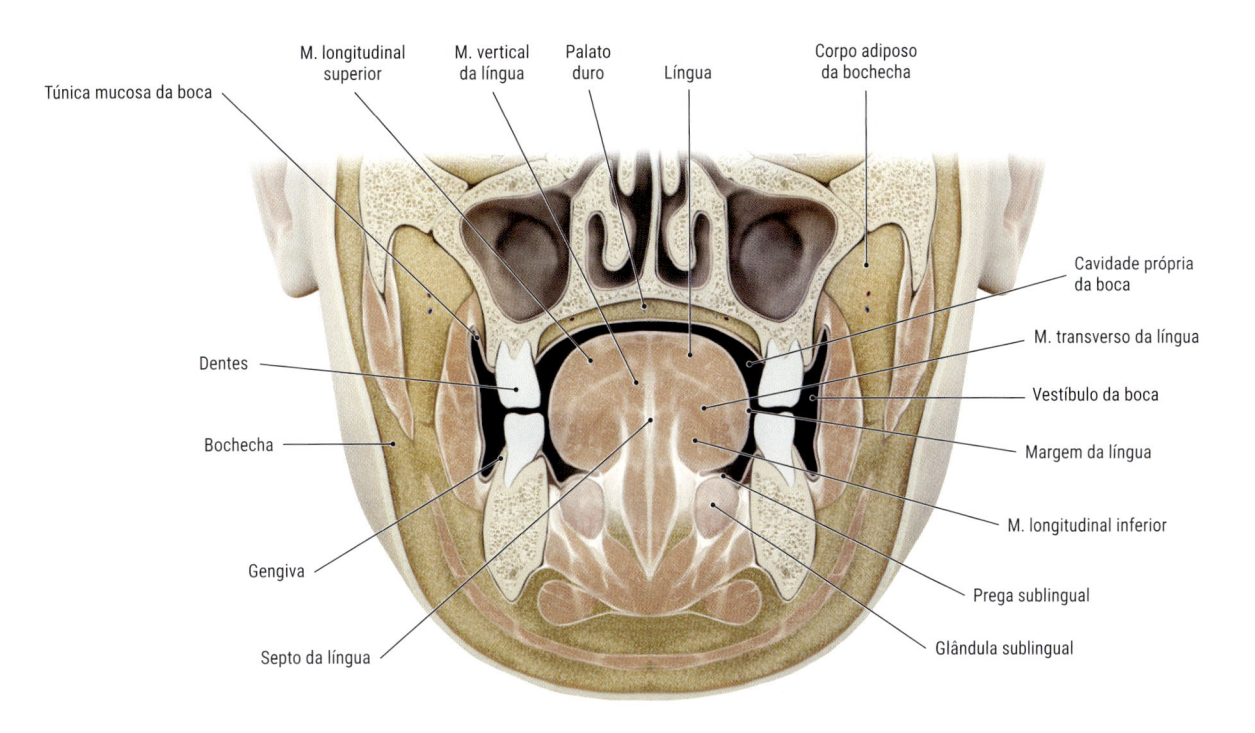

A Corte coronal da cavidade oral.

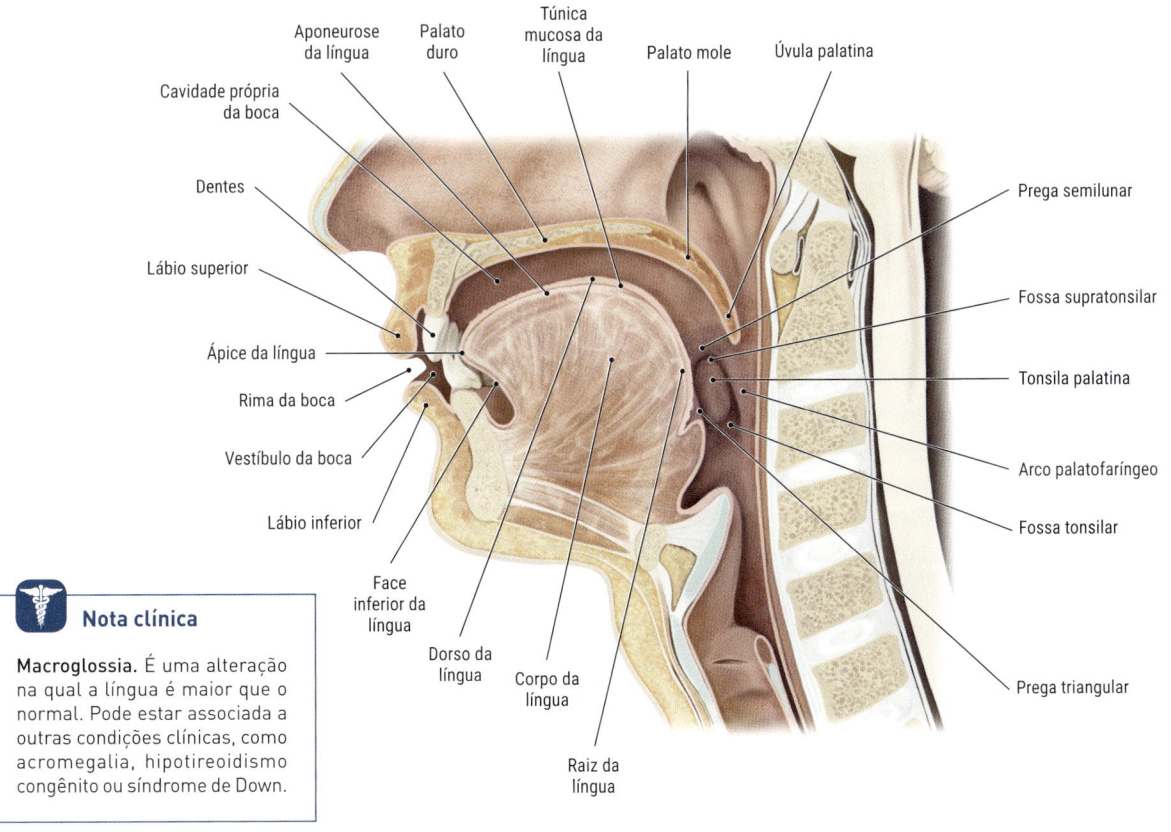

B Corte sagital da cavidade oral.

Nota clínica

Macroglossia. É uma alteração na qual a língua é maior que o normal. Pode estar associada a outras condições clínicas, como acromegalia, hipotireoidismo congênito ou síndrome de Down.

Figura 30-2 Anatomia seccional da boca.

Dentes

Os dentes são órgãos da mastigação e formam os arcos dentais maxilar e mandibular. A dentição definitiva do adulto consiste em 32 dentes permanentes, distribuídos em oito incisivos, quatro caninos, oito pré-molares e 12 molares, com dois incisivos, um canino, dois pré-molares e três molares localizados em cada quadrante da arcada dentária. A dentição de crianças em fase de crescimento consiste em 20 dentes decíduos, distribuídos em oito incisivos, quatro caninos e oito molares, com dois incisivos, um canino e dois molares localizados em cada quadrante da arcada dentária.

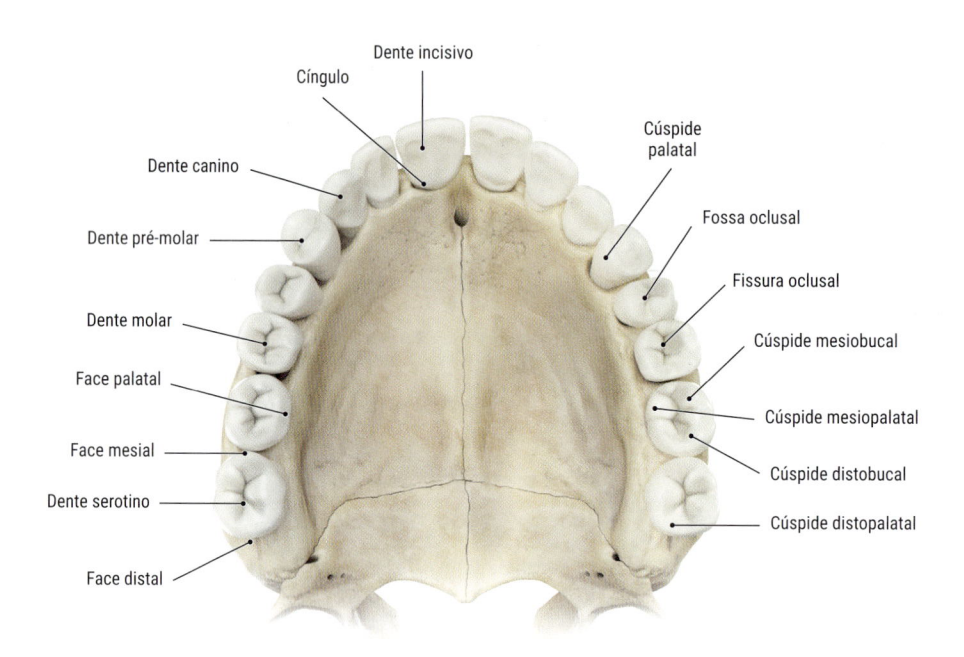

A Vista inferior do arco dental maxilar permanente.

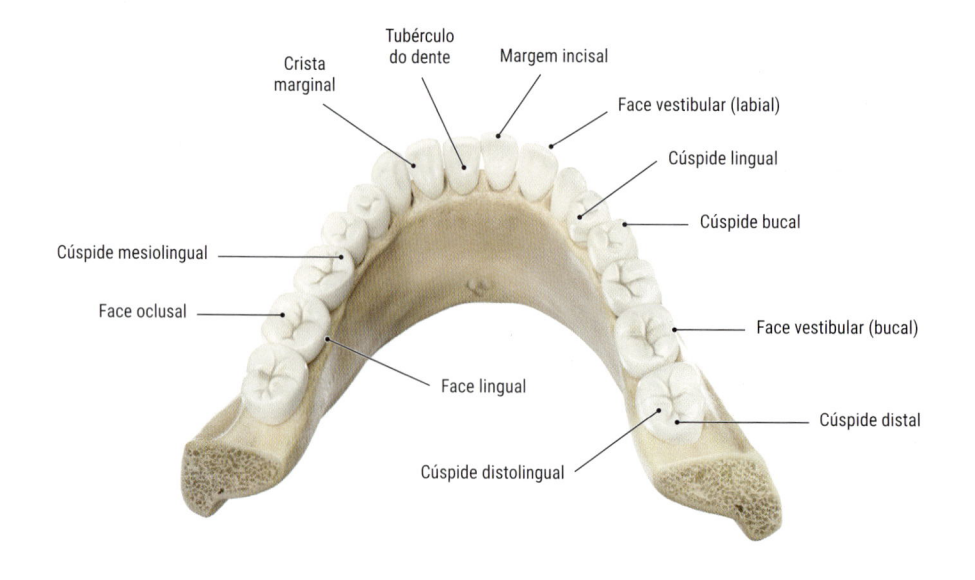

B Vista posterossuperior da arcada dental mandibular permanente.

Figura 30-3 Anatomia dos dentes.

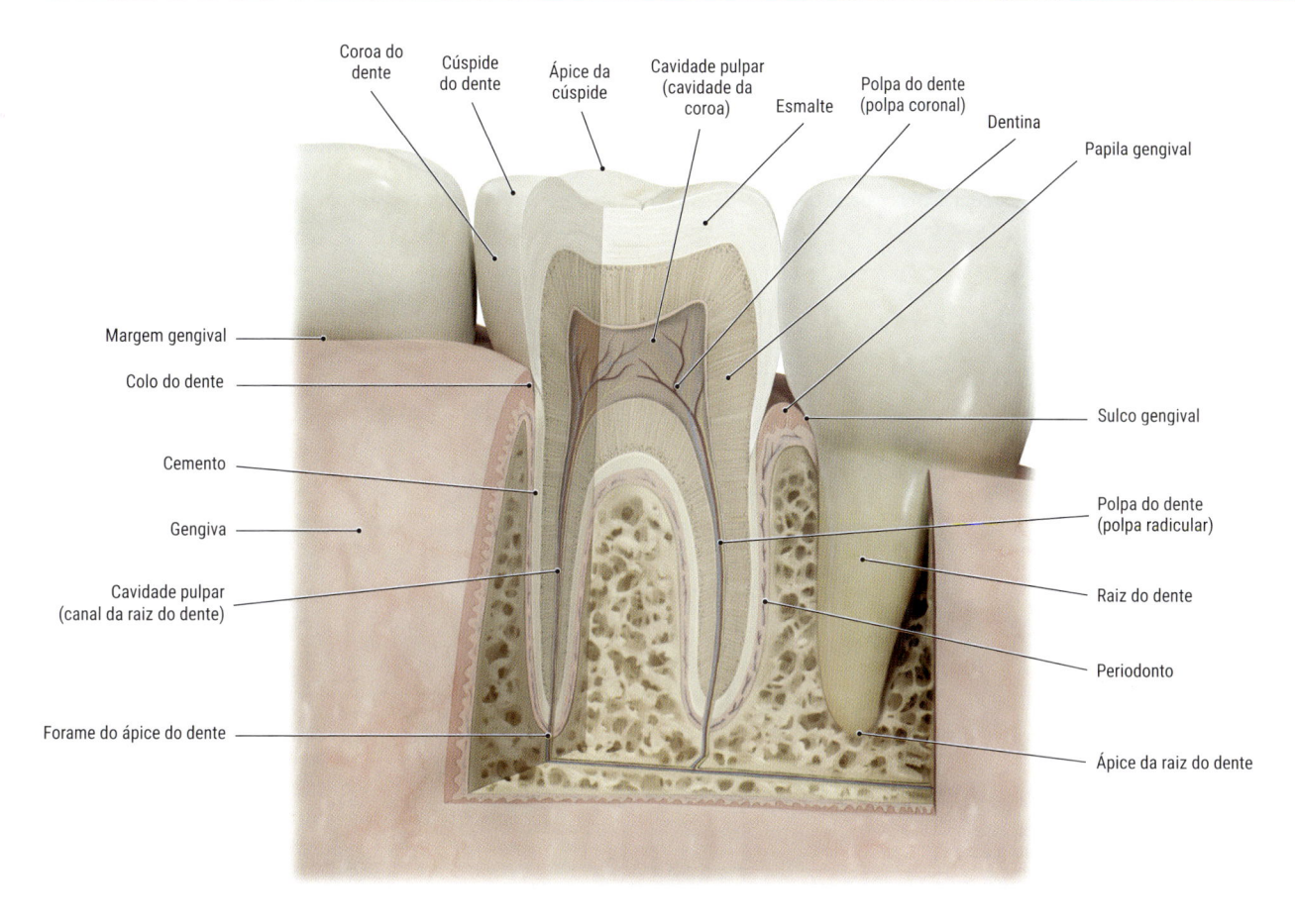

C Vista interna de um dente molar.

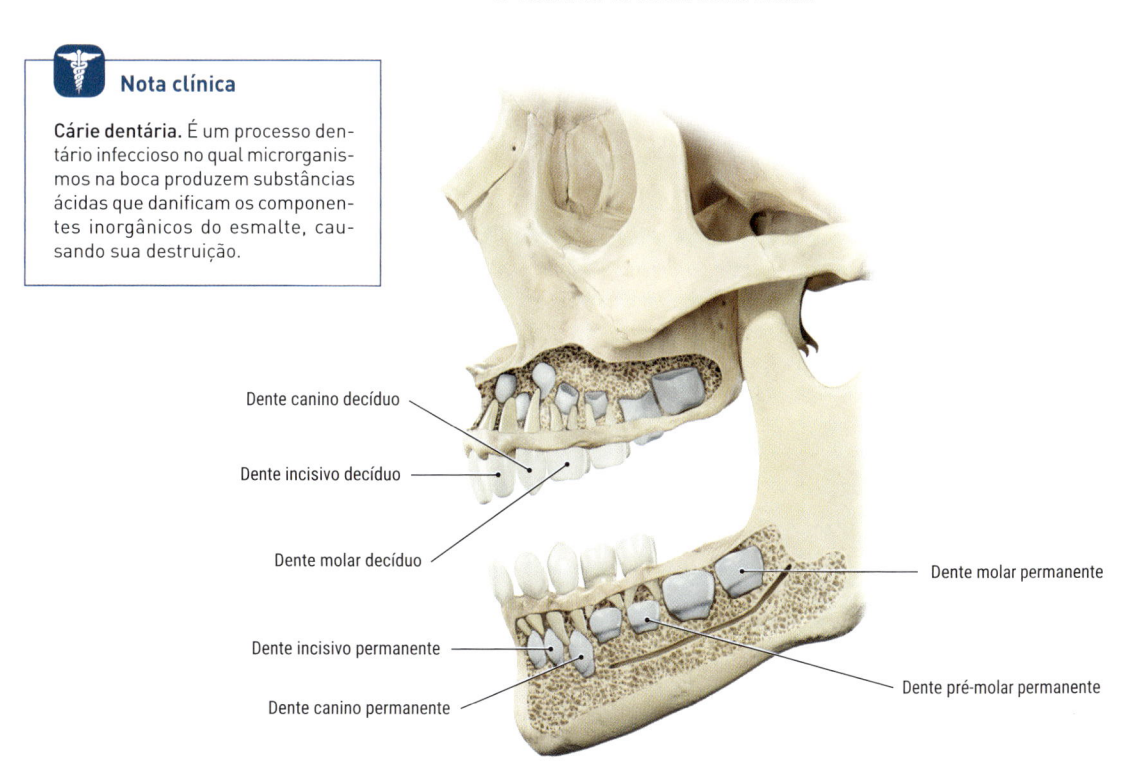

Nota clínica

Cárie dentária. É um processo dentário infeccioso no qual microrganismos na boca produzem substâncias ácidas que danificam os componentes inorgânicos do esmalte, causando sua destruição.

D Vista lateral dos dentes decíduos.

Língua

A língua é um órgão muscular localizado na cavidade oral. Nela, encontra-se o órgão do paladar. A língua também está envolvida na mastigação, na deglutição e na fonação. Na língua, distinguem-se um corpo da língua, que ocupa a maior parte da cavidade própria da boca, e uma raiz da língua, que é inserida no hioide e na mandíbula. Os músculos que formam a língua são o longitudinal superior, o longitudinal inferior, o transverso da língua e o vertical da língua. Também existem músculos que conectam a língua às estruturas vizinhas, como o genioglosso, o hioglosso, o estiloglosso e o palatoglosso.

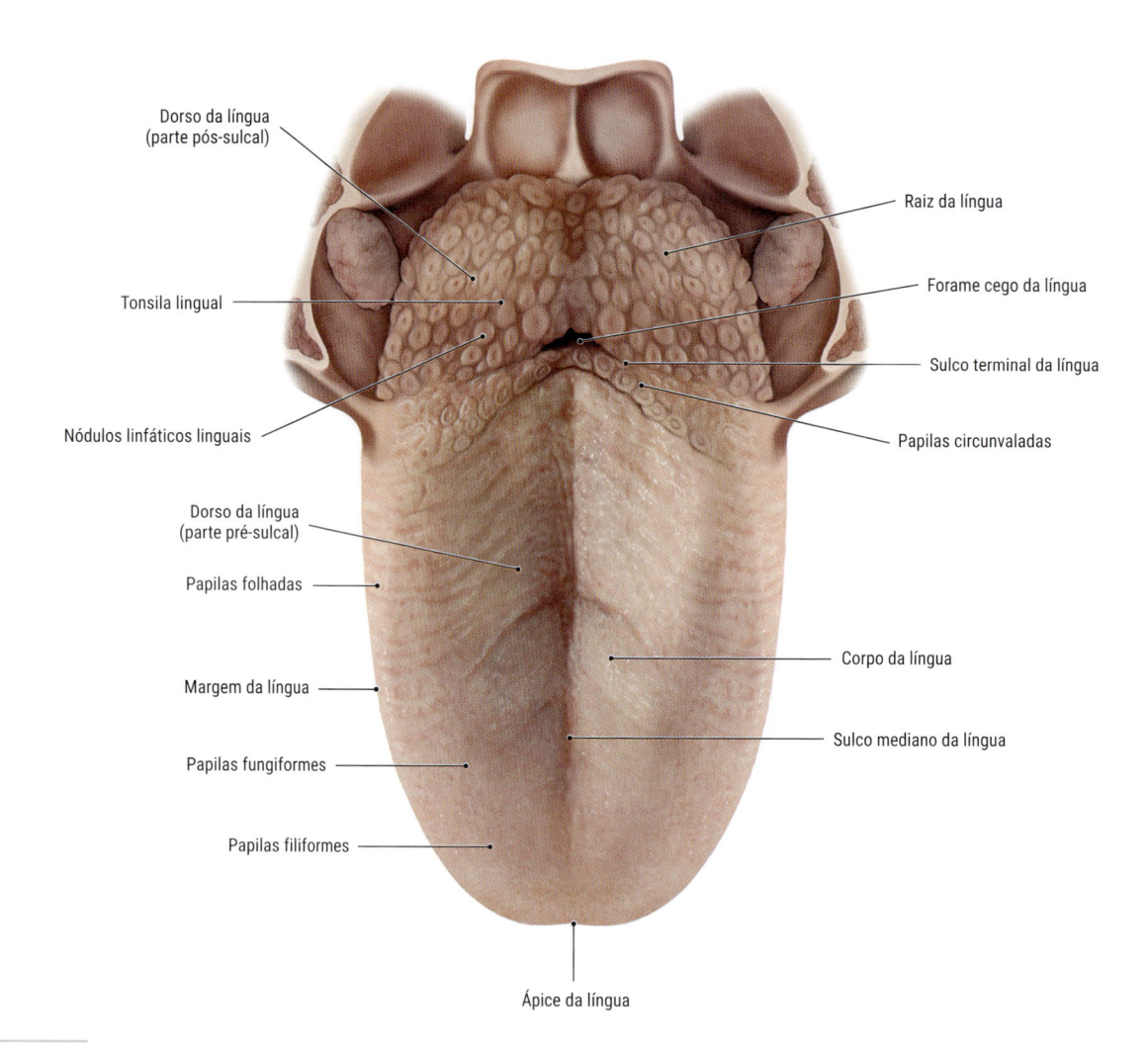

Figura 30-4 Anatomia da língua.

Nota clínica

Língua fissurada. A língua fissurada ou escrotal é uma alteração da superfície da língua, geralmente congênita, caracterizada pela presença de fissuras profundas na superfície da parte anterior do dorso da língua.

30 | Cavidade oral

Nota clínica

Hipertrofia do frênulo da língua.
A hipertrofia do frênulo da língua pode restringir o movimento da língua (anquiloglossia).

M. palatoglosso

M. estiloglosso

M. genioglosso

Nota anatômica

O músculo hioglosso às vezes é dividido em um trato anterior ou músculo condroglosso, que se origina no corpo do hioide, e um trato posterior ou músculo ceratoglosso, que se origina no corno maior do hioide.

M. hioglosso

A Vista lateral dos músculos da língua.

M. tensor do véu palatino

M. levantador do véu palatino

Aponeurose palatina

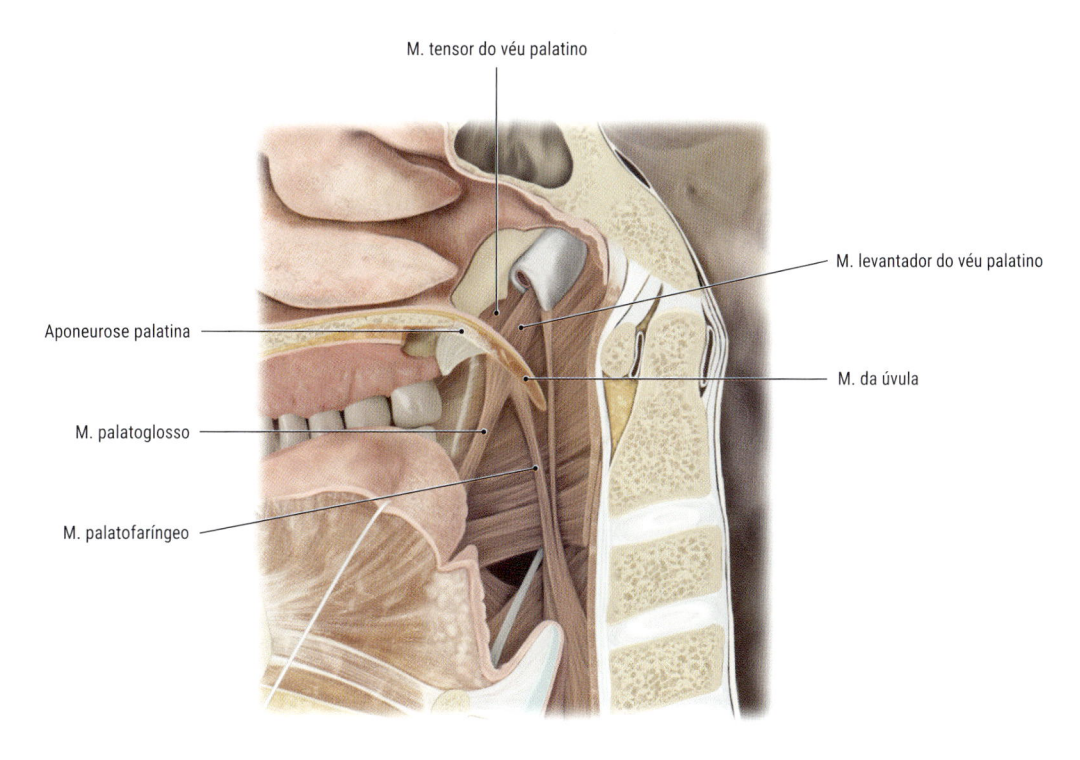

M. da úvula

M. palatoglosso

M. palatofaríngeo

B Vista lateral dos músculos do palato mole e das fauces.

Figura 30-5 Músculos da língua, do palato mole e das fauces.

Vasos sanguíneos da cavidade oral

As artérias da cavidade oral dependem principalmente da artéria carótida externa. Dessa artéria, nascem a artéria lingual (ramo supra-hióideo, ramos dorsais da língua, artéria sublingual e artéria profunda da língua) e a artéria facial (artéria palatina ascendente e ramo tonsilar). Em alguns casos, as artérias lingual e facial podem se originar de um tronco linguofacial. Da artéria maxilar, ramo terminal da artéria carótida externa, nascem as artérias alveolares inferiores (ramos dentais e peridentais), bucal, alveolar superior posterior (ramos dentais e peridentais), alveolares superiores anteriores (ramos dentais e peridentais) e palatina descendente (artéria palatina maior e artérias palatinas menores).

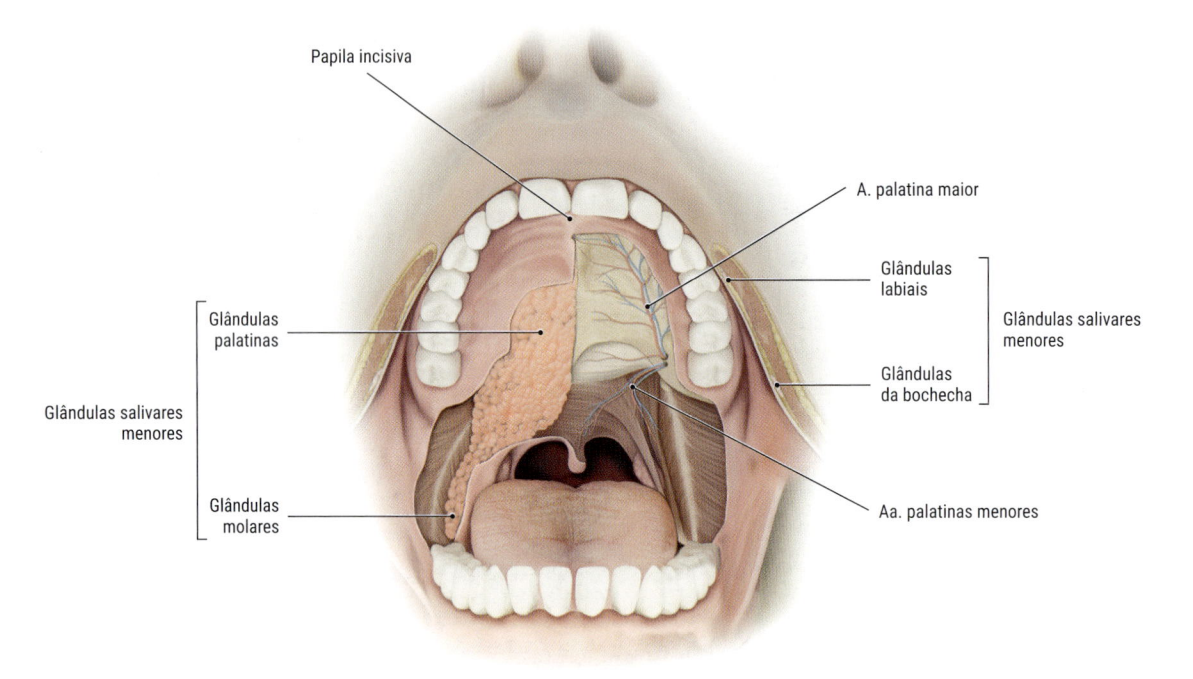

A Vista anterior dos vasos sanguíneos do palato.

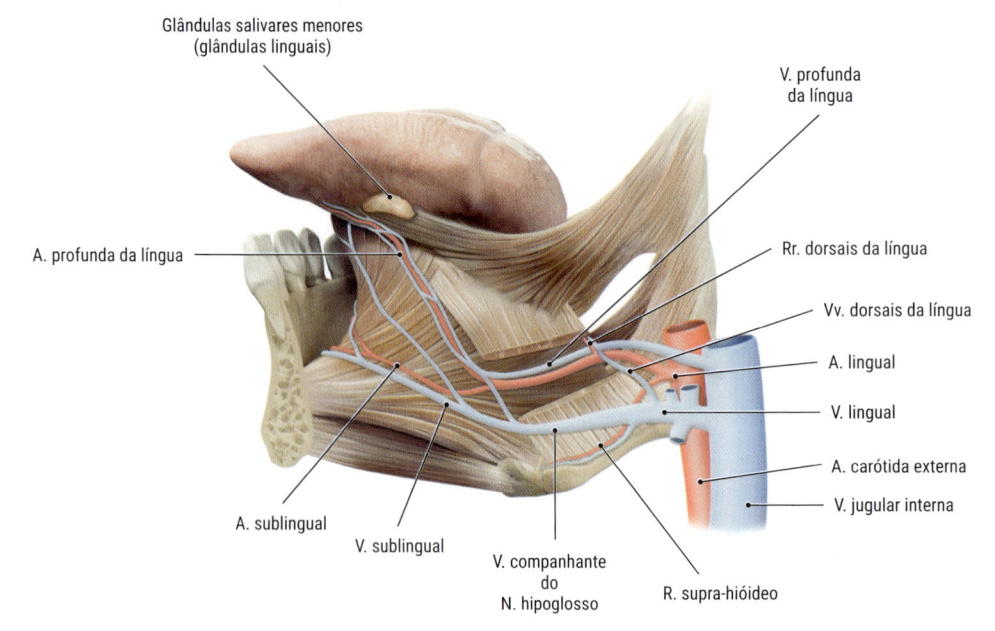

B Vista lateral dos vasos sanguíneos da língua.

Figura 30-6 Artérias e veias da cavidade oral.

Nervos da cavidade oral

Os nervos sensitivos da cavidade oral dependem do nervo maxilar e do nervo mandibular, ramos do nervo trigêmeo, e os músculos da língua são inervados pelo nervo hipoglosso (ramos linguais). Do nervo maxilar, nascem os nervos nasopalatino, palatino maior, palatinos menores (ramos tonsilares), alveolares superiores (ramos alveolares superiores posteriores, ramo alveolar superior médio, ramos alveolares superiores anteriores, plexo dental superior, ramos dentais superiores e ramos gengivais superiores). Do nervo mandibular, nascem os nervos bucal, lingual (ramos para o istmo das fauces, ramos comunicantes com o nervo hipoglosso, corda do tímpano, nervo sublingual e ramos linguais) e alveolar inferior (plexo dental inferior, ramos dentais inferiores e ramos gengivais inferiores).

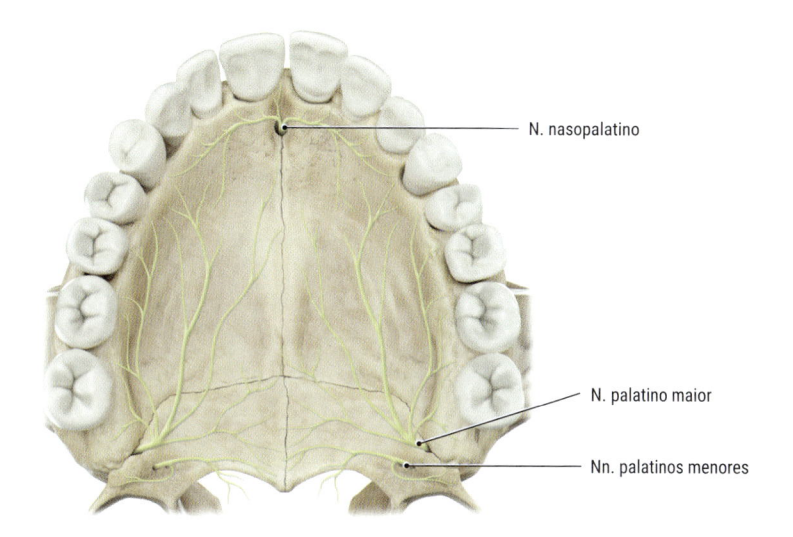

A Vista inferior dos nervos do palato.

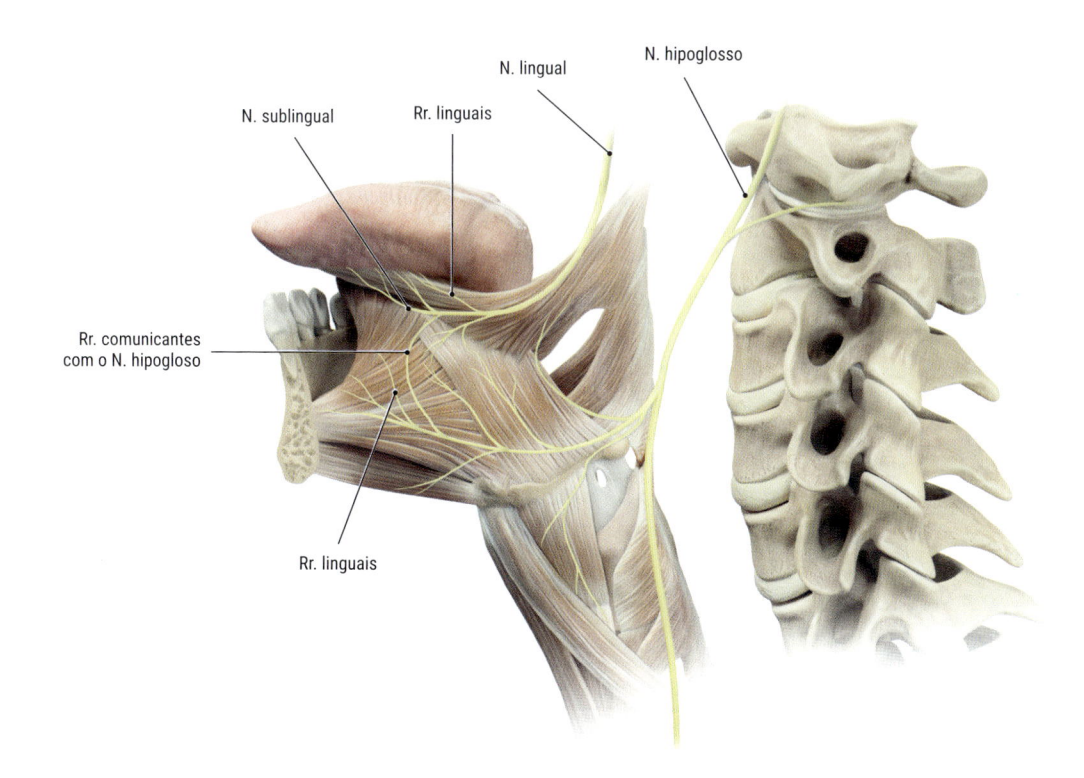

B Vista lateral dos nervos da língua.

Figura 30-7 Nervos da cavidade oral.

Glândulas da boca

As glândulas da boca são representadas pelas glândulas salivares, responsáveis pela produção e secreção da saliva. Essas glândulas são divididas em glândulas salivares menores e glândulas salivares maiores. As glândulas salivares menores estão localizadas profundamente na túnica mucosa da boca e são divididas em glândulas labiais, da bochecha, molares, palatinas e linguais. As glândulas salivares maiores são compostas de três pares de glândulas, chamadas glândulas parótidas, submandibulares e sublinguais.

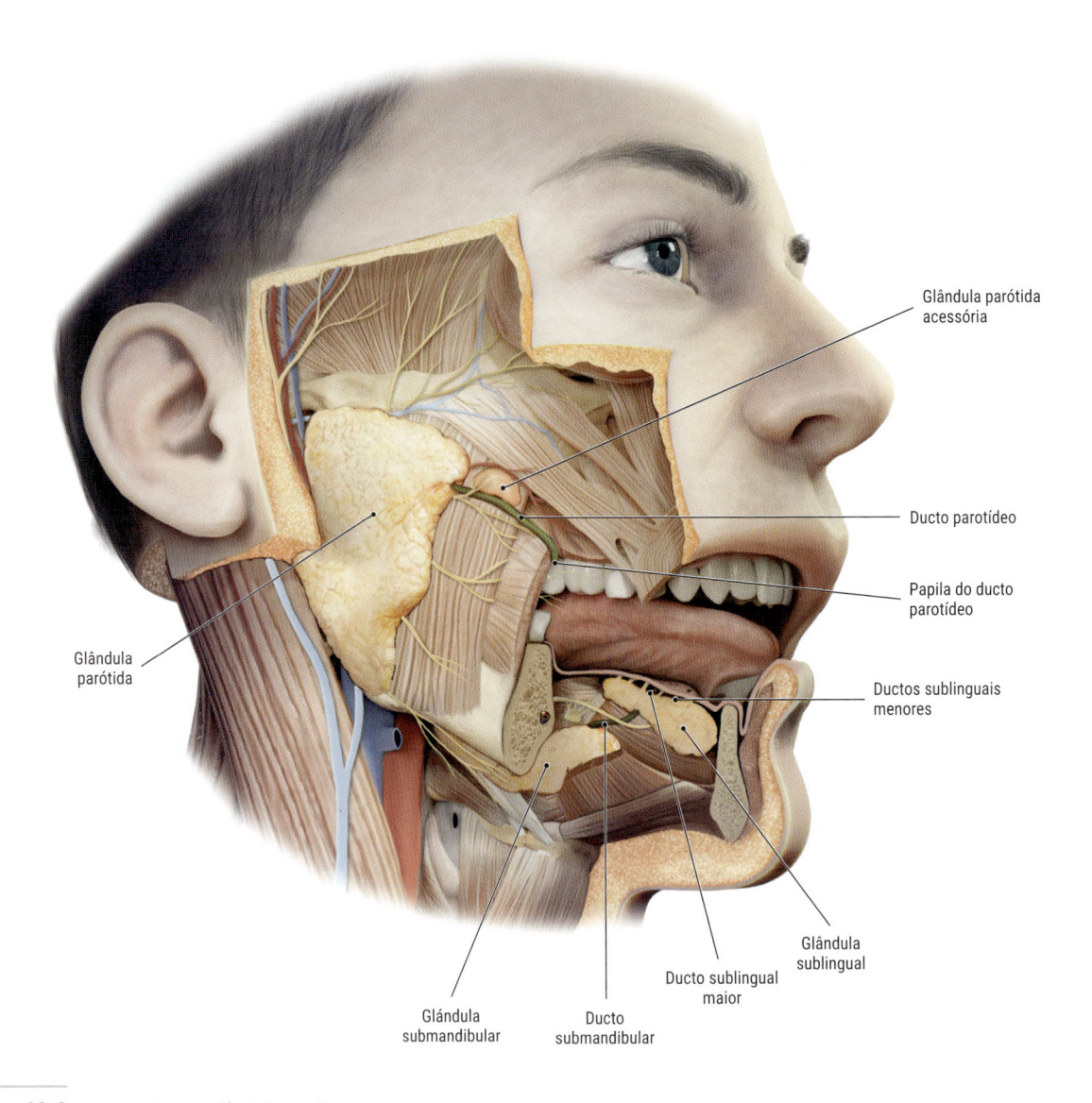

Figura 30-8 Anatomia das glândulas salivares.

> **Nota clínica**
>
> **Litíase salivar.** A litíase salivar é uma alteração que consiste na formação de cálculos nos ductos de drenagem das glândulas salivares maiores, o que pode causar obstrução. As mais comuns são as da glândula submandibular.

Tabela 30-1 Cavidade oral

Órgão	Estrutura	Subestrutura	
Boca	Cavidade oral	Túnica mucosa da boca	

	Vestíbulo da boca	• Rima da boca
		• Lábio superior:
		  – Filtro
		  – Tubérculo
		• Lábio inferior
		• Frênulo do lábio superior
			• Frênulo do lábio inferior
			• Comissura dos lábios
			• Ângulo da boca
			• Bochecha
			• Corpo adiposo da bochecha
			• Papila do ducto parotídeo

	Cavidade própria da boca	• Palato:
		  – Palato duro
		  – Palato mole
		  – Rafe do palato
		  – Pregas palatinas transversas
		  – Papila incisiva
			• Gengiva:
			  – Margem gengival
			  – Papila gengival
			  – Sulco gengival
			• Carúncula sublingual
			• Prega sublingual

Glândulas da boca	Glândulas salivares menores	Glândulas labiais, bucais, molares, palatinas e linguais	

	Glândulas salivares maiores	• Parótida:
		  – Parte superficial
		  – Parte profunda
		  – Glândula parótida acessória
		  – Ducto parotídeo
			• Sublinguais:
			  – Ducto sublingual maior
			  – Ductos sublinguais menores
			• Submandibular:
			  – Ducto submandibular

Fauces	Istmo das fauces		
	Palato mole	• Aponeurose palatina • Úvula palatina • Arco palatoglosso	• Arco palatofaríngeo • Prega triangular • Prega semilunar
	Fossa tonsilar	Fossa supratonsilar	
	Tonsila palatina		
	Mm. do palato mole e das fauces	• M. levantador do véu palatino • M. tensor do véu palatino • M. da úvula	• M. palatoglosso • M. palatofaríngeo

(Continua)

Tabela 30-1 Cavidade oral (cont.)		
Órgão	**Estrutura**	**Subestrutura**
Dentes	• Dentes decíduos • Dentes permanentes • Periodonto • Dentina • Esmalte • Cemento • Arco dental maxilar • Arco dental mandibular • Dente incisivo • Dente canino • Dente pré-molar • Dente molar • Terceiro molar (dente serotino ou do siso)	

	Coroa do dente	• Cúspide do dente
		• Ápice da cúspide
		• Tubérculo do dente
		• Face oclusal
		• Fissura oclusal
		• Fossa oclusal
		• Cúspides bucal, palatal, lingual, mesiobucal, mesiopalatal, mesiolingual, distobucal, distopalatal, distolingual e distal
			• Face vestibular:
			  – Face labial
			  – Face bucal
			• Face lingual
			• Face palatal
			• Face mesial
			• Face distal
			• Cíngulo
			• Crista marginal
			• Margem incisal

	Colo do dente	
	Raiz do dente	Ápice da raiz do dente

	Cavidade pulpar	• Cavidade da coroa
		• Canal da raiz do dente
		• Forame do ápice do dente
			• Polpa do dente:
			  – Polpa coronal
			  – Polpa radicular

Tabela 30-1 Cavidade oral (cont.)

Órgão	Estrutura	Subestrutura	
Língua	• Corpo da língua • Raiz da língua		
	Dorso da língua	• Parte pré-sulcal	• Parte pós-sulcal
	Face inferior da língua	Prega franjada	
	• Margem da língua • Ápice da língua • Túnica mucosa da língua • Frênulo da língua		
	Papilas linguais	Filiformes, fungiformes, circunvaladas e folhadas	
	• Sulco mediano da língua • Sulco terminal da língua • Forame cego da língua		
	Tonsila lingual	Nódulos linfáticos linguais	
	• Septo da língua • Aponeurose da língua		

	Mm. da língua	• M. longitudinal superior
		• M. longitudinal inferior
		• M. transverso da língua
		• M. vertical da língua
		• M. genioglosso
			• M. hioglosso:
			  – M. condroglosso
			  – M. ceratoglosso
			• M. estiloglosso
			• M. palatoglosso

31 ENCÉFALO

Anatomia do encéfalo

O encéfalo é a parte do sistema nervoso central que está alojada na cavidade do crânio. Do ponto de vista embriológico, distinguem-se um rombencéfalo, um mesencéfalo e um prosencéfalo. O rombencéfalo, por sua vez, é subdividido em mielencéfalo (bulbo) e metencéfalo (ponte), e o prosencéfalo é subdividido em diencéfalo e telencéfalo (cérebro). O conjunto formado pelo bulbo, pela ponte e pelo mesencéfalo é chamado de tronco encefálico, localizado inferiormente ao cérebro e anteriormente ao cerebelo.

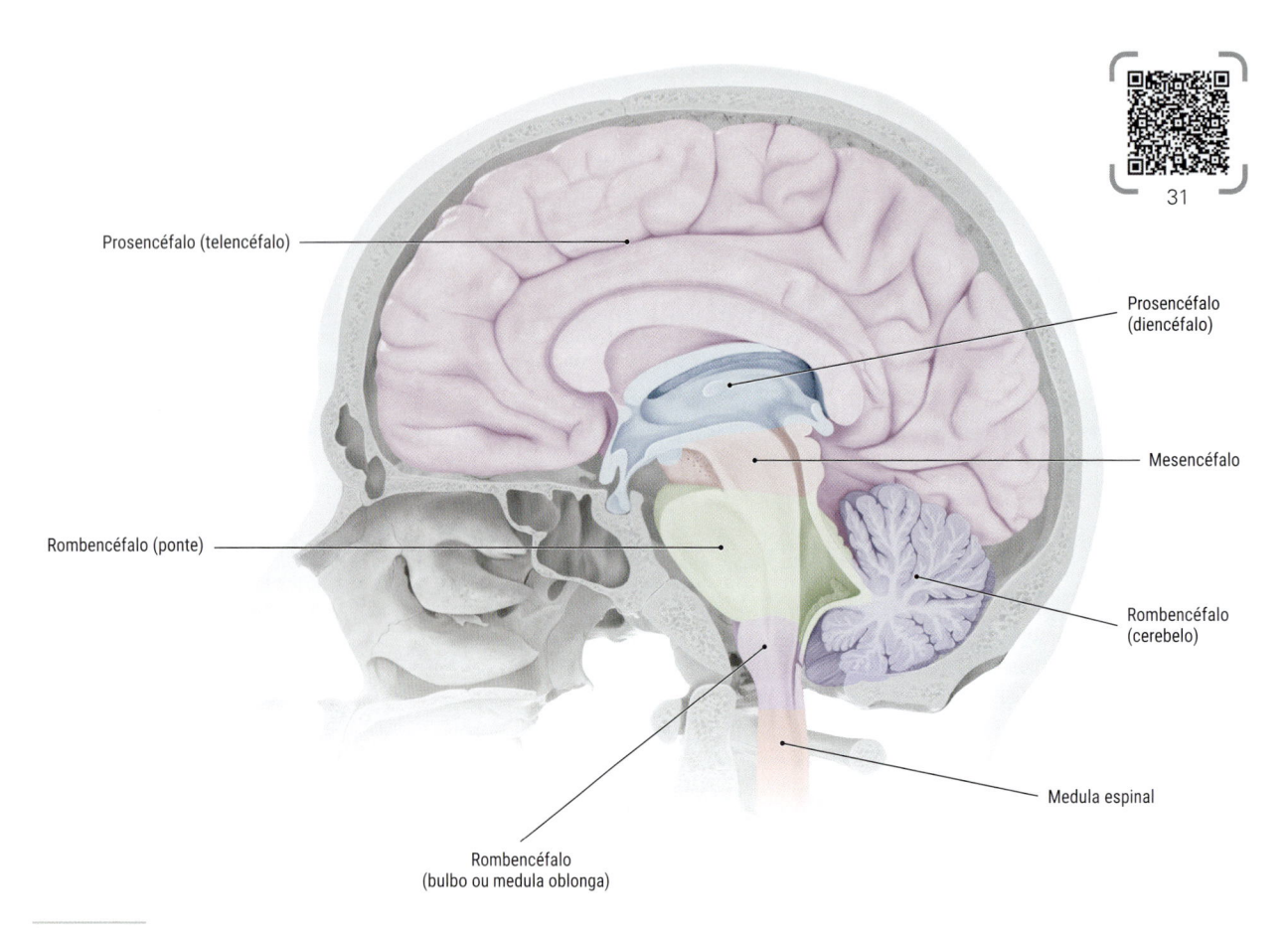

Figura 31-1 Divisões do encéfalo. Corte sagital do encéfalo *in situ*.

Tabela 31-1	Anatomia do encéfalo		
Vesículas primárias	**Vesículas secundárias**	**Estruturas derivadas**	
Rombencéfalo (cérebro posterior)	Metencéfalo	• Ponte	• Cerebelo
	Mielencéfalo	Bulbo ou medula oblonga	
Mesencéfalo		• Pedúnculo cerebral	• Lâmina do teto
Prosencéfalo (cérebro anterior)	Telencéfalo	Hemisférios cerebrais	
	Diencéfalo	• Epitálamo • Tálamo • Subtálamo	• Metatálamo • Hipotálamo

> **Nota anatômica**
>
> A vista superior do encéfalo permite observar as faces superolaterais dos hemisférios cerebrais, nas quais se destacam os sulcos cerebrais que delimitam os lobos e os giros cerebrais. Os hemisférios são separados pela fissura longitudinal do cérebro.

> **Nota anatômica**
>
> Os sulcos interlobares (sulco central, sulco lateral, sulco parietoccipital e incisura pré-occipital) delimitam os lobos cerebrais (lobo frontal, lobo parietal, lobo occipital e lobo temporal). Há também um lobo oculto, chamado lobo insular ou ínsula.

A Vista superior.

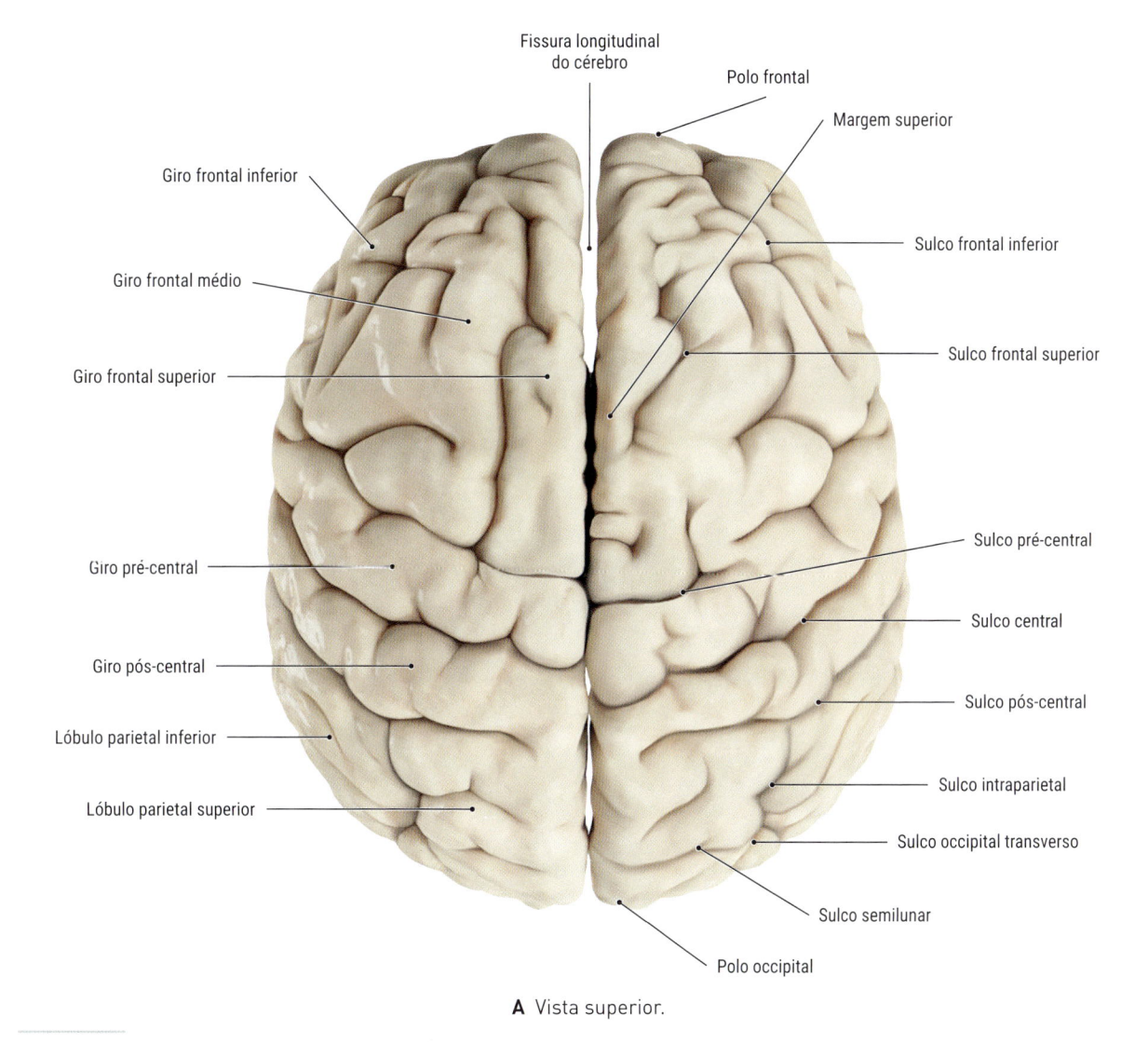

Figura 31-2 Morfologia externa do encéfalo.

> **Nota clínica**
>
> **Lesões do córtex do lobo frontal.** A lesão da área motora primária ou área 4, localizada no giro pré-central, produz uma monoplegia ou hemiplegia contralateral. A lesão da área pré-motora ou área 6, localizada na região posterior dos giros frontal superior e médio, produz apraxia. A lesão da área de Broca ou área da linguagem articulada, localizada nas partes triangular e opercular do giro frontal inferior do hemisfério dominante, produz afasia motora ou afasia de Broca. A lesão do córtex pré-frontal, que inclui as áreas 9, 10 e 11, causa uma desestruturação do comportamento.

> **Nota clínica**
>
> **Lesões do córtex do lobo parietal.** A lesão da área sensitiva primária ou áreas 1, 2 e 3, localizada no giro pós-central, produz hemianestesia contralateral. A lesão das áreas de associação sensitiva ou áreas 5 e 7, localizadas no lóbulo parietal superior, produz agnosia tátil ou impossibilidade de reconhecer objetos pelo toque. A lesão do córtex parietal inferior ou áreas 40 e 39, localizadas no lóbulo parietal inferior, produz alterações como alexia (perda da capacidade de leitura), acalculia (perda da capacidade de cálculo) ou heminegligência.

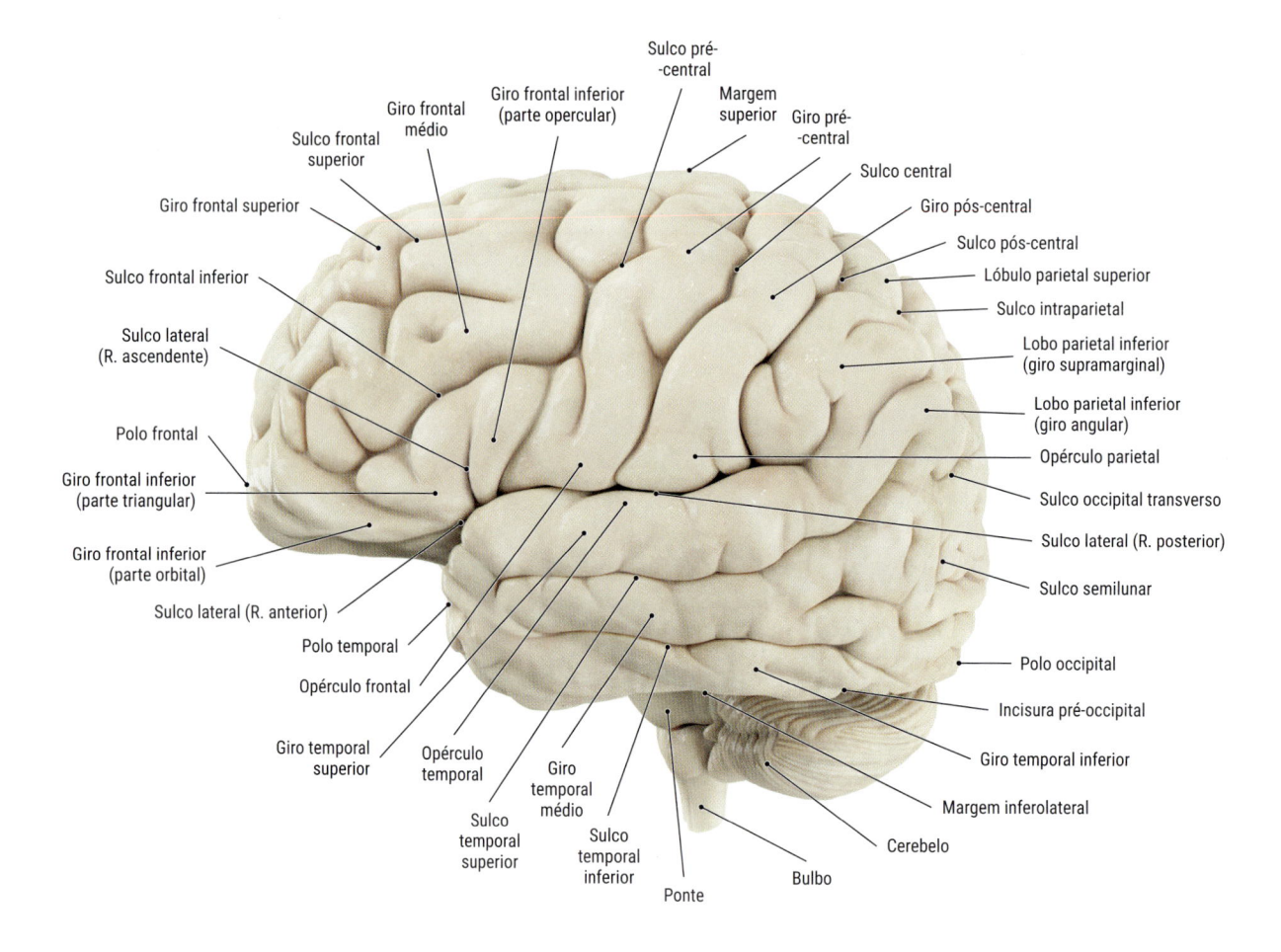

B Vista lateral esquerda do encéfalo.

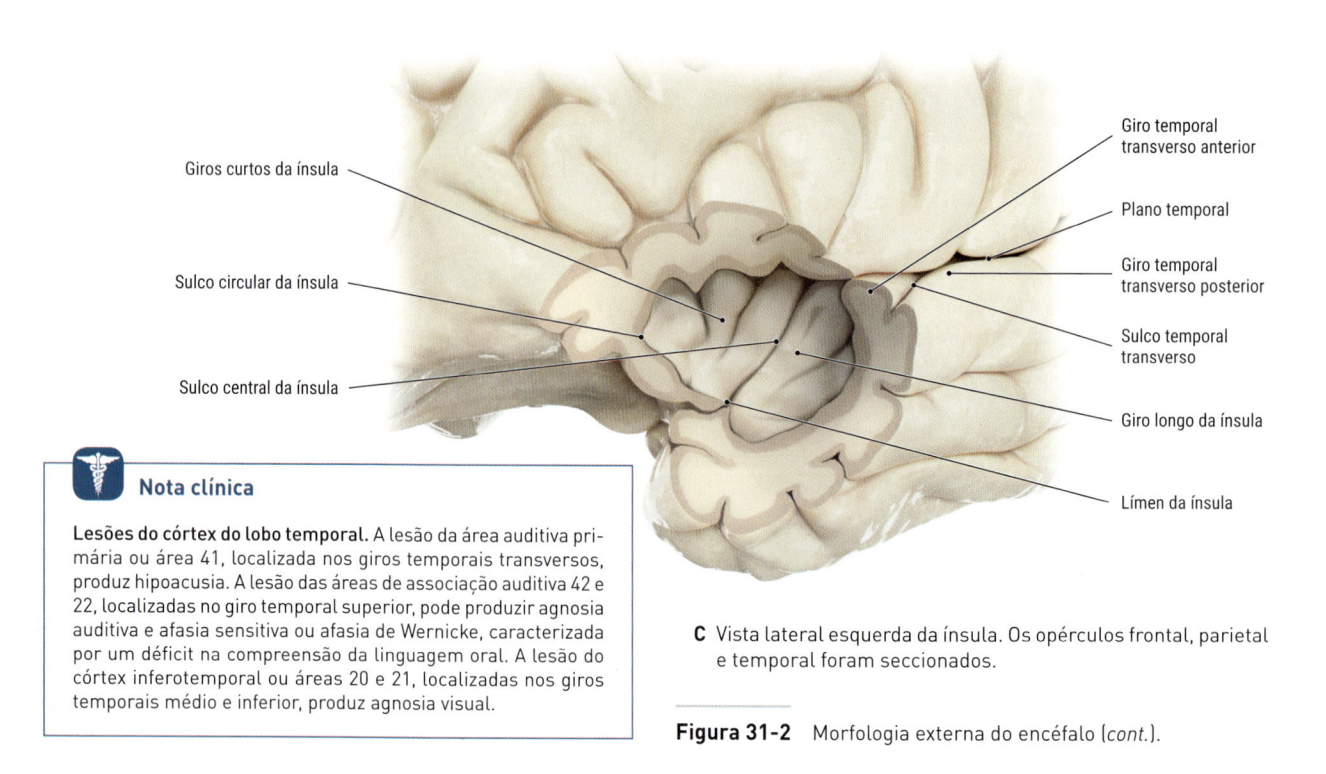

Nota clínica

Lesões do córtex do lobo temporal. A lesão da área auditiva primária ou área 41, localizada nos giros temporais transversos, produz hipoacusia. A lesão das áreas de associação auditiva 42 e 22, localizadas no giro temporal superior, pode produzir agnosia auditiva e afasia sensitiva ou afasia de Wernicke, caracterizada por um déficit na compreensão da linguagem oral. A lesão do córtex inferotemporal ou áreas 20 e 21, localizadas nos giros temporais médio e inferior, produz agnosia visual.

C Vista lateral esquerda da ínsula. Os opérculos frontal, parietal e temporal foram seccionados.

Figura 31-2 Morfologia externa do encéfalo (*cont.*).

31 | Encéfalo

Nota clínica

Lesões do córtex do lobo frontal.
Lesões que afetam a área pré-motora suplementar (ou área 6) localizada na região posterior do giro frontal medial, produzem mutismo acinético, caracterizado pela impossibilidade de iniciar qualquer movimento.

D Corte sagital do encéfalo.

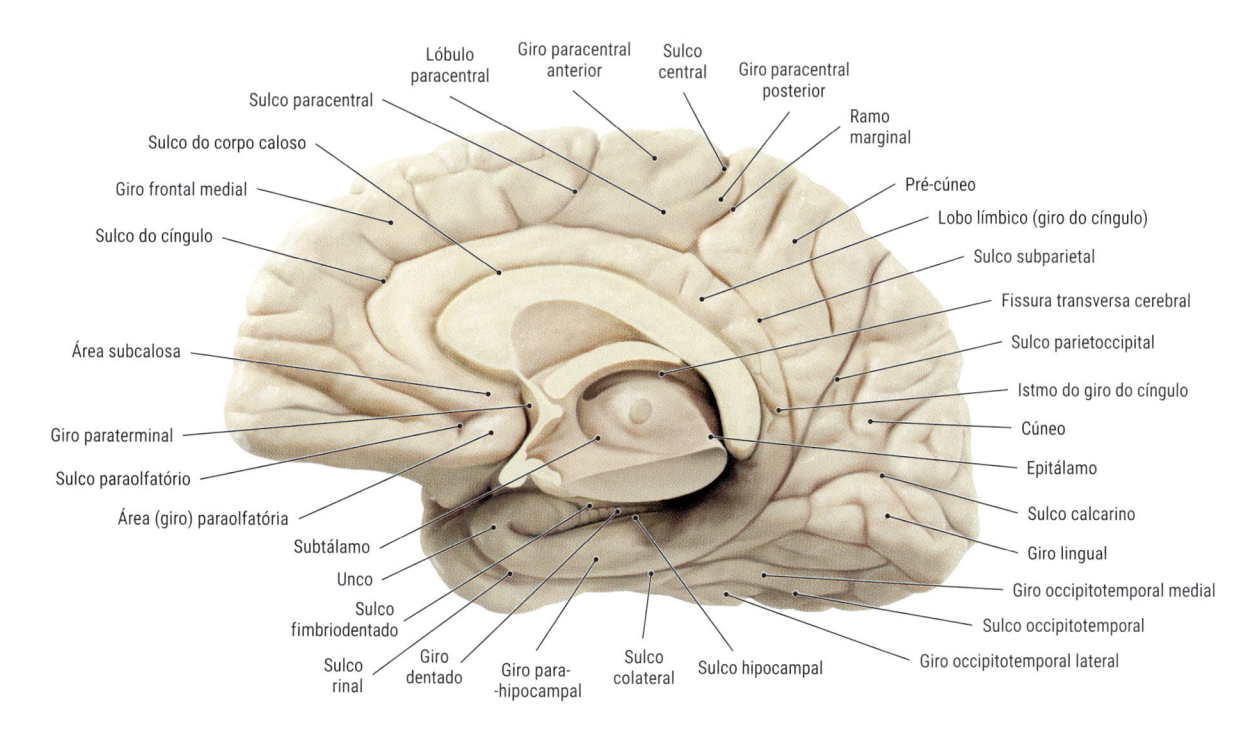

E Vista das faces medial e inferior do hemisfério cerebral direito.

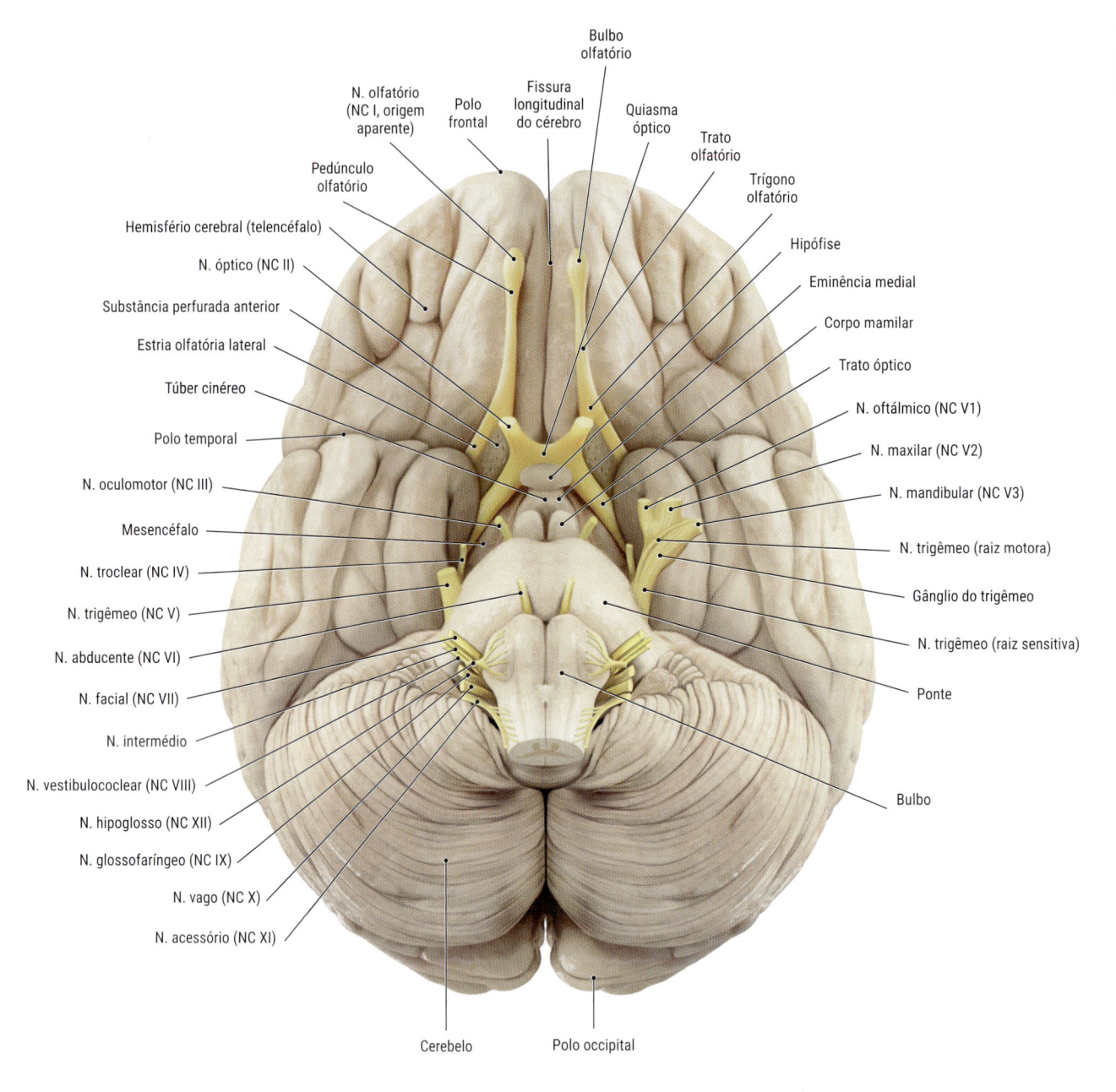

F Vista inferior do encéfalo.

Figura 31-2 Morfologia externa do encéfalo (cont.).

> **Nota anatômica**
>
> **Origem aparente dos nervos cranianos.** Em uma vista inferior do encéfalo, as origens aparentes dos nervos cranianos podem ser identificadas, com exceção da origem aparente do nervo troclear (NC IV). Essas origens aparentes correspondem à região anatômica em que o nervo craniano sai ou entra no encéfalo e são o bulbo olfatório para o nervo olfatório (NC I), o quiasma óptico para o nervo óptico (NC II), a fossa interpeduncular do mesencéfalo para o nervo oculomotor (NC III), a região inferior aos colículos inferiores (tubérculos quadrigeminais) para o nervo troclear (NC IV), a região lateral da ponte para o nervo trigêmeo (NC V), o sulco bulbopontino para o nervo abducente (NC VI), o ângulo pontocerebelar para o nervos facial e vestibulococlear (NC VII e NC VIII), o sulco posterolateral do bulbo para os nervos glossofaríngeo, vago e acessório (NC IX, NC X e NC XI) e o sulco pré-olivar para o nervo hipoglosso (NC XII).

G Vista inferior do prosencéfalo com o mesencéfalo seccionado.

⚕ Nota clínica

Lesões do córtex do lobo occipital. A lesão da área visual primária ou área 17, localizada no sulco calcarino e no polo occipital, produz uma hemianopsia homônima, com perda da visão do hemicampo visual oposto ao hemisfério lesado. A lesão das áreas de associação visual ou áreas 18 e 19, localizadas no cúneo e no giro lingual, pode causar agnosia visual ou incapacidade de reconhecimento visual. Lesões do cúneo podem causar acinetopsia ou incapacidade de perceber o movimento, e lesões no giro lingual podem resultar em acromatopsia ou incapacidade de perceber cores.

Morfologia interna do prosencéfalo

A morfologia interna do prosencéfalo permite identificar o diencéfalo e o telencéfalo ou cérebro. O telencéfalo é formado pelos hemisférios cerebrais, que têm uma camada de substância cinzenta periférica (córtex cerebral) e núcleos profundos de substância cinzenta, incluindo o corpo amigdaloide, o claustro, o núcleo caudado e o núcleo lentiforme (putame e globo pálido). O diencéfalo é composto de um grande número de núcleos que se encontram no epitálamo, tálamo, subtálamo, metatálamo e hipotálamo. Entre o córtex cerebral e os núcleos, está localizada a substância branca, que também se encontra entre os diferentes núcleos. Na região central do prosencéfalo, são identificados os ventrículos laterais e o terceiro ventrículo.

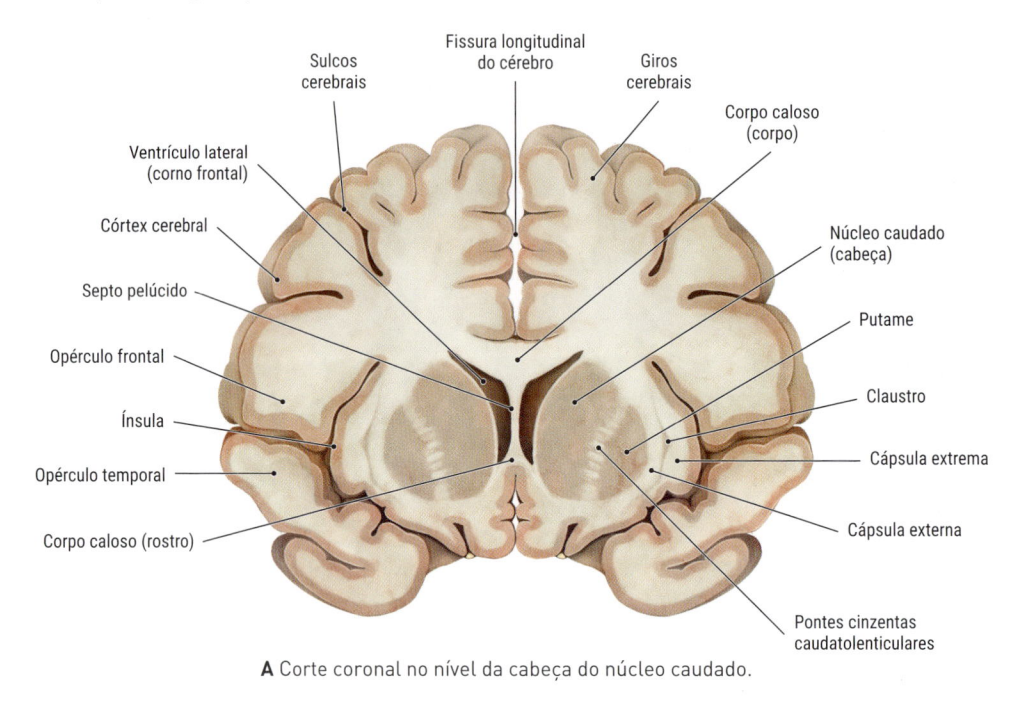

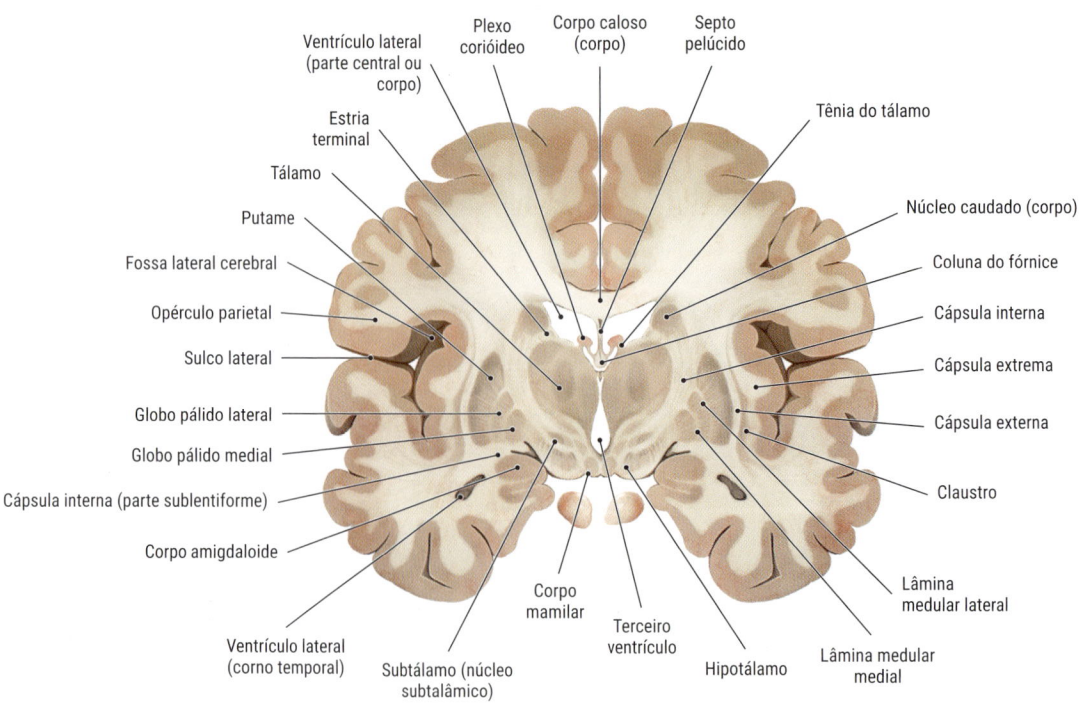

A Corte coronal no nível da cabeça do núcleo caudado.

B Corte coronal no nível dos corpos mamilares.

Figura 31-3 Cortes do prosencéfalo em diferentes níveis.

31 | Encéfalo   445

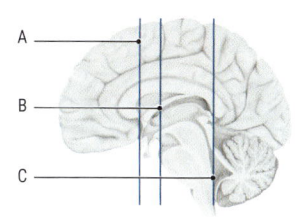

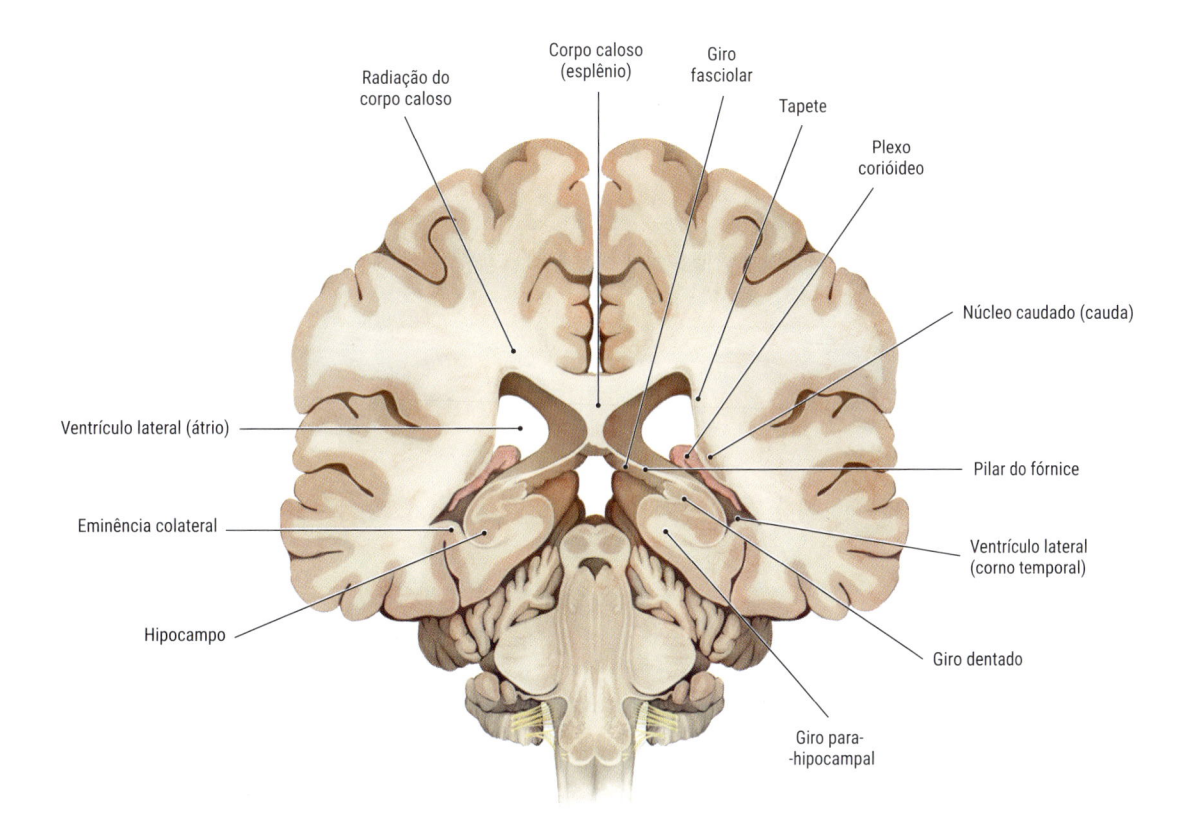

C Corte coronal no nível do esplênio do corpo caloso.

> **Nota clínica**
>
> **Lesão do núcleo subtalâmico.** Essa lesão causa uma síndrome hipercinética, chamada hemibalismo, caracterizada por movimentos rápidos e involuntários que afetam principalmente um membro superior.

> **Nota anatômica**
>
> Os núcleos do prosencéfalo são separados uns dos outros por faixas de substância branca, chamadas cápsulas. O tálamo e o núcleo lentiforme são separados pela cápsula interna. O núcleo lentifome e o claustro são separados pela cápsula externa. O claustro e a ínsula são separados pela cápsula extrema.

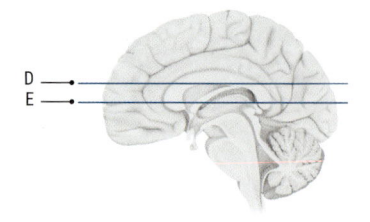

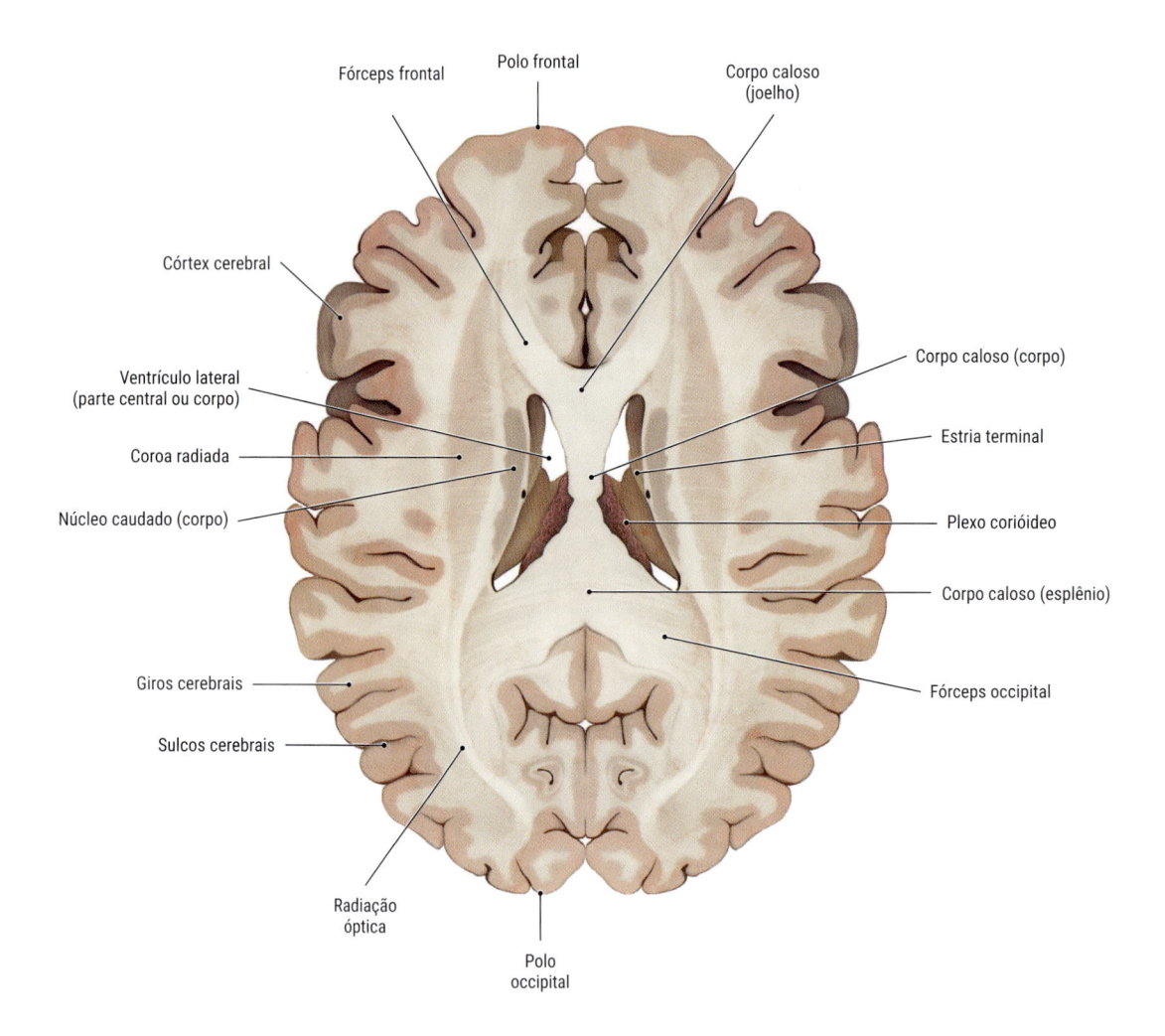

D Corte axial no nível do corpo caloso.

Figura 31-3 Cortes do prosencéfalo em diferentes níveis (*cont.*).

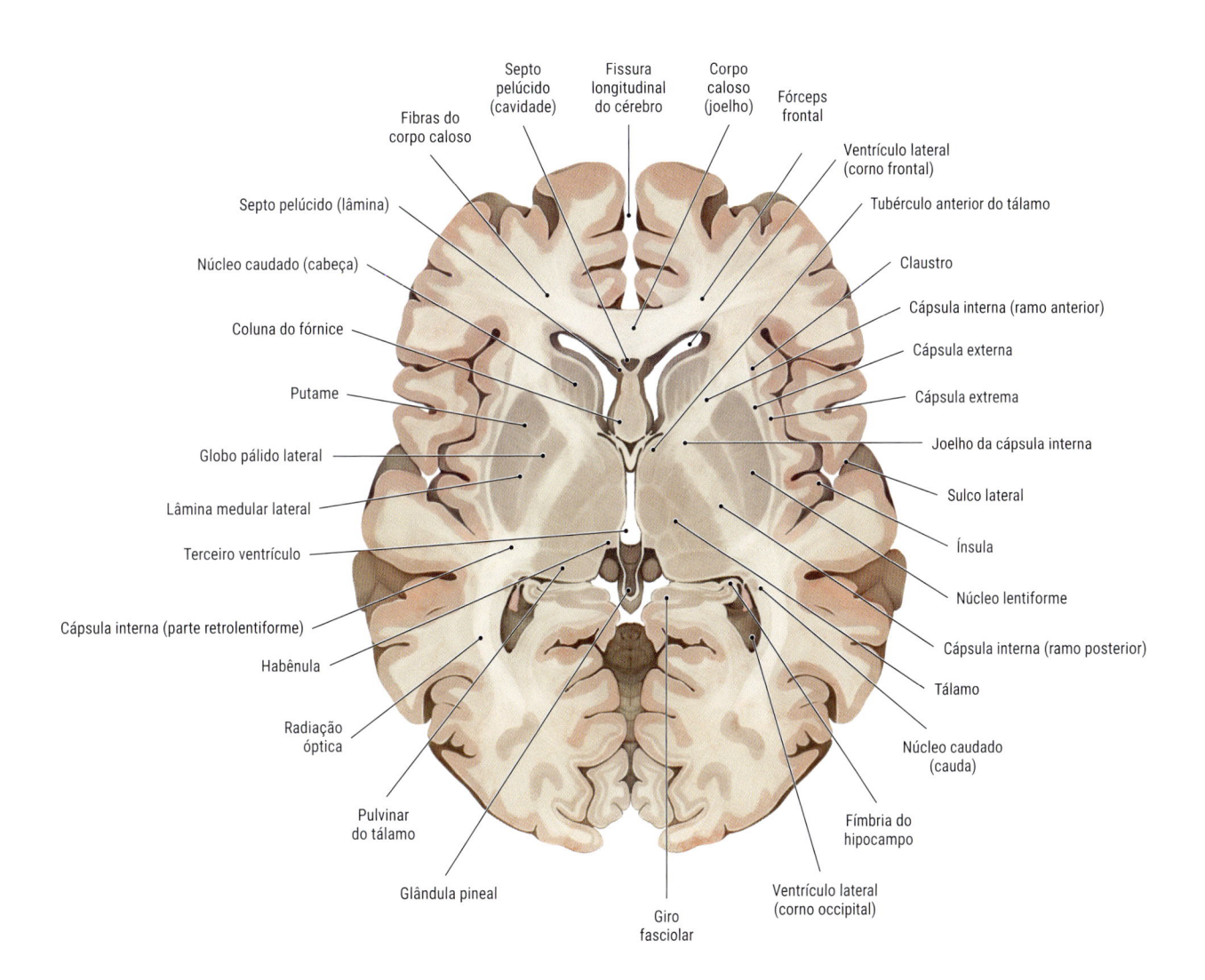

E Corte axial no nível do tálamo.

Tabela 31-2 Morfologia externa do cérebro

Face superolateral do hemisfério cerebral	Sulco central	
	Sulco lateral	• R. anterior • R. ascendente • R. posterior
	Sulco parietoccipital	
	Incisura pré-occipital	

	Lobo frontal	• Polo frontal
		• Opérculo frontal
		• Sulco:
		  – Pré-central
		  – Frontal superior
		  – Frontal inferior
		• Giro:
		  – Pré-central
		  – Frontal superior
		  – Frontal médio
		  – Frontal inferior:
		    ▪ Parte orbital
		    ▪ Parte triangular
		    ▪ Parte opercular

	Lobo parietal	• Opérculo parietal
		• Sulco pós-central
		• Sulco intraparietal
		• Giro pós-central
		• Lóbulo parietal superior
		• Lóbulo parietal inferior:
		  – Giro supramarginal
		  – Giro angular

	Lobo occipital	• Polo occipital • Sulco semilunar • Sulco occipital transverso

	Lobo temporal	• Polo temporal
		• Opérculo temporal
		• Plano temporal
		• Sulco temporal transverso
		• Giros temporais transversos:
		  – Giro temporal transverso anterior
		  – Giro temporal transverso posterior
		• Sulco temporal superior
		• Sulco temporal inferior
		• Giro temporal superior
		• Giro temporal médio
		• Giro temporal inferior

	Lóbulo insular	• Límen da ínsula
		• Sulco circular da ínsula
		• Sulco central da ínsula
		• Giros da ínsula:
		  – Giro longo da ínsula
		  – Giros curtos da ínsula

Tabela 31-2 Morfologia externa do cérebro (cont.)

Faces medial e inferior do hemisfério cerebral	Sulco do corpo caloso	
	Sulco do cíngulo	R. marginal
	Sulco subparietal	
	Sulco parietoccipital	
	Sulco colateral	
	Sulco central	

	Lobo frontal	• Giro frontal medial
		• Sulco paracentral
		• Lóbulo paracentral:
		  – Giro paracentral anterior
		• Área subcalosa:
		  – Giro paraterminal
		• Área paraolfatória:
		  – Sulcos paraolfatórios
		  – Giros paraolfatórios
		• Sulcos orbitais
		• Sulco olfatório
		• Giros orbitais
		• Giro reto

	Lobo parietal	• Lóbulo paracentral: – Giro paracentral posterior • Pré-cúneo
	Lobo occipital	• Sulco calcarino • Cúneo • Giro lingual • Sulco occipitotemporal • Giro occipitotemporal medial • Giro occipitotemporal lateral
	Lobo temporal	• Sulco occipitotemporal • Giro occipitotemporal medial • Giro occipitotemporal lateral
	Lobo límbico	• Giro do cíngulo • Istmo do giro do cíngulo • Giro fasciolar • Giro para-hipocampal • Unco • Sulco rinal • Sulco hipocampal • Giro dentado • Sulco fimbriodentado • Fímbria do hipocampo
	Corpo caloso	• Rostro • Joelho • Corpo • Esplênio
	Lâmina terminal	
	Comissura anterior	
	Fórnice	• Coluna • Corpo • Pilar
	Septo pelúcido	• Cavidade • Lâmina

(Continua)

Tabela 31-2 Morfologia externa do cérebro (cont.)

Telencéfalo basilar	Corpo amigdaloide	
	Claustro	
	Bulbo olfatório	
	Pedúnculo olfatório	
	Trato olfatório	
	Trígono olfatório	
	Estrias olfatórias	• Estria olfatória medial • Estria olfatória lateral
	Substância perfurada anterior	
Núcleos da base e estruturas pertinentes	Núcleo caudado	• Cabeça • Corpo • Cauda
	Núcleo lentiforme	• Putame • Lâmina medular lateral • Globo pálido lateral • Lâmina medular medial • Globo pálido medial
	Cápsula extrema	
	Cápsula externa	
	Cápsula interna	• Pontes cinzentas caudatolenticulares • Ramo anterior • Joelho da cápsula interna • Ramo posterior • Parte retrolentiforme • Parte sublentiforme

Fibras de associação telencefálicas e coroa radiada

A substância branca é composta de fibras nervosas que, de acordo com suas conexões, podem ser divididas em fibras de associação, fibras comissurais e fibras de projeção. As fibras de associação telencefálicas conectam diferentes regiões do mesmo hemisfério e podem ser fibras de associação curtas (fibras arqueadas), que conectam giros adjacentes, e fibras de associação longas, que formam fascículos macroscópicos (cíngulo, fascículo longitudinal superior, fascículo longitudinal inferior, fascículo uncinado, fascículo occipitofrontal superior, fascículo occipital inferior, fascículos occipitais verticais e fascículos occipitais transversos). As fibras comissurais do telencéfalo conectam os dois hemisférios cerebrais (fibras do corpo caloso, comissura do hipocampo e comissura anterior). As fibras de projeção conectam o córtex cerebral aos núcleos do diencéfalo, do tronco encefálico e da medula espinal e ao cerebelo. Grande parte dessas fibras forma a chamada coroa radiada, que continua com as fibras da cápsula interna.

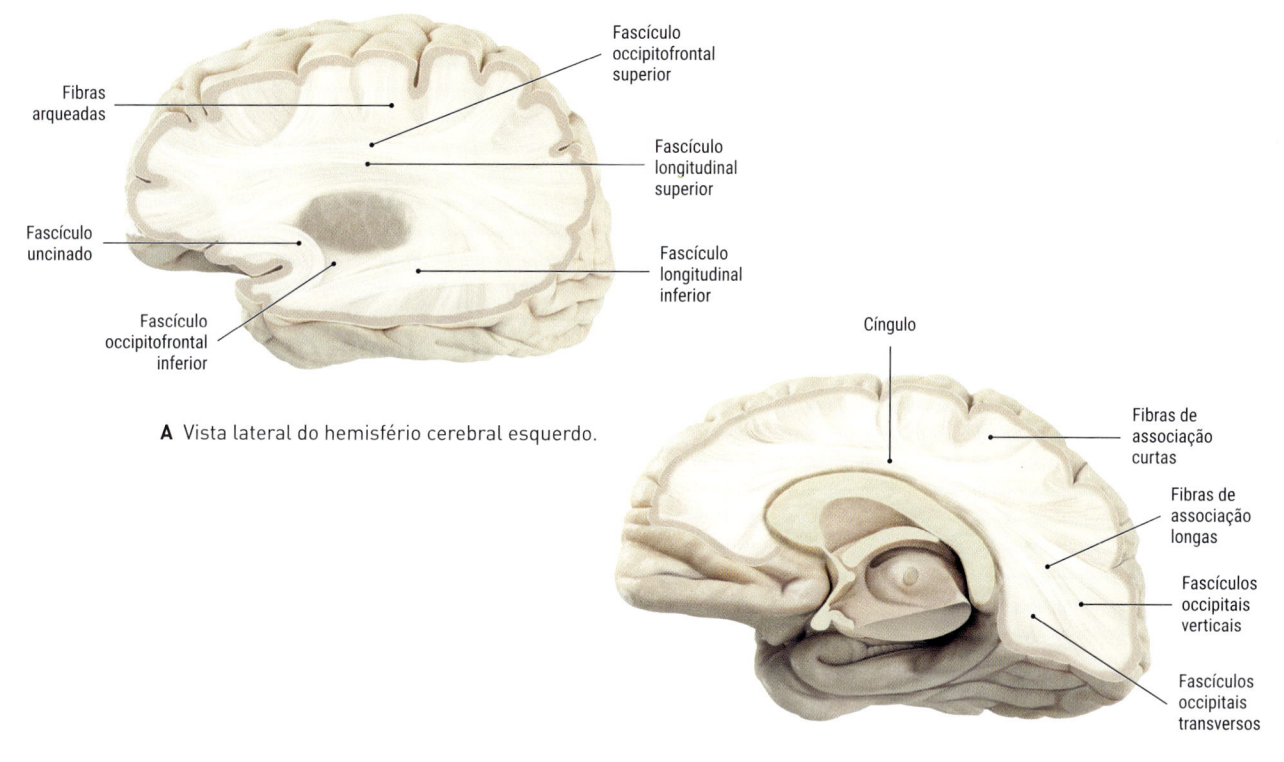

A Vista lateral do hemisfério cerebral esquerdo.

B Vista medial do hemisfério cerebral direito.

Figura 31-4 Anatomia das fibras de associação do telencéfalo.

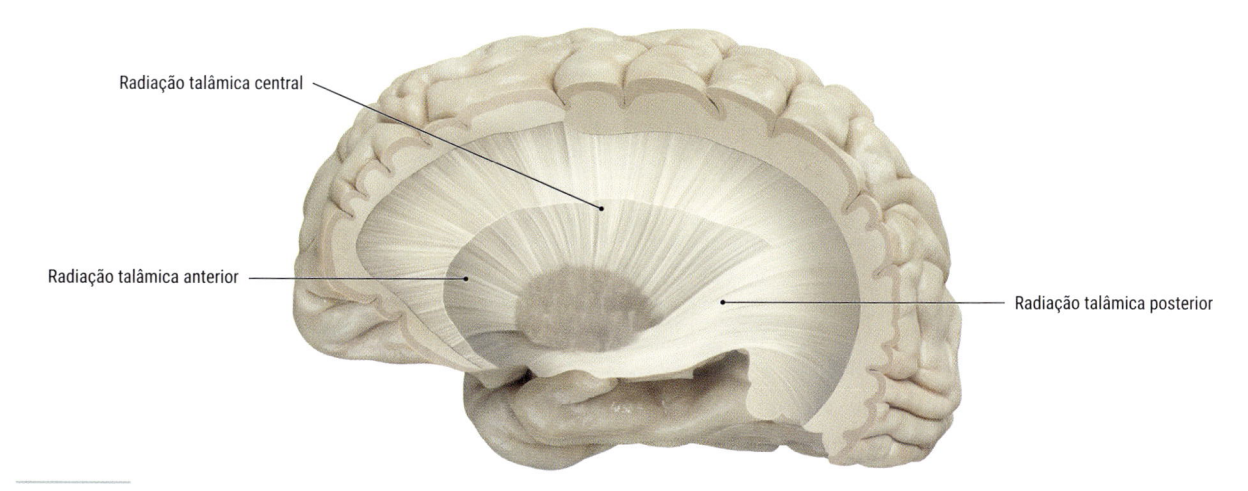

Figura 31-5 Anatomia da coroa radiada. Vista lateral do hemisfério cerebral esquerdo, onde os fascículos formados pelas fibras de associação longas foram removidos.

Núcleos da base

Os núcleos da base (antigamente gânglios da base) são um grupo de núcleos localizados no telencéfalo e que participam, entre outras funções, do controle do movimento. Os núcleos que fazem parte dos núcleos basais diferem entre os diferentes autores, mas costuma-se considerar os núcleos da base como o núcleo caudado, o putame e o globo pálido, bem como outros núcleos localizados fora do telencéfalo, como o núcleo subtalâmico e a substância negra. O núcleo caudado, o putame e o globo pálido formam o chamado corpo estriado, dividido em estriado (núcleo caudado e putame) e pálido (globo pálido). O putame e o globo pálido, por sua vez, formam o núcleo lentiforme, e o globo pálido é dividido em um globo pálido lateral e um globo pálido medial.

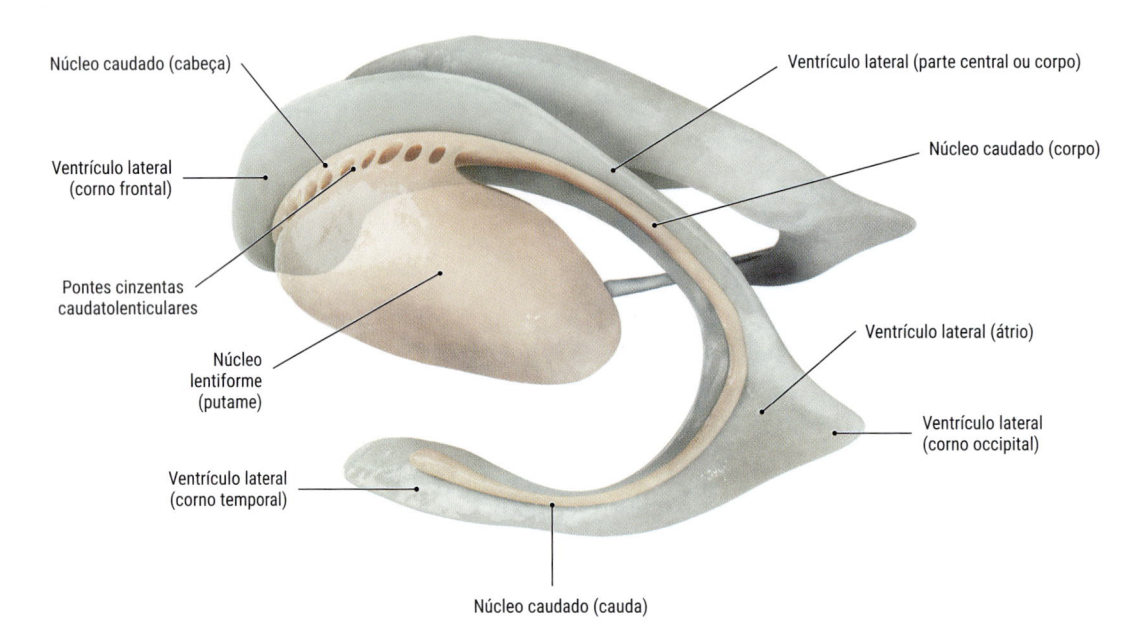

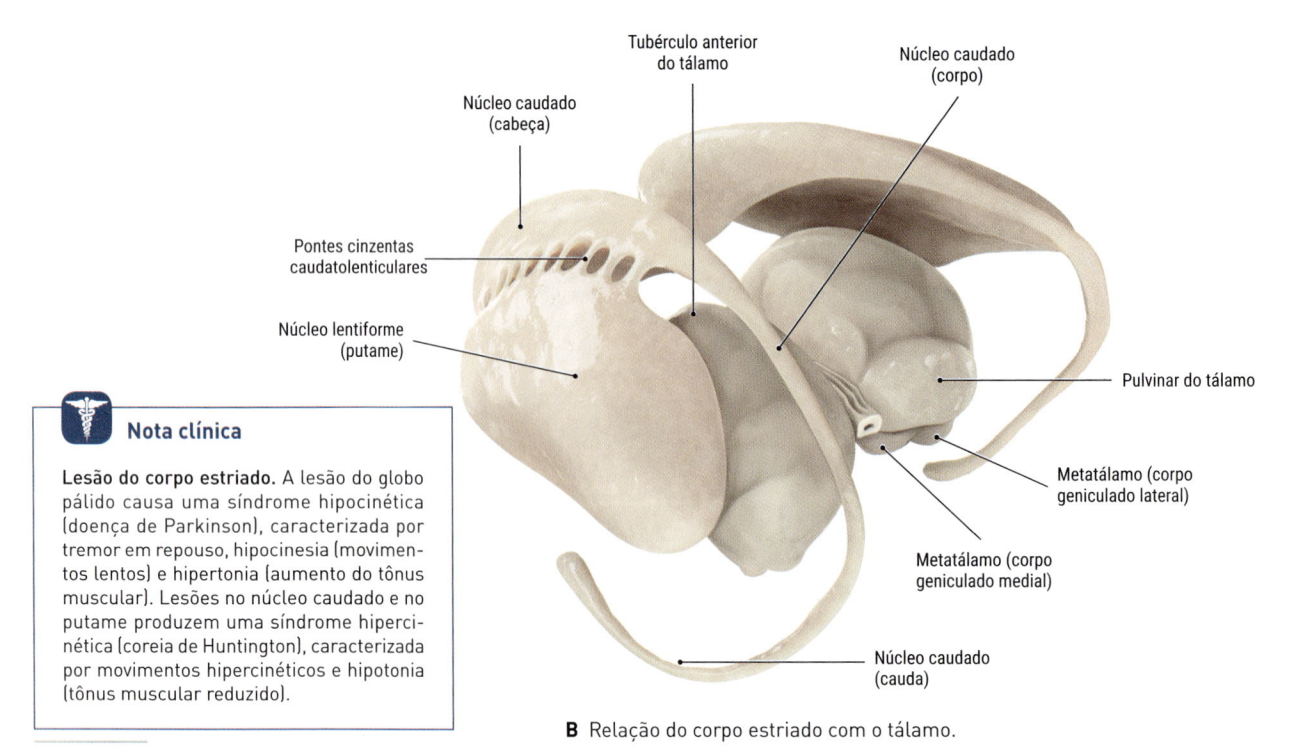

> **Nota clínica**
>
> **Lesão do corpo estriado.** A lesão do globo pálido causa uma síndrome hipocinética (doença de Parkinson), caracterizada por tremor em repouso, hipocinesia (movimentos lentos) e hipertonia (aumento do tônus muscular). Lesões no núcleo caudado e no putame produzem uma síndrome hipercinética (coreia de Huntington), caracterizada por movimentos hipercinéticos e hipotonia (tônus muscular reduzido).

Figura 31-6 Anatomia dos núcleos da base.

A Relação do corpo estriado com o ventrículo lateral.

B Relação do corpo estriado com o tálamo.

Tálamo

O tálamo é um núcleo do diencéfalo localizado entre o terceiro ventrículo e o núcleo lentiforme, do qual é separado pela cápsula interna. A lâmina medular medial divide o tálamo em uma região anterior (núcleos anteriores do tálamo), uma região medial (núcleos mediais do tálamo) e uma região lateral (núcleos dorsais do tálamo e núcleos ventrais do tálamo). Dentro da lâmina medular medial, estão localizados os núcleos intralaminares do tálamo. Lateralmente ao tálamo, identifica-se a lâmina medular lateral, que é separada da cápsula interna pelo núcleo reticular do tálamo. O corpo geniculado lateral e o corpo geniculado medial, ambos pertencentes ao metatálamo, também podem ser considerados núcleos do tálamo.

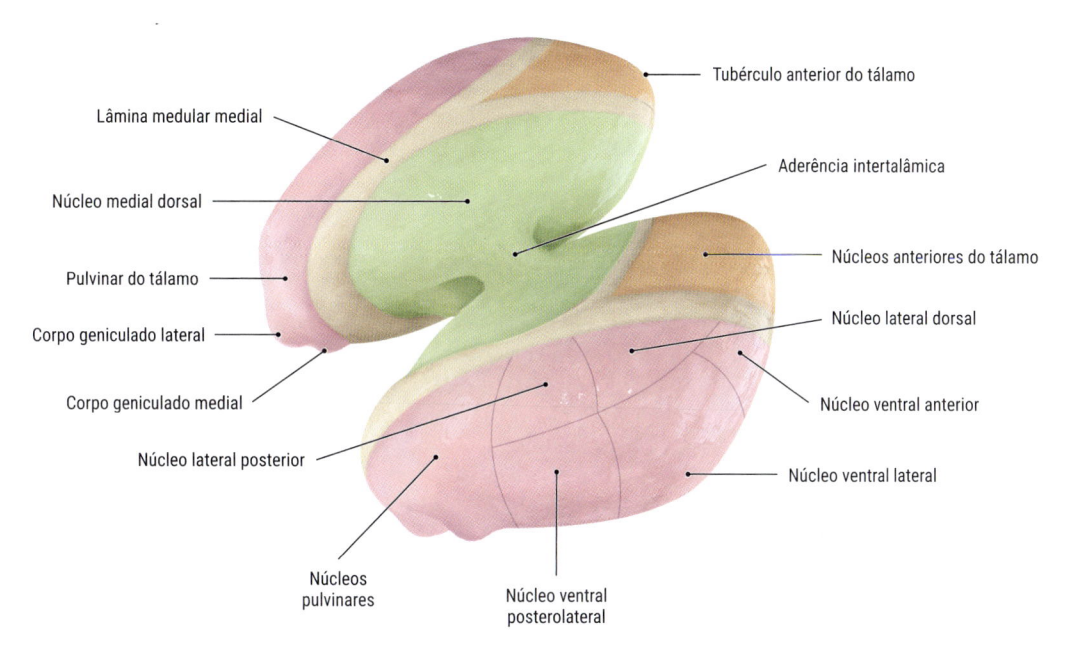

A Vista dorsolateral do tálamo.

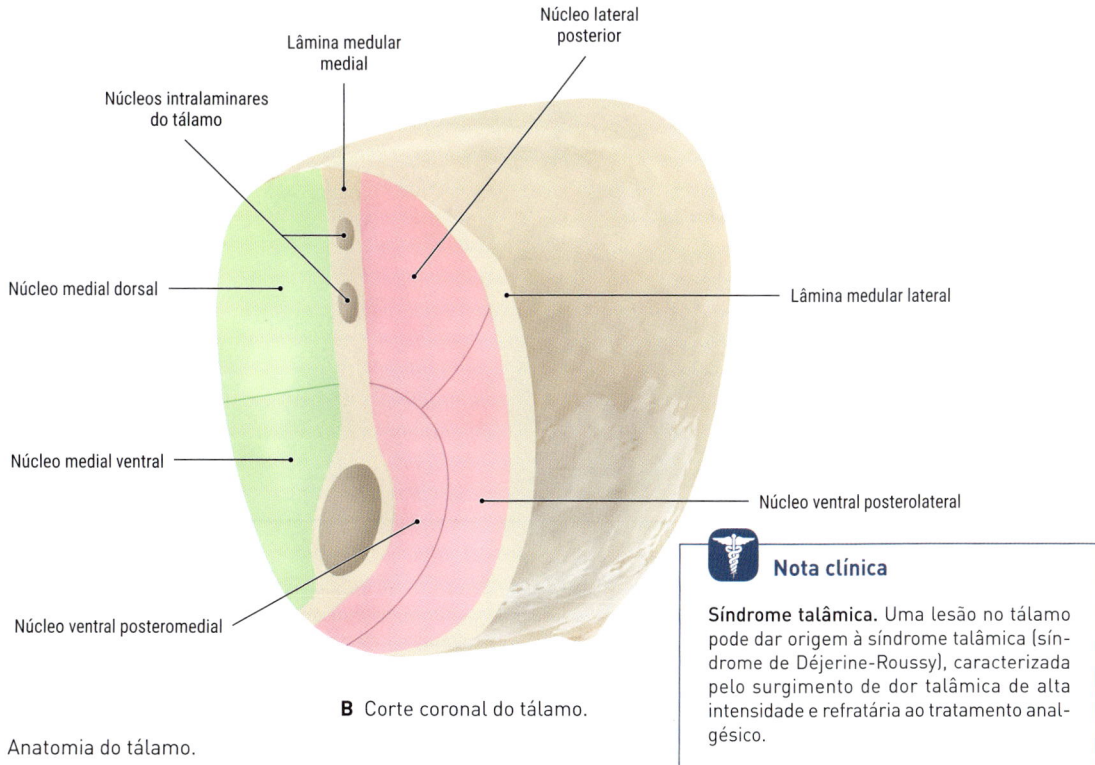

B Corte coronal do tálamo.

Figura 31-7 Anatomia do tálamo.

> **Nota clínica**
>
> **Síndrome talâmica.** Uma lesão no tálamo pode dar origem à síndrome talâmica (síndrome de Déjerine-Roussy), caracterizada pelo surgimento de dor talâmica de alta intensidade e refratária ao tratamento analgésico.

Hipotálamo

O hipotálamo é uma região do diencéfalo formada por um conjunto de núcleos localizados entre a lâmina terminal e os corpos mamilares, formando parte das paredes laterais e do assoalho do terceiro ventrículo. A coluna do fórnice passa pelo hipotálamo, dividindo-o em hipotálamo medial e hipotálamo lateral. O hipotálamo medial pode ser subdividido em uma região hipotalâmica anterior (núcleo pré-óptico medial, núcleo supraquiasmático, núcleo supraóptico, núcleo anterior e núcleo paraventricular), uma região hipotalâmica intermédia (núcleo dorsomedial, núcleo ventromedial e núcleo arqueado) e uma região hipotalâmica posterior (núcleo posterior e núcleo mamilar). O hipotálamo lateral consiste no núcleo pré-óptico lateral e no núcleo lateral.

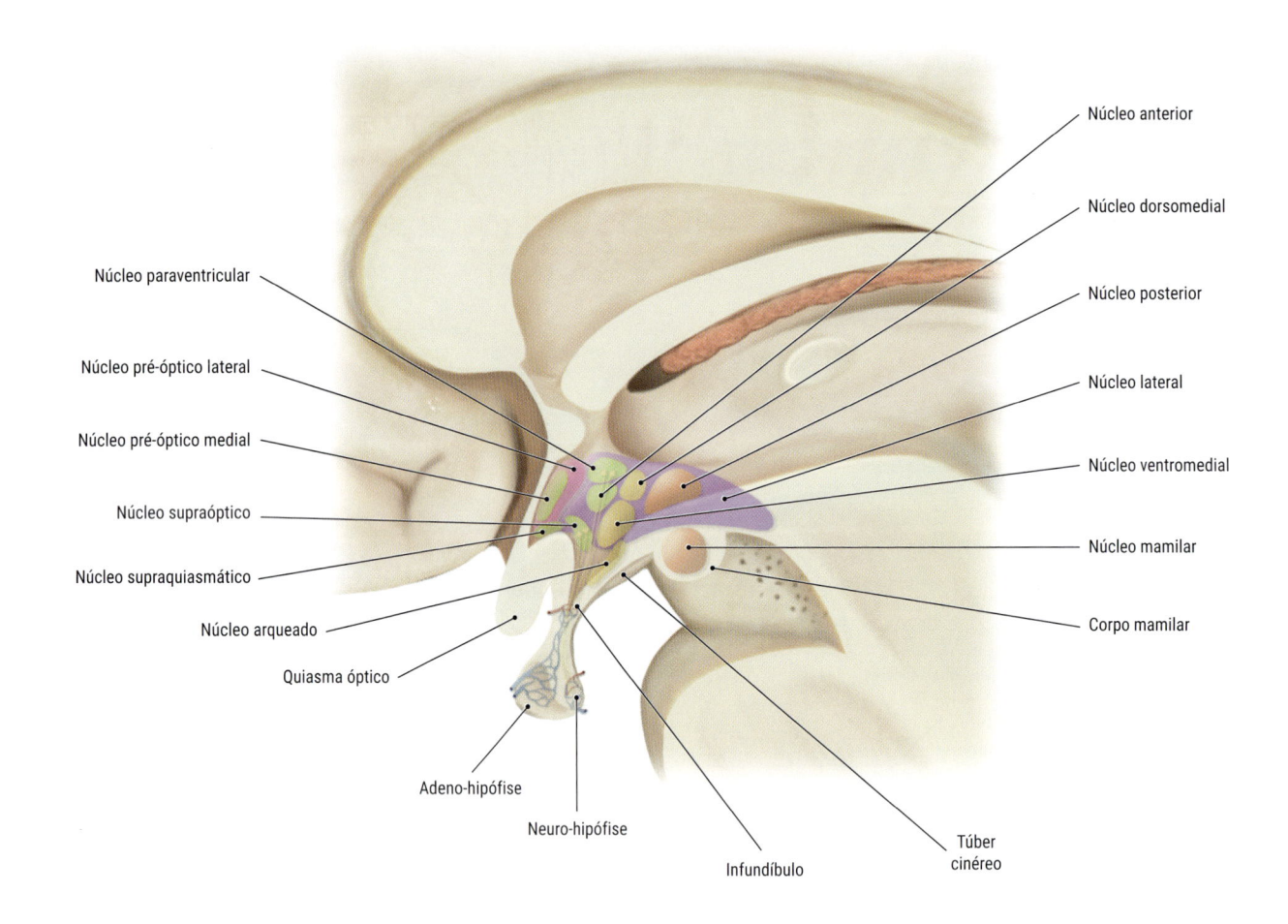

Figura 31-8 Corte sagital do hipotálamo.

Nota clínica

Lesões no hipotálamo. Lesões no hipotálamo anterior podem causar um aumento na temperatura corporal (hipertermia), e lesões no hipotálamo posterior podem resultar em uma redução na temperatura corporal (hipotermia). Danos nos núcleos supraóptico e paraventricular causam diabetes insípido devido à falta de hormônio antidiurético, caracterizado pelo aumento da micção (poliúria) e aumento da ingestão de água (polidipsia). A lesão no hipotálamo lateral pode causar perda de apetite (anorexia patológica), e a lesão no hipotálamo medial pode produzir um aumento compulsivo na alimentação (polifagia). Danos nos núcleos mamilares podem causar amnésia anterógrada, na qual a memória de curto prazo não é transformada em memória de longo prazo.

Hipocampo

O hipocampo é um órgão do sistema límbico localizado na espessura do lobo temporal do cérebro e está relacionado ao aprendizado e à memória. Faz parte do assoalho do corno temporal do ventrículo lateral e é formado pelo giro dentado, pelo hipocampo propriamente dito e pelo subículo. O giro dentado e o hipocampo propriamente dito estão localizados no fundo do sulco hipocampal e são formados pelo arquicórtex, um tipo de córtex cerebral de três camadas. O subículo é uma zona de transição entre o hipocampo propriamente dito e o giro para-hipocampal. O fórnice representa a principal via eferente para conduzir informações nervosas do hipocampo.

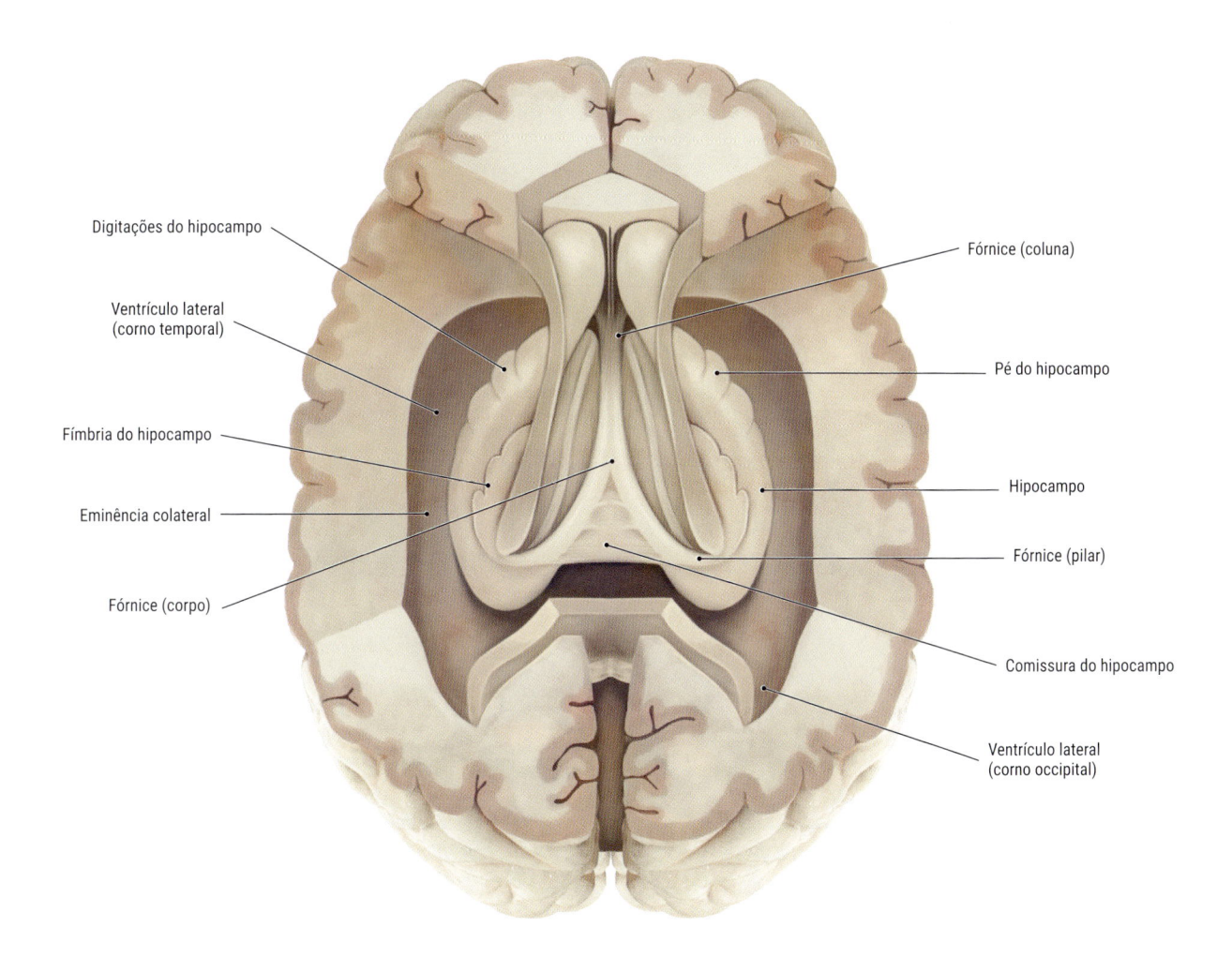

A Vista superior do hipocampo.

Figura 31-9 Anatomia do hipocampo.

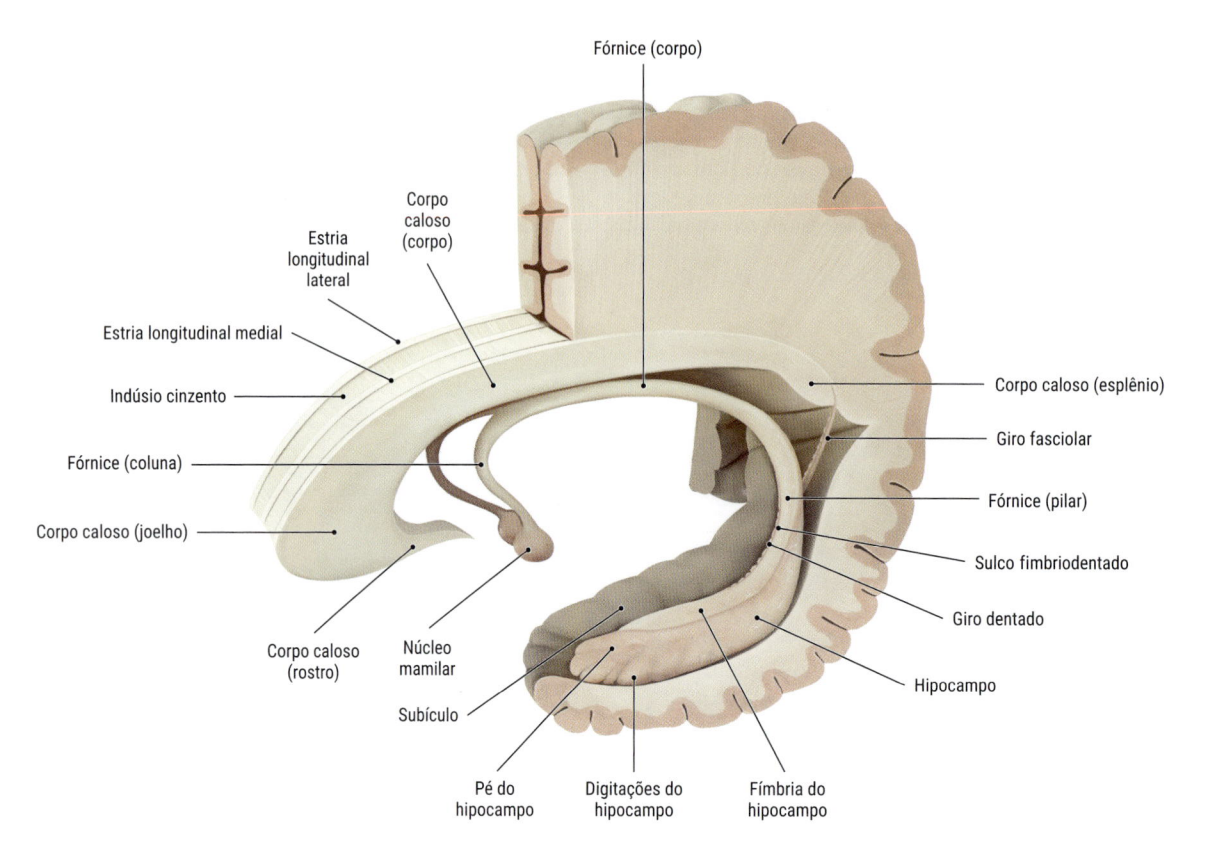

B Vista anterolateral do hipocampo.

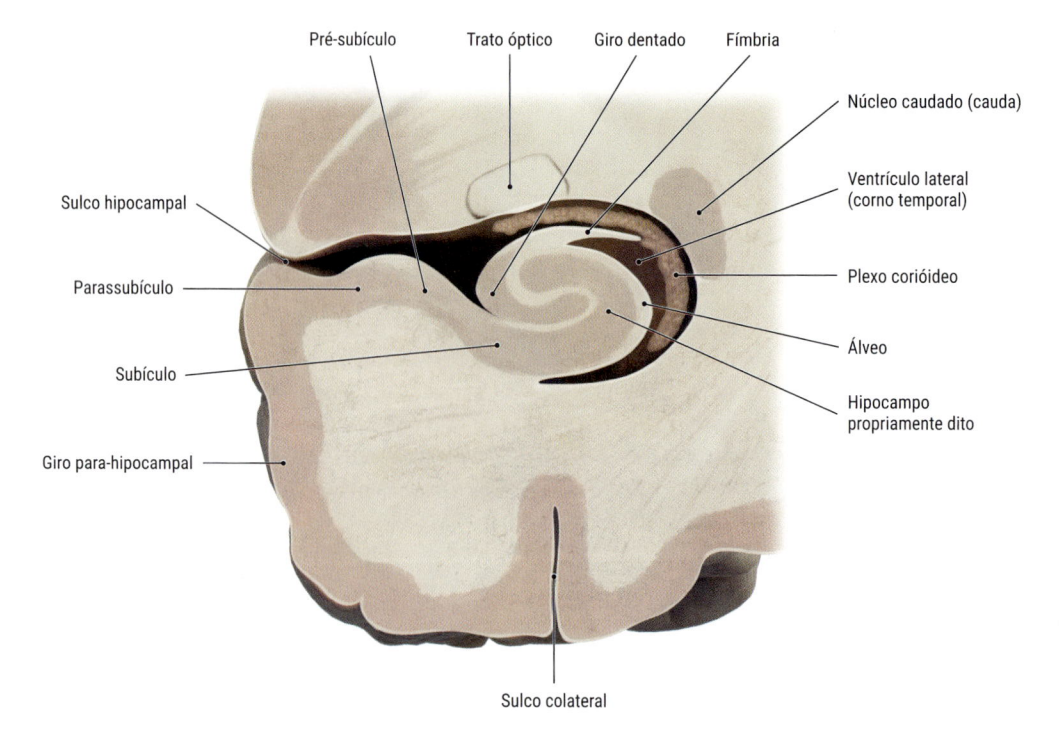

C Corte coronal do hipocampo.

Figura 31-9 Anatomia do hipocampo (cont.).

Tronco encefálico

O tronco encefálico consiste no mesencéfalo, na ponte e no bulbo. O bulbo (mielencéfalo) e a ponte (metencéfalo) derivam do rombencéfalo. O mesencéfalo contém o aqueduto cerebral ou aqueduto do mesencéfalo, que marca o limite entre a lâmina do teto do mesencéfalo e o pedúnculo cerebral. A substância negra, por sua vez, divide o pedúnculo cerebral em um pilar do cérebro, anterior à substância negra, e um tegmento do mesencéfalo, posterior à substância negra. A ponte e o bulbo são separados do cerebelo pelo quarto ventrículo. A ponte tem um parte basilar e um tegmento da ponte.

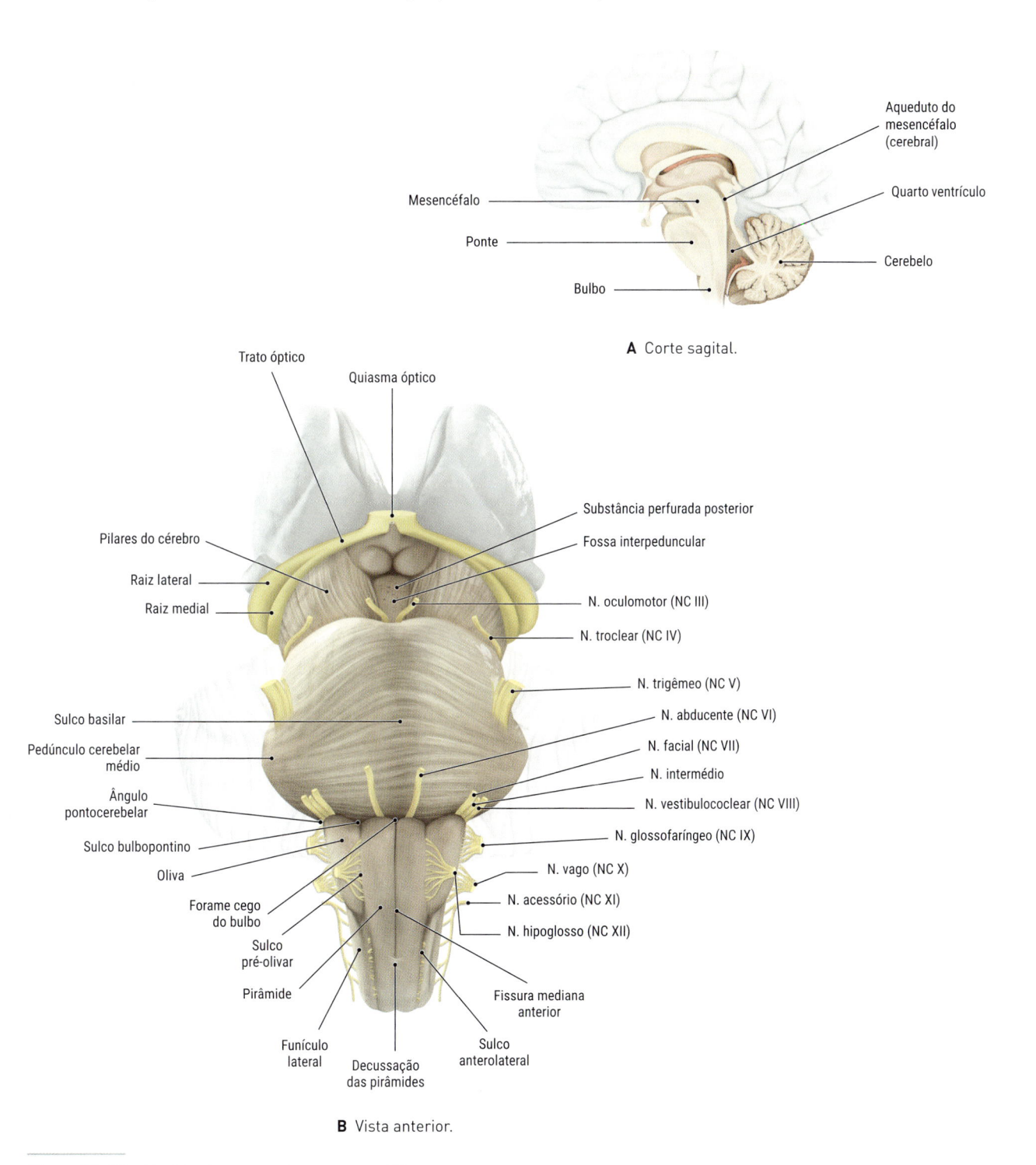

Figura 31-10 Morfologia externa do tronco encefálico.

Seção IV | Cabeça

> **Nota clínica**
>
> **Síndrome do ângulo pontocerebelar.** A presença de um tumor no ângulo pontocerebelar pode afetar os nervos facial e vestibulococlear, levando à perda auditiva e à paralisia facial.

Figura labels (Vista lateral esquerda):
- Sulco lateral do mesencéfalo
- Braço do colículo superior
- Colículo superior
- Braço do colículo inferior
- Colículo inferior
- Trígono do lemnisco lateral
- Pilares do cérebro
- N. oculomotor (NC III)
- N. troclear (NC IV)
- N. trigêmeo (NC V) — Raiz motora / Raiz sensitiva
- Pedúnculo cerebelar — Superior / Médio / Inferior
- N. facial (NC VII)
- N. intermédio
- N. vestibulococlear (NC VIII)
- Ângulo pontocerebelar
- N. abducente (NC VI)
- Sulco bulbopontino
- Sulco pré-olivar
- N. glossofaríngeo (NC IX)
- N. hipoglosso (NC XII)
- Oliva
- Pirâmide
- Sulco anterolateral
- Funículo lateral
- Sulco posterolateral
- Área retro-olivar
- Sulco retro-olivar
- Tubérculo grácil
- Tubérculo cuneiforme
- N. vago (NC X)
- Tubérculo trigeminal
- N. acessório (NC XI)
- Fascículo grácil
- Fascículo cuneiforme

C Vista lateral esquerda.

Figura labels (Vista posterior):
- Lâmina do teto
- Colículo superior
- Frênulo do véu medular superior
- Véu medular superior
- Pedúnculo cerebelar superior
- Fossa romboide (assoalho do quarto ventrículo)
- Pedúnculo cerebelar médio
- Estrias medulares do quarto ventrículo
- Pedúnculo cerebelar inferior
- Área vestibular
- Recesso lateral
- Tênia cinérea
- Tubérculo grácil
- Sulco posterolateral
- Funículo lateral
- Fascículo grácil
- Sulco mediano posterior
- Fascículo cuneiforme
- Braço do colículo superior
- Braço do colículo inferior
- Colículo inferior
- Eminência medial
- Sulco limitante
- Sulco mediano
- Fóvea superior
- Colículo facial
- Fóvea inferior
- Trígono do N. hipoglosso
- Abertura lateral
- Trígono do N. vago
- Funículo separativo
- Tubérculo cuneiforme
- Área postrema
- Óbex

D Vista posterior.

Figura 31-10 Morfologia externa do tronco encefálico (*cont.*).

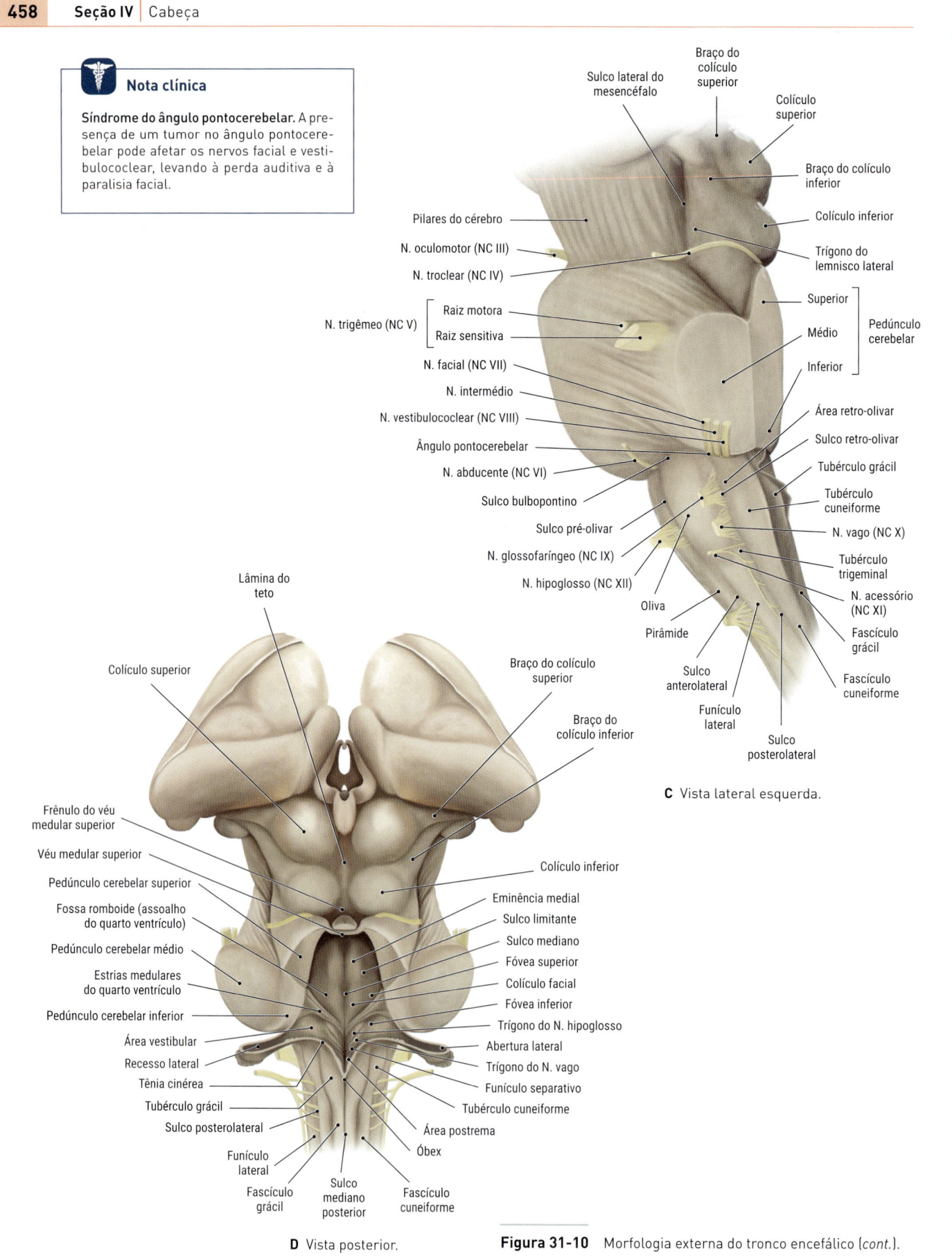

31 | Encéfalo

> **Nota clínica**
>
> **Lesão do mesencéfalo.** Uma lesão que afeta metade do mesencéfalo causa hemiplegia contralateral associada a sinais homolaterais do nervo oculomotor (estrabismo divergente, ptose palpebral e midríase).

> **Nota clínica**
>
> **Lesão da ponte.** Uma lesão que afeta metade da ponte causa hemiplegia contralateral e sinais homolaterais de lesão do nervo abducente (estrabismo convergente) e do nervo facial.

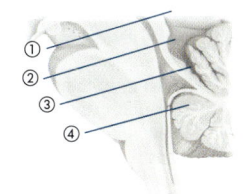

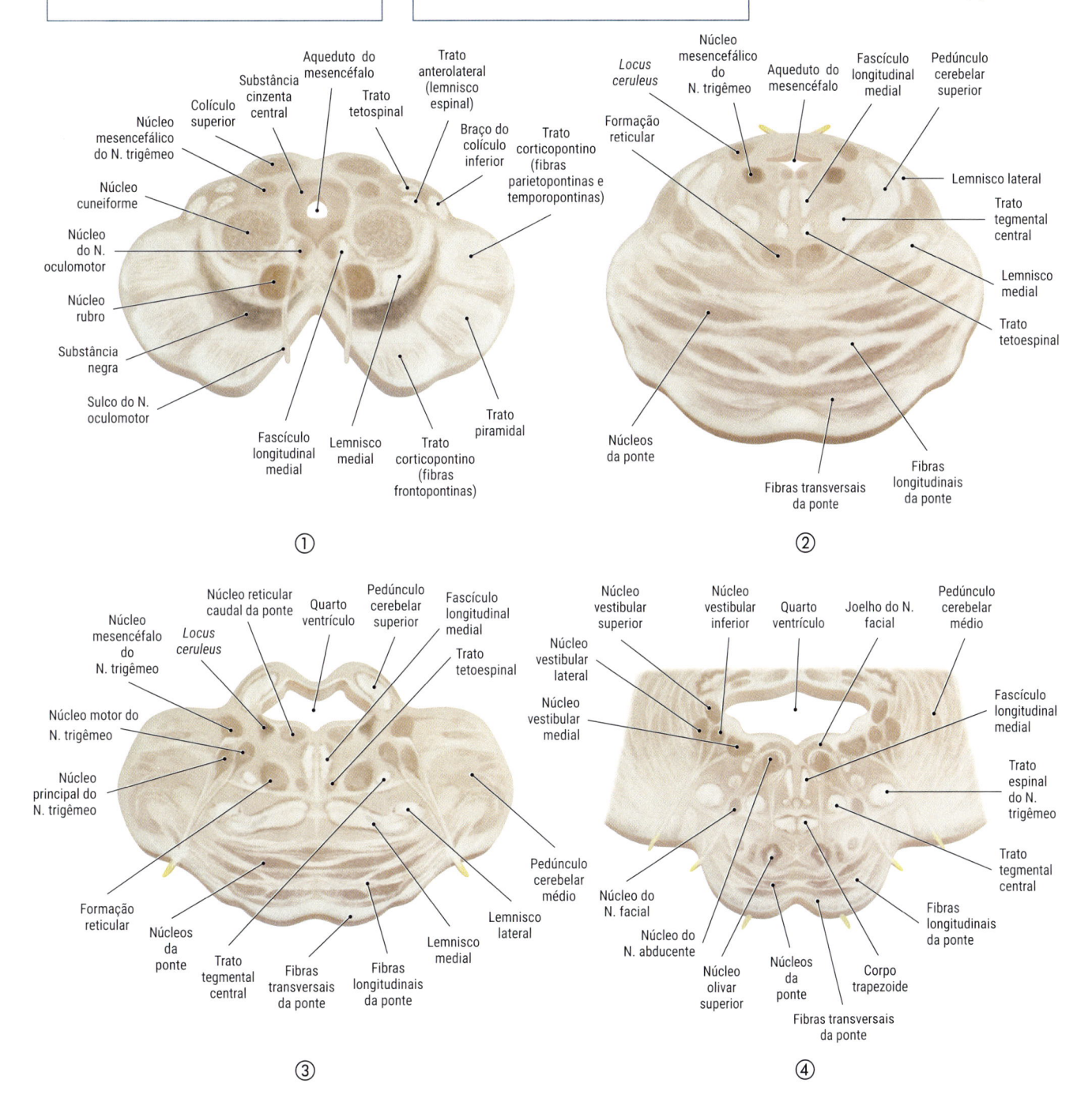

A Cortes axiais do mesencéfalo e da ponte em diferentes níveis.

Figura 31-11 Morfologia interna do tronco encefálico.

460 Seção IV | Cabeça

> **Nota clínica**
>
> **Lesão do bulbo.** Uma lesão que afeta metade do bulbo causa hemiplegia contralateral e sinais homolaterais de lesão do nervo hipoglosso.

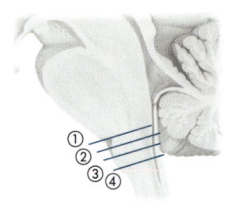

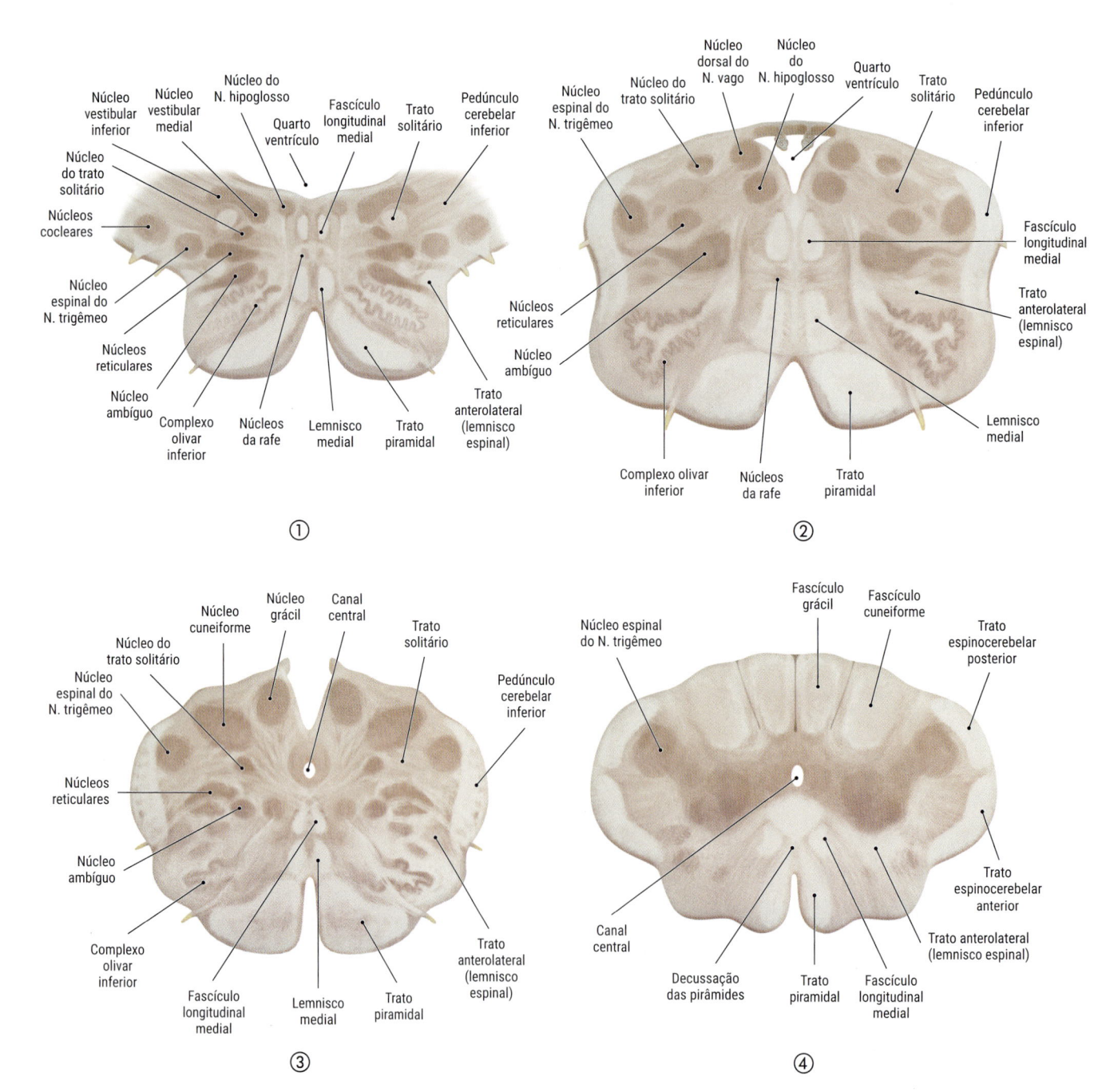

B Cortes axiais do bulbo em diferentes níveis.

Figura 31-11 Morfologia interna do tronco encefálico (*cont.*).

Cerebelo

O cerebelo é um órgão que, junto à ponte, deriva do metencéfalo. O conjunto formado pelo cerebelo, pela ponte e pelo bulbo (mielencéfalo) deriva do rombencéfalo. O cerebelo está localizado atrás do tronco encefálico, do qual é separado pelo quarto ventrículo e ao qual é unido pelos pedúnculos cerebelares superiores, médios e inferiores. Consiste em uma parte central ou verme e duas partes laterais ou hemisférios do cerebelo e é caracterizado pelo fato de sua superfície ser formada por múltiplas folhas do cerebelo, que são separadas pelas fissuras do cerebelo. As principais funções do cerebelo, são participar do controle do equilíbrio, da postura corporal, do tônus muscular e dos movimentos voluntários.

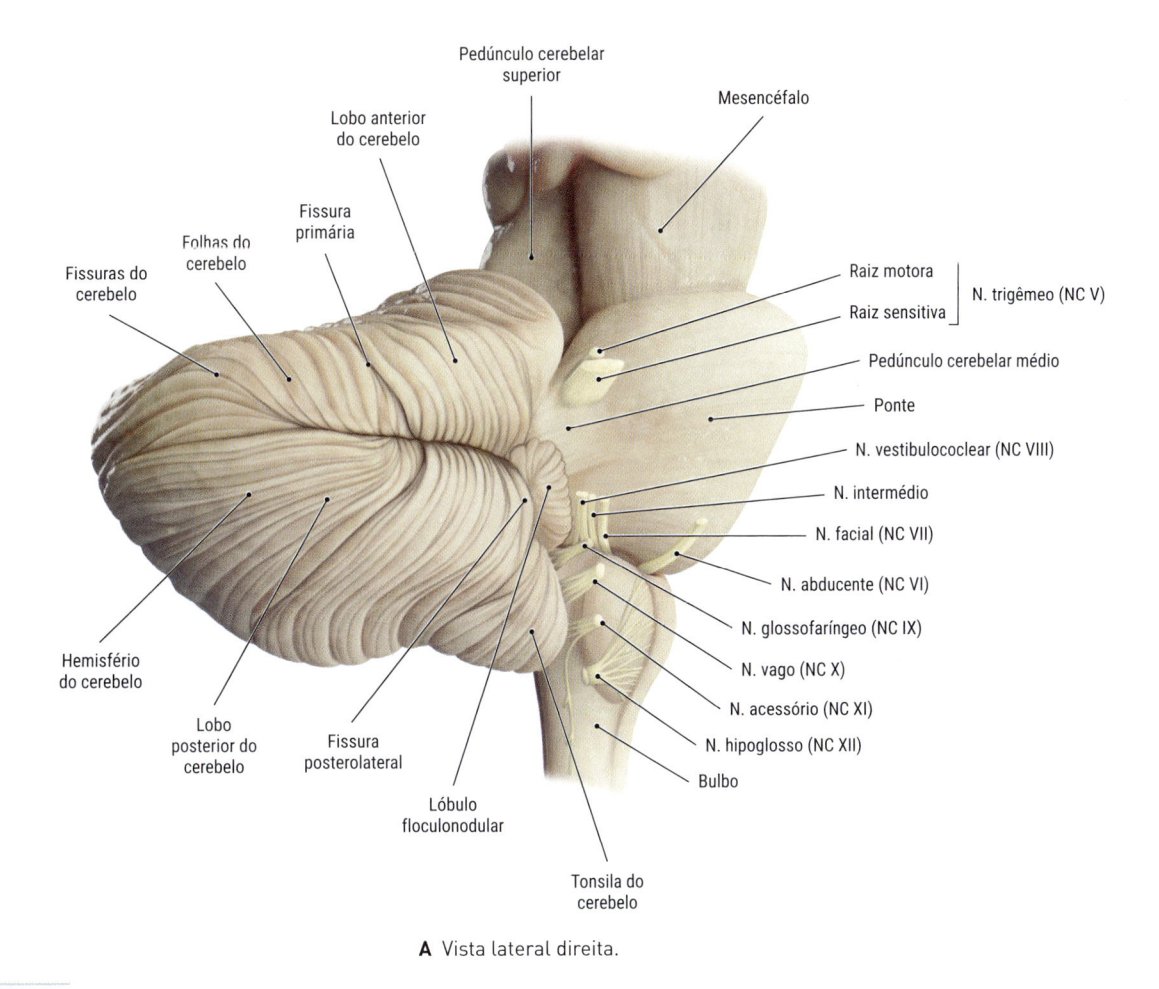

A Vista lateral direita.

Figura 31-12 Morfologia externa do cerebelo.

Nota anatômica

Do ponto de vista filogênico e funcional, o cerebelo pode ser dividido em arquicerebelo, paleocerebelo e neocerebelo. O arquicerebelo é formado pelo lobo floculonodular e se conecta aos núcleos vestibulares, participando do controle do equilíbrio. O paleocerebelo consiste no verme e na porção medial dos hemisférios do cerebelo e se conecta principalmente à medula espinal, participando do controle da postura corporal e do tônus muscular. O neocerebelo é formado pela parte lateral dos hemisférios do cerebelo e se conecta principalmente ao córtex cerebral, participando do controle dos movimentos voluntários.

Nota clínica

Hérnia das tonsilas do cerebelo. O aumento da pressão intracraniana pode levar à herniação das tonsilas do cerebelo através do forame magno do occipital. Isso pode resultar na compressão do bulbo e na morte do paciente.

B Vista superior.

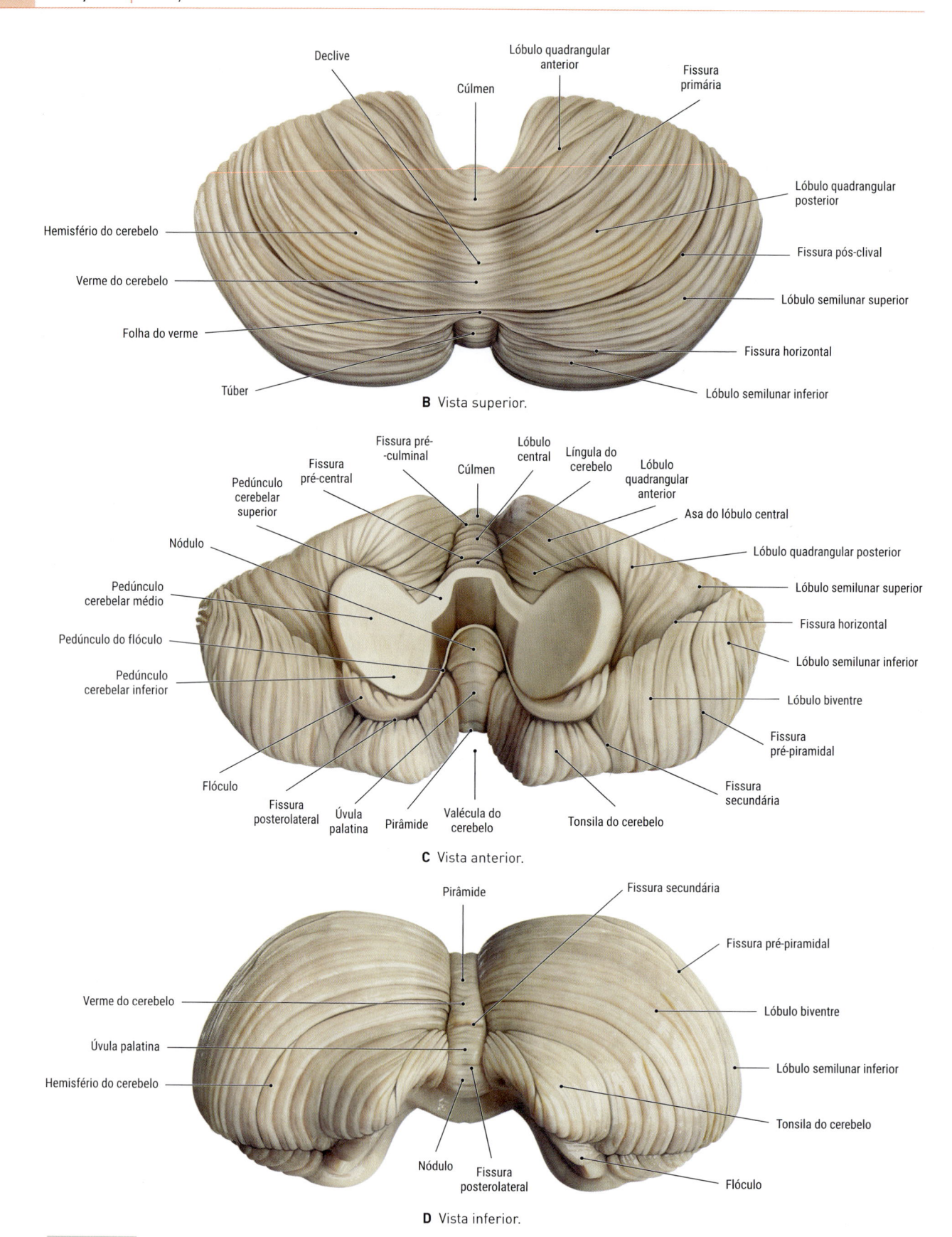

C Vista anterior.

D Vista inferior.

Figura 31-12 Morfologia externa do cerebelo (*cont.*).

31 | Encéfalo **463**

A Corte sagital do verme do cerebelo (árvore da vida).

Labels: Teto do quarto ventrículo; Véu medular superior; Língula do cerebelo; Fissura pré-central; Lóbulo central; Fissura pré-culminal; Cúlmen; Fissura primária; Declive; Fissura pós-clival; Folha do verme; Fissura horizontal; Túber; Fissura pré-piramidal; Pirâmide; Fissura secundária; Úvula palatina; Fissura posterolateral; Nódulo; Abertura mediana; Tela corióidea; Plexo corióideo; Véu medular inferior; Fastígio; Fossa romboide (assoalho do quarto ventrículo); Quarto ventrículo.

> **Nota clínica**
>
> **Atresia dos orifícios de Luschka e Magendie.** A atresia (imperfuração ou oclusão) dos orifícios de Luschka (aberturas laterais do quarto ventrículo) e Magendie (abertura mediana do quarto ventrículo) causa hidrocefalia, pois a circulação do líquido cerebrospinal entre o quarto ventrículo e o espaço subaracnóideo é interrompida. Essas aberturas também podem ser bloqueadas como resultado da malformação de Arnold-Chiari.

B Corte axial.

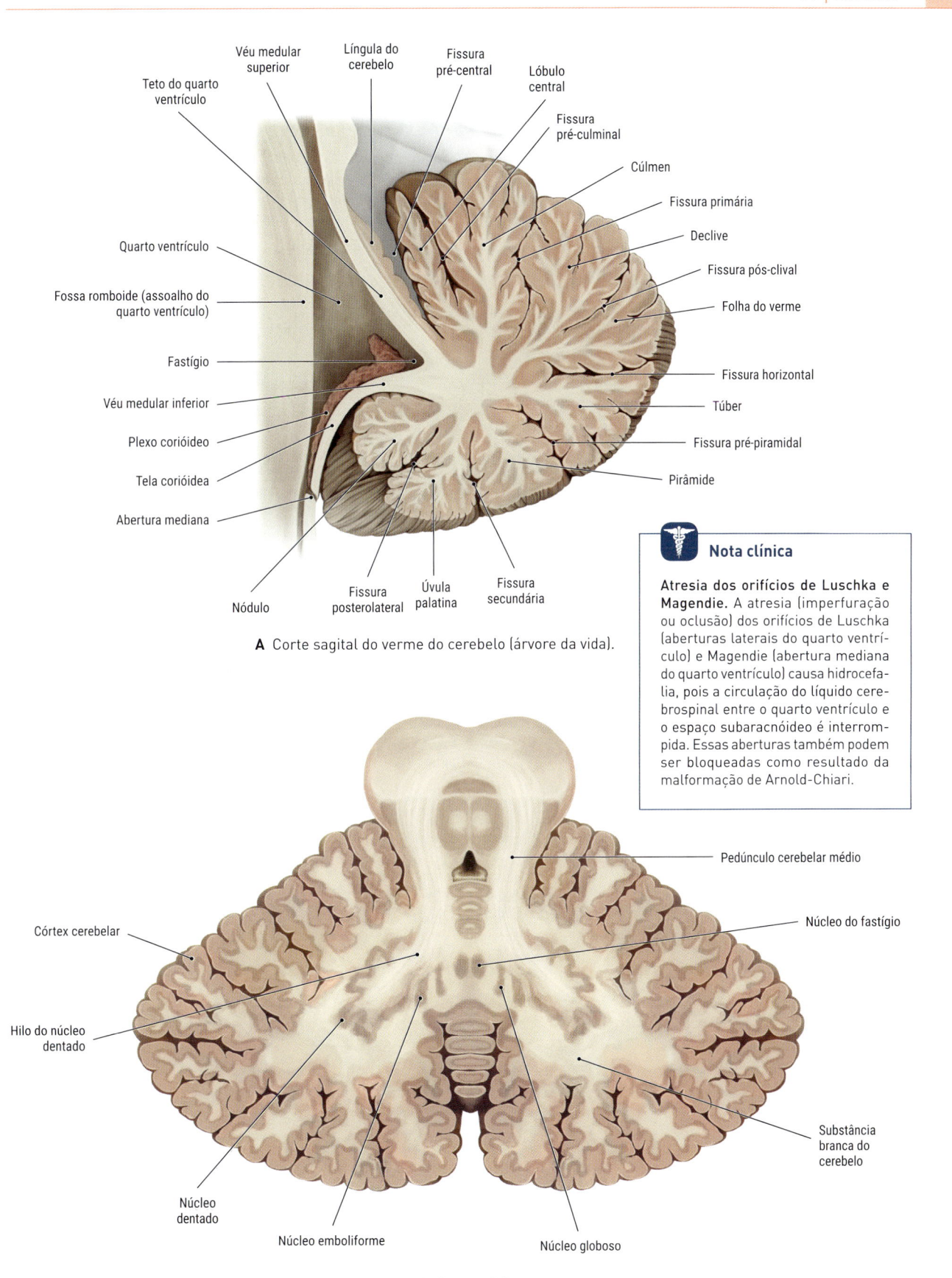

Labels: Pedúnculo cerebelar médio; Núcleo do fastígio; Substância branca do cerebelo; Núcleo globoso; Núcleo emboliforme; Núcleo dentado; Hilo do núcleo dentado; Córtex cerebelar.

Figura 31-13 Morfologia interna do cerebelo.

Sistema ventricular do encéfalo

Os ventrículos do encéfalo são um sistema de cavidades preenchidas com líquido cerebrospinal que corresponde ao lúmen modificado do tubo neural embrionário. Cada hemisfério cerebral (telencéfalo) contém um ventrículo lateral, no qual se distinguem um corno frontal, uma parte central, um átrio, um corno occipital e um corno temporal. Os dois ventrículos laterais fluem para o terceiro ventrículo, localizado no diencéfalo, através do forame interventricular. O terceiro ventrículo continua com o aqueduto do mesencéfalo, que flui para o quarto ventrículo, localizado entre a ponte, o bulbo e o cerebelo, e que corresponde ao antigo lúmen do rombencéfalo. Do quarto ventrículo, o líquido cerebrospinal pode fluir para o canal central da medula espinal ou passar para o espaço subaracnóideo através das aberturas laterais e mediana do quarto ventrículo.

A Vista lateral esquerda.

B Vista anterior.

Nota clínica

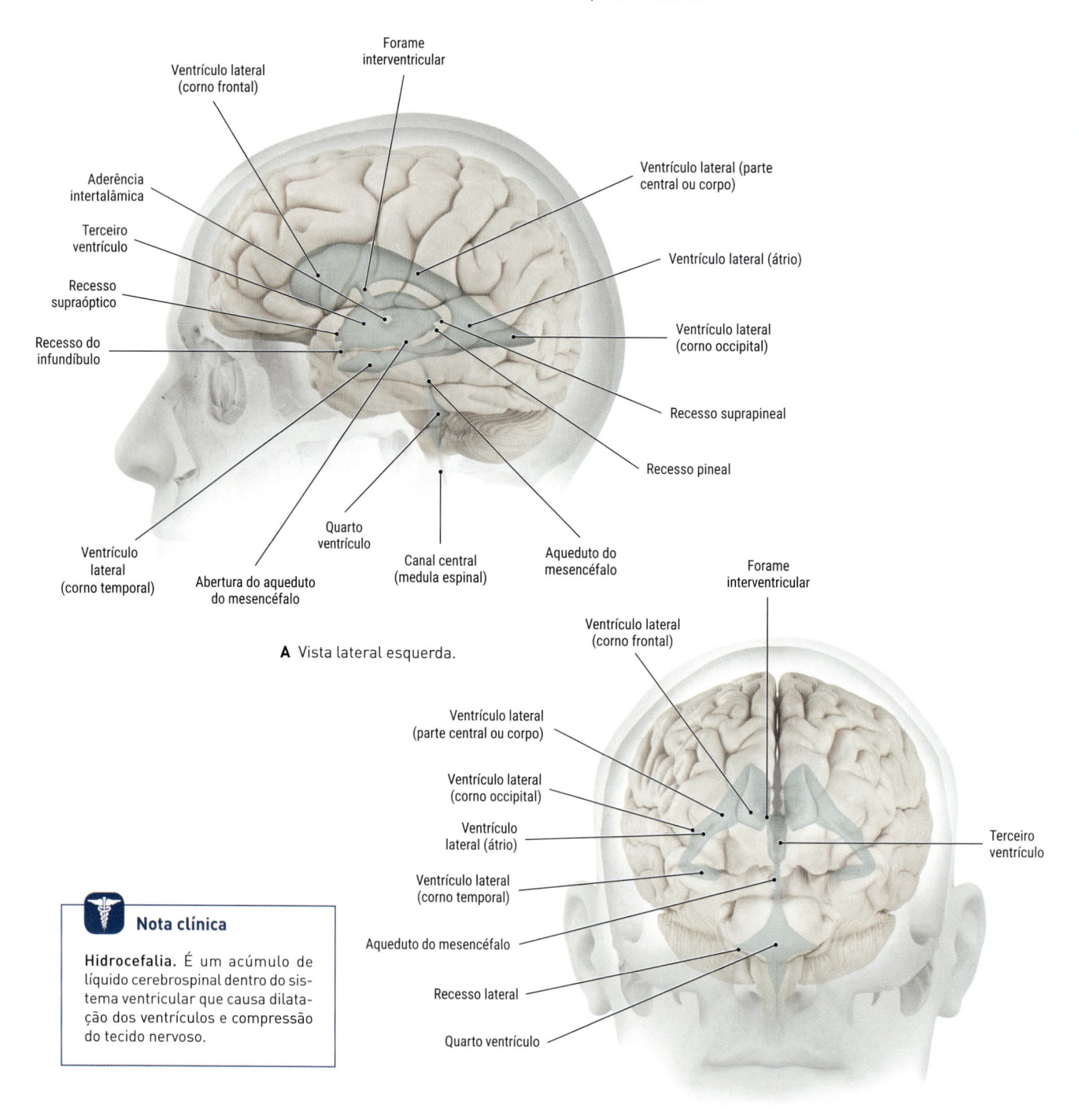

Hidrocefalia. É um acúmulo de líquido cerebrospinal dentro do sistema ventricular que causa dilatação dos ventrículos e compressão do tecido nervoso.

Figura 31-14 Anatomia dos ventrículos do encéfalo.

Tabela 31-3 Morfologia externa do tronco encefálico e do cerebelo

Mesencéfalo	Fossa interpeduncular	
	Substância perfurada posterior	
	Sulco do N. oculomotor	
	Pedúnculo cerebral	• Pilar do cérebro • Sulco lateral do mesencéfalo • Tegmento mesencefálico • Trígono do lemnisco lateral
	Pedúnculo cerebelar superior	
	Frênulo do véu medular superior	
	Lâmina do teto	• Colículo superior (tubérculo quadrigeminal) • Colículo inferior (tubérculo quadrigeminal) • Braço do colículo superior • Braço do colículo inferior
Ponte	Sulco bulbopontino	
	Sulco basilar	
	Pedúnculo cerebelar médio	
	Ângulo pontocerebelar	
Bulbo	Fissura mediana anterior	
	Forame cego do bulbo	
	Pirâmide	
	Decussação das pirâmides	
	Sulco anterolateral	
	Sulco pré-olivar	
	Oliva	
	Sulco retro-olivar	
	Área retro-olivar	
	Funículo lateral	
	Sulco posterolateral	
	Pedúnculo cerebelar inferior	
	Tubérculo trigeminal	
	Fascículo cuneiforme	
	Tubérculo cuneiforme	
	Fascículo grácil	
	Tubérculo grácil	
	Sulco mediano posterior	
	Óbex	

(Continua)

Tabela 31-3	Morfología externa do tronco encefálico e do cerebelo (cont.)	
Cerebelo	Fissuras do cerebelo	
	Folhas do cerebelo	
	Hemisfério do cerebelo	
	Valécula do cerebelo	
	Verme do cerebelo	
	Lobo anterior do cerebelo	• Língula do cerebelo • Fissura pré-central • Lóbulo central • Asa do lóbulo central • Fissura pré-culminal • Cúlmen • Lóbulo quadrangular anterior • Fissura pré-clival
	Lobo posterior do cerebelo	• Declive • Lóbulo quadrangular posterior • Fissura pós-clival • Folha do verme • Lóbulo semilunar superior • Fissura horizontal • Túber • Lóbulo semilunar inferior • Fissura pré-piramidal • Pirâmide • Lóbulo biventre • Fissura secundária • Úvula • Tonsila do cerebelo • Fissura posterolateral
	Lóbulo floculonodular	• Nódulo • Flóculo • Pedúnculo do flóculo

Tabela 31-4 Sistema ventricular

Telencéfalo	Ventrículo lateral	• Corno frontal • Forame interventricular • Parte central • Estria terminal • Plexo corióideo • Átrio • Eminência colateral • Corno occipital • Corno temporal
Diencéfalo	Terceiro ventrículo	• Forame interventricular • Tênia do tálamo • Plexo corióideo • Estria medular do tálamo • Recesso suprapineal • Comissura habenular • Recesso pineal • Comissura posterior • Abertura do aqueduto mesencefálico (cerebral) • Recesso do infundíbulo • Recesso supraóptico • Lâmina terminal • Coluna do fórnice • Comissura anterior • Sulco hipotalâmico • Aderência intertalâmica
Mesencéfalo	Aqueduto do mesencéfalo (cerebral)	

Rombencéfalo	Quarto ventrículo	• Fossa romboide:
		  – Sulco mediano
		  – Eminência medial
		  – Colículo facial
		  – *Locus ceruleus*
		  – Sulco limitante
		  – Estrias medulares do quarto ventrículo
		  – Trígono do N. hipoglosso
		  – Trígono do N. vago
		  – Área vestibular
		  – Fóvea superior
		  – Fóvea inferior
		  – Funículo separativo
		  – Tênia cinérea
		• Teto do quarto ventrículo:
		  – Fastígio
		  – Plexo corióideo
		  – Tela corióidea
		  – Recesso lateral
		  – Abertura lateral
		  – Véu medular superior
		  – Frênulo do véu medular superior
		  – Véu medular inferior
		  – Abertura mediana
		  – Área postrema
		  – Óbex

Meninges

O encéfalo é protegido por um sistema de membranas chamadas meninges, que são divididas em paquimeninge (dura-máter) e leptomeninge (aracnoide-máter e pia-máter). A dura-máter é a meninge mais espessa e periférica e se fixa aos ossos que delimitam a cavidade do crânio. A aracnoide-máter adere à face profunda da dura-máter, e a pia-máter se fixa à superfície do encéfalo. Entre a dura-máter e os ossos do crânio, delimita-se um espaço virtual, chamado espaço extradural, e entre a dura-máter e a aracnoide-máter, há outro espaço virtual, chamado espaço subdural. Esses dois espaços virtuais podem ser transformados em reais em certas situações patológicas, como sangramento. Entre a aracnoide-máter e a pia-máter, está o espaço subaracnóideo, no qual estão localizadas as trabéculas aracnóideas e o líquido cerebrospinal, bem como as veias e artérias superficiais do cérebro.

A Corte coronal da cabeça.

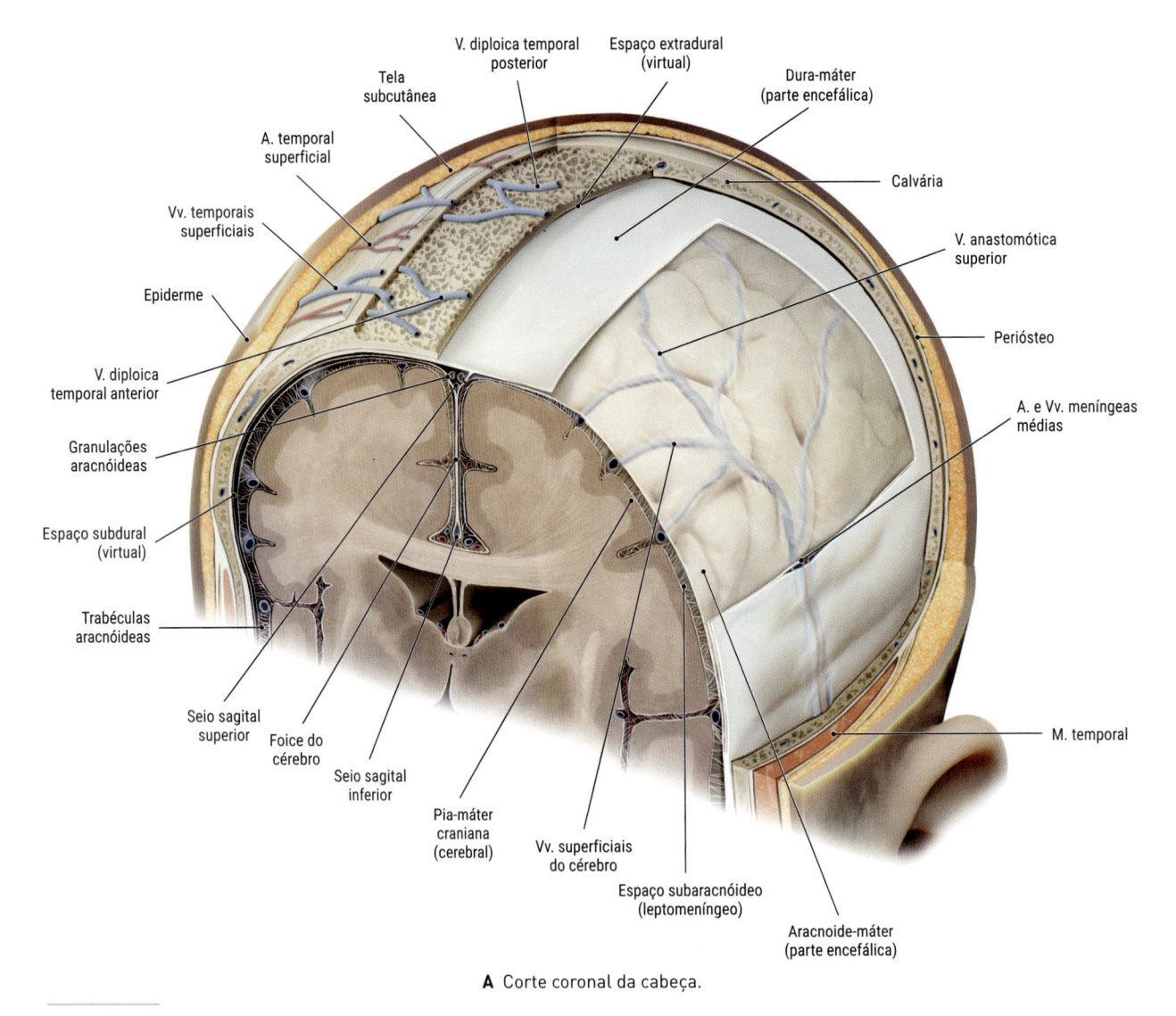

Figura 31-15 Anatomia das meninges.

> **Nota clínica**
>
> **Hematomas extradurais e subdurais.** Esses tipos de hematomas podem resultar de ferimentos na cabeça e são a causa da hipertensão intracraniana. Os hematomas extradurais são causados por lesões das artérias meníngeas, principalmente da artéria meníngea média, e o sangue se acumula entre a dura-máter e a parede da cavidade do crânio, especialmente no nível da parede lateral da calvária. Os hematomas subdurais geralmente são causados por lesões nos seios venosos da dura-máter, e o sangue se acumula entre a dura-máter e a aracnoide-máter.

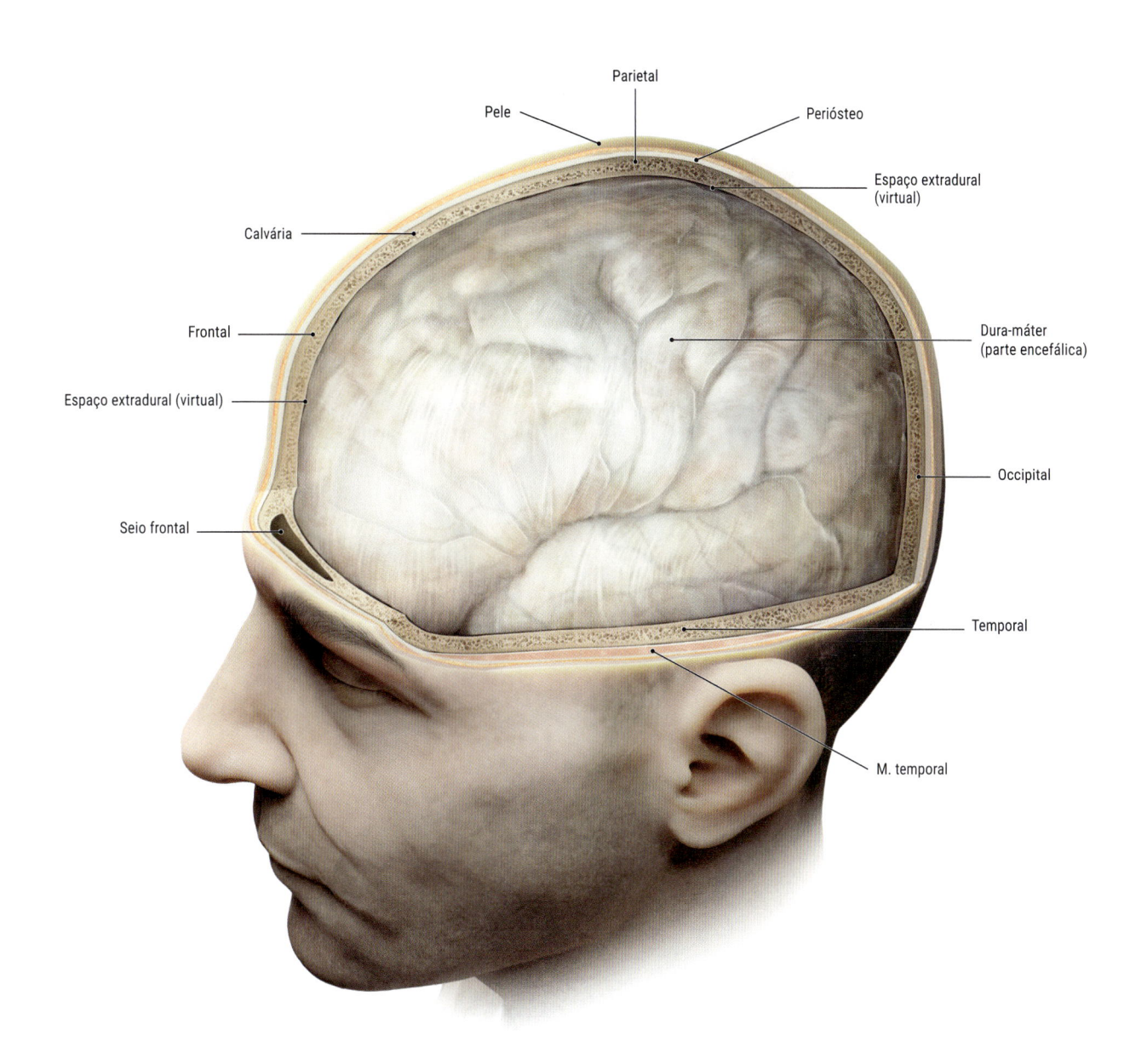

B Vista lateral esquerda da dura-máter craniana.

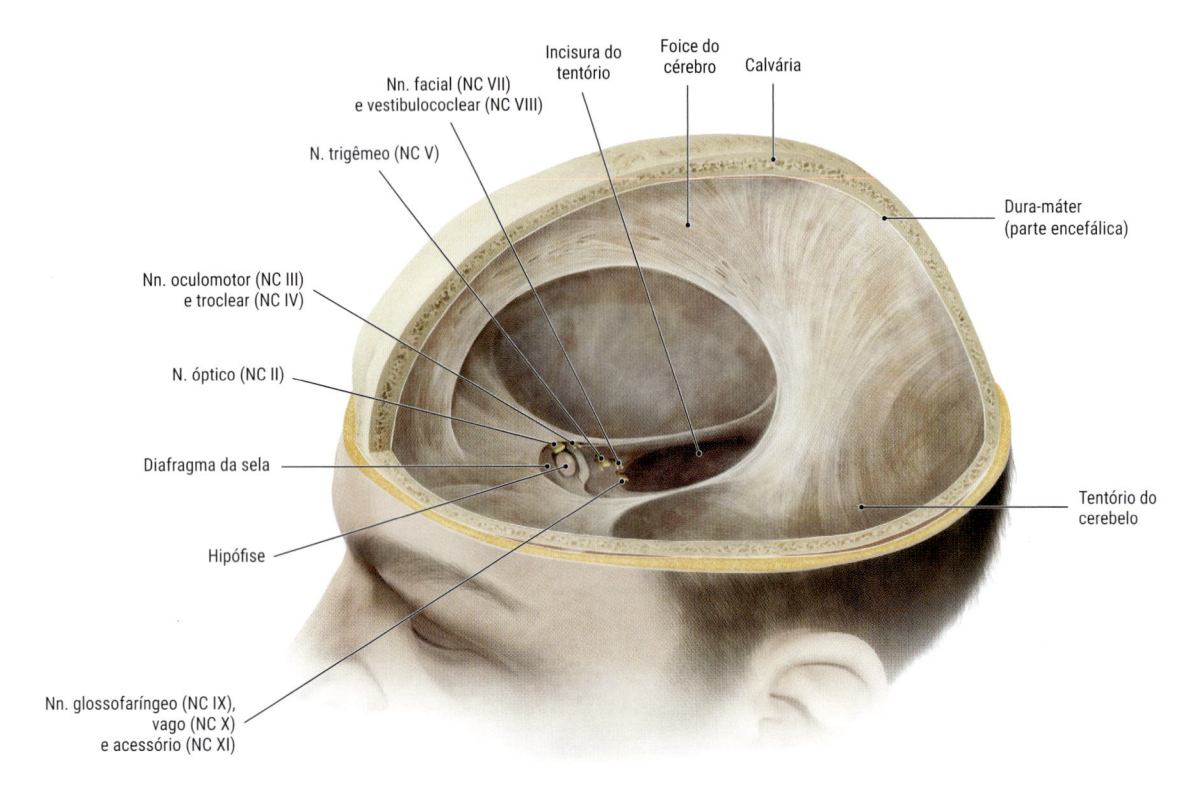

C Vista lateral esquerda da dura-máter craniana sem o encéfalo.

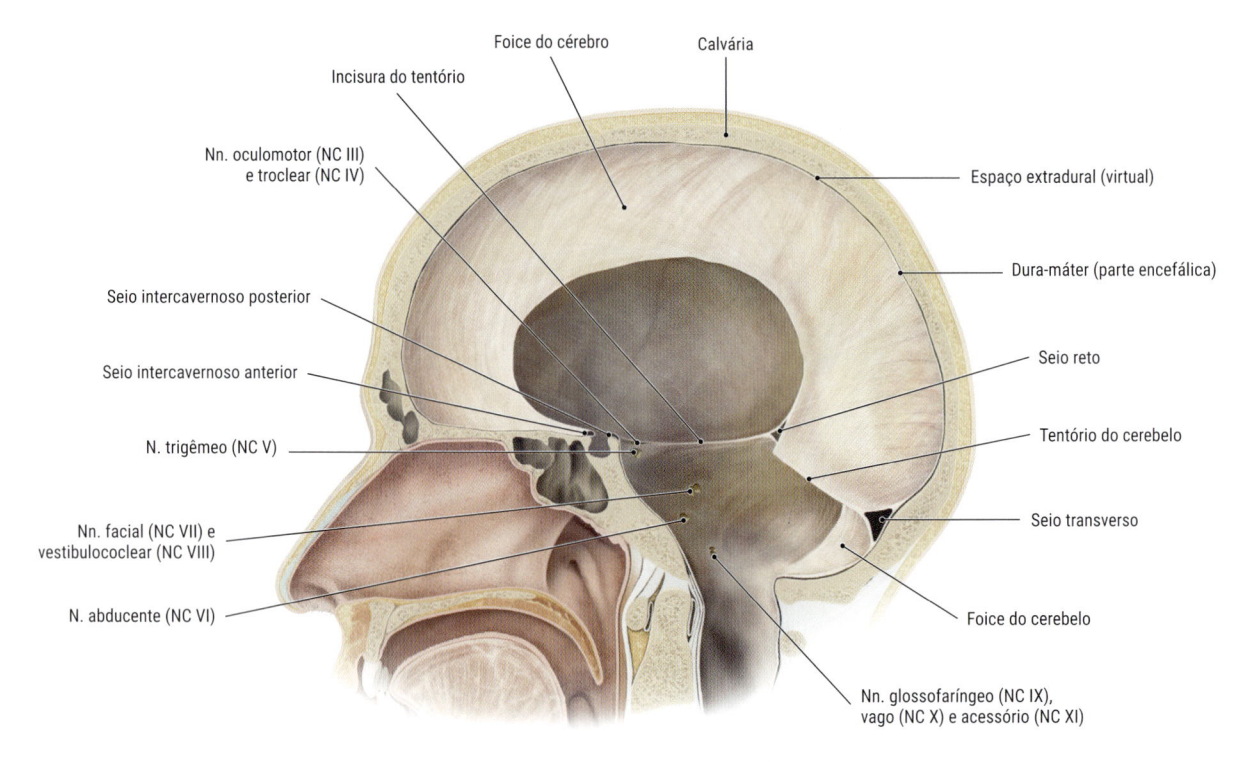

D Corte sagital da cabeça sem o encéfalo.

Figura 31-15 Anatomia das meninges (*cont.*).

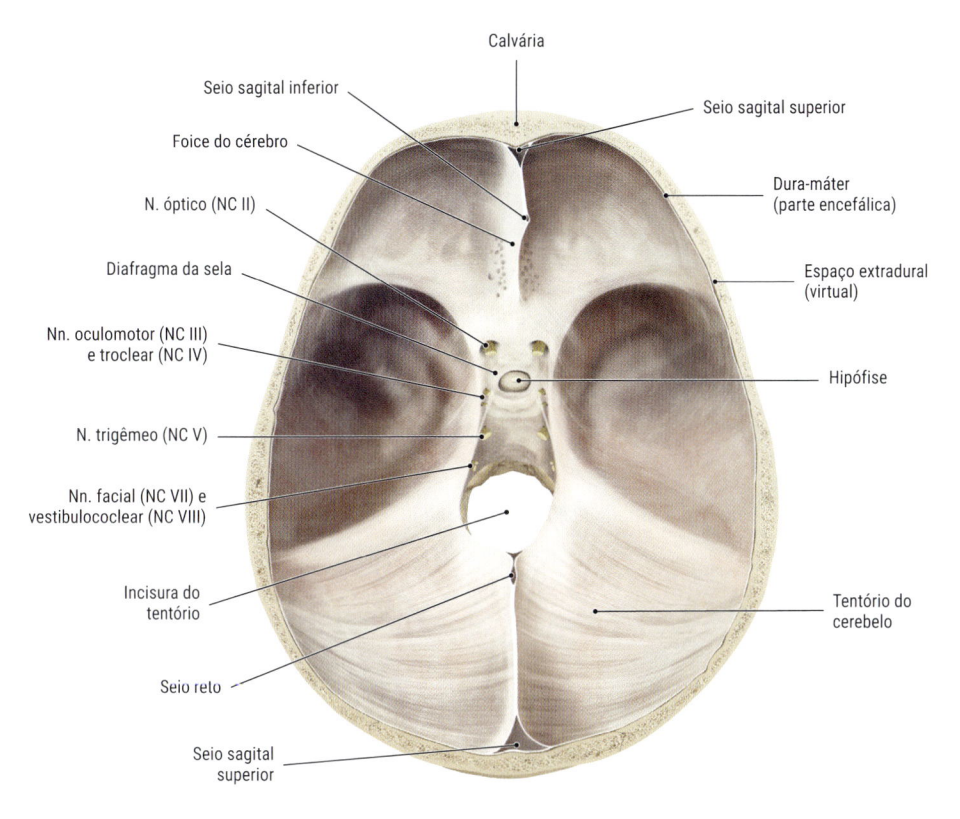

E Corte axial da cabeça sem o encéfalo.

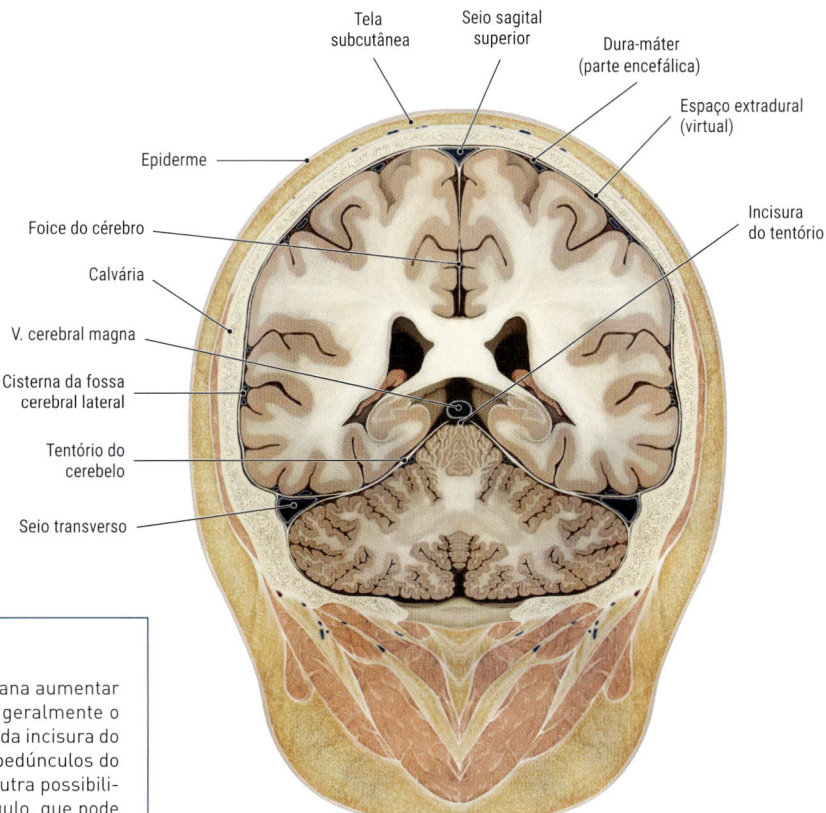

F Corte coronal da cabeça com o encéfalo.

> ### ⚕ Nota clínica
>
> **Hérnia transtentorial.** Se a pressão intracraniana aumentar abruptamente, parte do hemisfério cerebral, geralmente o unco ou o lobo temporal, pode herniar através da incisura do tentório, o que pode causar compressão dos pedúnculos do mesencéfalo e da artéria cerebral posterior. Outra possibilidade de hérnia cerebral envolve o giro do cíngulo, que pode herniar abaixo da foice do cérebro e causar compressão da artéria cerebral anterior.

472 Seção IV | Cabeça

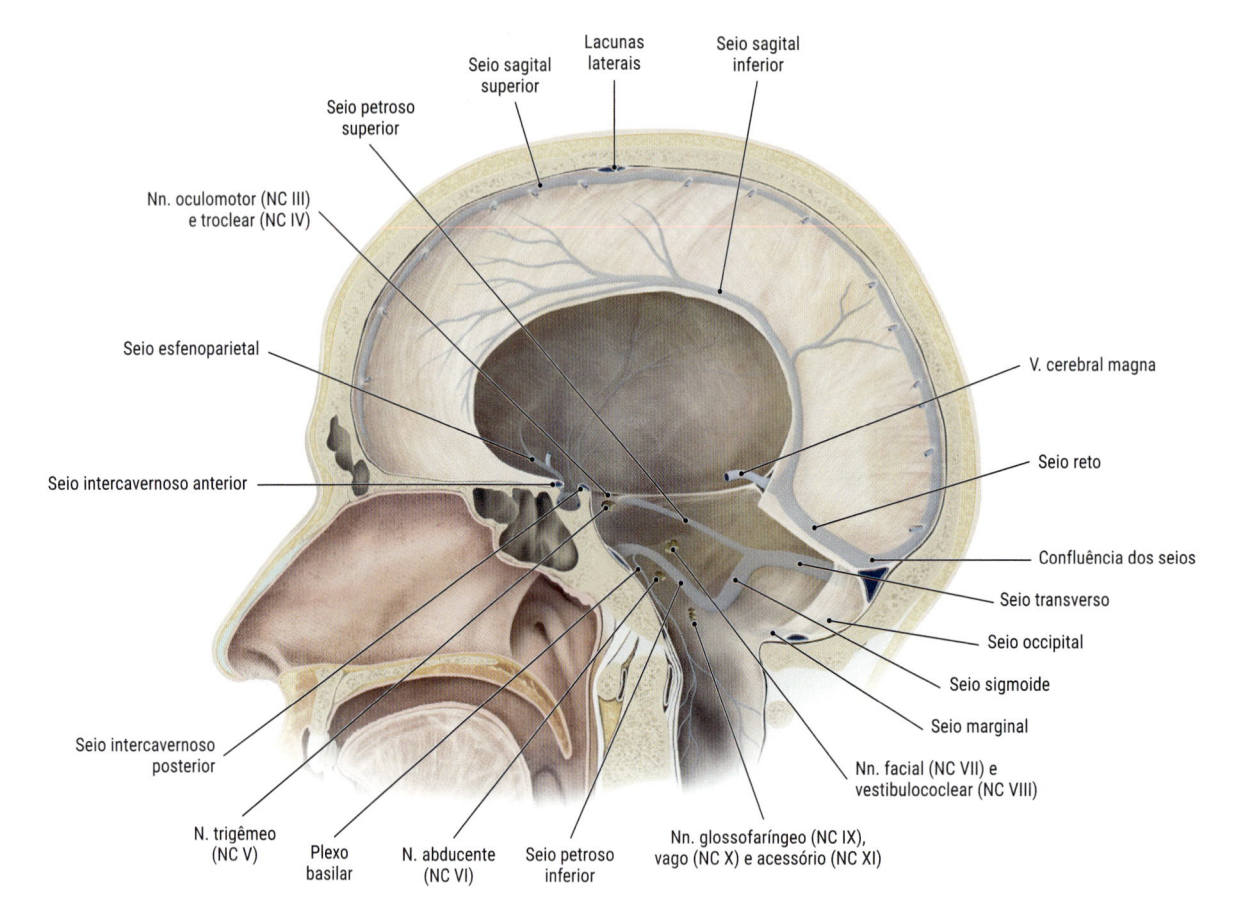

A Corte sagital da cabeça sem o encéfalo.

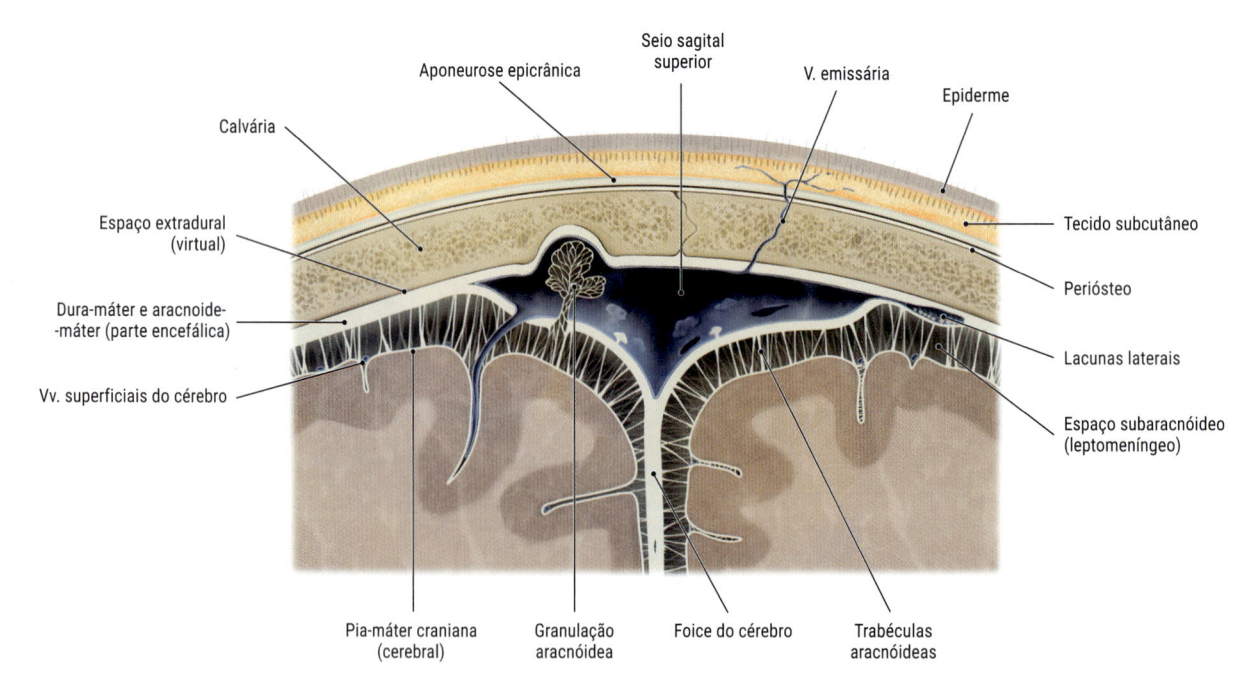

B Corte coronal do seio sagital superior.

Figura 31-16 Anatomia dos seios venosos da dura-máter.

31 | Encéfalo 473

> **Nota clínica**
>
> **Fístula do seio cavernoso.** O trauma ocular pode resultar em uma fístula do seio cavernoso, caracterizada por uma ruptura da artéria carótida interna e extravasamento de sangue para a cavidade sinusal. O aumento da pressão dentro do seio cavernoso causa a dificuldade de retorno venoso da órbita, o que resulta na engurgitação das veias conjuntivais e exoftalmia pulsátil. A mobilidade ocular também pode ser afetada devido a lesões nos nervos abducente, oculomotor e troclear.

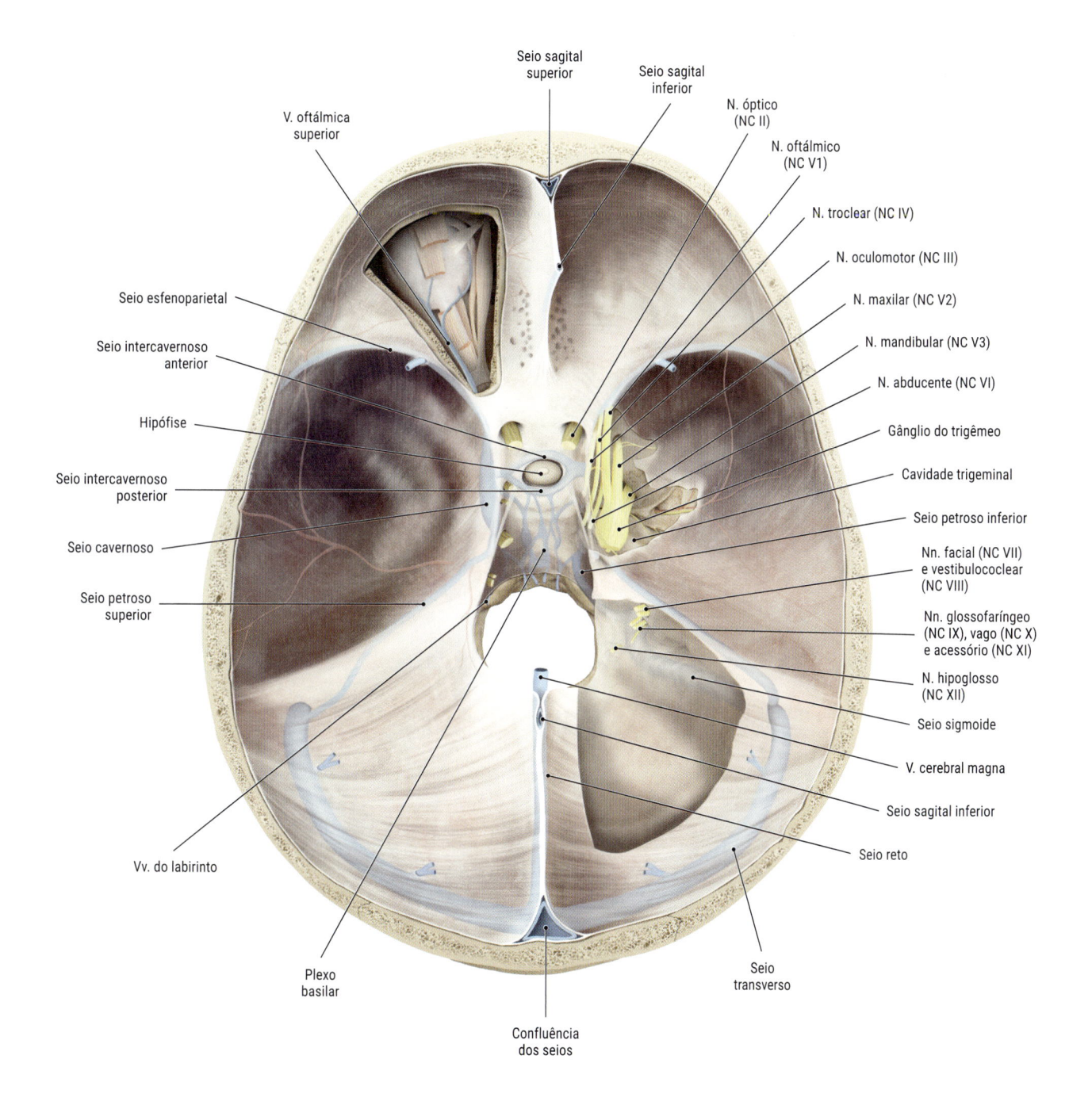

Legendas da figura:
- Seio sagital superior
- Seio sagital inferior
- N. óptico (NC II)
- V. oftálmica superior
- N. oftálmico (NC V1)
- N. troclear (NC IV)
- N. oculomotor (NC III)
- N. maxilar (NC V2)
- Seio esfenoparietal
- N. mandibular (NC V3)
- Seio intercavernoso anterior
- N. abducente (NC VI)
- Gânglio do trigêmeo
- Hipófise
- Cavidade trigeminal
- Seio intercavernoso posterior
- Seio petroso inferior
- Seio cavernoso
- Nn. facial (NC VII) e vestibulococlear (NC VIII)
- Seio petroso superior
- Nn. glossofaríngeo (NC IX), vago (NC X) e acessório (NC XI)
- N. hipoglosso (NC XII)
- Seio sigmoide
- V. cerebral magna
- Seio sagital inferior
- Seio reto
- Vv. do labirinto
- Seio transverso
- Plexo basilar
- Confluência dos seios

C Corte axial da cabeça sem o encéfalo. O teto da órbita esquerda e a parte direita do tentório foram removidos.

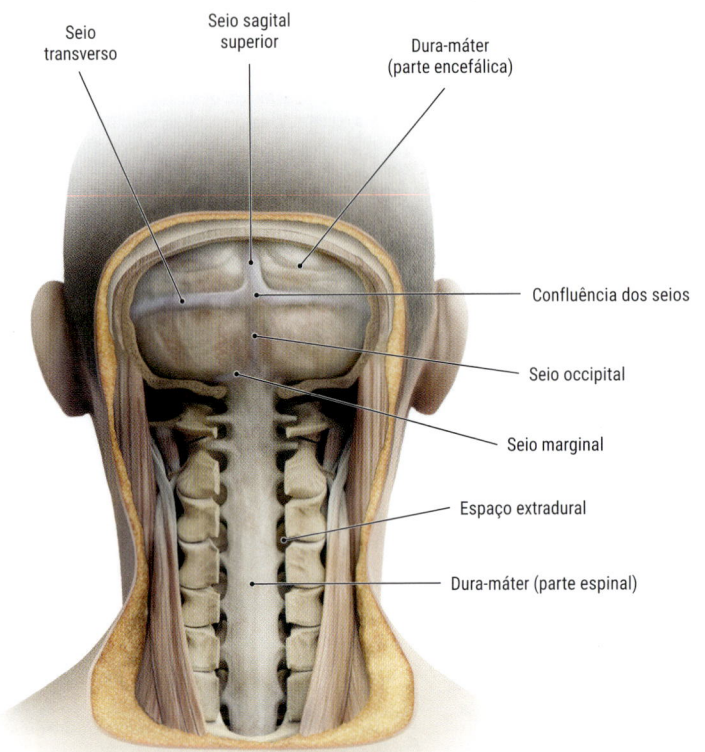

D Vista posterior da cabeça e do pescoço com a dura-máter intacta.

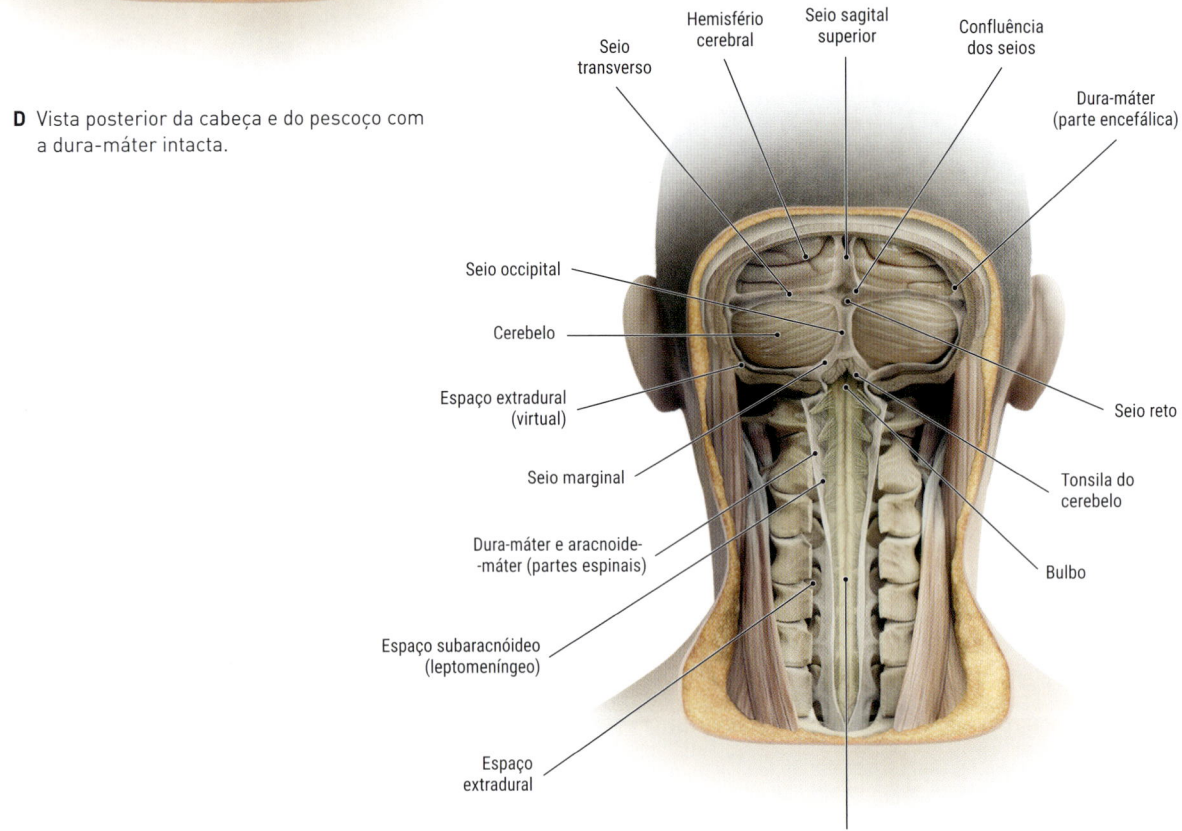

E Vista posterior da cabeça e do pescoço com a dura-máter seccionada.

Figura 31-16 Anatomia dos seios venosos da dura-máter (*cont.*).

31 | Encéfalo

F Corte sagital da sela turca.

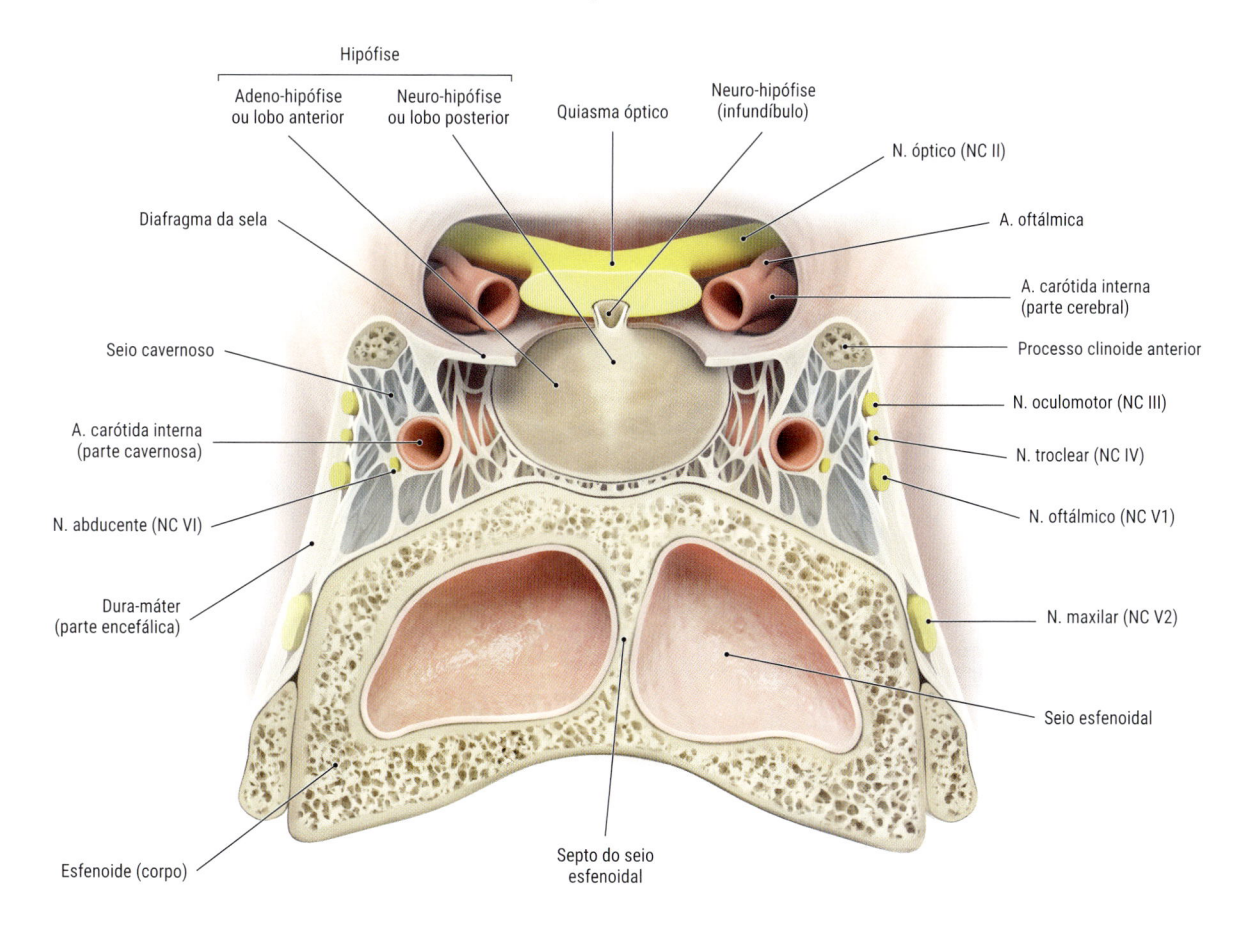

G Corte coronal da sela turca.

476 Seção IV | Cabeça

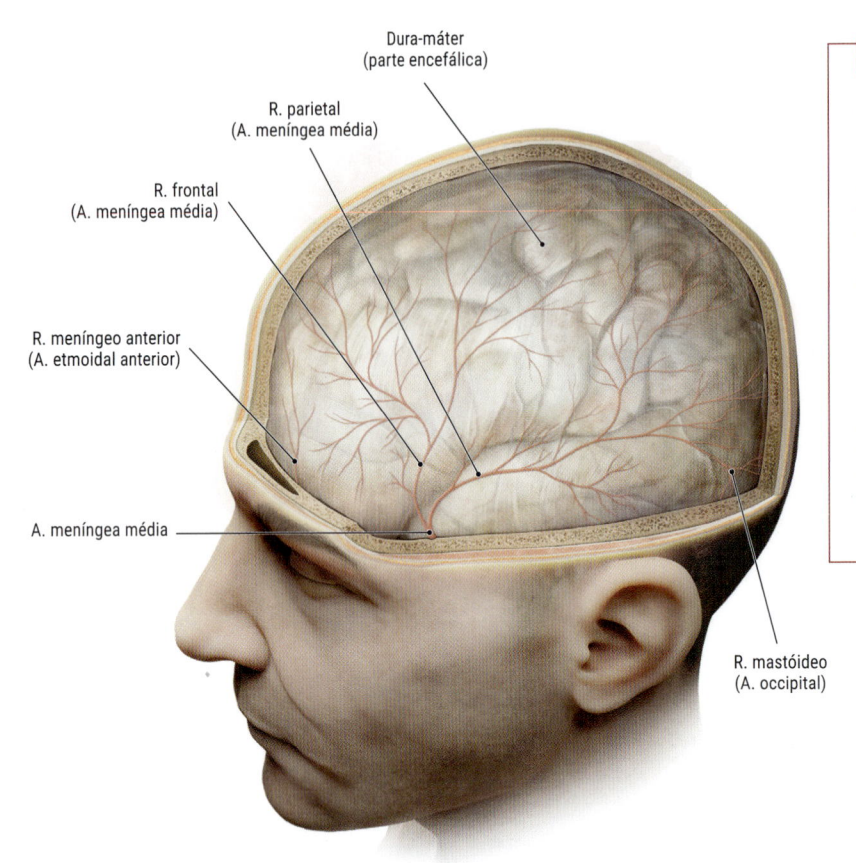

Nota anatômica

A dura-máter da fossa anterior do crânio é suprida pelo ramo meníngeo anterior da artéria etmoidal anterior, pela artéria etmoidal posterior e pelo ramo meníngeo da parte cerebral da artéria carótida interna. A dura-máter da fossa média do crânio é suprida pela artéria meníngea média (ramo acessório, ramo orbital, ramo petroso, artéria timpânica superior, ramo frontal e ramo parietal), pelo ramo meníngeo da parte cavernosa da artéria carótida interna e pelo ramo meníngeo recorrente da artéria oftálmica. A dura-máter da fossa posterior do crânio é suprida pelo ramo mastóideo da artéria occipital, pelos ramos meníngeos da artéria vertebral, pela artéria meníngea posterior (ramo da artéria faríngea ascendente) e pelos ramos basal do tentório e marginal do tentório da parte cavernosa da artéria carótida interna.

A Vista lateral esquerda da dura-máter craniana.

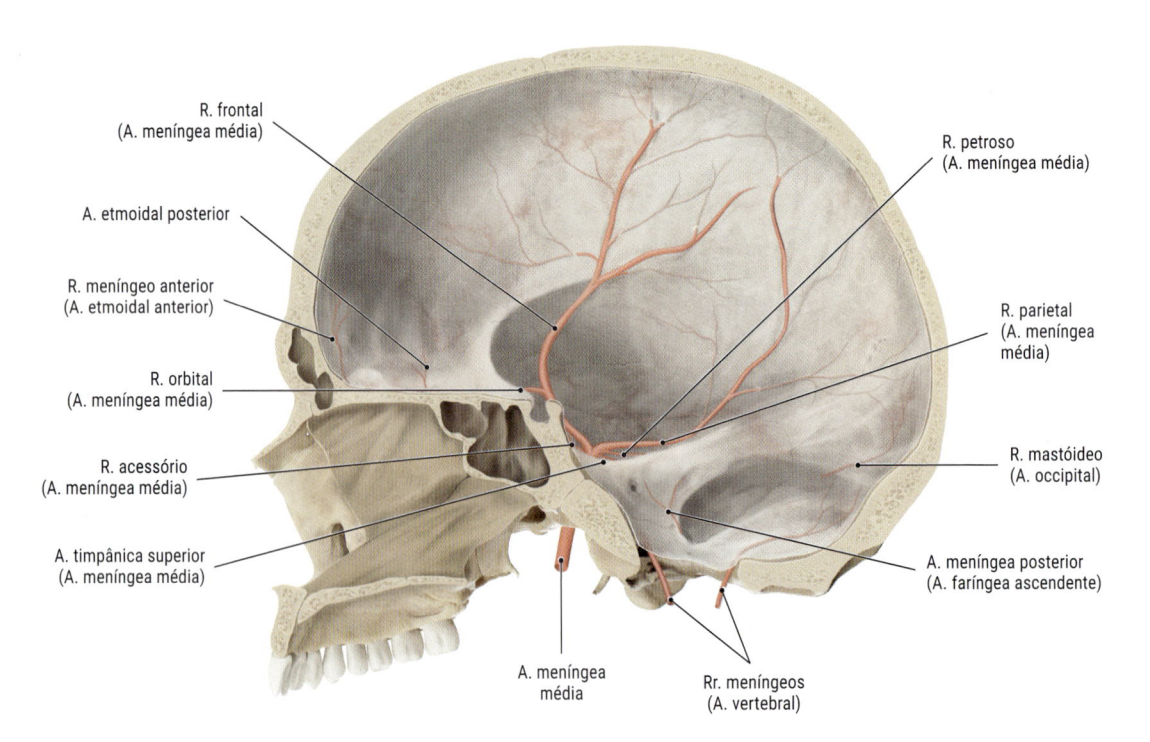

B Corte sagital do crânio.

Figura 31-17 Artérias da dura-máter craniana.

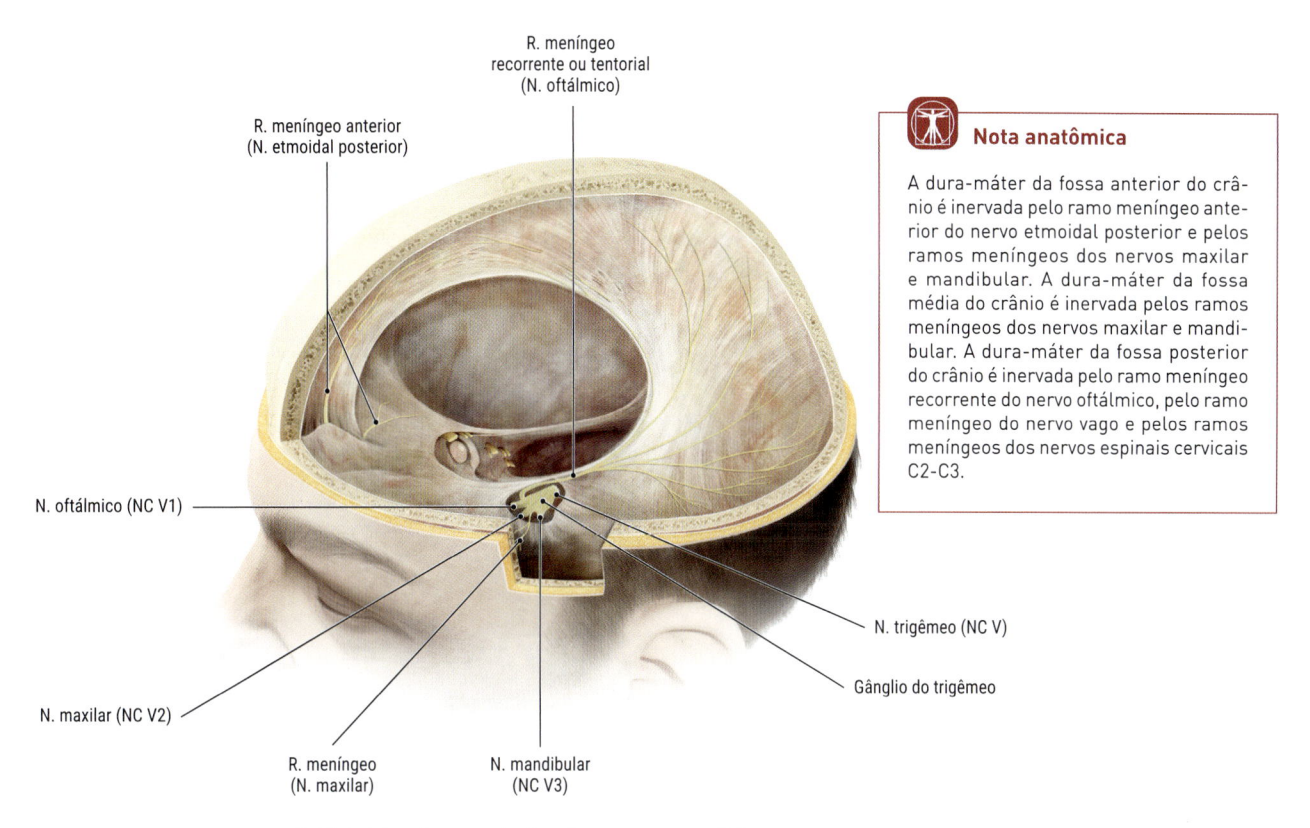

31 | Encéfalo | 477

Nota anatômica

A dura-máter da fossa anterior do crânio é inervada pelo ramo meníngeo anterior do nervo etmoidal posterior e pelos ramos meníngeos dos nervos maxilar e mandibular. A dura-máter da fossa média do crânio é inervada pelos ramos meníngeos dos nervos maxilar e mandibular. A dura-máter da fossa posterior do crânio é inervada pelo ramo meníngeo recorrente do nervo oftálmico, pelo ramo meníngeo do nervo vago e pelos ramos meníngeos dos nervos espinais cervicais C2-C3.

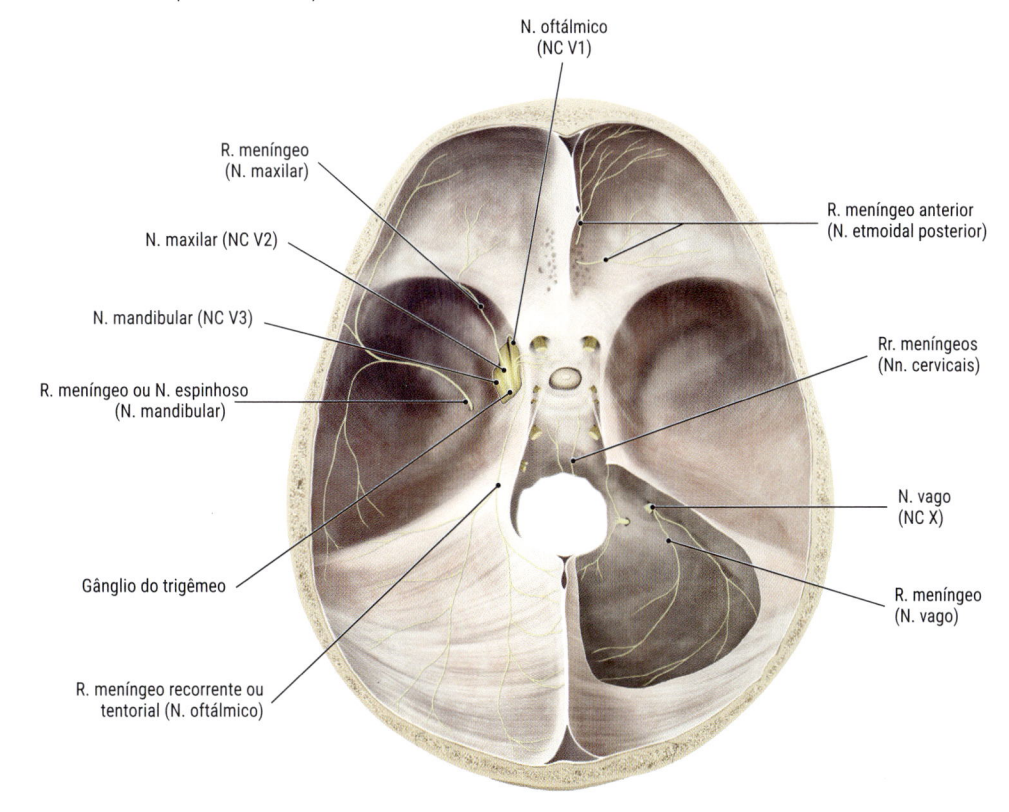

A Vista lateral esquerda da cabeça sem o encéfalo.

B Corte axial do crânio sem o encéfalo.

Figura 31-18 Nervos da dura-máter craniana.

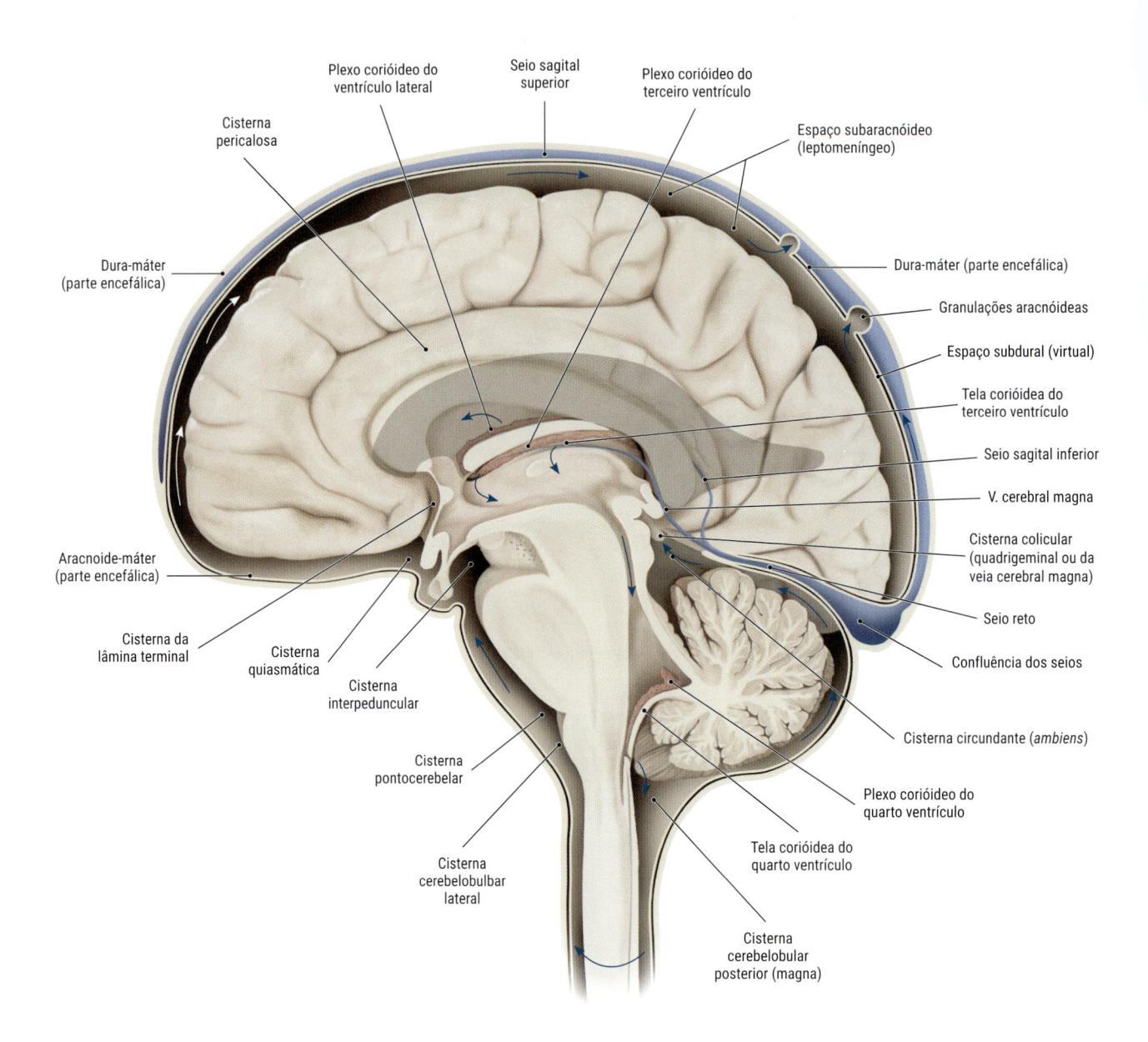

A Corte sagital do encéfalo com as partes encefálicas da aracnoide-máter e da pia-máter.

Figura 31-19 Anatomia da aracnoide-máter e da pia-máter encefálicas.

> **Nota anatômica**
>
> As estruturas anatômicas derivadas da aracnoide-máter encefálica são as granulações aracnóideas, trabéculas aracnóideas e cisternas subaracnóideas. As granulações aracnóideas são projeções do espaço subaracnóideo dentro do seio sagital superior que estão envolvidas na drenagem do líquido cerebrospinal. As trabéculas aracnóideas são pontes de tecido conjuntivo que se estendem entre a aracnóide-máter e a pia-máter. As cisternas subaracnóideas são dilatações do espaço subaracnóideo localizadas principalmente na base do encéfalo e que formam acúmulos de líquido cerebrospinal. As estruturas anatômicas derivadas da pia-máter encefálica são as telas corióideas do terceiro e quarto ventrículos e os plexos corióides que participam da síntese do líquido cerebrospinal.

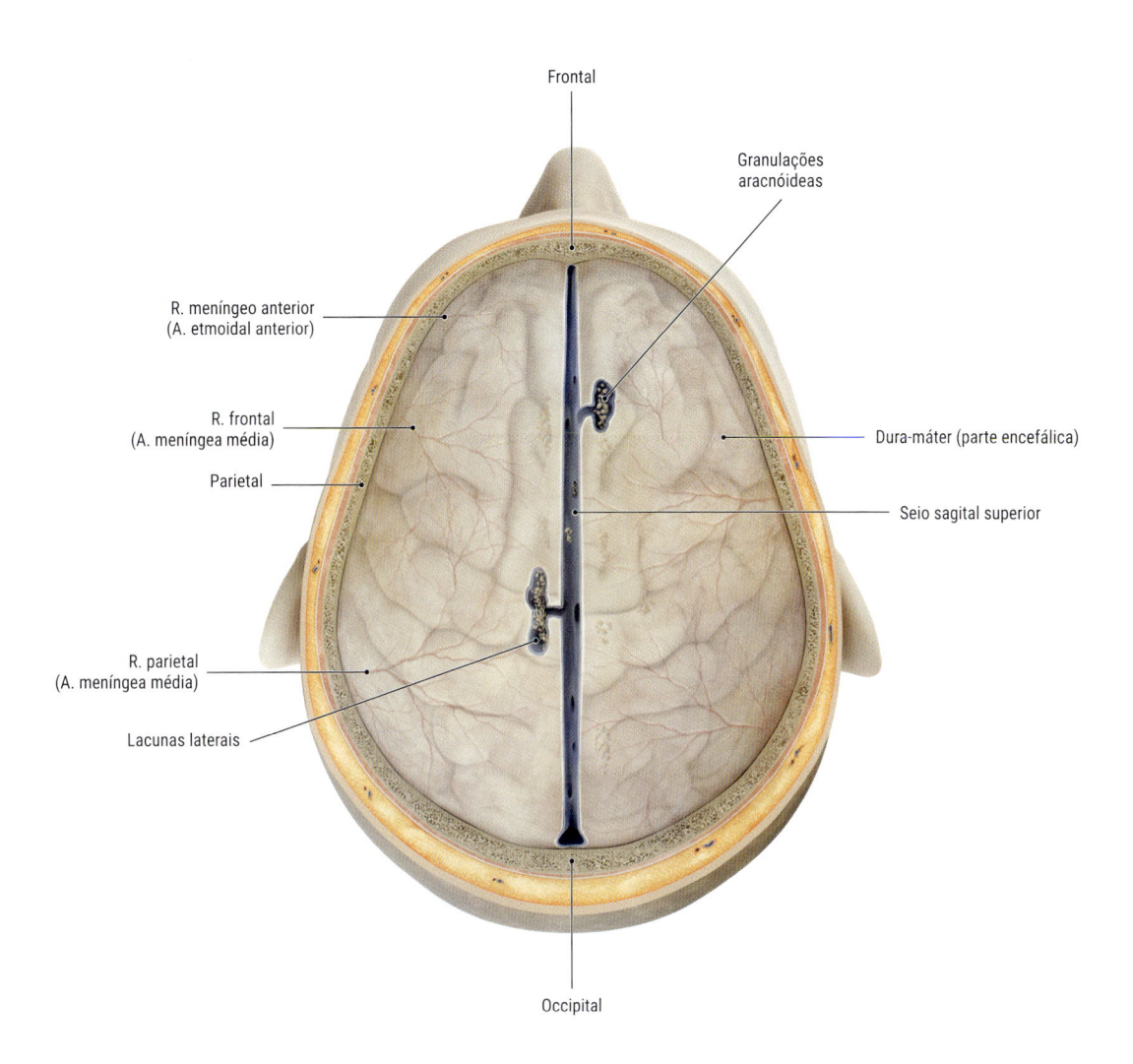

B Vista superior da cabeça sem a calvária.

Tabela 31-5 Meninges do crânio

Estruturas	Subestruturas	
Dura-máter (parte encefálica)		
Foice do cérebro		
Tentório do cerebelo		
Incisura do tentório		
Foice do cerebelo		
Diafragma da sela		
Cavidade trigeminal		
Espaço subdural (virtual)		
Espaço extradural (virtual)		

Seios venosos da dura-máter	• Seio sagital superior:
	  – Aberturas laterais
	• Seio sagital inferior
	• Seio reto
	• Confluência dos seios
	• Seio transverso
	• Seio sigmoide
	• Seio occipital
	• Seio marginal
		• Plexo basilar
		• Seio esfenoparietal
		• Seio cavernoso
		• Seio intercavernoso anterior
		• Seio intercavernoso posterior
		• Seio petroso superior
		• Seio petroso inferior
		  – Vv. labirínticas

Aracnoide-máter (parte encefálica)		
Espaço subaracnóideo (leptomeníngeo)		
Líquido cerebrospinal		
Granulações aracnóideas		
Trabéculas aracnóideas		
Cisternas subaracnóideas	• Cisterna cerebelobulbar posterior (magna) • Cisterna cerebelobulbar lateral • Cisterna da fossa lateral do cérebro • Cisterna quiasmática • Cisterna interpeduncular • Cisterna circundante (ambiens)	• Cisterna pericalosa • Cisterna pontocerebelar • Cisterna da lâmina terminal • Cisterna colicular (quadrigeminal ou da veia cerebral magna)
Pia-máter (parte encefálica)		
Tela corióidea do terceiro ventrículo		
Tela corióidea do quarto ventrículo		
Plexos corióideos	• Plexo corióideo do ventrículo lateral • Plexo corióideo do terceiro ventrículo	• Plexo corióideo do quarto ventrículo

Artérias do encéfalo

A vascularização arterial do encéfalo depende das artérias carótidas internas e das artérias vertebrais. As artérias vertebrais, ramos das artérias subclávias, fundem-se para formar a artéria basilar, que se divide nas duas artérias cerebrais posteriores. Esse sistema formado pelas artérias vertebrais e basilares vasculariza parte da medula espinal, do tronco encefálico e do cerebelo. As artérias carótidas internas são divididas em uma artéria cerebral anterior, que se comunica com a do lado oposto através da artéria comunicante anterior, e uma artéria cerebral média. A artéria carótida interna se comunica com a artéria cerebral posterior por meio da artéria comunicante posterior. As artérias cerebrais anterior, média e posterior vascularizam estruturas derivadas do telencéfalo e do diencéfalo. Por fim, as artérias cerebrais anteriores, carótidas internas, cerebrais posteriores, comunicante anterior e comunicantes posteriores formam na base do diencéfalo o círculo arterial do cérebro ou polígono de Willis.

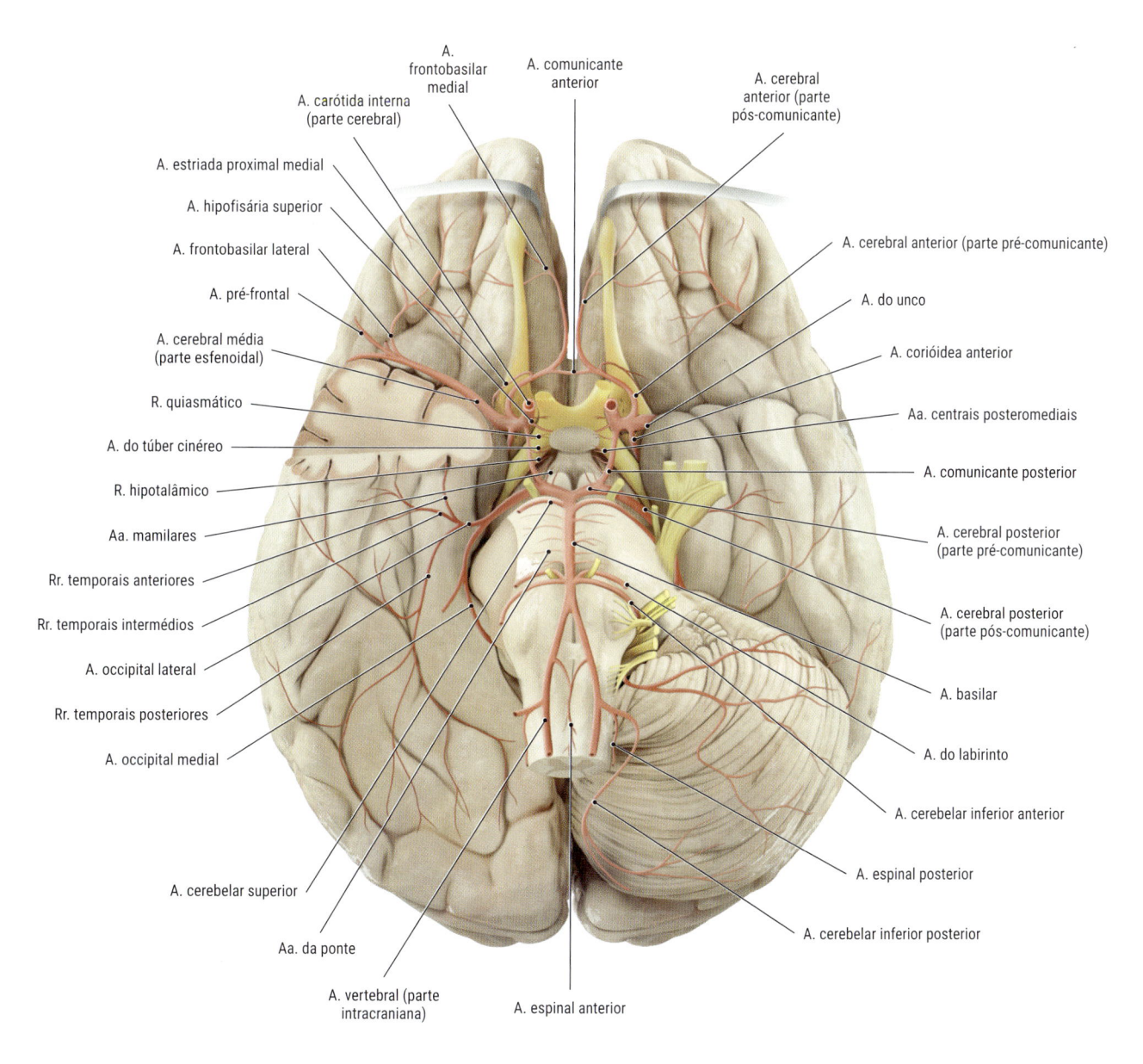

A Vista inferior do encéfalo.

Figura 31-20 Anatomia das artérias do encéfalo.

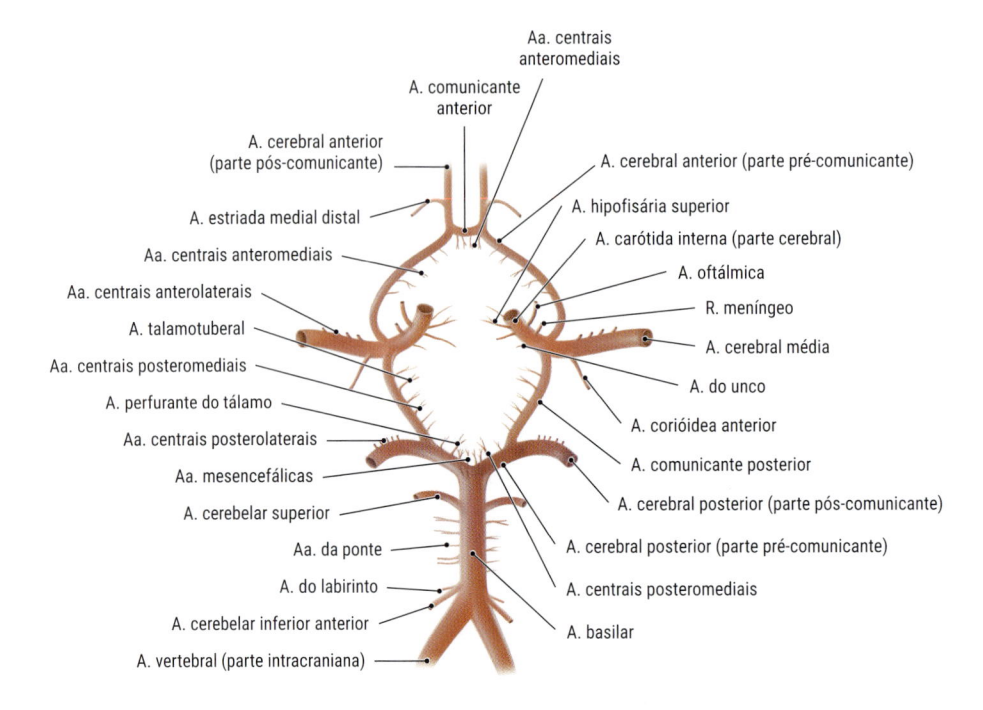

B Imagem esquemática do círculo arterial do cérebro.

Nota clínica

Obstrução da artéria cerebral média. A obstrução total da parte esfenoidal da artéria cerebral média geralmente é acompanhada por hemiplegia e hemianestesia contralaterais. Se a lesão afetar o hemisfério dominante, ela é acompanhada por afasia motora ou de Broca.

C Vista anterolateral esquerda do cérebro.

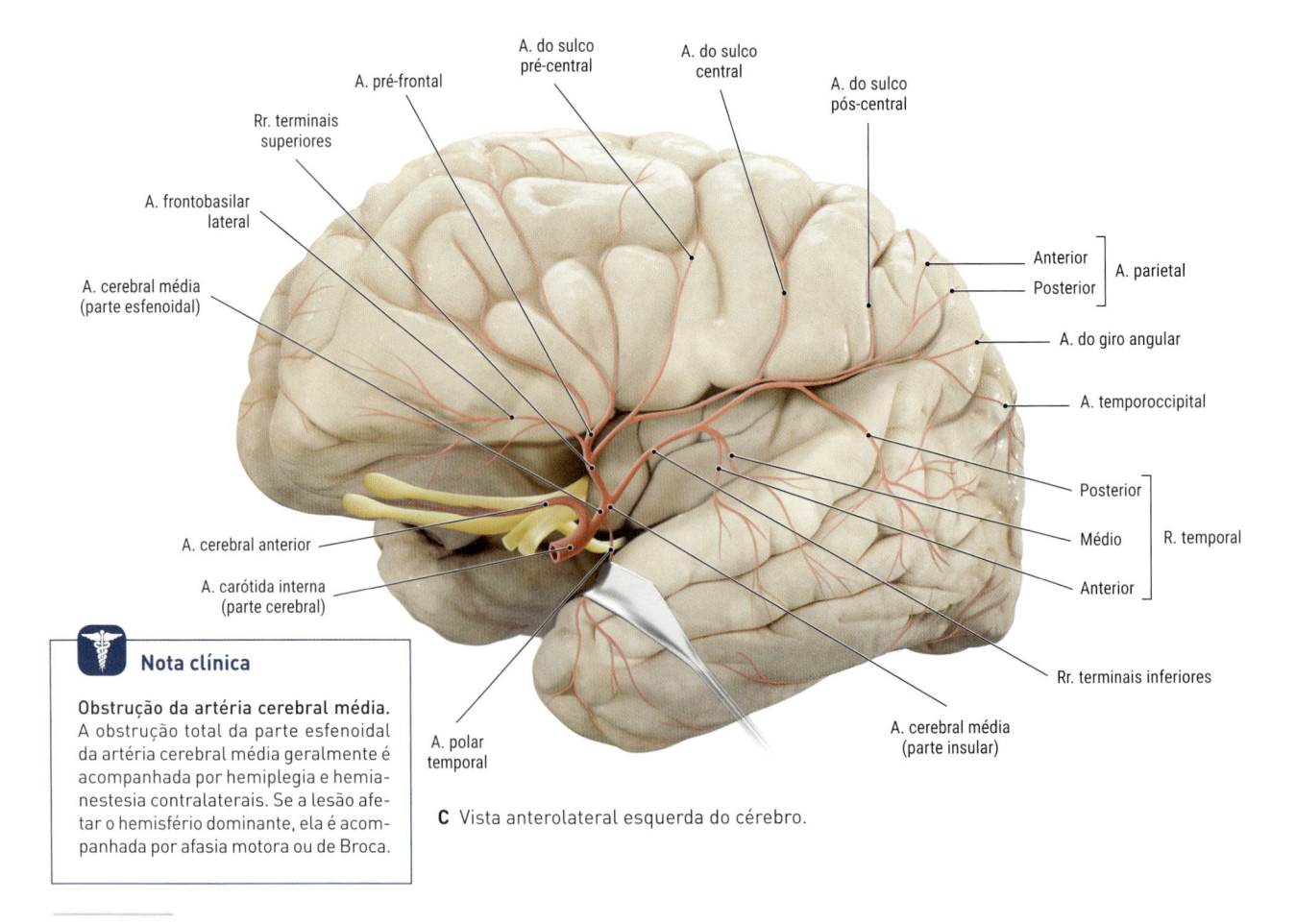

Figura 31-20 Anatomia das artérias do encéfalo (cont.).

D Corte sagital do cérebro.

> **Nota clínica**
>
> **Obstrução das artérias cerebrais anterior e posterior.** A obstrução da parte pós-comunicante da artéria cerebral anterior causa distúrbios motores e sensitivos que afetam o membro inferior contralateral. A obstrução da parte pós-comunicante da artéria cerebral posterior produz uma hemianopsia homônima contralateral.

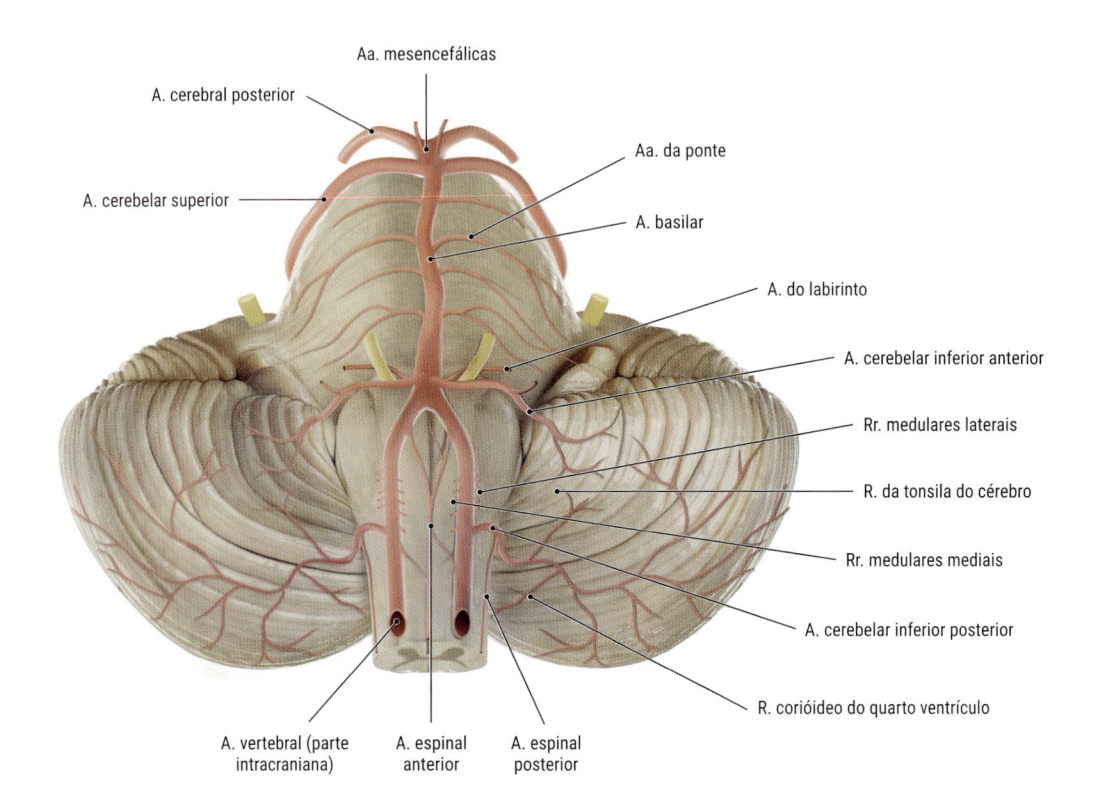

E Vista anterior do tronco encefálico e do cerebelo.

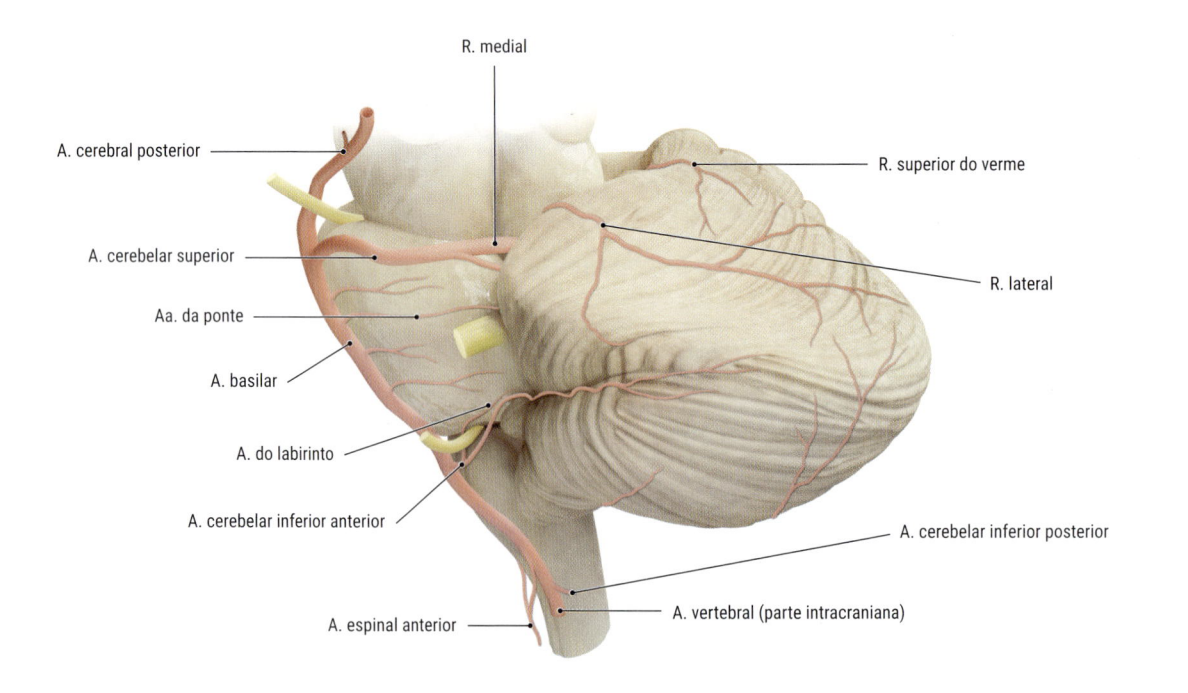

F Vista lateral esquerda do tronco encefálico e do cerebelo.

Figura 31-20 Anatomia das artérias do encéfalo (cont.).

Veias do encéfalo

A drenagem venosa encefálica pode ser dividida em um sistema que drena o sangue do cérebro e um sistema que drena o sangue do tronco encefálico e do cerebelo. As veias do cérebro podem ser divididas em veias superficiais do cérebro, que drenam principalmente para os seios venosos da dura-máter e para a veia basilar, e em veias profundas do cérebro, que drenam principalmente para a veia cerebral magna. As veias do mesencéfalo drenam principalmente para a veia basilar e para a veia cerebral magna. As veias da ponte drenam para a veia basilar, as veias do cerebelo e os seios venosos da dura-máter. As veias do bulbo drenam para as veias da medula espinal e para os seios venosos da dura-máter. As veias do cerebelo drenam para a veia cerebral magna e para os seios venosos da dura-máter.

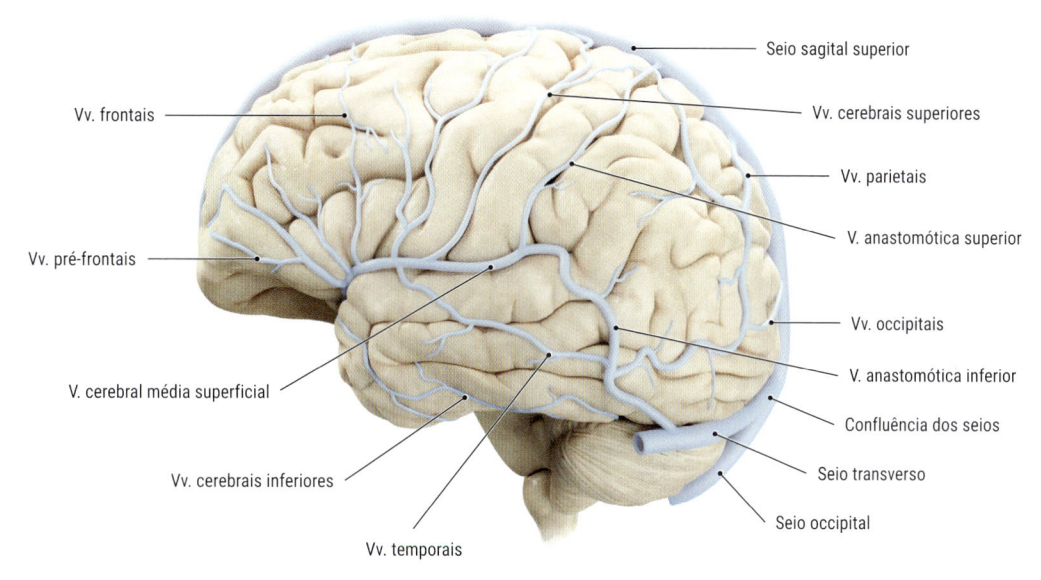

A Vista lateral esquerda do encéfalo.

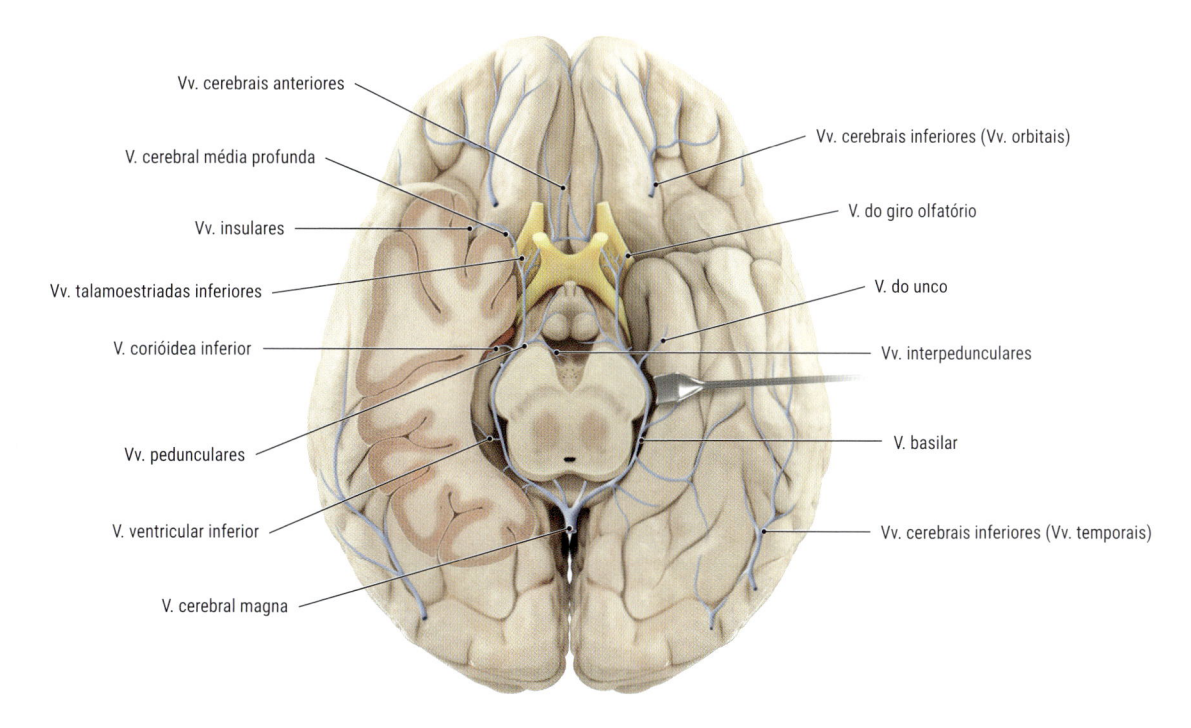

B Vista inferior do cérebro.

Figura 31-21 Anatomia das veias do encéfalo.

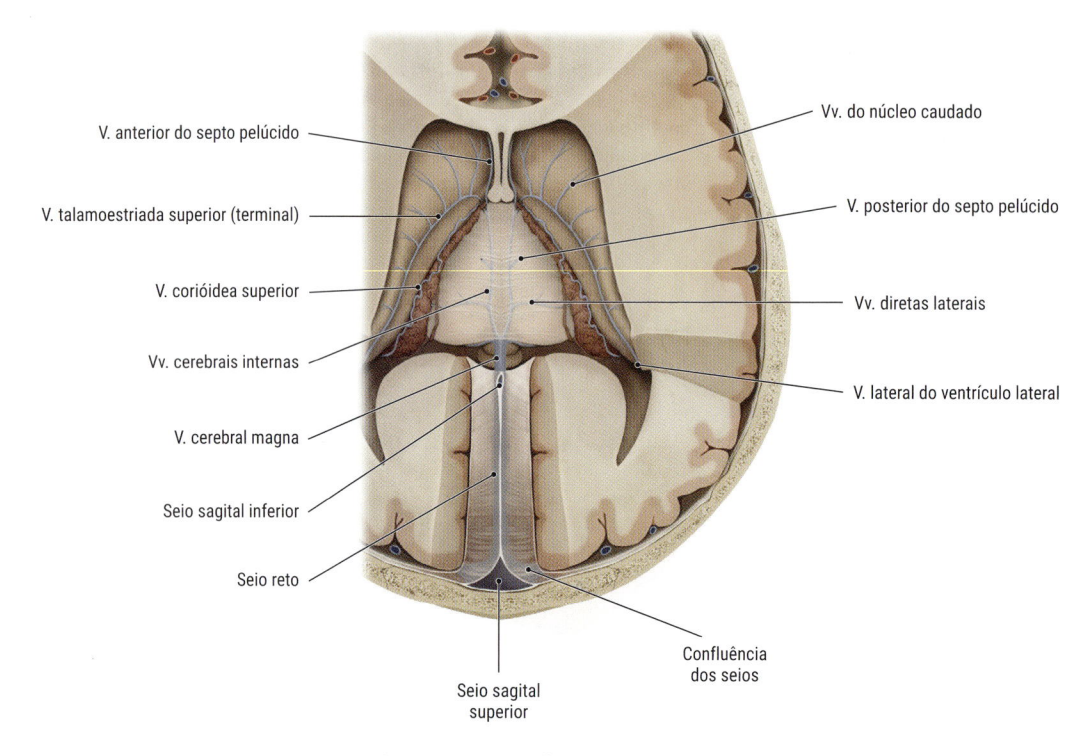

C Corte axial do cérebro.

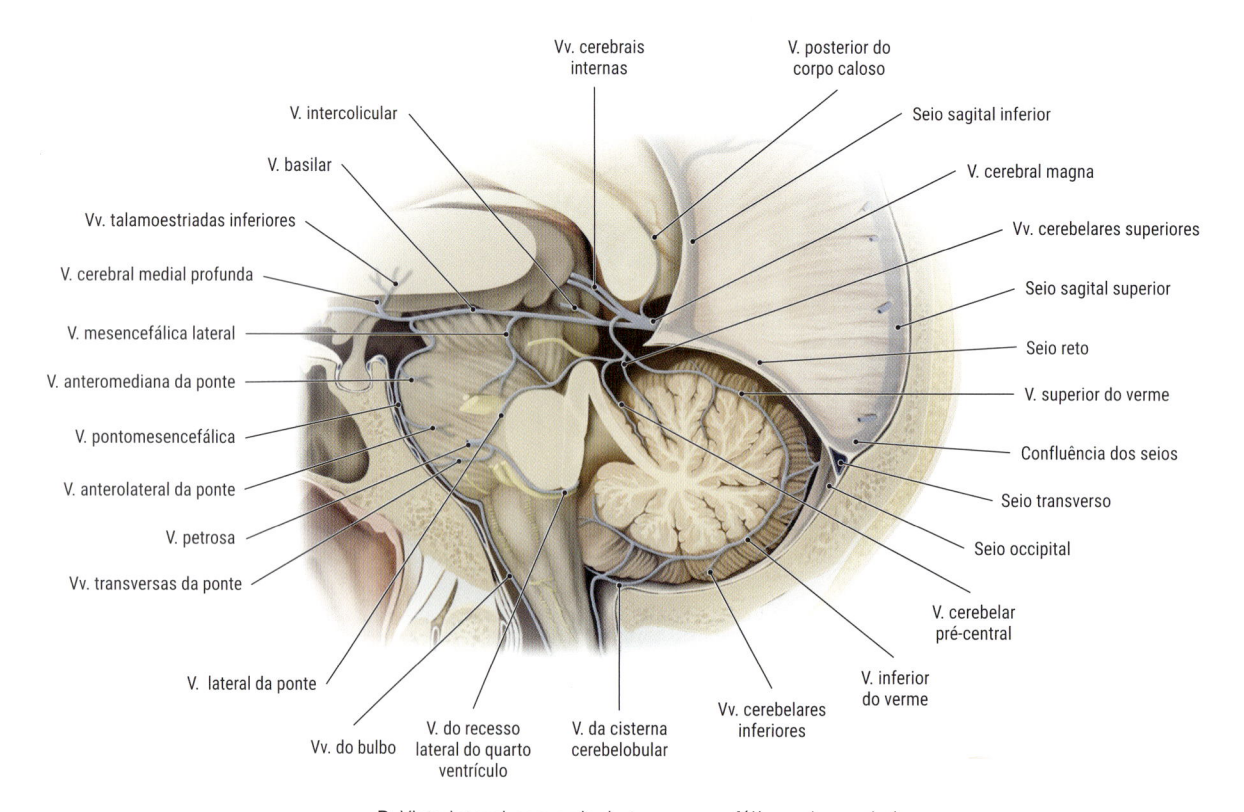

D Vista lateral esquerda do tronco encefálico e do cerebelo.

Figura 31-21 Anatomia das veias do encéfalo (*cont.*).

Vasos sanguíneos da hipófise

Os vasos sanguíneos da hipófise formam o sistema portal hipofisário, que serve como um sistema de conexão entre o hipotálamo e a adeno-hipófise. A artéria hipofisária superior, um ramo da parte cerebral da artéria carótida interna, forma um plexo capilar proximal na região da eminência média. O sangue desse plexo é coletado pelas veias porto-hipofisárias, que formam um plexo capilar distal na adeno-hipófise. O hipotálamo secreta fatores inibidores e liberadores hipotalâmicos no plexo capilar proximal, os quais descem pelas veias porto-hipofisárias até o plexo capilar distal, localizado na adeno-hipófise, onde atuam.

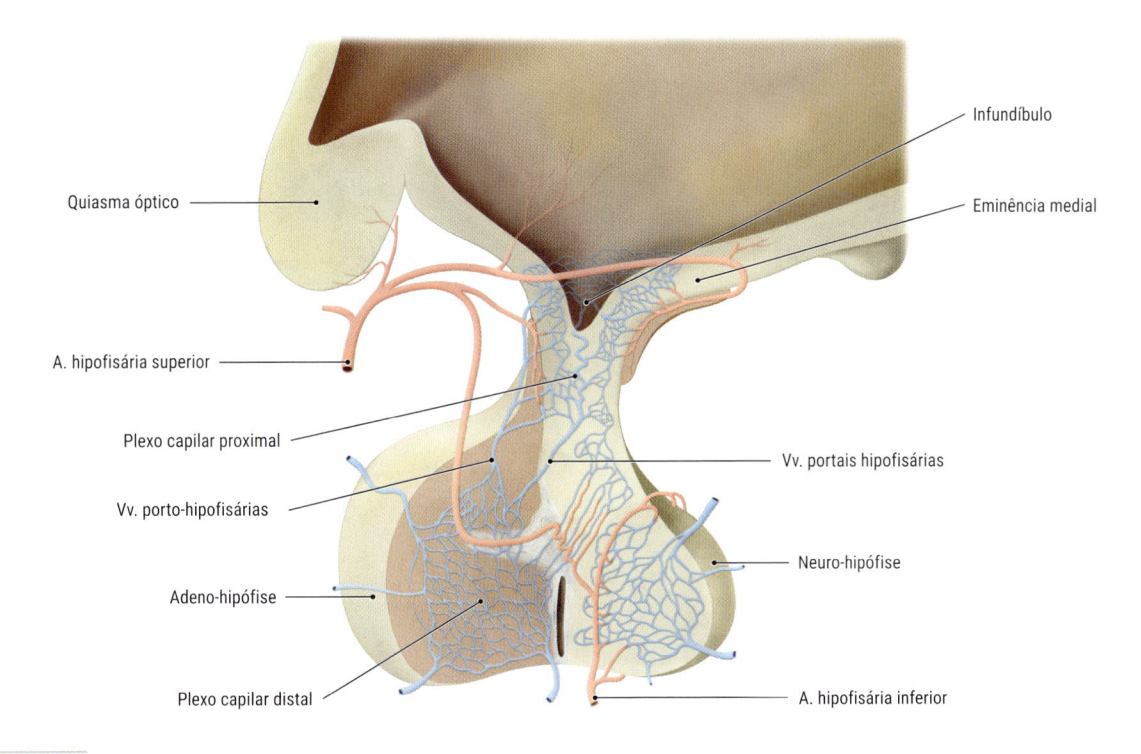

Figura 31-22 Anatomia dos vasos sanguíneos hipofisários. Imagem esquemática do sistema portal hipofisário.

Tabela 31-6 Artérias do encéfalo

Aa. do encéfalo	A. corióidea anterior	

	A. cerebral anterior	• Parte pré-comunicante:
		  – Aa. centrais anteromediais
		  – Aa. estriadas mediais proximais
		• A. comunicante anterior:
		  – Aa. centrais anteromediais
		• Parte pós-comunicante:
		  – A. estriada medial distal
		  – A. frontobasilar medial (orbitofrontal)
		  – A. polar frontal
		  – A. calosomarginal:
		    ▪ R. frontal anteromedial
		    ▪ R. frontal intermediomedial
		    ▪ R. frontal posteromedial
		    ▪ R. do cíngulo
		    ▪ Rr. paracentrais
		  – A. pericalosa:
		    ▪ Rr. paracentrais
		    ▪ Rr. pré-cuneais
		    ▪ Rr. parietoccipitais

(Continua)

Tabela 31-6 Artérias do encéfalo (cont.)

Aa. do encéfalo (cont.)	A. cerebral média	• Parte esfenoidal:
		  – Aa. centrais anterolaterais
		  – A. do unco
		  – A. polar temporal
		• Parte insular:
		  – Rr. terminais superiores:
		    ▪ A. frontobasilar lateral
		    ▪ A. pré-frontal
		    ▪ A. do sulco pré-central
		    ▪ A. do sulco central
		    ▪ A. do sulco pós-central
		    ▪ A. parietal anterior
		    ▪ A. parietal posterior
		  – Rr. terminais inferiores:
		    ▪ R. temporal anterior
		    ▪ R. temporal médio
		    ▪ R. temporal posterior
		    ▪ R. temporoccipital
		    ▪ R. do giro angular

	A. comunicante posterior	• Aa. centrais posteromediais • R. quiasmático • A. do túber cinéreo • A. talamotuberal • R. hipotalâmica • Aa. mamilares

	A. cerebral posterior	• Parte pré-comunicante:
		  – Aa. centrais posteromediais
		  – A. perfurante do tálamo
		• Parte pós-comunicante:
		  – Aa. centrais posterolaterais
		  – A. occipital lateral:
		    ▪ Rr. temporais anteriores
		    ▪ Rr. temporais intermédios
		    ▪ Rr. temporais posteriores
		  – A. occipital medial:
		    ▪ R. dorsal do corpo caloso
		    ▪ R. parietal
		    ▪ R. parietoccipital
		    ▪ R. calcarino
		    ▪ R. occipitotemporal

	A. vertebral	• Parte intracraniana:
		  – Rr. meníngeos
		  – A. cerebelar posteroinferior:
		    ▪ A. espinal posterior
		    ▪ R. da tonsila do cerebelo
		    ▪ R. corióidea do quarto ventrículo
		  – A. espinal anterior
		  – Rr. medulares mediais
		  – Rr. medulares laterais

	A. basilar	• A. cerebelar anteroinferior:
		  – A. labiríntica
		• Aa. da ponte
		• Aa. mesencefálicas
		• A. cerebelar superior:
		  – R. medial:
		    ▪ R. superior do verme
		  – R. lateral

Tabela 31-7 Veias do encéfalo

Vv. do encéfalo	Vv. superficiais do cérebro	• Vv. cerebrais superiores:
		  – Vv. pré-frontais
		  – Vv. frontais
		  – Vv. parietais
		  – Vv. temporais
		  – Vv. occipitais
		• V. cerebral média superficial:
		  – V. anastomótica superior
		  – V. anastomótica inferior
		• Vv. cerebrais inferiores:
		  – V. do unco
		  – Vv. orbitais
		  – Vv. temporais

	Vv. profundas do cérebro	• V. basal:
		  – Vv. cerebrais anteriores
		  – V. cerebral medial profunda:
		    ▪ Vv. insulares
		  – Vv. talamoestriadas inferiores
		  – V. do giro olfatório
		  – V. ventricular inferior
		  – V. corióidea inferior
		  – Vv. pedunculares
		• V. cerebral magna:
		  – Vv. internas do cérebro:
		    ▪ V. corióidea superior
		  – V. talamoestriada superior (terminal):
		    ▪ V. anterior do septo pelúcido
		    ▪ V. posterior do septo pelúcido
		    ▪ V. lateral do ventrículo lateral
		    ▪ V. medial do ventrículo lateral
		    ▪ Vv. do núcleo caudado
		  – Vv. diretas laterais
		  – V. posterior do corpo caloso

	Vv. do tronco encefálico	• V. pontomesencefálica
		• Vv. interpedunculares
		• V. intercolicular
		• V. mesencefálica lateral
		• Vv. da ponte:
		  – V. anteromediana da ponte
		  – V. anterolateral da ponte
		  – Vv. transversas da ponte
		  – V. lateral da ponte
		• Vv. do bulbo
		• V. do recesso lateral do quarto ventrículo
		• V. da cisterna cerebelobulbar

	Vv. do cerebelo	• V. superior do verme • V. inferior do verme • Vv. cerebelares superiores • Vv. cerebelares inferiores • V. cerebelar pré-central • V. petrosa

Anatomia radiológica do encéfalo

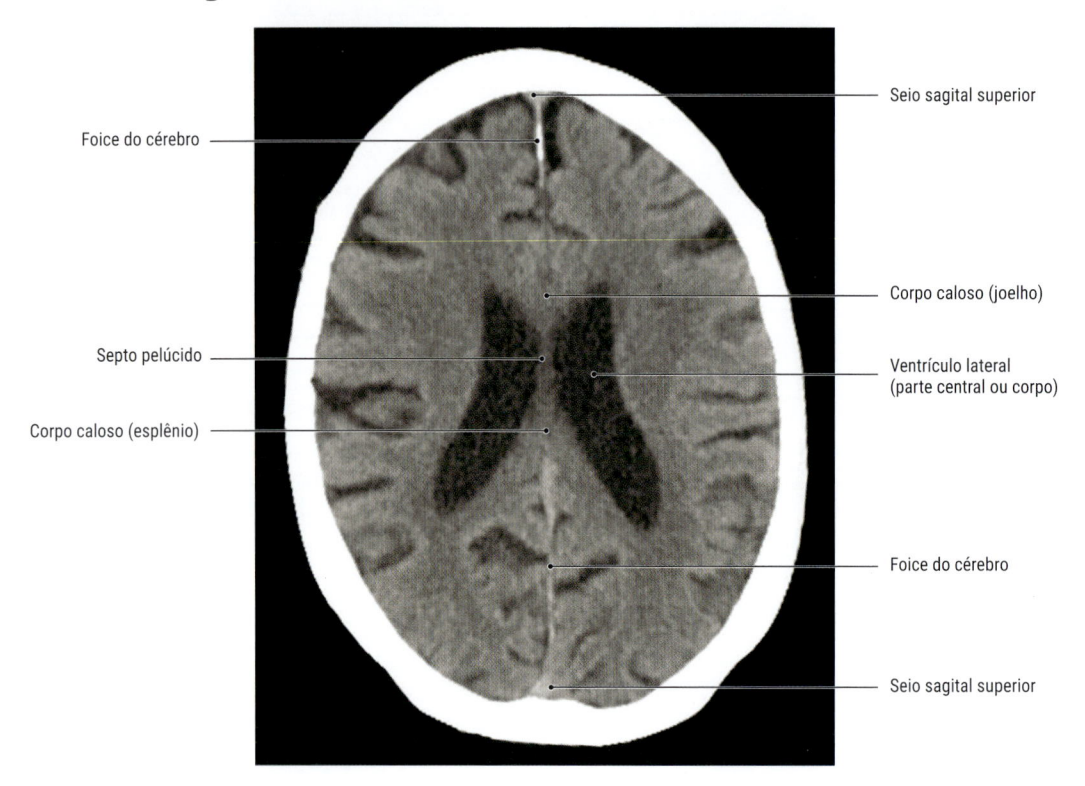

A Corte axial no nível da parte central dos ventrículos laterais.

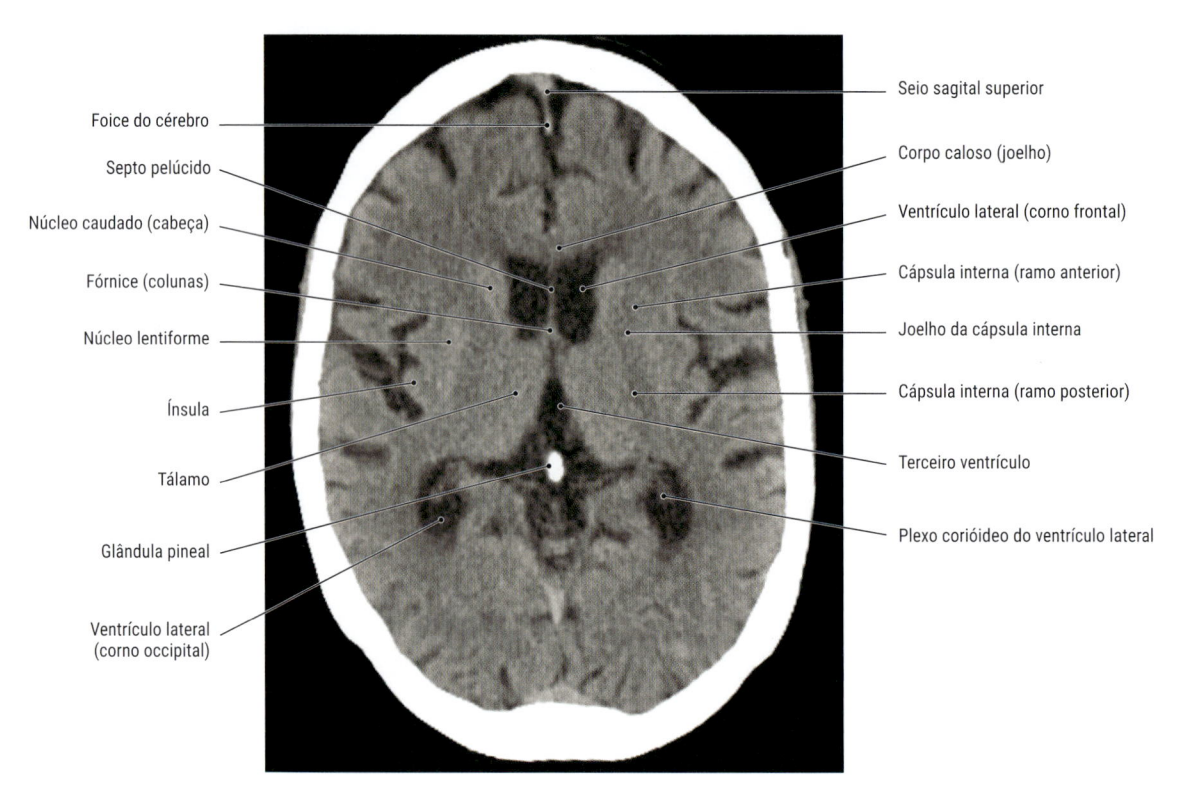

Labels: Foice do cérebro; Septo pelúcido; Corpo caloso (esplênio); Seio sagital superior; Corpo caloso (joelho); Ventrículo lateral (parte central ou corpo); Foice do cérebro; Seio sagital superior.

B Corte axial no nível da glândula pineal (epífise).

Labels: Foice do cérebro; Septo pelúcido; Núcleo caudado (cabeça); Fórnice (colunas); Núcleo lentiforme; Ínsula; Tálamo; Glândula pineal; Ventrículo lateral (corno occipital); Seio sagital superior; Corpo caloso (joelho); Ventrículo lateral (corno frontal); Cápsula interna (ramo anterior); Joelho da cápsula interna; Cápsula interna (ramo posterior); Terceiro ventrículo; Plexo corióideo do ventrículo lateral.

Figura 31-23 Tomografia computadorizada craniana.

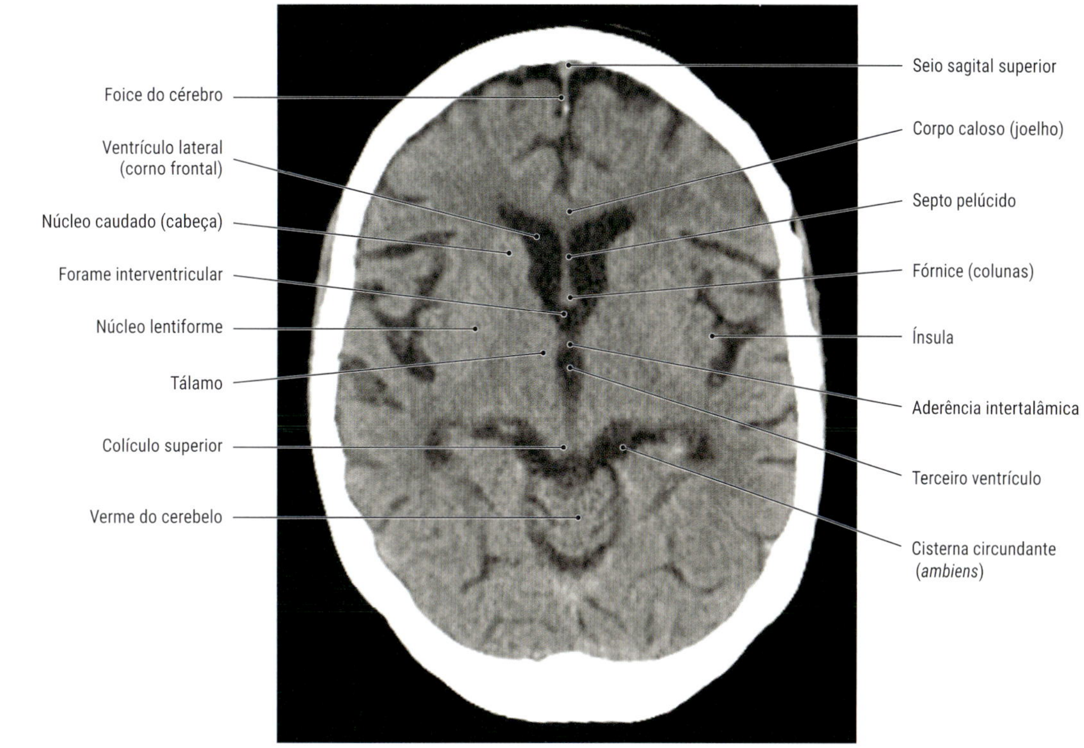
Foice do cérebro
Ventrículo lateral (corno frontal)
Núcleo caudado (cabeça)
Forame interventricular
Núcleo lentiforme
Tálamo
Colículo superior
Verme do cerebelo
Seio sagital superior
Corpo caloso (joelho)
Septo pelúcido
Fórnice (colunas)
Ínsula
Aderência intertalâmica
Terceiro ventrículo
Cisterna circundante (*ambiens*)

C Corte axial no nível da aderência intertalâmica.

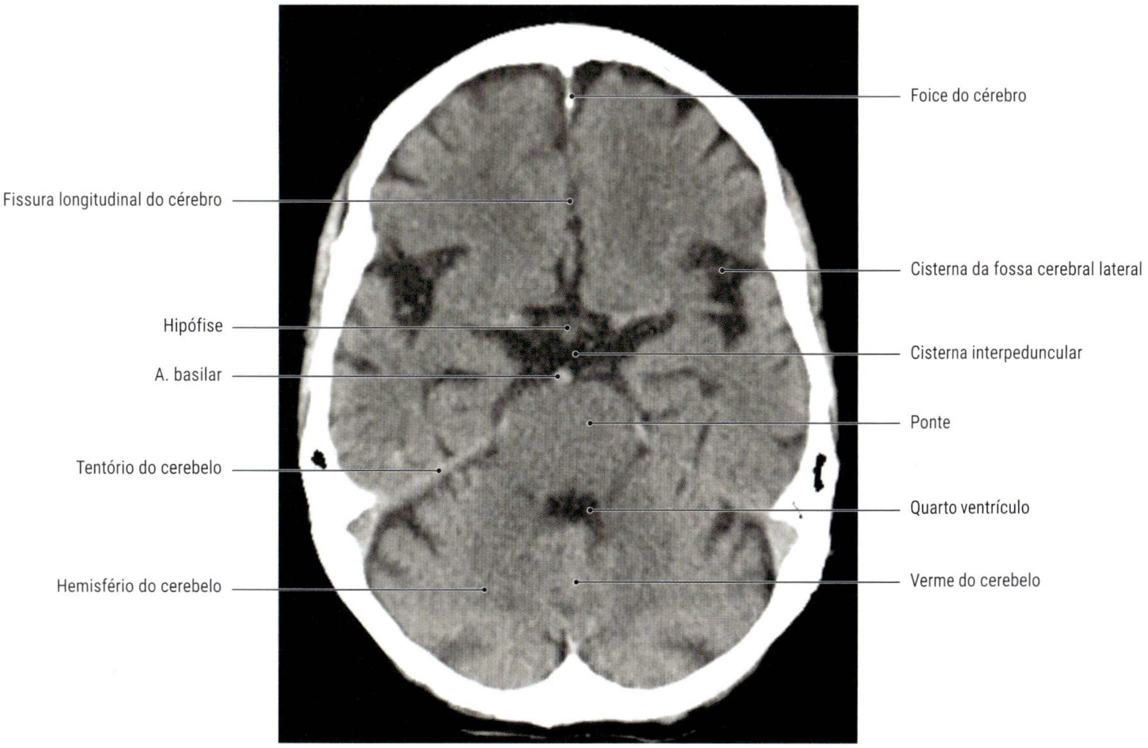
Fissura longitudinal do cérebro
Hipófise
A. basilar
Tentório do cerebelo
Hemisfério do cerebelo
Foice do cérebro
Cisterna da fossa cerebral lateral
Cisterna interpeduncular
Ponte
Quarto ventrículo
Verme do cerebelo

D Corte axial no nível da ponte.

A Corte mediano.

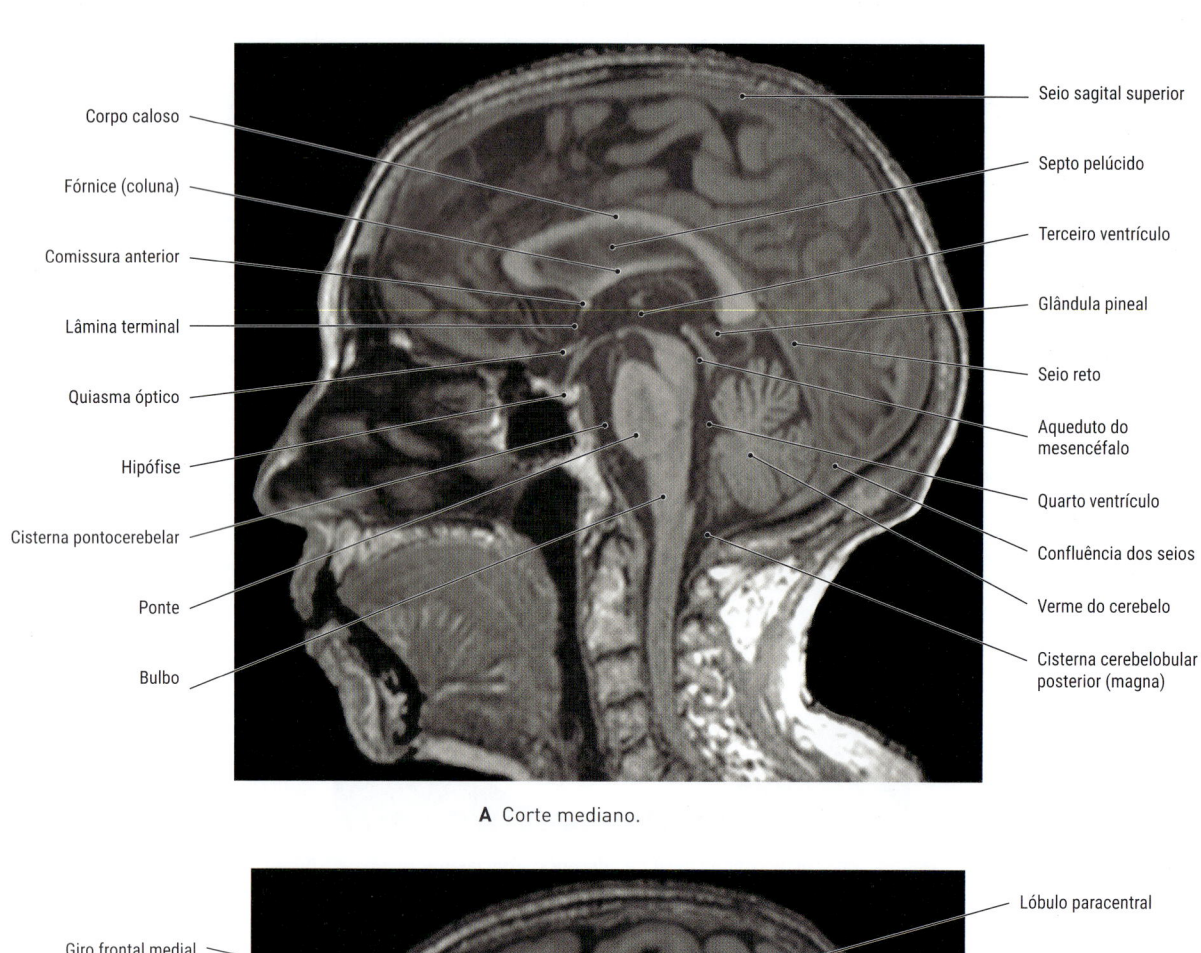

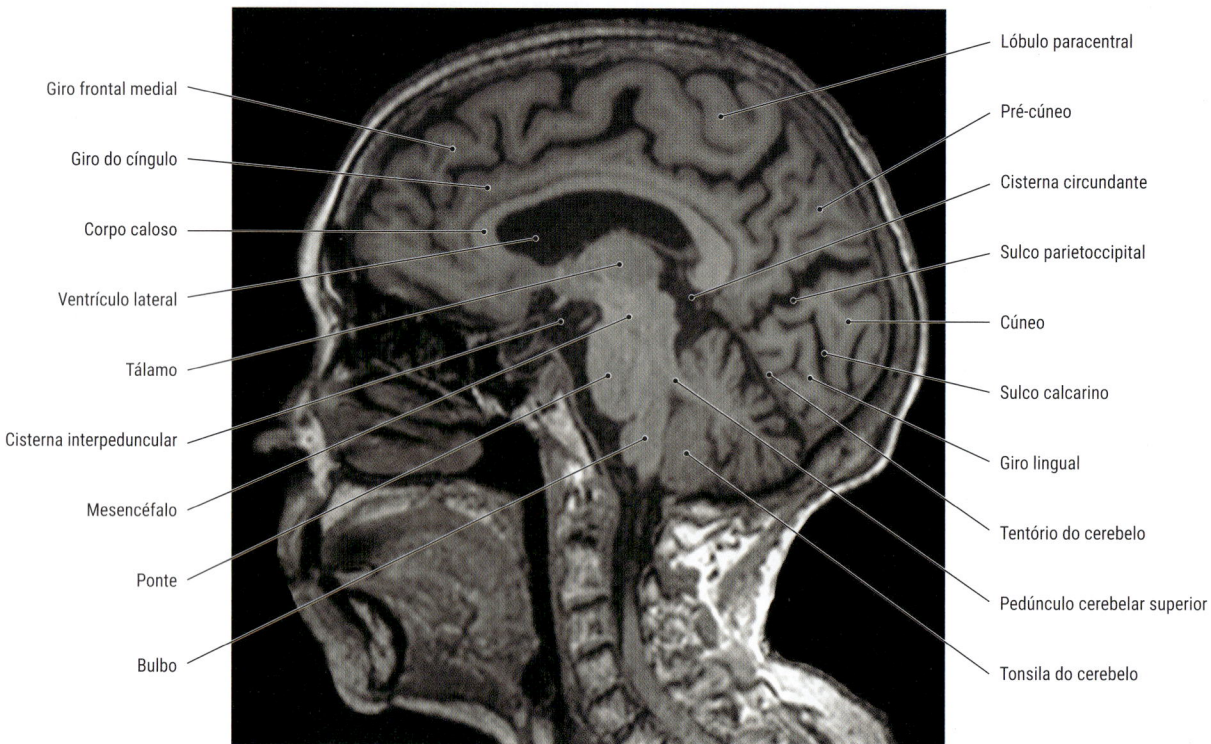

B Corte sagital lateral.

Figura 31-24 Ressonância magnética craniana.

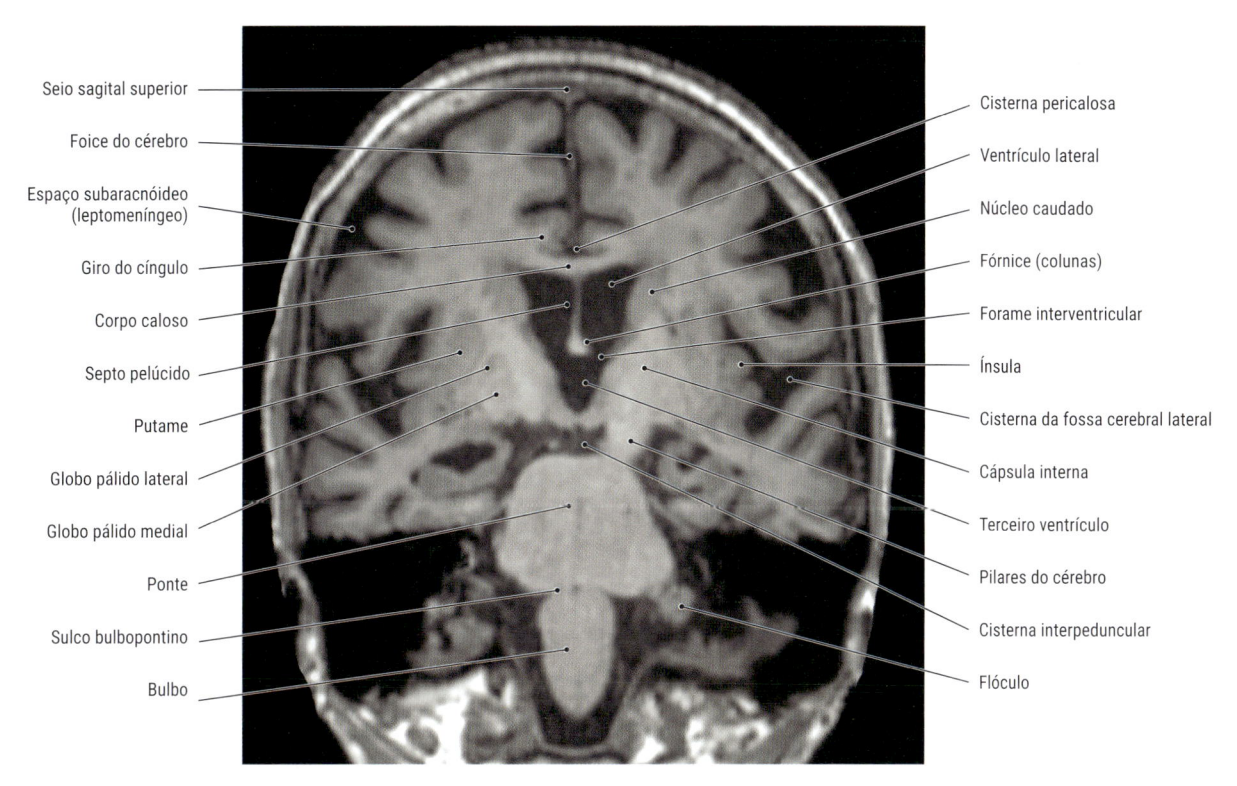

C Corte coronal no nível do corpo mamilar.

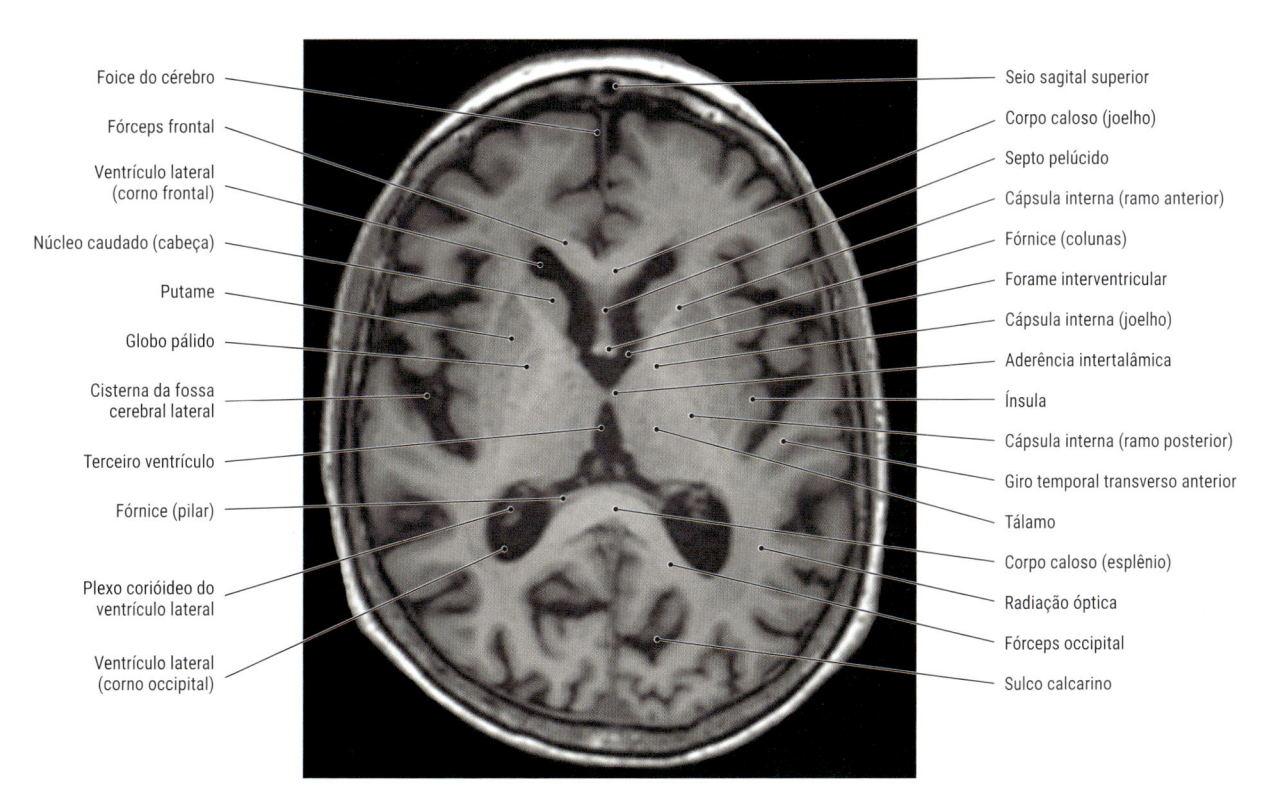

Labels (left side, top to bottom): Seio sagital superior; Foice do cérebro; Espaço subaracnóideo (leptomeníngeo); Giro do cíngulo; Corpo caloso; Septo pelúcido; Putame; Globo pálido lateral; Globo pálido medial; Ponte; Sulco bulbopontino; Bulbo.

Labels (right side, top to bottom): Cisterna pericalosa; Ventrículo lateral; Núcleo caudado; Fórnice (colunas); Forame interventricular; Ínsula; Cisterna da fossa cerebral lateral; Cápsula interna; Terceiro ventrículo; Pilares do cérebro; Cisterna interpeduncular; Flóculo.

D Corte axial no nível do forame interventricular.

Labels (left side, top to bottom): Foice do cérebro; Fórceps frontal; Ventrículo lateral (corno frontal); Núcleo caudado (cabeça); Putame; Globo pálido; Cisterna da fossa cerebral lateral; Terceiro ventrículo; Fórnice (pilar); Plexo corióideo do ventrículo lateral; Ventrículo lateral (corno occipital).

Labels (right side, top to bottom): Seio sagital superior; Corpo caloso (joelho); Septo pelúcido; Cápsula interna (ramo anterior); Fórnice (colunas); Forame interventricular; Cápsula interna (joelho); Aderência intertalâmica; Ínsula; Cápsula interna (ramo posterior); Giro temporal transverso anterior; Tálamo; Corpo caloso (esplênio); Radiação óptica; Fórceps occipital; Sulco calcarino.

32 NERVOS CRANIANOS

Nervos olfatórios (NC I)

O primeiro nervo craniano (NC I) é formado pelo nervo olfatório, que se forma a partir dos neurônios localizados na parte olfatória da túnica mucosa da cavidade nasal. Esses neurônios são do tipo bipolar, com um prolongamento periférico, que contém os receptores olfatórios, e um prolongamento central, que formará os nervos olfatórios, que juntos constituem o NC I. Os nervos olfatórios passam pelas aberturas da lâmina cribriforme do etmoide e alcançam os bulbos olfatórios, onde fazem sinapses com os neurônios que fazem parte da via olfatória, que continua pelo trato olfatório e pelas estrias olfatórias medial e lateral.

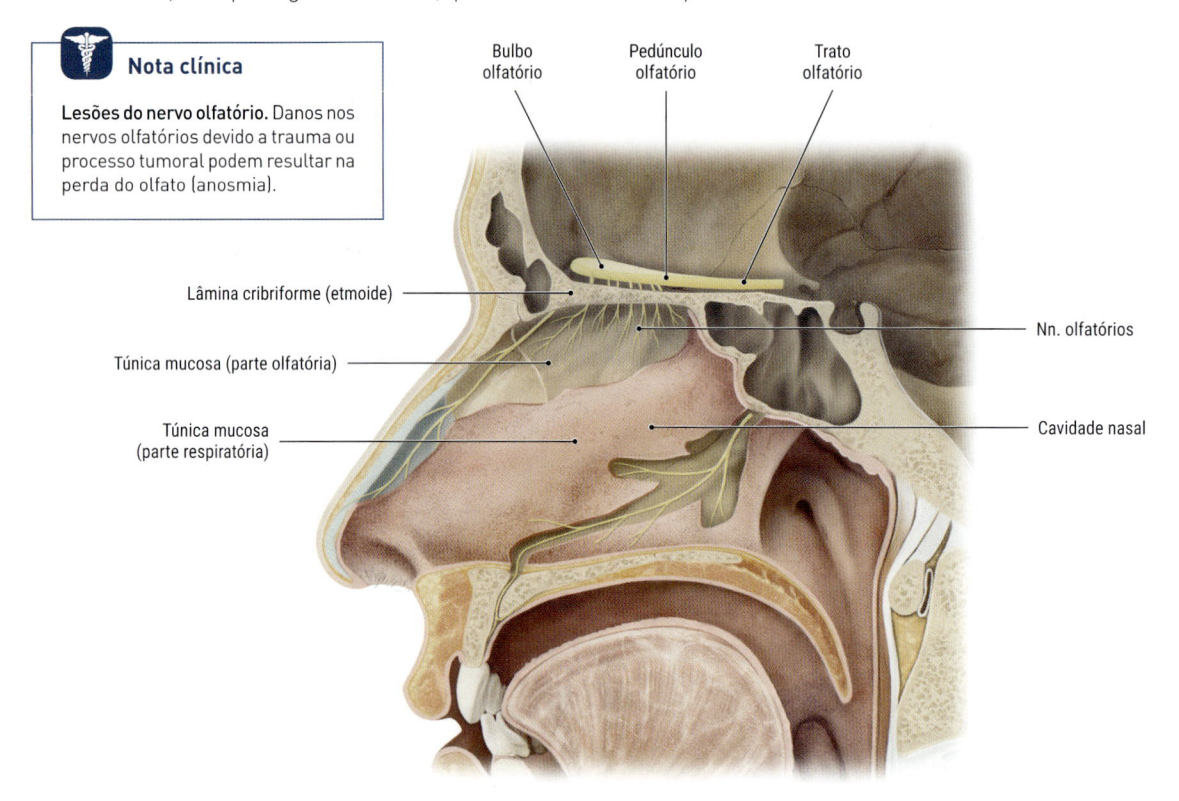

> **Nota clínica**
>
> **Lesões do nervo olfatório.** Danos nos nervos olfatórios devido a trauma ou processo tumoral podem resultar na perda do olfato (anosmia).

A Corte sagital da cavidade nasal.

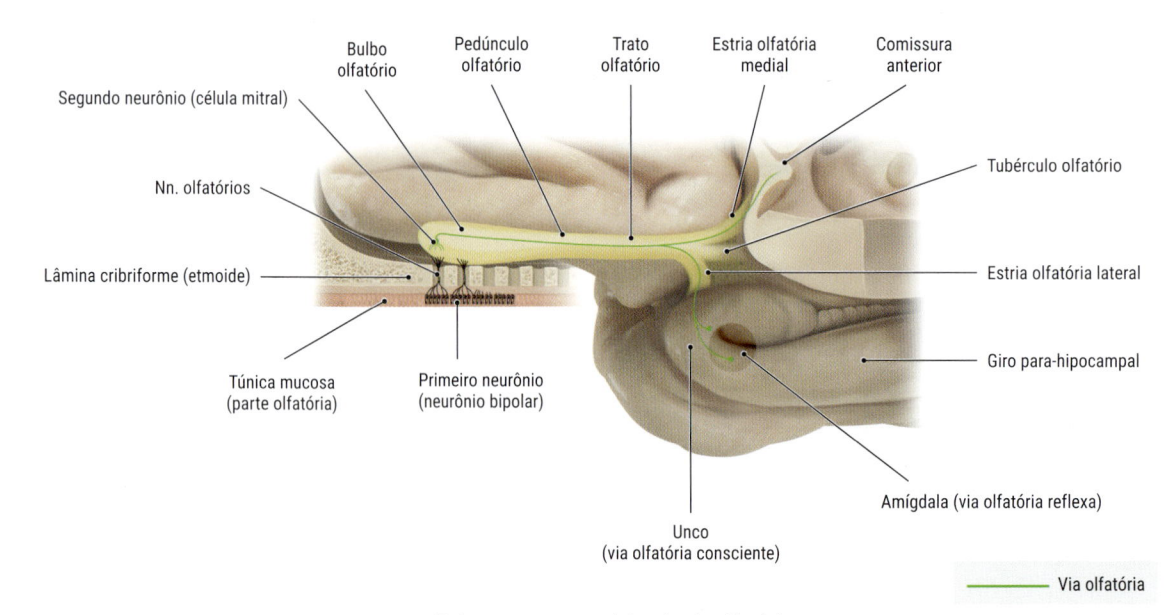

B Imagem esquemática da via olfatória.

Figura 32-1 Anatomia do nervo olfatório (NC I).

Nervo óptico (NC II)

O segundo nervo craniano (NC II) corresponde ao nervo óptico e é responsável pela visão. Na retina, estão os fotorreceptores (cones e bastonetes), cujo prolongamento central faz sinapses com o prolongamento periférico das células bipolares, que representam o primeiro neurônio nas vias ópticas. Essas células bipolares também estão localizadas na retina, e seu prolongamento central faz sinapses com as células ganglionares da retina, o segundo neurônio nas vias ópticas. Os axônios das células ganglionares formam os nervos ópticos, que se fundem para formar o quiasma óptico, onde os axônios das células ganglionares da metade nasal da retina decussam. As vias ópticas continuam pelos tratos ópticos e atingem o sulco calcarino do lobo occipital do cérebro, fazendo um relevo no corpo geniculado lateral do tálamo. Os neurônios que se estendem entre o tálamo e o sulco calcarino formam radiação óptica.

Nota clínica

Lesões da via óptica. A lesão do nervo óptico pode causar perda de visão no olho afetado (anopsia). Lesões na região central do quiasma óptico como, por exemplo, por um tumor hipofisário, causam perda de visão na região temporal do campo visual em ambos os olhos (hemianopsia heterônima bitemporal). Lesões bilaterais nas regiões laterais do quiasma óptico como, por exemplo, devido à dilatação das artérias carótidas internas, causam perda de visão na região nasal do campo visual em ambos os olhos (hemianopsia heterônima binasal). A lesão do trato óptico causa perda da visão da região temporal do campo visual do olho contralateral à lesão e perda da visão da região nasal do campo visual do olho homolateral à lesão (hemianopsia homônima contralateral).

A Imagem esquemática das vias ópticas conscientes.

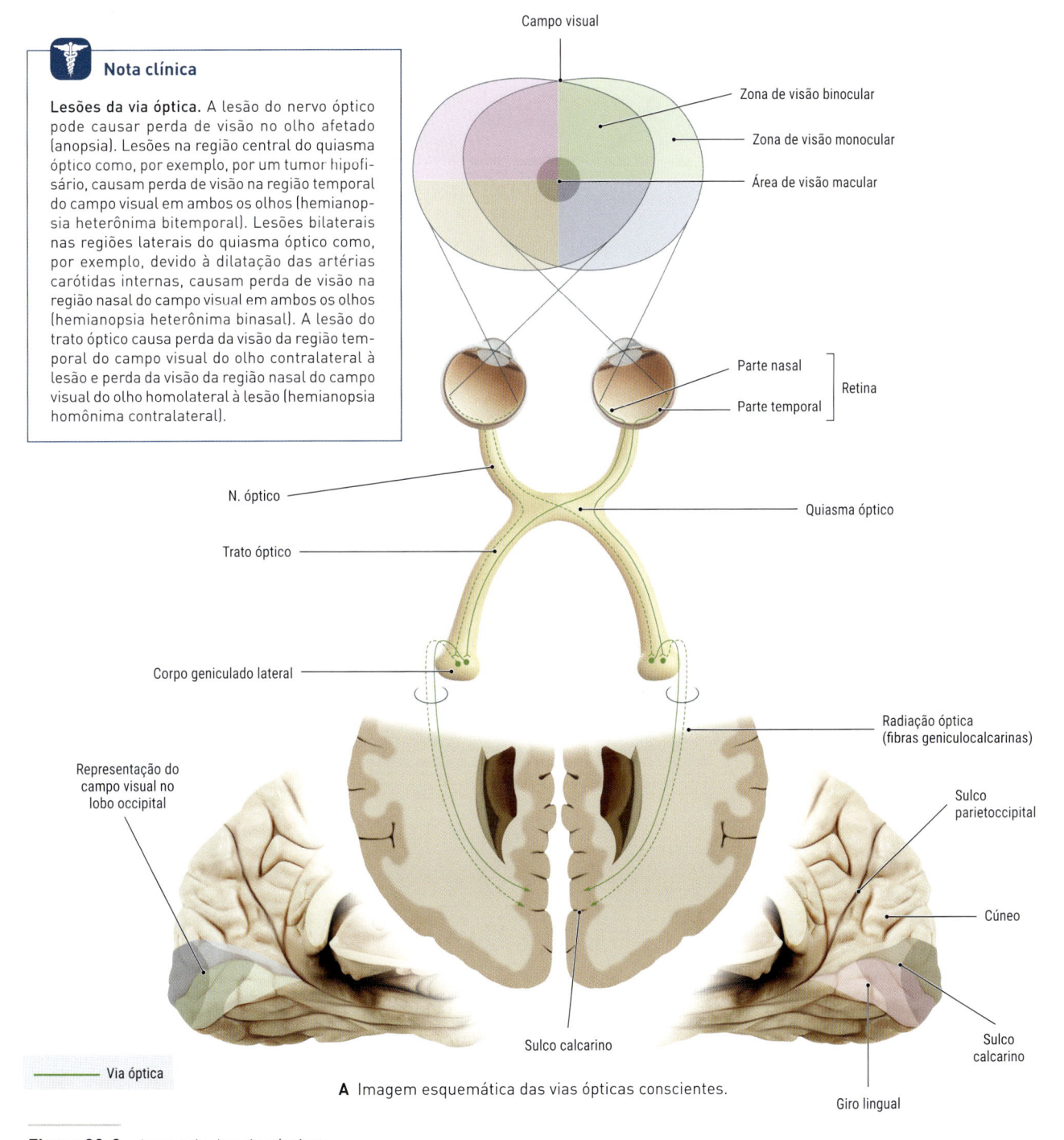

Figura 32-2 Anatomia das vias ópticas.

B Imagem esquemática das vias ópticas reflexas.

— Via óptica
········· Via da miose
—·—·— Via da midríase
------ Via de acomodação

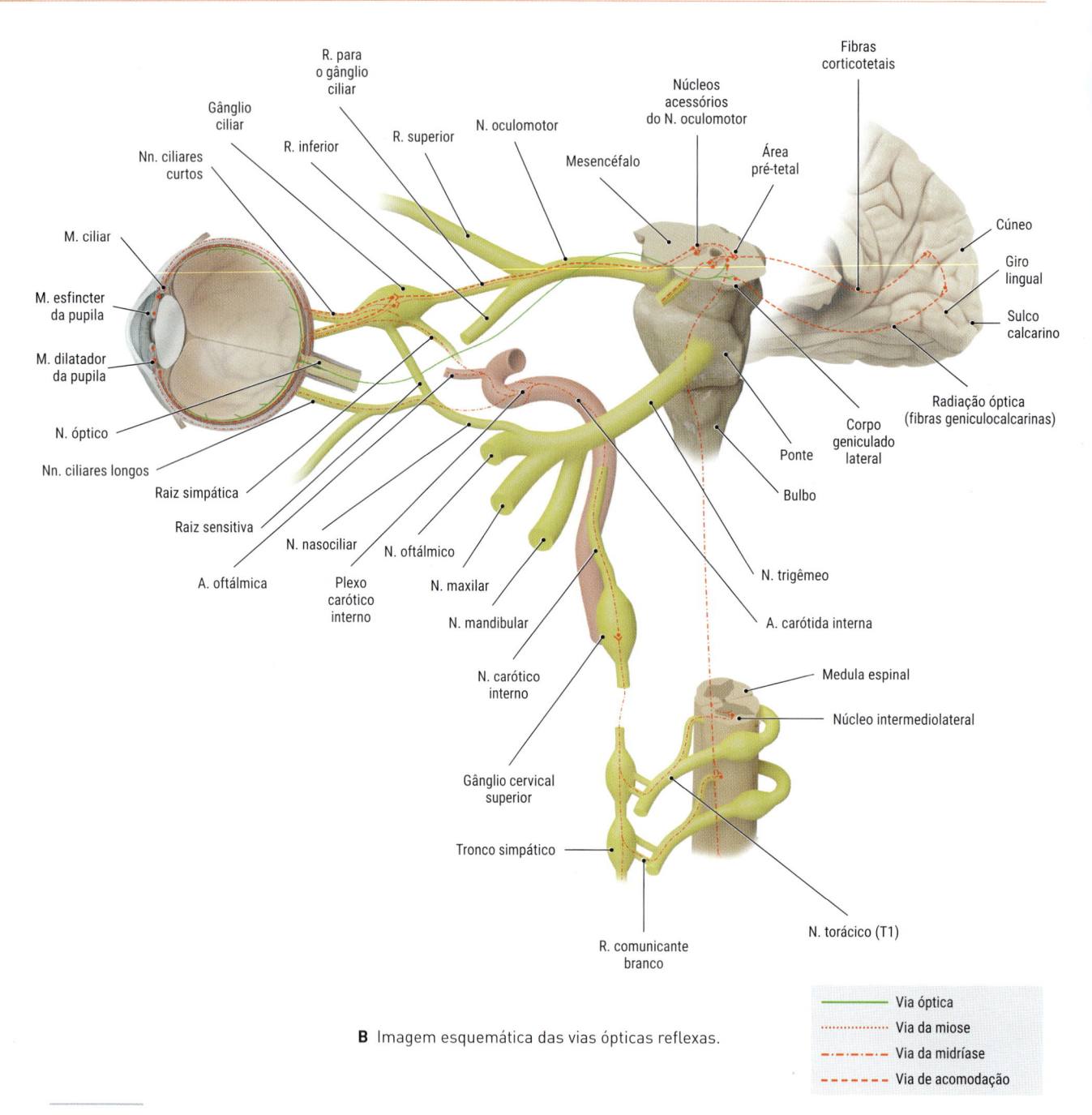

Figura 32-2 Anatomia das vias ópticas (*cont.*).

Nota anatômica

Os reflexos que podem desencadear as vias ópticas são o reflexo fotomotor e o reflexo de acomodação. O reflexo fotomotor causa uma redução no diâmetro da pupila diante de uma fonte de luz (miose) e um aumento no diâmetro da pupila na ausência de luz (midríase). O reflexo de acomodação permite focar em objetos que estão em distâncias diferentes e envolve a contração do músculo ciliar para aumentar o poder de refração da lente, a convergência dos bulbos do olho e a miose bilateral conforme o objeto observado se aproxima dos bulbos.

Nervos oculomotor (NC III), troclear (NC IV) e abducente (NC VI)

Os nervos oculomotor (NC III), troclear (NC IV) e abducente (NC VI) são nervos cranianos somáticos porque inervam os músculos dos somitos embrionários, responsáveis por gerar os movimentos dos bulbos do olho. O nervo oculomotor inerva os músculos levantador da pálpebra superior, reto superior, reto medial, reto inferior e oblíquo inferior. O nervo troclear inerva o músculo oblíquo superior, e o nervo abducente inerva o músculo reto lateral. O nervo oculomotor também contém neurônios parassimpáticos pré-ganglionares pertencentes à via da miose e à via de acomodação, que fazem sinapses com os neurônios pós-ganglionares no gânglio ciliar.

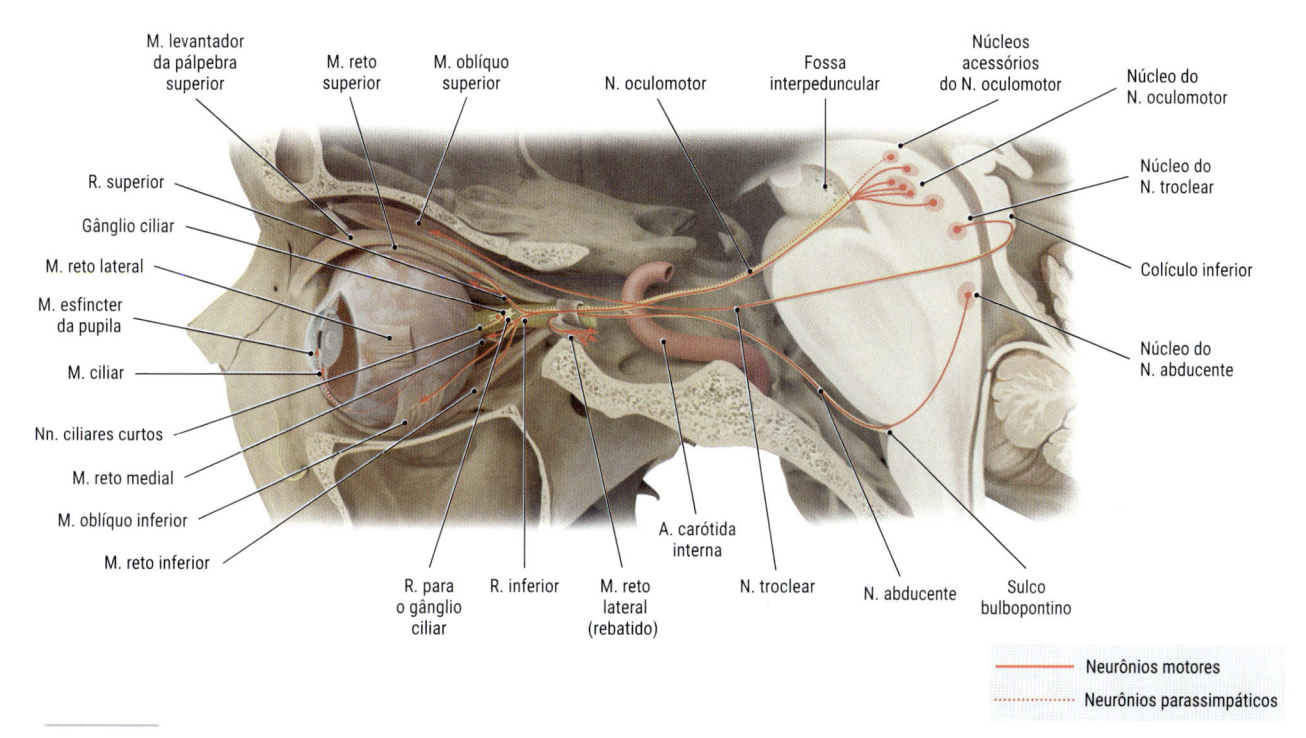

Figura 32-3 Anatomia dos nervos oculomotor (NC III), troclear (NC IV) e abducente (NC VI). Vista lateral.

Tabela 32-1 Nervos cranianos I, II, III, IV e VI

Nervo	Função sensitiva	Função motora	Função autônoma
Nn. olfatórios (NC I)	Olfato		
N. óptico (NC II)	Visão		
N. oculomotor (NC III)		Núcleo do N. oculomotor • M. levantador da pálpebra superior • M. reto superior • M. reto medial • M. reto inferior • M. oblíquo inferior	Núcleos acessórios do N. oculomotor (de Edinger-Westphal) • M. esfincter da pupila • M. ciliar
N. troclear (NC IV)		Núcleo do N. troclear • M. oblíquo superior	
N. abducente (NC VI)		Núcleo do N. abducente • M. reto lateral	

Nota clínica

Lesão dos nervos oculomotores. Uma lesão do nervo oculomotor pode resultar em um desvio inferolateral do bulbo do olho (estrabismo divergente), queda da pálpebra superior (ptose palpebral) e dilatação reativa da pupila (midríase). Uma lesão do nervo troclear pode resultar em um desvio superomedial do bulbo do olho (olhar patético) e visão dupla (diplopia). Uma lesão no nervo abducente pode resultar em um desvio medial do globo ocular (estrabismo convergente) e visão dupla.

Nervo trigêmeo (NC V)

O nervo trigêmeo (NC V) é um nervo branquial que inerva estruturas anatômicas derivadas do primeiro arco branquial ou faríngeo embrionário. Consiste em uma raiz sensitiva mais espessa e uma raiz motora mais fina. A raiz sensitiva contém o gânglio do trigêmeo, do qual nascem os nervos oftálmico, maxilar e mandibular, todos compostos de neurônios sensitivos. O nervo oftálmico coleta a sensibilidade somática das meninges, da região frontal, da região parietal, da pálpebra superior, da glândula lacrimal, do bulbo do olho, da conjuntiva, da cavidade nasal e do dorso do nariz. O nervo maxilar coleta a sensibilidade somática das meninges, da asa do nariz, do lábio superior, da região infraorbital, da região zigomática, da pálpebra inferior, da cavidade nasal, do palato e do arco dental maxilar. O nervo mandibular coleta a sensibilidade somática da região mentual, do lábio inferior, da região da bochecha, da região parotidomassetérica, da orelha, da região temporal, da cavidade oral, da língua e do arco dental mandibular. O nervo mandibular também recebe a raiz motora do nervo trigêmeo, inervando os músculos temporal, masseter, pterigoide lateral, pterigoide medial, milo-hióideo, ventre anterior do músculo digástrico, tensor do véu palatino e tensor do tímpano.

A Imagem esquemática do N. trigêmeo.

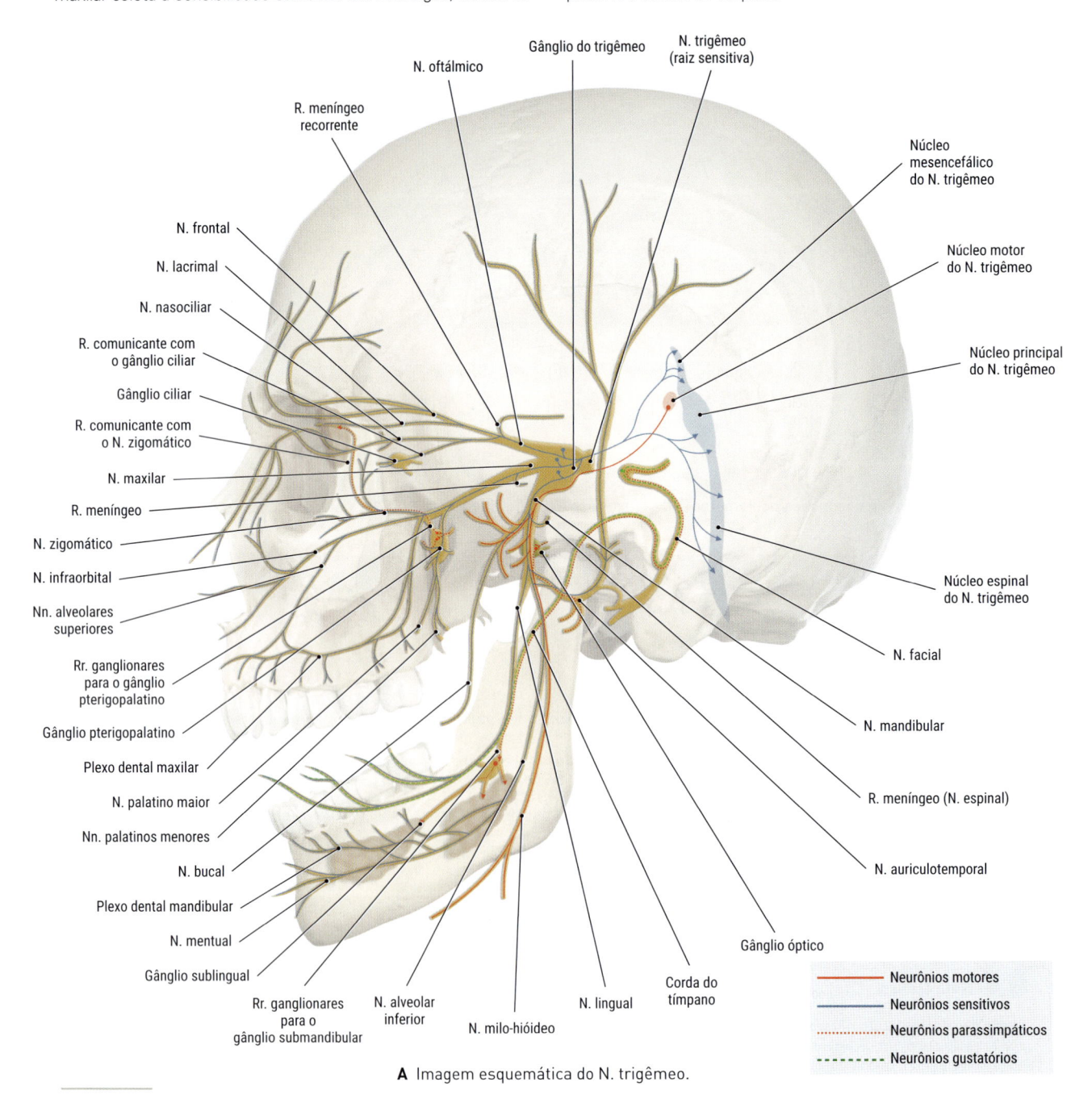

Figura 32-4 Anatomia do nervo trigêmeo (NC V).

32 | Nervos cranianos

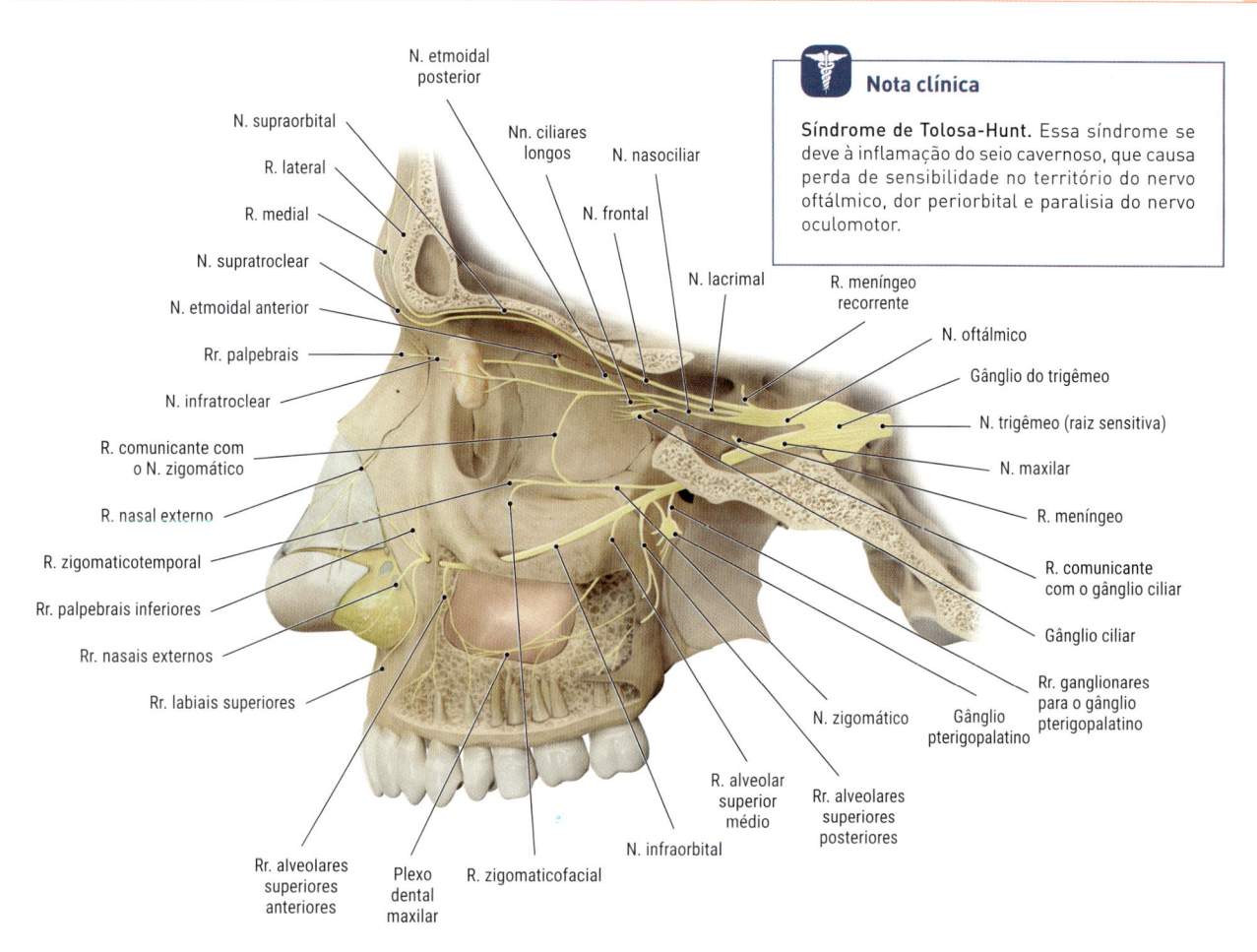

Nota clínica

Síndrome de Tolosa-Hunt. Essa síndrome se deve à inflamação do seio cavernoso, que causa perda de sensibilidade no território do nervo oftálmico, dor periorbital e paralisia do nervo oculomotor.

B Vista lateral esquerda dos nervos oftálmico e maxilar.

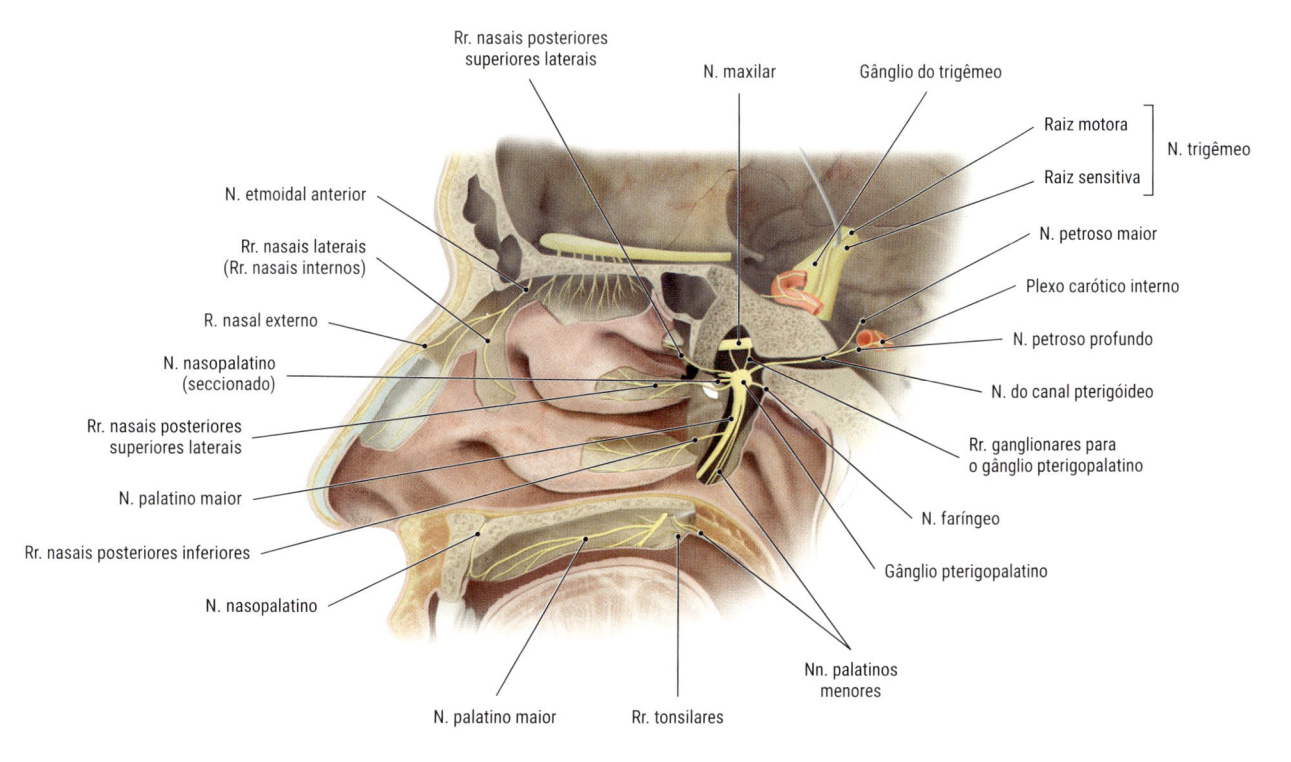

C Corte sagital da cavidade nasal.

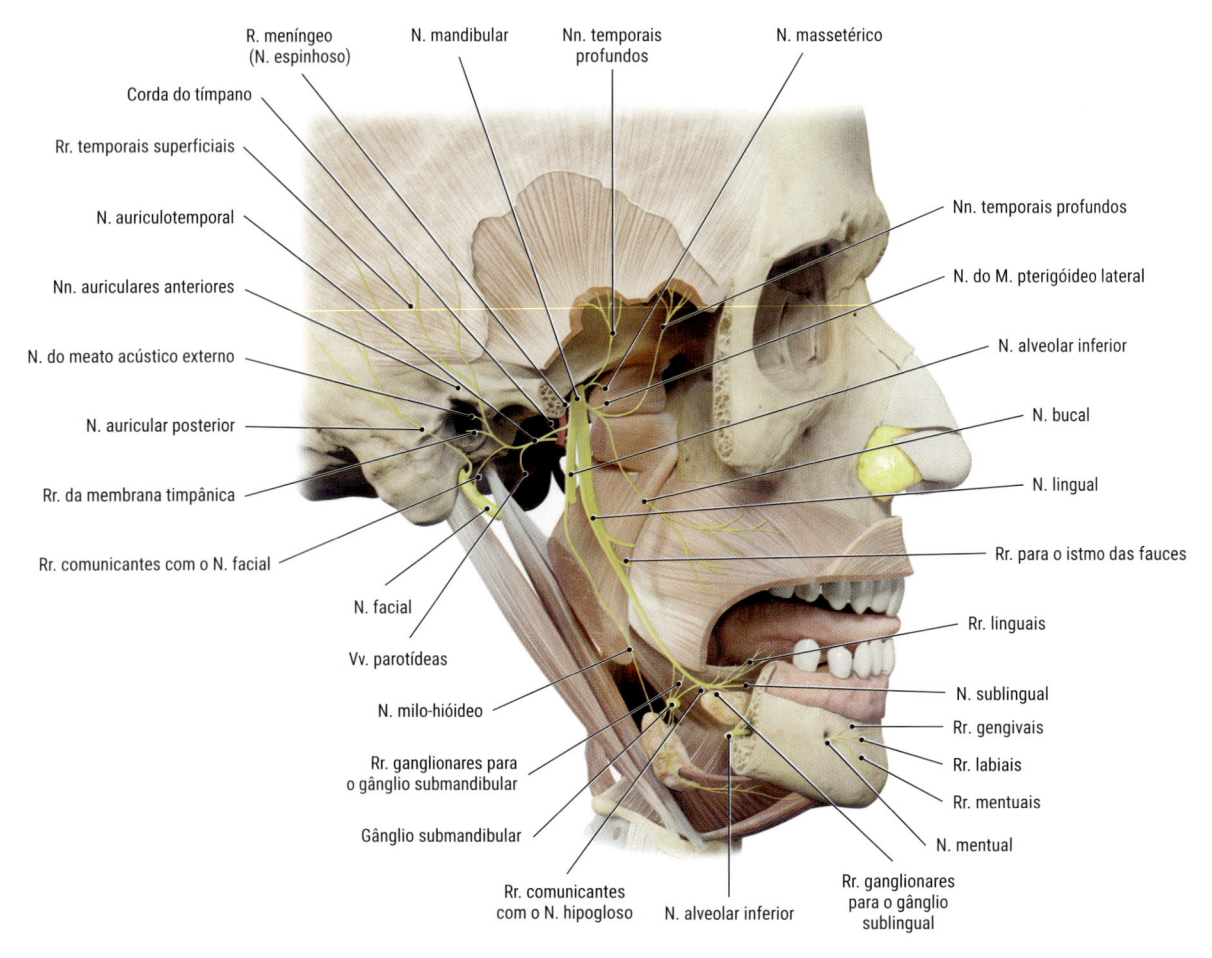

D Vista lateral direita do nervo mandibular.

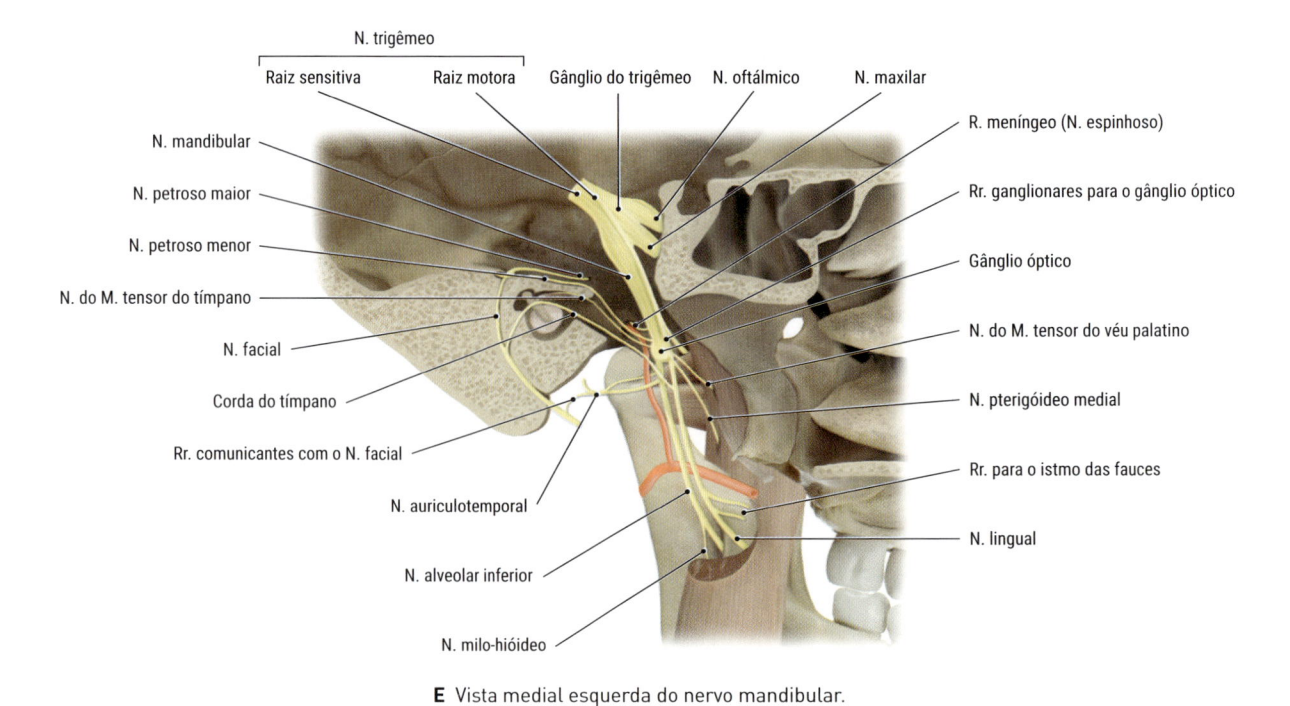

E Vista medial esquerda do nervo mandibular.

Figura 32-4 Anatomia do nervo trigêmeo (NC V) (*cont.*).

Tabela 32-2 Nervo craniano V

Nervo	Ramos	Função sensitiva	Função motora
N. trigêmeo (NC V)	N. oftálmico	Núcleo sensitivo do N. trigêmeo • Meninges • Região frontal • Pálpebra superior • Raiz, dorso e ápice do nariz • Olho • Conjuntiva • Glândula lacrimal • Saco e carúncula lacrimais • Seio frontal • Seio esfenoidal • Células etmoidais • Mucosa nasal • Septo nasal	Sem funções motoras
	N. maxilar	Núcleo sensitivo do N. trigêmeo • Meninges • Região temporal • Região zigomática • Pálpebra inferior • Asa do nariz • Lábio superior • Bochecha • Seio esfenoidal • Células etmoidais • Seio maxilar • Mucosa nasal • Septo nasal • Mucosa do palato • Tonsila palatina • Dentes superiores • Gengiva maxilar • Mucosa faríngea	Sem funções motoras
	N. mandibular	Núcleo sensitivo do N. trigêmeo • Meninges • Região temporal • Orelha • Meato acústico externo • Membrana do tímpano • Bochecha • Lábio inferior • Mento • Art. temporomandibular • Glândula parótida • Glândula submandibular • Glândula sublingual • Seio esfenoidal • Células mastóideas • Mucosa oral • Mucosa lingual • Tonsila palatina • Dentes inferiores • Gengiva mandibular	Núcleo motor do N. trigêmeo • M. masseter • M. temporal • M. pterigóideo lateral • M. pterigóideo medial • M. tensor do véu palatino • M. tensor do tímpano • M. milo-hióideo • Ventre anterior do M. digástrico

> **Nota clínica**
>
> **Lesões do nervo mandibular.** Uma lesão no nervo alveolar inferior durante a extração do dente serotino (do siso) ou durante a colocação de um implante pode causar alterações sensitivas (parestesia, hipoestesia ou anestesia) no território sensitivo do nervo.

Nervo facial (NC VII)

O nervo facial (NC VII) é um nervo branquial que inerva estruturas anatômicas derivadas do segundo arco branquial ou faríngeo embrionário e é formado por neurônios motores, sensitivos e autônomos. Os neurônios motores se originam do núcleo do nervo facial, localizado no tegmento da ponte, e inervam os músculos faciais, o músculo estilo-hióideo, o ventre posterior do músculo digástrico e o músculo do estribo. Os neurônios sensitivos têm seus corpos no gânglio geniculado e coletam a sensibilidade gustatória dos dois terços anteriores da língua e do palato mole, projetando-se para o núcleo solitário através do nervo intermédio. Os neurônios autônomos são neurônios parassimpáticos que se originam do núcleo lacrimal (glândula lacrimal e glândulas nasais) e do núcleo salivar superior (glândulas submandibular e sublingual). Esses neurônios também circulam pelo nervo intermédio.

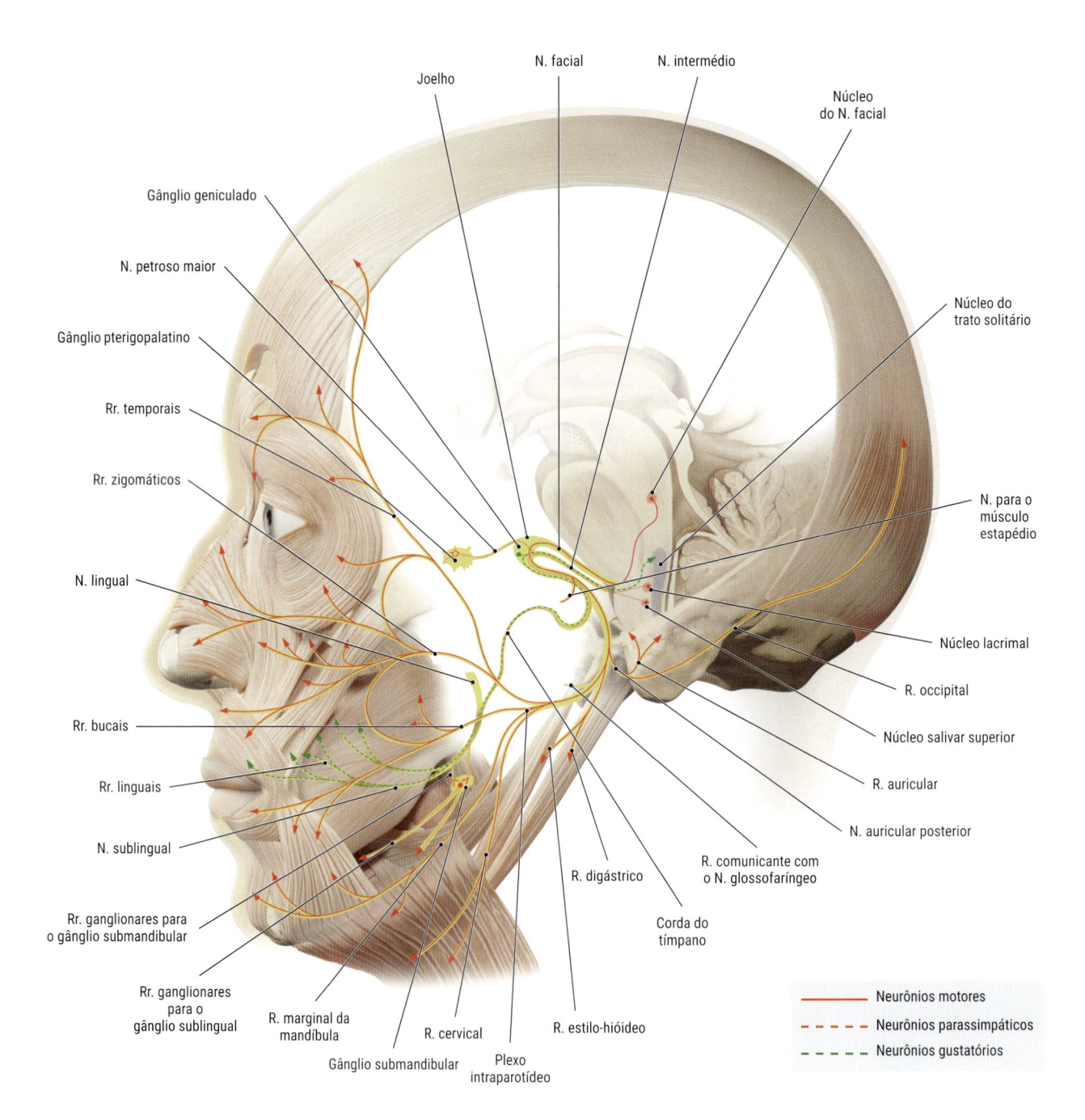

A Imagem esquemática do nervo facial.

Figura 32-5   Anatomia do nervo facial (NC VII).

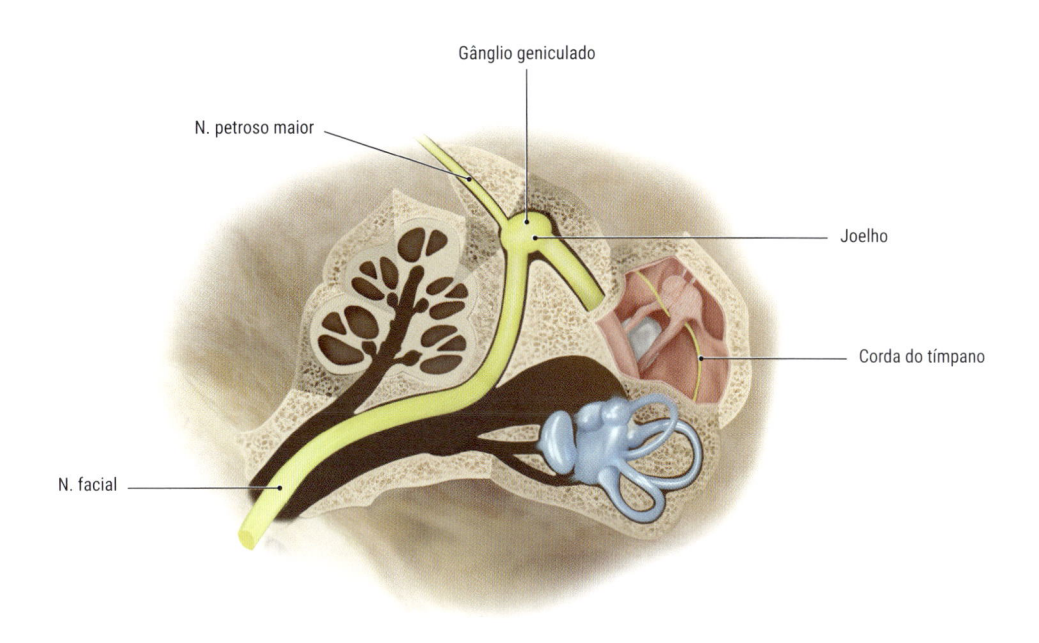

B Imagem esquemática de um corte axial da parte petrosa do temporal.

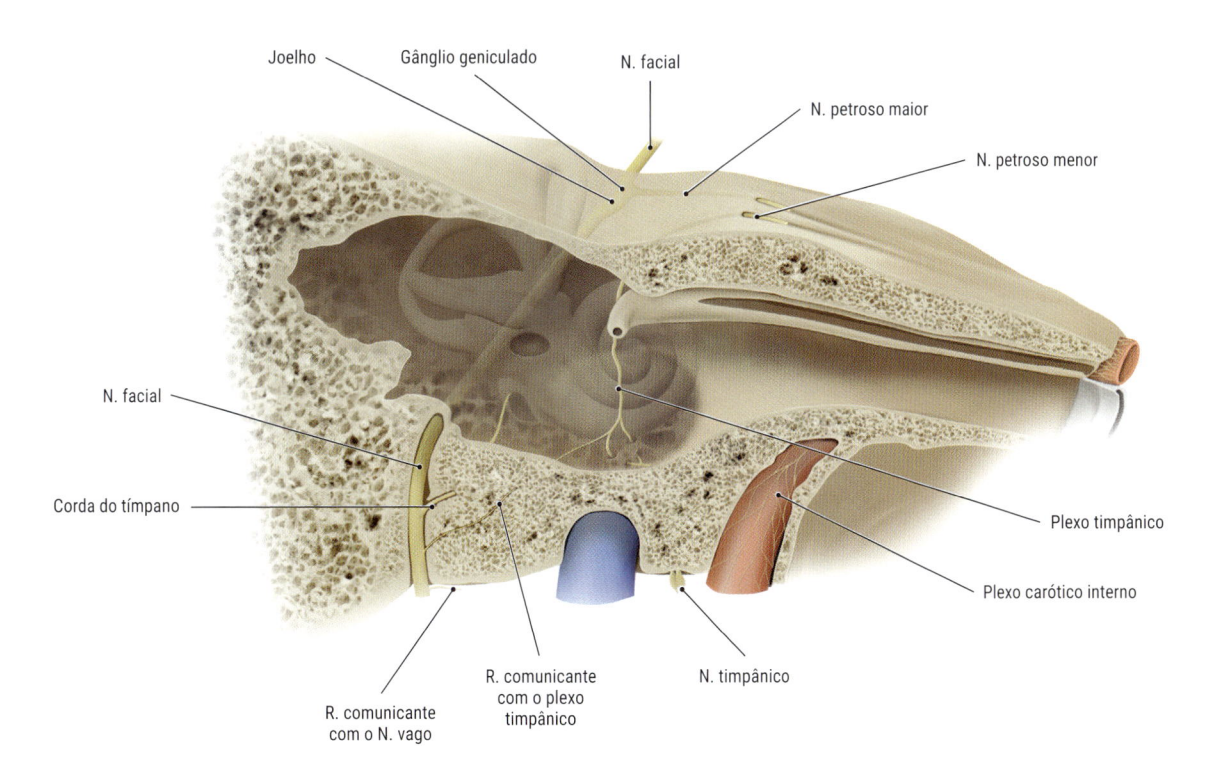

C Vista medial de um corte sagital da cavidade timpânica.

504 Seção IV | Cabeça

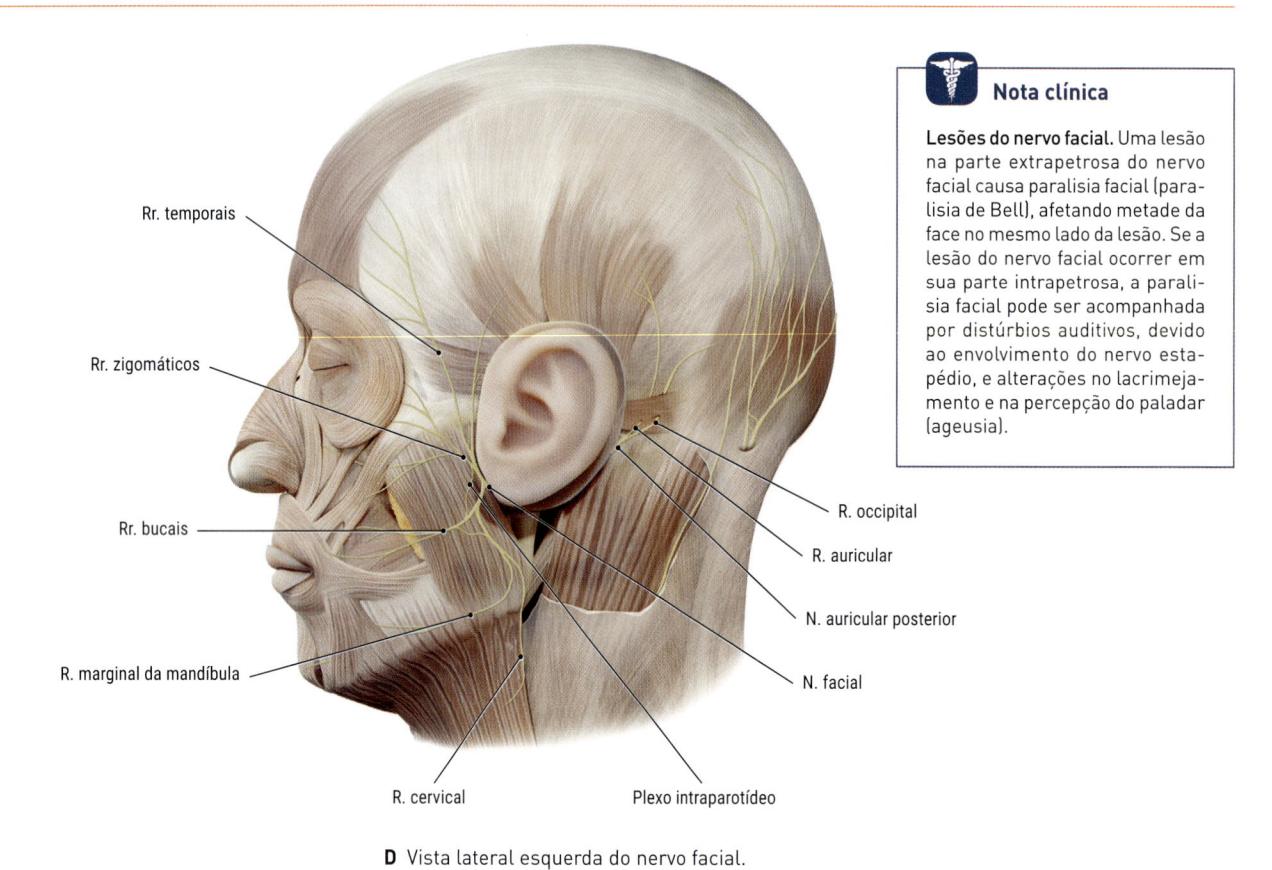

Rr. temporais
Rr. zigomáticos
Rr. bucais
R. marginal da mandíbula
R. cervical
Plexo intraparotídeo
N. facial
N. auricular posterior
R. auricular
R. occipital

D Vista lateral esquerda do nervo facial.

Figura 32-5 Anatomia do nervo facial (NC VII) (*cont.*).

> **Nota clínica**
>
> **Lesões do nervo facial.** Uma lesão na parte extrapetrosa do nervo facial causa paralisia facial (paralisia de Bell), afetando metade da face no mesmo lado da lesão. Se a lesão do nervo facial ocorrer em sua parte intrapetrosa, a paralisia facial pode ser acompanhada por distúrbios auditivos, devido ao envolvimento do nervo estapédio, e alterações no lacrimejamento e na percepção do paladar (ageusia).

Tabela 32-3 Nervo craniano VII

Nervo	Função sensitiva	Função motora	Função autônoma
N. facial (NC VII)	Núcleo do trato solitário • Papilas gustatórias dos dois terços anteriores da língua • Papilas gustatórias do palato mole	Núcleo do N. facial • M. estapédio • Ventre posterior do M. digástrico • M. estilo-hióideo • M. occipitofrontal • M. temporoparietal • M. prócero • M. orbicular dos olhos • M. corrugador do supercílio • M. abaixador do supercílio • M. auricular anterior • M. auricular superior • M. auricular posterior • M. nasal • M. orbicular da boca • M. levantador do lábio superior e da asa do nariz • M. levantador do lábio superior • M. zigomático menor • M. zigomático maior • M. levantador do ângulo da boca • M. abaixador do septo nasal • M. risório • M. abaixador do ângulo da boca • M. abaixador do lábio inferior • M. mentual • M. platisma • M. bucinador • M. transverso do mento	Núcleo salivar superior • Glândula submandibular • Glândula sublingual Núcleo lacrimal • Glândula lacrimal • Glândulas nasais

Nervo vestibulococlear (NC VIII)

O nervo vestibulococlear (NC VIII) é um nervo sensitivo formado pelos nervos vestibular e coclear. O nervo vestibular é responsável por coletar informações da posição e dos movimentos da cabeça, participando do controle do equilíbrio. Essas informações são captadas por receptores no labirinto vestibular e que correspondem às máculas do utrículo e do sáculo, que captam as acelerações lineares da cabeça, e às cristas ampulares dos canais semicirculares, que captam as acelerações angulares da cabeça. As informações são captadas pelos prolongamentos periféricos dos neurônios bipolares que apresentam seus corpos no gânglio vestibular e são transmitidas aos núcleos vestibulares, localizados entre a ponte e o bulbo. O nervo coclear é responsável pela audição, que é captada no órgão espiral, localizado no labirinto coclear. Essas informações são coletadas pelos prolongamentos periféricos dos neurônios bipolares que têm seus corpos no gânglio espiral ou coclear e as transmitem aos núcleos cocleares, também localizados entre a ponte e o bulbo.

A Imagem esquemática de um corte axial da parte petrosa do temporal.

> **Nota clínica**
>
> **Neuroma do acústico.** A presença de um neuroma do acústico (schwannoma vestibular) pode resultar em perda auditiva (hipoacusia ou acusia), distúrbios do equilíbrio e paralisia facial.

B Vista posteromedial do labirinto membranáceo direito.

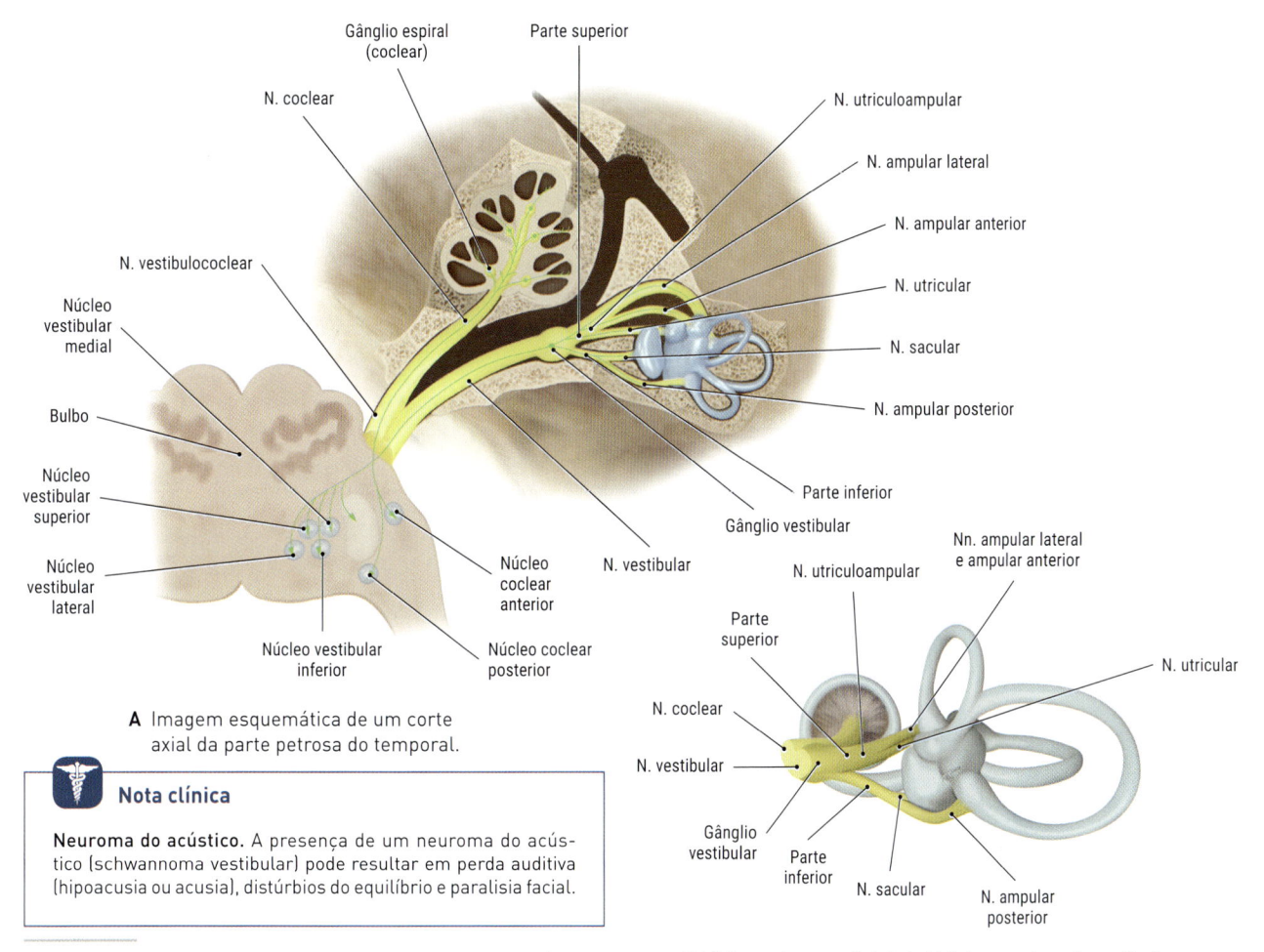

Figura 32-6 Anatomia do nervo vestibulococlear (NC VIII).

Tabela 32-4 Nervo craniano VIII

Nervo	Componentes	Ramos	Receptor

N. vestibulococlear (NC VIII)	N. vestibular	• Parte superior:
		– N. utriculoampular:
		  ■ N. utricular
		  ■ N. ampular anterior
		  ■ N. ampular lateral
		• Parte inferior:
		– N. ampular posterior
		– N. sacular
			
			• Mácula do utrículo
			• Crista ampular anterior
			• Crista ampular lateral
			
			• Crista ampular posterior
			• Mácula do sáculo

	N. coclear		Órgão espiral (de Corti)

Nervo glossofaríngeo (NC IX)

O nervo glossofaríngeo (NC IX) é um nervo branquial que inerva estruturas anatômicas derivadas do terceiro arco branquial ou faríngeo embrionário e é formado por neurônios motores, sensitivos e autônomos. Os neurônios motores se originam do núcleo ambíguo e inervam o músculo estilofaríngeo. Os neurônios sensitivos têm os corpos nos gânglios superior e inferior e coletam a sensibilidade somática da túnica mucosa da faringe, tonsilas, tuba auditiva, cavidade timpânica e células mastóideas. Eles também coletam informações de barorreceptores e quimiorreceptores localizados no seio carótico e no glomo carótico, e a sensibilidade gustatória do terço posterior da língua. Essa informação sensitiva é projetada para o núcleo solitário, localizado no bulbo. Os neurônios autônomos do nervo glossofaríngeo são parassimpáticos e inervam a glândula parótida. O neurônio pré-ganglionar tem o corpo no núcleo salivar inferior do bulbo e faz sinapses com o neurônio pós-ganglionar no gânglio óptico.

A Imagem esquemática do nervo glossofaríngeo.

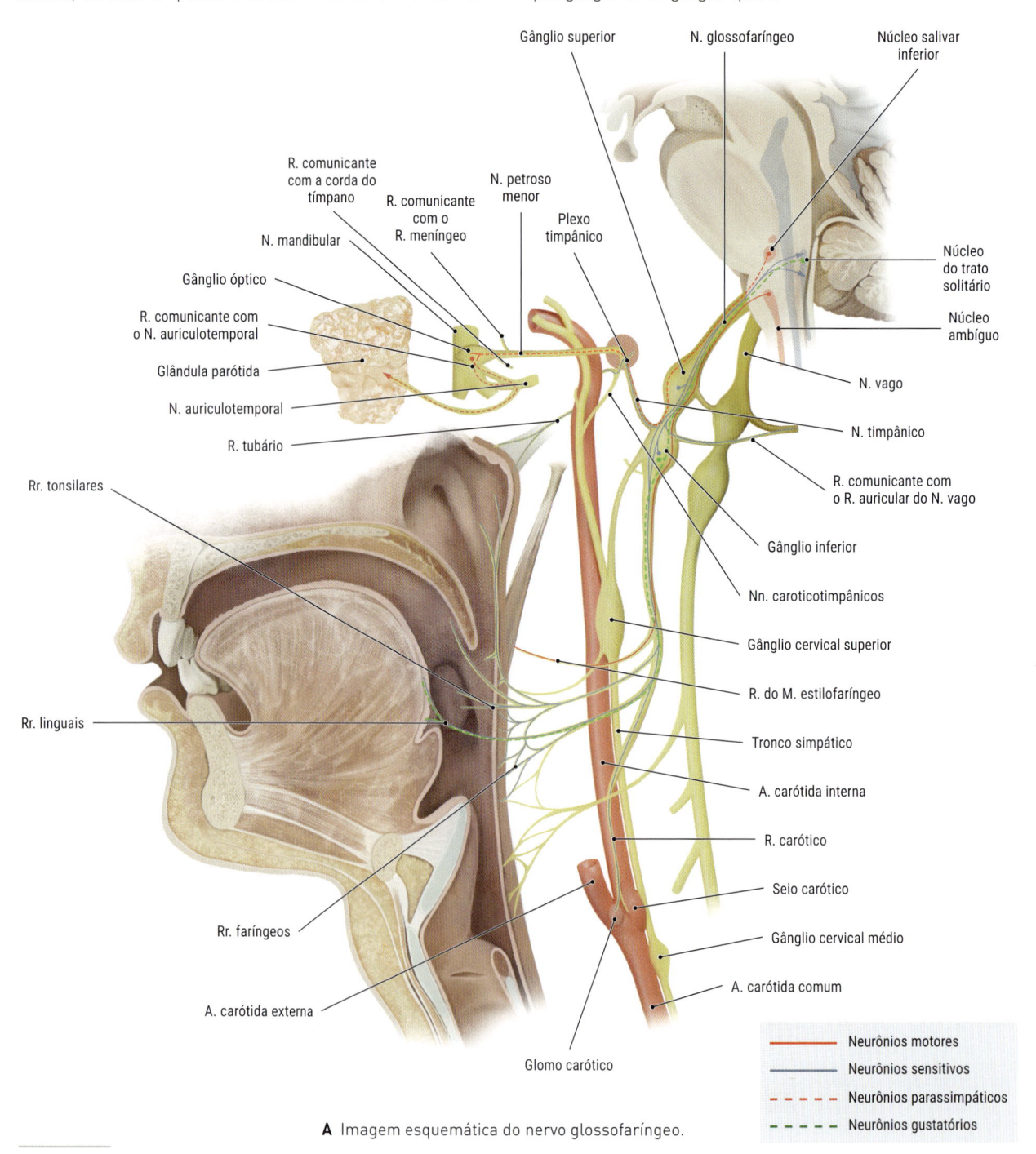

Figura 32-7 Anatomia do nervo glossofaríngeo (NC IX).

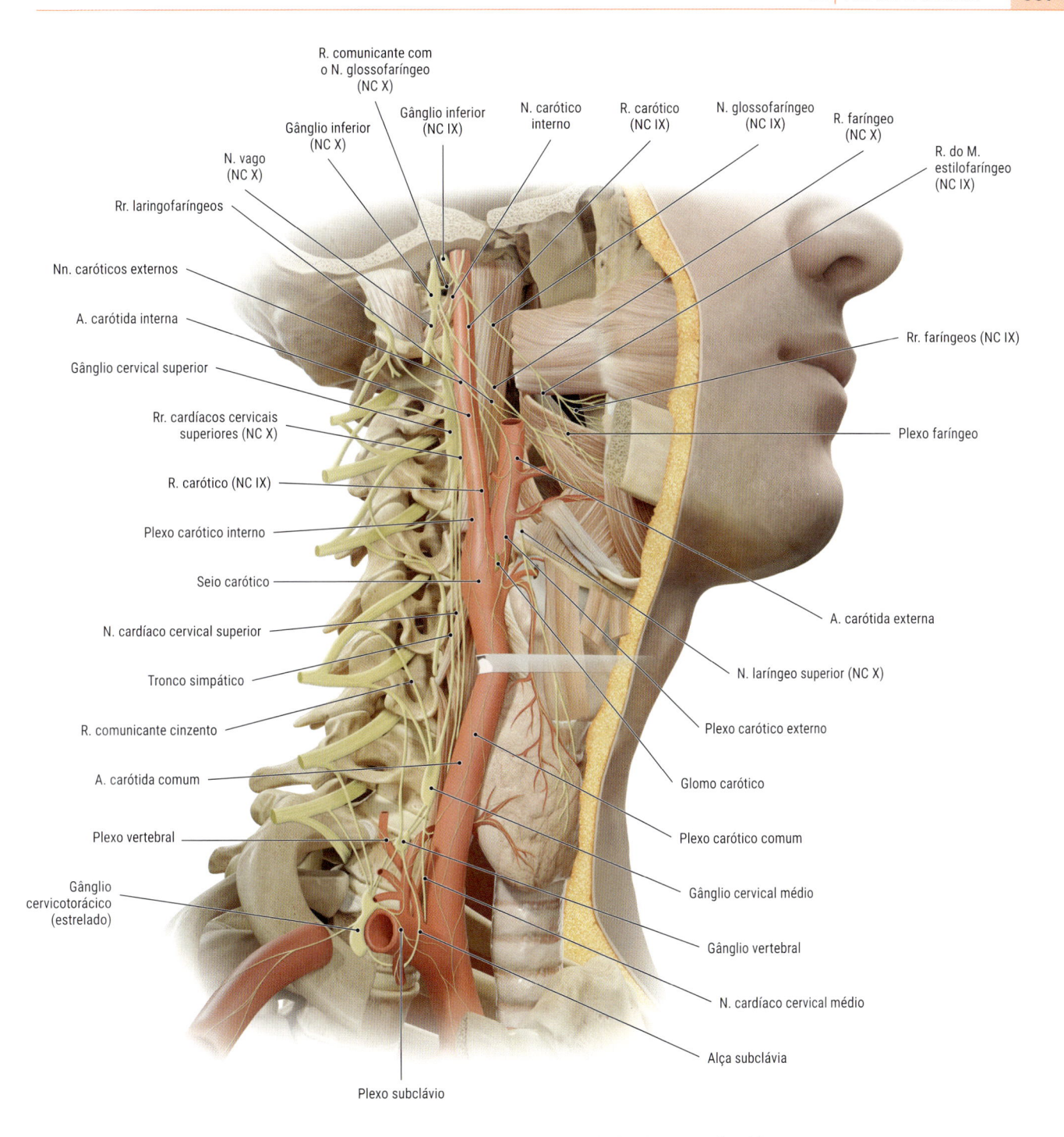

B Imagem anterolateral do pescoço com NC IX e X e do tronco simpático.

> ⚕ **Nota clínica**
>
> **Lesões do nervo glossofaríngeo.** A paralisia unilateral do nervo glossofaríngeo pode causar distúrbios de deglutição e paladar e está associada ao reflexo patológico conhecido como sinal da cortina de Vernet, ao se estimular a parte oral da faringe.

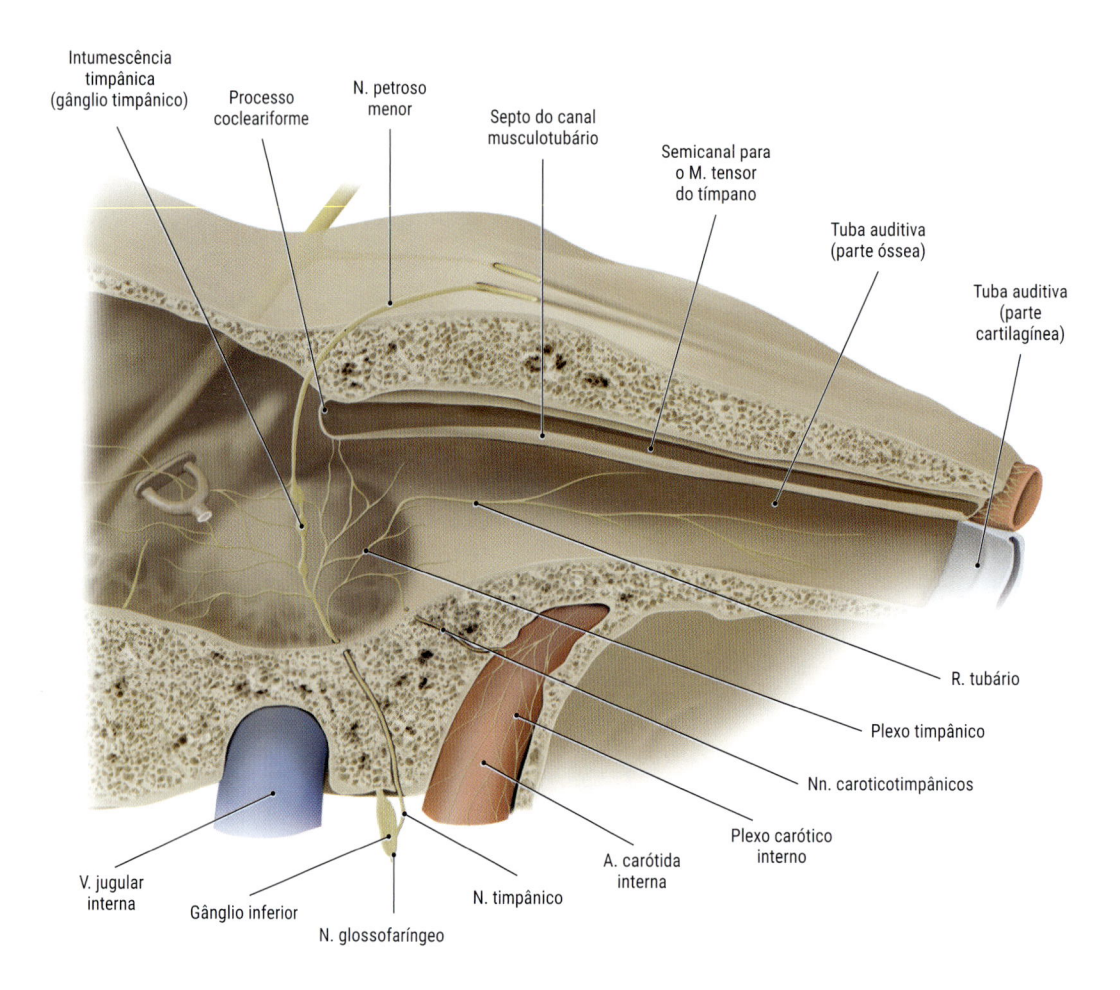

C Vista medial de um corte sagital da cavidade timpânica.

Figura 32-7 Anatomia do nervo glossofaríngeo (NC IX) (*cont.*).

Tabela 32-5	Nervo craniano IX		
Nervo	**Função sensitiva**	**Função motora**	**Função autônoma**
N. glossofaríngeo (NC IX)	Núcleo do trato solitário • Túnica mucosa da faringe • Tonsilas palatinas • Tuba auditiva • Túnica mucosa da cavidade timpânica • Células mastóideas • Papilas gustatórias do terço posterior da língua • Seio e glomo caróticos	Núcleo ambíguo • M. estilofaríngeo	Núcleo salivar inferior • Glândula parótida

Nervo vago (NC X)

O nervo vago (NC X) é um nervo branquial que inerva estruturas anatômicas derivadas do quarto e sexto arcos branquiais e é composto de neurônios motores, sensitivos e autônomos. Os neurônios motores têm o corpo no núcleo ambíguo e inervam os músculos do palato mole e das fauces (exceto o músculo tensor do véu palatino), os músculos faríngeos (exceto o músculo estilofaríngeo) e o músculo cricotireóideo da laringe. Os neurônios sensitivos apresentam o corpo nos gânglios superior e inferior do nervo vago e coletam a sensibilidade somática do meato acústico externo e da dura-máter da fossa craniana posterior, que se projeta para o núcleo espinal do nervo trigêmeo, bem como a sensibilidade gustatória da epiglote e a sensibilidade visceral, que se projetam para o núcleo solitário. Os neurônios autônomos apresentam o corpo no núcleo dorsal do nervo vago e fornecem informações parassimpáticas às vísceras torácicas e abdominais.

A Imagem esquemática do nervo vago.

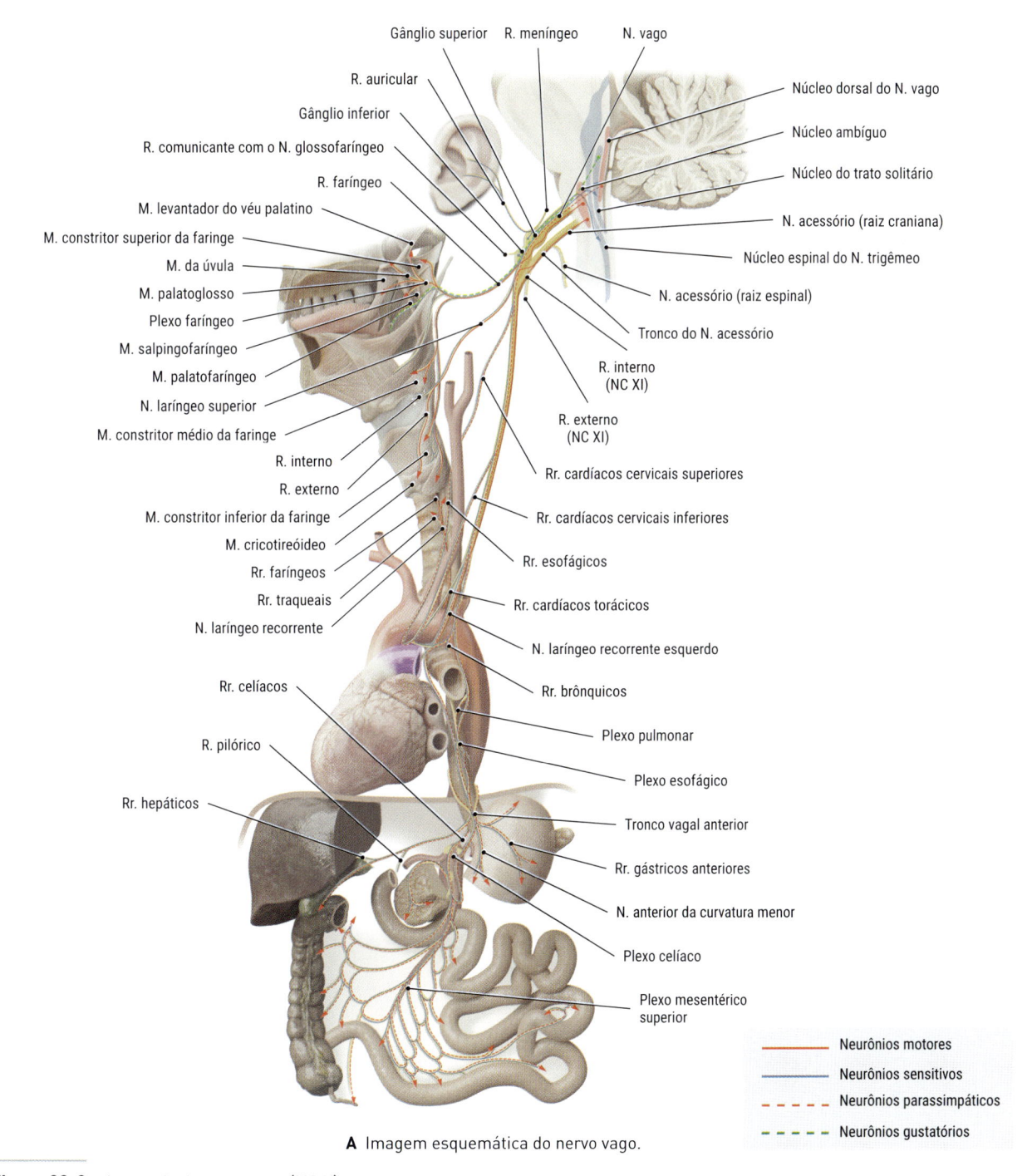

Figura 32-8 Anatomia do nervo vago (NC X).

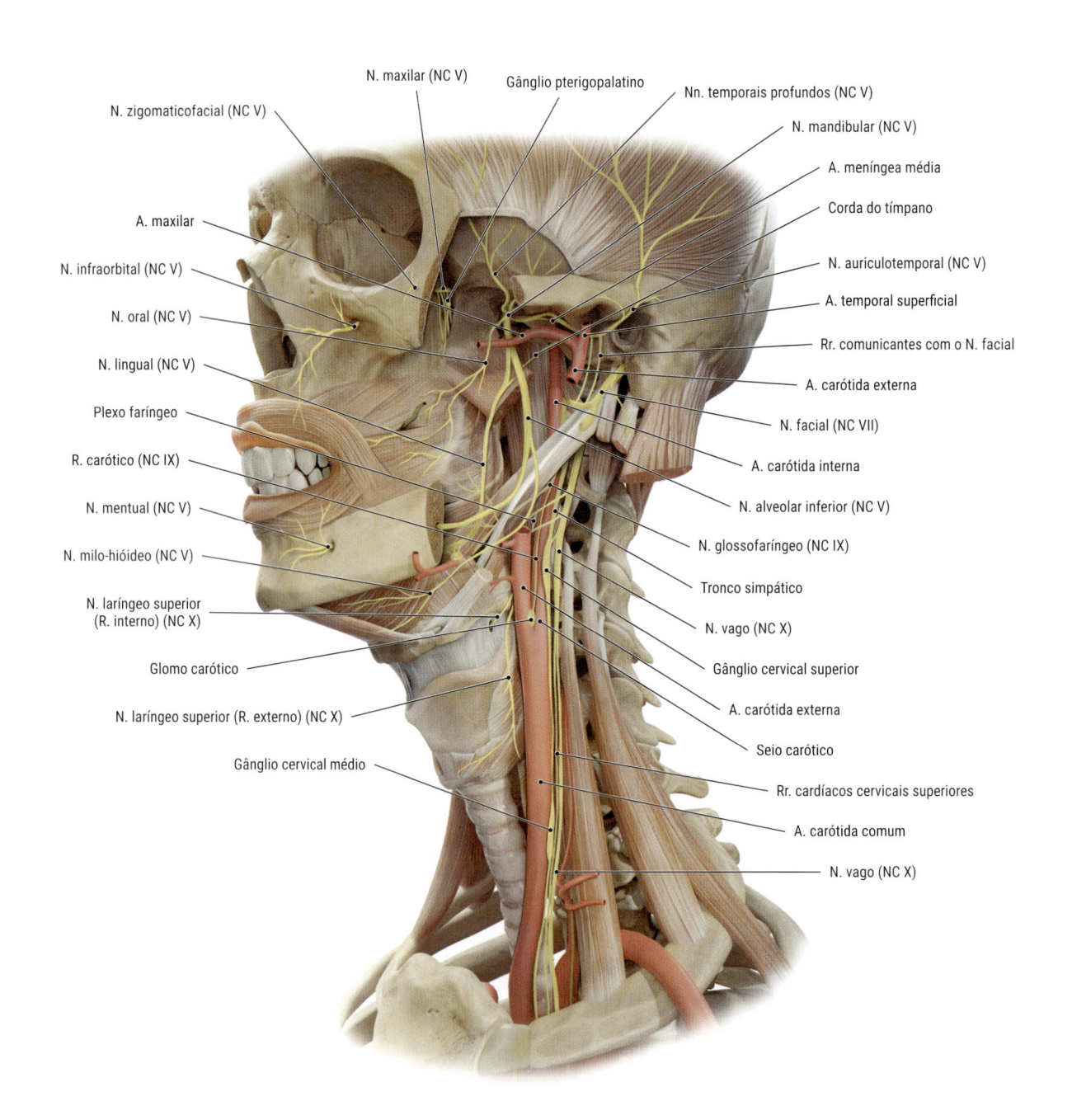

B Vista anterolateral do pescoço com o nervo vago e o tronco simpático.

Figura 32-8 Anatomia do nervo vago (NC X) (*cont.*).

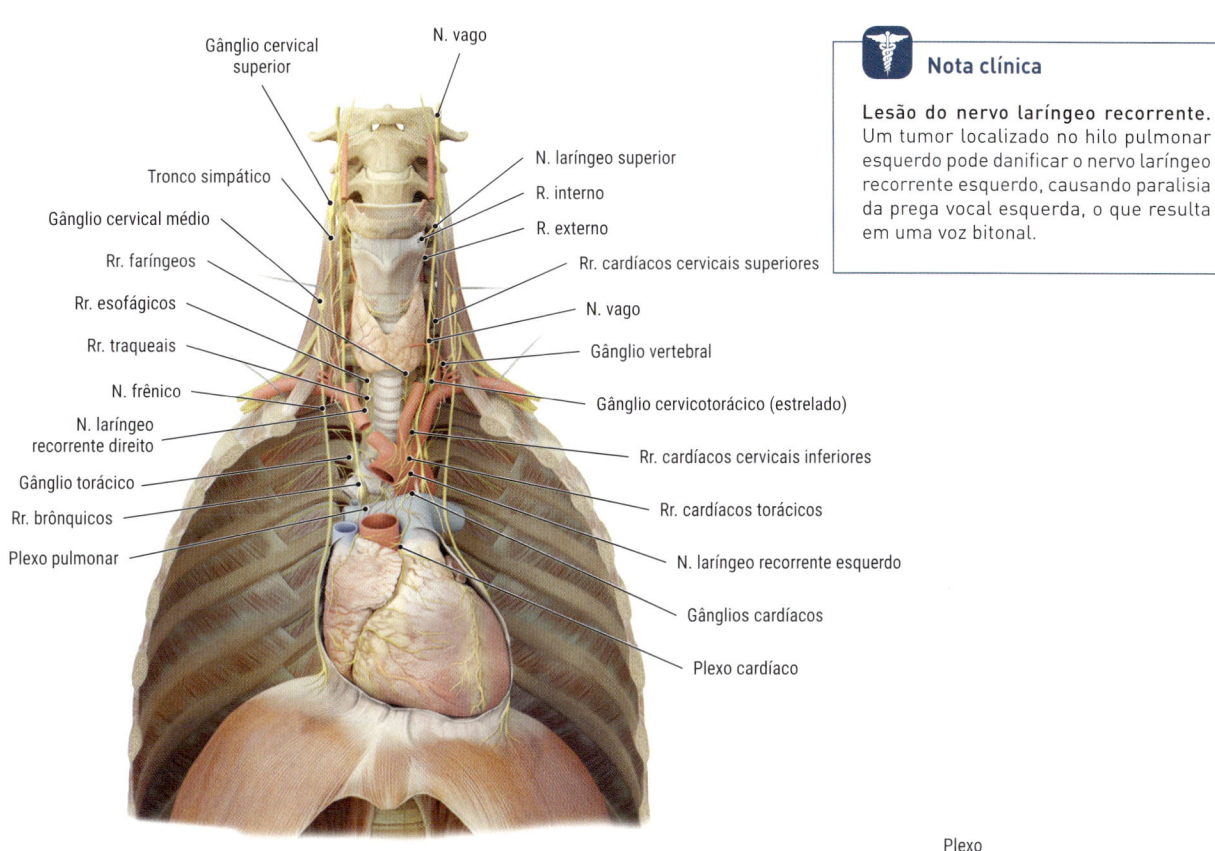

32 | Nervos cranianos 511

Nota clínica

Lesão do nervo laríngeo recorrente.
Um tumor localizado no hilo pulmonar esquerdo pode danificar o nervo laríngeo recorrente esquerdo, causando paralisia da prega vocal esquerda, o que resulta em uma voz bitonal.

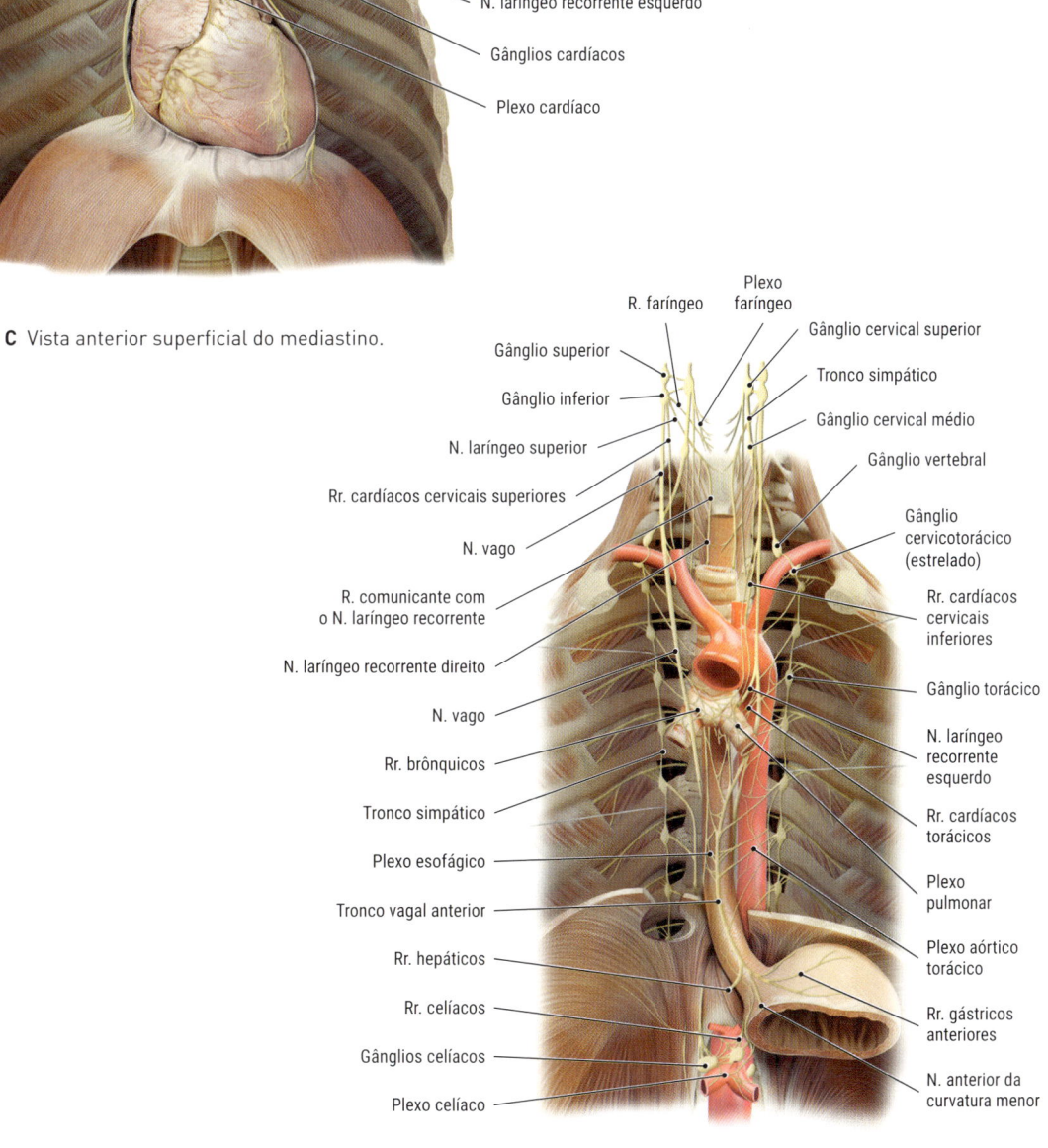

C Vista anterior superficial do mediastino.

Labels (figura C):
- Gânglio cervical superior
- N. vago
- Tronco simpático
- Gânglio cervical médio
- Rr. faríngeos
- Rr. esofágicos
- Rr. traqueais
- N. frênico
- N. laríngeo recorrente direito
- Gânglio torácico
- Rr. brônquicos
- Plexo pulmonar
- N. laríngeo superior
- R. interno
- R. externo
- Rr. cardíacos cervicais superiores
- N. vago
- Gânglio vertebral
- Gânglio cervicotorácico (estrelado)
- Rr. cardíacos cervicais inferiores
- Rr. cardíacos torácicos
- N. laríngeo recorrente esquerdo
- Gânglios cardíacos
- Plexo cardíaco

D Vista anterior profunda do mediastino.

Labels (figura D):
- R. faríngeo
- Plexo faríngeo
- Gânglio superior
- Gânglio inferior
- N. laríngeo superior
- Rr. cardíacos cervicais superiores
- N. vago
- R. comunicante com o N. laríngeo recorrente
- N. laríngeo recorrente direito
- N. vago
- Rr. brônquicos
- Tronco simpático
- Plexo esofágico
- Tronco vagal anterior
- Rr. hepáticos
- Rr. celíacos
- Gânglios celíacos
- Plexo celíaco
- Gânglio cervical superior
- Tronco simpático
- Gânglio cervical médio
- Gânglio vertebral
- Gânglio cervicotorácico (estrelado)
- Rr. cardíacos cervicais inferiores
- Gânglio torácico
- N. laríngeo recorrente esquerdo
- Rr. cardíacos torácicos
- Plexo pulmonar
- Plexo aórtico torácico
- Rr. gástricos anteriores
- N. anterior da curvatura menor

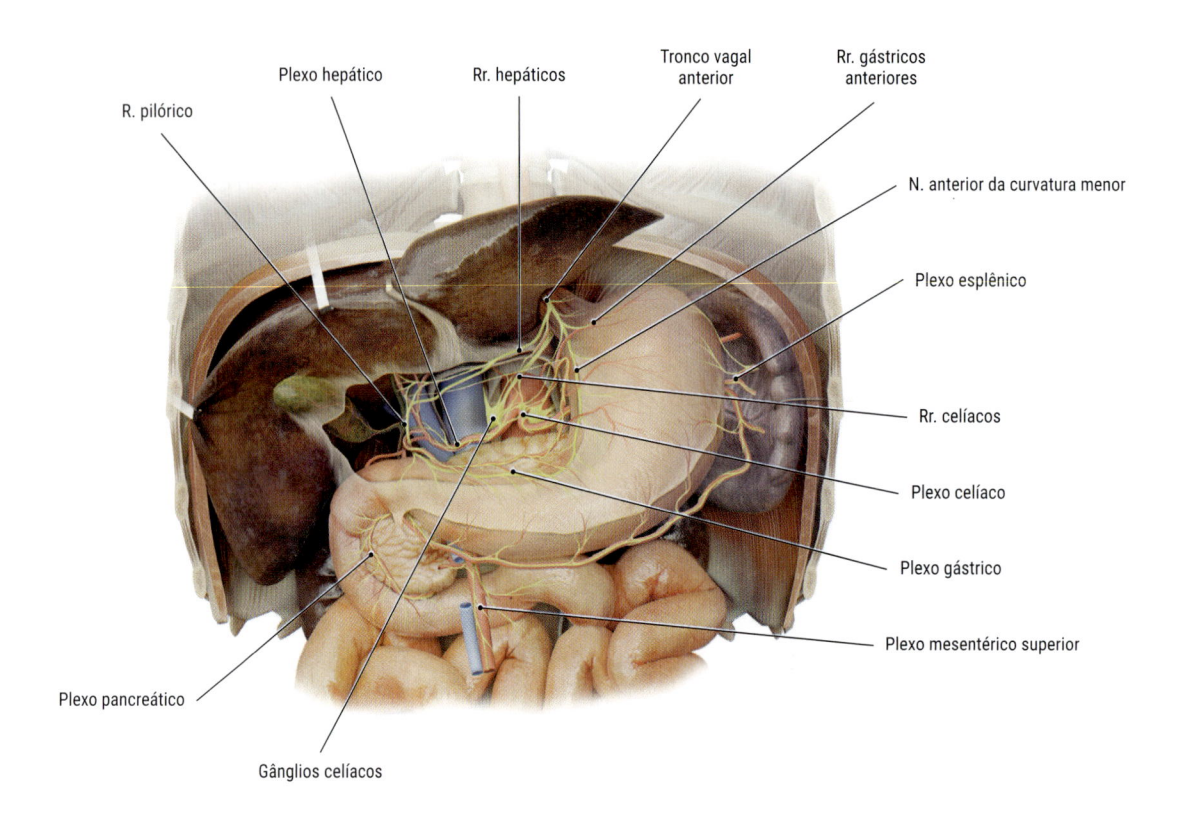

E Vista anterior e superior das vísceras do abdome.

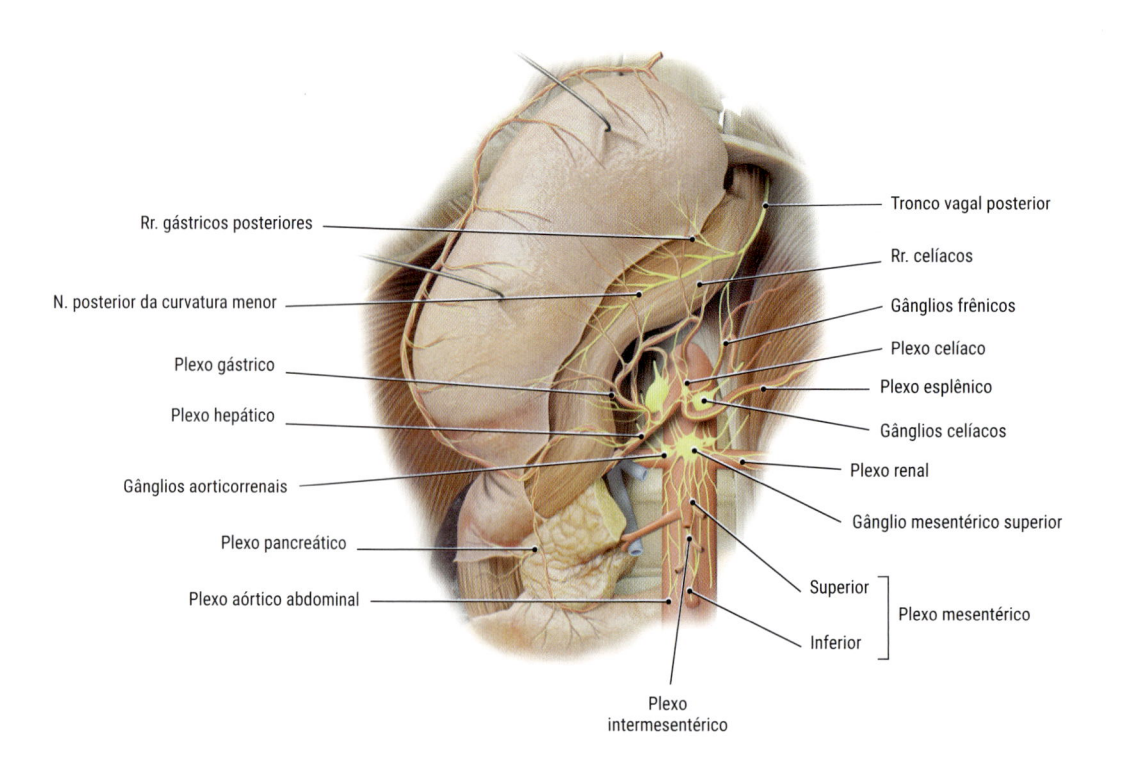

F Vista anterior profunda das vísceras supramesocólicas.

Figura 32-8 Anatomia do nervo vago (NC X) (*cont.*).

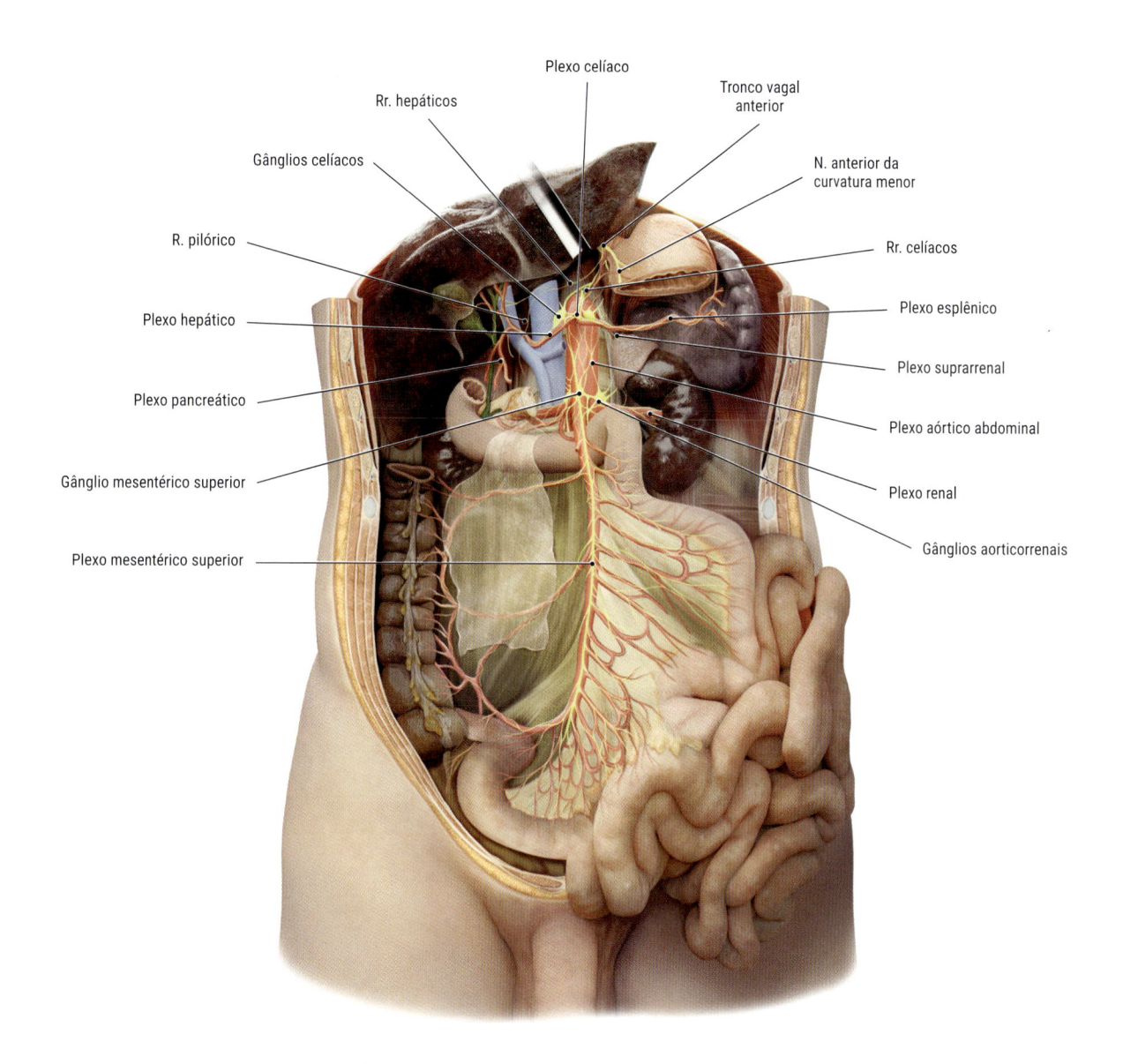

G Vista anterior e inferior das vísceras do abdome.

Tabela 32-6	Nervo craniano X		
Nervo	**Função sensitiva**	**Função motora**	**Função autônoma**

N. vago (NC X)	**Núcleo espinal do N. trigêmeo**
	• Meninges
	• Meato acústico externo
	
	Núcleo do trato solitário
	• Papilas gustatórias da epiglote
	• Túnica mucosa da faringe
	• Túnica mucosa da laringe
	• Mucosa das vísceras torácicas e abdominais
		Núcleo ambíguo
		• M. levantador do véu palatino
		• M. da úvula palatina
		• M. palatoglosso
		• M. palatofaríngeo
		• M. constritor da faringe:
		  – Superior
		  – Médio
		  – Inferior
		• M. salpingofaríngeo
		• M. cricotireóideo
			Núcleo dorsal do N. vago
			Inervação parassimpática das vísceras torácicas e abdominais

Nervo acessório (NC XI)

O nervo acessório (NC XI) é um nervo motor que inerva os músculos laríngeos através do nervo vago, exceto o músculo cricotireóideo e os músculos esternocleidomastóideo e trapézio. Os neurônios motores que inervam os músculos laríngeos têm os corpos no núcleo ambíguo, circulam pela raiz craniana do nervo acessório e passam para o nervo vago pelo ramo interno do nervo acessório, atingindo a laringe pelo nervo laríngeo recorrente. Os neurônios motores que inervam os músculos esternocleidomastóideo e trapézio têm os corpos no núcleo do nervo acessório, localizado nos cornos anteriores dos segmentos cervicais 1-6 da medula espinal. Esses neurônios circulam pela raiz espinal do nervo acessório e acessam os dois músculos mencionados por meio de seu ramo externo.

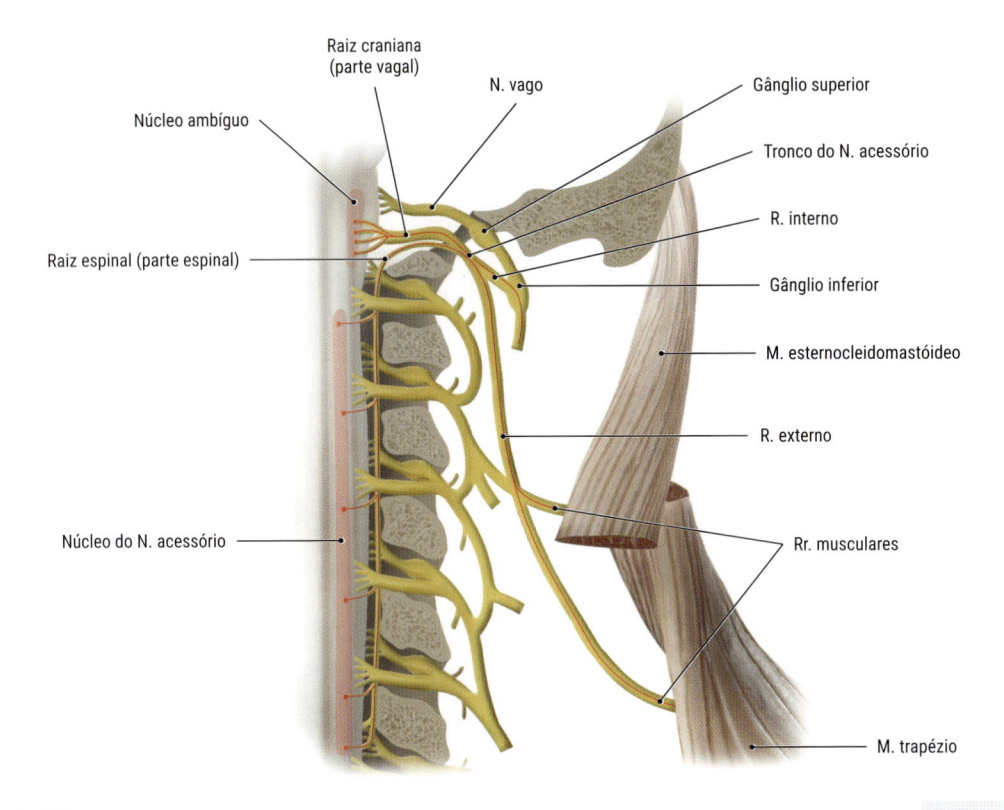

Figura 32-9 Anatomia do nervo acessório (NC XI). Imagem esquemática.

> **Nota clínica**
>
> **Lesões do nervo acessório.** A lesão do nervo acessório pode causar paralisia do músculo trapézio, o que pode resultar em uma alteração da posição e dos movimentos da escápula (discinesia escapular).

Tabela 32-7	Nervo craniano XI		
Nervo	**Raízes**	**Ramos**	**Função motora**
N. acessório (NC XI)	• Raiz craniana ou parte vagal • Raiz espinal ou parte espinal	• R. interno • R. externo	**Núcleo ambíguo** • M. cricoaritenóideo posterior • M. cricoaritenóideo lateral • M. vocal • M. tireoaritenóideo • M. aritenóideo transverso • M. aritenóideo oblíquo **Núcleo do N. acessório** • M. trapézio • M. esternocleidomastóideo

Nervo hipoglosso (NC XII)

O nervo hipoglosso (NC XII) é um nervo somático do tipo motor que inerva os músculos da língua, exceto o músculo palatoglosso (NC X). Os neurônios motores têm seus corpos no núcleo do nervo hipoglosso, localizado no bulbo. O nervo hipoglosso também transporta neurônios motores dos nervos espinais cervicais C1 e C2, que inervam os músculos genio-hióideo e tireo-hióideo e formam a raiz superior da alça cervical do plexo cervical, que inerva os músculos esterno-hióideo, omo-hióideo e esternotireóideo.

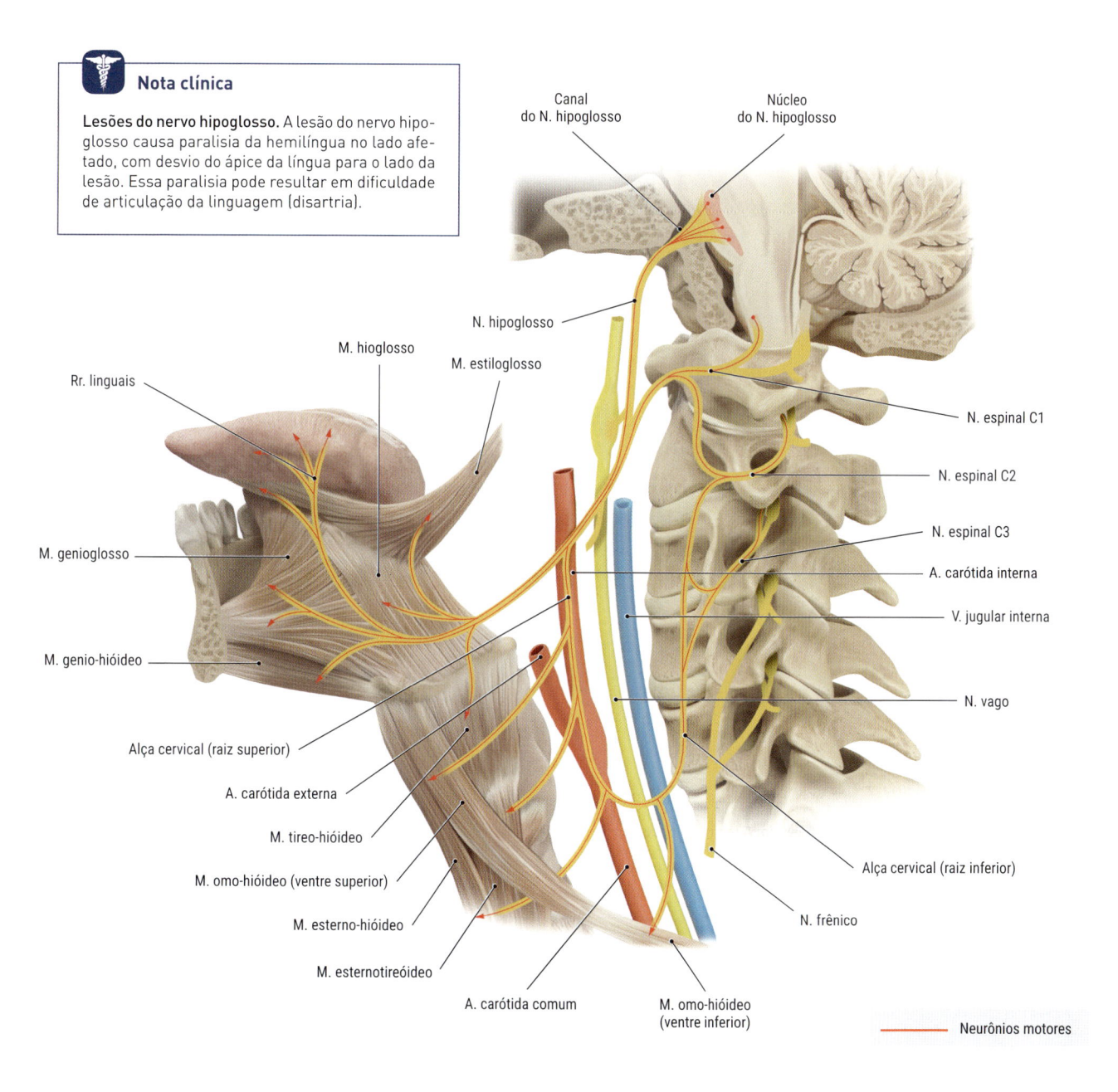

> **Nota clínica**
>
> **Lesões do nervo hipoglosso.** A lesão do nervo hipoglosso causa paralisia da hemilíngua no lado afetado, com desvio do ápice da língua para o lado da lesão. Essa paralisia pode resultar em dificuldade de articulação da linguagem (disartria).

A Imagem esquemática do nervo hipoglosso.

Figura 32-10 Anatomia do nervo hipoglosso (NC XII).

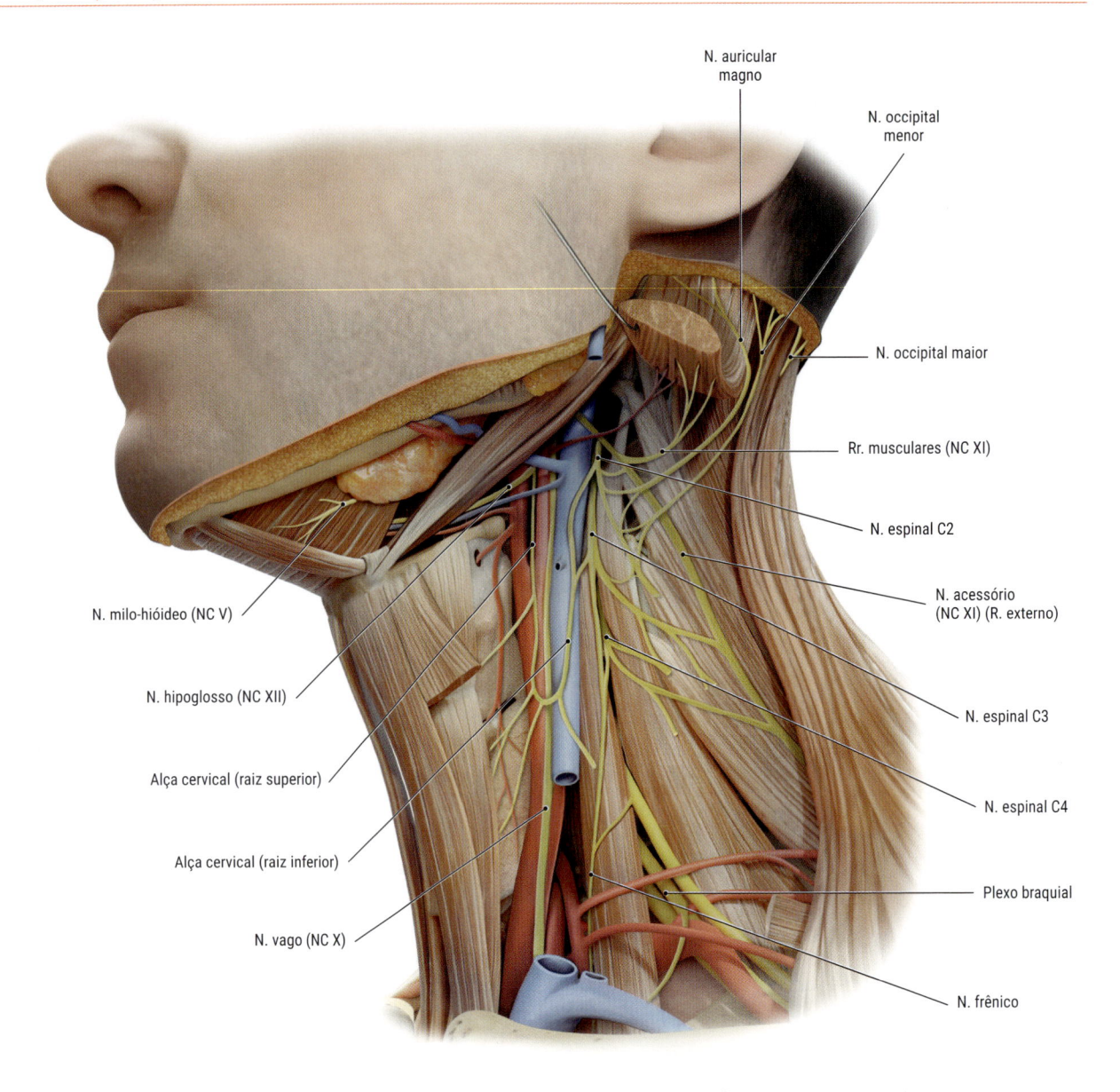

B Vista lateral do pescoço com os nervos hipoglosso, vago e acessório e com o plexo cervical.

Figura 32-10 Anatomia do nervo hipoglosso (NC XII) (*cont.*).

Tabela 32-8	Nervo craniano XII
Nervo	**Função motora**
N. hipoglosso (NC XII)	Núcleo do N. hipoglosso • M. genioglosso • M. hioglosso • M. estiloglosso • M. longitudinal superior • M. longitudinal inferior • M. transverso da língua • M. vertical da língua

Resumo dos nervos cranianos

Os núcleos motores, sensitivos e autônomos dos nervos cranianos estão dispostos no tronco encefálico, formando seis colunas. A coluna eferente somática geral inerva músculos derivados de somitos embrionários e é formada pelos núcleos dos nervos acessório, hipoglosso, abducente, troclear e oculomotor. A coluna eferente visceral especial inerva os músculos derivados dos arcos branquiais ou faríngeos embrionários e é composta pelo núcleo ambíguo e pelos núcleos dos nervos facial e trigêmeo. A coluna eferente visceral geral é do tipo autônomo parassimpático e é formada pelos núcleos dorsal do nervo vago, salivar inferior, salivar superior, lacrimal e acessórios do nervo oculomotor. A coluna somática aferente geral consiste nos núcleos vestibular e coclear e nos núcleos mesencefálico, principal e espinal do nervo trigêmeo. A coluna aferente visceral geral é composta pelo núcleo solitário. Finalmente, a coluna aferente visceral especial forma o núcleo gustatório, uma região especializada do núcleo solitário que recebe estímulos gustatórios dos nervos facial, glossofaríngeo e vago.

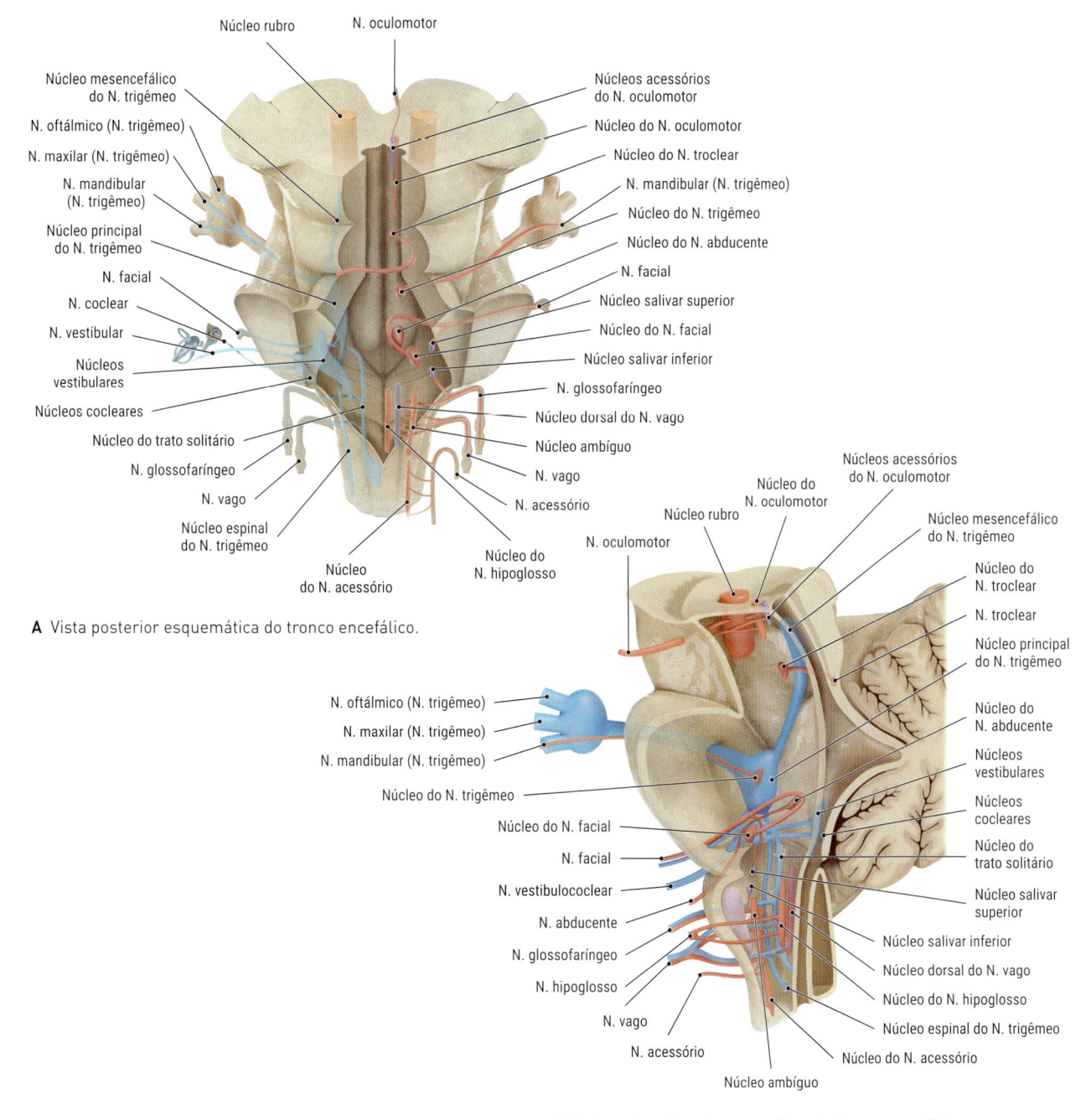

Figura 32-11 Anatomia dos núcleos motores, sensitivos e autônomos dos nervos cranianos.

A Vista posterior esquemática do tronco encefálico.

B Vista anterolateral esquemática do tronco encefálico.

Dermátomos da cabeça

A sensibilidade cutânea das regiões anterior e lateral da cabeça é coletada por ramos do nervo trigêmeo (NC V). O nervo oftálmico envolve os nervos lacrimal (pálpebra superior), supratroclear (pálpebra superior e fronte), supraorbital (pálpebra superior, fronte e região superior da cabeça até a sutura lambdóidea), infratroclear (pálpebras superior e inferior e raiz do nariz) e o ramo nasal externo do nervo etmoidal anterior (dorso e ápice). O nervo maxilar envolve os ramos zigomáticotemporal e zigomaticofacial do nervo zigomático (região da têmpora e região zigomática, respectivamente) e do nervo infraorbital (pálpebra inferior, região lateral do nariz, lábio superior, região da bochecha e região infraorbital). O nervo mandibular envolve os nervos bucal (região da bochecha), auriculotemporal (região anterior da orelha e região temporal) e mentual (lábio inferior e região mentual). A sensibilidade cutânea da região posterior da cabeça, da região posterior da orelha, da região do ângulo da mandíbula e da região supra-hióidea é coletada pelo nervo espinal C2.

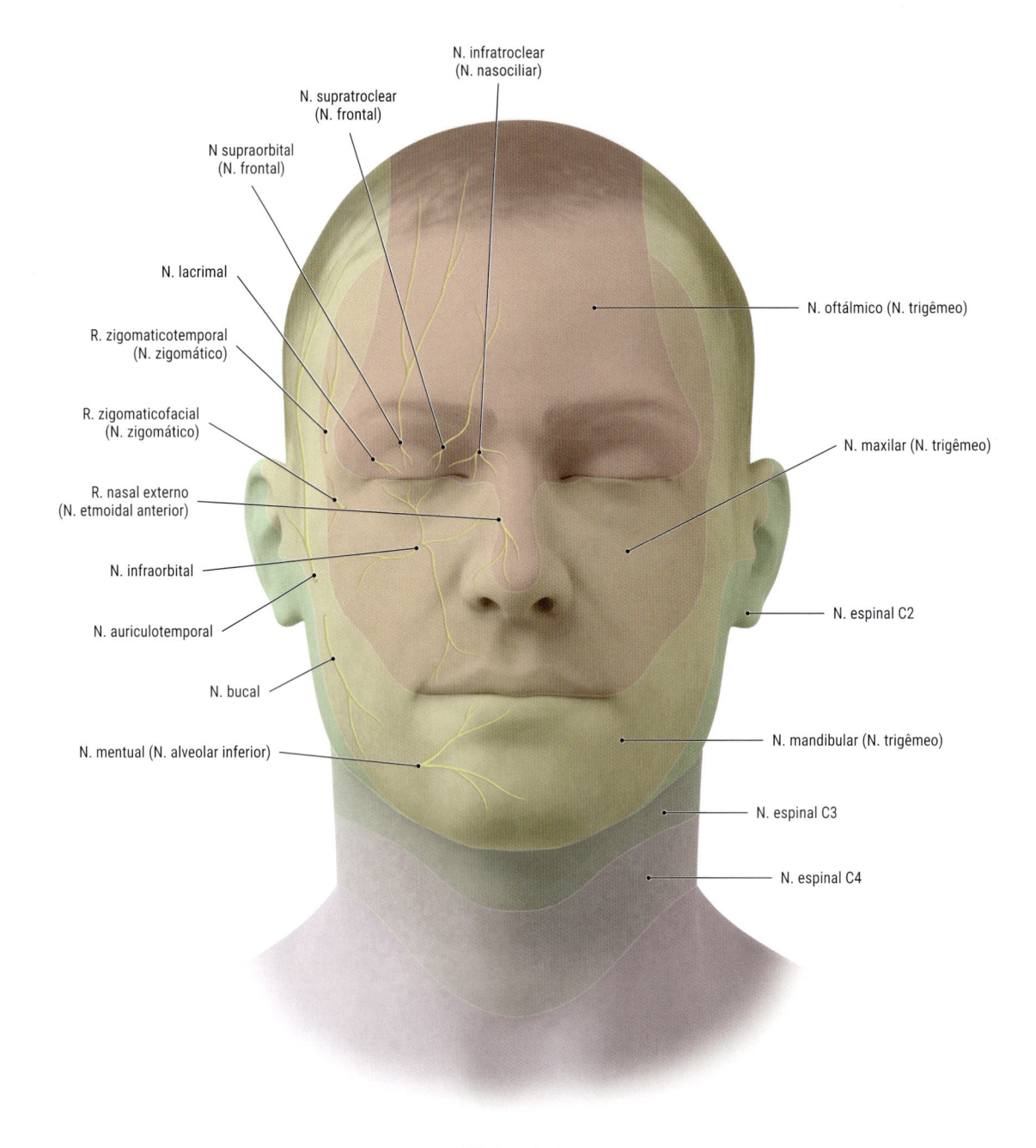

A Vista anterior.

Figura 32-12 Distribuição anatômica dos dermátomos da cabeça.

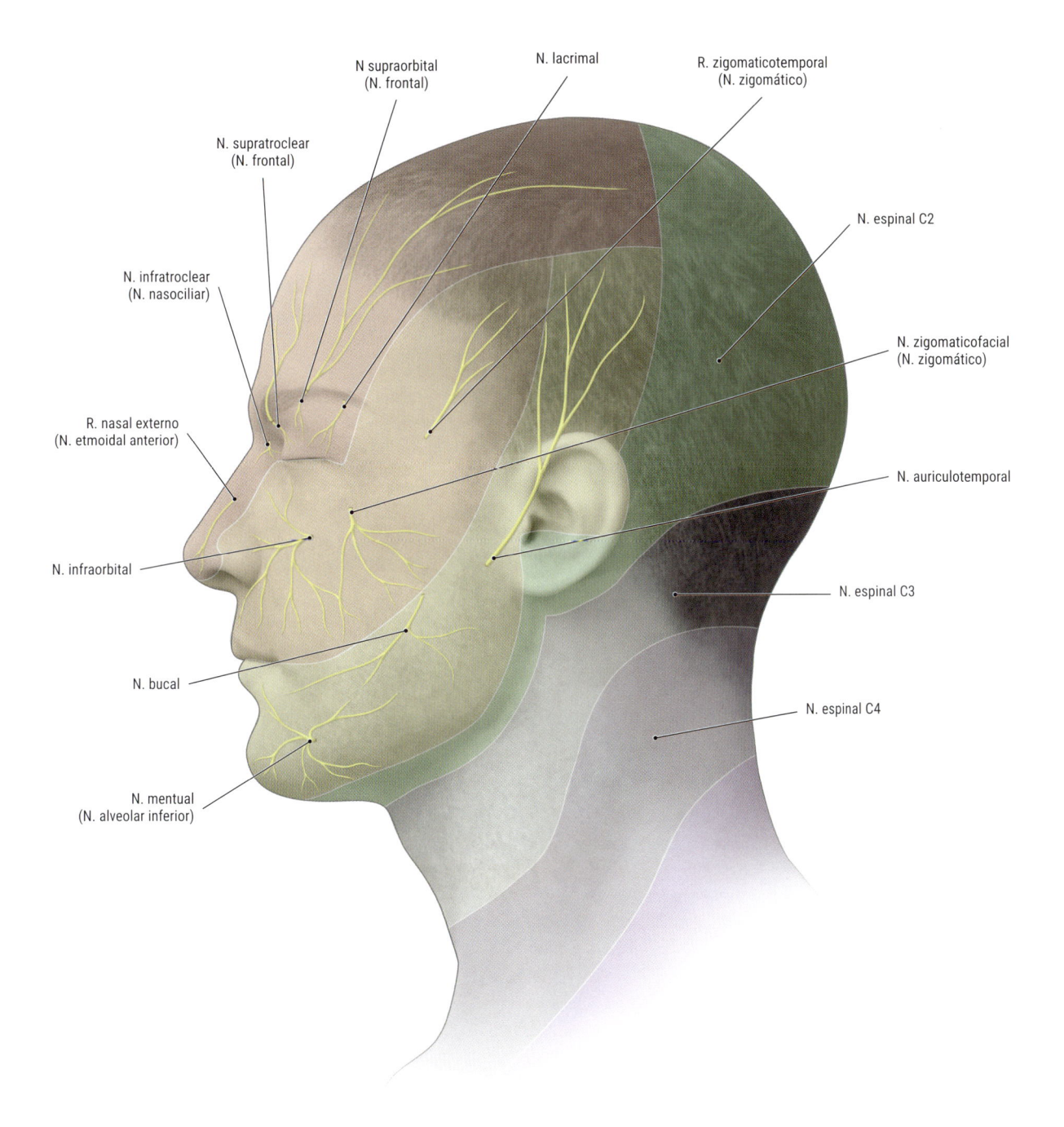

B Vista lateral esquerda.

V PESCOÇO

33	Ossos do pescoço	522
34	Articulações do pescoço	530
35	Músculos do pescoço	538
36	Vísceras do pescoço	552
37	Vasos sanguíneos e linfáticos do pescoço	562
38	Nervos do pescoço	568
39	Anatomia topográfica, seccional e radiológica do pescoço	572

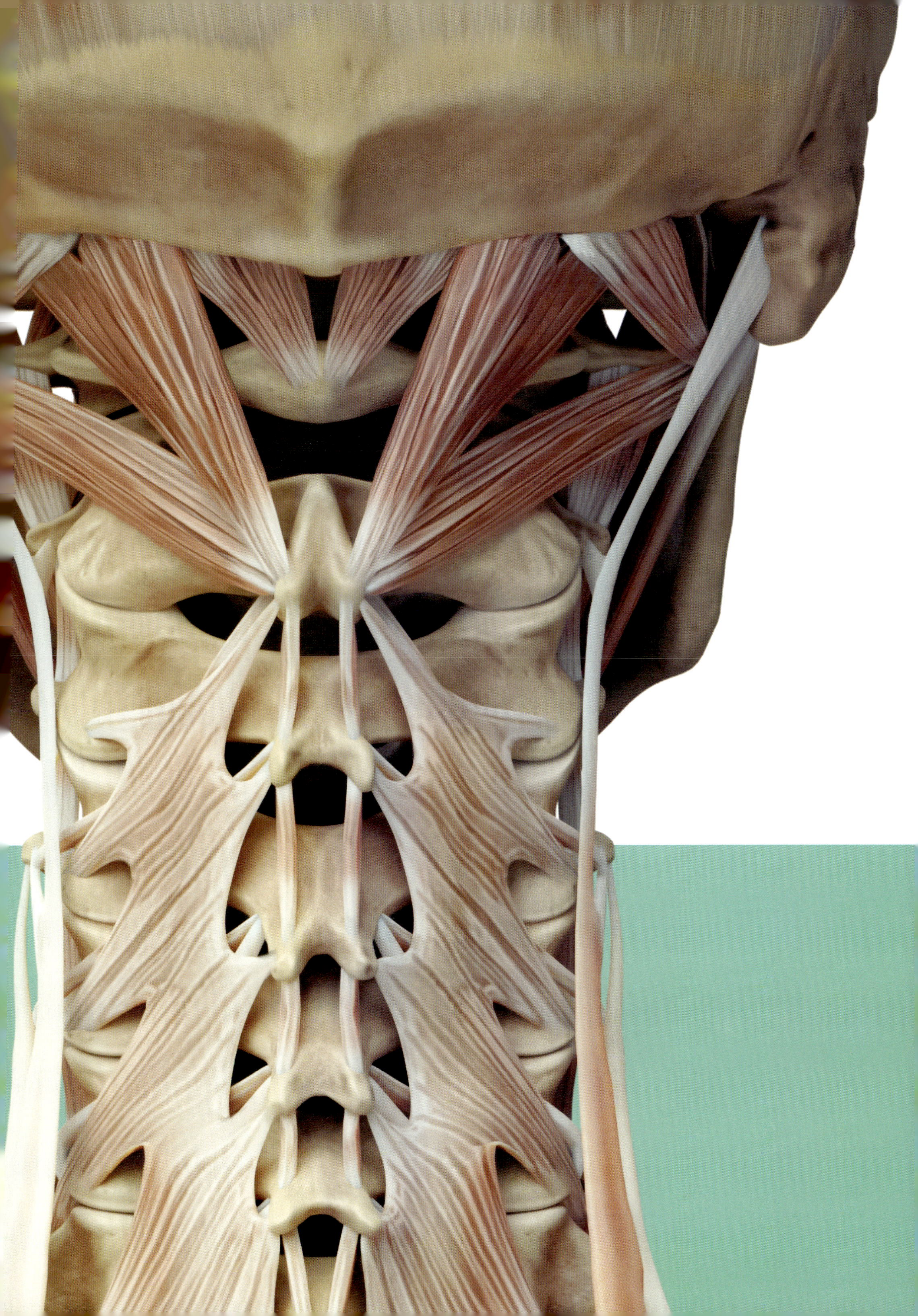

33 OSSOS DO PESCOÇO

Visão geral da coluna vertebral cervical

A coluna cervical forma o esqueleto do pescoço e é composta de sete vértebras (C I a C VII). Ele se articula superiormente com a cabeça (com os côndilos da base do occipital) e continua inferiormente com a coluna torácica. Em uma vista lateral, pode-se observar a característica lordose cervical. Na região anterior do pescoço, encontra-se o hioide.

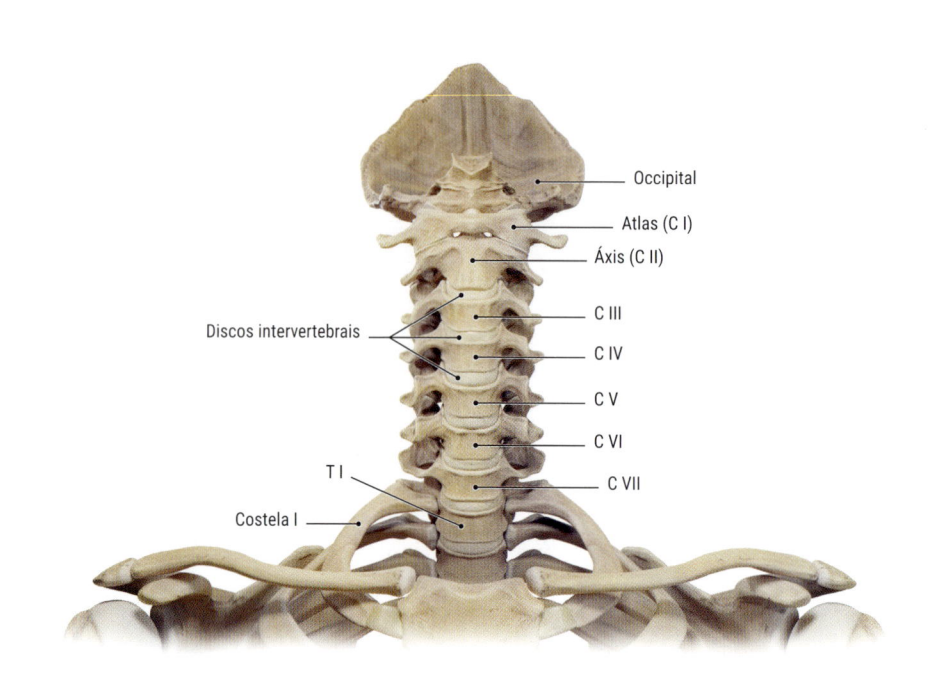

A Vista anterior. O hioide não está representado.

B Vista lateral esquerda.

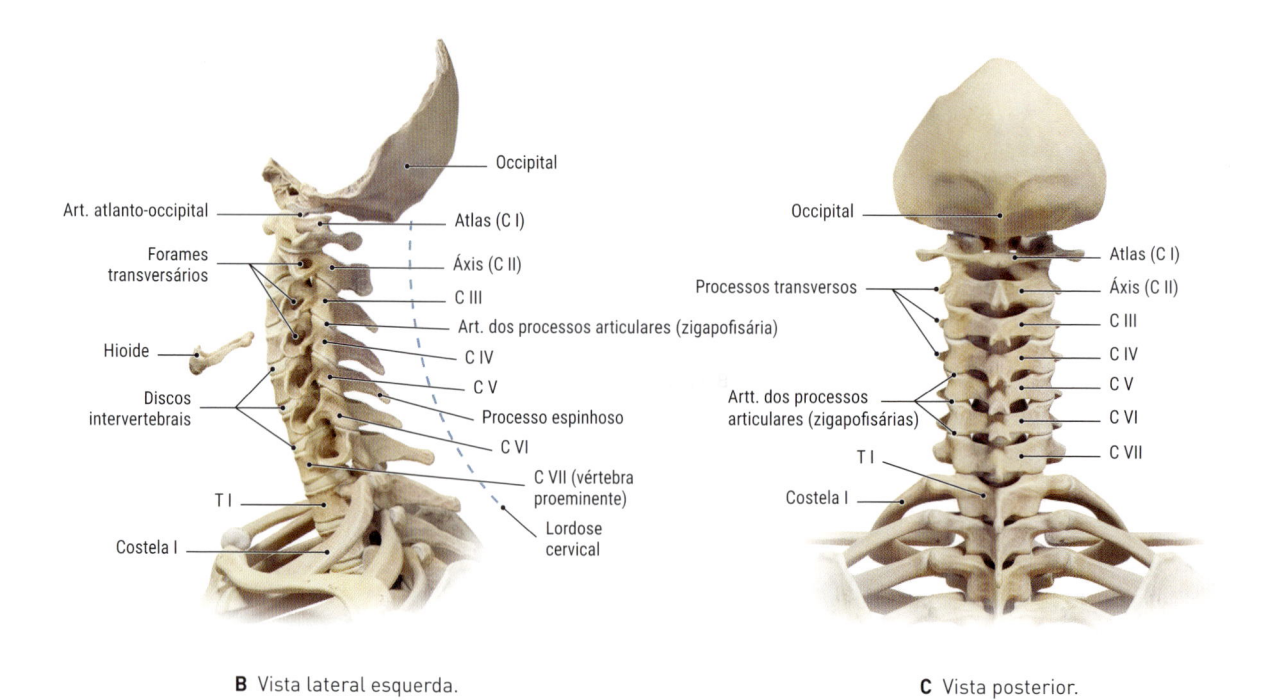

C Vista posterior.

Figura 33-1 Coluna cervical com o occipital.

Vértebras cervicais

Há sete vértebras cervicais. As duas primeiras vértebras recebem um nome próprio, C I (atlas) e C II (áxis), porque têm características distintas, assim como C VII também é conhecida como vértebra proeminente em virtude de seu processo espinhoso longo.

As vértebras cervicais C III a C VII são aquelas com características semelhantes, com modificações. Todas as vértebras cervicais têm um forame transversário em seu processo transverso.

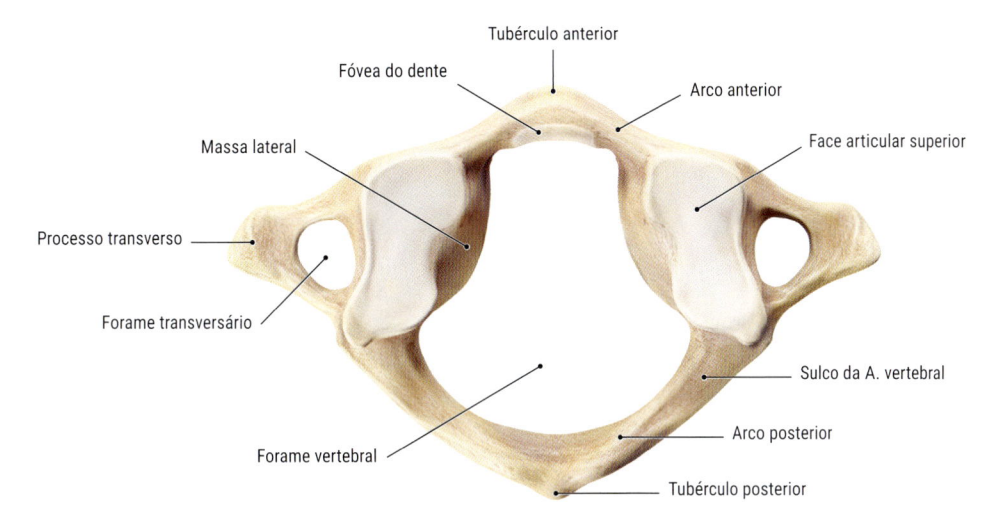

A Vista superior.

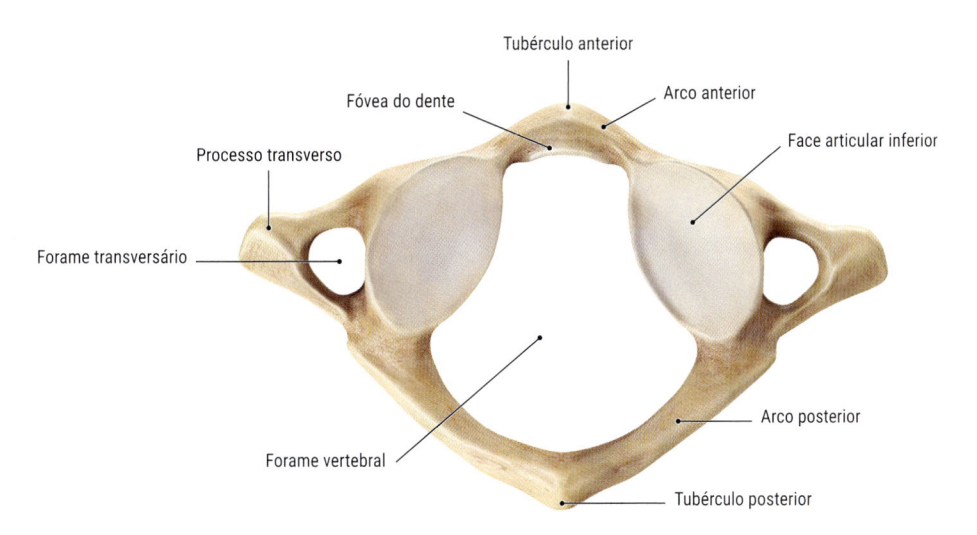

B Vista inferior.

C Vista anterior.

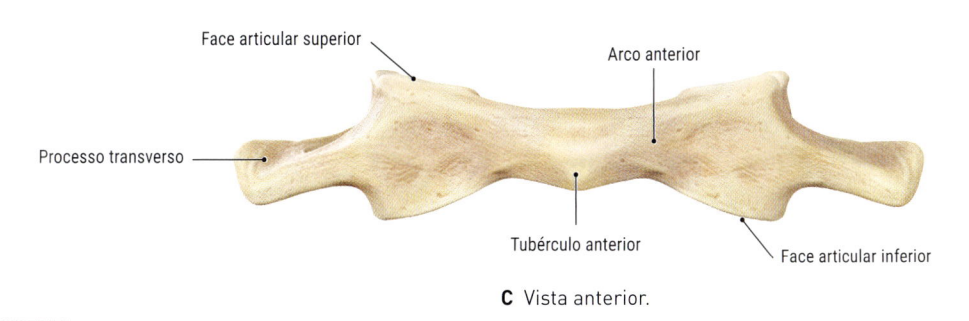

Figura 33-2 Atlas (C I).

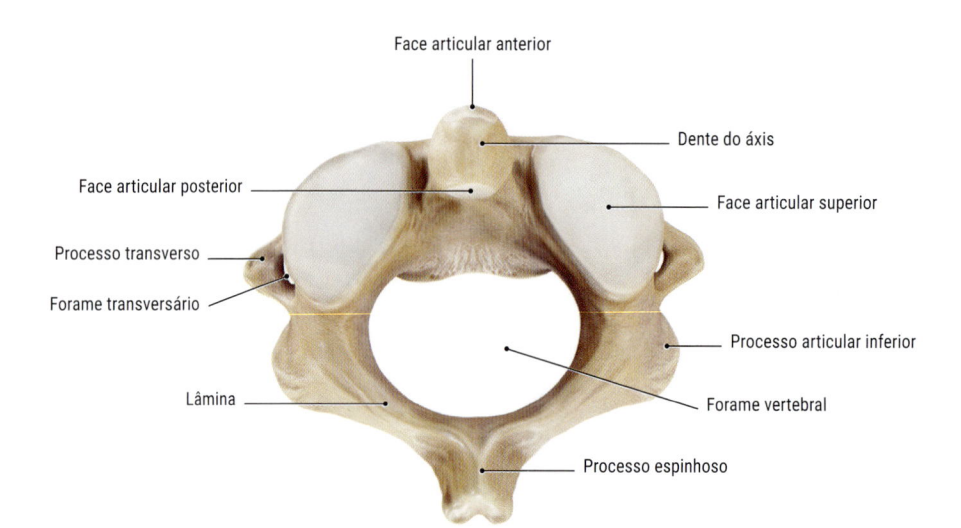

A Vista superior.

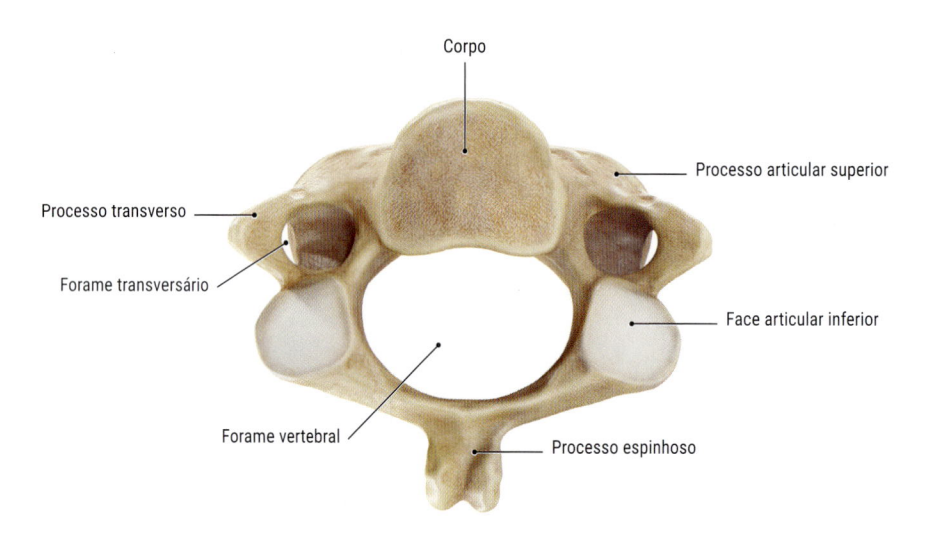

B Vista inferior.

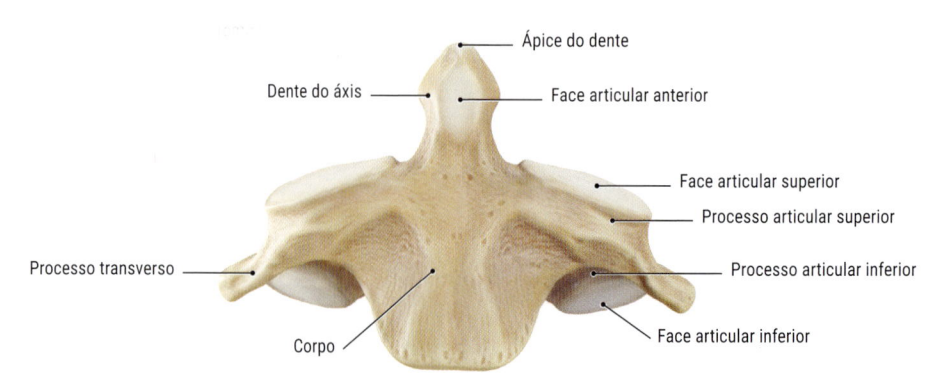

C Vista anterior.

Figura 33-3 Áxis (C II).

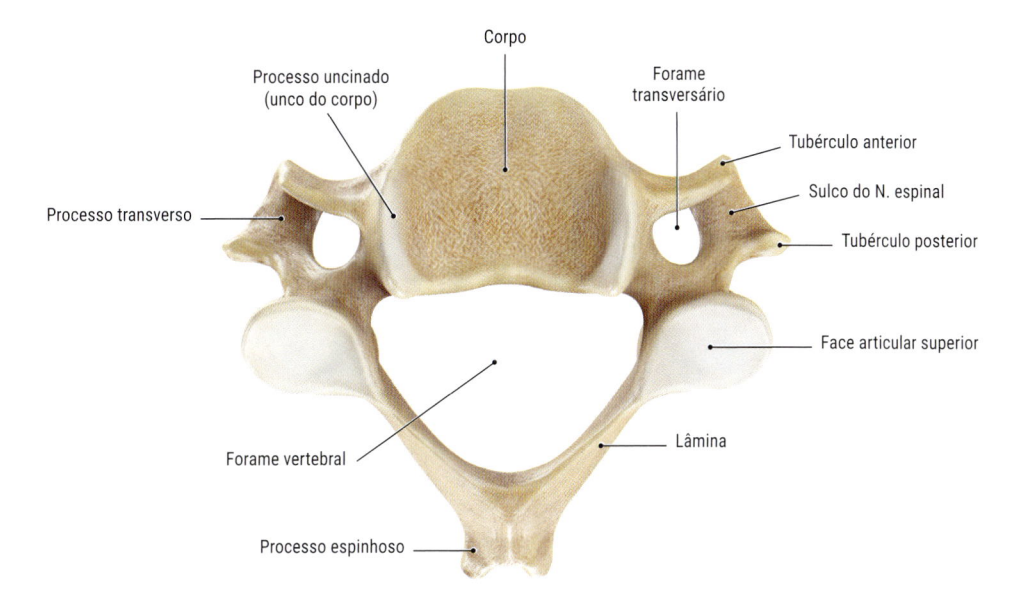

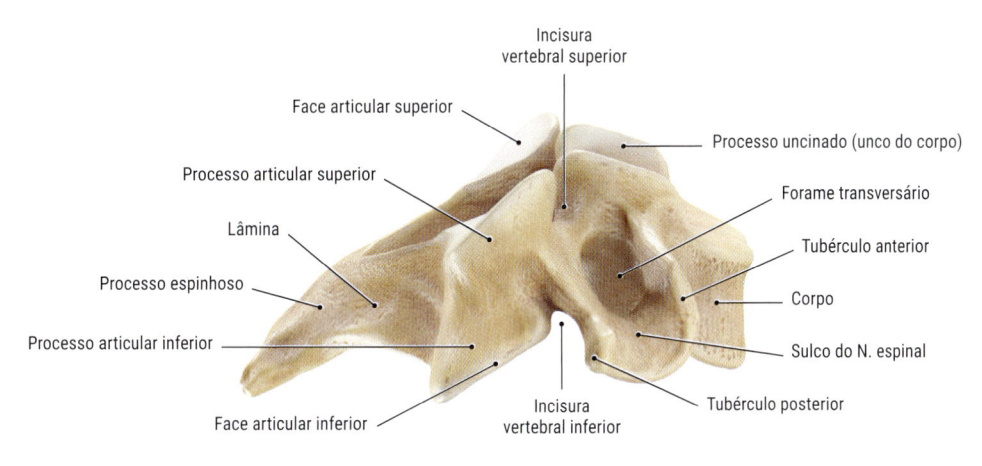

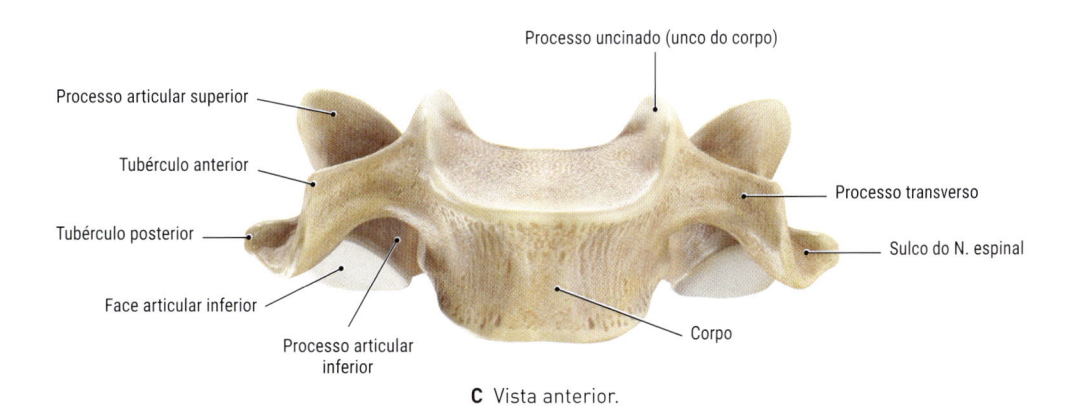

Figura 33-4 Vértebra cervical típica C III-VII com seus principais detalhes. No caso da vértebra proeminente (C VII), o processo espinhoso seria mais longo. A vértebra C VI geralmente tem o tubérculo carótico na parte anterior de seu processo transverso.

Hioide

O hioide tem formato de "U" e está localizado na região anterior do pescoço, entre a cartilagem tireóidea e a mandíbula, e aproximadamente no nível de C IV. É um osso fundamental para ligamentos e músculos do pescoço e da língua e para funções como deglutição e fonação. Muitas vezes é representado "flutuando", pois não se articula com nenhum outro osso.

A Vista anterior.

B Vista lateral direita.

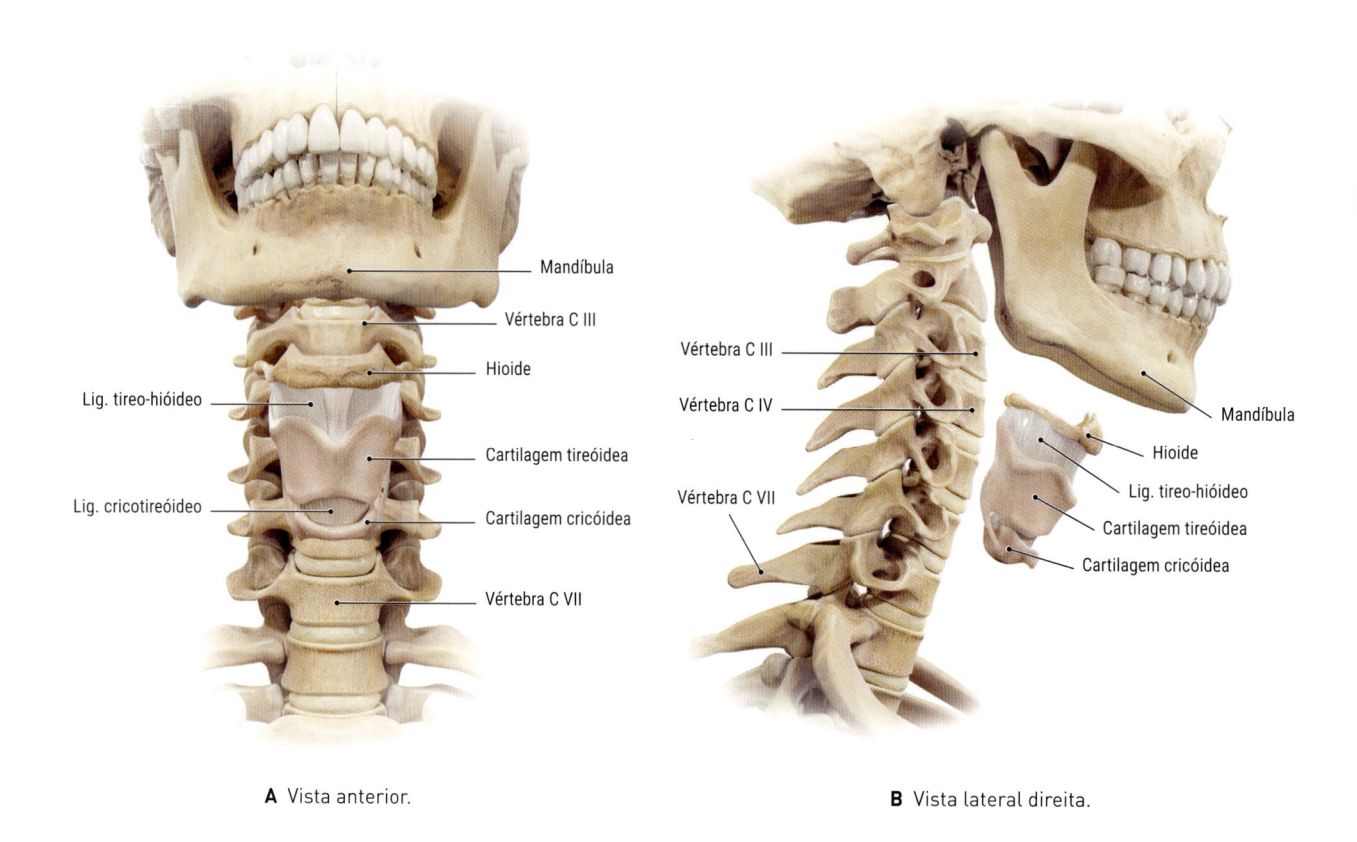

Figura 33-5 Localização e relações do hioide.

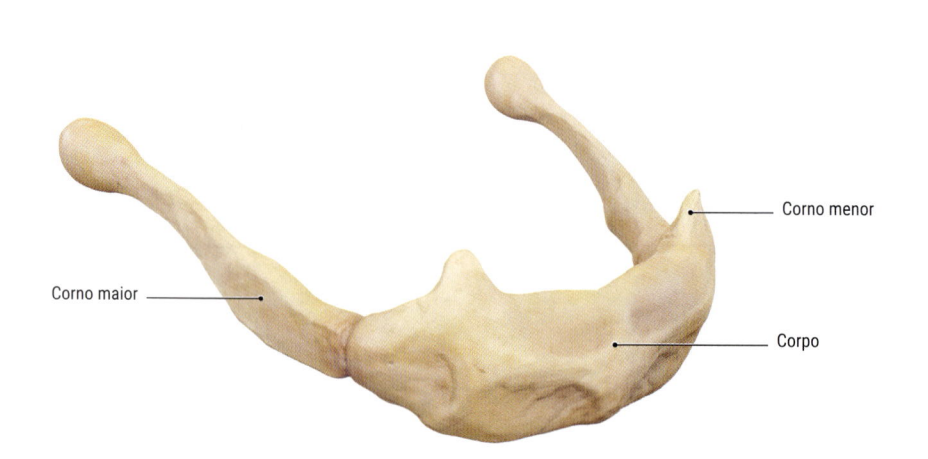

Figura 33-6 Hioide. Vista superior oblíqua.

Origens e inserções nas vértebras cervicais e na base do crânio

Há vários músculos do pescoço que são inseridos no crânio para possibilitar os movimentos da cabeça. Na parte posterior, encontram-se os músculos do dorso, como os músculos longuíssimo, esplênio, semiespinal e espinal da cabeça, bem como o músculo trapézio. Além dos músculos do dorso, inserem-se no crânio os músculos suboccipitais, os músculos do pescoço e o grupo dos músculos hióideos, entre outros.

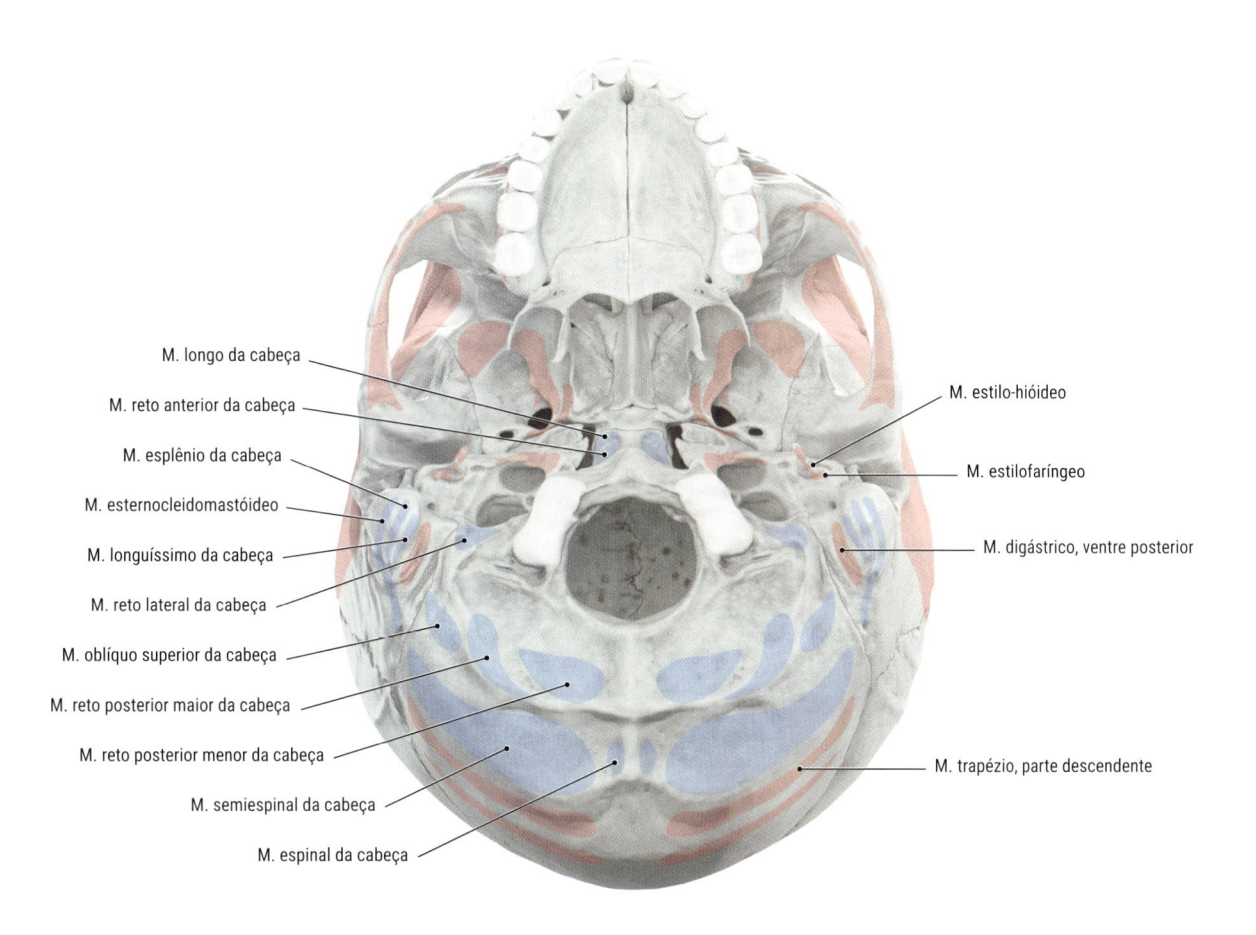

A Vista inferior da base do crânio.

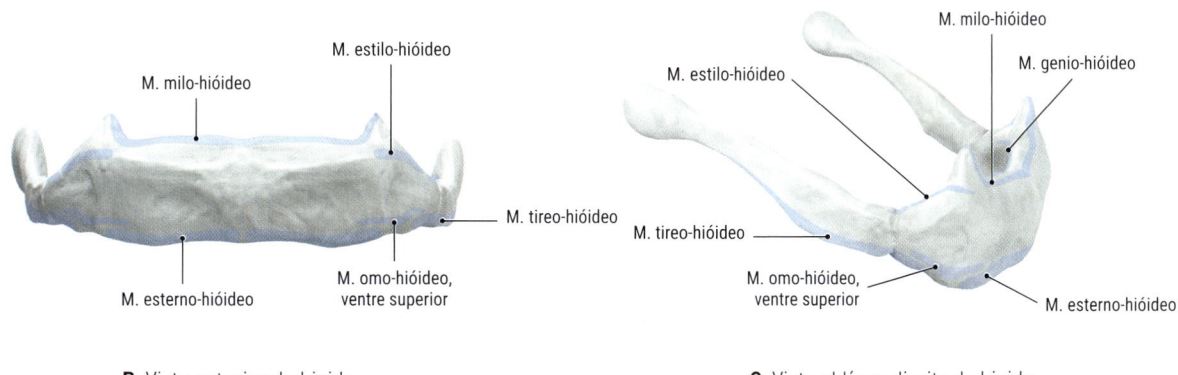

- M. longo da cabeça
- M. reto anterior da cabeça
- M. esplênio da cabeça
- M. esternocleidomastóideo
- M. longuíssimo da cabeça
- M. reto lateral da cabeça
- M. oblíquo superior da cabeça
- M. reto posterior maior da cabeça
- M. reto posterior menor da cabeça
- M. semiespinal da cabeça
- M. espinal da cabeça
- M. estilo-hióideo
- M. estilofaríngeo
- M. digástrico, ventre posterior
- M. trapézio, parte descendente

B Vista anterior do hioide.

- M. milo-hióideo
- M. estilo-hióideo
- M. tireo-hióideo
- M. omo-hióideo, ventre superior
- M. esterno-hióideo

C Vista oblíqua direita do hioide.

- M. estilo-hióideo
- M. milo-hióideo
- M. genio-hióideo
- M. tireo-hióideo
- M. omo-hióideo, ventre superior
- M. esterno-hióideo

Figura 33-7 Origens (vermelho) e inserções (azul) dos músculos do pescoço na base do crânio e do hioide. A musculatura própria da cabeça não foi representada.

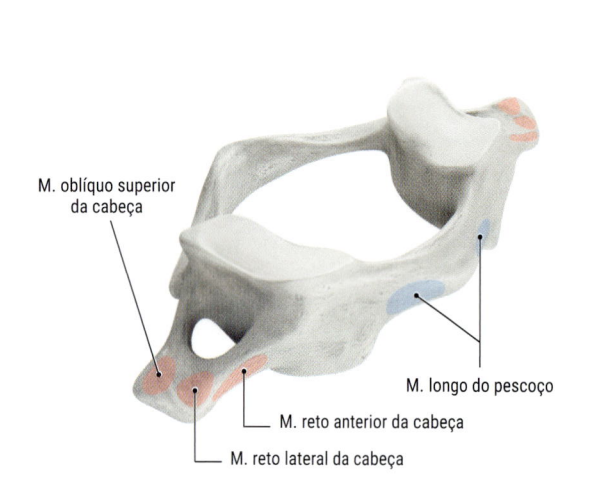

A Vértebra C I (atlas), vista anterossuperior.

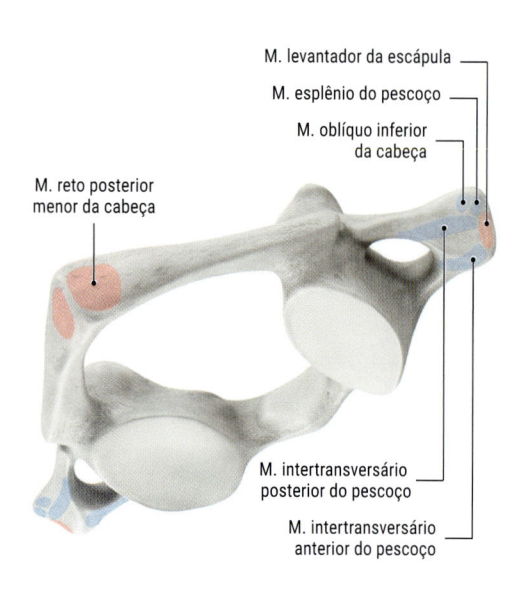

B Vértebra C I (atlas), vista posteroinferior.

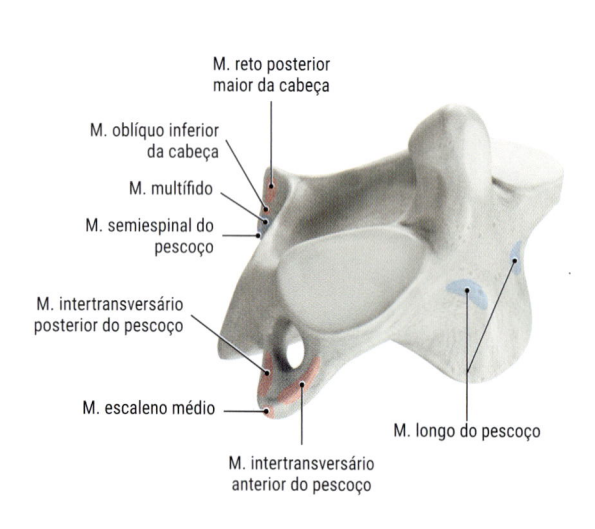

C Vértebra C II (áxis), vista anterossuperior.

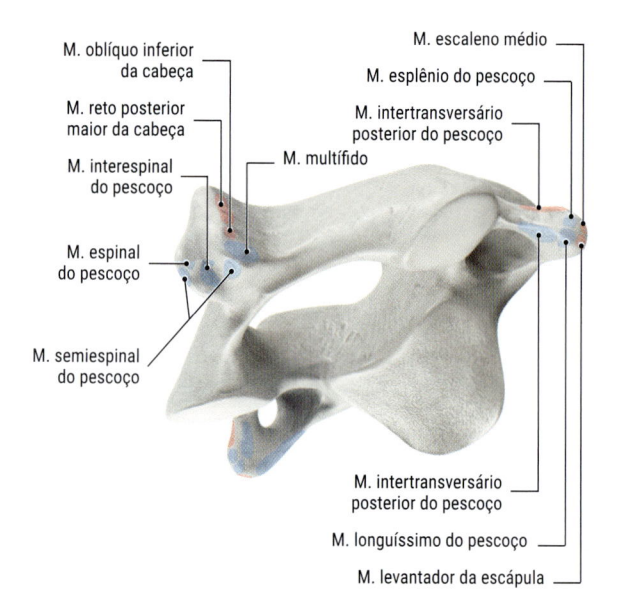

D Vértebra C II (áxis), vista posteroinferior.

Figura 33-8 Origens musculares (vermelho) e inserções (azul) nas vértebras cervicais.

33 | Ossos do pescoço

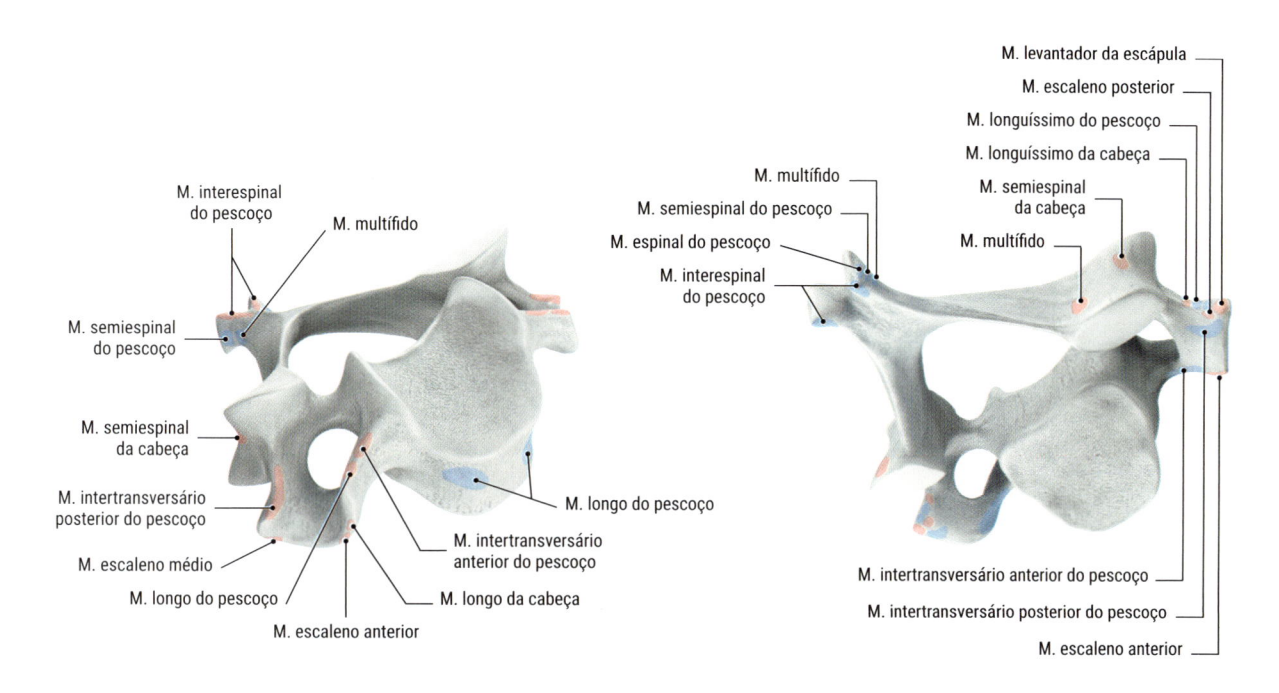

E Vértebra C IV, vista anterossuperior.

- M. interespinal do pescoço
- M. multífido
- M. semiespinal do pescoço
- M. semiespinal da cabeça
- M. intertransversário posterior do pescoço
- M. escaleno médio
- M. longo do pescoço
- M. escaleno anterior
- M. longo da cabeça
- M. intertransversário anterior do pescoço
- M. longo do pescoço

F Vértebra C IV, vista posteroinferior.

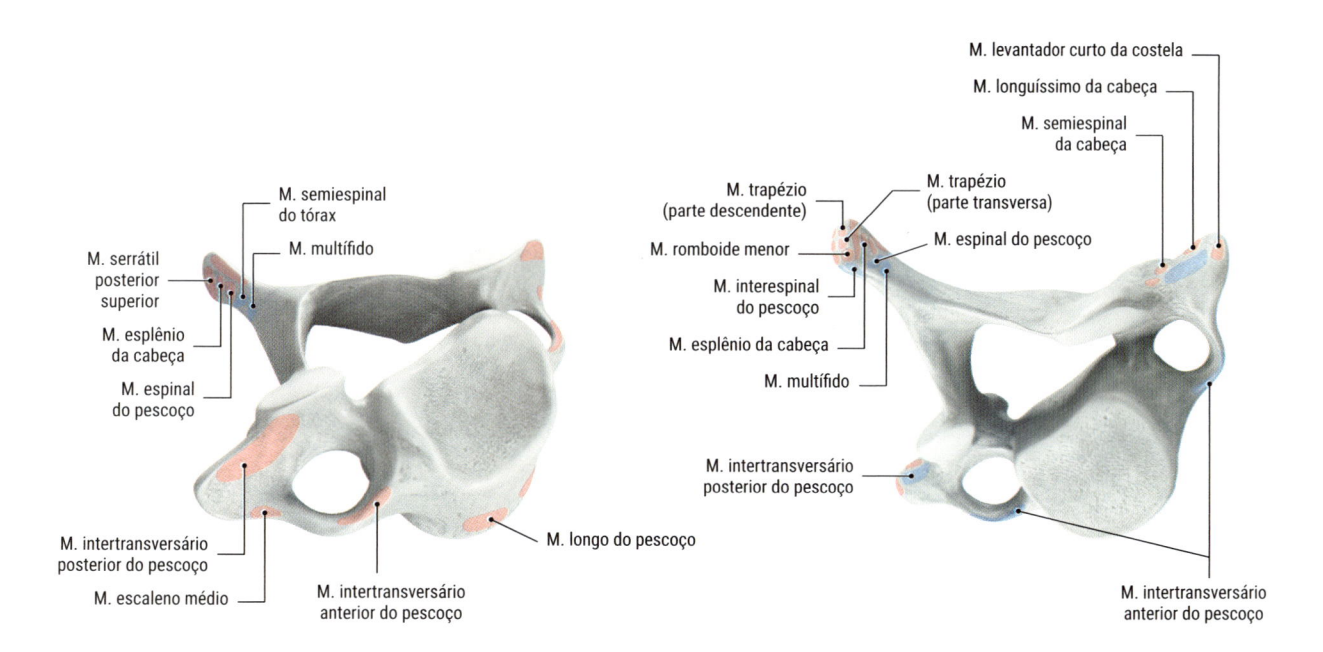

- M. levantador da escápula
- M. escaleno posterior
- M. longuíssimo do pescoço
- M. longuíssimo da cabeça
- M. multífido
- M. semiespinal do pescoço
- M. espinal do pescoço
- M. interespinal do pescoço
- M. semiespinal da cabeça
- M. multífido
- M. intertransversário anterior do pescoço
- M. intertransversário posterior do pescoço
- M. escaleno anterior

G Vértebra C VII, vista anterossuperior.

- M. semiespinal do tórax
- M. multífido
- M. serrátil posterior superior
- M. esplênio da cabeça
- M. espinal do pescoço
- M. intertransversário posterior do pescoço
- M. escaleno médio
- M. intertransversário anterior do pescoço
- M. longo do pescoço

H Vértebra C VII, vista posteroinferior.

- M. levantador curto da costela
- M. longuíssimo da cabeça
- M. semiespinal da cabeça
- M. trapézio (parte descendente)
- M. trapézio (parte transversa)
- M. romboide menor
- M. espinal do pescoço
- M. interespinal do pescoço
- M. esplênio da cabeça
- M. multífido
- M. intertransversário posterior do pescoço
- M. intertransversário anterior do pescoço

34 ARTICULAÇÕES DO PESCOÇO

Visão geral das articulações do pescoço

O pescoço se articula com a cabeça através das articulações suboccipitais, que envolvem o occipital, o atlas e o áxis. As vértebras C III a C VII também são articuladas entre elas por meio das articulações dos processos articulares ou zigapofisárias e do corpo vertebral (sínfise com disco intervertebral). Juntas, essas articulações permitem movimentos de flexão, extensão, rotação e flexão lateral da cabeça e do pescoço. Além disso, a coluna cervical articulada tem uma lordose característica com concavidade dorsal.

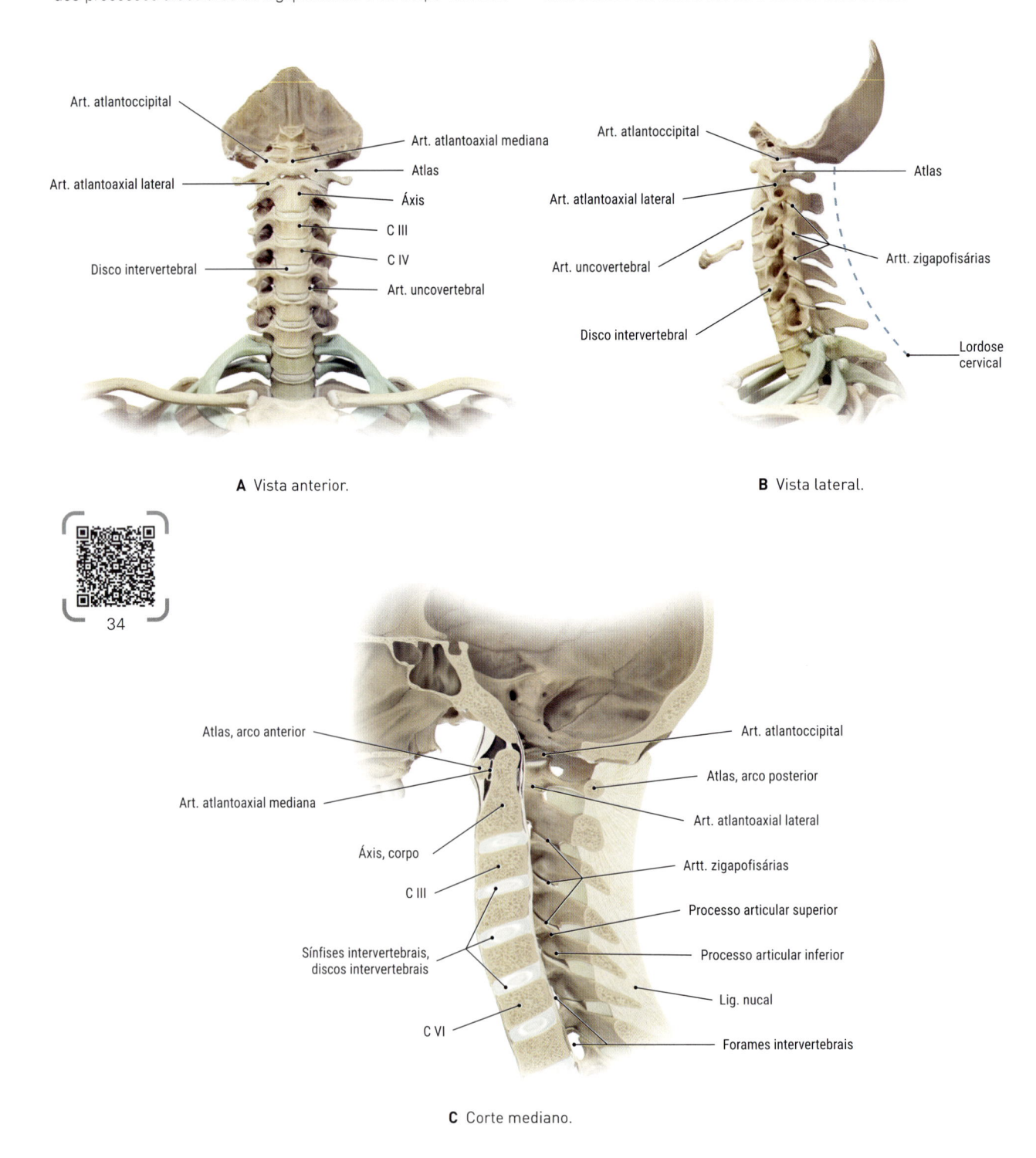

A Vista anterior.

B Vista lateral.

C Corte mediano.

Figura 34-1 Coluna cervical e occipital articulada para visualizar as articulações que se formam.

Articulações suboccipitais

As articulações suboccipitais são compostas pelos ossos occipital, atlas (C I) e áxis (C II). Nessas articulações, são possíveis movimentos finos da cabeça. O movimento rotacional nas articulações atlantoaxiais é especialmente amplo. As articulações suboccipitais são estabilizadas por um grande número de ligamentos, alguns dos quais se estendem ao longo da coluna vertebral.

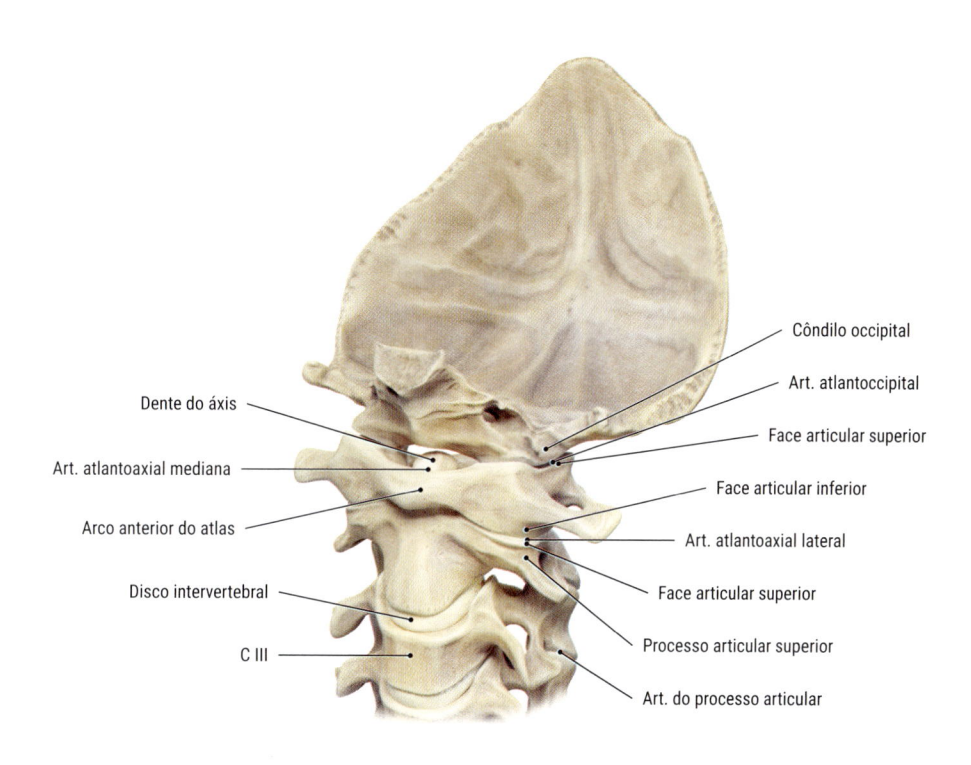

A Vista oblíqua anterior.

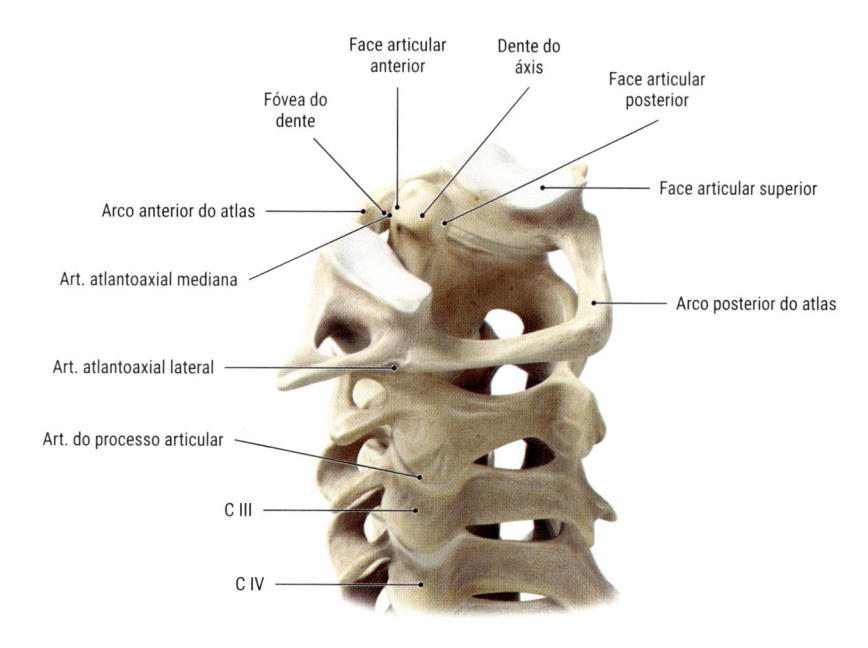

B Vista oblíqua posterior.

Figura 34-2 Detalhes das articulações suboccipitais e seus elementos componentes.

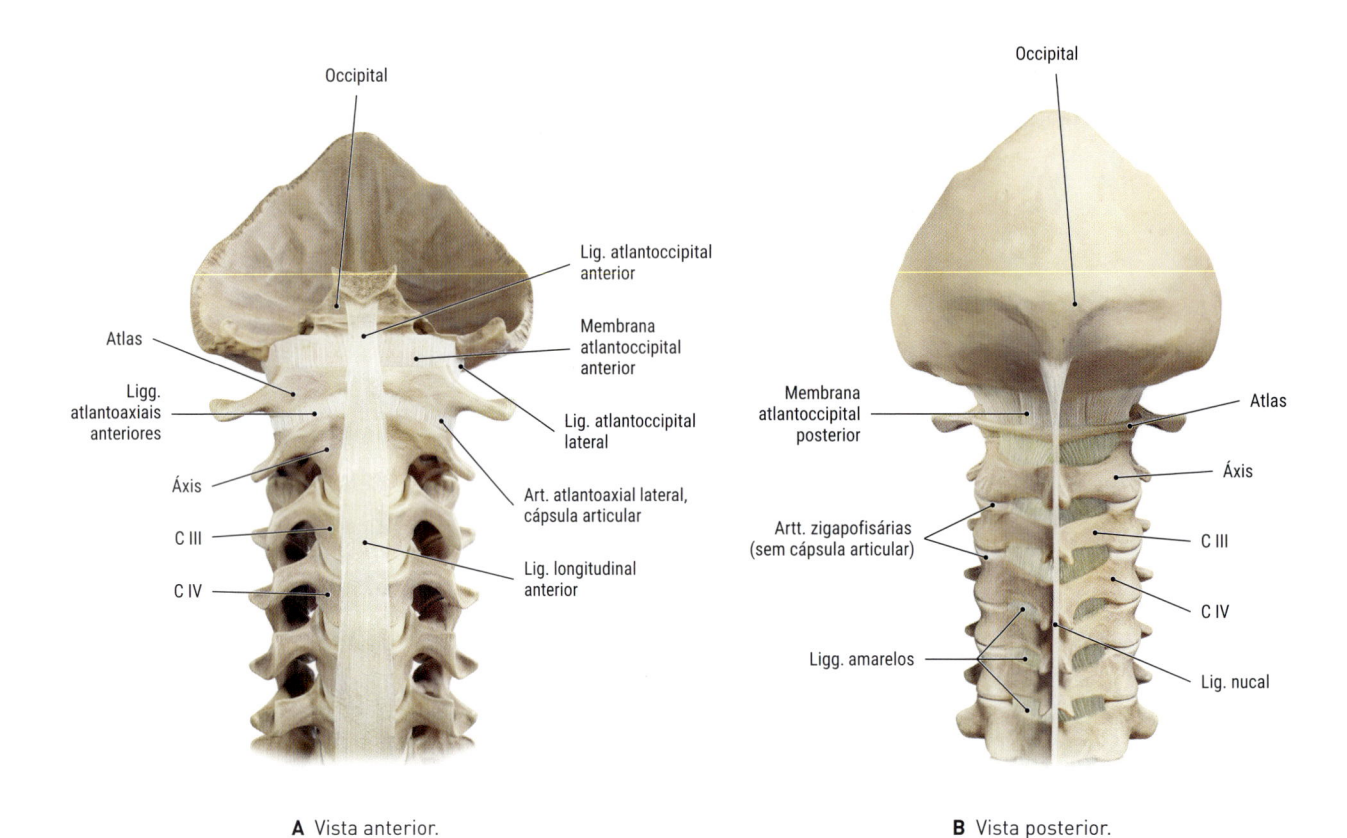

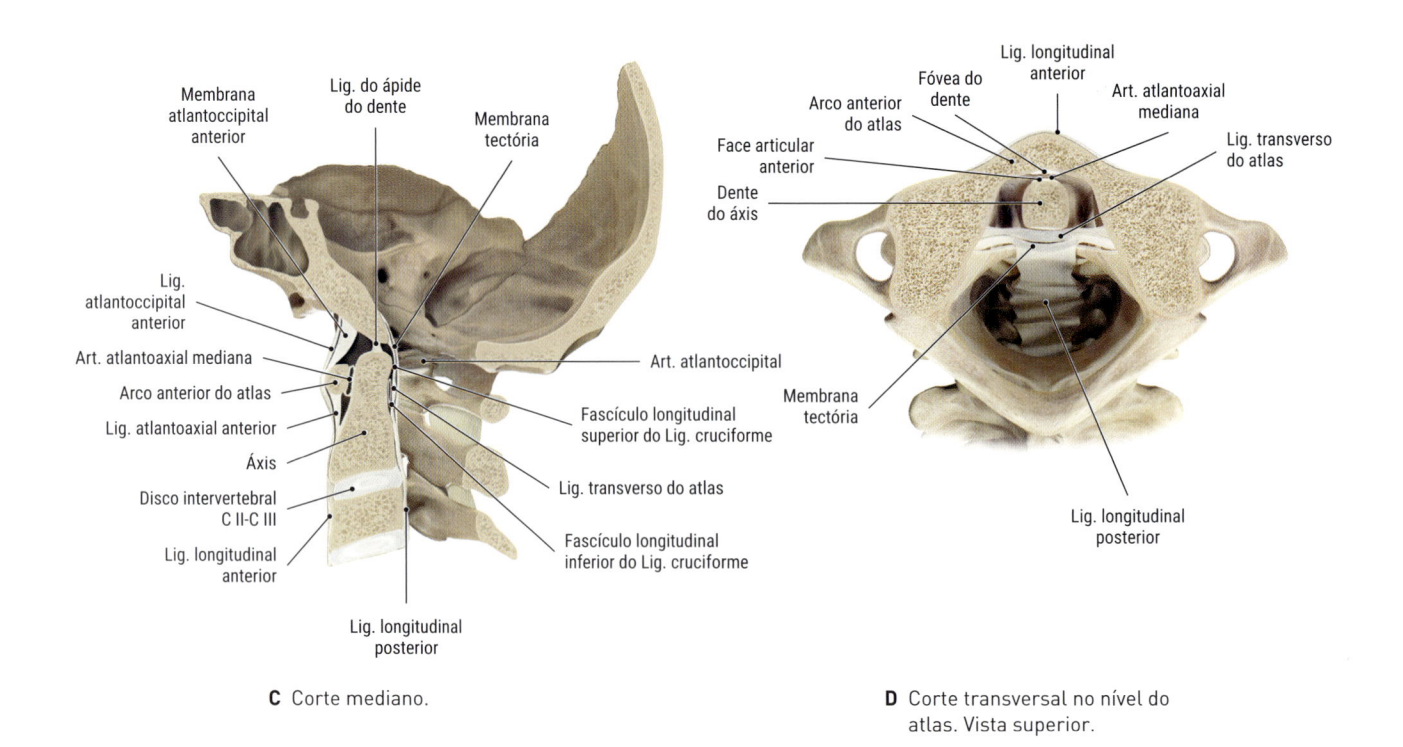

Figura 34-3 Detalhes dos ligamentos das articulações suboccipitais.

A Vista anterior.
B Vista posterior.
C Corte mediano.
D Corte transversal no nível do atlas. Vista superior.

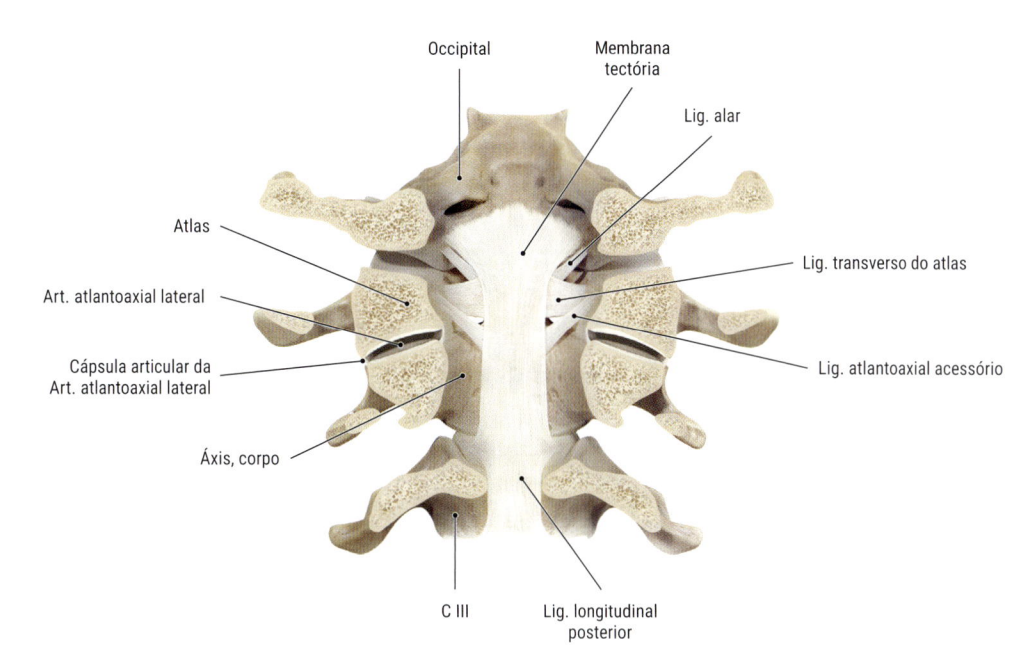

A Corte frontal no nível dos arcos vertebrais. Vista posterior.

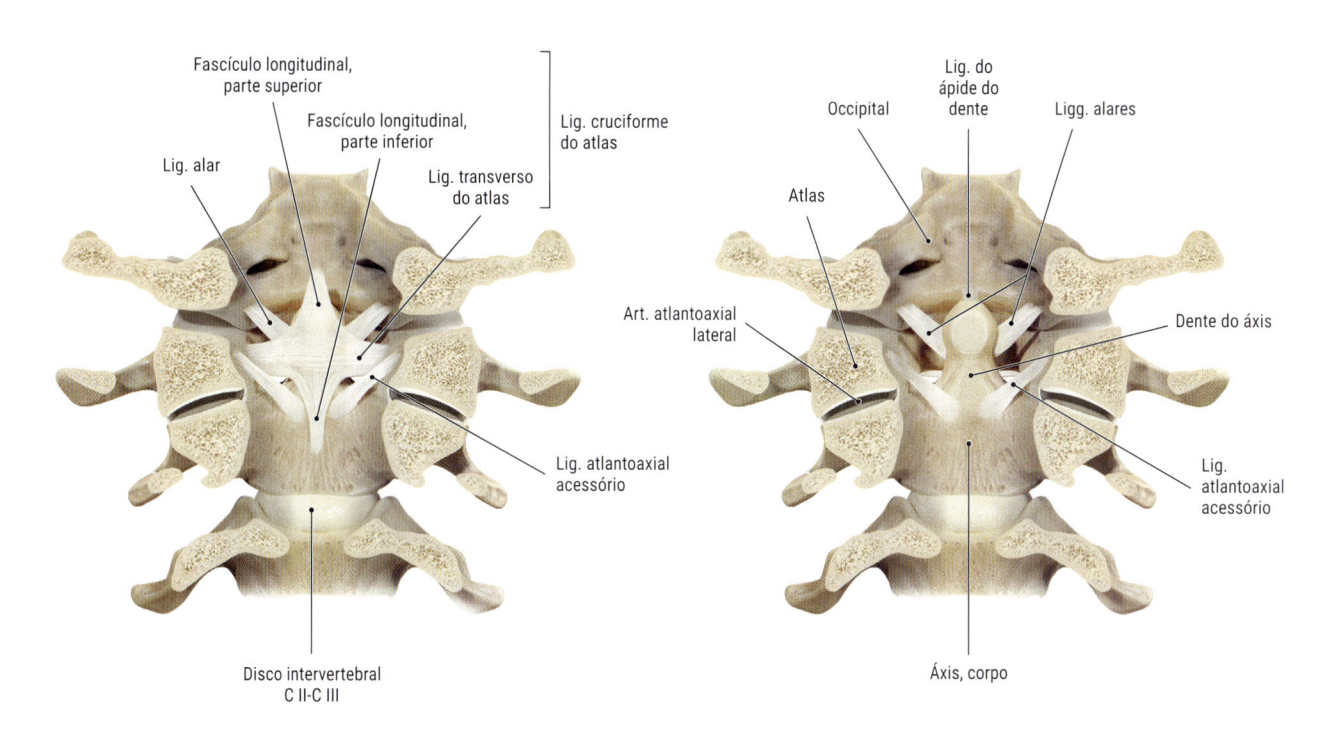

B Continuação da preparação da imagem A. A membrana tectória foi removida.

C Continuação da preparação da imagem B. O ligamento cruciforme foi removido do atlas.

Figura 34-4 Ligamentos das articulações suboccipitais.

Articulações típicas da coluna cervical

As vértebras C II-C VII se articulam em três pontos: entre os corpos vertebrais (sínfise intervertebral, com um disco intervertebral), nas articulações zigapofisárias (articulações sinoviais) e nas articulações uncovertebrais (com uma pequena cavidade). Além disso, todo esse conjunto é reforçado por uma série de ligamentos, muitos deles comuns em toda a coluna vertebral, que formam a sindesmose (união fibrosa) da coluna vertebral.

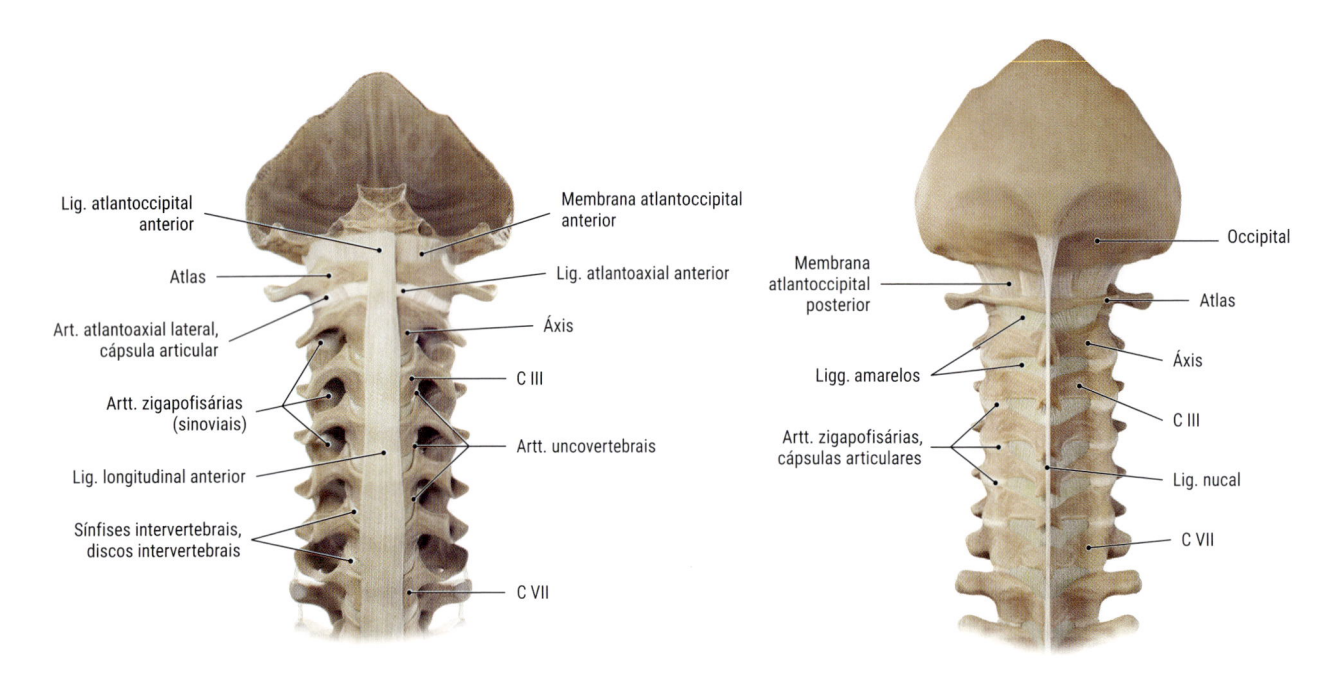

A Articulações da coluna vertebral cervical. Vista anterior.

B Articulações da coluna vertebral cervical. Vista posterior.

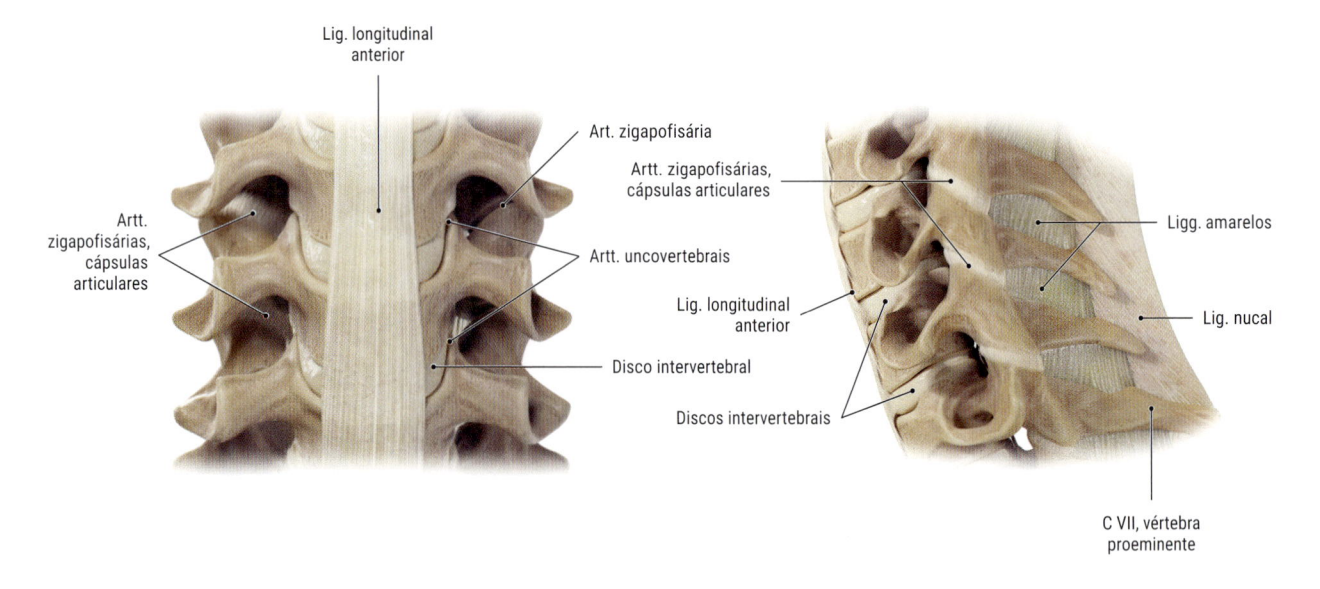

C Segmento vertebral cervical. Vista anterior.

D Segmento vertebral cervical. Vista lateral esquerda.

Figura 34-5 Detalhes dos elementos que formam as articulações de C II-C VII.

34 | Articulações do pescoço

Tabela 34-1 Articulações suboccipitais

Articulação	Superfícies	Tipo	Subtipo	Movimentos	Reforços
Atlantoccipital	Occipital • Côndilo Atlas • Face articular superior	Sinovial	Condilar	• Flexão-extensão da cabeça • Ligeira inclinação lateral	• Membranas atlantoccipitais anterior e posterior • Ligg. atlantoccipitais anterior e lateral • Membrana tectória • Fascículo longitudinal do Lig. cruciforme • Ligg. alares • Lig. do ápice do dente • Lig. nucal
Atlantoaxial mediana	Atlas • Fóvea do dente do arco anterior Áxis • Face articular anterior do dente	Sinovial	Trocóidea	Rotações	• Ligg. atlantoaxiais anteriores • Ligg. amarelos • Lig. cruciforme do atlas com os fascículos longitudinal e Lig. transverso do atlas • Membrana tectória • Lig. do ápice do dente • Ligg. alares • Lig. atlantoaxial acessório
Atlantoaxial lateral	Atlas • Face articular inferior Áxis • Face articular superior	Sinovial	Plana	Deslizamentos seguindo os movimentos principais	• Ligg. amarelos • Lig. atlantoaxial acessório

Tabela 34-2 Articulações vertebrais cervicais C II-C VII

Articulação	Superfícies	Tipo	Subtipo	Movimentos	Reforços
Corpos vertebrais C II-C VII	Vértebra superior • Face inferior do corpo vertebral Vértebra inferior • Face superior do corpo vertebral	Cartilagínea	Sínfise	Em pivô sobre o núcleo pulposo, seguindo os principais movimentos	• Ligg. longitudinais anterior e posterior • Ligg. amarelos • Ligg. intertransversários • Lig. nucal (Ligg. supraespinal e interespinal)
Zigapofisária	Vértebra superior • Face articular inferior Vértebra inferior • Face articular superior	Sinovial	Plana	Deslizamentos, seguindo os principais movimentos	• Cápsula articular • Os mencionados na seção anterior
Uncovertebral	Vértebra superior • Parte lateral inferior do corpo Vértebra inferior • Processo unciforme	Sinovial	Plana	Deslizamentos, seguindo os movimentos principais. Há um sistema de travamento que bloqueia a rotação em flexão	Lig. longitudinal anterior

Anatomia radiológica do pescoço

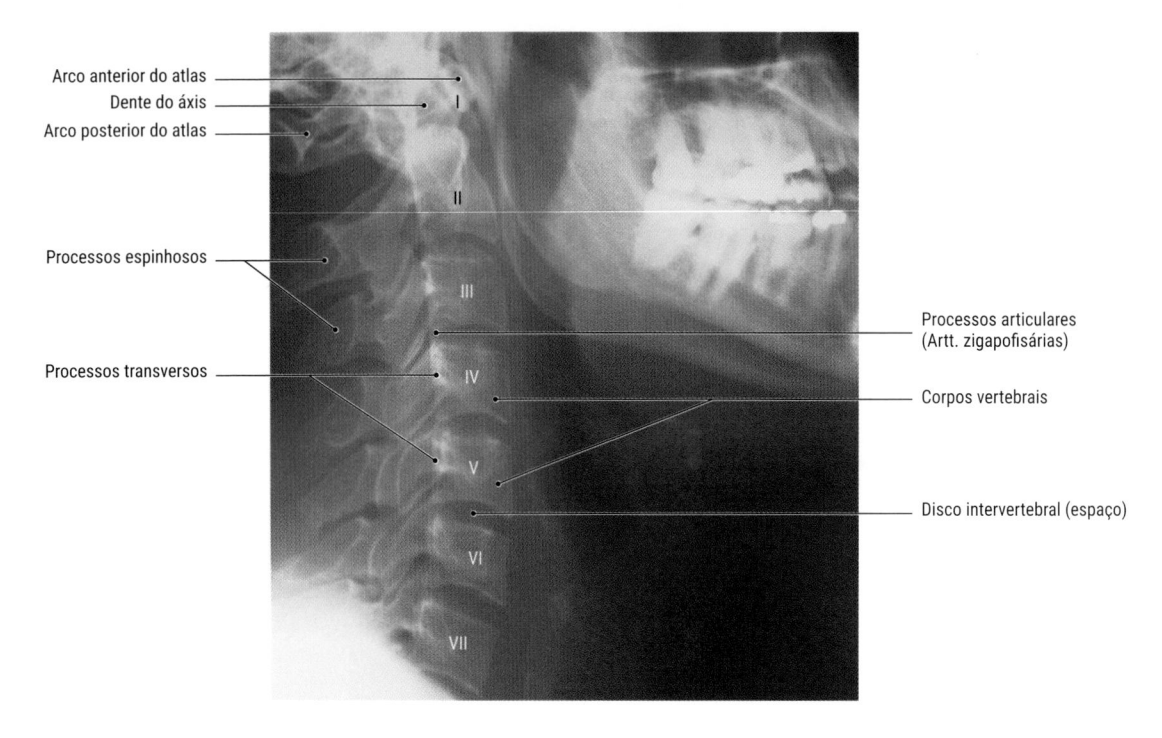

A Incidência lateral.

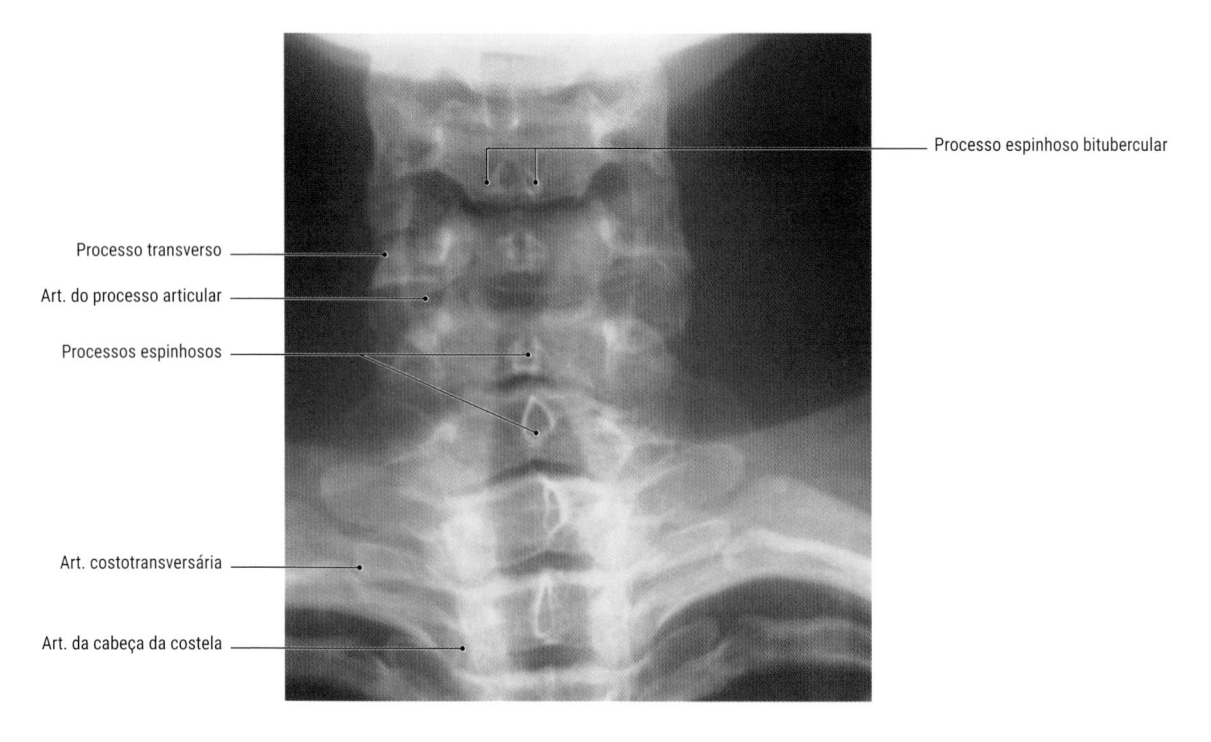

B Incidência anteroposterior.

Figura 34-6 Imagens radiológicas da região cervical.

34 Articulações do pescoço **537**

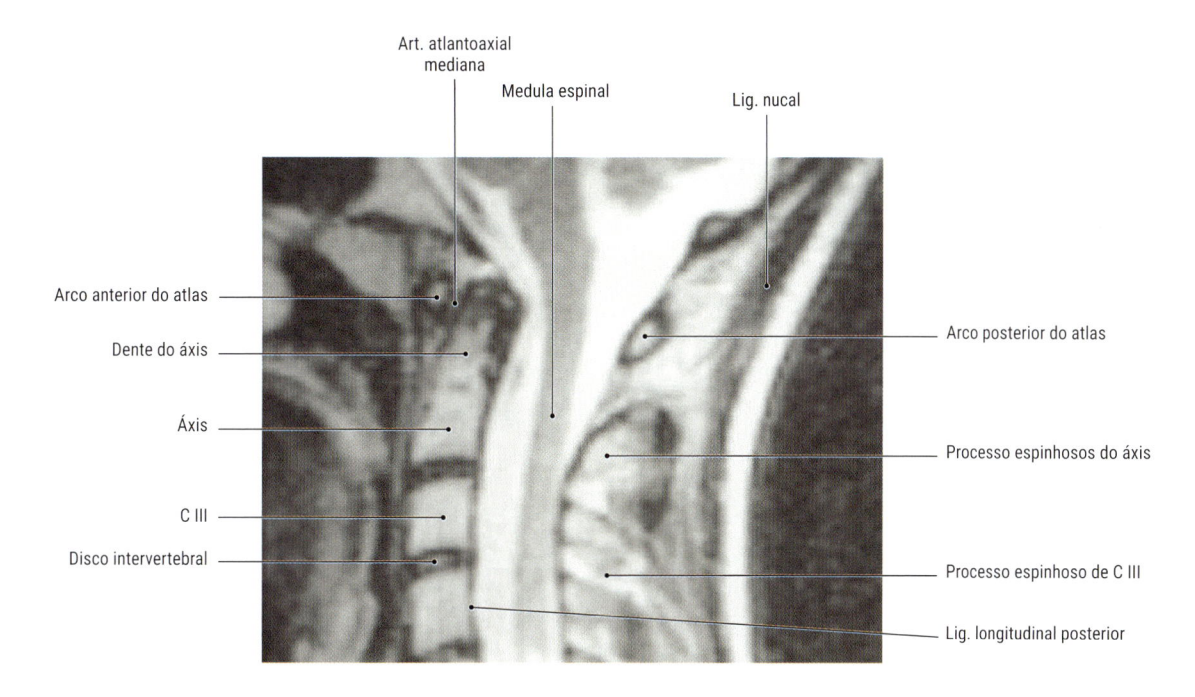

A Ressonância magnética em corte mediano da região suboccipital.

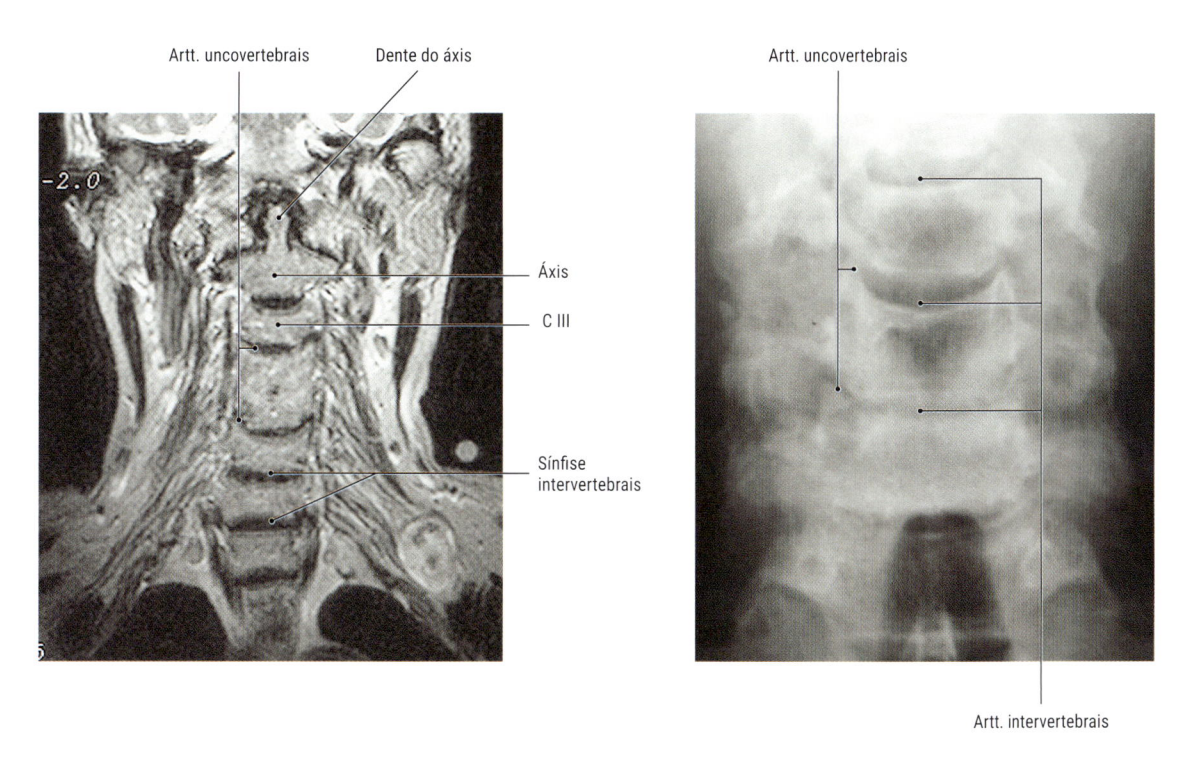

B Ressonância magnética, corte coronal no nível do dente do áxis.

C Radiografia com incidência anteroposterior da coluna cervical e detalhe de vértebras cervicais típicas.

Figura 34-7 Ressonância magnética da coluna cervical.

35 MÚSCULOS DO PESCOÇO

Visão geral dos músculos do pescoço

No pescoço, encontramos um grande número de músculos que fazem parte de vários grupos musculares. Na região posterior, encontramos os músculos do dorso que atingem a região cervical e a cabeça, bem como os músculos suboccipitais profundos. Lateralmente, temos músculos como o esternocleidomastóideo e os escalenos. Anteriormente, na parte anterior dos corpos vertebrais cervicais, estão os músculos pré-vertebrais: músculos longos do pescoço e da cabeça. Além desses, mais superficialmente, estão os músculos supra-hióideos e infra-hióideos.

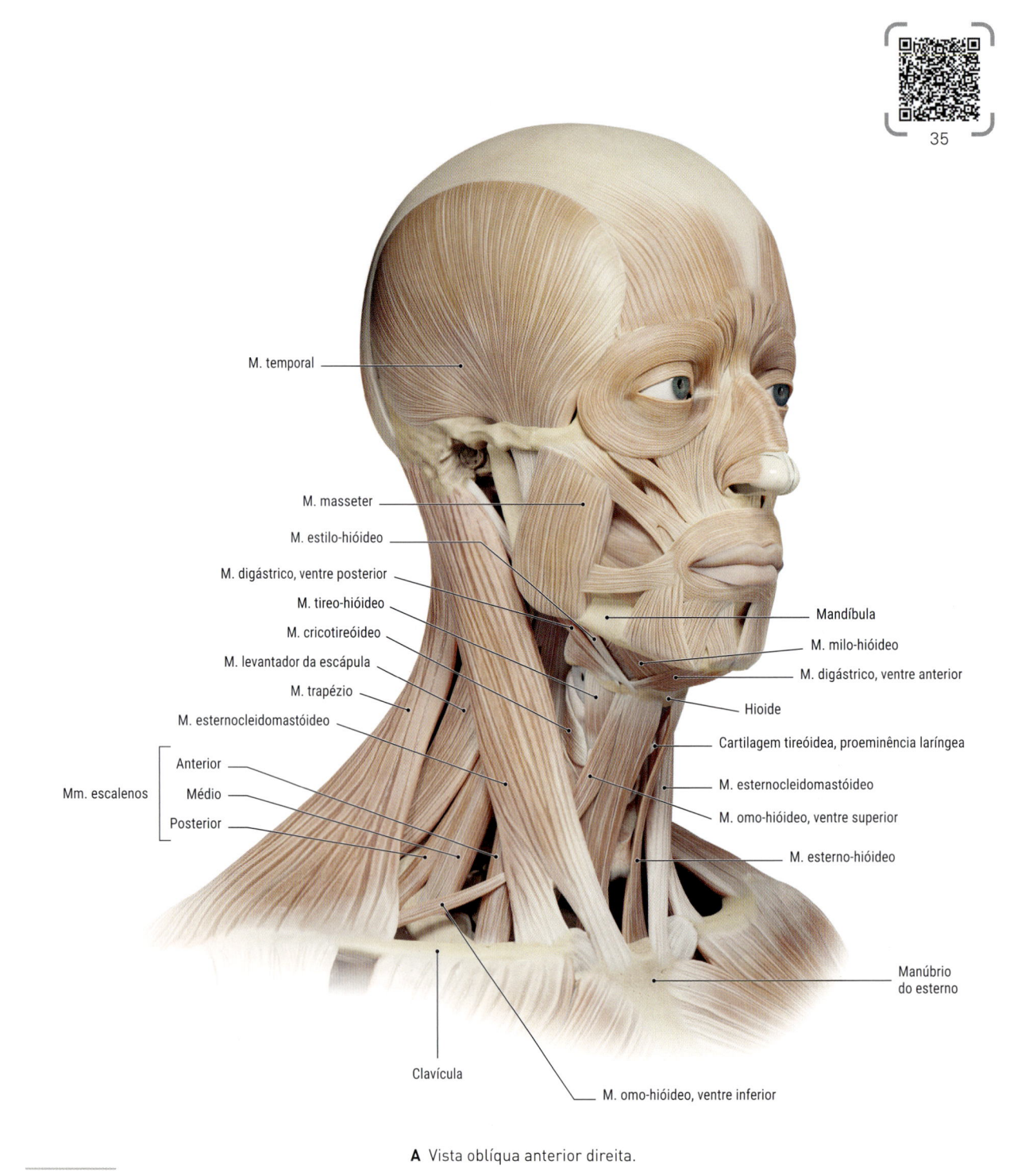

A Vista oblíqua anterior direita.

Figura 35-1 Musculatura da cabeça e do pescoço.

M. occipitofrontal, ventre occipital
M. temporal
M. semiespinal da cabeça
M. esplênio da cabeça
M. masseter
M. esplênio do pescoço
M. estilo-hióideo
M. digástrico, ventre posterior
Lig. nucal
M. milo-hióideo
M. trapézio, parte descendente
M. digástrico, ventre anterior
Hioide
M. omo-hióideo, ventre superior
M. esterno-hióideo
M. levantador da escápula
M. escaleno médio
M. escaleno posterior

B Vista oblíqua posterior direita.

Mm. infra-hióideos
Traqueia
Esôfago
Fáscia cervical, lâmina pré-traqueal
Glândula tireoide
M. esternocleidomastóideo
A. carótida comum
Fáscia cervical, lâmina superficial
V. jugular interna
Bainha carotídea
N. vago
Fáscia cervical, lâmina pré-vertebral
Mm. escalenos
Vértebra cervical
M. levantador da escápula
Mm. longos da cabeça e do pescoço
M. trapézio
Fáscia nucal, lâmina profunda
Fáscia nucal, lâmina superficial
Mm. próprios do dorso

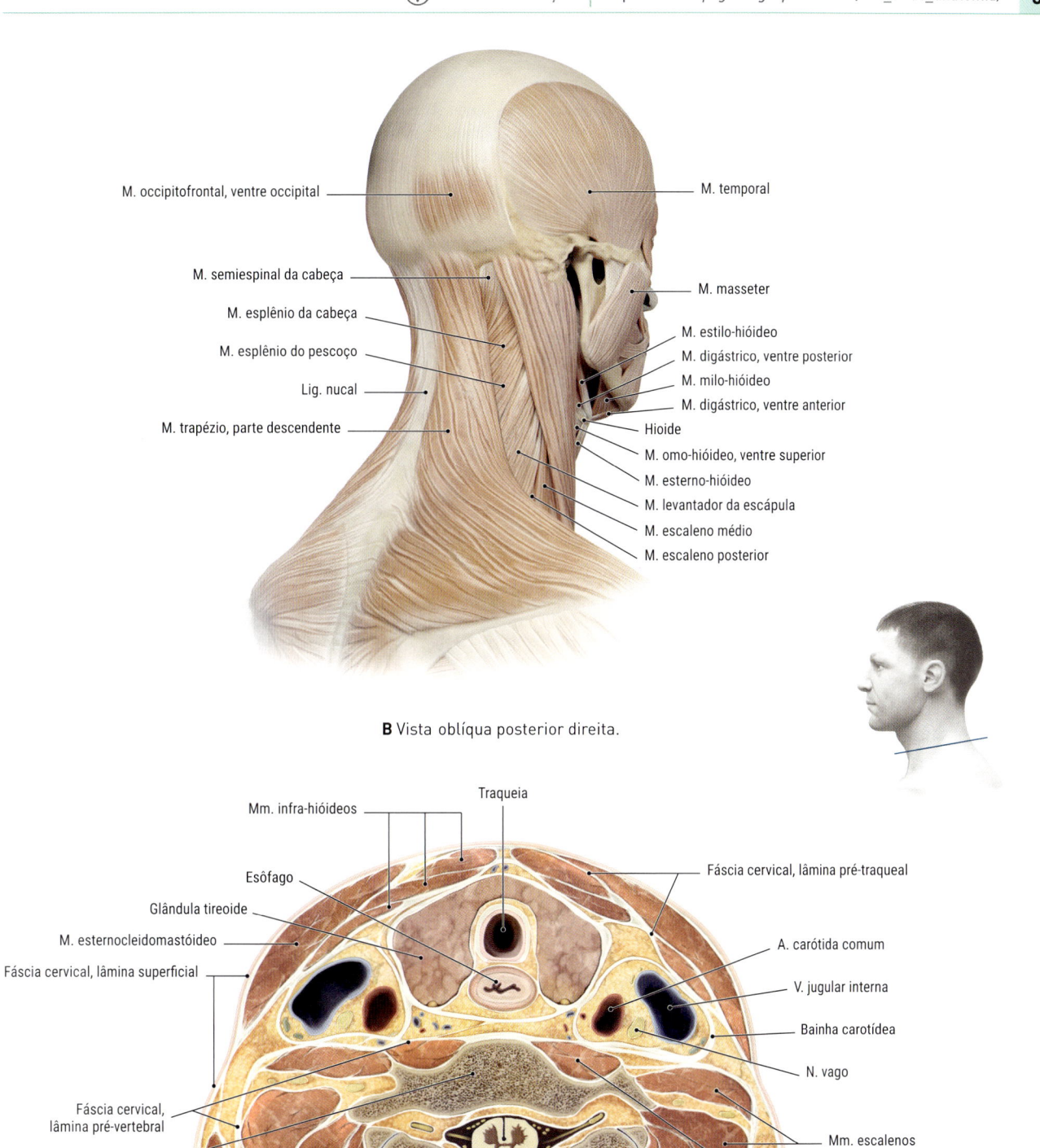

C Corte transversal do pescoço para visualização da disposição muscular e das fáscias cervical e nucal.

Músculos posteriores do pescoço

Entre os músculos posteriores do pescoço, estão os músculos do dorso que chegam à região cervical e à cabeça. Os mais profundos são os músculos próprios do dorso e os músculos suboccipitais.

Em uma vista posterior, também se pode ver os músculos laterais, como os músculos escalenos. Nas ilustrações a seguir, foi feita uma dissecção em camadas da musculatura dessa região.

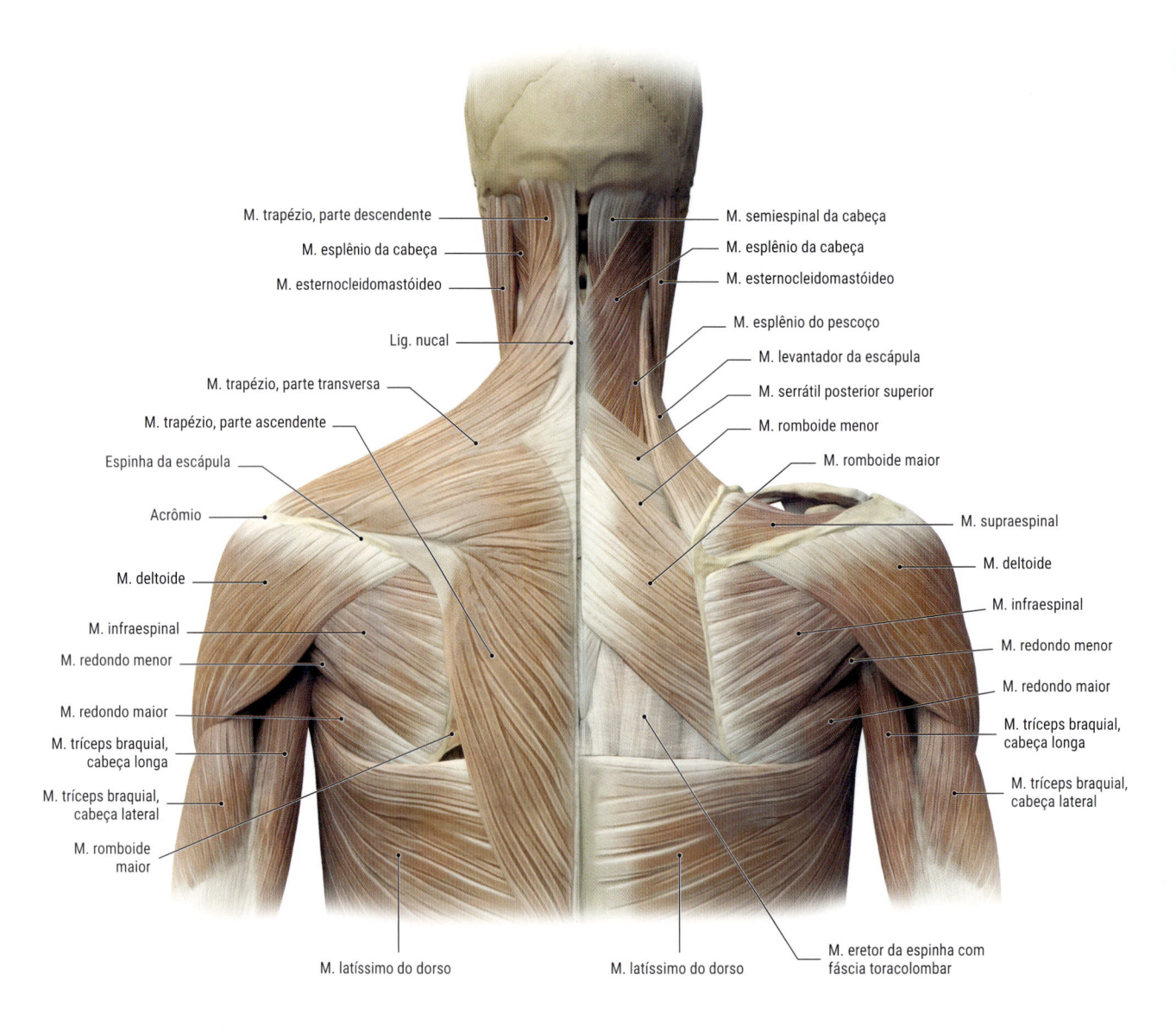

A À esquerda, dissecção superficial. À direita, segundo plano após a remoção do músculo trapézio.

Figura 35-2 Musculatura do dorso. Vista posterior.

35 | Músculos do pescoço | 541

M. semiespinal da cabeça
M. esternocleidomastóideo
M. esplênio da cabeça
M. esplênio do pescoço
M. serrátil posterior superior
M. supraespinal
M. deltoide
M. romboide maior (seccionado)

M. semiespinal da cabeça
M. esternocleidomastóideo
M. espinal do pescoço
M. longuíssimo do pescoço
M. semiespinal do pescoço
M. iliocostal do pescoço
M. espinal do tórax
M. longuíssimo do tórax
M. iliocostal, parte torácica

M. eretor da espinha

B À esquerda, terceiro plano depois de remover os músculos: levantador da escápula, romboide e latíssimo do dorso. À direita, quarto plano após a remoção do músculo serrátil posterior superior e dos esplênios.

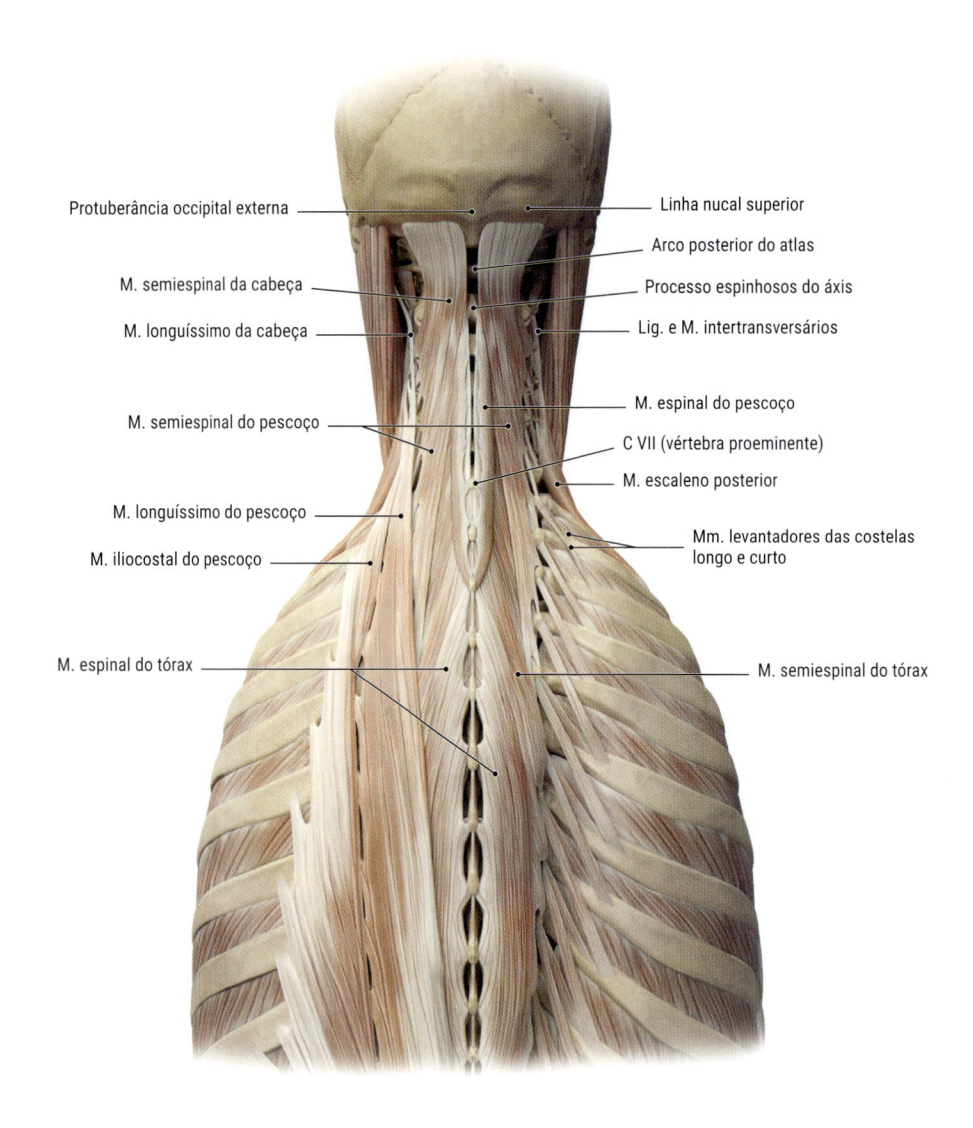

C À esquerda, quinto plano com o músculo eretor da espinha, formado pelos músculos iliocostal, longuíssimo e espinal, e suas diferentes partes. À direita, sexto plano com a primeira camada da musculatura transversoespinal, o músculo semisespinal e suas partes.

Figura 35-2 Musculatura do dorso. Vista posterior (*cont.*).

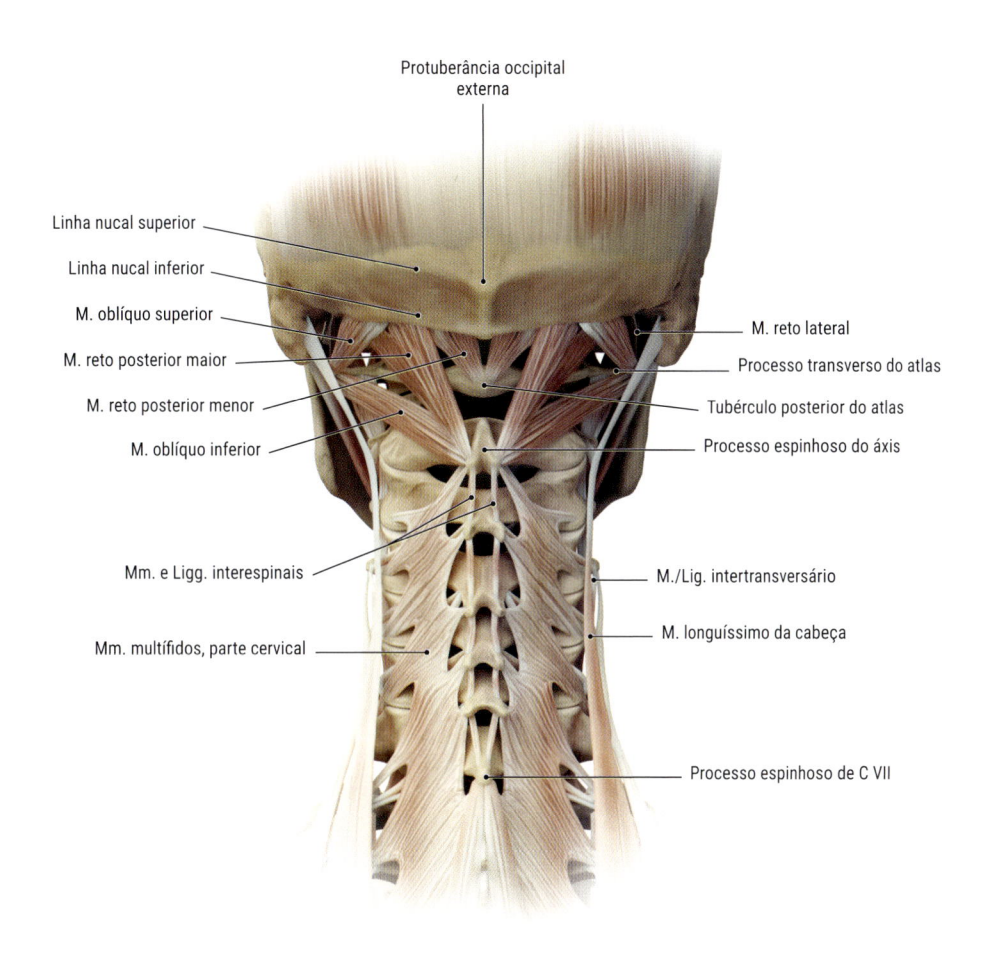

35 | Músculos do pescoço

Imagem D: Vista posterior dos músculos suboccipitais com as seguintes referências:
- Protuberância occipital externa
- Linha nucal superior
- Linha nucal inferior
- M. oblíquo superior
- M. reto posterior maior
- M. reto posterior menor
- M. oblíquo inferior
- Mm. e Ligg. interespinais
- Mm. multífidos, parte cervical
- M. reto lateral
- Processo transverso do atlas
- Tubérculo posterior do atlas
- Processo espinhoso do áxis
- M./Lig. intertransversário
- M. longuíssimo da cabeça
- Processo espinhoso de C VII

D Sétimo plano com músculos transversoespinais profundos e suboccipitais.

Tabela 35-1 Músculos suboccipitais

Mm. retos da cabeça		Ação	Inervação
①	**M. reto posterior maior** Origem: Processo espinhoso do áxis Inserção: Linha nucal inferior	Extensão da cabeça	N. suboccipital
②	**M. reto posterior menor** Origem: Tubérculo posterior do atlas Inserção: Linha nucal inferior	Extensão da cabeça	N. suboccipital
③	**M. reto lateral** Origem: Massa lateral do atlas Inserção: Processo jugular do occipital	Inclinação da cabeça	Rr. anteriores dos Nn. espinais cervicais
④	**M. reto anterior** Origem: Massa lateral do atlas Inserção: Parte basilar do occipital	Flexão da cabeça	Rr. anteriores dos Nn. espinais cervicais

Mm. oblíquos da cabeça		Ação	Inervação
①	**M. oblíquo superior** Origem: Massa lateral do atlas Inserção: Linha nucal inferior	• Bilateral: extensão da cabeça • Unilateral: rotação homolateral	N. suboccipital
②	**M. oblíquo inferior** Origem: Processo espinhoso do áxis Inserção: Massa lateral do atlas	Rotação homolateral da cabeça	N. suboccipital

Músculos laterais do pescoço

Os músculos laterais do pescoço estão localizados na região cervical lateral ou trígono lateral do pescoço, delimitados entre os músculos esternocleidomastóideo e trapézio e a clavícula. Esses músculos, em geral, são inseridos nos processos transversos das vértebras cervicais. Devido à sua localização, uma das principais funções dessa musculatura é a flexão lateral (inclinação) e a rotação, em diferentes graus, da cabeça e do pescoço.

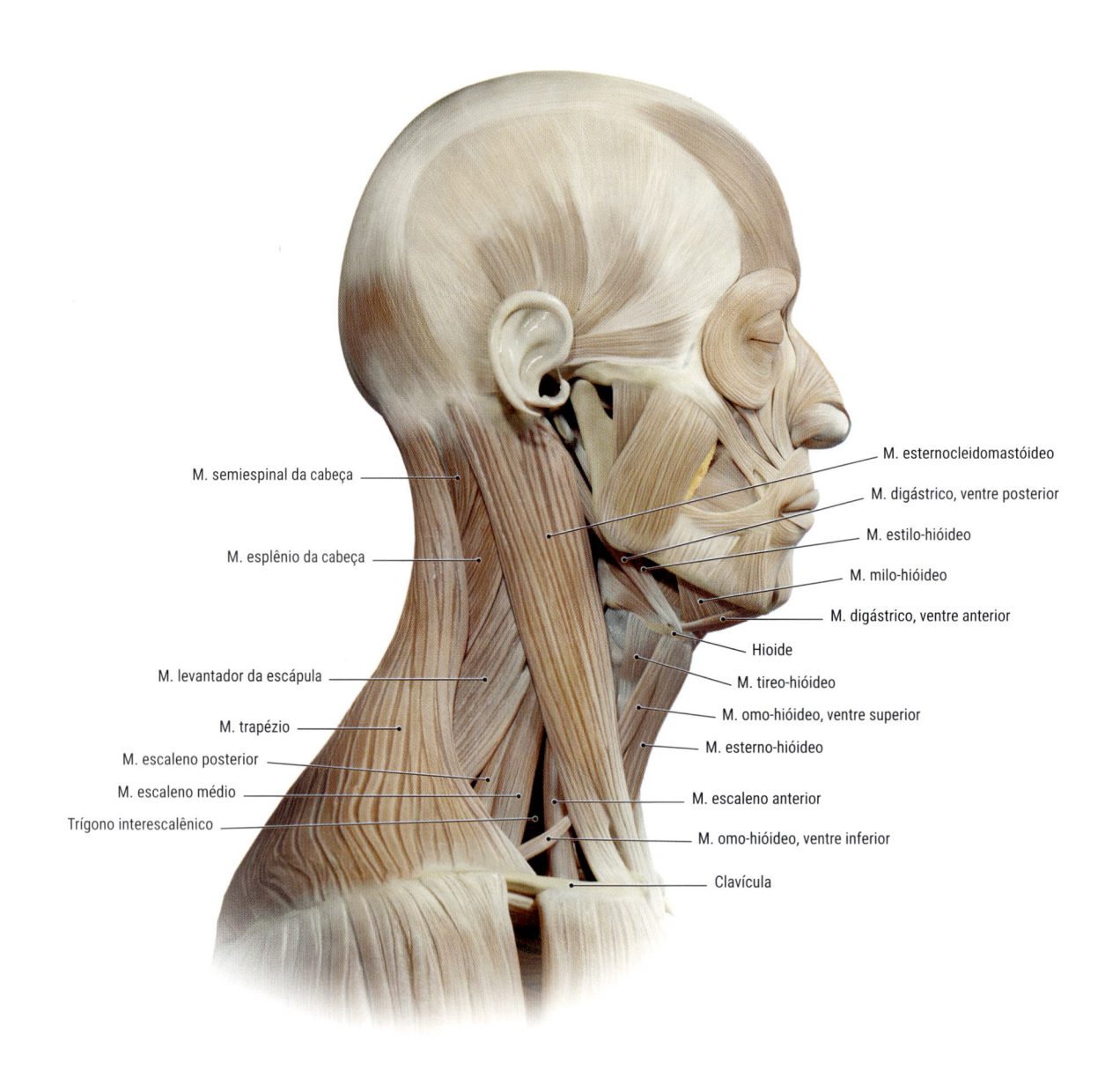

A Plano superficial. As lâminas da fáscia cervical foram removidas. Vista lateral direita.

Figura 35-3   Musculatura lateral do pescoço.

35 | Músculos do pescoço

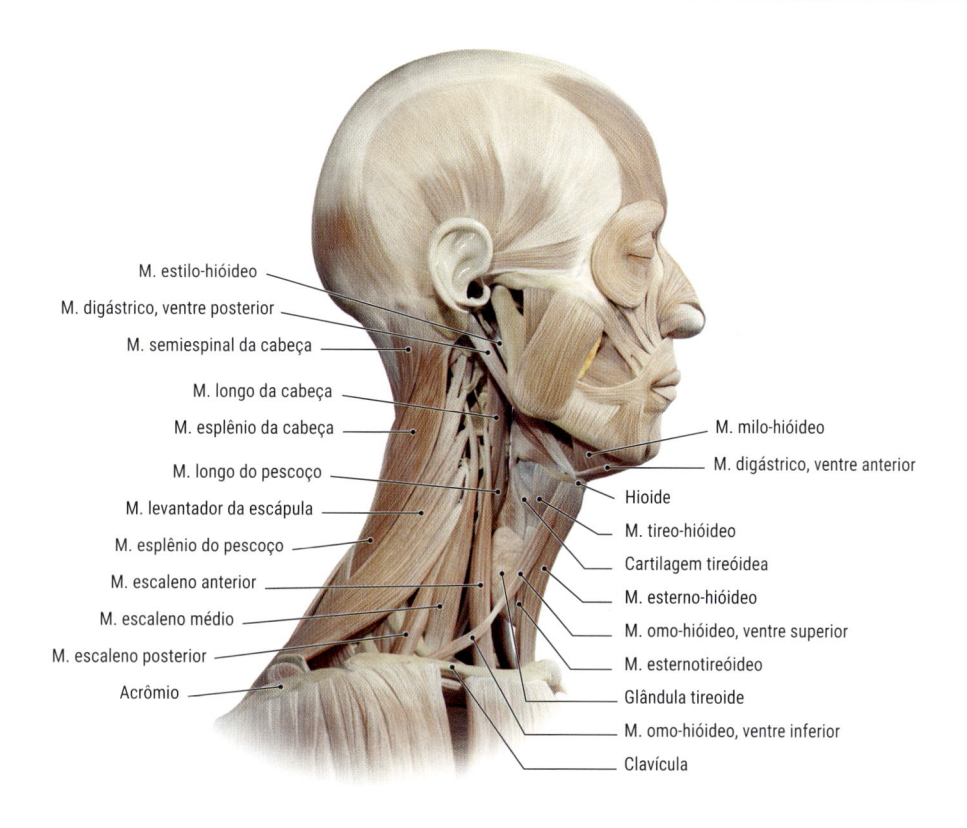

Labels (from image):
- M. estilo-hióideo
- M. digástrico, ventre posterior
- M. semiespinal da cabeça
- M. longo da cabeça
- M. esplênio da cabeça
- M. longo do pescoço
- M. levantador da escápula
- M. esplênio do pescoço
- M. escaleno anterior
- M. escaleno médio
- M. escaleno posterior
- Acrômio
- M. milo-hióideo
- M. digástrico, ventre anterior
- Hioide
- M. tireo-hióideo
- Cartilagem tireóidea
- M. esterno-hióideo
- M. omo-hióideo, ventre superior
- M. esternotireóideo
- Glândula tireoide
- M. omo-hióideo, ventre inferior
- Clavícula

B Plano profundo. Os músculos superficiais que delimitam o trígono lateral do pescoço foram removidos: trapézio e esternocleidomastóideo. Vista lateral direita.

Tabela 35-2 Musculatura lateral

Mm. escalenos			Ação	Inervação
	① **M. escaleno anterior**		Eleva a primeira costela e inclina o pescoço	Rr. anteriores dos Nn. espinais de C5-6
	Origem:	Tubérculos anteriores dos processos transversos de C III-C VI		
	Inserção:	Costela I		
	② **M. escaleno médio**		Eleva a primeira costela e inclina o pescoço	Rr. anteriores dos Nn. espinais de C5-6
	Origem:	Tubérculos anteriores dos processos transversos de C II-C VII		
	Inserção:	Costela I		
	③ **M. escaleno posterior**		Eleva a primeira costela e inclina o pescoço	Rr. anteriores dos Nn. espinais de C5-6
	Origem:	Tubérculos posteriores dos processos transversos de C IV-C VI		
	Inserção:	Costela II		

M. esternocleidomastóideo			Ação	Inervação
	Origem:	Processo mastoide	• Bilateral: extensão da cabeça e flexão do pescoço	N. acessório (NC XI)
	Inserção:	Manúbrio do esterno e extremidade esternal da clavícula	• Unilateral: inclinação homolateral e rotação contralateral da cabeça	

Músculos anteriores do pescoço

Os músculos anteriores do pescoço são delimitados entre os esternocleidomastóideos, o esterno e a mandíbula. Há dois níveis musculares. O primeiro, mais superficial, é formado pela musculatura hióidea, com os músculos supra-hióideos e infra-hióideos.

Profundamente, encontramos planos viscerais até chegarmos ao segundo plano muscular, o plano pré-vertebral. Ali estão os músculos da parte anterior dos corpos vertebrais cervicais.

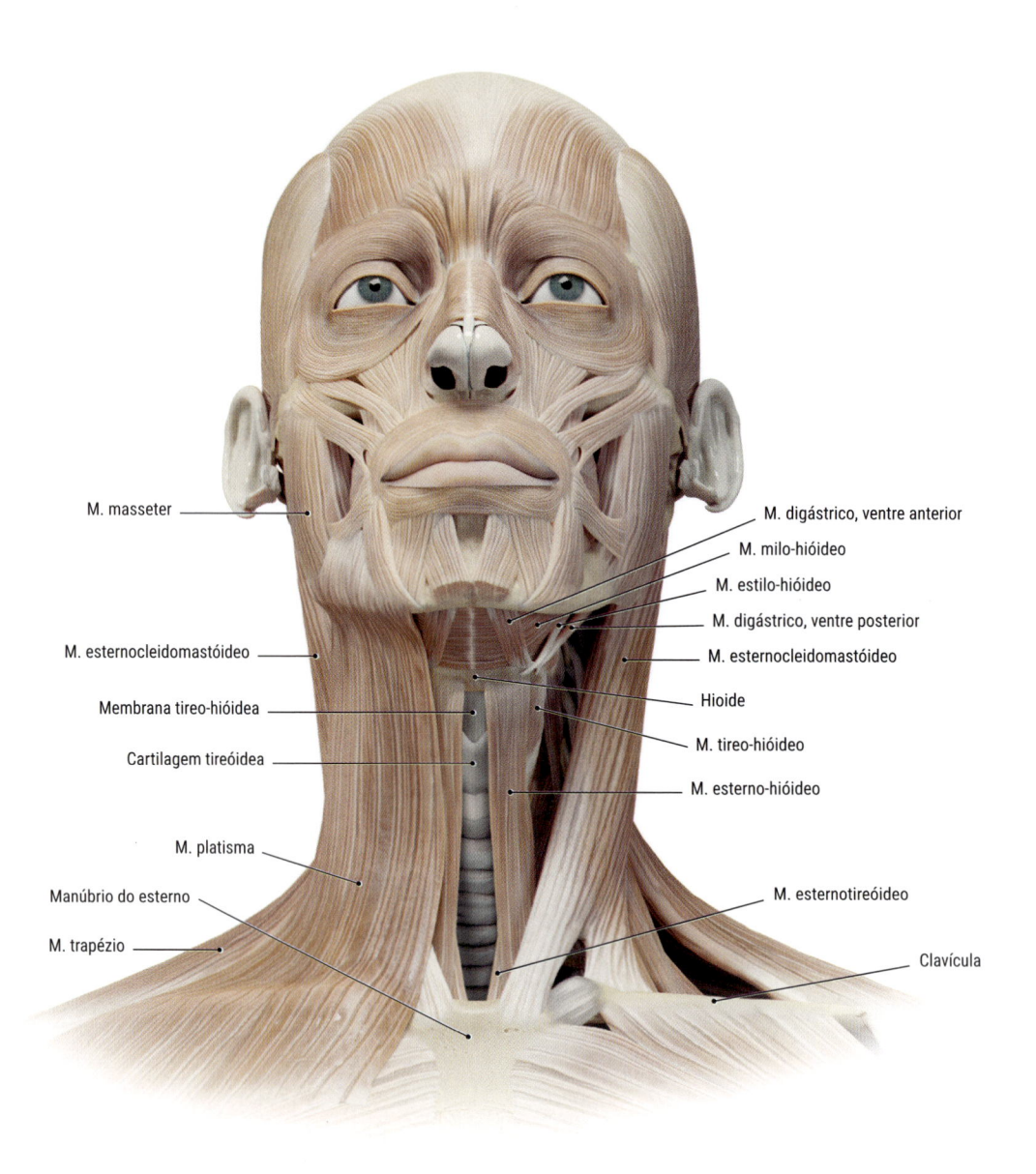

A À esquerda (direita do modelo), plano superficial com o músculo platisma. À direita, plano superficial após a remoção do platisma.

Figura 35-4 Músculos anteriores do pescoço.

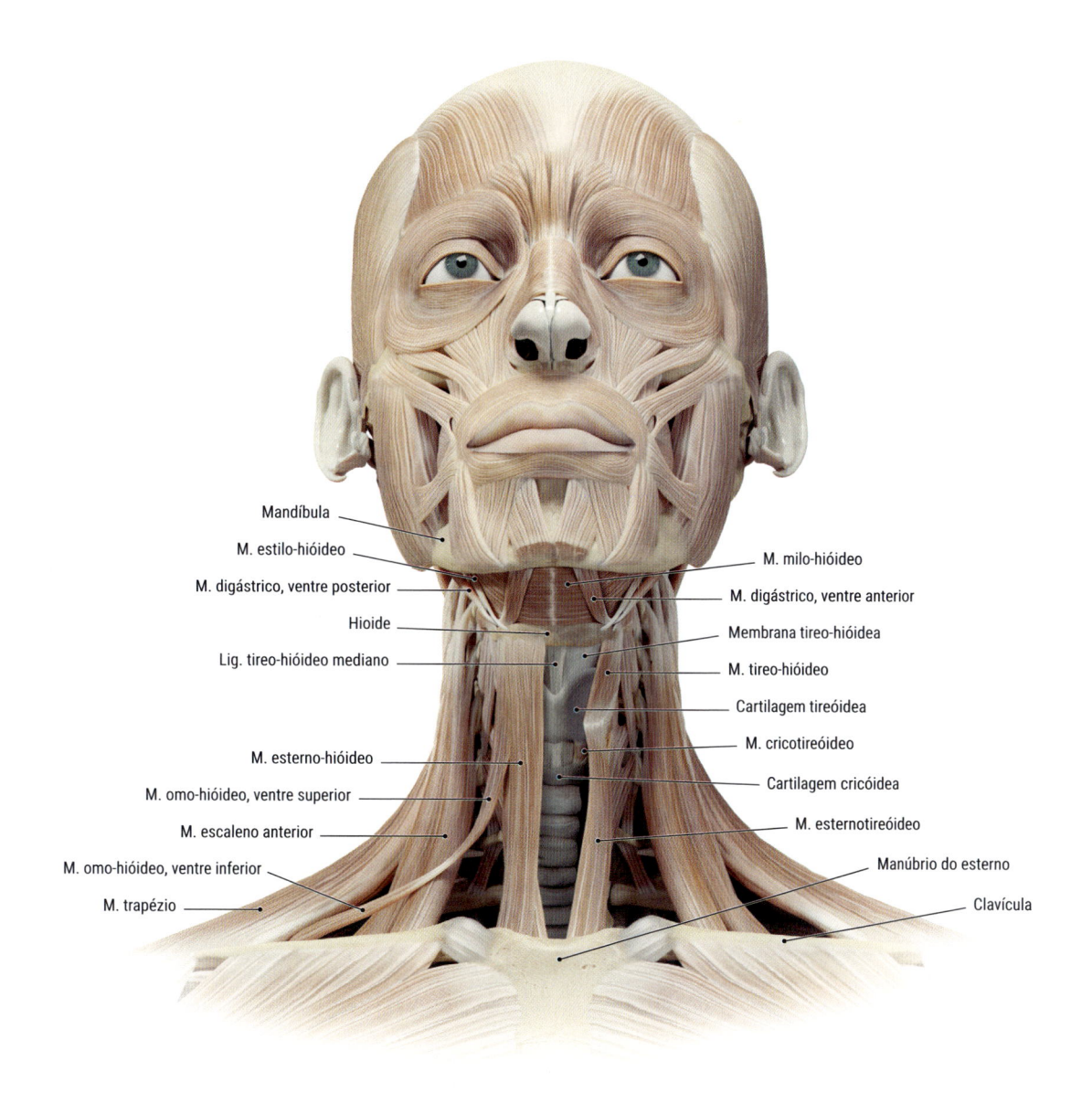

B À esquerda (direita do modelo), foi removido o músculo esternocleidomastóideo para que se possa observar a musculatura hióidea em conjunto. À direita, os músculos esterno-hióideo e omo-hióideo foram removidos para visualização da camada profunda.

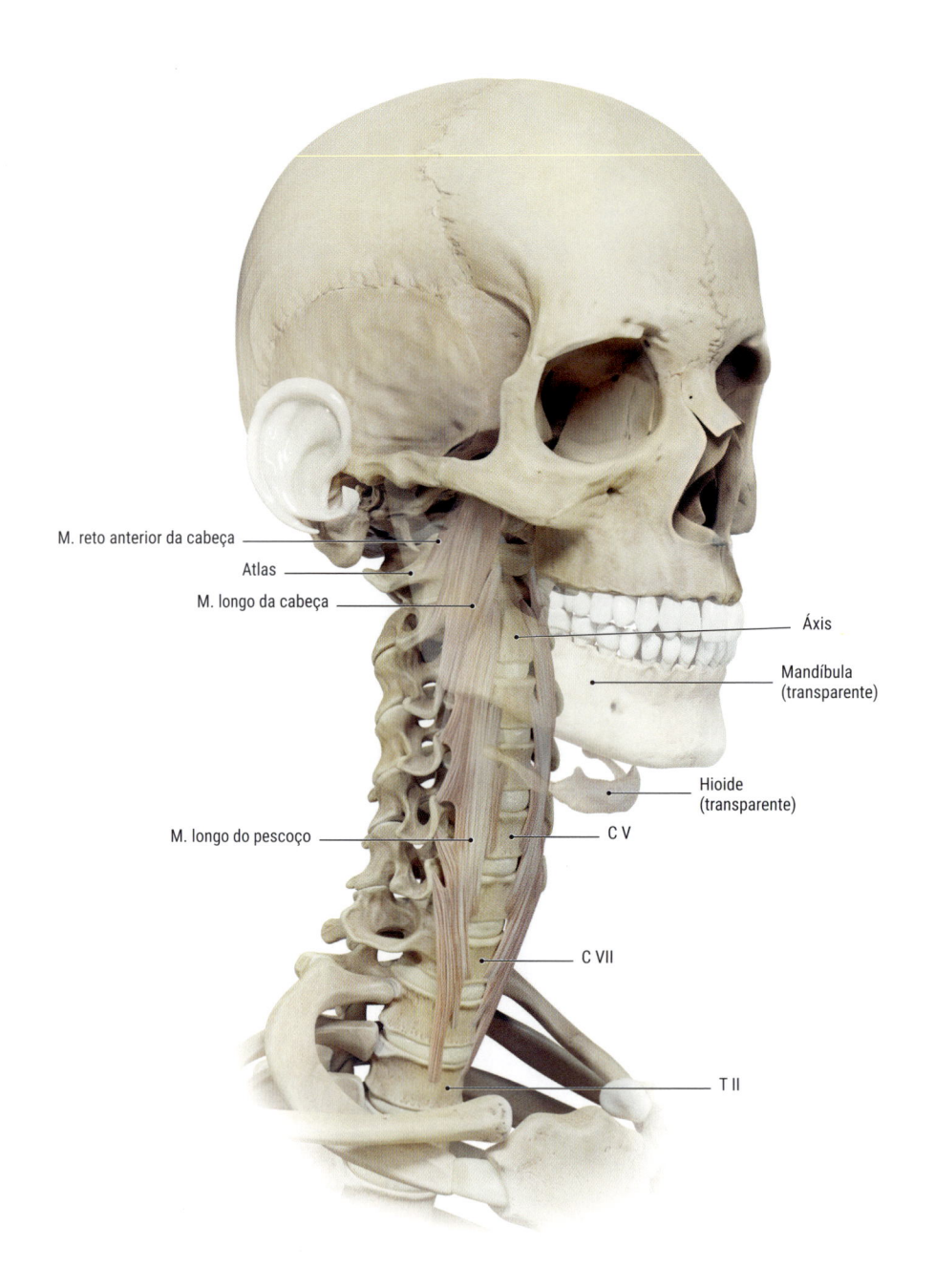

A Vista oblíqua anterior direita.

Figura 35-5 Musculatura pré-vertebral e músculos suboccipitais retos anterior e lateral da cabeça. Essa é a camada mais profunda na região anterior do pescoço. Os músculos supra-hióideos formarão parte do assoalho da boca.

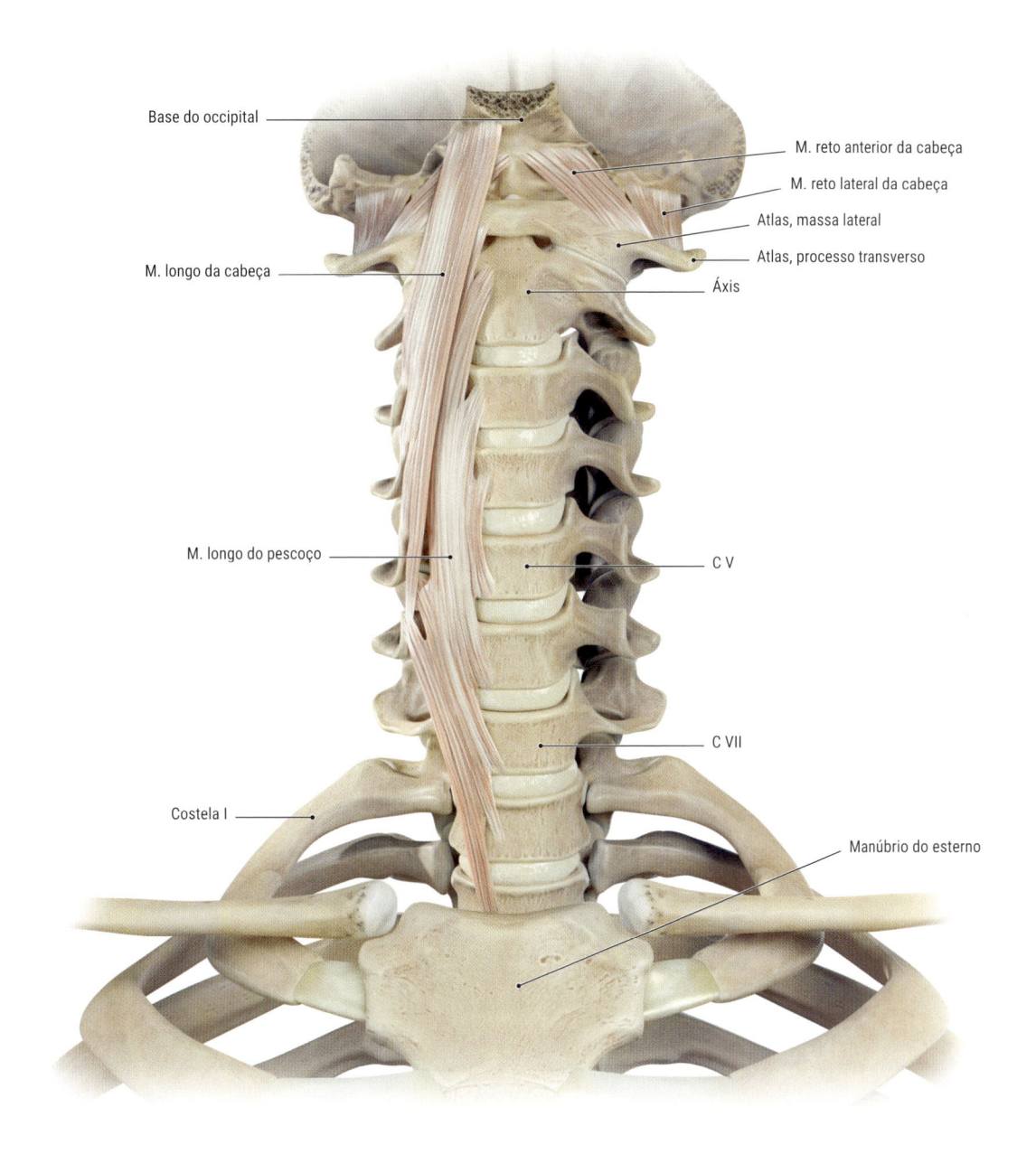

B Vista anterior. À direita (esquerda do modelo), os músculos longos foram removidos para mostrar os músculos retos da cabeça.

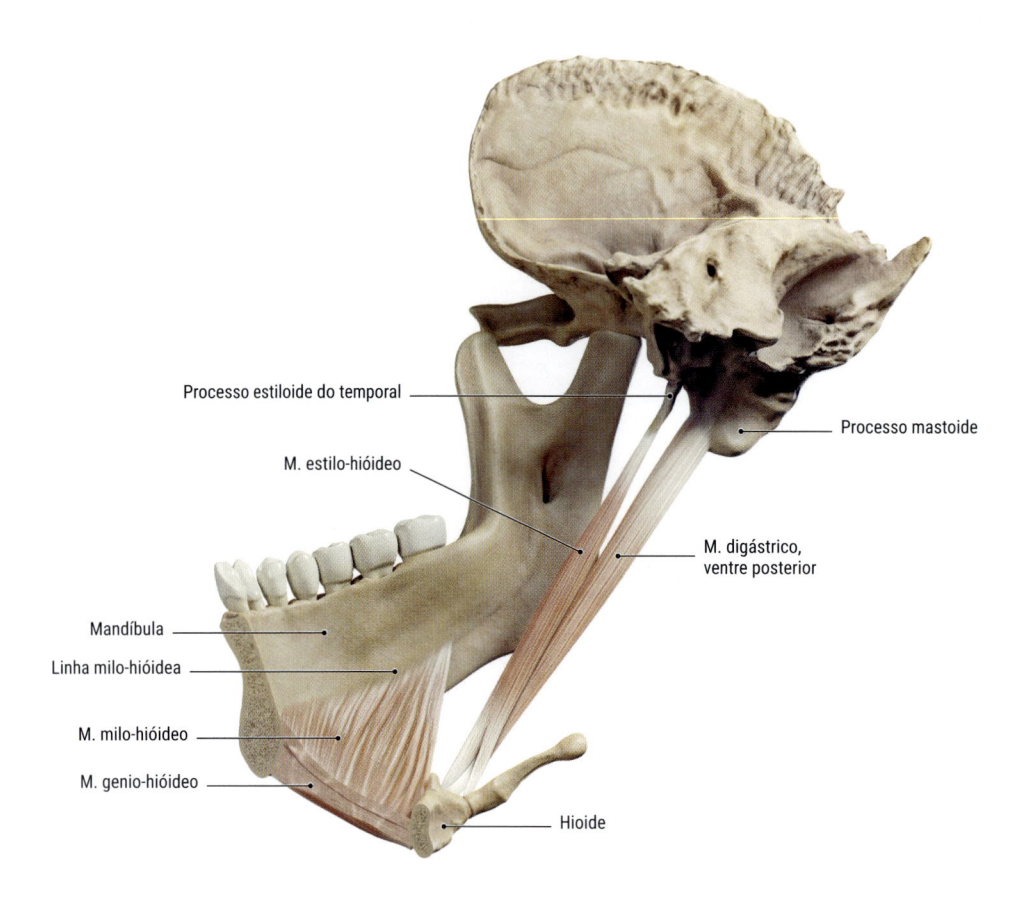

C Detalhe dos músculos supra-hióideos em um corte mediano.

Figura 35-5 Musculatura pré-vertebral e músculos suboccipitais retos anterior e lateral da cabeça. Essa é a camada mais profunda na região anterior do pescoço. Os músculos supra-hióideos formarão parte do assoalho da boca (*cont.*).

Tabela 35-3 Musculatura pré-vertebral			
Mm. longos		**Ação**	**Inervação**
	① **M. longo da cabeça** Origem: Tubérculos anteriores dos processos transversos de C III-C VI Inserção: Parte basilar do occipital	Flexão da cabeça	R. anteriores dos Nn. espinais cervicais
	② **M. longo do pescoço** Origem: Tubérculos anteriores dos processos transversos de C V-T III Inserção: Corpos das vértebras cervicais superiores e arco anterior do atlas	Flexão do pescoço	Rr. anteriores dos Nn. espinais cervicais

Tabela 35-4 Músculos supra-hióideos

Mm. supra-hióideos			Ação	Inervação
	①	**M. digástrico** Origem: Ventre posterior: processo mastoide Inserção: Ventre anterior: mandíbula	Abaixa a mandíbula e leva o hioide para trás	• Ventre posterior: N. facial (NC VII) • Ventre anterior: N. milo-hióideo (NC V3)
	②	**M. milo-hióideo** Origem: Linha milo-hióidea da mandíbula Inserção: Hioide	Levanta o hioide	N. milo-hióideo (NC V3)
	③	**M. genio-hióideo** Origem: Espinha geniana (mentual) Inserção: Hioide	Levanta o hioide	N. espinal C1
	④	**M. estilo-hióideo** Origem: Processo estiloide do temporal Inserção: Hioide	Levanta o hioide	N. facial (NC VII)

Tabela 35-5 Musculatura infra-hióidea

Mm. infra-hióideos			Ação	Inervação
	⑤	**M. esterno-hióideo** Origem: Manúbrio do esterno e extremidade esternal da clavícula Inserção: Hioide	Abaixa o hioide	Alça cervical
	⑥	**M. esternotireóideo** Origem: Manúbrio do esterno Inserção: Linha oblíqua da cartilagem tireóidea	Abaixa a cartilagem tireóidea	Alça cervical
	⑦	**M. tireo-hióideo** Origem: Linha oblíqua da cartilagem tireóidea Inserção: Hioide	Abaixa o hioide	Alça cervical
	⑧	**M. omo-hióideo** Origem: Ventre inferior: margem superior da escápula Inserção: Ventre superior: hioide	Abaixa o hioide	Alça cervical

Tabela 35-6 Musculatura superficial

M. platisma		Ação	Inervação
	Origem: • Margem inferior do corpo da mandíbula • Pele que recobre a mandíbula Inserção: Pele anterior e superior do tórax	Tensiona a pele	N. facial (NC VII)

36 VÍSCERAS DO PESCOÇO

Visão geral das vísceras do pescoço

No pescoço, existem diferentes vias de condução entre a cabeça e o tórax, como a passagem das vias respiratórias (faringe, laringe e traqueia), digestórias (faringe e esôfago), vasos sanguíneos provenientes da artéria subclávia e da artéria carótida comum e veias que drenam para a veia braquiocefálica, como as jugulares. Além disso, junto da traqueia estão as glândulas endócrinas tireoide e paratireoide.

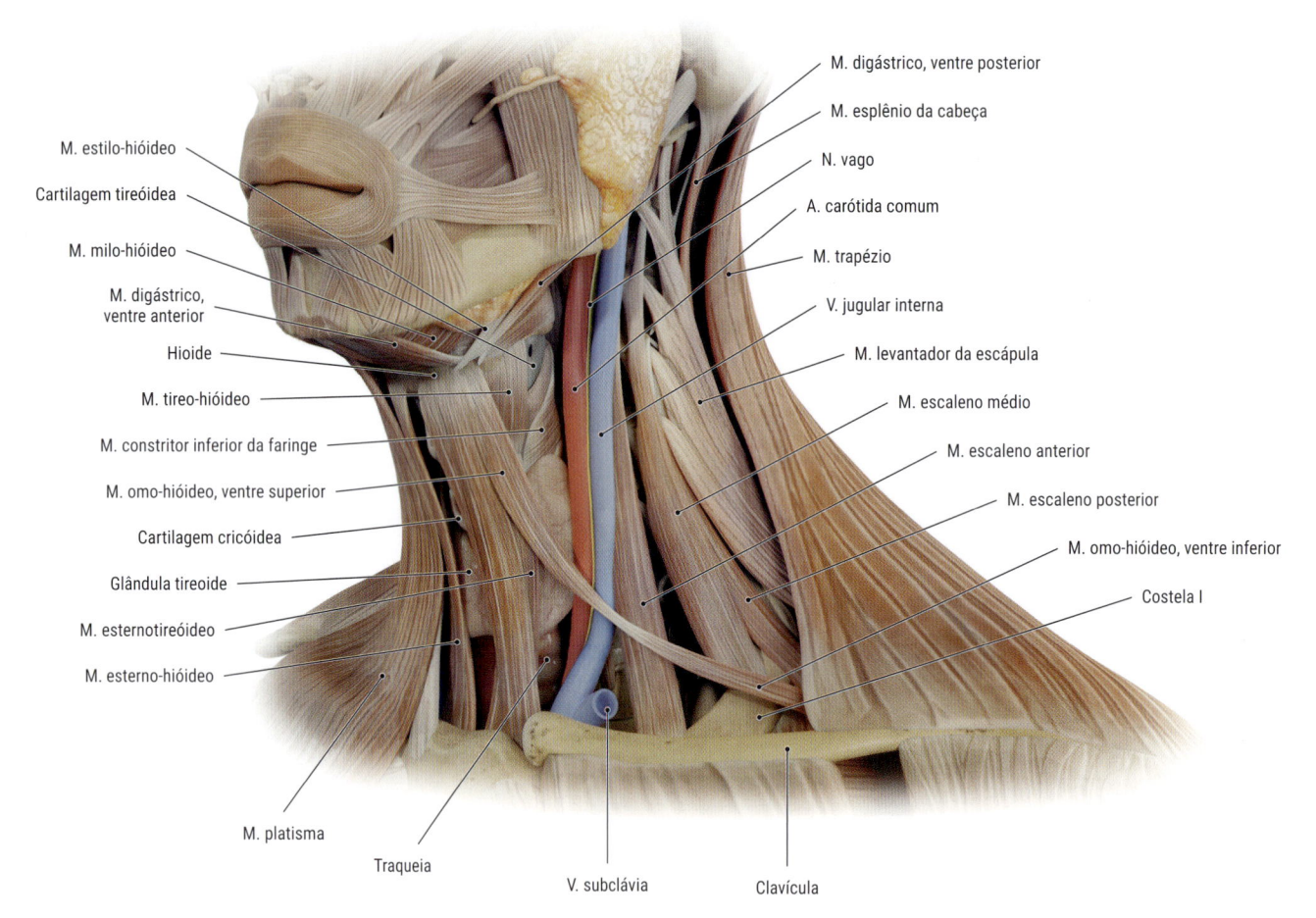

A Pescoço com seus elementos musculoesqueléticos e viscerais. O músculo esternocleidomastóideo foi removido do lado esquerdo do modelo. Além disso, a visão foi simplificada, não representando todos os vasos e nervos da região. Vista oblíqua anterior esquerda.

Figura 36-1 Músculos e estruturas vasculares e viscerais do pescoço.

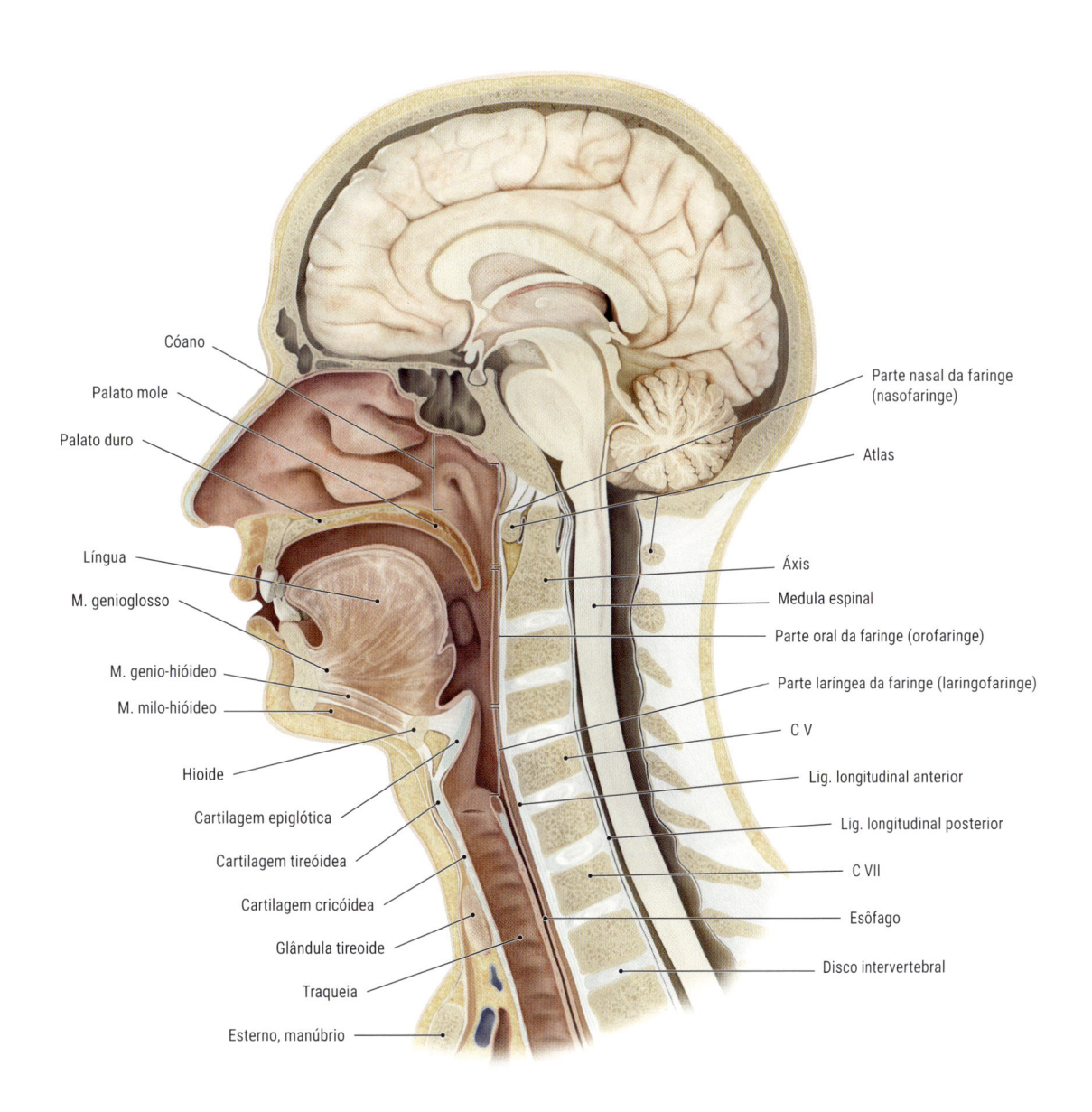

B Corte mediano da cabeça e do pescoço.

> **Nota clínica**
>
> As vias de condução, como a faringe e o esôfago, estão intimamente relacionadas à face anterior dos corpos e discos intervertebrais. Uma patologia da coluna cervical nessa parte pode diminuir o espaço das vias, especialmente o esôfago, e alterar a deglutição.

Faringe e esôfago

A faringe é um ducto muscular que se estende da base do crânio até o esôfago. Está relacionada às funções dos sistemas respiratório e digestório, entre outros. É dividido em três partes: parte nasal da faringe (nasofaringe), que se conecta às narinas através dos cóanos; a parte oral da faringe (orofaringe), que se comunica com a cavidade oral; e, por fim, a parte laríngea da faringe (laringofaringe), entre o hioide e e até o esôfago. A faringe é composta de três músculos constritores: superior, médio e inferior, cada um com suas respectivas partes.

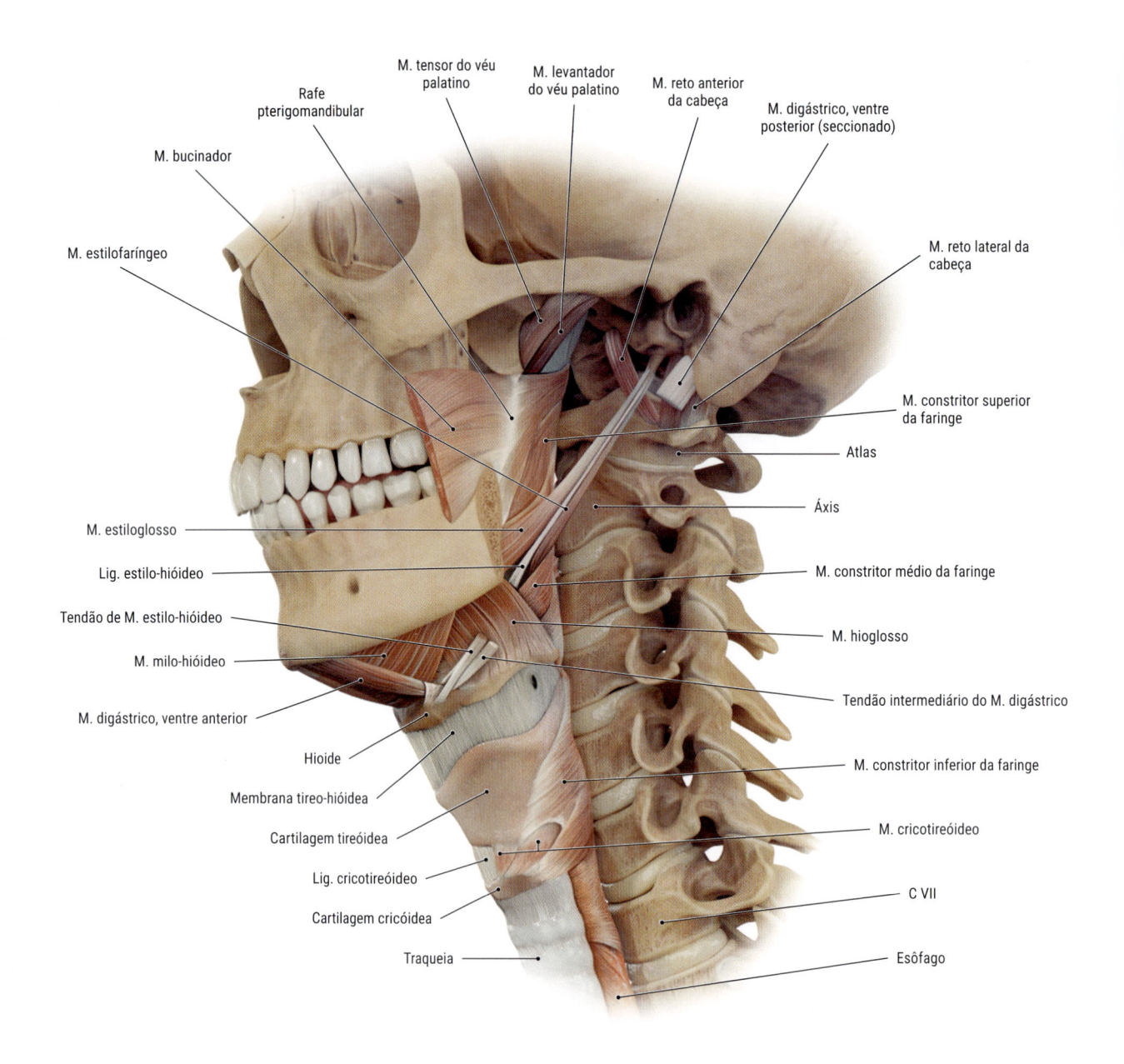

A Vista oblíqua anterior esquerda.

Figura 36-2 Preparações dos músculos profundos do pescoço e da faringe.

36 | Vísceras do pescoço

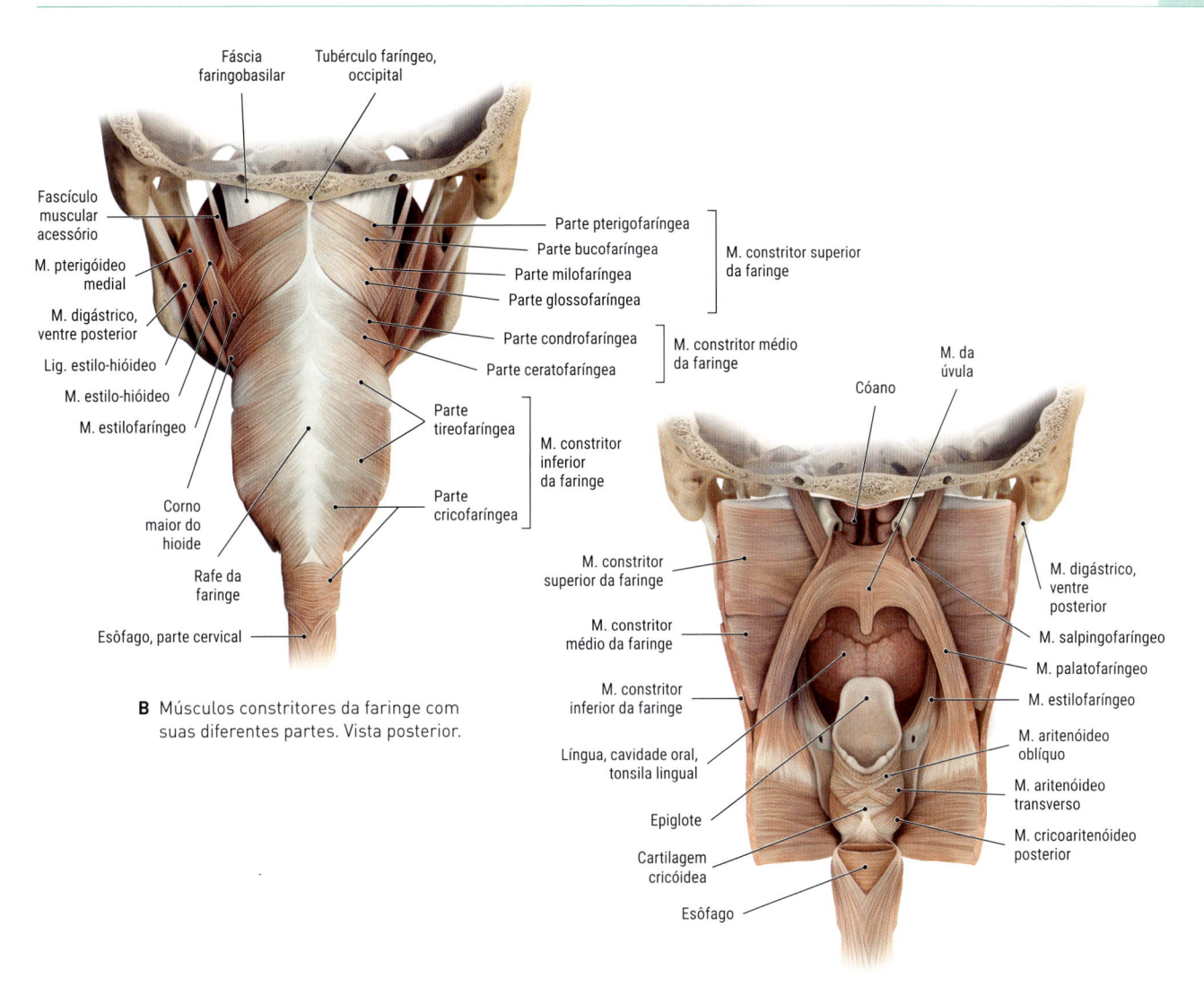

B Músculos constritores da faringe com suas diferentes partes. Vista posterior.

C Musculatura da faringe. A parte posterior da faringe foi seccionada para observar suas relações com outros músculos faríngeos. Vista posterior.

Tabela 36-1	Músculos da faringe		
Músculo	**Origem**	**Inserção**	**Inervação**
Constritor superior da faringe	• Lâmina medial do processo pterigoide • Hâmulo pterigóideo • Rafe pterigomandibular • Mandíbula • Mm. da língua	Rafe da faringe	Plexo faríngeo (NC X)
Constritor médio da faringe	• Corno menor do hioide • Corno maior do hioide	Rafe da faringe	Plexo faríngeo (NC X)
Constritor inferior da faringe	• Linha oblíqua da cartilagem tireóidea • Cartilagem cricóidea	Rafe da faringe	Plexo faríngeo (NC X)
Estilofaríngeo	Processo estiloide	• Parede da faringe • Epiglote • Cartilagem tireóidea • Cartilagem cricóidea	N. glossofaríngeo (NC IX)
Salpingofaríngeo	Cartilagem da tuba auditiva	Parede da faringe	Plexo faríngeo (NC X)

Laringe e traqueia

A laringe é o órgão da fonação localizado entre a faringe e a traqueia, fazendo parte do trato respiratório superior. É composta de uma série de cartilagens, ligamentos e músculos que permitem a condução do ar e a fonação pelo controle das pregas vocais. Ela continua caudalmente com a traqueia, que é o primeiro segmento das vias aéreas inferiores.

A Vista anterior.

B Vista lateral esquerda.

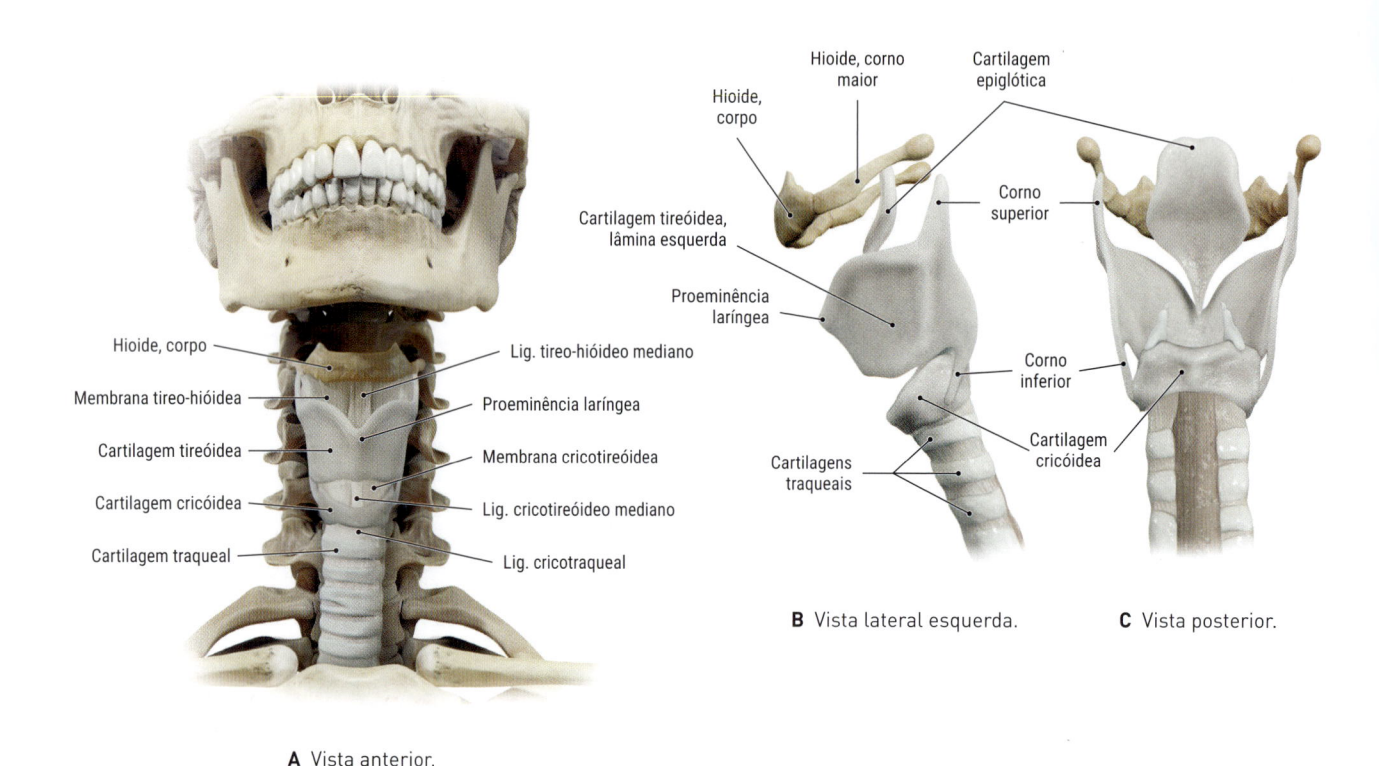

C Vista posterior.

Figura 36-3 Laringe e traqueia, parte cervical.

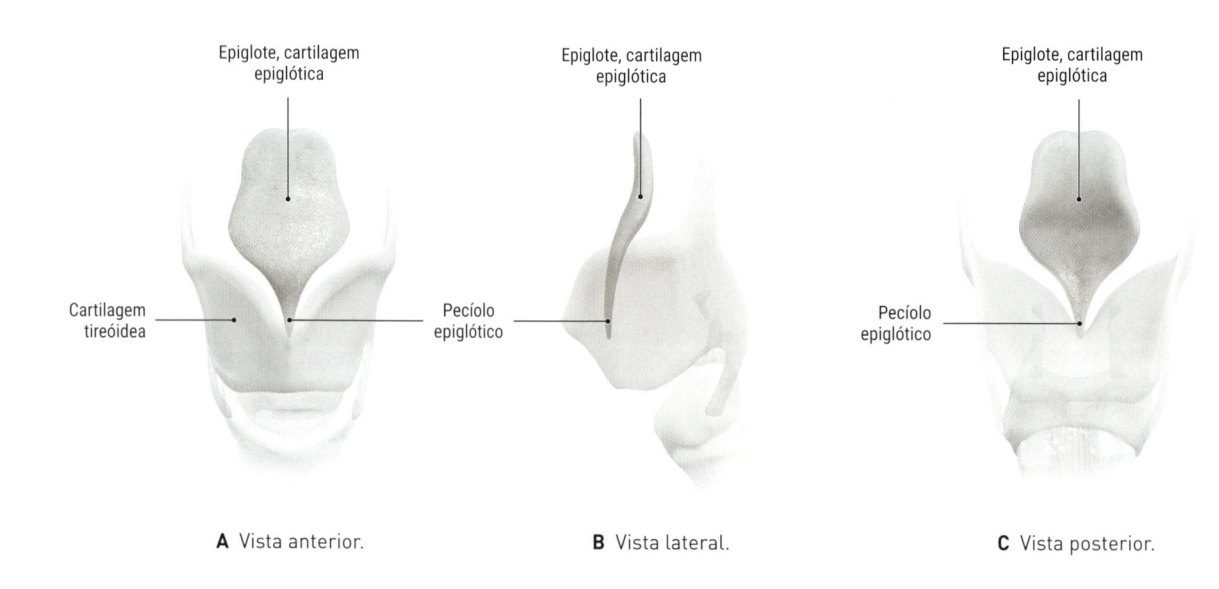

A Vista anterior.

B Vista lateral.

C Vista posterior.

Figura 36-4 Epiglote.

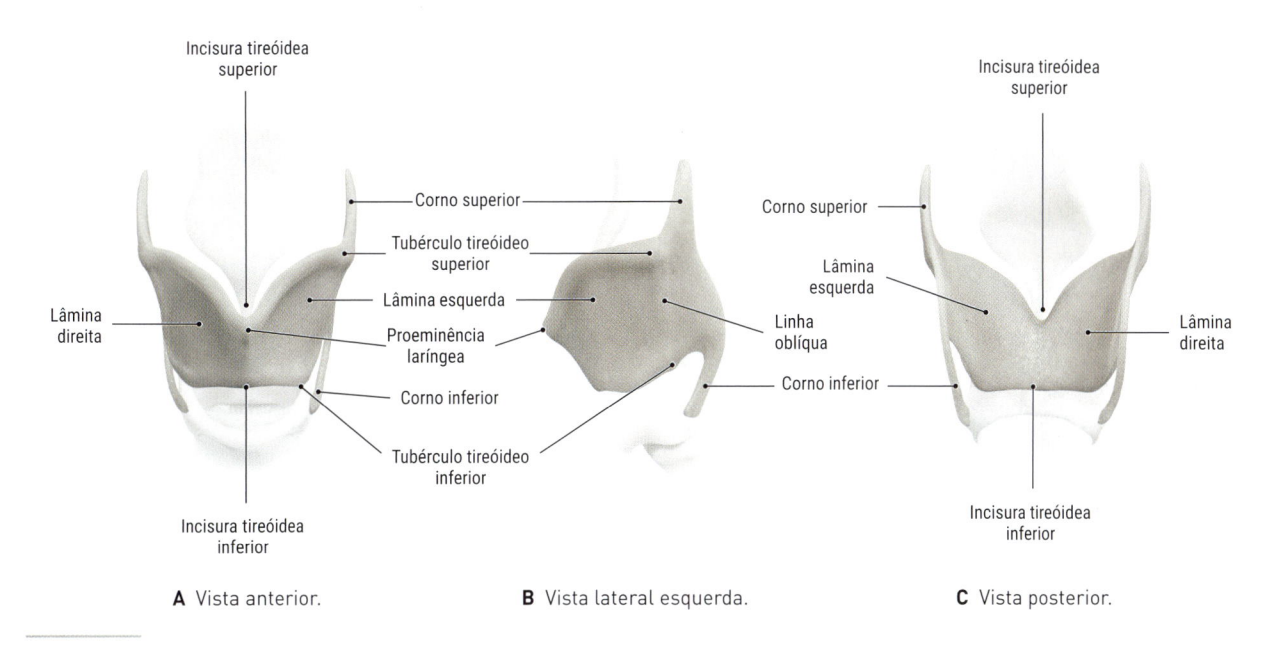

Figura 36-5 Cartilagem tireóidea.

A Vista anterior. B Vista lateral esquerda. C Vista posterior.

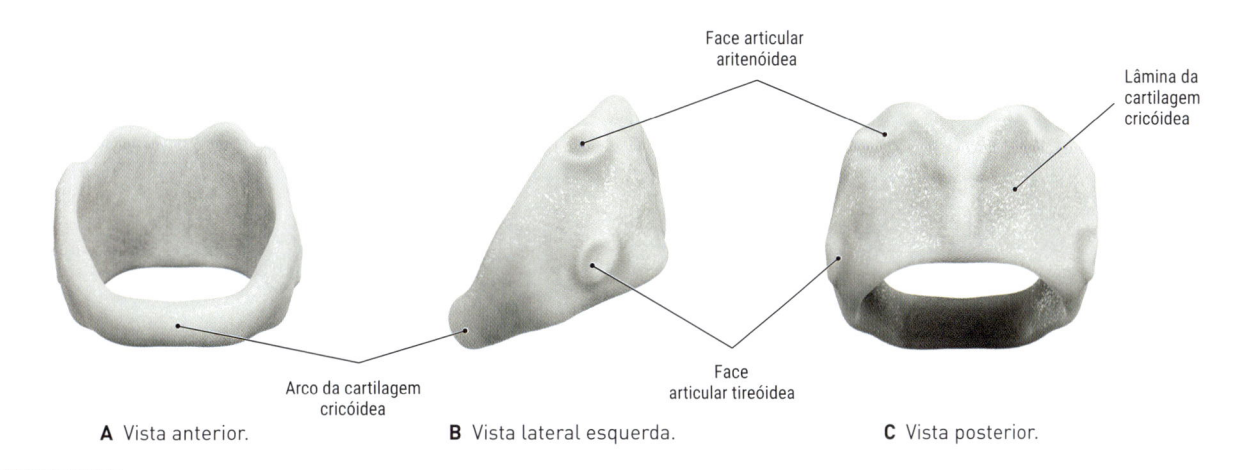

Figura 36-6 Cartilagem cricóidea.

A Vista anterior. B Vista lateral esquerda. C Vista posterior.

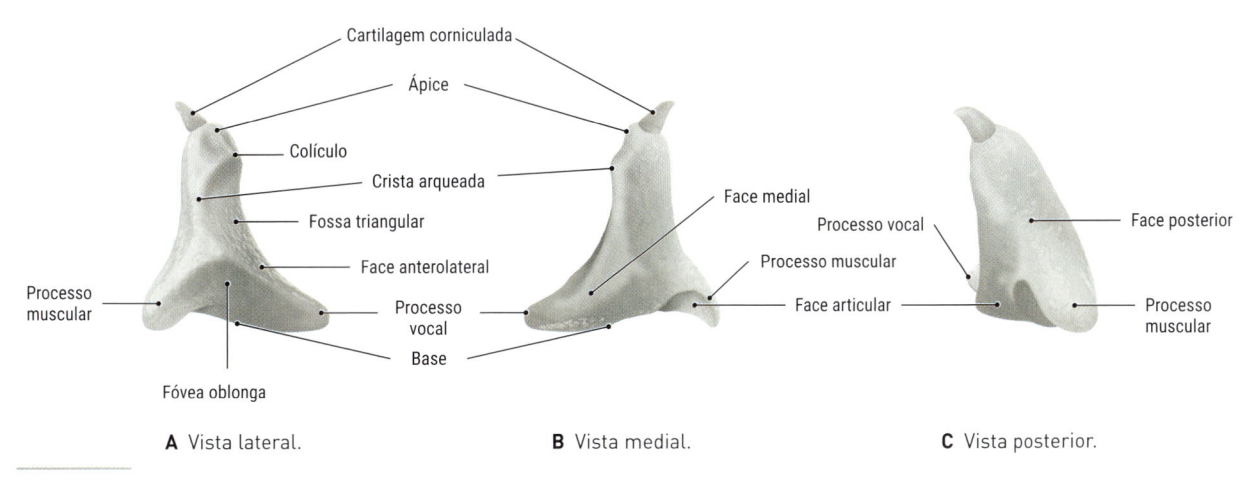

Figura 36-7 Cartilagens aritenóidea e corniculada.

A Vista lateral. B Vista medial. C Vista posterior.

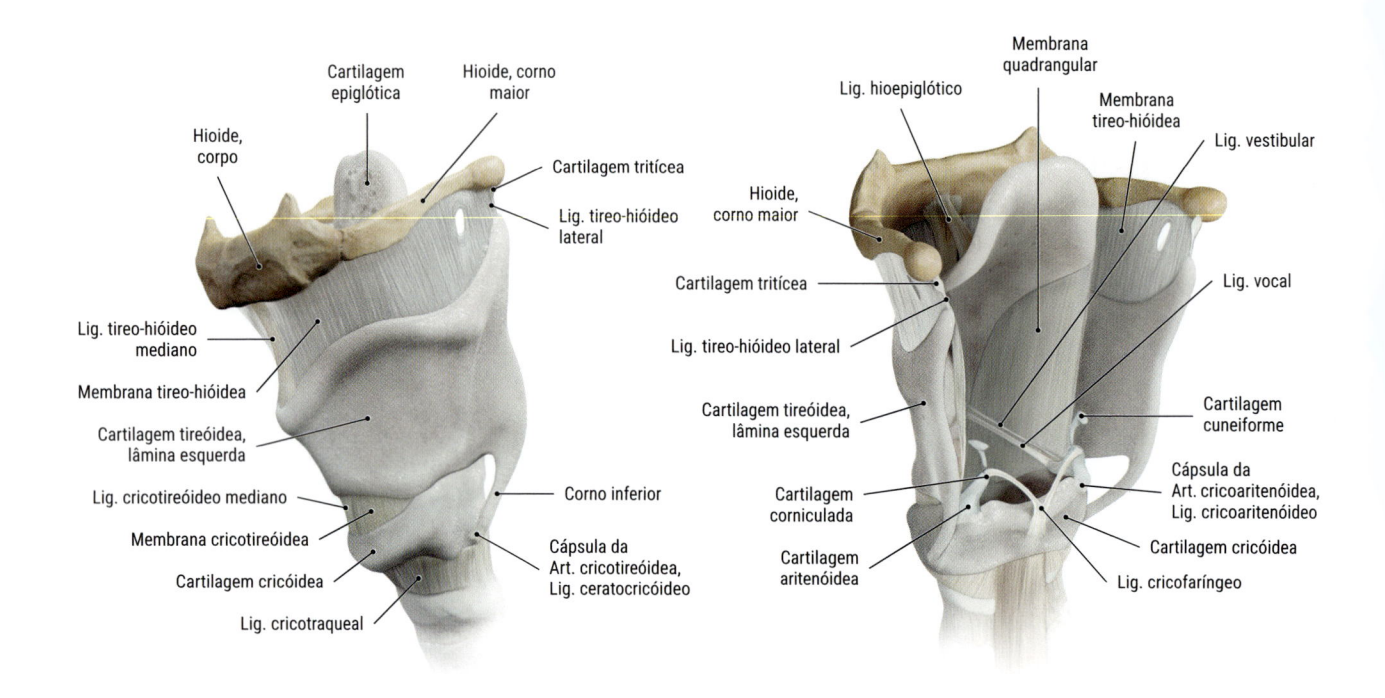

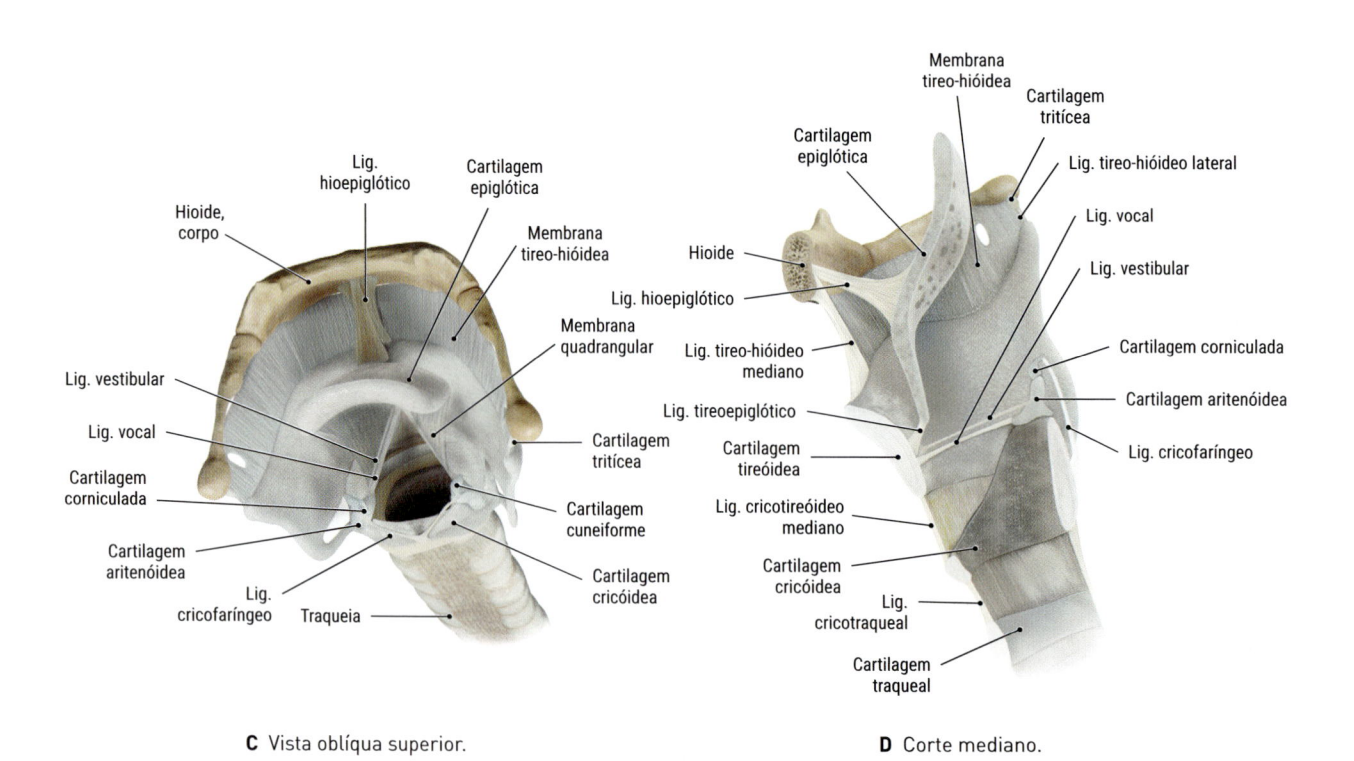

Figura 36-8 Articulações da laringe.

A Vista lateral esquerda.
B Vista oblíqua posterior.
C Vista oblíqua superior.
D Corte mediano.

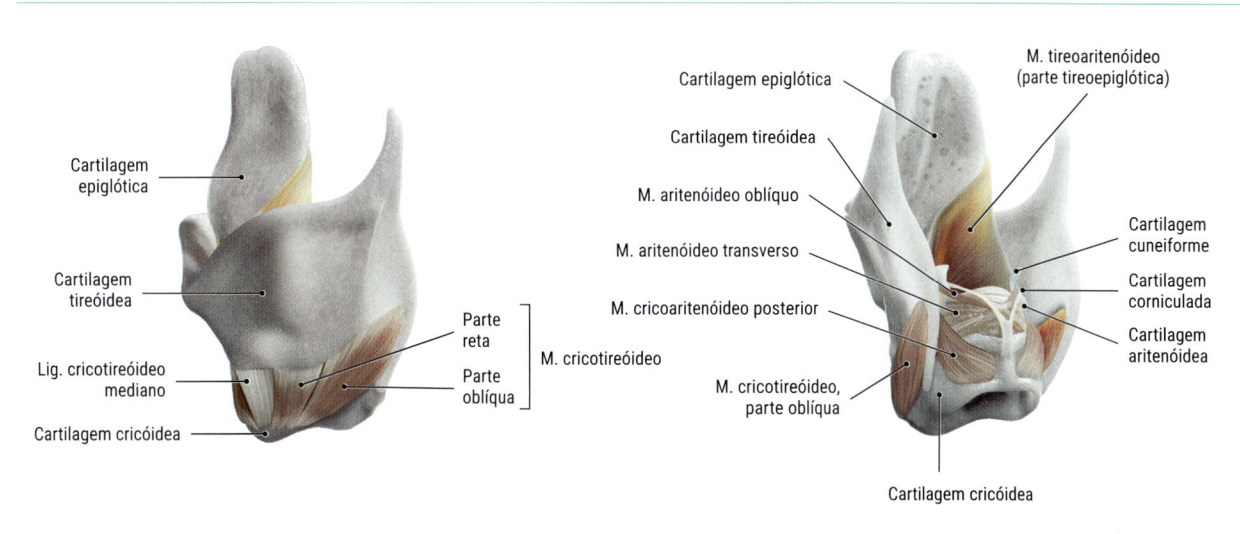

A Vista oblíqua anterior esquerda.

B Vista oblíqua posterior esquerda.

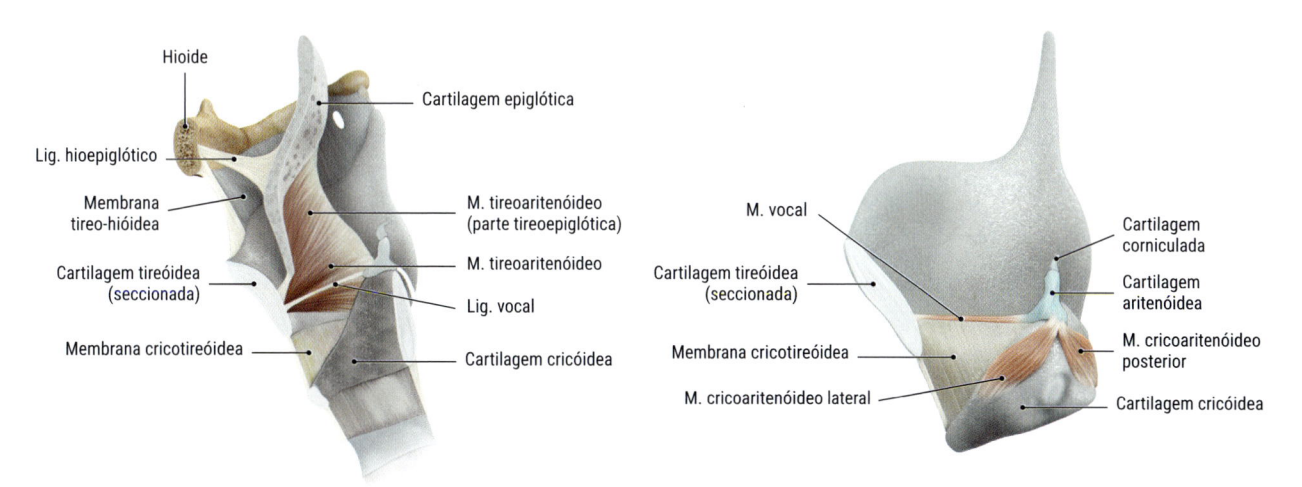

C Corte parassagital.

D Vista lateral esquerda com a lâmina esquerda da cartilagem tireóidea removida.

Figura 36-9 Músculos da laringe.

Tabela 36-2	Músculos da laringe		
Músculo	Origem	Inserção	Inervação
Cricotireóideo	Cartilagem cricóidea	Lâmina da cartilagem tireóidea	N. laríngeo superior (NC X)
Cricoaritenóideo posterior	Cartilagem cricóidea	Processo muscular da cartilagem aritenóidea	N. laríngeo recorrente (NC XI)
Cricoaritenóideo lateral	Cartilagem cricóidea	Processo muscular da cartilagem aritenóidea	N. laríngeo recorrente (NC XI)
Vocal	Cartilagem tireóidea	Processo vocal da cartilagem aritenóidea	N. laríngeo recorrente (NC XI)
Tireoaritenóideo	Cartilagem tireóidea	Processo muscular da cartilagem aritenóidea	N. laríngeo recorrente (NC XI)
Tireoepiglótico (parte tireoepiglótica do M. tireoaritenóideo)	Cartilagem tireóidea	• Epiglote • Membrana quadrangular	N. laríngeo recorrente (NC XI)
Aritenóideo oblíquo	Cartilagem aritenóidea	Cartilagem aritenóidea oposta	N. laríngeo recorrente (NC XI)
Aritenoepiglótico (parte aritenoepiglótica do M. aritenóideo oblíquo)	Cartilagem aritenóidea	Margem lateral da epiglote	N. laríngeo recorrente (NC XI)
Aritenóideo transverso	Cartilagem aritenóidea	Cartilagem aritenóidea oposta	N. laríngeo recorrente (NC XI)

A Corte frontal. Vista posterior.

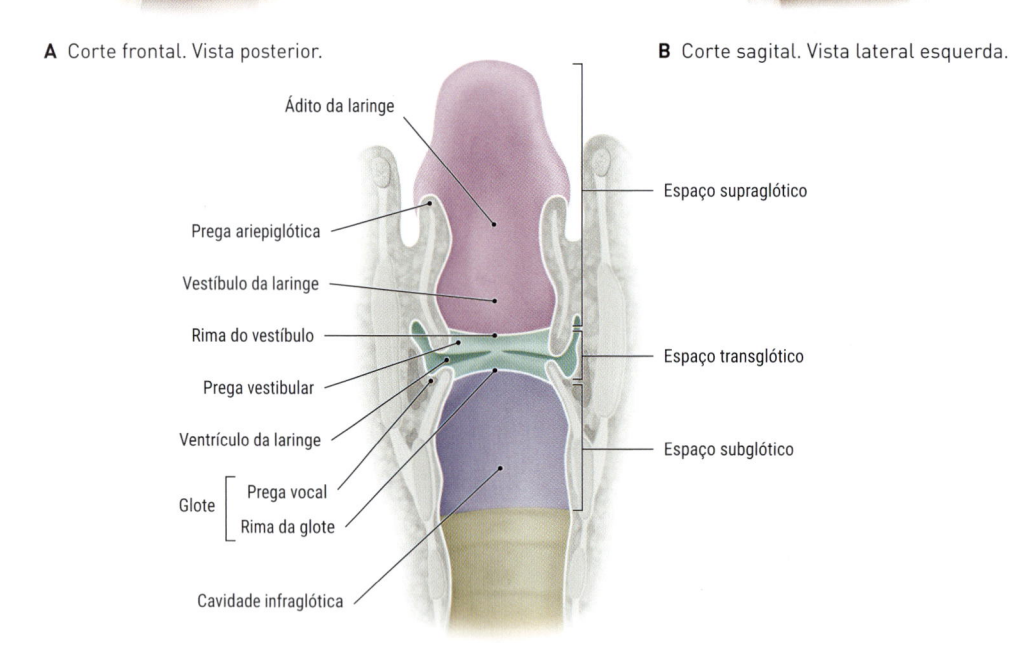

B Corte sagital. Vista lateral esquerda.

C Cavidade laríngea e limites.

Figura 36-10 Espaços e cavidades laríngeas.

Tabela 36-3	Espaços da laringe		
Espaço	**Limite superior**	**Limite inferior**	**Estruturas**
Vestíbulo da laringe	Ádito da laringe	Prega vestibular	• Epiglote • Pregas ariepiglóticas • Incisura interaritenóidea • Membrana quadrangular • Fenda do vestíbulo
Cavidade intermédia da laringe	Prega vestibular	Pregas vocais	• Ventrículos da laringe • Rima da glote
Cavidade infraglótica	Pregas vocais	Traqueia	Cone elástico

Glândulas tireoide e paratireoides

As glândulas endócrinas tireoide e paratireoides estão localizadas inferiormente à cartilagem cricóidea. A glândula tireoide abrange a parte cervical da traqueia e é composta de dois lobos e um istmo que os conecta. Às vezes, um lobo piramidal médio pode ser visto superiormente. Os lobos são constituídos por pequenas proeminências ou lóbulos. Na parte posterior da glândula tireoide, existem quatro pequenas glândulas paratireoides, duas superiores e duas inferiores.

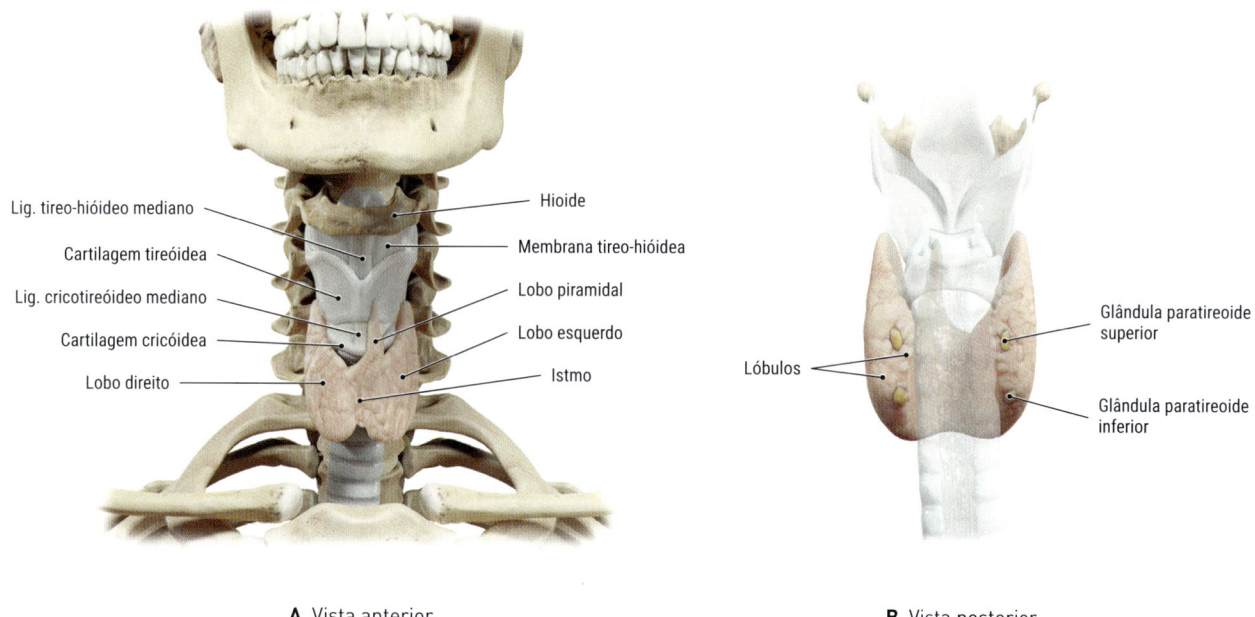

A Vista anterior.

B Vista posterior.

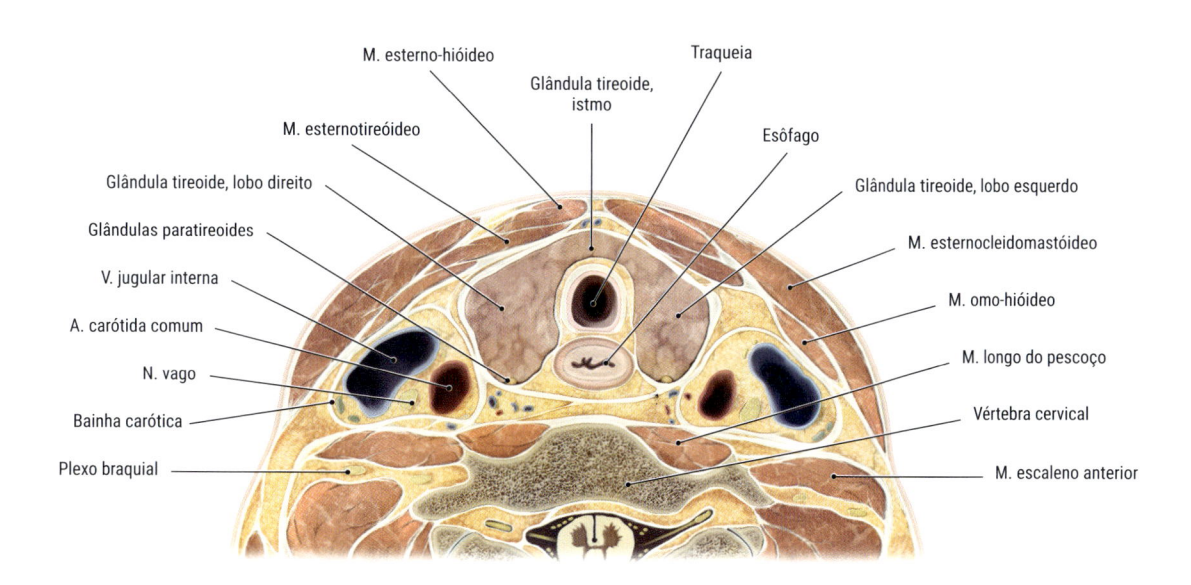

C Corte transversal do pescoço.

Figura 36-11 Glândulas tireoide e paratireoides.

37 VASOS SANGUÍNEOS E LINFÁTICOS DO PESCOÇO

Artérias do pescoço

No pescoço, estão as artérias carótidas, bem como os ramos que vêm da artéria subclávia. A artéria carótida comum se bifurca nas artérias carótidas interna e externa. Esta última se ramifica para a parte superior do pescoço e da cabeça. Artérias importantes se originam da artéria subclávia, como a artéria vertebral, que chega ao interior do crânio, e diferentes troncos para a região cervical e o tronco.

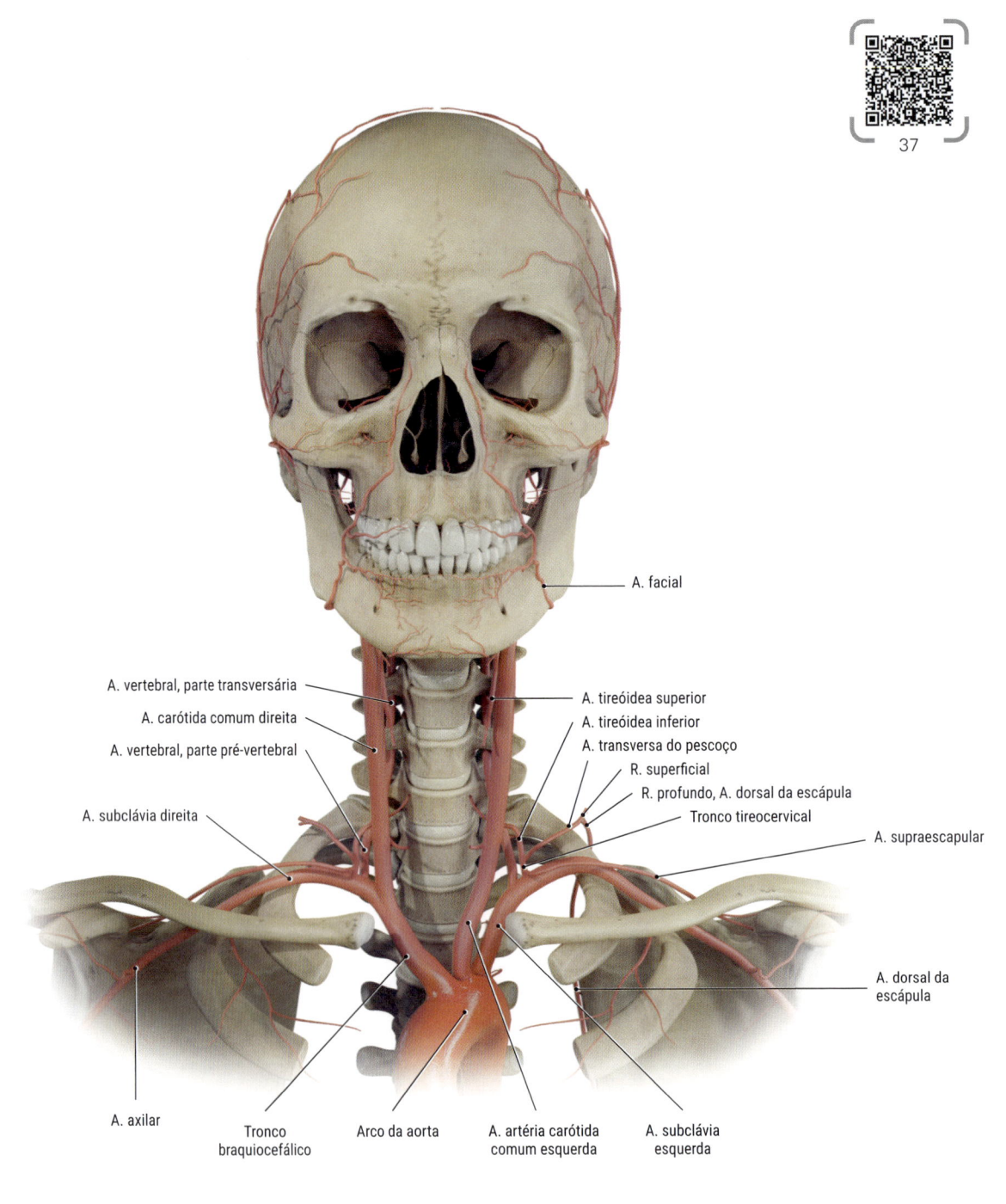

Figura 37-1 Artérias do pescoço.

A Vista anterior.

Nota anatômica

Embora todas as vértebras cervicais tenham em cada processo transverso um forame transversário para a artéria vertebral, o primeiro forame que ela atravessa é o de C VI. Ou seja, a vértebra C VII tem forame transversário, mas a artéria vertebral não passa por ele. Essa artéria tem quatro partes: pré-vertebral (antes de entrar no forame transversário), transversária, atlântica e intracraniana.

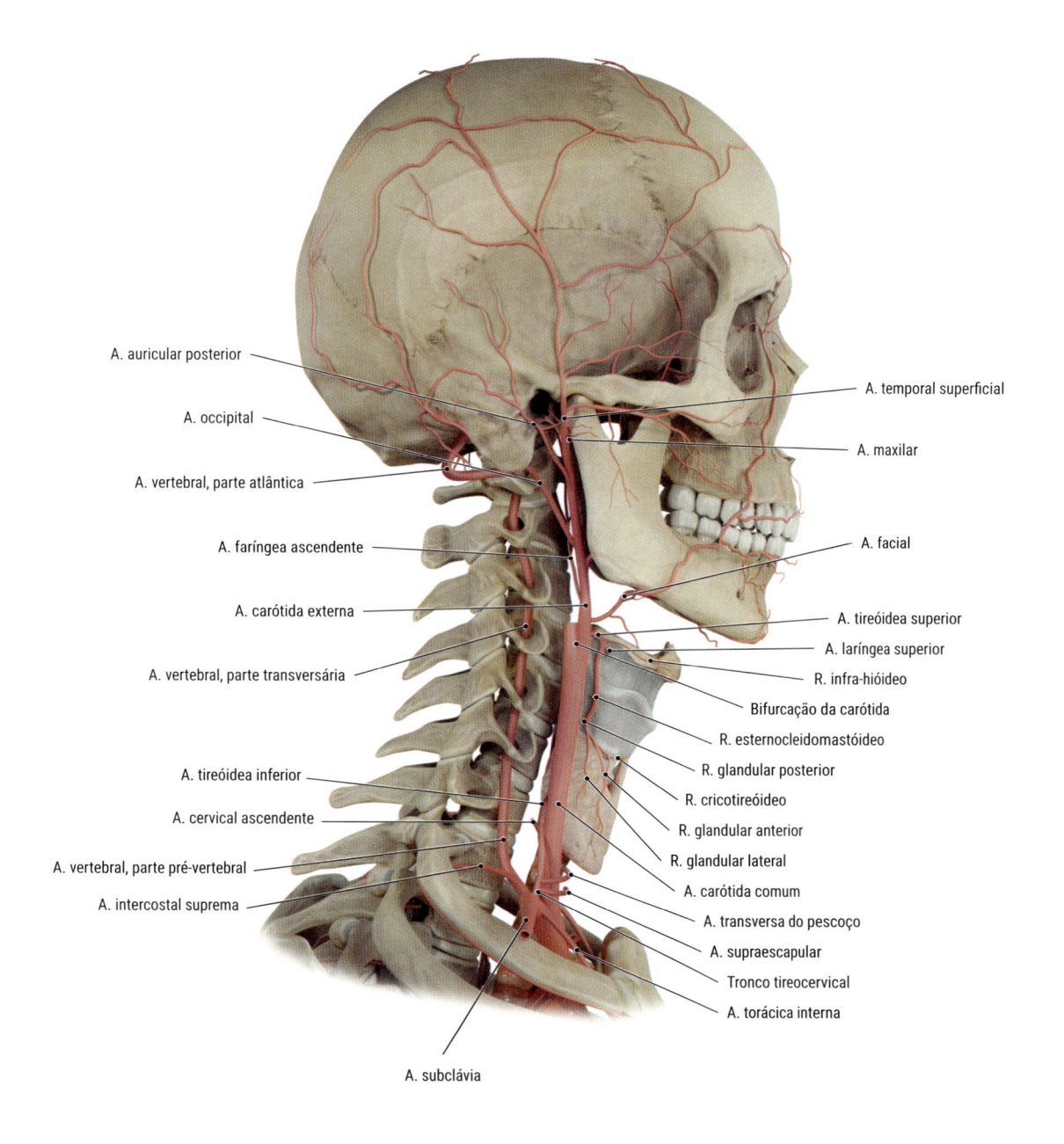

B Vista lateral.

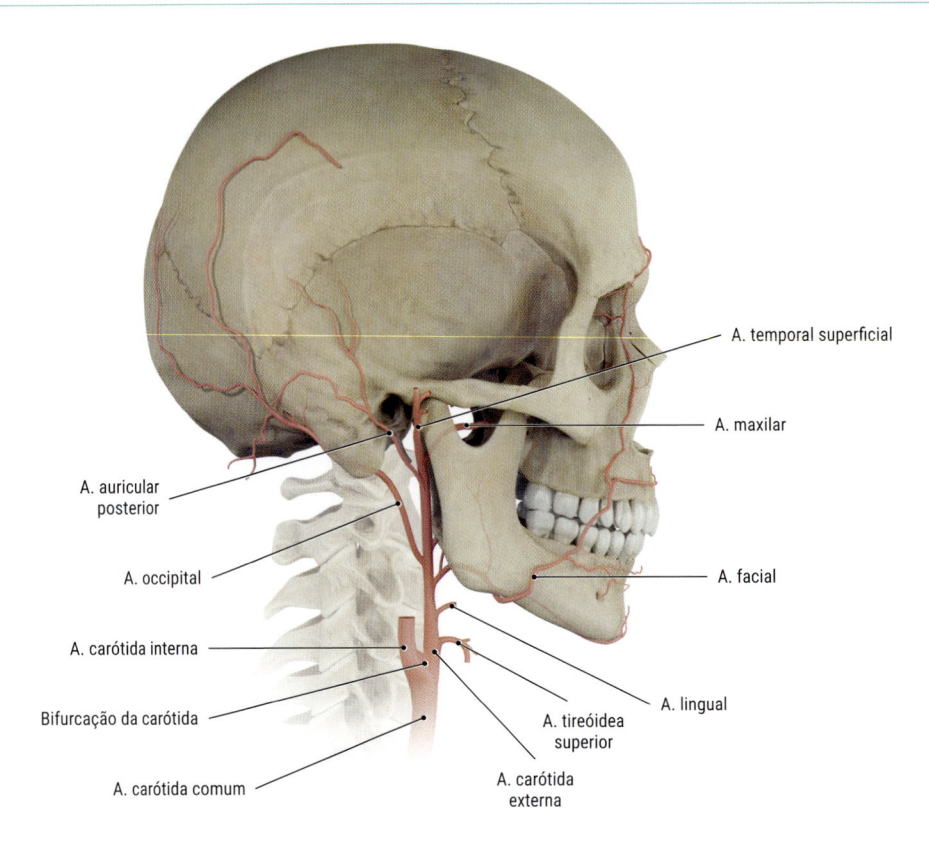

Figura 37-2 Principais ramos da artéria carótida externa. Vista lateral direita.

A Vista lateral direita.

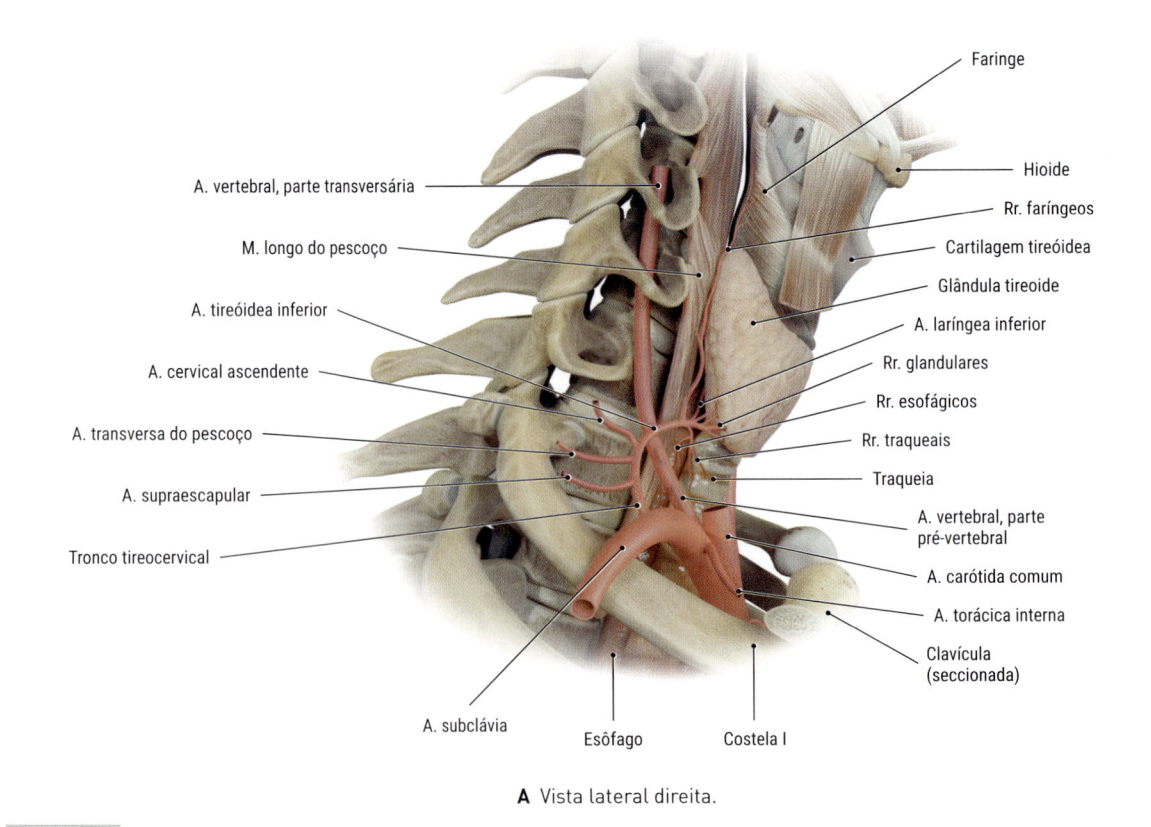

Figura 37-3 Ramos principais do tronco tireocervical e partes da artéria vertebral.

37 | Vasos sanguíneos e linfáticos do pescoço

- A. vertebral, parte intracraniana
- Atlas
- Áxis
- A. vertebral, parte atlântica
- A. vertebral, parte transversária
- M. escaleno médio
- A. transversa do pescoço
- R. superficial
- Tronco costocervical
- R. profundo
- A. supraescapular
- M. escaleno posterior
- M. escaleno anterior
- A. vertebral, parte pré-vertebral
- Tronco tireocervical
- A. torácica interna
- A. subclávia esquerda
- A. artéria carótida comum esquerda
- A. subclávia
- Costela I
- A. torácica interna
- Tronco braquiocefálico

B Dissecção profunda. Vista oblíqua anterior direita.

- A. vertebral, parte intracraniana
- A. vertebral, parte atlântica
- Atlas
- Áxis
- A. vertebral, parte transversária
- A. tireóidea inferior
- Tronco tireocervical
- A. vertebral, parte pré-vertebral
- Tronco tireocervical
- M. escaleno anterior
- M. escaleno médio
- A. cervical ascendente
- R. superficial
- R. profundo
- A. transversa do pescoço
- M. escaleno posterior
- A. supraescapular
- A. subclávia
- A. torácica interna
- Tronco braquiocefálico
- A. carótida comum esquerda

C Dissecção profunda. Vista anterior.

Veias do pescoço

As veias que se encontram no pescoço drenam estruturas da cabeça e do próprio pescoço para o coração. As veias jugulares são o principal sistema de drenagem: a externa e a anterior drenam para a veia subclávia, que se unirá à veia jugular interna para formar uma veia braquiocefálica em cada lado.

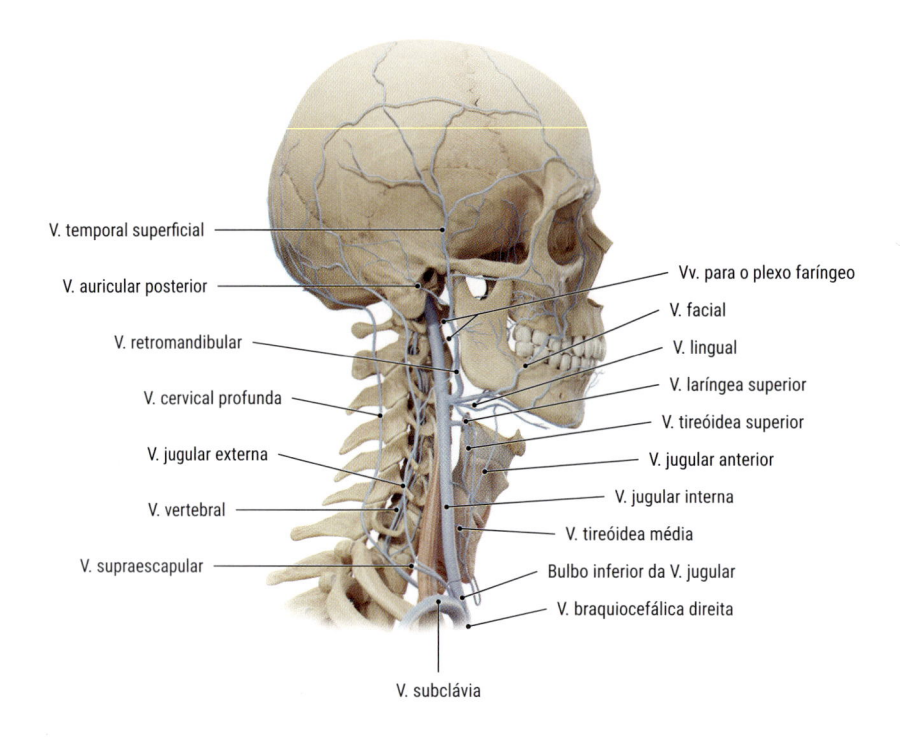

A Vista lateral direita.

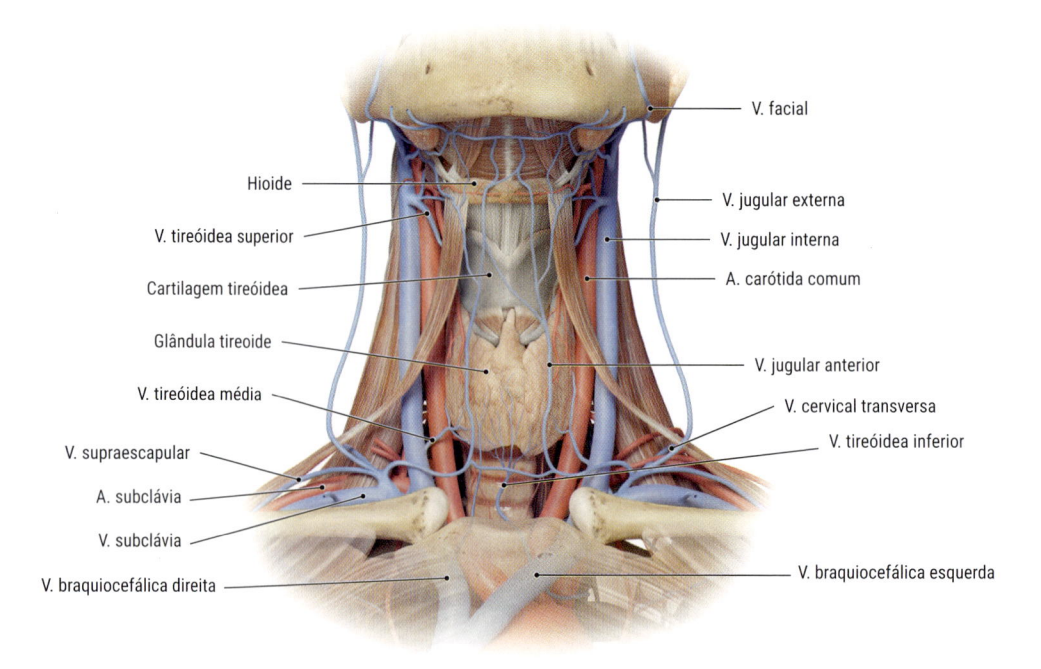

B Vista anterior.

Figura 37-4 Veias do pescoço.

Vias linfáticas do pescoço

Os linfonodos e as vias linfáticas do pescoço coletam a linfa da cabeça e do pescoço. Eles estão distribuídos em inúmeras estações superficiais e profundas, localizadas principalmente nas regiões anterior e lateral do pescoço. A linfa drena para o sistema ao redor da veia jugular e, por fim, para o ângulo jugulossubclávio (entre as veias jugular interna e subclávia).

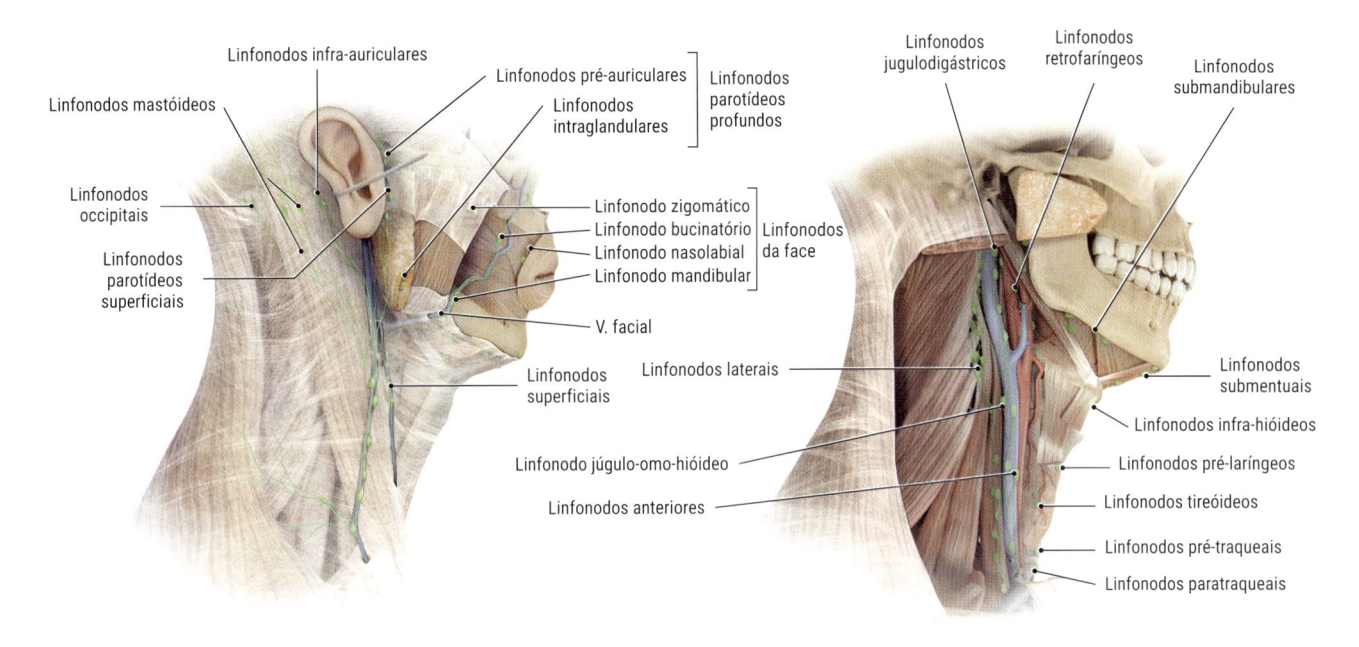

A Linfonodos superficiais.

B Linfonodos profundos.

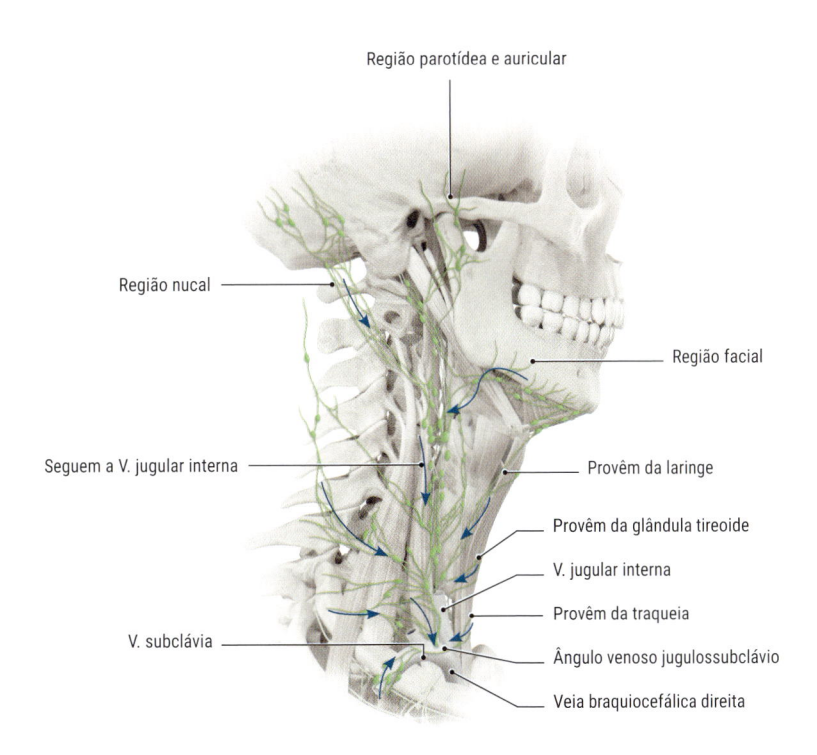

C Direções das vias de drenagem linfática.

Figura 37-5 Vasos linfáticos e linfonodos no pescoço e na cabeça. Vistas laterais direitas.

38 NERVOS DO PESCOÇO

Plexo cervical

O plexo cervical é formado pelos ramos anteriores dos nervos espinais C1-C4. Esse plexo tem fibras que acompanham o nervo hipoglosso (nervo craniano XII) e é caracterizado por formar uma alça cervical característica. É responsável por inervar todos os músculos infra-hióideos e o genio-hióideo. Além disso, inerva a pele do pescoço e a base da cabeça. Os ramos posteriores dos nervos espinais cervicais formam os seguintes nervos: suboccipital, occipital maior e occipital terceiro.

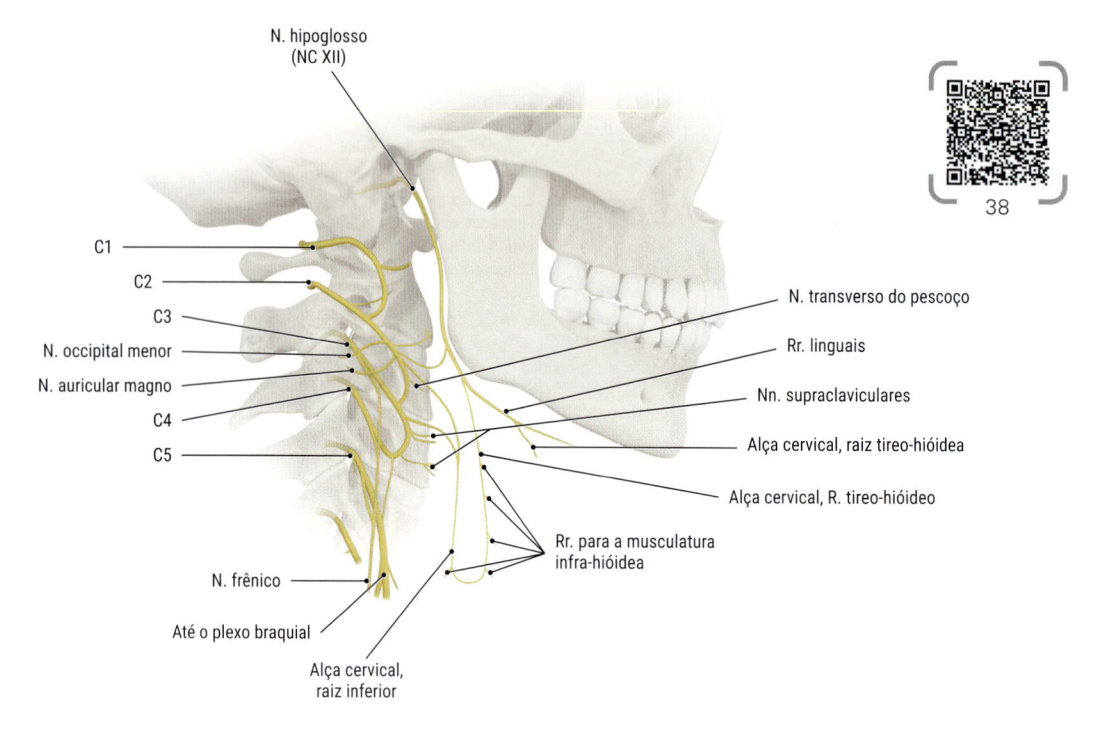

A Esquema do plexo cervical. Vista lateral direita.

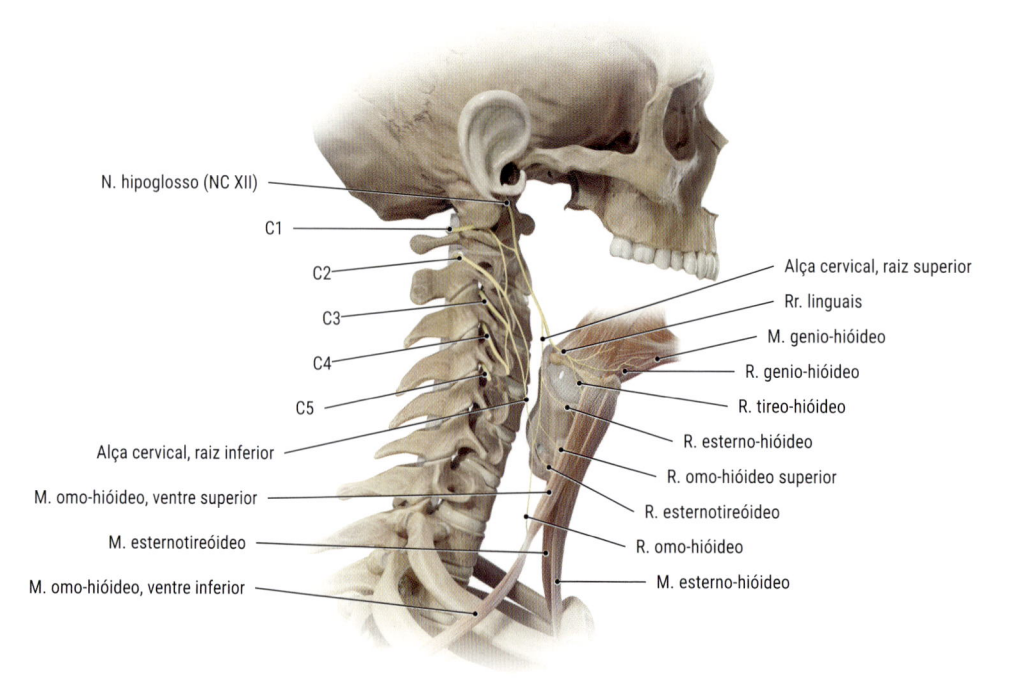

B Plexo cervical com seus ramos musculares. Vista lateral direita.

Figura 38-1 Plexo cervical profundo.

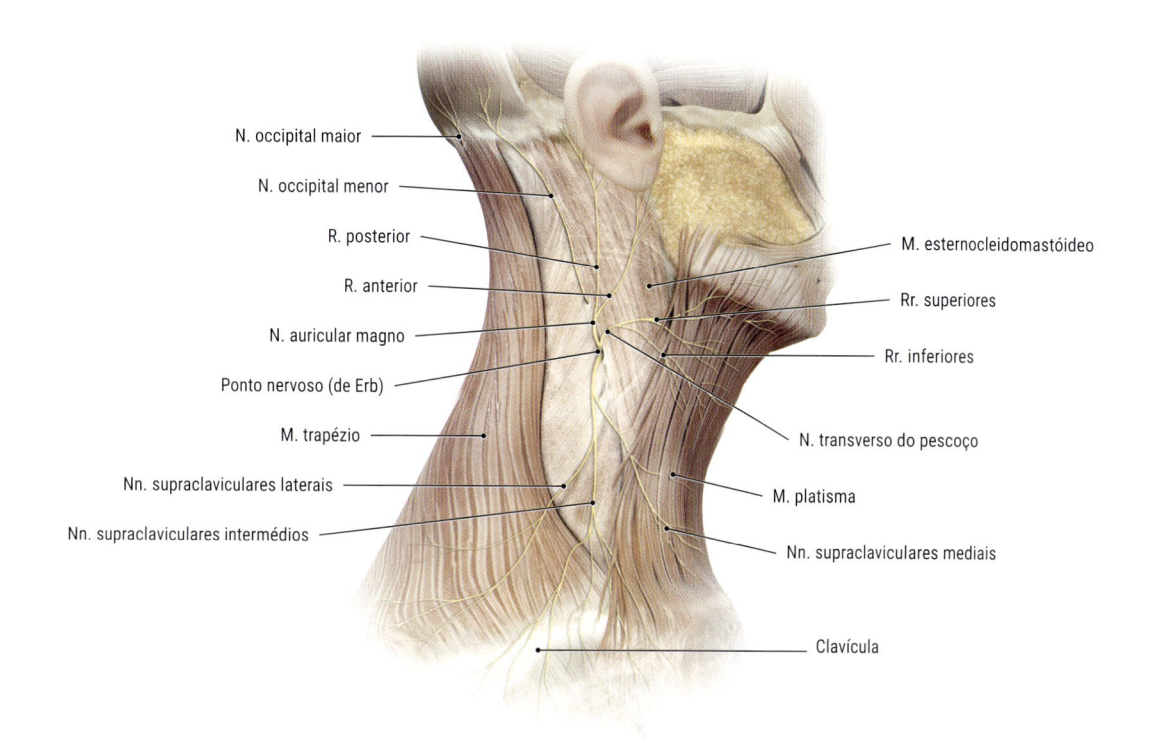

A Nervos do plexo cervical superficial emergindo do ponto nervoso (de Erb). Vista lateral direita.

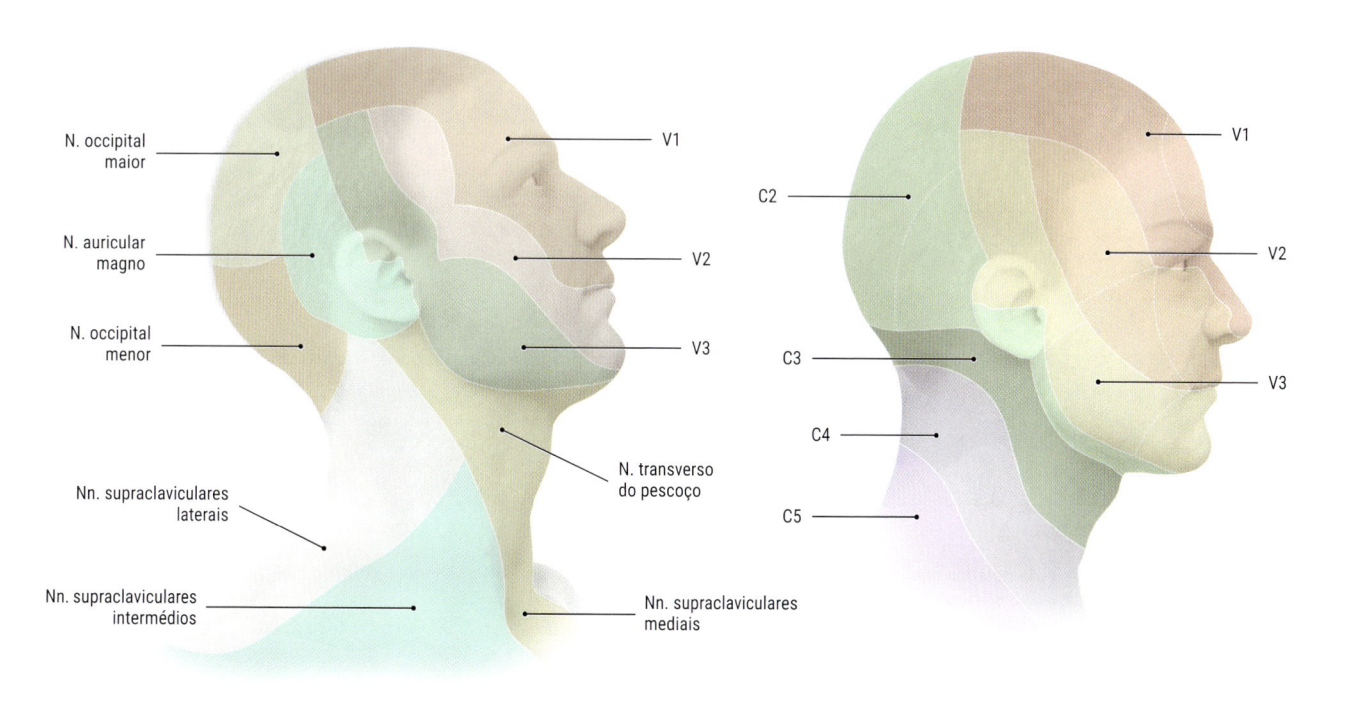

B Inervação sensitiva pelos nervos do plexo cervical. O "V" se refere ao 5º nervo craniano, o nervo trigêmeo (NC V) e seus diferentes ramos: V1, nervo oftálmico; V2, nervo maxilar; e V3, nervo mandibular.

C Dermátomos da cabeça e do pescoço.

Figura 38-2 Plexo cervical superficial.

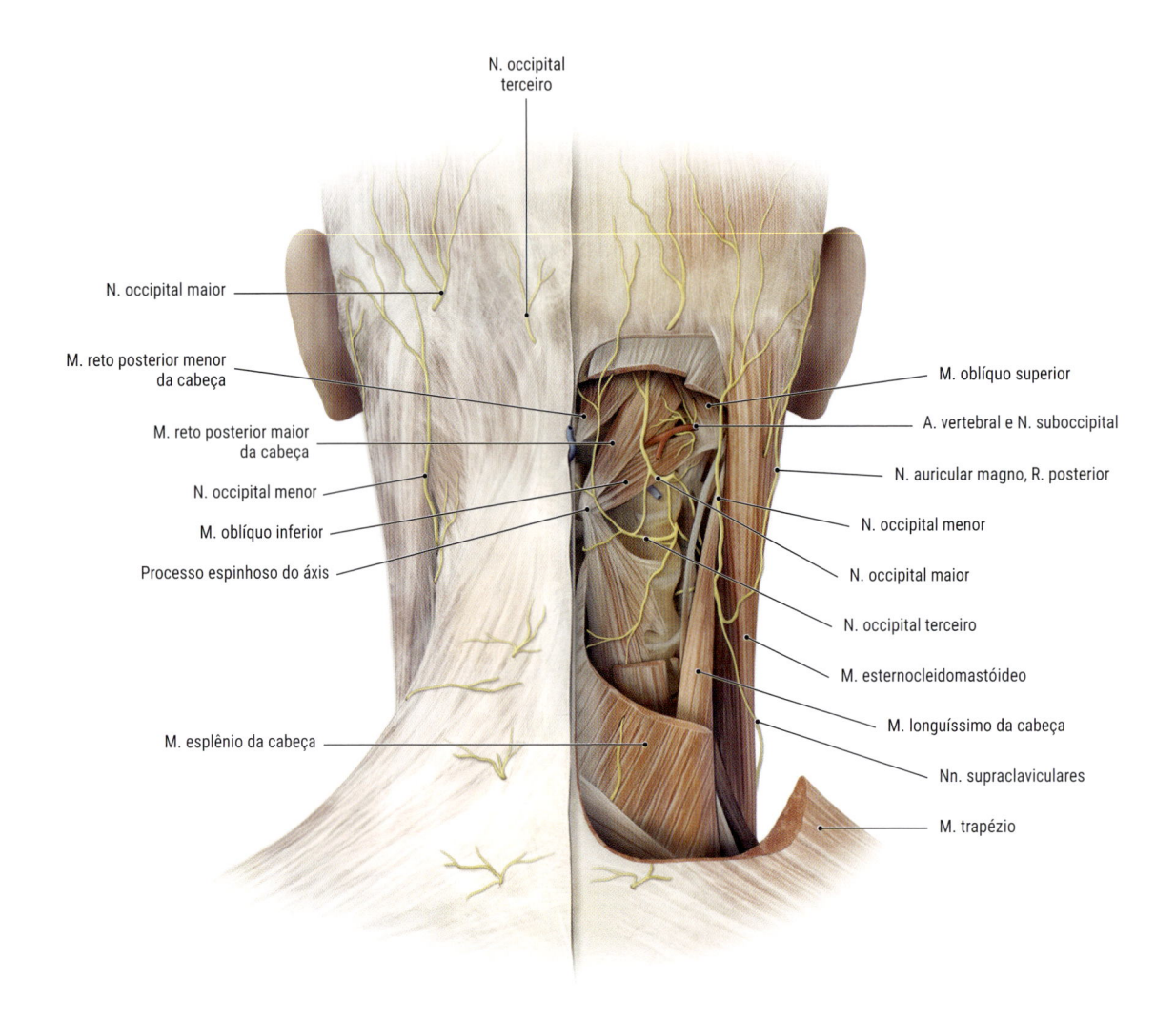

Figura 38-3 Dissecção da região nucal para mostrar os nervos que formam os ramos posteriores dos nervos cervicais.

> **Nota anatômica**
>
> Vários nervos passam pelo pescoço, provenientes dos nervos cranianos. Muitos desses nervos serão vistos no **Capítulo 39**: "Anatomia topográfica, seccional e radiológica do pescoço". No entanto, esses nervos são estudados com mais detalhes no **Capítulo 32**: "Nervos cranianos". Entre os nervos cranianos que encontramos relacionados a essa região, estão:
> - Trigêmeo (NC V): na área do assoalho da boca, podemos localizar o os nervos milo-hióideo (para o músculo milo-hióideo e o ventre anterior do músculo digástrico) e lingual (ver **Fig. 32-4D**).
> - Facial (NC VII): tem diferentes ramos que se relacionam com os músculos do pescoço (ver **Figs. 32-5A** e **32-5D**):
>   - Ramo cervical: inerva o músculo platisma.
>   - Ramo estilo-hióideo: inerva o músculo milo-hióideo.
>   - Ramo digástrico: inerva o ventre posterior do músculo digástrico.
> - Glossofaríngeo (NC IX): percorre todo o pescoço, como é possível ver na **Figura 32-7B**. Inerva o músculo estilofaríngeo e a túnica mucosa faríngea.
> - Vago (NC X): nervo longo que atravessa o pescoço na direção do mediastino (ver **Figs. 32-8A** e **32-8B**). Como principal ação no pescoço, inerva os músculos constritores da faringe, salpingofaríngeo e cricotireóideo. Também inerva a túnica mucosa da faringe.
> - Acessório (NC XI): inerva os músculos esternocleidomastóideo e trapézio. Por meio de conexões com o nervo vago, forma o nervo laríngeo recorrente, que inerva a musculatura laríngea.

Sistema nervoso autônomo simpático no pescoço

Na região cervical, localiza-se a parte cervical do tronco simpático. Essa cadeia ganglionar contém os gânglios cervicais inferior ou cervicotorácico (estrelado), médio e superior. A partir deste último, os nervos são projetados na cabeça. Por outro lado, a divisão parassimpática percorre os nervos cranianos glossofaríngeo (IX) e vago (X) no nível cervical.

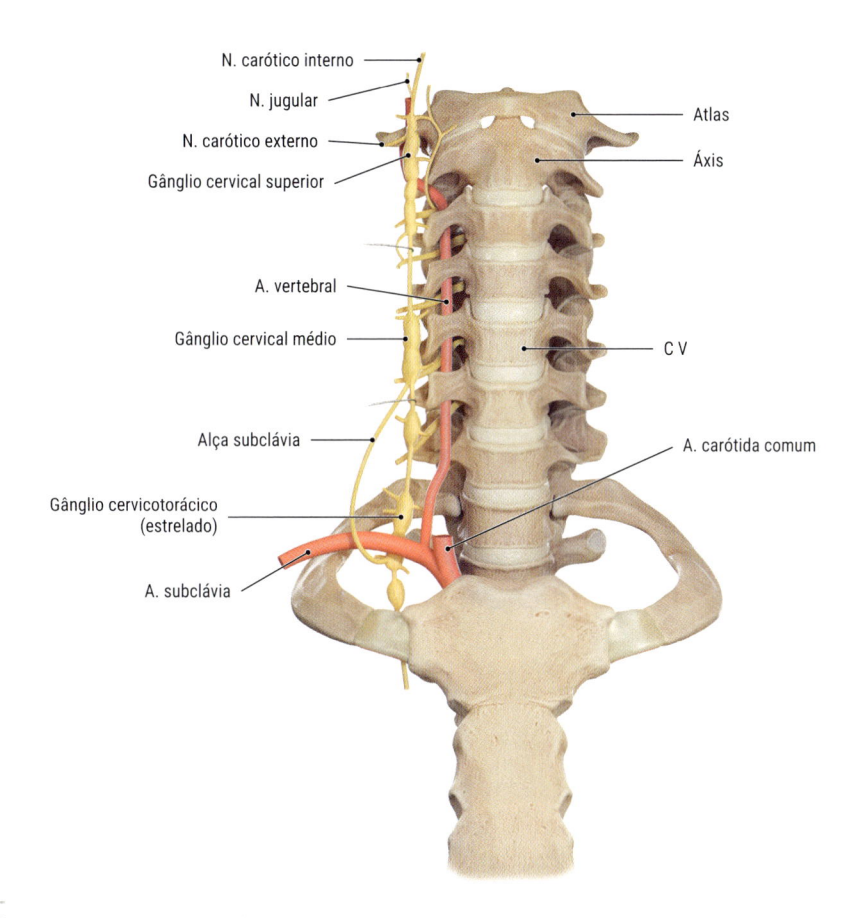

Figura 38-4 Detalhe do tronco simpático no nível do pescoço com os principais gânglios e nervos. Vista anterior.

Tabela 38-1 Sistema nervoso autônomo no pescoço

Gânglios do tronco simpático	Relações vertebrais	Estruturas associadas	Comunicações
Gânglio cervical superior	C II e C III	N. jugular	Gânglio inferior do N. glossofaríngeo e gânglio superior do N. vago
		N. carótico interno	Plexo carótico interno
		Nn. caróticos externos	Plexo carótico externo
		Rr. laringofaríngeos	Plexo faríngeo
		N. cardíaco cervical superior	Plexo cardíaco
Gânglio cervical médio	C VI	N. cardíaco cervical médio	Plexo cardíaco
Gânglio cervicotorácico ou estrelado	C VII	Alça subclávia (de Vieussens)	Gânglio cervical médio ou R. interganglionar
		N. cardíaco cervical inferior	Plexo cardíaco
		N. vertebral	Plexo vertebral

39 ANATOMIA TOPOGRÁFICA, SECCIONAL E RADIOLÓGICA DO PESCOÇO

Regiões do pescoço

O pescoço é a região do corpo localizada entre a cabeça e o tronco. Existem quatro grandes regiões cervicais: anterior, esternocleidomastóidea, lateral e posterior. As regiões anterior e lateral são separadas pelo músculo esternocleidomastóideo e se dividem em diferentes trígonos topográficos.

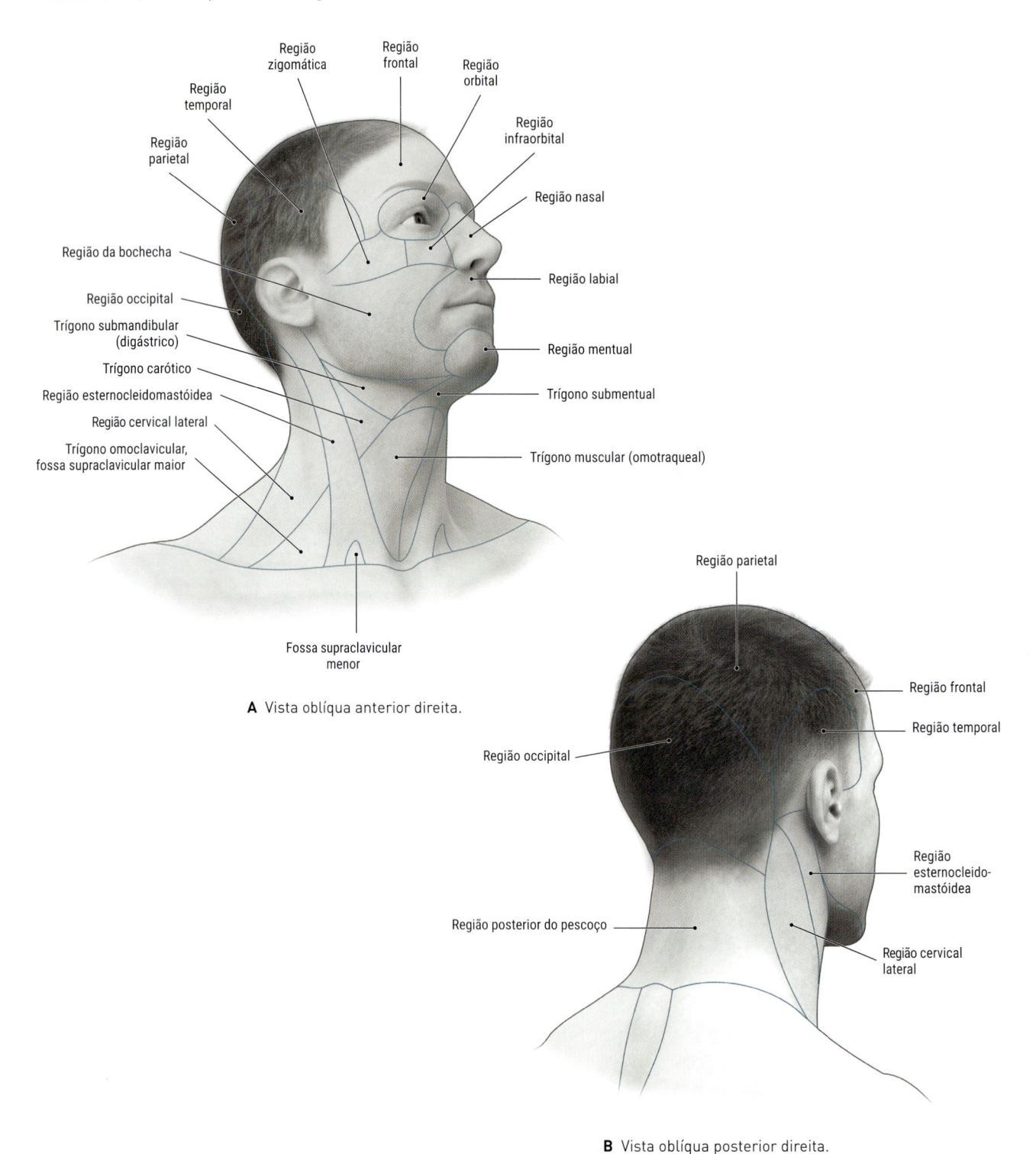

A Vista oblíqua anterior direita.

B Vista oblíqua posterior direita.

Figura 39-1 Regiões da cabeça e do pescoço.

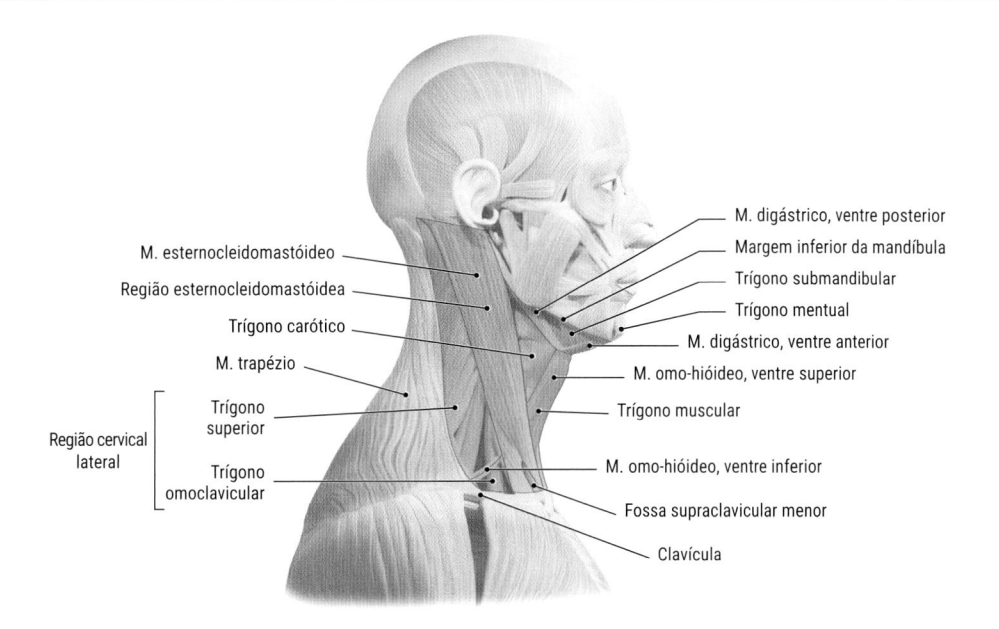

C Vista lateral do pescoço.

Tabela 39-1 Região anterior do pescoço

Região	Limites
Trígono submandibular (digástrico)	• Margem inferior da mandíbula • Ventres anterior e posterior do M. digástrico
Trígono carótico	• Margem anterior do M. esternocleidomastóideo • Ventre posterior do M. digástrico • Ventre superior do M. omo-hióideo
Trígono muscular (omotraqueal)	• Linha média anterior • Margem anterior do M. esternocleidomastóideo • Ventre superior do M. omo-hióideo
Trígono submentual	• Mento • Hioide • Ventre anterior do M. digástrico

Tabela 39-2 Região esternocleidomastóidea (coincide com o M. esternocleidomastóideo)

Região	Limites
Fossa supraclavicular menor	• Entre as partes esternal e clavicular do M. esternocleidomastóideo • Esterno • Clavícula

Tabela 39-3 Região cervical lateral (trígono lateral do pescoço)

Região	Limites
Trígono omoclavicular	• Margem posterior do M. esternocleidomastóideo • Ventre inferior do M. omo-hióideo • Clavícula
Fossa supraclavicular maior	Depressão da pele localizada acima da clavícula no trígono omoclavicular
Trígono superior	• Margem posterior do M. esternocleidomastóideo • Margem anterior do M. trapézio • Ventre inferior do M. omo-hióideo • Clavícula

Fáscias e compartimentos do pescoço

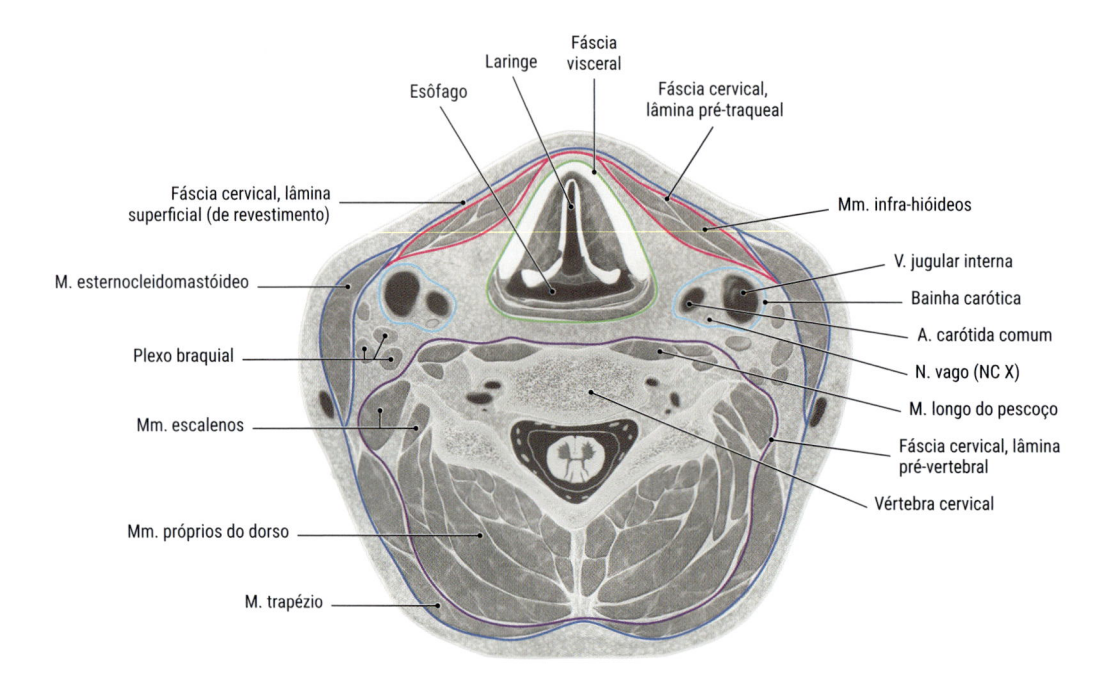

A Corte transversal do pescoço no nível da cartilagem tireóidea.

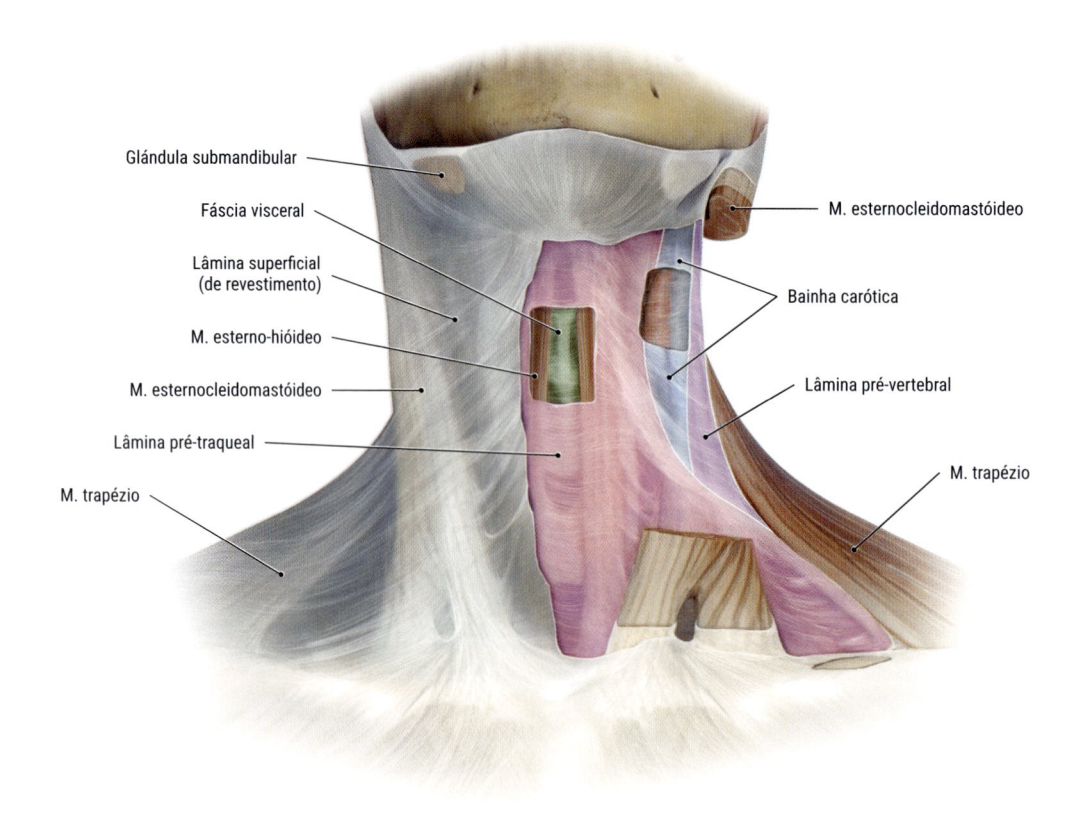

B Vista anterior.

Figura 39-2 Fáscia cervical com seus diferentes compartimentos delimitados por lâminas (folhas).

Anatomia topográfica do pescoço

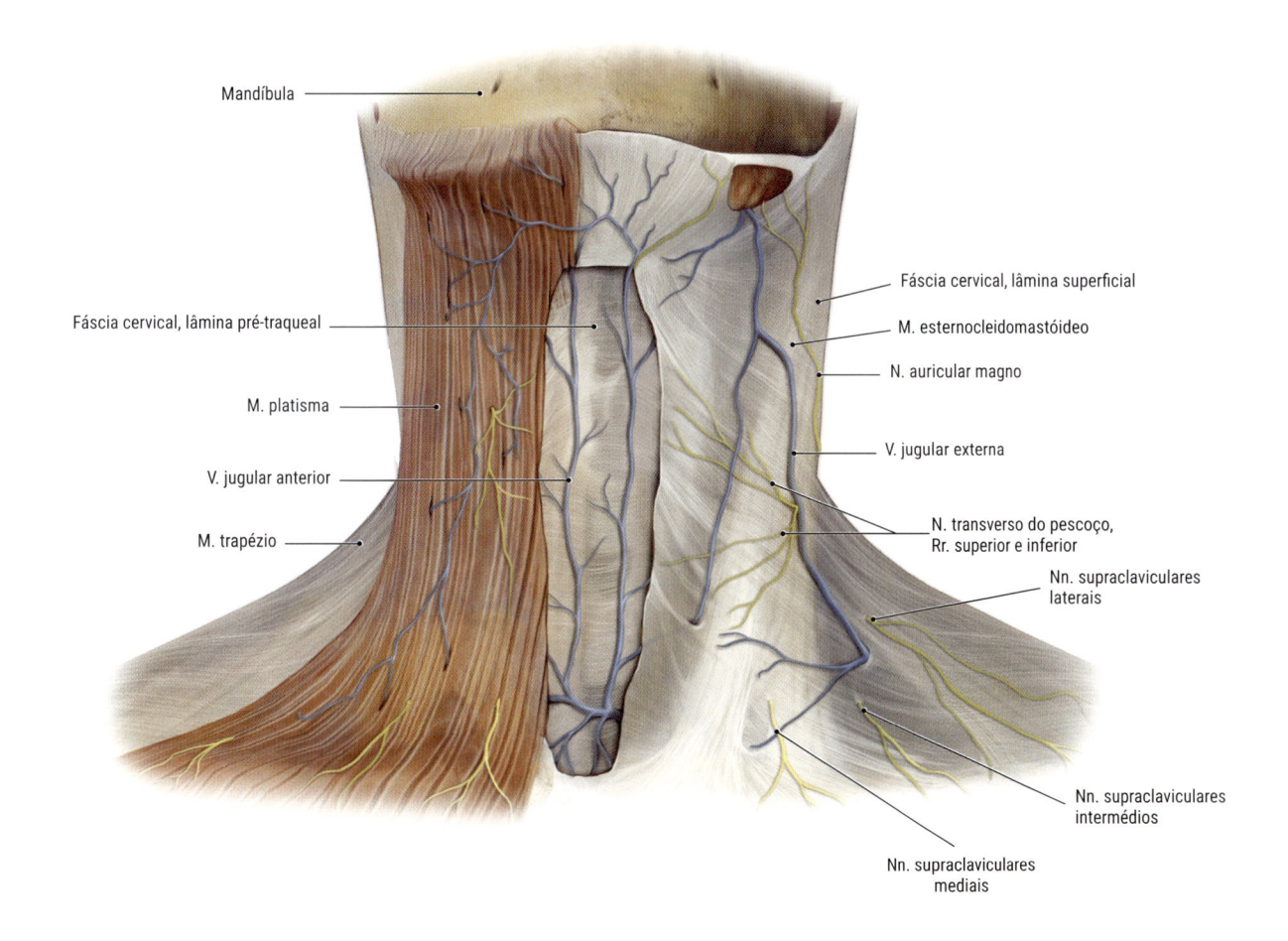

Figura 39-3 Dissecções da região anterior do pescoço.

A À esquerda (direita do modelo), plano superficial. À direita, o músculo platisma foi removido e foi aberta uma janela na camada superficial da fáscia cervical. Vista anterior.

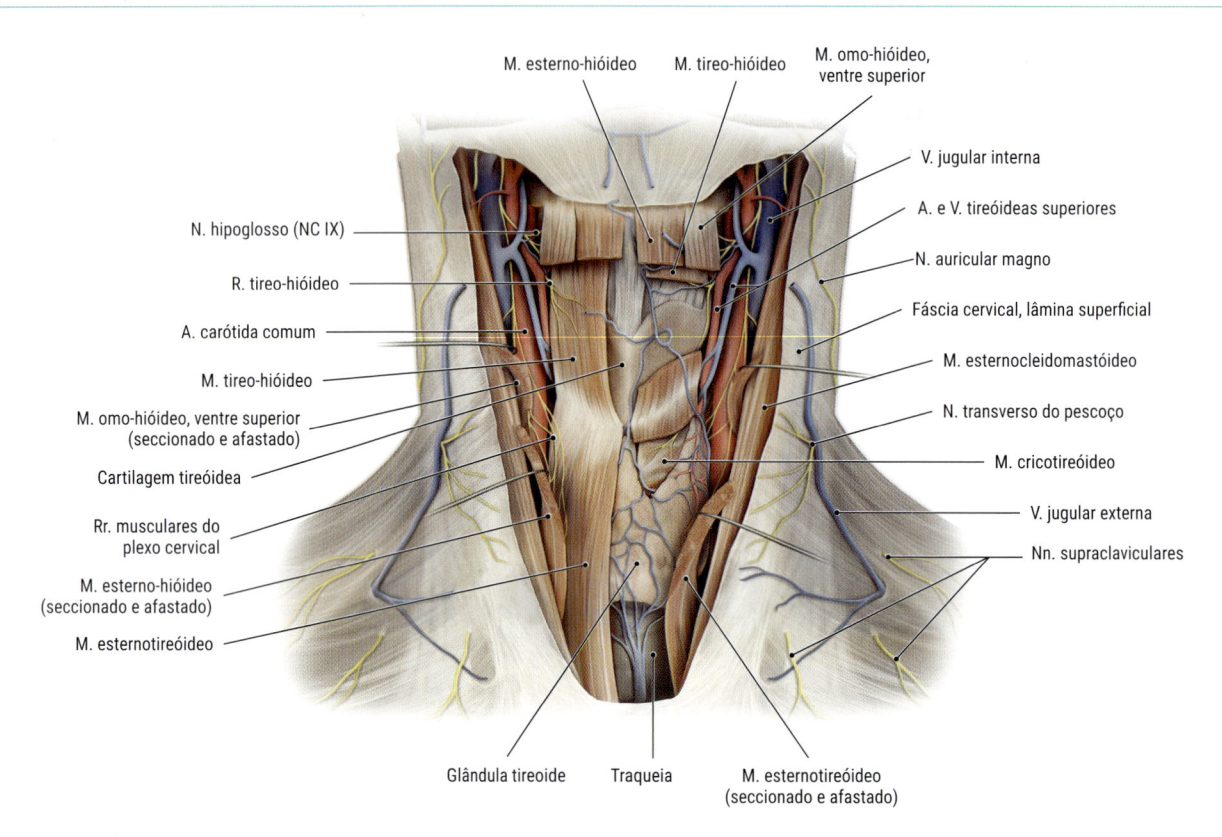

B À esquerda (direita do modelo), o músculo esterno-hióideo e o ventre superior do omo-hióideo foram seccionados e afastados. À direita, os músculos esterno-hióideo e tireo-hióideo foram seccionados. Vista anterior.

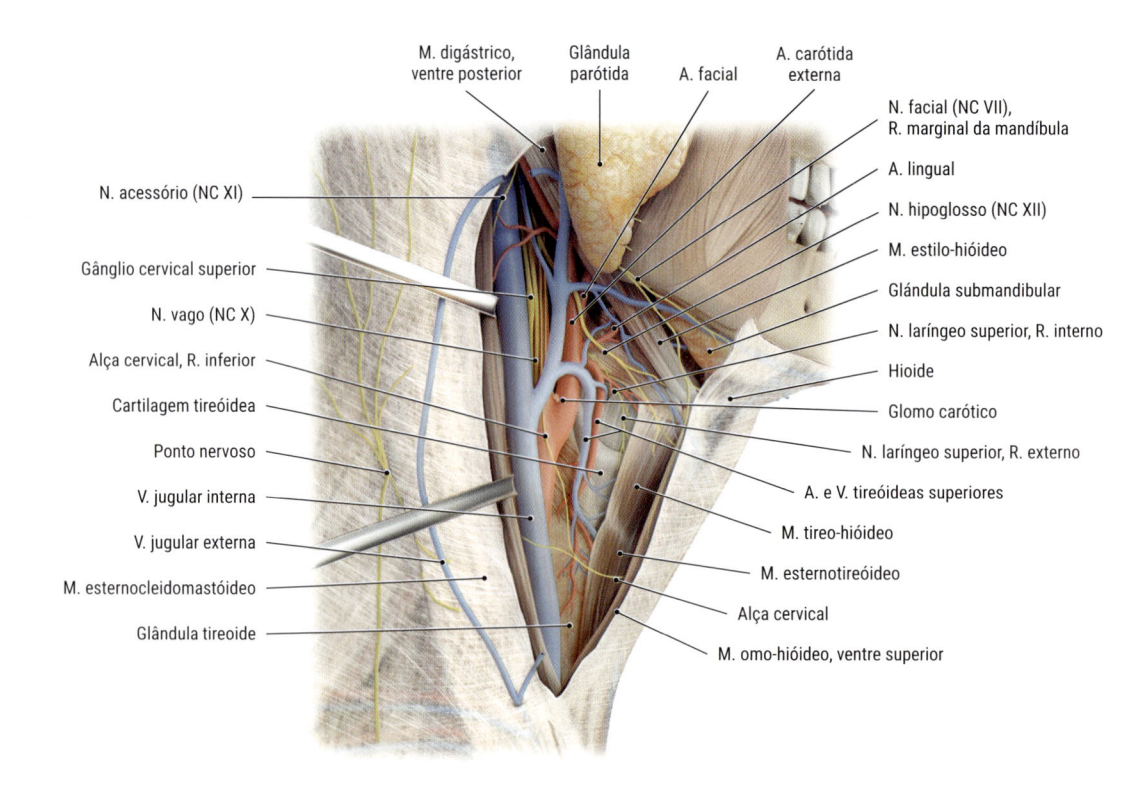

C Dissecção dos trígonos submandibular e carótico. Vista lateral direita.

Figura 39-3 Dissecções da região anterior do pescoço (*cont.*).

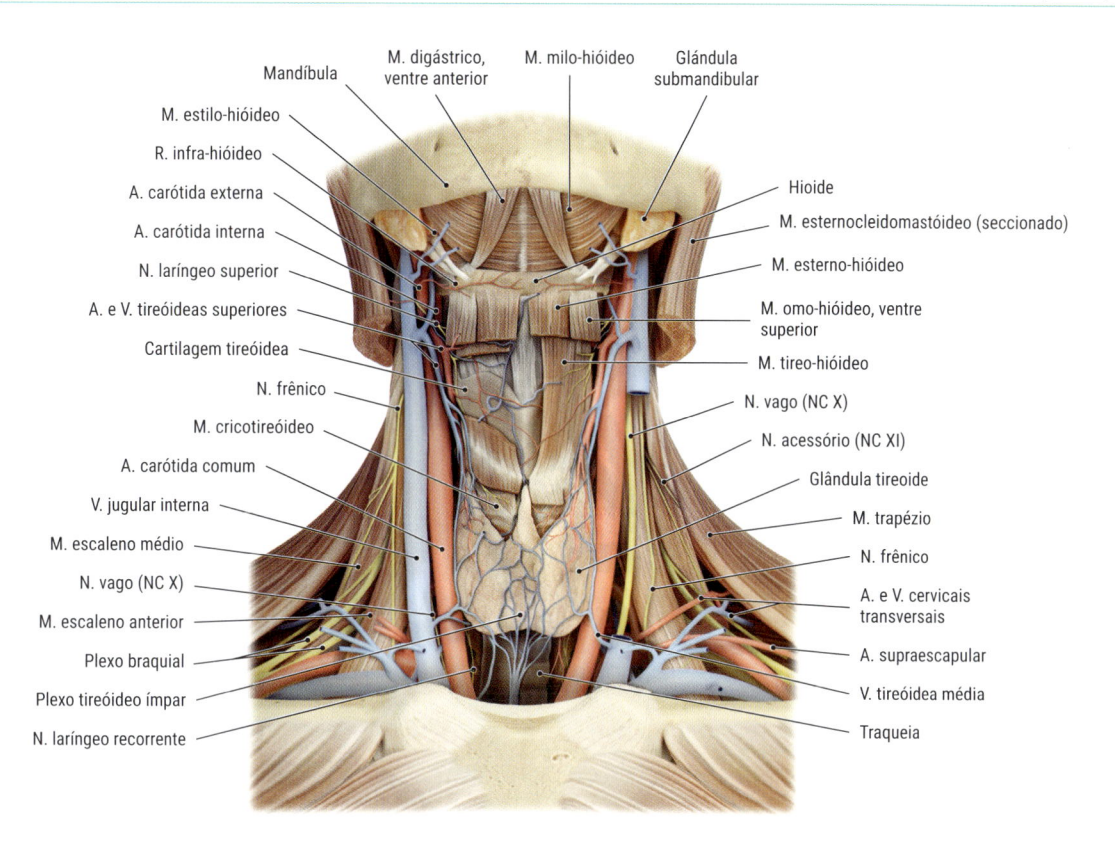

A Dissecção da região anterior do pescoço. À esquerda (direita do modelo), a maior parte da musculatura infra-hióidea foi removida. À direita, a veia jugular interna foi cortada para visualização do trajeto do nervo vago.

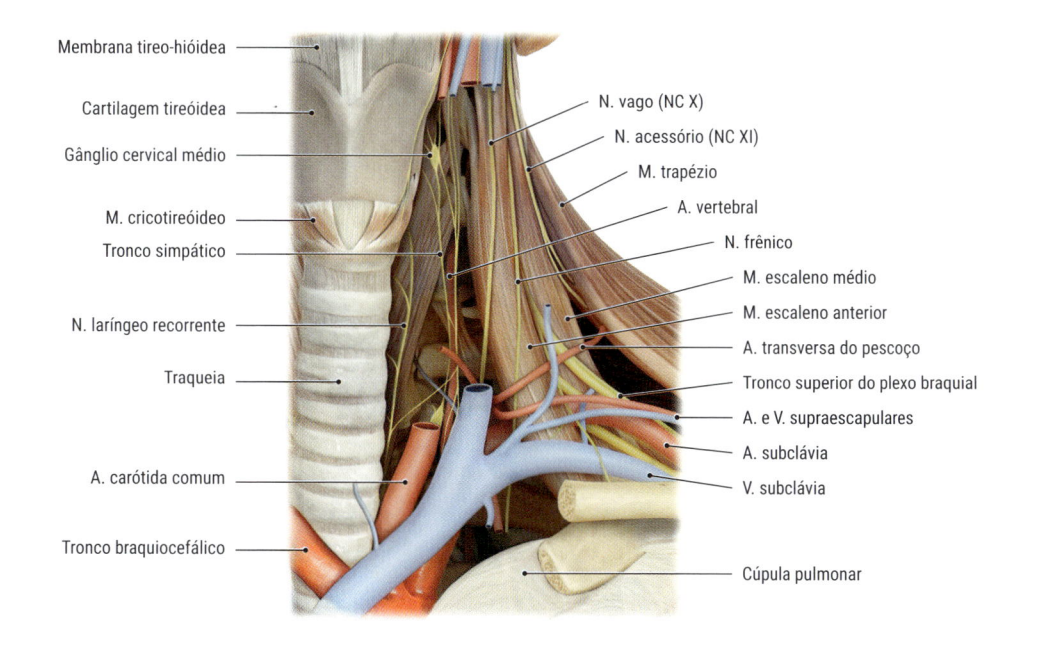

B Dissecção das regiões anterior e lateral do pescoço. Vista anterior.

Figura 39-4 Dissecções profundas do pescoço.

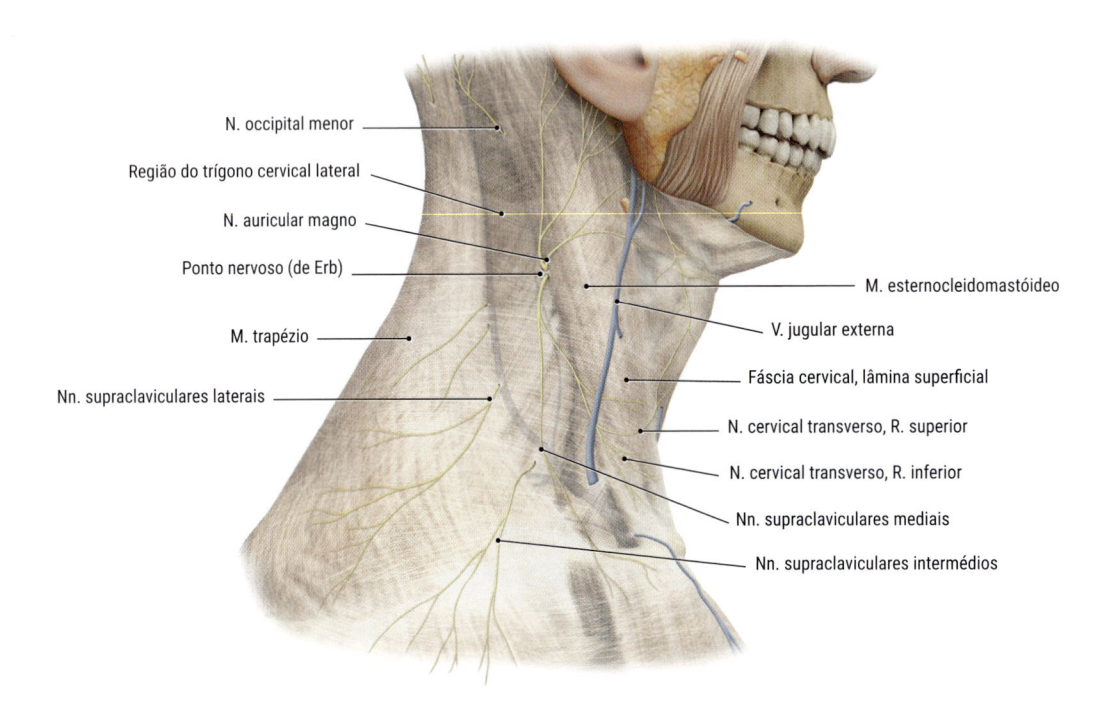

A Dissecção superficial.

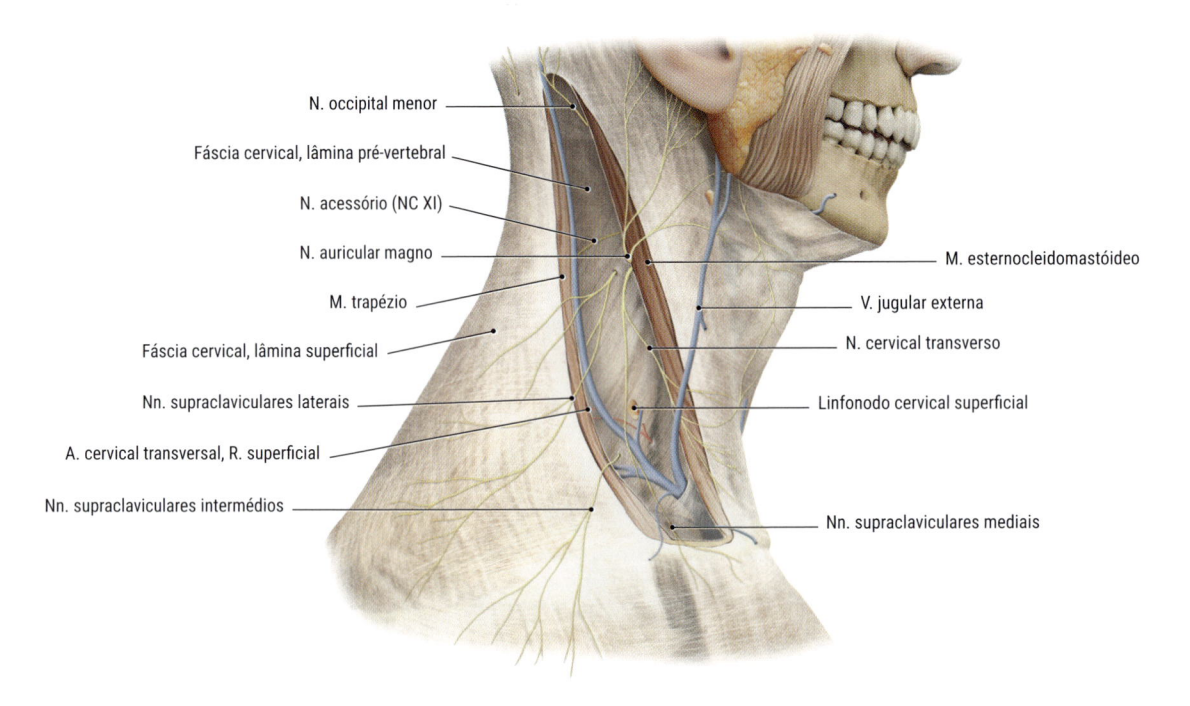

B Nessa preparação, a camada superficial da fáscia cervical no trígono lateral do pescoço foi removida.

Figura 39-5 Dissecções da região cervical lateral. Vistas laterais no lado direito.

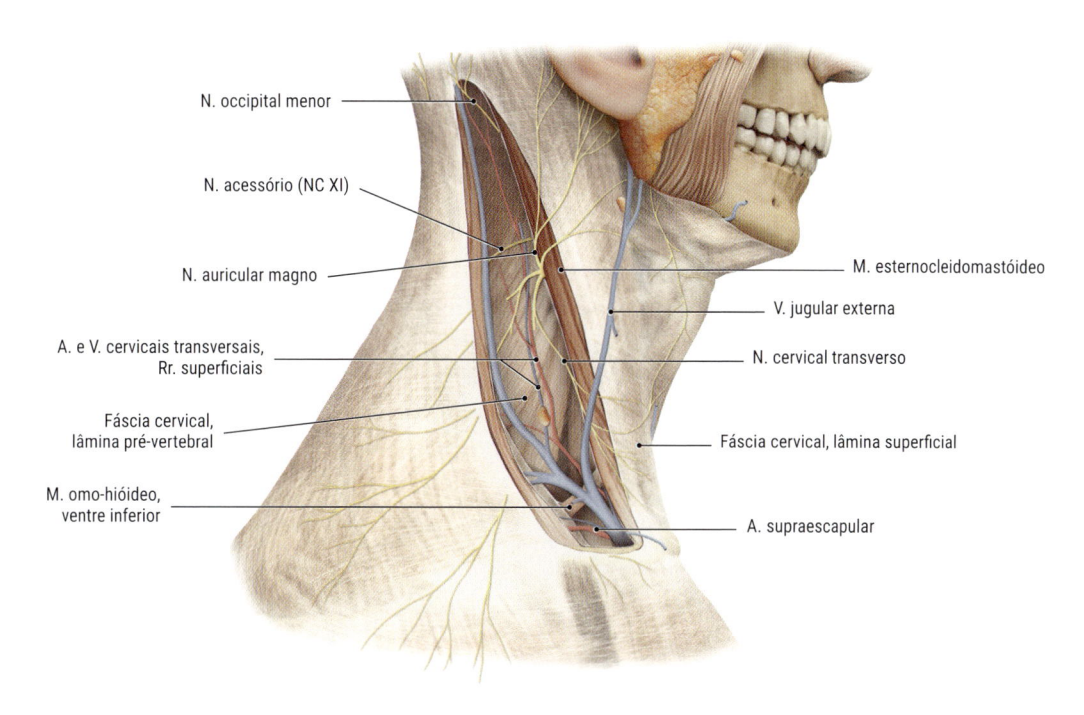

C Dissecção dos vasos e nervos do trrígono lateral do pescoço.

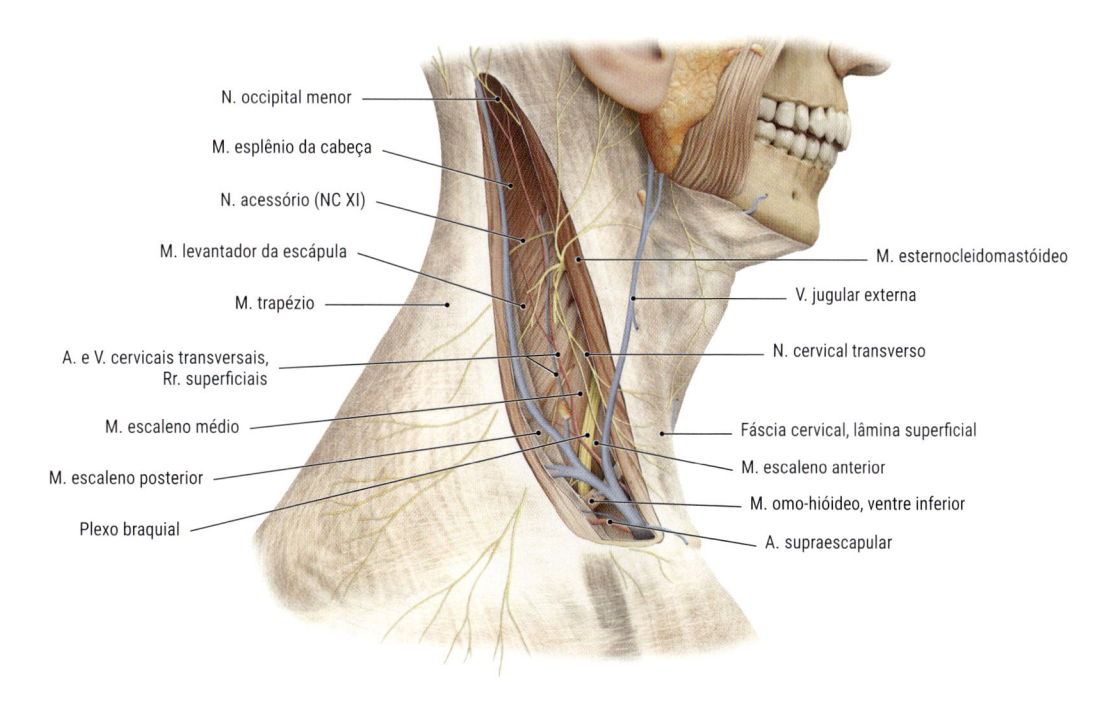

D Dissecção profunda após a remoção das lâminas superficial e pré-vertebral da fáscia cervical no trígono lateral do pescoço.

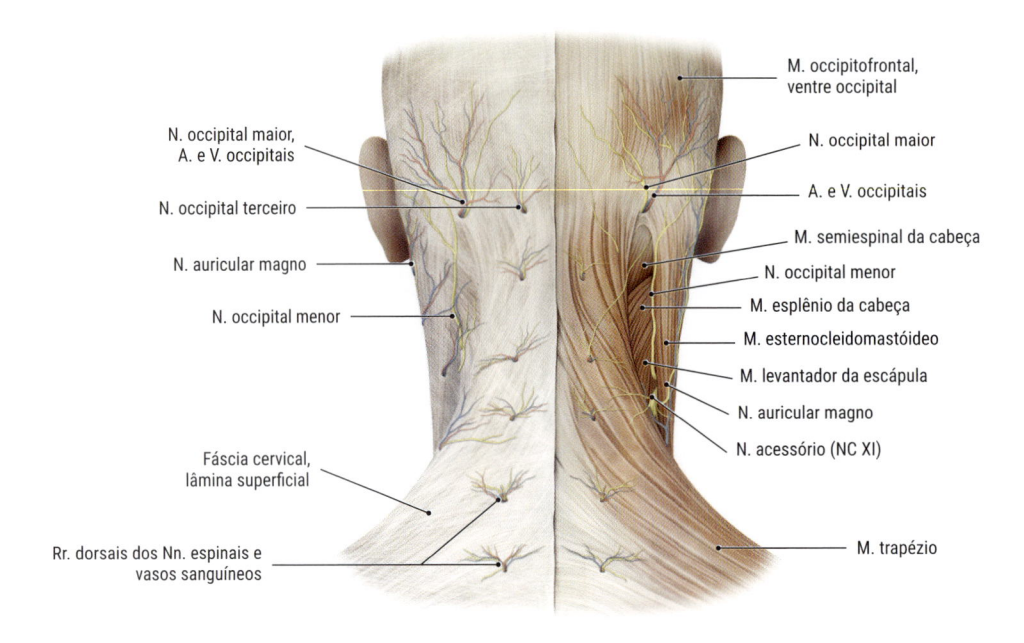

A À esquerda, dissecção superficial. À direita, a fáscia cervical foi removida.

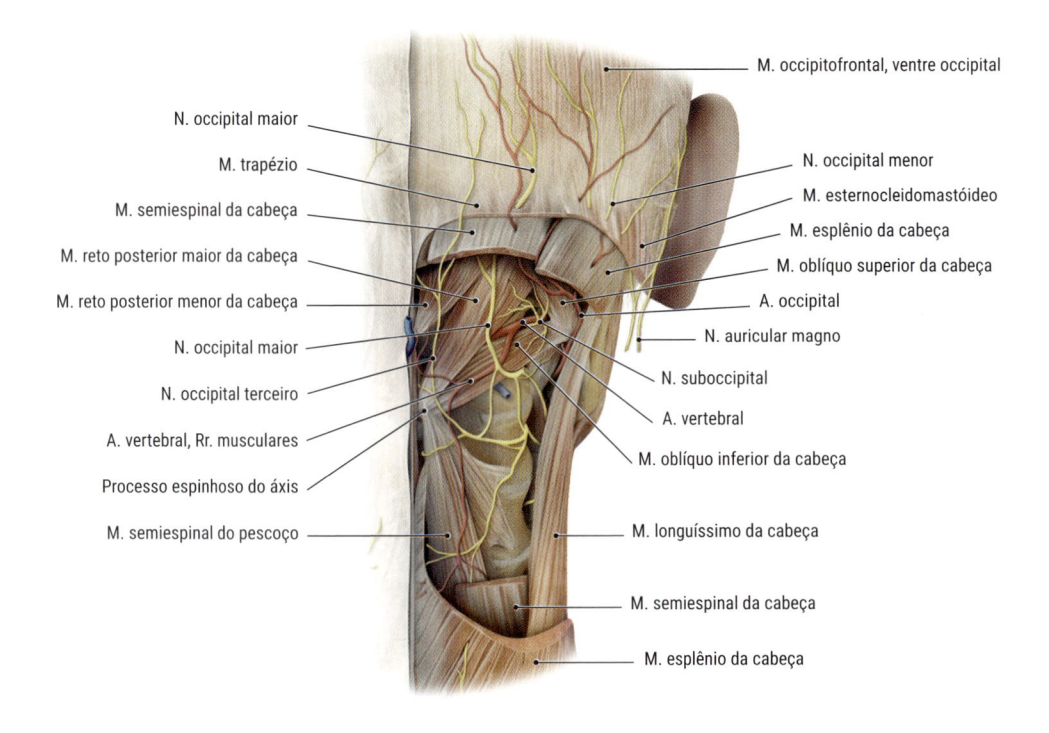

B Dissecção profunda até o trígono suboccipital.

Figura 39-6 Dissecções da nuca. Vista posterior.

Figura 39-7 Dissecções da região perifaríngea.

A Vista posterior.

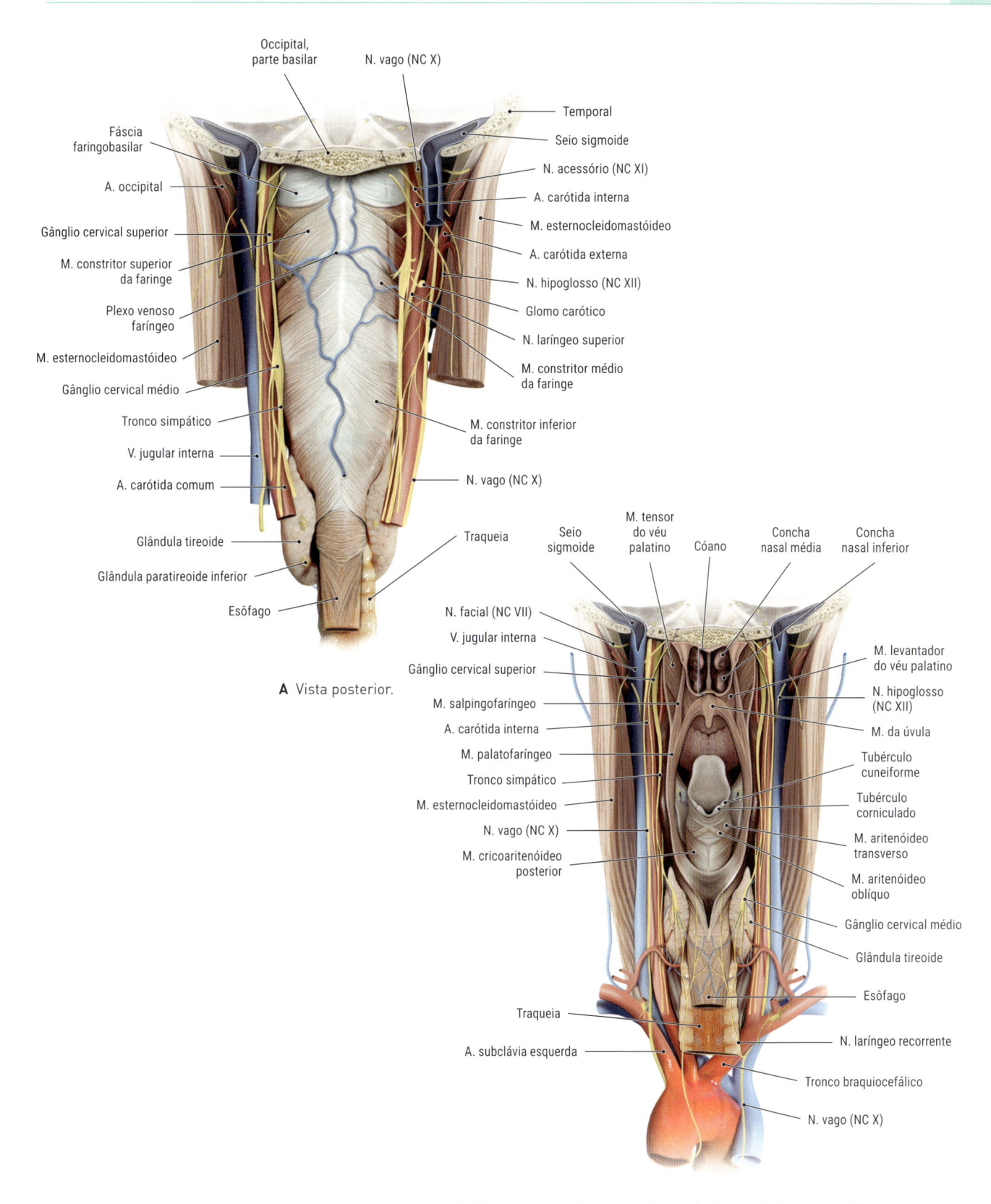

B Nessa preparação, a musculatura faríngea foi aberta, e os diferentes andares que a compõem (partes nasal, oral e laríngea da faringe) e suas comunicações podem ser vistos. Vista posterior.

582 Seção V | Pescoço

Anatomia seccional do pescoço

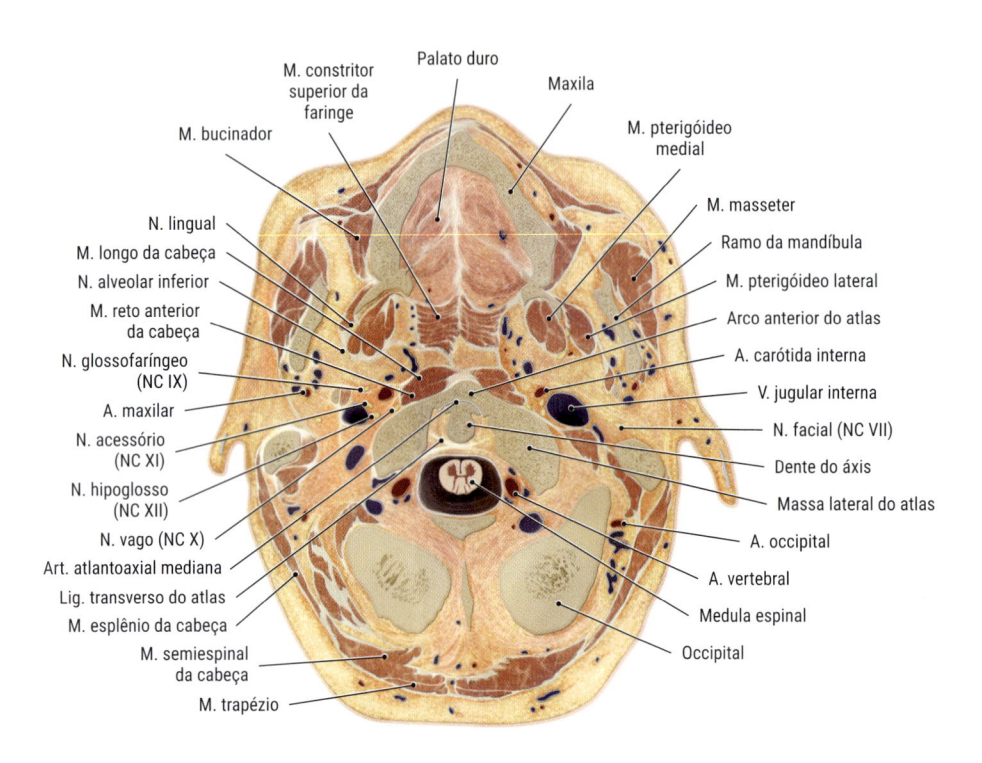

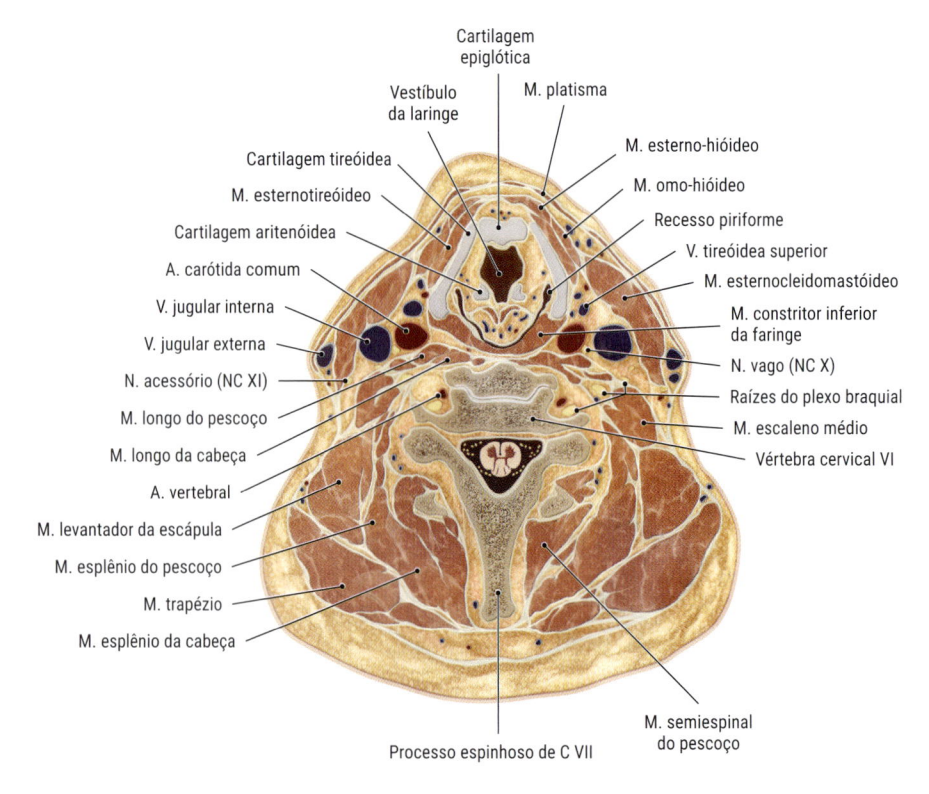

A Nível da articulação atlantoaxial mediana (C I-C II).

B Nível C V-C VII.

Figura 39-8 Cortes transversais do pescoço.

39 | Anatomia topográfica, seccional e radiológica do pescoço | **583**

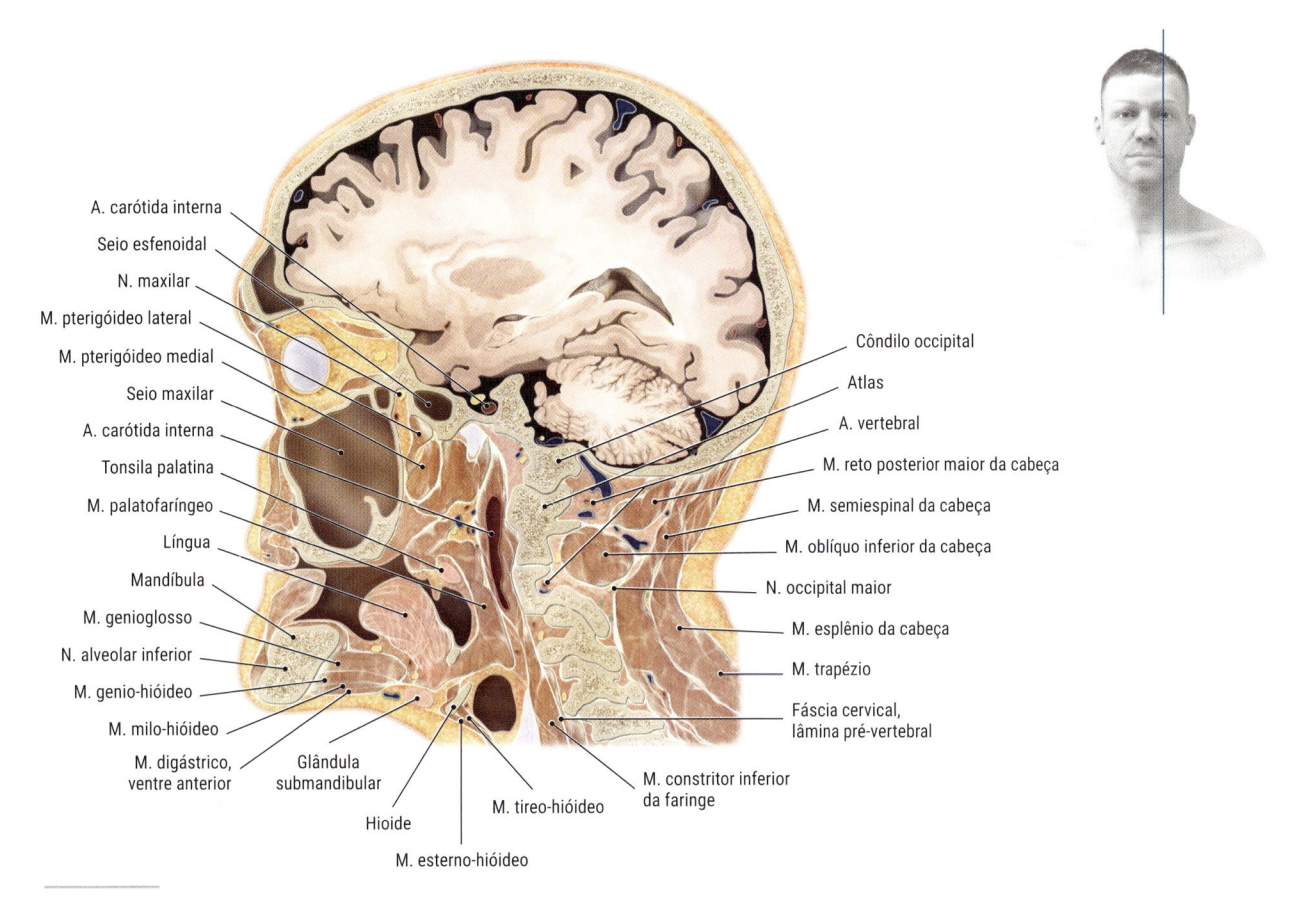

Figura 39-9 Corte sagital lateral da cabeça.

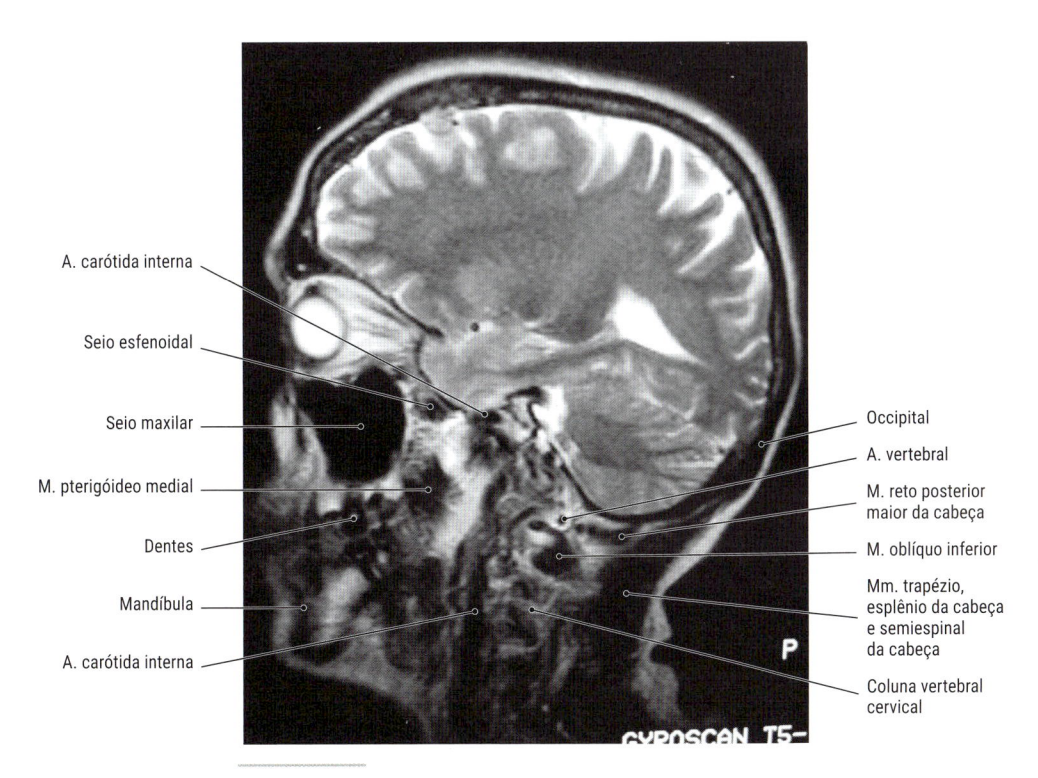

Figura 39-10 Ressonância magnética, corte sagital lateral da cabeça.

VI MEMBRO INFERIOR

40 Ossos do membro inferior 586

41 Articulações do membro inferior 604

42 Músculos do membro inferior 628

43 Vasos sanguíneos e linfáticos do membro inferior 660

44 Nervos do membro inferior 666

45 Anatomia topográfica, seccional
   e radiológica do membro inferior 678

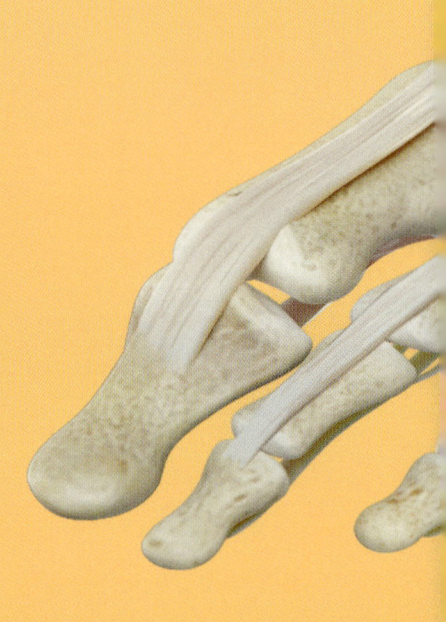

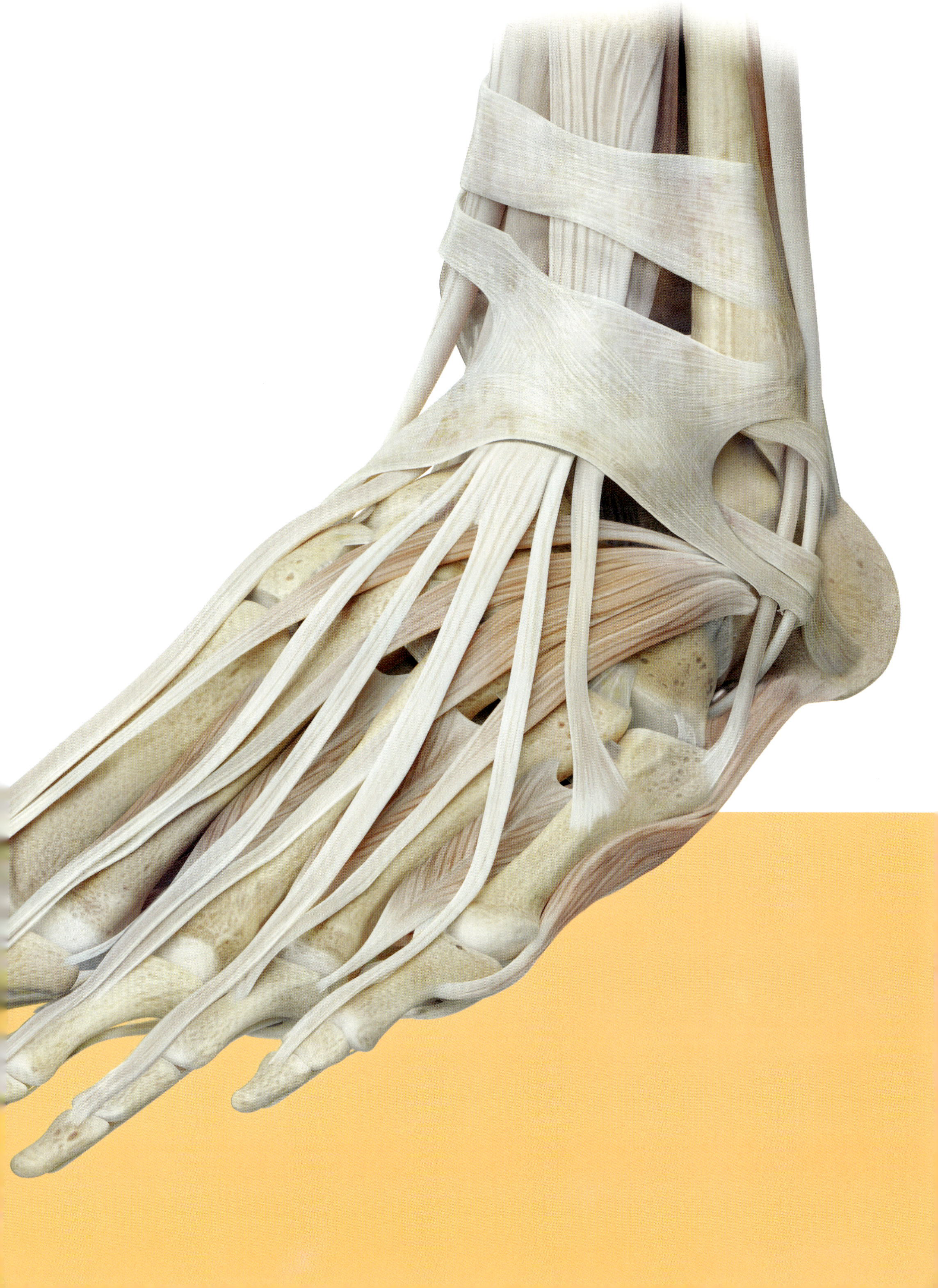

40 OSSOS DO MEMBRO INFERIOR

Visão geral dos ossos do membro inferior

Os ossos do membro inferior são divididos entre aqueles que formam o cíngulo do membro inferior: sacro (parte da coluna vertebral) e osso do quadril; e aqueles que constituem sua parte livre: fêmur, patela, tíbia, fíbula e ossos do pé. Os ossos do pé incluem os ossos tarsais, metatarsais, dos dedos (falanges) e sesamoides.

A Vista anterior.

B Eixo mecânico do corpo que coincide com o centro das articulações do membro inferior.

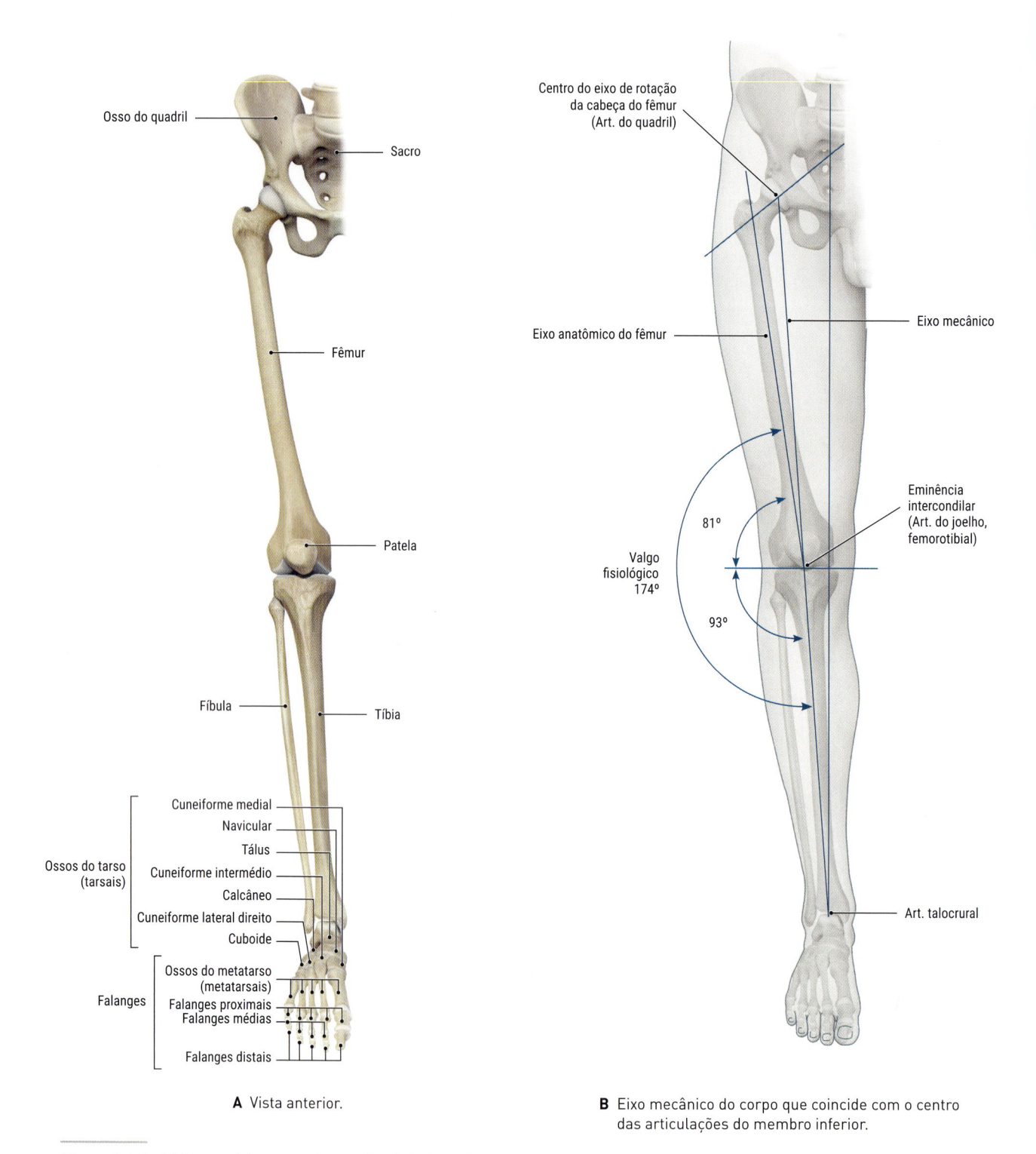

Figura 40-1 Visão geral dos ossos do membro inferior e dos eixos de carga.

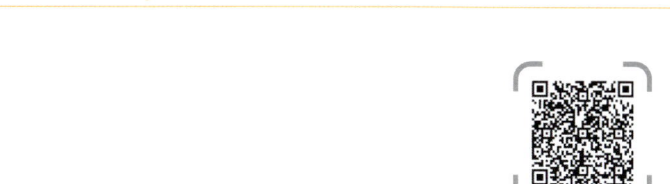

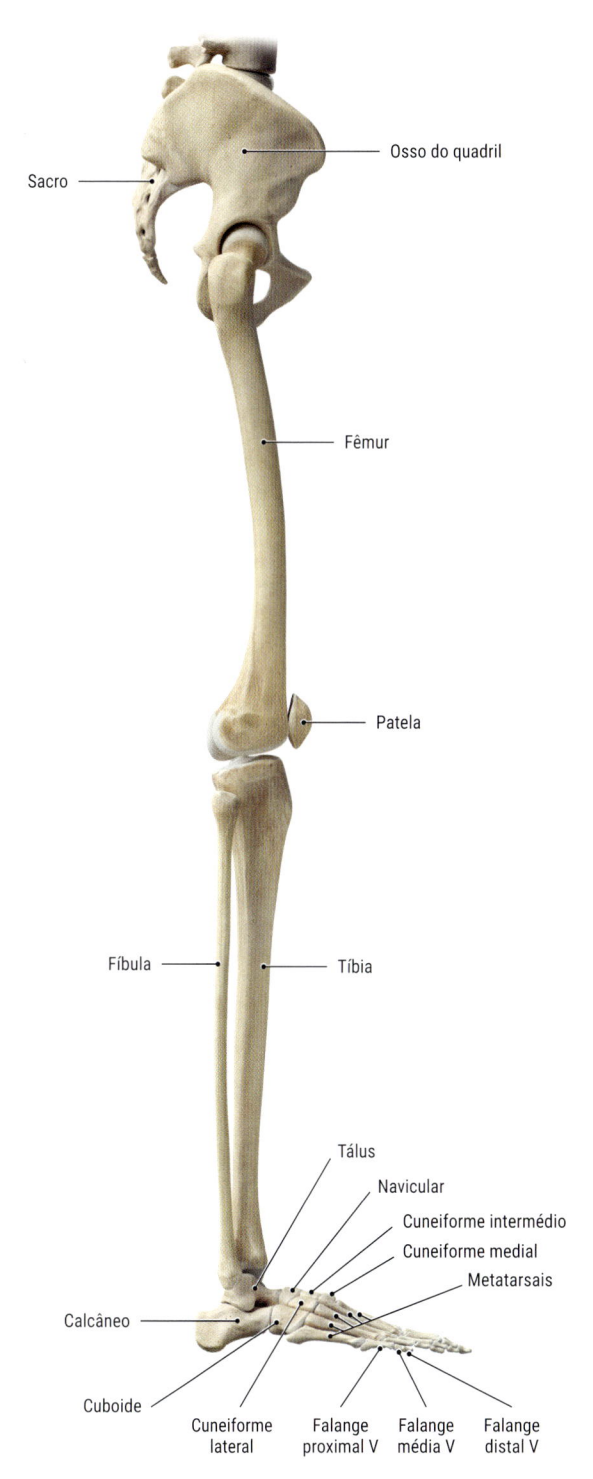

C Vista lateral direita.

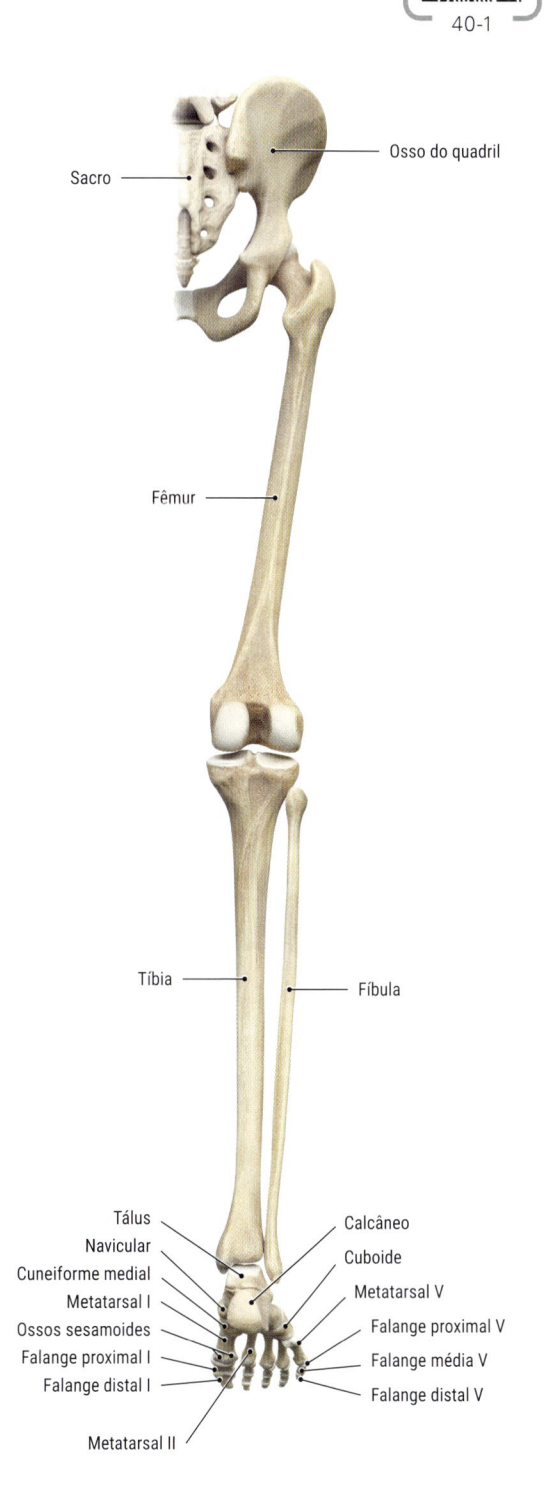

D Vista posterior.

Ossos do cíngulo do membro inferior

O sacro e o osso do quadril são os ossos que constituem o cíngulo do membro inferior, pois conectam a parte livre do membro inferior ao tronco. O osso do quadril é um osso plano que vem da fusão de três ossos: ílio, ísquio e púbis. Dessa forma, muitos acidentes anatômicos do osso do quadril fazem referência a esses ossos em suas respectivas regiões. Os ossos do quadril, o sacro e o cóccix formam a pelve óssea. A pelve é dividida em dois andares pela linha terminal: a pelve maior (superior) e a pelve menor (inferior).

A Principais acidentes ósseos. Vista lateral.

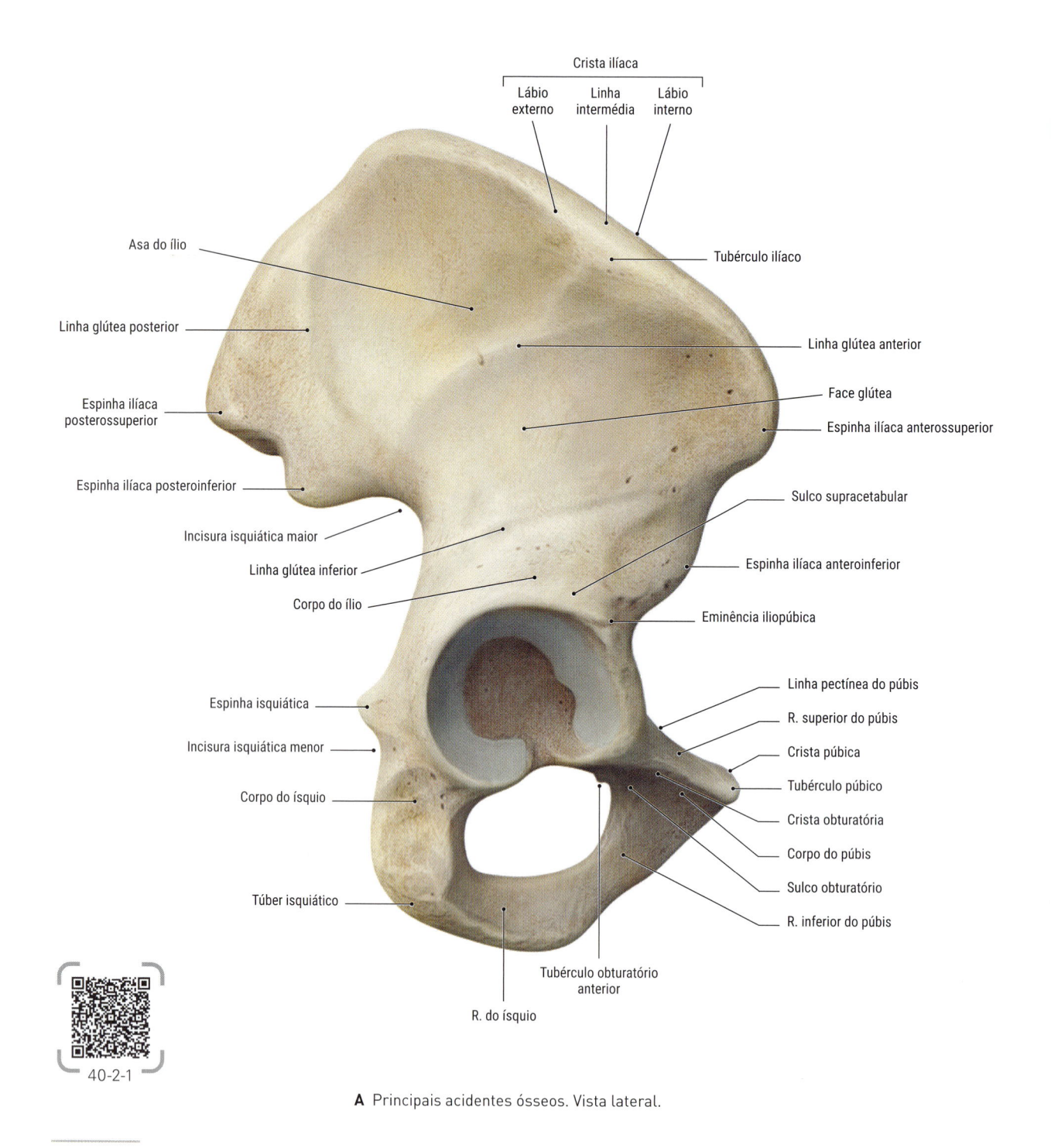

Figura 40-2 Osso do quadril.

40 | Ossos do membro inferior | **589**

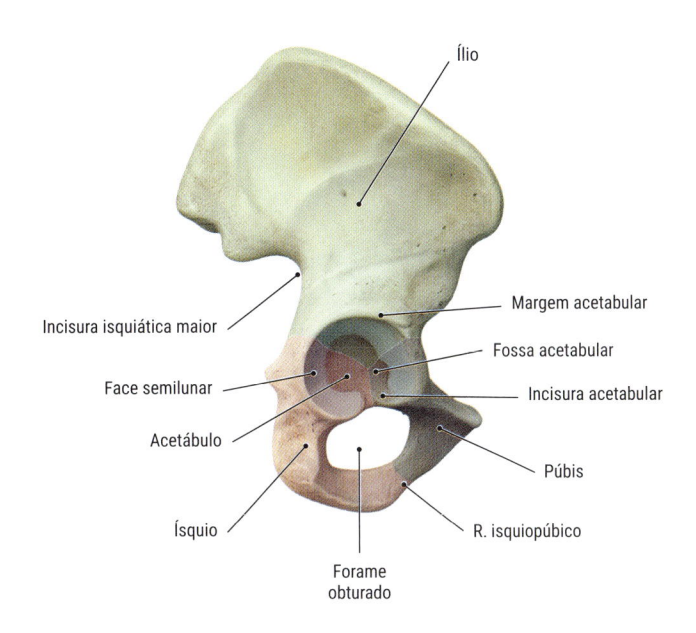

B Ossos que formam o quadril e elementos comuns. Vista lateral.

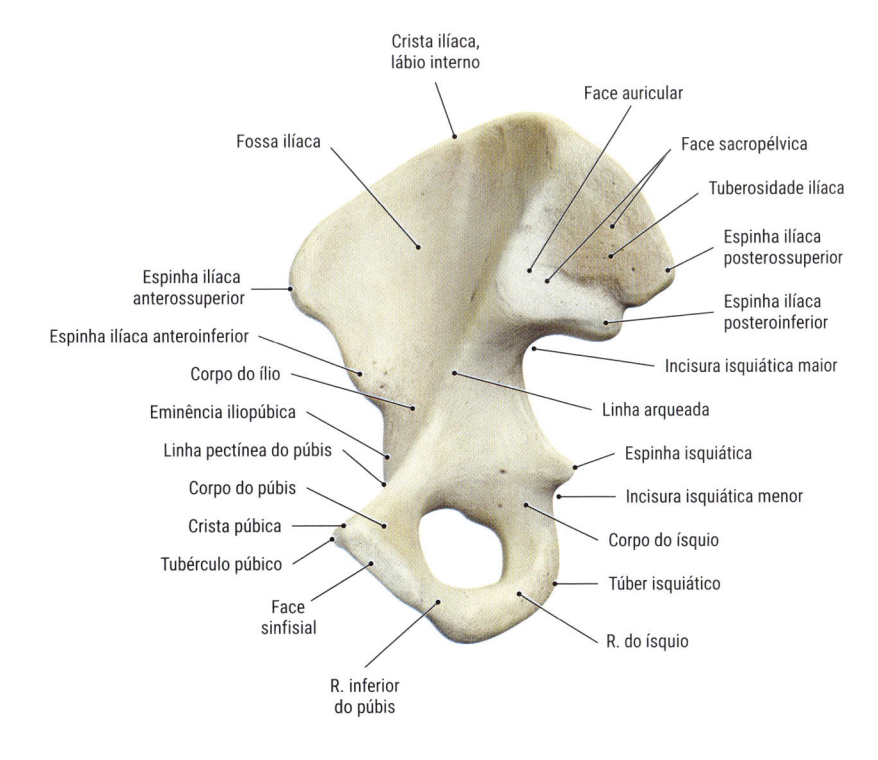

C Principais acidentes ósseos. Vista medial.

A Vista anterior.

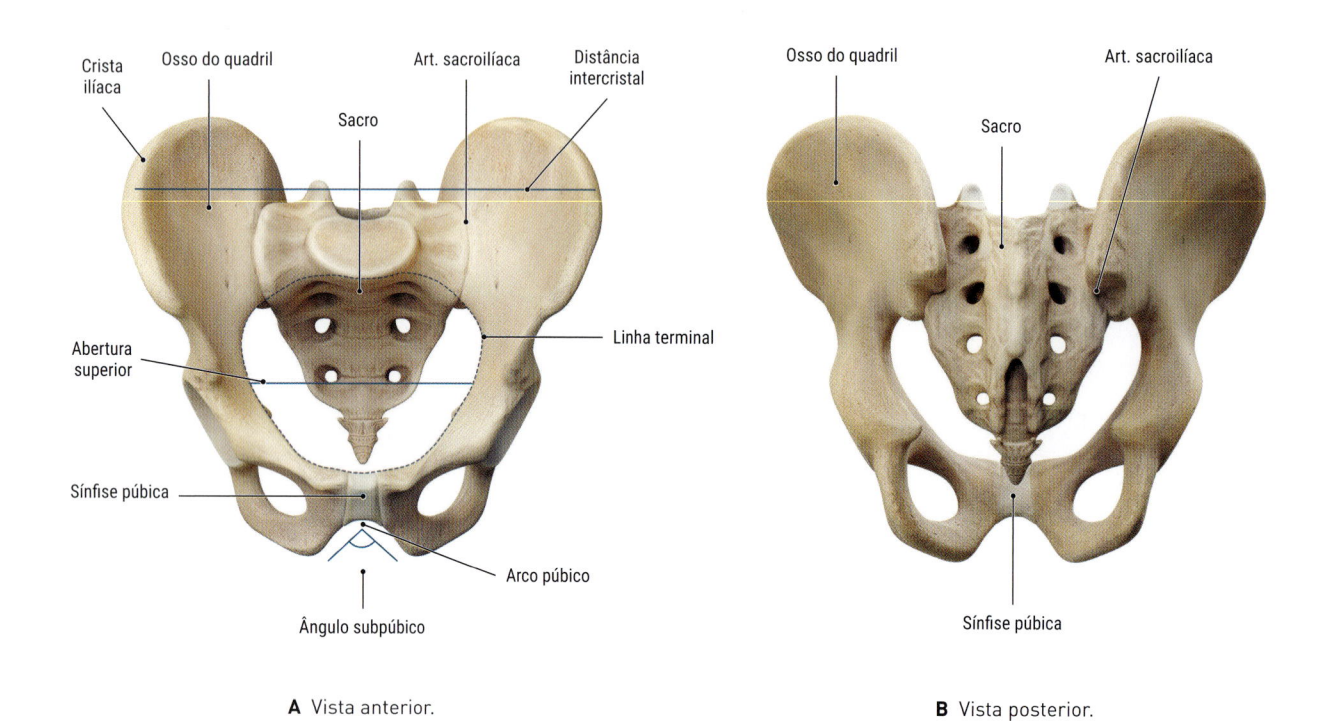

B Vista posterior.

C Vista superior.

D Corte mediano. Vista medial.

Figura 40-3 Pelve.

Tabela 40-1 Medidas e limites relacionados à pelve

Linha terminal	• Linha arqueada que é contínua com a linha pectínea e a sínfise púbica anteriormente e com o promontório posteriormente • Separa a pelve maior, superior, da pelve menor, inferior
Abertura superior	Espaço delimitado pela linha terminal
Abertura inferior	Abertura inferior da pelve menor delimitada pelo cóccix, pelas tuberosidades isquiáticas, o ramo do ísquio e o ramo púbico inferior
Ângulo subpúbico	Ângulo formado entre os dois ramos púbicos inferiores
Diâmetro transverso anatômico	Entre as áreas mais côncavas da linha terminal
Diâmetro transverso	Posterior às duas eminências iliopúbicas
Diâmetro oblíquo	Entre a Art. sacroilíaca e a eminência iliopúbica do lado oposto
Diâmetro anatômico	Entre o promontório e a parte superior da sínfise púbica
Diâmetro verdadeiro	Entre o promontório e a parte posterossuperior da sínfise púbica
Diâmetro diagonal	Entre o promontório e a parte inferior da sínfise púbica
Diâmetro reto	Entre o cóccix e a parte inferior da sínfise púbica
Diâmetro mediano	Entre as vértebras S III-S IV e a parte inferior da sínfise púbica
Diâmetro externo	Entre o processo espinhoso de L V e a parte superior da sínfise púbica
Distância interespinosa	Entre as duas espinhas ilíacas anterossuperiores
Distância intercristal	Entre as duas cristas ilíacas
Distância intertrocantérica	Entre os dois trocanteres maiores
Inclinação da pelve	Ângulo entre os planos da abertura superior da pelve e o horizontal

Ossos da parte livre do membro inferior

Os ossos da parte livre do membro inferior são: fêmur, que forma o esqueleto da coxa; patela; tíbia e fíbula, que formam o esqueleto da perna; ossos tarsais, ossos metatarsais, falanges e ossos sesamoides, que formam o esqueleto do pé. Todos os ossos mencionados são longos, com exceção dos ossos tarsais (curtos), a patela (sesamoide) e os ossos sesamoides.

A Vista anterior. **B** Vista lateral. **C** Vista posterior.

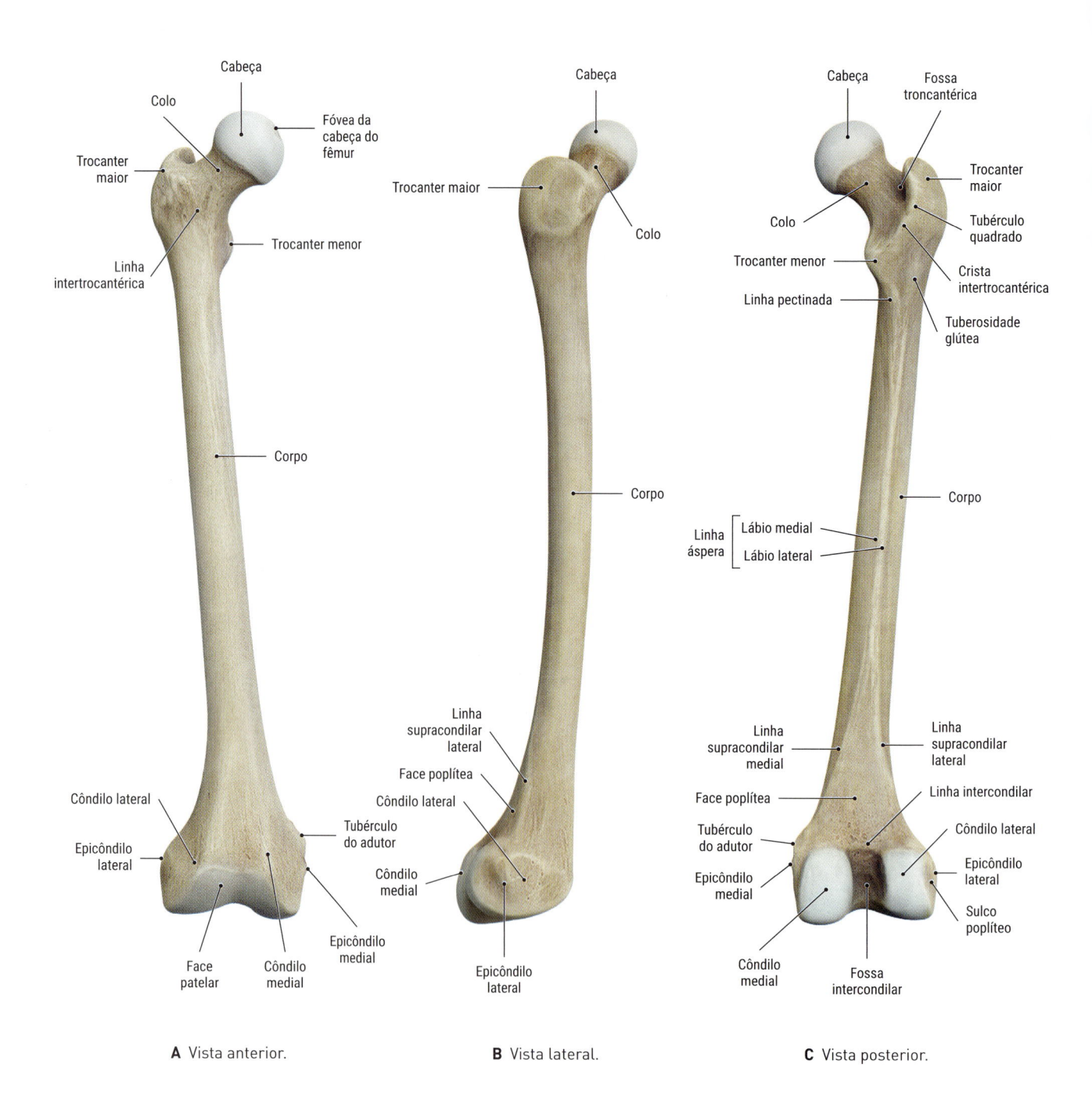

Figura 40-4 Fêmur.

40 | Ossos do membro inferior | **593**

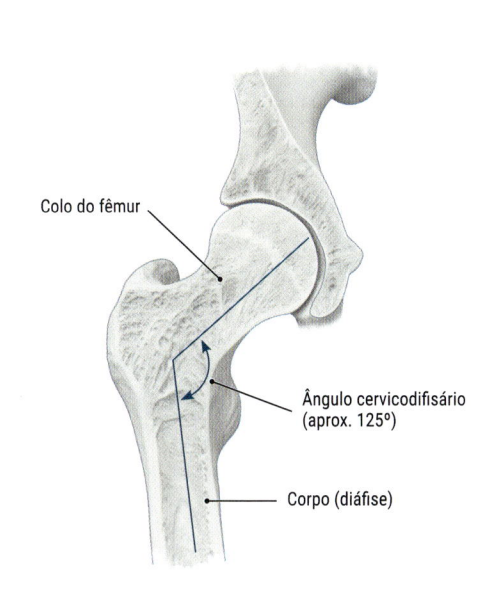

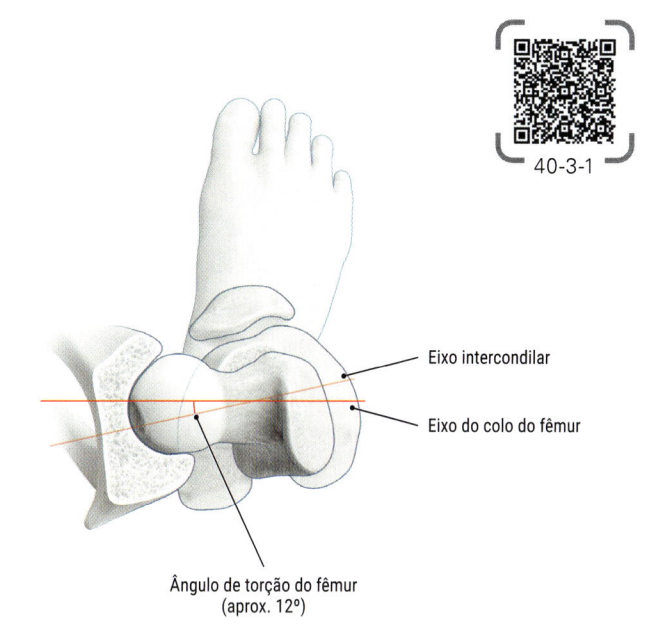

A Medição do ângulo cervicodiafisário. Corte frontal da articulação do quadril.

B Medição do ângulo de torção do fêmur, que tem uma rotação lateral (externa) de cerca de 12º. Vista superior do membro inferior.

Figura 40-5   Ângulos relevantes do fêmur.

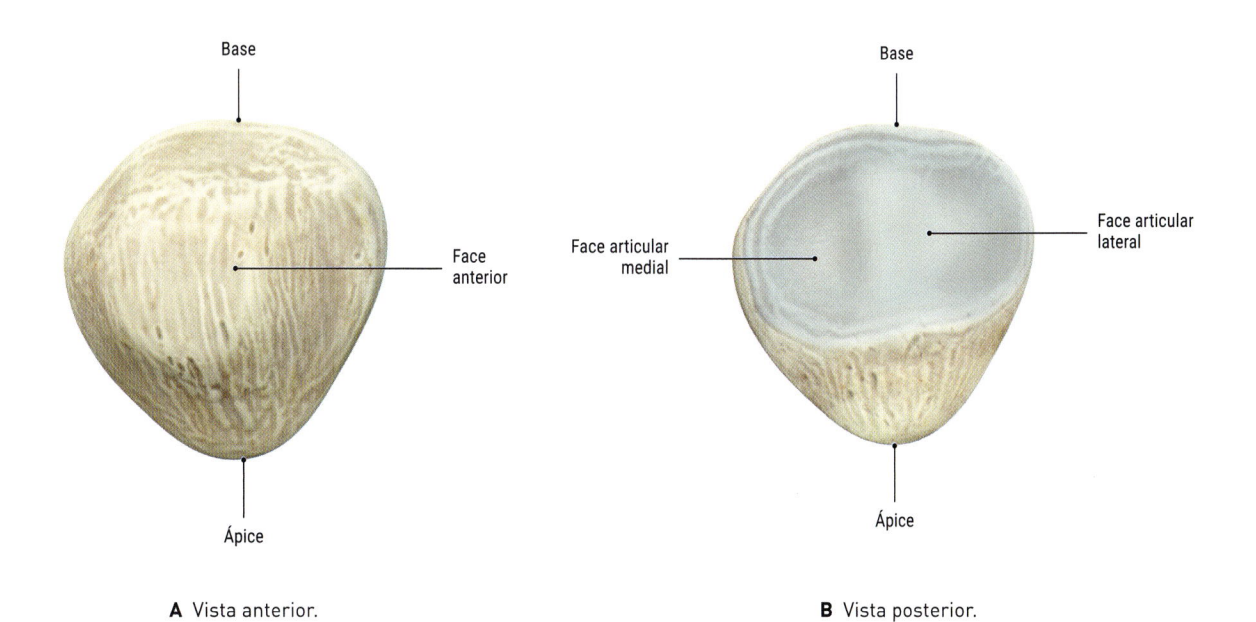

A Vista anterior.

B Vista posterior.

Figura 40-6   Patela direita.

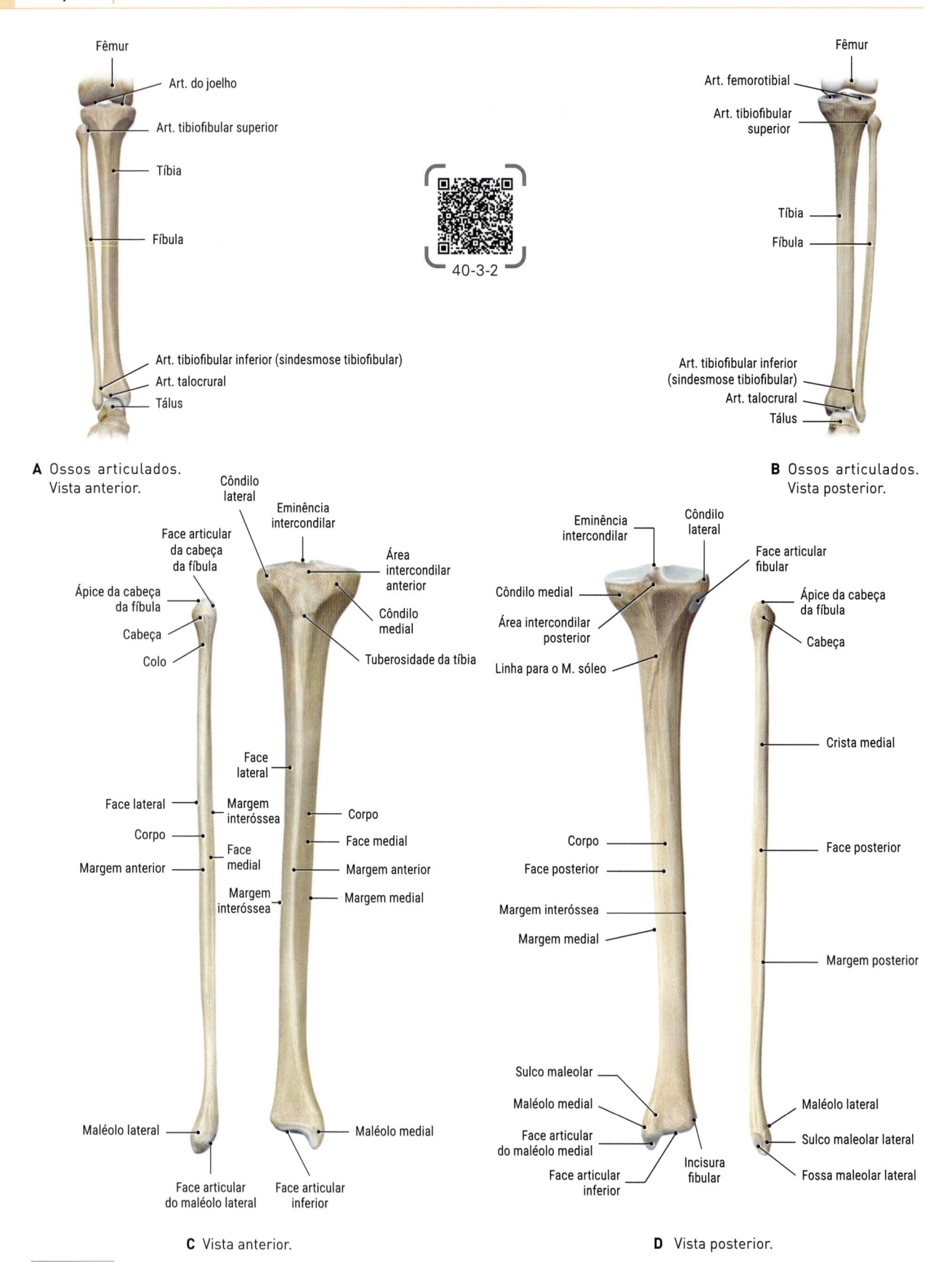

Figura 40-7 Tíbia e fíbula.

A Ossos articulados. Vista anterior.
B Ossos articulados. Vista posterior.
C Vista anterior.
D Vista posterior.

40 | Ossos do membro inferior

A Ossos da perna com a altura e vistas dos cortes.

Vista da **Figura 40-8B**
Fíbula
Tíbia
Membrana interóssea
Vista da **Figura 40-8C**
Vista da **Figura 40-8D**

B Vista superior da face articular superior.

Eminência intercondilar
- Tubérculo intercondilar medial
- Tubérculo intercondilar lateral

Área intercondilar posterior
Ápice da cabeça da fíbula
Face articular superior
Art. tibiofibular superior
Côndilo lateral
Côndilo medial
Tuberosidade da tíbia
Área intercondilar anterior

C Corte transversal no nível médio da perna.

Tíbia
- Margem anterior
- Face medial
- Face lateral
- Margem medial
- Membrana interóssea
- Margem interóssea
- Face posterior

Fíbula
- Margem interóssea
- Face medial
- Margem anterior
- Face lateral
- Margem posterior
- Face posterior
- Crista medial

D Vista inferior das superfícies articulares do tálus.

Art. tibiofibular inferior
Face articular inferior
Face articular do maléolo lateral
Face articular do maléolo medial
Maléolo medial
Maléolo lateral
Sulco maleolar
Fossa maleolar lateral
Incisura fibular

E Ângulo de torção fisiológico da tíbia. Corresponde a uma rotação lateral (externa) de 23°. Vista superior.

Eixo longitudinal do pé
23°
Eixo transverso proximal da tíbia
Eixo transverso distal da tíbia

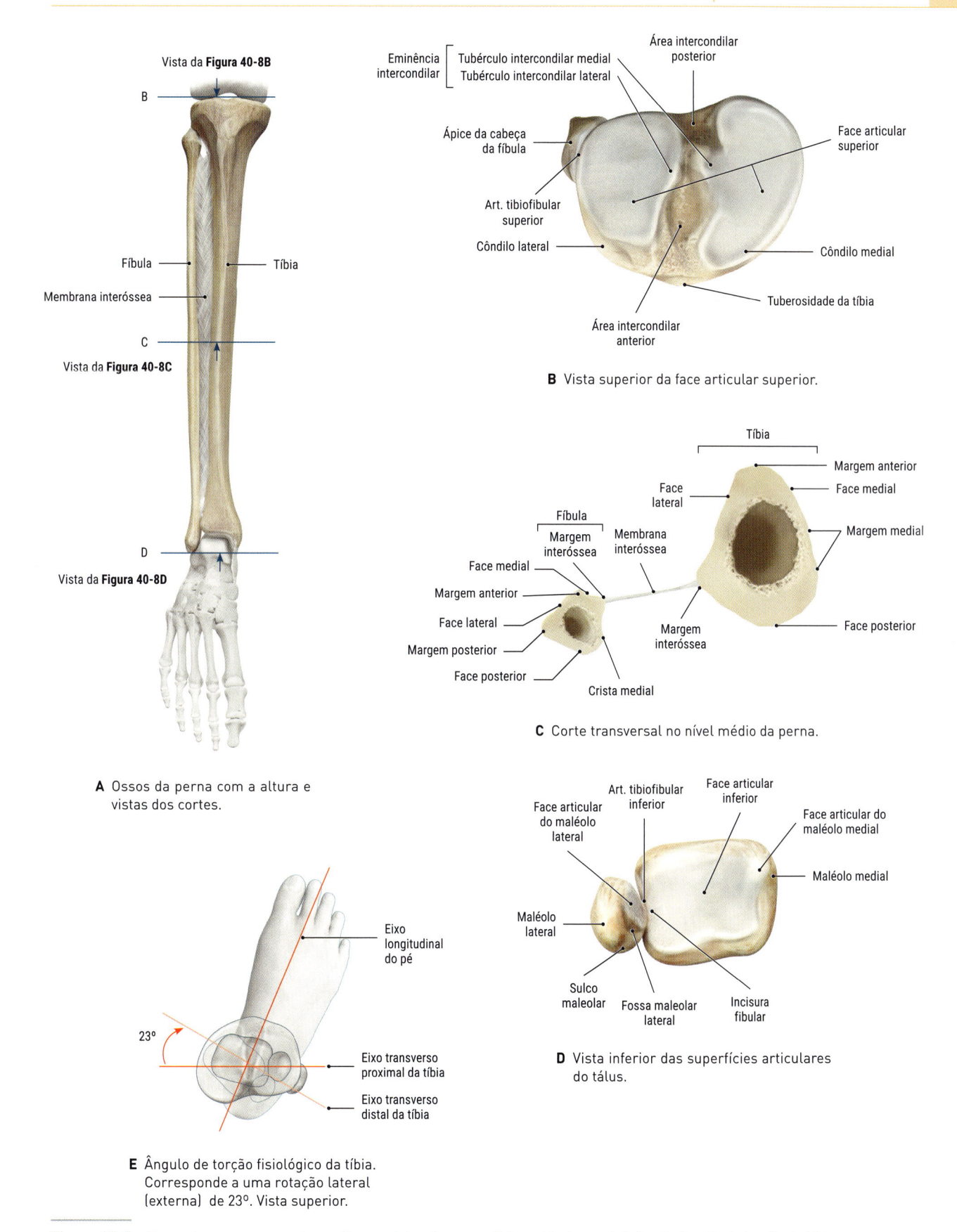

Figura 40-8 Ossos da perna com corte mediano e vistas das superfícies articulares; detalhe do ângulo de torção da tíbia.

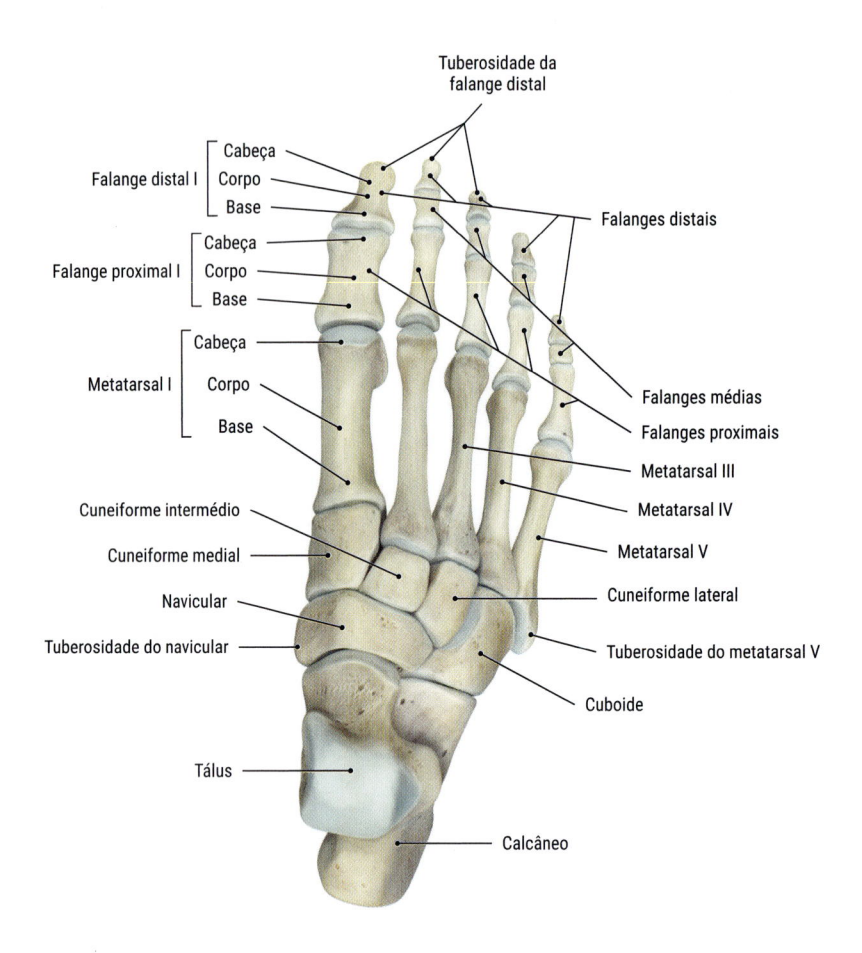

A Vista superior.

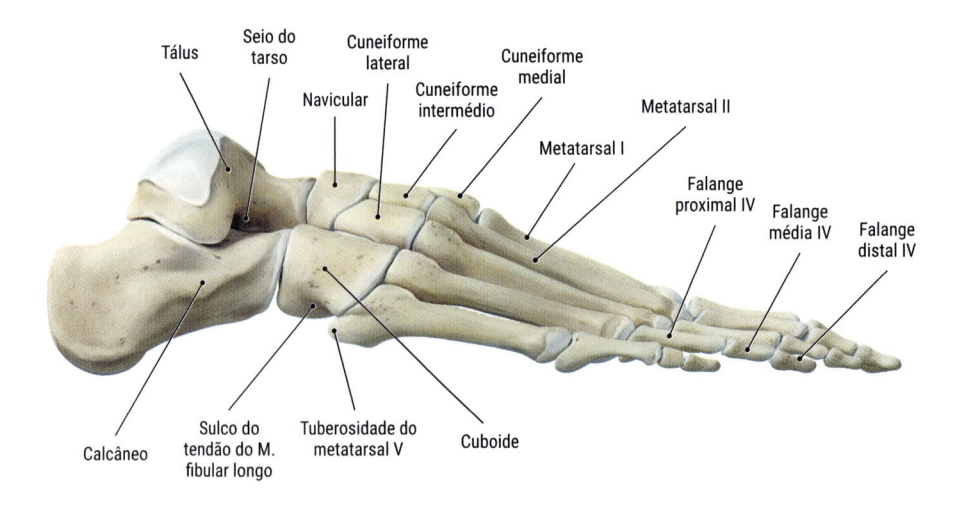

B Vista lateral direita.

Figura 40-9 Ossos do pé.

40 Ossos do membro inferior **597**

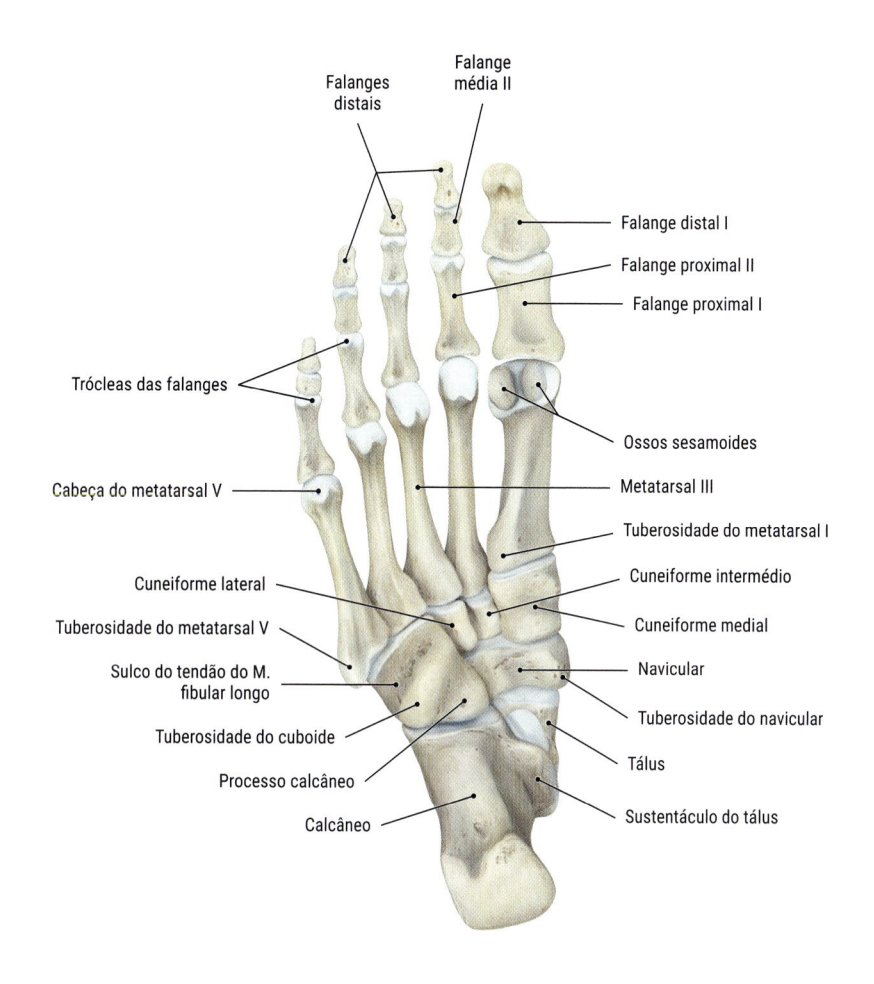

C Vista inferior.

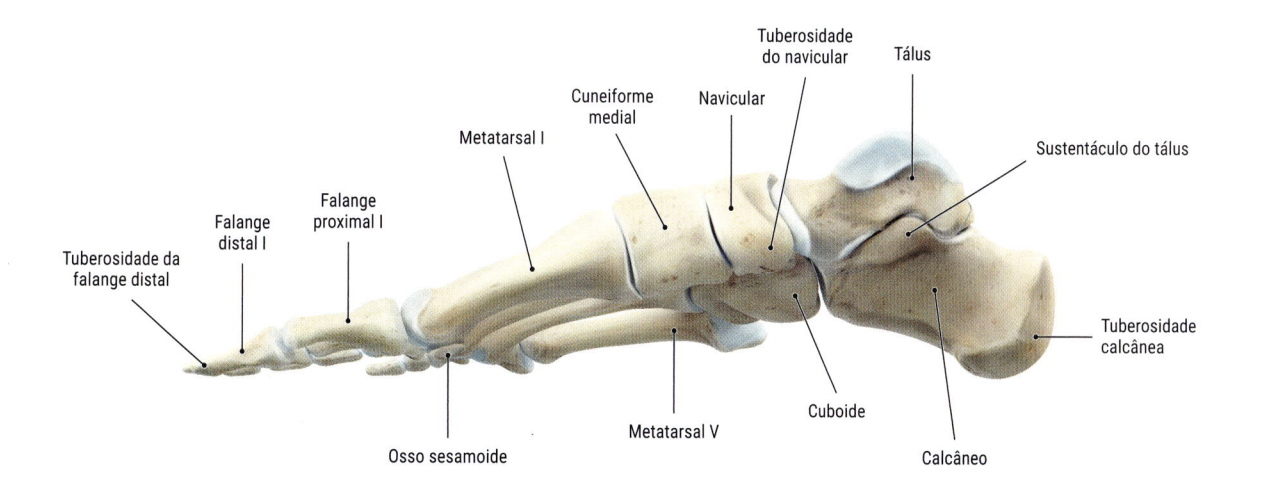

D Vista medial.

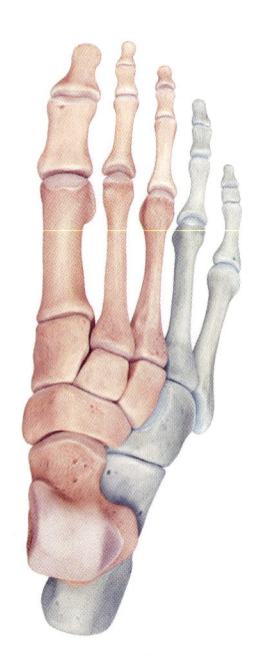

A Em vermelho, parte do pé para propulsão (raio medial); em azul, parte do pé para recepção (raio lateral). Essas partes também ajudam o pé a se adaptar a superfícies irregulares.

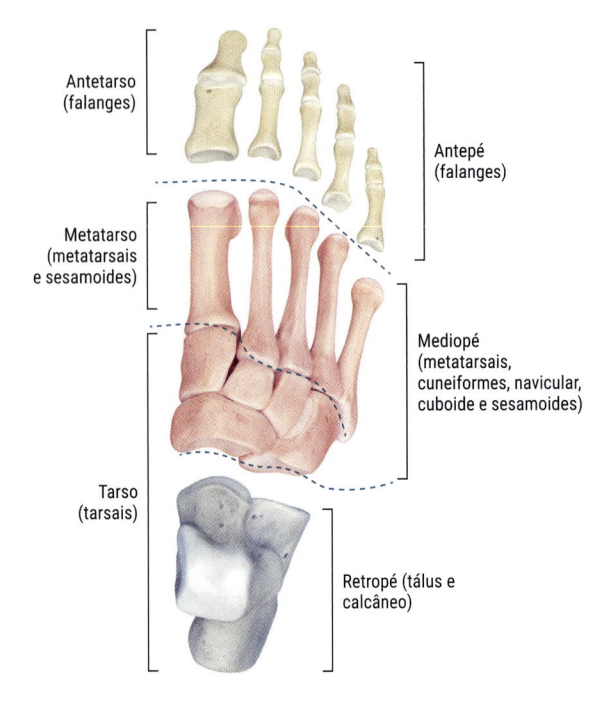

B À esquerda, divisão anatômica, e à direita, divisão funcional.

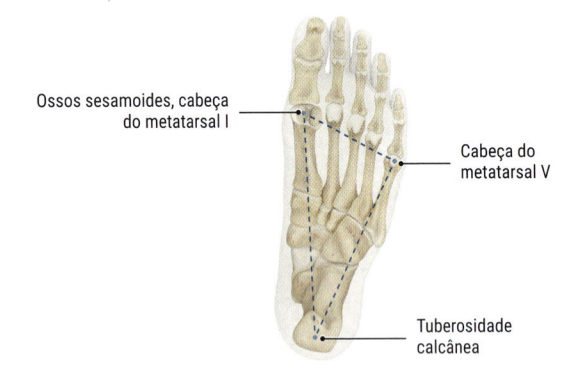

C Pontos de apoio ósseos no pé em bipedestação.

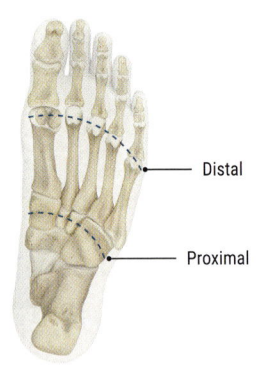

D Arcos transversais do pé.

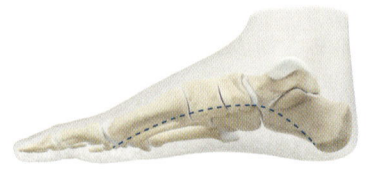

E Arco longitudinal do pé, parte medial.

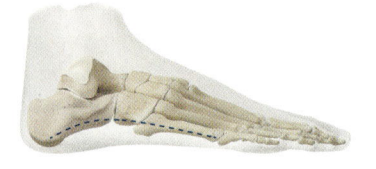

F Arco longitudinal do pé, parte lateral.

Figura 40-10 Diagramas funcionais do pé.

Figura 40-11 Tálus.

A Vista superior.

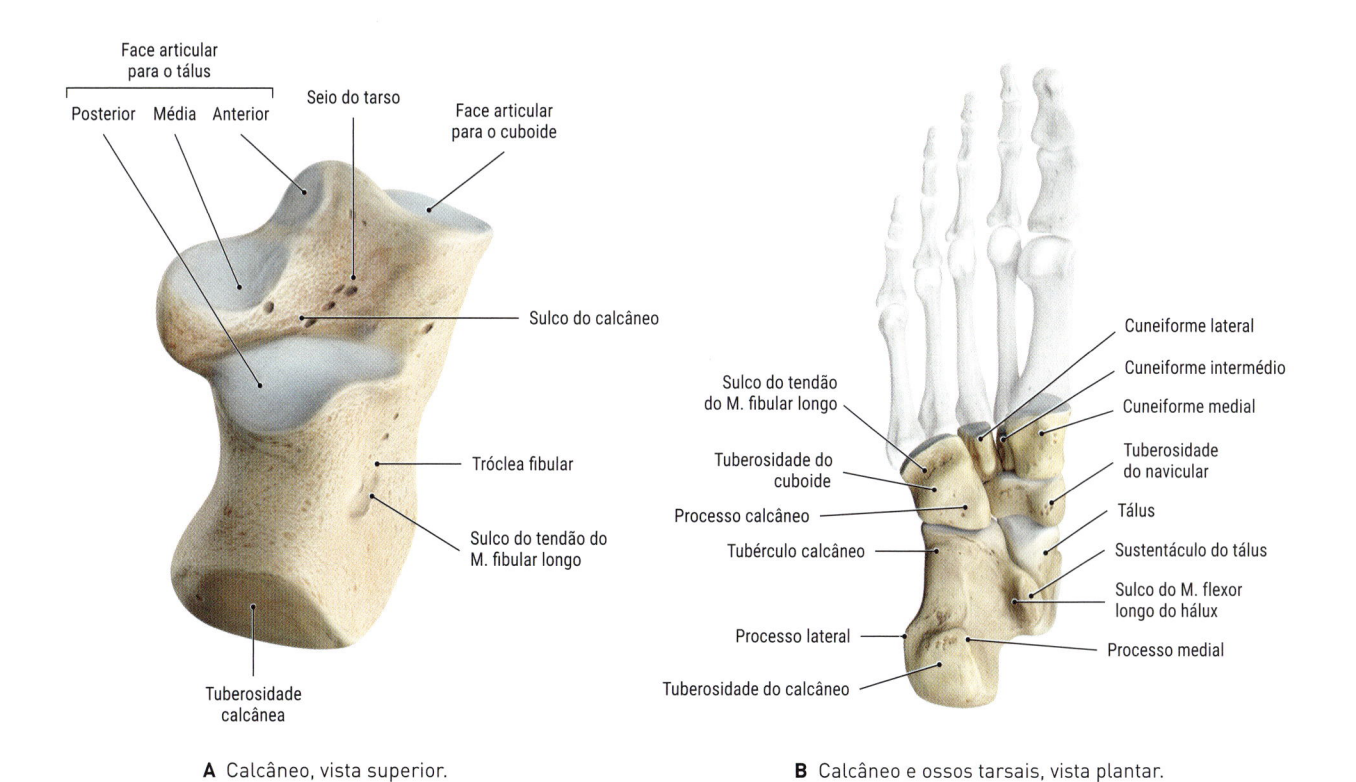

B Vista inferior.

Figura 40-12 Calcâneo e ossos tarsais.

A Calcâneo, vista superior.

B Calcâneo e ossos tarsais, vista plantar.

Origens e inserções nos ossos do membro inferior

As duas páginas seguintes apresentam as origens e inserções dos músculos dos membros inferiores. As origens geralmente são proximais e/ou mediais, e as inserções são distais e/ou laterais. Alguns músculos da parede abdominal que atuam no osso do quadril também foram representados.

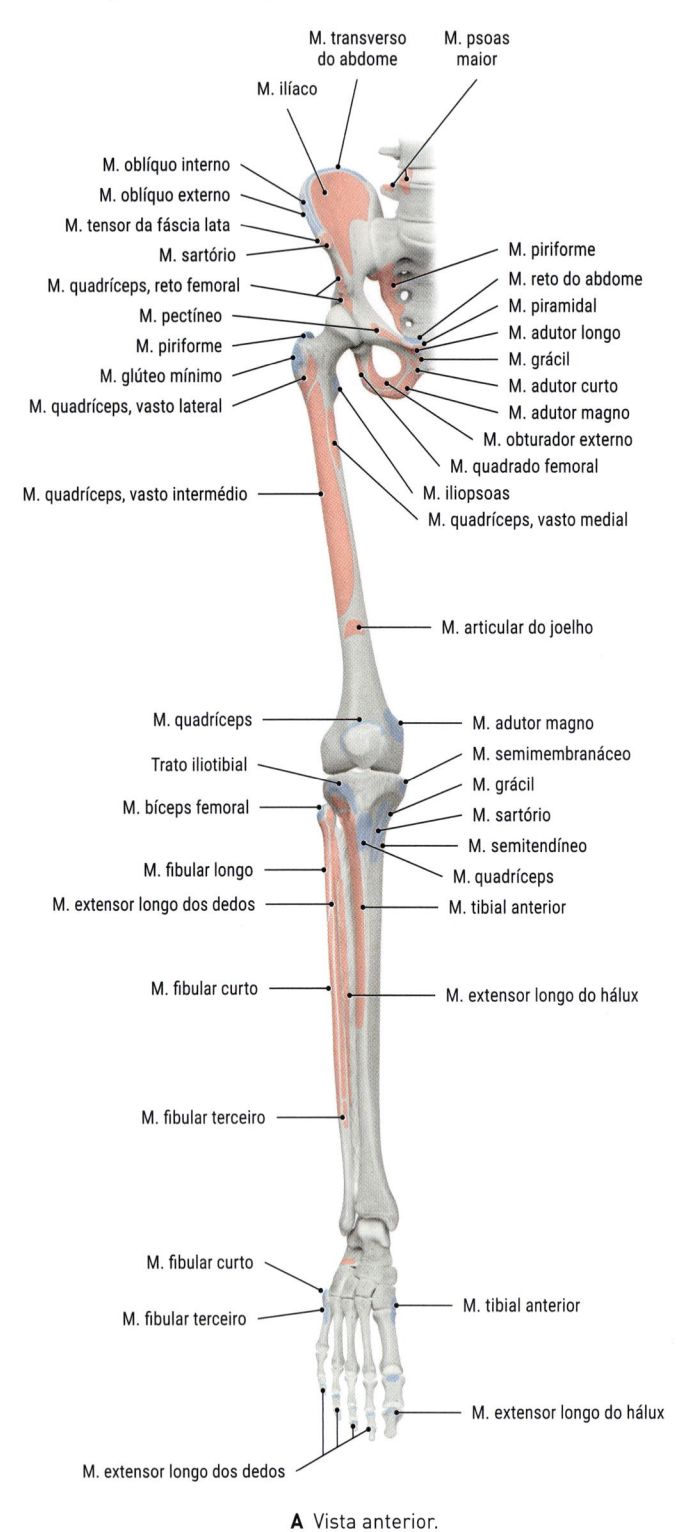

A Vista anterior.

Figura 40-13 Origens (vermelho) e inserções (azul) do membro inferior.

40 | Ossos do membro inferior

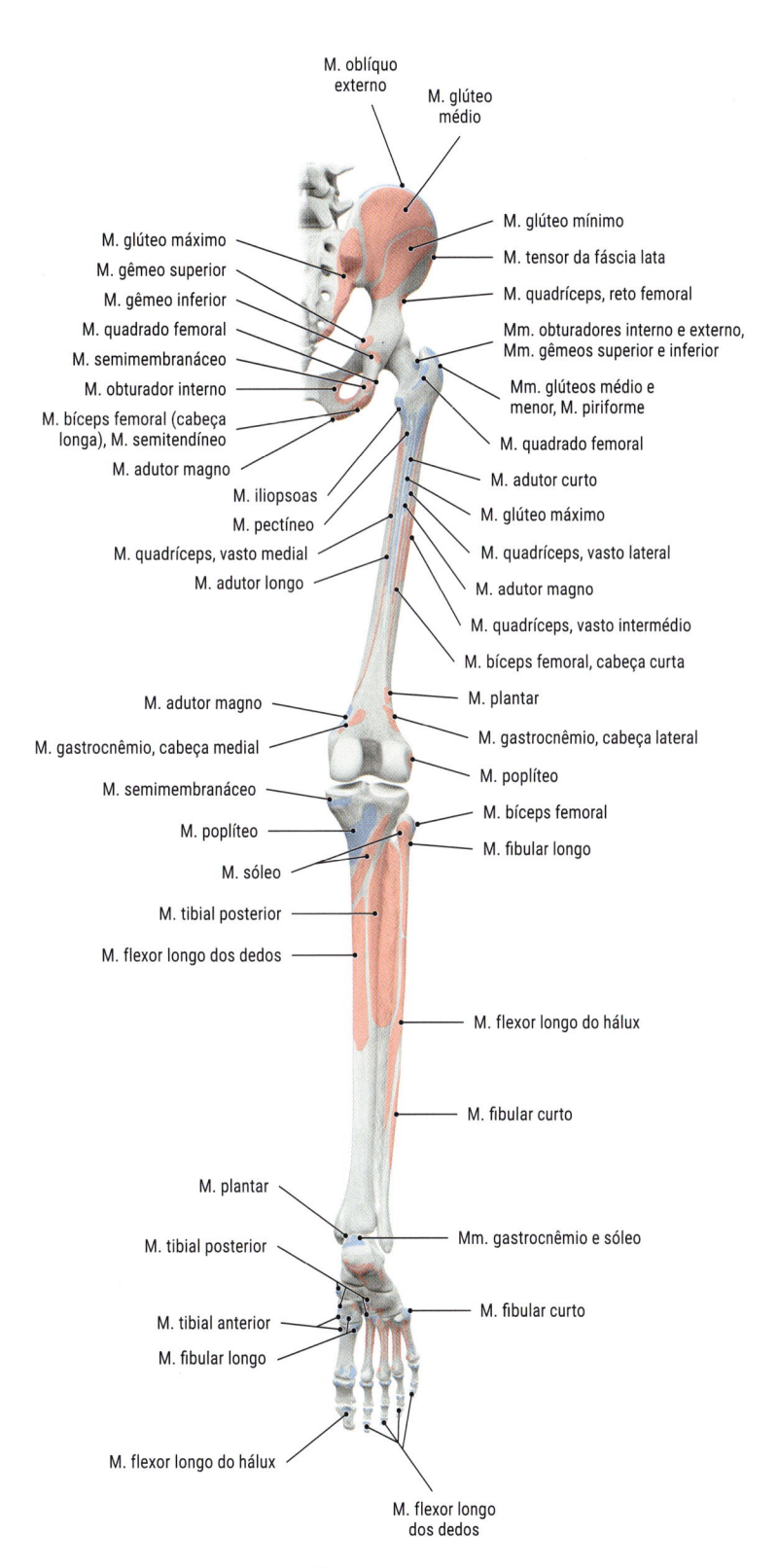

M. oblíquo externo
M. glúteo médio
M. glúteo máximo
M. gêmeo superior
M. gêmeo inferior
M. quadrado femoral
M. semimembranáceo
M. obturador interno
M. bíceps femoral (cabeça longa), M. semitendíneo
M. adutor magno
M. iliopsoas
M. pectíneo
M. quadríceps, vasto medial
M. adutor longo
M. glúteo mínimo
M. tensor da fáscia lata
M. quadríceps, reto femoral
Mm. obturadores interno e externo, Mm. gêmeos superior e inferior
Mm. glúteos médio e menor, M. piriforme
M. quadrado femoral
M. adutor curto
M. glúteo máximo
M. quadríceps, vasto lateral
M. adutor magno
M. quadríceps, vasto intermédio
M. bíceps femoral, cabeça curta
M. adutor magno
M. plantar
M. gastrocnêmio, cabeça medial
M. gastrocnêmio, cabeça lateral
M. semimembranáceo
M. poplíteo
M. poplíteo
M. bíceps femoral
M. sóleo
M. fibular longo
M. tibial posterior
M. flexor longo dos dedos
M. flexor longo do hálux
M. fibular curto
M. plantar
M. tibial posterior
Mm. gastrocnêmio e sóleo
M. tibial anterior
M. fibular longo
M. fibular curto
M. flexor longo do hálux
M. flexor longo dos dedos

B Vista posterior.

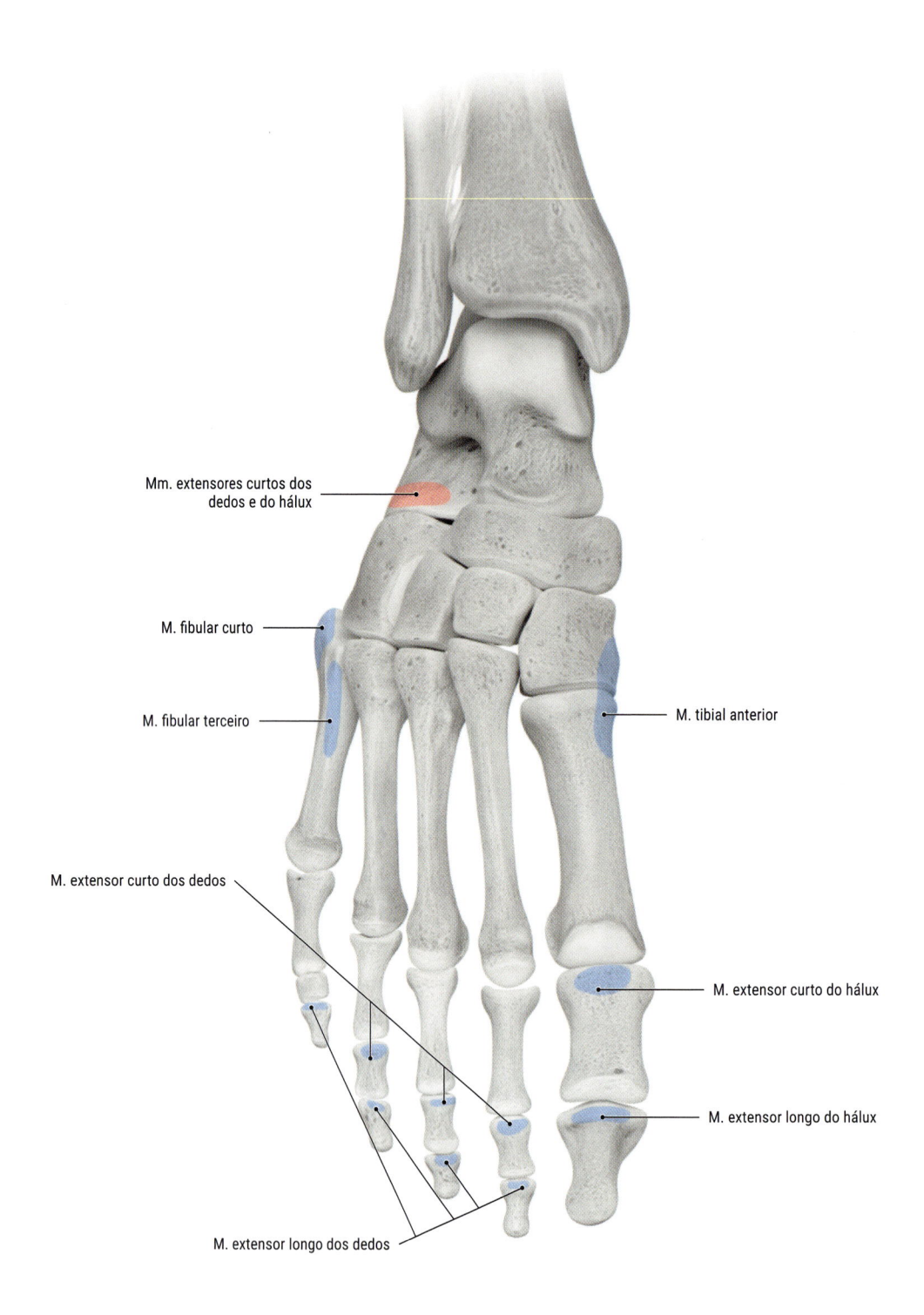

C Vista dorsal do pé.

Figura 40-13 Origens (vermelho) e inserções (azul) do membro inferior (*cont.*).

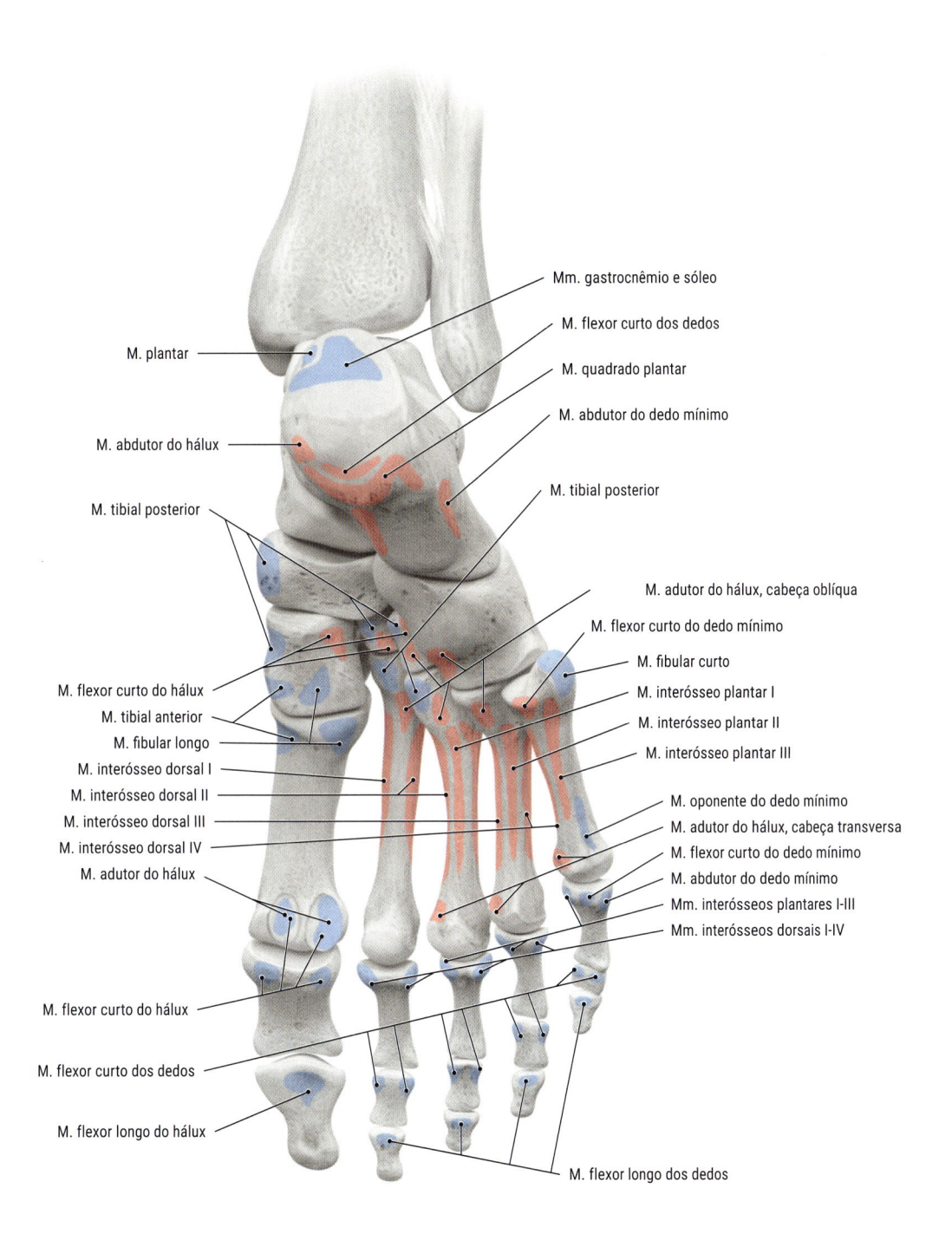

D Vista plantar do pé.

41 ARTICULAÇÕES DO MEMBRO INFERIOR

Articulações do cíngulo do membro inferior e do quadril

No cíngulo do membro inferior, há duas articulações sinoviais, as sacroilíacas: uma cartilagínea, a sínfise púbica, e uma fibrosa, a sindesmose do cíngulo do membro inferior com a membrana obturadora. São articulações com muito pouco movimento, diferentemente da articulação do quadril. Esta última faz parte das articulações da parte livre do membro inferior. É uma articulação sinovial esférica ou enartrose entre a cabeça do fêmur e a face semilunar do acetábulo do osso do quadril.

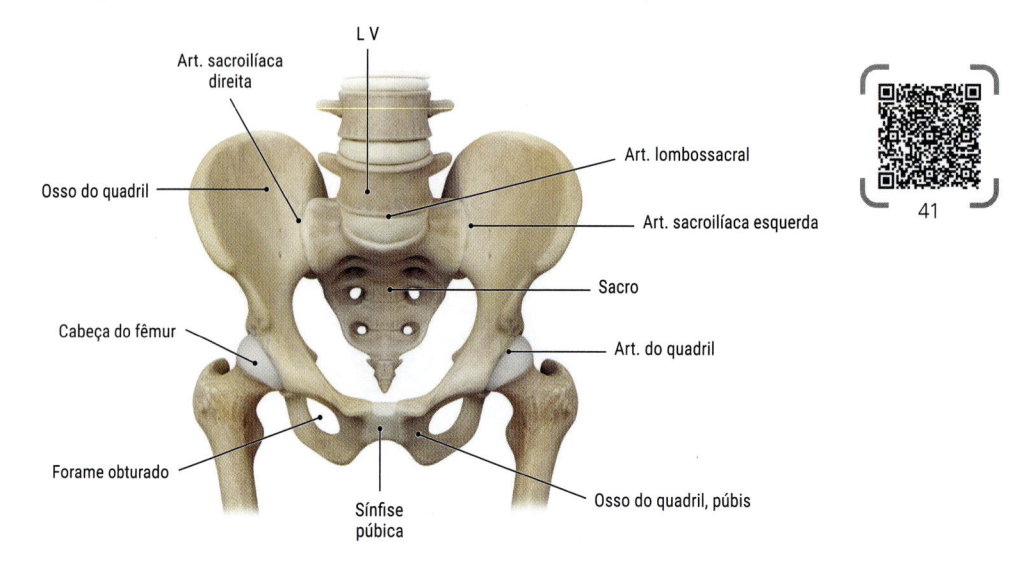

A Componentes ósseos que darão origem às articulações da pelve, do quadril e da extremidade da coluna lombar. Vista anterior.

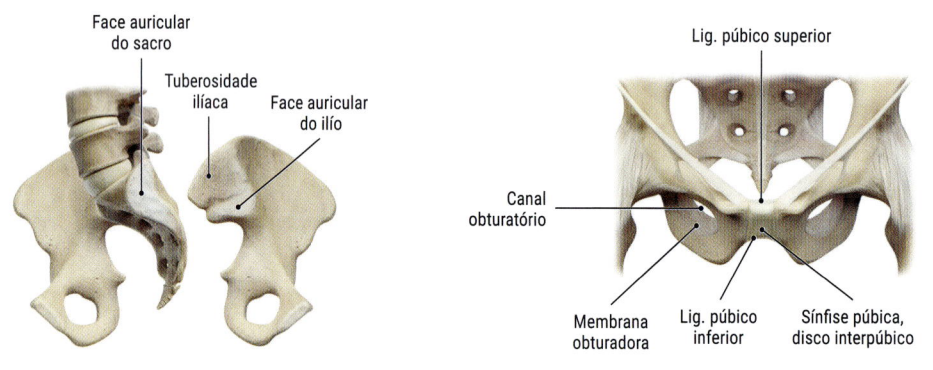

B Detalhe da articulação sacroilíaca esquerda. Seus componentes, o osso do quadril e o sacro foram separados nas suas faces auriculares.

C Detalhes das articulações da sínfise púbica e da sindesmose do cíngulo do membro inferior. Vista anterior.

Figura 41-1 Articulações do cíngulo do membro inferior.

Tabela 41-1 Articulações do cíngulo do membro inferior

Articulação	Superfícies	Tipo	Subtipo	Movimentos	Reforços
Sindesmose do cíngulo do membro inferior	Forame obturado	Fibrosa	Sindesmose	Sem movimento	Membrana obturadora
Sínfise púbica	Púbis: faces sinfisiais esquerda e direita	Cartilagínea	Sínfise	Muito limitados à deformação do disco	• Disco interpúbico • Lig. púbico superior • Lig. púbico inferior
Sacroilíaca	• Sacro: face auricular • Osso do quadril: face auricular	Sinovial	Plana irregular	Nutação-contranutação	• Ligg. sacroilíacos anteriores, interósseos e posteriores • Lig. sacrotubeal • Lig. sacroespinal • Lig. iliolombar

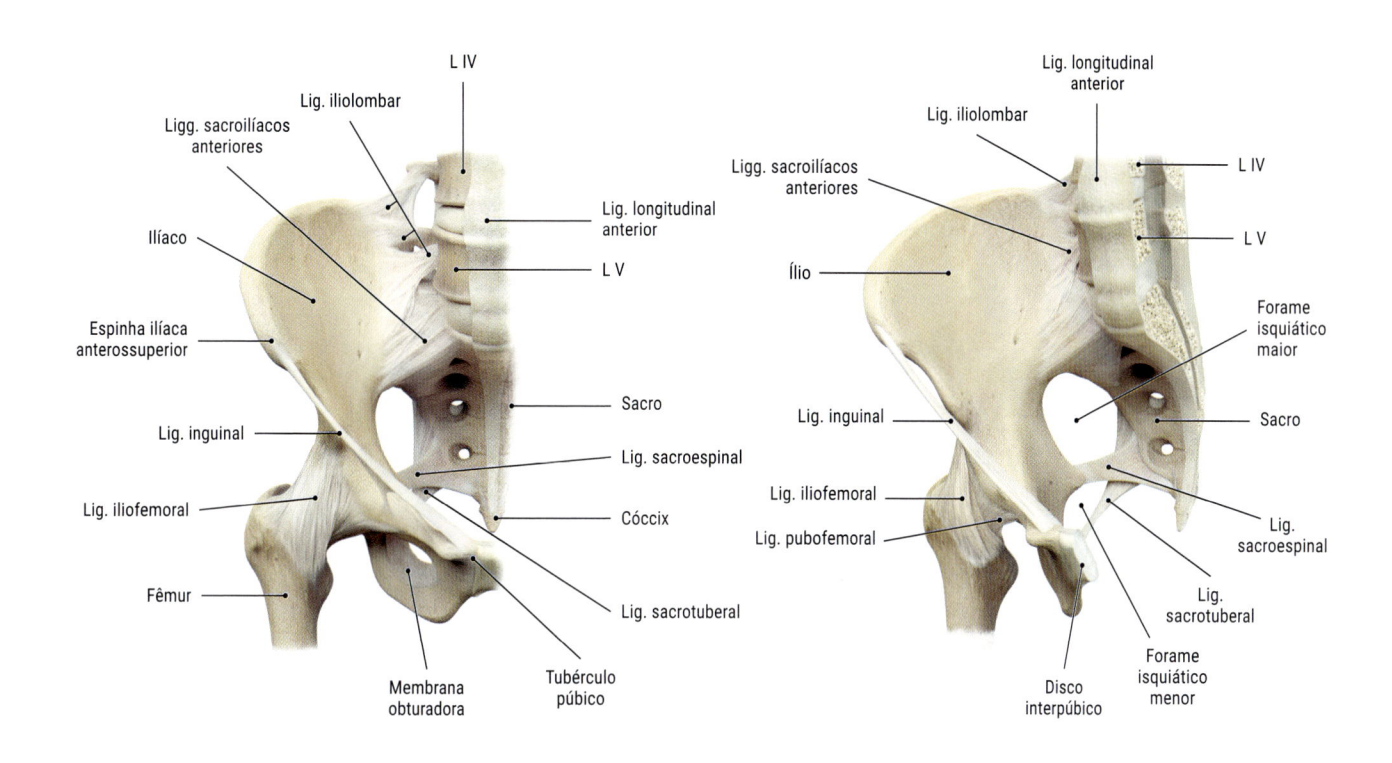

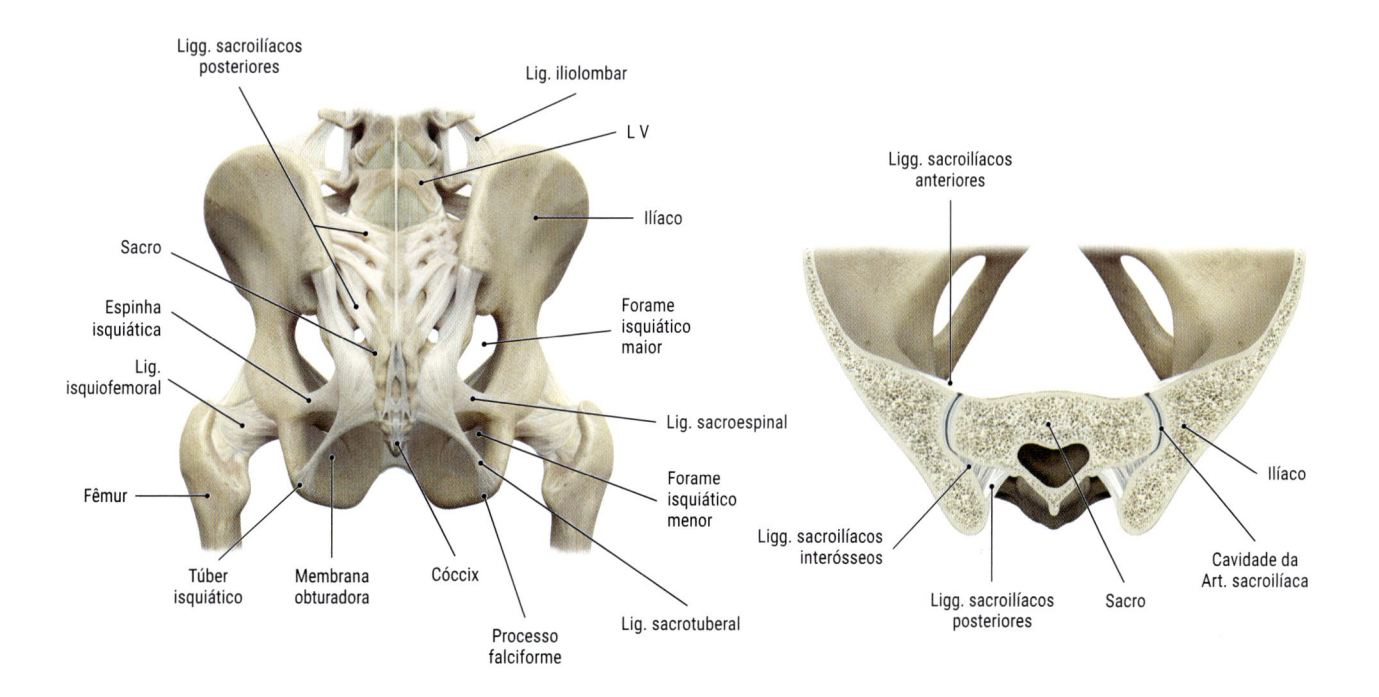

Figura 41-2 Articulações do cíngulo do membro inferior.

A Vista anterior.

B Vista posterior.

C Vista oblíqua anteromedial.

D Corte transversal na articulação sacroilíaca.

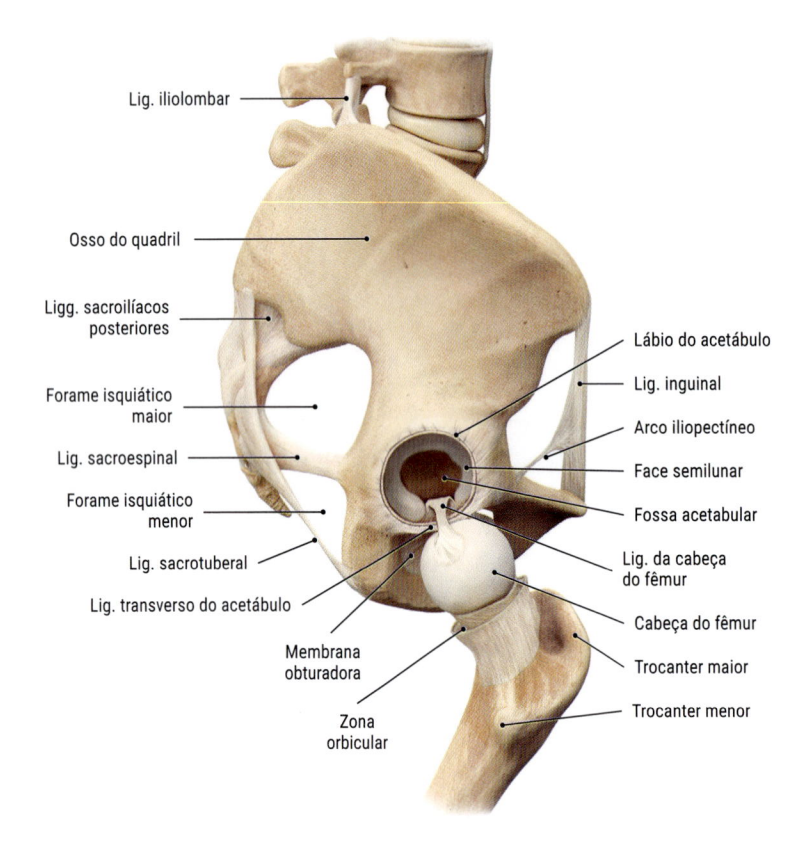

A Desarticulação do quadril para visualização das estruturas internas. Vista lateral direita.

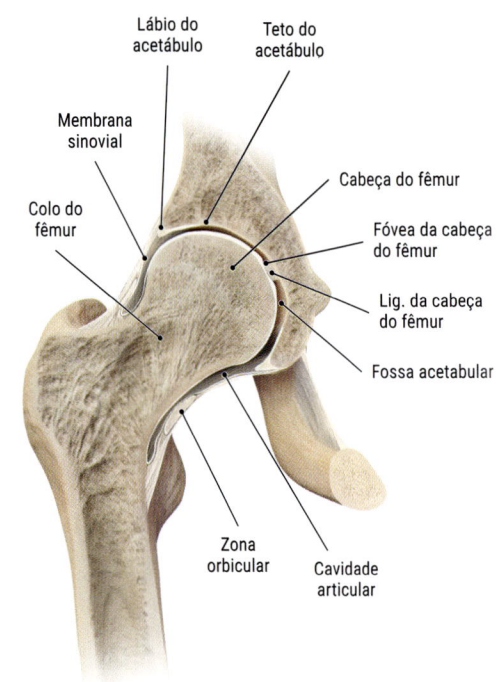

B Corte frontal do quadril.

Figura 41-3 Detalhes da articulação do quadril.

Tabela 41-2	Articulações da parte livre do membro inferior (quadril)				
Articulação	Superfícies	Tipo	Subtipo	Movimentos	Reforços
Quadril	• **Osso do quadril:** face semilunar do acetábulo • **Fémur:** cabeça	Sinovial	Esférica	• Flexão-extensão • Abdução-adução • Rotações	• Lábio do acetábulo • Lig. iliofemoral • Lig. isquiofemoral • Lig. pubofemoral • Lig. da cabeça do fêmur

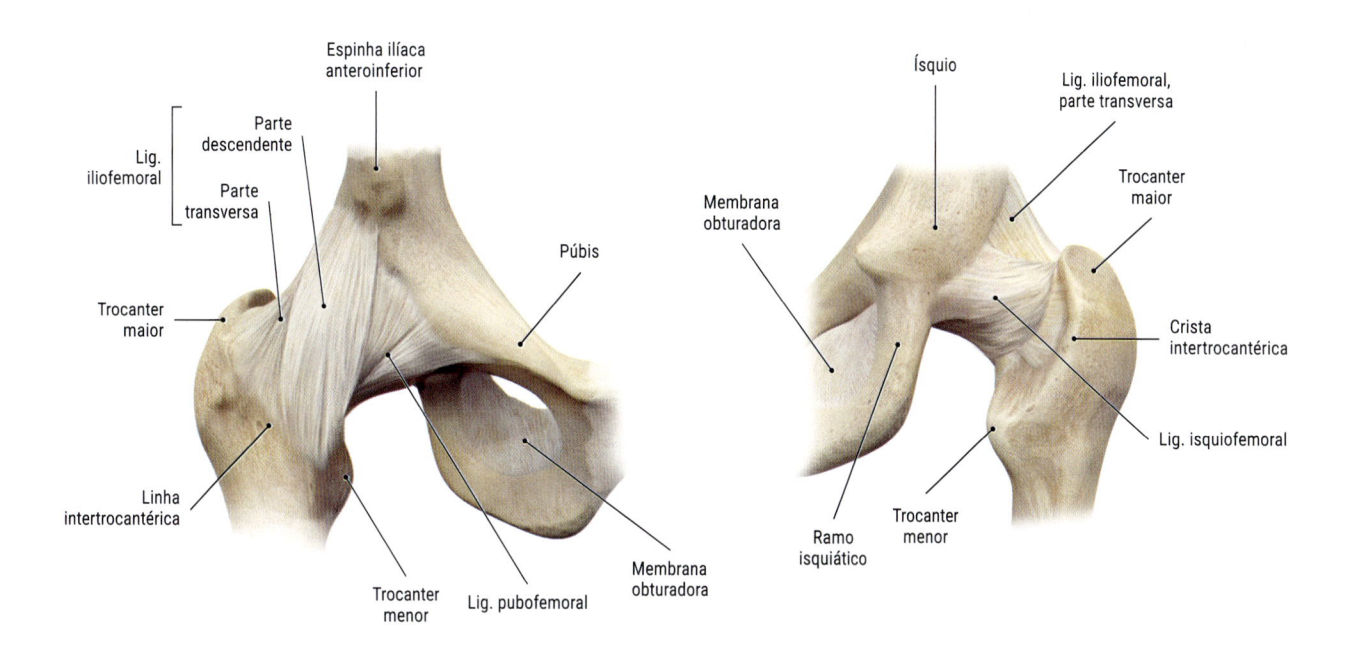

Figura 41-4 Ligamentos da articulação do quadril.

A Vista anterior.

B Vista posterior.

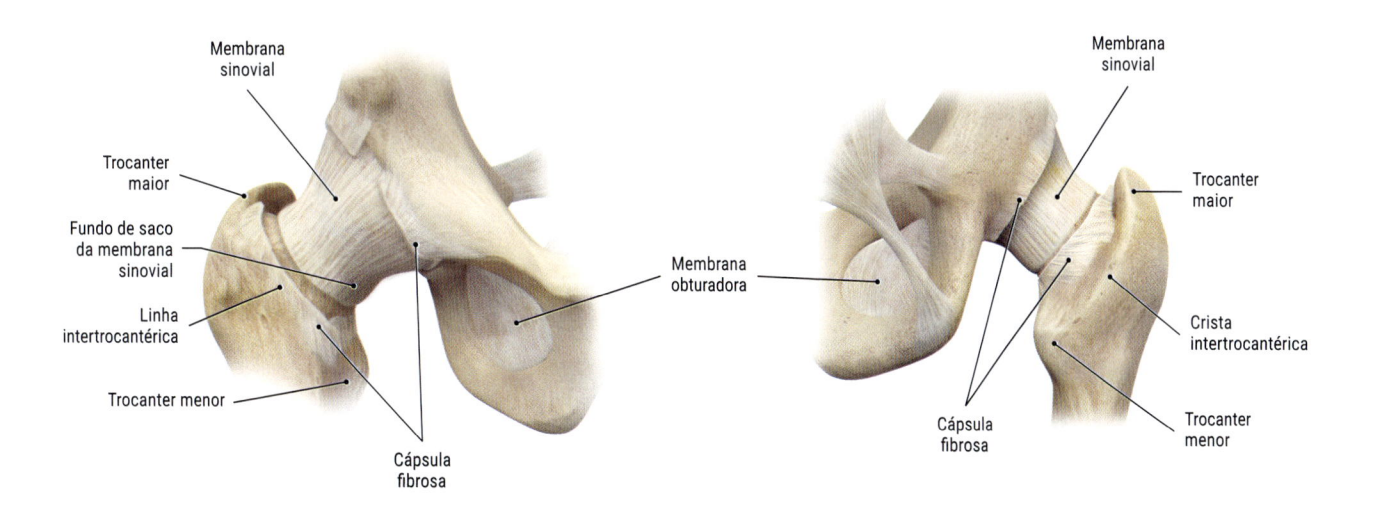

C Situação da membrana sinovial articular após a remoção dos ligamentos e da cápsula fibrosa. Vista anterior.

D Situação da membrana sinovial articular após a remoção dos ligamentos e da membrana fibrosa. Vista posterior.

Anatomia radiológica do cíngulo do membro inferior

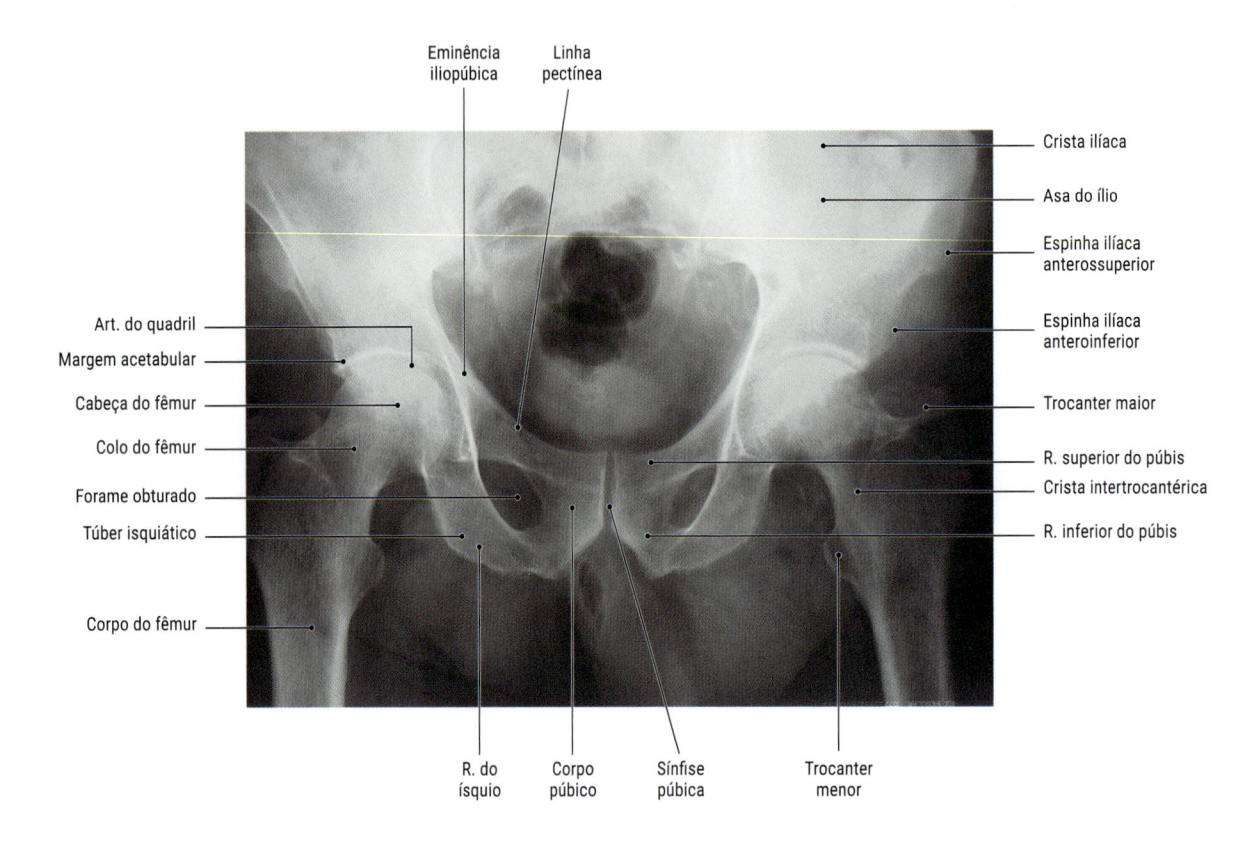

A Radiografia anteroposterior da pelve.

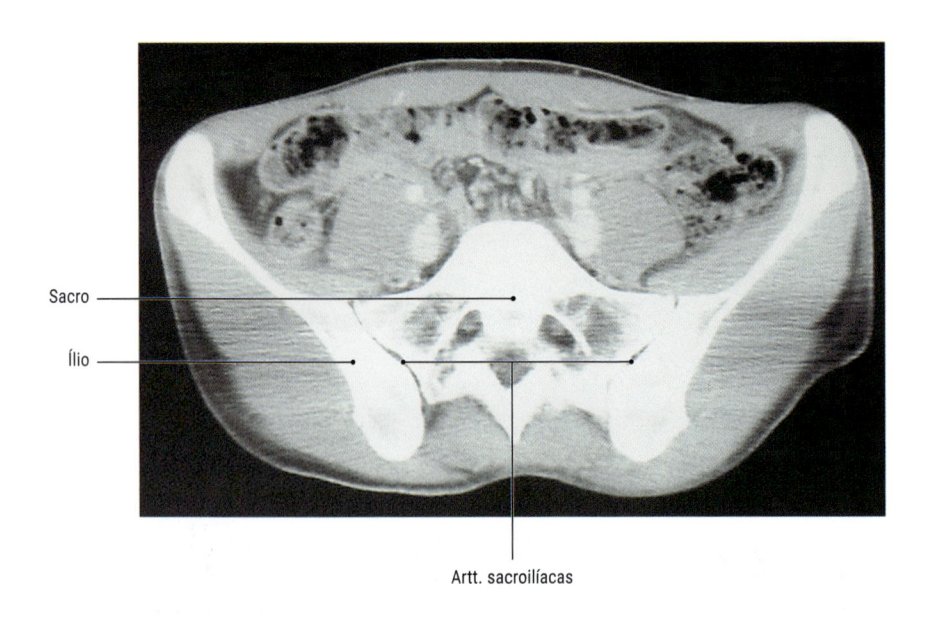

B Tomografia computadorizada de corte transversal da pelve no nível das articulações sacroilíacas.

Figura 41-5 Radiografia e tomografia computadorizada da pelve.

41 | Articulações do membro inferior | **609**

A Ressonância magnética de corte frontal no nível da pelve e do quadril.

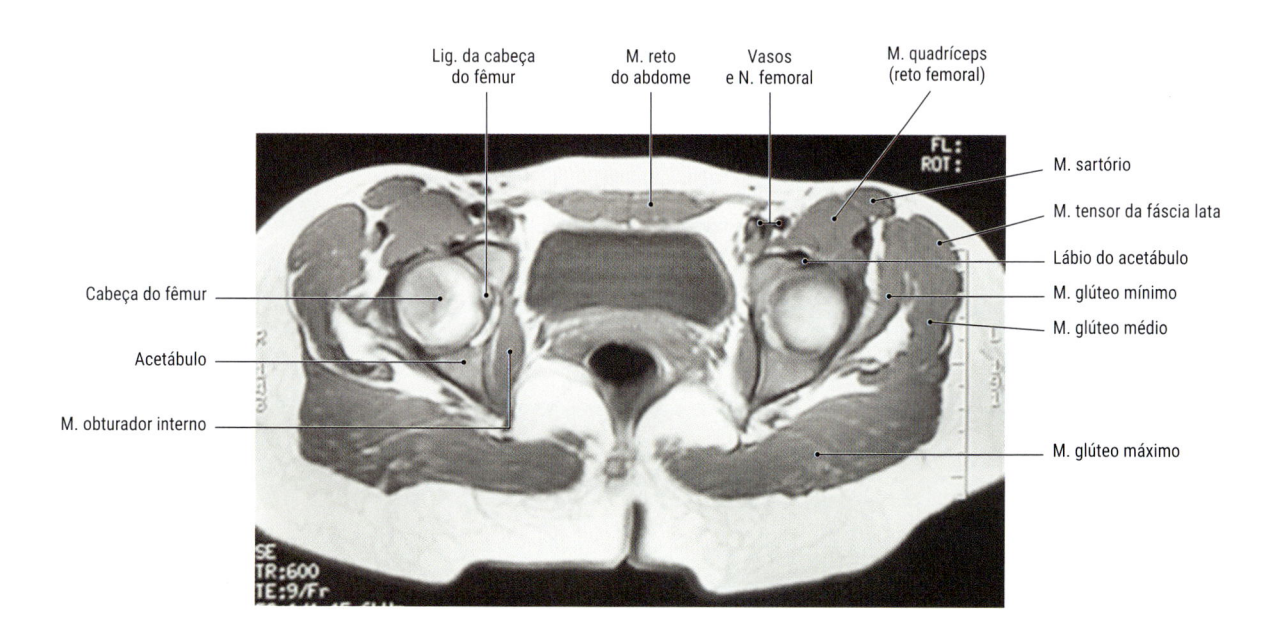

B Ressonância magnética de corte transversal no nível da articulação do quadril.

Figura 41-6 Ressonância magnética da pelve e do quadril.

Articulações do joelho

O joelho é um complexo articular formado pelas articulações femorotibial e femoropatelar. A articulação femorotibial é uma articulação sinovial em que os dois côndilos do fêmur se articulam com os da tíbia, formando uma articulação bicondilar. Na articulação femoropatelar, a patela desliza suas duas faces articulares sobre o fêmur como uma artródia, embora funcionalmente aja como uma tróclea. A articulação tibiofibular superior está localizada na região do joelho, embora ambas as articulações tibiofibulares façam parte da perna.

A Vista anterior.

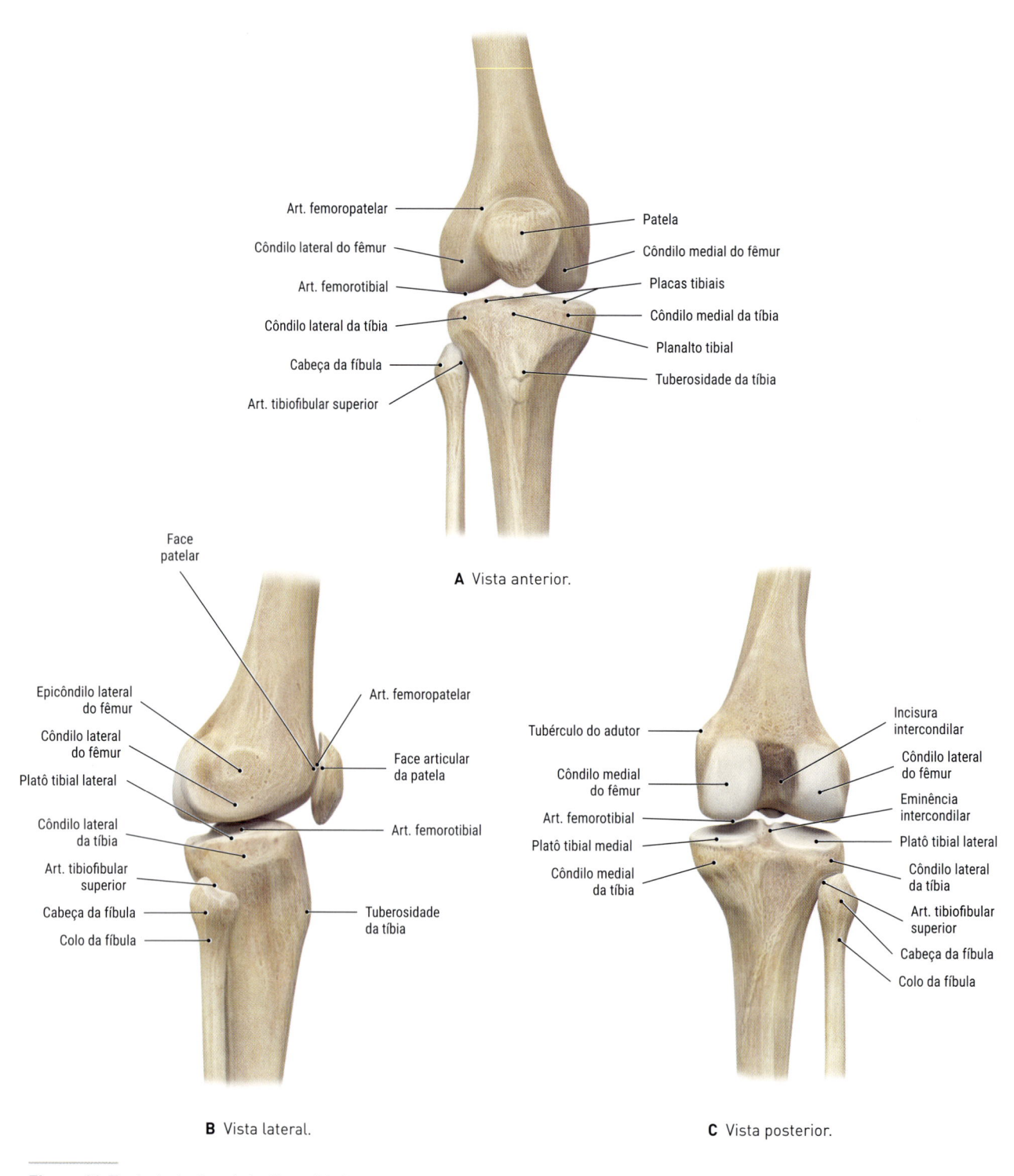

B Vista lateral.

C Vista posterior.

Figura 41-7 Articulações do joelho e tibiofibular superior.

41 | Articulações do membro inferior

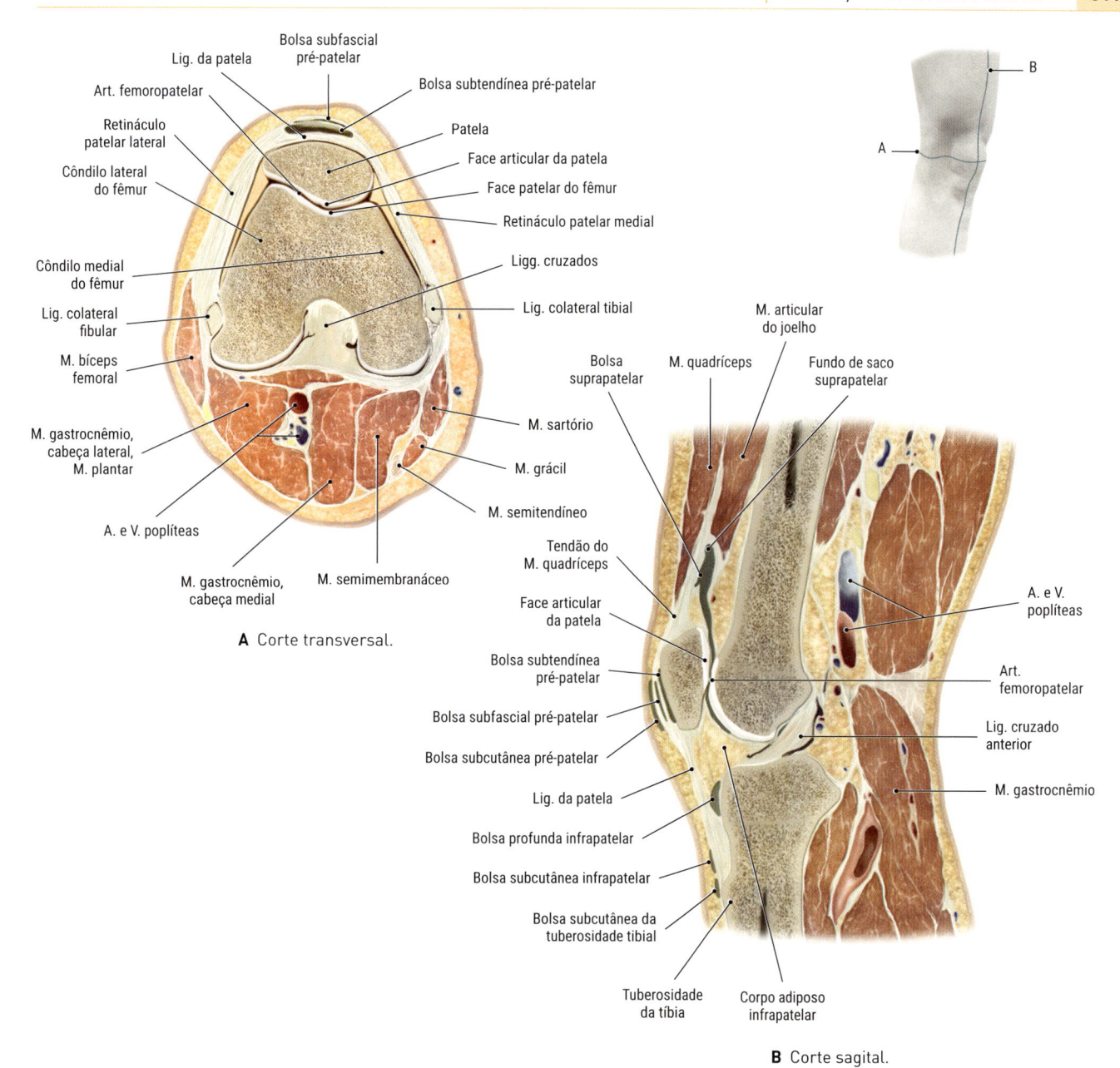

A Corte transversal.

B Corte sagital.

Figura 41-8 Cortes do joelho.

Tabela 41-3	Articulações da parte livre do membro inferior (joelho)				
Articulação	Superfícies	Tipo	Subtipo	Movimentos	Reforços
Femorotibial	• **Fêmur:** côndilos medial e lateral • **Tíbia:** platôs dos côndilos medial e lateral	Sinovial	Bicondilar	• Flexão-extensão • Rotação (com o joelho em flexão)	• Ligg. colaterais tibial e fibular • Ligg. cruzados anterior e posterior • Ligg. poplíteos oblíquo e arqueado • Os meniscos e os ligg. meniscofemorais ajudam na congruência articular
Femoropatelar	• **Fêmur:** face patelar (tróclea femoral) • **Patela:** face articular	Sinovial	Articulação plana/ tróclea funcional	Deslizamento que acompanha a flexão-extensão	• Tendão do M. quádriceps/ Lig. patelar • Retináculos patelares medial e lateral • Ligg. alares

A Elementos superficiais.

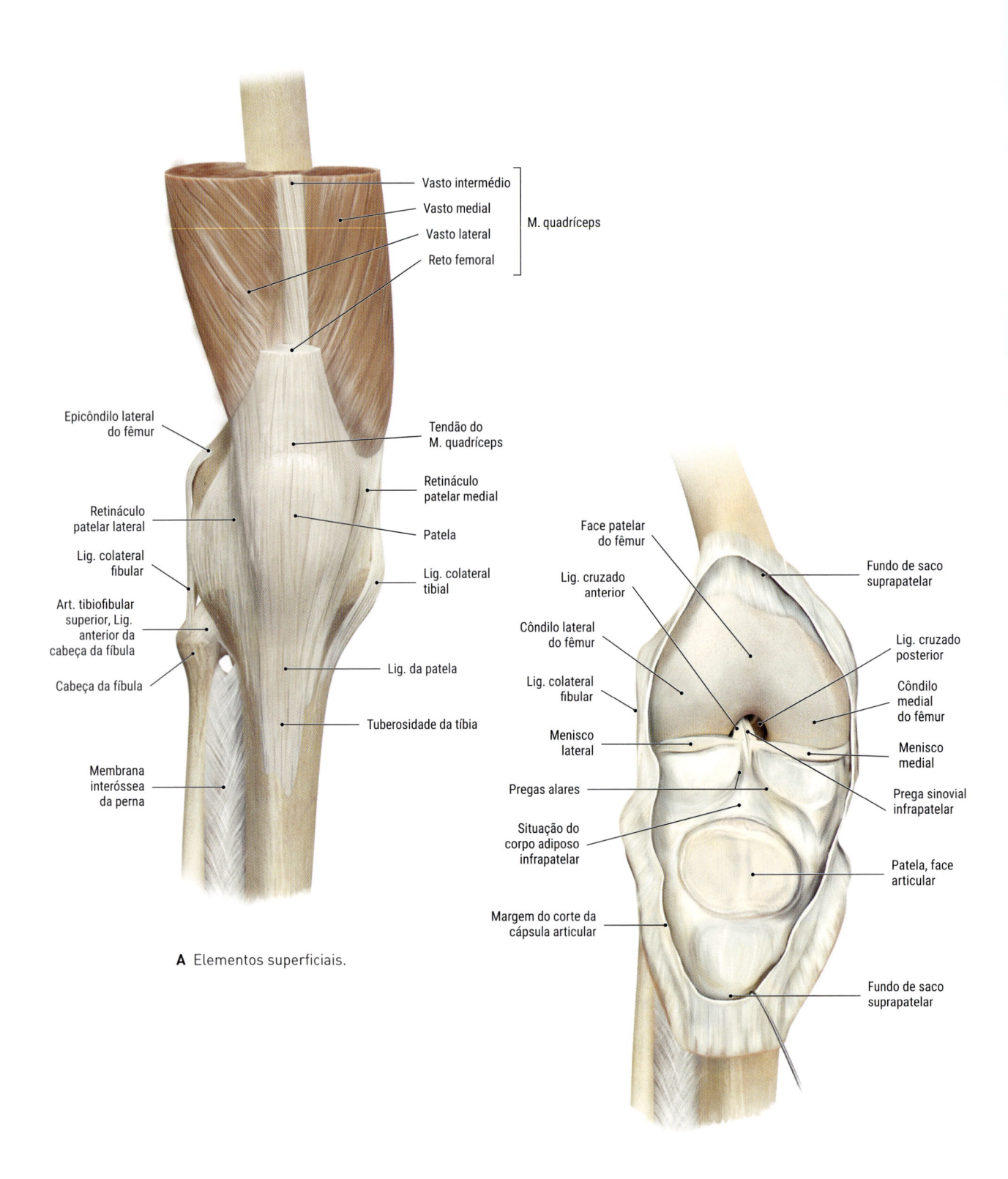

B Abertura e separação da cápsula articular para visualização dos elementos internos.

Figura 41-9 Articulação do joelho. Vistas anteriores.

41 | Articulações do membro inferior

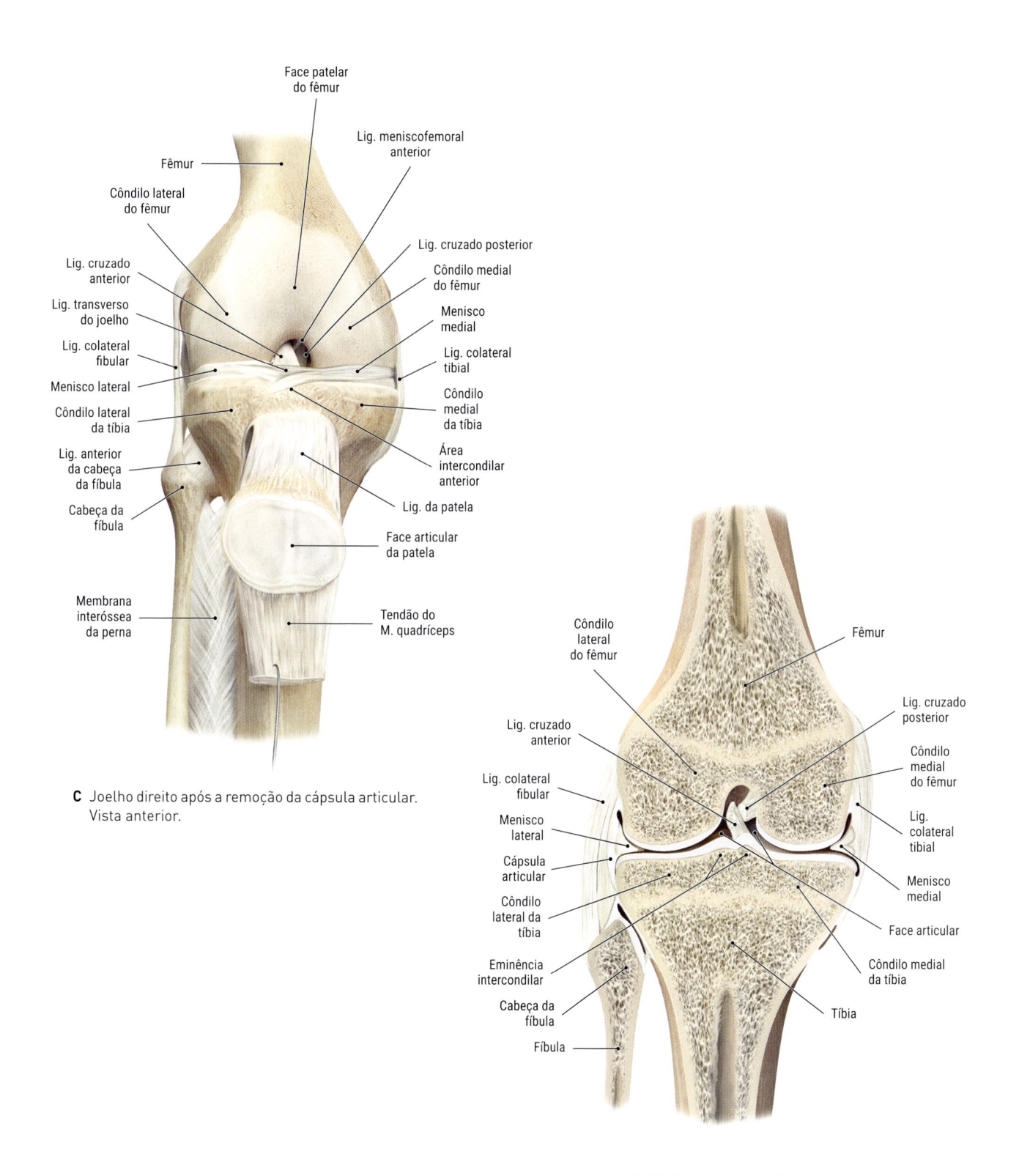

C Joelho direito após a remoção da cápsula articular. Vista anterior.

D Corte frontal do joelho.

A Preparação com a cápsula articular.

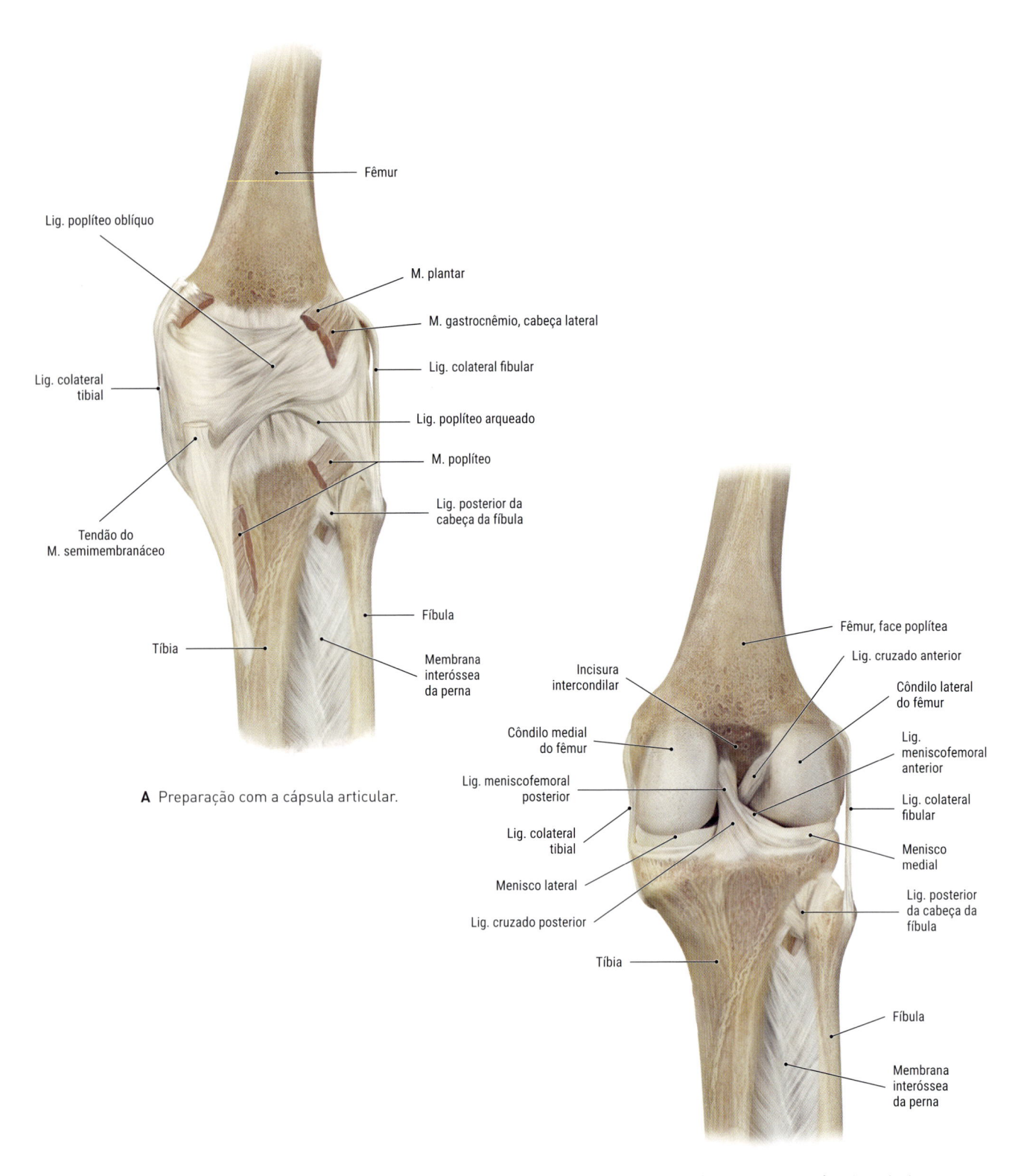

B Preparação após a remoção da cápsula articular.

Figura 41-10 Articulação do joelho. Vistas posteriores.

A Preparação com a cápsula articular.

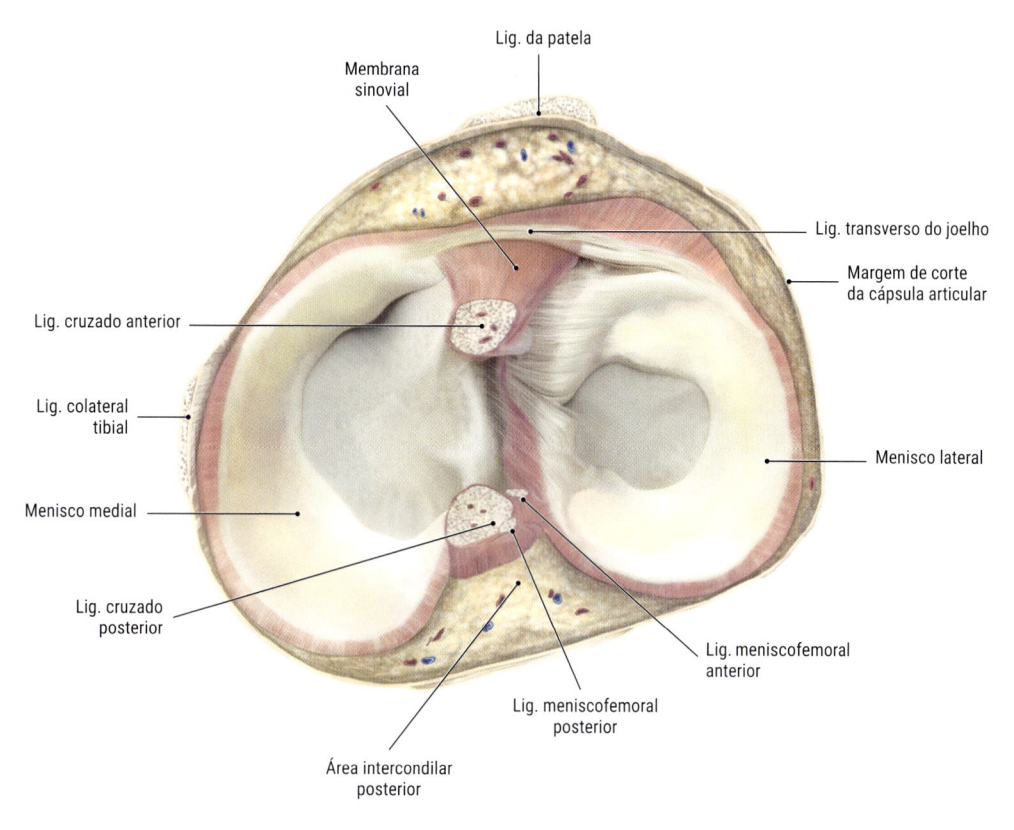

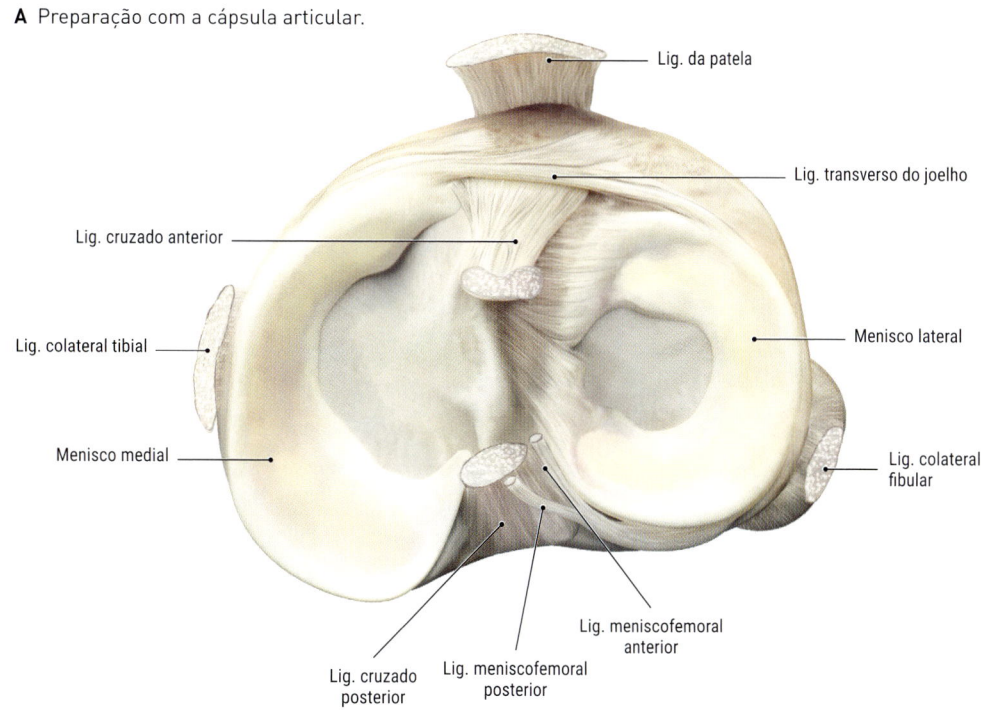

B Nessa preparação, a cápsula articular, incluindo a membrana sinovial e os tecidos próximos, foi removida, restando o menisco e os ligamentos.

Figura 41-11 Vistas superiores da tíbia.

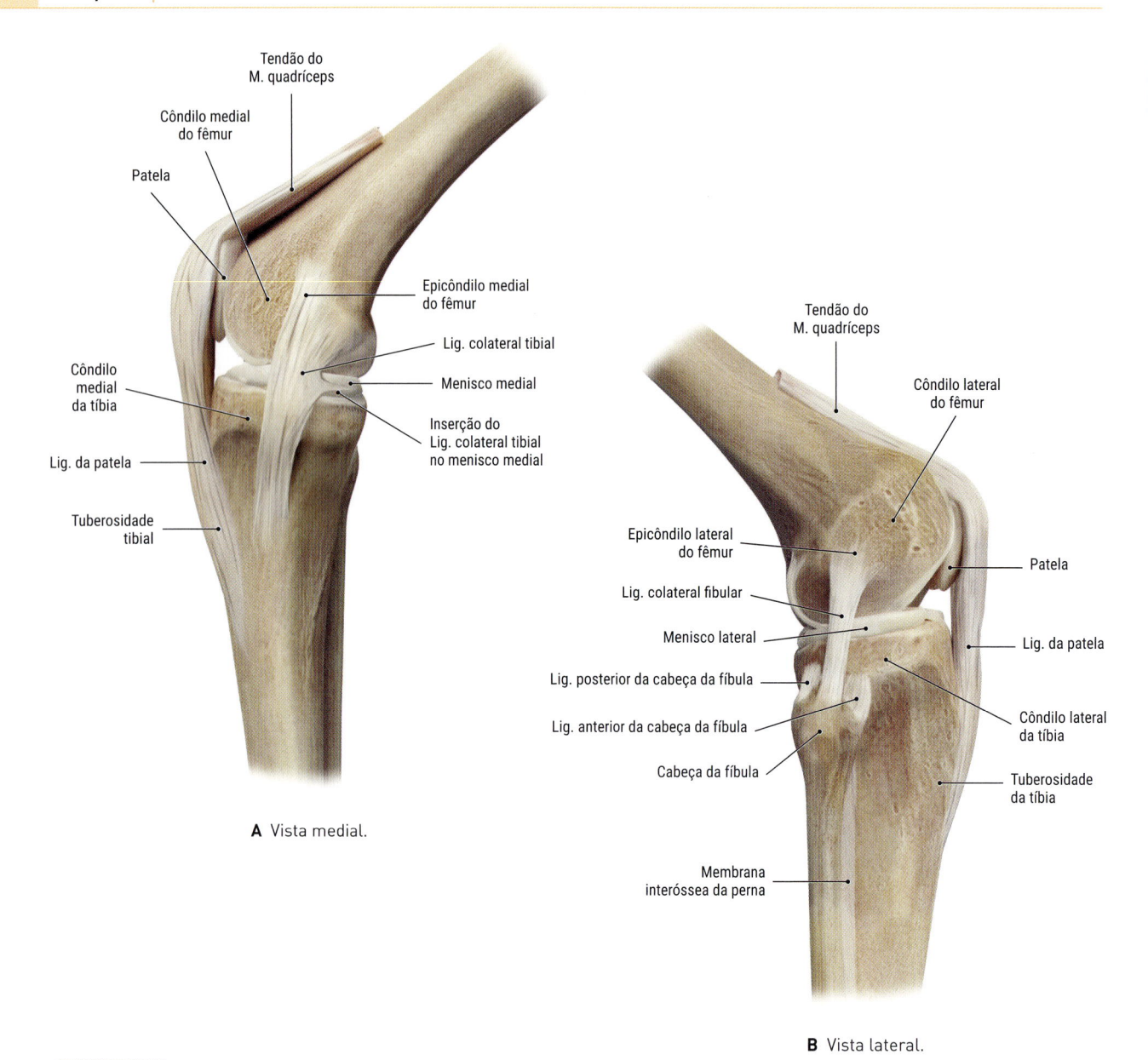

Figura 41-12 Preparações articulares do joelho.

A Vista medial.

B Vista lateral.

Tabela 41-4	Articulações da parte livre do membro inferior (perna)				
Articulação	Superfícies	Tipo	Subtipo	Movimentos	Reforços
Tibiofibular superior	• **Tíbia:** face articular fibular • **Fíbula:** face articular da cabeça da fíbula	Sinovial	Articulação plana	Pequenos deslizamentos	• Ligg. anterior e posterior da cabeça da fíbula • Membrana interóssea • Tendão do M. bíceps femoral • Lig. colateral fibular
Sindesmose tibiofibular	• **Tíbia:** margem interóssea • **Fíbula:** margem interóssea	Fibrosa	Sindesmose	Limitados	Membrana interóssea da perna
Sindesmose tibiofibular (tibiofibular inferior)	• **Tíbia:** incisura fibular • **Fíbula:** maléolo lateral	Fibrosa	Sindesmose	Limitados	Ligg. tibiofibular anterior e posterior

Anatomia radiológica do joelho

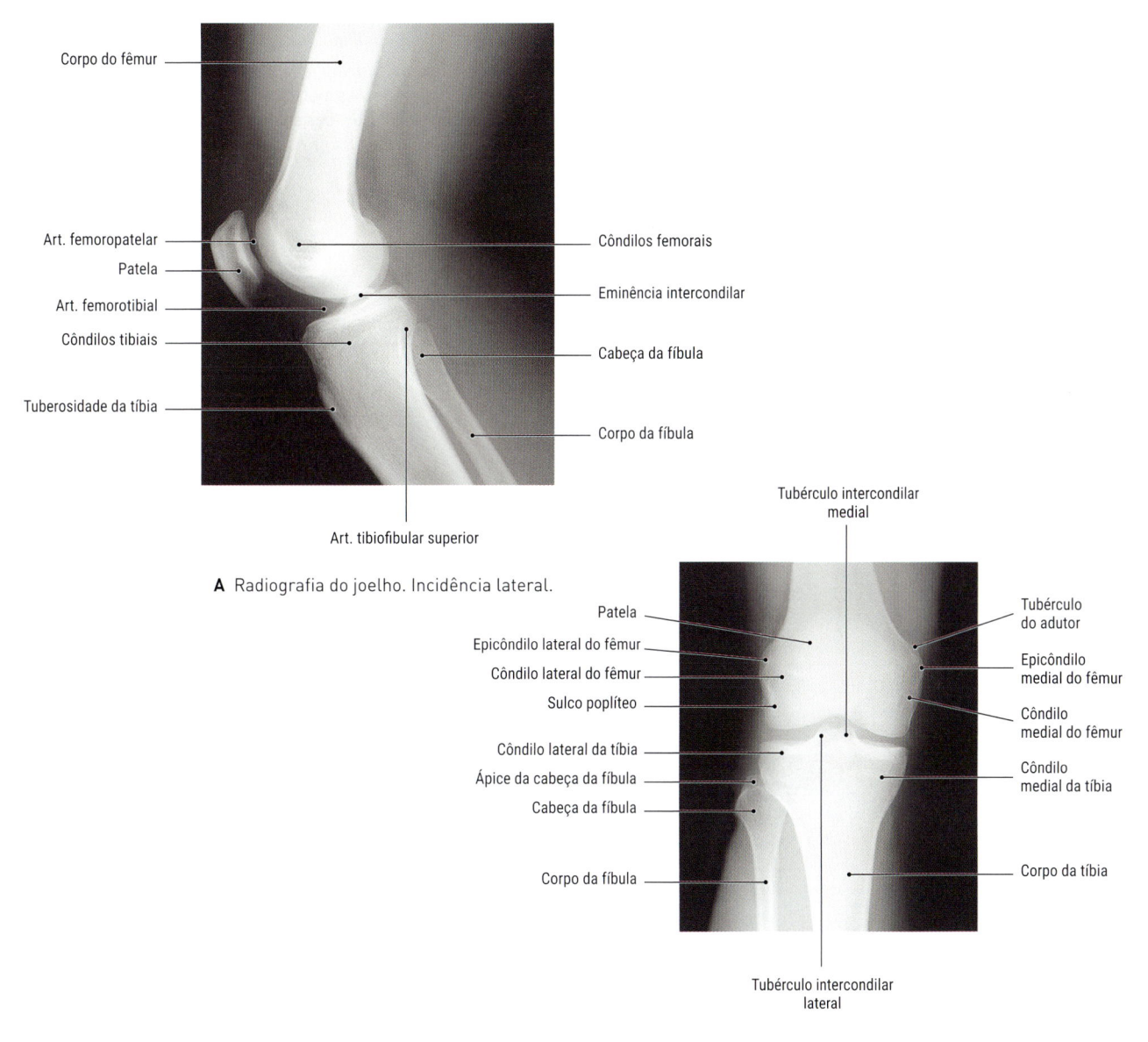

A Radiografia do joelho. Incidência lateral.

B Radiografia do joelho. Incidência anteroposterior.

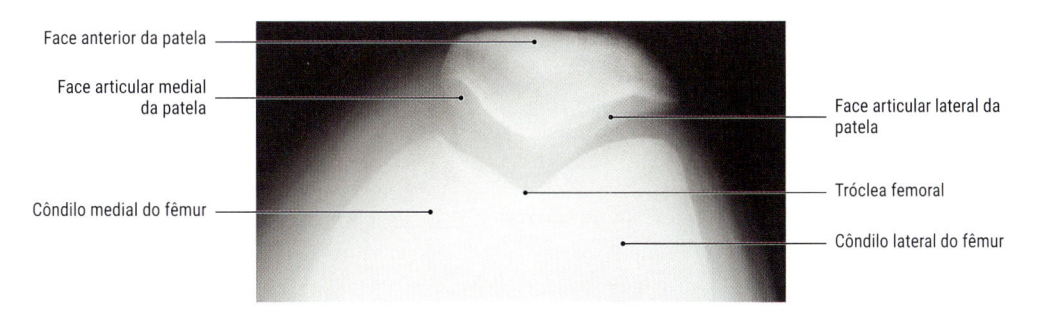

C Radiografia do joelho. Incidência axial da patela.

Figura 41-13 Radiografias da articulação do joelho.

Articulações da perna, do tornozelo e do pé

O esqueleto da perna é formado pela tíbia e pela fíbula. Esses ossos formam a articulação tibiofibular superior, sinovial e duas sindesmoses, a articulação tibiofibular inferior e uma articulação através da membrana interóssea. A tíbia, a fíbula e o tálus formarão a articulação superior do tornozelo (talocrural), que é contínua com a articulação talocalcânea (subtalar) ou articulação inferior do tornozelo. Os ossos tarsais se articulam entre eles, distinguindo entre uma articulação transversa do tarso (ou média) e uma articulação tarsometatarsal. Distalmente, as articulações metatarsofalângicas e interfalângicas formam parte dos dedos, além das articulações dos ossos sesamoides.

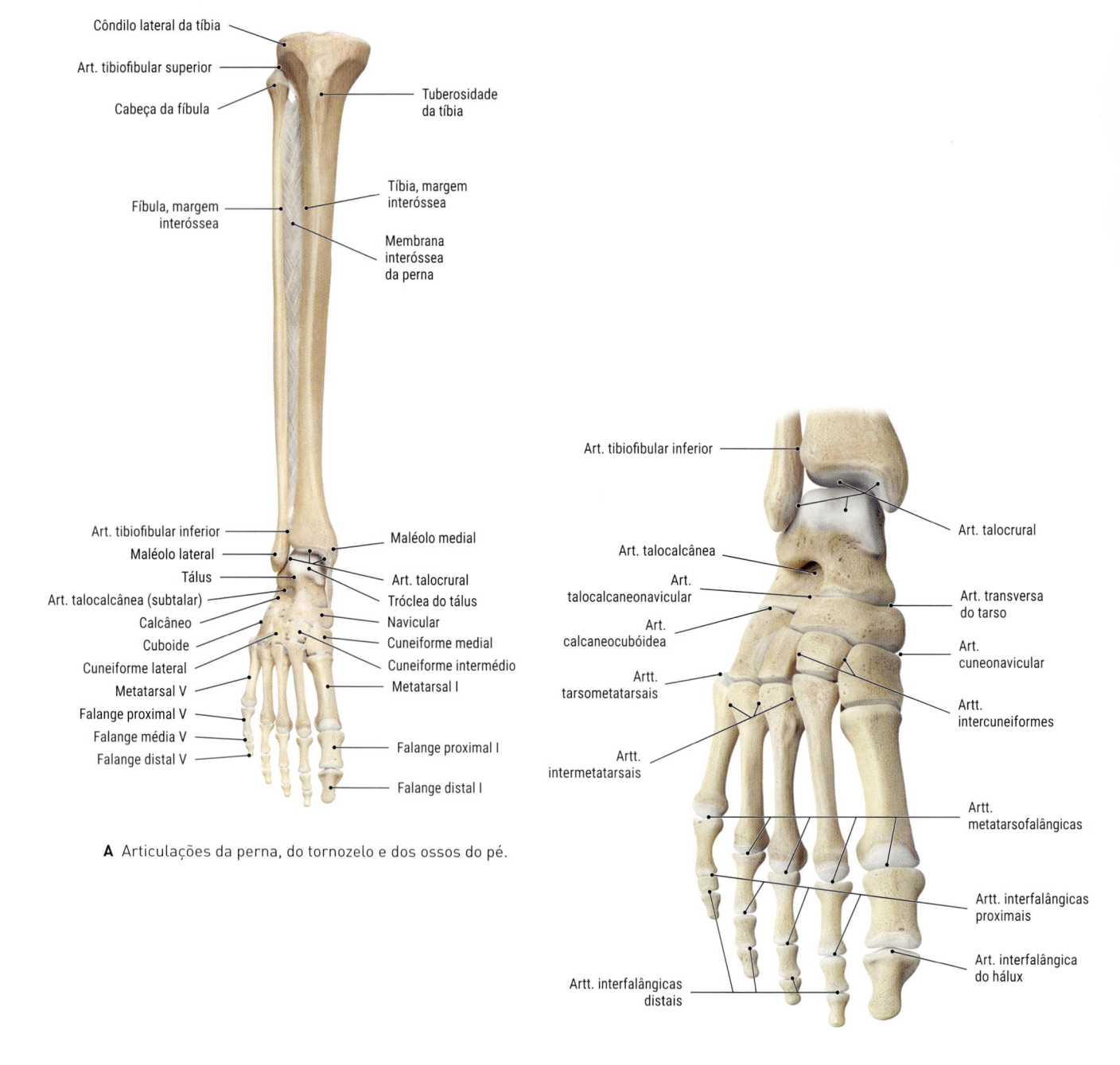

A Articulações da perna, do tornozelo e dos ossos do pé.

B Articulações do tornozelo e do pé.

Figura 41-14 Articulações da perna, do tornozelo e do pé. Vistas anteriores com o pé em flexão plantar.

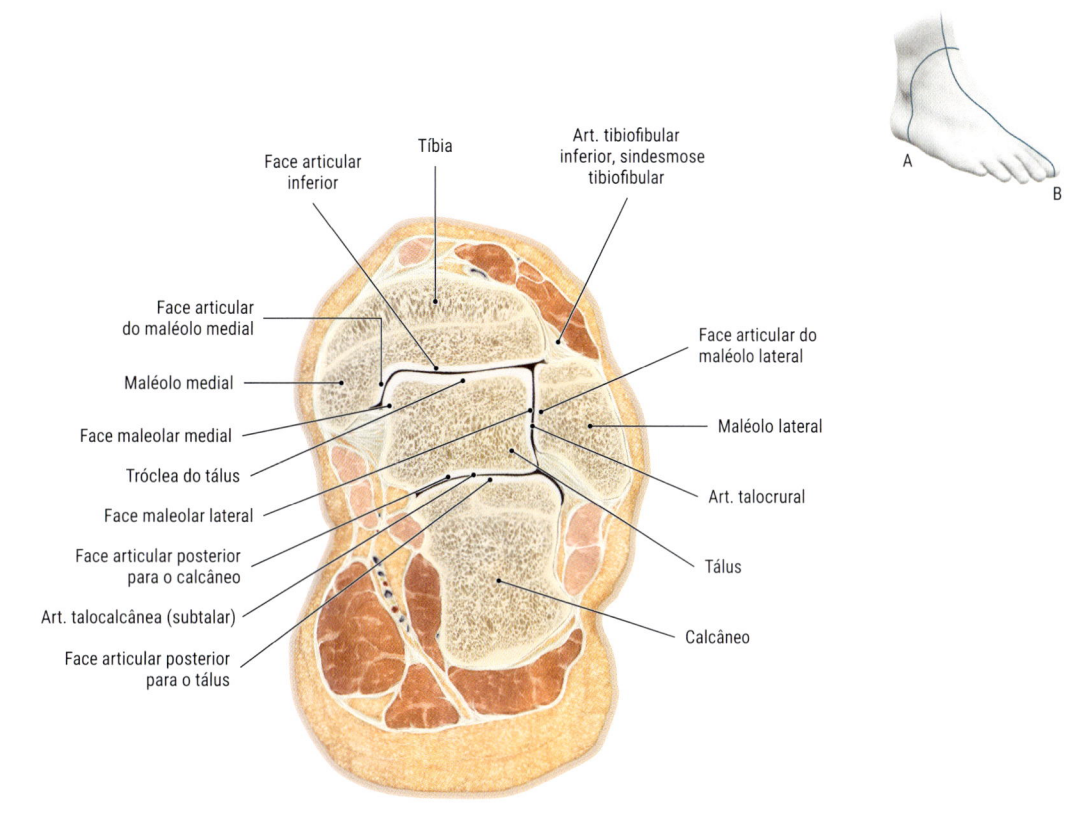

A Corte frontal do tornozelo.

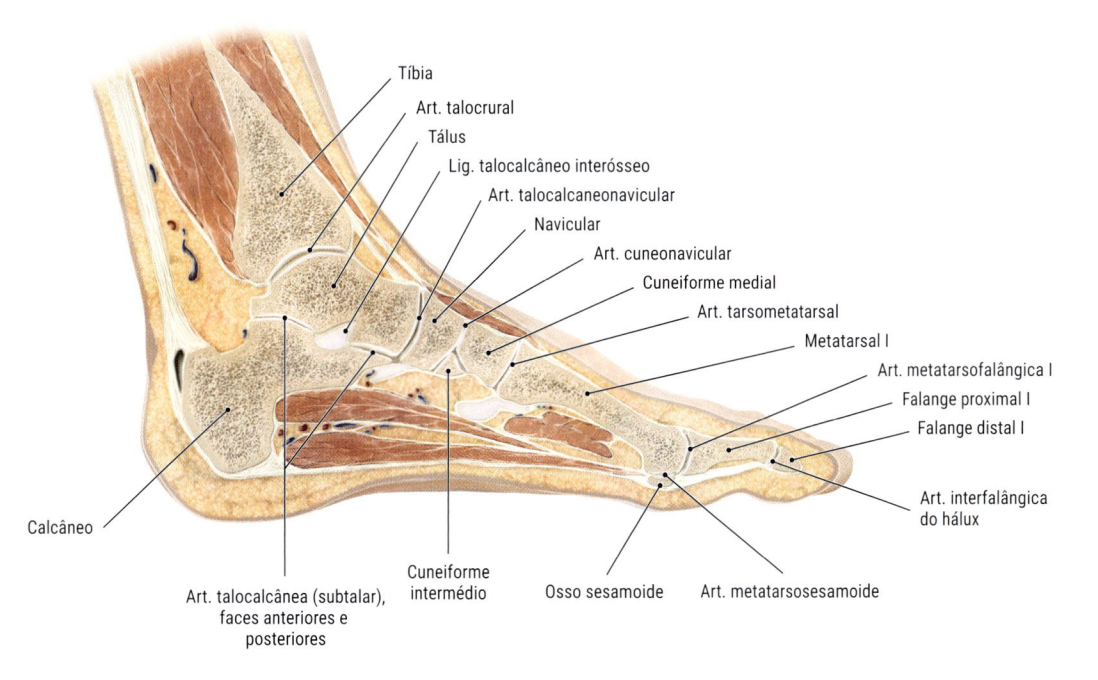

B Corte sagital do tornozelo e do pé.

Figura 41-15 Cortes do tornozelo e do pé.

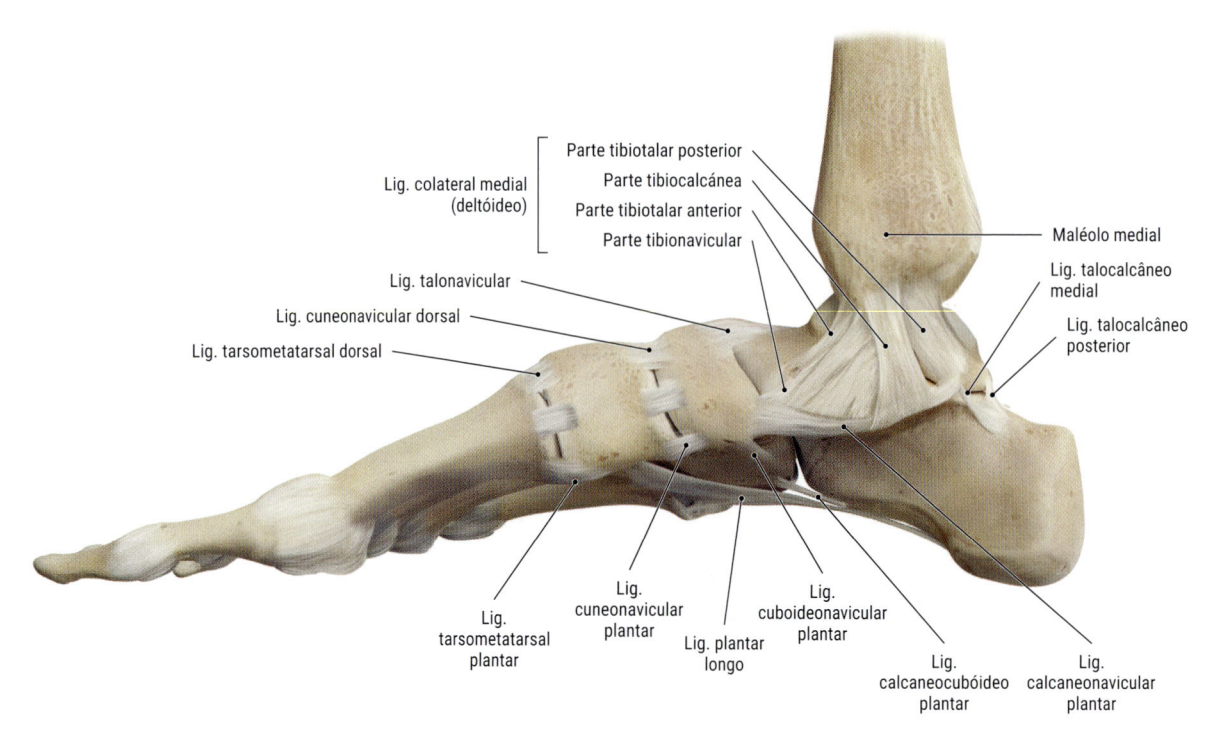

A Vista medial.

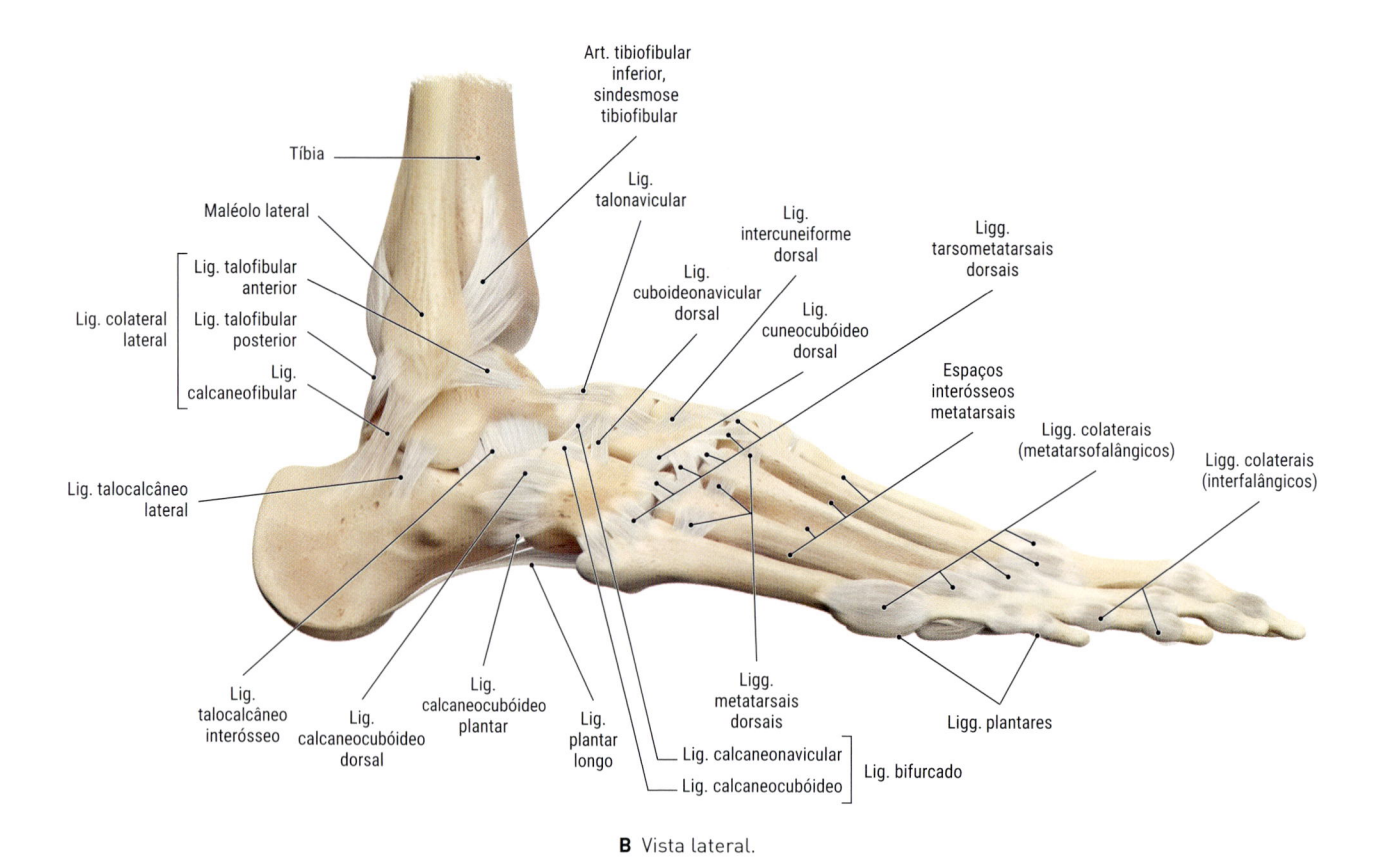

B Vista lateral.

Figura 41-16 Ligamentos do tornozelo e do pé.

A Ligamentos do tornozelo e do pé. Vista dorsal.

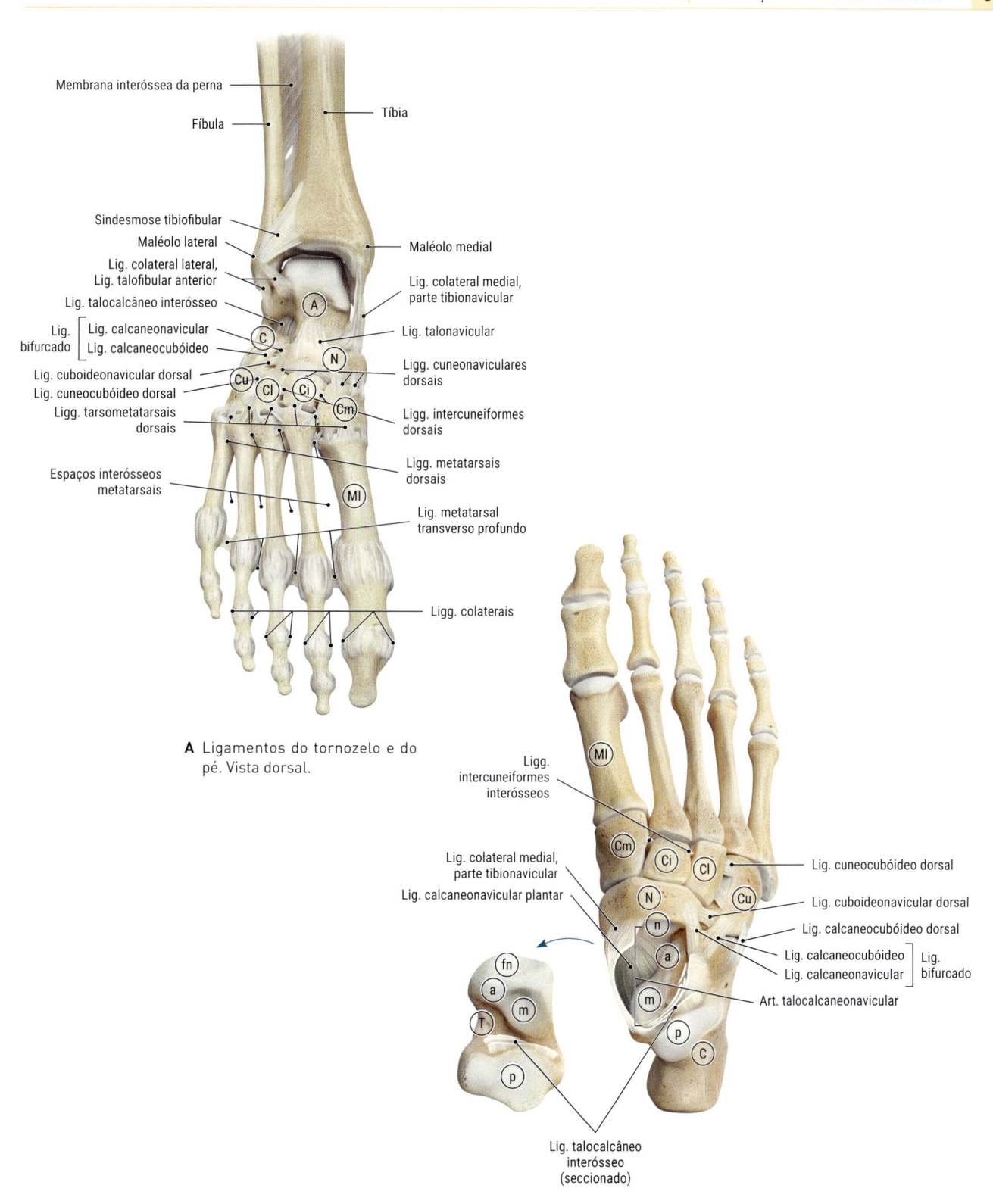

B Abertura da articulação talocalcaneonavicular. As faces posteriores (p), médias (m) e anteriores (a) do tálus e do calcâneo se encaixam. Além disso, também se encaixam a face articular navicular (fn) do tálus com a face correspondente do navicular (n). Vista dorsal.

Figura 41-17 Articulações do tornozelo e do pé. Calcâneo (C), tálus (T), navicular (N), cuneiforme medial (Cm), cuneiforme intermédio (Ci), cuneiforme lateral (Cl) e metatarsal I (MI).

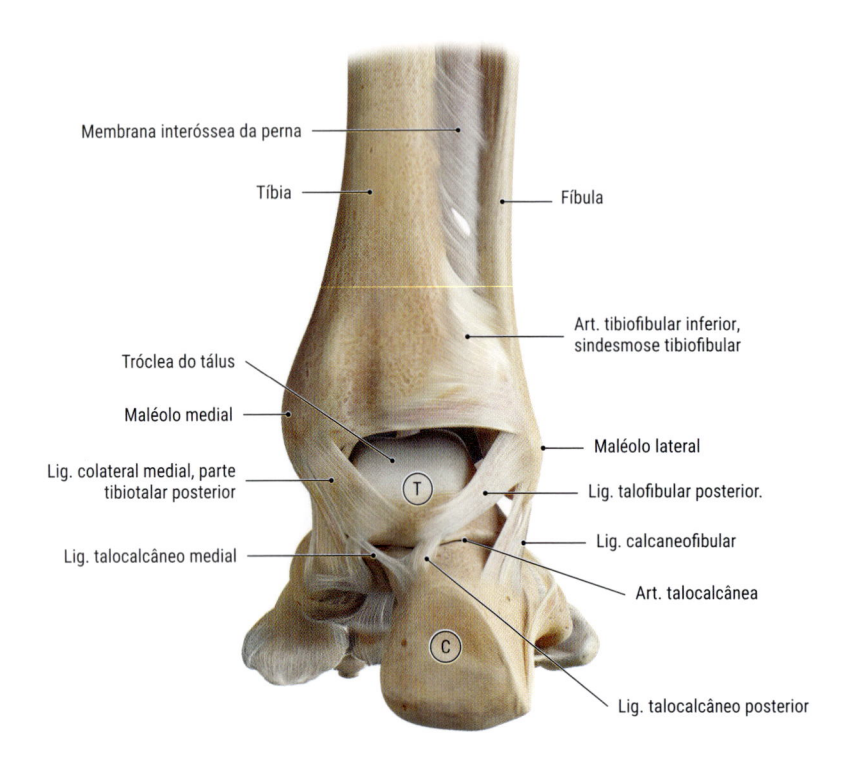

C Ligamentos do tornozelo. Vista posterior.

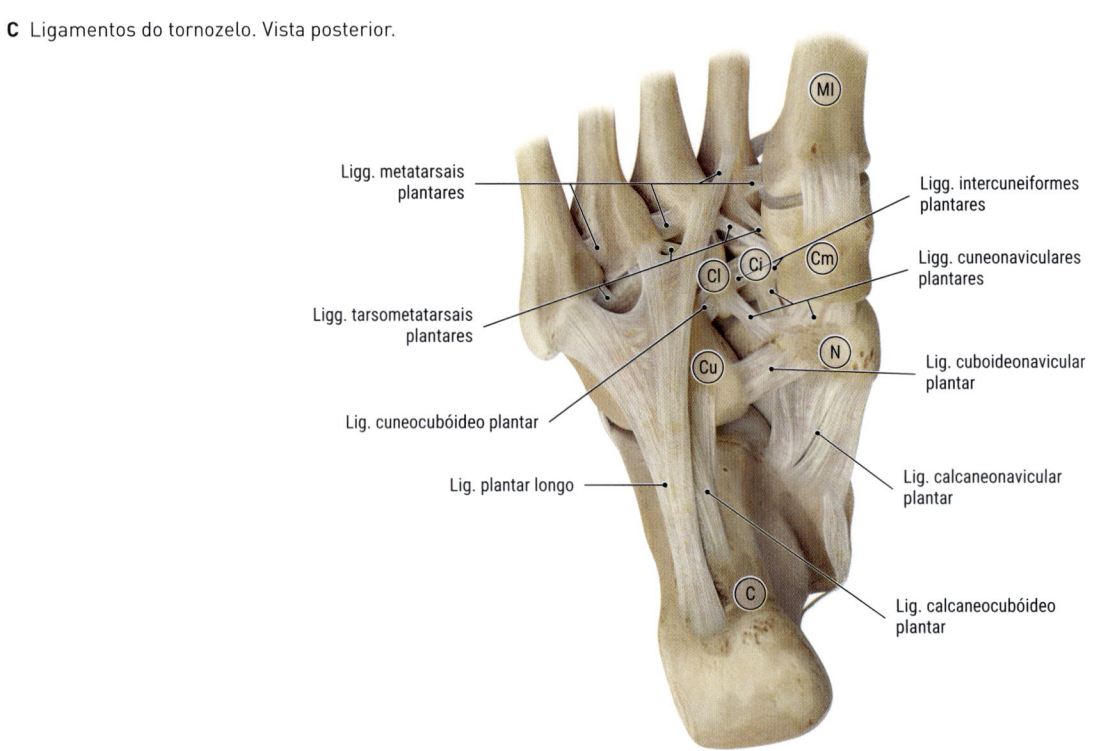

D Ligamentos do pé. Vista plantar.

Figura 41-17 Articulações do tornozelo e do pé. Calcâneo (C), tálus (T), navicular (N), cuneiforme medial (Cm), cuneiforme intermédio (Ci), cuneiforme lateral (Cl) e metatarsal I (MI) (*cont.*).

Tabela 41-5 Articulações da parte livre do membro inferior (tornozelo e pé)

Articulação		Superfícies	Tipo	Subtipo	Movimentos	Reforços

Talocrural		• **Tálus:** face articular inferior
		• **Tíbia:** face articular inferior e face articular do maléolo medial
		• **Fíbula:** face articular do maléolo lateral
			Sinovial	Tróclea	Flexão plantar--flexão dorsal	• Lig. colateral medial:
						  – Parte tibionavicular
						  – Parte tibiocalcânea
						  – Parte tibiotalar anterior
						  – Parte tibiotalar posterior
						• Lig. colateral lateral:
						  – Lig. talofibular anterior
						  – Lig. calcaneofibular
						  – Lig. talofibular posterior

Talocalcânea (subtalar)		• **Tálus:** faces articulares anterior, média e posterior para o calcâneo • **Calcâneo:** faces articulares anterior, média e posterior para o tálus	Sinovial	Trocóidea	Supinação--pronação	• Ligg. talocalcâneos lateral, medial e posterior • Lig. talocalcâneo interósseo • Lig. calcaneofibular
Transversa do tarso	Art. talocalcaneonavicular	• **Tálus:** face articular navicular • **Calcâneo:** parte anteromedial • **Navicular:** face articular para o tálus	Sinovial	Condilar	• Flexão dorsal--flexão plantar • Supinação--pronação	• Lig. colateral medial, parte tibionavicular • Lig. calcaneonavicular plantar • Lig. talonavicular
	Art. calcaneocubóidea	• **Calcâneo:** face articular para o cuboide • **Cuboide:** face articular para o calcâneo	Sinovial	Articulação plana	Deslizamentos	Ligg. calcaneocubóideos dorsal, plantar e interósseo
Cuneonavicular		• **Cuneiformes:** faces articulares para o navicular • **Navicular:** faces articulares para cada cuneiforme	Sinovial	Articulação plana	Deslizamentos	Ligg. cuneonaviculares dorsais e plantares
Intercuneiformes		**Cuneiformes medial, intermédio e lateral:** faces articulares contíguas	Sinovial	Articulação plana	Deslizamentos	Ligg. intercuneiformes plantares, dorsais e interósseos

(Continua)

Tabela 41-5 Articulações da parte livre do membro inferior (tornozelo e pé) (*cont.*)

Articulação		Superfícies	Tipo	Subtipo	Movimentos	Reforços
Tarsometatarsais		• Cuneiforme medial: metatarsal I • Cuneiforme intermédio: metatarsal II • Cuneiforme lateral: metatarsal III • Cuboide: metatarsais IV e V	Sinovial	Articulação plana	Deslizamentos	• Ligg. tarsometatarsais dorsais e plantares • Ligg. cuneometatarsais interósseos
Intermetatarsais		Bases dos ossos metatarsais I-V: entre si	Sinovial	Articulação plana	Deslizamentos	• Ligg. metatarsais dorsais, plantares e interósseos • Lig. metatarsal transverso profundo
Metatarsofalângicas		• Metatarsais I-V: cabeças • Falanges proximais I-V: bases	Sinovial	Condilar	• Flexão-extensão • Abdução-adução	• Ligg. plantares • Ligg. colaterais • Lig. metatarsal transverso profundo
Metatarsosesamóidea		• Metatarsal I: cabeça • Ossos sesamoides	Sinovial	Articulação plana	Deslizamentos	Cápsula fibrosa com reforços ligamentares
Interfalângicas (apenas uma no hálux)	Proximais	• Falange proximal: cabeça • Falange média: base	Sinovial	Gínglimo	Flexão-extensão	• Ligg. plantares • Ligg. colaterais • Lig. metatarsal transverso profundo
	Distais	• Falange média: cabeça • Falange distal: base	Sinovial	Gínglimo	Flexão-extensão	• Ligg. plantares • Ligg. colaterais

Anatomia radiológica da perna, do tornozelo e do pé

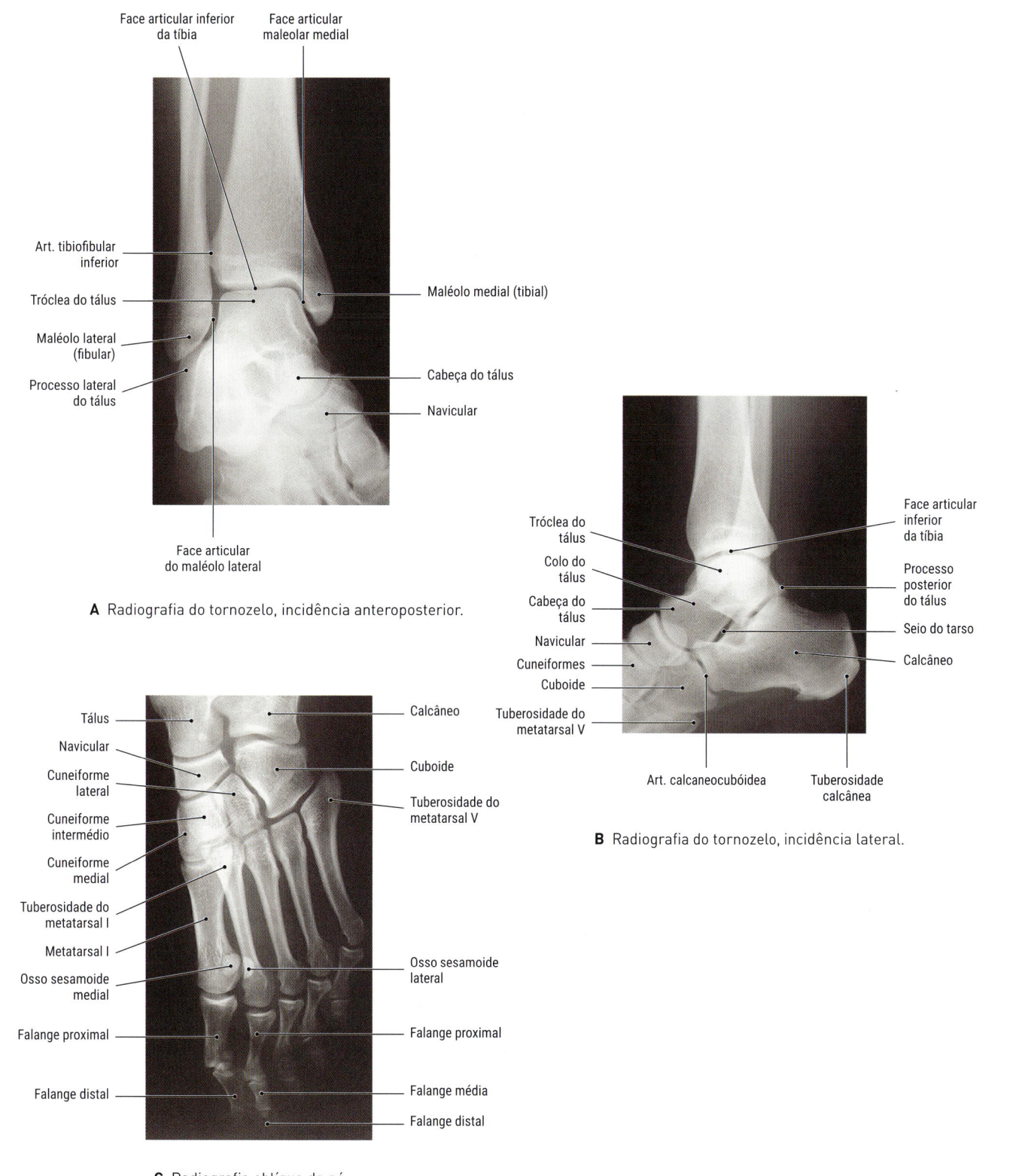

A Radiografia do tornozelo, incidência anteroposterior.

B Radiografia do tornozelo, incidência lateral.

C Radiografia oblíqua do pé.

Figura 41-18 Radiografias e tomografias computadorizadas do tornozelo e do pé.

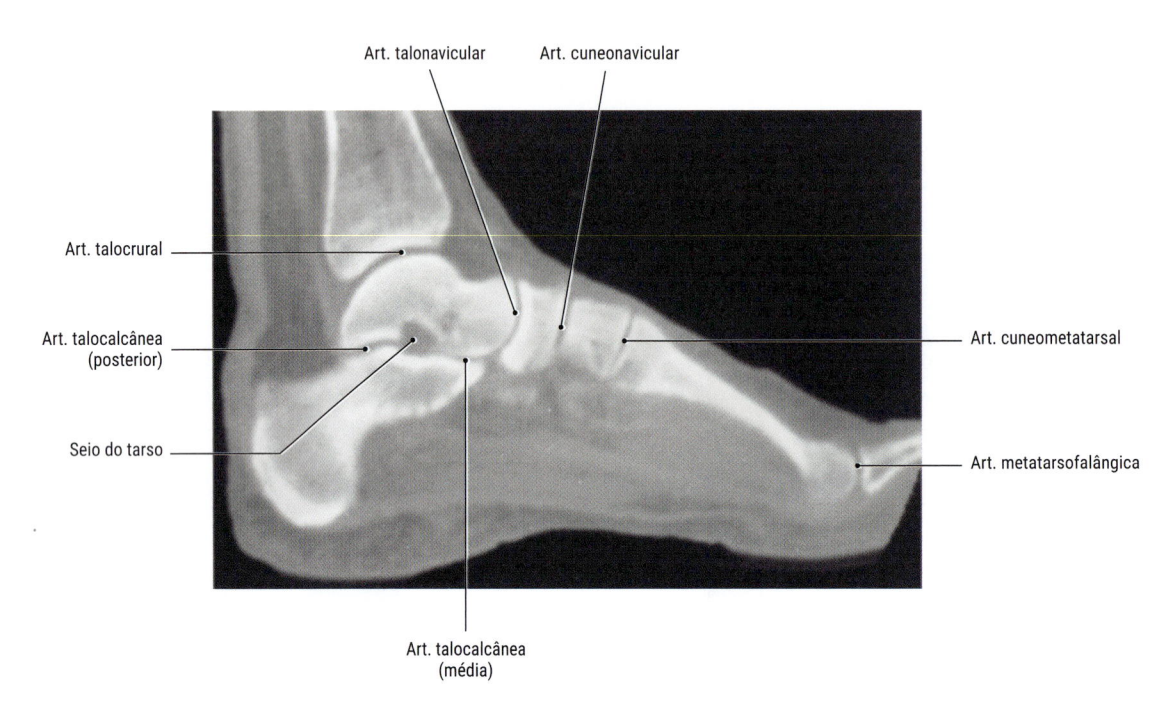

D Tomografia computadorizada de corte lateral do pé e do tornozelo.

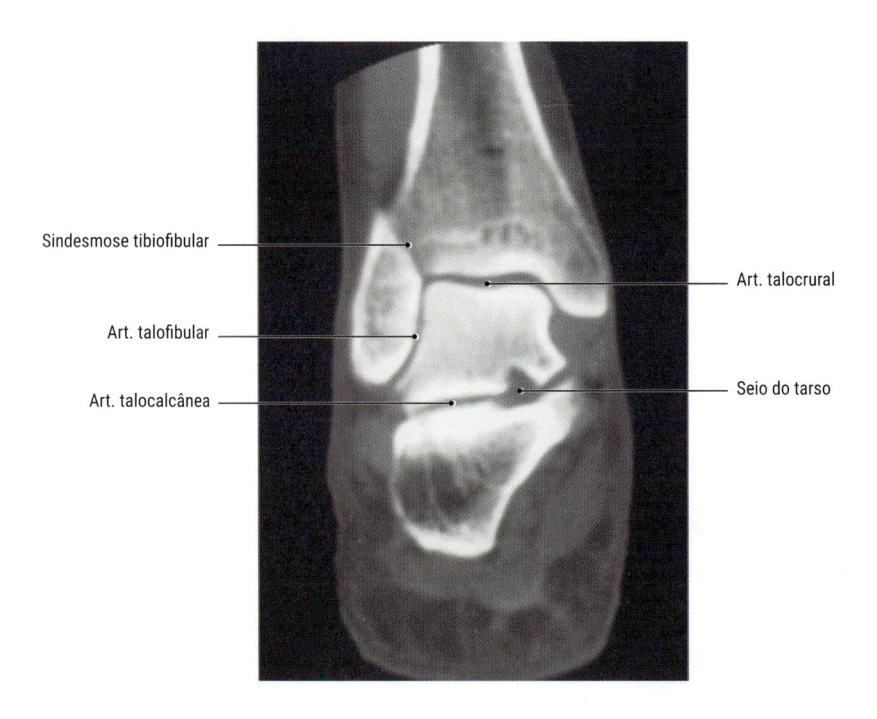

E Tomografia computadorizada anteroposterior do pé e do tornozelo.

Figura 41-18 Radiografias e tomografias computadorizadas do tornozelo e do pé (*cont.*).

41 | Articulações do membro inferior

Art. talonavicular
Art. cuneonavicular
Artt. tarsometatarsais

Art. calcaneocubóidea
Artt. tarsometatarsais

Ossos sesamoides
Art. metatarsofalângica

Artt. metatarsofalângicas

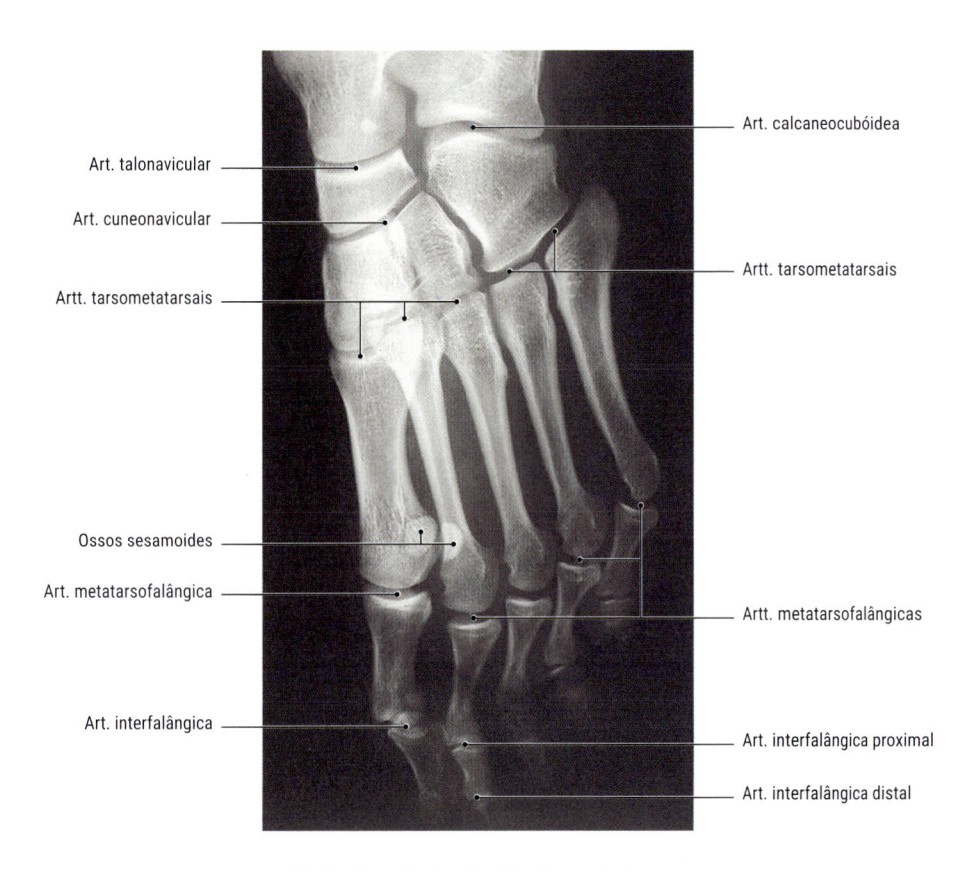

Art. interfalângica

Art. interfalângica proximal
Art. interfalângica distal

F Radiografia do pé, vista dorsoplantar.

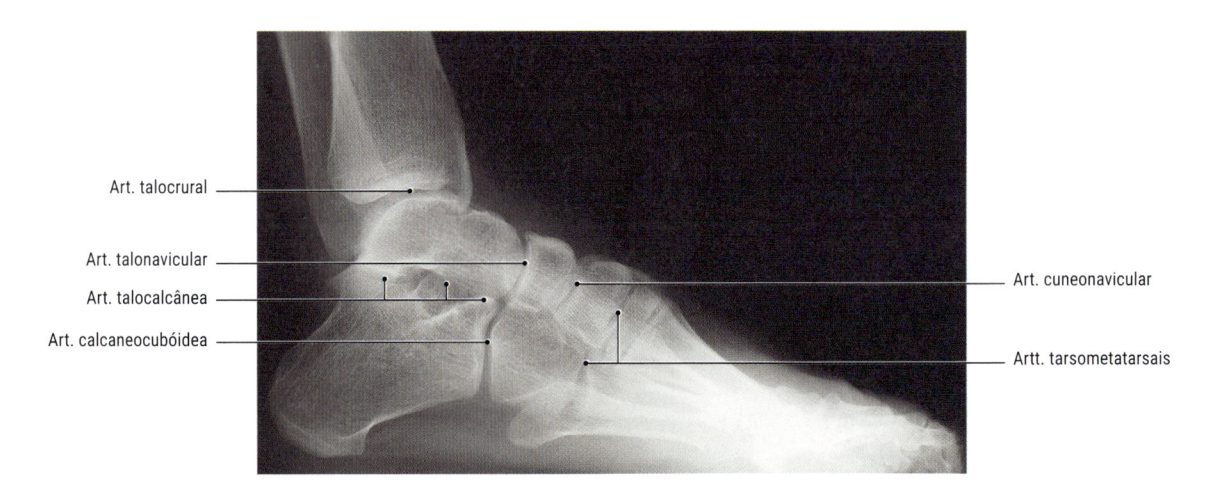

Art. talocrural
Art. talonavicular
Art. talocalcânea
Art. calcaneocubóidea

Art. cuneonavicular
Artt. tarsometatarsais

G Radiografia do pé, vista lateral.

42 MÚSCULOS DO MEMBRO INFERIOR

Visão geral dos músculos do membro inferior

No membro inferior, encontram-se músculos com origem no cíngulo do membro inferior e na coluna vertebral, como o psoas maior. A coxa é dividida em três compartimentos: anterior, medial (ou adutor) e posterior. A perna também é dividida em três compartimentos: anterior (ou extensor), lateral (ou fibular) e posterior (ou flexor). Este último, por sua vez, é composto de uma parte superficial e outra profunda. No pé, distinguem-se três zonas: a que corresponde aos músculos do hálux, a que corresponde aos músculos do dedo mínimo e, entre elas, a região plantar média.

A Preparação superficial. Vista anterior.

B Os músculos abdominais e os músculos tensores da fáscia lata, sartório e reto femoral foram removidos. Vista anterior.

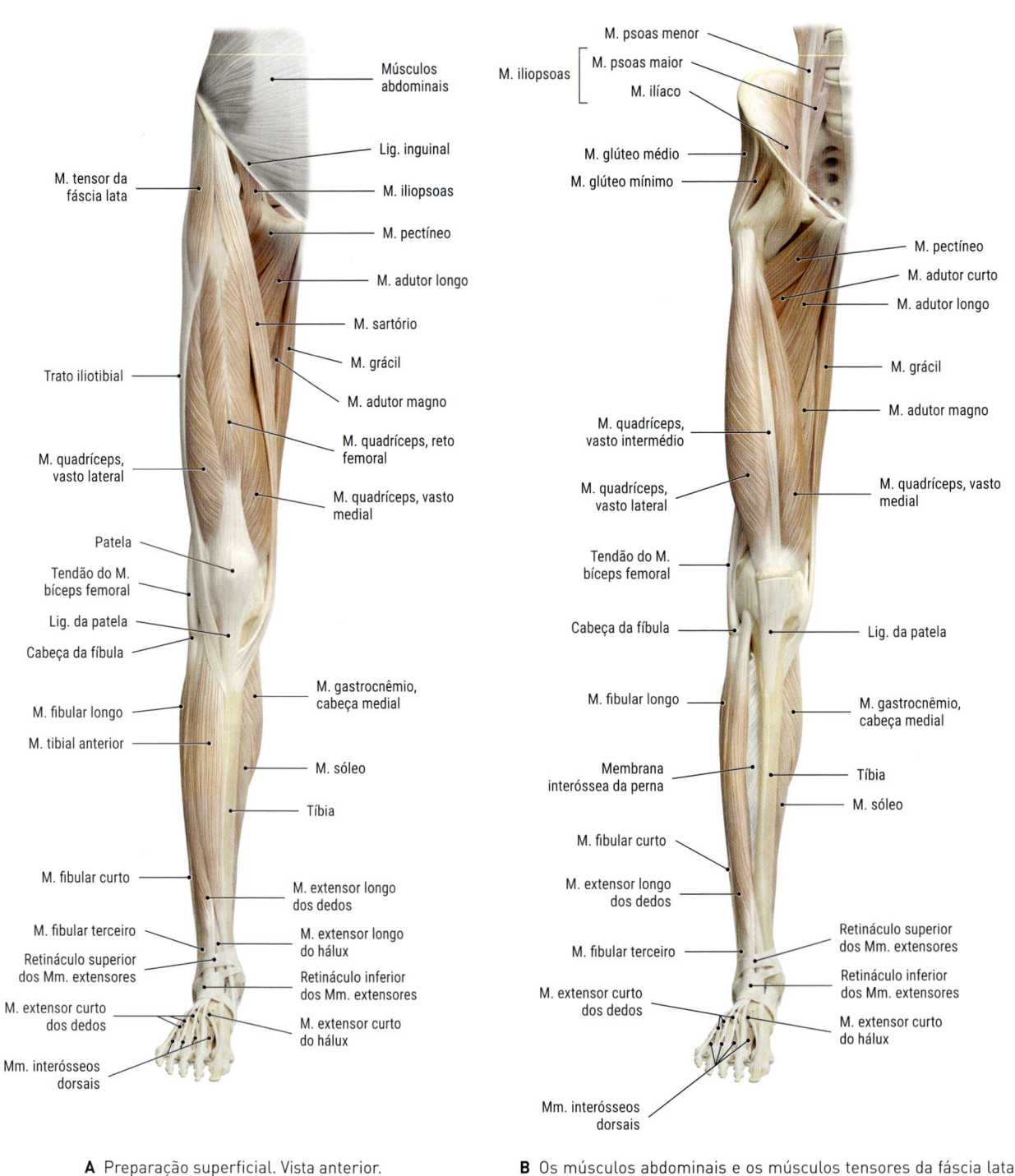

Figura 42-1 Musculatura do membro inferior.

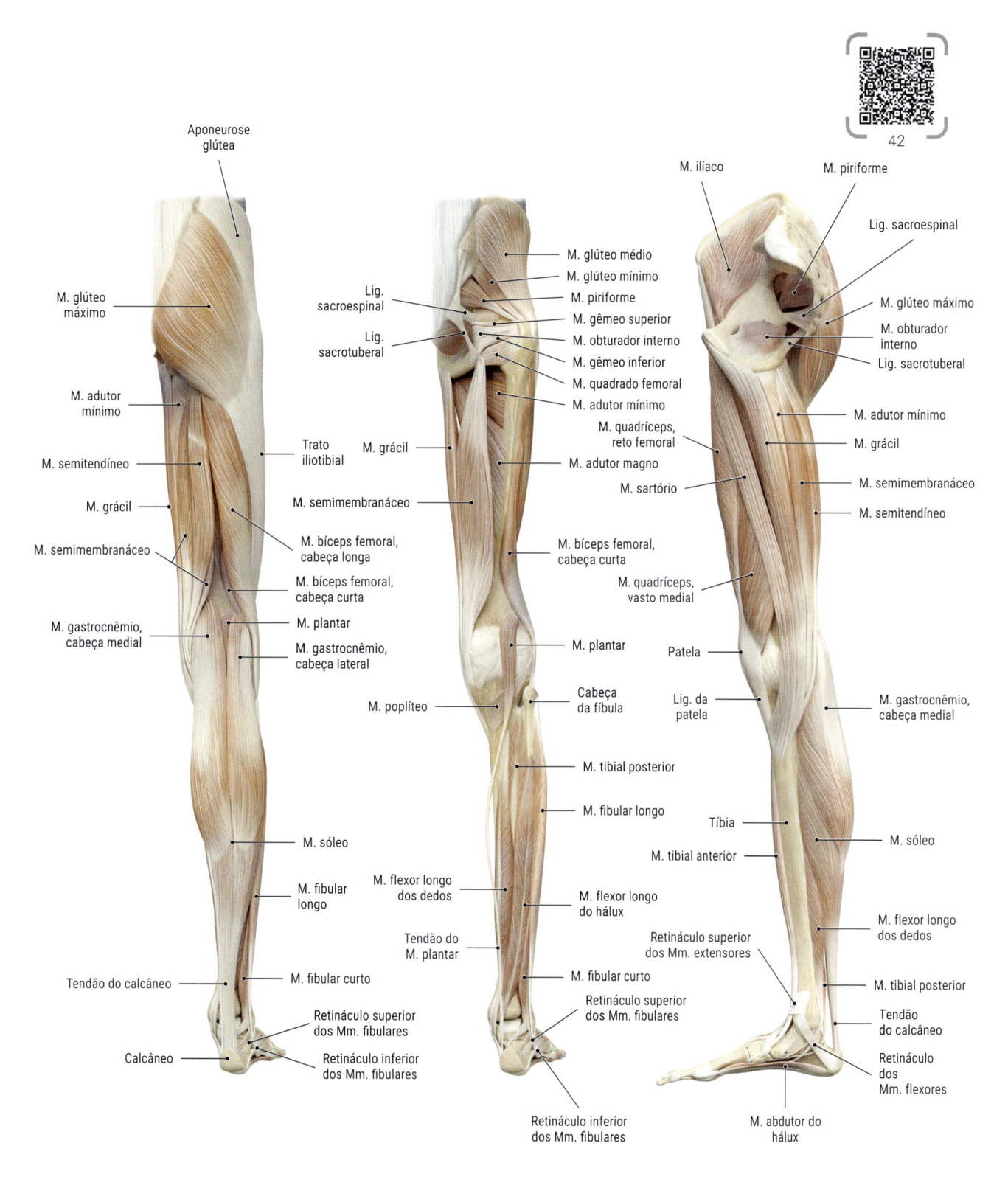

C Preparação superficial. Vista posterior.

D Os músculos glúteo máximo, semitendíneo, cabeça longa do bíceps femoral, gastrocnêmio e sóleo foram removidos. O estrato posterior profundo da perna é mostrado. Vista posterior.

E Preparação superficial. Vista medial.

Músculos do quadril e da coxa

Na pelve, estão os músculos que atuam no quadril: anteriores (flexores), laterais ou glúteos (abdutores) e posteriores, com o glúteo máximo e um grupo profundo, chamado pelvitrocantérico. Na coxa, encontram-se três compartimentos: anterior (inervado pelo nervo femoral), com função de flexor do quadril e extensor do joelho (quadríceps) e articular do joelho; medial ou adutor (inervado pelo nervo obturatório), com a principal função de adução do quadril; e posterior ou isquiocrural (inervado pelo nervo isquiático), que realiza extensão do quadril e flexão do joelho.

A Preparação superficial. Os músculos anteriores foram destacados. Vista anterior.

B Os músculos tensores da fáscia lata, sartório e reto femoral foram removidos. Vista anterior.

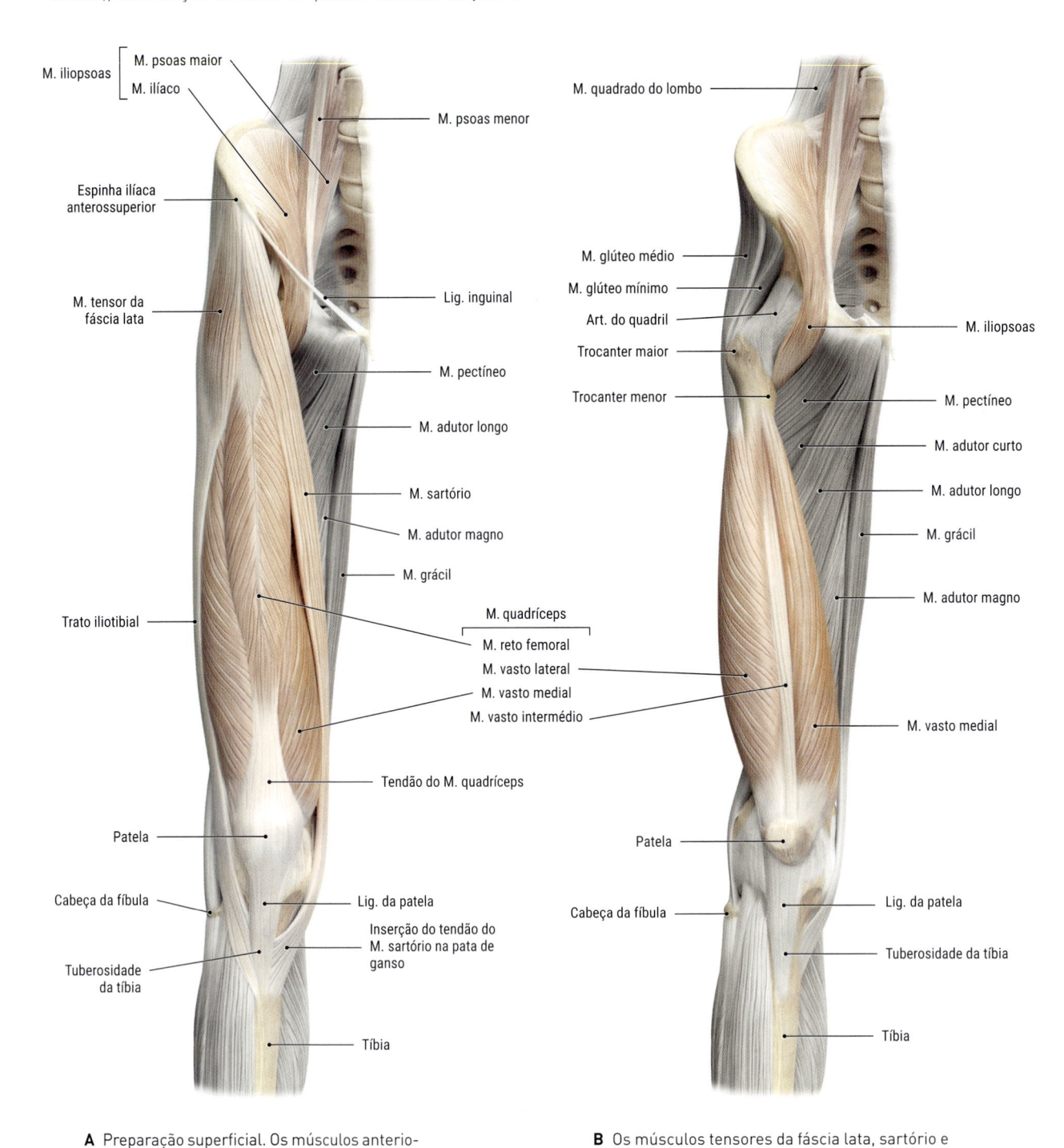

Figura 42-2 Musculatura do quadril e da coxa. A-B: músculos anteriores; C-E: músculos mediais (adutores).

42 | Músculos do membro inferior

> **Nota anatômica**
>
> Os tendões dos músculos sartório, grácil e semitendíneo formam uma ampla inserção aponeurótica chamada pata de ganso superficial. A forma assumida pelos diferentes tendões do músculo semimebranáceo quando inseridos na parte posterior da tíbia dá origem à chamada pata de ganso profunda.*
>
> *N. de R.T. A Terminologia Anatômica Internacional reconhece apenas a expressão "pes anserinus" para o conjunto das inserções dos três músculos, não os dividindo em superficial e profundo.

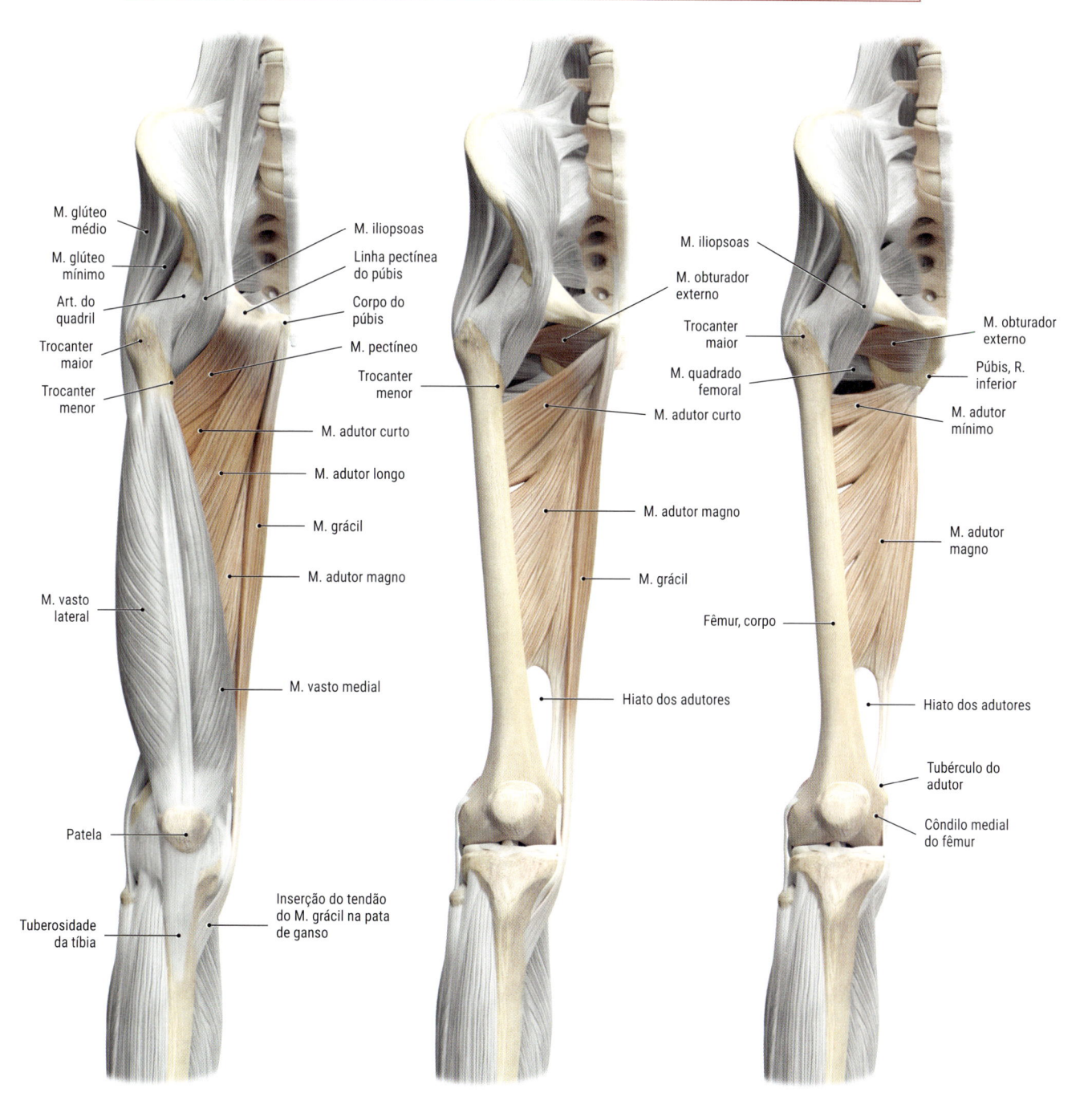

C Músculos mediais (adutores) destacados. Os músculos tensor da fáscia lata, sartório e reto femoral foram removidos. Vista anterior.

D Os músculos quádriceps, pectíneo e adutor longo foram removidos. Vista anterior.

E Os músculos adutor curto e grácil foram removidos. Vista anterior.

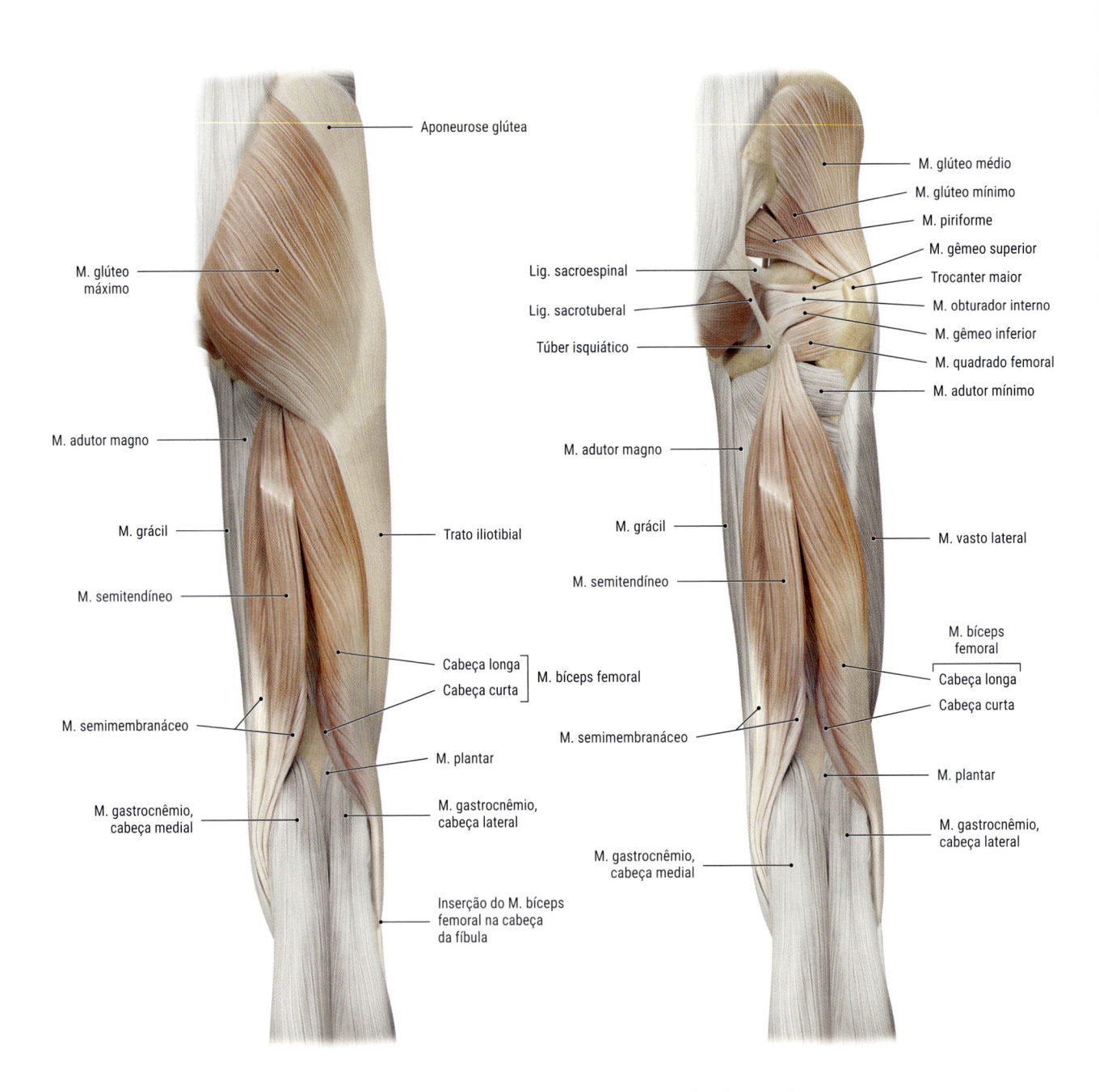

A Musculatura superficial.

B O músculo glúteo máximo foi removido.

Figura 42-3 Músculos posteriores do quadril e da coxa. Vistas posteriores.

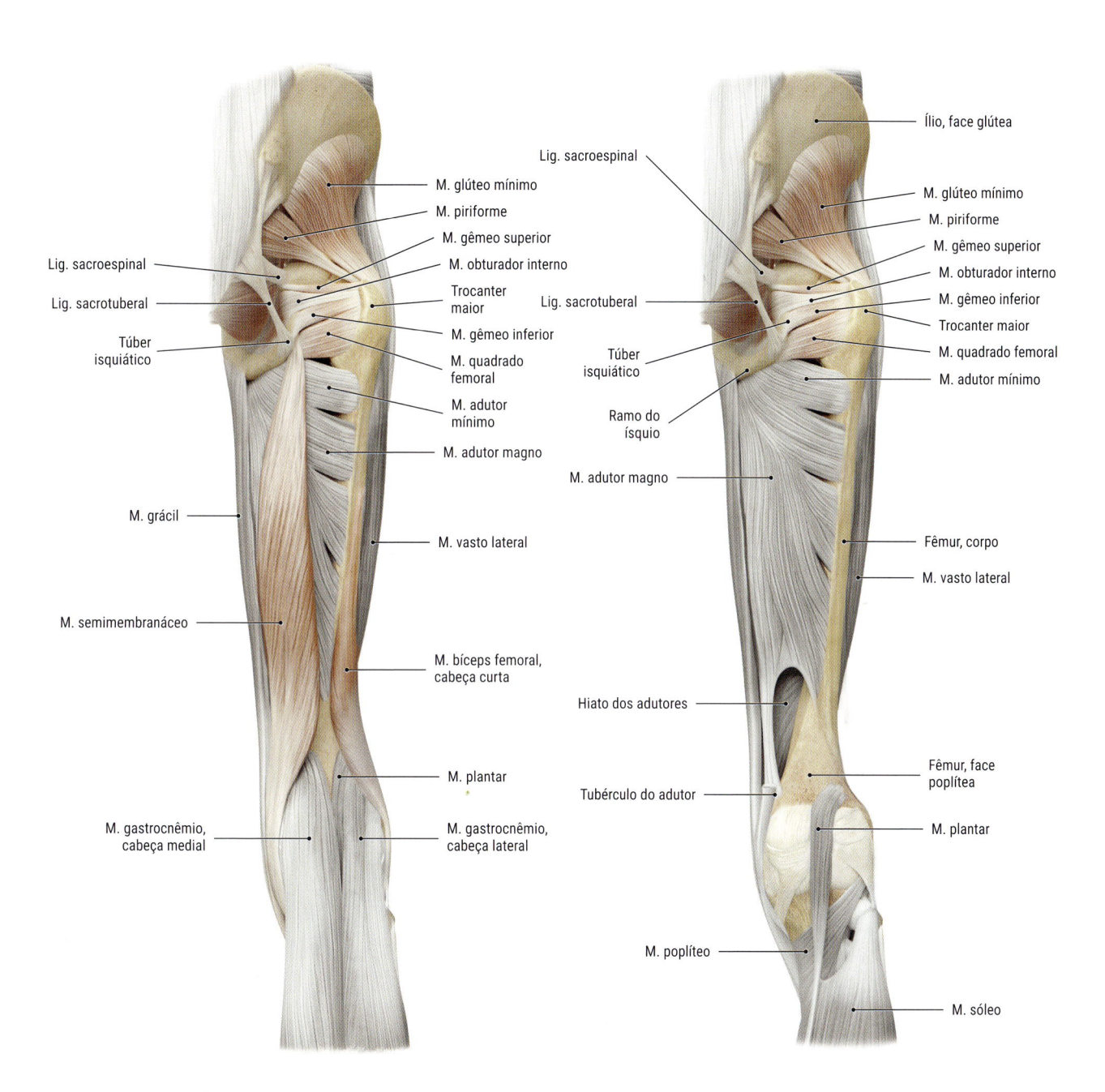

C O músculo semitendíneo e a cabeça longa do bíceps femoral foram removidos.

D O músculo semimembranáceo e a cabeça curta do bíceps femoral foram removidos.

Seção VI | Membro inferior

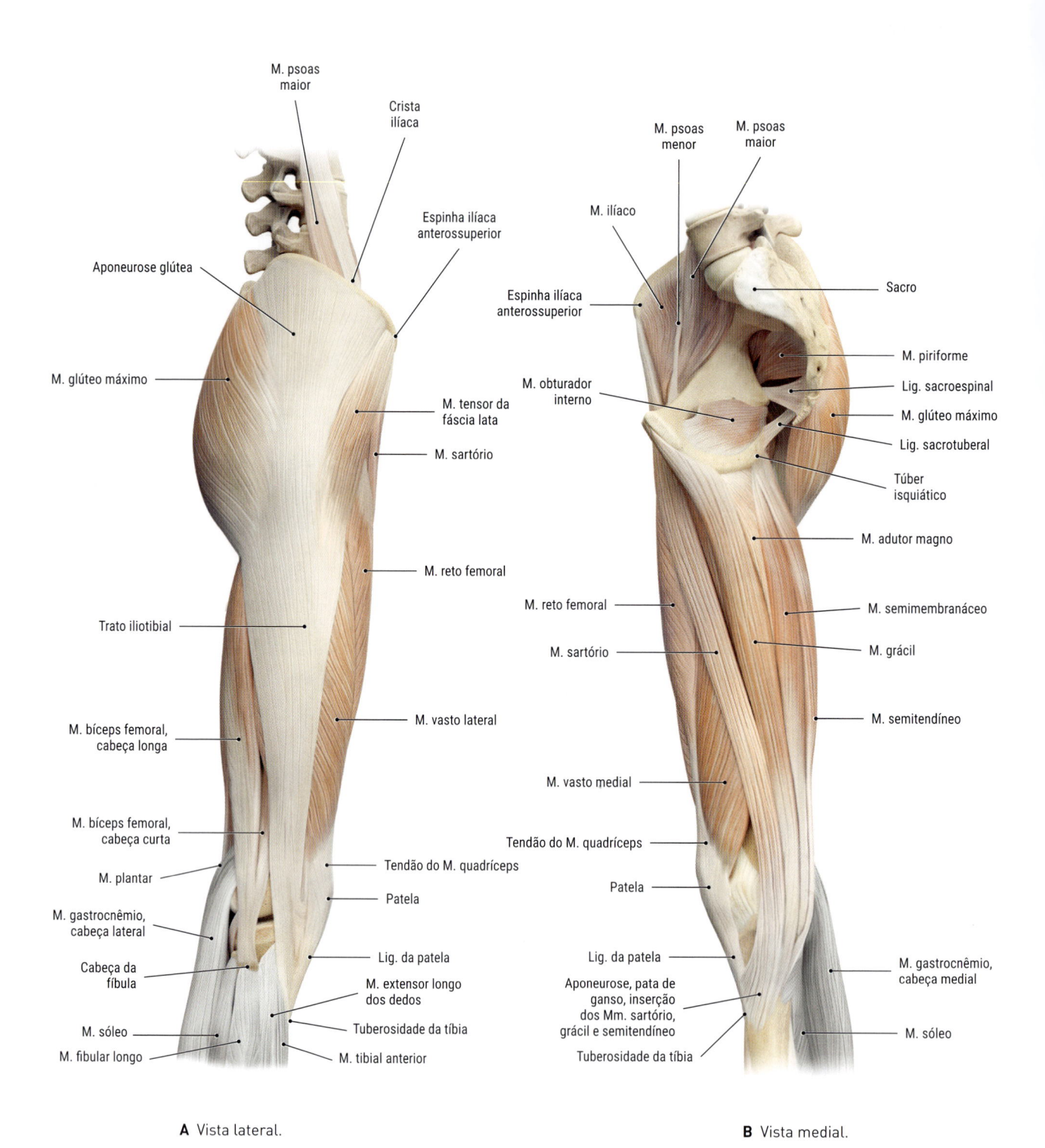

A Vista lateral.

B Vista medial.

Figura 42-4 Musculatura do quadril e da coxa. Plano superficial.

Tabela 42-1 Músculos posteriores do quadril

M. glúteo máximo			Ação	Inervação
	Origem:	Parte posterior do ílio, sacro e aponeurose glútea	• Extensão e rotação lateral do quadril	N. glúteo inferior
	Inserção:	Tuberosidade glútea e trato iliotibial	• Fibras craniais, abdução do quadril; fibras caudais, adução	

M. piriforme			Ação	Inervação
	Origem:	Face anterior do sacro	Abdução e rotação lateral do quadril	N. do M. piriforme (plexo sacral)
	Inserção:	Fossa trocantérica		

M. obturador interno			Ação	Inervação
	Origem:	Face endopélvica da membrana obturadora	Leve abdução do quadril	N. do obturador interno (plexo sacral)
	Inserção:	Fossa trocantérica		

Mm. gêmeos inferior e superior			Ação	Inervação
	① M. gêmeo inferior		Leve abdução do quadril	Ramos diretos do plexo sacral
	Origem:	Tuberosidade e ramo do ísquio		
	Inserção:	Tendão do M. obturador interno		
	② M. gêmeo superior		Leve abdução do quadril	Ramos diretos do plexo sacral
	Origem:	Face interna da espinha isquiática		
	Inserção:	Tendão do M. obturador interno		

M. quadrado femoral			Ação	Inervação
	Origem:	Túber isquiático	Adução e rotação lateral do quadril	N. do M. quadrado femoral (plexo sacral)
	Inserção:	Tubérculo quadrado e crista intertrocantérica		

Tabela 42-2 Músculos anteriores do quadril

M. ilíaco			Ação	Inervação
	Origem: Inserção:	Fossa ilíaca Trocanter menor	Flexão e leve rotação lateral do quadril	Plexo lombar e N. femoral

M. psoas maior			Ação	Inervação
	Origem: Inserção:	Corpos e processos costiformes L I-L IV Trocanter menor	Flexão e leve rotação lateral do quadril	Plexo lombar

M. psoas menor			Ação	Inervação
	Origem: Inserção:	Corpos de T XII e L I Ramo superior do púbis	Sem função importante	Plexo lombar

Tabela 42-3 Músculos laterais do quadril

Mm. glúteos médio e mínimo			Ação	Inervação
	① M. glúteo médio Origem: Inserção:	 Face glútea do ílio, entre as linhas glúteas anterior e posterior Trocanter maior	Abdução e rotações do quadril	N. glúteo superior
	② M. glúteo mínimo Origem: Inserção:	 Face glútea do ílio, entre as linhas glútea inferior e anterior Trocanter maior	Abdução e rotação medial do quadril	N. glúteo superior

M. tensor da fáscia lata			Ação	Inervação
	Origem: Inserção:	Parte anterior da crista ilíaca e tubérculo ilíaco Trato iliotibial e fáscia lata	Abdução e rotação medial do quadril	N. glúteo superior

Tabela 42-4 Músculos anteriores da coxa

M. sartório			Ação	Inervação
	Origem: Inserção:	Espinha ilíaca anterossuperior Tíbia, medial à tuberosidade (pata de ganso)	• Flexão e rotação lateral do quadril • Flexão e rotação medial do joelho	N. femoral

M. quadríceps femoral			Ação	Inervação
	Origem: Inserção:	• **M. reto femoral:** espinha ilíaca anterossuperior e sulco supra-acetabular • **M. vasto medial:** lábio medial da linha áspera e parte medial do fêmur • **M. vasto lateral:** lábio lateral da linha áspera e parte lateral do fêmur • **M. vasto intermédio:** parte anterior do fêmur Base da patela e, através do Lig. patelar, à tuberosidade tibial	Extensão do joelho. No caso do reto femoral, também a flexão do quadril	N. femoral

Tabela 42-5 Músculos mediais da coxa

M. pectíneo			Ação	Inervação
	Origem: Inserção:	Crista pectínea Linha pectínea	Adução e rotação lateral do quadril	N. femoral e N. obturatório

Mm. adutores longo, curto e magno			Ação	Inervação
	① **M. adutor longo** Origem: Inserção:	 Corpo do púbis Entre os lábios da linha áspera	Flexão do quadril	N. obturatório
	② **M. adutor curto** Origem: Inserção:	 R. inferior do púbis Entre os lábios da linha áspera	Adução do quadril	N. obturatório
	③ **M. adutor magno** Origem: Inserção:	 R. do ísquio Entre os lábios da linha áspera e o tubérculo adutor	Adução, rotação medial e extensão do quadril	N. obturatório e N. isquiático (N. tibial)

(Continua)

Tabela 42-5 Músculos mediais da coxa (cont.)

M. grácil			Ação	Inervação
	Origem: Inserção:	R. inferior do púbis Tíbia, medial à tuberosidade (pata de ganso)	• Adução do quadril • Flexão e rotação medial do joelho	N. obturatório

M. obturador externo			Ação	Inervação
	Origem: Inserção:	Face externa da membrana obturadora e área óssea que delimita o forame obturado Fossa trocantérica	Rotação lateral e adução do quadril	N. obturatório

Tabela 42-6 Músculos posteriores da coxa

Mm. semimembranáceo e semitendíneo			Ação	Inervação
	① M. semimembranáceo Origem: Inserção:	 Túber isquiático Face posterior da tíbia	• Extensão do quadril • Flexão e rotação medial do joelho	N. isquiático (N. tibial)
	② M. semitendíneo Origem: Inserção:	 Túber isquiático Tíbia, medial à tuberosidade (pata de ganso)	• Extensão do quadril • Flexão e rotação medial do joelho	N. isquiático (N. tibial)

M. bíceps femoral			Ação	Inervação
	Origem: Inserção:	• **Cabeça longa:** túber isquiático • **Cabeça curta:** lábio lateral da linha áspera Cabeça da fíbula	• Extensão do quadril • Flexão e rotação laterais do joelho	• Nervo isquiático • Cabeça longa, N. tibial • Cabeça curta, N. fibular

Movimentos da articulação do quadril

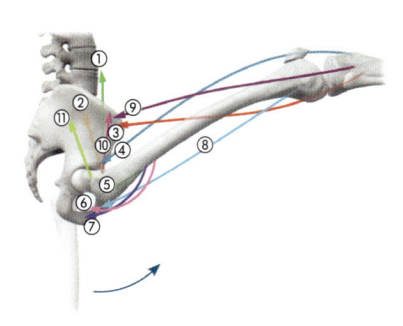

A Flexão: ① psoas maior, ② ilíaco, ③ sartório, ④ reto femoral, ⑤ pectíneo, ⑥ adutor longo, ⑦ adutor curto, ⑧ adutor magno (ant.), ⑨ tensor da fáscia lata, ⑩ glúteo mínimo (ant.) e ⑪ glúteo médio (ant).

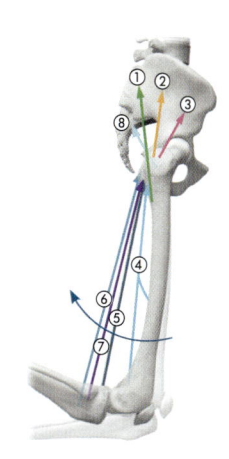

B Extensão: ① glúteo máximo, ② glúteo médio (post.), ③ glúteo mínimo (post.), ④ adutor magno (post.), ⑤ semimembranáceo, ⑥ semitendíneo, ⑦ bíceps femoral (cabeça longa) e ⑧ piriforme.

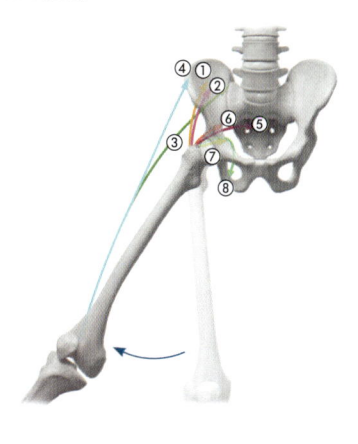

C Abdução: ① glúteo médio, ② glúteo mínimo, ③ glúteo máximo (sup.), ④ tensor da fáscia lata, ⑤ piriforme, ⑥ gêmeo inferior, ⑦ gêmeo superior e ⑧ obturador interno.

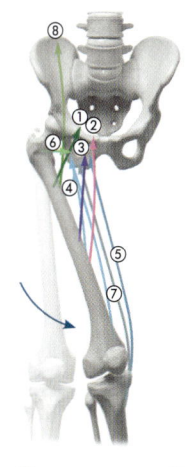

D Adução: ① pectíneo, ② adutor longo, ③ adutor curto, ④ adutor magno, ⑤ grácil, ⑥ obturador externo, ⑦ semitendíneo e ⑧ iliopsoas.

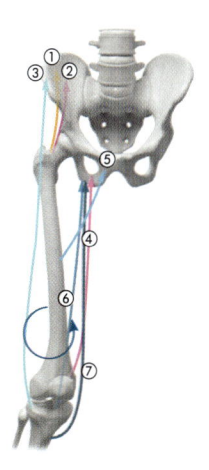

E Rotação medial (interna): ① glúteo médio (ant.), ② glúteo mínimo (ant.), ③ tensor da fáscia lata, ④ adutor magno, ⑤ adutor longo, ⑥ semimembranáceo e ⑦ semitendíneo.

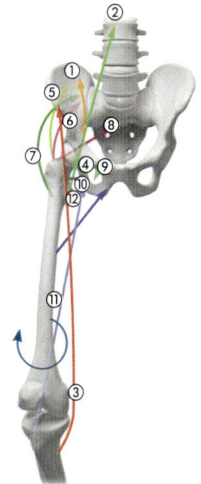

F Rotação lateral (externa): ① ilíaco, ② psoas maior, ③ sartório, ④ obturador externo, ⑤ glúteo médio (post.), ⑥ glúteo mínimo (post.), ⑦ glúteo máximo, ⑧ piriforme, ⑨ obturador interno, ⑩ quadrado femoral, ⑪ bíceps femoral (cabeça longa) e ⑫ adutor curto.

Figura 42-5 Movimentos com os músculos que atuam no quadril.

Músculos da perna

Os músculos das pernas estão organizados em três compartimentos: anterior, onde estão localizados os músculos flexores dorsais do tornozelo e extensores dos dedos (inervados pelo nervo fibular profundo); lateral ou fibular, com os músculos fibulares longo e curto (inervados pelo nervo fibular superficial), que são músculos eversores (pronadores) do pé; e posterior, dividido em um compartimento superficial e um compartimento profundo, onde são encontrados os músculos flexores plantares do tornozelo e os flexores dos dedos (inervados pelo nervo tibial).

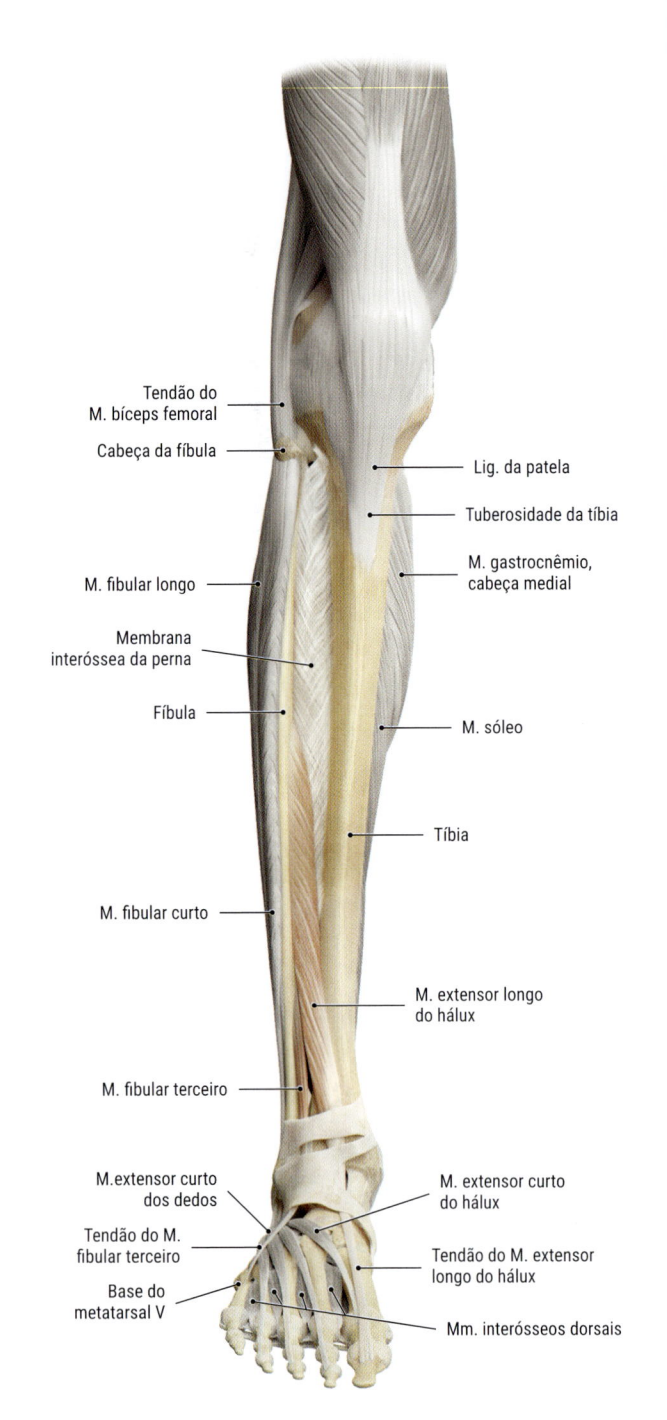

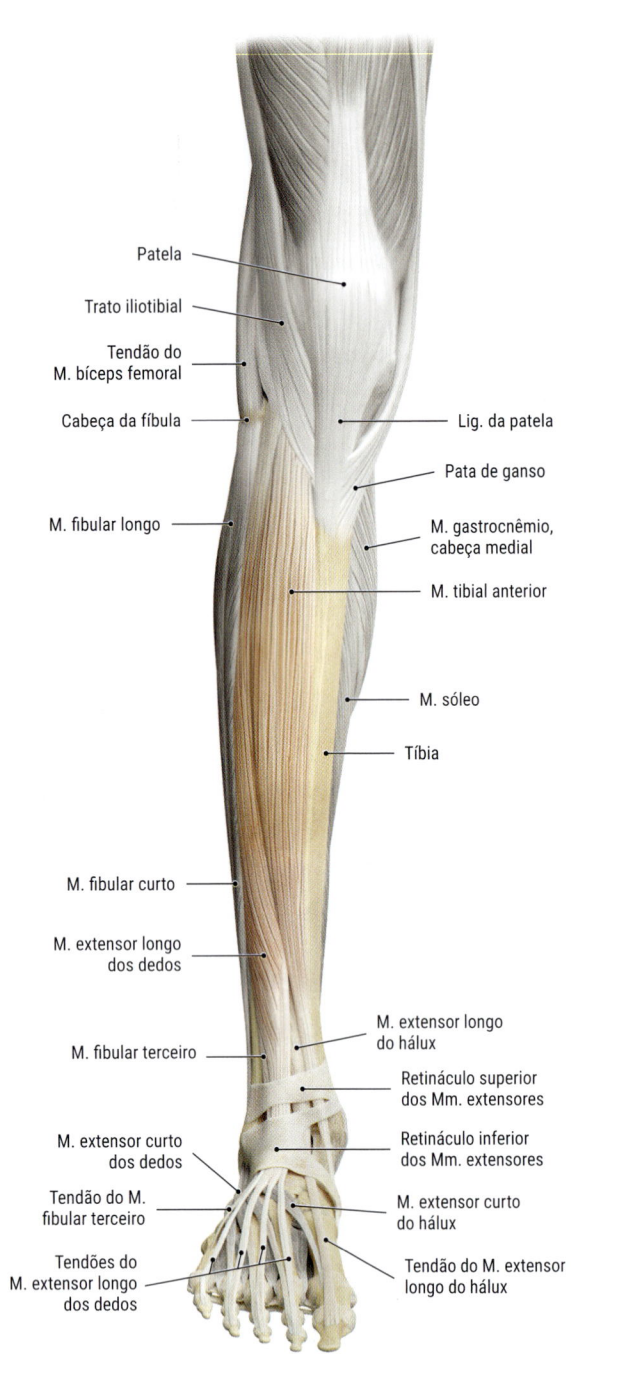

A Estrato superficial. Vista anterior.

B Estrato profundo. Vista anterior.

Figura 42-6   Músculos da perna, compartimento anterior.

A Estrato superficial. Vista lateral.

B Estrato profundo. Vista lateral.

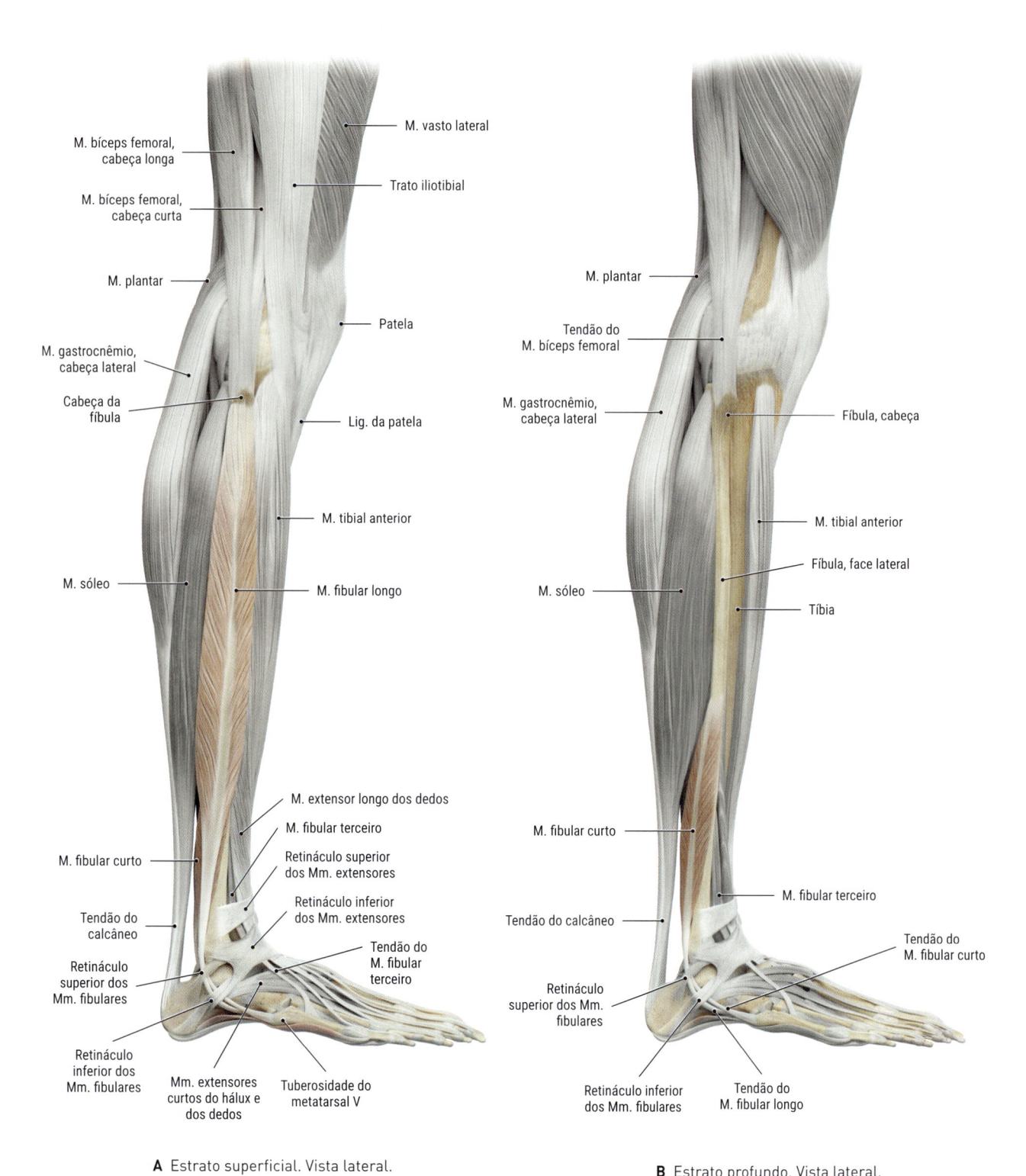

Figura 42-7 Músculos da perna, compartimento lateral.

Nota anatômica

As duas cabeças do músculo gastrocnêmio e do músculo sóleo formam o músculo tríceps sural, que se une distalmente e forma o tendão do calcâneo (de Aquiles).

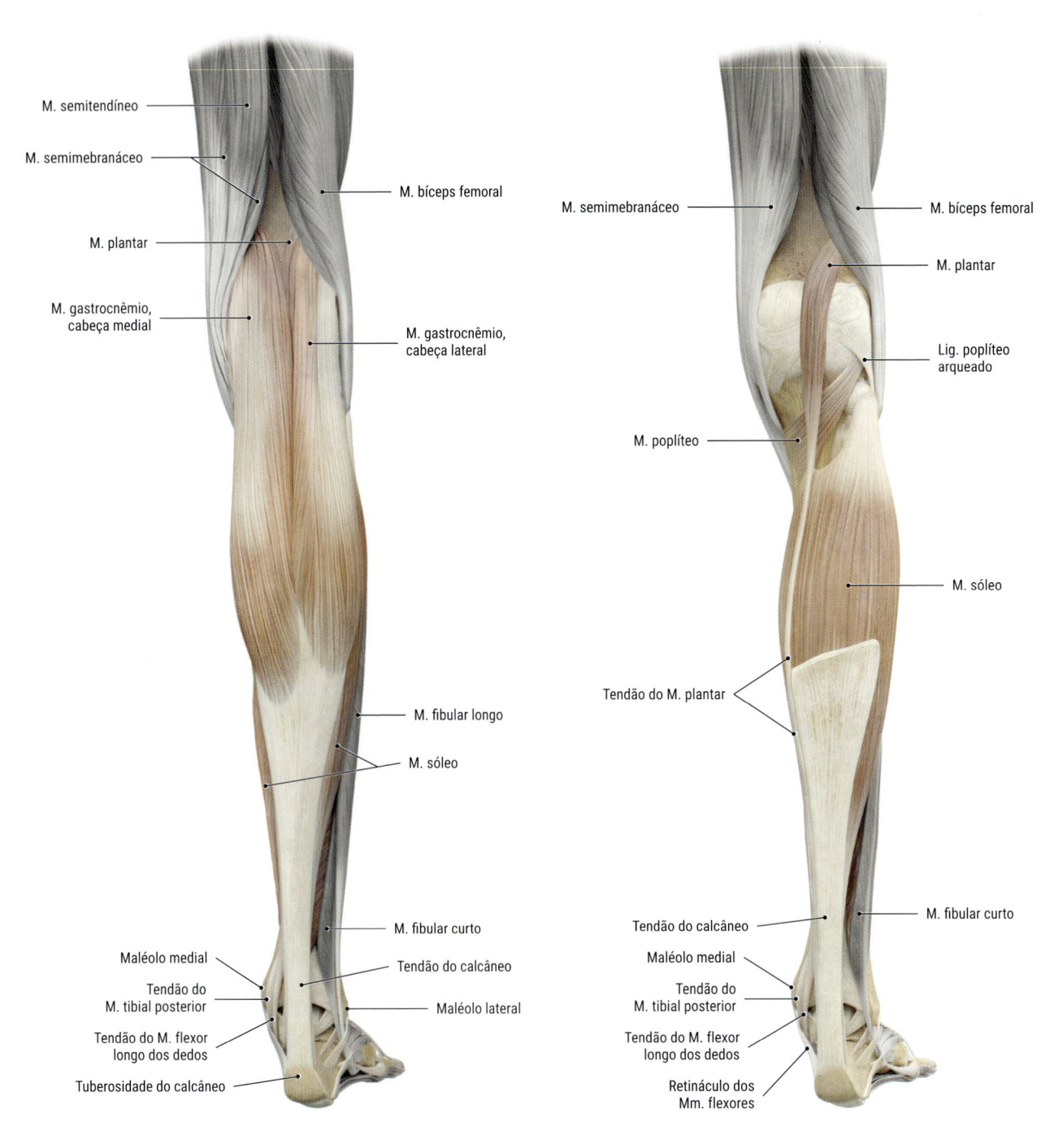

A Estrato superficial. Vista posterior.

B O músculo gastrocnêmio foi removido. Vista posterior.

Figura 42-8 Músculos da perna, compartimento posterior.

42 | Músculos do membro inferior

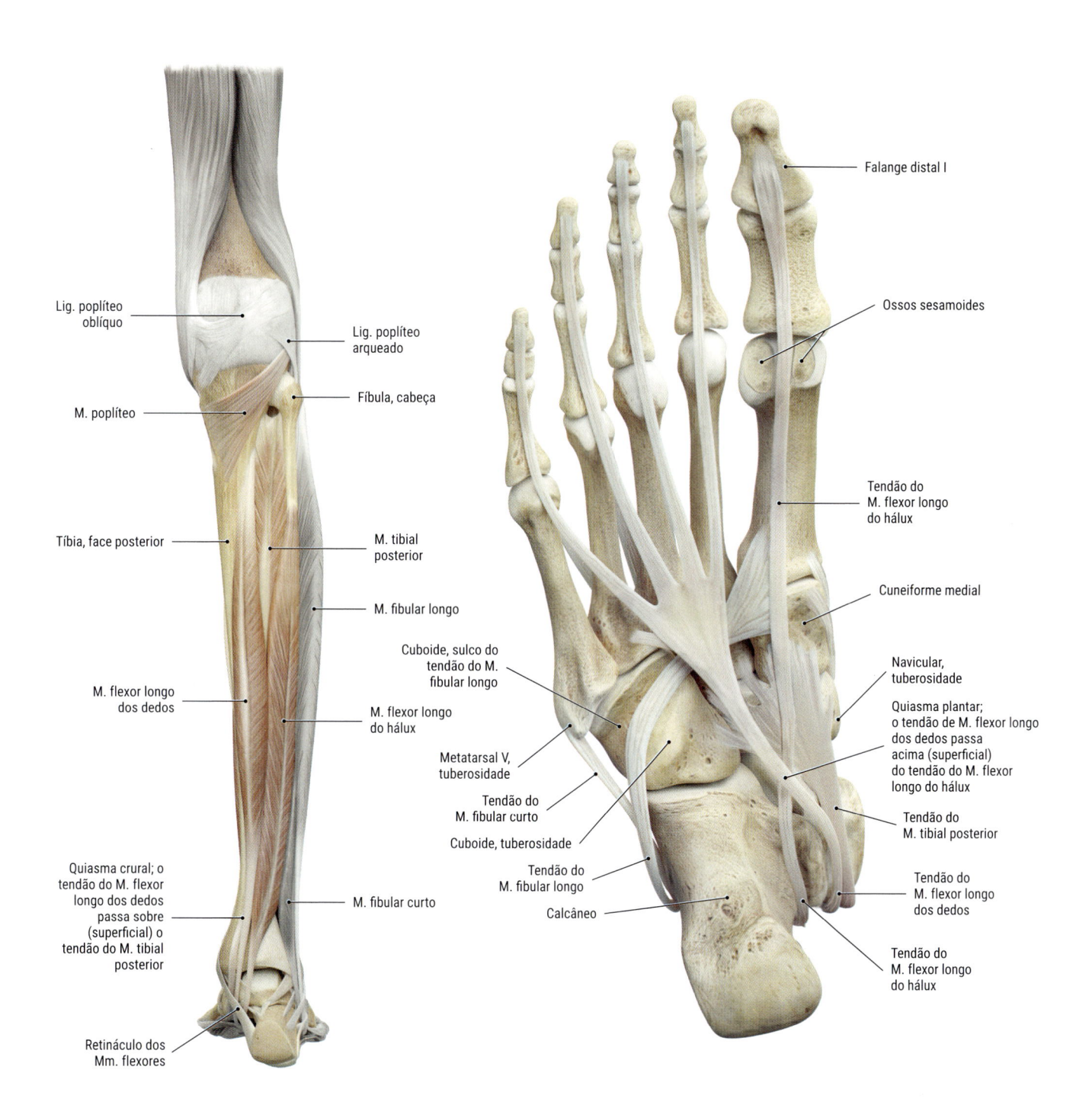

C Camada profunda, os músculos tríceps sural e plantar foram removidos. Vista posterior.

D Tendões dos músculos longos da perna na planta do pé. Vista plantar.

Tabela 42-7 Músculos posteriores da perna, estrato superficial

Mm. gastrocnêmio e sóleo (M. tríceps sural)

		Ação	Inervação
① M. gastrocnêmio Origem: • Cabeça medial: face posterior e proximal ao côndilo medial do fêmur • Cabeça lateral: face posterior, proximal ao côndilo lateral do fêmur Inserção: Tuberosidade do calcâneo através do tendão do calcâneo (de Aquiles)		• Flexão do joelho • Flexão plantar e supinação do pé	N. tibial
② M. sóleo Origem: Face posterior da cabeça da fíbula, côndilo e corpo da tíbia (linha do sóleo) Inserção: Tuberosidade do calcâneo através do tendão do calcâneo (de Aquiles)		Flexão plantar e supinação do pé	N. tibial

M. plantar

	Ação	Inervação
Origem: Face posterior e proximal ao côndilo lateral do fêmur Inserção: Tuberosidade do calcâneo	• Flexão do joelho • Flexão plantar	N. tibial

Tabela 42-8 Músculos posteriores da perna, estrato profundo

M. poplíteo

	Ação	Inervação
Origem: Epicôndilo lateral do fêmur Inserção: Face posterior da epífise proximal da tíbia, proximal em relação à linha do sóleo	Flexão e rotação mediais do joelho	N. tibial

M. tibial posterior

	Ação	Inervação
Origem: Face posterior da membrana interóssea e áreas adjacentes da tíbia e fíbula Inserção: Navicular, cuneiformes, cuboide, bases do 2º ao 5º metatarsais	Flexão plantar e supinação do pé	N. tibial

Tabela 42-8 Músculos posteriores da perna, estrato profundo (cont.)

Mm. flexores longo do hálux e longo dos dedos			Ação	Inervação
	①	M. flexor longo do hálux Origem: Face posterior da fíbula Inserção: Face plantar da falange distal do hálux	• Flexão plantar e do hálux • Pronação do pé	N. tibial
	②	M. flexor longo dos dedos Origem: Face posterior da tíbia Inserção: Face plantar da falange distal dos dedos trifalângicos (2º-5º)	• Flexão plantar e dos dedos (2º-5º) • Supinação do pé	N. tibial

Tabela 42-9 Músculos anteriores da perna

Mm. tibial anterior e fibular terceiro			Ação	Inervação
	①	M. tibial anterior Origem: Face posterior e lateral da tíbia e membrana interóssea Inserção: Face plantar do cuneiforme medial e do metatarsal I	Flexão dorsal e supinação do pé	N. fibular profundo
	②	M. fibular terceiro Origem: Divisão lateral do M. extensor longo dos dedos Inserção: Base do metatarsal V	• Flexão dorsal • Pronação do pé	N. fibular profundo

Mm. extensores longo dos dedos e longo do hálux			Ação	Inervação
	①	M. extensor longo dos dedos Origem: Face anterior e medial da fíbula e membrana interóssea Inserção: Face dorsal das falanges distais dos dedos trifalângicos (2º-5º), aparelho extensor	• Flexão dorsal e extensão dos dedos trifalângicos • Pronação do pé	N. fibular profundo
	②	M. extensor longo do hálux Origem: Membrana interóssea Inserção: Face dorsal da falange distal do hálux, aparelho extensor	• Flexão dorsal e extensão do hálux • Supinação do pé	N. fibular profundo

Tabela 42-10 Músculos laterais da perna

Mm. fibulares longo e curto			Ação	Inervação
	①	M. fibular longo Origem: Face lateral da fíbula, metade proximal Inserção: Face plantar do cuneiforme medial e tuberosidade do metatarsal I	• Flexão plantar • Pronação do pé	N. fibular superficial
	②	M. fibular curto Origem: Face lateral da fíbula, metade distal Inserção: Tuberosidade do metatarsal V	• Flexão plantar • Pronação do pé	N. fibular superficial

Movimentos da articulação do joelho

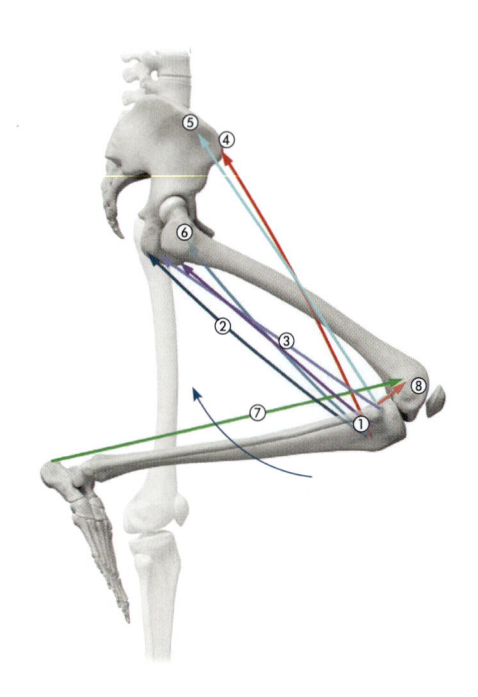

A Flexão: ① semimembranáceo, ② semitendíneo, ③ bíceps femoral, ④ sartório, ⑤ tensor da fáscia lata, ⑥ grácil, ⑦ gastrocnêmio e ⑧ poplíteo.

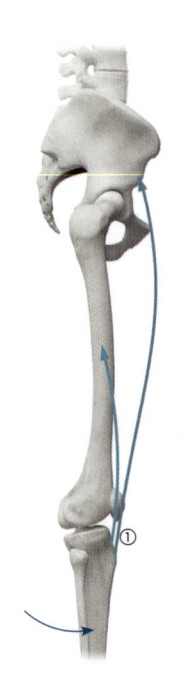

B Extensão: ① quádriceps.

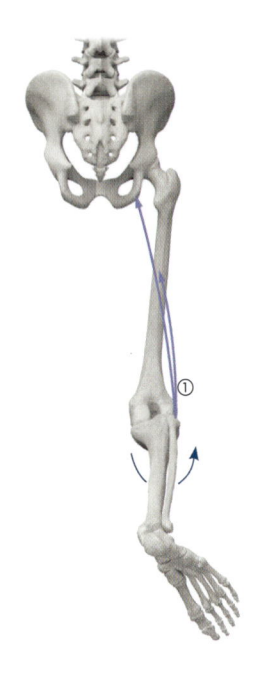

C Rotação lateral (com o joelho em flexão): ① bíceps femoral.

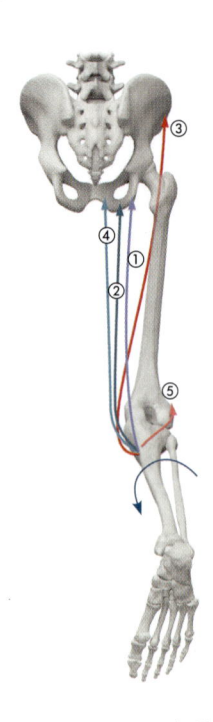

D Rotação medial (com o joelho em flexão): ① semimembranáceo, ② semitendíneo, ③ sartório, ④ grácil e ⑤ poplíteo.

Figura 42-9 Músculos que atuam no joelho (articulações femorotibial e femoropatelar).

Movimentos da articulação do tornozelo

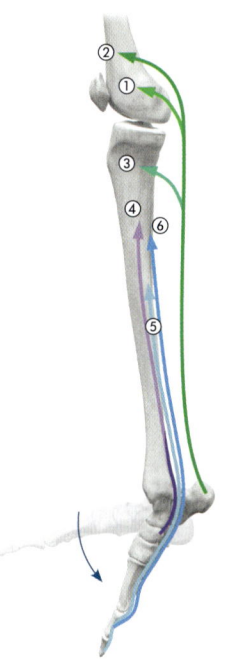

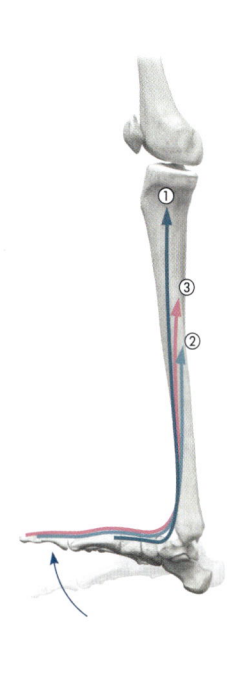

A Flexão plantar: ① gastrocnêmio, ② plantar, ③ sóleo, ④ tibial posterior, ⑤ flexor longo do hálux, ⑥ flexor longo dos dedos, fibular longo e fibular curto.

B Flexão dorsal: ① tibial anterior, ② extensor longo do hálux, ③ extensor longo dos dedos e fibular terceiro.

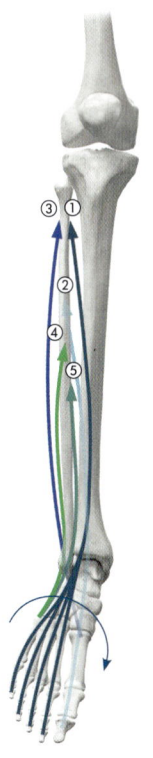

C Pronação (inclui articulações mediotarsais, intertarsais e tarsometatarsais): ① extensor dos dedos, ② flexor longo do hálux, ③ fibular longo, ④ fibular curto e ⑤ fibular terceiro.

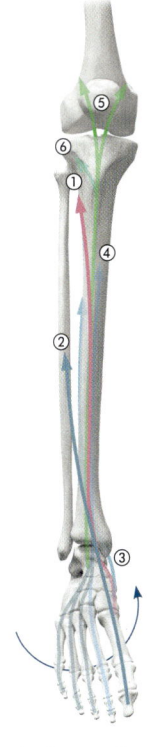

D Supinação (inclui articulações mediotarsais, intertarsais e tarsometatarsais): ① tibial anterior, ② extensor longo do hálux, ③ tibial posterior, ④ flexor longo dos dedos, ⑤ gastrocnêmio, ⑤ plantar e ⑥ sóleo.

Figura 42-10 Músculos que atuam no tornozelo (articulações talocalcânea e talocrural).

Músculos do pé

Os músculos do pé são divididos em dorsais e plantares. No dorso, existem dois músculos extensores dos dedos que são inervados pelo nervo fibular profundo. Na planta do pé, distinguimos três regiões: os músculos relacionados ao hálux, a região plantar média e os músculos relacionados ao dedo mínimo. Todos esses músculos são inervados pelos nervos plantares, que derivam do nervo tibial.

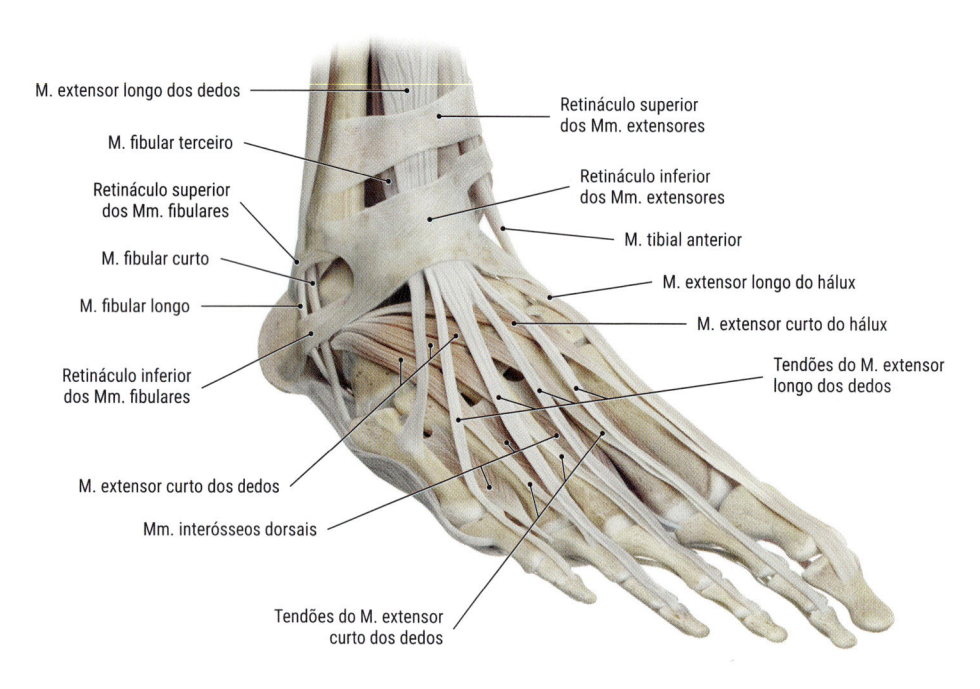

A Músculos e tendões do dorso do pé. Vista anterolateral direita.

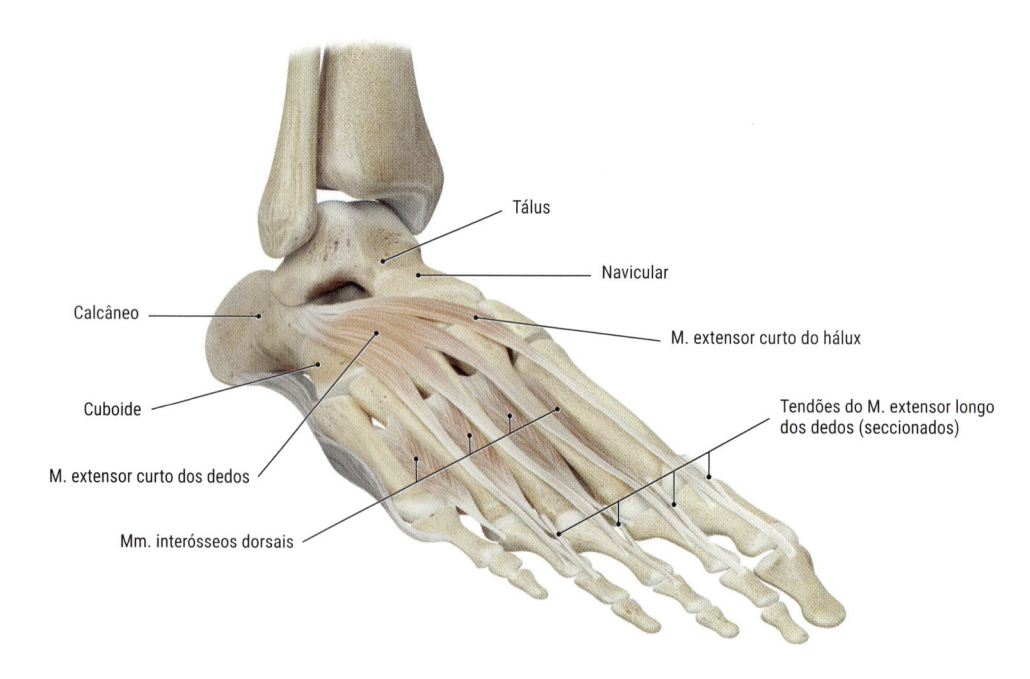

B Músculos próprios do dorso do pé. Vista anterolateral direita.

Figura 42-11   Músculos dorsais do pé.

42 | Músculos do membro inferior

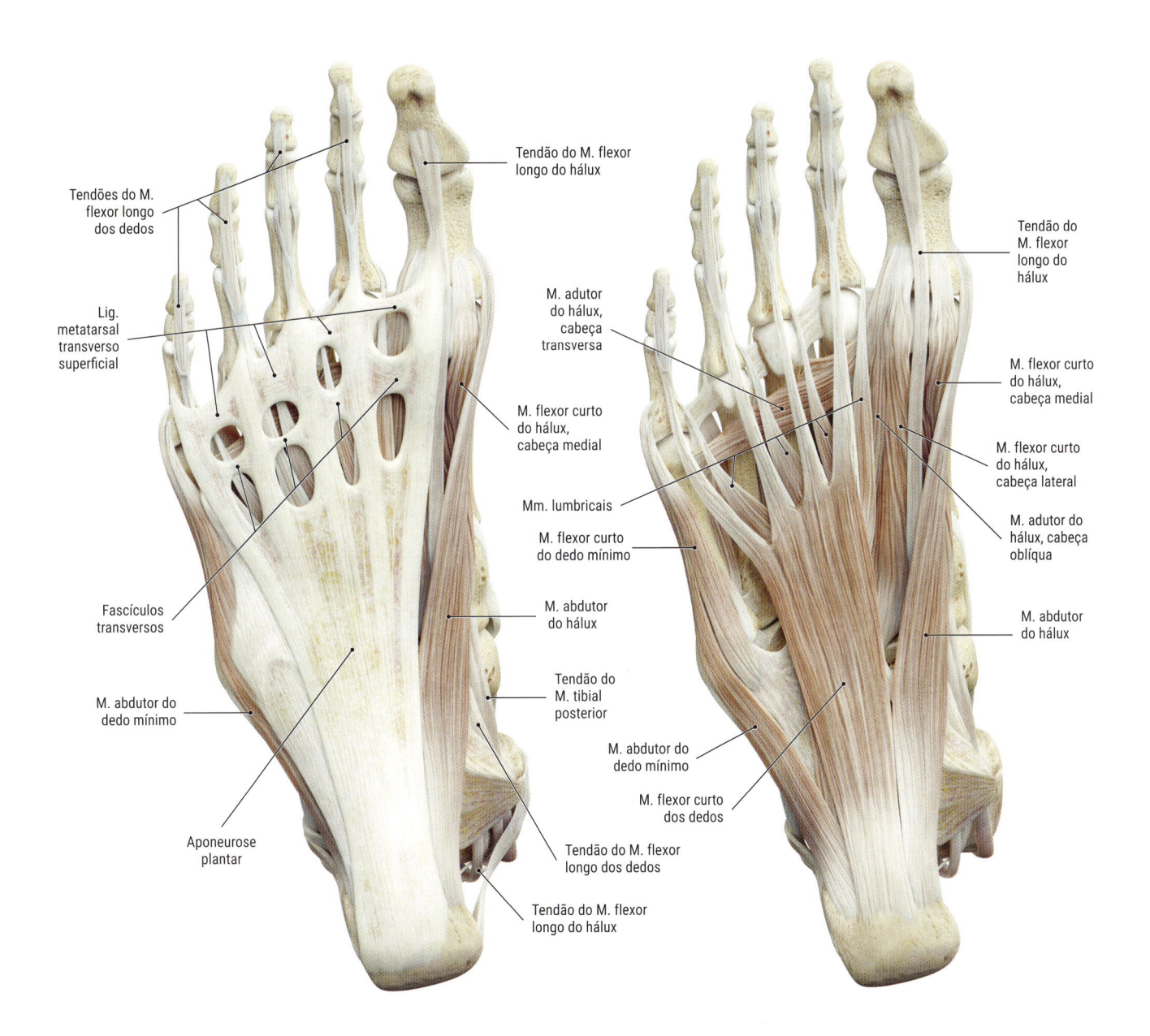

A Preparação superficial.

B Segunda camada, após a remoção da aponeurose plantar.

Figura 42-12 Músculos plantares. Vista plantar.

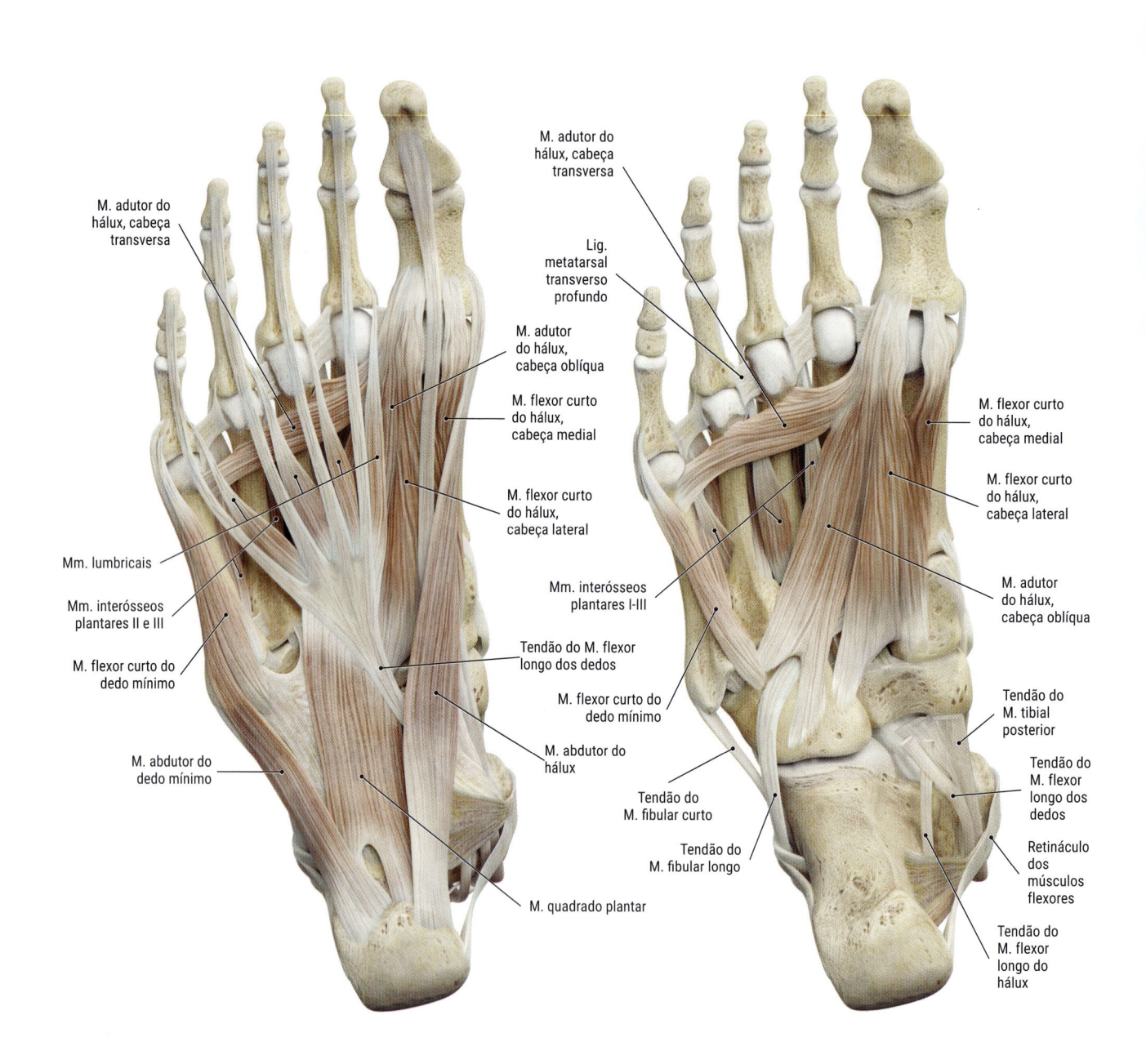

C Terceira camada dos músculos do pé após a remoção da aponeurose plantar e do músculo flexor curto dos dedos.

D Quarta camada dos músculos do pé após a remoção dos músculos: quadrado plantar, abdutores do hálux e do dedo mínimo e todos os tendões dos músculos longos.

Figura 42-12   Músculos plantares. Vista plantar (*cont.*).

42 | Músculos do membro inferior | 651

Mm. interósseos dorsais I-IV

Mm. interósseos plantares I-III

M. flexor curto do dedo mínimo

Tendão do M. fibular curto

Tendão do M. fibular longo

Tendão do M. tibial anterior

Tendão do M. tibial posterior

E Camada mais profunda da planta do pé com a musculatura interóssea.

M. interósseo dorsal II
M. interósseo plantar I
M. interósseo dorsal III
M. interósseo plantar II
M. interósseo dorsal IV
M. interósseo plantar III

Tendão do M. fibular terceiro
M. oponente do dedo mínimo
M. abdutor do dedo mínimo
M. flexor curto do dedo mínimo
Tendões do M. flexor longo dos dedos
Tendões do M. flexor curto dos dedos

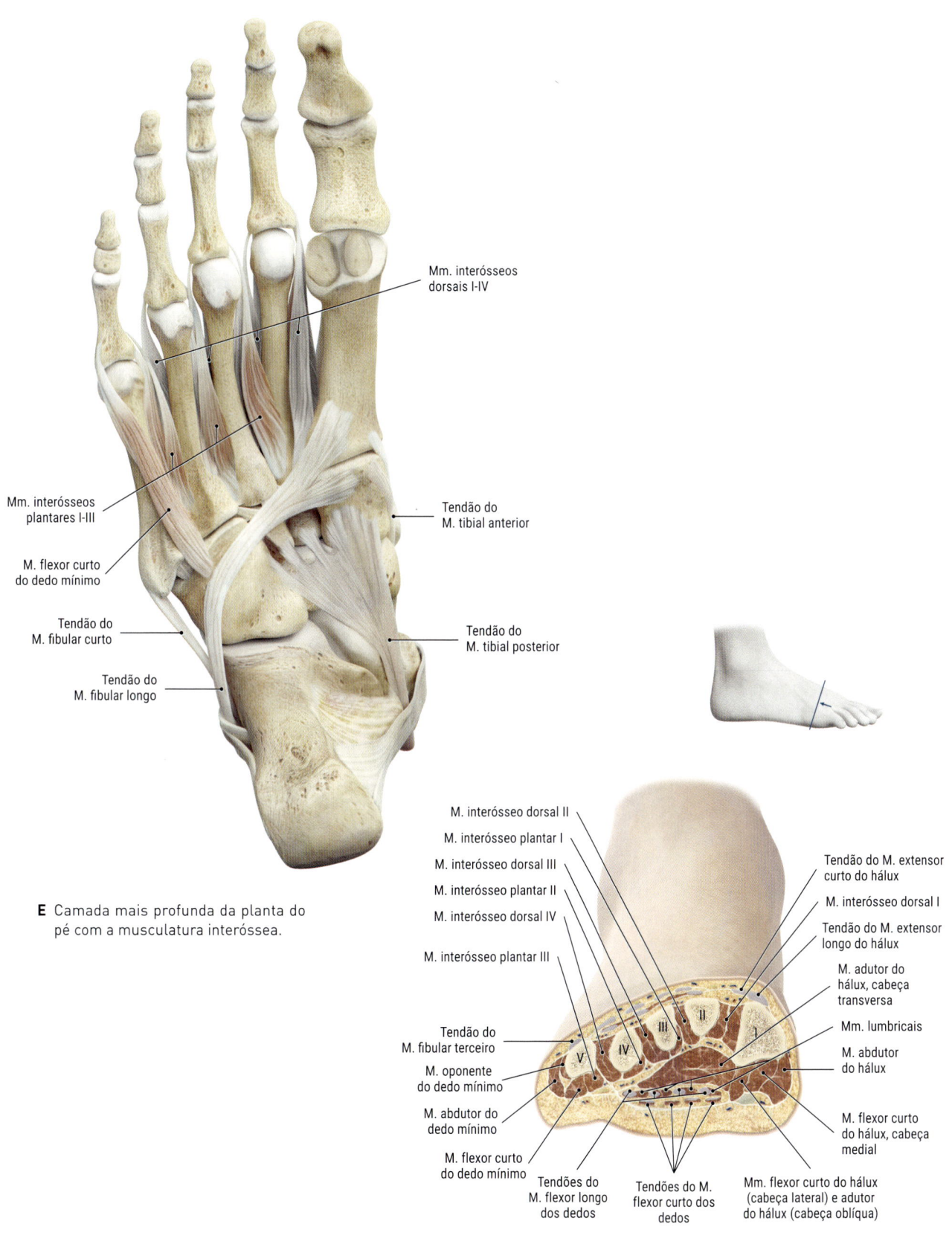

Tendão do M. extensor curto do hálux
M. interósseo dorsal I
Tendão do M. extensor longo do hálux
M. adutor do hálux, cabeça transversa
Mm. lumbricais
M. abdutor do hálux
M. flexor curto do hálux, cabeça medial
Mm. flexor curto do hálux (cabeça lateral) e adutor do hálux (cabeça oblíqua)

Figura 42-13 Corte frontal do pé no nível dos metatarsais.

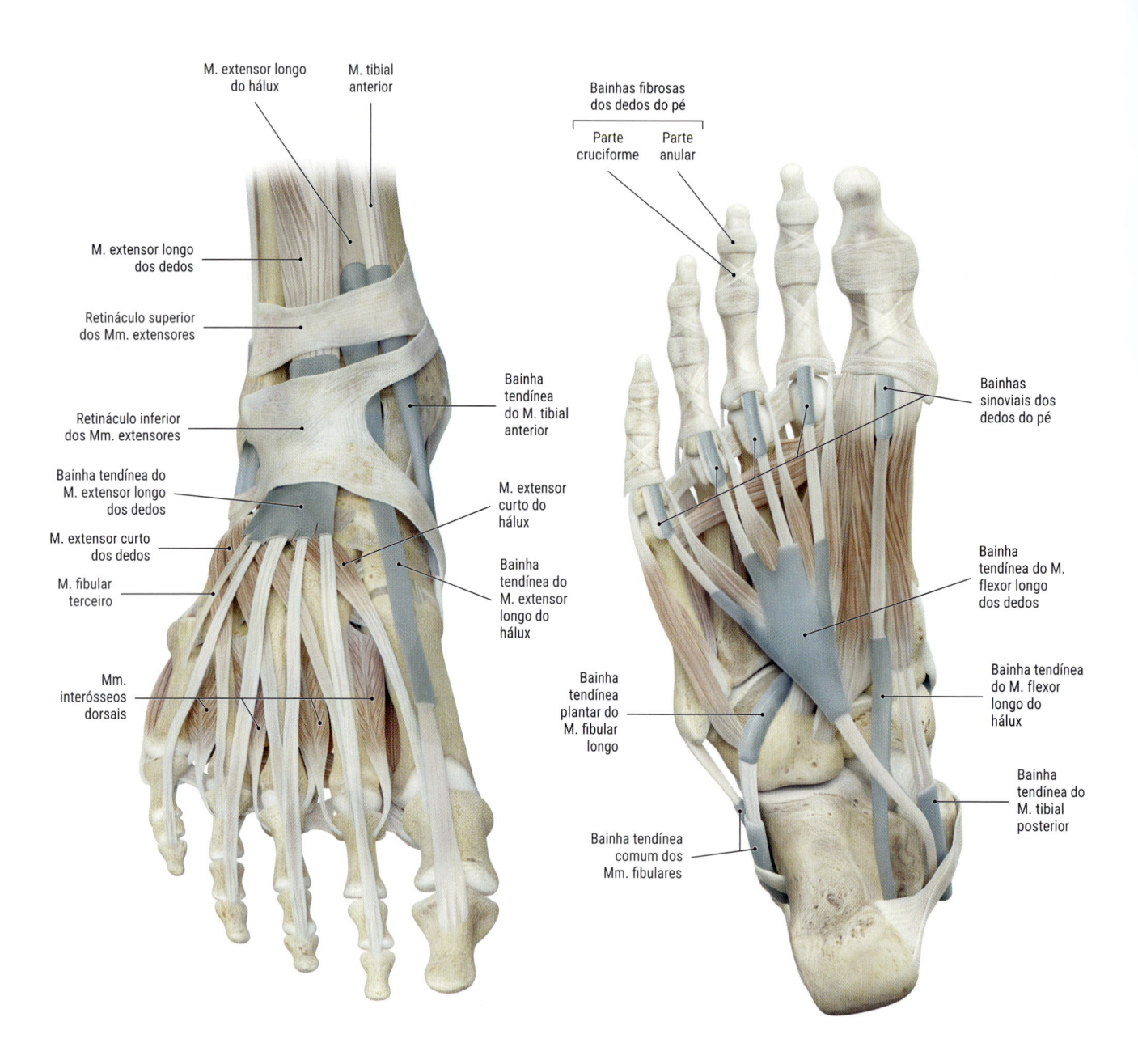

A Bainhas tendíneas anteriores do tarso. Vista dorsal.

B Bainhas tendíneas tibiais e fibulares do tarso e bainhas dos dedos do pé. Vista plantar.

Figura 42-14 Bainhas tendíneas do membro inferior (em azul).

42 | Músculos do membro inferior

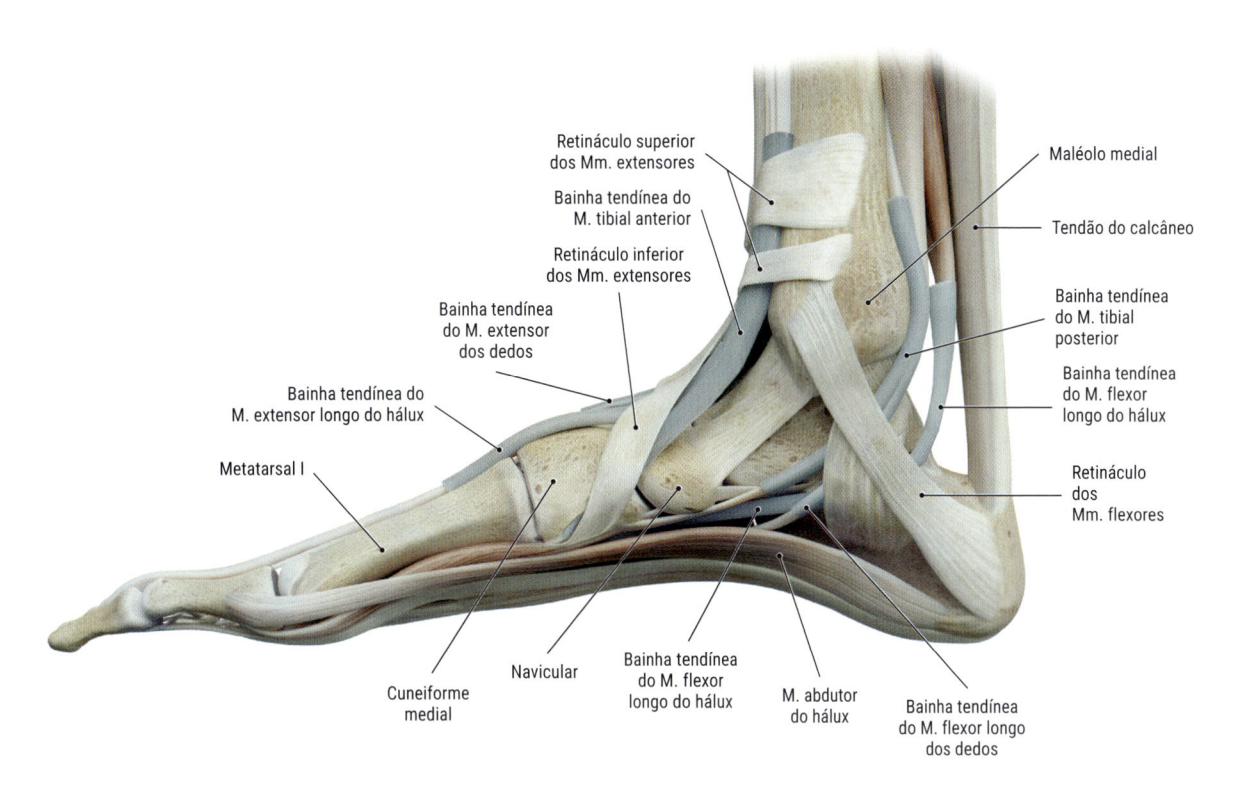

C Bainhas tendíneas anteriores e tibiais do tarso. Vista medial.

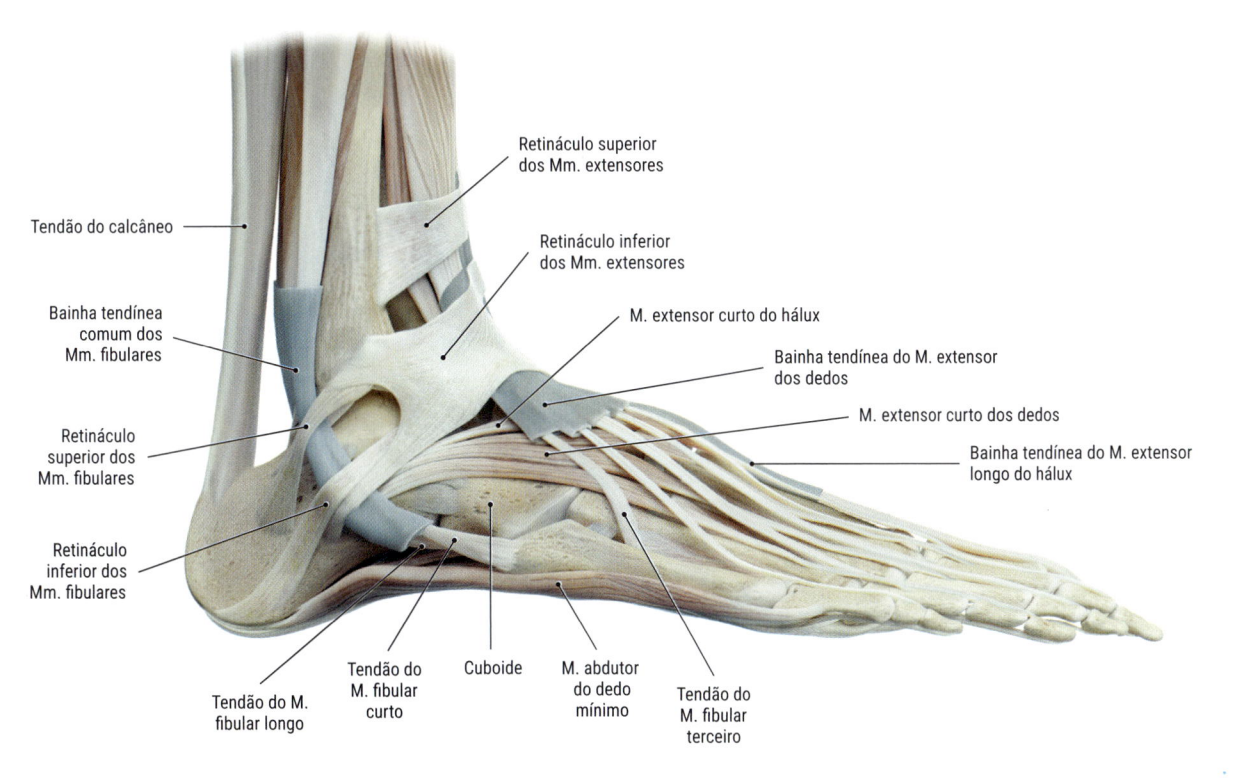

Labels (de cima para baixo, da esquerda para a direita):
- Retináculo superior dos Mm. extensores
- Maléolo medial
- Bainha tendínea do M. tibial anterior
- Tendão do calcâneo
- Retináculo inferior dos Mm. extensores
- Bainha tendínea do M. tibial posterior
- Bainha tendínea do M. extensor dos dedos
- Bainha tendínea do M. flexor longo do hálux
- Bainha tendínea do M. extensor longo do hálux
- Retináculo dos Mm. flexores
- Metatarsal I
- Navicular
- Bainha tendínea do M. flexor longo do hálux
- Cuneiforme medial
- M. abdutor do hálux
- Bainha tendínea do M. flexor longo dos dedos

D Bainhas tendíneas anteriores e fibulares do tarso. Vista lateral.

Labels:
- Retináculo superior dos Mm. extensores
- Tendão do calcâneo
- Retináculo inferior dos Mm. extensores
- Bainha tendínea comum dos Mm. fibulares
- M. extensor curto do hálux
- Retináculo superior dos Mm. fibulares
- Bainha tendínea do M. extensor dos dedos
- M. extensor curto dos dedos
- Retináculo inferior dos Mm. fibulares
- Bainha tendínea do M. extensor longo do hálux
- Tendão do M. fibular longo
- Tendão do M. fibular curto
- Cuboide
- M. abdutor do dedo mínimo
- Tendão do M. fibular terceiro

Tabela 42-11 Músculos dorsais do pé

Mm. extensores curto dos dedos e curto do hálux		Ação	Inervação
① **M. extensor curto dos dedos** Origem: Região anterolateral do calcâneo Inserção: Face dorsal das falanges distais do 2º ao 4º dedos, aparelho extensor		Extensão do 2º ao 4º dedos	N. fibular profundo
② **M. extensor curto do hálux** Origem: Região anterolateral do calcâneo Inserção: Face dorsal da falange distal do hálux, aparelho extensor		Extensão do hálux	N. fibular profundo

Tabela 42-12 Músculos plantares mediais (do hálux)

Mm. abdutor do hálux, flexor curto do hálux e adutor do hálux		Ação	Inervação
① **M. abdutor do hálux** Origem: Processo medial da tuberosidade do calcâneo Inserção: Osso sesamoide medial e base da falange proximal do hálux		Abdução do hálux	N. plantar medial
② **M. flexor curto do hálux** Origem: Face plantar do navicular, cuneiformes e Lig. plantar longo Inserção: • **Cabeça medial:** osso sesamoide medial e face plantar da falange proximal do hálux • **Cabeça lateral:** osso sesamoide lateral e face plantar da falange proximal do hálux		Flexão do hálux	• **Cabeça medial:** N. plantar medial • **Cabeça lateral:** N. plantar lateral
③ **M. adutor do hálux** Origem: • **Cabeça oblíqua:** face plantar dos metatarsais 2º-4º, cuneiforme lateral e cuboide • **Cabeça transversa:** região das Artt. metatarsofalângicas dos dedos 3º-5º Inserção: Osso sesamoide lateral e face plantar da base da falange proximal do hálux		Adução do hálux	N. plantar lateral

Tabela 42-13 Músculos plantares intermédios

M. flexor curto dos dedos		Ação	Inervação
Origem: Tuberosidade do calcâneo e aponeurose plantar Inserção: Falange média dos dedos trifalângicos (2º-5º)		Flexão dos dedos trifalângicos (2º-5º)	N. plantar medial

Tabela 42-13 Músculos plantares intermédios (cont.)

Mm. quadrado plantar e lumbricais			Ação	Inervação
	①	**M. quadrado plantar** Origem: Região plantar do calcâneo Inserção: Tendões do M. flexor longo dos dedos	Flexão dos dedos trifalângicos (2º-5º)	N. plantar medial

	②	**Mm. lumbricais**
		Origem: Face medial dos tendões do M. flexor longo dos dedos
		Inserção: Face medial da falange proximal dos dedos trifalângicos (2º-5º)
			Aproximam os dedos trifalângicos do hálux	• Lumbricais I-II:
				  N. plantar medial
				• Lumbricais III-IV:
				  N. plantar lateral

Mm. interósseos dorsais		Ação	Inervação
	Origem: Espaços interósseos Inserção: O primeiro na face medial da falange proximal do segundo dedo, o restante no lado lateral do segundo e quarto dedos	Separam os dedos	N. plantar lateral

Mm. interósseos plantares		Ação	Inervação
	Origem: Face medial dos metacarpais III-V Inserção: Face medial das 3ª a 5ª falanges proximais	Aproximam os dedos	N. plantar lateral

Tabela 42-14 Músculos plantares laterais (do dedo mínimo)

Mm. abdutor do dedo mínimo, flexor curto do dedo mínimo e oponente do dedo mínimo			Ação	Inervação
	①	**M. abdutor do dedo mínimo** Origem: Processo lateral da tuberosidade do calcâneo e aponeurose plantar Inserção: Face lateral da falange proximal do dedo mínimo	Abduz o dedo mínimo	N. plantar lateral
	②	**M. flexor curto do dedo mínimo** Origem: Base do metatarsal V e Lig. plantar longo Inserção: Base da falange proximal do dedo mínimo	Flexiona a articulação metatarsofalângica do dedo mínimo	N. plantar lateral
	③	**M. oponente do dedo mínimo** Origem: Base do metatarsal IV Inserção: Corpo do metatarsal V	Oposição do dedo mínimo	N. plantar lateral

Bolsas do membro inferior

As pequenas bolsas sinoviais têm formato de saco e contêm líquido sinovial. Estão localizadas entre tendões e ossos, músculos, pele e relevos ósseos, etc., com a função de amortecer os impactos e evitar o atrito entre as estruturas. Geralmente são achatadas e, quando estão próximas a uma articulação, podem se comunicar com a cápsula articular. Elas são relevantes no membro inferior, pois ocorrem compressões quando adotamos posições como sentar, ajoelhar ou deitar.

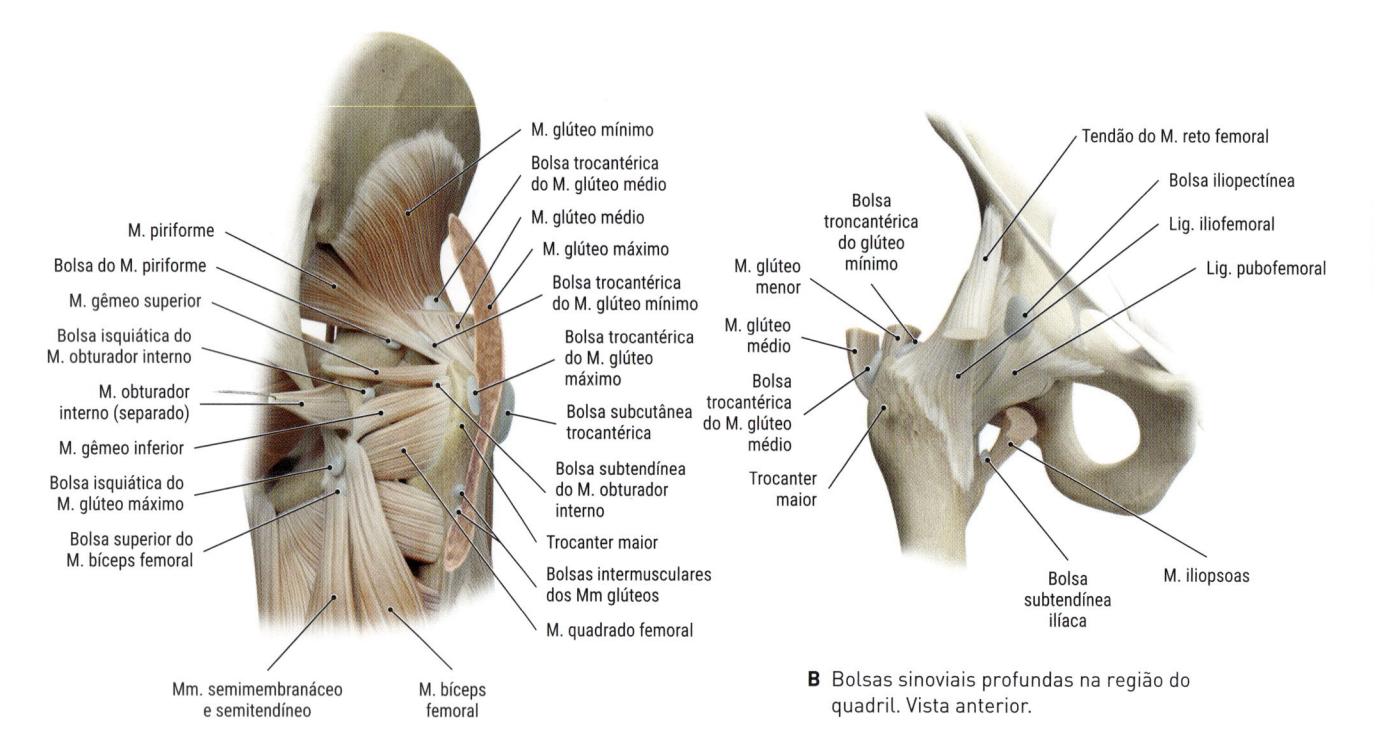

A Bolsas sinoviais da região posterior do quadril. Vista posterior.

B Bolsas sinoviais profundas na região do quadril. Vista anterior.

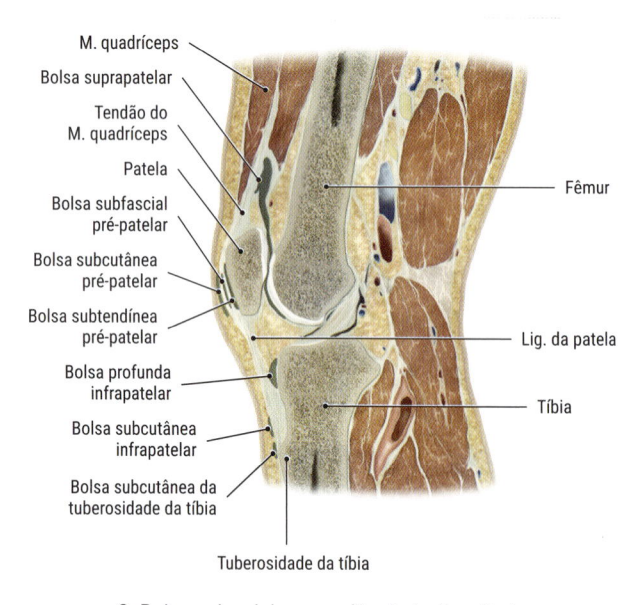

C Bolsas sinoviais na região do joelho. Corte sagital.

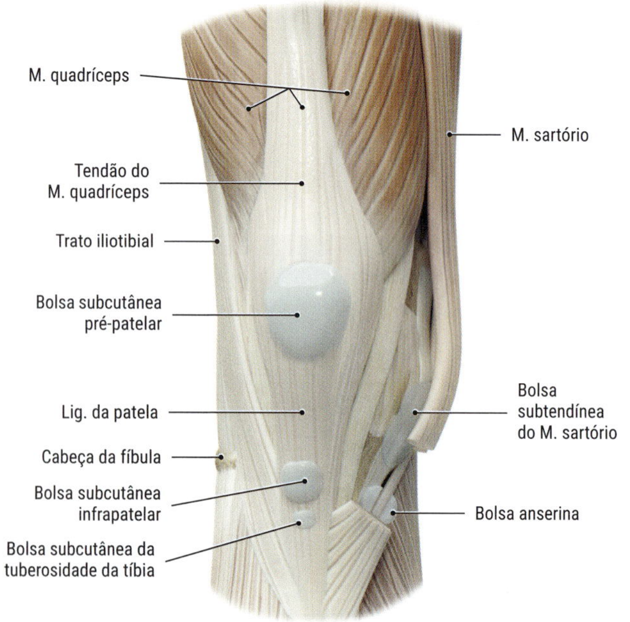

D Bolsas sinoviais na região do joelho. Vista anterior.

Figura 42-15 Bolsas sinoviais do membro inferior.

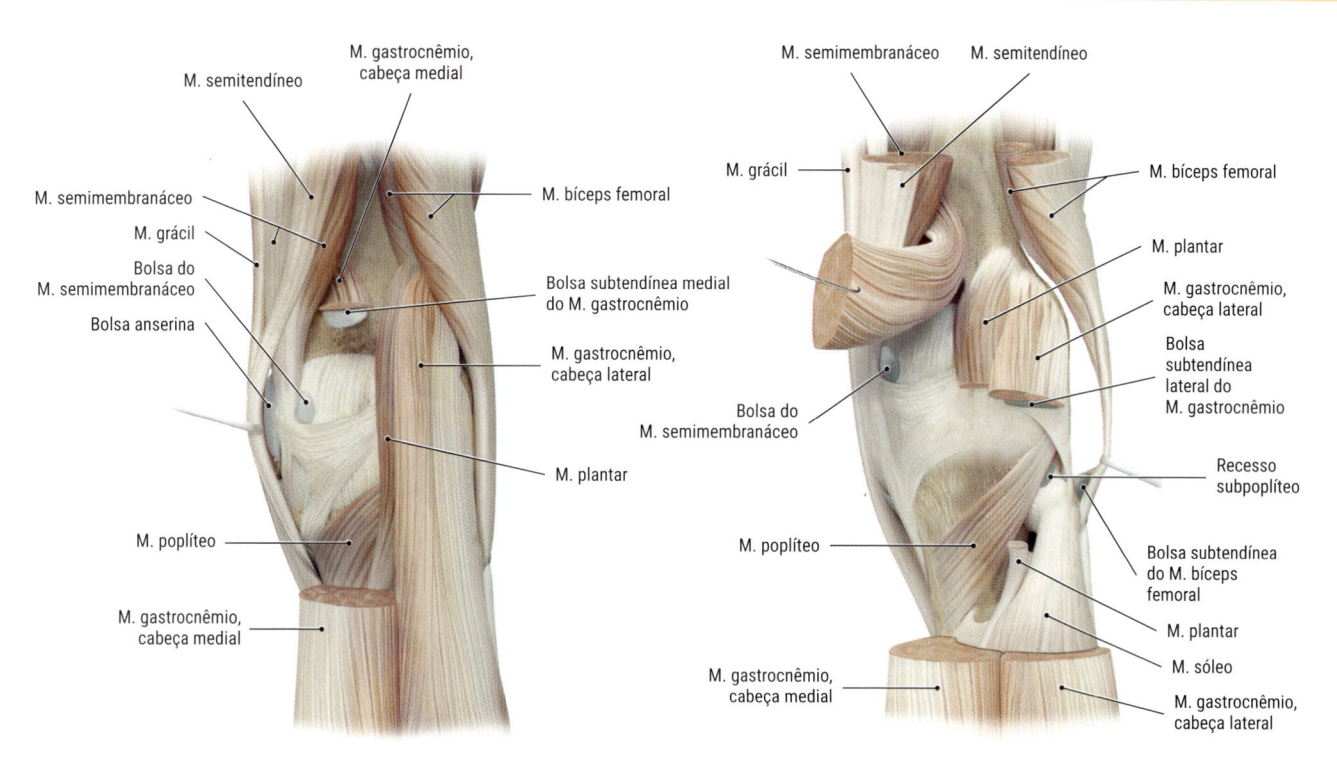

E Bolsas sinoviais do joelho. Vista posterior.

F Bolsas sinoviais profundas do joelho. Vista posterior.

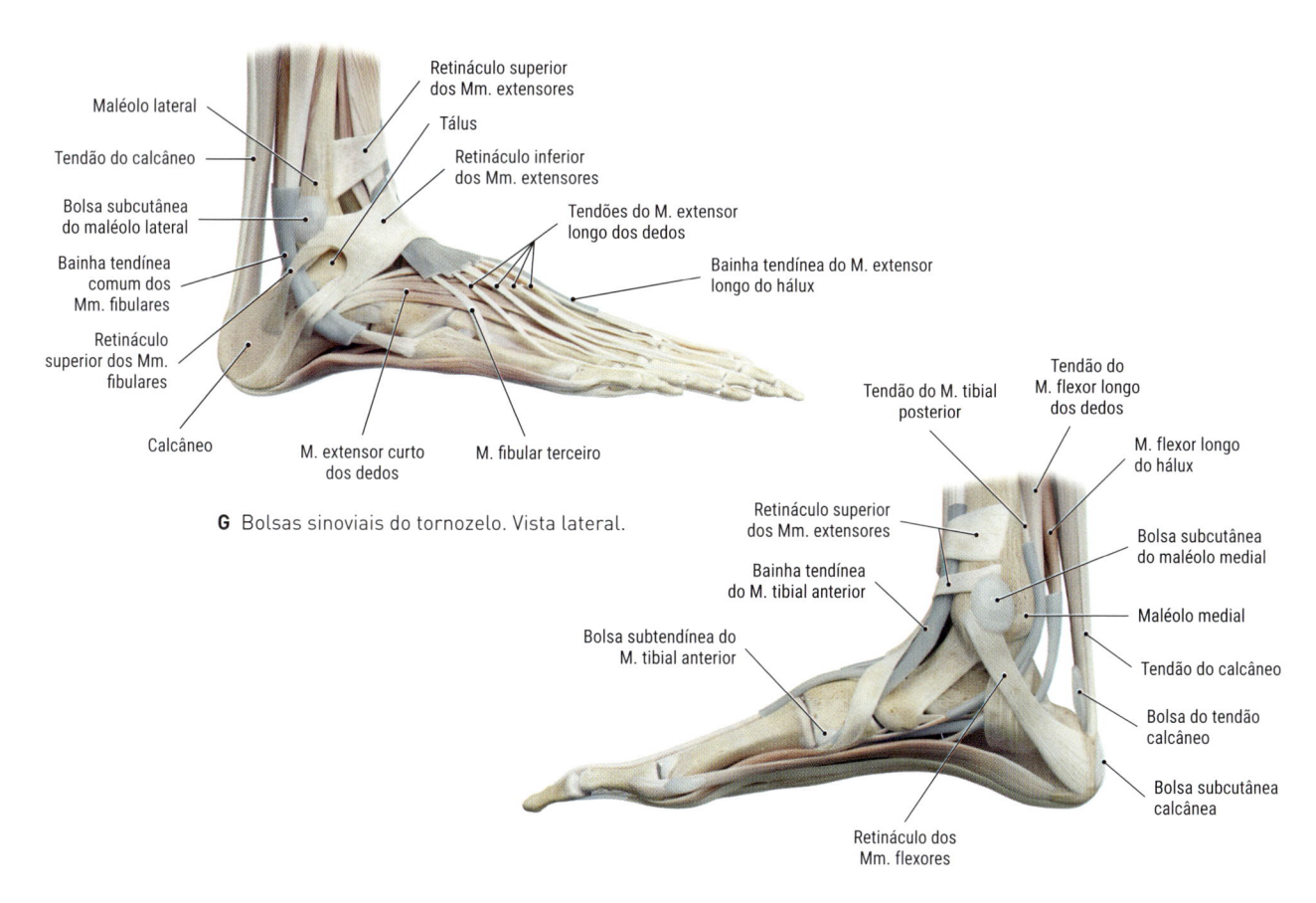

G Bolsas sinoviais do tornozelo. Vista lateral.

H Bolsas sinoviais do tornozelo. Vista medial.

Movimentos do pé

O pé desempenha um papel fundamental na bipedestação e na deambulação; ele deve se adaptar a diferentes terrenos para que possamos manter o equilíbrio estático e dinâmico. Diferentemente da mão, o pé perdeu a capacidade de oposição ou preensão, e os músculos opostos permanecem, em alguns casos, como pequenos fascículos musculares. Por outro lado, embora o pé contenha músculos para uma grande variedade de movimentos, temos uma capacidade relativamente limitada de controlá-los isoladamente.

Tabela 42-15 Músculos que atuam nos dedos (articulações metatarsofalângicas, 2º ao 5º dedos)

Extensão	• Extensor longo dos dedos ④ • Extensor curto dos dedos (2º-4º dedos) ⑤
Flexão	• Flexor longo dos dedos ⑧ • Flexor curto dos dedos ⑩ • Flexor curto do dedo mínimo • Quadrado plantar • Interósseos dorsais • Interósseos plantares • Lumbricais
Abdução	• Abdutor do dedo mínimo ① • Interósseos dorsais (2º a 4º dedos) (ID I a IV)
Adução	• Interósseos plantares (IP I a III)

Tabela 42-16 Músculos com ação nos dedos (articulações interfalângicas, 2º e 5º dedos)

Extensão	• Extensor longo dos dedos ④ • Extensor curto dos dedos (2º-4º dedos) ⑤ • Interósseos dorsais • Interósseos plantares • Lumbricais
Flexão	• Flexor longo dos dedos ⑧ • Flexor curto dos dedos ⑩ • Quadrado plantar

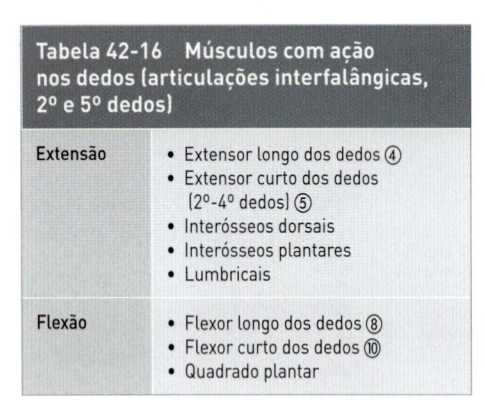

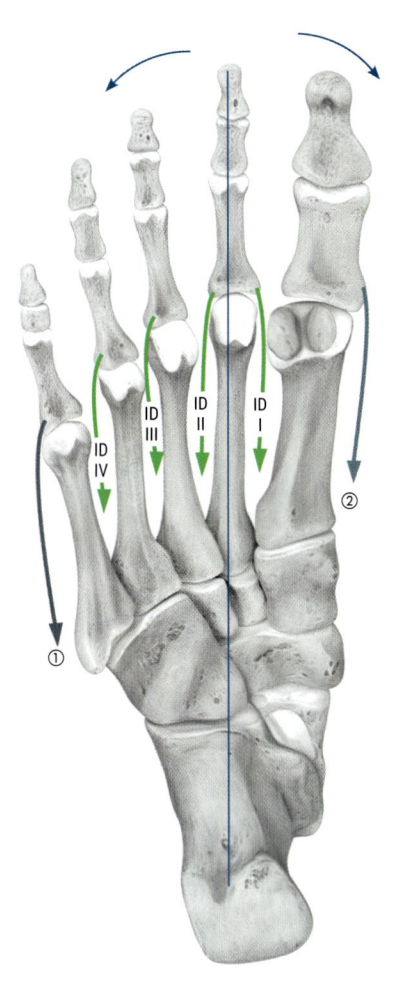

A Abdução, realizada pelos músculos abdutores e interósseos dorsais. Vista plantar.

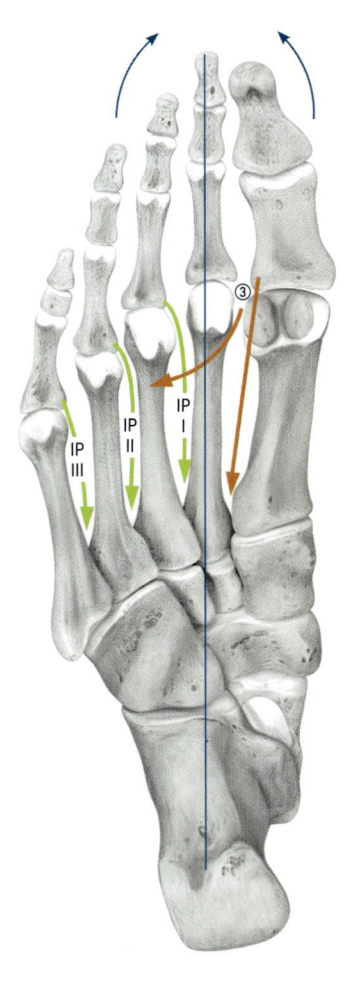

B Adução, realizada pelos interósseos plantares e pelo adutor do hálux. Vista plantar.

Figura 42-16 Movimentos dos dedos do pé. No caso do pé, o segundo dedo marca o eixo de abdução/adução.

42 Músculos do membro inferior

Tabela 42-17 Músculos com ação no hálux (articulações metatarsofalângicas e interfalângicas)

Extensão	• Extensor longo do hálux ⑥ • Extensor curto do hálux ⑦
Flexão	• Flexor longo do hálux ⑨ • Flexor curto do hálux ⑪
Abdução	• Abdutor do hálux ②
Adução	• Adutor do hálux ③

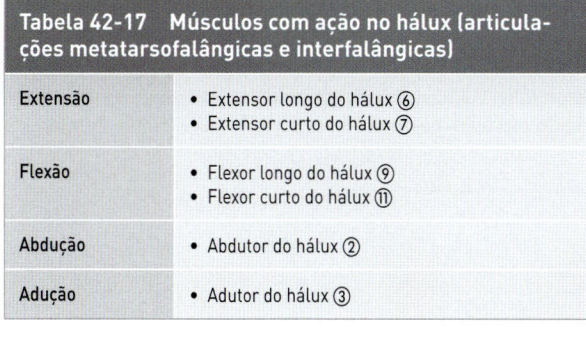

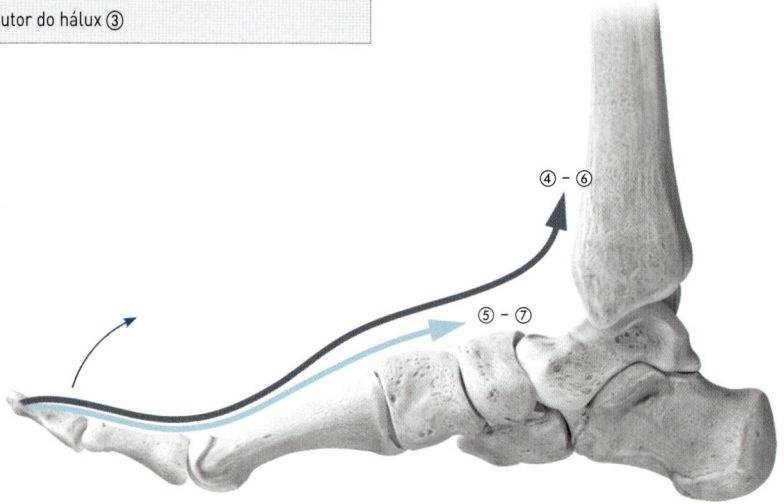

C Extensão, realizada pelos músculos extensores longos e curtos. Vista medial.

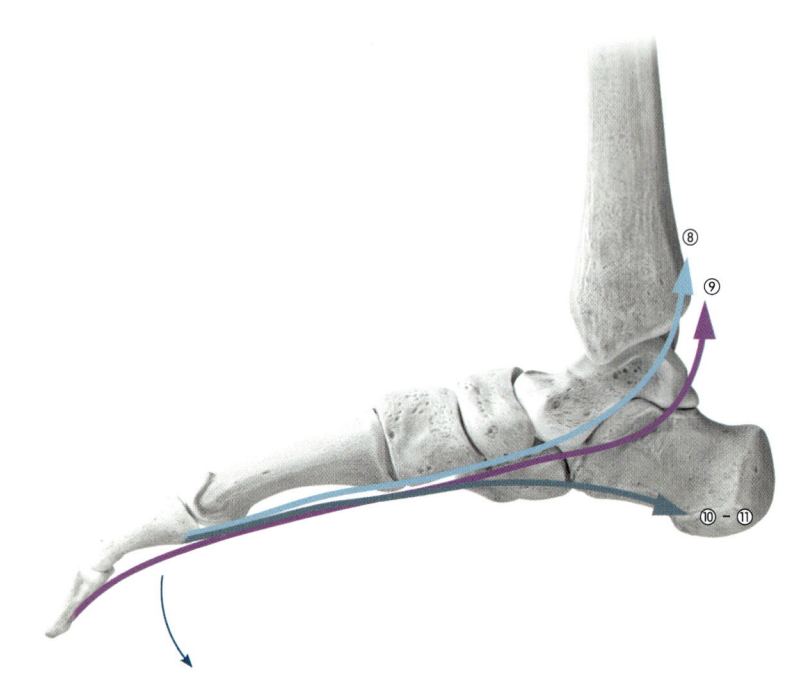

D Flexão, realizada pelos músculos flexores longos e curtos. Vista medial.

43 VASOS SANGUÍNEOS E LINFÁTICOS DO MEMBRO INFERIOR

Artérias do membro inferior

As artérias do membro inferior provêm principalmente da artéria ilíaca externa. Essa artéria, quando passa por baixo do ligamento inguinal, pela lacuna dos vasos, é denominada artéria femoral.

Outras artérias, que são ramos da ilíaca interna, como as artérias obturatória e glútea, provêm da pelve e participam da vascularização do membro inferior.

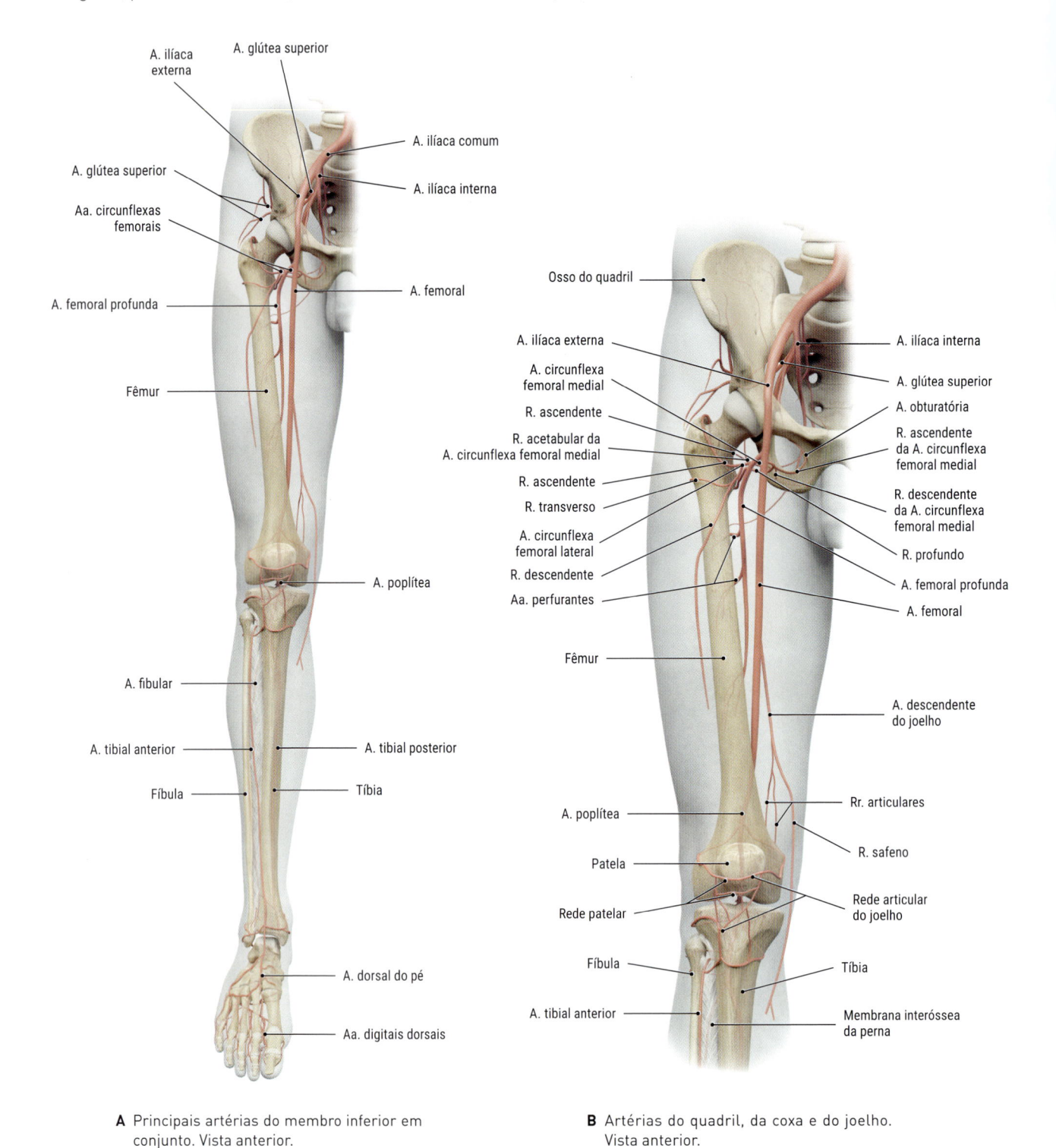

A Principais artérias do membro inferior em conjunto. Vista anterior.

B Artérias do quadril, da coxa e do joelho. Vista anterior.

Figura 43-1 Artérias do membro inferior.

Tabela 43-1	Limites das artérias do membro inferior
A. ilíaca externa	Desde a A. ilíaca comum até o Lig. inguinal
A. femoral	Desde o Lig. inguinal até o hiato dos adutores
A. poplítea	Desde o hiato dos adutores até o arco do sóleo

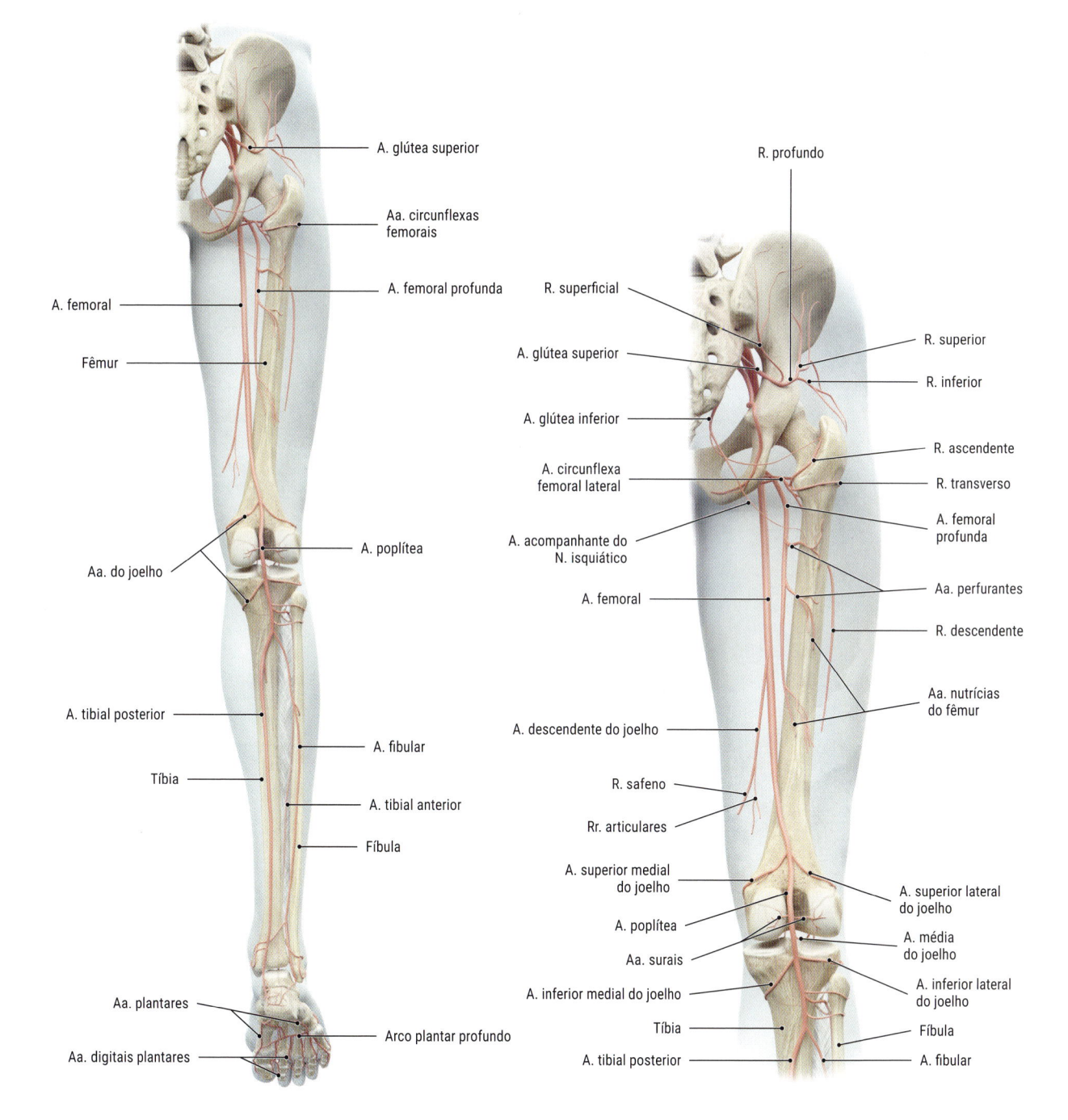

C Principais artérias do membro inferior em conjunto. Vista posterior.

D Artérias do quadril, da coxa e do joelho. Vista posterior.

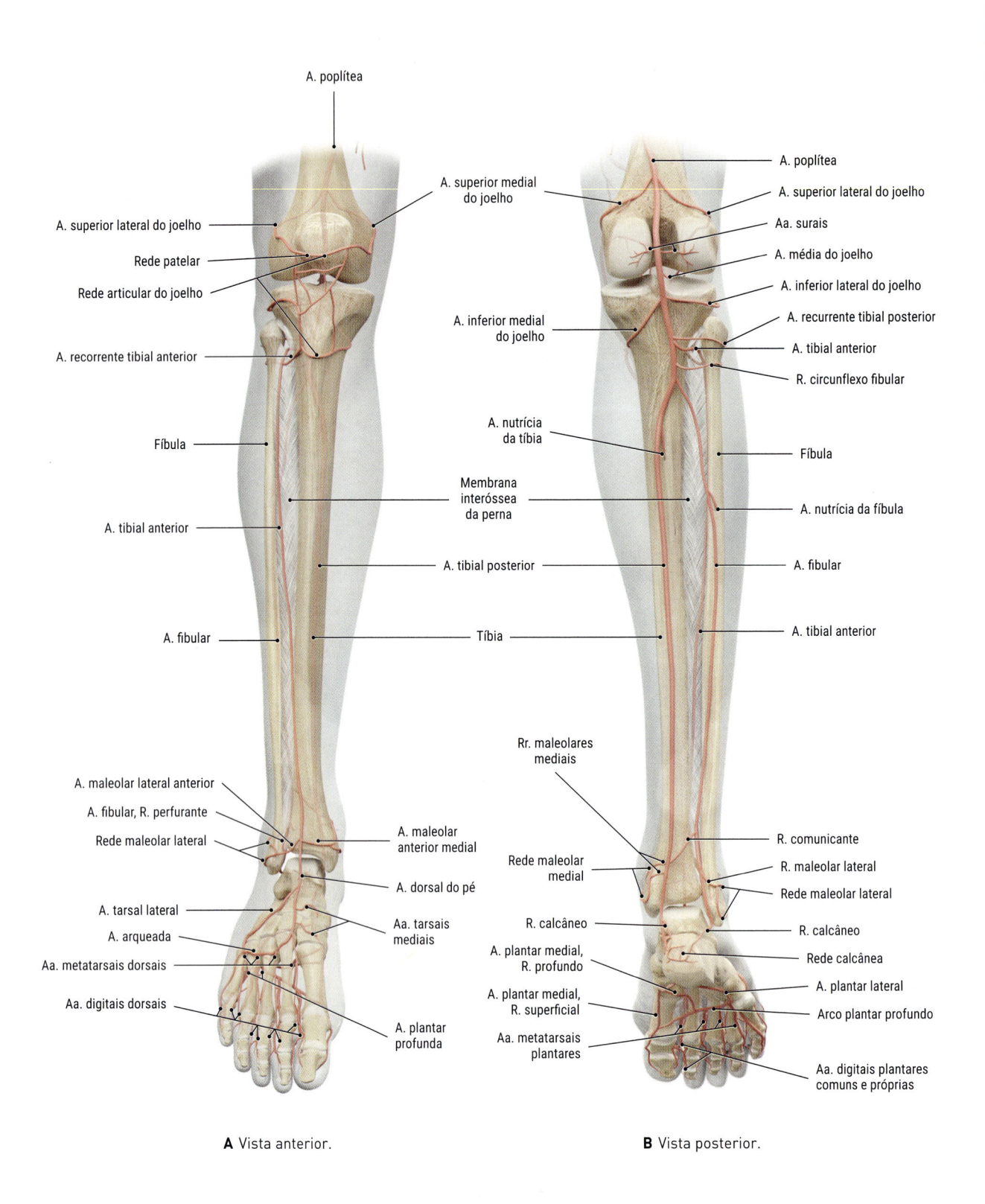

Figura 43-2 Artérias da perna, do tornozelo e do pé.

A Dorso do pé.

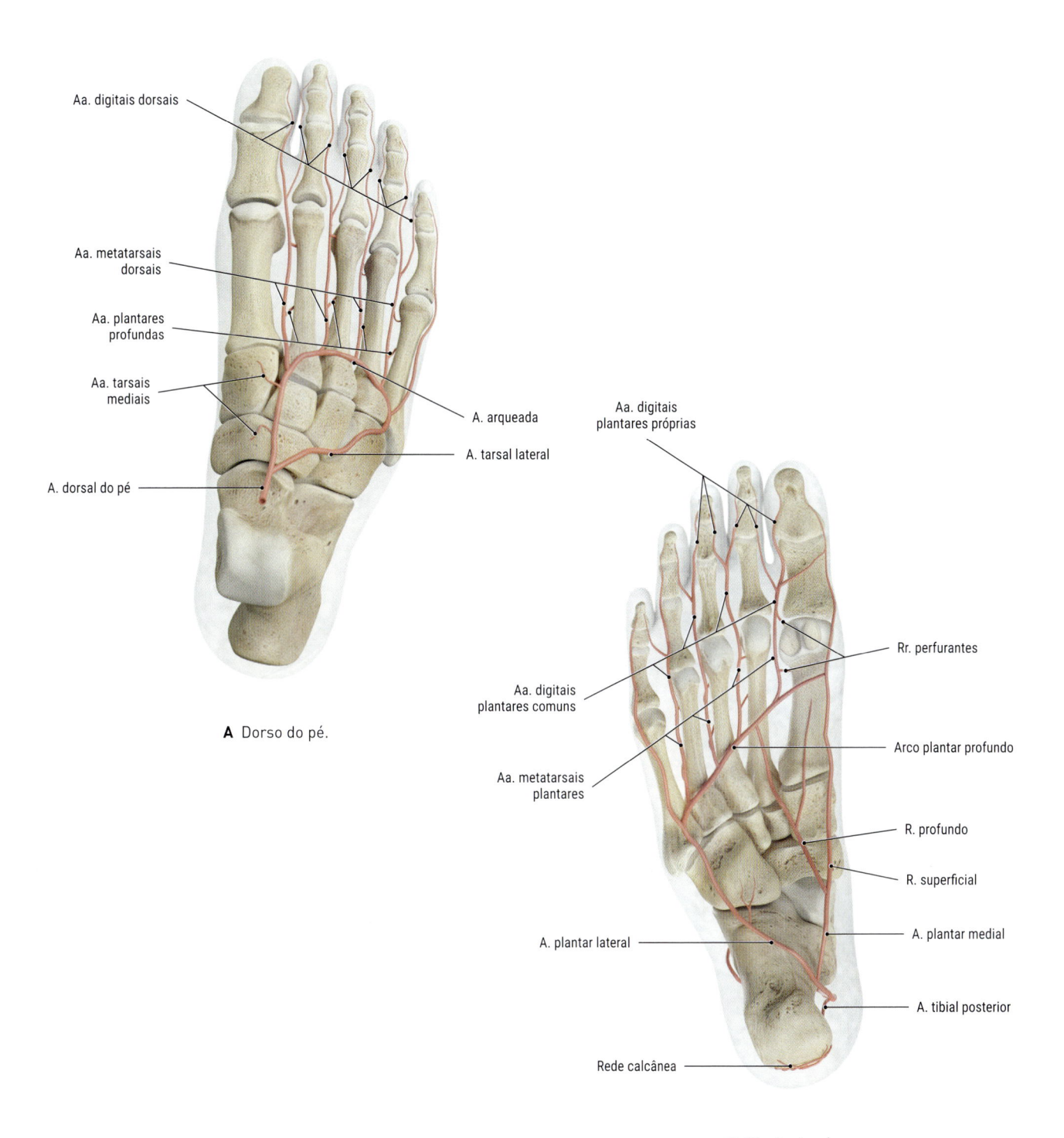

B Planta do pé.

Figura 43-3 Artérias do pé.

Veias do membro inferior

As veias do membro inferior são divididas em veias superficiais e profundas. As veias profundas, geralmente em pares, seguem as artérias e recebem o mesmo nome. Desde as veias digitais, o sangue é drenado proximalmente até chegar à veia femoral, que drena para a ilíaca externa. O sistema superficial, por outro lado, consiste em duas veias safenas, magna e parva. A veia safena parva drena a região lateral do pé até se conectar à veia poplítea na área topográfica da fossa poplítea, também chamada de losango poplíteo. A veia safena magna coleta sangue venoso da metade medial do pé e segue o membro na direção medial e proximal até drenar para a veia femoral na área topográfica chamada trígono femoral.

A Vista anterior geral.

B Veias do pé e da perna. Vista posterior.

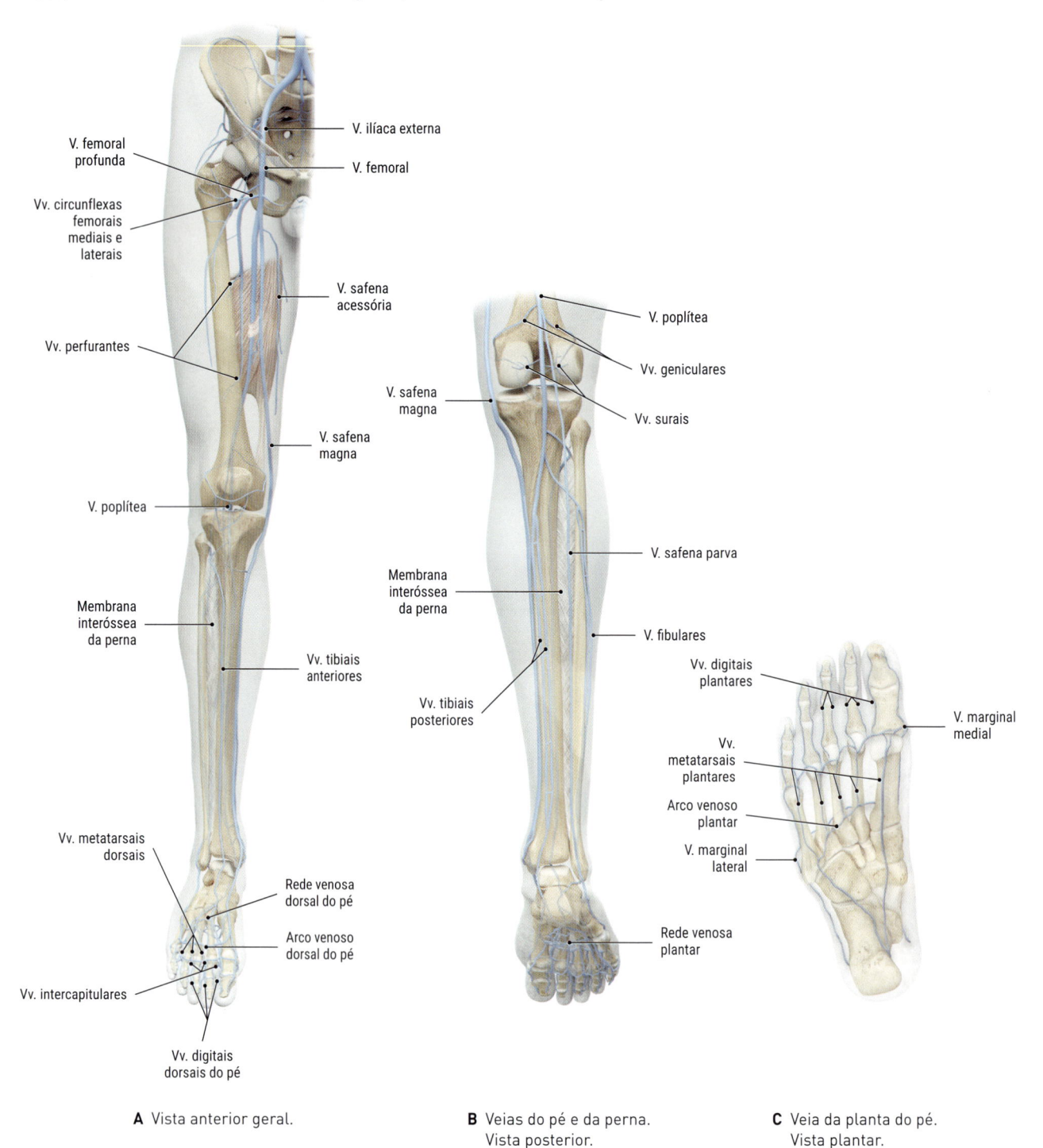

C Veia da planta do pé. Vista plantar.

Figura 43-4 Veias do membro inferior.

Vasos linfáticos do membro inferior

Os vasos linfáticos do membro inferior drenam para os linfonodos inguinais, que são divididos em um grupo superficial e um profundo. Em geral, é uma via direta para a região inguinal, com exceção de alguns linfonodos na região poplítea. Os linfonodos inguinais drenam principalmente para os linfonodos ilíacos externos.

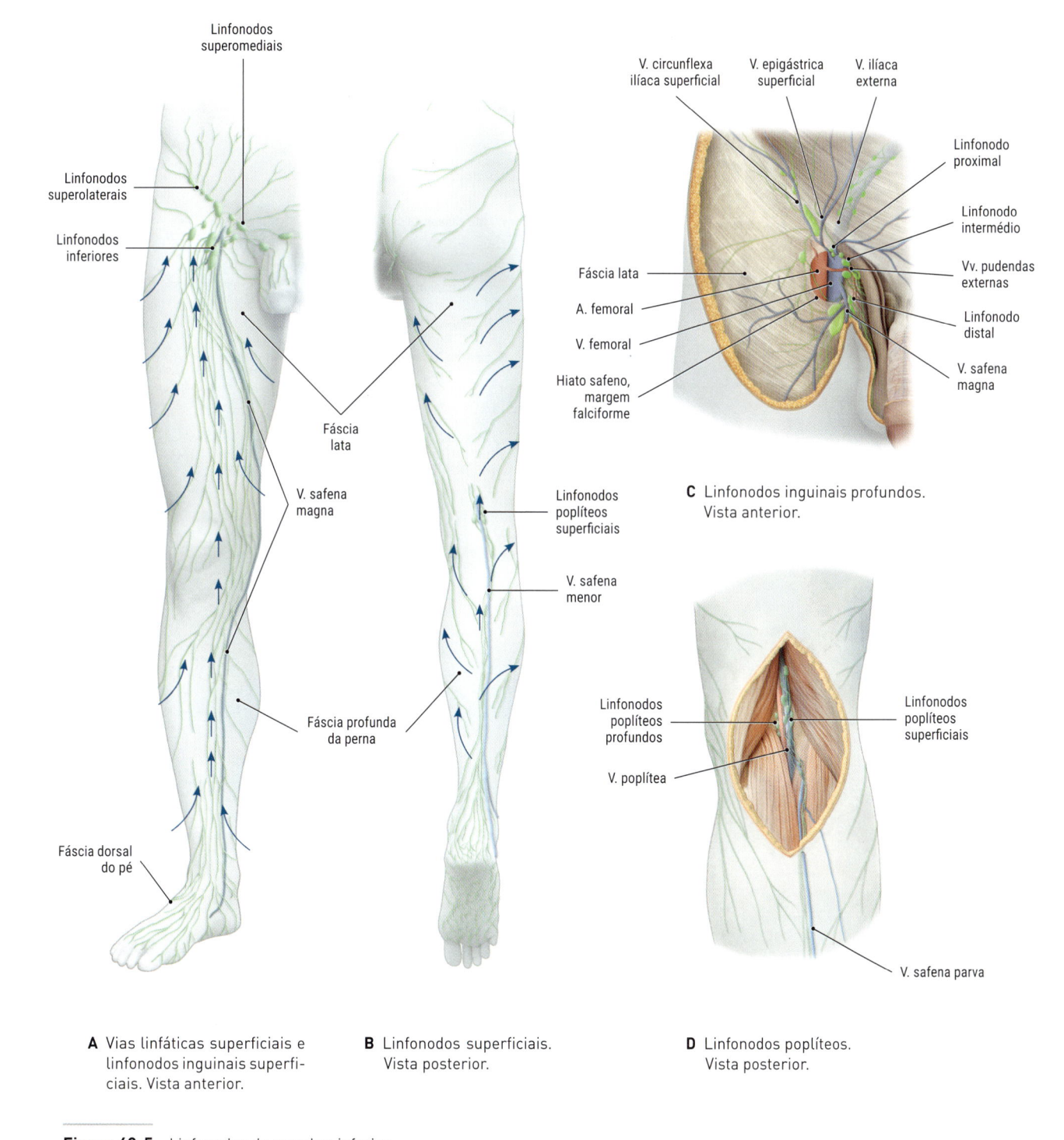

Figura 43-5 Linfonodos do membro inferior.

A Vias linfáticas superficiais e linfonodos inguinais superficiais. Vista anterior.

B Linfonodos superficiais. Vista posterior.

C Linfonodos inguinais profundos. Vista anterior.

D Linfonodos poplíteos. Vista posterior.

44 NERVOS DO MEMBRO INFERIOR

Plexo lombossacral

O plexo lombar é formado pelos ramos anteriores dos nervos espinais L1-L3 com contribuições de T12 (nervo subcostal) e L4. O plexo sacral é formado pelos ramos anteriores dos nervos espinais L5-S3. O ramo anterior de L4, tronco lombossacral, é fundamental para conectar esses dois plexos no plexo lombossacral.

Desse plexo, originam-se os nervos que inervam os músculos e a pele do membro inferior. Os ramos dorsais dos nervos espinais são direcionados ao dorso para a inervação dos músculos autóctones do dorso e formam, entre outros ramos, os nervos cutâneos clúnios superiores e médios.

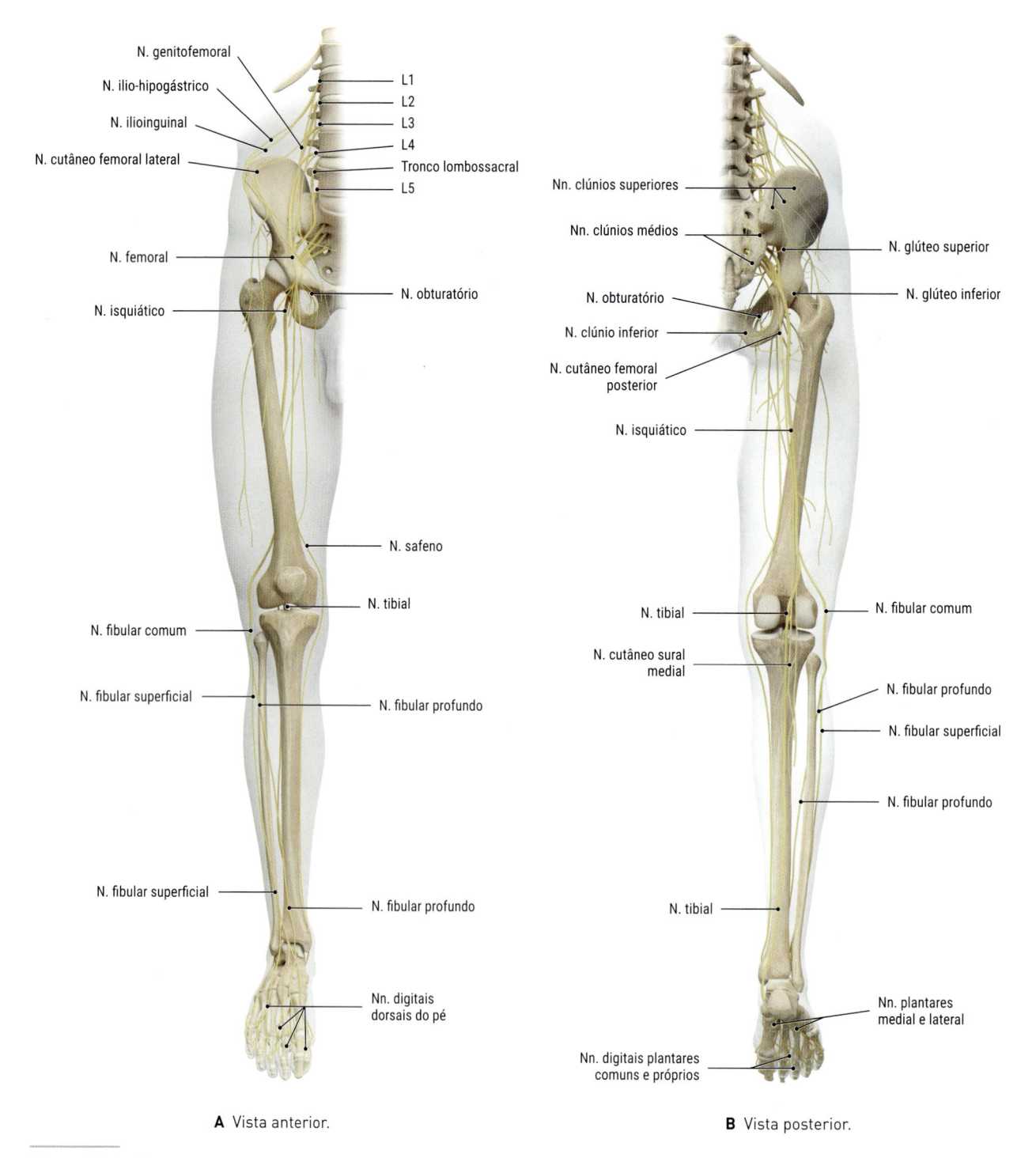

A Vista anterior.

B Vista posterior.

Figura 44-1 Principais nervos do membro inferior.

A Esquema.

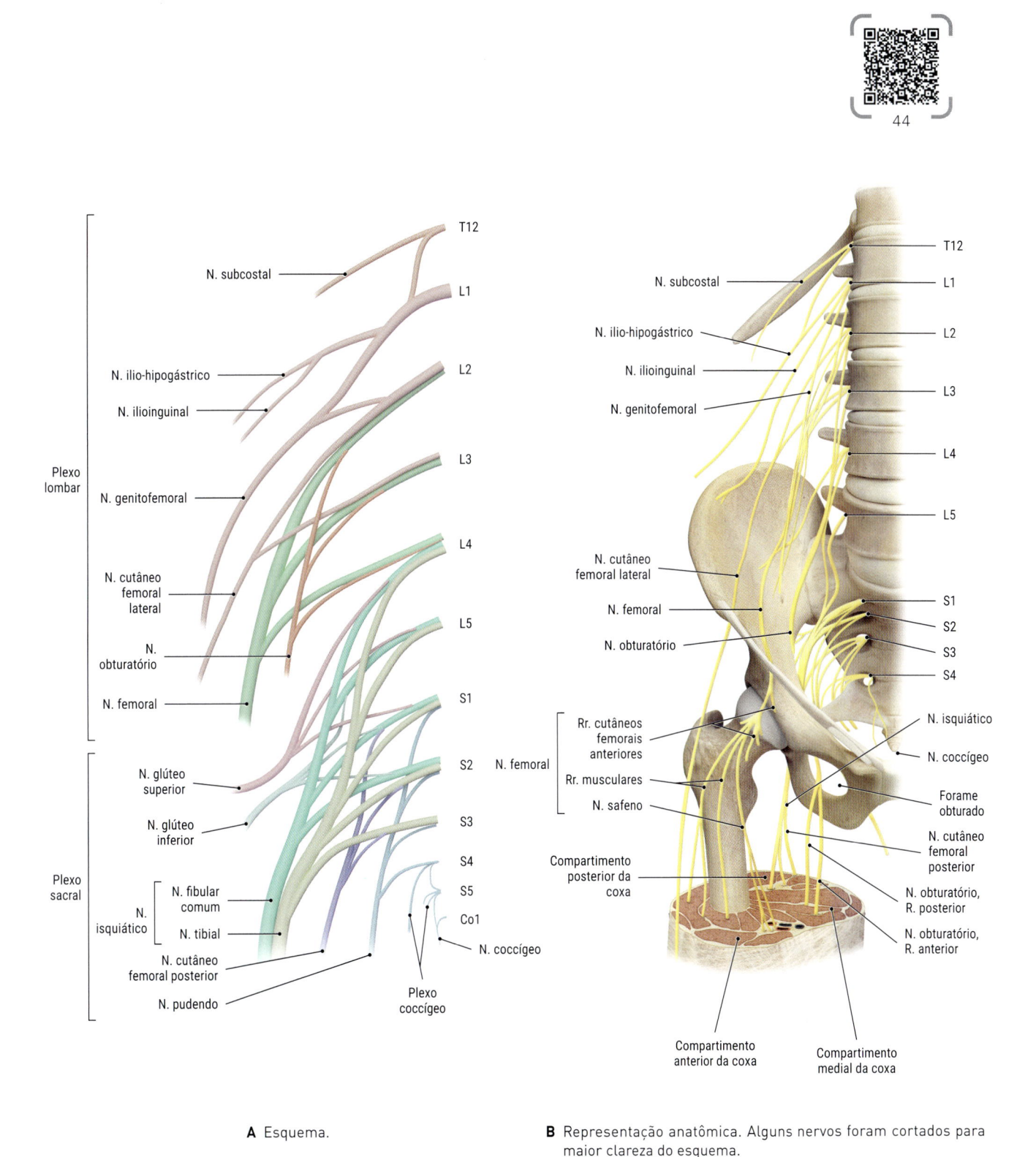

B Representação anatômica. Alguns nervos foram cortados para maior clareza do esquema.

Figura 44-2 Plexos lombar e sacral (plexo lombossacral), nervos principais. Vistas anteriores.

Plexo lombar

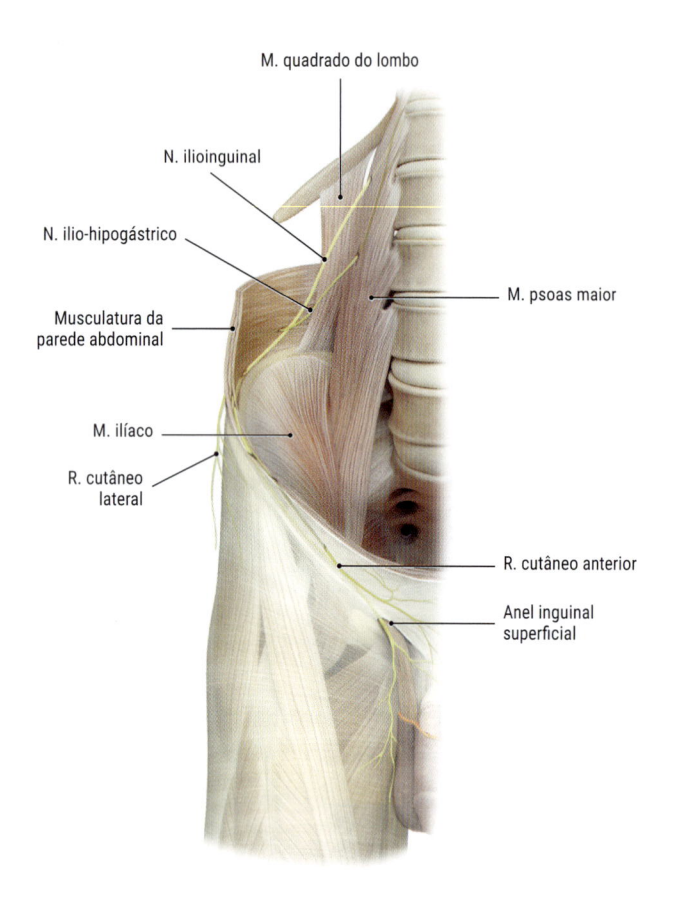

A Nervos ilio-hipogástrico e ilioinguinal.

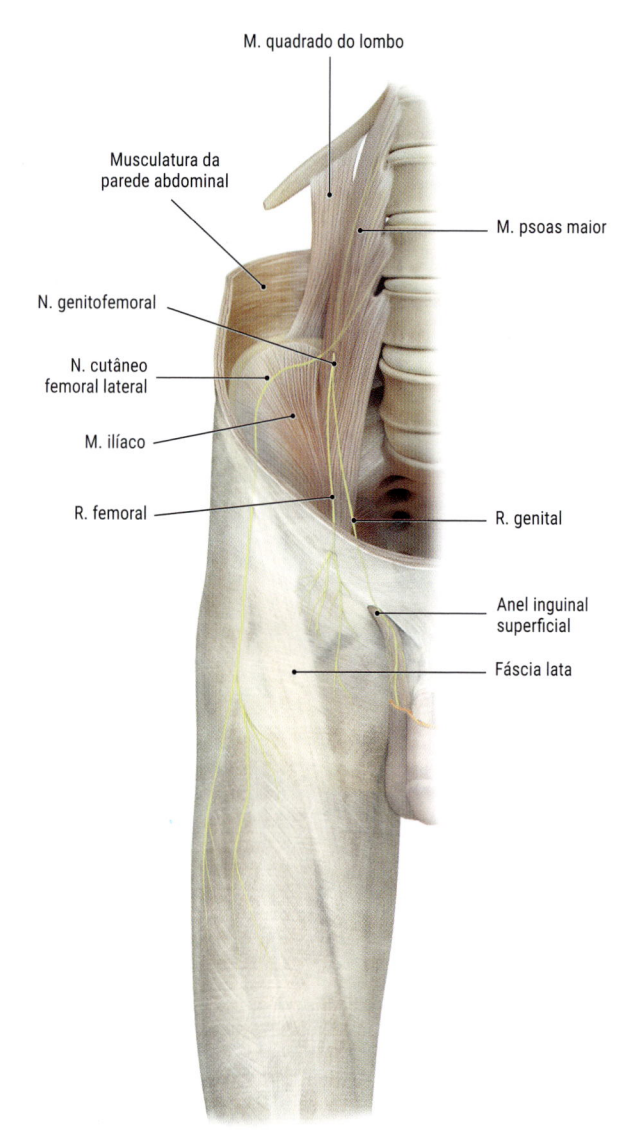

B Nervos genitofemoral e cutâneo femoral lateral.

Figura 44-3   Nervos do plexo lombar. Vistas anteriores.

44 | Nervos do membro inferior

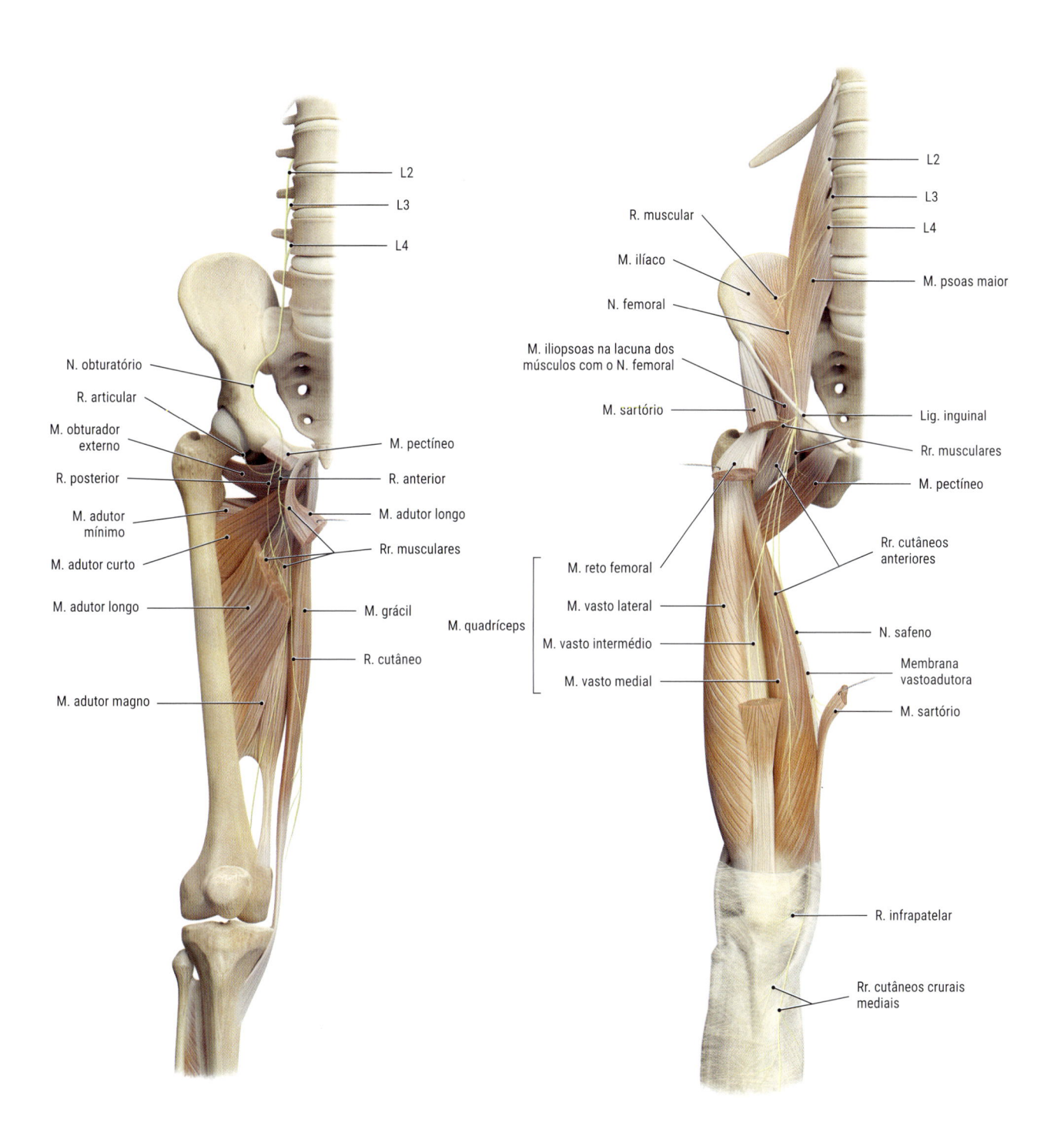

C Nervo obturatório.

- N. obturatório
- R. articular
- M. obturador externo
- R. posterior
- M. adutor mínimo
- M. adutor curto
- M. adutor longo
- M. adutor magno
- L2
- L3
- L4
- M. pectíneo
- R. anterior
- M. adutor longo
- Rr. musculares
- M. grácil
- R. cutâneo

D Nervo femoral.

- R. muscular
- M. ilíaco
- N. femoral
- M. iliopsoas na lacuna dos músculos com o N. femoral
- M. sartório
- M. reto femoral
- M. vasto lateral
- M. vasto intermédio
- M. vasto medial
- M. quadríceps
- L2
- L3
- L4
- M. psoas maior
- Lig. inguinal
- Rr. musculares
- M. pectíneo
- Rr. cutâneos anteriores
- N. safeno
- Membrana vastoadutora
- M. sartório
- R. infrapatelar
- Rr. cutâneos crurais mediais

Plexo sacral

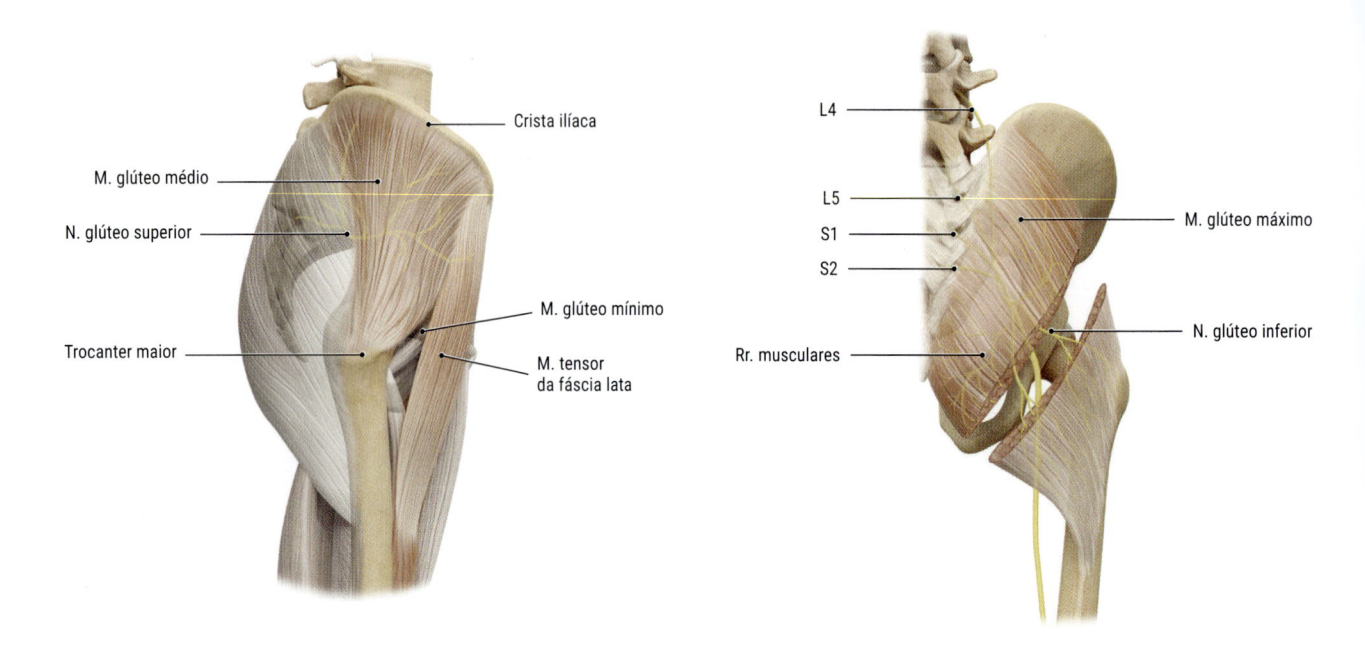

A Nervo glúteo superior. Vista lateral.

B Nervo glúteo inferior. Vista posterior.

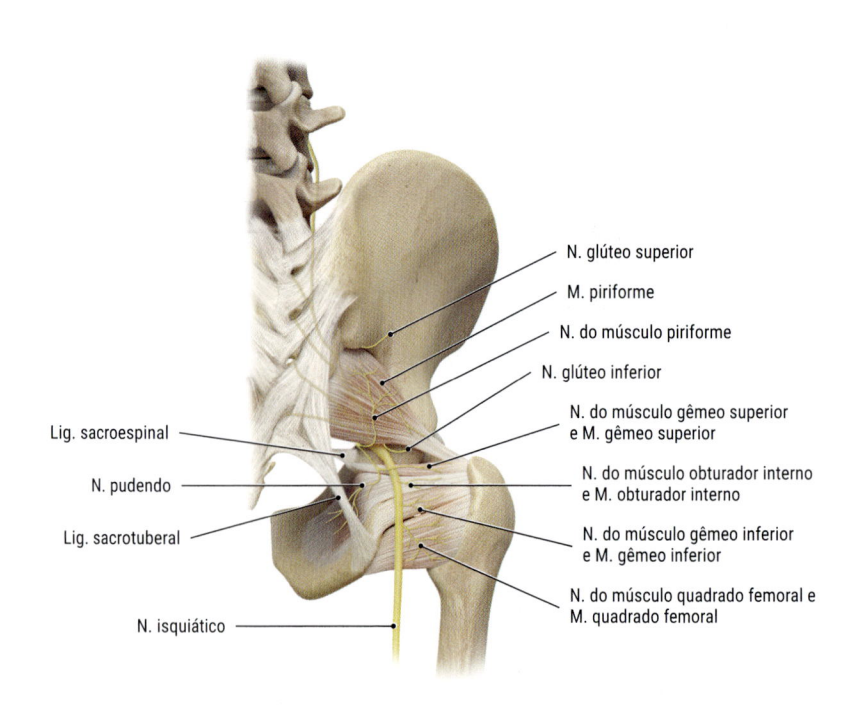

C Nervos diretos para os músculos pelvitrocantéricos. Outros nervos relacionados dessa região são mostrados. Vista posterior.

Figura 44-4 Nervos do plexo sacral.

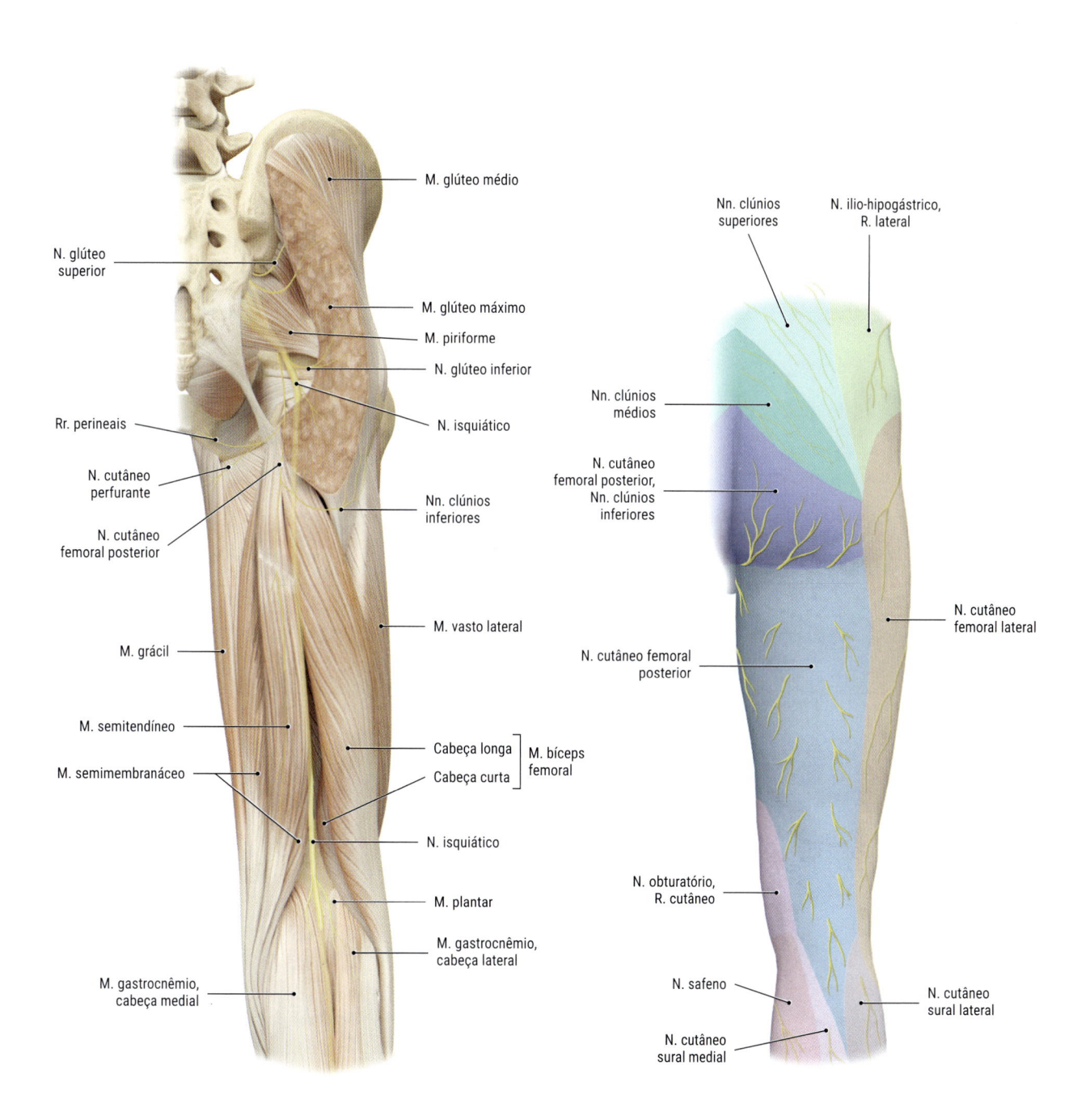

D Nervos cutâneos femoral posterior e isquiático. Os nervos glúteos superior e inferior foram incluídos. Vista posterior.

E Inervação cutânea do nervo cutâneo femoral posterior e regiões próximas. Vista posterior.

Figura 44-4 Nervos do plexo sacral (*cont.*).

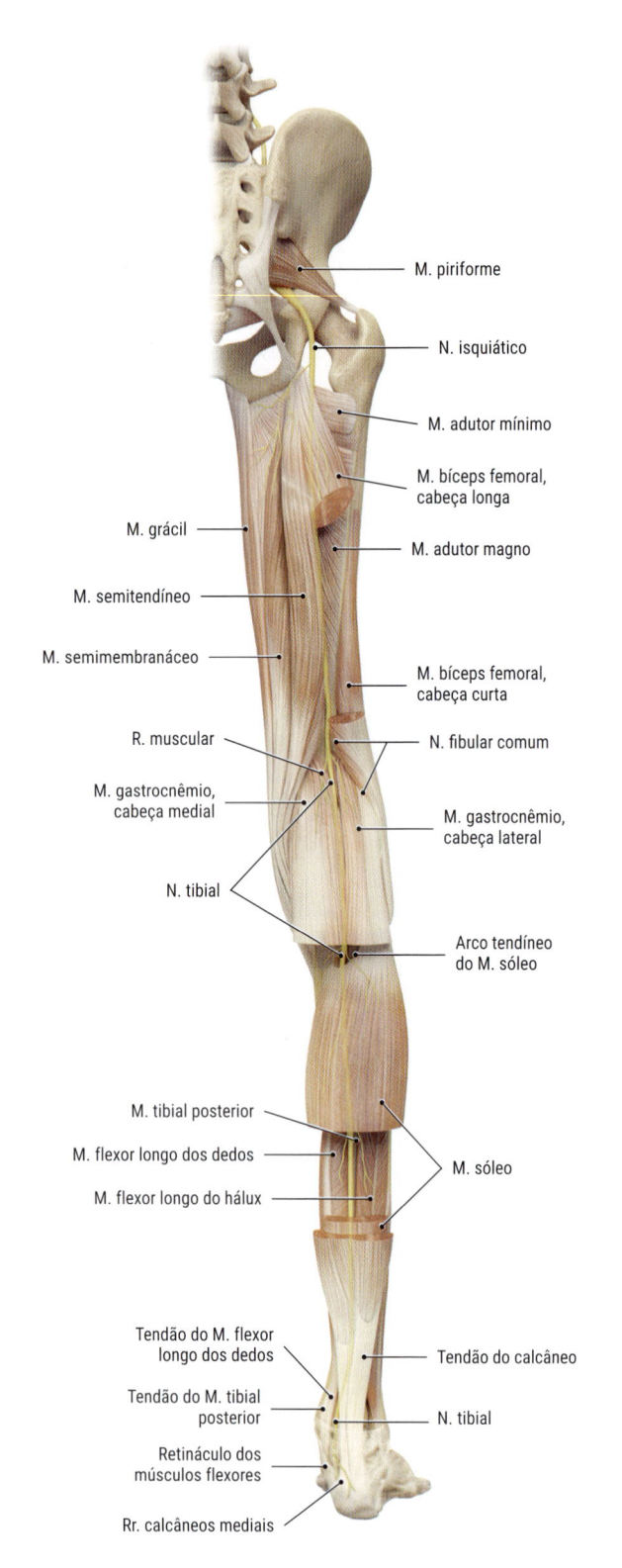

A Trajeto e ramos do nervo isquiático. Vista posterior.

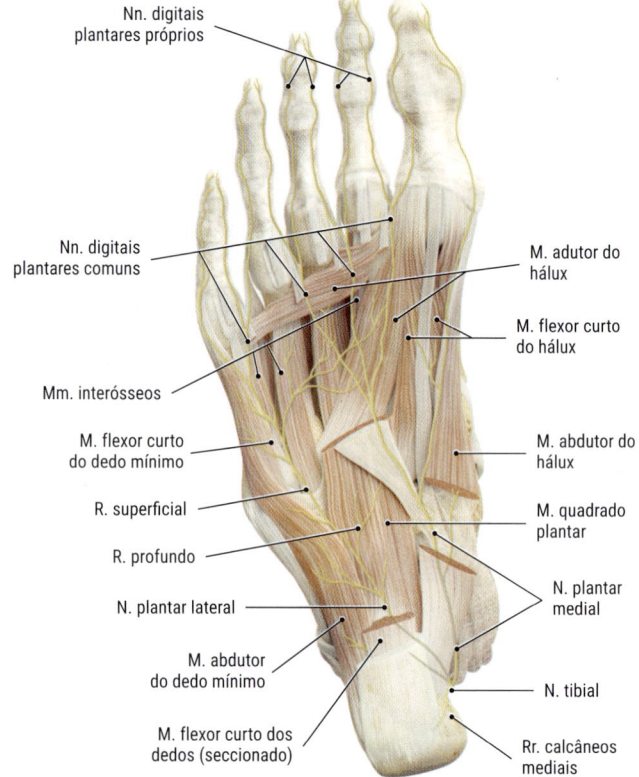

B Nervos plantares. Vista plantar.

Figura 44-5 Nervo isquiático.

44 Nervos do membro inferior **673**

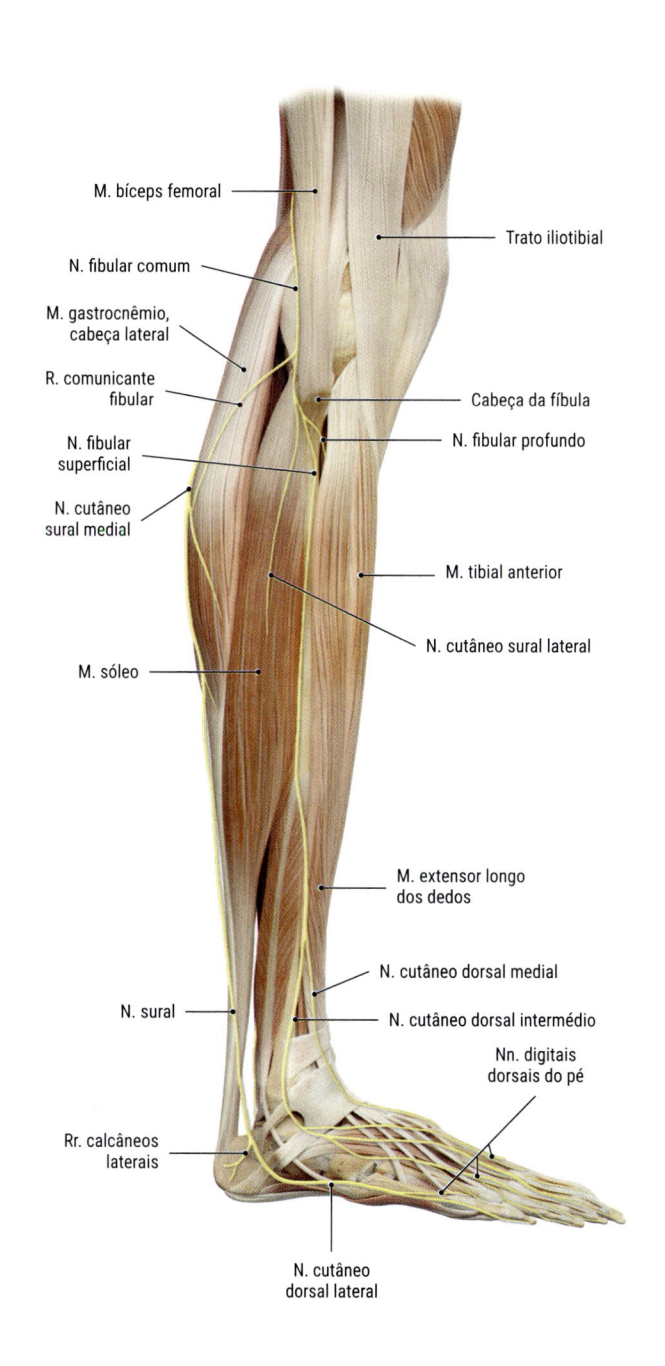

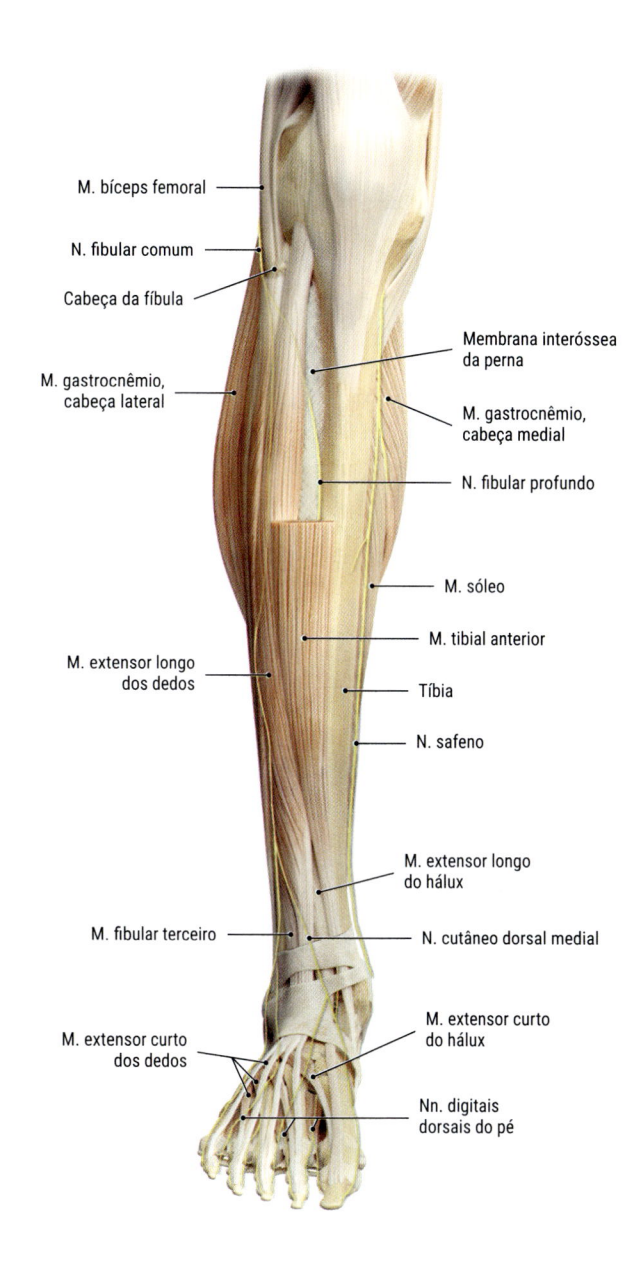

A O músculo fibular longo foi removido para visualização do trajeto do nervo fibular superficial, que passa profundamente. Vista lateral.

B Vista anterior.

Figura 44-6 Nervos fibulares.

Plexo coccígeo

O plexo coccígeo é formado pelos ramos anteriores dos nervos espinais S4, S5 e Co1. Ele forma uma rede nervosa na face anterior da articulação sacrococcígea e do cóccix, e posteriormente ao músculo coccígeo, que ele inerva. Desse plexo, originam-se os nervos anococcígeos que, como o nome sugere, inervam a pele entre o cóccix e o ânus.

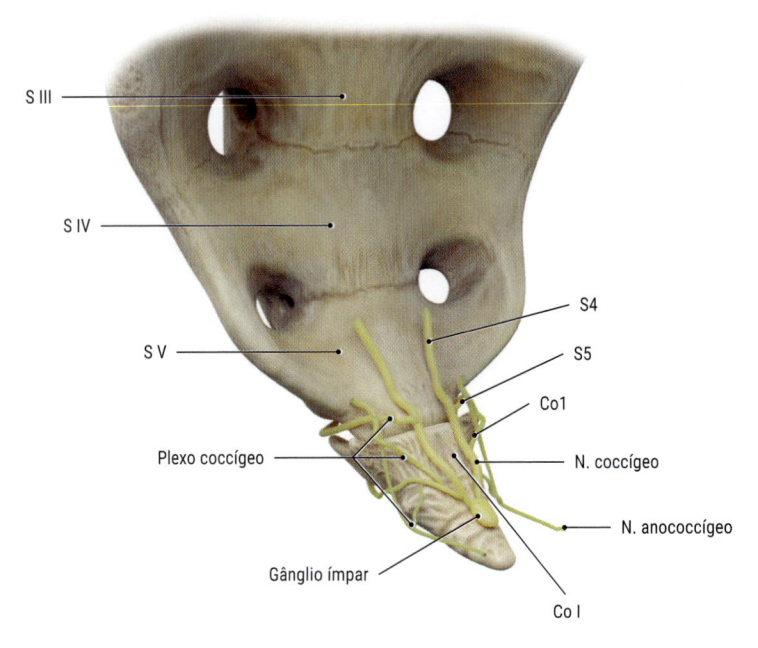

A Vista anterolateral direita.

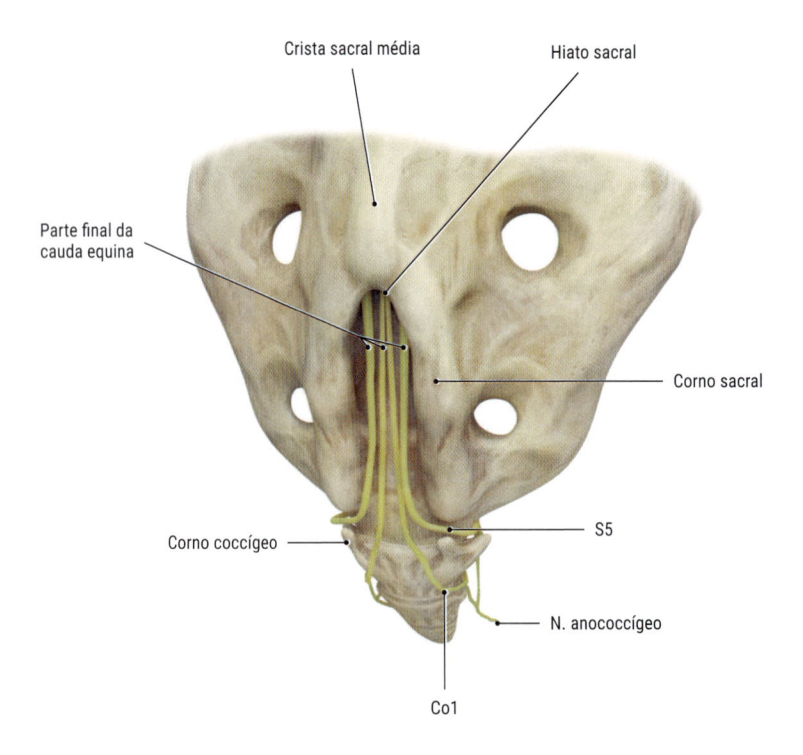

B Vista posterior.

Figura 44-7 Plexo coccígeo.

Inervação sensitiva e motora dos nervos espinais no membro inferior

Tabela 44-1 Plexo lombossacral*

Plexo lombar

Nervo	T12	L1	L2	L3	L4	Motor	Sensitivo
Ilio-hipogástrico	■	■				Músculos abdominais	Região glútea lateral e hipogástrio
Ilioinguinal		■				Músculos abdominais	Pele do lábio maior/escroto e áreas próximas
Genitofemoral		■	■			M. cremaster	Pele do lábio maior/escroto e do trígono femoral
Cutâneo femoral lateral			■	■			Pele da região lateral da coxa
Obturatório			■	■	■	Grupo adutor: M. pectíneo, M. grácil, M. adutor longo, M. adutor curto, M. adutor mínimo e M. adutor magno	Pele da metade medial e distal da coxa e Art. do joelho
Femoral			■	■	■	M. sartório, M. ilíaco, M. quadríceps, M. pectíneo e M. articular do joelho	Região anterior da coxa e, através do N. safeno, pele da região medial da perna até o pé

Plexo sacral

Nervo	L4	L5	S1	S2	S3	S4	Motor	Sensitivo
N. do músculo obturador interno		■	■	■			M. obturador interno	
N. do músculo piriforme			■	■			M. piriforme	
N. do músculo quadrado femoral	■	■	■				M. quadrado femoral	
Glúteo superior	■	■	■				M. glúteo médio, M. glúteo mínimo e M. tensor da fáscia lata	
Glúteo inferior		■	■	■			M. glúteo máximo	
Cutâneo femoral posterior			■	■	■			Pele posterior da coxa e parte inferior da região glútea (Nn. clúnios inferiores)
Pudendo			■	■	■	■	Músculos perineais	Períneo e órgãos genitais externos
Isquiático (fibular comum + tibial)	■	■	■	■	■		Músculos posteriores da coxa: M. semimembranáceo, M. semitendíneo, M. bíceps femoral e M. adutor magno	Pele posterolateral da perna (N. cutâneo sural lateral, N. fibular comum)
Fibular profundo (do fibular comum)	■	■	■				M. tibial anterior, M. extensor longo dos dedos, M. extensor longo do hálux, M. fibular terceiro, M. extensor curto dos dedos e M. extensor curto do hálux	Pele da primeira comissura (Nn. digitais dorsais), entre o hálux e o segundo dedo
Fibular superficial (do fibular comum)	■	■	■				M. fibular longo e M. fibular curto	Pele do dorso do pé (N. cutâneo dorsal) e dedos (Nn. digitais dorsais), exceto a primeira comissura
Tibial (do isquiático)	■	■	■	■	■		Todos os músculos posteriores da perna e da planta do pé: M. gastrocnêmio, M. sóleo, M. plantar, M. poplíteo, M. tibial posterior, M. flexor longo dos dedos, M. flexor longo do hálux, M. flexor curto dos dedos, M. quadrado plantar, M. abdutor do hálux, M. flexor curto do hálux, M. adutor do hálux, M. abdutor do dedo mínimo, M. flexor curto do dedo mínimo, Mm. lumbricais, Mm. interósseos dorsais e plantares	Região posterior da perna, lateral do pé, planta (Nn. plantares) e dedos (Nn. digitais) pela planta

	T12	L1	L2	L3	L4	L5	S1	S2	S3
Dermátomo (zona autônoma)	Região inguinal média	Terço proximal da coxa	Terço proximal da coxa	Joelho, medial	Maléolo medial	Hálux	Calcanhar	Joelho, posterior	Medial ao túber isquiático
Miótomo			Flexores do quadril	Extensores do joelho	Flexão dorsal do tornozelo	Extensores do hálux	Flexores plantares do tornozelo		
Reflexo				Quadríceps (patelar)	Quadríceps (patelar)		Tríceps sural (tendão do calcâneo)		

*De T12 a S4, esses são os nervos espinais que formam o nervo indicado na tabela.

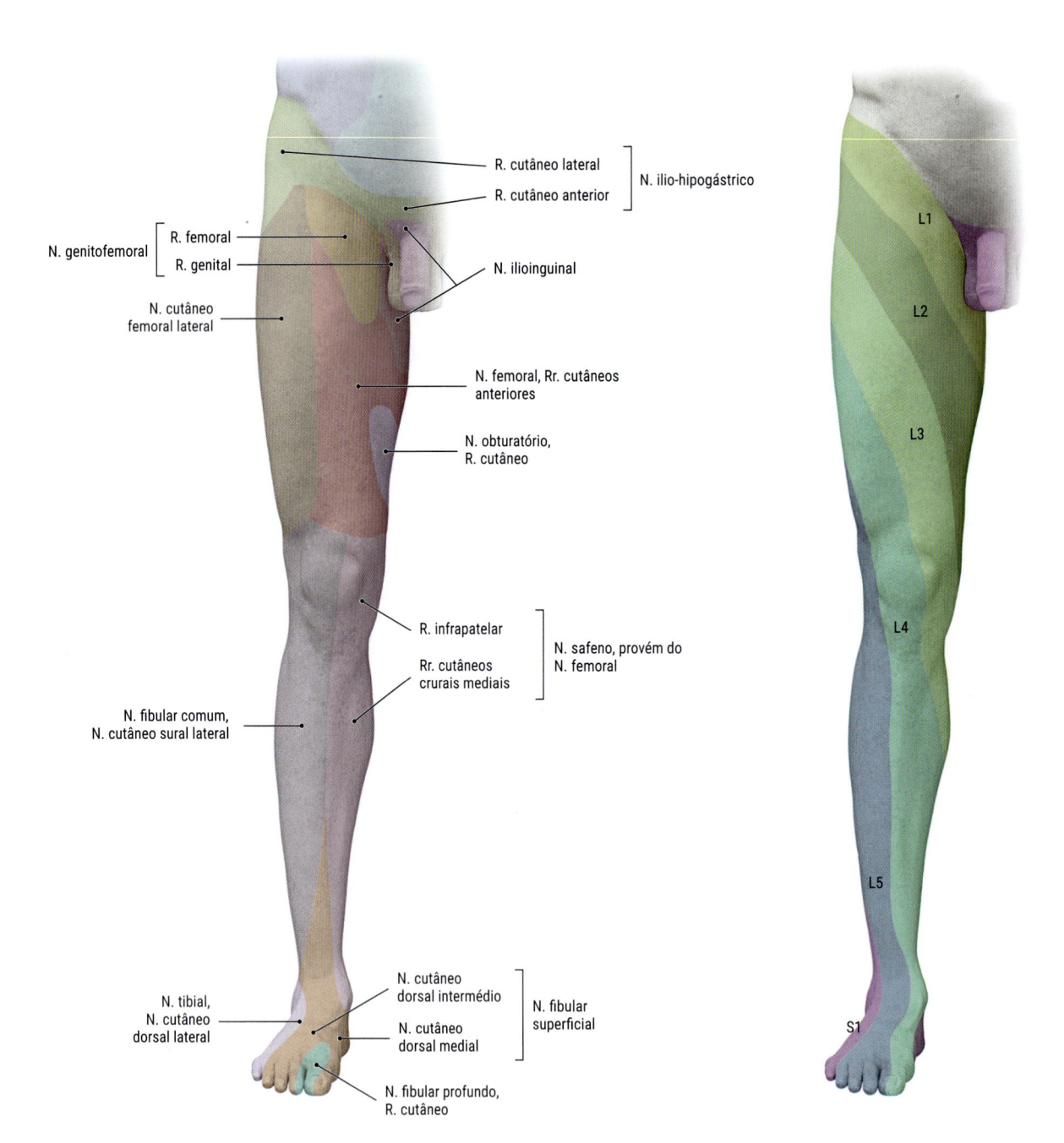

A Inervação cutânea pelos nervos do plexo lombossacral. Vista anterior.

B Inervação cutânea pelos nervos espinais lombares e sacrais (dermátomos). Vista anterior.

Figura 44-8 Inervação sensitiva do membro inferior.

44 | Nervos do membro inferior

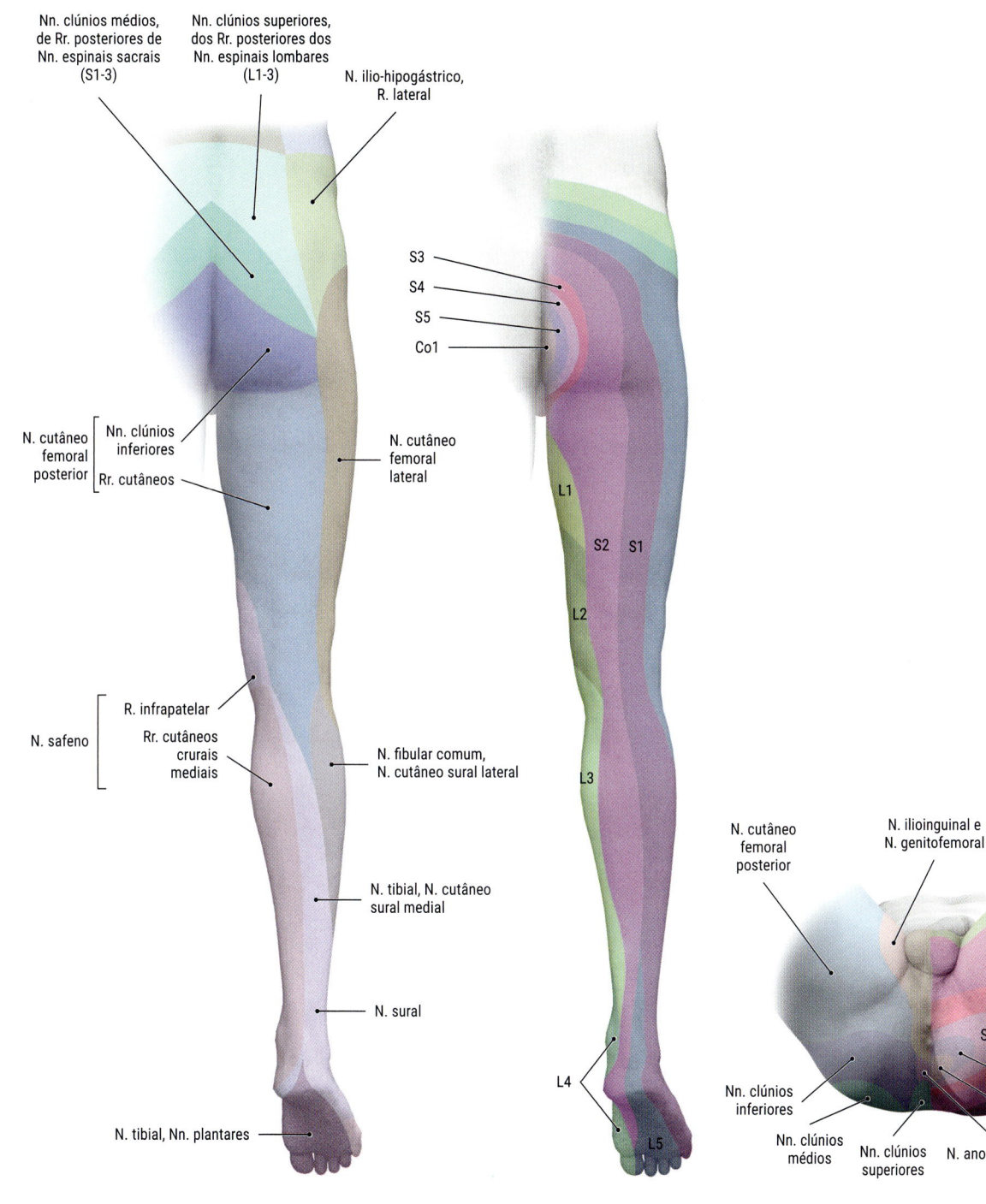

- Nn. clúnios médios, de Rr. posteriores de Nn. espinais sacrais (S1-3)
- Nn. clúnios superiores, dos Rr. posteriores dos Nn. espinais lombares (L1-3)
- N. ilio-hipogástrico, R. lateral
- S3
- S4
- S5
- Co1
- N. cutâneo femoral posterior
  - Nn. clúnios inferiores
  - Rr. cutâneos
- N. cutâneo femoral lateral
- L1
- S2 S1
- L2
- N. safeno
  - R. infrapatelar
  - Rr. cutâneos crurais mediais
- N. fibular comum, N. cutâneo sural lateral
- L3
- N. tibial, N. cutâneo sural medial
- N. sural
- L4
- N. tibial, Nn. plantares
- L5
- N. cutâneo femoral posterior
- N. ilioinguinal e N. genitofemoral
- L1
- S2
- S3
- S4
- Nn. clúnios inferiores
- S5
- Co1
- Nn. clúnios médios
- Nn. clúnios superiores
- N. anococcígeo

C Inervação cutânea pelos nervos do plexo lombossacral. Vista posterior.

D Inervação cutânea pelos nervos espinais lombares e sacrais (dermátomos). Vista posterior.

E À esquerda (à direita do modelo), inervação cutânea do assoalho da pelve pelos nervos do plexo lombossacral. À direita (esquerda do modelo), dermátomos e nervos espinais responsáveis. Vista inferior.

45 ANATOMIA TOPOGRÁFICA, SECCIONAL E RADIOLÓGICA DO MEMBRO INFERIOR

Regiões do membro inferior

O ligamento inguinal (anterior) e a crista ilíaca (lateral e posterior) delimitam o tronco do membro inferior. As principais regiões do membro inferior são: glútea, quadril, coxa (femoral), joelho, perna (crural) e pé, com suas diferentes partes anteriores e posteriores. Além disso, o assoalho da pelve forma a região perineal.

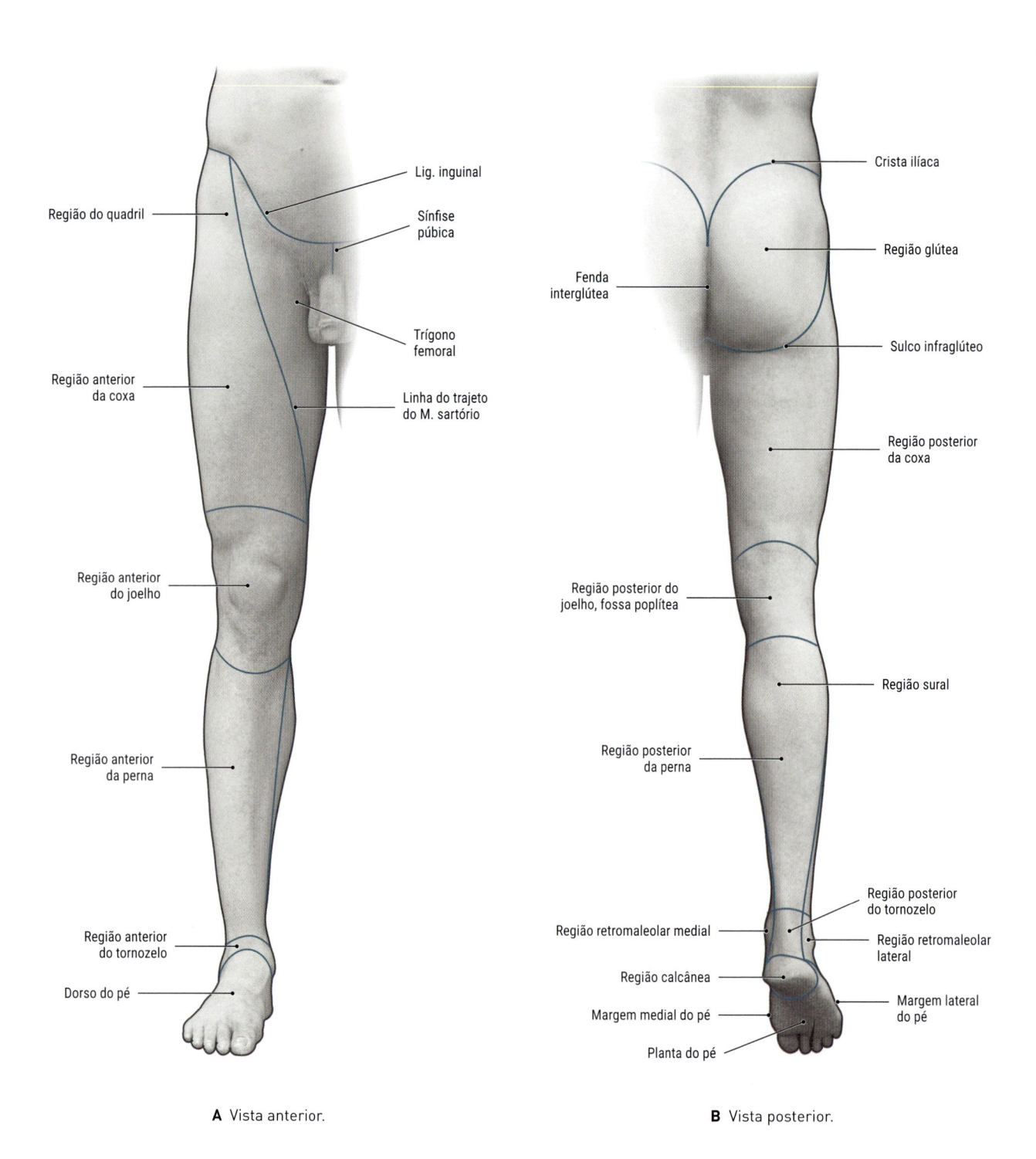

A Vista anterior.

B Vista posterior.

Figura 45-1 Regiões do membro inferior.

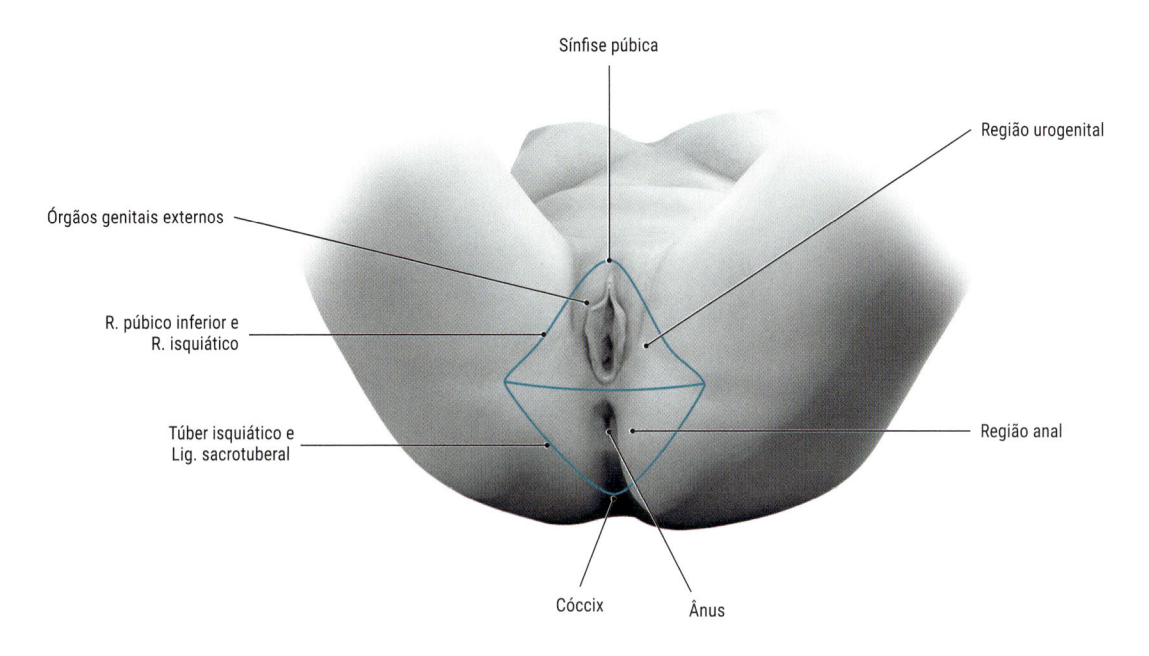

C Região perineal feminina.

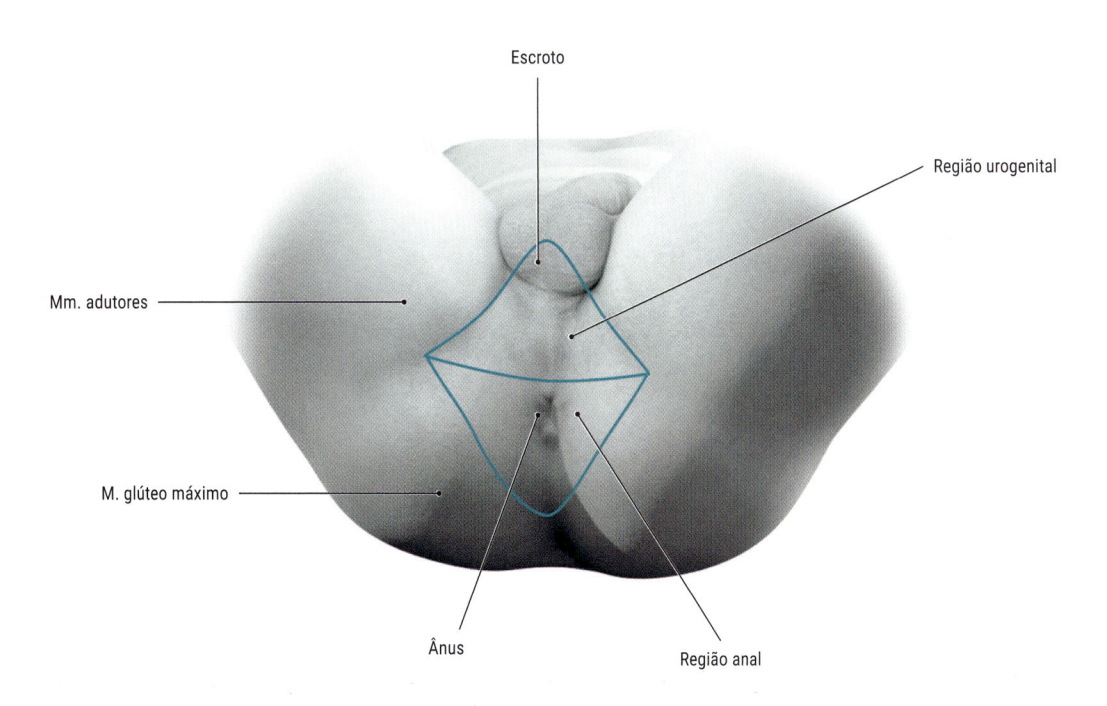

D Região perineal masculina. Os limites são os mesmos da imagem feminina.

Anatomia topográfica do membro inferior

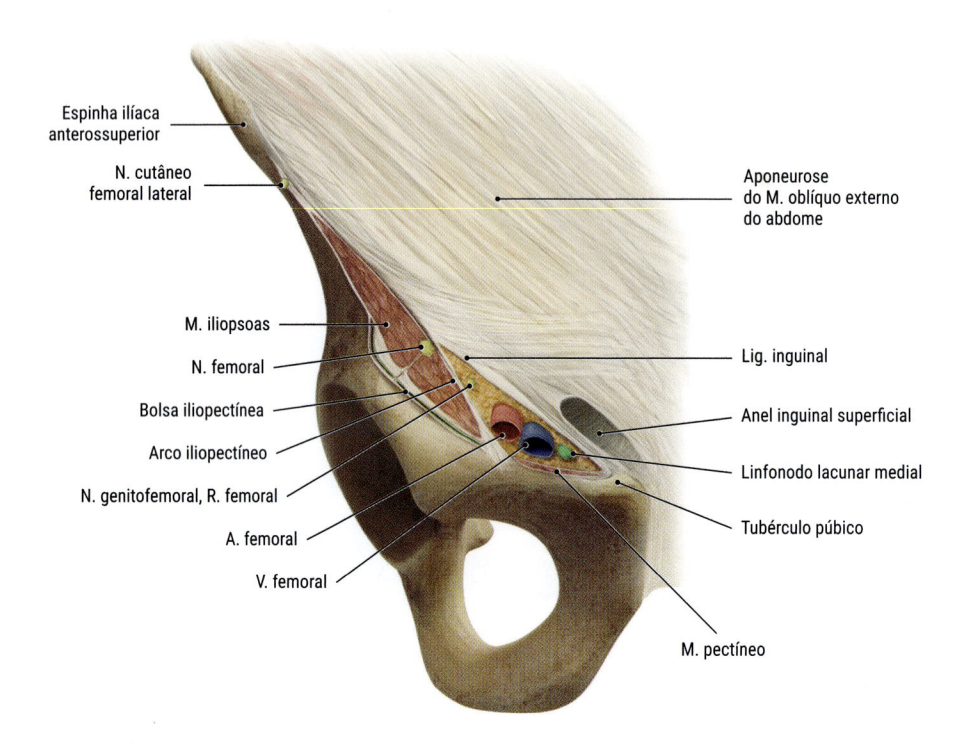

A Limites e conteúdos das lacunas dos vasos e dos músculos. Vista anterior.

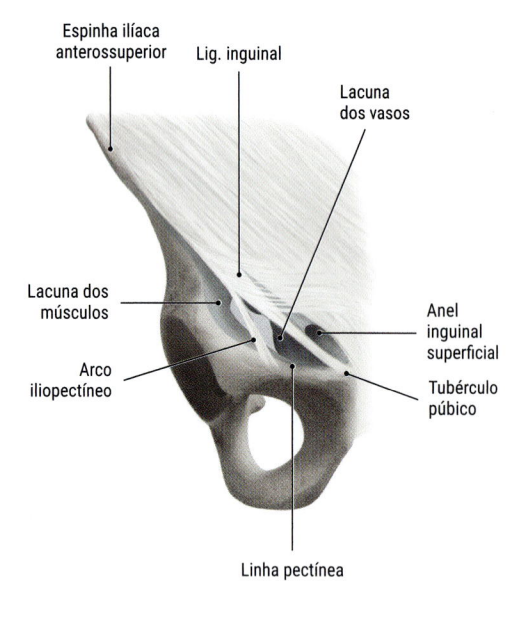

B Limites das lacunas dos músculos e dos vasos. Vista anterior.

Tabela 45-1	Lacunas dos músculos e dos vasos
Limites	**Conteúdo**
• **Assoalho:** margem superior da pelve (desde o tubérculo do púbis até a espinha ilíaca anterossuperior) • **Teto:** Lig. inguinal	A região inguinal é o ponto de transição entre o tronco e o membro inferior
Essa região é dividida em dois espaços (lacunas) pelo arco iliopectíneo	
Lacuna dos músculos (lateral)	• M. iliopsoas • N. femoral • N. cutâneo femoral lateral
Lacuna dos vasos (medial)	• Linfonodos lacunares medial (de Rosenmüller), intermédio e lateral • V. femoral e A. femoral separadas por septos fibrosos • R. femoral do N. genitofemoral
	A área medial da veia é chamada de **canal femoral** e contém: • Linfonodo lacunar medial • Vasos linfáticos • Tecido conjuntivo frouxo

Figura 45-2 Região inguinal. Lacunas dos músculos e dos vasos.

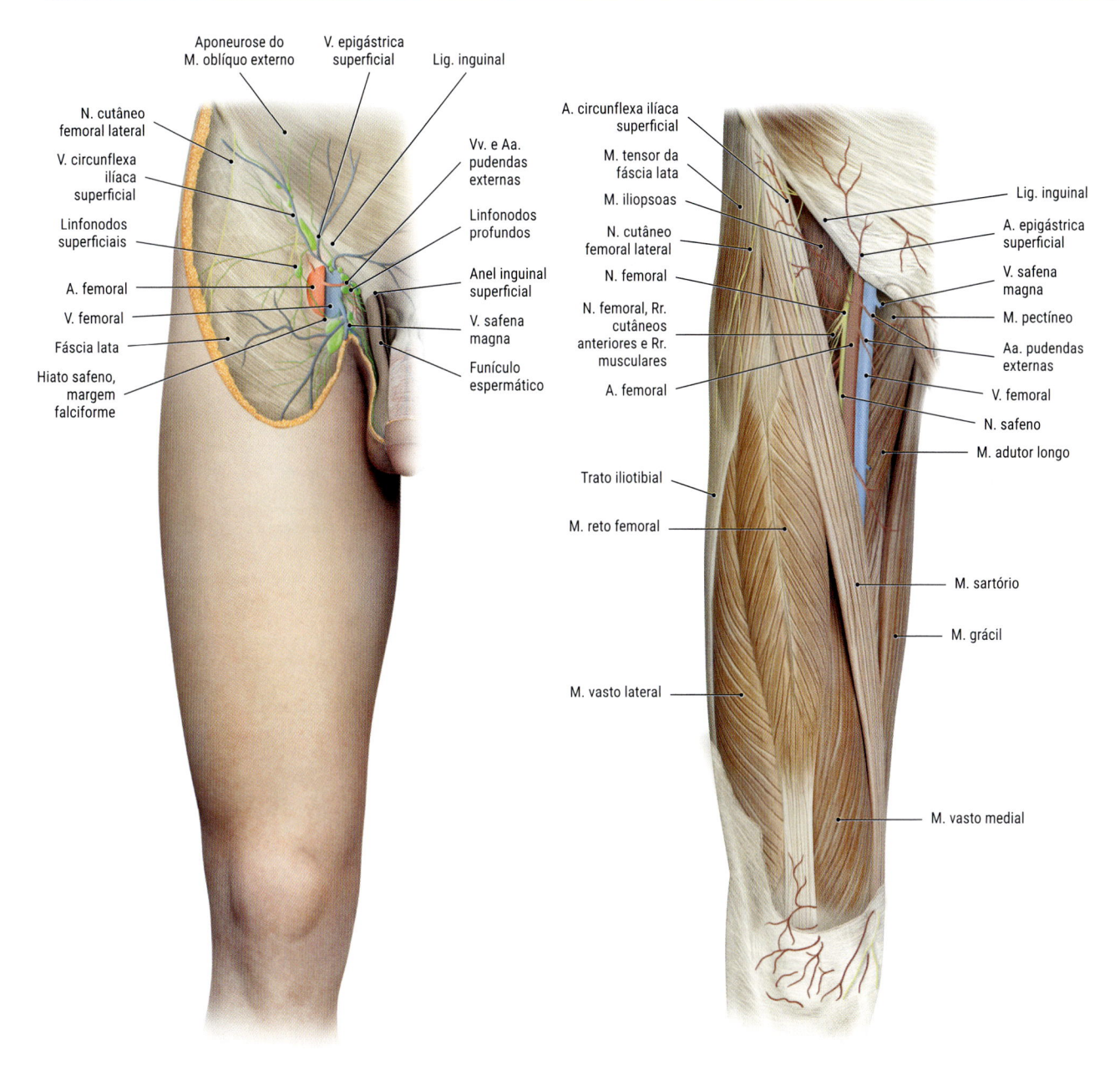

45 Anatomia topográfica, seccional e radiológica do membro inferior

A Preparação superficial. Foi feita uma abertura na fáscia cribriforme para visualização dos vasos femorais.

B Preparação profunda. A fáscia lata, o sistema linfático regional e os ramos venosos foram removidos.

Figura 45-3 Região anterior do trígono femoral. Vista anterior.

Tabela 45-2 Região femoral anterior (trígono femoral)	
Limites	**Conteúdo**
• **Superior:** Lig. inguinal • **Lateral:** M. sartório • **Medial:** M. adutor longo • **Assoalho:** M. pectíneo e M. iliopsoas • **Teto:** fáscia cribriforme da fáscia lata	• Linfonodos inguinais profundos • V. femoral • A. femoral: nessa região, existem diferentes artérias, sendo as mais importantes: pudendas externas, epigástrica superficial e circunflexa ilíaca superficial • N. femoral: vai para os Rr. cutâneos anteriores, Rr. musculares e N. safeno na parte distal
O triângulo femoral é coberto pela fáscia cribriforme, que é atravessada pela veia safena magna para desembocar na V. femoral. Nessa parte superficial, encontram-se os linfonodos inguinais superficiais.	

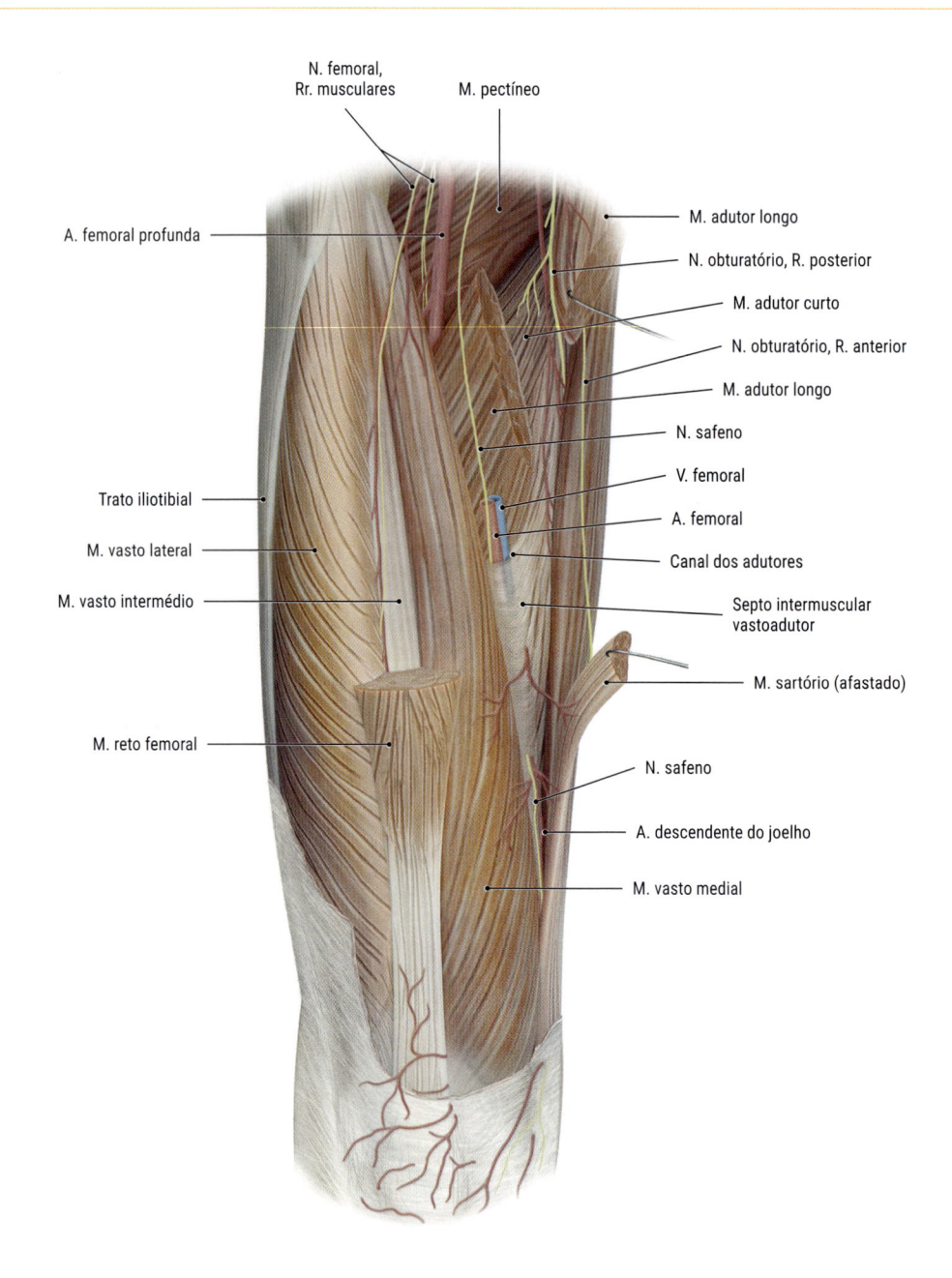

Figura 45-4 Região anterior da coxa. Preparação do canal dos adutores. Vista anterior.

Tabela 45-3	Canal dos adutores	
	Limites	**Conteúdo**
	• **Assoalho:** Mm. adutores longo e magno • **Lateral:** M. vasto medial do M. quadríceps • **Anteromedial:** septo intermuscular vastoadutor e M. sartório	• A. femoral • V. femoral • N. safeno
	A A. e a V. femorais geram ramos descendentes do joelho que, juntamente ao N. safeno, atravessam o septo vastoadutor e serão situados superficialmente.	

45 | Anatomia topográfica, seccional e radiológica do membro inferior | **683**

A Preparação superficial.

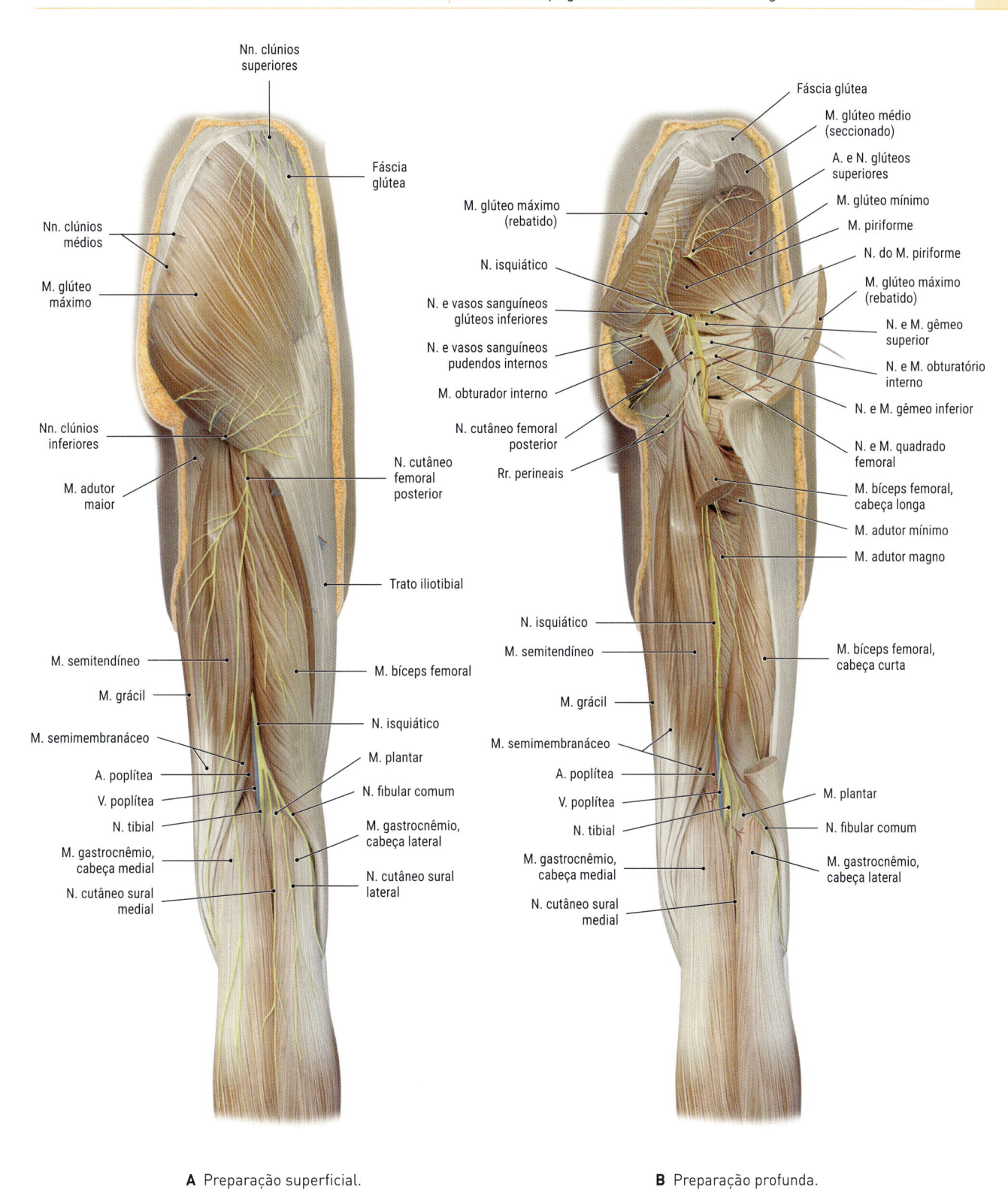

B Preparação profunda.

Figura 45-5 Regiões glútea e posterior da coxa. Vistas posteriores.

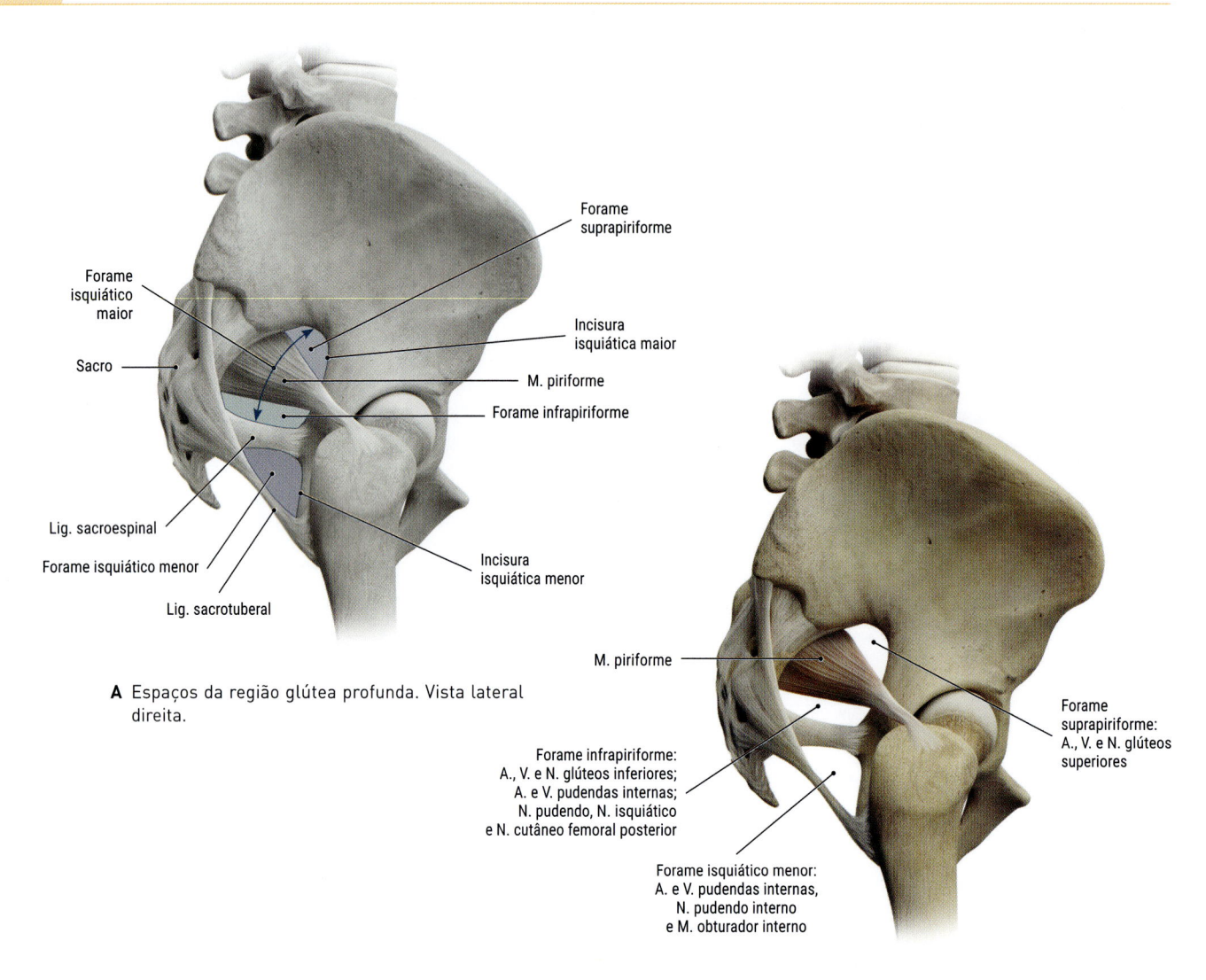

A Espaços da região glútea profunda. Vista lateral direita.

B Conteúdo dos espaços na região glútea profunda. Vista lateral direita.

Figura 45-6 Espaços na região glútea profunda.

Tabela 45-4 Região glútea profunda	
Limites do forame isquiático maior	**Conteúdo**
• Posterior: Sacro • Anterior: incisura isquiática maior • Inferior: Lig. sacroespinal	
O forame isquiático maior é dividido em dois espaços pelo M. piriforme.	
Forame suprapiriforme	A., V. e N. glúteos superiores
Forame infrapiriforme	• A., V. e N. glúteos inferiores • N. isquiático • A. e V. pudendas internas • N. cutâneo femoral posterior • N. pudendo
Limites do forame isquiático menor	**Conteúdo**
• Posterior: Lig. sacrotuberal • Anterior: incisura isquiática menor • Superior: Lig. sacroespinal	• A. e V. pudendas internas • N. pudendo e M. obturador interno

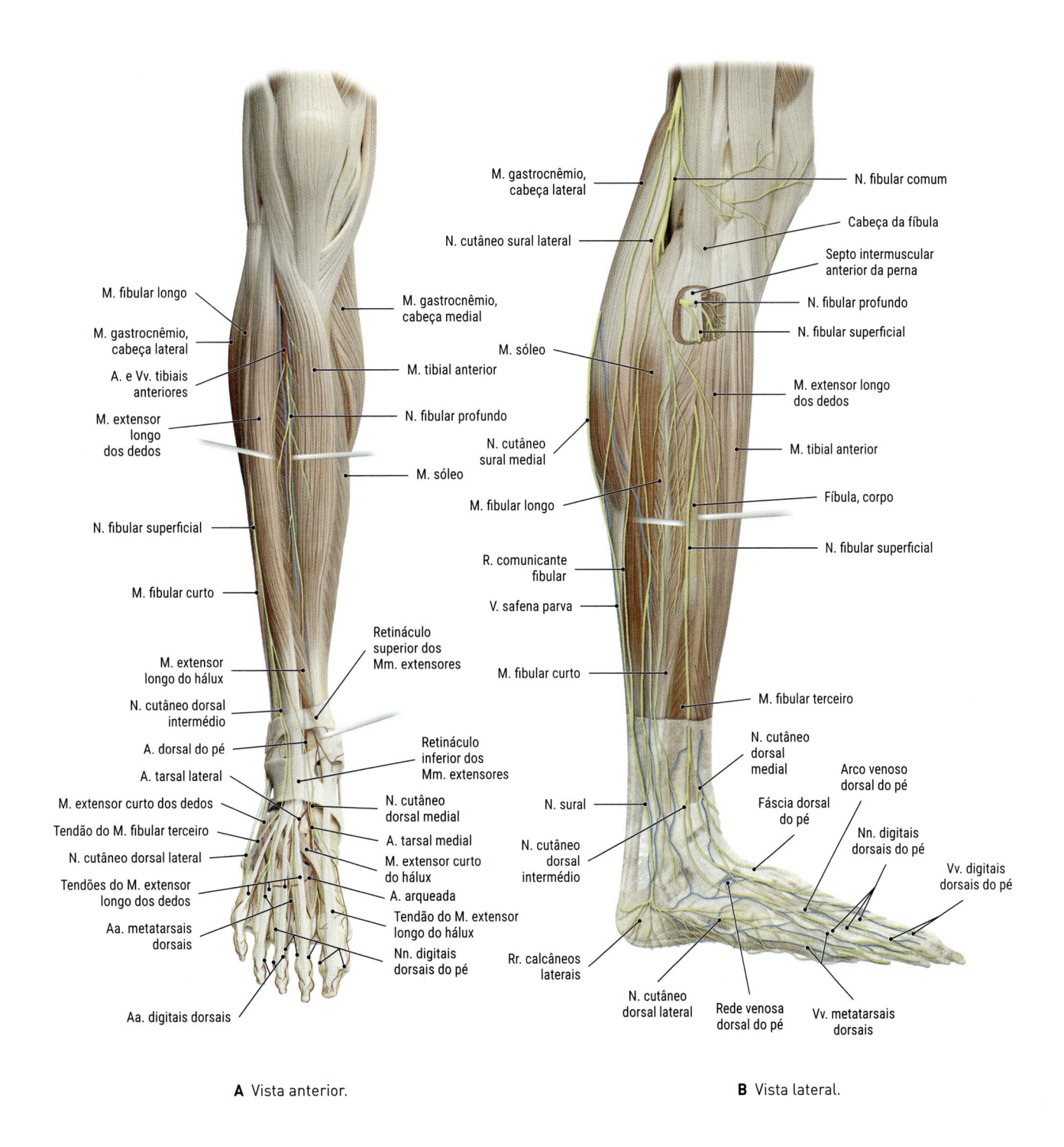

Figura 45-7 Anatomia topográfica dos compartimentos anterior e lateral da perna.

A Vista anterior.

B Vista lateral.

A Plano superficial.

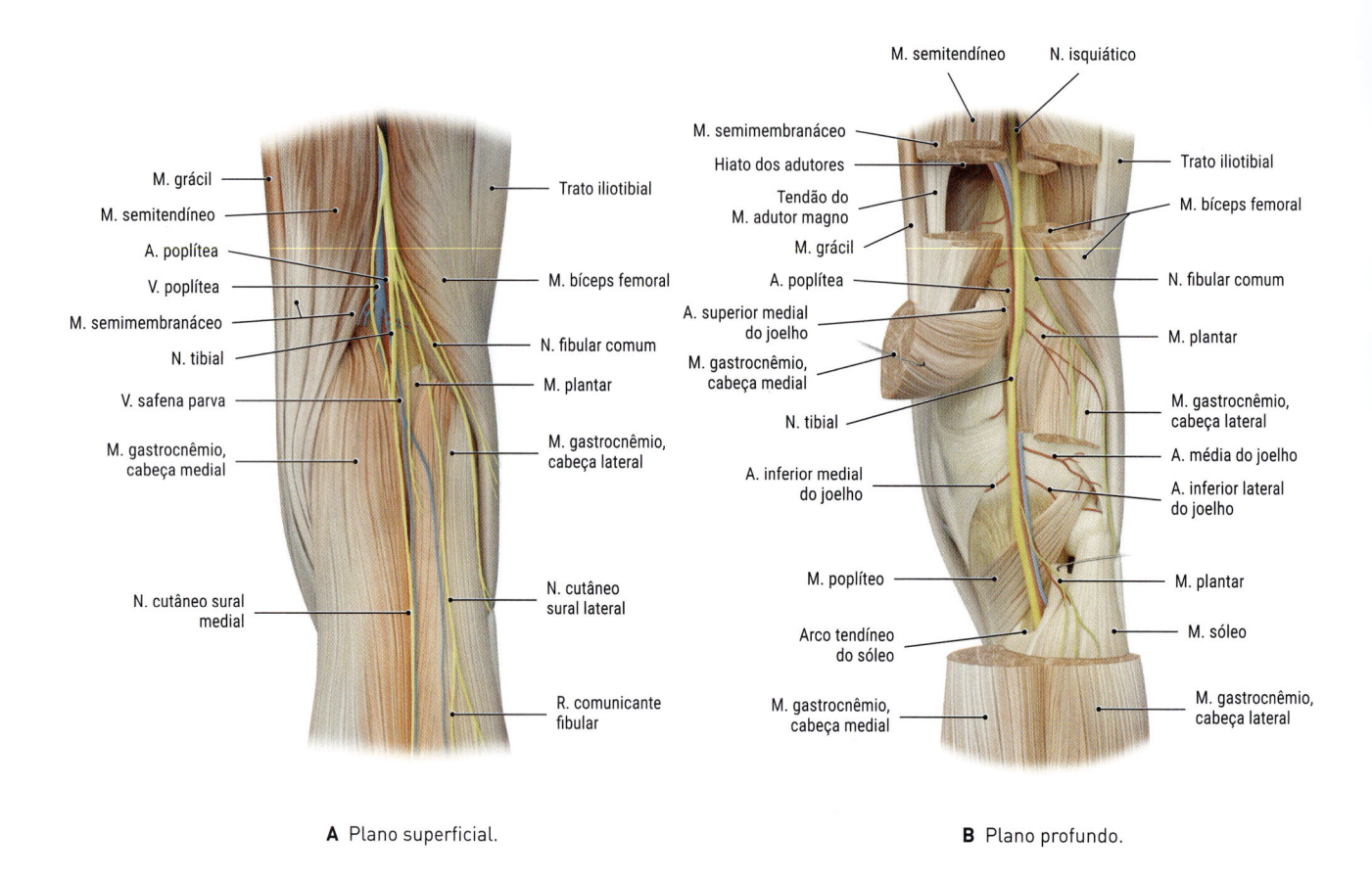

B Plano profundo.

Figura 45-8   Anatomia topográfica da região poplítea. Vistas posteriores.

Tabela 45-5	Fossa poplítea
Limites	**Conteúdo**
• **Superior medial:** M. semimembranáceo e M. semitendíneo • **Superior lateral:** M. bíceps femoral • **Inferior medial:** cabeça medial do M. gastrocnêmio • **Inferior lateral:** M. plantar e cabeça lateral do M. gastrocnêmio • **Assoalho:** face poplítea do fêmur, cápsula posterior do joelho e M. poplíteo • **Teto:** fáscia da perna (crural)	• Depois de cruzar o hiato dos adutores: as A. e V. femorais passam a ser chamadas de poplíteas • De profundo ao superficial: A. poplítea e seus ramos para o joelho e surais, V. poplítea e ramos, divisão do N. isquiático em seus dois componentes, N. tibial e N. fibular comum e linfonodos poplíteos profundos
• Da fossa poplítea, surgem vários Nn. surais que atravessam a fáscia para se tornarem superficiais. • Entre os dois gastrocnêmios, destaca-se o N. cutâneo sural medial, que acompanha a V. safena parva, que se dirige até a fossa para se unir à V. poplítea. Localizamos os linfonodos poplíteos superficiais em relação à V. safena parva nessa região. • A A. tibial posterior e o N. tibial estarão situados profundamente ao sóleo (arco do sóleo) no compartimento posterior profundo da perna.	

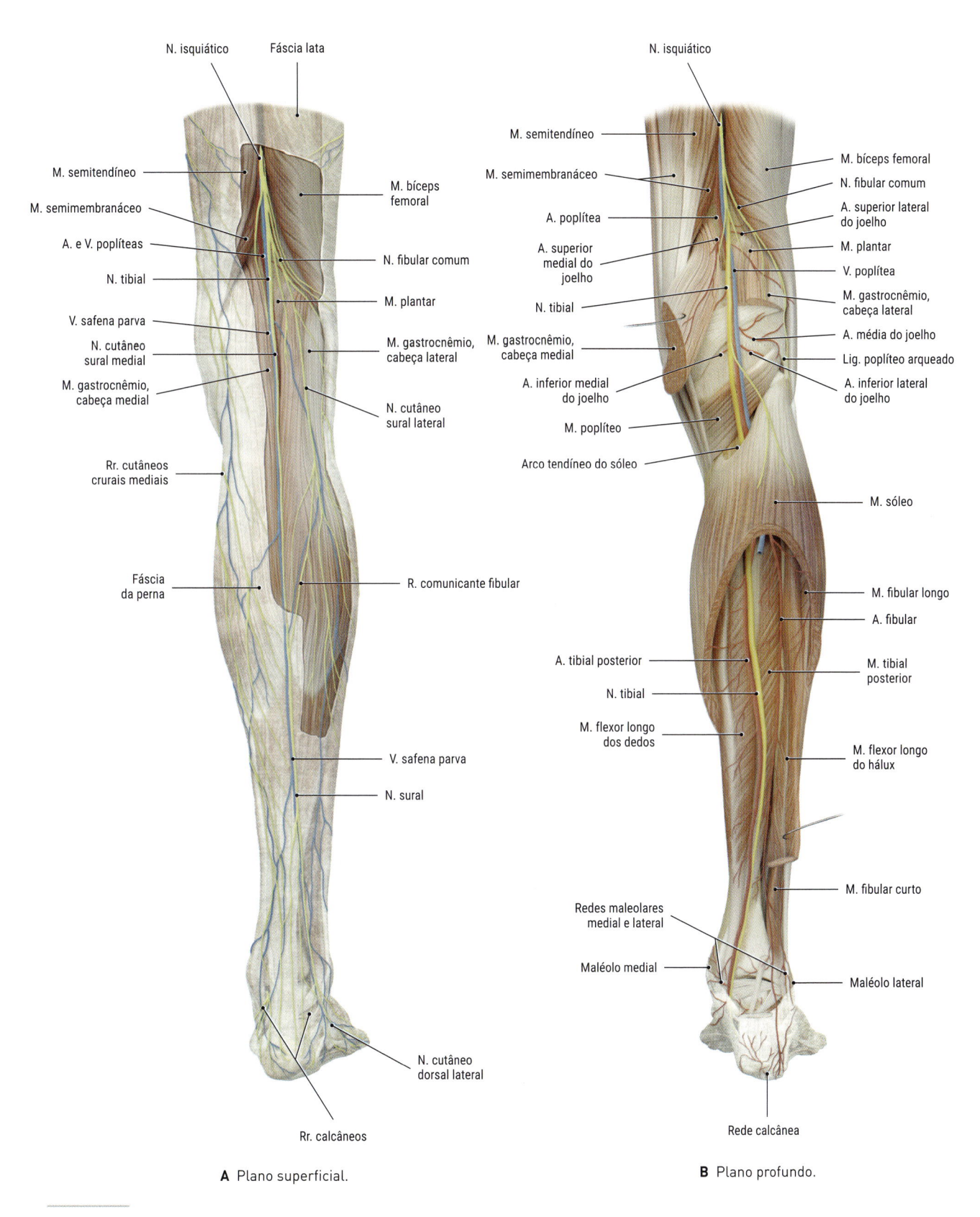

Figura 45-9 Anatomia topográfica da região posterior da perna. Vistas posteriores.

A Plano superficial.

B Plano profundo.

A Vista medial.

B Vista lateral.

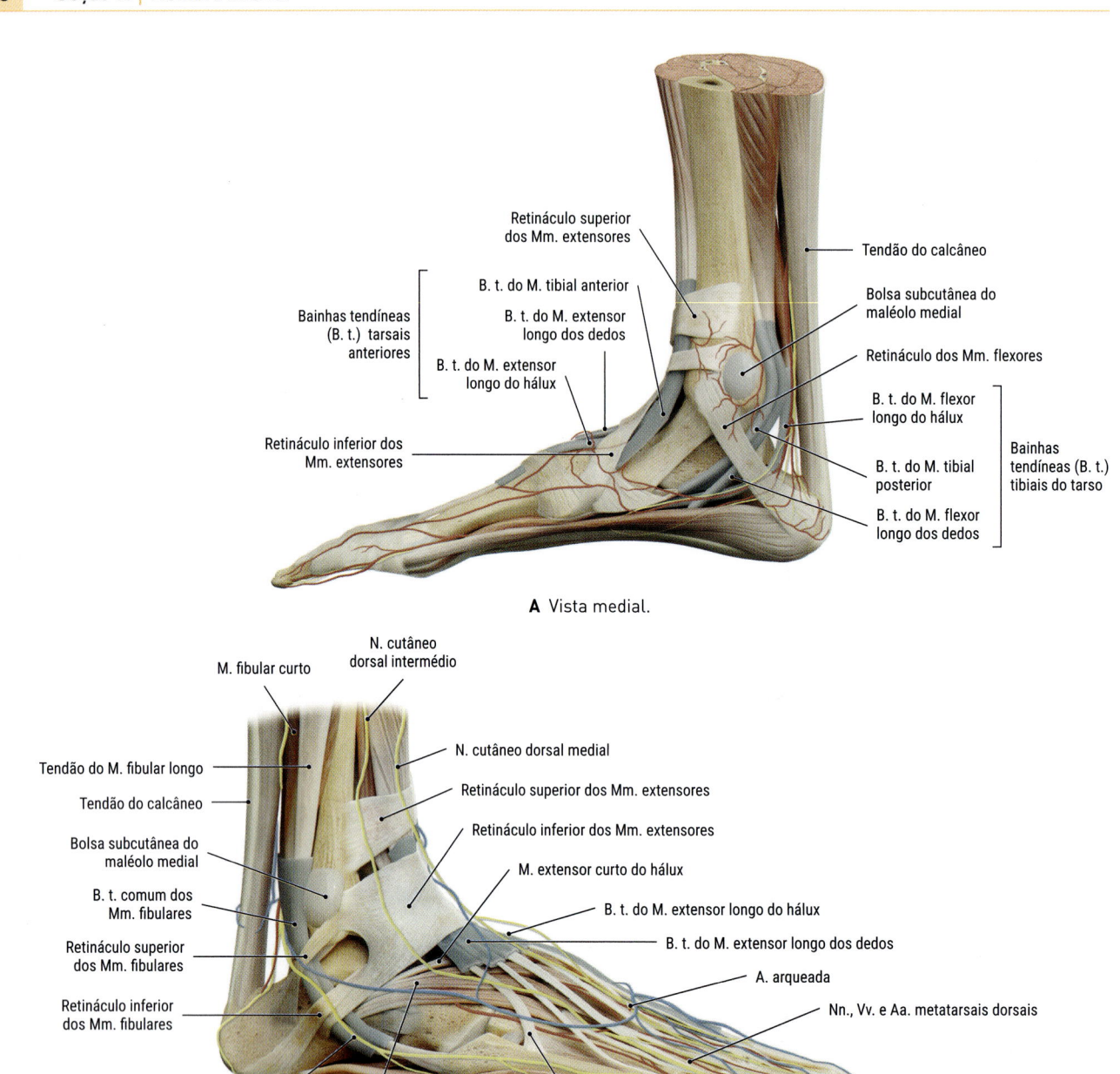

Figura 45-10 Regiões medial e lateral do tornozelo e do pé.

Tabela 45-6	Túnel do tarso
Limites	**Conteúdo**
• **Lateral:** tálus e calcâneo • **Superior:** tálus e calcâneo • **Medial:** retináculo flexor	• O N. tibial, a A. tibial posterior e as Vv. acompanhantes passam por um compartimento neurovascular • Tendões e bainhas sinoviais dos Mm. tibial posterior, flexor longo dos dedos e flexor longo do hálux
Aproximadamente no nível desse túnel, o N. tibial e a A. tibial posterior se bifurcam nos Nn. e Aa. plantares mediais e laterais.	

A Plano superficial.

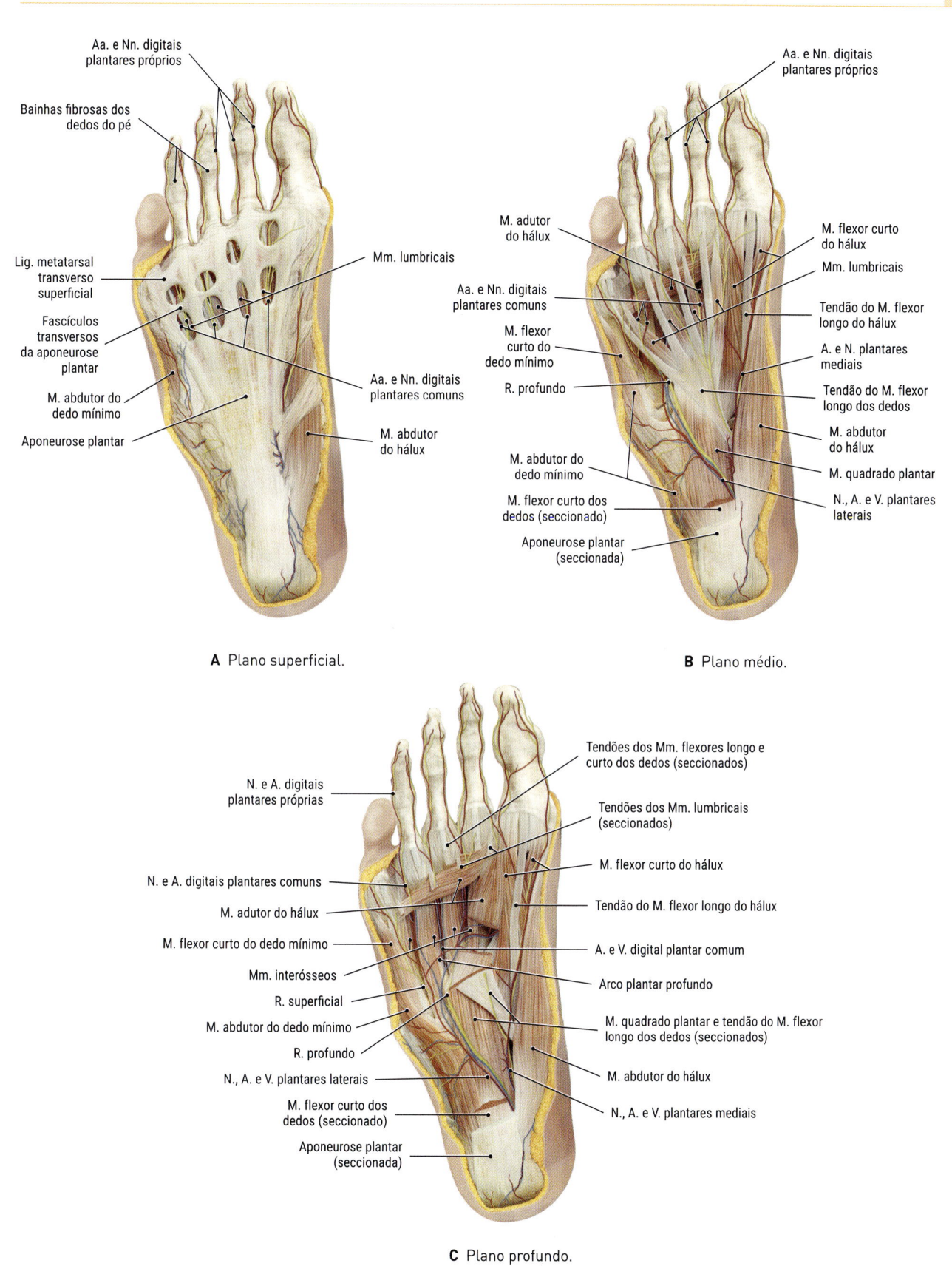

B Plano médio.

C Plano profundo.

Figura 45-11 Anatomia topográfica do pé. Vistas plantares.

Anatomia seccional e radiológica do membro inferior

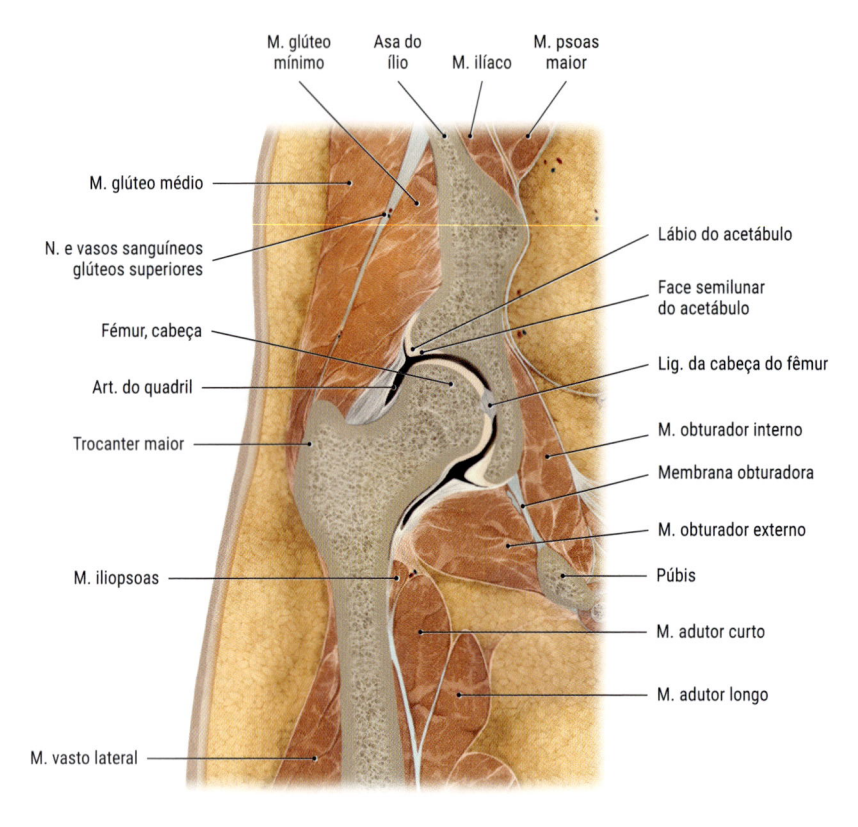

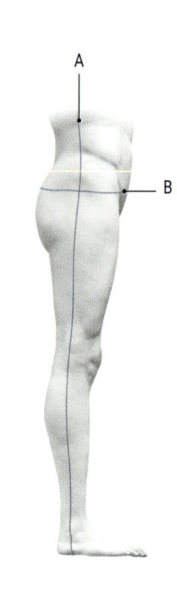

A Corte frontal.

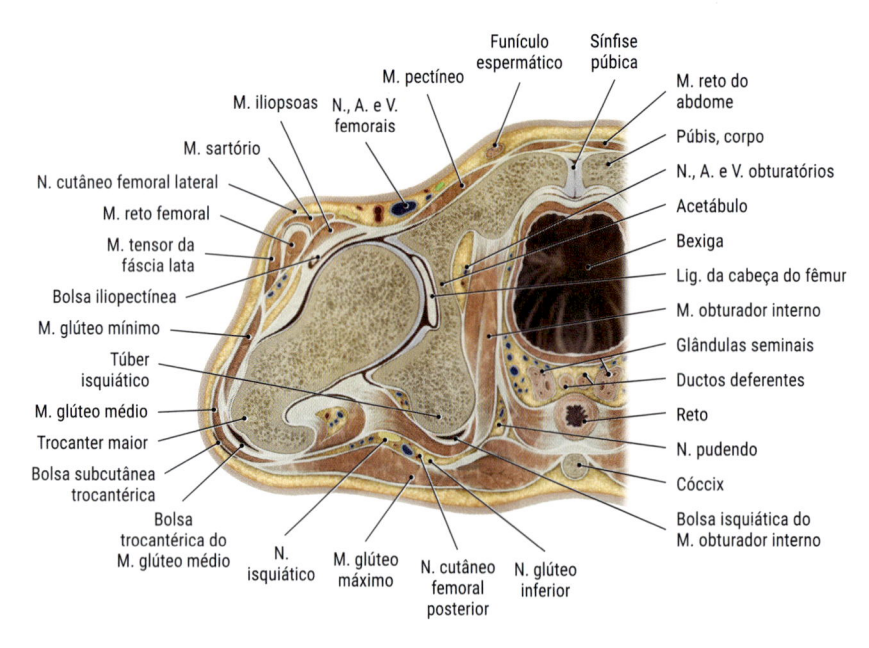

B Corte transversal.

Figura 45-12   Anatomia seccional do quadril.

45 Anatomia topográfica, seccional e radiológica do membro inferior **691**

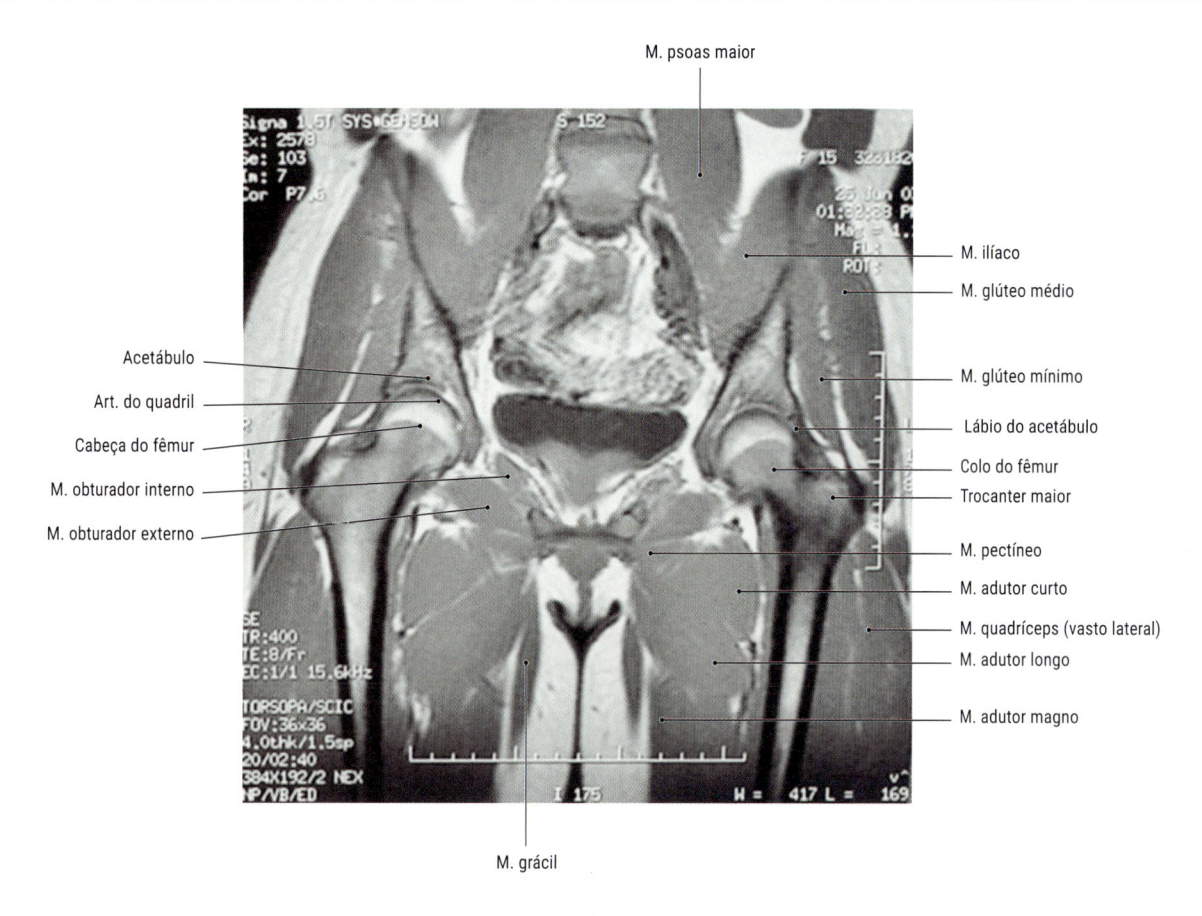

A Ressonância magnética, corte frontal.

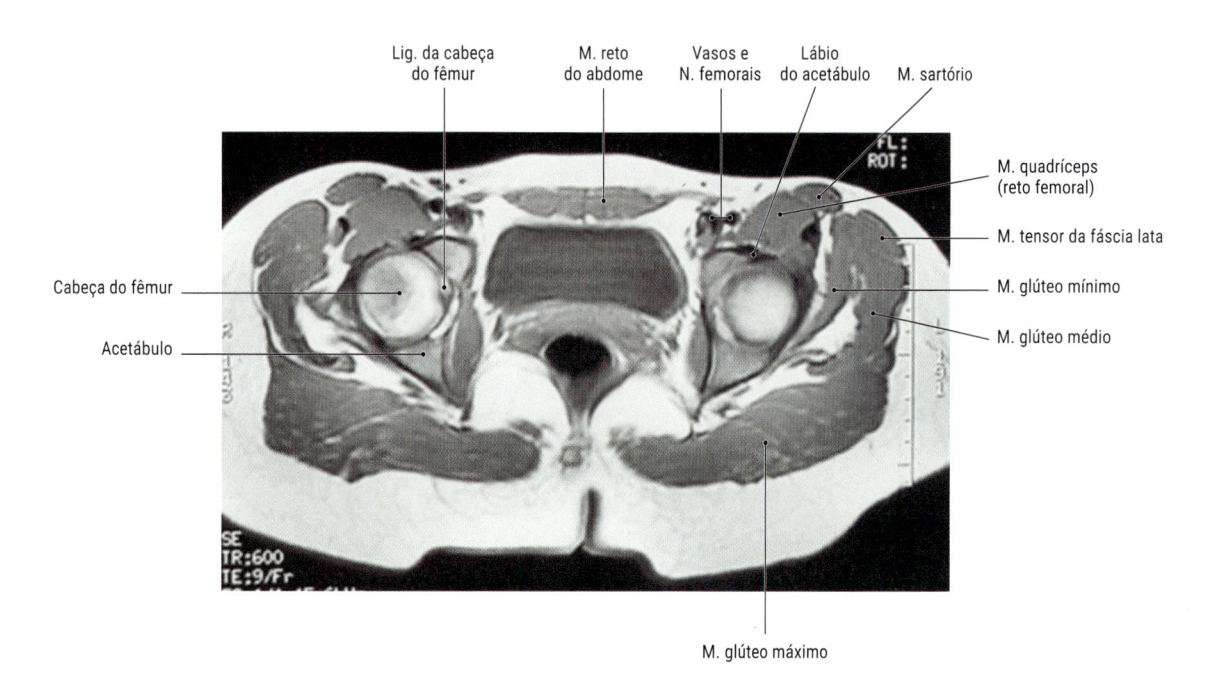

B Ressonância magnética, corte transversal.

Figura 45-13 Ressonância magnética da pelve e do quadril.

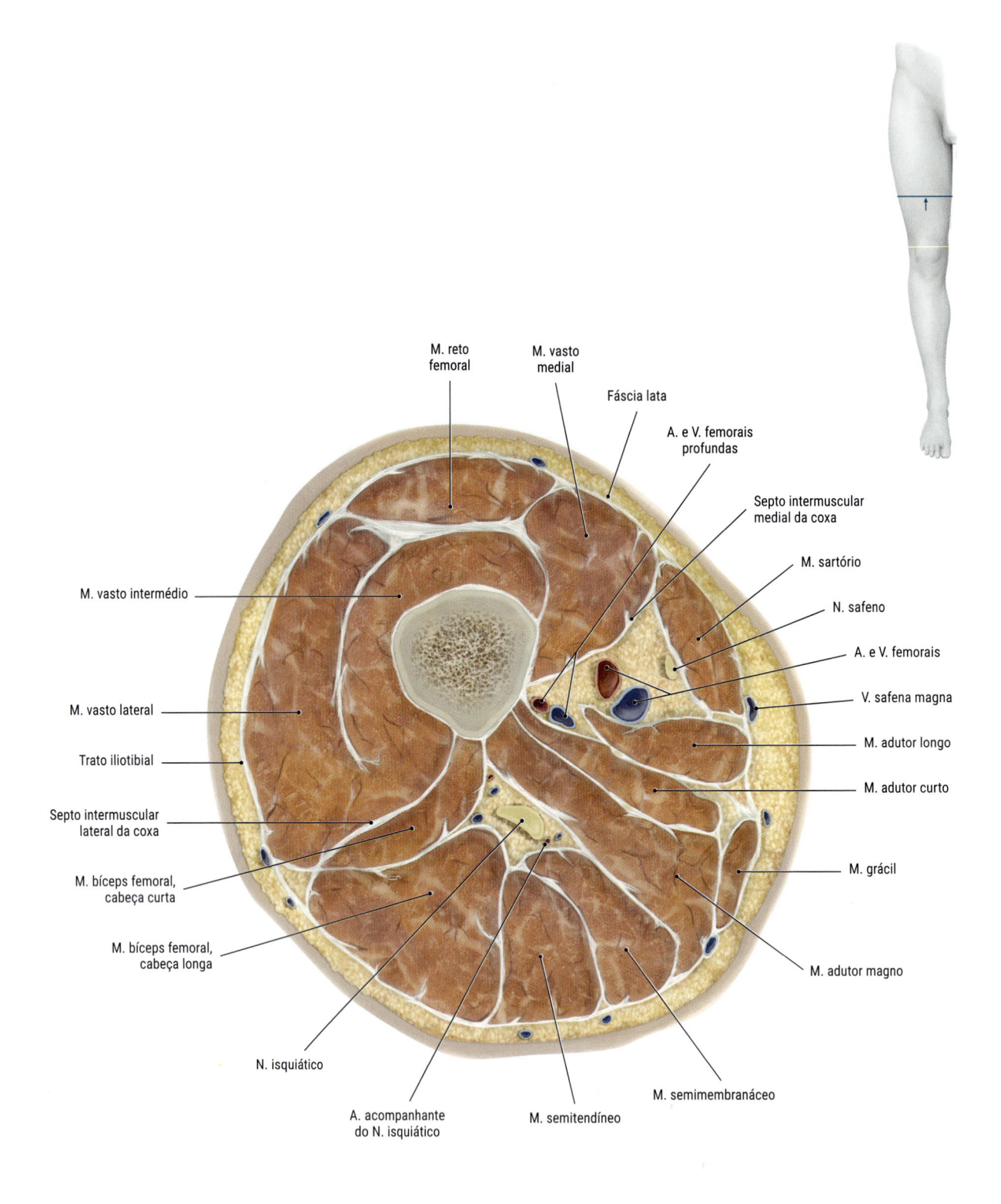

Figura 45-14 Corte transversal no nível médio da coxa.

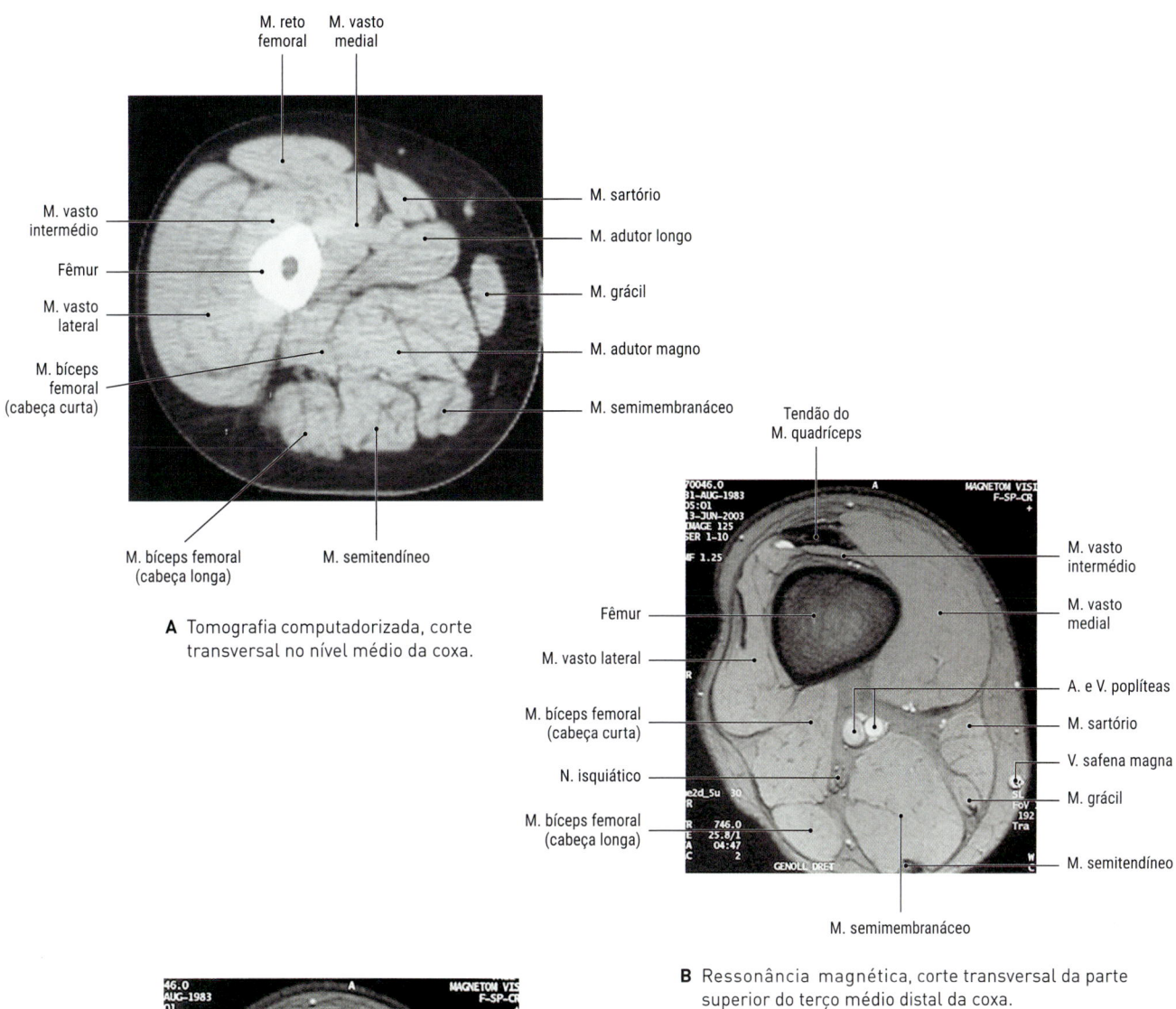

45 | Anatomia topográfica, seccional e radiológica do membro inferior | 693

A Tomografia computadorizada, corte transversal no nível médio da coxa.

B Ressonância magnética, corte transversal da parte superior do terço médio distal da coxa.

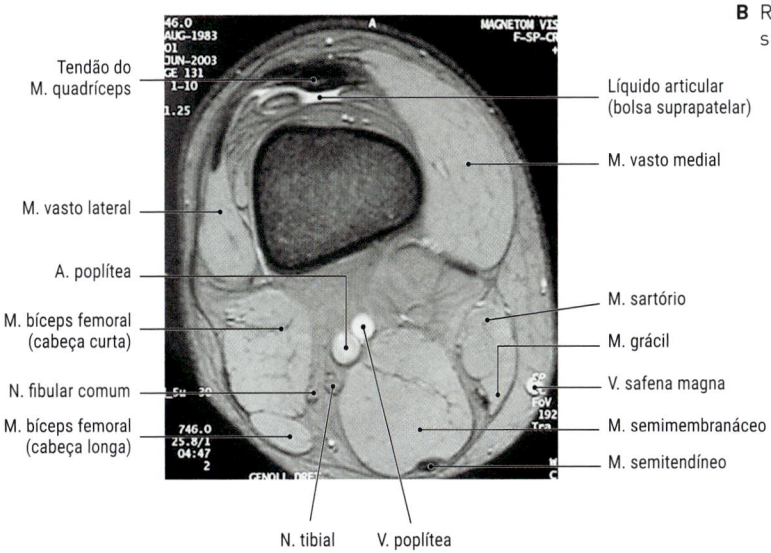

C Ressonância magnética, corte transversal da parte inferior do terço médio distal da coxa.

Figura 45-15 Tomografia computadorizada e ressonância magnética da coxa.

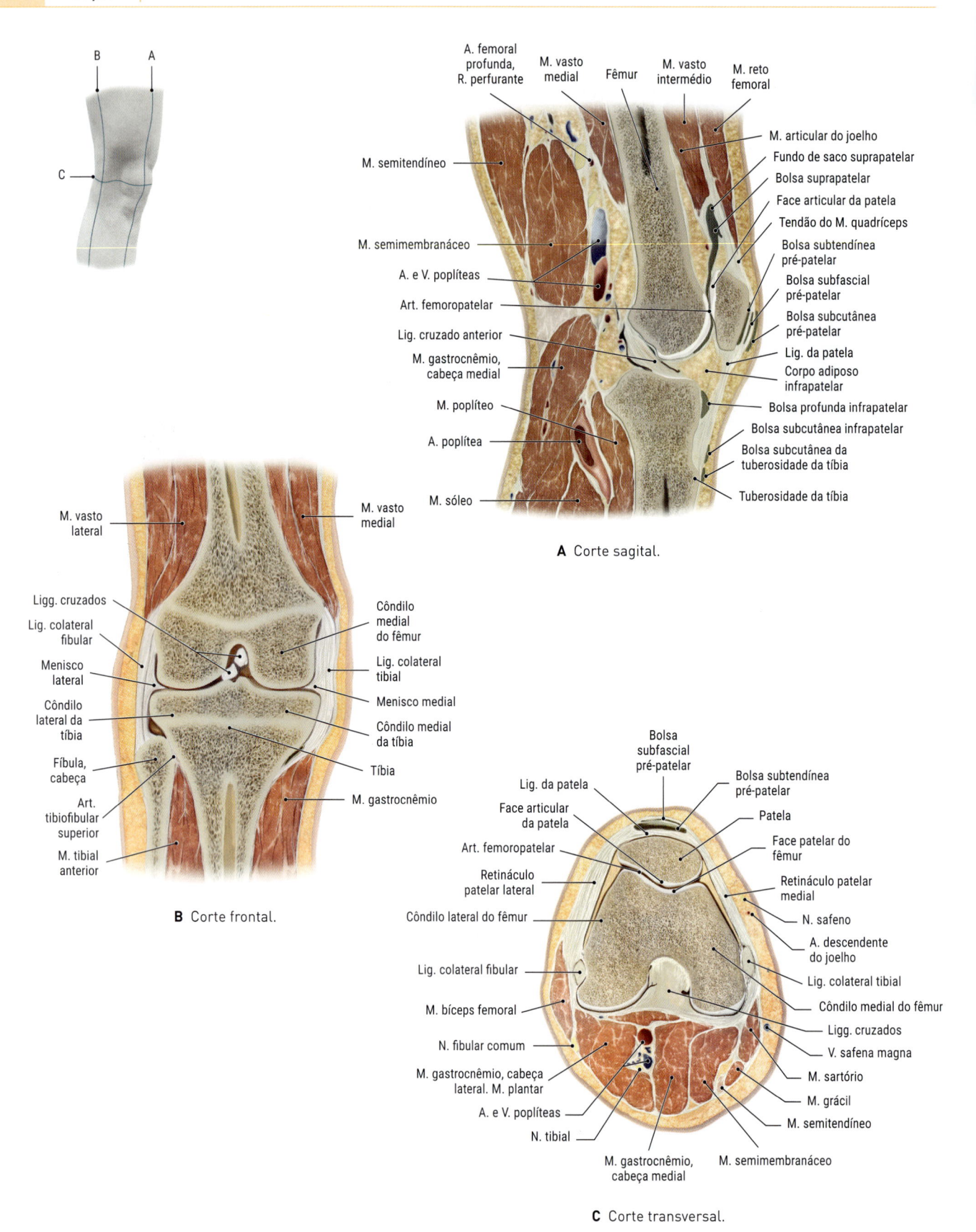

Figura 45-16 Anatomia seccional do joelho.

A Corte sagital.
- A. femoral profunda, R. perfurante
- M. vasto medial
- Fêmur
- M. vasto intermédio
- M. reto femoral
- M. articular do joelho
- Fundo de saco suprapatelar
- Bolsa suprapatelar
- Face articular da patela
- Tendão do M. quadríceps
- Bolsa subtendínea pré-patelar
- Bolsa subfascial pré-patelar
- Bolsa subcutânea pré-patelar
- Lig. da patela
- Corpo adiposo infrapatelar
- Bolsa profunda infrapatelar
- Bolsa subcutânea infrapatelar
- Bolsa subcutânea da tuberosidade da tíbia
- Tuberosidade da tíbia
- M. sóleo
- A. poplítea
- M. poplíteo
- M. gastrocnêmio, cabeça medial
- Lig. cruzado anterior
- Art. femoropatelar
- A. e V. poplíteas
- M. semimembranáceo
- M. semitendíneo

B Corte frontal.
- M. vasto lateral
- M. vasto medial
- Ligg. cruzados
- Lig. colateral fibular
- Menisco lateral
- Côndilo lateral da tíbia
- Fíbula, cabeça
- Art. tibiofibular superior
- M. tibial anterior
- Côndilo medial do fêmur
- Lig. colateral tibial
- Menisco medial
- Côndilo medial da tíbia
- Tíbia
- M. gastrocnêmio

C Corte transversal.
- Bolsa subfascial pré-patelar
- Bolsa subtendínea pré-patelar
- Patela
- Face patelar do fêmur
- Retináculo patelar medial
- N. safeno
- A. descendente do joelho
- Lig. colateral tibial
- Côndilo medial do fêmur
- Ligg. cruzados
- V. safena magna
- M. sartório
- M. grácil
- M. semitendíneo
- M. semimembranáceo
- M. gastrocnêmio, cabeça medial
- N. tibial
- A. e V. poplíteas
- M. gastrocnêmio, cabeça lateral. M. plantar
- N. fibular comum
- M. bíceps femoral
- Lig. colateral fibular
- Côndilo lateral do fêmur
- Retináculo patelar lateral
- Art. femoropatelar
- Face articular da patela
- Lig. da patela

45 | Anatomia topográfica, seccional e radiológica do membro inferior | 695

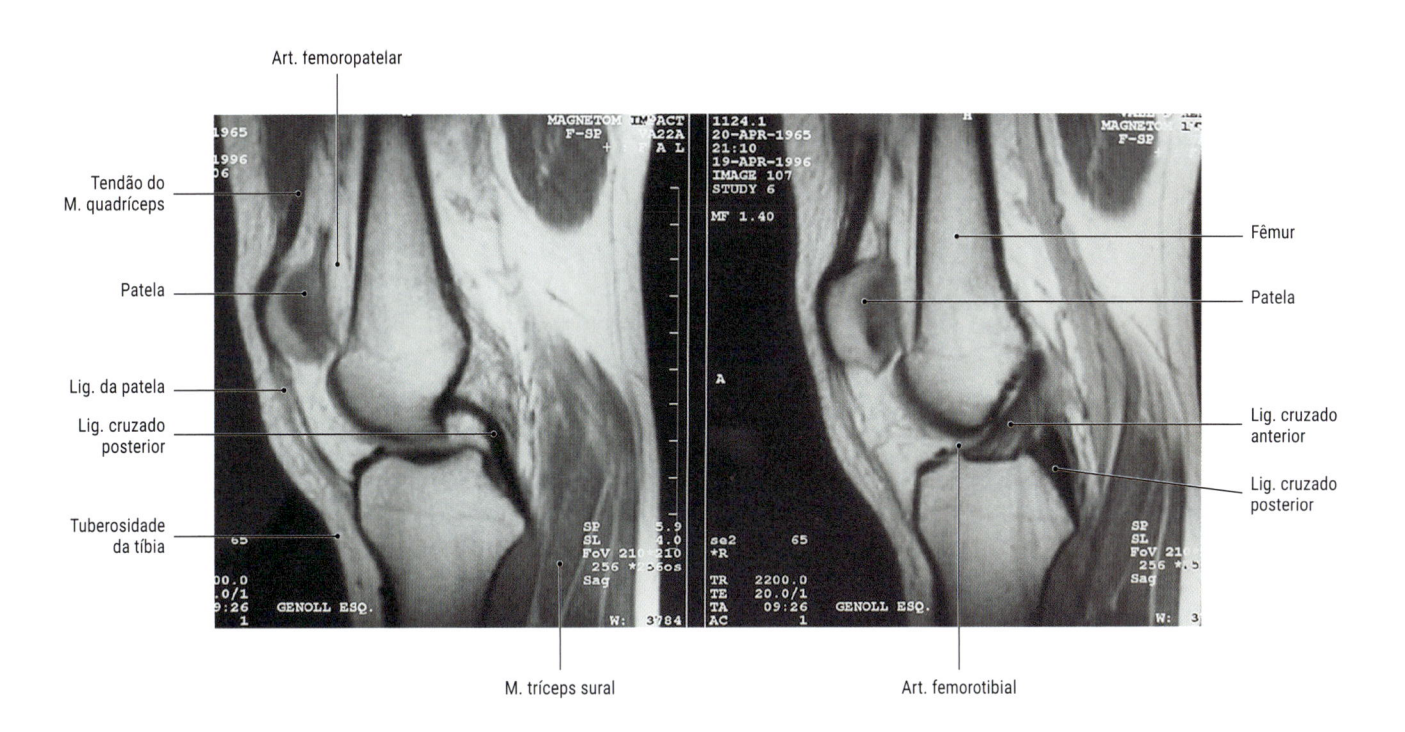

Figura 45-17 Ressonâncias magnéticas, cortes sagitais do joelho.

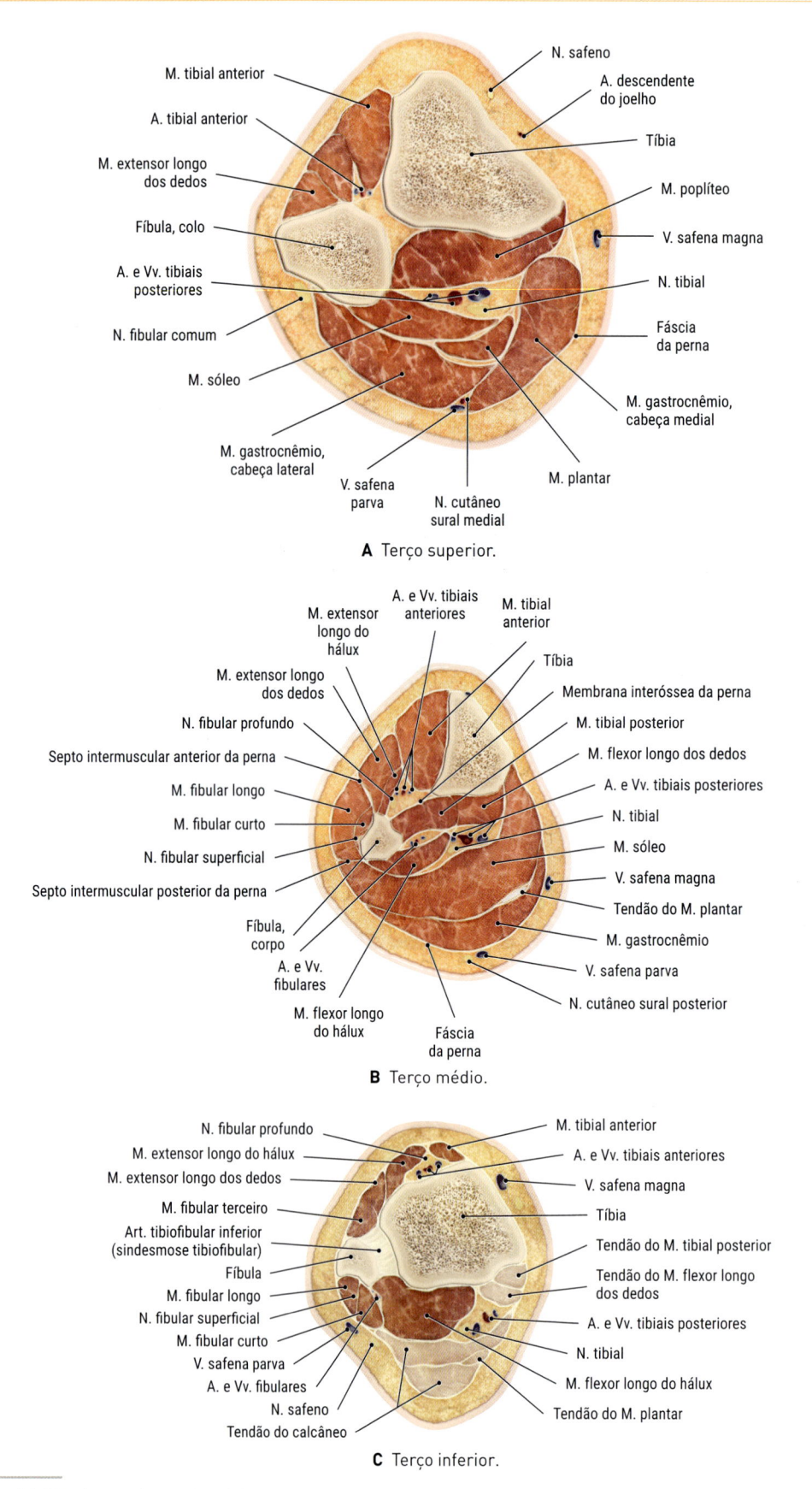

Figura 45-18 Anatomia seccional da perna, cortes transversais.

45 | Anatomia topográfica, seccional e radiológica do membro inferior

A Ressonância magnética da perna, corte transversal do terço proximal.

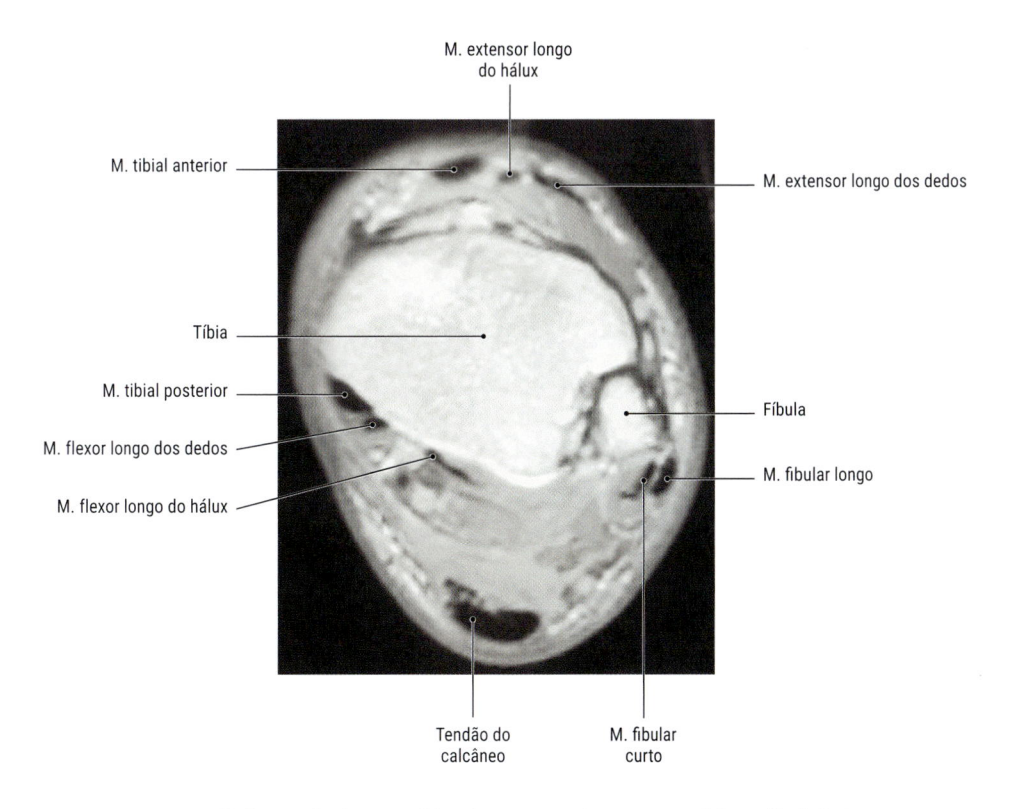

B Ressonância magnética da perna, corte transversal da região inferior.

Figura 45-19 Ressonância magnética das regiões superior e inferior da perna.

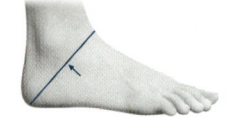

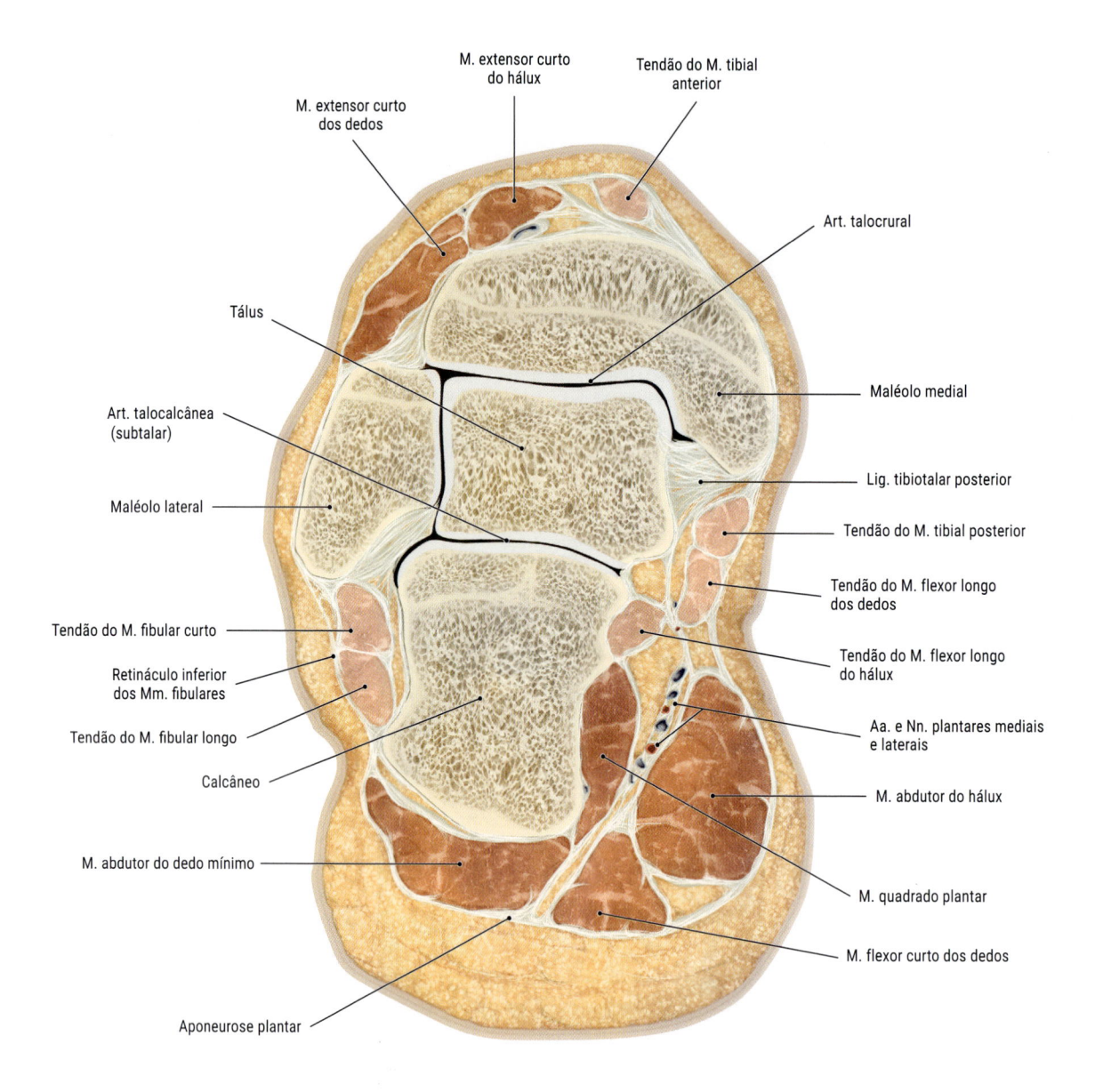

Figura 45-20 Corte frontal no nível do tornozelo.

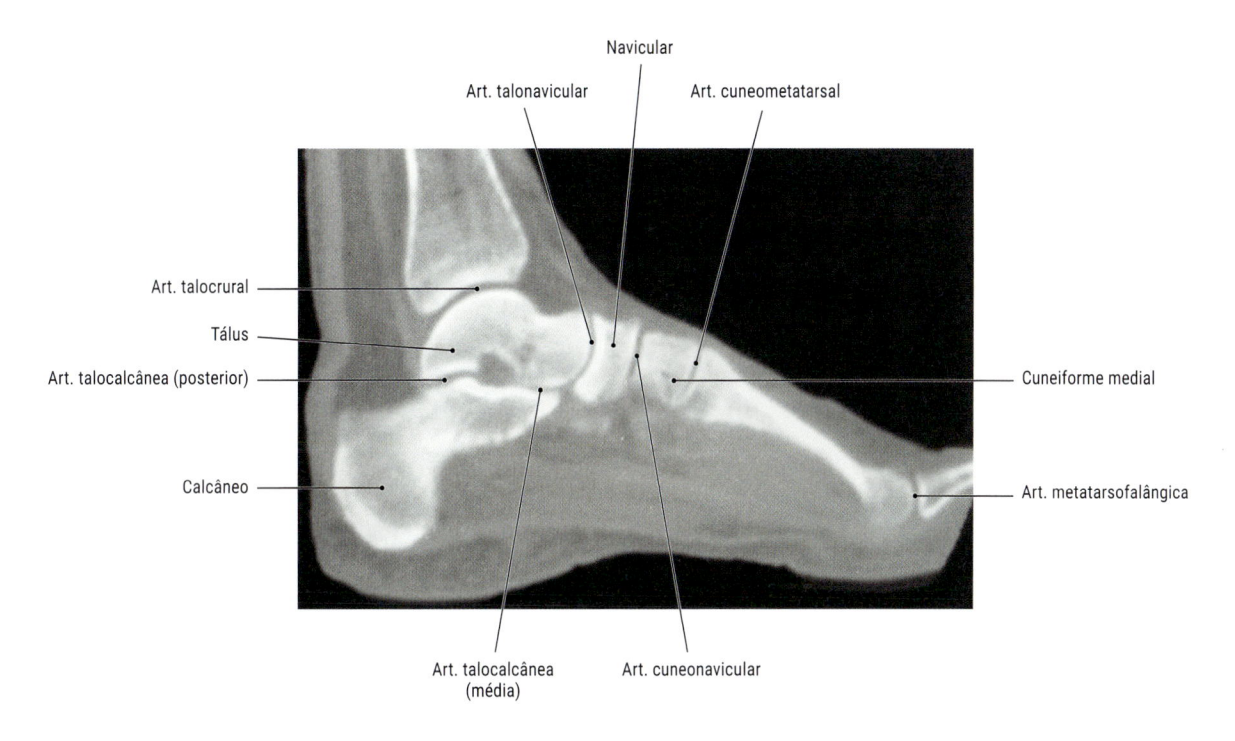

A Tomografia computadorizada do pé, corte sagital.

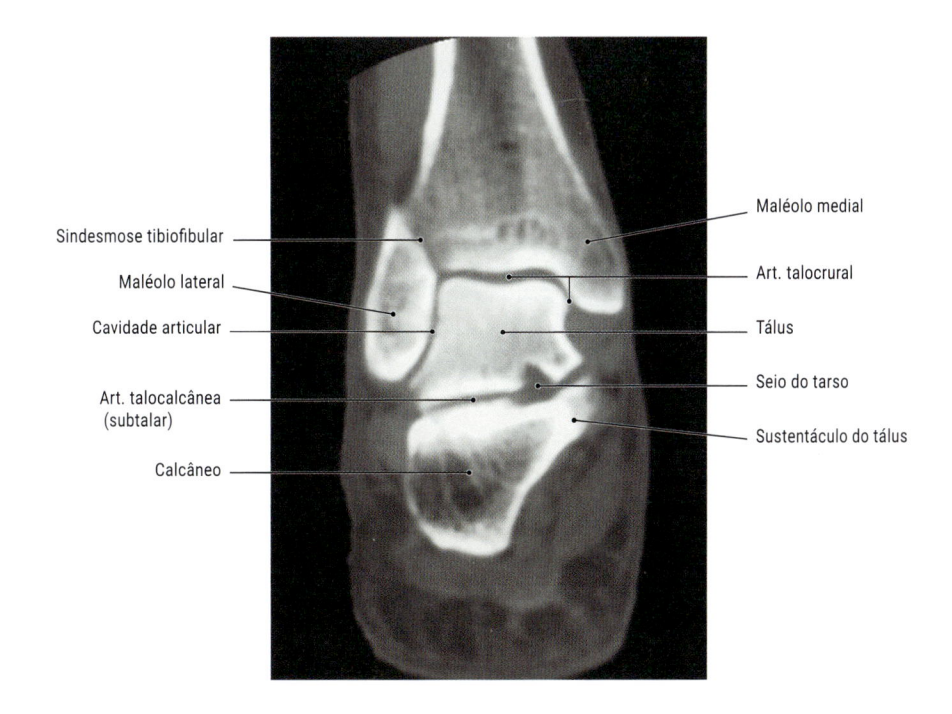

B Tomografia computadorizada do pé, corte frontal do tornozelo.

Figura 45-21 Tomografia computadorizada do pé e do tornozelo.

Figura 45-22 Anatomia seccional do pé.

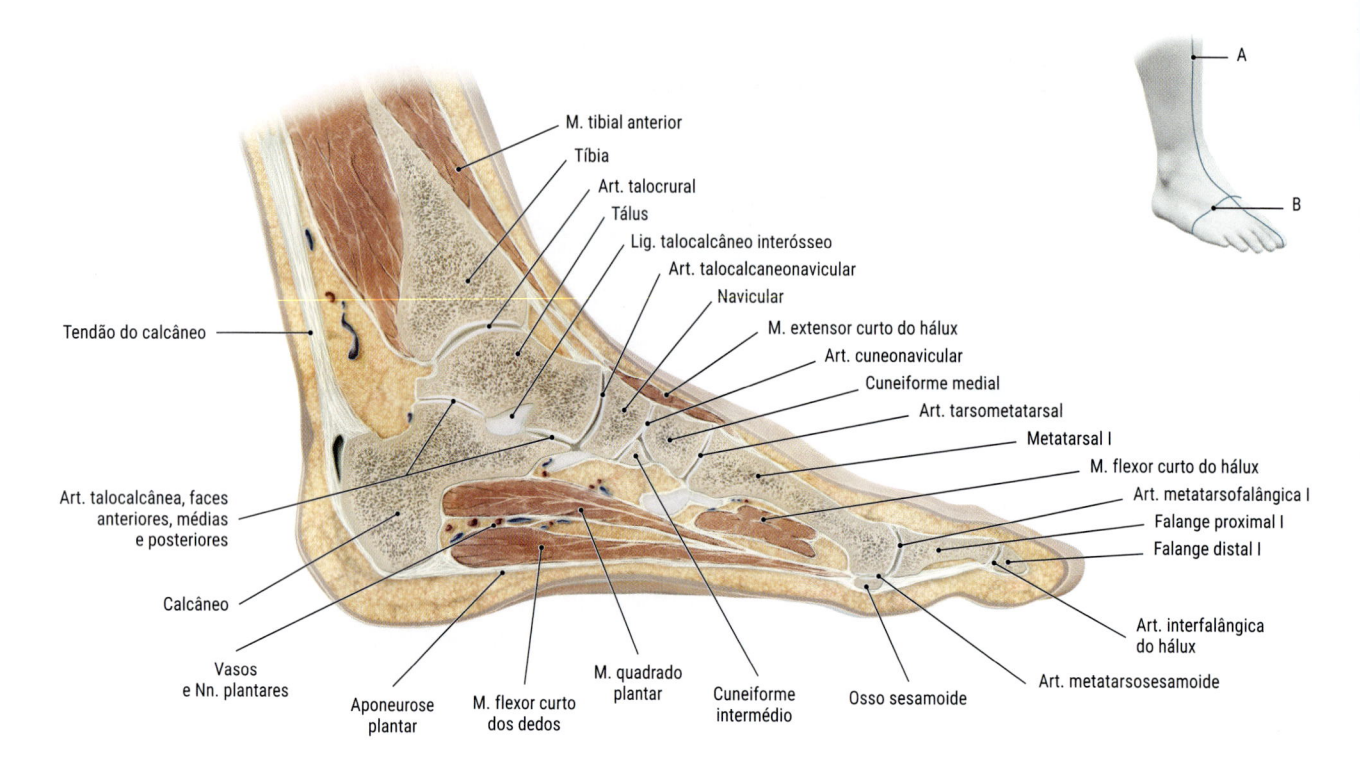

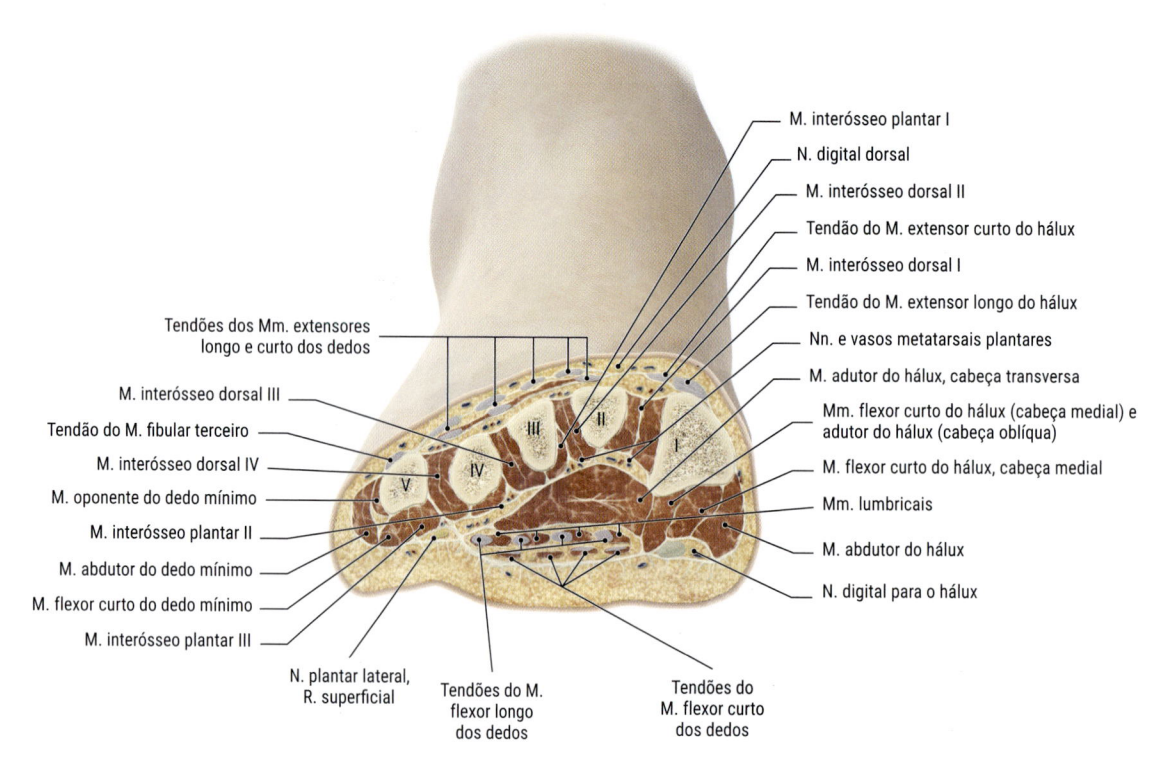

A Corte sagital.

- M. tibial anterior
- Tíbia
- Art. talocrural
- Tálus
- Lig. talocalcâneo interósseo
- Art. talocalcaneonavicular
- Navicular
- M. extensor curto do hálux
- Art. cuneonavicular
- Cuneiforme medial
- Art. tarsometatarsal
- Metatarsal I
- M. flexor curto do hálux
- Art. metatarsofalângica I
- Falange proximal I
- Falange distal I
- Art. interfalângica do hálux
- Art. metatarsosesamoide
- Tendão do calcâneo
- Art. talocalcânea, faces anteriores, médias e posteriores
- Calcâneo
- Vasos e Nn. plantares
- Aponeurose plantar
- M. flexor curto dos dedos
- M. quadrado plantar
- Cuneiforme intermédio
- Osso sesamoide

B Corte frontal.

- M. interósseo plantar I
- N. digital dorsal
- M. interósseo dorsal II
- Tendão do M. extensor curto do hálux
- M. interósseo dorsal I
- Tendão do M. extensor longo do hálux
- Nn. e vasos metatarsais plantares
- M. adutor do hálux, cabeça transversa
- Mm. flexor curto do hálux (cabeça medial) e adutor do hálux (cabeça oblíqua)
- M. flexor curto do hálux, cabeça medial
- Mm. lumbricais
- M. abdutor do hálux
- N. digital para o hálux
- Tendões dos Mm. extensores longo e curto dos dedos
- M. interósseo dorsal III
- Tendão do M. fibular terceiro
- M. interósseo dorsal IV
- M. oponente do dedo mínimo
- M. interósseo plantar II
- M. abdutor do dedo mínimo
- M. flexor curto do dedo mínimo
- M. interósseo plantar III
- N. plantar lateral, R. superficial
- Tendões do M. flexor longo dos dedos
- Tendões do M. flexor curto dos dedos

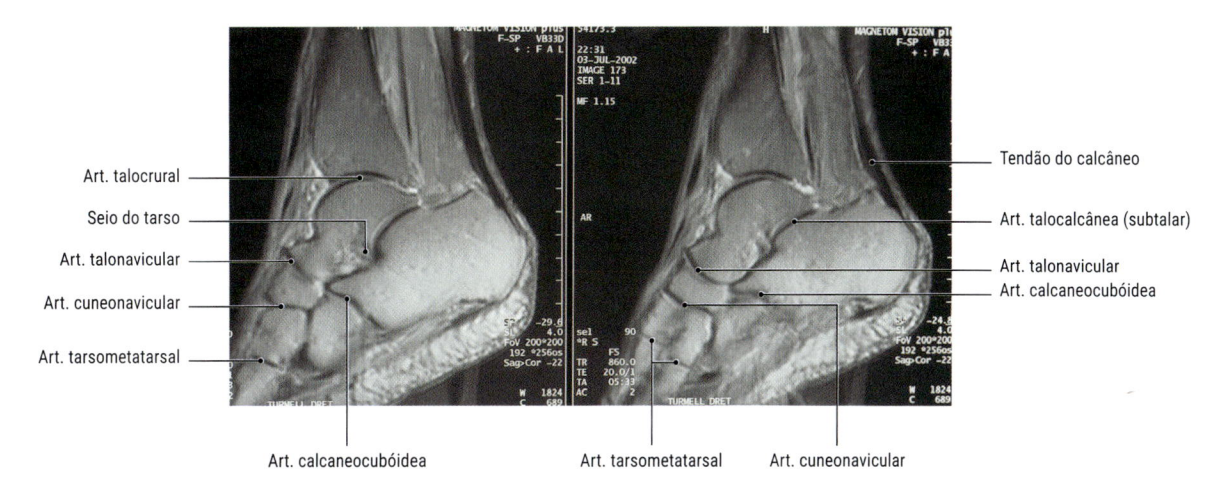

45 | Anatomia topográfica, seccional e radiológica do membro inferior | **701**

Art. talocrural
Seio do tarso
Art. talonavicular
Art. cuneonavicular
Art. tarsometatarsal

Tendão do calcâneo
Art. talocalcânea (subtalar)
Art. talonavicular
Art. calcaneocubóidea

Art. calcaneocubóidea   Art. tarsometatarsal   Art. cuneonavicular

A Ressonância magnética do tornozelo e do tarso, cortes sagitais.

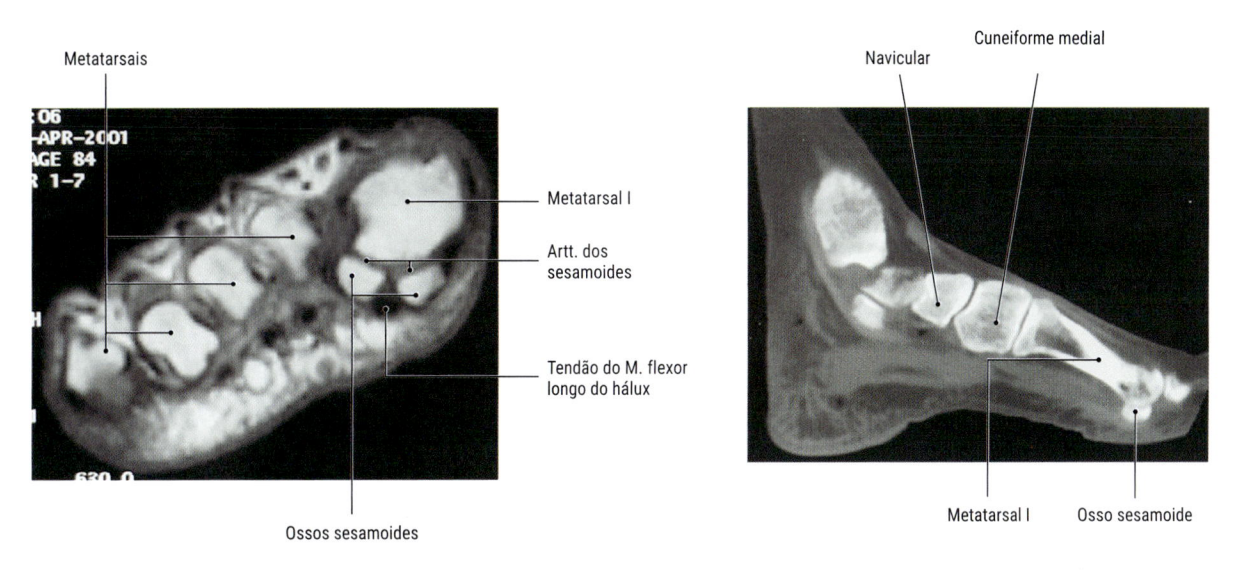

Metatarsais

Metatarsal I
Artt. dos sesamoides
Tendão do M. flexor longo do hálux

Ossos sesamoides

Navicular
Cuneiforme medial

Metatarsal I   Osso sesamoide

B Ressonância magnética do pé, corte frontal no nível dos ossos sesamoides.

C Tomografia computadorizada do pé, corte sagital no nível do primeiro dedo.

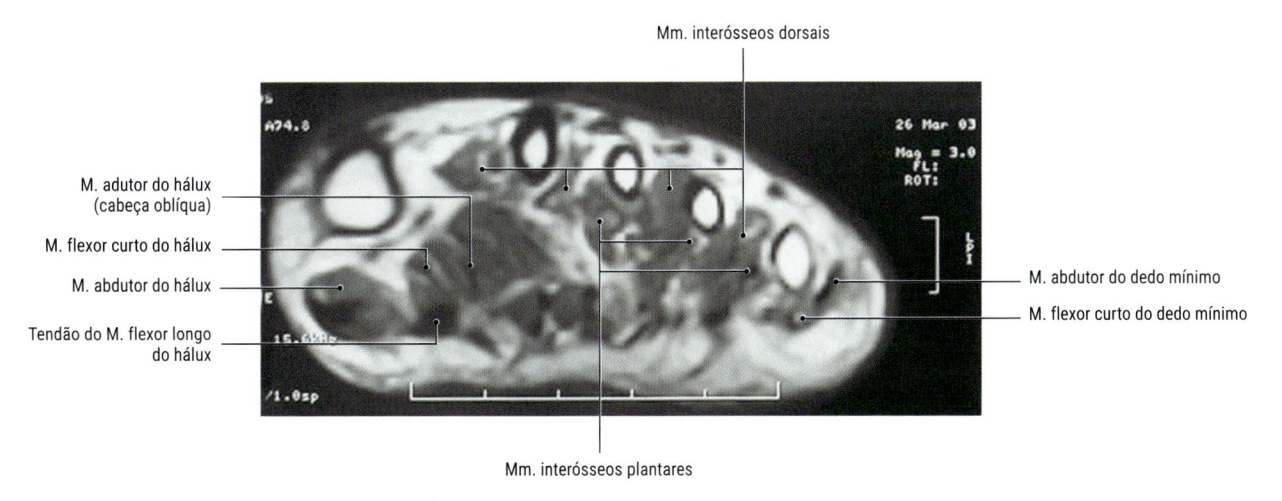

Mm. interósseos dorsais

M. adutor do hálux (cabeça oblíqua)
M. flexor curto do hálux
M. abdutor do hálux
Tendão do M. flexor longo do hálux

M. abdutor do dedo mínimo
M. flexor curto do dedo mínimo

Mm. interósseos plantares

D Ressonância magnética do pé no nível dos metatarsais, corte frontal.

Figura 45-23 Ressonância magnética e tomografia computadorizada do pé.

ÍNDICE ANALÍTICO

Os números de páginas seguidos por *t* indicam uma tabela.

A

Abdome, 142
Abdução, 6, 7
Abertura
– inferior, 590
– – diâmetro reto, 590
– superior, 590
Abertura timpânica do canal da corda do tímpano, 406
Acetábulo, 589, 609, 690, 691
Acrômio, 235, 246-248, 251, 272, 342, 540
– face articular clavicular, 247
Adeno-hipófise, 454, 487
– parte
– – distal, 475
– – intermédia, 475
– – tuberal, 475
Aderência intertalâmica, 441, 453, 464, 491, 493
Ádito
– ao antro, 406
– da laringe, 560
Adminículo da linha alba, 70, 71
Adução, 6, 7
Alavanca
– de primeiro grau, 21
– de segundo grau, 21
– de terceiro grau, 21
Alça
– cervical, 568, 576
– – raiz inferior, 515, 516
– – raiz superior, 515, 516, 568
– – – ramo inferior, 576
– – – ramo tireo-hióideo, 576, 568
– subclávia, 129, 135, 571, 507
Álveo, 456
Amaurose fugaz, 400
Amígdala (tonsila)
– lingual, 430
– palatina, 426, 427, 583
– via olfatória reflexa, 494
Ampola
– da tuba uterina, 207
– do canalículo lacrimal, 397
– hepatopancreática, 153
– membranácea
– – anterior, 410
– – lateral, 410
– – posterior, 410
– óssea
– – anterior, 408, 409
– – lateral, 408
– – posterior, 408, 409
– retal, 161, 172, 186-191, 205, 206, 210, 211
Anatomia
– do encéfalo, 438*t*

– interna do coração, 114
– radiológica
– – do cíngulo do membro inferior e do quadril, 608
– – do crânio, 376
– – do joelho, 617
– – do pescoço, 536
– – do tórax, 138
– – do tronco, 52
– seccional do quadril, 690
– seccional do tórax, 136
– topográfica da região posterior da perna, 687
– topográfica do pé, 689
Anel
– femoral, 75
– fibrocartilagíneo, 405
– fibroso, 44
– – direito, 116
– – esquerdo, 116
– inguinal
– – profundo, 71, 74, 75, 188, 189
– – superficial, 70, 74, 680, 681
– maior da íris, 390
– menor da íris, 390
– tendíneo comum, 394-396, 401
– timpânico, 364
– umbilical, 70, 71
Anestesias peridurais, 95
Anfiartrose, 16
Ângulo
– acromial, 235
– cervicodiafisário, 593
– da boca, 426
– de flexão do útero, 189
– de torção do fêmur, 593
– de torção fisiológico da tíbia, 595
– de versão do útero, 189
– esfenoidal, 363
– frontal, 363
– infraesternal, 38
– iridocorneal, 390
– lateral do olho, 392
– mastóideo, 363
– medial do olho, 392
– occipital, 363
– pontocerebelar, 457, 458
– subpúbico, 590
– venoso jugulossubclávio, 567
Anosmia, 494
Antebraço, 3
Antélice, 405
Antepé, 598
Anterior, 3, 599
Antetarso, 598
Antitrágico, 405
Antro mastóideo, 407
Ânus, 186, 190, 191, 197, 204, 217

Aorta, 80
– abdominal, 154, 155, 162, 163, 172, 174, 177, 178, 182, 183, 210
– ascendente, 83, 68, 82, 109-112, 114, 115, 119, 136, 137, 140, 141
– circulação sistêmica, 23
– descendente, 114, 115
– – parte abdominal, 73, 82, 83, 157, 213, 215
– – parte torácica, 80, 82, 83, 90, 93, 119, 126, 127, 131, 140, 141
Aparato
– circulatório, 22
– extensor dos dedos, 295
Apêndice
– do epidídimo, 200
– do testículo, 200, 201
– fibroso do fígado, 146
– omental, 1961, 1978
– vermiforme, 161, 164, 188, 189
Ápice, 351, 353
– da cabeça da fíbula, 594, 595, 617
– da córnea, 390
– da língua, 427, 430
– da raiz do dente, 429
– do dente, 524
– do nariz, 418
– pulmão direito, 122
– pulmão esquerdo, 122, 138
– pulmonar, 118
Aponeurose, 20
– da língua, 427
– do músculo oblíquo externo do abdome, 74, 75, 680, 681
– dorsal do dedo, 295
– epicrânica, 384, 385, 472
– glútea, 629, 632, 634*t*
– interóssea II, 295
– interóssea III, 295
– lumbrical, 295
– palatina,
– palmar, 280, 334, 338, 346
– plantar, 649, 689, 698, 700
– – fascículos transversos, 649
Aqueduto
– cerebral (mesencefálico), 457, 459
– do vestíbulo, 410
– mesencefálico (cerebral), 464, 492
Ar intestinal, 180
Aracnoide-máter
– encefálica, 468, 478, 480*t*
– espinal, 93-95, 474
Arcada
– dental
– – mandibular, 426
– – – permanente, 428
– – maxilar, 426
– – – permanente, 428

Arco(s)
- anterior do atlas, 377, 531, 532, 536, 537, 582
- aórtico, 82, 83, 108-111, 114, 115, 118, 119, 127, 131, 136, 138, 139, 562
- costal, 38
- da cartilagem cricóidea, 120, 557
- da veia ázigo, 85, 126, 128, 130, 137
- de Riolano, 163
- do ducto torácico, 87, 126
- do púbis, 590
- dorsal do carpo, 304
- iliopectíneo, 606, 680
- longitudinal do pé, 598
- palatofaríngeo, 426, 427
- palatoglosso, 426
- palpebral inferior, 400
- palpebral superior, 400
- plantar profundo, 661-663, 689
- posterior do atlas, 377, 531, 536, 537, 542
- superciliar, 358
- tendíneo, 194
- – do músculo levantador do ânus, 195
- – do músculo sóleo, 673, 686, 687
- transversais do pé, 598
- venoso
- – dorsal do pé, 664, 685
- – palmar profundo, 300, 301, 303, 304, 306, 336
- – palmar superficial, 300, 301, 303, 305, 334, 335
- – plantar, 664
- vertebral, 32
- zigomático, 350-352

Área
- coclear, 409
- cribriforme, 173
- do nervo facial, 409
- do vestíbulo, 458
- – inferior, 409
- – superior, 409
- intercondilar anterior, 59, 595, 613
- intercondilar posterior, 594, 595, 615
- paraolfatória, 441
- postrema, 458
- pré-óptica, 41
- pré-tetal, 496
- retro-olivar, 458
- subcalosa, 41

Aréola da mama, 106

Arquicerebelo, 461

Artéria(s), 22
- acompanhante do N. isquiático, 661, 692
- angular, 400
- anteroinferior, 92, 481, 482, 484
- aorta, Ver *Aorta*
- apendicular, 162, 163
- arco justacólico, 163
- arqueada, 662, 663, 685, 688
- auricular
- – anterior, 412
- – posterior, 412, 563, 564
- – profunda, 413
- – ramo auricular, 412
- axilar, 81, 82, 107, 300-302, 308, 309, 323, 324, 325, 342, 343, 562
- basilar, 92, 481, 482, 484, 491
- braquial, 81, 300-303, 325, 328-330, 332, 343, 344
- bronquial, 131
- calosomarginal, 483
- – ramo(s)
- – – do cíngulo, 483
- – – frontal
- – – – anteromedial, 483
- – – – intermediomedial, 483
- – – – posteromedial, 483
- – – paracentrais, 483
- caroticotimpânicas, 413
- carótida
- – comum, 119, 300, 507, 510, 539, 552, 561, 563, 564, 576, 577, 581, 582
- – – direita, 82, 83, 562
- – – esquerda, 81, 82, 110, 111, 114, 115, 137, 139, 562, 565
- – externa, 412, 424, 432, 507, 510, 563, 564, 576, 581
- – interna, 496, 497, 506-508, 510, 515, 564, 581-583
- – – parte
- – – – cavernosa, 475
- – – – cerebral, 475, 481, 482
- – – – petrosa, 413
- cecal
- – anterior, 162, 163
- – posterior, 162, 163
- centrais
- – anterolaterais, 482
- – anteromediais, 482
- – posterolaterais, 482
- – posteromediais, 481, 482
- central da retina
- – parte extraocular, 390, 400
- – parte intraocular, 390, 391
- cerebelar
- cerebral
- – anterior, 482
- – – parte pós-comunicante, 481-483
- – – parte pré-comunicante, 481-483
- – média, 482
- – – parte esfenoidal ou horizontal, 481, 482
- – – parte insular, 482
- – – – ramos terminais inferiores, 482
- – – – ramos terminais superiores, 482
- – – posterior, 92, 484
- – – parte pós-comunicante, 481-483
- – – parte pré-comunicante, 482
- – – ramos temporais anteriores, 481
- – – ramos temporais intermédios, 481
- – – ramos temporais posteriores, 481
- cervical
- – ascendente, 92, 563-565
- – profunda, 82, 92
- – transversa, 323
- ciliares
- – anteriores, 400
- – posteriores longas, 400
- circunflexa
- – da escápula, 301, 302
- – femoral
- – – lateral, 660, 661
- – – – ramo ascendente, 661
- – – – ramo descendente, 660, 661
- – – – ramo profundo, 660
- – – – ramo transverso, 661
- – – medial, 227, 660
- – – – ramo ascendente, 660
- – – – ramo transverso, 660
- – ilíaca
- – – profunda, 81, 212, 226
- – – superficial, 81, 202, 227, 681
- – umeral
- – – anterior, 300
- – – posterior, 300, 301, 326
- cística, 154, 155
- coclear comum, 414
- colateral
- – média, 301, 302, 343, 344
- – radial, 301, 302, 329, 333, 343, 344
- – ulnar
- – – inferior, 301, 302, 332, 333
- – – – ramo anterior, 302
- – – – ramo posterior, 302
- – – superior, 301, 302, 332, 333, 343, 344
- cólica
- – direita, 162, 163
- – esquerda, 163
- – – ramo ascendente, 163
- – média, 162, 163
- comunicante
- – anterior, 481-483
- – posterior, 481-483
- – – ramo hipotalâmico, 481
- – – ramo quiasmático, 481
- corióidea anterior, 481, 482
- coronária
- – direita, 112, 113
- – – ramo(s)
- – – – atriais, 112, 13
- – – – atrial intermédio, 112
- – – – circunflexo, 113
- – – – do cone arterial, 112, 113
- – – – do nó sinoatrial, 112, 113
- – – – interventricular posterior, 112, 113
- – – – interventriculares septais, 112
- – – – marginal direito, 112, 113
- – esquerda, 112, 113
- – – ramo(s)
- – – – atriais, 112

– – – – atrial intermédio, 112
– – – – atrioventriculares, 112, 113
– – – – circunflexo, 112, 115
– – – – do cone arterial, 112, 113
– – – – do nó atrioventricular, 112
– – – – interventricular anterior, 112
– – – – interventriculares septais, 112, 113
– – – – lateral, 112, 113
– – – – marginal esquerdo, 112
– – – – ventricular esquerdo posterior, 112, 113
– cremastérica, 2012, 2013
– da cauda do pâncreas, 155
– da cavidade nasal, 424
– da mão, 303, 304
– da órbita, 400
– da pelve, 210
– de condução, 23
– de distribuição, 23
– descendente do joelho, 660, 661, 682, 694, 696
– – ramo safeno, 660, 661
– – ramos articulares, 660, 661
– digital(is)
– – dorsal(is), 303, 304, 346, 660, 662, 663, 685
– – palmar(es)
– – – comum(ns), 300, 301, 303, 304, 334-336, 346
– – – própria(s), 300, 301, 303, 304, 334-336, 346
– – plantares, 661
– – – comuns, 662, 663, 689
– – – lateral, 689
– – – medial, 689
– – – próprias, 662, 663, 689
– do ângulo cólico direito, 162, 163
– do antebraço, 303
– do bulbo do pênis, 217
– do bulbo do vestíbulo, 217
– do cotovelo, 302
– do ducto deferente, 200.202, 212
– do encéfalo, 484, 487t, 488t
– do giro angular, 482
– do joelho, 661
– do membro inferior, 660
– do membro superior, 300
– do pé, 663
– do pescoço, 562
– do polo frontal, 483
– do polo temporal, 482
– do sulco
– – central, 482
– – pós-central, 482
– – pré-central, 482
– do tronco, 80
– do túber cinéreo, 481
– do unco, 481, 482
– dorsal
– – da escápula, 302, 326, 562
– – do clitóris, 217

– – do pé, 660, 662, 663, 685
– – do pênis, 203, 212, 213
– epigástrica
– – inferior, 75, 81, 83, 188, 189, 202, 210, 212, 213, 226
– – superficial, 81, 213, 226, 227, 681
– – superior, 81, 83, 108
– escrotais posteriores, 212
– esfenopalatina, 424
– – ramos septais posteriores, 424
– espinal
– – anterior, 92, 93, 481, 484
– – posterior, 92-94, 481, 484
– espiral do modíolo, 414
– esplênica, 150-152, 154, 155, 162, 182
– – ramos duodenais, 15
– – ramos pancreáticos, 155
– estilomastóidea, 413
– estriada medial
– – distal, 482
– – proximal, 481, 483
– etmoidal
– – anterior, 400, 424
– – – ramo(s)
– – – – meníngeo anterior, 476
– – – – nasais anteriores laterais, 424
– – – – septais anteriores, 424
– – posterior, 400, 424, 476
– facial, 400, 412, 562-564, 576
– – ramo do septo nasal, 424
– – transversa, 400
– faríngea ascendente, 563
– femoral, 74, 81, 83, 202, 227, 660, 661, 661t, 665, 680-682, 692
– – profunda, 660, 661, 682, 692
– – – ramo perfurante, 694
– fibular, 660-662, 687, 696
– – ramo
– – – calcâneo, 662
– – – comunicante, 662
– – – maleolar lateral, 662
– – – perfurante, 662
– frênica inferior, 127, 162, 174
– frênicas superiores, 127
– frontobasilar (orbitofrontal)
– – lateral, 481, 482
– – medial, 481, 483
– gástrica
– – direita, 152, 154
– – esquerda, 127, 151, 154, 155, 162
– – – ramos esofágicos, 155, 162
– – posterior, 155
– gástricas curtas, 155
– gastroduodenal, 154, 155, 162
– gastromental
– – direita, 154, 155
– – esquerda, 154
– – – ramos gástricos, 154
– – – ramos omentais, 1954
– glútea
– – inferior, 210, 214, 212, 227, 661

– – superior, 210, 212, 214, 660, 661, 683
– – – ramo
– – – – inferior, 661
– – – – profundo, 661
– – – – superficial, 661
– – – – superior, 661
– hepática
– – comum, 152, 154, 155, 162
– – – ramo direito, 155
– – própria, 146, 152, 154, 155, 162, 178
– – – ramo direito, 154
– – – ramo esquerdo, 154, 155
– hipofisária
– – inferior, 487
– – superior, 481, 482, 487
– ileais, 162
– ileocólica, 1962, 163
– – ramo cólico, 162, 163
– – ramo ileal, 162, 163
– ilíaca
– – comum, 82, 172, 210, 212, 213, 215, 660
– – – direita, 53, 163, 229
– – – esquerda, 53, 163, 229
– – externa, 75, 76, 82, 83, 187, 188, 202, 210, 212, 213, 215, 226, 660, 661t
– – interna, 82, 174, 210, 212-215, 226, 660
– iliolombar, 1972, 2012, 2013, 2015
– – ramo espinal, 92
– inferior
– – lateral do joelho, 661, 662, 686, 687
– – medial do joelho, 661, 662, 687
– infraorbital, 394, 400
– intercostal
– – posterior
– – – ramo(s)
– – – – cutâneo lateral, 80, 93
– – – – cutâneo medial, 80, 93
– – – – dorsal, 80, 83, 93
– – – – espinal, 80, 92, 93
– – – – mamários laterais, 80
– – – – peitoral lateral, 80
– – – – pós-central, 93
– – – – secundária, 82, 83
– – – – suprema, 83, 563
– – intercostal, 82
– – posterior, 62, 80, 82, 83, 90, 92-94, 127, 130, 131
– – – primeira, 82, 83
– – – ramo(s)
– – – – colateral, 82, 83
– interóssea
– – anterior, 300-304, 330, 333
– – comum, 301-303
– – posterior, 300-304, 333, 344, 345
– – recorrente, 301-303
– interventricular anterior, 113
– intrarrenais, 173
– jejunal(is), 157, 162
– labiríntica, 413, 414, 481, 482, 484

– lacrimal, 394, 400
– laríngea
– – inferior, 564
– – superior, 563
– lingual, 412, 432, 564, 576
– – profunda, 432
– – ramo supra-hióideo, 432
– – ramos linguais dorsais, 432
– lombar, 81-83, 92
– maleolar anterior
– – lateral, 662
– – medial, 662
– mamilares, 481
– maxilar, 412, 424, 510, 563, 564, 582
– média do joelho, 661, 662, 686, 687
– mediana, 302, 303
– medular segmentar, 93
– meníngea
– – média, 476, 468, 510
– – – ramo
– – – – acessório, 476
– – – – frontal, 476, 479
– – – – orbital, 476
– – – – parietal, 476, 479
– – – – petroso, 476
– – posterior, 476
– mesencefálicas, 482, 484
– mesentérica
– – inferior, 157, 163, 172, 174, 210, 213, 215
– – superior, 152, 153, 155, 162, 163, 172, 174, 177, 178, 183, 213, 215
– metacarpal
– – dorsal, 303, 304, 339
– – palmar, 303, 304, 336
– metatarsal
– – dorsal, 662, 663, 685
– – plantar, 662, 663
– musculares, 400
– musculofrênica, 81, 83, 108
– nasais posteriores laterais, 424
– nasal dorsal, 400
– nutrícia(s)
– – da fíbula, 662
– – da tíbia, 662
– – da ulna, 302
– – do fêmur, 661
– – do rádio, 302
– obturatória, 75, 210, 212, 214, 215, 227, 660
– – ramo anterior, 214
– – ramo posterior, 214
– occipital, 412, 563, 564, 580-582
– – lateral, 481
– – – ramos temporais
– – – – anteriores, 483
– – – – intermédios, 483
– – – – posteriores, 483
– – medial, 481
– – – ramo
– – – – calcarino, 483

– – – – dorso do corpo caloso, 483
– – – – occipitotemporal, 483
– – – – parietal, 483
– – – – parietoccipital, 483
– – ramo mastóideo, 476
– oftálmica, 394, 400, 475, 482, 496
– ovárica, 174, 207
– – direita, 215
– – esquerda, 215
– – – ramos tubários, 207
– palatina maior, 432
– palatinas menores, 432
– palpebrais
– – laterais, 400
– – mediais, 400
– pancreática
– – dorsal, 155, 162
– – inferior, 155
– – maior, 155
– pancreaticoduodenal
– – inferior, 155, 162, 163
– – superior anterior, 154, 155, 162
– – – ramos duodenais 15
– – – ramos pancreáticos, 155
– – superior posterior, 154, 155, 162
– – – ramos duodenais, 154
– parietal
– – anterior, 482
– – posterior, 482
– perfurantes, 303, 660, 661
– pericalosa, 483
– – ramos pré-cuneais, 483
– pericardicofrênica, 81, 108, 118, 130, 131
– perineal, 212, 217
– – ramos escrotais posteriores, 217
– plantar, 661
– – lateral, 662, 663
– – medial, 663, 689
– – – ramo profundo, 662, 663
– – – ramo superficial, 662, 663
– – profunda, 662, 663
– pontinas, 481, 482, 484
– poplítea, 611, 660, 661, 661t, 662, 683, 686, 687, 693, 694
– posteroinferior, 92, 481, 484
– – ramo coriódeo do quarto ventrículo, 484
– – superior, 92, 481, 482, 484
– – – ramo
– – – – lateral, 484
– – – – medial, 484
– – – – superior do verme, 484
– pré-frontal, 481, 482
– principal do polegar, 300, 303, 304, 336
– profunda
– – do clitóris, 217
– – do pênis, 199, 203
– pudenda
– – externa, 681
– – – profunda, 202

– – – superficial, 81, 202, 213
– – – – ramos escrotais anteriores, 202
– – interna, 190, 196, 210, 214, 212, 217, 227
– pulmonar, 23, 124
– – direita, 110, 111, 114, 118, 126, 130, 132, 136-138, 140, 141
– – esquerda, 110, 111, 114, 115, 118, 126, 131, 132, 137, 138, 140
– radial, 300-304, 328-330, 332-334, 337, 339, 341, 344, 345
– – do indicador, 303, 304
– – ramo
– – – carpal dorsal, 304, 341
– – – carpal palmar, 303, 304, 335, 336
– – – dorsal do carpo, 340
– – – palmar superficial, 301, 303, 334-337, 346
– radicular
– – anterior, 93
– – posterior, 93
– ramo deltóideo, 301
– ramo profundo, 300-302, 326
– recorrente
– – radial, 301-303, 329, 333
– – tibial anterior, 662
– – tibial posterior, 662
– – ulnar, 301-303
– – – ramo anterior, 332, 333
– – – ramo posterior, 332. 333
– renal, 173
– – direita, 174, 213, 215
– – esquerda, 162, 174, 213, 215
– – – ramos uretéricos, 174
– retal
– – inferior, 210, 212, 214, 217
– – média, 212-215
– – superior, 163, 172, 210, 215
– sacral
– – lateral, 92, 212, 213, 215
– – mediana, 174, 210, 213, 215
– sigmóidea, 163, 172, 210
– subclávia, 92, 107, 108, 300-302, 309, 323, 564, 565, 571, 577
– – direita, 81-83, 139, 562
– – esquerda, 81, 82, 110, 111, 114, 115, 137, 562, 565
– subcostal, 81-83, 92, 213
– – ramo espinal, 92
– subescapular, 81, 301, 302
– sublingual, 432
– superior
– – lateral do joelho, 661, 662, 687
– – medial do joelho, 661, 662, 686, 687
– supraduodenal, 15
– supraescapular, 301, 302, 323, 326, 562-565, 577
– – ramo acromial, 301
– supraorbital, 394, 400
– suprarrenais superiores, 173, 174

– suprarrenal
– – inferior, 173, 174, 213, 215
– – média, 173, 174
– supratroclear, 400
– surais, 661, 662
– talamoperfurante, 482
– talamotuberal, 482
– tarsais mediais, 662, 663
– tarsal
– – lateral, 662, 663, 685
– – medial, 685
– temporal superficial, 400, 412, 468, 510, 563, 564
– – ramo frontal, 400
– temporoccipital, 482
– testicular, 172, 188, 200-202
– – direita, 213
– – e plexo pampiniforme, 213
– – esquerda, 213
– tibial
– – anterior, 660-662, 685, 696
– – posterior, 660-663, 687, 696
– – – ramo do calcâneo, 662
– – – ramos maleolares mediais, 662
– timpânica
– – anterior, 413
– – inferior, 413
– – posterior, 413
– – – ramo do estapédio, 413
– – – ramos mastóideos, 413
– – superior, 413
– tireóidea
– – inferior, 562-565
– – – ramos
– – – – esofágicos, 564
– – – – faríngeos, 564
– – – – glandulares, 564
– – – – traqueais, 564
– – superior, 562-564, 576, 577
– torácica
– – interna, 81-83, 107, 108, 137, 563-565
– – – ramo(s)
– – – – intercostal anterior, 81, 83
– – – – mamários mediais, 107
– – – – perfurante, 80, 81, 107
– – lateral, 81, 107, 137, 301
– toracoacromial, 81
– toracodorsal, 81, 301, 302, 343
– transversal do pescoço, 301, 302, 562-565, 577
– – ramo profundo, 562, 565, 579
– – ramo superficial, 562, 565, 578
– ulnar, 300-304, 328, 330, 332-337, 338, 344-346
– – ramo
– – – carpal dorsal, 338
– – – carpal palmar, 303, 304
– – – palmar profundo, 301, 303, 304, 334, 335, 338
– umbilical, 210, 212, 214, 215
– – parte oclusa, 212

– – parte patente, 212
– – uterina, 207, 214, 215
– – ramos helicinos, 214, 215
– – vaginal, 214, 215
– vertebral, 82, 83, 92, 300, 301, 571, 577, 580, 582, 583
– – parte
– – – atlântica, 563, 565
– – – intracraniana, 481, 482, 484, 565
– – – pré-vertebral, 562-565
– – – transversária, 562-565
– – ramo(s)
– – – bulbares laterais, 484
– – – bulbares mediais, 484
– – – da tonsila do cerebelo, 484
– – – meníngeos, 476
– – – musculares, 580
– vesical(is)
– – inferior, 210, 212, 214
– – – ramos prostáticos, 212
– – superiores, 212, 214, 215
– – vestibular anterior, 414
– – vestibulococlear, 414
– – ramo coclear, 414
– – ramo vestibular posterior, 414
– zigomático-orbital, 400
Arteríola(s), 23
– macular
– – inferior, 391
– – medial, 391
– – superior, 391
– nasal inferior da retina, 391
– nasal superior da retina, 391
– temporal inferior da retina, 391
– temporal superior da retina, 391
Articulação(ões), 16
– acromioclavicular, 19t, 244, 246-250, 342
– – disco articular, 246
– atlantoaxial, 19t
– – lateral, 376, 530, 531, 533, 534, 535
– – – cápsula articular, 532
– – média, 530-532, 535t, 582
– atlantoccipital, 522, 530-532, 535t
– bicondilar, 19t
– calcaneocubóidea, 618, 623t, 625, 627, 701
– carpometacarpais, 258, 263t, 264, 265
– – do polegar (trapeziometacarpal), 263t, 264
– cartilagíneas, 16
– cilíndrica, 19t
– costocondrais, 50
– costotransversária, 48, 536
– costovertebrais, 48
– cricoaritenóidea, 58
– cuneometatarsal, 626, 699
– cuneonavicular, 618, 619, 623t, 626, 627, 699, 700, 701
– da cabeça da costela, 48
– da coluna vertebral, 44

– da parte livre do membro inferior, 606t, 611t
– – perna, 616t, 618
– – tornozelo e pé, 618, 623t
– da parte livre do membro superior, 262t
– do cíngulo do membro superior, 262t
– do cotovelo, 252
– do joelho, 610, 612
– do ombro, 24, 246, 247-249, 251, 262t, 342
– – abdução, 278, 279
– – adução, 278, 279
– – cápsula articular, 244, 248
– – cavidade glenoidal da escápula, 250
– – extensão, 278, 279
– – flexão, 278, 279
– – movimentos, 278
– – rotação lateral, 278, 279
– – rotação medial, 278, 279
– do quadril, 19t, 228, 586, 604, 606t, 608, 609, 690, 691
– dos arcos vertebrais, 44, 46
– dos corpos vertebrais C II-C VII, 535t
– dos sesamoides, 701
– elipsóidea, 19t
– escafotrapezóidea, 265
– escapulotorácica, 244, 247, 262t
– esferóidea, 19t
– esternoclavicular, 244, 24, 2627
– – disco articular, 245, 248
– esternocostais, 50
– femorotibial, 19t, 586, 594, 610, 611t, 617, 695
– fibrosas, 16, 17
– gínglimo, 19t
– incudoestapedial, 406
– incudomaleolar, 406
– intercarpal, 263t, 264, 265
– intercondral, 50
– intercuneiformes, 618, 623t
– interfalângica(s), 263t, 624
– – distal, 258-261, 264, 618, 627
– – do hálux, 618, 619, 700
– – do polegar, 258-260, 264
– – proximal, 258-261, 264, 618, 627
– intermetacarpal(is), 258, 259, 263t, 264
– intermetatarsais, 618, 624t
– lombossacral, 604
– mediocarpal, 258, 263t, 264, 265
– metacarpofalângica, 258-261, 263t, 264
– – do polegar, 258-260, 264
– metacarposesamóidea, 263t, 264
– metatarsofalângica(s), 618, 624t, 627, 626, 699
– – I, 619, 700
– metatarsosesamóidea, 619, 624t, 700
– ósseas, 16
– patelofemoral, 610, 611, 611t, 617, 694, 695
– plana, 19t

– radiocarpal, 19t, 241, 258, 259, 263t, 264, 265
– – desvio radial, 289
– – desvio ulnar, 289
– – extensão, 289
– – flexão, 289
– radiulnar
– – distal, 241, 253, 255, 258, 259, 262t, 264
– – proximal, 252, 255-257, 262t
– sacrococcígea, 47
– sacroilíaca, 226, 228, 590, 604, 604t, 608
– selar, 19t
– simples, 16
– sinovial, 16, 18
– – tipo, 18
– suboccipitais, 531
– – tabela de resumo, 535t
– talocalcânea, 618, 619, 622, 626, 627, 698-701
– talocalcaneonavicular, 618, 619, 621, 623t, 700
– talocrural, 586, 594, 618, 619, 623t, 626, 627, 698-701
– talofibular, 626
– talonavicular, 626, 627, 699, 701
– tarsometatarsal(is), 618, 619, 624t, 627, 700, 701
– temporomandibular, 378, 379t
– – alterações do disco, 378
– – disco articular, 379, 382
– – membrana sinovial inferior, 379
– – membrana sinovial superior, 379
– tibiofibular
– – inferior, 17, 594, 595, 616t, 618, 625, 696
– – superior, 594, 595, 610, 616t, 617, 618, 694
– transversa do tarso, 618, 623t
– trapeziometacarpal, 264, 258-260, 265, 298, Ver também *Articulação carpometacarpal do polegar*
– trocóidea, 19t
– tronco, resumo, 51t
– umerorradial, 252, 254, 256, 257, 262
– umeroulnar, 19t, 252, 254, 256, 257, 262t
– uncovertebral(is), 530, 534, 535t, 537
– zigoapofisária(s), 44, 47, 522, 530-532, 534, 535t
– – entre L II e L III, 47
– – entre T VI e T VII, 47
Árvore da vida, 463
Asa
– da crista etmoidal, 359
– do ílio, 228, 229, 558, 690
– do nariz, 418
– do sacro, 52
– do vômer, 371
Astério, 351-353

Atlas (C I), 30, 522, 530, 532-534, 548, 553, 565, 583
– arco anterior, 523, 530
– arco posterior, 523, 530
– face articular inferior, 523
– face articular superior, 523
– forame transversário, 523
– forame vertebral, 523
– fóvea do dente, 523, 531, 532
– massa lateral, 523, 549
– processo transverso, 523, 549
– sulco da A. vertebral, 523
– tubérculo anterior, 523
Atresia dos orifícios de Luschka e Magendie, 463
Átrio
– direito, 23, 68, 109-111, 114, 117, 130, 136, 138, 141
– do meato nasal médio, 421
– esquerdo, 23, 110, 111, 115, 117, 136, 141
Aurícula
– direita, 109, 110, 114, 141
– esquerda, 109, 110, 114, 115, 138
Áxis (C II), 30, 522, 530, 532-534, 537, 548, 549, 553, 565
– corpo, 530
– dente (processo odontoide), 524
– face articular
– – anterior, 524, 531
– – inferior, 524
– – posterior, 524, 531
– – superior, 524
– forame transversário, 524
– forame vertebral, 524
– lâmina, 524
– processo
– – articular inferior, 524
– – articular superior, 524
– – espinhoso, 524
– – transverso, 524
Axônios, 24

B

Baço, 144, 145, 150-152, 155, 164, 178, 182, 183
– extremidade anterior, 150, 151
– extremidade posterior, 150
– face diafragmática, 150
– face visceral, 150
– impressão
– – cólica, 150
– – gástrica, 150
– – renal, 150
– margem
– – inferior, 150
– – superior, 150, 151
Bainha(s)
– carotídea, 539, 561
– do bulbo do olho, 393, 394
– dos dedos do pé, 652

– dos músculos retos do abdome, 76
– – lâmina anterior, 70, 72-74
– – lâmina posterior, 71-73, 99
– externa, 390
– fibrosa
– – dos dedos da mão, 261, 297, 334
– – dos dedos do pé, 652, 689
– – parte anular, 346
– interna, 390
– sinoviais dos dedos do pé, 652
– sinovial de um dedo da mão, 261
– tendínea(s) 21
– – anteriores do tarso, 652, 688
– – comum dos músculos
– – – fibulares, 652, 653, 657, 688
– – – flexores, 297
– – do membro inferior, 652
– – do(s) músculo(s)
– – – abdutor longo e extensor curto do polegar, 297
– – – extensor(es)
– – – – do dedo mínimo, 297
– – – – dos dedos e do indicador, 297 653
– – – – longo do hálux, 652, 653, 657, 688
– – – – longo do polegar, 297
– – – – longo dos dedos, 652, 688
– – – – radiais do carpo, 297
– – – – ulnar do carpo, 297
– – – flexor
– – – – longo do hálux, 652, 653, 688
– – – – longo do polegar, 297, 334
– – – – longo dos dedos, 652, 653, 688
– – – – radial do carpo, 297
– – – oblíquo superior, 396
– – – tibial anterior, 652, 653, 657, 688
– – – tibial posterior, 652, 653, 688
– – dos flexores (parte digital), 297
– – intertubercular, 249, 296
– – plantar do músculo fibular longo, 652
– – tibiais do tarso, 688
Bartolinite, 197
Base, 596
Básio, 362
Bexiga, 177, 181, 186-189, 192, 199, 205, 206, 227-229, 690
– ápice, 192
– colo, 192, 193
– corpo, 192, 193
– feminina, 193
– fundo, 192, 193
Bifurcação
– da aorta, 163, 174, 210
– da carótida, 563, 564
– da traqueia, 120, 121, 126, 127, 138
– do tronco pulmonar, 110, 111
Bigorna, 406, 407
– processo lentiforme, 406
– ramo curto, 406
– ramo longo, 406
Bile, 152

Boca, 426, 435t
Bochecha, 426, 427
Bolha etmoidal, 359, 420, 422
Bolsa
– anserina, 656, 657
– bicipitorradial, 296
– do membro superior, 296
– do músculo piriforme, 656
– do músculo semimembranáceo, 657
– do tendão do calcâneo, 657
– iliopectínea, 656, 680, 690
– intermusculares dos músculos glúteos, 656
– interóssea do cotovelo, 296
– intratendínea do olécrano, 296
– isquiática do músculo glúteo máximo, 656
– isquiática do músculo obturador interno, 656, 690
– omental, 177-179
– profunda infrapatelar, 611, 656, 694
– sinoviais, 21
– – do joelho, 657
– – do membro inferior, 656
– – do tornozelo, 657
– subacromial, 21, 248, 249, 296, 342
– subcutânea
– – acromial, 249, 296, 342
– – calcânea, 657
– – da tuberosidade da tíbia, 611, 656, 694
– – do maléolo medial, 657, 688
– – do olécrano, 296
– – infrapatelar, 611, 656, 694
– – pré-patelar, 656, 694
– – trocantérica, 656, 690
– subdeltóidea, 248, 249, 296, 342
– subfascial pré-patelar, 61, 656, 694
– subtendínea
– – do músculo
– – – bíceps femoral, 657
– – – obturador interno, 656
– – – sartório, 656
– – – tibial anterior, 657
– – ilíaca, 656
– – lateral do músculo gastrocnêmio, 657
– – medial do músculo gastrocnêmio, 657
– – pré-patelar, 61, 656, 694
– superior do músculo bíceps femoral, 656
– suprapatelar, 611, 656, 694
– trocantérica do músculo
– – glúteo máximo, 656
– – glúteo médio, 656, 690
– – glúteo mínimo, 656
Braço, 3
– do colículo inferior, 458, 459
– do colículo superior, 458
– região posterior, 326, 327t
Bregma, 350, 351, 353
Brônquio
– lingular inferior (B V), 120, 121

– lingular superior (B IV), 120, 121
– lobar
– – inferior direito, 120
– – inferior esquerdo, 120, 121
– – médio, 120, 121, 130
– – superior direito, 120, 121, 130
– – superior esquerdo, 120, 121
– principal
– – direito, 118-121, 124, 126, 127, 133, 137, 138, 140, 141
– – esquerdo, 118-121, 124, 126, 127, 131, 133, 137, 138, 140, 141
– segmentar
– – anterior (B III), 120, 121
– – anterior (B VIII), 120, 121
– – – lateral (B IX), 120, 121
– – – medial (B VII), 120, 121
– – – posterior (B X), 120, 121
– – apical (B I), 120, 121
– – apicoposterior (B I + II), 120, 121
– – basilar
– – – lateral (B IV), 120, 121
– – – medial (B V), 120, 121
– – – posterior (B II), 120, 121
– – – superior (B VI), 120, 121
Bulbo, 442
– do olho, 389, 390, 402t
– – eixo externo, 389
– – equador, 389
– – meridiano, 389
– – polo anterior, 389
– – poste traseiro, 389
– – segmento anterior, 389
– – segmento posterior, 389
– do pênis, 203
– do vestíbulo, 193, 197, 217
– duodenal, 180
– globo pálido lateral, 444, 447, 493
– globo pálido medial, 44, 493
– inferior da V. jugular, 566
– olfatório, 494
– raquidiano, 24, 25, 440, 442, 457, 461, 465t, 492, 493, 496, 505
Bulhas cardíacas, 116

C

Cabeça, 3, 9, 596
– da fíbula, 610, 616-618
– do epidídimo, 201
– do fêmur, 228, 604, 606, 608, 609, 691
– do metatarsal V, 597
– do pâncreas, 172
– do tálus, 625
Caixa torácica, 38
Calcâneo, 586, 596, 597, 618, 619, 625, 643, 698-700
– face articular para o tálus, 599
– face auricular para o cuboide, 599
– processo lateral, 599
– processo medial, 599

Cálculos renais, 173
Cálice renal
– maior
– – inferior, 173, 181
– – médio, 173, 181
– – superior, 173, 181
– menor, 173, 181
Calvária, 351, 353, 356, 357, 468-470, 472
Camada subendotelial, 22
Câmara
– anterior, 390
– gástrica, 180, 182, 183
– posterior, 390
– postrema (vítrea), 390
Campo visual, 495
Canal(is)
– adutor, 682, 682t
– anal, 186, 187, 191, 194, 210, 211
– carpal, 240
– central, 460
– – medula espinal, 464
– condilar, 362
– do colo do útero, 207
– do nervo facial, 407
– ducto arterial persistente, 109
– ducto cístico, 152, 153
– ducto coclear, 410, 411
– – parede externa, 411
– – rampa média, 411
– ducto colédoco, 146, 152, 178
– ducto de união, 410
– ducto deferente, 75, 76, 188, 193, 213, 690
– – ampola, 192, 199, 227, 229
– – parte
– – – escrotal, 1999, 2012
– – – funicular, 199, 200, 202
– – – inguinal, 1999, 202
– – – pélvica, 192, 199, 202
– ducto do epidídimo, 201
– ducto ejaculatório, 186, 199
– ducto endolinfático, 410
– ducto hepático
– – comum, 152, 153
– – direito, 152, 153
– – esquerdo, 152, 153
– ducto lacrimonasal, 397
– ducto linfático direito, 23, 107
– ducto pancreático, 153
– – acessório, 153
– ducto parotídeo, 384, 434
– ducto sacular, 410
– ducto sublingual maior, 434
– ducto submandibular, 434
– ducto torácico, 23, 87, 90, 108, 109, 130-133, 137
– – parte cervical, 126
– – parte torácica, 126
– ducto utricular, 410
– ducto utriculossacular, 410
– ductos lactíferos, 106

- ductos sublinguais menores, 434
- espiral da cóclea, 409
- espiral do modíolo, 409
- gástrico, 149
- hialóideo, 390
- incisivo, 370, 421
- inguinal, 74, 75
- longitudinais do modíolo, 409
- meato acústico externo, 365, 377, 404, 405
- meato acústico interno, 409
- musculotubário, 407
- nutrício, 15
- obturatório, 194, 195, 604
- óptico, 376
- palatovaginal, 352
- pilórico, 148, 153
- pterigoide, 360
- pudendo, 190
- semicanal para o músculo tensor do tímpano, 407, 508
- semicircular
 - - anterior, 408-410
 - - lateral, 408, 410
 - - posterior, 408-410
- túnel ulnar, 338, 338t
- ulnar, 259
- vertebral, 26, 27t, 53
- vomerorrostral, 352
- vomerovaginal, 352

Capitato, 232, 233, 240, 241, 258, 259, 264, 337, 347
Capítulo, 236, 252, 253, 254, 256, 257
Cápsula
- adiposa, 178, 179
- articular, 18
- - do complexo articular do cotovelo, 253
- do cristalino, 390
- externa, 444, 447
- extrema, 444, 447
- fibrosa, 173
- interna, 444, 493
 - - braço anterior, 490, 493, 447
 - - braço posterior, 447, 490
 - - parte retrolenticular, 447
 - - parte sublenticular, 444
- prostática, 193
- sinovial, 18

Cárdias, 148
Cárie dentária, 429
Carina da traqueia, 121
Cartilagem(ns)
- alar maior
 - - pilar lateral, 418, 419
 - - pilar medial, 418, 419
- alares menores, 418
- aritenóideas, 121, 58, 59, 582
 - - ápice, 557
 - - base, 557
 - - colículo, 557
 - - crista arqueada, 557

- - face
- - - anterolateral, 557
- - - articular, 557
- - - medial, 557
- - - posterior, 557
- - fóvea oblonga, 557
- - fóvea triangular, 557
- - processo muscular, 557
- - processo vocal, 557
- articulação da cabeça do úmero, 248
- corniculado, 557-559
- costais, 38, 39, 50
- - ossificação, 50
- cricóidea, 526, 547, 553, 554, 556, 558-560
- - superfície articular aritenóidea, 557
- - superfície articular tireóidea, 557
- cuneiforme, 558, 559
- da orelha, 405
- de crescimento, 14
- do meato acústico, 405
- do septo nasal, 418, 419
- - processo esfenoidal, 419
- - processo lateral, 419
- epifisial, 16t
- epiglótica, 553, 556, 558-560, 582
- hialina, 14
- nasais, 418
- tireóideas, 526, 544-547, 553, 554, 556, 559-561, 576, 582
- - corno inferior, 120, 121, 556-558
- - corno superior, 120, 121, 556
- - incisura tireóidea inferior, 557
- - incisura tireóidea superior, 557
- - lâmina, 120, 121, 556-558
- - linha oblíqua, 557
- - proeminência laríngea, 557
- - tubérculo tireóideo inferior, 557
- traqueal, 120, 121, 556, 560
- tritícea, 558
- vomeronasal, 419

Carúncula(s)
- himenais, 204
- lacrimal, 392
- sublingual, 426

Cauda
- da hélice, 405
- do epidídimo, 201
- do pâncreas, 172
- equina, 88, 89, 95, 97, 226

Caudal, 3
Cavidade trigeminal, 473
Cavidade(s)
- abdominal, 26, 27t
- abdominopélvica, 26, 27t
- articular, 18
- corporais, 26
- da articulação sacroilíaca, 605
- da concha, 405
- da pelve, 142
- do abdome, 142, 184, 185

- do corpo cavernoso, 203
- do corpo esponjoso, 203
- do crânio, 26, 27t, 356
- glenoidal, 235, 246-248, 251, 347
- - lábio glenoidal, 246
- infraglótica, 560, 560t
- intermédia da laringe, 560t
- medular, 15
- nasal, 419-422, 423t
- - óssea, 350
- oral, 426, 427
- - própria da boca, 426, 427
- orbital, 388
- pélvica, 26, 27t
- pericárdica, 111
- peritoneal, 143, 177, 178, 186
- pleural, 26, 27t, 68, 104, 109, 132, 142
- pulpar (canal da raiz do dente), 429
- pulpar (cavidade da coroa), 429
- timpânica, 404, 406, 407, 413, 503, 508
- torácica, 26, 27t, 39, 104
- uterina, 206, 207

Ceco, 158, 160, 161, 164, 180, 181, 188, 189, 226, 228, 229
Ceco cupular, 410
Ceco vestibular, 410
Células
- etmoidais, 376, 377, 420, 242
- - anteriores, 359
- - posteriores, 359
- mastóideas, 377, 407
- pneumáticas, 407
- timpânicas, 407

Cemento, 429
Centro(s)
- de ossificação primário, 14
- de ossificação secundários, 14
- do períneo, 194-197, 203, 217
- tendíneo, 67

Cerebelo, 24, 25, 440, 442, 457, 461, 466t, 474
- fissuras, 461
- hemisfério, 461
- hérnia das tonsilas, 461
- lâminas, 461
- lobo anterior, 461
- lobo posterior, 461

Cerebelo cortical, 461
Cerebelo vestibular, 461
Cérebro, 24, 25
Cifose
- sacral, 31
- torácica, 31

Cílios, 392, 393
Cimba da concha, 405
Cíngulo, 428, 451
- do membro inferior, 3, 12, 604
- - articulações, 604t
- do membro superior, 3, 12, 232, 234, 244
- - abaixamento, 276, 277, 279
- - abdução, 279

__Índice analítico__

– – adução, 279
– – anteversão, 276, 277
– – elevação, 276, 277, 279
– – movimentos, 276
– – músculos envolvidos nos movimentos, 277
– – retroversão, 276, 277
– – rotação lateral, 276, 279
– – rotação medial, 276, 279
Circulação
– arterial, 22
– coronariana, 23
– grande, 23
– pequena, 23
– pulmonar, 23
– venosa, 22
Circunferência articular do rádio, 256
Cirrose hepática, 84
Cisterna
– cerebelobulbar lateral, 478
– cerebelobulbar posterior (magna), 478, 492
– circundante, 478, 491, 492
– colicular, 478
– da fossa cerebral lateral, 471, 491, 493
– da lâmina terminal, 478
– do quilo, 23, 87
– interpeduncular, 478, 491-493
– pericalosa, 478, 493
– pontocerebelar, 478, 492
– quiasmática, 478
Claustro, 44, 447
Clavícula, 12, 232-234, 248, 266, 322, 323, 544, 545, 569
– corpo, 234, 250
– extremidade acromial, 246, 247, 250, 234
– – face articular acromial, 234, 244, 247
– extremidade esternal, 234, 245, 250
– – face articular esternal, 244, 247
– sulco para o músculo subclávio, 234
– tubérculo conoide, 250
Clitóris, 187, 206, 217
Clivo, 356, 357, 362, 377
Cóano, 420, 553, 555, 581
– abertura nasal posterior, 352
Coarctação da aorta, 38
Cóccix, 12, 30, 36, 36t, 227, 229, 690
– origens e inserções musculares, 37
Cóclea, 408, 409
– base, 409
Colículo
– facial, 458
– inferior, 458, 497
– seminal, 193
– superior, 458, 459.491
Colo, 3
– anatômico, 236, 237, 248
– ascendente, 156, 158, 160, 161, 164, 178, 180, 181, 183, 188, 189
– cirúrgico, 236, 237

– da fíbula, 610
– da glande do pênis, 198, 200
– descendente, 157, 160, 161, 164, 178, 180, 181, 183, 188, 189
– do dente, 429
– do fêmur, 593, 606, 608, 609, 691
– do martelo, 406
– do rádio, 254, 256, 257
– do tálus, 625
– do útero, 206
– – parte supravaginal, 207
– – parte vaginal, 207
– regiões, 322
– sigmoide, 156, 157, 160, 161, 164, 172, 180, 181, 190, 210, 211, 226, 228, 229
– transverso, 144, 156-161, 164, 177, 178, 181, 183
– trígono lateral, 322
Coluna
– anal, 191
– do fórnice, 444, 447
– renal, 173
– vertebral, 12, 30
– – cervical, 12, 30, 522
 coccígea, 30
– – lombar, 13, 30
– – sacral, 30
– – torácica, 12, 30
Comissura
– anterior, 204, 441, 492, 494
– da válvula semilunar, 116
– do hipocampo, 455
– habenular, 41
– labial, 426
– lateral das pálpebras, 392
– medial das pálpebras, 392
– posterior (epitalâmica), 441
– posterior dos lábios, 204
Complexo articular, 16
– do cotovelo, 252
Comunicação interatrial, 115
Concha
– esfenoidal, 360
– inferior, 350, 356, 371, 375t, 376, 420-422
– – processo maxilar, 371
– média, 359, 376, 420-422
– superior, 359, 421, 422
– suprema, 421
Concha da orelha, 405
Côndilo
– lateral da tíbia, 610, 613, 616, 617, 694
– lateral do fêmur, 610, 612-614, 616, 617
– medial da tíbia, 610, 613, 616, 617, 694
– medial do fêmur, 610, 612-614, 616, 617, 694
– occipital, 362, 531, 583
Cone
– arterial, 114
– elástico, 560
– medular, 88, 89, 95

Conexões intertendíneas, 294
– do músculo extensor dos dedos, 340
Confluência dos seios, 472-474, 478, 485, 486, 492
Constritor
– inferior da faringe, 555t
– médio da faringe, 555t
– superior da faringe, 555t
Coração, 22, 108, 110, 138
– ápice, 110
– base, 110, 111
– face
– – diafragmática, 110
– – esternocostal, 110
– – pulmonar direita, 110
– – pulmonar esquerda, 110
– margem direita, 110
Corda(s)
– do tímpano, 498, 500, 502, 503, 510
– oblíqua, 253, 255
– tendíneas, 114, 115, 117
Cordão
– anterior, 89
– espermático, 74, 75, 200, 202, 227, 681, 690
– lateral, 457, 458
– posterior, 89
Coreia de Huntington, 452
Córnea
– face anterior, 390
– face posterior, 390
Corno
– anterior, 24
– do cóccix, 675
– do sacro, 35, 675
– do útero, 207
– maior, 557
– posterior, 24
Coroa
– ciliar, 391
– da glande do pênis, 198, 200, 203
– do dente, 429
– radiada, 446
Coroide, 390
Corpo
– adiposo
– – da boca, 384, 385
– – da bochecha, 427
– – da fossa isquioanal, 190, 193
– – da órbita, 393, 394
– – infrapatelar, 611, 612, 694
– – pararrenal, 179
– albicante, 207
– amigdaloide, 44
– caloso, 492, 493
– – corpo, 441, 444, 446, 456
– – esplênio, 441, 445, 446, 456, 490, 493
– – joelho, 441, 446, 447, 456, 490, 491, 493
– – rostro, 441, 444, 456

– carótico, 576, 581
– cavernoso do pênis, 186, 196, 199, 200, 203
– ciliar, 390, 391
– da bigorna, 406
– da falange, 240, 241, 596
– da fíbula, 617
– da língua, 427, 430
– da mama, 106
– da tíbia, 617
– da ulna, 256, 257
– do clitóris, 197
– do epidídimo, 201
– do fêmur, 608, 609, 617
– do ílio, 588, 589
– do ísquio, 588, 589
– do metacarpal, 240, 241
– do pâncreas, 172
– do pênis, 198, 200, 202, 203
– do púbis, 228, 588, 589, 608
– do rádio, 238, 256, 257
– do úmero, 256, 257
– do útero, 206, 207
– dos neurônios, 24
– esponjoso do pênis, 186, 196, 199, 200, 203
– estriado, 452
– gástrico, 148
– geniculado lateral, 453, 496
– geniculado medial, 453
– lúteo, 207
– trapezoide, 459
– tubérculo mamilar, 441, 442, 444, 454
– vertebral(is), 32, 52, 536
– vítreo, 390
Córtex
– cerebelar, 463
– cerebral, 444, 446
– do cristalino, 390
– renal, 173
Costela(s), 38, 40, 250, 565
– ângulo infraesternal, 40
– cabeça, 40
– cervicais, 39
– colo, 40
– corpo, 40
– crista, 40
– – da cabeça, 40
– – do pescoço, 40
– face articular, 40
– falsas, 12, 38
– flutuantes, 38
– I, 12, 40, 43, 245, 522, 549, 564
– – sulco da artéria subclávia, 40
– – sulco da veia subclávia, 40
– – tubérculo do músculo escaleno anterior, 40
– – tuberosidade do músculo serrátil anterior, 40
– II, 40, 43
– IV, 62

– IX, 62
– lombares, 39
– origens e inserções musculares, 43
– resumo da anatomia, 41t
– sulco, 40
– tubérculo, 40
– V, 62
– verdadeiras, 12, 38
– VI, 62
– VIII, 62
– X, 62
Cotovelo, 3
– complexo articular, 253
Coxa, 3
Cranial, 3
Crânio
– base, 356, 357
Crista
– ampular, 410, 411
– basilar (espiral), 411
– coanal do vômer, 371
– da concha, 369, 370
– da janela da cóclea, 407
– do frontal, 358
– do músculo supinador, 238, 239
– do púbis, 588, 589
– do tubérculo maior (lábio lateral), 236
– do tubérculo menor (lábio medial), 236
– do vestíbulo, 409
– esfenoidal, 360
– etmoidal, 359, 369, 370, 376
– ilíaca, 228, 588, 590, 678
– – lábio interno, 589
– infratemporal, 361
– intertrocantérica, 592, 607
– lacrimal anterior, 370
– lacrimal posterior, 368
– marginal, 428
– nasal, 369, 370
– obturatória, 588
– occipital externa, 362
– occipital interna, 362
– palatina, 369
– pectínea, Ver *Linha pectínea*
– supraepicondilar lateral, 236, 237, 256, 257
– supraepicondilar medial, 236, 237, 256, 257
– supraestilóidea, 238, 239
– supramastóidea, 364
– supraventricular, 114
– temporal, 372
– terminal, 114
– transversa, 409
– uretral, 193
– vertical, 409
Cúlmen, 462, 463
Cúneo, 441, 492, 495, 496
Cúpula
– ampular, 411

– da cóclea, 408, 409
– pleural, 118, 119
Curvaturas
– da coluna vertebral, 31
– primárias, 31
– secundárias, 31
Cúspide
– distal, 428
– distobucal, 428
– distolingual, 428
– distopalatina, 428
– do dente, 429
– lingual, 428
– mediobucal, 428
– mediolingual, 428
– mediopalatina, 428
– oral, 428
– palatina, 428

D

Dartos, 203
– músculo dartos, 200
Declive, 462, 463
Decussação das pirâmides, 89, 457, 460
Dedo(s), 8, 9
– anular, 8
– da mão, 8
– do pé, 10, 11
– – abdução, 658
– – adução, 658
– faces dorsais, 320
– faces palmares, 320
– hálux
– – abdução, 659
– – adução, 659
– – extensão, 659
– – flexão, 659
– indicador, 8
– médio, 8
– mínimo, 8
– polegar, 8
Dente(s), 427, 428, 436t
– acústicos, 411
– canino, 428
– decíduos, 429
– do áxis, 376, 377, 531-533, 536, 537, 582
– incisivo, 428
– molar, 428, 429
– permanentes, 429
– pré-molar, 428
Dentina, 429
Dermátomos, 25
– da cabeça, 518
– do membro inferior, 676
– do membro superior, 318
– do tronco, 102
Desvio
– radial, 7
– ulnar, 7
Diáfise, 14

Diafragma, 26, 62, 65, 68, 76, 77, 79, 101, 104, 108, 109, 111, 126, 136, 138, 182, 183
– centro tendíneo, 66, 68, 127, 151
– hemicúpula esquerda, 138
– parte
– – costal, 65-67, 96, 132, 151
– – esternal, 65-67, 132
– – lombar, 65-67
– pélvico, 194, 205
– – feminino, 195
– – masculino, 194
– pilar direito, 77
– pilar esquerdo, 77
– selar, 470, 471, 475
Diâmetro
– anatômico, 590
– diagonal, 590
– externo, 590
– mediano, 590
– oblíquo direito, 590
– transverso, 590
– verdadeiro, 590
Diartrose, 16, 18
Diástole cardíaca, 116
Digitações do hipocampo, 455, 456
Díploe, 356
Disco
– articular, 18, 241, 259
– intervertebral, 44-46, 53, 531, 534, 536, 553
– óptico (papila), 391
Disfagia lusória, 127
Distais, 3, 624t
Distância
– intercristal, 590
– interespinal, 590
Doença de Parkinson, 452
Doenças coronarianas, 113
Dorsal, 3
Dorso
– da língua, 427
– – parte anterior ou pré-sulcal, 430
– – parte posterior ou pós-sulcal, 430
– da mão, 340
– da sela, 361
– do nariz, 418
– do pé, 10, 678
– do pênis, 2, 199
Drenagem linfática da mama, 107
Ducto(s)
– aqueduto coclear, 410
– canalículo caroticotimpânico, 365
– canalículo da corda do tímpano, 407
– canalículo lacrimal, 397
– canalículo mastóideo, 365
– canalículo timpânico, 365
– dúctulos eferentes testiculares, 201
– dúctulos excretores, 397
Duodeno, 145, 148, 149, 152, 155, 164
– ampola, 153

– parte
– – ascendente, 152, 153
– – descendente, 152, 153, 172
– – inferior, 152, 153, 172, 177
– – superior, 152, 153, 172, 183
Dura-máter
– e aracnoide-máter (parte encefálica), 468-470, 472, 474-476, 478, 479, 480t
– espinal, 89, 90, 93-95, 474

E

Edema
– de papila, 391
– síndrome da veia cava superior, 85
Eixo(s)
– anatômico do fêmur, 586
– corporais, 4
– da pelve, 590
– de pronação/supinação, 255
– do colo do fêmur, 593
– intercondilar, 593
– interno do bulbo do olho, 394
– longitudinal, 4, 7
– – do pé, 595
– óptico, 394
– sagital, 4, 6
– transverso, 4, 6
– – distal da tíbia, 595
– – proximal da tíbia, 595
Eminência
– arqueada, 365
– colateral, 445, 455
– cruciforme, 362
– da concha, 405
– da escafa, 405
– da fossa triangular, 405
– hipotenar, 8, 320
– iliopúbica, 588, 589, 608
– intercondilar, 594, 595, 610, 613, 617
– média, 442, 458, 487
– nasal, 421
– piramidal, 406
– tenar, 8, 320
Encéfalo, 25, 438
Endocárdio, 115
Endométrio, 207
Endósteo, 15
Endotélio, 22
Enema (clister) opaco, 181
Epicôndilo
– lateral do fêmur, 616, 617
– lateral do úmero, 236, 237
– medial do fêmur, 616, 617
– medial do úmero, 236, 237
Epidídimo, 199-201
Epífise, 14
Epigástrio, 8
Epiglote, 555, 556, 560
Epistaxe, 424
Epitálamo, 441

Epoóforo
– apêndice vesiculoso, 207
– ducto longitudinal, 206, 207
– dúctulos transversos, 206, 207
Escafa, 405
Escama occipital, 362, 377
Escápula, 12, 137, 232, 233, 235, 247, 248, 342
– acrômio, 234, 244, 250
– ângulo
– – inferior, 235, 250
– – lateral, 235
– – superior, 235, 250
– cavidade glenoidal, 244
– colo, 235
– espinha, 250
– face anterior ou costal, 234, 244, 247
– face articular clavicular, 235
– incisura, 235
– ligamento transverso
– – inferior, 326
– – superior, 326
– margem
– – lateral, 235, 250
– – medial, 235, 250
– – superior, 235, 250
– região posterior, 326, 327t
– rotação lateral, 277
– rotação medial, 277
– tubérculo infraglenoidal, 250
Escavação
– do disco (da papila), 391
– retouterina, 187, 189, 205, 206, 227, 229
– retovesical, 177, 186, 188
– vesicouterina, 187, 189, 205, 206, 229
Esclera, 390
Escroto, 186, 198, 199, 200, 202
Esmalte, 429
Esôfago, 68, 130, 131, 133, 136-141, 148, 149, 539, 553, 554, 581
– parte
– – abdominal, 119, 127, 128, 151, 152, 164
– – cervical, 118, 119, 127, 128
– – torácica, 118, 119, 126-128, 135, 151, 555
Espaço(s)
– da laringe, tabela de resumo, 560t
– endolinfático, 411
– episcleral, 393, 394
– extradural, 94, 95, 474, 468, 469, 472
– extraperitoneal, 190, 191, 193
– intercostal, 38, 39
– interescaleno, 39
– interósseos 261
– – do metacarpo, 259
– – metatarsais, 620, 621
– omotricipital, 326, 327t
– perilinfático, 410
– perineal profundo, 196, 197
– perineal superficial, 196, 197
– retroperitoneal, 142, 143

– retropúbico, 186, 187
– retrozonular, 390
– subaracnóideo, 94, 95, 390, 468, 472, 474, 475, 478, 493
– subdural, 94, 468, 478
– subglótico, 560
– supraescapular, 327t
– supraglótico, 560
– transglótico, 560
– umerotricipital, 326, 327t
Espinha(s)
– da escápula, 235, 246, 251, 272, 540
– da hélice, 405
– ilíaca
– – anteroinferior, 588, 589, 607
– – anterossuperior, 74, 228, 588, 589, 605, 630, 680
– – posteroinferior, 588, 589
– – posterossuperior, 588, 589
– isquiática, 588, 589, 605
– mentual inferior, 373
– mentual superior, 373
– nasal, 358
– – anterior, 370
– – posterior, 369
– palatinas, 371
– suprameática, 365
– timpânica maior, 364
– timpânica menor, 364
– troclear (inconstante), 358
Espinocerebelo, 461
Esporão da esclera, 390
Esqueleto, 12
– apendicular, 12
– axial, 12
– do tórax, 38, 39, 104
– – origens e inserções musculares, 42
– facial, 368
Esquindilese, 17
Estatocônios (otólitos), 411
Estenose parietal bilateral, 363
Esterno, 12, 38-40
– ângulo, 41
– corpo, 41, 65-67, 140
– incisura
– – clavicular, 41, 244
– – costal, 41
– – jugular, 41
– manúbrio, 41, 65, 137, 139, 247
– processo xifoide, 41
– resumo da anatomia, 41t
Estômago, 68, 127, 144, 145, 148, 155, 164, 177, 178, 182
– antro pilórico, 148
– curvatura maior, 148, 149
– curvatura menor, 148, 149
– fórnice gástrico, 148
– incisura angular, 149
– parede anterior, 148
– parede posterior, 149
– parte pilórica, 148, 182, 183

– túnica
– – mucosa, 149
– – muscular, 149
– – serosa, 149
Estrabismo, 395
Estria(s)
– do martelo, 405
– longitudinal lateral, 456
– longitudinal medial, 456
– medular do tálamo, 441
– medulares do quarto ventrículo, 458
– olfatória lateral, 442, 494
– olfatória medial, 494
– terminal, 444, 446
– vascular, 411
Estribo, 406
– base, 406
– cabeça, 406
– ramo anterior, 406
– ramo posterior, 406
Estroma
– da íris, 390
– do ovário, 207
Estruturas acessórias do olho, 392, 403t
Expansão
– aponeurótica do dispositivo extensor, 295
– do músculo reto lateral, 394, 396
Expiração, 79
Extensão, 6, 79
– do cotovelo, 288
Extremidade
– polo superior, 201
– posterior, 151
– uterina, 206

F

Face(s), 3
– anterior da patela, 617
– articular
– – da cabeça da fíbula, 594
– – da patela, 610, 611, 613, 694
– – do maléolo lateral, 594, 619, 625
– – do maléolo medial, 594, 619, 625
– – fibular, 594
– – inferior, 531, 619
– – – da tíbia, 625
– – lateral da patela, 617
– – medial da patela, 617
– – posterior para o calcâneo, 619
– – posterior para o tálus, 619
– – superior, 531
– auricular do ílio, 604
– auricular do sacro, 604
– carpal do rádio, 258
– da sínfise, 589
– distal, 428
– dorsais dos dedos, 320
– inferior da língua, 426, 427
– labial, 428

– lingual, 428
– maleolar lateral, 619
– maleolar medial, 619
– medial e inferior do hemisfério cerebral, 449t
– mesial, 428
– nasal (maxilar), 422
– oclusal, 428
– oral, 428
– palatina, 428
– patelar do fêmur, 611-613, 694
– pélvica, 35
– semilunar, 589, 606
– semilunar do acetábulo, 690
– superolateral do hemisfério cerebral, 448t
– uretral do pênis, 199, 200
– vestibular, 428, 436t
– visceral, 147
Falange(s), 12
– base, 240, 241, 596
– cabeça, 240, 241, 596
– corpo, 596
– distal, 12, 240, 241, 258, 261, 232, 233, 586, 587, 596, 597, 618, 625
– – I, 619, 700
– média, 12, 232, 233, 240, 241, 258, 261, 586, 587, 596, 597, 618, 625
– proximal, 12, 232, 233, 240, 241, 258, 261, 586, 587, 596, 597, 618, 625
– – I, 619, 700
Faringe, 554, 564
Fáscia(s)
– cervical
– – lâmina
– – – pré-traqueal, 539, 574, 575
– – – pré-vertebral, 322, 539, 574, 578, 579
– – – superficial, 322, 323, 539, 574, 575, 578-580
– cremastérica, 2002, 2002
– cribriforme, 681
– coalescente, 160
– da perna, 665, 687, 696
– de Denonvilliers, 187
– do antebraço, 328
– – profunda, 345
– do braço, 328
– – profunda, 343
– do iliopsoas, 73, 75
– do pênis, 200, 203
– do períneo, 193, 196
– dorsal do pé, 665, 685
– endotorácica, 62
– espermática, 202
– – externa, 200, 202, 217
– – interna, 200
– extraperitoneal, 73, 75
– faringobasilar, 555, 581
– glútea, 683
– inferior do diafragma da pelve, 190, 193

– infraespinal, 268
– lata, 75, 665, 668, 681, 692
– massetérica, 380
– muscular, 393, 394
– nucal, lâmina profunda, 539
– nucal, lâmina superficial, 539
– obturatória, 190, 194
– parotídea, 380
– pélvica visceral, 190, 193
– peritoneoperineal, 187
– renal, 73, 179
– superior do diafragma da pelve, 190, 193, 195
– temporal, 380
– – lâmina profunda, 380
– – lâmina superficial, 380, 381
– torácica, 62
– toracolombar, 72
– – lâmina
– – – anterior, 73
– – – média, 55, 73
– – – posterior, 54, 73
– transversal, 73-76, 188, 189
– umbilical pré-vesical, 186
– visceral, 574
Fascículo(s)
– acessório (ou de Gantzer), 282
– atrioventricular, 117
– – ramo direito, 117
– – ramo esquerdo, 117
– – ramos subendocárdicos, 117
– cuneiforme, 89-91, 95, 458, 460
– grácil, 89-91, 95, 458, 460
– interfascicular, 91
– lateral, 308, 309
– lateral do plexo braquial, 100
– longitudinal
– – inferior, 451
– – – do ligamento cruciforme, 532, 533
– – medial, 459, 460
– – superior, 451
– – – do ligamento cruciforme, 532, 533
– medial, 308, 309
– – do plexo braquial, 100
– occipitais transversos, 451
– occipitais verticais, 451
– occipitofrontal inferior, 451
– occipitofrontal superior, 451
– posterior do plexo braquial, 100
– próprio
– – anterior, 91
– – lateral, 91
– – posterior, 91
– septomarginal, 91
– sulcomarginal, 91
– transversos da aponeurose plantar, 689
– unciforme, 451
Fastígio, 463
Fauces, 435t
Fêmur, 12, 227, 586, 587, 693-695
– cabeça, 592, 614

– colo, 592
– côndilo lateral, 592
– côndilo medial, 592
– corpo, 592, 593
– epicôndilo lateral, 592
– epicôndilo medial, 592
– face patelar, 592
– face poplítea, 592, 690
Fenda
– interglútea, 11, 678
– palpebral, 393
– tricipital, 326, 327t
– vulvar, 204
Fibras
– arqueadas, 451
– comissurais, 451
– corticotetais, 496
– de associação, 451
– – curtas, 451
– – longas, 451
– de projeção, 451
– de Sharpey, 15
– do corpo caloso, 447
– intercrurais, 74
– longitudinais da ponte, 459
– musculares, 20
– transversais da ponte, 459
– zonulares, 391
Fíbula, 12, 586, 587, 595, 697
– cabeça, 594, 694
– colo, 594, 696
– corpo, 594, 696
– crista medial, 594, 595
– face
– – lateral, 594, 595
– – medial, 594, 595
– – posterior, 594, 595
– face articular do maléolo lateral, 595
– margem
– – anterior, 594, 595
– – interóssea, 594, 595
– – posterior, 594, 595
Fibular (peroneal), 3
Fígado, 68, 136, 144, 146, 151, 152, 155, 177, 178
– área nua, 146
– face diafragmática, 147
– impressão
– – cólica, 146
– – duodenal, 146
– – esofágica, 146
– – renal, 146
– – suprarrenal, 146
– lobo
– – caudado, 146
– – direito, 182, 183
– – esquerdo, 182, 183
– – quadrado, 146, 182, 183
– margem inferior, 146
– parte
– – anterior, 146

– – direita, 146
– – posterior, 146
– – superior, 146
– processo caudado, 146
– processo papilar, 146
– segmentação hepática, 147
– segmento
– – anterior
– – – lateral direito (VI), 147
– – – lateral esquerdo (III), 147
– – – medial direito (V), 147
– – – medial esquerdo (IV), 147
– – – posterior (I), 147
– – – lateral direito (VII), 147
– – – lateral esquerdo (II), 147
– – – medial direito (VIII), 147
Filtro, 426
Fímbria do hipocampo, 447, 455, 456
Fímbria ovárica, 207
Fímbrias da tuba uterina, 207
Fissura
– do ligamento redondo, 146
– do ligamento venoso, 146, 148
– esfenopetrosa, 357
– horizontal, 462, 463
– longitudinal cerebral, 439, 442, 444, 447, 491
– média anterior, 89, 457
– oblíqua (pulmão esquerdo), 137
– oclusal, 428
– orbital inferior, 388
– orbital superior, 360, 376, 388
– petroccipital, 357
– petroescamosa, 365
– petrotimpânica, 365
– pós-central (pré-culminal), 462, 463
– pós-lingual (pré-central), 462, 463
– posterolateral, 461-463
– posterossuperior (pós-clival), 462, 463
– pré-piramidal (pré-digástrica), 462, 463
– primária (pré-clival), 461-463
– pterigomaxilar, 351
– secundária (pós-piramidal), 462, 463
– timpanoescamosa, 365
– timpanomastóidea, 364
– transversa cerebral, 441
Fístula do seio cavernoso, 473
Flexão, 6
– do cotovelo, 288
– dorsal, 6
– lateral, 6
– plantar, 6
Flexura
– cólica
– – direita, 145, 152, 156-158, 160, 161, 181
– – esquerda, 145, 151, 156, 157, 160, 161, 181-183
– duodenojejunal, 153, 157, 172
– inferior do duodeno, 153

– lateral, 190
– – inferior, 190, 191
– – intermédia, 191
– – superior, 190, 191
– sacral, 161
– superior do duodeno, 153
Flóculo, 462, 493
Foice
– do cerebelo, 470
– do cérebro, 468, 470-472, 490, 491, 493
– inguinal, 72, 74-76, Ver também *Foice inguinal*
Folha do verme, 462, 463
Folículo ovárico vesiculoso, 207
Fontículo
– anterolateral, 351
– posterolateral, 351
Forame(s)
– apical do dente, 429
– cego, 358
– – da língua, 430
– – do bulbo, 457
– da lâmina cribriforme, 359
– da veia cava, 66, 67
– e canais palatinos menores, 369
– e canal da mandíbula, 373
– e canal palatino maior, 352
– e ductos alveolares, 370
– esfenopalatino, 351
– espinhoso, 361
– estilomastóideo, 365
– etmoidal anterior, 388
– etmoidal posterior, 388
– incisivos, 352, 371
– infraorbital, 370, 376
– infrapiriforme, 684, 684t
– interventricular, 441, 464, 491, 493
– intervertebrais, 48, 96, 530
– isquiático maior, 605, 606, 684, 684t
– isquiático menor, 605, 606, 684, 684t
– jugular, 352
– lacerado, 352
– magno (occipital), 362
– mastóideo, 364
– mentual, 372
– nasal, 368
– nervosos, 409
– nutrício, 15
– obturado, 589, 604, 608
– omental, 178, 179
– oval, 361
– palatinos menores, 352
– parietal, 363
– petroso, 361
– redondo maior, 360, 376
– sacral anterior, 34
– sacral posterior, 34, 35
– singular, 409
– suprapiriforme, 684, 684t
– transversários, 522

– venoso (inconstante), 361
– vertebral, 32, 33
– zigomaticofacial, 368
– zigomático-orbital, 368
– zigomaticotemporal, 368
Fórceps
– maior (occipital), 493, 446
– menor (frontal), 447, 493, 446
Formação reticular, 459
Fórnice
– coluna, 441, 455, 492, 456, 490, 491, 493
– corpo, 441, 455
– da vagina, 206, 207
– do saco lacrimal, 397
– do saco lacrimal, 397
– gástrico, 148
– inferior da conjuntiva, 393
– pilar, 455, 456, 493
– superior da conjuntiva, 393
Fossa(s)
– acetabular, 589, 606
– articular, 238, 239, 253
– axilar, 8, 324, 325
– canina, 370
– cerebelar, 362
– cerebral, 362
– condilar, 362
– coronóidea, 236, 252, 253
– cranial
– – anterior, 356, 357
– – média, 356, 357
– – posterior, 356, 357
– da antélice, 405
– da bigorna, 406
– da glândula lacrimal, 358
– da vesícula biliar, 146
– digástrica, 373
– do cotovelo, 8, 328, 330, 331t
– – compartimento lateral, 331
– – compartimento medial, 331
– do olécrano, 237, 252, 256, 257
– do saco lacrimal, 388
– do vestíbulo menores da vagina, 204
– escafoide, 361
– hialóidea, 390
– hipofisial, 361
– ilíaca, 589
– incisiva, 352
– infraclavicular, 8
– infraespinal, 235, 246
– infratemporal, 351, 352
– inguinal lateral, 76
– inguinal medial, 76
– interpeduncular, 89, 443, 457, 497
– isquioanal, 227
– jugular, 365
– lateral cerebral, 444
– maleolar lateral, 594, 595
– mandibular, 364, 379

– navicular da uretra, 1999
– oclusal, 428
– oval, 114
– pararretal, 188-190
– paravesical, 188, 189, 193
– poplítea, 11
– – tabela de resumo, 686
– pterigoide, 361
– pterigopalatina, 351
– radial, 236, 252-254, 256, 257, 339, 339, 339t
– retromolar, 373
– romboide, 89, 458, 463
– subarqueada, 364
– supraclavicular maior, 8, 573t
– supraclavicular menor, 8, 572, 573t
– supraespinal, 235, 246
– supratonsilar, 427
– supravesical, 76
– temporal, 350, 351
– tonsilar, 427
– triangular, 405
– troncantérica, 592
Fóvea(s)
– central, 390, 391
– da cabeça do fêmur, 592, 606
– inferior, 458
– pterigóidea, 372
– sublingual, 372
– submandibular, 372
– superior, 458
– troclear, 358
Fovéola(s)
– granulares, 356, 357
– supramétrica, 365
Fóssula
– da janela da cóclea (redonda), 406
– da janela do vestíbulo (oval), 406
– petrosa, 365
Fratura
– da base do crânio, 356
– da escama occipital, 362
– da face orbital da maxila, 370
– da lâmina cribriforme, 359
– da mandíbula, 372
– da órbita, 388
– do escafoide, 339
Frênulo
– da língua, 426
– do clitóris, 204
– do lábio inferior, 426
– do lábio superior, 426
– do óstio ileal, 161
– do prepúcio, 200
– do véu medular superior, 458
– dos lábios menores do pudendo, 204
Frontal, 4
Fronte, 350, 351, 353
Fundo
– de saco suprapatelar, 611, 612, 694

– do olho, 391
– do meato acústico interno, 409
– do útero, 206
– gástrico, 138, 149
Funículo separativo, 458

G

Gânglio(s)
– aorticorrenais, 170, 171, 176, 222, 223, 512, 513
– cardíacos, 134, 511
– celíacos, 129, 170, 171, 176, 178, 222, 223, 511-513
– cervical médio, 129, 134, 506, 507, 510, 511, 571, 577, 581
– cervical superior, 129, 134, 496, 506, 507, 510, 511, 571, 576, 581
– cervicotorácico (estrelado), 129, 134, 135, 507, 511, 571
– ciliar, 399, 496-499
– da raiz posterior, 24
– do trigêmeo, 398, 399, 442, 473, 477, 498-500
– do vestíbulo, 505
– espiral da cóclea, 411, 505
– frênicos, 170, 512
– geniculado, 502, 503
– ímpar, 675
– inferior, 129, 506, 508, 509, 511, 514
– – NC IX, 507
– – NC X, 507
– lombar(es), 176, 222, 223
– mesentérico
– – inferior, 170, 222
– – superior, 170, 171, 176, 222, 223, 512, 513
– óptico, 498, 500, 506
– pterigopalatino, 399, 425, 498, 499, 502, 510
– renal, 176
– sacral, 176, 223, 225
– sensitivo do nervo espinal, 90, 93-96
– sublingual, 498
– submandibular, 500, 502
– superior, 129, 506, 509, 511, 514
– torácico, 129, 134, 135, 511
– vertebral, 134, 507, 511
Gengiva, 427, 429
Giro
– cerebral, 444, 446
– curtos da ínsula, 440
– dentado, 441, 445, 455, 456
– do cíngulo, 492, 493
– fasciolar, 445, 447, 456
– frontal
– – inferior, 439
– – – parte
– – – – opercular, 440
– – – – orbital, 440
– – – – triangular, 440

– – medial, 441, 492
– – médio, 439, 440
– – superior, 439, 440
– lingual, 441, 443, 492, 495, 496
– longo da ínsula, 440
– occipitotemporal lateral, 441, 443
– occipitotemporal medial, 441, 443
– orbitais, 443
– paracentral anterior, 441
– paracentral posterior, 441
– para-hipocampal, 441, 443, 445, 456, 494
– paraterminal, 441
– pós-central, 439, 440
– pré-central, 439, 440
– reto, 443
– temporal
– – inferior, 440
– – médio, 440
– – superior, 440
– – transverso anterior, 440, 493
– – transverso posterior, 440
Glabela, 358
Glande, 186
– do clitóris, 197, 204
– do pênis, 198-200, 203
Glândula(s)
– areolares, 106
– bulbouretral, 186, 192, 193, 196, 199
– ciliar, 393
– da boca, 434, 435t
– lacrimal, 394
– – parte orbital, 397
– – parte palpebral, 397
– mamária, 106
– paratireoides, 561
– – inferior, 561, 581
– – superior, 561
– parótida, 380, 384, 434, 506, 576
– – acessória, 434
– pineal (epífise), 441, 447, 490, 492
– pituitária. Ver *Hipófise*
– salivares menores
– – bucais, 432
– – glândulas molares, 432
– – labiais, 432
– – linguais, 432
– – palatinas, 432
– sebácea, 393
– sublingual, 427, 434
– submandibular, 434, 576, 583
– suprarrenal, 174
– – direita, 179
– – face anterior, 173
– – hilo, 173
– – margem medial, 173
– – margem superior, 173
– tarsal, 393

– tireoide, 132, 539, 553, 561, 564, 566, 576, 577, 581
– – istmo, 561
– – lobo
– – – direito, 561
– – – esquerdo, 561
– – – piramidal, 561
– – – lóbulos, 561
– vestibular maior, 197, 217
Glaucoma, 390
Glomo carótico, 506, 507, 510
Glote (rima glótica), 560
Gonfose, 17
Gônio, 350, 351
Gordura
– da região axilar, 251
– retroesternal, 139, 140
Granulações aracnóideas, 468, 472, 478, 479

H

Habênula, 441, 447
Hâmulo
– da lâmina espiral, 409
– do processo pterigoide, 360
– lacrimal, 368
Hélice, 405
Helicotrema, 409
Hematomas epidurais e subdurais, 468
Hematopoiese, 12
Hemicúpula direita do diafragma, 138
Hemisfério
– cerebral (telencéfalo), 442
– – direito, 441
– do cerebelo, 462, 491
Hemorroidas, 211
Hérnia(s)
– da parede anterior do abdome, 76
– de Bochdalek, 67
– de disco, 44
– de hiato, 67
– de Larrey, 67
– de Morgagni, 67
– de Spiegel, 71, 76
– diafragmáticas, 67
– femorais, 76
– hipogástricas, 76
– inguinais, 76
– lombares, 55
– transtentorial, 471
Hiato
– aórtico, 66, 67, 77
– do canal do nervo petroso maior, 365
– do canal do nervo petroso menor, 365
– dos adutores, 631, 633, 686
– esofágico, 66, 67
– maxilar, 370
– sacral, 675
– safeno, margem falciforme, 665, 681

– semilunar, 359, 422
– urogenital, 194
Hidrocefalia, 464
Hilo
– do núcleo dentado, 463
– do ovário, 206, 207
– do pulmão, 124
– esplênico, 150, 151
– pulmão direito, 138
– pulmão esquerdo, 138
– renal, 173
Hímen, 204
Hiperostose frontal, 358
Hipertensão
– portal, 84, 128
– pulmonar, 115
Hipertrofia do frênulo da língua, 431
Hipocampo, 445, 455, 456
Hipocôndrio
– direito, 8
– esquerdo, 8, 144
Hipófise, 442, 470, 471, 473, 475, 491
Hipogástrio, 8
Hipotálamo, 441, 444, 454
– lateral, 454
– núcleo
– – anterior, 454
– – dorsomedial, 454
– – infundibular, 454
– – lateral, 454
– – mamilar, 454
– – paraventricular, 454
– – posterior, 454
– – pré-óptico lateral, 454
– – pré-óptico medial, 454
– – supraóptico, 454
– – supraquiasmático, 454
– – ventromedial, 454

I

Ílio, 156, 158, 161, 181
Imo, 170
Impressão(ões)
– cardíaca, 146
– do ligamento costoclavicular, 234
– dos giros cerebrais (impressões digitais), 356, 357
– gástrica, 146
– trigeminal, 365
Incidência de Caldwell, 376
Incisura
– acetabular, 589
– angular, 148
– anterior da orelha, 405
– cardíaca, 122
– clavicular, 245
– da cárdia, 148, 149
– da cartilagem do meato acústico, 405
– do ápice do coração, 112
– do frontal, 358

– do ligamento redondo, 146
– do tentório, 470, 471
– esfenopalatina, 369
– etmoidal, 358
– fibular, 594, 595
– intercondilar, 610, 614
– intertrágica, 405
– intrajugular, 362
– isquiática maior, 228, 588, 589, 684
– isquiática menor, 588, 589, 684
– lacrimal, 370
– mandibular, 372
– mastóidea, 365
– nasal, 370
– pancreática, 153
– parietal, 364
– pré-occipital, 40, 43
– pterigóidea, 360
– radial, 238, 239, 252, 253
– supraorbital, 358
– terminal da orelha, 405
– timpânica, 364, 405
– tireóidea inferior, 120
– tireóidea superior, 120, 121
– troclear, 239, 253, 254, 257
– ulnar, 238, 239, 253
Inclinação da pelve, 590
Indúsio cinzento, 441, 456
Inervação sensitiva do membro superior, 318
Inferior, 3
Infundíbulo, 441, 454, 487
– da tuba uterina, 207
– etmoidal, 359, 422
Ínio, 351, 352, 353
Inserção muscular, 20
Inspiração, 79
Ínsula. Ver *Lobo da ínsula*
Intersecção tendínea, 71
Intestino
– delgado, 144, 177, 178, 183, 226, 229
– grosso, 161
Intumescência
– cervical, 88, 89
– lombossacral, 88, 89
– timpânica, 508
Íris
– face anterior, 390
– face posterior, 390
Istmo
– da cartilagem da orelha, 405
– da tuba auditiva, 407
– da tuba uterina, 207
– das fauces, 426
– do giro cingulado, 441
– do útero, 207
Janela
– da cóclea, 407
– do vestíbulo, 407
Jejuno, 152, 153, 156-158

Jejuno-íleo, 1964
Joelho, 3, 610
– da cápsula interna, 44, 490
– do canal facial, 407
– extensão, 646
– flexão, 646
– rotação lateral, 646
– rotação medial, 646
– valgo fisiológico, 586
Jugo esfenoidal, 361
Junção
– anorretal, 190, 191
– ileocecal, 161

L

Lábio
– do acetábulo, 606, 609, 690, 691
– do limbo timpânico, 411
– do limbo vestibular, 411
– externo, 588
– glenoidal, 247, 248, 251, 342, 347
– inferior, 426, 427
– interno, 588
– lateral, 592
– maior, 204, 206
– medial, 592
– menor, 187, 197, 204, 206
– – da vulva, 217
– superior, 426, 427
Labirinto
– coclear, 404, 408, 410
– etmoidal, 359, 422
– membranáceo, 404, 505
– – pilar membranáceo
– – – ampular, 410
– – – comum, 410
– – – simples, 410
– ósseo, 404, 408, 409
– – pilar ósseo
– – – ampular, 408
– – – comum, 408
– – – simples, 408
– vestibular, 404, 408, 410
Lacuna(s)
– dos músculos, 680t
– dos vasos, 680g
– laterais, 472, 479
Lago lacrimal, 397
Lambda, 351, 353
Lâmina(s)
– cribriforme, 359
– – da esclera, 390
– da cartilagem cricóidea, 121, 557
– do modíolo, 409
– do teto, 443, 458
– do trago, 405
– episcleral, 390
– espiral, 411
– – óssea (lamela timpânica), 409
– – óssea (lamela vestibular), 409

– – secundária, 409
– externa, 356
– fosca da esclera, 390
– interna, 356
– medular lateral, 444, 447, 453
– medular medial, 444, 453
– orbital, 359
– terminal, 441, 492
Laringe, 556
Laringofaringe, 553
Lateral, 3
Lemnisco
– lateral, 459
– medial, 459, 460
Lente, 391
– face anterior, 390
– face posterior, 391
– polo anterior, 390
– polo posterior, 390
Leptomeninge (aracnoide-máter e pia-máter), 468
Lesão(ões)
– da ponte, 459
– da via óptica, 495
– do bulbo, 460
– do corpo estriado, 452
– do córtex do lobo
– – frontal, 439, 441
– – occipital, 443
– – parietal, 439
– – temporal, 440
– do hipotálamo, 454
– do mesencéfalo, 459
– do nervo
– – acessório, 514
– – glossofaríngeo, 507
– – hipoglosso, 515
– – olfatório, 494
– do núcleo subtalâmico, 445
– do plexo hipogástrico inferior, 223
– traumática da artéria epigástrica inferior, 81
Ligamento(s), 18
– acromioclaviculares, 244, 246, 249
– alar, 533
– amarelo, 44-47, 49, 53, 532, 534
– anococcígeo, 194-197, 217
– anterior da cabeça da fíbula, 612, 613, 616
– anterior do martelo, 407
– anular, 121
– – do estribo, 406
– – do rádio, 253-255
– arqueado
– – lateral, 65, 66, 77
– – medial, 65, 66, 77
– – médio, 65, 66, 77
– arterial, 109-111, 115, 118, 126, 131, 132
– atlantoaxial
– – acessório, 533

– – anterior, 532, 534
– atlantoccipital
– – anterior, 532, 534
– – lateral, 532
– auricular
– – anterior, 405
– – posterior, 405
– – superior, 405
– bifurcado, 620, 621
– calcaneocubóideo, 620, 621
– – dorsal, 620, 621
– – plantar, 620, 622
– calcaneofibular, 620, 622
– calcaneonavicular, 620, 621
– – plantar, 620-622
– capsular, 18
– carpometacarpais
– – dorsais, 260
– – palmares, 259, 261
– colateral(is), 259, 261, 621
– – fibular, 611-614, 616, 694
– – interfalângicos, 620
– – lateral, 620
– – medial (deltóideo), 620
– – – parte tibionavicular, 621
– – – parte tibiotalar posterior, 622
– – metatarsofalângicos, 620
– – radial, 253, 254, 259-261, 295
– – – do carpo, 259-261
– – tibial, 611-616, 694
– – ulnar, 253, 254, 259-261, 295
– – – do carpo, 259-261
– conoide, 246, 249
– coracoacromial, 246, 249, 272
– coracoclavicular, 244, 246, 249
– coracoumeral, 249
– coronário, 146, 179
– costoclavicular, 245
– costotransverso, 48
– – lateral, 48, 49
– – superior, 48, 49
– cricofaríngeo, 558
– cricotireóideo, 526, 554
– – médio, 120, 558-561
– cricotraqueal, 120, 121, 556, 558, 560
– cruciforme do atlas, 533
– cruzado
– – anterior, 611-615, 694, 695
– – posterior, 612-615, 695
– cruzados, 611, 694
– cuboidenavicular
– – dorsal, 620, 621
– – plantar, 620, 622
– cuneocubóideo
– – dorsal, 620, 621
– – plantar, 622
– cuneonavicular
– – dorsal, 620, 621
– – plantar, 620, 622

– da artéria umbilical, 76, 214
– – parte oclusa, 212
– da cabeça do fêmur, 227, 606, 609, 690, 691
– da coluna vertebral, 45, 46
– dentado, 94, 95
– do ápice do dente, 532, 533
– do pé, 621, 622
– do tornozelo, 622
– do vestíbulo, 558
– dorsorradial, 260
– esfenomandibular, 378
– espiral, 411
– esplenocólico, 151, 152
– esplenorrenal, 151, 178
– esternoclavicular anterior, 245
– esternocostal
– – intra-articular, 50
– – radiado, 50
– estilo-hióideo, 54, 55
– estilomandibular, 378
– extracapsular, 18
– falciforme, 76, 144-146, 152, 178, 179
– frenocólico, 151, 179
– frenoesplênico, 151, 152, 179
– gastrocólico, 144, 145, 177
– gastroesplênico, 145, 151, 152, 178
– gastrofrênico, 179
– glenoumerais, 249
– hepatoduodenal, 145
– hepatoesofágico, 145, 151
– hepatogástrico, 145
– hepatorrenal, 179
– hioepiglótico, 58, 559
– iliofemoral, 605, 607, 656
– – parte transversa, 607
– iliolombar, 605, 606
– inferior do púbis, 194, 196, 604
– inguinal, 70-72, 74, 75, 605, 606, 628, 630, 678, 680, 681
– intercarpal(is), 260
– – dorsais, 260
– – interósseo, 259
– – palmares, 261
– interclavicular, 245
– intercuneiformes
– – dorsais, 620, 621
– – interósseos 621
– – plantares, 622
– interespinal, 44, 45
– interfoveolar, 75, 76
– intertransversário, 45, 46, 48, 49, 542
– intra-articular da cabeça da costela, 48
– intracapsular, 18
– isquiofemoral, 605, 607
– lacunar, 74, 75
– largo do útero, 189, 205, 206, 215
– lateral
– – articulação temporomandibular, 378
– – do martelo, 406

– longitudinal
– – anterior, 44, 45, 47, 49, 53, 63-65, 532, 534, 553, 605
– – posterior, 44, 46, 47, 532, 533, 553
– medial, articulação temporomandibular, 378
– meniscofemoral
– – anterior, 613-615
– – posterior, 614, 615
– metacarpal
– – dorsal, 260
– – interósseo, 259
– – palmar, 259-261
– – transverso profundo, 259, 261, 295, 335, 336
– – transverso superficial, 334
– metatarsal(is)
– – dorsais, 620, 621
– – plantares, 622
– – transverso profundo, 621, 650
– – transverso superficial, 649, 689
– nucal, 45, 530, 532, 534, 537, 539, 540
– oblíquo anterior, 260
– palmar, 259, 295
– – do carpo, 38
– palpebral
– – lateral, 392
– – medial, 392
– pancreaticocólico, 151
– pancreaticoesplênico, 151
– patelar, 611, 612, 615, 616, 628, 630, 634, 656, 694, 695
– pectíneo, 75
– piso-hamato, 259, 261
– piso-metacarpal, 259, 261
– plantar longo, 620, 622
– plantares, 620
– poplíteo
– – arqueado, 614, 642, 643, 687
– – oblíquo, 614, 643
– posterior
– – da bigorna, 406, 407
– – da cabeça da fíbula, 614, 616
– próprio do ovário, 215
– pubofemoral, 605, 607, 656
– pulmonar, 124, 126
– quadrado, 253
– radiado
– – da cabeça da costela, 48, 49
– – do carpo, 261
– radiocarpal
– – dorsal, 260
– – palmar, 259, 261
– radiulnar
– – anterior, 259
– – posterior, 260
– redondo
– – do fígado, 76, 144-146, 178
– – do útero, 74, 187, 189, 205, 206, 215
– reflexo, 74
– retouterino, 206

– sacrococcígeo
– – anterior, 47
– – lateral, 47
– – posterior profundo, 47
– – posterior superficial, 47
– sacroespinal, 605, 606, 629, 632, 684
– sacroilíacos
– – anteriores, 605
– – interósseos 605
– – posteriores, 605, 606
– sacrotuberal, 195, 605, 606, 629, 632, 684
– superior
– – da bigorna, 406, 407
– – do epidídimo, 201
– – do martelo, 406, 407
– – do púbis, 604
– supraespinal, 44, 45, 49
– suspensor
– – da mama, 106
– – do bulbo do olho, 393
– – do clitóris, 197
– – do ovário, 187, 205-207, 215
– – do pênis, 186, 202
– talocalcâneo
– – interósseo, 619-621, 700
– – lateral, 620
– – medial, 620
– – posterior, 620, 622
– talofibular
– – anterior, 620, 621
– – posterior, 620, 622
– talonavicular, 620, 621
– tarsometatarsais
– – dorsais, 620, 621
– – plantares, 620, 622
– tibiotalar posterior, 698
– tireoepiglótico, 558, 560
– tireo-hióideo, 526
– – lateral, 558
– – médio, 547, 556, 558, 561
– transverso, 45
– – do acetábulo, 606
– – do atlas, 532, 533, 582
– – do carpo, 259, 38
– – do joelho, 613, 615
– – do períneo, 194-196
– – do úmero, 249
– – inferior da escápula, 249
– – superior da escápula, 244, 246, 249
– trapezoide, 246, 249
– traqueal, 120, 121
– triangular
– – direito, 146, 179
– – esquerdo, 146, 179
– ulnocarpal
– – dorsal, 260
– – palmar, 259, 261
– umbilical
– – medial, 188, 189

– – médio, 76, 177, 186, 188, 189, 192, 199, 206
– utero-ovárico, 187, 189, 205-207
– venoso, 146
– vocal, 558-560
Limbo
– anterior da pálpebra, 392
– da córnea, 390
– da fossa oval, 114
– esfenoidal, 361
– espiral, 411
– posterior da pálpebra, 392
Límen da ínsula, 440
Limiar do nariz, 421
Limites
– das artérias do membro inferior, 661t
– e conteúdo do abdome, 142
Linfa, 22
Linfonodo(s), 23
– anteriores, 87, 567
– aórticos laterais, 87, 175, 218
– apendiculares, 169
– apicais, 107
– axilares, 307
– braquiais, 107, 307
– braquiocefálico, 132, 133
– broncopulmonares, 124, 133
– celíacos, 87, 133, 168
– centrais, 107
– – superiores, 169
– cervicais laterais, 322
– cervical superficial, 578
– cólicos
– – direitos, 169
– – esquerdos, 169
– – médios, 169
– da pelve feminina, 219
– da pelve masculina, 218
– da válvula semilunar, 116
– das vísceras inframesocólicas, 169
– das vísceras supramesocólicas, 168
– deltopeitorais, 107, 307
– distal, 218
– do arco da veia ázigo, 132
– do cotovelo, 307
– do ligamento arterial, 87, 132
– do mediastino, 132
– do promontório, 87, 175, 218, 219
– epigástricos inferiores, 87, 175
– esplênicos, 168
– faciais
– – bucinador, 567
– – mandibular, 567
– – nasolabial, 567
– – zigomático, 567
– frênicos
– – inferiores, 87
– – superiores, 132, 133
– gástricos
– – direitos, 168
– – esquerdos, 133, 168

– gastromentais
– – direitos, 168
– – esquerdos, 168
– glúteos
– – inferiores, 218, 219
– – superiores, 218, 219
– hepáticos, 168
– ileocólicos, 169
– ilíacos
– – comuns, 175, 218, 219
– – – intermédios, 87
– – – laterais, 218
– – – mediais, 87
– – – subaórticos, 87
– – externos, 175, 218, 219
– – – intermédios, 87
– – – laterais, 87
– – – mediais, 87
– – internos, 175, 219
– – – sacrais, 218
– inferiores, 218, 219, 665
– infra-auriculares, 567
– infra-hióideos, 567
– inguinal(is), 75, 430, 665
– – distal, 665
– – intermédio, 665
– – profundos, 87, 218
– – proximal, 665
– – superficiais, 87, 218, 219, 227
– intercostais, 87, 133
– interilíacos, 218, 219
– intermédios, 218, 219
– interpeitorais, 107
– jugulares anteriores, 567
– jugulodigástricos, 567
– jugulo-omo-hióideo, 567
– justaesofágicos, 87, 13
– justaintestinais, 169
– lacunar
– – intermédio, 87
– – lateral, 87
– – medial, 87, 680
– laterais, 218, 219, 567
– – da cava, 87, 218, 219
– lombares
– – direitos, 218, 219
– – esquerdos, 218
– – – aórticos laterais, 219
– – – pré-aórticos, 219
– – intermédios, 87, 175, 218, 219
– mastóideos, 567
– mediais, 218, 219
– mesentéricos
– – inferiores, 169, 175, 219
– – superiores, 87, 175, 218, 219
– obturatórios, 218
– pancreaticoduodenais, 168
– pancreáticos, 168
– paracólicos, 169
– paraesternais, 107
– paramamários, 107

– pararretais, 219
– paratraqueais, 87, 133, 567
– parauterinos, 219
– paravaginais, 219
– paravesicais, 218, 219
– parietais, 132
– parotídeos
– – profundos
– – – intraglandulares, 567
– – – pré-auriculares, 567
– – superficiais, 567
– peitorais, 107
– pericárdicos laterais, 131, 132
– pilóricos, 168
– poplíteos
– – profundos, 665
– – superficiais, 665
– pós-vesicais, 219
– pré-aórticos, 87, 175, 2018
– pré-cavais, 87, 175, 218, 219
– pré-cecais, 169
– pré-laríngeos, 567
– pré-pericárdicos, 132
– pré-traqueais, 567
– pré-vertebrais, 87, 133
– pré-vesicais, 2019
– profundos, 681
– proximal, 218
– retais superiores, 169
– retroaórticos, 87
– retrocavais, 87, 175
– retrofaríngeos, 567
– sacrais, 87, 219
– sigmóideos, 169
– subaórticos, 2018, 2019
– subescapulares, 107
– submandibulares, 567
– submentuais, 567
– superficiais, 681
– superolaterais, 218, 219
– superomediais, 218, 219, 665
– supratrocleares, 307
– tireóideos, 567
– traqueobronquiais, 87, 130
– – inferiores, 133
– – superiores, 133
– vesicais laterais, 219
– viscerais, 132
– – arco da veia ázigo, 132
Língua, 426, 427, 430, 437t, 553
– escrotal, 430
Língula, 118, 124
– da mandíbula, 373
– do cerebelo, 462, 463
– esfenoidal, 361
Linha(s)
– alba, 70, 71, 73-75, 96, 188, 226
– anocutânea, 191
– arqueada, 71, 75, 76, 81, 589
– áspera, 592

– axilar
– – anterior, 5
– – média, 5
– – posterior, 5
– de carga, 586
– de orientação, 5
– direita do psoas, 180
– do músculo psoas maior, 228
– do sóleo, 594
– epifisial, 14, 15
– escapular, 5
– esquerda do psoas, 180
– esternal, 5
– glútea
– – anterior, 588
– – inferior, 588
– – posterior, 588
– intercondilar, 592
– interepicondilar, 331
– intermediária, 588
– intertrocantérica, 592, 607
– mamilar, 5
– média
– – anterior, 3, 5
– – posterior, 5
– medioclavicular, 5
– milo-hióidea, 373, 550
– nucal
– – inferior, 362, 543
– – superior, 362, 542, 543
– – suprema, 362
– oblíqua, 372
– paraesternal, 5
– paravertebral, 5
– pectínea, 191, 592
– semilunar, 71, 72, 74
– supracondilar lateral, 592
– supracondilar medial, 592
– temporal, 358
– – inferior, 363
– – superior, 363
– terminal, 590
– trapezóidea, 234
Líquido
– articular (bolsa suprapatelar), 693
– cerebrospinal, 464
– sinovial, 18
Litíase salivar, 434
Lobo(s) 25
– acessório, 123
– da glândula mamária, 106
– da ínsula, 25, 444, 447, 490, 491, 493
– diencéfalo, 25
– direito do fígado, 145, 146
– esquerdo do fígado, 145, 146
– frontal, 25, 443
– inferior, 136
– – pulmão
– – – direito, 122, 132, 137
– – – esquerdo, 122, 132, 137
– límbico (giro cingulado), 441

– lóbulo floculonodular, 461
– médio do pulmão direito, 122, 132
– occipital, 25, 443
– parietal, 25
– superior, 124
– – pulmão
– – – direito, 122, 132, 137
– – – esquerdo, 122, 132, 137
– temporal, 25
Lóbulo(s)
– central, 462, 463
– da glândula mamária, 106
– da orelha, 405
– biventre, 462
– do epidídimo, 201
– do testículo, 201
– paracentral, 441, 492
– parietal
– – inferior, 439
– – – giro angular, 440
– – – giro supramarginal, 440
– – superior, 439, 440
– quadrangular
– – anterior, 462
– – posterior, 462
– semilunar
– – inferior, 462
– – superior, 462
Locus ceruleus, 459
Lombar, 25
Lordose
– cervical, 31, 522, 530
– lombar, 31
Lúmen do vaso, 22
Lúnula da válvula semilunar, 116

M

Macroglossia, 427
Mácula, 411
– crivosa
– – inferior, 409
– – média, 409
– – superior, 409
– do sáculo, 410
– do utrículo, 410
– lútea, 391
Maléolo
– lateral, 594, 595, 618-621, 625, 698, 699
– medial, 594, 595, 618-621, 625, 653, 698, 699
Mama, 106
– supranumerária, 106
Mandíbula, 350, 351, 372, 375t, 526, 547, 550
– abaixamento, 383
– alvéolo dental, 373
– ângulo, 373
– arco alveolar, 373
– base, 372

– cabeça (côndilo), 372, 379
– colo, 372, 379
– corpo, 372
– elevação, 383
– eminência alveolar, 372
– lateralização, 383
– movimentos, 383
– parte alveolar, 372
– protração, 383
– retração, 383
– septo interalveolar, 373
– septos inter-radiculares, 373
Manguito rotador, 272, 273t
Mão, 3
Marca-passo fisiológico do coração, 117
Margem
– acetabular, 589, 608
– ciliar da íris, 390
– da língua, 427, 430
– do útero, 206, 207
– gengival, 429
– incisal, 428
– inferior, 124
– inferolateral, 440, 443
– inferomedial, 443
– infraorbital, 370, 388
– lateral do pé, 10, 678
– lateral, úmero, 236
– medial
– – da escápula, 272
– – do pé, 10, 678
– – ulnar, 320
– mesovárica, 2006
– orbital, 388
– parietal, 358
– pupilar da íris, 390
– radial, 9, 320
– rugosa do baço, 151
– superior, 153, 439, 440
– – da escápula, 272
– supraorbital, 358, 388
– ulnar, 9
Martelo, 406, 407
– cabeça, 406
– cabo, 406
– processo anterior, 406
– processo lateral, 406
Massa lateral do atlas, 376, 582
Mastoidite, 407
Maxila, 350-352, 356, 370, 371, 374t, 582
– alvéolo dental, 371
– corpo, 370
– eminência alveolar, 370
– face
– – anterior, 370
– – infratemporal, 370
– – nasal, 370
– – orbital, 370
– – margem lacrimal, 370

– processo
– – alveolar, 370
– – frontal, 370
– – palatino, 420
– – zigomático, 370
– septo interalveolar, 371
– septos inter-radiculares, 371
Meato
– nasal
– – comum, 420
– – inferior, 420-422
– – médio, 420-422
– – superior, 421
– nasofaríngeo, 421
Medial, 3
Mediastino, 26, 27t, 104, 108, 130
– anterior, 104, 105, 142
– inferior, 104, 142
– médio, 104, 105, 142
– posterior, 104, 105, 142
– superior, 104, 142
– testicular, 201
Mediopé, 598
Medula
– espinal, 24, 25, 88, 94, 96, 136, 438, 474, 496, 537, 553, 582
– – canal central, 90, 91
– – cervical, 25
– – coccígea, 25
– – comissura
– – – branca anterior, 91
– – – branca posterior, 91
– – – cinzenta anterior, 91
– – – cinzenta posterior, 91
– – corno
– – – anterior, 90, 91
– – – lateral, 90, 91
– – – posterior, 90, 91
– – fissura mediana anterior, 91
– – funículo(s)
– – – anterior, 90
– – – lateral, 90, 95
– – – posterior, 90, 94
– – morfologia externa, 88
– – morfologia interna, 90
– – parte
– – – cervical, 88
– – – coccígea, 88
– – – lombar, 25, 88
– – – sacral, 25, 88
– – – torácica, 25, 88
– – segmento
– – – C5, 91
– – – L1, 91
– – – L2, 91
– – – S2, 91
– – – S3, 91
– – – T2, 91
– – – T8, 91
– – septo mediano posterior, 91

– – substância branca, 95
– – substância cinzenta, 95
– – sulco
– – – anterolateral, 91
– – – intermédio posterior, 90, 91, 95
– – – mediano posterior, 91, 94, 95
– – – posterolateral, 91, 95
– medula oblonga. Ver *Bulbo*
– óssea amarela, 15
– óssea vermelha, 15
– renal, 173
Membrana
– atlantoccipital
– – anterior, 532, 534
– – posterior, 532, 534
– cricotireóidea, 556, 558, 559
– dos estatocônios (otolítica), 411
– elástica externa, 22
– elástica interna, 22
– estapedial, 406
– esternal, 50
– fibrosa, 18
– intercostal
– – externa, 62, 63
– – interna, 62, 64, 94
– interóssea, 17, 239, 595, 595
– – da perna, 17, 612-614, 618, 628, 662, 696
– – do antebraço, 253, 255, 344, 345
– mucosa
– – parte
– – – olfatória, 420, 494
– – – respiratória, 420, 494
– obturatória, 194, 604-607, 690
– perineal, 186, 187, 193-197, 217, 220, 221
– quadrangular, 558, 560
– reticular, 411
– sinovial, 18
– tectória, 411, 532, 533
– timpânica, 404
– – parte flácida, 405
– – parte tensa, 405
– – secundária, 406, 410
– tireo-hióidea, 546, 547, 554, 556, 558-561
– vastoadutora, 669
– vítrea, 390
Membro superior, 3
– parte livre, 232, 234
– regiões, 322
Membros, 12
Meninges, 468
– encefálicas, 480*t*
– espinais, 94
Menisco, 18
– lateral, 612-616, 694
– medial, 612-616
Menor, 23

Mesencéfalo, 24, 25, 89, 438, 442, 457, 461, 465*t*, 492, 496
Mesentério, 157, 158, 160, 177, 178, 183
Mesoapêndice, 161, 188, 189
Mesocolo
– sigmoide, 160, 161, 179, 188-190
– transverso, 156 -161, 179
Mesométrio, 206
Mesossalpinge, 189, 206
Metáfise, 14
Metatálamo
– corpo geniculado lateral, 452
– corpo geniculado medial, 452
Metatarsal, 598
Miocárdio, 20, 115
Modíolo, 409
– base, 409
– do ângulo da boca, 384, 385
Monte do púbis, 197, 204, 206
Morfologia
– externa do cérebro, 448*t*
– externa do encéfalo, 439
– interna do prosencéfalo, 444
Movimento(s)
– da articulação do joelho, 646
– da articulação do quadril, 639
– da articulação do tornozelo, 647
– da oposição, 299
– do olho, 396*t*
– do pé, 658
– – articulações interfalângicas
– – – extensão, 658*t*
– – – flexão, 658*t*
– – articulações metatarsofalângicas
– – – abdução, 658*t*
– – – adução, 658*t*
– – – extensão, 658*t*
– – – flexão, 658*t*
– do polegar, 298
– – abdução, 298, 299
– – adução, 298, 299
– – extensão, 298, 299
– – flexão, 298, 299
– – oposição, 298, 299
– do tronco, 79
– dos dedos, 298
– – abdução, 298, 299
– – adução, 298, 299
– – extensão, 298, 299
– – flexão, 298, 299
– – oposição do dedo mínimo, 299
– mímicos, 386
– – raiva, 386
– – sorriso, 386
– – surpresa, 386
– – tristeza, 386
Mucosa, 560
– da boca, 427
– da língua, 427

Músculo(s)
– abdutor
– – curto do polegar, 242, 266, 267, 290, 291, 292*t*, 315, 334, 335, 346
– – do dedo mínimo da mão, 242, 243, 266, 267, 290, 291, 292*t*, 294, 316, 334, 346
– – do dedo mínimo do pé, 603, 649-651, 653, 655*t*, 673, 688, 689, 700, 701
– – do hálux, 603, 629, 649-651, 653, 654*t*, 673, 689, 698, 700, 701
– – longo do polegar, 243, 267, 284, 286*t*, 294, 313, 337, 339, 341, 345, 346, 347
– adutor
– – curto, 600, 601, 628, 630, 631, 637*t*, 669, 682, 690-692
– – do hálux, 654*t*, 673, 689
– – – cabeça oblíqua, 603, 649, 650, 701
– – – cabeça transversa, 603, 649-651, 700
– – do polegar, 242, 243, 266, 292*t*, 316, 334, 335, 346
– – – cabeça oblíqua, 290, 291
– – – cabeça transversa, 290, 291
– – longo, 600, 601, 628, 630, 631, 637*t*, 669, 681, 682, 690-693
– – magno, 600, 601, 628-634, 637*t*, 669, 673, 683, 686, 691-693
– – mínimo, 629, 631-633, 669, 673, 683
– ancôneo, 243, 267, 268, 274, 284, 313, 344
– anteriores
– – da coxa, 637*t*
– – da perna, 645*t*
– – do antebraço, 281*t*
– – – parte profunda, 283*t*
– – do braço, 275*t*
– – do quadril, 636*t*
– anterolaterais do abdome, 70, 72
– antitrágico, 405
– aritenoepiglótico, 559*t*
– aritenóideo
– – oblíquo, 555, 559, 559*t*
– – transverso, 555, 559, 559*t*
– articular do joelho, 600, 694
– auricular
– – anterior, 385, 387*t*, 405
– – posterior, 385, 387*t*, 405
– – superior, 385, 387*t*, 405
– bíceps, 20
– – braquial, 242, 266, 270, 275*t*, 280, 324 328-333, 344, 347
– – – aponeurose, 274, 328, 332
– – – cabeça curta, 242, 247, 270, 274, 314, 342, 343
– – – cabeça longa, 242, 247, 270, 274, 314, 342, 343

– – femoral, 600, 611, 632, 638t, 656, 657, 672, 683, 686, 687, 694
– – – cabeça curta, 601, 629, 632-634, 672, 673, 683, 692, 693
– – – cabeça longa, 540, 629, 632, 634t, 672, 673, 692, 693
– bipeniforme, 21
– braquial, 242, 243, 266, 270, 274, 275t, 280, 282, 296, 314, 328-333, 343, 344
– braquiorradial, 242, 243, 266, 267, 270, 280, 284, 287t, 313, 328, 329, 331-333, 344, 345
– bucinador, 354, 355, 384, 385, 387t, 554, 582
– bulboesponjoso, 186, 193, 196, 197, 217, 220, 221
– ceratoglosso, 431
– cervical, 54, 55, 58, 268, 528, 539-541, 545, 582
– – da cabeça, 54, 55, 58, 268, 322, 354, 355, 527, 529, 539-541, 544, 545, 579, 580, 582, 583
– ciliar, 496, 497
– – fibras
– – – circulares, 390
– – – longitudinais, 390
– – – radiais, 390
– classificação
– – disposição das fibras, 21
– – forma, 20
– – função, 20
– – número de cabeças, 20
– coccígeo, 37, 194, 195, 214
– com ação no(s)
– – antebraço, 288t
– – cíngulo do membro superior, 279t
– – cotovelo, 288t
– – dedos, 299t
– – ombro, 279
– – polegar, 299t
– – punho, 289
– compressor da uretra, 197
– condroglosso, 431
– constritor
– – inferior da faringe, 509, 554, 581, 582
– – – parte cricofaríngea, 555
– – – parte tireofaríngea, 555
– – médio da faringe, 509, 554, 581
– – – parte ceratofaríngea, 555
– – – parte condrofaríngea, 555
– – superior da faringe, 509, 554, 581, 582
– – – parte
– – – – bucofaríngea, 555
– – – – glossofaríngea, 555
– – – – milofaríngea, 555
– – – – pterigofaríngea, 555
– coracobraquial, 242, 266, 270, 274, 275t, 314, 342, 343
– – bolsa, 249, 296
– corrugador do supercílio, 354, 384, 387t

– cremaster, 72, 2000
– cricoaritenóideo
– – lateral, 559t
– – posterior, 559t
– cricotireóideo, 509, 538, 547, 552, 554, 555, 559t
– – parte oblíqua, 559
– – parte reta, 559
– – posterior, 559
– da eminência hipotenar, 292t, 337, 338, 346
– da eminência tenar, 292t, 337, 346
– da faringe, tabela de resumo, 555t
– da língua, 431
– da mão, 290
– da mastigação, 380, 383t
– da parede abdominal, 668
– da perna
– – compartimento
– – – anterior, 640
– – – lateral, 641
– – – posterior, 642
– da região palmar média, 293t
– da úvula, 431, 509, 555, 581
– dartos, 217
– deltoide, 54, 137, 242, 243, 247, 248, 251, 266, 267, 269t, 312, 342, 343, 347, 541
– – parte
– – – acromial, 242, 243, 268, 270
– – – clavicular, 242, 270
– – – espinal, 243, 268
– depressor
– – do ângulo da boca, 354, 384, 385, 387t
– – do lábio inferior, 354, 384, 385, 387t
– – do septo nasal, 354, 384, 387t
– detrusor da bexiga, 193
– diafragma, 37,69t
– digástrico, 20, 355, 551t
– – ventre anterior, 538, 539, 544-547, 552-554, 583
– – ventre posterior, 527, 538, 539, 544-547, 550, 552, 555
– dilatador de pupila, 390, 496
– do abdome, 70
– – grupo anterolateral, 70
– – grupo posterior, 70
– do antebraço, 280
– – compartimento anterior (flexor), 274, 280
– – compartimento posterior (extensor), 268, 274, 280, 284t
– – – parte lateral, 268
– do diafragma da pelve, 70
– do dorso, 54
– do estribo (estapédio), 406
– do membro inferior, 628
– do membro superior, 266, 267
– do palato mole, 431
– do pé, 648

– do períneo, 70
– do pescoço, 538
– do tórax, 62
– do trago, 405
– dorsais do pé, 648, 654t
– epicrânico, 385
– eretor da espinha, 37, 53, 58, 66, 67, 73, 96, 137, 226, 229, 268, 343, 541
– – com a fáscia toracolombar, 540
– escaleno, 322
– – anterior, 43, 63, 309, 323, 529, 538, 544, 545, 545t, 547, 552, 561, 565, 577
– – médio, 43, 63, 309, 528, 529, 538, 539, 544, 545, 545t, 552, 565, 577, 582
– – posterior, 43, 59, 63, 529, 538, 539, 544, 545, 545t, 552, 565
– esfíncter
– – da pupila, 390, 496, 497
– – da uretra, 193-197
– – externo do ânus, 37, 186, 190, 194-197, 210, 211, 214, 217
– – – parte
– – – – profunda, 191
– – – – subcutânea, 191
– – – – superficial, 191
– – interno do ânus, 190, 191
– – pilórico, 149
– – uretrovaginal, 197
– espinal, 55, 60t
– – cervical, 58, 528, 529, 541, 542
– – da cabeça, 58, 527
– – torácico, 58, 541, 542
– espinotransversais, 58
– esplênio, 60t
– esquelético, 20
– esternocleidomastóideo, 42, 54, 55, 242, 243, 268, 270, 322, 354, 355, 514, 527, 538-541, 544, 545t, 546, 561, 569, 579, 581, 582
– esterno-hióideo, 243, 515, 527, 538, 539, 544-547, 551t, 552, 561, 568, 582, 583
– esternotireóideo, 515, 545, 547, 551t, 552, 561, 568, 576, 582
– estilofaríngeo, 354, 355, 527, 554, 555, 555t
– estiloglosso, 354, 355, 431, 515, 554
– estilo-hióideo, 354, 355, 527, 538, 539, 544-547, 550, 551t, 552, 555, 576
– extensor
– – curto
– – – do hálux, 602, 628, 640, 648, 651-653, 654t, 698, 700
– – – do polegar, 243, 267, 284, 286t, 294, 313, 337, 339, 341, 346, 347
– – – dos dedos, 602, 628, 640, 648, 652, 653, 654t, 688, 698, 700
– – do dedo mínimo, 242, 243, 267, 284, 285t, 294, 313, 337, 341, 344-347

– – do indicador, 243, 267, 284, 286t, 294, 313, 337, 341, 346
– – dos dedos, 242, 243, 267, 284, 285t, 294, 295, 313, 337, 344-347
– – longo
– – – do hálux, 600, 602, 628, 640, 645t, 648, 651, 652, 696, 697, 700
– – – do polegar, 243, 267, 284, 286t, 294, 313, 337, 339, 341, 345-347
– – – dos dedos, 600, 602, 628, 640, 641, 645t, 648, 652, 696, 697, 700
– – radial
– – – curto do carpo, 242, 243, 267, 284, 287t, 294, 313, 337, 341, 344-347
– – – longo do carpo, 242, 243, 266, 267, 284, 287t, 294, 313, 337, 339, 341, 344-347
– – – ulnar do carpo, 242, 243, 267, 284, 285t, 294, 313, 337, 344-347
– extensores, canais, 239
– extrínsecos do bulbo do olho, 395, 396
– faciais, 384, 387t
– fibular
– – curto, 600-603, 628, 629, 640-642, 645t, 648, 653, 696, 697
– – longo, 600, 601, 603, 628, 629, 640-643, 645t, 648, 651, 653, 696, 697
– fibular terceiro, 600, 628, 640, 641, 645t, 648, 651, 652, 696
– flexor
– – curto
– – – do dedo mínimo da mão, 242, 290, 291, 293t, 316, 334, 346
– – – do dedo mínimo do pé, 603, 649-651, 655t, 673, 689, 700, 701
– – – do hálux, 603, 651, 654t, 673, 689, 700, 701
– – – – cabeça lateral, 649, 650
– – – – cabeça medial, 649-651, 700
– – – do polegar, 242, 292t, 334, 335, 346
– – – – cabeça profunda, 290, 291, 316
– – – – cabeça superficial, 290, 291, 315
– – – dos dedos, 603, 649, 651, 654t, 673, 689, 698, 700
– – longo
– – – do hálux, 601, 603, 629, 643, 645t, 649, 673, 687, 689, 696, 697, 701
– – – do polegar, 242, 266, 282, 283t, 290, 315, 333, 337, 344, 346, 347
– – – dos dedos, 601, 603, 629, 642, 643, 645t, 649-651, 673, 687, 689, 696, 697, 700
– – profundo dos dedos, 242, 243, 266, 282, 283t, 290, 295, 315, 316, 333, 337, 344-347
– – radial do carpo, 242, 266, 280, 281t, 315, 328, 332, 333, 337, 344, 346, 347
– – superficial dos dedos, 242, 280, 281t, 290, 295, 315, 332, 333, 337, 344-347

– – ulnar do carpo, 242, 243, 280, 281t, 284, 315, 328, 330, 332, 333, 338, 344, 345, 347
– fusiforme, 20
– gastrocnêmio, 603, 64t
– – cabeça lateral, 601, 611, 629, 632-634, 641, 642, 657, 672, 673, 697, 683, 686, 687, 694, 696
– – cabeça medial, 601, 611, 628, 629, 632-634, 642, 657, 672, 673, 686, 687, 694, 696, 697
– gêmeo
– – inferior, 601, 629, 632, 633, 635t, 656
– – superior, 601, 629, 632, 633, 635t, 656
– genioglosso, 355, 431, 515, 553, 583
– genio-hióideo, 355, 515, 527, 550, 551t, 553, 568, 583
– glúteo
– – máximo, 37, 226, 227, 601, 629, 632, 634t, 635t, 656, 671, 672, 683, 690, 691
– – médio, 226, 227, 229, 601, 628-632, 636t, 656, 670, 690, 691
– – mínimo, 226, 600, 628-633, 636t, 656, 670, 683, 690, 691
– grácil, 600, 611, 628-634, 638t, 657, 669, 681, 691-694
– hioglosso, 431, 515, 554
– ilíaco, 37, 75-77, 226, 229, 600, 628, 630, 634, 636t, 668, 669, 690, 691
– iliococcígeo, 37, 194, 195, 217
– iliocostal, 55, 60t
– – cervical, 58, 541, 542
– – lombar, 58
– – torácico, 43, 58, 541
– iliopsoas, 75, 77, 227, 600, 601, 628, 630, 631, 656, 669, 680, 681, 690
– infraespinal, 54, 137.243, 247, 249, 251, 267, 268, 272, 273t, 310, 326, 342, 343, 347, 540
– – bolsa subtendínea, 249, 296
– infra-hióideos, 539, 551t
– intercostal, 43, 67, 324, 342, 343
– – externo, 55, 58, 62, 63, 69t, 80, 96
– – interno, 55, 62-64, 69t, 96, 127
– – íntimo, 62, 64, 69t, 96
– interespinais, 37, 61, 543
– – cervicais, 59, 528, 529
– – lombares, 59
– – torácicos, 59
– interósseos, 266, 316, 673, 689
– – dorsal, 243, 267, 290, 293t, 340, 341, 628, 640, 648, 652, 655t, 701
– – – I, 242, 291, 294, 334, 335, 346, 603, 651, 700
– – – II, 242, 291, 294, 295, 346, 603, 651, 700
– – – III, 242, 291, 294, 295, 346, 603, 651, 700

– – – IV, 242, 291, 294, 346, 603, 651, 700
– – palmar, 243, 293t
– – – I, 242, 291, 346
– – – II, 242, 291, 346
– – – III, 242, 291, 346
– – plantar, 650, 655t, 701
– – – I, 603, 651, 700
– – – II, 603, 651, 700
– – – III, 603, 651, 700
– intertransversário, 37, 61t, 543
– – cervical
– – – anterior, 55, 57t, 528, 529
– – – posterior, 528, 529
– – – posterior lateral, 55, 57t
– – – posterior medial, 55, 59
– – lombar lateral, 55, 57t, 59, 94
– – torácico, 55, 59
– isquiocavernoso, 193, 196, 217, 220, 221
– laríngeos, tabela de resumo, 559t
– laterais do pescoço, 544
– laterais do quadril, 636t
– latíssimo do dorso, 42, 54, 56t, 66, 67, 73, 96, 242, 243, 266-268, 269t, 270, 311, 324, 540
– – bolsa subtendínea, 249, 296
– levantador
– – da costela, 37, 43, 59, 62, 69
– – – curto, 63, 542, 529
– – – longo, 63, 542
– – da escápula, 54, 55, 56t, 243, 267, 268, 269t, 310, 322, 528, 529, 538-540, 544, 545, 552, 579, 580, 582
– – da pálpebra
– – – lâmina profunda, 393
– – – lâmina superficial, 393
– – – superior, 394-396, 401, 497
– – da próstata, 194
– – do ângulo da boca, 354, 355, 384, 387t
– – do ânus, 190, 193, 194, 196, 197, 211, 214, 220, 221, 224, 227
– – do lábio superior, 354, 384, 385, 387t
– – do lábio superior e da asa do nariz, 354, 384, 385, 387t
– – do véu do palato, 355, 431, 509, 554, 581
– longitudinal
– – inferior, 427
– – superior, 427
– longo
– – da cabeça, 355, 527, 529, 539, 545, 548, 549, 550t, 582
– – do pescoço, 528, 529, 539, 545, 548, 549, 550t, 561, 564, 582
– longuíssimo, 55, 60t
– – cervical, 58, 528, 529, 541, 542, 570
– – da cabeça, 58, 354, 355, 527, 529, 542, 543, 580
– – torácico, 37, 43, 58, 541

– lumbrical, 266, 290, 293t, 335, 649-651, 655t, 689, 700
– – I, 315, 346
– – II, 295, 315, 346
– – III, 290, 316, 346
– – IV, 316, 346
– maior da hélice, 405
– masseter, 354, 355, 382, 383t, 538, 539, 546, 582
– – parte profunda, 380, 381
– – parte superficial, 380, 381
– mediais da coxa, 637t
– menor da hélice, 405
– mentual, 354, 384, 385, 387t
– milo-hióideo, 355, 527, 538, 539, 544-547, 550, 551t, 552-554, 583
– multífido, 61t, 528, 529
– – cervical, 543
– – lombar, 59
– – torácico, 37, 59
– multipeniforme, 21
– nasal, 354, 387t
– – parte alar, 384, 385
– – parte transversa, 384, 385
– oblíquo
– – da orelha, 405
– – externo, 600, 601
– – – do abdome, 42, 62, 66, 67, 70-74, 78t, 79, 80, 96, 107, 188, 189, 226, 268
– – inferior, 393, 394, 396, 396t, 497, 543, 543t, 570
– – – da cabeça, 59, 528, 580, 583
– – interno, 600
– – – do abdome, 42, 66, 70-76, 78t, 79, 188, 189, 226
– – superior, 394-396, 396t, 401, 497, 543, 543t, 570
– – – da cabeça, 59, 354, 355, 527, 528, 580
– obturador, 601
– – externo, 77, 227, 600, 631, 638t, 669, 690, 691
– – interno, 75, 76, 190, 194, 210, 211, 227, 629, 632-634, 635t, 656, 683, 690, 691
– occipitofrontal, 354, 355, 387t
– – ventre frontal, 384, 385
– – ventre occipital, 385, 539, 580
– omo-hióideo, 267, 551t, 561, 582
– – ventre inferior, 242, 270, 322, 515, 538, 544, 545, 547, 552, 568, 579
– – ventre superior, 515, 527, 538, 539, 544, 545, 547, 552, 568, 576
– oponente
– – do dedo mínimo, 242, 243, 291, 293t, 316, 346
– – do polegar, 242, 243, 290, 291, 292t, 315, 346
– – do quinto dedo, 603, 651, 655t, 700

– orbicular, 384
– – da boca, 354, 387t
– – – parte labial, 384, 385
– – – parte marginal, 384, 385
– – do olho, 354, 387t
– – – parte orbital, 384, 385
– – – parte palpebral, 384, 385
– palatofaríngeo, 431, 509, 555, 581, 583
– palatoglosso, 431, 509
– palmar
– – curto, 266, 293t, 338
– – longo, 280, 281t, 328, 332, 333, 344, 345, 347
– papilar
– – anterior, 114, 115
– – posterior, 114, 115, 117
– – septal, 114
– pectíneo, 114, 115, 227, 600, 601, 628, 630, 631, 637t, 669, 669, 680-682, 690, 691
– peitoral
– – maior, 42, 62, 106, 107, 137, 242, 247, 266, 270, 271t, 324, 342, 343
– – – parte
– – – – abdominal, 70, 270
– – – – clavicular, 242, 270
– – – – esternocostal, 270
– – menor, 4, 62, 137, 242, 247, 266, 270, 271, 324, 342, 343
– peniforme, 21
– piramidal, 70, 71, 78t, 600
– – da orelha, 405
– piriforme, 37, 195, 214, 600, 601, 629, 632-634, 635t, 656, 671-673, 683, 684
– plantares, 601, 603, 611, 629, 632-634, 642, 644t, 649, 657, 672, 683, 686, 687, 694, 696
– – intermédios, 654t
– – laterais, 655t
– – mediais, 654t
– platisma, 546, 551t, 552, 569, 575, 582, 354
– policaudado, 20
– poligástricos, 20
– poplíteo, 601, 629, 642, 643, 644t, 657, 686, 687, 694, 696
– posteriores
– – da coxa, 638t
– – da perna
– – – estrato profundo, 644t
– – – estrato superficial, 644t
– – do antebraço, 285t
– – – parte radial, 287t
– – do braço, 275t
– – do quadril, 635t
– prócero, 354, 384, 385, 387t
– pronador
– – quadrado, 242, 266, 282, 283t, 290, 291, 315, 332, 333, 345

– – redondo, 242, 243, 266, 270, 280, 315, 328, 331, 333, 344, 345
– – – cabeça ulnar, 242, 329, 330, 332
– – – cabeça umeral, 242, 329, 330, 332
– próprios do dorso, 58, 539
– psoas
– – maior, 37, 53, 66, 73, 77, 226, 229, 600, 628, 630, 634t, 636t, 668, 669, 690, 691
– – menor, 73, 77, 628, 630, 634, 636t
– pterigóideo
– – lateral, 355, 383t, 582, 583
– – – cabeça inferior, 379, 380, 382
– – – cabeça superior, 379, 380, 382
– – medial, 355, 380, 382, 383t, 555, 582, 583
– puboanal, 194, 195
– pubococcígeo, 194, 195, 217
– puborretal, 194, 195
– pubovaginal, 195
– quadrado
– – femoral, 600, 601, 629, 631-633, 635t, 656
– – lombar, 66, 70, 73, 77, 78t, 630, 668
– – plantar, 603, 650, 655t, 673, 689, 698, 700
– quadríceps, 20, 600, 612, 630, 634, 637t, 656, 669, 695
– radiais, 284t
– redondo
– – maior, 54, 242, 243, 266-268, 270, 311, 324-326, 343, 540
– – – bolsa subtendínea, 249, 296
– – menor, 54, 243, 267, 272, 273t, 312, 326, 540
– reto
– – anterior da cabeça, 355, 527, 528, 543t, 548, 549, 554, 582
– – do abdome, 42, 66, 70-75, 78t, 79, 96, 188, 189, 226, 227, 229, 600, 690, 691
– – femoral, 227, 601, 612, 628-630, 634, 669, 682, 690-694
– – inferior, 393-396, 396t, 401, 497
– – lateral, 394-396, 396t, 401, 497, 543
– – – da cabeça, 355, 527, 528, 543t, 549, 554
– – medial, 394, 395, 396t, 401, 497
– – posterior
– – – maior da cabeça, 59, 354, 355, 527, 528, 543, 543t, 570, 580, 583
– – – menor da cabeça, 59, 355, 527, 528, 543, 543t, 570, 580
– – superior, 393-395, 396t, 401, 497
– risório, 384, 385, 387t
– romboide, 343
– – maior, 54, 56t, 137, 243, 268, 269t, 310, 342, 540
– – menor, 54, 56t, 243, 268, 269t, 310, 529, 540

– rotadores, 37, 61t
– – cervicais, 55, 59
– – torácicos, 55, 59
– – – curto, 37
– – – longo, 37
– salpingofaríngeo, 509, 555, 555t, 581
– sartório, 227, 600, 611, 628-630, 634, 637t, 656, 669, 678, 681, 690-694
– semiespinal, 61t
– – cervical, 58, 59, 528, 529, 541, 542, 580, 582
– – da cabeça, 54, 55, 58, 59, 268, 322, 354, 355, 527, 529, 539-542, 544, 545, 580, 582, 583
– – torácico, 37, 59, 529, 542
– semimembranáceo, 600, 601, 611, 629, 632-634, 638t, 656, 657, 672, 673, 683, 686, 687, 692-694
– semipeniforme, 21
– semitendíneo, 600, 601, 611, 629, 632, 634, 638t, 656, 657, 672, 673, 683, 686, 687, 689, 694
– serrátil
– – anterior, 42, 43, 62, 100, 137, 242, 247, 266-268, 270, 271t, 310, 324, 342, 343
– – posterior
– – – inferior, 37, 55, 57t, 268
– – – superior, 43, 54, 55, 57t, 268, 529, 540, 541
– sóleo, 601, 603, 628, 629, 634, 641, 642, 644t, 673, 687, 694, 696, 697
– subclávio, 42, 43, 62, 266, 270, 271t, 310, 324
– subcostal, 62, 64, 69t, 93, 96
– subescapular, 137, 242, 247, 248, 251, 266, 270, 272, 273t, 324, 325, 342, 343, 347
– – bolsa subtendínea, 249, 296, 342
– suboccipitais, tabela de resumo, 543t
– superciliar, 384, 387t
– supinador, 242, 243, 266, 267, 280, 282, 284, 285t, 313, 329-333, 344
– supraespinal, 54, 242, 243, 248, 251, 267, 268, 270, 272, 273t, 310, 326, 342, 540, 541
– supra-hióideos, tabela de resumo, 551t
– tarsal
– – inferior, 393
– – superior, 393
– temporal, 354, 355, 380-382, 383t, 468, 538, 539
– temporoparietal, 385, 387t
– tensor
– – da fáscia lata, 227, 600, 601, 628, 630, 634, 670, 681, 690, 691
– – do tímpano, 407
– – do véu do paladar, 355, 431, 554, 581
– tibial
– – anterior, 600-603, 628, 640, 641, 645t, 648, 652, 696, 697, 700

– – posterior, 601, 603, 629, 642, 643, 644t, 651, 673, 687, 696, 697
– tireoaritenóideo, 559, 559t, 560
– tireoepiglótico, 559, 559t
– tireo-hióideo, 515, 527, 538, 544-547, 551t, 552, 576, 583
– transverso
– – da língua, 427
– – da orelha, 405
– – do abdome, 55, 66, 70, 71, 77, 78t, 79, 96, 99, 188, 189, 226, 600
– – do mento, 385, 387t
– – do tórax, 62, 64, 69t, 76
– – profundo do períneo, 196, 197
– – superficial do períneo, 196, 197, 217, 220, 221
– transversoespinal, 58
– trapézio, 37, 54, 56t, 96, 137, 248, 251, 266-268, 269t, 270, 322, 323, 342, 343, 354, 355, 514, 538, 544, 552, 569, 580, 583
– – bolsa subtendínea, 249, 296
– – parte
– – – ascendente, 243. 268, 540
– – – descendente, 242, 243, 268, 527, 529, 539, 540
– – – transversa, 243, 268, 529, 540
– traqueal, 121
– tríceps, 20
– – braquial, 54, 243, 266, 268, 270, 275t, 296
– – – bolsa subtendínea, 296
– – – cabeça
– – – – lateral, 313, 343, 540
– – – – longa, 242, 243, 268, 313, 326, 343, 540
– – – – medial, 243, 268, 313, 343
– – sural, 642, 695
– unipeniforme, 21
– vasto
– – intermédio, 600, 601, 612, 628, 630, 669, 682, 692-694
– – lateral, 600, 601, 612, 628, 630-634, 669, 682, 690-692, 694
– – medial, 600, 601, 612, 628, 630, 631, 634, 669, 682, 692-694
– vertical da língua, 427
– vocal, 559, 560
– zigomático
– – maior, 354, 355, 384, 385, 387t
– – menor, 354, 355, 384, 385, 387t

N

Narina, 418, 419
Nariz, 418, 419, 423t
Násio, 350, 351
Nasofaringe, 553
Neocerebelo, 461
Neoestriado, 452

Nervo(s), 24
– abducente (NC VI), 398, 399, 401, 442, 457, 458, 461, 470, 472, 473, 497, 497t, 517
– – núcleo, 459, 497
– acessório (NC X), 442, 457, 458, 461, 470, 472, 473, 514, 514t, 517, 576-582
– – núcleo, 514
– – raiz craniana, 509
– – – parte vagal, 514
– – raiz espinal, 509
– – ramo externo, 514, 516
– – ramo interno, 514
– – ramos musculares, 514
– alveolar inferior, 498, 500, 510, 582, 583
– alveolares superiores, 498
– ampular
– – anterior, 505
– – lateral, 505
– – posterior, 505
– anais
– – inferiores, 220, 221
– – superiores, 223, 225
– anococcígeo, 220, 221, 675, 677
– anterior da curvatura menor, 129, 170, 171, 509, 511-513
– auricular
– – anteriores, 500
– – maior, 98, 322, 323, 516, 568, 569, 575, 578-580
– – – ramo anterior, 569
– – – ramo posterior, 569, 570
– – posterior, 500, 502, 504
– – – ramo auricular, 502, 504
– – – ramo occipital, 502, 504
– auriculotemporal, 498, 500, 506, 510, 518, 519
– – ramos
– – – comunicantes com o nervo facial, 500, 510
– – – parotídeos, 500
– – – temporais superficiais, 500
– axilar, 308, 309, 312, 325, 326
– bucal, 498, 500, 510, 518, 519
– cardíaco cervical
– – inferior, 129, 134, 135
– – médio, 129, 134, 507
– – superior, 129, 134, 507
– carótico
– – externo, 507, 571
– – interno, 496, 507, 571
– caroticotimpânicos, 506, 508
– cavernosos do pênis, 223
– cervical transverso, 318, 322, 323, 568, 569, 579
– – ramo inferior, 569, 578
– – ramo superior, 569, 575, 578
– ciliares
– – curtos, 399, 496, 497
– – longos, 399, 496, 499

– clúnios, 100
– – inferiores, 98, 220, 221, 666, 672, 677, 683
– – médios, 98, 666, 672, 677, 683
– – superiores, 98, 100, 666, 672, 677, 683
– coccígeo, 24, 25, 88, 89, 96, 97, 667, 675
– coclear, 408, 505, 517
– cranianos, 25, 497t, 517
– – abducente, 24, 25
– – acessório, 24, 25
– – facial, 24, 25
– – glossofaríngeo, 24, 25
– – hipoglosso, 24, 25
– – oculomotor, 24, 25
– – olfatório, 24, 25
– – óptico, 24, 25
– – trigêmeo, 24, 25
– – troclear, 24, 25
– – vago, 24, 25
– – vestibulococlear, 24, 25
– cutâneo
– – antebraquial
– – – lateral, 309, 314, 318, 319, 328, 330, 332, 333, 344, 345
– – – medial, 308, 309, 318, 328, 332, 333, 343, 345
– – – posterior, 313, 319, 340, 345
– – braquial
– – – lateral inferior, 313, 318, 319
– – – lateral superior, 98, 312, 318, 319
– – – medial, 99, 308, 343, 344
– – – posterior, 313
– – dorsal
– – – intermédio, 674, 676, 685, 688
– – – lateral, 674, 685, 688
– – – medial, 674, 676, 685, 688
– – femoral
– – – lateral, 76, 99-101, 172, 174, 213, 215, 222, 227, 666-668, 672, 676, 67, 680, 681, 690
– – – posterior, 220, 221, 666, 667, 672, 677, 683, 690
– – – – ramos perineais, 220, 221, 672, 683
– – perfurante, 220, 221, 672
– – sural
– – – lateral, 672, 674, 676, 677, 683, 685, 687
– – – – ramo comunicante fibular, 674, 686, 687
– – – – ramos calcâneos laterais, 685
– – – medial, 666, 672, 674, 677, 685
– – – posterior, 683, 686, 687, 696
– da cavidade
– – nasal, 425
– – oral, 433
– da língua, 433
– da órbita, 398

– da parede do tronco, 98
– digital
– – dorsal, 313, 316, 346
– – – do pé, 666, 674, 685
– – – nervo ulnar, 319
– – palmar
– – – comum, 315, 316, 334, 335, 346
– – – – nervo mediano, 318
– – – – nervo ulnar, 318
– – – próprio, 315, 316, 334-336, 346
– – – – nervo mediano, 318, 319
– – – – nervo ulnar, 318
– – – – ramo
– – – – – dorsal, 315, 316, 340, 341
– – – – – palmar, 316, 318, 334, 335, 338
– – – – – profundo, 316, 334-336, 338, 316
– – – – – superficial, 316, 335, 336, 338
– – – ramos motores, 336
– – plantar
– – – comum, 666, 673, 689
– – – próprio, 666, 673, 689
– do canal
– – meato acústico externo, 500
– – pterigoide, 499
– do músculo
– – gêmeo inferior, 671, 683
– – gêmeo superior, 671, 683
– – obturador interno, 671, 683
– – piriforme, 671, 683
– – pterigóideo lateral, 500
– – quadrado femoral, 671, 683
– – quadríceps, reto femoral, 600
– – tensor do tímpano, 500
– – tensor do véu palatino, 500
– do palato, 433
– do períneo, 220
– dorsal
– – da escápula, 310, 326
– – do clitóris, 221
– – do pênis, 196, 203, 220, 222, 223
– escrotais
– – anteriores, 99, 101, 202
– – posteriores, 220, 223
– espinal, 25, 80, 94-96
– – C1, 88, 89, 97, 515, 568
– – C2, 319, 515, 516, 518, 519
– – C3, 318, 319, 515, 516, 518, 519, 568, 569
– – C4, 317-319, 516, 518, 519, 568, 569
– – C5, 317-319, 323, 568, 569
– – C6, 317-319, 323
– – C7, 317-319, 323
– – C8, 88, 89, 97, 317-319, 323
– – cervicais, 24, 25, 96
– – Co1, 667, 675, 677
– – L1, 88, 89, 97, 666, 667, 677
– – L2, 666, 667, 677
– – L3, 666, 667, 677
– – L4, 666, 667, 677

– – L5, 666, 667, 677
– – L5, 88, 89, 97
– – lombares, 24, 25, 96
– – misto, 24
– – raiz anterior, 93, 95
– – raiz posterior, 95
– – ramo
– – – anterior, 24
– – – branco, 24
– – – cinzento, 24
– – – cutâneo posterior, 80, 96
– – – dorsal, 80
– – – lateral, 80, 96
– – – medial, 80, 96
– – – posterior, 24
– – – ventral, 80
– – ramo espinal, 398
– – ramo meníngeo, 399, 500
– – S1, 88, 89, 97, 667
– – S2, 667
– – S3, 667
– – S4, 667, 675, 677
– – S5, 88, 89, 97, 667, 675
– – sacrais, 24, 25, 96
– – T1, 88, 89, 97, 496
– – T12, 88, 89, 97, 317-319, 323, 667
– – torácicos, 24
– esplâncnico
– – imo, 101, 176, 222, 223
– – lombar, 170, 176, 222, 223, 225
– – maior, 96, 101, 129-131, 135, 170, 171, 176, 222, 223
– – menor, 101, 129, 135, 176, 222, 223
– – pélvico, 223, 225
– – sacral, 225
– estapédio, 502
– etmoidal
– – anterior, 399, 425, 499
– – – ramo(s) nasal(is)
– – – – externo, 518, 519
– – – – internos, 425
– – – – laterais, 425, 499
– – – posterior, 399, 499
– – – ramo meníngeo anterior, 477
– facial (NC VII), 384, 442, 457, 458, 461, 470-473, 498, 500, 502-504, 504t, 510, 517, 581, 582
– – joelho, 459, 502, 503
– – núcleo, 459
– – ramo(s)
– – – bucais, 502, 504
– – – cervical, 502, 504
– – – comunicante com o
– – – – nervo glossofaríngeo, 502
– – – – nervo vago, 503
– – – – plexo timpânico, 503
– – – digástrico, 502
– – – estilo-hióideo, 502
– – – ganglionares para o gânglio sublingual, 502

– – – ganglionares para o gânglio
submandibular, 502
– – – linguais, 502
– – – marginal mandibular, 502, 504, 576
– – – temporais, 502, 504
– – – zigomáticos, 502, 504
– faríngeo, 499
– femoral, 74-76, 101, 213, 226, 227, 666, 667, 669, 680, 681, 690
– – ramos
– – – cutâneos anteriores, 222, 676, 669, 681
– – – cutâneos femorais anteriores, 667
– – – musculares, 667, 669, 681, 682
– fibular
– – comum, 666, 667, 673, 674, 683, 685-687, 693, 694, 696
– – profundo, 666, 674, 685, 696
– – – ramo cutâneo, 676
– – superficial, 666, 674, 676, 685, 696
– frênico, 81, 100, 108, 119, 130, 131, 134, 309, 323, 511, 515, 516, 568, 577
– – acessório, 309
– frontal, 398, 399, 401, 498, 499
– – ramo
– – – lateral, 499
– – – medial, 499
– – – meníngeo recorrente, 398
– genitofemoral, 75, 101, 172, 174, 213, 215, 666-668, 676, 677
– – ramo femoral, 222, 668, 680
– – ramo genital, 200, 203, 222, 668
– glossofaríngeo (NC IX), 457, 458, 461, 470, 472, 473, 506-508, 508t, 510, 517, 581, 582
– – ramo(s)
– – – carótico, 506
– – – comunicante
– – – – com a corda do tímpano, 506
– – – – com o nervo auriculotemporal, 506
– – – – com o ramo auricular do nervo vago, 506
– – – do músculo estilofaríngeo, 506
– – – faríngeos, 506
– – – linguais, 506
– – – tonsilares, 506
– – – tubário, 506
– glúteo
– – inferior, 666, 667, 671, 672, 683, 690
– – – ramos musculares, 671
– – superior, 666, 667, 670, 672, 690
– hipogástrico, 222-225
– hipoglosso (NC XII), 433, 442, 457, 458, 461, 473, 515-517, 516t, 576, 581, 582
– – ducto, 362, 515
– – núcleo, 460, 515
– – ramo(s)
– – – comunicantes, 433
– – – linguais, 433, 515

– – trígono, 458
– ilio-hipogástrico, 98, 172, 174, 213, 215, 222, 666-668, 676
– – ramo
– – – cutâneo anterior, 668
– – – cutâneo lateral, 668
– – – lateral, 672, 677
– ilioinguinal, 101, 172, 174, 213, 215, 222, 666-668, 676, 677
– infraorbital, 394, 399, 498, 499, 510, 518, 519
– – ramo(s)
– – – labiais superiores, 499
– – – nasais externos, 499
– – – nasais internos, 425
– – – palpebrais inferiores, 399, 499
– infratroclear, 394, 399, 499, 518, 519
– – ramos palpebrais, 499
– intercostal, 62, 80, 88, 94, 96, 101, 129, 135, 318
– – ramo(s)
– – – colateral, 96
– – – cutâneo
– – – – abdominal anterior, 96
– – – – abdominal lateral, 96
– – – – lateral, 80
– – – – mamários laterais, 80
– – – muscular, 96
– intercostobraquial, 99, 318, 319
– intermédio, 442, 457, 458, 461, 502
– interósseo
– – antebraquial posterior, 313
– – anterior, 304, 315, 330, 345
– – – do antebraço, ramo sensitivo, 336
– – posterior, 330, 341, 344
– – – ramo profundo do nervo radial, 345
– isquiático, 227, 666, 667, 671, 673, 683, 686, 687, 690, 692
– jugular, 571
– labiais posteriores, 221
– lacrimal, 394, 398, 399, 401, 498, 499, 518, 519
– – ramo comunicante com o nervo zigomático, 499
– laríngeo
– – recorrente, 131, 509, 577, 581
– – – direito, 126, 129, 134, 511
– – – esquerdo, 108, 109, 119, 126, 129, 134, 135, 509, 511
– – superior, 129, 134, 509, 507, 511, 577, 581
– – – ramo
– – – – comunicante com o nervo laríngeo recorrente, 511
– – – – externo, 510, 511, 576
– – – – interno, 510, 511, 576
– lingual, 433, 498, 500, 502, 510, 568, 582

– – ramos
– – – comunicantes com o nervo hipoglosso, 500
– – – ganglionares para o gânglio sublingual, 500
– – – ganglionares para o gânglio submandibular, 498, 500
– – – linguais, 433, 500
– – – para o istmo das fauces, 500
– mandibular, 398, 399, 442, 473, 477, 496, 498, 500, 501t, 510, 517, 518, 569
– – lesões, 501
– – nervo espinal, 477
– – ramo meníngeo, 477, 498
– massetérico, 500
– – ramo meníngeo, 398
– maxilar, 398, 399, 442, 473, 475, 477, 496, 498-500, 501t, 510, 517, 518, 569, 583
– – ramo(s)
– – – alveolar superior médio, 499
– – – alveolares superiores anteriores, 499
– – – alveolares superiores posteriores, 499
– – – comunicante com o gânglio ciliar, 499
– – – ganglionares para o gânglio pterigopalatino, 498, 499
– – – meníngeo, 477, 498, 499
– – – nasais posteriores superiores laterais, 425, 499
– – – nasais posteriores superiores mediais, 425
– mediano, 308, 309, 315, 325, 328-330, 332-335, 337, 343-347
– – raiz lateral, 315
– – raiz medial, 315
– – ramo(s)
– – – comunicante com o nervo ulnar, 315, 335
– – – muscular, 315
– – – palmar, 315, 318, 332-335
– mentual, 498, 500, 510, 518, 519
– – ramos
– – – gengivais, 500
– – – labiais, 500
– – – mentuais, 500
– metatarsais dorsais, 688
– metatarsais plantares, 700
– milo-hióideo, 498, 500, 510, 516
– musculocutâneo, 308, 309, 314, 325, 330, 333, 343
– nasais posteriores superiores laterais, 499
– nasociliar, 398, 399, 401, 496, 498, 499
– nasopalatino, 425, 433, 499
– obturatório, 75, 76, 101, 666, 667, 669, 690
– – acessório, 101

– – ramo(s)
– – – anterior, 667, 669, 682
– – – articular, 669
– – – cutâneo, 672, 676, 669
– – – muscular, 669
– – – posterior, 667, 669, 682
– occipital
– – maior, 98, 99, 516, 569, 570, 580, 583
– – menor, 98, 322, 516, 568, 569, 570, 578-580
– – terceiro, 98, 570, 580
– oculomotor (NC III), 398, 399, 496, 497t, 517, 442, 457, 458, 470-473, 475, 497t
– – lesão, 497
– – núcleo(s), 459, 497
– – – acessórios, 496, 497, 517
– – ramo
– – – inferior, 399, 401, 496, 497
– – – para o gânglio ciliar, 399, 496, 497
– – – superior, 399, 401, 496, 497
– oftálmico, 398, 399, 442, 473, 475, 477, 496, 498-500, 501t, 517, 518, 569
– – ramo comunicante com o gânglio ciliar, 498
– – ramo meníngeo recorrente, 477, 498, 499
– olfatório (NC I), 425, 494, 497t
– – origem aparente, 442
– óptico (NC II), 398, 401, 442, 470, 471, 473, 475, 495, 496, 497t
– – parte
– – – do canal óptico, 399
– – – intracraniana, 399
– – – orbital, 390, 399
– palatino maior, 425, 433, 498, 499
– – ramos nasais posteriores inferiores, 425, 499
– palatinos menores, 433, 498, 499
– peitoral
– – lateral, 100, 309, 311
– – medial, 309, 311
– perineais, 190, 220, 221, 223
– – ramos musculares, 220, 221
– petroso
– – maior, 499, 500, 502, 503
– – menor, 500, 503, 506, 508
– – profundo, 499
– plantar, 677
– – lateral, 666, 673, 689, 698
– – – ramo profundo, 673, 689
– – – ramo superficial, 673, 689, 700
– – medial, 666, 673, 689, 698
– posterior da curvatura menor, 170, 512
– pterigóideo medial, 500
– pudendo, 101, 190, 220, 221, 223, 667, 671, 683, 690
– – ramos musculares, 220, 221

– radial, 308, 309, 312, 313, 325, 326, 329, 330, 333, 336, 343, 344
– – ramo
– – – comunicante com o nervo ulnar, 313, 340, 341
– – – profundo, 313, 329, 333
– – – superficial, 313, 329, 332, 333, 335, 337, 339-341, 346
– sacular, 505
– safeno, 666, 667, 669, 672, 674, 676, 681, 682, 692, 694, 696
– – ramo infrapatelar, 669
– – ramos cutâneos crurais mediais, 669, 687
– subclávio, 309, 310
– subcostal, 101, 172, 174, 213, 222, 667
– subescapular, 309, 311, 325
– – inferior, 100, 311
– – superior, 100, 311
– sublingual, 433, 500, 502
– suboccipital, 98, 580
– supraclaviculares, 318, 322, 323, 568, 576
– – intermédios, 99, 569, 575, 578
– – laterais, 99, 569, 575, 578
– – mediais, 99, 569, 575, 578
– supraescapular, 309, 310, 326
– supraorbital, 394, 398, 499, 518, 519
– – ramo lateral, 398, 399
– – ramo medial, 398, 399
– supratroclear, 398, 399, 499, 519
– sural, 674, 677, 685, 687
– – ramos calcâneos laterais, 674
– temporais profundos, 500, 510
– terminais do plexo braquial, 312
– tibial, 666, 667, 673, 683, 686, 687, 693, 694, 696
– – ramo muscular, 673
– – ramos calcâneos mediais, 673
– timpânico, 503, 506, 508
– torácico longo, 100, 309, 310, 325
– toracodorsal, 100, 309, 311
– trigêmeo (NC V), 442, 457, 470-472, 477, 498, 496, 501t
– – núcleo
– – – dorsal, 517
– – – espinal, 460, 498
– – – mesencefálico, 459, 498, 517
– – – motor, 459, 498
– – – principal, 459, 498, 517
– – raiz motora, 398, 399, 458, 461, 499, 500
– – raiz sensitiva, 398, 399, 458, 461, 498-500
– – trato espinal, 459
– troclear (NC IV), 398, 399, 401, 442, 457, 458, 470, 472, 473, 475, 497t, 517
– – núcleo, 497
– ulnar, 337, 308, 309, 316, 325, 328-330, 332, 334, 336, 338, 343, 346

– utricular, 505
– utriculoampular, 550
– vaginais, 224
– vago (NC X), 108, 109, 134, 135, 442, 457, 458, 461, 470, 472, 473, 477, 506, 507, 509-511, 513t, 514-517, 539, 552, 561, 576, 577, 581, 582
– – direito, 119, 126, 129, 130
– – esquerdo, 119, 126, 129, 131
– – núcleo dorsal, 460, 517
– – ramo(s)
– – – bronquiais, 511
– – – cardíacos
– – – – cervicais inferiores, 511
– – – – cervicais superiores, 510, 511
– – – – torácicos, 511
– – – celíacos, 511-513
– – – esofágicos, 511
– – – faríngeos, 511
– – – gástricos anteriores, 512
– – – hepáticos, 511-513
– – – meníngeo, 477
– – – pilórico, 512, 513
– – – traqueais, 511
– – – trígono, 458
– – veia acompanhante, 432
– vestibular, 408, 505, 517
– – parte inferior, 505
– – parte superior, 505
– vestibulococlear (NC VIII), 408, 442, 457, 458, 461, 470-473, 505, 505t, 517
– zigomático, 399, 498, 499
– – ramo
– – – comunicante, 399, 498
– – – zigomaticofacial, 399, 499, 510, 519
– – – zigomaticotemporal, 399, 499, 518, 519
Neuralgia de Arnold, 99
Neurocrânio, 350, 358
Neuróglia, 24
Neuro-hipófise, 441, 454, 487
– infundíbulo, 475
– lobo nervoso, 475
Neuroma (neurinoma) do acústico, 505
Neurônios, 24
Nó
– atrioventricular, 117
– sinoatrial, 117
Nódulos do cerebelo, 462, 463
Núcleo(s)
– ambíguo, 460, 506, 509, 514, 517
– anteriores do tálamo, 453
– caudado, 493
– – cabeça, 444, 447, 452, 490, 491, 493
– – cauda, 445, 447, 452, 456
– – corpo, 444, 446, 452
– coclear, 460, 517
– – anterior, 505
– – posterior, 505
– cuneiforme, 459, 460

– da base, 452
– – e estruturas relacionadas, 450t
– da lente, 390
– da ponte, 459
– da rafe, 460
– dentado, 463
– do fastígio, 463
– do nervo
– – abducente, 517
– – acessório, 517
– – facial, 502, 517
– – hipoglosso, 517
– – oculomotor, 517
– – trigêmeo, 517
– – troclear, 517
– do vestíbulo, 517
– – inferior, 459, 460, 505
– – lateral, 459, 505
– – medial, 459, 460, 505
– – superior, 459, 505
– dorsal do nervo vago, 509
– espinal do nervo trigêmeo, 509
– grácil, 460
– intermediolateral, 496
– intralaminares do tálamo, 453
– lacrimal, 502
– lateral dorsal, 453
– lateral posterior, 453
– lentiforme, 447, 452, 490, 491
– – putame, 452
– mamilar, 456
– medial dorsal, 453
– medial ventral, 453
– núcleo
– – emboliforme, 463
– – globoso, 463
– olivar superior, 459
– olivares inferiores, 460
– pulposo, 44
– pulvinares, 453
– reticular caudal da ponte, 459
– reticulares, 460
– rubro, 443, 459, 517
– salivar
– – inferior, 506, 517
– – superior, 502, 517
– solitário, 460, 502, 506, 509, 517
– ventral
– – anterior, 453
– – lateral, 453
– – posterolateral, 453
– – posteromedial, 453

O

Óbex, 458
Obstrução
– da artéria cerebral média, 482
– das artérias cerebrais anterior e posterior, 483
Occipúcio, 351-353

Olécrano, 238, 239, 252, 254, 256, 257, 274, 296
Oliva, 89, 457, 458
Omento
– maior, 144, 145, 156-159, 177, 178
– menor, 177, 178
Opérculo
– frontal, 440, 444
– parietal, 440, 444
– temporal, 440, 444
Opístio, 362
Ora serrata, 391
Orbículo ciliar, 391
Órbita, 350, 351, 377, 388, 393, 394
– margem lateral, 388
– margem medial, 388
– parede
– – inferior, 388
– – lateral, 388
– – medial, 388
– – superior, 388
Orelha, 404
– externa, 404, 405, 415t
– interna, 404, 408, 417t
– – órgão vestibulococlear, 404
– média, 404, 416t
Orelha, 412
– pavilhão auricular, 404
Órgão(s)
– espiral, 411
– genitais
– – externos femininos, 204
– – internos femininos, 204, 206
– – masculinos, 198, 199
– inconstante, 420
– vestibulococlear, 408
Origem(ns)
– aparente dos nervos cranianos, 442
– comum dos músculos pronador redondo, flexor radial do carpo, palmar longo, flexor ulnar do carpo e flexor superficial dos dedos, 243
– e inserções
– – nas vértebras cervicais e na base do crânio, 527
– – nos ossos do crânio, 354
– – nos ossos do membro inferior, 600
– muscular, 20
Orofaringe, 553
Ossículos da audição, 404, 406
Ossificação, 14
– endocondral, 14
– intramembranosa, 14
Osso(s), 12
– acessório, 13t
– capitato, 232, 233, 240, 258, 264, 337, 347
– carpais, 12
– carpais, 232
– – fileira distal, 240

– – fileira proximal, 240
– classificação, 13t
– cóccix
– – corno do cóccix, 36
– compacto, 15
– cuboide, 586, 587, 596, 618, 625
– – sulco do tendão do músculo fibular longo, 643
– – tuberosidade, 643
– cuneiforme
– – intermédio, 586, 587, 596, 597, 599, 618, 619, 625
– – lateral, 586, 587, 596, 597, 599, 618, 625
– – medial, 586, 587, 596, 597, 599, 618, 619, 625, 643, 699-701
– curto, 13t
– da mão, 240
– do membro inferior, 586
– do membro superior, 232
– do neurocrânio, 366t
– do quadril, 12, 226, 586-588, 590
– do viscerocrânio, 374t
– dos dedos, 232, 586
– escafoide, 232, 233, 240, 258, 259, 264, 339, 347
– – tubérculo, 240
– esfenoide, 350-352, 356, 357, 360, 366t
– – asa maior, 351, 360, 361, 376
– – asa menor, 360, 376, 377
– – corpo, 360, 420
– – espinha, 361
– – margem
– – – escamosa, 361
– – – frontal, 361
– – – parietal, 361
– – – zigomática, 360
– – processo pterigoide, 351, 422
– esponjoso, 15
– etmoide, 350, 356, 357, 359, 366t
– – células etmoidais médias, 359
– – lâmina cribriforme, 420, 494
– – lâmina perpendicular, 359, 419
– – processo uncinado, 359
– frontal, 350, 351, 353, 356-358, 366t
– – escama, 358, 377
– – espinha nasal, 420
– – face orbital, 358
– – face temporal, 358
– – margem esfenoidal, 358
– – parte nasal, 358
– – parte orbital, 358, 377
– – processo zigomático, 358
– hamato, 232, 233, 240, 258, 337, 347
– – hâmulo, 240, 259, 264, 346
– hioide, 52, 526, 538, 54-547, 550, 552-554, 561, 583
– – corno maior, 526, 556, 558, 560
– – corno menor, 526
– – corpo, 526, 556, 558

– ílio, 589, 604-606, 608, 609
– – face
– – – auricular, 589
– – – glútea, 588
– – – sacropélvica, 589
– incisivo ou pré-maxilar, 371
– irregular, 13t
– ísquio, 589
– lacrimal, 350, 351, 368, 374t, 422
– longo, 13t
– maxila, Ver *Maxila*
– metacarpal(is), 12, 232, 233, 241, 258, 259, 265
– – base, 240, 241
– – cabeça, 240, 241
– – I, 260
– metatarsal(is), 12, 586, 587, 596, 597, 618, 701
– – base, 596
– – cabeça, 596
– – corpo, 596
– – I, 619, 700
– – V, tuberosidade, 643
– nasal, 350, 351, 356, 368, 374t, 420, 422
– – fratura, 368
– navicular, 586, 587, 596, 597, 618, 619, 625, 699-701
– – tuberosidade, 643
– occipital, 351-353, 356, 357, 366t
– – incisura jugular, 362
– – margem lambdóidea, 362
– – margem mastóidea, 362
– – parte basilar, 362, 377
– – parte lateral, 362
– occipital, 522, 532-534, 582
– palatino, 350, 352, 356, 369, 375t
– – lâmina horizontal, 369, 420
– – lâmina perpendicular, 369, 422
– – processo
– – – esfenoide, 369
– – – orbital, 369
– – – piramidal, 351, 369
– parietal, 350, 351, 353, 356, 357, 363, 367t, 377
– – margem
– – – escamosa, 363
– – – frontal, 363
– – – occipital, 363
– – – sagital, 363
– piramidal, 232, 233, 240, 258, 264, 337, 347
– pisiforme, 232, 240, 258, 259, 264, 337, 338, 347
– plano, 13t
– pneumático, 13t
– púbis, 589, 604, 690
– – corpo, 690
– sacro, 16, 30, 34, 36t, 53, 226, 228, 586, 587, 590, 604, 605, 608, 684
– – ápice, 35

– – base, 34, 35
– – canal sacral, 34, 35
– – crista sacral
– – – lateral, 34, 35
– – – medial, 34, 35
– – – mediana, 34, 35
– – face auricular, 34, 35
– – face dorsal, 34
– – face pélvica, 34
– – hiato sacral, 34
– – linha transversa, 34
– – origens e inserções musculares, 37
– – parte lateral (asa), 34, 35
– – processo articular superior, 34
– – promontório, 35
– – tuberosidade sacral, 34, 35
– semilunar, 232, 233, 240, 258, 259, 264
– sesamoide(s), 13t, 232, 233, 258, 597, 619, 627, 643, 700
– – lateral, 625
– – medial, 625
– supranumerário, 13
– tarsais, 12, 586
– temporal, 350-352, 356, 357, 364, 365, 367t
– – ápice da parte petrosa, 365
– – face
– – – anterior da parte petrosa, 365
– – – articular, 364
– – – inferior da parte petrosa, 365
– – – posterior da parte petrosa, 364
– – incisura jugular, 365
– – margem
– – – esfenoidal, 364
– – – occipital, 364
– – – parietal, 364
– – – posterior da parte petrosa, 365
– – – superior da parte petrosa, 364
– – parte
– – – escamosa, 364
– – – petrosa, 365, 376, 377, 408
– – – timpânica, 364
– – processo zigomático, 379
– trapézio, 232, 233, 240, 258, 264, 339, 346
– – tubérculo, 240, 347
– zigomático, 350-352, 367, 374t
– – processo frontal, 368
– – processo temporal, 368
– – face
– – – – lateral, 368
– – – – orbital, 368
– – – – temporal, 368
Osteologia geral, 12
Óstio
– abdominal da tuba uterina, 207
– anatômico interno, 207
– atrioventricular direito, 116
– atrioventricular esquerdo, 116
– cárdico, 149
– da aorta, 116

– da boca, 426, 427
– da uretra, 192
– da vagina, 197, 204, 206, 217
– da veia
– – cava inferior, 114
– – cava superior, 114
– – pulmonar inferior direita, 115
– – pulmonar superior direita, 115
– do apêndice vermiforme, 161
– do aqueduto mesencefálico, 441, 464
– do aqueduto vestibular, 364
– do ducto coclear, 365, 410
– do ducto lacrimonasal, 422
– do seio
– – coronário, 114
– – esfenoidal, 360
– – frontal, 358
– do tronco pulmonar, 116
– externo
– – da uretra, 193, 197-199, 204, 206
– – – feminina, 217
– – – masculina, 200
– – do canal carótico, 365
– do ureter, 193
– ileal, 161
– inguinal superficial, 668
– interno
– – da uretra, 193
– – do canal carótico, 365
– – do canalículo do vestíbulo, 409
– – do ducto coclear, 410
– lateral, 458
– médio, 463
– orbital, 388
– pilórico, 149
– piriforme, 350, 351
– poro acústico externo, 364, 405
– poro acústico interno, 364, 409
– timpânico da tuba auditiva, 407
– torácico
– – inferior, 38
– – superior, 38, 104
Otosclerose, 406
Ovário, 187, 189, 205, 215
– extremidade tubária, 206, 207
– extremidade uterina, 207
– face medial, 206, 207
– margem livre, 206, 207
– margem mesovárica, 2007

P

Palato
– duro, 426, 427, 553, 582
– mole, 377, 426, 427, 553
– ósseo, 352, 376
Paleocerebelo, 461
Paleoestriado, 452
Palma da mão, 8
Palmar, 3
Palpação do processo estiloide, 365

Pálpebra(s) 393
– inferior, 392
– – face anterior, 393
– – face posterior, 393
– superior, 392, 394
– – face anterior, 393
– – face posterior, 393
Pâncreas, 151, 152, 155
– cabeça, 152, 153, 164, 177, 183
– cauda, 152, 153, 164, 182
– corpo, 152, 153, 182
– face anteroinferior, 153
– face anterossuperior, 153
– incisura pancreática, 172
– margem anterior, 153
– margem inferior, 153
– processo uncinado, 152, 153, 172, 177
– tubérculo omental, 1953
Papila mamária, 106
Papila(s)
– circunvaladas, 430
– do ducto parotídeo, 434
– duodenal
– – maior, 153
– – menor, 153
– filiformes, 430
– folhadas, 430
– fungiformes, 430
– gengival (interdental), 429
– ileal
– – lábio inferior, 161
– – lábio superior, 161
– lacrimal, 397
– renal, 173
Paquimeninge (dura-máter), 468
Paracentese, 156
Parassubículo, 456
Parede
– anterior do abdome, 76
– carótica, 407
– do vestíbulo, 411
– jugular, 406, 407
– labiríntica, 406, 407
– mastóidea, 406, 407
– membrana timpânica, 411
– membranosa, 406, 407
– posterior, 206
– – do abdome, 77
– tegmentar, 406, 407
Parênquima testicular, 201
Parte
– anular, 652
– – bainha fibrosa dos dedos da mão, 261, 297
– cecal da retina
– – parte ciliar, 390
– – parte irídica, 390
– cervical da medula espinal, 97
– coccígea da medula espinal, 97

– cruciforme, 652
– – bainha fibrosa dos dedos da mão, 261, 297
– cuneiforme do vômer, 371
– cupular, 406
– descendente, 607
– dural do filamento terminal, 89
– espinal do filamento terminal, 88, 89, 95
– final da cauda equina, 675
– intraocular do nervo óptico
– – parte
– – – intralaminar, 390
– – – pós-laminar, 390
– – – pré-laminar, 390
– livre do membro inferior, 12, 592
– livre do membro superior, 12
– lombar da medula espinal, 97
– móvel do septo nasal, 419
– nasal da retina, 495
– sacral da medula espinal, 97
– tibiocalcânea, 620
– tibionavicular, 620
– tibiotalar anterior, 620
– tibiotalar posterior, 620
– torácica da medula espinal, 97
– transversa, 607
Pata de ganso, 630, 634
– profunda, 631
Patela, 12, 586, 587, 593, 610, 611, 617, 628, 634, 656, 695
– ápice, 593
– base, 593
– face anterior, 593
– face articular, 612
– – lateral, 593
– – medial, 593
Pé, 3
– do hipocampo, 455, 456
– para propulsão, 598
– para recepção, 598
– peduncular, 89, 443, 458, 493
Pecíolo epiglótico, 556
Pécten
– anal, 191
– linha pectínea do púbis, 608, 680, 588, 589
Pedículo, 52
Pedúnculo
– cerebelar
– – inferior, 458, 460, 462
– – médio, 89, 457-459, 461-463
– – superior, 458, 459, 461, 462, 492
– do flóculo, 462
– olfatório, 442, 494
Pelve
– abertura inferior, 591t
– abertura superior, 591t
– ângulo subpúbico, 591t
– diâmetro
– – anatômico, 591t
– – diagonal, 591t

– – externo, 591t
– – mediano, 591t
– – oblíquo, 591t
– – reto, 591t
– – transverso, 591t
– – – anatômico, 591t
– – verdadeiro, 591t
– distância
– – intercristal, 591t
– – interespinal, 591t
– – intertrocantérica, 591t
– inclinação da pelve, 591t
– linha terminal, 591t
– maior, 184, 185
– masculina, 188
– medidas e limites relacionados, 591t
– menor, 184, 185, 190
– renal, 173, 181, 215
Pênis
– corpo cavernoso, 193, 203
– corpo esponjoso, 193
Pericárdio
– fibroso, 108, 109, 111, 118, 130-132
– seroso (lâmina visceral), 115
Períneo, 185, 196
– feminino, 197, 217, 221
– masculino, 217, 220
Periodonto, 429
Periórbita, 393, 394
Periósteo, 15, 468, 472
Peritônio, 177
– parietal, 73, 75, 76, 151, 158, 177-179, 188, 189, 193, 205, 215
– – posterior, 179
– visceral, 177
Perna, 3
Pia-máter
– parte encefálica, 468, 472, 475, 480t
– parte espinal, 95
Pilar
– direito, 65, 66
– do clitóris, 197
– do fórnice, 445
– do pênis, 203
– esquerdo, 65, 66
– lateral, anel inguinal superficial, 74
– medial, anel inguinal superficial, 74
Piloro, 153
Pirâmide, 462, 463
– bulbar, 89, 457, 458
– do vestíbulo, 409
– renal, 173
Plano(s)
– coronal, 4, 6
– corporais, 4
– horizontal, 4, 7
– interespinal, 4
– intertubercular, 4
– occipital, 362
– paramediano, 4
– sagital, 4, 6

– subcostal, 4
– supracristal, 4
– temporal, 440
– transpilórico, 4
Planta do pé, 678
Plantar, 3
Platôs tibiais, 610
– lateral, 610
– medial, 610
Pleura parietal, 68, 130-132
– direita, 108
– esquerda, 108, 109
– parte
– – costal, 109, 118, 119
– – diafragmática, 109, 118, 119
– – mediastinal, 109, 118, 119
Plexo
– aórtico abdominal, 170, 171, 176, 222-225, 512, 513
– aórtico torácico, 126, 129, 131, 134, 135, 511
– basilar, 472, 473
– braquial, 88, 130, 308, 317t, 516, 579
– – compressão, 39
– – divisões
– – – anteriores, 308
– – – posteriores, 308
– – fascículo
– – – lateral, 324, 325, 342, 343
– – – medial, 324, 342, 343
– – – posterior, 308, 324, 325, 342, 343
– – tronco, 308
– – – inferior, 308, 323
– – – médio, 308, 323
– – – superior, 308, 323
– capilar
– – distal, 487
– – proximal, 487
– cardíaco, 511
– carótico
– – comum, 507
– – externo, 507
– – interno, 496, 499, 503, 507, 508
– celíaco, 101, 129, 170, 171, 176, 222, 223, 509, 511-513
– cervical, 88, 568
– – posterior, 98
– – superficial
– coccígeo, 667, 675
– coróideo, 441, 444-446, 456, 463
– – do quarto ventrículo, 478
– – do terceiro ventrículo, 478
– – do ventrículo lateral, 478, 490, 493
– dental
– – inferior, 498
– – superior, 498, 499
– diferencial, 202, 222
– esofágico, 119, 126, 129-131, 135, 509, 511
– esplênico, 170, 171, 512, 513

– faríngeo, 129, 507, 509-511
– femoral, 223
– gástrico, 170, 512
– hepático, 170, 171, 512, 513
– hipogástrico
– – inferior, 222-225
– – superior, 222-225
– ilíaco, 171, 176, 222 -225
– intermesentérico, 170, 171, 176, 178, 222-224, 512
– intraparotídeo, 502, 504
– linfático axilar, 107
– lombar, 88, 666, 667
– – tabela de resumo, 668t
– lombossacral, 666
– mesentérico
– – inferior, 170, 171, 176, 222-224, 512
– – superior, 101, 170, 171, 176, 222, 223, 509, 512, 513
– ovárico, 224, 225
– pampiniforme, 200-202, 216
– pancreático, 170, 171, 512, 513
– prostático, 223
– pterigóideo, 401
– pulmonar, 129, 131, 134, 135, 509, 511
– renal, 170, 171, 176, 222, 512, 513
– retal
– – inferior, 223-225
– – médio, 223-225
– – superior, 171, 176, 223, 224
– sacral, 88, 101, 666, 667
– – tabela de resumo, 670t
– subclávio, 507
– suprarrenal, 171, 513
– testicular, 171, 176, 202, 222
– timpânico, 503, 506, 508
– tireóideo ímpar, 577
– ureteral, 171, 176, 223
– uterovaginal, 224, 225
– venoso
– – areolar, 84, 107
– – faríngeo, 581
– – prostático, 186, 212, 216
– – retal, 191, 211, 216
– – sacral, 216
– – uterino, 216
– – vaginal, 216
– – vertebral
– – – externo anterior, 86
– – – externo posterior, 86, 94
– – – interno anterior, 86, 93, 95
– – – interno posterior, 86, 93-95
– – vesical, 19, 216, 227
– vertebral, 507
– vesical, 223, 225
Polimastia, 106
Polo
– frontal, 439, 440, 442, 446
– occipital, 439, 440, 442, 446
– temporal, 440, 442

Polpa do dente
– coronal, 429
– radicular, 429
Ponte, 24, 25, 89, 440, 442, 457, 461, 465t, 491-493, 496
Pontes cinzentas caudolenticulares, 444, 452
Ponto lacrimal, 397
Ponto nervoso (de Erb), 322, 569, 576, 578
Pontos de apoio ósseos no pé em bipedestação, 598
Porta do fígado, 146
Posição anatômica, 2
Posterior, 3, 599
Pré-cúneo, 441, 492
Prega(s)
– alares, 612
– anterior do martelo, 405
– ariepiglótica, 560
– cecais, 188, 189
– cecal vascular, 158, 161
– ciliares, 391
– circulares, 157
– do vestíbulo, 560
– duodenal
– – inferior, 157
– – superior, 157
– franjada, 426
– gástrica, 149
– gastropancreática, 179
– hepatopancreática, 179
– ileocecal, 158, 161
– interuretérica, 193
– lacrimal, 397
– palatinas transversas, 426
– palmadas, 207
– paraduodenal, 157
– posterior do martelo, 405
– retouterina, 187, 189
– retovesical, 188, 190
– semilunar, 427
– – do colo, 161
– sinovial infrapatelar, 612
– sublingual, 426, 427
– transversa do reto, 190, 191
– triangular, 427
– umbilical
– – lateral, 76
– – medial, 76
– – mediana, 76
– vesical transversa, 188
– vocal, 560
Prensa abdominal, 79
Prepúcio, 186
– do clitóris, 204
– do pênis, 199
Pressubículo, 456
Primeiro neurônio (neurônio bipolar), 494
Processo(s)
– articular, 52

– articular superior, 35, 531
– calcâneo, 597
– ciliares, 391
– clinoide
– – anterior, 361, 377
– – médio, 361
– – posterior, 361, 377
– cocleariforme, 407, 508
– condilar, 372
– coracoide, 235, 246, 250, 272, 274
– coronoide, 238, 239, 252-254, 256, 257, 372
– costiforme, 52
– – de L IV, 228
– espinhoso, 52
– – bitubercular, 536
– – de C III, 537
– – do áxis, 537, 542, 543
– espinhosos, 536
– estiloide, 364
– – do metacarpo, 241
– – do rádio, 238
– – do temporal, 550
– etmoidal, 371
– falciforme, 605
– frontal, maxilar, 422
– intrajugular, 365
– jugular, 362
– lacrimal, 371
– lateral do tálus, 625
– mastoide, 364, 376, 550
– palatina, 371
– posterior do tálus, 625
– pterigoespinhoso, 360
– pterigoide
– – lâmina lateral, 361
– – lâmina medial, 361
– transverso, 536
– transverso do atlas, 543
– unciforme, 59, 242
– vaginal, 361
– zigomático, 364
Proeminência
– do canal facial, 406
– do canal semicircular lateral, 406
– espiral, 411
– estiloide, 406
– laríngea, 120, 556
– malear, 405
Promontório, 34, 406
Pronação, 288
Prosencéfalo, 438, 443
Próstata, 76, 186, 192, 193
– ápice, 199
– base, 199
– face anterior, 199
– face posterior, 199
– istmo, 199
– lobo médio, 199
– lóbulo posterior inferior, 199

Protuberância
– mentual, 372
– occipital
– – externa, 362, 377, 542, 543
– – interna, 362
Proximais, 3, 624t
Ptério, 350, 351
Ptose renal, 179
Pudendo feminino, 204, 205
Pulmão, 122, 343
– direito, 62, 68, 136-141
– – ápice pulmonar, 123
– – base (face diafragmática), 124
– – face costal, 118
– – face mediastinal, 118
– – fissura horizontal, 118, 122-124, 136
– – fissura oblíqua, 118, 122-124, 136
– – impressão cardíaca, 124
– – lobo
– – – inferior, 109, 118, 123, 124
– – – médio, 109, 123, 124, 136
– – – superior, 118, 123, 124, 136
– – margem
– – – anterior, 123, 124
– – – inferior, 123, 124
– – parte vertebral, 123, 124
– – segmento
– – – anterior (S III), 125
– – – apical (S I), 125
– – – basilar
– – – – anterior (S VIII), 125
– – – – lateral (S IX), 125
– – – – posterior (S X), 125
– – – lateral (S IV), 125
– – – medial (SV), 125
– – – posterior (S II), 125
– – – superior (S VI), 125
– esquerdo, 68, 136, 138-141
– – ápice pulmonar, 123, 124
– – base (face diafragmática), 124
– – face costal, 118
– – face mediastinal, 118
– – fissura oblíqua, 118, 122-124, 136
– – língula, 123
– – lobo
– – – inferior, 109, 118, 123, 124
– – – médio, 109
– – – superior, 118, 123, 136
– – margem frontal, 123, 124
– – margem inferior, 123
– – parte vertebral, 123, 124
– – segmento
– – – anterior (S III)
– – – apicoposterior (S I + II), 125
– – – basilar
– – – – anterior (S VIII), 125
– – – – lateral (S IX), 125
– – – – posterior (S X)
– – – lingular inferior (S V), 125

– – – lingular superior (S IV), 125
– – – superior (S VI), 125
Pulvinar do tálamo, 443, 447, 452, 453
Pupila, 390
Putame, 444, 447, 493

Q

Quadrilátero de Grynfelt, 55
Quadril, 3
– abdução, 639
– adução, 639
– extensão, 639
– flexão, 639
– rotação lateral, 639
– rotação medial, 639
Queilite, 426
Queilite angular, 426
Quiasma
– crural, 643
– óptico, 441, 442, 454, 457, 475, 492, 495
– plantar, 643

R

Radiação
– do corpo caloso, 445
– óptica, 446, 447, 493
– – fibras geniculocalcarinas, 495, 496
– talâmica
– – anterior, 451
– – central, 451
– – posterior, 451
Radículas, 24, 89, 94, 95
Rádio, 12, 232, 233, 238, 264, 265, 344, 345
– cabeça, 238, 239
– circunferência articular, 238, 239, 252, 254, 257
– colo, 238, 239
– corpo, 239
– face
– – anterior, 238, 239
– – articular carpal, 239, 253
– – lateral, 239
– – posterior, 239
– margem
– – anterior, 238, 239
– – interóssea, 238, 239
– – posterior, 239
– processo estiloide, 239
Radiografia(s)
– anteroposterior do abdome, 180
– da coluna lombar, 52
– do cotovelo, 256
Rafe
– do escroto, 200, 217
– do pênis, 200
– do períneo, 204
– faríngea, 555

– palatina, 426
– pterigomandibular, 554
Raiz
– anterior do nervo espinal, 89, 90, 95
– da hélice, 405
– da língua, 427, 430
– do dente, 429
– do mesentério, 152, 179
– do nariz, 418
– do pênis, 203
– espinal, parte espinal, 514
– lateral do nervo mediano, 308, 309
– medial do nervo mediano, 308, 309
– motora, 458
– posterior, nervo espinal, 89, 90, 93-96
– pulmonar, 124
– sensitiva, 496
– simpática, 496
Ramo(s)
– acetabular da artéria circunflexa femoral medial, 660
– anterior do nervo espinal, 90, 96
– ascendente da artéria circunflexa femoral medial, 660
– auricular do nervo vago, 509
– bronquiais, 127, 129, 134, 135
– – nervo vago, 509
– cardíacos
– – cervicais inferiores, 129, 134, 509
– – cervicais superiores, 129, 134, 507, 509
– – torácicos, 129, 134, 135, 509
– carótico, 507, 510
– carpal dorsal, 304
– celíacos, 129, 170, 171, 176, 223, 509
– circunflexo fibular, 662
– colateral, 135
– comunicante(s), 130, 131, 134, 135, 223, 225
– – branco, 90, 96, 223, 496
– – cinzento, 90, 96, 223, 507
– – com o gânglio ciliar, 399
– – com o nervo glossofaríngeo, 507
– – com o nervo glossofaríngeo, nervo vago, 509
– – com o nervo laríngeo recorrente, 129
– – com o ramo meníngeo, 506
– – fibular, 685
– cricotireóideo, 563
– cutâneo(s), 677
– – abdominal anterior, 99, 100
– – abdominal lateral do nervo intercostal, 98-100
– – anterior, 676
– – – nervo ilio-hipogástrico, 99, 101
– – – nervo subcostal, 99
– – crurais mediais, 676, 677
– – lateral, 676
– – peitoral anterior, 80, 99, 100
– – peitoral lateral, 99, 100

– – posterior
– – – C4, 98
– – – C8, 98
– – – L1, 98
– – – T1, 98
– – – T12, 98
– da antélice, 405
– da mandíbula, 372, 376, 582
– da membrana do tímpano, auriculotemporal, 500
– do ísquio, 588, 589, 607, 608
– do músculo estilofaríngeo, 507
– dorsais dos nervos espinais, 580
– dorsal do nervo ulnar, 319
– esofágicos, 127, 129, 135, 154, 509
– espinal, 92
– esplênicos, 154
– esternocleidomastóideo, 563
– externo
– – NC XI, 509
– – nervo laríngeo superior, 509
– faríngeo, 129
– – nervo vago, 507, 509
– faringeos, 507, 509
– femoral, 676
– – nervo genitofemoral, 99, 101
– ganglionares
– – para o gânglio óptico, 500
– – para o gânglio pterigopalatino, 399
– gástricos
– – anteriores, 129, 135, 170, 171, 509, 511
– – gástricos posteriores, 170, 512
– genital, 676
– – nervo genitofemoral, 99, 101
– glandular
– – anterior, 563
– – lateral, 563
– – posterior, 563
– hepáticos, 170, 171, 509
– infra-hióideo, 563, 57
– infrapatelar, 676, 677
– intercostal anterior, 80, 82
– interganglionar, 135, 222, 223, 225
– interno do nervo laríngeo superior, 509
– isquiopúbico, 589
– labiais posteriores, 217
– laringofaríngeos, 129, 507
– lateral
– – L1, 98
– – T7, 98
– – T12, 98
– mamários laterais, 99, 107
– mamários mediais, 99
– medial
– – C6, 98
– – L1, 98
– – T5, 98
– mediastinais, 127
– meníngeo, 96, 399, 482
– – anterior, 400
– – nervo espinal, 90

– – nervo vago, 509
– – recorrente, 399
– musculares, 516
– ováricos, 2007
– pancreáticos, 154
– para o istmo das fauces, 500
– para os músculos infra-hióideos, 568
– perfurantes, 303, 304, 336, 663
– pericárdicos, 127
– pilórico, 170, 171
– – nervo vago, 509
– posterior
– – nervo
– – – espinal, 90, 96
– – – radial, 330
– – – ulnar, 304
– – T1, 98
– púbico inferior, 588, 589
– púbico superior, 228, 588
– pulmonares torácicos, 129, 135
– renal, 176
– superficial
– – nervo radial, 318, 319, 330, 345
– – nervo ulnar, 304
– supraclaviculares do plexo braquial, 310
– temporal médio, 482
– tireo-hióideo, 568
– tonsilares, 499
– traqueais do nervo vago, 509
– tubário do nervo timpânico, 508
– ureterais, 174
– vestibular posterior, 414
Rampa
– do tímpano, 409-411
– do vestíbulo, 409-411
Recesso(s)
– articular, 18
– coclear, 409
– costodiafragmático, 119, 138
– costomediastinal, 137
– duodenais, 157
– duodenal inferior, 179
– duodenal superior, 179
– elíptico (utricular), 409
– epitimpânico, 406, 407
– esfenoetmoidal, 421
– esférico (sacular), 409
– esplênico, 179
– frenicomediastinal, 119, 138
– hepatorrenal, 178
– ileocecal inferior, 158, 179
– ileocecal superior, 158, 179
– inferior, 177
– infundibular, 464
– lateral, 458, 464
– pineal, 464
– piriforme, 582
– retrocecal, 158
– retroduodenal, 179
– sacciforme, 248, 249, 253, 259, 342
– subfrênico, 179

- sub-hepático, 179
- subpoplíteo, 657
- superior, 177, 179
- supraóptico, 464
- suprapineal, 464
- utricular, 410
- vertebromediastinal, 137

Rede(s)
- arterial escapular, 302
- articular do cotovelo, 302
- calcânea, 662, 687
- capilar, 23
- da articulação do joelho, 660, 662
- dorsal do carpo, 304
- maleolares medial e lateral, 662, 687
- patelar, 660, 662
- testicular, 201
- trabecular, 390
- vascular da escápula, 326
- venosa
- – dorsal da mão, 305
- – dorsal do pé, 664, 685
- – plantar, 664

Reflexo
- de acomodação, 496
- fotomotor, 496

Região(ões)
- abdominal, 8
- – lateral direita, 8
- – lateral esquerda, 8
- anal, 11, 679
- anatômicas, 8
- anterior
- – da coxa, 8, 10, 678
- – da perna, 10, 678
- – do antebraço, 8.320
- – do braço, 8.320
- – do carpo, 8, 320
- – do cotovelo, 8.320
- – do joelho, 10, 678
- – do pescoço, tabela de resumo, 573t
- – do tornozelo, 10, 678
- auricular, 9
- axilar, 8, 321
- – – fossa axilar, 320
- bochecha, 8
- cabeça, 8
- calcânea, 10, 11, 678
- cervical posterior (nucal), 9, 320
- colo, 9
- da bochecha, 572
- da cabeça e do colo, 572
- da fossa radial, 321
- deltóidea, 8, 9, 320
- do antebraço, 321
- do cotovelo, 321
- do dorso, 9
- do membro inferior, 678
- do membro superior, 320
- do pescoço, 575
- do punho, 8, 9
- do quadril, 678
- do trígono lateral do pescoço, 321
- do túnel do carpo, 321
- do túnel ulnar, 321
- dorsais, 9
- dorso da mão, 9, 320, 321
- epigástrica, 144
- escapular, 9, 320
- esternocleidomastóidea, 8, 572
- – – tabela de resumo, 573t
- femoral anterior, tabela de resumo, 681t
- frontal, 8, 9, 572
- glútea, 10, 11, 678
- – – profunda, tabela de resumo, 684t
- hipocôndrio direito, 144
- hipotalâmica
- – – anterior, 454
- – – intermédia, 454
- – – posterior, 454
- infraescapular, 9, 320
- inframamária, 8
- inframesocólica, 156
- infraorbital, 8, 572
- inguinal, 74, 198
- – – direita, 8
- – – esquerda, 8
- – – tabela de resumo, 680t
- interescapular, 9, 320
- labial, 8, 572
- lateral do pescoço, tabela de resumo, 573t
- lombar, 9, 12, 320
- mamária, 8
- mastóidea, 9
- medial do braço, 325
- membro inferior, 10
- membro superior, 9
- mentual, 8, 572
- metacarpal, 8
- metatarsal, 10
- nasal, 8, 572
- nucal, 9
- occipital, 8, 9, 572
- orbital, 8, 572
- palmar, 8, 320
- parietal, 8, 9, 572
- parotideomassetérica, 8
- peitoral, 8.320
- perifaríngea, 581
- perineais, 9, 11
- – – da mulher, 11.679
- – – do homem, 11, 679
- planta, 11
- pleuropulmonares, 104
- posterior
- – – da coxa, 10, 11, 678
- – – da perna, 10, 11, 678
- – – do antebraço, 9.320
- – – do braço, 9.320
- – – – e da escápula, 321
- – – do carpo, 9, 320
- – – do cotovelo, 9, 320
- – – do joelho, 10, 11, 678
- – – do pescoço, 8, 9, 572
- – – do tornozelo, 10, 11, 678
- pré-esternal, 8.320
- púbica, 8, 1998
- retromaleolar lateral, 10, 11, 678
- retromaleolar medial, 11, 678
- retroperitoneal, 172
- sacral, 9
- supraescapular, 9, 320
- supramesocólica, 144
- sural, 11, 678
- tarsal, 10
- temporal, 8, 9, 572
- tronco, 8, 9
- umbilical, 8, 198
- urogenital, 11, 679
- vertebral, 9
- zigomática, 8, 572

Rego lacrimal, 397
Relações dos pulmões com os ossos do tórax, 122
Representação do campo visual no lobo occipital, 495
Ressonância magnética da coluna lombar, 53
Retina, 390
- parte nasal, 495
- parte temporal, 495

Retináculo(s)
- dos músculos flexores, 629, 653, 688, 673
- extensor, 294, 339, 340
- flexor, 290, 334, 335, 337
- inferior
- – – dos músculos extensores, 628, 640, 641, 648, 652, 653, 688
- – – dos músculos fibulares, 629, 641, 648, 653, 688, 698
- patelar
- – – lateral, 611, 612, 694
- – – medial, 611, 612, 694
- superior
- – – dos músculos extensores, 628, 629, 640, 641, 648, 652, 653, 688
- – – dos músculos fibulares, 629, 641, 648, 653, 688

Reto, 164, 177, 190, 227, 229, 690
- flexura anorretal, 186
- flexura sacral, 186

Retropé, 598

Rim
- direito, 73, 174, 178, 179, 182, 183, 213, 215
- esquerdo, 152, 172, 174, 178, 182, 183, 213, 215
- face anterior, 173
- margem lateral, 173
- margem medial, 173

– polo inferior, 173
– polo superior, 173
Rima do vestíbulo, 560
Rinoplastia, 418
Riso sardônico, 385
Rombencéfalo, 438
Rotação, 7
– externa, 7
– interna, 7
– lateral, 7
– medial, 7

S

Saco
– da conjuntiva, 393
– endolinfático, 410
– lacrimal, 397
Sacral, 25
Saculações do colo, 161
Sáculo, 410
– laríngeo, 560
Segmentos broncopulmonares, 125
Segundo neurônio (célula mitral), 494
Seio
– anal, 191
– carótico, 506, 507, 510
– cavernoso, 401, 473, 475
– coronário, 110-113, 115
– da veia cava, 114
– do tarso, 596, 599, 625, 626, 699, 701
– do tímpano, 406
– esfenoidal, 356, 377, 420, 475, 583
– esfenoparietal, 472, 473
– frontal, 356, 376, 377, 420, 469
– galactóforos, 106
– intercavernoso
– – anterior, 470, 472, 473, 475
– – posterior, 470, 472, 473, 475
– marginal, 472, 474
– maxilar, 370, 376, 377, 420, 583
– oblíquo do pericárdio, 111
– occipital, 472, 474, 485, 486
– paranasais, 13
– petroso
– – inferior, 472, 473
– – superior, 472, 473
– posterior, 406
– prostático, 193
– renal, 173
– reto, 470-474, 478, 486, 492
– sagital
– – inferior, 468, 471-473, 478, 486
– – superior, 468, 471-473, 474, 478, 479, 485, 486, 490-493
– sigmoide, 472, 473, 581
– transverso, 470-474, 485, 486
– – do pericárdio, 111
– venoso da esclera, 390
– venosos da dura-máter, 472, 474
Sela turca, 361, 377

Septo
– atrioventricular, 116
– coclear, 409
– da glande do pênis, 200, 203
– da língua, 427
– do canal musculotubário, 407, 508
– do pênis, 203
– do seio frontal, 376
– escrotal, 200
– interatrial, 114, 115, 117
– intermuscular
– – anterior da perna, 685, 696
– – lateral da coxa, 692
– – lateral do braço, 343
– – medial da coxa, 692
– – medial do braço, 343
– – posterior da perna, 696
– – vastoadutor, 682
– intersinusal esfenoidal, 475
– interventricular, 136
– – parte membranácea, 115
– – parte muscular, 114, 115, 117
– nasal, 420
– – parte
– – – cartilagínea, 419
– – – membranácea, 419
– – – óssea, 350, 352, 376, 419
– orbital, 392-394
– retovaginal, 187, 206
– retovesical, 186
– testicular, 201
Septo pelúcido, 441, 444, 490-493
– cavidade, 447
– lâmina, 447
Silhueta
– hepática, 180
– renal esquerda, 180
Sinartrose, 16, 17
Sincondrose(s), 16
– costoesternais, 50
– do crânio, 352
– esfenoccipital, 352
– esfenopetrosa, 352
– intraoccipitais anteriores, 352
– intraoccipitais posteriores, 352
– petroccipital, 352
Sindesmose, 17
– do cíngulo do membro inferior, 604t
– do cíngulo do membro superior, 244
– radiulnar, 253, 262t
– tibiofibular, 616t, 619-621, 626, 699
– timpanoestapedial, 410
Síndrome
– da pinça aortomesentérica, 172
– de Déjerine-Roussy, 453
– de Morgagni, 358
– de Toulosa-Hunt, 499
– do encarceramento do nervo pudendo, 220

– dos escalenos, 39
– talâmica, 453
Sínfise, 16
– intervertebrais, 534, 537
– – discos intervertebrais, 530
– manubrioesternal, 50
– púbica, 75, 194, 196, 227, 228, 590, 604, 604t, 608, 609, 678, 690
– xifoesternal, 50
Sinostose, 16
Sinusite, 420
Sistema
– de condução do coração, 117
– genital feminino, 204, 209t
– genital masculino, 208t
– linfático, 22, 23
– – do tronco, 87
– nervoso, 24, 25
– – autônomo, 24
– – – da pelve, 222
– – – – feminina, 224
– – – – masculina, 222
– – – das vísceras do abdome, 170
– – – do retroperitônio, 176
– – – do tórax, 134
– – – no pescoço, tabela de resumo, 571
– – – parte parassimpática, 24
– – – parte simpática, 24
– – central, 24, 25
– – periférico, 24, 25
– portal, 22
– ventricular, 464, 467t
Sístole cardíaca, 116
Subículo, 456
– do promontório, 406
Submucosa, 157
Substância
– branca, 24, 90
– – do cerebelo, 463
– cinzenta, 24, 90
– – central, 459
– negra, 443, 459
– perfurada anterior, 442
– perfurada posterior, 443, 457
– própria da esclera, 390
Subtálamo, 441
– núcleo subtalâmico, 444
Sulco(s)
– ampular, 411
– anterolateral, 89, 457, 458
– arteriais, 356, 357, 363
– basilar, 457
– bicipital lateral, 8, 320
– bicipital medial, 8, 320
– bulbopontino, 457, 458, 493, 497
– calcarino, 441, 492, 493, 495, 496
– carótico, 361
– central, 439-441
– – da ínsula, 440
– cerebral, 444, 446

– colateral, 441, 443, 456
– coronário, 110
– da artéria
– – meníngea média, 363
– – occipital, 365
– – temporal média, 364
– da raiz da hélice, 405
– da tuba auditiva, 361
– da veia cava, 146
– do calcâneo, 599
– do cíngulo, 441
– – da ínsula, 440
– do corpo caloso, 441
– do hâmulo pterigóideo, 361
– do hipocampo, 441, 443, 456
– do nervo petroso maior, 365
– do nervo petroso menor, 365
– do promontório (com o plexo timpânico), 406
– do seio
– – marginal, 362
– – occipital, 362
– – petroso inferior, 357, 362, 364
– – petroso superior, 364
– – sagital superior, 356-358, 363
– – sigmoide, 362-364
– – transverso, 362
– do tálus, 599
– do vômer, 371
– escleral, 390
– espiral externo, 411
– espiral interno, 411
– etmoidal, 368
– fimbriodentado, 441, 455, 456
– frontal inferior, 439, 440
– frontal superior, 439, 440
– gengival, 429
– hipotalâmico, 441
– infraglúteo, 10, 11, 678
– infraorbital, 370
– interesfincteriano, 191
– intermamário, 106
– intermédio posterior, 89
– intertubercular, 236, 272
– interventricular anterior, 110
– interventricular posterior, 110
– intraparietal, 439, 440
– lacrimal, 368, 370, 388
– lateral, 443, 444, 447
– – do mesencéfalo, 458
– – ramo
– – – anterior, 440
– – – ascendente, 440
– – – posterior, 440
– limitante, 458
– maleolar, 594, 595
– marginal, 441
– médio, 458
– – da língua, 430
– – posterior, 89, 458

– milo-hióideo, 372
– obturatório, 588
– occipital transverso, 439, 440
– occipitotemporal, 441, 443
– olfatório, 421, 443
– orbitais, 443
– palatino maior, 369, 370
– palatinos, 371
– palatovaginal, 361
– para o nervo
– – oculomotor, 459
– – radial, 237
– – ulnar, 236, 237, 256, 257
– para o tendão do músculo
– – fibular longo, 596, 597, 599
– – flexor longo do hálux, 599
– paracentral, 441
– paracólico, 160, 178, 188, 189
– paraolfatório, 441
– parietoccipital, 441, 492, 495
– poplíteo, 592, 617
– pós-central, 439, 440
– posterior da orelha, 405
– posterolateral, 89, 458
– pré-central, 439, 440
– pré-olivar, 457, 458
– pré-quiasmático, 361
– retro-olivar, 458
– rinal, 441, 443
– semilunar, 439, 440
– subparietal, 441
– supracetabular, 588
– temporal
– – inferior, 440
– – superior, 440
– – transverso, 440
– terminal da língua, 430
– timpânico, 364
– venosos, 357
– vomerovaginal, 361
Sulcos dorsais do carpo, 294
Supercílio, 392
Superior, 3
Supinação, 288
Sustentáculo do tálus, 597, 599, 699
Sutura(s), 17
– coronal, 350, 351, 353, 357
– dentada, 17
– escamosa, 17, 350, 351, 357
– esfenoescamosa, 350-352, 357
– esfenoetmoidal, 357
– esfenofrontal, 350-352, 357
– esfenoparietal, 350, 351, 357
– esfenovomeriana, 17, 352
– esfenozigomática, 352
– frontal (metópica), 350
– – persistente, 350
– frontal, 358
– frontoetmoidal, 357
– frontomaxilar, 350

– frontonasal, 350
– frontozigomática, 350, 351
– incisiva, 371
– intermaxilar, 350
– internasal, 17, 350
– lambdóidea, 351-353, 357, 377
– nasomaxilar, 350, 351
– occipitomastóidea, 17, 351-353, 357
– palatina mediana, 352
– palatina transversa, 352
– parietomastóidea, 351-353, 357
– plana, 17
– sagital, 17, 353, 357, 376
– serrátil, 17
– temporozigomática, 351, 352
– zigomaticomaxilar, 350-352
– – infraorbital, 370

T

Tabaqueira anatômica, 339
Tálamo, 441, 444, 447, 453, 490-493
Talocalcâneo, 623*t*
Tálus, 586, 596, 597, 599, 618, 619, 698, 699, 700
– cabeça, 599
– colo, 599
– corpo, 599
– face articular
– – calcânea anterior, 599
– – calcânea média, 599
– – calcânea posterior, 599
– – navicular, 599
– – da parte calcaneonavicular do ligamento bifurcado, 599
– – do ligamento calcaneonavicular plantar, 599
– face maleolar lateral, 599
– face maleolar medial, 599
– processo lateral, 599
– processo posterior, 599
– tróclea, face superior, 599
– tubérculo lateral, 599
– tubérculo medial, 599
Tapete, 445
Tarso, 598
– inferior, 392, 393
– superior, 392-394
Tecido
– muscular
– – cardíaco, 20
– – esquelético, 20
– – liso, 20
– subcutâneo do abdome, 73, 75
Tegmento mesencefálico, 443
Tela corióidea, 463
– do quarto ventrículo, 478
– do terceiro ventrículo, 478
Telencéfalo basilar, 450*t*

Tendão(ões), 20
- calcâneo, 629, 642, 657, 696, 697, 700, 701
- do infundíbulo, 116
- do músculo
- - bíceps braquial, 251, 296
- - bíceps femoral, 628
- - fibular curto, 698
- - fibular longo, 698
- - flexor longo do hálux, 698, 701
- - flexor longo dos dedos, 698
- - quadríceps, 694
- - supraespinal, 251
- - tibial anterior, 698
- - tibial posterior, 698
- dos músculos flexores dos dedos, 261
- extensor (dispositivo), 346
Tendinite do supraespinal, 273
Tênia
- cinérea, 458
- do tálamo, 444
- livre, 157, 161
- mesocólica, 161
- omental, 161
Tenossinovite de De Quervain, 294
Tentório do cerebelo, 470, 471, 491, 492
Terceiro
- molar (dente do siso, dente serotino), 377, 428
- ventrículo, 441, 444, 447, 464, 490-493
Terçol, 393
Termos de posição, 3
Testículo, 199, 200-202
- face lateral, 201
- margem anterior, 201
- margem posterior, 201
- polo inferior, 201
- polo superior, 201
Teto
- do acetábulo, 606
- do quarto ventrículo, 463
- do tímpano, 365
Tíbia, 12, 586, 587, 595, 619, 621, 694, 696, 697, 700
- côndilo lateral, 594, 595
- côndilo medial, 594, 595
- corpo, 594
- face
- - lateral, 594
- - medial, 594, 595
- - posterior, 594, 595
- face articular
- - do maléolo medial, 595
- - inferior, 594, 595
- - superior, 595
- margem
- - anterior, 594, 595
- - interóssea, 594, 595
- - medial, 594, 595
Tibial, 3

Timo, 108, 130, 131, 137
Tipologia de ossos, 13t
Tipos de alavanca, 21
Tomografia computadorizada axial do abdome, 182
Tonsila do cerebelo, 461, 462, 474, 492
Tórax, 12
- costelas, 244, 247
- parede anterior, 64
- parede posterior, 64
Tornozelo
- flexão dorsal, 647
- flexão plantar, 647
- pronação, 647
- supinação, 647
Toro mandibular, 372
Trabécula septomarginal, 114
Trabecular, 15
Trabéculas
- aracnóideas, 95, 468, 472, 475
- carnosas, 114, 115
- do corpo cavernoso, 203
- do corpo esponjoso, 203
Trago, 405
Transversa, 4
Traqueia, 68, 120, 133, 136-139, 539, 552-554, 561
- parte cervical, 118-121, 126, 132
- parte torácica, 119-121, 126, 127
Trato
- anterolateral (lemnisco espinal), 459, 460
- corticopontino
- - fibras frontopontinas, 459
- - fibras parietopontinas e temporopontinas, 459
- corticospinal anterior, 91
- corticospinal lateral, 91
- espinocerebelar anterior, 91, 460
- espinocerebelar posterior, 91, 460
- espino-olivar, 91
- espinotalâmico anterior, 91
- espinotalâmico lateral, 91
- espiral foraminoso, 409
- iliotibial, 600, 628-630, 632, 634t, 692
- olfatório, 442, 494
- óptico, 442, 456, 457, 495
- - raiz lateral, 457
- - raiz medial, 457
- piramidal, 459, 460
- posterolateral, 91
- reticulospinal lateral, 91
- reticulospinal medial, 91
- rubroespinal, 91
- solitário, 460
- tegmentar central, 459
- tetoespinal, 91, 459
- vestibulospinal, 91
Trígono
- carótico, 8, 572, 573t

- clavipeitoral, 8.320
- de Petit, 55
- deltopeitoral, 8
- do lemnisco lateral, 458
- esternocostal, 66, 67, 108, 109
- femoral, 8, 10, 678
- - tabela de resumo, 681
- fibroso direito, 116
- fibroso esquerdo, 116
- habenular, 441
- interescalênico, 323, 544
- lombar inferior, 54, 55
- lombar superior, 55
- lombocostal, 66, 77
- muscular, 8
- - omotraqueal, 8, 572, 573t
- omoclavicular, 8.573t
- - fossa supraclavicular maior, 572
- inguinal, 76
- olfatório, 442
- região anal, 11
- região cervical lateral, 572
- região urogenital, 11
- retromolar, 372
- submandibular (digástrico), 8, 572, 573t
- submentual, 8, 572, 573t
- superior, 573t
- vesical, 193
Trismo, 381
Trocanter
- maior, 592, 606, 607, 609, 632, 656, 690, 691
- menor, 592, 606, 608
Tróclea, 236, 237, 254, 395, 396
- da falange, 240, 597
- do tálus, 618, 619, 622, 625
- femoral, 617
- fibular, 599
Tronco, 3
- braquiocefálico, 82, 108-111, 114, 115, 126, 127, 137, 139, 300, 301, 562, 565
- broncomediastinal, 87
- celíaco, 129, 152, 154, 155, 162, 174
- costocervical, 82, 83, 92, 565
- do nervo
- - acessório, 509, 514
- - espinal, 24, 90, 93, 96
- encefálico, 24, 25, 457
- extensão, 79
- flexão, 79
- flexão lateral, 79
- inferior, 309
- intestinal, 87
- jugular, 87
- lombar, 87
- lombossacral, 101, 666
- médio, 309
- pulmonar, 68, 109-111, 114, 115, 118, 136, 137, 140, 141
- rotação, 79

– simpático, 90, 96, 101, 129-131, 134, 135, 178, 496, 506, 507, 510, 511, 577, 581
– subclávio, 87, 107
– superior, 309
– superior do plexo braquial, 577
– tireocervical, 82, 92, 119, 300, 301, 323, 562, 563-565
– vagal
– – anterior, 129, 135, 170, 171, 176, 223, 509, 511-513
– – posterior, 129, 135, 170, 176, 223, 512
Tuba
– auditiva, 404, 406
– – parte cartilagínea, 407, 508
– – parte óssea, 407, 508
– uterina, 187, 189, 205-207, 215
– – ampola, 206
– – fímbrias, 206
– – infundíbulo, 206
– – istmo, 2006
– – parte interna, 207
Túber, 462, 463
– cinéreo, 441, 442, 454
– da maxila, 351, 370
– frontal, 358
– isquiático, 227, 588, 589, 605, 608, 632, 690
– omental, 146
– parietal, 363
Tubérculo(s), 426
– anterior do tálamo, 447, 452, 453
– areolares, 106
– articular, 364, 377, 379
– calcâneo, 599
– conoide, 234
– corniculado, 560
– cuneiforme, 89, 458, 560
– da sela, 361
– deltoide, 235
– do adutor, 592, 617, 631, 633
– do dente, 428
– dorsal, 239
– epiglótico, 560
– faríngeo, 362, 555
– grácil, 458
– ilíaco, 588
– infraglenoidal, 235, 248, 274
– intercondilar lateral, 595, 617
– intercondilar medial, 595, 617
– jugular, 362
– maior do úmero, 236, 237, 248, 251, 272
– marginal, 368
– menor do úmero, 236, 248, 272
– mentual, 372
– obturatório anterior, 588
– olfatório, 494
– posterior do atlas, 543
– púbico, 588, 589, 605, 680
– quadrado, 592
– supraglenoidal, 235, 274

– supratrágico, 405
– tireóideo superior, 557
– trigeminal, 458
Tuberosidade
– da falange, 241
– – distal, 240, 596, 597
– da ulna, 238, 252, 253, 256, 257, 274
– deltoide, 236, 237
– do calcâneo, 597, 599, 625, 642
– do osso
– – cuboide, 597, 599
– – metatarsal I, 597, 625
– – metatarsal V, 596, 597, 625
– – navicular, 596, 597, 599
– do rádio, 238, 252, 253, 257, 274
– glútea, 592
– ilíaca, 589, 604
– massetérica, 372
– para o ligamento coracoclavicular, 234
– pronadora, 238, 239
– pterigóidea, 372
– tibial, 594, 595, 610, 611, 616, 617, 656, 694, 695
Túbulos seminíferos
– contorcidos, 201
– retos, 201
Tumor hipofisário, 360
Túnel do carpo, 259, 337t
Túnica
– albugínea, 201, 2017
– – do corpo cavernoso, 203
– – do corpo esponjoso, 203
– externa, 22
– íntima, 22
– média, 22
– mucosa, 157
– muscular
– – camada circular, 157
– – camada longitudinal, 157
– serosa, 157
– vaginal do testículo
– – camada parietal, 200
– – camada visceral, 200
Túnica conjuntiva, 394
– ocular, 393
– palpebral, 393
– prega semilunar, 392

U

Ulna, 12, 232, 233, 238, 264, 265, 344, 345
– cabeça, 238, 255, 258
– circunferência articular, 238, 239, 253
– corpo, 238, 239
– face
– – anterior, 238, 239
– – medial, 239
– – posterior, 239
– margem
– – anterior, 239

– – interóssea, 239
– – posterior, 239
– processo estiloide, 238, 255
– tuberosidade, 254
– valgo, 252
– varo, 252
Ulnar, 3
Umbigo da membrana timpânica, 405
Úmero, 12, 232, 233, 236, 248, 324, 342, 343
– ângulo de retroversão, 237
– ângulo de torção, 237
– cabeça, 234, 236, 237, 244, 246-248, 250, 251
– capítulo, 252, 253
– colo, 326
– – anatômico, 250
– – cirúrgico, 250
– corpo, 236, 237, 248, 250
– epicôndilo lateral, 236, 237, 252-254, 256, 257
– epicôndilo medial, 237, 252-254, 256, 257
– face
– – anterolateral, 236
– – anteromedial, 236
– – posterior, 236, 237
– margem lateral, 237
– margem medial, 236, 237
– sulco intertubercular, 250
– tróclea, 252, 253
– tubérculo maior, 250, 347
– tubérculo menor, 250
Unco, 441, 443
– via olfatória consciente, 494
Ureter, 173
– direito, 172, 213, 215
– – parte abdominal, 174, 181
– – parte pélvica, 181
– esquerdo, 172, 213, 215
– – parte abdominal, 181
– – parte pélvica, 181
– parte abdominal, 188, 189
– parte pélvica, 174, 187-190, 192, 199, 226
Ureteropielografia, 181
Uretra, 186, 192, 197
– esponjosa, 193, 199, 203
– feminina, 187, 195, 206
– membranácea, 193, 196, 199
– parte intramural, 193
– prostática, 193, 199
Útero, 187, 189, 192, 205-207, 215, 229
– face intestinal (posterior), 206
– face vesical (anterior), 206
– lábio anterior, 206
– lábio posterior, 2016
– óstio anatômico interno, 207
– óstio externo, 206, 207

Utrículo, 410
– prostático, 193
Úvula, 462, 463
– palatino, 426, 427
– vesical, 193

V

Vagina, 187, 192, 205, 207
– parede anterior, 206
Valécula do cerebelo, 462
Valgo fisiológico, 252
Válvula
– anal, 191
– da veia cava inferior, 114
– do forame oval, 115
– do seio coronário, 114
– valva aórtica, 115, 116, 136
– – válvula semilunar
– – – direita, 116
– – – esquerda, 116
– – – posterior, 116
– valva mitral, 115-117, 136
– – válvula anterior, 116
– – válvula posterior, 116
– valva pulmonar, 114, 116
– – válvula semilunar
– – – anterior, 116
– – – direita, 116
– – – esquerda, 116
– valva tricúspide, 114, 116, 117, 136
– – válvula
– – – anterior, 116
– – – posterior, 116
– – – septal, 116
– venosa, 22
Varizes
– "cabeça de medusa", 84
– esofágicas, 128
Vascularização da medula espinal, 92
Vaso(s)
– circunflexos ilíacos profundos, 75
– circunflexos umerais e nervo axilar, 342
– da orelha, 412
– e nervo(s)
– – digitais dorsais, 340, 341
– – dorsais da escápula, 342
– – femorais, 691
– – plantares, 700
– – supraescapulares, 342
– epigástricos inferiores, 74-76
– epigástricos superiores, 76
– espiral, 411
– linfáticos do membro inferior, 665
– linfáticos do membro superior, 307
– metacarpais dorsais, 340
– obturatórios, 76
– proeminente, 411
– sanguíneos, 22
– – da cavidade oral, 432
– – da hipófise, 487

– – da orelha interna, 414
– – da pelve, 210
– – do coração, 112, 113
– – do palato, 432
– testiculares, 75
Vasoconstrição, 23
Vasodilatação, 23
Vasos linfáticos do pescoço, 567
Veia(s), 22
– anastomótica inferior, 485
– anastomótica superior, 468, 485
– angular, 401
– anterior do septo pelúcido, 486
– anteriores do ventrículo direito, 112, 113
– apendicular, 164, 166, 167
– auricular posterior, 566
– axilar, 84, 85, 107, 306, 323-325, 342, 343
– ázigo, 85, 90, 119, 126, 128, 130, 137, 140, 141
– basilar, 485, 486
– basílica, 305, 306, 343-345
– basivertebral, 86, 93
– braquiais, 306, 343, 344
– braquiocefálica, 133
– – direita, 85, 108, 114, 118, 126, 128, 139, 566
– – esquerda, 85, 108, 109, 114, 118, 126, 139
– bronquiais, 128
– cardíaca magna, 112, 113
– cardíaca menor, 112, 113
– cava inferior, 23, 53, 73, 85, 110, 111, 114, 115, 119, 127, 128, 138, 146, 152, 157, 165, 175, 178, 182, 183, 211, 213, 215, 216
– cava superior, 23, 68, 85, 108, 110, 111, 114, 118, 128, 130, 132, 137-141
– cefálica, 84, 305, 323, 340, 342-345
– central, 173
– – da retina
– – – parte extraocular, 390
– – – parte intraocular, 390, 391
– cerebelar pré-central, 486
– cerebelares inferiores, 486
– cerebelares superiores, 486
– cerebrais anteriores, 485
– cerebrais inferiores, 485
– cerebrais internas, 486
– cerebrais superiores, 485
– cerebral
– – magna, 471-473, 478, 485, 486
– – medial profunda, 486
– – profunda média, 485
– – superficial média, 485
– cervical profunda, 566
– cervical transversal, 566
– – ramos superficiais, 579
– circunflexa(s)
– – da escápula, 306

– – femorais laterais, 664
– – femorais mediais, 227, 664
– – ilíaca profunda, 84, 85, 216, 226
– – ilíaca superficial, 74, 84, 85, 202, 665, 681
– – umeral anterior, 306
– – umeral posterior, 306
– cólica
– – direita, 164, 166, 167
– – esquerda, 164, 165, 167
– – média, 164, 165
– corióidea inferior, 485
– corióidea superior, 486
– da cisterna cerebelobulbar, 486
– da coluna vertebral, 86
– da janela redonda, 414
– da medula espinal, 86, 93
– da órbita, 401
– da pelve, 211, 216
– da rampa do tímpano, 414
– da rampa do vestíbulo, 414
– da região supramesocólica, 165
– digitais
– – dorsais, 305
– – – do pé, 664, 685
– – palmares, 305, 306
– – – próprias, 346
– – plantares, 664
– diploica temporal anterior, 468
– diploica temporal posterior, 468
– diretas laterais, 486
– do aqueduto da cóclea, 414
– do aqueduto vestibular, 414
– do bulbo, 486
– do bulbo do pênis, 216
– do bulbo do vestíbulo, 216
– do coração, 113
– do ducto deferente
– do encéfalo, 485, 486, 489t
– do giro olfatório, 485
– do membro inferior, 664
– do membro superior, 305
– do núcleo caudado, 486
– do pescoço, 566
– do recesso lateral do quarto ventrículo, 486
– do tronco, 84
– do unco, 485
– dorsais da língua, 432
– dorsal
– – profunda do clitóris, 195, 216
– – profunda do pênis, 196, 202, 203, 212, 213, 216
– – superficial do pênis, 203, 212
– dos canais semicirculares, 414
– emissária, 472
– epigástrica inferior, 84, 85, 188, 189, 211, 216
– epigástrica superficial, 74, 84, 665, 681
– epigástricas superiores, 84

– escrotais posteriores, 216
– esofágicas, 128, 164
– espinal anterior, 86, 93
– espinal posterior, 86, 93
– esplênica, 128, 150, 164-167
– etmoidais, 401
– facial, 401, 566
– femoral, 74, 75, 81, 84, 85, 202, 213, 227, 664, 665, 680-682
– – profunda, 664
– fibulares, 664, 696
– frênicas inferiores, 128, 175
– frênicas superiores, 128
– frontais, 485
– gástrica direita, 128, 164, 165
– gástrica esquerda, 128, 164-167
– gástricas curtas, 128, 164, 165
– gastromental direita, 128, 164, 165
– gastromental esquerda, 128, 164, 165
– geniculares, 664
– glútea inferior, 211, 216
– glútea superior, 211, 216, 226
– hemiázigo, 85, 128, 137
– – acessória, 85, 90, 128, 131
– hepáticas, 85, 119, 127, 152
– – direita, 128, 165
– – esquerda, 128, 146, 165
– – intermédia, 128, 165
– ileais, 164, 166, 167
– ileocólica, 164, 166, 167
– ilíaca
– – comum, 85, 172, 175, 211, 213, 215, 216
– – – direita, 229
– – – esquerda, 229
– – externa, 75, 76, 85, 187, 188, 202, 211, 212, 215, 216, 226, 664, 665
– – interna, 85, 211, 212, 216, 226
– iliolombar, 85, 172, 175, 213, 2015
– inferior do verme, 486
– insulares, 485
– intercapitulares, 305, 664
– intercolicular, 486
– intercostal
– – anterior, 84
– – posterior, 62, 84, 85, 94, 128, 130, 131
– – superior direita, 128, 130
– – superior esquerda, 131
– – suprema, 85, 128
– interósseas anteriores, 306
– interósseas posteriores, 306
– interpedunculares, 485
– interventricular anterior, 112, 113
– interventricular posterior, 112, 113
– intervertebral, 86, 93
– – ramo espinal, 93
– intrarrenais, 173
– jejunais, 164, 166, 167
– jugular
– – anterior, 84, 566, 575, 576, 578

– – externa, 84, 85, 322, 323, 566, 576, 579, 582
– – interna, 84, 85, 432, 508, 539, 552, 561, 566, 576, 577, 581, 582
– labial posterior, 216
– labial superior, 401
– labirínticas, 414, 473
– lacrimal, 401
– laríngea superior, 566
– lateral do ventrículo lateral, 486
– lingual, 432, 566
– lombares, 85, 175, 213, 215
– – ascendente, 85
– marginal
– – direita, 112, 113
– – esquerda, 112, 113
– – lateral, 664
– – medial, 664
– maxilares, 401
– medial do ventrículo lateral, 486
– mediana
– – cefálica, 305
– – do antebraço, 305, 344, 345
– – do cotovelo, 305
– mediastinais, 128
– meníngeas médias, 468
– mesencefálica lateral, 486
– mesentérica
– – inferior, 128, 164, 167, 211
– – superior, 128, 152, 153, 164, 165, 166, 167, 172, 178, 183
– metacarpais dorsais, 305
– metacarpais palmares, 306
– metatarsais dorsais, 664, 685
– metatarsais plantares, 664
– musculofrênica, 84
– nasais externas, 401
– nasofrontal, 401
– oblíqua do átrio esquerdo, 112
– obturatória, 211, 212, 216, 227
– occipital, 485, 580
– oftálmica inferior, 394, 401, 401
– oftálmica superior, 394, 401, 473
– ováricas, 207, 216
– – direita, 85, 215
– – esquerda, 215
– palpebrais superiores, 401
– pancreáticas, 165
– pancreaticoduodenais, 164.167
– pancreaticoduodenal superior posterior, 165
– para o plexo faríngeo, 566
– paraumbilicais, 76, 84
– parietais, 485
– pedunculares, 485
– perfurantes, 664
– pericárdicos, 128
– pericardiofrênica, 108, 109, 118, 131
– perineais, 217
– petrosa, 486

– pontina
– – anterolateral, 486
– – anteromedial, 486
– – lateral, 486
– pontinas transversas, 486
– pontomesencefálica, 486
– poplítea, 611, 694, 664, 683, 686, 687, 693
– portal hepática, 23, 128, 146, 152, 164-167, 178, 182
– – parte transversa, 164
– – parte umbilical, 164
– – ramo
– – – anterior, 164
– – – direita, 128, 164, 165
– – – esquerda, 128, 164, 165
– – – posterior, 164
– porto hipofisárias, 487
– posterior
– – do corpo caloso, 486
– – do septo pelúcido, 486
– – do ventrículo esquerdo, 112, 113
– pré-frontais, 485
– pré-pilórica, 165
– profunda
– – da língua, 432
– – do clitóris, 216
– – do pênis, 203, 216
– profundas do membro superior, 306
– pudenda externa, 74, 202, 665, 681
– pudenda interna, 190, 211, 212, 216, 217, 227
– pulmonar, 23
– – inferior direita, 110, 111, 114, 118, 124, 126, 130
– – inferior esquerda, 110, 111, 115, 118, 124, 126, 131
– – superior direita, 110, 111, 114, 118, 124, 126, 130, 132
– – superior esquerda, 110, 111, 114, 115, 118, 124, 126, 131, 132
– radiais, 306
– renal, 173
– – direita, 85, 128, 175, 213, 215
– – esquerda, 85, 128, 165, 175, 213, 215
– retal
– – inferior, 164, 211, 212, 216, 217
– – média, 211, 216
– – superior, 167, 211, 216
– retromandibular, 401, 566
– sacral lateral, 85, 212, 216
– sacral média, 85, 175, 213, 215
– safena
– – acessória, 664
– – maior, 74, 84, 213, 664, 665, 681, 692-694, 696
– – menor, 664, 665, 685-687, 696
– sigmóideas, 164, 167, 172, 211
– subclávia, 84, 85, 107, 108, 323, 552, 566, 577

– subcostal, 85, 213
– subcutâneas abdominais, 84
– subescapular, 306
– sublingual, 432
– superficiais do cérebro, 468, 472
– superficiais do membro superior, 305
– superior do verme, 486
– supraescapular, 566, 577
– supraorbital, 401
– suprarrenal direita, 175, 213, 215
– suprarrenal esquerda, 175, 213, 215
– supratrocleares, 401
– surais, 664
– talamoestriada superior (terminal), 486
– talamoestriadas inferiores, 485, 486
– temporais, 485, 188
– – superficiais, 468, 566
– testicular, 172
– – direita, 85, 175, 202, 213
– – esquerda, 165, 175, 202, 213
– tibiais anteriores, 664, 685
– tibiais posteriores, 664, 696
– tireóidea
– – inferior, 85, 132, 566
– – média, 566, 577
– – superior, 566, 576, 577, 582
– torácica interna, 84, 107, 137
– torácica lateral, 84, 107, 306
– toracodorsal, 306
– toracoepigástrica, 84, 306
– ulnares, 306
– umbilicais, 212
– uterina, 207, 216
– ventricular inferior, 485
– vertebral, 566
– vesical, 216
– vestibular anterior, 414
– vorticosas, 401
Ventral, 3
Ventre muscular, 20
Ventrículo
– átrio, 445, 452, 464
– direito, 23, 68, 109, 110, 117, 136, 141
– esquerdo, 23, 68, 109-111, 115, 117, 136, 138, 141
– laríngeo, 560
– lateral, 492, 493
– – corno
– – – frontal ou anterior, 444, 447, 452, 464, 490, 491, 493
– – – occipital ou posterior, 447, 452, 455, 464, 490, 493
– – – temporal ou inferior, 444, 445, 452, 455, 456, 464
– parte central ou corpo, 444, 446, 452, 464, 490

– quarto, 457, 459, 460, 463, 464, 491, 492
Vênula(s), 23
– macular
– – – inferior, 391
– – – média, 391
– – – superior, 391
– nasal inferior da retina, 391
– nasal superior da retina, 391
– temporal inferior da retina, 391
– temporal superior da retina, 391
Verme do cerebelo, 462, 491, 492
Vértebra(s), 30, 32
– arco vertebral, 33
– C III, 522, 525, 526, 530, 537
– C IV, 522, 526, 530
– C V, 522, 553, 571
– C VI, 522, 530
– C VII, 522, 526, 534, 553, 542
– C VII, 526
– cervicais, 30, 36t, 523, 525, 539
– Co I, 675
– coccígeas, 30
– corpo, 525
– corpo vertebral, 33
– epífise anular, 32, 33
– face articular inferior, 525
– face articular superior, 32, 33, 525
– face intervertebral, 32, 33
– forame transversário, 95, 525
– forame vertebral, 525
– fóvea costal do processo transverso, 32
– fóvea costal inferior, 32
– fóvea costal superior, 32
– incisura vertebral inferior, 33, 525
– incisura vertebral superior, 33, 525
– L I, 52, 53
– L III, 33, 52, 53, 66, 228
– L IV, 53, 605
– L V, 53, 509, 605
– – origens e inserções musculares, 37
– lâmina, 32, 33, 525
– lombares, 30, 36t
– pedículo, 32, 33
– processo
– – acessório, 33
– – articular inferior, 32 33, 525
– – articular superior, 32, 33, 525
– – costiforme, 33
– – espinhoso, 32, 33, 95, 525
– – mamilar, 33
– – transverso, 32, 525
– – uncinado, 525
– S III, 675
– S IV, 675

– S V, 675
– sacrais, 30
– sulco do nervo espinal, 525
– T I, 522
– T II, 193
– T III, 139
– T IV, 140
– T IX, 67
– T V, 140
– T VI, 141
– T VII 32, 141
– – origens e inserções musculares, 37
– tipo, 36
– torácicas, 30, 36t, 38, 39
– tubérculo anterior, 95, 525
– tubérculo posterior, 95, 525
Vesícula(s)
– biliar, 144-146, 152, 178, 183
– glândula seminal, 76, 186, 192, 199, 227, 229, 690
– – colo, 153
– – corpo, 153
– – fundo, 153
– – infundíbulo, 153
– primárias, 438
– secundárias, 438
Vestíbulo, 178, 408, 409
– da aorta, 115
– da laringe, 560t, 582
– da vagina, 204
– nasal, 421
– oral, 426, 427
Véu medular inferior, 463
Véu medular superior, 458
Vias(s)
– aferentes, 24
– eferentes, 24
– olfatória, 494
– ópticas conscientes, 495
– ópticas reflexas, 496
Viscerocrânio, 350, 368
Vocal, 559t
Vômer, 350, 352, 356, 371, 375t, 419
Vórtice do coração, 112

Z

Zona
– da visão
– – binocular, 495
– – macular, 495
– – monocular, 495
– de transição anal, 191
– orbicular, 606
Zônula ciliar, 390